颐恒网校名师课堂丛书

临床执业医师历年考点解析

主　编　颐　恒　郭雅卿　王　宇

副主编　黄　燕　宁　波　刘亚华

　　　　刘　珺　杨晓明

编　者　李少春　李海燕　尹中信

　　　　孟红波　王　燕　张志浩

　　　　刘秀坤　石盼盼　张亚敏

　　　　李　力　贾　婷　秦献魁

　　　　江兆涛　郭　青　盛海波

辽宁科学技术出版社
LIAONING SCIENCE AND TECHNOLOGY PUBLISHING HOUSE

拂石医典
FU SHI MEDBOOK

内容简介

根据国家医学考试中心发布的执业医师考试大纲，我们专门组织专家编写了《临床执业医师历年考点解析》。本书根据最近十年的考试真题和相关教材，结合网校多年的教学经验，广泛听取了考生和考官的建议编写而成。旨在通过真题分析，找出命题规律，以衡量考生对本专业知识掌握的程度，从中找出自己的薄弱环节。本书为参加2022年临床执业医师资格考试的必备考试类用书。

图书在版编目（CIP）数据

2022临床执业医师历年考点解析／颐恒，郭雅卿，王宇主编 . —沈阳：辽宁科学技术出版社，2022.1
ISBN 978 – 7 – 5591 – 2346 – 6

Ⅰ . ①2… Ⅱ . ①颐… ②郭… ③王… Ⅲ . ①临床医学 – 资格考试 – 自学参考资料 Ⅳ . ①R4

中国版本图书馆 CIP 数据核字（2021）第 242702 号

出版发行：辽宁科学技术出版社
　　　　　北京拂石医典图书有限公司
　　　　　地址：北京海淀区车公庄西路华通大厦 B 座 15 层
联系电话：010-57262361/024-23284376
E - mail：fushimedbook@163.com
印 刷 者：三河市双峰印刷装订有限公司
经 销 者：各地新华书店

幅面尺寸：210mm×285mm
字　　数：1434千字　　　　　　　　　印　张：52.25
出版时间：2022 年 1 月第 1 版　　　　　印刷时间：2022 年 1 月第 1 次印刷

责任编辑：李俊卿　　　　　　　　　　责任校对：梁晓洁
封面设计：潇　潇　　　　　　　　　　封面制作：潇　潇
版式设计：天地鹏博　　　　　　　　　责任印制：丁　艾

如有质量问题，请速与印务部联系　联系电话：010-57262361

定　　价：148.00 元

传承十六载教学精华，适应机考题库命题方向
——2022《临床执业/助理医师历年考点解析》
改版情况和使用说明

颐 恒

不知不觉颐恒网校教学团队编写的医考辅导丛书已经十六载，保持畅销和名声不减的重要原因就是每年改版以适应最新的命题思路。现将2022年版《临床执业/助理医师历年考点解析》变动及使用要求说明如下：

一、2022版修订情况

1. 2022版的最大变化莫过于章节编排独具匠心的设计——先按照系统分篇，然后再把症状基本类似疾病组为一章，比如：第一篇为呼吸系统疾病，第一章则把症状基本相同的肺炎、肺结核、支气管扩张、肺脓肿放在一起，这与市面上同类真题解析辅导书完全不同：同类真题解析辅导书都是按照系统－疾病的体例，把历年考过的真题拆分到每一个疾病下面，看似与教材配套，学完某个病，就可以马上做哪个疾病的题，故使用起来得心应手，实则做题时答案被提示，结果就是过几天全忘了，乃至同样一道题，换一个地方就不会答了。2022版本书按照症状混编模式，可快速提升考生对疾病的鉴别诊断能力。与《临床执业/助理综合笔试辅导讲义》配套使用，更可达到同步练习的效果。

2. 第二点变化也是需要考生密切关注的——有的题看似相同，但答案有变化。由于新版大纲和新版教材观点的变化，我们对部分真题的答案也同步进行了更改。如哮喘处理方案，根据"2020版哮喘防治指南"全部更新，就这一个病，涉及答案更新的题至少有6、7道。另外，还增加并更新了一部分考题解析，以适应新的考试命题思路，同时保证全书考题解析率达98%以上。再有，对于难题，为了便于考生理解，对5个选项全部做了解析，难度中等题分析出易混淆项的鉴别点，简单题适当扩展考点，利于考生应对相同知识点的新考法。

3. 体现最新命题趋势——基础与临床融合、临床与实践结合。本书增加了解析灵活度，部分考题采用临床思维模式解释，而不是就答案解释答案。

4. 为提高考生得分能力，适当增加了考生常犯错误思路举例，直接指出考生的错误思路，使考生知其错，进而解其惑。

5. 2022版摘录了2013—2021年考试真题。在2021版的基础上，补全了2020真题，同时摘录了大部分2021年真题，并提供了答案解析。为适应机考的考核目标，删除了少部分考点陈旧、命题设计不严谨的真题。

二、使用本书注意事项

真题在应对考试中的作用毋容置疑，但市面上的历年真题辅导书并非本本都是精品，认为用谁家的书都一样的观点是非常不妥的。诚如本书封面所言：

历年真题辅导书绝不是题越全越好；

不是所有真题辅导书的答案都相同；

不是所有的历年真题辅导书的题都相同；

也不是所有的真题辅导书的编排体例都相同；

更不是所有的真题辅导书的解题思路都相同；

只有做过颐恒网校的真题解析，才知道哪里不一样。

故为了保证本书的使用效果，提醒考生注意以下几点：

1. **答案差异的问题。** 颐恒网校编写的这套真题解析，至少有5%的题答案与网上或同类参考书不一致，那你该信谁的呢？遇到这样情况，请对比解析，再翻翻书，心里自然有数。

2. **真题，绝不是越全越好。** 可以看到市面上同类真题解析辅导书，尤其是那些免费的手机版题库，把1999－2020年的考题几乎完整摘录。考生竖起大拇指点赞，殊不知，2012年及之前的真题，九成以上的已经作废，并没有进入机考题库，其原因是最新命题方向和以往的考核目标难以搭界。不妨计算一下，1999—2012年一共14年，执业8000、助理4000道真题，全部做下来，会浪费多少宝贵时间！**故我们编写这真题解析时，只摘录2013—2021年考题，并且还删除了这8年中过时的考题，约占5%，就是为了节省考生的复习时间，提高学习效率。**

3. **如何与配套教材配合使用，不能随意而为。** 本书新版体例与讲义/指导等教材配套，并且避免了答案被提示的不良后果，故可保证效果。此前，很多考生学习到一、两个系统后就会发现，考题被细分到每一个疾病之下，答题时自然就在这个范围内考虑，答案无形中被暗示。结果就是一道题在真题解析书上能做对，同样的题换到其他习题书中（如考前模拟试卷）脑子就糊涂了。更可怕的是，本来会做的题，过了一个月再做，居然发现不会了，至于错题，还是当初错选的那个答案。

原因很简单：很多考生学习完一两个病种，就迫不及待想做配套考题，这种复习完一个病就马上做题的习惯， 就得看使用的是哪种辅导教材了。如果看那种书上一道题都没有的标准化教材，的确不合适，故建议大家使用颐恒网校的《临床执业/助理综合笔试辅导讲义》，因为该书把近两、三年的考题拆分到每一个病之后，复习完毕后，再使用本书，相当于又巩固复习了一遍，而且还不是重复机械地背答案做题。

4. **关于手机版题库的使用效率问题。** 前面已经说过，手机版题库收录考题大而全，会浪费复习时间。除此之外，还有一点是考生根本不会留意，乃至不相信的事实——手机做题与电脑上实考答题感觉和结果是完全不一样的。也就是说，很多题在手机上能做对，到电脑上就做不对了，也不知道啥原因，只知道得分低了。故网校不推荐考生长期使用网上的那些免费的手机版题库（还有一个不能回避的话：手机版题库的答案准确率低，发现问题也无法解解决）。为此，颐恒网校特别推出本书配赠题库：颐恒标准化机考系统（http://www. yihengapp. com/），供所有考生练习考试。颐恒标准化机考系统完全按照国家执业医师考试模式设计，与实考界面完全一致，考生通过练习，可提前熟悉考试环境，不必因外在条件影响答题速度及分数，从而提高通过率。

《临床执业/助理医师历年考点解析》被众多考生誉为"保分神器"，《5400题/3600题》被誉为"提分神器"，我们相信：事实胜于雄辩。十多年实考检验已经证明：颐恒网校一直紧跟命题方向展开教学，故坊间也流传了一句经典话语，那就是：

"无论看谁家的书，听谁家的课，都要做颐恒网校的题！"

自 2020 年开始，医考正式实行机考后，考生对考题难度的吐槽，连续两年上热搜，尤其是 2021 年，被考生评为"医考有史以来最难"！是不是事实呢？众说纷纭。

下面从专业角度总结近两年的命题思路，以对今后医考命题方向来展望一二。

一、从考核目标和通过率来看：难，将是常态。

下表是 2020 年和 2021 年考生得分情况的汇总（数据来源于医学考试中心提供的公开信息），根据医考中心提供的 2021 数据，考生平均掌握率为 60.4%，而及格线为 360 分，相当于通用的及格线 60 分的标准，说明考题设计难度得当，就这一点已经说明，以后考题难度将维持 2021 年水平，不会降低。当然，个别科目会有适当微调，比如心理学、传染病学、儿科学、泌尿系统等，会适当提高难度；卫生法规、伦理学、解剖、生化、风湿免疫、精神、神经、妇产科也会略提高难度。

2021年医考数据-国家医考中心数据统计
（全国-各系统掌握正确率 同2020年数据对比）

基础医学			医学人文		
学科	2020年全国平均掌握率 (%)	2021年全国平均掌握率 (%)	学科	2020年全国平均掌握率 (%)	2021年全国平均掌握率 (%)
生化	50.53	48.84	心理	64.21	68.74
生理	43.39	51.63	伦理	61.61	56.05
微生物	42.25	61.48	法规	60.94	57.39
免疫	48.63	57.89	**预防医学**		
药理	46.72	54.88	学科	2020年全国平均掌握率 (%)	2021年全国平均掌握率 (%)
病理	50.4	61.09	预防医学	61.52	55.07
解剖	48.38	36.86			
病理生理	42.46	47.43			

临床医学			临床医学		
按学科划分	2020年全国平均掌握率 (%)	2021年全国平均掌握率 (%)	按系统划分	2020年全国平均掌握率 (%)	2021年全国平均掌握率 (%)
内科	61.51	60.53	呼吸	63.01	59.7
外科	62.85	62.66	循环	64.02	65.52
妇产	64.46	60.27	消化	67.65	65.65
儿科	60.81	65.1	泌尿	58.63	66.94
			妇产	64.46	60.27
			血液	61.95	57.86
			内分泌	63.81	56.22
			精神、神经	57.35	51.76
			运动	59.3	60.99
			风免	54.46	40.59
			儿科	60.81	65.1
			传染及性病	57.53	68.16
			其他	56.89	58.58

维持适当难度的原因是考核目标和考生的基础水平决定的。因为临床执业医师的考核目标是大学 5 年制本科毕业，接受住院医师规范化培训一年后应达到的水平；培养的是进入二级乙等以上医

院（县区级医院）的执业医师。从近三年本科生的通过率来看，一直维持在76%以上，也说明通过率与规培密切相关。通俗地说，临床执业医师考试就是为大学五年制本科生准备的，专科生考执业（助理医师考执业）反映难度大实属必然。

助理考题和执业考题，难度表面看差异大，那是因为执业考生水平本身就比助理高一大截。助理医师的考核目标和要求是大学3年制专科毕业，接受助理医师规范化培训一年后应达到的水平，培养的是乡镇/社区医院的人才。可以看到一个残酷的事实：助理考生的技能淘汰率比执业高一倍（执业为25%左右，助理则接近50%），故能参加笔试环节的人数本身就已经少多了，再淘汰一半，这也就是近三年专科生的助理通过率不到30%的原因。

话已至此，考生应该明白了考试的变化方向，当明白了国家级别的考试目标是什么以后，就不会再发出"题难"、"国家根本不缺医生"的抱怨了。

二、从近两年真题，分析考试命题方向

使用真题作为复习参照，是应对各种考试的惯例，医考也不例外，但从2020年实行机考后，早年的真题和机考题库的真题可以说已经大变样了，如果还完全按照2019年之前的真题复习，以为背背答案、考前突击就可以考过的话，那就太低估命题专家的智商了。

故非常有必要分析机考命题的走向，方可适应机考的要求。

1. 尽管医考试题难度被吐槽，连续两年上了热搜，然而真正所谓"难题/偏题"并不多（<20%），只是由于涉及知识面宽，所谓"常考、重点"的比例下降了（常考点从80%下降到了65%），所以才显得难。举例如下：

【例题1】乳糜池邻近的椎体是（2021）

A. T_{11} B. T_{12} C. L_1

D. L_2 E. L_3

【例题2】流体智力缓慢下降，晶体智力继续上升的时期是（2021）

A. 青少年期   B. 中年期   C. 儿童期

D. 老年期   E. 婴幼儿期

上面两道题，书上有原话，可是有几个人注意到了？

怎么办？唯有认真读书，没错，一个字、一句话、一个段落地去读书，方可解决此类考题，网校的教学经验，真正上过课的学员自有体会。

2. 与历年真题完全重复的题很少，占比小于15%，基本上可以说，这些题就是送分题。于是乎，考生不禁要问，既然真题重复率如此低，真题类辅导书还有何用？事实上，真题重复少，只是让某些"大师"押题变得几乎不可能。各种考试经验表明，真题对于考生掌握命题思路最有效，至于真题该怎么学，怎么用，在本书解析细微之中见真功。举例如下：

【例题3】女婴，4个月。烦躁、多汗半个月，夜间哭闹不停。其冬季出生，足月顺产，但纯牛奶喂养，未添加辅食。查体：体重6kg，有颅骨软化。最可能的诊断是（2021）

A. 维生素A缺乏   B. 维生素D缺乏性佝偻病

C. 蛋白质－能量营养不良   D. 维生素 D 缺乏性手足搐搦症

E. 缺铁性贫血

这是一道 2021 年的真题，曾经考过 2 次，送分题无疑。假如某家培训机构以这种水平的题为重点进行讲解，请诸位考生细想一想，焉能考过？

3. 题干长度大幅度增加，尤其是第三单元（消化、外科总论、呼吸等），比往年考题增加了 50% 以上的字数，公认相对容易点儿的消化系统和外科总论、呼吸系统，考生都指望多得点分，结果却是，好不容易读完了题，知道了是啥病，但大部分考题不问诊断、不问治疗，而是拐弯问什么解剖位置、病理生理机制，为什么要用这个药？考机制（基础）的题，遍地皆是，或根本分不清考基础还是考临床。基础科目的题，绝不是只在第一单元，而是后面三个单元都考到。助理考题同样不例外。举例如下：

【例题4】男，39 岁。某公司业务员，招待客户聚餐后出现腹胀、腹痛 4 小时。持续性上腹痛，伴恶心、呕吐、发热、腰背部不适。查体：T 38.6℃，P 120 次/分，BP 90/60 mmHg，痛苦面容，巩膜无黄染，腹饱满，全腹肌紧张，压痛和反跳痛（＋），上腹为主，肠鸣音消失。右下腹穿刺抽出淡红色血性液体。实验室检查：WBC $16.7 \times 10^9/$L，N 0.88，PLT $210 \times 10^9/$L。血清淀粉酶 5800U/L（Somogyi 法）。本例患者出现上述病变的主要发病机制是（2021）

A. 胰腺中的消化酶被激活后导致胰腺自身消化

B. 胰腺供血动脉栓塞引起供血障碍

C. 穿透性十二指肠溃疡导致胰腺炎性反应

D. 胆囊炎、胆囊结石堵塞胆囊管，梗阻

E. 细菌侵入胰周围和胰腺内

——如此长度的考题，第三单元，比比皆是，1 分钟肯定做不完，做对了也只能得 1 分！可尽管如此，2021 年消化系统的平均得分率依旧达到 65%，比各科平均得分率还高 5 个点，说明以后消化系统的考题难度不会降低。

还是王宇老师的那句话经典："从机制上把握医学，医学没有难点"。问题是，考生都知道，就机制难掌握！尤其是"三理一化"，大学当年都是"必有一挂"的科目，指望临时突击，能真正把握吗？

【例题5】女，49 岁，反复双下肢水肿 11 年，乏力、纳差 2 个月，尿常规：蛋白（＋＋），RBC（＋），管型（＋＋），比重1.010，血 Hb 75g/L，血白蛋白 31g/L。肾 B 超示：双肾缩小，回声增强。该患者尿液中可能出现的管型是（2021）

A. 蜡样管型   B. 透明管型   C. 细胞管型

D. 脂肪管型   E. 颗粒管型

管型尿，常考知识点，但考题并不是原题重复，必须全部熟练掌握。

——先判定是什么病，再考虑哪一类型的管型尿？而不是直接问"慢性肾小球肾炎可能出现的管型尿是哪一个类型"。

【例题6】男，20岁，腹胀，腹泻，低热2周，大便稀黄，7~8次/日，无黏液脓血，下腹触及活动性包块。为明确诊断，首选的检查是（2021）

  A. 腹腔镜   B. 结肠镜   C. T－SPOT－TB 检查

  D. 增强 CT   E. B超

——T－SPOT－TB 检查（斑点试验），不进入临床一线，哪里知道这个名词呢？

靠背答案根本不行。那怎么复习呢？听课（明师讲解）＋研读真题＋研读 5400 题/3600 题

4. 人文预防，分值高（48＋30/24＋15），得分率低的原因还是在于考题灵活，要求考生必须学懂，也就是王宇老师常说的从机制上把握医学，在人文预防学科同样适用。预防医学得分率普遍低的原因还有：①流行病学、统计学没有学懂；②统计学分值高；③知识覆盖面广。例如：

【例题7】西藏是我国受碘缺乏危害最严重的地区之一，过去广大农牧民长期食用含碘量较低的土盐，给当地群众的健康带来不良后果。自 2008 年起，西藏将碘盐推广作为商务领域重要惠民工程，提高农牧民食用碘盐补贴标准，层层落实碘盐推广责任制等各项政策。农牧区碘盐覆盖率由 2005 年的 34% 提高至 2010 年的 91.2%。体现的公共卫生原则是（2021真题）

  A. 社会公益   B. 互助协同   C. 全社会参与

  D. 社会公正   E. 信息公开

—— 谁告诉你，医学伦理学靠蒙就得分?!

【例题8】不属于预防接种法定记录的是

  A. 疫苗有效期   B. 接种者姓名   C. 疫苗名称

  D. 接种后注意事项   E. 疫苗剂次

——灵活出题与实践接轨

【例题9】欲比较两种药物的治疗效果是否有差别，若疗效评定为"很有效，较有效，效果一般，基本无效"，宜采用的统计分析方法是（2011，2021，这是 10 年前的真题再现）

  A. X^2检验   B. t检验   C. 方差分析

  D. 回归分析   E. 秩和检验

——统计学，考 5 分左右，可以考虑放弃！

【总结】希望广大考生不要再打无准备之仗，认清形势，对比自身与国家医考要求之间的差距，保持头脑清醒，打造过关硬实力，指望押题、背答案、画重点、考前突击就能轻松考过，那是万万不可能的。

CONTENTS 目 录

第一部分 基础医学 1

  第一篇 系统解剖学 1

  第二篇 生理学 3

  第三篇 生物化学 12

  第四篇 病理学 19

  第五篇 病理生理学 30

  第六篇 药理学 34

  第七篇 医学微生物学 42

  第八篇 医学免疫学 47

第二部分 人文医学 52

  第九篇 医学心理学 52

  第十篇 医学伦理学 62

  第十一篇 卫生法规 71

第三部分 预防医学 80

  第十二篇 预防医学 80

第四部分 临床医学 98

  第十三篇 呼吸系统 98

  第十四篇 心血管系统 127

  第十五篇 消化系统 142

  第十六篇 泌尿系统（含男性生殖系统） 193

  第十七篇 女性生殖系统 214

  第十八篇 血液系统 248

  第十九篇 内分泌系统 258

  第二十篇 精神神经系统 274

  第二十一篇 运动系统 302

  第二十二篇 风湿免疫性疾病 318

  第二十三篇 儿科学 323

  第二十四篇 传染病学与性传播疾病 354

  第二十五篇 外科总论与其他 367

  第二十六篇 实践综合概述 389

答案与解析

第一部分　基础医学 ··· 393

第一篇　系统解剖学试题答案与解析 ·· 393

第二篇　生理学答案与解析 ·· 396

第三篇　生物化学答案与解析 ·· 407

第四篇　病理学答案与解析 ·· 415

第五篇　病理生理学答案与解析 ·· 427

第六篇　药理学答案与解析 ·· 432

第七篇　医学微生物学答案与解析 ·· 441

第八篇　医学免疫学答案与解析 ·· 446

第二部分　人文医学 ··· 451

第九篇　医学心理学答案与解析 ·· 451

第十篇　医学伦理学答案与解析 ·· 465

第十一篇　卫生法规答案与解析 ·· 475

第三部分　预防医学 ··· 490

第十二篇　预防医学答案与解析 ·· 490

第四部分　临床医学 ··· 514

第十三篇　呼吸系统答案与解析 ·· 514

第十四篇　心血管系统答案与解析 ·· 545

第十五篇　消化系统答案与解析 ·· 561

第十六篇　泌尿系统（含男性生殖系统）答案与解析 ············· 610

第十七篇　女性生殖系统答案与解析 ··· 632

第十八篇　血液系统答案与解析 ·· 669

第十九篇　内分泌系统答案与解析 ·· 681

第二十篇　精神神经系统答案与解析 ··· 697

第二十一篇　运动系统答案与解析 ·· 725

第二十二篇　风湿免疫性疾病答案与解析 ·································· 744

第二十三篇　儿科学答案与解析 ·· 751

第二十四篇　传染病学与性传播疾病答案与解析 ····················· 783

第二十五篇　外科总论与其他答案与解析 ·································· 796

第二十六篇　实践综合概述答案与解析 ······································ 821

第一部分　基础医学

第一篇　系统解剖学

第一章　运动系统

1. 踝部最薄韧带
  A. 外侧韧带
  B. 胫腓前韧带
  C. 胫腓后韧带
  D. 足底长韧带
  E. 内侧韧带

2. 胸骨角两侧平对的结构是
  A. 第 1 肋
  B. 第 2 肋
  C. 第 3 肋
  D. 第 4 肋
  E. 第 5 肋

3. 齿状韧带由下列何种结构构成
  A. 后纵韧带
  B. 黄韧带
  C. 软脊膜
  D. 硬脊膜
  E. 蛛网膜

第二章　消化系统

1. 穿过食管裂孔的结构是
  A. 迷走神经
  B. 胸导管
  C. 下腔静脉
  D. 膈神经
  E. 内脏大神经

2. 食管胸部前面邻接的结构是
  A. 半奇静脉
  B. 奇静脉
  C. 胸主动脉
  D. 胸骨
  E. 左心房

3. 胃小弯最低点弯度明显折转处是
  A. 中间沟
  B. 贲门切迹
  C. 幽门
  D. 贲门
  E. 角切迹

4. 不含味蕾结构的是
  A. 轮廓乳头
  B. 菌状乳头
  C. 软腭的黏膜上皮
  D. 丝状乳头
  E. 会厌的黏膜上皮

5. 属于腹膜内位器官的是
  A. 横结肠
  B. 升结肠
  C. 降结肠
  D. 膀胱
  E. 直肠上段

6. Calot 三角组成包括肝脏下缘、胆囊管和
  A. 右肝管
  B. 左肝管
  C. 副肝管
  D. 肝总管
  E. 胆总管

7. 腹股沟管深环的体表投影位于腹股沟韧带中点
  A. 下方 3cm
  B. 上方 3cm
  C. 上方 1cm
  D. 上方 2cm
  E. 下方 2cm

第三章　呼吸系统

1. 构成喉结的结构是　　　　　　　　　　C. 环状软骨　　　　D. 会厌软骨
　　A. 舌下软骨　　　　B. 甲状软骨　　　　E. 杓状软骨

第四章　泌尿系统

1. 男，58 岁。10 天前体检发现右肾肿物，既往肾结石　A. 肾后筋膜　　　　B. 纤维囊
病史 10 年。就诊检查病理提示肾透明细胞癌，行右　C. 脂肪囊　　　　D. 肾前筋膜
肾部分切除手术，需要缝合的组织是　　　　　　　E. 腹膜

第五章　生殖系统
（女性生殖系统见妇产科章节）

第六章　心血管系统和淋巴系统

1. 乳糜池邻近的椎体是　　　　　　　　　　C. L_1　　　　　D. L_2
　　A. T_{11}　　　　B. T_{12}　　　　E. L_3

第七章　内分泌系统
近几年未有考点考核。

第八章　神经系统
近几年未有考点考核。

第二篇　生理学

第一章　绪　论

1. 下列生理活动中，存在正反馈调节的是
   - A. 胰岛素调节
   - B. 动脉血压
   - C. 餐后胃酸
   - D. 唾液分泌
   - E. 胰蛋白酶原激活

2. 下列神经反射活动中，存在正反馈调节的是
   - A. 肺牵张反射
   - B. 屈肌反射
   - C. 排尿反射
   - D. 排便反射
   - E. 压力感受反射

第二章　细胞的基本功能

1. 细胞膜内外正常 Na^+ 和 K^+ 浓度差的形成与维持是由于
   - A. 膜在安静时对 K^+ 通透性大
   - B. 膜在兴奋时对 Na^+ 通透性增加
   - C. Na^+、K^+ 易化扩散的结果
   - D. 细胞膜上 Na^+ - K^+ 泵的作用
   - E. 细胞膜上 ATP 的作用

2. 神经冲动达到末梢时，引起神经递质释放的离子流是
   - A. Cl^- 内流
   - B. Ca^{2+} 内流
   - C. K^+ 外流
   - D. Cl^- 外流
   - E. Na^+ 内流

3. 能耗竭递质、导致骨骼肌神经 - 肌肉接头处传递效应降低的物质是
   - A. α - 银环蛇毒
   - B. 新斯的明
   - C. 筒箭毒碱
   - D. 黑寡妇蜘蛛毒
   - E. 有机磷农药

4. 能引起骨骼肌神经 - 肌接头处产生终板电位的神经递质是

   - A. 去甲肾上腺素
   - B. 乙酰胆碱
   - C. 谷氨酸
   - D. 多巴胺
   - E. 肾上腺素

5. 女，35 岁。1 年前出现左眼睑下垂、视物成双，伴四肢无力，休息后减轻，疲劳后加重。半年前出现右眼睑下垂，伴饮水呛咳、声音嘶哑。该病的产生机制是
   - A. 终板膜因胆碱酯酶失活而持续去极化
   - B. 神经 - 骨骼肌接头处乙酰胆碱释放减少
   - C. 终板膜上的乙酰胆碱受体受到破坏
   - D. 骨骼肌肌膜上的电压门控 Na^+ 通道失活
   - E. 运动神经末梢电压门控 Ca^{2+} 通道失活

6. 在继发性主动转运过程中，驱动小管液葡萄糖进入肾小管上皮细胞的直接动力是
   - A. 膜内外两侧的电位差
   - B. 钠泵活动造成的膜两侧 Na^+ 浓度差
   - C. 泵蛋白水解 ATP 释放的能量
   - D. 由同向转入细胞的物质提供能量
   - E. 同向转运体水解 ATP 释放的能量

7. 用阈下刺激即可诱发心肌细胞产生期前收缩的兴奋性周期时相是

A. 绝对不应期

B. 相对不应期

C. 低常期

D. 局部反应期

E. 超常期

8. 由载体介导的易化扩散发生饱和现象的机制是

A. 跨膜浓度梯度降低

B. 载体特异性较差

C. 跨膜电位梯度降低

D. 物质转运能量不足

E. 载体转运达极限

9. 细胞静息电位为 – 90mV，当其受到刺激后变为

–100mV 时的膜电位变化称为

A. 极化　　　　　　B. 复极化

C. 超极化　　　　　D. 反极化

E. 去极化

10. 下列关于骨骼肌神经－肌肉接头处兴奋传递特点的描述，错误的是

A. 单向传递

B. 神经兴奋后肌肉不一定收缩

C. 时间延搁

D. 易受药物的影响

E. 化学传递

第三章　血液

1. 具有阻碍血小板聚集和血栓形成作用的物质是

A. 前列环素

B. 血栓烷素 A_2

C. 组胺

D. 5 – 羟色胺

E. 肾上腺素

2. 血浆晶体渗透压的主要生理作用是

A. 决定血浆的总渗透压

B. 维持毛细血管内外的水平衡

C. 影响血浆总量

D. 影响组织液的生成量

E. 保持细胞内外的水平衡

3. 体重为 60kg 的正常成人血浆容量约为

A. 4.8L　　　　　　B. 3L

C. 4.2L　　　　　　D. 6L

E. 9L

4. 男，20 岁。外伤后大腿肌肉内血肿、右膝关节肿痛半天。自幼常于伤后出血不止，其舅有类似病史。该患者凝血功能检查最可能异常的是

A. 凝血因子Ⅶ缺乏

B. 纤维蛋白原缺乏

C. TT 延长

D. APTT 延长

E. PT 延长

5. 男，45 岁。平素体健。为抢救一外伤的幼儿献血100ml，如果不考虑交感/副交感神经兴奋性，最可能的血压、心率变化是

A. 心率和血压均无明显变化

B. 血压升高，心率加快

C. 血压升高，心率减慢

D. 血压降低，心率加快

E. 血压降低，心率减慢

6. 衰老红细胞难以通过微小血管和孔隙的主要原因是

A. 渗透脆性增加

B. 细胞体积增大

C. 悬浮稳定性下降

D. 血红蛋白减少

E. 变形能力减退

7. 孕期出现巨幼细胞性贫血主要是由于缺乏

A. 维生素 B_{12}　　　B. 泛酸

C. 叶酸　　　　　　D. 蛋白质

E. 铁

8. 决定红细胞血型的物质是

A. 红细胞膜特异凝集原

B. 红细胞膜特异受体

C. 血浆特异凝集素

D. 红细胞膜特异凝集素

E. 血浆特异凝集原

第四章 血液循环

1. 男，35 岁。劳累时突发胸痛 6 小时，喘憋，不能平卧。既往体健。查体：T 37.2℃，P 110 次/分，R 26 次/分，BP 100/70mmHg，双肺可闻及细湿啰音，心律齐，心电图示 I、aVL、V_1 ~ V_6 导联 ST 段弓背向上抬高。患者喘憋的主要生理异常是
   A. 体力或精神负担过大
   B. 心肌收缩力下降
   C. 肺部感染
   D. 心脏后负荷增加
   E. 心脏前负荷增加

2. 女，37 岁。因阵发性室上性心动过速行射频消融治疗，术中患者突然出现胸闷、烦躁、呼吸困难。查体：BP 81/70mmHg，颈静脉怒张，两肺呼吸音清，心界向两侧扩大。心率 120 次/分，律齐。各瓣膜听诊区未闻及杂音，奇脉（+）。导致其临床表现的机制是
   A. 心排血量增加，静脉压升高
   B. 心排血量不变，静脉压升高
   C. 心排血量下降，静脉压降低
   D. 心排血量增加，静脉压降低
   E. 心排血量下降，静脉压升高

3. 男，16 岁。阵发性心悸 1 年余，突发突止，发作期间心电图正常。10 分钟前再次发作，心电图示快速、规则的 QRS 波群，形态正常，未见明显 P 波。急诊医生在患者右胸锁乳突肌内缘平甲状软骨水平按摩数秒钟后，心率突然恢复正常。该治疗手法的作用机制是
   A. 减弱心迷走神经紧张
   B. 加强心迷走神经冲动
   C. 加强心交感神经冲动
   D. 兴奋主动脉弓压力感受器
   E. 兴奋颈动脉体

（4~6 题共用备选答案）
   A. 心交感神经冲动增多
   B. 交感缩血管纤维冲动增多
   C. 心迷走神经冲动增多
   D. 窦神经冲动增多
   E. 交感舒血管纤维冲动增多

4. 体位性低血压恢复正常时，心率加快的原因是

5. 临床按压颈动脉窦治疗阵发性室上性心动过速的直接作用是

6. 颈动脉窦灌注压升高时诱发降压反射的原因是

7. 男，65 岁。急性前壁心肌梗死 3 小时。既往有高血压、糖尿病史。平时血压 140 ~ 150/70 ~ 80mmHg。查体：BP 90/70mmHg，双肺呼吸音清，心率 85 次/分，律齐。该患者血压降低的最可能原因是
   A. 主动脉壁硬化
   B. 大动脉弹性降低
   C. 心脏每搏输出量降低
   D. 心率降低
   E. 外周阻力降

（8~10 题共用备选答案）
   A. 主要为收缩压升高
   B. 收缩压与舒张压均升高
   C. 主要为舒张压升高
   D. 收缩压降低，舒张压升高
   E. 收缩压升高，舒张压可降低

8. 严重甲状腺功能亢进患者的动脉血压变化特点是

9. 正常老年人动脉血压的生理性变化特点是

10. 以小动脉硬化为主的患者动脉血压变化特点是

11. 维持组织液生成量与回流量平衡的机制是
   A. 多余的生成部分经毛细淋巴管回流
   B. 主要受局部代谢产物的调节
   C. 毛细血管交替性开放和关闭
   D. 改变毛细血管前后阻力比
   E. 毛细血管通透性发生改变

12. 男，24 岁。不洁饮食后腹泻 2 天，心悸 1 天。心电图示频发提前发生的宽大畸形 QRS 波群，时限 > 0.12s。其最可能发生在心肌细胞的
   A. 相对不应期
   B. 快速复极初期
   C. 有效不应期
   D. 静息期
   E. 超常期

13. 静脉注射后能促使组织液水分移至毛细血管内的是
   A. 1.5% 的氯化钠溶液
   B. 丙种球蛋白
   C. 5% 葡萄糖溶液
   D. 20% 葡萄糖溶液
   E. 白蛋白

14. 女，23 岁。突发心悸半小时，自数脉率为 180 次/分，律齐。将面部浸于冰水内心悸突然好转，自数脉率为 70 次/分，脉律齐。冷刺激使其症状缓解的最主要机制是

A. 房室交界区不应期延长

B. 窦房结细胞自律性增强

C. 异常传导通路的兴奋性增高

D. 房室延搁时间缩短

E. 房室交界区细胞 4 期自动去极化减弱

15. 女，36 岁。体检发现心动过缓就诊，无不适。查体：BP 90/60mmHg，心率 56 次/分，心律齐。心电图示窦性心律。患者心动过缓最可能的机制是

A. 窦房结细胞钾外流衰减明显加快

B. 房室间隔时间延长

C. 窦房结细胞 T 型钙通道激活减少

D. 房室交界区的不应期延长

E. 窦房结细胞内向离子流明显增强

第五章　呼　吸

1. 男，56 岁。因"肺部感染，休克"入监护室治疗。血气分析提示该患者"代谢性酸中毒，I 型呼吸衰竭"。为保护患者组织灌注，此时不宜快速纠正酸中毒，其主要原因在于酸中毒时

A. 组织氧摄取能力增加

B. 血红蛋白结合氧增加

C. 肺部获得更多的氧

D. 组织氧耗量减少

E. 氧离曲线右移

2. 男，70 岁。咳嗽、咳痰、喘息 10 余年，再发加重 2 周。查体：双肺底部可闻及少许湿啰音。动脉血气分析：pH 7.30，$PaCO_2$ 70mmHg，PaO_2 46mmHg。入院后立即给予持续低流量鼻导管吸氧。采取此吸氧方式最主要的目的是

A. 保持 CO_2 对呼吸中枢的刺激

B. 保持低氧及 CO_2 对呼吸中枢的刺激

C. 保持低氧对呼吸中枢的刺激

D. 保持 CO_2 对颈动脉体化学感受器的刺激

E. 保持低氧对颈动脉体化学感受器的刺激

3. 肺的有效通气是

A. 肺活量

B. 每分通气量

C. 肺泡通气量

D. 补吸气量

E. 无效腔气量

4. 在血液中 CO_2 最主要的运输形式是

A. 去氧血红蛋白

B. 氨基甲酰血红蛋白

C. 物理溶解

D. 碳酸氢盐

E. 氧合血红蛋白

5. 女，50 岁。双下肢水肿 10 余年，晨轻暮重，无眼睑水肿和泡沫尿。查体：BP 130/70mmHg，双肺呼吸音清，心界不大，心率 87 次/分，律齐，腹软，肝脾肋下未触及，移动性浊音阴性，双下肢凹陷性水肿，浅静脉呈蚯蚓状改变。该患者下肢水肿的最可能的原因是

A. 下肢静脉压增高

B. 血浆胶体渗透压降低

C. 淋巴液回流受阻

D. 血浆晶体渗透压降低

E. 心肌收缩力降低

6. 男，65 岁。腹部手术后出现疼痛，使用吗啡镇痛治疗，复查血气示 pH 7.32，$PaCO_2$ 50mmHg，PaO_2 54mmHg。该患者低氧血症最可能的发生机制是

A. 肺内分流

B. 氧耗量增加

C. 肺泡通气量下降

D. 弥散功能障碍

E. 通气/血流比例失衡

7. 男，66 岁。反复咳嗽、咳痰 12 年，呼吸困难进行性加重半年。查体：桶状胸，双肺呼吸音减弱。胸部 X 线片示：双肺野透亮度增高，膈肌低平。该患者肺功能检查项目中数值最可能增加的是

A. VC　　　　　　　B. FEV

C. FVC　　　　　　D. FEV_1/FVC

E. FRC

8. 肺换气的驱动力是

A. 呼吸膜两侧气体分压梯度

B. 呼吸膜气体交换面积

C. 呼吸膜通透性

D. 气体分子与血红蛋白亲和力

E. 气体分子溶解度

9. 与 CO_2 呼出量关系最密切的肺功能指标是

A. 肺通气量

B. 肺活量

C. 肺泡通气量

D. 最大通气量

E. 用力呼气量

10. 男，78 岁。反复咳嗽、咳痰 50 年，心悸、气促 10 年，再发 10 天。吸烟 40 年，30 支/日。查体：T 36.0℃，P 120 次/分，R 32 次/分，BP 135/80mmHg，SpO_2 87%（吸氧）。桶状胸，肋间隙增宽，两侧呼吸运动对称，触觉语颤减低，胸部叩诊呈过清音，双肺呼吸音减弱，双肺可闻及细湿啰音和少量哮鸣音。动脉血气分析示 pH 7.398，PaO_2 50.4mmHg，$PaCO_2$ 56.8mmHg。肺功能检查：FEV_1 占预计值 27%，FEV_1/FVC 34%。该患者不宜吸入高浓度氧的原因是高浓度可解除

A. 外周化学感受器对低氧存在的适应现象

B. 低氧对呼吸中枢的直接兴奋作用

C. 中枢化学感受器对低氧存在的适应现象

D. 低氧对外周化学感受器的兴奋作用

E. 低氧对中枢化学感受器的兴奋作用

11. 临床上用于判断肺通气功能的较好指标是

A. 补吸气量/用力肺活量

B. 潮气量/肺活量

C. 无效腔量/潮气量

D. 用力呼气量/用力肺活量

E. 潮气量/功能余气量

12. 哮喘发作时，肺通气功能指标中下降最明显的是

A. 功能余气量

B. 肺活量

C. 用力肺活量

D. 补呼气量

E. 补吸气量

13. 血液中 H^+ 浓度变化调节呼吸运动的主要刺激部位是

A. 肺毛细血管旁感受器

B. 颈动脉窦和主动脉弓

C. 延髓腹侧面化学感受器

D. 颈动脉体和主动脉体

E. 支气管壁内肺牵张感受器

14. 动脉血 PCO_2 在 $40 \sim 60mmHg$ 范围内升高时，呼吸运动的改变是

A. 幅度变深，频率变快

B. 幅度变浅，频率变快

C. 幅度变深，频率变慢

D. 幅度变浅，频率变慢

E. 幅度变深，频率不变

第六章　消化和吸收

1. 对蛋白质消化起主要作用的消化液是

A. 小肠液　　　　　B. 胆汁

C. 胃液　　　　　　D. 唾液

E. 胰液

2. 迷走神经兴奋引起胃窦部 G 细胞分泌促胃液素的神经递质是

A. 5 - 羟色胺

B. 乙酰胆碱

C. 组胺

D. 铃蟾素

E. 多巴胺

3. 男，35 岁。消化性溃疡反复发作并出血 3 年，再出血 1 周，内科治疗无效，行手术治疗。术中见胃皱襞显著增厚，组织病理学检查发现明显的壁细胞增生。最可能导致上述病理改变的内源性物质

A. 乙酰胆碱

B. 促胰液素

C. 转化生长因子 - α

D. 促胃液素

E. 生长抑素

4. 男，22 岁。反复发作上腹部疼痛 6 个月。胃镜检查见十二指肠球部溃疡。该患者不会出现的生理变化是

A. 迷走神经功能亢进

B. 促胃液素水平升高

C. 内因子分泌减少

D. 胃蛋白酶分泌增加

E. 胃酸分泌增加

5. 行胃大部切除的患者不会发生的功能变化是

A. 胃蛋白酶原的分泌减少

B. 铁的吸收减少

C. 胰液中 HCO_3^- 的分泌减少

D. 维生素 B_{12} 的吸收减少

E. 食物蛋白的消化减弱

(6~7题共用备选答案)

    A. 肥大细胞

    B. 主细胞

    C. G细胞

    D. 壁细胞

    E. 黏液细胞

6. 分泌促胃液素的细胞是

7. 分泌组胺的细胞是

(8~10题共用备选答案)

    A. 胃蛋白酶   B. 内因子

    C. 盐酸   D. 黏液

    E. 碳酸氢盐

8. 能正反馈激活自身分泌的胃液成分是

9. 能反馈抑制自身分泌的胃液成分是

10. 能促进促胰液素分泌的胃液成分是

11. 小肠作为吸收主要部位的原因不包括

    A. 小肠黏膜绒毛内有丰富的毛细血管

    B. 小肠含有丰厚的平滑肌

    C. 食物在小肠内停留的时间长

    D. 食物在小肠内已被分解为小分子物质

    E. 小肠黏膜表面积巨大

第七章　能量代谢和体温

1. 用酒精给高热病人擦浴的散热方式是

    A. 蒸发散热

    B. 辐射散热

    C. 不感蒸发散热

    D. 传导散热

    E. 对流散热

2. 与排卵后基础体温升高有关的激素是

    A. 卵泡刺激素

    B. 缩宫素

    C. 雌激素

    D. 黄体生成素

    E. 孕激素

3. 基础代谢率低于正常范围的疾患是

    A. 白血病

    B. 库欣综合征

    C. 垂体性肥胖症

    D. 中暑

    E. 糖尿病

第八章　尿的生成和排出

1. 目前最常用的评价肾小球滤过率的指标是

    A. 对氨基马尿酸清除率

    B. 菊粉清除率

    C. 内生肌酐清除率

    D. 血肌酐

    E. 血尿素

(2~4题共用备选答案)

    A. Na^+ B. 葡萄糖

    C. 菊粉   D. 肌酐

    E. 对氨基马尿酸

2. 能被肾小管全部重吸收的物质是

3. 能被肾小管大部分吸收的物质是

4. 当血液流经肾一次后，血浆中该物质几乎完全被肾清除的是

5. 在肾脏产生的激素是

    A. 皮质醇   B. 醛固酮

    C. 肾上腺素   D. 去甲肾上腺素

    E. 肾素

6. 患者经抗肿瘤治疗后尿检发现大量葡萄糖和氨基酸，推测其肾单位受损部位是

    A. 近端小管

    B. 肾小球

    C. 集合管

    D. 髓袢升支粗段

    E. 远端小管

7. 肾小球滤过膜中，阻挡大分子物质滤过的主要屏障

    A. 肾小囊脏层足细胞足突

    B. 肾小囊脏层足细胞胞体

    C. 肾小囊脏层足细胞足突裂隙膜

    D. 肾小球毛细血管内皮下基膜

E. 肾小球毛细血管内皮细胞

8. 血管加压素的主要生理作用是

A. 作用于近端肾小管，促进水的渗出

B. 作用于远端肾小管，促进水的重吸收

C. 作用于近端肾小管，促进水的重吸收

D. 作用于远端肾小管，促进水的排出

E. 作用于远端肾小管，促进钠的重吸收

9. 关于肾脏对葡萄糖重吸收的描述，错误的是

A. 重吸收的部位仅限近端小管

B. 经过通道的易化扩散进行

C. 需要转运蛋白

D. 葡萄糖的重吸收与 Na^+ 的转运密切相关

E. 肾糖阈正常值为 10mmol/L

第九章 神经系统的功能

1. 副交感神经兴奋可引起

A. 瞳孔扩大

B. 糖原分解

C. 胃肠运动增强

D. 骨骼肌血管舒张

E. 竖毛肌收缩

2. 某人在意外事故中重物压其背部，脊髓损伤，丧失横断面以下一切躯体与内脏反射活动。但数周后屈肌反射、腱反射开始逐渐恢复。表明该患者在受伤当时出现了

A. 脑震荡　　　　　　B. 脑水肿

C. 脊休克　　　　　　D. 脊髓水肿

E. 疼痛性休克

3. 正常人安静、休息、闭眼的波型是

A. α 波　　　　　　　B. β 波

C. θ 波　　　　　　　D. δ 波

E. α 阻断波

4. 男，75 岁。双侧肢体抖动，动作缓慢一年余、加重半年。查体：表情僵硬，无认知障碍，双手静止震颤，双上肢及右下肢肌张增高。最可能病变部位在

A. 苍白球外侧

B. 黑质

C. 新纹状体

D. 苍白球内侧

E. 丘脑底核

5. 男，76 岁。晨起头痛，右半身麻木伴感觉缺失 1 小时，既往高血压病史 12 年。查体：右偏身感觉减退伴轻度自发疼痛，四肢肌力正常，轻度自发痉挛。最可能累及部位是

A. 上丘脑　　　　　　B. 下丘脑

C. 右侧丘脑　　　　　D. 左侧丘脑

E. 后丘脑

6. 与传导下肢本体感觉相关的结构是

A. 楔束　　　　　　　B. 内侧纵束

C. 孤束　　　　　　　D. 薄束

E. 脊髓丘脑束

7. 舌下神经核所在的部位是

A. 中脑　　　　　　　B. 端脑

C. 脑桥　　　　　　　D. 间脑

E. 延髓

8. 男，65 岁。逐渐出现语速迟缓、语量减少、口语不流利和找词困难，但能理解家属和医生的指令。受损可能性最大的部位是

A. 中央后回的下部

B. 中央前回的上部

C. 中央旁小叶的前部

D. 额下回的后部

E. 缘上回的上部

9. 男，65 岁。既往有胆石病病史 10 年，突发右肝区绞痛，伴右肩区疼痛。右肩区疼痛的性质是

A. 牵涉痛　　　　　　B. 躯体痛

C. 痉挛性痛　　　　　D. 体腔壁痛

E. 扩散性疼痛

10. 帕金森病的主要发病原因是

A. 黑质 - 纹状体多巴胺通路受损

B. 纹状体受损

C. 丘脑底核受损

D. 大脑皮层 - 纹状体回路受损

E. 大脑皮层运动区受损

11. 男，72 岁。乏力、走路不稳 3 个月。查体：肌张力减低，共济失调，意向性震颤，指鼻试验阳性。该患者最可能的病变部位是

A. 小脑

B. 皮层运动区

C. 脑干

D. 基底神经节

E. 脊髓

12. 男，45 岁。右利手。因头痛和言语障碍 6 个月余就诊。头颅 MRI 显示左侧中央前回底部前方有占位性病变，脑膜瘤可能性大。该患者的言语障碍最可能是

A. 失写
B. 失读
C. 感觉性失语
D. 超导性失语
E. 运动性失语

13. 用力牵拉肌肉时，肌张力突然降低的原因是

A. 肌梭抑制
B. 拮抗剂抑制
C. 骨骼肌疲劳
D. 协同肌兴奋
E. 腱器官兴奋

14. 男，70 岁。右侧肢体动作迟缓伴震颤半年。查体：右侧肢体静止性震颤，肌张力齿轮样增高。病变可

能的部位是

A. 大脑皮质
B. 黑质
C. 小脑
D. 内囊
E. 脑桥

15. 小脑绒球小结叶受损后的表现是

A. 运动编程功能受损
B. 运动启动功能障碍
C. 肌肉精细运动受损
D. 身体平衡功能障碍
E. 运动协调功能受损

16. 男，28 岁。车祸后昏迷 3 周。查体：昏迷，压眶反射消失，颈后仰伸，四肢强直性伸直，上肢内收、过度旋前和下肢内收、内旋，踝跖屈。该患者的损害水平在

A. 脊髓
B. 脑干
C. 大脑皮层
D. 小脑
E. 基底节

第十章　内分泌

1. 女，45 岁。反复肾结石 5 年，全身骨痛 1 年。实验室检查：血钙 2.76mmol/L，血磷 0.8mmol/L（参考值 0.97 ~ 1.61mmol/L），ALP 350U/L（参考值 30 ~ 100U/L）。最有助于明确诊断的实验室检查是

A. ACTH
B. TSH
C. PTH
D. LH
E. GH

2. 手术创伤并术后禁食期间，患者机体代谢变化为

A. 蛋白分解减少，糖异生减少，脂肪分解减少
B. 蛋白分解增加，糖异生减少，脂肪分解增加
C. 蛋白分解增加，糖异生增加，脂肪分解增加
D. 蛋白分解增加，糖异生减少，脂肪分解减少
E. 蛋白分解减少，糖异生增加，脂肪分解减少

3. 能快速刺激机体产热增加但持续时间较短的激素是

A. 肾上腺素
B. 胰岛素
C. 醛固酮
D. 甲状腺激素
E. 皮质醇

4. 雌激素结合的受体类别是

A. G 蛋白耦联受体
B. 离子通道受体
C. 细胞内受体
D. 细胞因子受体

E. 酪氨酸激酶受体

5. 抗利尿激素来源于

A. 腺垂体
B. 下丘脑的视上核和室旁核
C. 垂体柄中间部
D. 神经垂体
E. 漏斗部

6. 肠外营养时，使用大量高渗葡萄糖作为单一的能源会引起

A. 糖异生活跃
B. 去甲肾上腺素分泌减少
C. 肝脏脂肪浸润
D. 蛋白质分解减少
E. 静息能量消耗降低

7. 男，75 岁。腹胀、便秘、食欲不振半年，无腹痛、腹泻、便血，无呕血，既往体健。查体：T 36.5℃，P 80 次/分，R 18 次/分，BP 140/80mmHg，双肺呼吸音清，心律齐，腹无压痛，Murphy 征阴性。腹部 B 超提示胆囊萎缩。可能受影响的情况是

A. 蛋白质分解
B. 单糖吸收
C. 脂肪分解产物吸收

D. 蛋白质分解产物吸收

E. 淀粉类食物消化分解

8. 高浓度降钙素能迅速降低血钙的作用环节是

A. 减少肠对钙的吸收

B. 抑制甲状旁腺激素分泌

C. 抑制破骨细胞溶骨活动

D. 刺激成骨细胞成骨活动

E. 抑制肾小管对钙的重吸收

9. 主要调节甲状旁腺激素分泌的因素是

A. 血 1, 25 - (OH)$_2$ - 维生素 D

B. 血钙

C. 血镁

D. 降钙素

E. 血磷

10. 下列属于甲状旁腺激素作用的是

A. 抑制肾小管磷的重吸收

B. 抑制肾小管钙重吸收

C. 抑制活性维生素 D 的合成

D. 抑制肠道钙吸收

E. 抑制破骨细胞的活性

(11~12 题共用备选答案)

A. ADH

B. PRL

C. TRH

D. GnRH

E. CRH

11. 垂体后叶储存的激素是

12. 腺垂体分泌的激素是

13. 分泌胰岛素的细胞为

A. B 细胞

B. P 细胞

C. D 细胞

D. 导管细胞

E. A 细胞

(14~15 题共用备选答案)

A. 皮质醇

B. 泌乳素

C. 肾上腺素

D. 血管加压素

E. 促甲状腺激素释放激素

14. 腺垂体分泌的激素是

15. 神经垂体储存的激素是

第十一章 生 殖

1. 月经周期中，促进卵泡发育成熟的主要激素是

A. 卵泡刺激素

B. 人绒毛膜促性腺激素

C. 黄体生成素

D. 雌激素

E. 孕激素

2. 与月经周期中分泌期体温升高相关的激素是

A. 孕酮

B. 雌三醇

C. 雌二醇

D. 雄烯二酮

E. 雌酮

第三篇 生物化学

第一章 生物分子结构与功能

1. 下面不是合成蛋白质的氨基酸是
   - A. 半胱氨酸
   - B. 组氨酸
   - C. 谷氨酸
   - D. 鸟氨酸
   - E. 丝氨酸

2. 蛋白质中对 280nm 紫外光吸收最强的氨基酸残基是
   - A. 谷氨酸
   - B. 赖氨酸
   - C. 丙氨酸
   - D. 组氨酸
   - E. 色氨酸

3. 不存在于人体蛋白质分子中的氨基酸是
   - A. 鸟氨酸
   - B. 丙氨酸
   - C. 谷氨酸
   - D. 甘氨酸
   - E. 亮氨酸

4. 属于营养必需氨基酸的是
   - A. 甘氨酸
   - B. 酪氨酸
   - C. 丙氨酸
   - D. 甲硫氨酸
   - E. 谷氨酸

5. 食物蛋白的营养互补作用是
   - A. 蛋白质的营养价值与脂肪酸的作用互补
   - B. 营养必需氨基酸与营养必需微量元素的互补
   - C. 营养必需氨基酸之间的互相补充
   - D. 营养必需氨基酸和非营养必需氨基酸的互补
   - E. 营养物质与非营养物质的互补

6. 谷类和豆类食物的营养互补氨基酸是
   - A. 赖氨酸和色氨酸
   - B. 赖氨酸和酪氨酸
   - C. 赖氨酸和丙氨酸
   - D. 赖氨酸和谷氨酸
   - E. 赖氨酸和甘氨酸

7. 下列关于蛋白质理化性质的描述，正确的是
   - A. 变性后溶解度提高
   - B. 溶液 pH 值为等电点时形成兼性离子
   - C. 复性时产生分子杂交
   - D. 具有 260nm 特征吸收峰
   - E. 溶于高浓度乙醇

8. 蛋白质变性时，不受影响的结构是
   - A. 蛋白质一级结构
   - B. 蛋白质二级结构
   - C. 蛋白质三级结构
   - D. 蛋白质四级结构
   - E. 单个亚基结构整条肽

9. 多肽链中肽键的本质是
   - A. 磷酸二酯键
   - B. 二硫键
   - C. 糖苷键
   - D. 酰胺键
   - E. 疏水键

10. 维系蛋白质二级结构稳定的主要化学键是
    - A. 盐键
    - B. 氢键
    - C. 疏水作用
    - D. 肽键
    - E. 二硫键

11. 男，75 岁。因呼吸衰竭去世。既往病史：记忆力进行性下降，时间定向力障碍，命名不能，双手失用，近 6 个月完全卧床。脑 MRI 示双侧海马萎缩。去世后尸检除肺部损外，还可见脑组织异常的 beta 淀粉样斑块。导致这种异常蛋白质形成的生化基础是
    - A. 蛋白质亚基数目减少
    - B. 氨基酸的排列顺序改变
    - C. 编码该蛋白质的基因序列突变
    - D. 蛋白质某些氨基酸改变
    - E. 蛋白质空间结构改变

12. 富含无机盐、水溶性维生素和膳食纤维的食物是
    - A. 奶制品
    - B. 蔬菜
    - C. 谷类
    - D. 肉类
    - E. 蛋类

13. 关于酶活性的叙述，正确的是
    - A. 关键酶的活性不易被调控

B. 25℃时 TaqDAN 聚合酶活性最高

C. 酶活性检测可用于疾病的诊治

D. 多数酶最适 pH 在 8.0

E. 缺少氯离子时唾液淀粉酶失去活性

14. 有关同工酶概念的叙述，错误的是

　A. 同工酶常由几个亚基组成

　B. 不同器官的同工酶谱不同

　C. 同工酶的理化性质不同

　D. 同工酶催化不同的底物反应

　E. 同工酶的免疫学性质不同

15. 磺胺类药物能竞争性抑制二氢叶酸合成酶是因为其结构相似于

　A. 对氨基苯甲酸

　B. 二氢蝶呤

　C. 苯丙氨酸

　D. 谷氨酸

　E. 酪氨酸

16. 男，18 岁。误服"乐果"后出现抽搐、大汗、口角有分泌物，继而昏迷。查体：颜面青紫、皮肤湿冷，瞳孔偏小，呼吸不规则，双肺可闻及湿啰音。该农药造成患者上述症状的生化机制是

　A. 抑制呼吸导致低血钙抽搐

　B. 不可逆抑制胆碱酯酶导致乙酰胆碱堆积

　C. 抑制氧化呼吸链造成呼吸不规则

　D. 加快血糖利用造成低血糖昏迷

　E. 促进酮体生成导致酮症酸中毒

17. 下列关于酶促反应调节的叙述，正确的是

　A. 温度越高反应速度越快

　B. 反应速度不受底物浓度的影响

　C. 底物饱和时，反应速度随浓度增加而增加

　D. 在最适 pH 下，反应速度不受酶浓度影响

　E. 反应速度不受酶浓度的影响

18. 关于体内酶促反应特点的叙述，错误的是

　A. 具有高催化效率

　B. 温度对酶促反应速度没有影响

　C. 可大幅降低反应活化能

　D. 只能催化热力学上允许进行的反应

　E. 具有可调节性

19. 磷酸吡哆醛作为辅酶参与的反应是

　A. 转氨基反应

　B. 酰基化反应

　C. 转甲基反应

　D. 过氧化反应

　E. 磷酸化反应

20. 大多数脱氢酶的辅酶是

　A. NAD$^+$　　　　　　　　B. NADP$^+$

　C. CoA　　　　　　　　　 D. Cytc

　E. FADH$_2$

21. 有关 DNA 碱基组成规律的叙述，错误的是

　A. 适用于不同种属

　B. 嘌呤与嘧啶分子相等

　C. 与遗传特性有关

　D. 主要由腺嘌呤组成

　E. 不受年龄与营养状态影响

22. 关于 DNA 变性概念的叙述，错误的是

　A. 变性后 260nm 波长吸收不改变

　B. 变性时两条链解离

　C. 变性时二级结构被破坏

　D. 变性不伴有共价键断裂

　E. 加热可导致变性

23. 参与构成视觉细胞内感光物质的维生素是

　A. 维生素 D　　　　　　　 B. 维生素 A

　C. 维生素 B$_2$　　　　　　 D. 维生素 B

　E. 维生素 C

24. 直接参与葡萄糖合成糖原的核苷酸是

　A. UTP　　　　　　　　　 B. TTP

　C. GTP　　　　　　　　　 D. ADP

　E. CTP

25. 参与构成蛋白质合成场所的 RNA 是

　A. 信使 RNA　　　　　　　B. 核糖体 RNA

　C. 核内小 RNA　　　　　　D. 催化性 RNA

　E. 转运 RNA

26. 典型的坏血病是由于缺乏

　A. 维生素 C　　　　　　　 B. 维生素 B$_1$

　C. 维生素 D　　　　　　　 D. 维生素 A

　E. 维生素 K

27. 关于真核生物 mRNA 结构的描述，错误的是

　A. 5′-端留有特殊的内含子

　B. 3′-端有特殊的"尾"结构

　C. 3′-端存在非翻译序列

　D. 5′-端有特殊"帽子"结构

　E. 含有开放阅读框架区

28. 含反密码子环的 RNA 为

　A. rRNA　　　　　　　　　B. tRNA

　C. mRNA　　　　　　　　 D. hnRNA

　E. snRNA

29. 不属于体内甘油酯类正常生理功能的是

　A. 保持体温

　B. 传递电子

　C. 参与维生素吸收

D. 构成生物膜

E. 参与信息传递

（30～31题共用备选答案）

A. ADP   B. FAD

C. UTP   D. NADH

E. NADPH

30. 属于核黄素活性形式的物质是

31. 直接参与糖原合成的核苷酸是

32. 某人患有脚气病，可能是由于缺乏

A. 维生素 A   B. 核黄素

C. 叶酸   D. 维生素 D

E. 磺胺素（维生素 B_1）

第二章　物质代谢及其调节

1. 下列哪种酶缺乏引起蚕豆病

  A. 葡萄糖－6－磷酸脱氢酶

  B. 苯丙氨酸羟化酶

  C. 丙酮酸脱氢酶

  D. 磷酸戊糖异构酶

  E. 转酮醇酶

2. 女孩，7岁。眉毛、头发黄白色，虹膜淡粉色。该病是哪种氨基酸酶异常或缺乏引起

  A. 天冬酰胺   B. 谷氨酸

  C. 谷氨酰胺   D. 酪氨酸

  E. 精氨酸

3. 男孩，2岁。生长发育明显迟缓。肝肋下3cm，葡萄糖2.6mmol/L，乳酸2.8mmol/L。超声：肝大，脾大，肝穿刺：糖原活跃。体内缺乏的酶是

  A. 葡萄糖－6－磷酸酶

  B. 果糖－6－磷酸酶

  C. 糖原磷酸化酶

  D. 糖原合酶

  E. 果糖二磷酸酶

4. 抑制细胞氧化磷酸化速率的物质是

  A. 磷酸戊糖   B. 胰岛素

  C. 细胞色素 C   D. 一氧化碳

  E. 磷酸激酶

5. 琥珀酸氧化呼吸链不含有的组分是

  A. FMN   B. CoQ

  C. Cyt c   D. Cyt b

  E. Cyt c1

（6～7题共用备选答案）

  A. 氧化与磷酸化的偶联

  B. CO 对电子传递的影响

  C. 能量的贮存与利用

  D. $2H^+$ 与 $1/2\ O_2$ 的结合

  E. 乳酸脱氢酶催化的反应

6. 与 ADP 和 ATP 相互转变相关的过程是

7. 与 ATP 生成有关的主要过程是

8. 下列物质含量异常可作为痛风诊断指征的是

  A. 嘧啶

  B. 嘌呤

  C. β－氨基丁酸

  D. 尿酸

  E. β－丙氨酸

9. 呼吸链电子传递过程中可直接被磷酸化的物质是

  A. CDP   B. ADP

  C. GDP   D. TDP

  E. UDP

10. 体内细胞色素 C 直接参与的反应是

  A. 生物氧化

  B. 脂肪酸合成

  C. 糖酵解

  D. 肽键合成

  E. 叶酸还原

11. 在线粒体中进行的代谢过程是

  A. 脂肪酸合成

  B. 糖酵解

  C. 糖原合成

  D. 氧化磷酸化

  E. 核糖体循环

12. 下列不利于糖酵解过程的是

  A. ADP

  B. AMP

  C. 果糖－1，6－二磷酸

  D. 果糖－2，6－二磷酸

  E. 柠檬酸

13. 催化葡萄糖转变为葡萄糖－6－磷酸的酶是

  A. 葡萄糖－6－磷酸酶

  B. 磷酸己糖异构酶

  C. 己糖激酶

  D. 磷酸果糖激酶－1

E. 果糖二磷酶

14. 正常细胞糖酵解途径中，利于丙酮酸生成乳酸的条件是

A. 缺氧状态

B. 酮体产生过多

C. 缺少辅酶

D. 糖原分解过快

E. 酶活性降低

15. 丙酮酸氧化脱羧生成的物质是

A. 丙酰 CoA

B. 乙酰 CoA

C. 羟基戊二酰 CoA

D. 乙酰乙酰 CoA

E. 琥珀酰 CoA

16. 糖、脂质和氨基酸彻底氧化的共同途径是

A. 葡萄糖 – 丙氨酸循环

B. 柠檬酸 – 丙酮酸循环

C. 鸟氨酸循环

D. 甲硫氨酸循环

E. 三羧酸循环

17. 不能补充血糖的生化过程是

A. 食物中糖类的消化吸收

B. 肌糖原分解

C. 糖异生

D. 肝糖原分解

E. 葡萄糖在肾小管的重吸收

18. 糖皮质激素升高血糖的机制是

A. 减少糖异生

B. 抑制肝外组织摄取、利用葡萄糖

C. 促进糖类转变为脂肪

D. 促进脂酸合成

E. 促进葡萄糖氧化

（19～20 题共用备选答案）

A. 糖有氧氧化

B. 糖酵解

C. 2，3 – 二磷酸甘油酸旁路

D. 糖异生

E. 磷酸戊糖途径

19. 供应成熟红细胞能量的主要代谢途径是

20. 成熟红细胞中，能产生调节血红蛋白运氧功能物质的代谢途径是

21. 长期饥饿时糖异生的生理意义之一是

A. 有利于脂肪合成

B. 有利于脂酸合成

C. 有利于必需氨基酸合成

D. 有利于排钠保钾

E. 有利于补充血糖

22. 与体内尿酸累积相关的酶是

A. 四氢叶酸还原酶

B. 酰胺转移酶

C. 黄嘌呤氧化酶

D. 转甲酰基酶

E. 磷酸核糖焦磷酸合成酶

23. 催化水解为葡萄糖的酶是

A. 6 – 磷酸葡萄糖脱氢酶

B. 苹果酸脱氢酶

C. 丙酮酸脱氢酶

D. NADH 脱氢酶

E. 葡萄糖 –6 – 磷酸酶

24. 磷酸戊糖途径的主要产物之一是

A. NADPH　　　B. FMN

C. CoQ　　　D. cAMP

E. ATP

25. 脂肪酸 β – 氧化的限速步骤是

A. β – 羟脂酰 CoA 硫解

B. β – 羟脂酰 CoA 脱氢

C. 脂酰 CoA 线粒体转运

D. β – 烯脂酰 CoA 加水

E. 脂酰 CoA 脱氢

26. 女，35 岁，来医院健康体检。查体：BP 130/80mmHg，身高 165cm，体重 75kg，肝脾肋下未触及。实验室检查：ALT 75U/L，AST 4OU/L，γ – GT 40U/L。B 超：中度脂肪肝。该患者肝内蓄积的甘油三酯的主要来源是

A. 小肠细胞合成

B. 生酮氨基酸转变

C. 肝细胞合成

D. 脂肪组织转运

E. 脂肪组织分解

27. 体内甘油三酯的合成部位是

A. 神经细胞　　　B. 脂肪细胞

C. 肾细胞　　　D. 脾细胞

E. 乳腺细胞

28. 各型高脂蛋白血症中不增高的脂蛋白是

A. CM　　　B. VLDL

C. HDL　　　D. IDL

E. LDL

29. 体内脂肪大量动员时，肝内乙酰 CoA 主要生成的物质是

A. 葡萄糖　　　B. 酮体

C. 胆固醇　　　　　　　D. 脂肪酸

E. 二氧化碳和水

30. 可将肝外组织胆固醇转运至肝的主要脂蛋白是

　　A. LDL　　　　　　　　B. CM

　　C. HDL　　　　　　　　D. IDL

　　E. VLDL

(31～32 题共用备选答案)

　　A. 丙酮酸羧化

　　B. 乙酰 CoA 缩合

　　C. 糖原分解

　　D. 黄嘌呤氧化

　　E. 糖原合成

31. 生成酮体的中间反应是

32. 三羧酸循环中草酰乙酸的来源是

33. 饥饿时分解代谢可产生酮体的物质是

　　A. 维生素　　　　　　　B. 核苷酸

　　C. 葡萄糖　　　　　　　D. 氨基酸

　　E. 脂肪酸

(34～35 题共用备选答案)

　　A. 糖原合成　　　　　　B. 尿酸合成

　　C. 糖原分解　　　　　　D. 丙酮酸羧化

　　E. 酮体生成

34. 与糖尿病患者中毒有关的主要代谢途径是

35. 三羧酸循环中的草酰乙酸来源于

(36～37 题共用备选答案)

　　A. HMG－CoA

　　B. 乙酰乙酰 CoA

　　C. 琥珀酰 CoA

　　D. 丙酰 CoA

　　E. 丙二酰 CoA

36. 三羧酸循环的中间产物是

37. 水解脱去 CoA 生成酮体的物质是

(38～39 题共用备选答案)

　　A. 乙酰乙酸　　　　　　B. 丙二酸

　　C. 丙酮酸　　　　　　　D. α－酮戊二酸

　　E. 草酰乙酸

38. 可以直接转变为谷氨酸的物质是

39. 属于酮体的物质是

40. 体内关于氨的去路

　　A. 合成氨基酸

　　B. 合成胆汁酸

　　C. 合成氨基糖

　　D. 合成尿素

　　E. 合成酰基乙氨

41. 人体内氨的最主要代谢去路为

　　A. 形成非必需氨基酸

　　B. 形成必需氨基酸

　　C. 形成 NH_4^+ 随尿排出

　　D. 形成尿素

　　E. 形成嘌呤

42. α－酮酸可转变生成的物质是

　　A. CO_2 和 H_2O

　　B. 营养必需脂肪酸

　　C. 维生素 A

　　D. 营养必需氨基酸

　　E. 维生素 E

43. 将骨骼肌中生成的氨转运至肝的主要氨基酸是

　　A. 亮氨酸　　　　　　　B. 缬氨酸

　　C. 甘氨酸　　　　　　　D. 脯氨酸

　　E. 丙氨酸

44. 可供给甲基的过程是

　　A. 甲硫氨酸循环

　　B. 鸟氨酸循环

　　C. 丙氨酸－葡萄糖循环

　　D. 柠檬酸－丙酮酸循环

　　E. 三羧酸循环

(45～46 题共用备选答案)

　　A. FAD　　　　　　　　B. UTP

　　C. NADPH　　　　　　　D. NADP⁺

　　E. ADP

45. 相对浓度升高时可加速氧化磷酸化的物质是

46. 直接参与胆固醇生物合成的物质是

(47～48 题共用备选答案)

　　A. 天冬酰胺　　　　　　B. 谷氨酸

　　C. 谷氨酰胺　　　　　　D. 酪氨酸

　　E. 精氨酸

47. 丙氨酸氨基转移酶和天门冬氨酸氨基转移酶共同底物是

48. 可转变为黑色素的物质是

49. 尿酸是哪种核苷酸代谢的终产物

　　A. 鸟嘌呤　　　　　　　B. β－丙氨酸

　　C. 乳清酸　　　　　　　D. 阿糖胞苷

　　E. 胞嘧啶

50. 可分解产生尿酸的物质是

　　A. 鸟嘌呤　　　　　　　B. β－丙氨酸

　　C. 乳清酸　　　　　　　D. 阿糖胞苷

　　E. 胞嘧啶

第三章　遗传信息的传递

1. 关于真核生物 mRNA 成熟过程的叙述，错误的是

　A. mRNA 前体逐渐形成三叶草的结构

　B. mRNA 前体可以发生 RNA 编辑

　C. mRNA 前体需在 5′端加帽

　D. mRNA 前体需在 3′端加多聚 A 尾

　E. mRNA 前体需剪切内含子

2. 直接影响基因转录的蛋白质是

　A. 载脂蛋白　　　　　　B. 脂蛋白

　C. 血红蛋白　　　　　　D. 白蛋白

　E. 组蛋白

（3～4 题共用备选答案）

　A. DNA 连接酶

　B. 核酸内切酶

　C. 引物酶

　D. DNA 聚合酶

　E. RNA 聚合酶

3. 参与转录过程的酶是

4. 仅在复制过程中合成短链 RNA 的是

第四章　医学分子生物学专题

1. 原核生物基因表达调控的基本结构单元是

　A. 增强子　　　　　　　B. 密码子

　C. 沉默子　　　　　　　D. 启动子

　E. 操纵子

（2～3 题共用备选答案）

　A. 密码子　　　　　　　B. 增强子

　C. 启动子　　　　　　　D. 沉默子

　E. 反密码子

2. 结合转录调节因子并抑制基因表达的序列是

3. RNA 聚合酶在转录起始时结合的序列是

4. 在 DNA 重组实验中使用 DNA 连接酶的目的是

　A. 催化质粒与噬菌体的连接

　B. 获得较小的 DNA 片段

　C. 扩增特定 DNA 序列

　D. 使 DNA 片段与载体结合

　E. 鉴定重组 DNA 片段

5. 基因表达调控主要是指

　A. DNA 复制上的调控

　B. 转录后的修饰

　C. 蛋白质折叠的形成

　D. 转录的调控

　E. 逆转录的调控

（6～7 题共用备选答案）

　A. 插入　　　　　　　　B. 缺失

　C. 点突变　　　　　　　D. 双链断裂

　E. 倒位或转位

6. 镰状红细胞贫血症患者血红蛋白的基因突变类型是

7. 需要通过重组修复的 DNA 损伤类型是

8. 下列哪种因素可能使癌基因活化

　A. 癌基因发生点突变

　B. 正常基因不表达

　C. 正常基因表达减弱

　D. 肿瘤抑制基因表达增强

　E. 细胞分化增加

第五章　医学生物化学专题

1. 下列关于结合胆红素性质的叙述，错误的是

　A. 水溶性高

　B. 与葡萄糖醛酸结合

　C. 直接与重氮试剂发生反应

　D. 能透过肾小球随尿排出

　E. 容易透过细胞膜

2. 有关生物转化作用的描述，错误的是

　A. 有些物质经过生物转化毒性增强

B. 肝是进行生物转化最重要的器官

C. 使非极性物质的极性增强

D. 作用的实质是裂解生物活性物质

E. 使疏水性物质水溶性增加

3. 正常情况下适度升高血胆汁酸浓度的结果是

A. 红细胞生成胆红素减少

B. 胆固醇 7α - 羟化酶合成抑制

C. 血中磷脂含量升高

D. 脂酸生成酮体加快

E. 甘油三酯合成增加

4. 机体可以降低外源性毒物毒性的反应是

A. 肝生物转化

B. 肌糖原磷酸化

C. 三羧酸循环

D. 乳酸循环

E. 甘油三酯分解

5. 合成血红素的关键酶是

A. ALA 合酶

B. 葡萄糖激酶

C. 丙酮酸激酶

D. HMG – CoA 裂解酶

E. 异柠檬酸脱氢酶

第四篇　病理学

第一章　细胞、组织的适应、损伤和修复

（1~2题共用备选答案）

A. 机化　　　　　B. 坏疽

C. 包裹　　　　　D. 脓肿

E. 钙化

1. 坏死组织经腐败菌作用后常可发生

2. 坏死组织被肉芽组织取代后常可发生

3. 除哪项外，以下均符合萎缩

　A. 成年人的胸腺变小

　B. 老年人皮肤出现皱褶

　C. 不孕妇女的幼小子宫

　D. 肾盂积水的肾实质

　E. 长期饥饿者的心、肝、肾等脏器

4. 肉芽组织变为瘢痕组织时所见到的变化是

　A. 胶原纤维数量减少

　B. 炎性细胞增多

　C. 毛细血管减少

　D. 质地较软

　E. 弹性增加

5. 最易发生脂肪变性的器官是

A. 肺　　　　　B. 脑

C. 肝　　　　　D. 肾

E. 脾

6. 男，32岁。因肝损伤急症手术。曾患甲型肝炎已治愈。术中见肝右叶外侧5cm裂口，深3cm。术后肝肾功能检查正常，食欲、体力恢复正常。肝脏损伤得以顺利修复，从内环境分析，主要起再生作用的是

　A. 不稳定细胞

　B. 肥大细胞

　C. 纤维细胞

　D. 稳定细胞

　E. 永久性细胞

7. 肉眼观察不能确定的坏死是

　A. 凝固性坏死

　B. 液化性坏死

　C. 纤维素样坏死

　D. 脂肪坏死

　E. 干酪样坏死

第二章　局部血液循环障碍

1. 肺脏严重淤血时不出现的改变是

　A. 肺泡壁毛细血管扩张

　B. 透明膜形成

　C. 肺泡出血

　D. 肺泡水肿

　E. 肺泡内含铁血黄素增加

2. 肺淤血时，痰中出现胞浆中含有棕褐色颗粒的巨噬细胞称为

　A. 脂褐素细胞

　B. 含铁血黄素细胞

　C. 心力衰竭细胞

　D. 异物巨细胞

　E. 尘细胞

（3~4题共用备选答案）

　A. 纤维蛋白及血小板

　B. 血小板及粒细胞

　C. 纤维蛋白及淋巴细胞

　D. 纤维蛋白及粒细胞

E. 纤维蛋白及红细胞

3. 血栓头部的主要成分是

4. 血栓尾部的主要成分是

5. 血浆蛋白浓度降低所致水肿的原因是

    A. 血浆胶体渗透压降低

    B. 动脉血压升高

    C. 毛细血管壁通透性增加

    D. 淋巴回流量减少

    E. 组织液静水压升高

6. 不属于血栓结局的是

    A. 溶解   B. 钙化

    C. 软化   D. 机化

    E. 硬化

(7～8题共用备选答案)

    A. 直肠息肉形成

    B. 脾脏白色锥形病灶

    C. 回盲部肠腔狭窄

    D. 胃壁溃疡形成

    E. 肝脏肿大

7. 肺外结核病最常引起的形态改变是

8. 慢性肺淤血可引起的脏器改变是

(9～10题共用备选答案)

    A. 脑   B. 肾

    C. 肺   D. 肠

    E. 心

9. 贫血性梗死灶呈地图状改变的脏器是

10. 贫血性梗死灶呈锥体状改变的脏器是

第三章　炎　症

1. 以大量中性白细胞渗出为主的炎症是

    A. 假膜性炎   B. 浆液性炎

    C. 化脓性炎   D. 卡他性炎

    E. 出血性炎

2. 下列哪一项不是化脓性炎性改变

    A. 急性肾盂肾炎

    B. 风湿性关节炎

    C. 疖和痈

    D. 蜂窝织炎

    E. 表面化脓

3. 溶血性链球菌主要引起的炎症是

    A. 脓血   B. 出血性炎

    C. 假膜性炎   D. 纤维素性炎

    E. 蜂窝织炎

4. 寄生虫感染时，浸润的炎症细胞主要是

    A. 中性粒细胞

    B. 单核细胞

    C. 淋巴细胞

    D. 嗜酸性粒细胞

    E. 浆细胞

5. 男，30岁。右上臂皮肤红肿、疼痛5天。查体：右上臂有直径约2cm红肿结节，伴皮温增高，有波动感，给予切开引流治疗。病变中浸润的主要炎性细胞是

    A. 嗜酸性细胞

    B. 嗜碱性细胞

    C. 巨噬细胞

    D. 中性粒细胞

    E. 淋巴细胞

6. 女，28岁。腹痛、发热、呕吐1天。查体：T 38.9℃，P 120次/分，双肺呼吸音清，未闻及干湿性啰音，心率120次/分，律齐，右下腹麦氏点压痛、反跳痛（＋）。血常规：Hb 120g/L，WBC 10.2 × 10^9/L，N 0.85，Plt 202×10^9/L。行阑尾切除术，手术标本病理检查可见阑尾壁各层大量弥漫性浸润的细胞是

    A. 淋巴细胞

    B. 巨噬细胞

    C. 嗜碱性粒细胞

    D. 嗜酸性粒细胞

    E. 中性粒细胞

7. 女，30岁。腹痛、腹泻伴里急后重3天。最初为稀便，2天后为黏液脓血便，偶见片状灰白色膜状物排出。此病变最可能的炎症类型是

    A. 纤维素性炎

    B. 变质性炎

    C. 出血性炎

    D. 浆液性炎

    E. 化脓性炎

8. 男，24岁。发热、腹痛、腹泻1天，为黏液脓血便。查体：T 38.4℃，BP 110/62mmHg，脐周及左下腹有轻压痛。实验室检查：血 WBC 15.8×10^9/L，N 0.88，L 0.12。粪镜检：WBC 40个/HP，RBC 20个

/HP。肠道最可能的病理变化是

A. 肠黏膜弥漫性纤维蛋白渗出性炎症

B. 肠黏膜出血

C. 肠黏膜隐窝小脓肿

D. 乙状结肠、直肠多发溃疡

E. 全结肠轻度充血、水肿

9. 流行性乙型脑炎的炎症性质是

A. 化脓性炎症

B. 肉芽肿性炎症

C. 出血性炎症

D. 变质性炎症

E. 纤维素性炎症

10. 不会出现肉芽肿性病变的疾病是

A. 结节病

B. 细菌性痢疾

C. 结核病

D. 血吸虫病

E. 伤寒

11. 不属于肉芽肿性炎的疾病是

A. 梅毒　　　　B. 伤寒

C. 淋病　　　　D. 血吸虫病

E. 结核病

12. 不引起肉芽肿性炎的病原体是

A. 结核杆菌　　B. 痢疾杆菌

C. 麻风杆菌　　D. 梅毒螺旋体

E. 伤寒杆菌

13. 可释放组胺引起哮喘反应的白细胞是

A. 单核细胞

B. 嗜酸性粒细胞

C. 中性粒细胞

D. 淋巴细胞

E. 嗜碱性粒细胞

第四章　肿　瘤

1. 骨肉瘤最重要的组织学特点是

A. 细胞核多形

B. 血管内瘤栓

C. 肿瘤性成骨

D. 细胞异型性明显

E. 核分裂象多见

2. 下列不属于上皮组织肿瘤的是

A. 肺腺癌

B. 胃淋巴瘤

C. 肝腺瘤

D. 乳腺导管内乳头状瘤

E. 宫颈鳞状细胞癌

（3～4题共用备选答案）

A. 颈部淋巴管瘤

B. 皮肤恶性黑色素瘤

C. 乳腺髓样癌

D. 子宫绒毛膜癌

E. 睾丸精原细胞癌

3. 上皮组织分化的肿瘤是

4. 间叶组织分化的肿瘤是

（5～6题共用备选答案）

A. 分叶状　　　B. 乳头状

C. 结节状　　　D. 囊状

E. 息肉状

5. 皮下脂肪瘤的常见肉眼形态是

6. 乳腺纤维腺瘤的常见肉眼观是

7. 诊断恶性肿瘤的依据是

A. 肿块迅速增大

B. 疼痛

C. 瘤细胞异型性明显

D. 局部淋巴结肿大

E. 恶病质

8. 男，56岁。上腹胀痛不适10年，常于进食后半小时加重，可自行缓解。近3个月来体重减轻5kg。胃镜检查示胃小弯侧直径3cm溃疡病灶，取活组织标本行病理检查。能够诊断溃疡病灶属恶性的病理形态学依据是

A. 细胞浆出现空泡

B. 胞浆黏液明显增多

C. 细胞核大小一致

D. 核仁清楚

E. 细胞异型性明显

9. 最常引起血道转移的癌是

A. 甲状腺乳头状癌

B. 肺鳞状细胞癌

C. 乳腺浸润性导管癌

D. 直肠未分化癌

E. 子宫绒毛膜癌

（10~11题共用备选答案）

A. 骨母细胞瘤

B. 神经纤维瘤

C. 髓母细胞瘤

D. 成熟性畸胎瘤

E. 软骨母细胞瘤

10. 属于恶性肿瘤的是

11. 含有2个胚层以上成分的肿瘤是

第五章　心血管系统疾病

1. 风湿性心内膜炎最常累及的瓣膜是

A. 二尖瓣

B. 肺动脉瓣

C. 三尖瓣

D. 二尖瓣和主动脉瓣

E. 主动脉瓣

2. 不属于慢性风湿性心脏病病变的是

A. 心肌间质小瘢痕形成

B. 心包纤维素渗出

C. 主动脉瓣增厚、缩短、变形

D. McCallum 斑

E. 二尖瓣增厚、缩短、变形

3. 原发性高血压时细动脉可逆性改变是

A. 内膜下蛋白物沉积

B. 血管壁平滑肌萎缩

C. 血管纤维化

D. 血管腔狭窄

E. 血管痉挛

4. 高血压的血管壁玻璃样变性主要发生于

A. 细小动脉

B. 毛细血管

C. 大动脉

D. 中动脉

E. 细小静脉

5. 男，55岁。反复活动时胸痛，快步行走及上楼梯可诱发，休息可缓解。冠状动脉造影见前降支阻塞80%。血管病变的始动环节是

A. 巨噬细胞形成泡沫细胞

B. 纤维帽破裂、血栓形成

C. 平滑肌细胞增殖和迁移

D. 内皮细胞受损及功能失调

E. 内皮下脂质沉淀

6. 二尖瓣狭窄早期出现的心脏改变是

A. 左心房扩大

B. 左心室扩大

C. 右心房扩大

D. 左心房肥大

E. 右心室肥大

第六章　呼吸系统疾病

1. 男，50岁。反复咳嗽、咳痰5年余，咳白色黏痰，晨起明显，受凉后加重，秋冬季症状明显。本次加重3天。吸烟史10余年，约20支/日，饮酒史20余年。其支气管黏膜活检最主要的炎症细胞是

A. 嗜酸性粒细胞

B. 淋巴细胞

C. 中性粒细胞

D. 巨噬细胞

E. 肥大细胞

2. 慢性支气管炎患者发生阻塞性通气功能障碍的病变基础是

A. 支气管上皮细胞变性、坏死

B. 支气管平滑肌萎缩

C. 支气管软骨萎缩、纤维化

D. 支气管腺体增生、肥大

E. 细支气管炎及细支气管周围炎

3. 肺癌最常见的转移部位是

A. 脾　　　　　　B. 脑

C. 肠　　　　　　D. 胃

E. 肾

4. 最有可能引起副瘤综合征的肺癌类型是

A. 小细胞癌

B. 鳞状细胞癌

C. 腺鳞癌

D. 肉瘤样癌

E. 乳头状腺癌

(5~6题共用备选答案)

A. 列兵样排列

B. 形成管状结构

C. 形成乳头状结构

D. 有角化珠

E. 有假菊形团结构

5. 最符合小细胞癌组织学特点的是

6. 最符合高分化鳞癌组织学特点的是

(7~8题共用备选答案)

A. 以浆液渗出为主

B. 以纤维素渗出为主

C. 以淋巴癌细胞渗出为主

D. 以中性粒细胞渗出为主

E. 以嗜酸性细胞渗出为主

7. 符合小叶性肺炎炎症特点的是

8. 符合大叶性肺炎炎症特点的是

9. 下列哪一种病变能反映大叶性肺炎的本质

A. 炎症累及整个大叶

B. 肺泡腔内大量纤维素渗出

C. 肺内中性粒细胞

D. 肺的肉质变

E. 肺泡腔内大量红细胞沉积

第七章　消化系统疾病

1. 患者，男，37岁。诊断为胃癌，其病理见细胞核在一侧，胞浆空。该患者的病理类型是

A. 管状腺癌

B. 硬癌

C. 髓样癌

D. 黏液癌

E. 印戒细胞癌

2. 符合早期胃癌诊断条件的是

A. 肿瘤仅限于胃窦

B. 癌未累及肌层

C. 肿瘤直径 < 0.5cm

D. 黏膜皱襞消失

E. 肿瘤直径 < 1cm

3. 小胃癌的直径小于

A. 2.0cm

B. 0.1cm

C. 0.5cm

D. 1.5cm

E. 1.0cm

4. 肝硬化时，脾肿大的主要原因是

A. 脾窦巨噬细胞增多

B. 脾索纤维组织增生

C. 脾窦扩张、红细胞淤滞

D. 淋巴小结内大量中性粒细胞浸润

E. 脾窦淋巴细胞聚集

5. 男，45岁。HBsAg（＋）20年。超声检查：肝脏回声不均匀，脾大，门静脉增宽，中等量腹水。肝穿刺病理的特征性发现是

A. 肝细胞变性坏死

B. 弥漫性肝纤维化

C. 肝细胞气球样变

D. 毛细胆管胆汁淤积

E. 假小叶形成

6. 男，45岁。乏力、双下肢水肿2年。母亲及哥哥患有乙型肝炎多年。查体：T 36.5℃，P 80次/分。R 18次/分，BP 120/80mmHg。前胸可见数个蜘蛛痣，肝掌，双肺呼吸音清，未闻及干湿性啰音，心率80次/分，心律齐，未闻及杂音，腹软，肝肋下未触及，脾肋下5cm。血 Alb 28g/L。如果该患者行肝穿刺活组织病理检查，最可能存在的特征性肝脏组织学病理改变是

A. 肝细胞桥接坏死

B. 肝细胞脂肪样变

C. 肝细胞碎片状坏死

D. 肝细胞气球样变

E. 假小叶形成

7. 男，28岁。乏力、纳差10余天。伴厌油及干呕、小便浓茶色。查体：皮肤、巩膜黄染，剑突下轻压痛，无反跳痛，肝脾肋下未触及。实验室检查：AST 1585U/L，ALT 1847U/L，TBil 85.20μmol/L。乙肝表面抗原、乙肝e抗原、乙肝核心抗体均阳性。该患者肝脏最可能的病变是

A. 肝细胞淤胆和羽毛状坏死

B. 肝细胞桥接坏死和碎片状坏死

C. 肝细胞广泛变性和点灶状坏死

D. 肝细胞大片坏死并结节状再生

E. 仅汇管区淋巴细胞浸润

8. 男，45 岁。食欲减退 6 天。实验室检查：血 ALT 438U/L，TBil 56μmol/L，PTA 88%，HBVDNA 4.5×10^{5}copies/ml。其肝脏最可能的病理表现是
   A. 中性粒细胞聚集
   B. 肝细胞点状、灶状坏死
   C. 淋巴细胞浸润
   D. 肝细胞大块坏死
   E. 肝细胞水肿

9. 女，30 岁。呕吐、腹胀 5 天，神志不清、胡言乱语 1 天。平素体健。查体：T 36.5℃，P 90 次/分，R 18 次/分，BP 120/80mmHg，巩膜明显黄染，心肺未见明显异常。腹软，无压痛。肝浊音界缩小。实验室检查：血 ALT 520U/L，TBil 215μmol/L，DBil 138μmol/L。其典型的肝脏病理改变主要是
   A. 汇管区纤维化
   B. 多个小叶或大块肝细胞坏死
   C. 淤血性改变
   D. 汇管区中性粒细胞浸润
   E. 肝细胞脂肪变性

10. 男，32 岁。恶心、呕吐、腹胀、乏力 4 天，发热、胡言乱语 1 天。既往无肝病史。查体：巩膜明显黄染，肝浊音界缩小，扑翼样震颤阳性。实验室检查：血 ALT 130U/L，TBil 240μmol/L。该患者的肝脏可能发生的主要病理改变是
    A. 肝淤血性改变
    B. 假小叶形成
    C. 肝细胞气球样变
    D. 肝细胞广泛坏死
    E. 肝细胞碎屑样坏死

11. 男，45 岁。血 AFP 明显升高 1 个月。有慢性乙型肝炎病史 10 年。腹部 B 超发现肝内有 3 个实性结节，最大径分别为 0.5cm、0.7cm 和 1.2cm，周围肝组织为明显的肝硬化改变。术后病理为原发性肝细胞性肝癌，其分型属于
    A. 大肝癌

B. 弥漫型肝癌
C. 结节型肝癌
D. 小肝癌
E. 巨块型肝癌

12. 男，48 岁。右季肋区疼痛 3 个月，既往有乙型病毒性肝炎病史 10 年。B 超检查见肝右叶巨大肿块。血 AFP 增高。符合该肿瘤病理学特点的是
    A. 肿瘤组织间质较多
    B. 癌细胞呈腺管状排列
    C. 癌细胞分泌黏液且血管少
    D. 癌细胞与肝细胞类似
    E. 发生于肝内胆管上皮最多见

13. 男，33 岁。消化性溃疡反复发作并出血 3 年。现出血 1 周，内科治疗无效，行手术治疗。术中见胃皱襞显著增厚，组织病理学检查发现明显的壁细胞增生。最可能导致上述病理改变的内源性物质是
    A. 转化生长因子 - α
    B. 促胃液素
    C. 促胰液素
    D. 生长抑素
    E. 乙酰胆碱

14. 大肠癌最好发的部位是
    A. 升结肠
    B. 直肠
    C. 乙状结肠
    D. 横结肠
    E. 降结肠

15. 男，56 岁。吞咽困难 5 个月。胃镜检查见食管中段隆起伴溃疡，管腔狭窄，管壁僵硬。黏膜活检最可能的病理改变是
    A. 腺癌
    B. 淋巴瘤
    C. 非干酪样肉芽肿
    D. 鳞癌
    E. 干酪样肉芽肿

第八章 淋巴造血系统疾病

1. 病毒感染机体后，在体内由局部向远处扩散的方式不包括
   A. 沿神经播散
   B. 经组织间隙播散
   C. 经血行播散
   D. 经淋巴播散
   E. 经免疫系统播散

2. 黏膜相关淋巴组织（MALT）淋巴瘤最常发生的部

位是

A. 乳腺

B. 胃肠道

C. 眼附属器

D. 皮肤

E. 肺

3. 在我国最多见的淋巴瘤类型是

A. 弥漫性大 B 细胞淋巴瘤

B. NK/T 细胞淋巴瘤

C. MALT 淋巴瘤

D. 蕈样霉菌病

E. 滤泡性淋巴瘤

4. 病理类型可属于 T 细胞淋巴瘤的是

A. 间变性大细胞淋巴瘤

B. 滤泡性淋巴瘤

C. 黏膜相关性淋巴样组织淋巴瘤

D. 套细胞淋巴瘤

E. 边缘区淋巴瘤

第九章 泌尿系统疾病

1. 膀胱原位癌的病变

A. 局限于黏膜层

B. 局限于黏膜固有层

C. 侵犯膀胱外

D. 达膀胱浅肌层

E. 达膀胱深肌层

2. 女孩，10 岁。全身水肿 2 周。尿蛋白量 4.5g/24h。血浆白蛋白 20g/L，血脂升高。行肾脏穿刺活检，光镜下肾小球未见异常。电镜下肾小球最可能的病理变化是

A. 脏层上皮细胞足突消失

B. 系膜区电子致密物沉积

C. 上皮下驼峰样电子致密物沉积

D. 基底膜弥漫性增厚

E. 基底膜内电子致密物沉积

3. 男，56 岁。间断发热 1 个月，进行性少尿、咯血 10 天。查体：BP 165/100mmHg，双肺听诊可闻及湿啰音，双下肢水肿。尿常规：蛋白（＋＋）。尿沉渣镜检：RBC 40~50/HP。血肌酐 455μmol/L，血尿素 18.5mmol/L，ANA（－），抗中性粒细胞胞浆抗体（＋）。B 超示双肾增大。该患者肾脏最可能的病理特征是

A. 肾小球纤维化、玻璃样变

B. 新月体形成

C. 弥漫性 GBM 增厚，钉突形成

D. 系膜局灶性节段性增宽或弥漫性增宽

E. 局灶性节段性硬化、玻璃样变

4. 在快速进行性肾炎病变发展过程中关键性的病理改变是

A. 电镜下见基底膜常有裂孔或缺损

B. 纤维蛋白沉积于肾球囊内

C. 球囊壁层上皮细胞增生形成新月体

D. 球囊脏层上皮细胞增生形成新月体

E. 肾小管上皮细胞混浊肿胀、脂肪变或玻璃样变

5. 慢性肾盂肾炎大体描述正确的是

A. 肾弥漫性颗粒状

B. 肾肿大、苍白

C. 肾表面散在出血点

D. 肾不对称性缩小

E. 肾弥漫性肿大

6. 男，17 岁。水肿 1 周。辅助检查：尿蛋白（＋＋＋），尿沉渣镜检：红细胞 0~1 个/HP，24 小时尿蛋白定量 7.6g，血肌酐 76μmol/L，肾穿刺提示微小病变型肾病。其主要发病机制为

A. 补体 C3 异常

B. 免疫复合物沉积

C. T 细胞功能紊乱

D. 肾小球微血栓形成

E. 抗基底膜抗体形成

（7~8 题共用题干）

男，25 岁。间断咳嗽、咳痰带血 1 个月，乏力、纳差伴尿少、水肿 1 周。实验室检查：血 WBC 8.6×10^9/L，血红蛋白 90g/L，尿蛋白（＋＋），尿沉渣镜检红细胞 8~10 个/HP，血肌酐 268μmol/L，尿素氮 22.6mmol/L，抗肾小球基底膜抗体（＋），ANCA 阴性。

7. 其肾脏最可能的病理类型为

A. 微小病变型肾病

B. 新月体性肾小球肾炎

C. 系膜增生性肾小球肾炎

D. 毛细血管内增生性肾小球肾炎

E. 膜性肾病

8. 最可能的免疫病理所见是

A. 无或仅微量免疫复合物

B. IgG 和 C3 呈颗粒状沉积于系膜区及毛细血管壁

C. IgG、IgA、IgM、C3 呈多部位沉积

D. IgG 和 C3 呈细颗粒状沿毛细血管壁沉积

E. IgG 和 C3 呈线条状沉积于毛细血管壁

9. 肉眼形态表现为颗粒性固缩肾的疾病是

A. 慢性硬化性肾小球肾炎

B. 慢性肾盂肾炎

C. 急性弥漫性增生性肾小球肾炎

D. 膜性肾小球肾炎

E. 新月体性肾小球肾炎

第十章　内分泌系统疾病

1. 下列甲状腺癌病理分型中，异型性明显的是

A. 乳头状腺癌

B. 滤泡状腺癌

C. 髓样癌

D. 未分化癌

E. 导管癌

2. 恶性程度最高的甲状腺癌是

A. 乳头状癌　　　　　B. 滤泡癌

C. 髓样癌　　　　　　D. 未分化癌

E. 导管癌

3. 甲状腺癌预后最好的病理类型是

A. 未分化癌　　　　　B. 乳头状癌

C. 髓样癌　　　　　　D. 鳞状细胞癌

E. 滤泡状癌

4. 女，55 岁。体检 B 超颈部结节 3 天。查体：生命体征平稳，甲状腺左侧叶结节质地较硬，活动欠佳，降钙素轻度增高，甲状腺功能正常。超声引导下穿刺可见细胞弥漫增生，异型性明显，间质可见粉色淡染。最可能的诊断是

A. 桥本甲状腺炎

B. 甲状腺髓样癌

C. 单纯性甲状腺肿

D. 甲状腺腺瘤

E. 甲状腺滤泡癌

5. 结节性甲状腺肿的病理特点是

A. 滤泡上皮高柱状

B. 滤泡上皮增生与复旧不一致

C. 结节边界清楚、包膜完整

D. 滤泡小而一致

E. 结节常为单个

6. 女，35 岁。颈部肿块 4 年余，随吞咽上下移动。近 3 个月肿块增大明显。手术切除后病理诊断为甲状腺滤泡状腺癌。其最主要的病理诊断依据是

A. 甲状腺滤泡上皮细胞明显异型性

B. 甲状腺间质中出现大量淀粉样物质

C. 甲状腺滤泡上皮细胞侵犯包膜

D. 甲状腺滤泡上皮细胞核呈毛玻璃样改变

E. 甲状腺组织内出现乳头结构

7. 女，30 岁。甲状腺右叶包块 3 年，无不适症状，包块增大缓慢。B 超见包块内有点状钙化。行甲状腺右叶和峡部全切，左叶次全切除术。根据术后病理报告判断为预后良好的一种恶性肿瘤，但需终身服用甲状腺素片治疗。病理诊断的主要依据是

A. 有复杂分支乳头样结构

B. 可见印戒细胞

C. 腺腔高度扩张呈囊状

D. 含大量黏液

E. 癌巢少而间质纤维组织多

8. 男，30 岁。颈部包块 6 个月。查体：甲状腺右叶可触及直径 2cm 质硬结节。B 超检查示：甲状腺右叶下极实性结节 2cm × 1.5cm，边界不规则，内可见细小钙化。行穿刺活检，最可能的病理类型是

A. 鳞癌　　　　　　　B. 滤泡状癌

C. 未分化癌　　　　　D. 乳头状癌

E. 髓样癌

9. 1 型糖尿病患者的胰腺不会出现的病理是

A. 胰岛细胞增生

B. 胰岛细胞坏死

C. 间质钙化

D. 间质纤维化

E. 胰岛细胞空泡变性

10. 女，40 岁。近三年经常于清晨突发晕厥，出冷汗，饮糖水后症状很快缓解，B 超检查发现胰腺占位，约 1.5cm。该肿瘤好发部位依次是

A. 胰头、胰颈、胰体

B. 胰头、胰体、胰尾

C. 胰颈、胰体、胰尾

D. 胰体、胰尾、胰头

E. 胰尾、胰体、胰头

第十一章　乳腺及女性生殖系统疾病

1. 下列乳腺癌类型中常表现为粉刺癌的是

　　A. 浸润性小叶癌

　　B. 浸润性导管癌

　　C. 导管内原位癌

　　D. 小叶原位癌

　　E. 髓样癌

2. 预后最好的乳腺癌病理类型是

　　A. 硬癌　　　　　　　　B. 单纯癌

　　C. 导管内癌　　　　　　D. 黏液腺癌

　　E. 髓样癌

3. 女，39 岁。B 超检查在左乳房外上象限发现 0.3cm × 0.2cm 大小的结节。局部切除送病理检查。结节内查见癌细胞，累及上皮全层，但未侵破基底膜。正确的病理诊断是

　　A. 原位癌

　　B. 早期浸润癌

　　C. 重度非典型增生

　　D. 上皮内瘤变Ⅱ级

　　E. 上皮内瘤变Ⅰ级

4. 女，50 岁。右乳头皮肤屑、结痂半年。去除痂皮可见糜烂样创面，刮片细胞学检查可见大而异型、胞质透明的肿瘤细胞。这种细胞称为

　　A. 镜影细胞　　　　　　B. L&H 型细胞

　　C. 陷窝细胞　　　　　　D. Paget 细胞

　　E. 多核瘤巨细胞

5. 女，45 岁。接触性阴道流血 3 个月余。妇科检查宫颈前唇有直径约 2cm 菜花状赘生物。镜下见异型细胞浸润性生长，巢状排列，可见病理核分裂象。最可能先转移到的器官是

　　A. 子宫旁淋巴结

　　B. 腹股沟淋巴结

　　C. 肺

　　D. 盆腔

　　E. 脑

6. 侵蚀性葡萄胎与葡萄胎病理的主要区别点是

　　A. 绒毛细胞滋养层细胞增生

　　B. 绒毛合体滋养层细胞增生

　　C. 子宫深肌层见水泡状绒毛

　　D. 绒毛间质血管消失

　　E. 绒毛水肿呈水泡状

第十二章　常见传染病及寄生虫病

1. 男孩，5 岁。发热，盗汗、食欲减退 5 天，伴喷射性呕吐 5 小时。入院后经治疗无效死亡。尸检可见蛛网膜下腔灰黄色混浊的胶冻样渗出物，以颅底部明显，并见多个颗粒样灰白色结节。镜下可见肉芽肿样病变。最可能的疾病是

　　A. 乙型脑炎

　　B. 多发性脑脓肿

　　C. 脑囊虫病

　　D. 化脓性脑膜炎

　　E. 结核性脑膜炎

2. 女，4 岁。发热、呕吐 1 周，双眼呆滞 1 天。查体：消瘦明显，颈项强直。经治疗无效死亡。尸体解剖见脑膜血管扩张淤血，脑底蛛网膜下腔见灰白色胶冻样渗出物聚集，以脑桥、脚间池、视神经交叉处最明显，并见灰白色粟粒大小结节弥漫分布。镜下见渗出物中有淋巴细胞、单核细胞、纤维素及肉芽肿。最可能的诊断是

　　A. 流行性乙型脑炎

　　B. 化脓性脑脊髓膜炎

　　C. 真菌性脑膜炎

　　D. 结核性脑膜炎

　　E. 多发性脑脓肿

3. 流行性脑脊髓膜炎典型的病理变化是

　　A. 神经细胞变性坏死

　　B. 淋巴细胞血管周围袖套状浸润

　　C. 蛛网膜下腔脓性渗出物聚集

　　D. 噬神经细胞现象

　　E. 脑软化灶形成

4. 男，5 岁。发热、头痛、呕吐 4 天，昏迷半天，于 2 月 10 日入院。查体：T 39.6℃，P 115 次/分，R 26

次/分，BP 60/25mmHg。神志不清，皮肤可见出血点，球结膜水肿，心肺腹（－），颈抵抗（＋），双侧 Babinski 征（＋）。实验室检查：血 WBC 16.4 × 10^9/L，中性粒细胞 0.88，淋巴细胞 0.12。患者抢救无效于次日死亡。其脑组织病理检查最可能出现的结果是

A. 颅底多发性闭塞性动脉内膜炎，引起脑实质损害

B. 软脑膜充血、水肿、出血

C. 脑沟和脑回可见小的肉芽肿、结节和脓肿，蛛网膜下腔有胶样渗出物

D. 病变多发生在灰质、白质交界处，引起脑室扩大、脑积水及蛛网膜炎

E. 脑血管高度扩张充血，蛛网膜下腔充满黄色脓性分泌物

5. 男，35 岁。持续高热、恶心、呕吐、食欲不振伴腹泻 5 天入院。查体：皮肤、巩膜轻度黄染，胸部可见数枚淡红色斑丘疹，脾脏肋下可触及。实验室检查：血 WBC 3.2 × 10^9/L，Plt 100 × 10^9/L。ALT 140U/L，TBil 145μmol/L。肥达反应 1:32。该疾病的特征性病理变化是

A. 全身单核 – 巨噬细胞系统增生

B. 肠黏膜淤血水肿

C. 嗜酸性脓肿

D. 中性粒细胞浸润

E. 基本病变是小血管炎

6. 女，18 岁。持续发热 10 天，于 9 月 2 日来诊，体温逐日升高，伴乏力，纳差。查体：T 39.8℃，P 80 次/分，精神萎靡，腹部可见 6 个充血性皮疹，腹部胀气，脾肋下可及。实验室检查：血 WBC 3.7 × 10^9/L。此患者所患疾病的主要病理特点是

A. 基本病变是小血管炎

B. 全身单核 – 巨噬细胞系统增生性反应

C. 小肠黏膜苍白，水肿

D. 主要病变在淋巴结和胸腺

E. 肠黏膜呈弥漫性纤维蛋白渗出性炎症

7. 肠伤寒坏死灶的主要部位是

A. 黏膜下层　　　　　B. 皱襞内

C. 淋巴组织内　　　　D. 黏膜层

E. 毛细血管内

8. 男，45 岁。湖北渔民，经常腹痛、腹泻，体力逐渐下降半年，当地有类似患者。查体：体温正常，慢性病容，腹膨隆，脾肋下 2cm，移动性浊音（＋）。血常规：Hb 90g/L，WBC 2.5 × 10^9/L，N 0.6。本患者所患疾病的病理特点是

A. 门静脉血栓形成

B. 肝细胞坏死及假小叶形成

C. 肝内门静脉周围纤维化

D. 肝静脉血栓形成

E. 干酪样坏死

9. 男，46 岁。湖北农民。肝功能反复异常 10 余年，1 个月来出现腹胀、尿黄。查体：面色晦暗，巩膜黄染，见肝掌及蜘蛛痣，腹水征（＋）。实验室检查：ALT 180U/L，TBil 37μmol/L，PTA 60%，HBsAg（－），抗 HCV（－）。肝脏最可能的病理变化是

A. 肝脏呈线状纤维化，肝脏表面有大小不等的结节

B. 肝细胞水肿，有大量炎症细胞浸润

C. 肝细胞亚大块坏死

D. 肝细胞大块坏死

E. 肝细胞水肿，假小叶形成

10. 原发性肺结核和继发性肺结核病均可见的病理类型是

A. 慢性纤维空洞型肺结核

B. 浸润性肺结核

C. 结核球

D. 局灶性肺结核

E. 粟粒性肺结核

11. 成人肺结核临床最常见的类型是

A. 局灶型肺结核

B. 浸润型肺结核

C. 慢性纤维空洞型肺结核

D. 干酪样肺炎

E. 肺结核球

12. 肠结核的病理改变为

A. 淋巴细胞浸润

B. 上皮样肉芽肿

C. 干酪样坏死

D. 纤维组织增生

E. 溃疡性改变

第十三章 艾滋病、性传播疾病

1. 梅毒树胶样肿区别于结核肉芽肿的主要特点是
   A. 见多量中性粒细胞
   B. 见多量上皮样细胞
   C. 易见朗格汉斯巨细胞
   D. 见多量浆细胞
   E. 见干酪样坏死

第五篇 病理生理学

第一章 疾病概论

第二章 水、电解质代谢紊乱

1. 女，56 岁。急性肾功能衰竭，突发意识障碍，心脏停搏，心肺复苏后心电图示宽大畸形 QRS 群，心率 50 次/分，没有 P 波。该时期的电解质可能出现了

A. 高钙　　　　　　B. 低钙

C. 高钾　　　　　　D. 低镁

E. 低钾

2. 男，40 岁。血压升高 4 年，半年前出现双下肢无力，夜尿增多，食欲较前无变化。查体：血压 170/100mmHg，神志清，心率 80 次/分，双下肢无水肿。该患者下肢无力可能的原因是

A. 低血钙　　　　　B. 碱中毒

C. 低血磷　　　　　D. 低血钾

E. 低血糖

3. 患者因腹泻引起尿量减少的主要机制是

A. 血浆晶体渗透压升高，血管升压素分泌减少

B. 血浆胶体渗透压降低，血管紧张素分泌减少

C. 血浆胶体渗透压降低，血管紧张素分泌增加

D. 血浆晶体渗透压降低，醛固酮分泌增加

E. 血浆晶体渗透压升高，血管升压素分泌增加

第三章 酸碱平衡和酸碱平衡紊乱

1. 血液中挥发酸的缓冲主要是

A. 血浆磷酸盐

B. 血浆碳酸氢盐

C. 血细胞碳酸氢盐

D. 血红蛋白

E. 血浆蛋白

2. 女，35 岁。下肢严重挤压伤 2 小时。查体：BP 105/70mmHg。实验室检查血清 K^+ 6.0mmol/L，Na^+ 138mmol/L，Cl^- 105mmol/L。该患者最可能出现的酸碱平衡紊乱是

A. 细胞外液碱中毒、尿液呈酸性

B. 细胞外液酸中毒、尿液呈酸性

C. 细胞外液酸中毒、尿液呈碱性

D. 细胞内液碱中毒、尿液呈酸性

E. 细胞外液碱中毒、尿液呈碱性

第四章　缺　氧

1. 缺氧引起呼吸加深加快的原因是
   - A. 直接刺激呼吸中枢
   - B. 刺激中枢化学感受器
   - C. 刺激外周化学感受器
   - D. 刺激呼吸肌
   - E. 通过肺牵张反射

2. 女，35 岁。乏力 1 个月余。血氧检查结果：PaO_2 98mmHg，血氧容量 12ml/dl（正常值 20ml/dl），动脉血氧含量 11.5ml/dl（正常值 19ml/dl）。该患者最可能出现的情况是
   - A. 肺气肿
   - B. 房间隔缺损
   - C. 心力衰竭
   - D. 贫血
   - E. 室间隔缺损

3. 男，75 岁。车祸致多发骨折及脾破裂行脾切除术后 5 天，卧床制动。今晨突发胸闷气促，伴意识不清。查体：T 37.4℃，P 105 次/分。R 25 次/分，BP 94/58mmHg。SaO_2 90％。引起该患者上述表现最可能的原因是
   - A. 自发性气胸
   - B. 急性左心衰竭
   - C. 心肌梗死
   - D. 脑出血
   - E. 肺栓塞

4. 女，8 个月，厌食 2 天。查体：T 36.2℃，心率 122 次/分、呼吸 24 次/分，面色苍白。实验室检查：血红蛋白 80g/L。血氧指标正确的是
   - A. 血氧容量正常
   - B. 血氧饱和度正常
   - C. 血氧含量正常
   - D. 动 – 静脉含氧量差正常
   - E. 动脉血氧分压下降

第五章　发　热

第六章　应　激

1. 患者，男，52 岁。头颈部、双上肢浅 Ⅱ°烧伤，伤后第 3 天出现黑便，量约 700ml。查体：P 107 次/分，BP 85/60mmHg。最可能的原因是
   - A. 慢性胃炎出血
   - B. 胆道出血
   - C. 消化性溃疡出血
   - D. 食管溃疡出血
   - E. 应激性溃疡出血

2. 男，35 岁。高处坠落伤 1 天。1 天前不慎从 3 楼跌落，导致多处骨折和大量失血。查体：T 37.4℃，P 110 次/分，R 27 次/分，BP 91/55mmHg。实验室检查：血糖 11.5mmol/L，尿糖（＋~＋＋）。该患者的改变属于
   - A. 局部反应
   - B. 特异性适应反应
   - C. 免疫反应
   - D. 热休克反应
   - E. 应激反应

第七章　缺血－再灌注损伤

第八章　休　克

1. 肝脏损伤后早期出现休克最主要的原因是
   A. 腹膜炎　　　　　B. 全身感染
   C. 胆漏　　　　　　D. 腹膜内出血
   E. 麻痹性肠梗阻

2. 男，50 岁。转移性右下腹痛伴发热 2 天。糖尿病病史 10 年。查体：T 38.5℃，P 110 次/分，R 20 次/分，BP 130/90mmHg。血常规：WBC 19.2×10⁹/L，N 0.91。给予补液、抗感染治疗。入院 2 小时后患者出现腹痛加重伴烦躁不安。T 40℃，P 132 次/分，R 28 次/分，BP 75/50mmHg。全腹肌紧张，板状腹。该患者最可能发生的休克是
   A. 神经源性休克
   B. 心源性休克
   C. 失血性休克
   D. 感染性休克
   E. 过敏性休克

第九章　弥散性血管内凝血

第十章　心功能不全

1. 较易引起低输出量性心力衰竭的原因是
   A. 二尖瓣关闭不全
   B. 维生素 B₁ 缺乏
   C. 动静脉瘘
   D. 严重贫血
   E. 甲状腺功能亢进

2. 引起心输出量减少的因素是
   A. 甲状腺功能减退
   B. 运动
   C. 贫血
   D. 焦虑
   E. 妊娠

第十一章　呼吸功能不全

1. 下列与死腔样通气描述不符的是
   A. 常导致动脉血氧含量下降
   B. 正常肺区肺泡通气/血流比可下降
   C. 血气 PaO₂ 下降
   D. PaCO₂ 升高
   E. 病变肺泡通气/血流比例大于 0.8

2. 女，30 岁。自服安定约 100 粒，送入院。查体：意识模糊，言语不清，肌力差。血气分析：PaO₂ 49mmHg，PaCO₂ 53mmHg。引起该患者血气变化的机制是
   A. 通气/血流比例升高
   B. 阻塞性通气功能障碍

C. 弥散功能

D. 解剖分流增加

E. 肺泡通气量下降

第十二章 肝性脑病

1. 男，65岁。乏力、腹胀2年，神志不清2小时。查体：嗜睡，慢性病容，皮肤巩膜黄染，蜘蛛痣，肝脏不大，脾肋下4cm，血氨308.2μmol/L。引起神志改变的机制是

A. 多巴胺合成增加

B. 谷氨酰胺生成增加

C. 乙酰胆碱合成增加

D. 氨基丁酸生成减少

E. 苯乙醇胺含量减少

第十三章 肾功能不全

1. 慢性肾功能衰竭一般不会出现

A. 夜尿　　　　B. 多尿

C. 少尿　　　　D. 高渗尿

E. 蛋白尿

2. 急性肾功能不全少尿期出现高钾血症的主要原因是

A. 钾摄入过多

B. 肾排钾减少

C. 输入过多库存血

D. 分解代谢增强，钾从细胞内溢出

E. 代谢性酸中毒，钾从细胞内溢出

第六篇 药理学

第一章 总论：药物效应动力学 药物代谢动力学

1. 下列药物中，属于肝药酶抑制剂的是
   A. 利福平　　　　　　B. 苯妥英钠
   C. 西咪替丁　　　　　D. 双香豆素
   E. 苯巴比妥

2. 口服药物被肠壁和肝脏代谢后进入体循环的药量明显减少的现象称为
   A. 重吸收　　　　　　B. 首过消除
   C. 首剂效应　　　　　D. 生物转化
   E. 肝肠循环

3. 停药后血浆中药物浓度已降至阈浓度以下时仍显现的药理作用称为
   A. 耐受性　　　　　　B. 后遗效应
   C. 特异质反应　　　　D. 副作用
   E. 停药反应

4. 男，60岁。因社区获得性肺炎入院，应用莫西沙星治疗。已知莫西沙星的表观分布容积（Vd）值为 4L/kg。为了使患者血药浓度尽快达到有效治疗的稳态血药浓度 5mg/L，需要静脉给予患者的负荷剂量为
   A. 40mg/kg　　　　　B. 15mg/kg
   C. 10mg/kg　　　　　D. 20mg/kg
   E. 5mg/kg

5. 能够诱导 UDP 葡糖醛酸基转移酶合成从而减轻黄疸的药物是
   A. 阿司匹林　　　　　B. 氢氯噻嗪
   C. 青霉素　　　　　　D. 磺胺嘧啶
   E. 苯巴比妥

第二章 传出神经系统药物

1. M 受体阻断药的特点是
   A. 增加体内自主神经递质释放
   B. 对受体无亲和力，无内在活性
   C. 对受体无亲和力，有内在活性
   D. 对受体有亲和力，无内在活性
   E. 对受体有亲和力，有内在活性

2. 易逆性抗胆碱酯酶药的作用机制为
   A. 与 AChE 形成二甲胺基甲酰化复合物
   B. 生成更为稳定的单烷氧基磷酰化 AChE
   C. 与 AChE 形成磷酰化复合物
   D. 药物可引起 AChE 明显"老化"
   E. 形成的磷酰化复合物不能自行水解

3. β 肾上腺素受体阻断药的药理作用是
   A. 加快房室传导

   B. 减慢心率
   C. 松弛支气管平滑肌
   D. 迅速增强心肌收缩力
   E. 增加脂肪分解

4. 女，35岁。进行性四肢乏力1年，早晨较轻，下午加重。既往有胸腺瘤病史，否认甲状腺功能亢进症病史，运动疲劳试验阳性。目前临床考虑为重症肌无力，给予胆碱酯酶抑制剂后症状缓解，但随之最可能出现的新症状是
   A. 腹泻　　　　　　　B. 心动过速
   C. 瞳孔扩大　　　　　D. 口干
   E. 呼吸困难

5. 普萘洛尔的药理作用为
   A. 松弛支气管平滑肌

B. 升高眼内压

C. 拮抗交感神经活性

D. 促进肾素释放

E. 促进血小板聚集

6. 延缓普鲁卡因局部吸收的药物是

A. 肾上腺素

B. 异丙肾上腺素

C. 胰岛素

D. 去甲肾上腺素

E. 庆大霉素

7. 具有缓解胃肠痉挛作用的自主神经递质受体阻断剂是

A. 阿替洛尔　　　B. 阿托品

C. 酚妥拉明　　　D. 育亨宾

E. 筒箭毒碱

8. 胆碱酯酶复能药的药理作用中不包括

A. 提高全血胆碱酯酶活性

B. 恢复被抑制的胆碱酯酶活性

C. 恢复已经老化的胆碱酯酶活性

D. 与磷酰化胆碱酯酶中的磷形成结合物

E. 减轻烟碱样症状

9. 男，60 岁。诊断为重症肌无力。治疗过程中出现呼吸困难、多汗、流涎、瞳孔缩小，可能的原因是

A. 胆碱能系统亢进

B. 肾上腺素能系统抑制

C. 胆碱能系统抑制

D. 肾上腺素能系统亢进

E. 5 – HT 系统亢进

第三章　中枢神经系统药物

1. 胎儿娩出前 2 ~ 4 小时内不宜使用的镇痛药物是

A. 喷他佐辛

B. 丙磺舒

C. 布洛芬

D. 对乙酰氨基酚

E. 哌替啶

（2 ~ 3 题共用备选答案）

A. 乙琥胺　　　B. 地西泮

C. 氯丙嗪　　　D. 苯妥英钠

E. 异丙嗪

2. 治疗脊髓损伤引起肌强直的药物是

3. 治疗癫痫大发作和局限性发作的药物是

4. 下列属于选择性 5 – 羟色胺再摄取抑制剂的是

A. 文拉法辛　　　B. 托莫西汀

C. 氟西汀　　　D. 米氮平

E. 利培酮

5. 吗啡和哌替啶的共同作用不包括

A. 体位性低血压

B. 止泻

C. 抑制呼吸

D. 镇痛

E. 成瘾性

6. 不属于氯丙嗪临床应用的选项是

A. 精神分裂症

B. 感染中毒性精神病

C. 顽固性呃逆

D. 洋地黄引起的呕吐

E. 前庭刺激所致的晕动症

7. 苯二氮䓬类药物使用者必须通过增加用量才能达到效果，这种现象称为

A. 耐受性　　　B. 依赖性

C. 灵敏性　　　D. 特异性

E. 戒断性

（8 ~ 9 题共用备选答案）

A. 乙琥胺　　　B. 地西泮

C. 氯丙嗪　　　D. 苯妥英钠

E. 异丙嗪

8. 治疗脊髓损伤所引起的颈强直的药物是

9. 治疗顽固性呃逆的药物是

10. 既能治疗风湿性关节炎，又有抗血栓形成作用的药物是

A. 肝素　　　B. 布洛芬

C. 阿司匹林　　　D. 喷他佐辛

E. 哌替啶

11. 卡比多巴与左旋多巴合用可以增强左旋多巴作用的原因是

A. 增加多巴胺的释放

B. 抑制胆碱受体

C. 激动多巴胺受体

D. 提高脑内多巴胺的浓度

E. 减慢多巴胺的排泄

第四章 心血管系统药物

1. 下列能改善稳定性心绞痛症状的药物是
   A. 美托洛尔 + 硝酸异山梨酯
   B. 硝苯地平 + 硝酸异山梨酯
   C. 维拉帕米 + 美托洛尔
   D. 维拉帕米 + 硝苯地平
   E. 维拉帕米 + 地尔硫草

2. 高血压合并糖尿病,选用下列哪类降压药最合适
   A. 血管紧张素转化酶抑制剂
   B. 利尿剂
   C. β受体阻滞剂
   D. 钙离子拮抗剂
   E. α受体阻滞剂

3. 男,62岁。近1年来劳累时胸痛,休息或含服硝酸甘油后数分钟即可缓解。既往高血压病史10余年,药物控制满意。实验室检查:血 LDL – C 2.16mmol/L。改善患者预后的药物不包括
   A. 硝酸异山梨酯
   B. 辛伐他丁
   C. 福辛普利
   D. 美托洛尔
   E. 阿司匹林

4. 高血压合并糖尿病,BP 180/100mmHg,心率65次/分,尿蛋白(+),血肌酐正常,选用下列哪类药物降压最合适
   A. ACEI 类
   B. β受体阻滞剂
   C. 钙离子拮抗剂
   D. 利尿剂
   E. 脱水药

5. 男,40岁。入院诊断为扩张型心肌病,心功能Ⅳ级。心电图示心率96次/分,心房颤动。血清钾7.0mmol/L,血清钠130mmol/L。该患者不宜用
   A. 硝普钠   B. 呋塞米
   C. 螺内酯   D. 地高辛
   E. 阿司匹林

6. 患者,45岁。心前区疼痛5小时,就诊诊断为急性冠脉综合征。治疗后,后期患者进行降脂抗炎稳定斑块治疗,应选用的药物是
   A. 阿司匹林   B. 华法林
   C. 肝素   D. 尿激酶

   E. 阿托伐他汀钙

(7~8题共用备选答案)
   A. 钙离子拮抗剂
   B. 利尿剂
   C. ACEI 类
   D. β受体阻断剂
   E. α受体阻断药

7. 高血压合并甲亢首选

8. 高血压合并糖尿病首选

9. 女,70岁。间断水肿3年,加重伴乏力1个月。糖尿病病史20年,高血压病史17年。查体:BP 175/85mmHg,心率85次/分,心律齐,双下肢中度水肿。实验室检查:SCr 465μmol/L,血钾5.8mmol/L。尿 RBC(–),蛋白(+++)。以下不适宜选用的降压药物是
   A. 血管紧张素Ⅱ受体拮抗剂
   B. α受体拮抗剂
   C. 钙通道阻滞剂
   D. 祥利尿药
   E. β受体拮抗剂

10. 男,30岁。间断水肿3年,血压升高4个月。查体:BP 165/95mmHg,双下肢轻度水肿。尿沉渣镜检 RBC 30~35个/HP,尿蛋白定量1.5g/24h。SCr 135μmol/L,Alb 42g/L。患者降压治疗首选的药物是
    A. 血管紧张素转换酶抑制剂
    B. α受体拮抗剂
    C. β受体拮抗剂
    D. 钙通道阻滞剂
    E. 利尿剂

11. 男,70岁。高血压病史20余年。查体:P 55次/分,BP 150/95mmHg。实验室检查:血常规、尿常规、空腹血糖等均正常,SCr 312μmol/L。该患者降压应首选的药物是
    A. 卡托普利   B. 硝苯地平
    C. 美托洛尔   D. 利血平
    E. 维拉帕米

12. 女,65岁。因少尿诊断慢性肾功能不全入院。血生化检查:Na^+ 136mmol/L,K^+ 6.0mmol/L,Ca^{2+} 2.1mmol/L,HCO_3^- 25mmol/L。下列处理不正确

的是

A. 使用氨苯蝶啶

B. 停用含钾药物

C. 静脉滴注葡萄糖和胰岛素

D. 静脉注射葡萄糖酸钙

E. 静脉滴注碳酸氢钠溶液

13. 女，65 岁。2 型糖尿病病史 20 年。查体：BP 160/95mmHg，心率 65 次/分。实验室检查：血 Scr 160μmol/L，血 K⁺ 4.2mmol/L，尿蛋白（＋）。该患者降压药首选

A. 利尿剂

B. α 受体拮抗剂

C. 血管紧张素 Ⅱ 受体阻滞剂

D. 钙通道阻滞剂

E. β 受体拮抗剂

14. 女，80 岁。高血压病史 20 年，间断头晕。既往有痛风史。查体：BP 180/90mmHg，心率 52 次/分，律齐，心脏各瓣膜听诊区未闻及杂音。实验室检查：血肌酐 100μmol/L，血钾正常。该患者的最适宜降压治疗方案是

A. 缬沙坦与美托洛尔

B. 氨氯地平与美托洛尔

C. 缬沙坦与氢氯噻嗪

D. 氨氯地平与氢氯噻嗪

E. 缬沙坦与氨氯地平

15. 男，50 岁。高血压 5 年，规律服用培哚普利、美托洛尔和阿司匹林治疗，无胸痛，查体无异常。实验室检查：血 TC 3.8mmol/L，LDL－C 2.0mmol/L，TG 5.9mmol/L，HDL－C 0.9mmol/L。首选的降脂药物是

A. 依折麦布　　　　B. 考来烯胺

C. 普罗布考　　　　D. 非诺贝特

E. 阿托伐他汀

16. 具有降低下食管括约肌张力作用的药物是

A. 促胃肠动力剂

B. 质子泵抑制剂

C. β 受体拮抗剂

D. 钙通道阻滞剂

E. H₂ 受体拮抗剂

17. 治疗变异型心绞痛的药物是

A. 多巴胺　　　　　B. 肾上腺素

C. 维拉帕米　　　　D. 麻黄碱

E. 普萘洛尔

18. 男，57 岁。心前区疼痛 2 年，多于安静状态发生，近日于睡眠中突发心前区疼痛。心电图示 ST 段抬高，冠脉造影见一过性狭窄。予硝苯地平治疗的主要药理学依据是

A. 选择性扩张冠状动脉，增加心肌供血

B. 显著减慢心率，降低心肌耗氧量

C. 选择性增加心内膜下心肌供氧

D. 显著抑制心肌收缩力，降低心肌耗氧量

E. 抑制或逆转心肌肥厚，降低心肌耗氧量

（19～20 题共用备选答案）

A. 普萘洛尔　　　　B. 环丙沙星

C. 阿托品　　　　　D. 华法林

E. 乙胺丁醇

19. 防止心房颤动患者血栓形成的药物是

20. 治疗泌尿生殖道感染的药物是

（21～22 题共用备选答案）

A. 美托洛尔　　　　B. 卡托普利

C. 哌唑嗪　　　　　D. 硝苯地平

E. 氢氯噻嗪

21. 最易引起低钾血症的降压药是

22. 最易引起干咳的降压药是

（23～24 题共用备选答案）

A. 远曲小管近段 Na⁺－Cl⁻ 共转运子

B. 血管紧张素转换酶活性

C. 增快心率

D. 阻滞 Ca²⁺ 通道

E. 增强心肌收缩力

23. 卡托普利的作用机制是

24. 氢氯噻嗪的作用机制是

（25～26 题共用备选答案）

A. β 受体拮抗剂

B. α 受体拮抗剂

C. 钙通道阻滞剂

D. 利尿剂

E. ACEI

25. 高血压伴支气管哮喘患者不宜使用的降压药是

26. 高血压伴双侧肾动脉狭窄的患者不宜使用的降压药

27. 普萘洛尔与硝酸酯类合用治疗心绞痛的协同作用是

A. 减低心肌耗氧量

B. 保护缺血心肌细胞

C. 增加心室容积

D. 加强心肌收缩力

E. 松弛血管平滑肌

28. 可使肥厚型心肌病杂音减轻的药物是

A. 美托洛尔　　　　B. 呋塞米

C. 多巴胺　　　　　D. 地高辛

E. 硝酸甘油

(29～30 题共用备选答案)

A. 减弱心肌收缩力

B. 降低左室后负荷

C. 增加心肌收缩力

D. 降低左室前负荷

E. 同时降低左室前后负荷

29. 硝普钠的作用是

30. 呋塞米的作用是

(31～32 题共用备选答案)

A. 依那普利　　　　B. 美托洛尔

C. 氢氯噻嗪　　　　D. 特拉唑嗪

E. 氨氯地平

31. 糖尿病合并高血压的患者首选的降压药物为

32. 高血压合并窦性心动过速患者首选的降压药物为

33. 男，65 岁。高血压病史 10 余年，既往有痛风病史。查体：BP 180/100mmHg，双肺呼吸音清，心率 50 次/分，律齐，心脏各瓣膜区未闻及杂音。实验室检查：血 Cr 320μmol/L。该患者最适宜的降压药物是

A. 血管紧张素转化酶抑制剂

B. 噻嗪类利尿剂

C. 血管紧张素 Ⅱ 受体阻滞剂

D. 钙通道阻滞剂

E. β 受体阻滞剂

34. 下列药物中，治疗急性心源性肺水肿的首选药物是

A. 氢氯噻嗪　　　　B. 螺内酯

C. 乙酰唑胺　　　　D. 呋塞米

E. 氨苯蝶啶

35. 男，60 岁。突发喘憋 1 小时。查体：BP 160/70mmHg，双肺满布湿性啰音，心率 105 次/分。该患者最适宜的治疗措施是

A. 口服氨苯蝶啶

B. 静滴小剂量多巴胺

C. 静脉推注呋塞米

D. 口服螺内酯

E. 口服氢氯噻嗪

36. 胺碘酮的药理作用是

A. 增加心肌耗氧量

B. 明显延长心肌不应期

C. 增加心肌自律性

D. 加快心肌传导

E. 收缩冠状动脉

37. 男，43 岁。高血压病史 3 年。血压 140～150/90～95mmHg，化验结果：血钙 3.2mmol/L，血钾 5.0mmol/L，血肌酐 100μmol/L，血糖 6.1mmol/L，血低密度脂蛋白 2.3mmol/L。该患者目前不宜使用噻嗪类利尿剂降压的主要原因是

A. 促进钙的重吸收

B. 使血液浓缩，血浆渗透压增高，加重肾损害

C. 促进远曲小管由甲状旁腺素调节钙的重吸收

D. 抑制胰岛素的分泌，升高血糖

E. 减少组织利用葡萄糖，升高胆固醇和低密度脂蛋白

第五章　作用于内脏的药物

1. 当支气管哮喘与心源性哮喘一时难以鉴别时，为缓解症状可使用的药物为

A. 毛花苷丙　　　　B. 肾上腺素

C. 氨茶碱　　　　　D. 吗啡

E. 呋塞米

2. 男性，50 岁。既往史不详，突然发生呼吸困难，满肺哮鸣音，心率 120 次/分，心脏听诊听不清有无杂音，应首选何药

A. 吗啡　　　　　　B. 毛花苷丙

C. 维拉帕米　　　　D. 氨茶碱

E. 肾上腺素

3. 男，30 岁。反酸、烧心 2 个月。无吞咽困难，大便正常。查体：无贫血貌，腹部查体未见异常。予奥美拉唑治疗，应用该药的目的是

A. 通过抑制胃泌素分泌，抑制胃酸分泌

B. 通过拮抗胆碱受体，抑制胃酸分泌

C. 中和胃酸，提高胃内 pH 值

D. 通过拮抗 H_2 受体，抑制胃酸分泌

E. 通过抑制 $H^+ - K^+ - ATP$ 酶，抑制胃酸分泌

4. 控制支气管哮喘气道慢性炎症最有效的是

A. 糖皮质激素

B. β_2 受体激动剂

C. 白三烯调节剂

D. M 受体拮抗剂

E. H 受体拮抗剂

5. 男，50 岁。因高血压、高脂血症服用阿司匹林 3 个月，1 个月来反复出现上腹疼痛。查体：腹软，中上腹压痛。下列治疗药物中首选的是

A. 阿莫西林　　　　　B. 克拉霉素

C. 奥美拉唑　　　　　D. 多潘立酮

E. 硫酸镁

6. 男，28岁。胸闷气促3年，支气管激发试验阳性。剧烈运动后气促加重，应用沙丁胺醇气雾剂吸入后可缓解症状。其主要作用机制是

A. 抑制嗜酸性粒细胞聚集

B. 对抗过敏介质的作用

C. 舒张支气管平滑肌

D. 抑制肥大细胞释放过敏介质

E. 减少支气管黏液分泌

7. 支气管哮喘患者发作时禁用的药物是

A. 吗啡　　　　　　　B. 氨茶碱

C. 沙丁胺醇　　　　　D. 泼尼松

E. 肾上腺素

8. 主要作用机制为控制支气管哮喘气道炎症的药物是

A. H_1受体拮抗剂

B. 茶碱

C. M受体拮抗剂

D. 白三烯受体调节剂

E. 长效β_2受体激动剂

9. 奥美拉唑的临床应用适应证是

A. 消化道功能紊乱

B. 胃肠平滑肌痉挛

C. 消化性溃疡

D. 萎缩性胃炎

E. 慢性腹泻

10. 特异性抑制胃壁细胞质子泵活性的药物是

A. 哌仑西平　　　　　B. 奥美拉唑

C. 氧化镁　　　　　　D. 枸橼酸铋钾

E. 雷尼替丁

第六章　作用于内分泌系统药

（1~2题共用题干）

女，65岁。诊断2型糖尿病1年，饮食运动控制，检测空腹血糖7.5mmol/L，餐后2小时血糖11.4mmol/L。既往体健。查体：身高160cm，体重70kg，心肺未见异常。

1. 其降血糖药首选

A. 格列本脲　　　　　B. 二甲双胍

C. 格列吡嗪　　　　　D. 胰岛素

E. 阿卡波糖

2. 患者服药后2个月复诊，糖化血红蛋白6.3%。患者目前降糖治疗方案首选

A. 加用瑞格列奈

B. 加用阿卡波糖

C. 维持二甲双胍

D. 换用格列喹酮

E. 换用胰岛素

3. 地塞米松的临床应用不包括

A. 风湿性心肌炎

B. 感染中毒性休克

C. 过敏性紫癜

D. 骨质疏松

E. 系统性红斑狼疮

（4~5题共用题干）

男，57岁。体检发现血糖升高。既往有高血压、高脂血症史。其母患糖尿病。查体：BP 160/100mmHg，身高175cm，体重90kg。双肺听诊未见异常。心率76次/分，律齐，肝脾肋下未触及。实验室检查：空腹血糖7.8mmol/L，HbA1c 8.0%。

4. 该患者首选的降糖治疗药物是

A. 吡格列酮　　　　　B. 格列齐特

C. 二甲双胍　　　　　D. 西格列汀

E. 阿卡波糖

5. 下列降压药物中，应首选的是

A. 血管紧张素转换酶抑制剂

B. 钙通道阻滞剂

C. α受体拮抗剂

D. β受体拮抗剂

E. 利尿剂

6. 男，50岁。多饮、多尿、体重减轻1个月，颈后痛2周。查体：T 38.6℃，BMI 27.5kg/m²，神志清楚，颈后4cm×3cm溃疡，表面有脓性分泌物。空腹血糖9.2mmol/L，尿糖（＋＋），尿酮体（－）。外科清创换药和抗生素治疗的同时，为控制血糖最应采取的治疗措施是

A. 应用胰岛素

B. 应用磺脲类降糖药

C. 应用双胍类降糖药

D. 应用α－葡萄糖苷酶抑制剂

E. 单纯饮食控制

7. 男，50 岁。乏力、口干、多饮、多尿 4 个月。BP 140/90mmHg，身高 168cm，体重 88kg，运动和饮食控制并口服二甲双胍，空腹血糖 6.6mmol/L，餐后 2 小时血糖 12.6mmol/L。首选的治疗药物是

A. 噻唑烷二酮

B. 磺脲类降糖药

C. 餐时胰岛素

D. α - 糖苷酶抑制剂

E. 基础胰岛素

8. α - 葡萄糖苷酶抑制剂最常见的不良反应是

A. 腹胀和腹泻

B. 肝功能异常

C. 肾功能异常

D. 严重低血糖

E. 过敏和水肿

9. 不属于糖皮质激素类药物抗休克作用机制的是

A. 增强心肌收缩力

B. 稳定溶酶体膜

C. 中和细菌外毒素

D. 扩张痉挛收缩的血管

E. 抑制炎性细胞因子释放

(10 ~ 11 题共用备选答案)

A. 磺脲类

B. 噻唑烷二酮类

C. α - 葡萄糖苷酶抑制剂

D. 双胍类

E. 格列奈类

10. 刺激餐后胰岛素早期分泌的降糖药

11. 严重心功能不全患者不宜使用的降糖药

第七章　化学治疗药物：抗生素、抗真菌药和抗病毒药、抗疟药、抗结核病药、抗恶性肿瘤药

1. 下列抗菌药物中，可作为耐青霉素肺炎链球菌肺炎治疗首选的是

A. 阿奇霉素　　　　　B. 头孢曲松

C. 阿米卡星　　　　　D. 阿莫西林

E. 头孢呋辛

2. 青霉素作用的细菌靶位是

A. 细胞质的质粒

B. 细胞质的核糖体

C. 细胞壁的聚糖骨架

D. 细胞壁的磷壁酸

E. 细胞壁的五肽交联桥

3. 抗结核药中可引起尿酸增高的是

A. 异烟肼　　　　　　B. 链霉素

C. 利福平　　　　　　D. 乙胺丁醇

E. 吡嗪酰胺

4. 抗结核药物治疗中属抑菌药物的是

A. 利福平　　　　　　B. 异烟肼

C. 吡嗪酰胺　　　　　D. 乙胺丁醇

E. 链霉素

5. 抗结核治疗后四肢末端感觉异常，原因可能是何种药物的副作用

A. 利福平　　　　　　B. 异烟肼

C. 乙胺丁醇　　　　　D. 吡嗪酰胺

E. 链霉素

6. 患者，男性，30 岁。左上肺浸润性肺结核，治疗 2 个月余。复查血常规：WBC 5.5×10^9/L，Plt 75.5×10^9/L。考虑与服用以下哪种药物有关

A. 异烟肼　　　　　　B. 乙胺丁醇

C. 吡嗪酰胺　　　　　D. 链霉素

E. 利福平

(7 ~ 8 题共用备选答案)

A. 氯喹　　　　　　　B. 伯氨喹

C. 青蒿素　　　　　　D. 奎宁

E. 乙胺嘧啶

7. 控制普通型疟疾发作多选用的药物是

8. 预防疟疾复发选用的药物是

9. 青霉素 G 的主要不良反应是

A. 肾损害　　　　　　B. 过敏

C. 听力减退　　　　　D. 肝损害

E. 胃肠道反应

10. 男，75 岁。慢性阻塞性肺疾病急性加重反复出现，抗感染治疗时，为覆盖铜绿假单胞菌，下列抗菌药物中宜首选的是

A. 莫西沙星　　　　　B. 阿米卡星

C. 头孢他啶　　　　　D. 阿奇霉素

E. 阿莫西林

11. 男，24 岁。浸润性肺结核患者，使用"异烟肼、利福平、吡嗪丁醇"三联抗结核治疗，治疗过程中患

者双手及双足麻木感,首先应采取的措施是

A. 加用维生素 B_6

B. 停用乙胺丁醇

C. 停用吡嗪酰胺

D. 停用利福平

E. 停用异烟肼

12. 不属于青霉素 G 不良反应的是

A. 荨麻疹 　　　　B. 赫氏反应

C. 听力减退 　　　D. 过敏性休克

E. 用药局部红肿

13. 能引起"流感样综合征"的药物是

A. 利福平 　　　　B. 多黏菌素

C. 哌拉西林 　　　D. 链霉素

E. 头孢孟多

14. 女,67 岁。因右侧胸腔积液给予规律三联试验性抗结核治疗 2 个月,近 2 天出现视力异常。导致上述表现最可能的原因是

A. 类赫氏反应

B. 溶血尿毒综合征

C. 乙胺丁醇不良反应

D. 异烟肼不良反应

E. 利福平不良反应

(15 ~ 16 题共用备选答案)

A. 磺胺嘧啶 　　　　B. 四环素

C. 异烟肼 　　　　　D. 甲氧苄啶

E. 环丙沙星

15. 治疗结核病选用的药物

16. 治疗铜绿假单胞菌感染首选的药物

第七篇　医学微生物学

第一章　微生物的基本概念

（1～2题共用备选答案）

　A. 真菌　　　　　　　B. 衣原体

　C. 支原体　　　　　　D. 病毒

　E. 立克次体

1. 无细胞壁的原核细胞型微生物是

2. 具有典型细胞核和完善细胞器的微生物是

3. 病原体的侵袭力是指

　A. 病原体的繁殖力

　B. 病原体产生毒素的能力

　C. 病原体的数量

　D. 病原体的毒力

　E. 病原体侵入机体并在机体内生长、繁殖的能力

4. 有完整细胞核的微生物是

　A. 立克次体　　　　　B. 放线菌

　C. 细菌　　　　　　　D. 真菌

　E. 衣原体

第二章　细　菌

1. 医院获得性细菌感染最常见的是

　A. 革兰阴性杆菌

　B. 革兰阳性球菌

　C. 革兰阴性弧菌

　D. 革兰阳性杆菌

　E. 革兰阴性球菌

2. 男，27岁，下肢钉外伤后见患肢肿胀疼痛，发热，可见稀薄恶臭的浆液性分泌物，可听见捻发音。下列病理产物，不产生的是

　A. 革兰阳性短小杆菌

　B. 专性厌氧

　C. 可分解乳糖产酸

　D. 代谢活跃

　E. 可产生多种毒素

3. 金黄色葡萄球菌所致尿路感染的主要感染途径是

　A. 上行感染

　B. 淋巴道感染

　C. 性接触感染

　D. 血行感染

　E. 直接感染

4. 结核分枝杆菌培养的常用培养基是

　A. 罗氏培养基

　B. 巧克力培养基

　C. 沙保弱培养基

　D. SS培养基

　E. 血平板培养基

5. 反复感染的支气管扩张患者，在抗感染治疗时应覆盖的病原是

　A. 军团菌

　B. 金黄色葡萄球菌

　C. 肺炎球菌

　D. 白色念珠菌

　E. 铜绿假单胞菌

6. 细菌荚膜的主要功能是

　A. 传递遗传物质

　B. 抗吞噬作用

　C. 穿透作用

　D. 供给营养

E. 抗热作用

7. 男，40 岁。腹泻 1 天，约 20 多次，"米泔水样便"，继之呕吐数次，无明显发热及腰痛。查体：T 36℃，P 120 次/分，BP 60/40mmHg。意识模糊，重度脱水貌，腹软，无压痛，肠鸣音活跃。实验室检查：粪镜检未见白细胞，悬滴法观察粪便中细菌穿梭样运动，碱性蛋白胨水培养有细菌生长。引起本病的病原体是

A. 弯曲菌　　　　B. 霍乱弧菌

C. 志贺菌　　　　D. 大肠埃希菌

E. 沙门菌

8. 男，56 岁。发热、咳嗽伴呼吸困难 3 天。慢性阻塞性肺疾病 10 年。查体：T 38℃。胸部 X 线示右上肺大片状影，其内可见多个透亮区。痰涂片革兰染色阳性球菌，成簇分布。该患者肺部最可能感染的病原菌是

A. 金黄色葡萄球菌

B. 卡他莫拉菌

C. 溶血性链球菌

D. 厌氧菌

E. 肺炎链球菌

9. 淋病奈瑟菌的形态特点是

A. 革兰阳性链球菌

B. 革兰阴性球杆菌

C. 革兰阴性螺形菌

D. 革兰阳性四联球菌

E. 革兰阴性双球菌

10. 可致出血性结肠炎的细菌是

A. 霍乱弧菌

B. 副溶血性弧菌

C. 金黄色葡萄球菌

D. 大肠埃希菌 O_{157}：H_7

E. 伤寒沙门菌

11. 8 月某日，某婚宴有 8% 用餐者先后因腹痛、腹泻就诊。大部分患者出现上腹和脐周阵发性绞痛，继而腹泻，5~10 次/天，粪便呈洗肉水样。调查发现聚餐的主要食物为海鲜类食品。引起该食物中毒的病原菌最有可能是

A. 葡萄球菌

B. 副溶血性弧菌

C. 沙门菌

D. 李斯特菌

E. 肉毒梭菌

12. 引起流行性脑脊髓膜炎的脑膜炎球菌的特点不包括

A. 在体外易自溶而死亡

B. 革兰染色阳性

C. 多数由 A、B、C 群引起

D. 13 个血清群

E. 奈瑟球菌

13. 可以引起菌血症的细菌是

A. 肉毒梭菌

B. 霍乱弧菌

C. 白喉棒状杆菌

D. 破伤风梭菌

E. 伤寒沙门菌

14. 结核分枝杆菌敏感的理化因素是

A. 碱　　　　　B. 酸

C. 紫外线　　　D. 干燥

E. 寒冷

15. 男，45 岁。因"胃溃疡"行胃部分切除术，卧床 7 天后出现高热，咳脓血痰伴气促。查体：T 39℃，P 120 次/分，R 30 次/分，双肺可闻及少许湿啰音。痰液涂片检查可见大量脓细胞，成堆排列的 G^+ 球菌，白细胞内也可见 G^+ 球菌。最可能感染的细菌是

A. 金黄色葡萄球菌

B. D 族链球菌

C. A 族链球菌

D. 脑膜炎奈瑟菌

E. 肺炎链球菌

16. 男，35 岁。田间耕作时被带锈铁钉刺伤右足，伤口约 3cm，自行包扎未就医。6 天后患者出现全身乏力，头晕，头痛，并觉张口困难，颈强直（+），头后仰，角弓反张。对造成该疾病的致病菌特点的描述，正确的是

A. 细菌形态为球菌

B. 致病菌素主要为内毒素

C. 感染必须具有缺氧环境

D. 革兰染色阴性

E. 芽胞对热、干燥不耐受

（17~18 题共用备选答案）

A. 肺孢子菌感染

B. 病毒性肺炎

C. 大叶性肺炎

D. 肺结核病

E. 小叶性肺炎

17. 分枝杆菌感染引起的疾病是

18. 真菌感染引起的疾病是

19. 与血浆凝固酶阴性葡萄球菌无关的疾病是

A. 食物中毒

B. 败血症

C. 股骨头置换术后感染

D. 急性膀胱炎

E. 细菌性心内膜炎

20. 男，40 岁。右下肢肿胀、剧痛 3 小时。1 天前用粪便在农田施肥时，右足被扎伤，半夜感胀裂样痛，症状加重，出现下肢肿胀，皮肤由紫红变成黑紫、水肿，有水疱。查体：局部皮下有捻发音，伤口处有恶臭的血性浆液渗出。最可能的致病菌是

    A. 异型溶血性链球菌

    B. 大肠埃希菌

    C. 表皮葡萄球菌

    D. 梭状芽胞杆菌

    E. 结核杆菌

（21～22 题共用备选答案）

    A. 荚膜   B. 质粒

    C. 普通菌毛   D. 芽胞

    E. 鞭毛

21. 与耐药性获得及转移密切相关的细菌结构是

22. 与肺炎链球菌致病性密切相关的细菌结构是

23. 女，25 岁。6 月下旬来诊，腹泻、呕吐伴轻度腹痛 1 天。共腹泻 6 次，开始为黄稀便，继之水样便，呕吐 1 次，为胃内容物。无发热。粪便检查：动力实验（+），碱性蛋白胨水培养有细菌生长。最有可能的诊断是

    A. 变形杆菌性肠炎

    B. 霍乱

    C. 空肠弯曲菌肠炎

    D. 沙门菌食物中毒

    E. 细菌性痢疾

24. 与胃 MALT 淋巴瘤发病相关的病原体是

    A. HBV   B. Hp

    C. CMV   D. EBV

    E. HIV

25. 可引起毒性休克综合征的细菌是

    A. 肺炎链球菌

    B. 脑膜炎奈瑟菌

    C. 甲型溶血性链球菌

    D. 铜绿假单胞菌

    E. 金黄色葡萄球菌

26. 女，41 岁。上腹胀痛 10 余年。常伴烧心，多在餐后约 1 小时发作，1～2 小时可自行缓解。秋冬及冬春季症状明显。胃镜下黏膜活检组织 Worthin－Starty 银染色阳性，提示细菌感染。这种致病菌的特点不

包括

    A. 尿素酶试验阳性

    B. 至少需质子泵抑制剂加两种抗生素治疗

    C. 培养时需要加入 5%～10% 羊血或马血

    D. 革兰染色阳性

    E. 培养 3～7 日可见针尖大小的菌落

27. 大肠埃希菌 O_{157}：H_7 引起的腹泻特点是

    A. 脓性便   B. 血样便

    C. 米泔水样便   D. 蛋花样便

    E. 黏液便

28. 女，42 岁。乏力、纳差、腹胀伴发热 8 天，于 8 月 8 日来诊。开始为低热，近 3 天高热，体温波动于 39～39.8℃。查体：T 39℃，P 80 次/分，躯干散在少数充血性皮疹，脾肋下可及。实验室检查：血 WBC 3.6×10^9/L，N 0.60，L 0.40。最可能感染的病原体是

    A. 立克次体

    B. 沙门菌   C. 大肠埃希菌

    D. 军团菌   E. 布鲁菌

（29～30 题共用备选答案）

    A. 外毒素   B. 菌毛

    C. 鞭毛   D. 荚膜

    E. 芽胞

29. 肺炎链球菌的主要致病物质是

30. 破伤风梭菌的主要致病物质是

31. 不属于肺炎链球菌致病物质的是

    A. M 蛋白

    B. 荚膜

    C. 神经氨酸酶

    D. 肺炎链球菌溶素

    E. 紫癜形成因子

32. 男，30 岁。全身乏力、面部肌肉紧张 2 天，7 天前稻田间劳动足部划伤。局部分泌物标本检出致病微生物为革兰阳性菌，有周鞭毛，无荚膜，厌氧培养呈羽毛样菌落。最可能的致病微生物是

    A. 产气荚膜梭菌

    B. 溶血性链球菌

    C. 破伤风梭菌

    D. 金黄色葡萄球菌

    E. 铜绿假单胞菌

第三章　放线菌、支原体、立克次体、螺旋体、衣原体、真菌

1. 女，18 岁。发热、咽痛伴阵发性刺激性咳嗽 1 周，咳少量黏痰。查体：T 39℃，左肺可闻及少量湿啰音。胸部 X 线片示左上肺淡薄片状阴影。血白细胞总数及中性粒细胞计数正常。经阿奇霉素治疗 7 天后复查胸部 X 线片示病灶大部分吸收。最可能感染的病原体是
   - A. 肺炎链球菌
   - B. 结核分枝杆菌
   - C. 腺病毒
   - D. 肺炎支原体
   - E. 葡萄球菌

（2～3 题共用备选答案）
   - A. 朊粒
   - B. 普氏立克次体
   - C. 曲霉菌
   - D. 人类免疫缺陷病毒
   - E. 肺炎衣原体

2. 与靶细胞 CD4 分子结合的微生物是

3. 可诱发超敏反应疾病的微生物是

4. 外阴皮损处分泌物涂片，适用于暗视野显微镜观察的病原体是
   - A. 人乳头瘤病毒
   - B. 单纯疱疹病毒
   - C. 苍白密螺旋体
   - D. 巨细胞病毒
   - E. 淋病奈瑟菌

5. 男，35 岁。动物园鸟类饲养员。发热、咳嗽伴头痛、眼痛 1 周。查体：T 40℃，睑结膜充血，双肺可闻及湿啰音。血常规正常，胸部 X 线片示间质性肺炎。其感染的病原体最可能是
   - A. 肺炎支原体
   - B. 腺病毒
   - C. 肺炎链球菌
   - D. 呼吸道合胞病毒
   - E. 肺炎衣原体

6. 男，25 岁。头痛、全身痛、乏力伴发热 3 天，于 8 月 15 日来诊。发病前曾收割水稻多日。查体：T 39℃，P 110 次/分，神志清，球结膜充血，腹股沟淋巴结肿大，腓肠肌压痛。此患者所患疾病的病原特点是
   - A. 菌体纤细，有 12～18 个螺旋，镀银染色呈黑色
   - B. 革兰染色阴性双球菌，裂解释放内毒素致命
   - C. 革兰染色阴性杆菌，在含胆汁培养基生长更好
   - D. 革兰染色阴性杆菌，有菌毛，无鞭毛及荚膜
   - E. 革兰染色阴性弧菌，形态弯曲

7. 根据微生物的分类新生隐球菌属于
   - A. 细菌
   - B. 立克次体
   - C. 真菌
   - D. 放线菌
   - E. 支原体

第四章　病　毒

1. 男，45 岁。全身不适、厌食、恶心呕吐半个月。有注射毒品史。全身多处淋巴结肿大，口腔白斑，可能是下列哪一种病毒导致
   - A. 汉坦病毒
   - B. 人免疫缺陷病毒
   - C. 登革病毒
   - D. 人类乳头瘤病毒
   - E. 人巨细胞病毒

2. 艾滋病患者最常见的机会感染是
   - A. 隐球菌脑膜炎
   - B. 带状疱疹
   - C. 念珠菌肺炎
   - D. 肺孢子菌肺炎
   - E. 巨细胞病毒食管炎

3. 病毒感染机体后，在体内由局部向远处扩散的方式不包括
   - A. 沿神经播散
   - B. 经血行播散
   - C. 经淋巴播散
   - D. 经组织间隙播散
   - E. 经免疫系统播散

4. 肠道病毒一般不引起的疾病是

A. 尿道炎

B. 手足口病

C. 脊髓灰质炎

D. 无菌性脑膜炎

E. 心肌炎

5. 男，17 岁。发热伴乏力、纳差、眼黄、尿黄 5 天。实验室检查：ALT 860U/L，AST 620U/L，TBil 60μmol/L。经常在街边小摊进餐。曾注射乙肝疫苗。本患者所患疾病的病原属于

A. 单股负链 RNA 病毒

B. 双股 RNA 病毒

C. 单股正链 RNA 病毒

D. DNA 病毒

E. 小 RNA 病毒

（6~7 题共用备选答案）

A. 呼吸道合胞病毒

B. 风疹病毒

C. 腮腺炎病毒

D. 腺病毒

E. 麻疹病毒

6. 可以引起人类呼吸道、胃肠道、泌尿道及眼部感染的病毒是

7. 可引起先天性耳聋的病毒是

8. 最容易发生变异的呼吸道病毒是

A. 甲型流感病毒

B. 副流感病毒

C. 麻疹病毒

D. 腮腺炎病毒

E. 呼吸道合胞病毒

9. 小儿重症手足口病的病原体多为

A. 肠道病毒 71 型

B. 柯萨奇病毒

C. EB 病毒

D. 埃可病毒

E. 人疱疹病毒 6 型

10. 仅含一种核酸类型的病原体是

A. 单纯疱疹病毒

B. 结核分枝杆菌

C. 衣氏放线菌

D. 沙眼衣原体

E. 白假丝酵母菌

11. 与 EB 病毒感染无关的疾病是

A. 宫颈癌

B. 鼻咽癌

C. 非洲儿童恶性淋巴瘤

D. 传染性单核细胞增多症

E. 淋巴组织增生性疾病

12. 具有逆转录过程的病毒是

A. 腺病毒

B. 乙型肝炎病毒

C. 巨细胞病毒

D. 人乳头瘤病毒

E. EB 病毒

13. 属于 DNA 病毒的肝炎病毒是

A. HAV   B. HCV

C. HEV   D. HDV

E. HBV

（14~15 题共用备选答案）

A. 腺病毒

B. 新型肠道病毒 71 型

C. 埃可病毒

D. 轮状病毒

E. 脊髓灰质炎病毒

14. 目前最常见的导致手足口病的病原体是

15. 可导致流行性角结膜炎的病原体是

第八篇　医学免疫学

第一章　绪　论

1. 属于非特异性免疫的是

　　A. 胎盘屏障

　　B. 胃肠道 IgG

　　C. 脑脊液 IgM

　　D. T 淋巴细胞

　　E. 血 IgA

2. 机体免疫系统识别和清除突变细胞的功能是

　　A. 免疫监视　　　　　B. 免疫耐受

　　C. 免疫缺陷　　　　　D. 免疫调节

　　E. 免疫防御

第二章　基础免疫

1. 能够通过胎盘的抗体为

　　A. IgG　　　　　　　B. IgA

　　B. IgM　　　　　　　D. IgD

　　E. IgE

2. 能与 IgG 分子结构结合的补体是

　　A. C1q　　　　　　　B. C1r

　　C. C1s　　　　　　　D. C4

　　E. C2

3. CD4$^+$T 细胞发挥抗病作用的主要机制不包括

　　A. 辅助抗体产生

　　B. 杀伤被感染细胞

　　C. 产生免疫记忆

　　D. 辅助 CD8$^+$T 细胞

　　E. 分泌细胞因子

4. 下列哪一种是通过替代途径激活补体的免疫球蛋白

　　A. IgM　　　　　　　B. IgD

　　C. IgG2　　　　　　　D. IgA

　　E. IgG1

5. MHC Ⅱ 类分子高表达于

　　A. 初始 T 细胞

　　B. 活化 B 细胞

　　C. 天然杀伤细胞

　　D. 肥大细胞

　　E. 中性粒细胞

6. 干扰素抗病毒作用的机制是

　　A. 通过诱导细胞合成抗病毒蛋白发挥效应

　　B. 抑制病毒体成熟释放

　　C. 阻止病毒体与细胞表面受体特异结合

　　D. 增强机体适应性免疫应答

　　E. 直接灭活病毒

7. 最先到达病原体感染部位的免疫细胞是

　　A. T 细胞　　　　　　B. 巨噬细胞

　　C. NK 细胞　　　　　D. B 细胞

　　E. 中性粒细胞

8. 初次体液免疫应答产生抗体的特点是

　　A. 滴度高　　　　　　B. 主要为 IgA

　　C. 主要为 IgG　　　　D. 亲和力低

　　E. 持续时间长

9. 不参与 ADCC 作用的免疫分子是

　　A. 补体　　　　　　　B. Fc 受体

　　C. 免疫球蛋白　　　　D. 颗粒酶

　　E. 穿孔素

(10 ~ 11 题共用备选答案)

　　A. B 淋巴细胞

　　B. 树突状细胞

　　C. NK 细胞

D. 巨噬细胞

E. T 淋巴细胞

10. 既能产生抗体又能提呈抗原的免疫细胞是

11. 可用于艾滋病辅助诊断的免疫细胞是

12. 肿瘤细胞被细胞毒性 T 细胞杀伤的关键条件是

    A. 表达黏附分子

    B. 表达 MHC I 类分子

    C. 表达 CD 分子

    D. 分泌细胞分子

    E. 表达 MHC II 类分子

13. 与黏膜免疫应答密切相关的免疫球蛋白是

    A. IgG   B. IgA

    C. IgE   D. IgD

    E. IgM

14. 可通过抗原非特异性方式杀伤病毒感染细胞的免疫细胞是

    A. 中性粒细胞

    B. T 细胞

    C. B 细胞

    D. 肥大细胞

    E. NK 细胞

15. 患者感染病原微生物后，血清中最早出现的特异性免疫球蛋白是

    A. IgM   B. IgD

    C. IgG   D. IgA

    E. IgE

16. 最容易刺激机体产生抗体的物质是

    A. 寡糖   B. 蛋白质

    C. 单糖   D. 核苷酸

    E. 脂类

17. 免疫系统清除病毒感染细胞的主要机制是

    A. 诱导免疫抑制

    B. 诱导特异性 CTL 产生

    C. 上调 IL-10

    D. 诱导免疫耐受

    E. 下调 HLA 分子的表达

18. 可导致输血反应的天然抗体类型是

    A. IgM   B. IgG

    C. IgD   D. IgE

    E. IgA

19. 属于黏膜免疫系统的免疫器官是

    A. 胸腺   B. 脾脏

    C. 扁桃体   D. 骨髓

    E. 肝脏

20. 男，45 岁。左颈部淋巴结进行性肿大 3 个月。淋巴结活检病理结果示弥漫性大 B 细胞淋巴瘤，最可能出现的细胞免疫表型是

    A. CD10$^+$ B. CD13$^+$

    C. CD20$^+$ D. CD5$^+$

    E. CD34$^+$

第三章　临床免疫

1. 人类免疫缺陷病毒（HIV）在人体内作用的靶细胞是

    A. CD4$^+$T 淋巴细胞

    B. CD8$^+$T 淋巴细胞

    C. 淋巴细胞

    D. NK 细胞

    E. CTL 细胞

2. 属于免疫缺陷性疾病的是

    A. 艾滋病

    B. 系统性红斑狼疮

    C. 青霉素过敏

    D. 白血病

    E. 接触性皮炎

3. 下列属于补体系统缺陷导致的疾病是

    A. 急性肾小球肾炎

    B. 过敏性休克

    C. 接触性皮炎

    D. 遗传性血管神经性水肿

    E. 桥本甲状腺炎

4. 患者，男，5 岁。近段时间来出现多饮、多尿、消瘦。查体多饮、多尿，尿量 1000ml/24h，血糖 16.2mmol/L，尿糖（+++）。请问引起该病的原因是

    A. 免疫复合体介入造成胰岛细胞损伤

    B. T 细胞介入导致胰腺炎症

    C. B 细胞导致胰岛细胞损伤

    D. T 细胞介入造成胰岛细胞损伤

    E. 自身免疫导致胰腺炎症

5. 男，35 岁。反复咳嗽伴呼吸困难 20 年，再发 1 天，吸入"万托林"或口服"氨茶碱片"后可缓解。查体：双肺闻及干啰音。外周血 WBC 7.8×10^9/L，E

0.15。与该病发生关系最密切的免疫球蛋白是

A. IgE B. IgM

C. IgA D. IgD

E. IgG

6. 女，45岁。类风湿关节炎5年。予改变病情抗风湿药及小剂量激素治疗，疾病仍然处于高活动状态，关节骨破坏发展。此时可考虑选用的细胞因子拮抗剂是

A. 抗CD5单抗

B. 抗EGFR抗体

C. 抗IL-23单抗

D. 抗HER-2抗体

E. 抗TNF-α单抗

7. 男，35岁。干咳伴低热1个月，痰中带血2天。体温37.5~38℃，咳少量鲜红色血丝痰。胸部CT：左上肺可见增殖、纤维灶、少量渗出阴影。PPD试验强阳性。该患者肺部组织损伤机制属于

A. Ⅳ型超敏反应

B. Ⅲ型超敏反应

C. Ⅱ型超敏反应

D. 自身免疫反应

E. Ⅰ型超敏反应

8. 女，35岁。双睑下垂9个月，吞咽困难、言语不清3个月。新斯的明试验阳性，胸CT示胸腺增生。自身抗体在该病病理过程所识别的抗原是

A. 内啡肽

B. 乙酰胆碱

C. 内啡肽受体

D. 脑啡肽受体

E. 乙酰胆碱受体

9. HIV感染导致大量减少的细胞是

A. 单核细胞

B. CD8$^+$T细胞

C. 粒细胞

D. NK细胞

E. CD4$^+$T细胞

10. 下列属于补体系统缺陷导致的疾病是

A. 急性肾小球肾炎

B. 过敏性休克

C. 接触性皮炎

D. 遗传性血管神经性水肿

E. 桥本甲状腺炎

11. 属于Ⅱ型超敏反应性疾病的是

A. 新生儿溶血病

B. 血清病

C. 荨麻疹

D. 过敏性鼻炎

E. 过敏性休克

12. 主要由自身反应性T细胞介导的自身免疫性疾病是

A. 链球菌感染后肾小球肾炎

B. 系统性红斑狼疮

C. 肺出血-肾炎综合征

D. 血小板减少性紫癜

E. 多发性硬化

13. 肿瘤相关抗原通常不能诱导有效抗肿瘤免疫的原因是

A. 无诱导抗体产生能力

B. 表达量低

C. 多为自身抗原

D. 不能被NK细胞识别

E. 多为TI抗原

14. 免疫缺陷患者不可接种的疫苗是

A. 灭活脊髓灰质炎疫苗

B. 流行性出血热疫苗

C. 麻疹活疫苗

D. 多糖疫苗

E. 重组乙型肝炎疫苗

15. Ⅱ型超敏反应导致的疾病是

A. 青霉素过敏性休克

B. 新生儿溶血病

C. 接触性皮炎

D. 食物过敏性腹泻

E. 花粉过敏性哮喘

16. 反复输血的个体进行实体器官移植时易发生的现象是

A. 异种移植排斥反应

B. 慢性排斥反应

C. 超急性排斥反应

D. 自体移植排斥

E. 急性排斥移植

17. 不属于免疫缺陷病的疾病是

A. X-连锁慢性肉芽肿病

B. 艾滋病

C. 遗传性血管神经性水肿

D. 系统性红斑狼疮

E. X-连锁无丙种球蛋白血症

18. 男，18岁。因终末肾脏病行肾脏移植手术，其母亲为其供肾者，这种移植类型是

A. 同基因移植

B. 同种异体移植

C. 异种移植

D. 同系移植

E. 自体移植

19. 男，30 岁。患再生障碍性贫血 3 年，由于贫血严重予以输血治疗，在输血开始后 10 分钟患者突然寒战、发热、腰背痛、恶心、呕吐、心悸、呼吸困难、烦躁不安、无尿，急查血浆游离血红蛋白增高。该患者发生的不良反应，所属超敏反应的类型是

A. Ⅲ型　　　　　　　B. Ⅳ型

C. 不能定型　　　　　D. Ⅱ型

E. Ⅰ型

20. 下列属于自身免疫反应直接引起组织损伤的机制是

A. 表位扩展

B. 隐蔽抗原的释放

C. T 细胞杀伤

D. 自身抗原的改变

E. 分子模拟

21. 与肿瘤免疫逃逸无关的因素是

A. 肿瘤细胞缺少共刺激信号

B. 肿瘤细胞分泌抑制性细胞因子

C. 肿瘤细胞 MHC Ⅰ分子表达下调

D. 不能诱导有效抗体应答

E. 肿瘤相关抗原免疫原性弱

22. 与获得性免疫缺陷发生无关的因素是

A. 病毒感染

B. 胸腺发育不全

C. 肿瘤放疗和化疗

D. 重度营养不良

E. 长期使用免疫抑制剂

23. 男，46 岁。确诊急性白血病 1 年，拟行异基因造血干细胞移植。有利于提高移植物存活率最重要的措施是

A. HLA 配型相同

B. 血型相同

C. 输注血液制品前辐照

D. 输注间充质干细胞

E. 适时应用免疫抑制药物

(24~25 题共用备选答案)

A. 支气管哮喘

B. 血清病

C. 药物过敏性休克

D. 接触性皮炎

E. 自身免疫性溶血性贫血

24. 属于Ⅱ型超敏反应的疾病是

25. 属于Ⅲ型超敏反应的疾病是

26. 获得性免疫缺陷综合征患者主要受损的靶细胞是

A. CD8$^+$T 细胞

B. B$_1$ 细胞

C. CD4$^+$T 细胞

D. NK 细胞

E. B$_2$ 细胞

27. 属于肿瘤相关抗原的分子的是

A. IFN　　　　　　　B. HBsAg

C. TNF　　　　　　　D. CEA

E. LPS

28. 主要由自身反应性 T 细胞介导免疫病理损伤的自身免疫病是

A. 重症肌无力

B. 桥本甲状腺炎

C. 肺出血肾炎综合征

D. 系统性红斑狼疮

E. 胰岛素依赖性糖尿病

29. 男，23 岁。头晕、乏力 1 个月，加重伴鼻出血 3 天。查体：贫血貌，全身皮肤散在出血点，浅表淋巴结未触及肿大，心肺及腹部未见异常。实验室检查：Hb 75g/L，WBC 1.2×10^9/L，Plt 15×10^9/L，网织红细胞 0.002。该患者可能的免疫异常是

A. CD4$^+$T 细胞比例降低

B. CD8$^+$T 细胞比例增高

C. TNF 水平降低

D. 补体降低

E. γδTCR$^+$T 细胞比例降低

(30~31 题共用备选答案)

A. 新生儿溶血病

B. 支气管哮喘

C. 链球菌感染后肾小球肾炎

D. 荨麻疹

E. 接触性皮炎

30. 属于Ⅱ型超敏反应导致的疾病是

31. 属于Ⅳ型超敏反应导致的疾病是

32. 佩戴金属首饰后局部皮肤出现炎症反应，其免疫病理基础可能是

A. Ⅰ型超敏反应

B. Ⅱ型超敏反应

C. Ⅲ型超敏反应

D. Ⅳ型超敏反应

E. Arthus 反应

33. 与肝癌相关的肿瘤抗原是

A. CEA　　　　　　　B. AFP

C. TSA   D. CTA

E. PSA

34. DiGeorge 综合征的免疫学表现是

A. 吞噬细胞缺陷

B. B 细胞缺陷

C. 补体缺陷

D. T 细胞缺陷

E. 联合免疫缺陷

（35～36 题共用备选答案）

A. 淋巴细胞的多克隆激活

B. 表位拓展

C. 分子模拟

D. 自身抗原的改变

E. 隐蔽抗原的释放

35. 柯萨奇病毒感染人体引发糖尿病的机制是

36. 因使用青霉素引起药物诱导的溶血性贫血的机制

第二部分　人文医学

第九篇　医学心理学

第一章　绪　论

1. 某研究生为了完成某研究课题，制作问卷并请受访者填写，这种研究方法属于

A. 调查法　　　　　B. 观察法

C. 测验法　　　　　D. 个案法

E. 相关法

2. 中医典籍中有"天人合一""天人相应"的观点。该观点所反映的医学模式为

A. 神灵主义医学模式

B. 整体医学模式

C. 生物医学模式

D. 生物 – 心理 – 社会医学模式

E. 自然哲学医学模式

3. "无论是致病、治疗，还是预防和康复都应将人视为一个整体，需要考虑各方面因素的交互作用，而不能机械地将他们分割开"。此观点所反映的医学模式是

A. 自然哲学的医学模式

B. 生物 – 心理 – 社会医学模式

C. 神灵主义的医学模式

D. 机械论医学模式

E. 生物医学模式

4. 医学心理学对于健康和疾病的观点不包括

A. 个性特征作用的观点

B. 心身统一的观点

C. 情绪因素的观点

D. 被动适应的观点

E. 认知评价的观点

5. 医学心理学的基本观点不包括

A. 心身统一的观点

B. 主动适应与调节的观点

C. 认知评价的观点

D. 情绪影响的观点

E. 道德约束的观点

第二章　医学心理学基础

1. 某人，出去旅游后，向家人描述景区所见到的风景属于哪一种记忆

A. 运动记忆　　　　B. 感觉记忆

C. 逻辑记忆　　　　D. 情绪记忆

E. 形象记忆

2. 关于心理的实质，下列描述错误的是

A. 心理是脑的机能

B. 脑是心理的器官

C. 心理是对事物的主观反映

D. 客观现实是心理的源泉

E. 心理能客观地反映事物

3. "入芝兰之室久而不闻其香"是感觉现象中的

A. 对比   B. 适应
C. 后象   D. 感受性
E. 联觉

4. 患者害怕独处，唯恐发生意外，期盼亲人的呵护。这一现象说明患者未被满足的需要是
A. 自尊需要
B. 自我成长需要
C. 生存需要
D. 安全需要
E. 归属需要

5. 男，16 岁。在一次考试中成绩很差，使他很受打击、情绪低落。老师告诉他没关系，这次考试只是一次阶段性考核，还可以通过复习将不会的知识点搞清楚，该生的情绪因此得到很大改善。导致其情绪改善的主要原因是
A. 改变了认知
B. 调整了防御方式
C. 改变了环境
D. 增强了意志
E. 学会了放松

6. 个体在试图逃避某种威胁情境时，或在明确预知某种危险即将发生而又无法应对时，会产生的基本情绪是
A. 悲哀   B. 苦闷
C. 恐惧   D. 焦虑
E. 愤怒

7. 根据沙赫特有关情绪研究的观点，对个体情绪的性质和程度起决定性作用的是
A. 心理应对方式
B. 认知的方式
C. 人格的特点
D. 社会支持程度
E. 智力的水平

8. 某大学三年级医学生，学习成绩一直不理想，来到学校心理咨询室，诉其在大学生活中不知道自己该干什么，没有主见，经常轻信他人，轻率改变自己的方向。该心理咨询师分析该医学生在意志力上出现的问题是
A. 动摇   B. 武断
C. 执拗   D. 独断
E. 盲从

9. 女，22 岁。医学生。最近与男友发生了激烈争执，以致二人分手，情绪极度低落，也十分愤恨，来找学校心理学咨询师寻求帮助。心理咨询师针对其情绪的调节提出的办法中不适合的是
A. 放松训练   B. 降低期望

C. 心理应对   D. 改变认知
E. 不断宣泄

10. 某人做事总是风风火火，速度很快，脾气暴躁，缺乏耐性，而且时不时会出些错误。其气质类型属于
A. 胆汁质   B. 多血质
C. 黏液质   D. 多动质
E. 抑郁质

11. 人的社会性需要不包括
A. 劳动   B. 求知
C. 饮食   D. 交往
E. 尊重

12. 某心外科医生在实施一例先天性心脏病中手术之前的晚上，在自己脑海中反复想象手术的过程、路径以及手术意外的应对措施等。这种思维方式是
A. 聚合思维   B. 形象思维
C. 发散思维   D. 抽象思维
E. 创造思维

13. 已获得的知识、技能和方法对解决新问题会产生影响的心理现象称为
A. 暗示   B. 功能固着
C. 保持   D. 迁移
E. 创造

14. 有些人在工作中认真负责，有些人敷衍了事，有些人得过且过。这些表现在人的性格特征中属于
A. 态度特征   B. 理智特征
C. 认知特征   D. 情绪特征
E. 意志特征

15. 女，18 岁。近几个月来常因琐事与父母发生激烈争吵，闷闷不乐，被诊断为抑郁症而入院治疗。2 周后，其父母去探视，患者起初表现出既想见又不想见的矛盾心理，但最终还是决定拒绝见其父母。医生根据病情同意了患者的决定。该患者起初的心理状态属于
A. 双重趋避冲突
B. 趋避冲突
C. 回避冲突
D. 双避冲突
E. 双趋冲突

16. 心理活动或意识对一定对象的指向或集中的现象称为
A. 注意   B. 人格
C. 记忆   D. 情感
E. 想象

17. 个体经验的获得而引起行为发生相对持久变化的过程称为

A. 记忆　　　　　　B. 感觉

C. 学习　　　　　　D. 知觉

E. 思维

18. 某学生希望毕业后成为外科医师，因此他在临床实习中主动向老师请教，积极为患者服务，并能结合临床案例查阅相关的文献。他的行为表现在意志品质中称为

A. 自觉性　　　　　B. 坚韧性

C. 果断性　　　　　D. 自制力

E. 意志力

19. 根据马斯洛的需要层次理论，人的最高需要是

A. 自我实现　　　　B. 尊重

C. 爱与被爱　　　　D. 安全

E. 生理

20. 心理冲突的类型不包括

A. 双避冲突　　　　B. 双趋冲突

C. 趋避冲突　　　　D. 多重趋避冲突

E. 矛盾冲突

21. 面对同样的社会应激，有人因难以适应而得病；有人很快渡过难关。医学心理学解释此现象的基本观点为

A. 社会影响的观点

B. 情绪作用的观点

C. 人格特征的观点

D. 心身统一的观点

E. 主动调节的观点

第三章　心理健康

1. 心理健康的内容不包括

A. 人格健全　　　　B. 社会适应

C. 信仰坚定　　　　D. 情绪良好

E. 人际和谐

2. 人正常生活的最基本的心理条件是

A. 人际和谐　　　　B. 情绪稳定

C. 人格完整　　　　D. 智力正常

E. 适应环境

3. 以智商高低判断心理健康程度的医学心理学研究角度属于

A. 文化角度　　　　B. 统计角度

C. 病理性评定　　　D. 生理性评定

E. 社会性评定

4. 人正常生活的最基本的心理条件是

A. 人际和谐　　　　B. 智力正常

C. 人格完整　　　　D. 情绪稳定

E. 适应环境

5. 关于青少年情绪、情感的特点，以下说法不正确的是

A. 情绪敏感

B. 情绪反应强烈

C. 情绪心境化

D. 情感丰富

E. 情绪稳定

6. 对于大多数在小学里学习成绩中等的孩子而言，可以判断其智力水平处于正常范围。这一心理健康判断的角度为

A. 文化学角度

B. 社会学角度

C. 人类学角度

D. 统计学角度

E. 病理学角度

7. 依据个体的心理和行为是否符合其社会生活环境与行为规范来判断心理是否健康的研究角度属于

A. 认知学角度

B. 经验学角度

C. 文化学角度

D. 生理学角度

E. 行为学角度

8. "人际和谐"的特点一般不包括

A. 乐于助人　　　　B. 乐于交往

C. 宽以待人　　　　D. 自我完善

E. 不卑不亢

第四章 心理应激与心身疾病

1. A 型行为是下列何种疾病的危险因素
   A. 过敏性紫癜
   B. 支气管哮喘
   C. 冠心病
   D. 癌症
   E. 糖尿病

2. 下列不属于心身疾病的是
   A. 精神分裂症
   B. 冠心病
   C. 消化性溃疡
   D. 糖尿病
   E. 高血压

3. 男，55 岁。早期肝癌患者，微创术后，愈合良好，他认为局部癌组织已切除，不要再想着自己是癌症患者，应坦然地面对生活。该患者应对心理应激的方法是
   A. 提高自身应对能力
   B. 调整对事件认知态度
   C. 增加可控性和可预测性
   D. 接受心理治疗的帮助
   E. 采用心理防御机制

4. 心里社会因素在发病、发展过程中起重要作用的躯体器质性疾病称为
   A. 心理疾病
   B. 神经症
   C. 转换性障碍
   D. 心身疾病
   E. 躯体疾病

5. 男，35 岁。其妻在一场车祸中丧生，其后患者表现为依赖性增强，兴趣变得狭窄，以自我为中心。心理医生认为患者的表现属于应激反应。这类应激反应属于
   A. "或战或逃"反应
   B. 行为退缩反应
   C. 认知反应
   D. 自我防御反应
   E. 情绪反应

6. 根据心身疾病的定义，以下不属于心身疾病的是
   A. 原发性高血压
   B. 腹股沟斜疝
   C. 神经性皮炎
   D. 消化性溃疡

E. 支气管哮喘

7. 不适合接受心理治疗的疾病是
   A. 焦虑症
   B. 恐惧症
   C. 精神分裂症急性发作
   D. 强迫症
   E. 创伤后应激障碍

8. 小李，男，25 岁。硕士研究生毕业后参加工作。半年来对上级领导布置的任务总感觉不能胜任，屡屡出错，受到多次批评后内心受挫，选择了辞职。小李的这种选择在应激反应属于
   A. 认知反应
   B. 生理反应
   C. 情绪反应
   D. 行为反应
   E. 防御反应

9. 女，19 岁。因急性白血病接受骨髓移植治疗，术后被安置于无菌病房中，根据病情，需限制亲属探视，在此期间患者常常出现心情烦躁、不安。针对此情况，心理治疗师指导其采用冥想结合深呼吸的方法来改善自己的情绪。这种应对方式属于
   A. 取得社会支持
   B. 消除应激来源
   C. 调整认知评价
   D. 心理防御机制
   E. 自我调节放松

10. 女，18 岁。某大学一年级新生。入学后对新的学习环境和教学模式不适应，出现情绪焦虑、失眠等情况。该生的辅导员、老师及同学们给予其热情的帮助、疏导和安慰，使该生逐渐走出适应不良的状态。这种应对应激的方法属于
    A. 回避应激源
    B. 催眠心理治疗
    C. 专业思想教育
    D. 运用自我防御机制
    E. 取得社会支持

11. 有些人在面对应激事件时易采用"钻牛角尖"的方式应付。这种应对方式属于
    A. 自我防御反应
    B. 行为反应
    C. 情绪反应
    D. 生理反应

E. 认知反应

12. 内科的心身疾病一般不包括

 A. 冠心病

 B. 高血压

C. 支气管哮喘

D. 肺结核

E. 消化性溃疡

第五章 心理评估

1. 对被评估者的日记、书信、图画、工艺等文化性创作的分析方法（颐恒原创特训营试题）

 A. 观察法   B. 调查法

 C. 作品分析法   D. 会谈法

 E. 测验法

2. 流体智力缓慢下降，晶体智力继续上升的时期是

 A. 青少年期   B. 中年期

 C. 儿童期   D. 老年期

 E. 婴幼儿期

3. 某学生考研，因心理紧张未通过考试，精神很受打击，目前的应激源属于

 A. 社会性应激源

 B. 躯体性应激源

 C. 文化性应激源

 D. 心理性应激源

 E. 环境性应激源

4. 刘女士 2 周前经剖宫产产下一女婴后奶水不足令孩子啼哭不止，加之家里老人身体不好，婴儿及产妇的照顾和护理也是问题，刘女士因此萌生了悲观厌世的想法。对于医护人员来说为了解患者的心理状况，比较简便的心理评估工具为

 A. TAT（主题统觉测验）

 B. H－RB（神经心理成套测验）

 C. SDS（自评抑郁量表）

 D. EPQ（艾森克人格问卷）

 E. MMP（明尼苏达多相人格调查表）

5. 男，12 岁。因注意力不集中、学习困难而求助心理治疗师。心理治疗师给他些散乱的木块，要求其尽可能快地将这些木块拼成一个物件。这种心理测验属于

 A. 言语测验   B. 操作测验

 C. 问卷测验   D. 主观测验

 E. 投射测验

6. 心理评估师给患者进行心理评估时，向患者出示了三张意义含糊的图片，并请他根据对图片内容的理解讲一个较为完整的故事，医生由此可以推测患者的个性特征和心理问题。该测验方法属于

A. 调查法   B. 作业法

C. 观察法   D. 投射法

E. 问卷法

7. 女，45 岁。大学教授。因车祸导致颅脑损伤，智力测验显示其智商为 85 分。同时有一位从未接受过正规教育的老人测得智商也是 85 分。心理治疗师认为前者的智力出现了问题，而后者正常。这一判断所遵循的原则是

A. 客观性原则

B. 中立性原则

C. 操作性原则

D. 保密性原则

E. 标准化原则

8. 在心理评估中，向被检者呈现一幅简单的几何图形，并要求被检者临摹，以观察其视觉空间能力。这种方法属于

A. 会谈法   B. 投射法

C. 问卷法   D. 观察法

E. 作业法

9. 某电视台编辑求助于一家心理治疗中心，希望在该电视台上播放韦氏智力测验的具体内容，以引起公众对心理学的兴趣，但被心理中心的工作人员婉言拒绝。该工作人员遵循的原则是

A. 保密原则

B. 稳定性原则

C. 标准化原则

D. 回避原则

E. 客观原则

10. 心理评估的常用方法不包括

A. 会谈法   B. 测验法

C. 调查法   D. 观察法

E. 实验法

11. 男孩，8 岁。上课反应迟钝，一般的学习任务难以完成，家长带其来心理门诊就诊。此时，心理治疗师应该考虑首先使用的心理评估工具是

A. WISC   B. SDS

C. 16PF
D. EPQ
E. SAS

12. 常用的心理评估方法不包括
A. 观察法
B. 调查法
C. 实验法
D. 会谈法
E. 测验法

13. 360度评估是指由员工本人、领导、下属、同事和顾客等从全方位、各个角度来评估员工的方法。按照心理评估的分类，这种方法属于

A. 调查法
B. 会谈法
C. 心理测验法
D. 观察法
E. 临床评定量表

14. 主试者根据要求面对面提问被试者，这种心理评估的方法是
A. 会谈法
B. 面谈法
C. 作品分析法
D. 投射法
E. 调查法

第六章　心理治疗

1. 患者，22岁，兴奋、失眠。父母带其进行心理咨询，其对医生侃侃而谈，滔滔不绝半小时，医生发现其具有妄想、谵妄等症状，建议其去精神医院就医，说明心理咨询范围不包括
A. 重型精神疾病专科诊疗
B. 帮助提升患者自信
C. 缓解焦虑情绪
D. 改善适应不良
E. 解决发展问题

2. 女，19岁。因心理问题正在接受长程的精神分析治疗，在一次治疗中，患者迟到，心理治疗师语带责备，患者当即大发雷霆。患者的发怒现象最可能属于
A. 投射
B. 释义
C. 变形
D. 移情
E. 象征

3. 男，70岁。被诊断为抑郁障碍，某天得知其一位老朋友是心理治疗师，心想熟人好办事，遂向其求助，但却遭到了拒绝。该心理治疗师拒绝提供服务所依据的心理治疗原则是
A. 回避原则
B. 中立原则
C. 真诚原则
D. 耐心原则
E. 保密原则

4. 男，23岁。大四学生。自述从上大学开始出现与人沟通时紧张、心慌、表达不流畅的现象；因临近毕业需要面试，前来寻求心理帮助。心理治疗师布置了一个面试的现场，让其直接面对"面试官"陈述自己的职业倾向和胜任能力。这种治疗方法为
A. 系统脱敏法
B. 示范法
C. 催眠疗法
D. 厌恶疗法
E. 满灌疗法

5. 某心理治疗师的母亲出现了心理问题，其妹妹想让他给母亲进行心理治疗，但他却把母亲转给其他心理治疗师治疗。该心理治疗师遵循的心理治疗的原则是
A. 保密原则
B. 真诚原则
C. 中立原则
D. 回避原则
E. 系统原则

（6~8题共用题干）
男，48岁。因右胫骨平台骨折术后软组织感染1个月余入院治疗。骨科主治医师王某建议进行专家会诊。会诊决定采用保守治疗，既避免手术治疗造成软组织的进一步损伤，又能节约费用。治疗期间患者经常出现紧张、焦虑，害怕出现组织坏死甚至截肢等严重后果，影响睡眠和康复。

6. 针对该患者的紧张焦虑，最适合的心理干预技术是
A. 冲击疗法
B. 梦的分析
C. 厌恶疗法
D. 系统脱敏法
E. 放松训练

7. 本案例中，专家会诊决定的治疗方案体现的临床诊断伦理原则是
A. 保密守信原则
B. 患者至上原则
C. 公平公正原则
D. 知情同意原则
E. 最优化原则

8. 骨科主治医师应当对患者实施的医学措施是
A. 精神障碍治疗
B. 心理健康指导
C. 精神障碍鉴定
D. 精神障碍诊断
E. 精神障碍检查

9. 精神分析学派认为，在心理地形图中，当前能被注意到的各种心理活动为
   A. 想象
   B. 前意识
   C. 意识
   D. 表象
   E. 潜意识

10. 王某，女，19岁。最近因高考失利而出现情绪低落和失眠的情况。王某的母亲知道王某有位表哥是心理治疗师，比较熟悉和了解王某的情况，要求其给王某做心理治疗，但被这位表哥拒绝了。其表哥拒绝提供治疗服务所依据的原则为
    A. 保密原则
    B. 回避原则
    C. 发展原则
    D. 灵活原则
    E. 中立原则

11. 男，22岁。因为怕脏和反复洗手等被诊断为强迫症。心理治疗师要求患者触摸地面、门把手等，之后不允许其洗手并要求其必须接着做事。经治疗，该患者的强迫症状逐渐减轻。这种治疗方法属于
    A. 系统脱敏疗法
    B. 行为塑造
    C. 厌恶疗法
    D. 冲击疗法
    E. 逐级暴露疗法

12. 某心理治疗师婉拒了一位正在接受其治疗的患者请其吃饭的邀请。该心理治疗师的这一行为所遵循的心理治疗原则是
    A. 保密原则
    B. 关系限定原则
    C. 真诚原则
    D. 客观中立原则
    E. 回避原则

13. 女，30岁。因慢性皮肤溃疡迁延不愈需接受高压氧治疗。患者对高压氧舱的封闭环境感到十分恐惧。心理医生与患者进行了充分的沟通，在做好各种应急准备之后，让患者直接进入高压氧舱以快速克服恐惧心理，同时完成高压氧治疗。这种心理治疗方法是
    A. 放松训练
    B. 冲击疗法
    C. 厌恶疗法
    D. 系统脱敏法
    E. 认知疗法

14. 男，45岁。因焦虑症接受心理治疗，在治疗过程中患者多次约治疗师看电影，并多次打电话叮嘱治疗师"可能下雨要带雨伞"或者"气温下降要添加衣服"等。患者的这种表现是
    A. 象征
    B. 移情
    C. 认同
    D. 阻抗

E. 投射

15. 男，12岁。因频发时轻时重的口吃就诊。经晤谈，心理治疗师认为患儿的口吃症状与其父母感情不好，总在他面前争吵并动辄以离婚相威胁有关，遂要求三人一起接受心理治疗，并采用了循环提问等技术。该心理治疗法称为
    A. 家庭治疗
    B. 精神分析疗法
    C. 人本主义疗法
    D. 行为疗法
    E. 认知疗法

16. 男，26岁。因人际关系问题而寻求心理治疗，被要求分享体验和自己的经验。这一心理治疗的方法属于
    A. 精神分析法
    B. 行为疗法
    C. 以人为中心疗法
    D. 催眠疗法
    E. 认知疗法

(17~19题共用题干)
某小学组织学生接种乙肝疫苗，有5名学生出现头痛、呕吐、四肢乏力，因而送医院就诊。首诊医师及时处置并报告医院有关部门，经医护人员解释、安抚后，5名学生仍有恶心，并伴有焦虑，医院组织专家会诊后排除了由疫苗和其他躯体疾病所致。

17. 根据《疫苗流通与预防接种管理条例》，该事件所出现的情况属于
    A. 药品不良反应
    B. 预防接种异常反应
    C. 医疗事故
    D. 突发公共卫生事件
    E. 群体性心因性反应

18. 首诊医师及时处置并报告医院有关部门所遵循的伦理要求是
    A. 信息公开
    B. 耐心倾听
    C. 保守医密
    D. 恪尽职责
    E. 知情同意

19. 对上述5名未愈学生的焦虑症状，适宜的心理干预方法是
    A. 行为塑造
    B. 放松训练
    C. 厌恶疗法
    D. 催眠疗法
    E. 冲击疗法

20. 女，22岁。每逢路过商店时就会有被售货员怀疑偷窃的想法，无法自制，十分痛苦。遂到心理门诊寻求帮助，心理治疗师指导其每当出现该想法时就用

力拉弹手腕上的橡皮筋，使其产生疼痛，从而逐步
消除其强迫症状。这种治疗方法属于

　A. 厌恶疗法

　B. 系统脱敏疗法

　C. 习惯转换法

　D. 冲击疗法

　E. 代币疗法

21. 男孩，8 岁，孤独症患者。心理治疗师在对其进行
治疗的过程中，每当了解到他有主动向老师问好、
递给小朋友玩具或整理好自己的衣服等情形时，就
奖励他一个纸质小星星作为强化物。该心理治疗师
采用的行为治疗技术是

　A. 自我管理　　　　　B. 代币疗法

　C. 系统脱敏　　　　　D. 满灌疗法

　E. 差别强化

22. 潜意识又称无意识，在人的心理活动中一般处于

　A. 警觉状态　　　　　B. 缓冲状态

　C. 知觉状态　　　　　D. 清晰状态

　E. 压抑状态

23. 男，46 岁。投资顾问。因社交焦虑接受心理治疗，
在心理治疗师的帮助下焦虑明显改善。患者心存感
激，欲将掌握的投资信息告知心理治疗师以作报答，
但被婉言谢绝。在此治疗关系中，该心理治疗师遵
循的原则是

　A. 保密性　　　　　　B. 正式性

　C. 单向性　　　　　　D. 时限性

　E. 系统性

24. 某单位女职工，在一家医院接受过心理评估与心理
治疗，其所在单位领导获悉后想了解该患者的心理
问题现状，遂向医院索要心理评估的结果，但被患
者的心理医生拒绝。该心理医生所遵循的原则是

　A. 耐心原则　　　　　B. 真诚原则

　C. 客观原则　　　　　D. 回避原则

　E. 保密原则

第七章　医患关系与医患沟通

1. 患者，女，30 岁。腹痛 3 天，去医院就诊时，医生观
察她的体态、姿态、状态，医生的这种沟通技巧属于

　A. 言语性沟通

　B. 非言语性沟通

　C. 非技术性沟通

　D. 动作沟通

　E. 眼神沟通

2. 医患交流中，能使沟通更为有效与顺畅的方法是

　A. 尽量多用书面沟通

　B. 避免表达态度和情感

　C. 善用问句引导话题

　D. 尽量使用医学术语

　E. 提供的信息越多越好

3. 医务人员与患者沟通时，适宜的方式是

　A. 多用自我表露

　B. 加快语速

　C. 多用术语

　D. 回避目光

　E. 注意倾听

4. 在医患交往的过程中，医护人员不恰当的交往方式是

　A. 用专业术语进行交流

　B. 重视患者的自我感受

　C. 关注疾病本身和相关话题

　D. 采取封闭和开放式的提问

　E. 了解患者的安全需要

5. 某医院急诊医生接诊了一位遭遇车祸后昏迷的患者，
立即给予了心肺复苏、气管插管等抢救措施。此时的
医患关系所属的类型是

　A. 共同参与型

　B. 主动－被动型

　C. 指导－合作型

　D. 合作－监督型

　E. 主动权威型

6. 有助于患者记忆的信息沟通方式不包括

　A. 规范使用医学缩略术语

　B. 指导问题力求具体

　C. 重要医嘱首先提出

　D. 语言表达通俗易懂

　E. 归纳总结医嘱内容

7. 医生在诊疗过程中经常对患者使用医学专业术语，使
患者难以理解，容易造成误解。这种医患交流的问题
属于

　A. 回忆不良　　　　　B. 沟通障碍

　C. 信息缺乏　　　　　D. 同情不够

　E. 依从性差

8. 医患沟通中的非语言沟通形式不包括

A. 面部表情　　　　　B. 人际距离
C. 引导话题　　　　　D. 身段姿态
E. 目光接触

9. 医生与患者的交谈原则应具有

A. 隐蔽性　　　　　B. 情绪性
C. 广泛性　　　　　D. 指令性
E. 针对性

第八章　患者的心理问题

1. 患者有身躯疾病，入院以来情绪低落忧郁，甚至想要自杀，患者的心理角色行为

A. 异常　　　　　　　B. 强化
C. 冲突　　　　　　　D. 缺如
E. 减退

（2～4题共用题干）

业务员纪某因身体不适去医院就诊，被初步诊断为疑似传染性非典型性肺炎，并被实施单独隔离治疗。2天后，纪某厌倦了被隔离的状态，要求出院，医院反复劝说，不予批准。纪某于当晚溜出医院并回家，医院发现纪某失踪后立即向有关部门报告。家人得知纪某情况后动员其尽快返回医院接受隔离治疗，被纪某拒绝。

2. 根据《传染病防治法》，有权协助医疗机构对纪某采取强制隔离治疗措施的是

A. 卫生监督机构
B. 卫生行政部门
C. 街道办事处
D. 疾病预防控制机构
E. 公安机关

3. 纪某接受隔离治疗后又擅自脱离医院的角色行为属于

A. 角色行为冲突
B. 角色行为缺如
C. 角色行为强化
D. 角色行为减退
E. 角色行为异常

4. 纪某作为患者未履行的主要道德义务是

A. 交纳医疗费用
B. 尊重医生劳动
C. 支持医学发展
D. 配合医师诊治
E. 报告所在单位

5. 一位头部大面积烧伤患者在获知自己的面容没法完全恢复从前的模样后，对在场的医生和护士进行殴打，这属于

A. 角色行为缺如
B. 角色行为减退

C. 角色行为异常
D. 角色行为强化
E. 角色行为冲突

6. 为了加强患者对医嘱的记忆，不宜采取的做法是

A. 医嘱内容简明仅说一次
B. 尽可能采用书面的形式
C. 重要的医嘱要首先强调
D. 让患者复述医嘱并纠错
E. 让患者笔录医嘱的内容

7. 患者虽已住院，但仍坚持工作，并要求提前出院。这种患者角色转变的类型为

A. 角色行为强化
B. 角色行为异常
C. 角色行为冲突
D. 角色行为减退
E. 角色行为缺如

8. 患者表现平静，客观面对患病现实，关注自身疾病。遵行医嘱所体现的患者角色行为类型为

A. 角色行为冲突
B. 角色行为减退
C. 角色行为异常
D. 角色行为缺如
E. 角色行为适应

9. 患者在患病后变得以自我为中心、兴趣狭窄、依赖性增强，并过分关注自己的机体功能。这种心理反应属于

A. 猜疑加重　　　　　B. 行为退化
C. 感情淡漠　　　　　D. 焦虑增强
E. 情绪低落

10. 张某是某医院的主管护师，在平常工作中，十分重视对患者的心理护理，能根据不同患者的不同心理问题制订相应的计划进行干预。其心理护理所遵循的原则是

A. 启迪性原则
B. 针对性原则
C. 保密性原则

D. 稳定性原则

E. 自我管理原则

11. 男，55岁。工程师。因膀胱癌入院准备接受手术治疗。在术前准备期间，患者一方面希望尽快恢复健康而配合各种检查和治疗，另一方面又担心自己主持的工程项目出问题而自行离院回单位开会。这种患者角色的状态属于

A. 角色行为强化

B. 角色行为异常

C. 角色行为适应

D. 角色行为缺如

E. 角色行为冲突

12. 女，48岁。某乡镇企业负责人。5个月前被确诊为乳腺癌并接受手术治疗。术后患者仅休息了2个月，便全身心地投入了工作，同患病前一样从事日常工作，参加各种会议，对于自己身体的康复情况并不重视，不按照要求到医院复查，也不愿意再接受任何其他的治疗。该女性角色行为改变类型属于

A. 角色行为冲突

B. 角色行为缺如

C. 角色行为异常

D. 角色行为减退

E. 角色行为强化

13. 医生告知某患者其患有糖尿病并且应接受药物治疗，但该患者并不相信自己患病，未听从医生的医嘱服药而是继续上班。该患者的角色行为类型属于

A. 角色行为转化

B. 角色行为缺如

C. 角色行为强化

D. 角色行为异常

E. 角色行为冲突

第十篇　医学伦理学

第一章　绪　论

1. "大医精诚"的我国古代医学家是
   A. 张仲景　　　　　　B. 陈实功
   C. 孙思邈　　　　　　D. 扁鹊
   E. 董奉

2. 下列不属于医学伦理学研究对象的是
   A. 医务人员与患者之间的关系
   B. 医务人员与医学发展之间的关系
   C. 医务人员与其家庭成员之间的关系
   D. 医务人员与社会之间的关系
   E. 医务人员相互之间的关系

3. 医学人道观的基本内容不包括
   A. 尊重患者的平等医疗保健权
   B. 消除或减轻影响患者健康的危险因素
   C. 对患者尽量使用高新技术
   D. 尊重患者的人格
   E. 尊重患者的生命

4. 提出"人命至重，有贵千金，一方济之，德逾于此"观点的是
   A. 孙思邈　　　　　　B. 扁鹊
   C. 李时珍　　　　　　D. 张仲景
   E. 华佗

5. 提出以"最大多数人的最大幸福"作为道德判断准则的学者是
   A. 边沁　　　　　　　B. 密尔
   C. 苏格拉底　　　　　D. 亚里士多德
   E. 康德

6. 医学伦理学属于
   A. 环境伦理学
   B. 社会伦理学
   C. 元伦理学
   D. 描述伦理学
   E. 规范伦理学

第二章　医学伦理学的规范体系

1. 道德现象的特殊本质是
   A. 实践精神　　　　　B. 职业精神
   C. 人道精神　　　　　D. 奉献精神
   E. 革命精神

2. 患者因原发性醛固酮增多症住院治疗，科室医护人员在其床头卡上的姓名标注"原醛症"。医护人员的做法违背的医学理学基本原则是
   A. 尊重原则　　　　　B. 不伤害原则
   C. 公益原则　　　　　D. 公正原则
   E. 有利原则

3. 女，23岁。遵医嘱需肌内注射，在注射室内尚有男患者时，护士让该患者露出臀部进行注射，引起她的

不满，护士则认为来看病就无须避嫌。该护士的观点和做法违背的伦理原则
   A. 公正原则　　　　　B. 尊重原则
   C. 不伤害原则　　　　D. 公益原则
   E. 有利原则

4. 医学伦理学中尊重原则所涵盖的权利不包括
   A. 自主选择权
   B. 社会免责权
   C. 个人隐私权
   D. 知情同意权
   E. 人格尊严权

5. 在医疗实践活动中分配医疗收益与平衡时，类似的个

案适用相同的准则，不同的个案适合不同的准则。体现的医学伦理基本原则是

A. 尊重原则
B. 不伤害原则

C. 公正原则
D. 有利原则
E. 公益原则

第三章 医疗活动中的人际关系道德

1. 在医患交往过程中，医护人员不恰当的交往方式是
   A. 重视患者的自我感受
   B. 采取封闭和开放式的提问
   C. 用专业术语进行交流
   D. 关注疾病本身和相关话题
   E. 了解患者的安全需要

2. 适用于"主动-被动型"医患关系模式的患者群体中一般不包括
   A. 昏迷患者
   B. 婴幼儿患者
   C. 焦虑症患者
   D. 痴呆患者
   E. 精神分裂症缺乏自知力患者

3. 《柳叶刀》曾发表的《新世纪的医师职业精神——医师宣言》提出："信任是医患关系的核心，而利他主义是这种信任的基础。"该观点揭示的医患关系性质是
   A. 信托关系
   B. 互助关系
   C. 利益关系
   D. 消费关系
   E. 契约关系

4. 协调医务人员之间关系的首要思想基础和道德要求是
   A. 彼此信任，相互协作
   B. 维护健康，救治生命
   C. 彼此独立，相互支持
   D. 彼此平等，相互尊重
   E. 互相学习，共同提高

5. 患者查阅医疗记录和复印部分病历的权利属于
   A. 平等就医权
   B. 特殊干涉权
   C. 隐私保护权
   D. 损害赔偿权
   E. 知情同意权

6. 检验科医师贾某为交流业务信息在朋友圈上传了一名艾滋病患者的检验数据，并进行了解读，其中包括患者的工作单位，有人提醒他此行为侵犯了患者的法定权利。贾某侵犯的患者权利是

A. 健康权 B. 姓名权
C. 身份权 D. 知情权
E. 隐私权

7. 相对于一般契约关系而言，医生在医患关系负有更重的义务，但这些义务中不包括
   A. 监督义务 B. 保密义务
   C. 披露义务 D. 注意义务
   E. 忠实义务

8. 医患关系的实质是
   A. 具有经济性质的商业关系
   B. 具有契约性质的信托关系
   C. 具有法律性质的契约关系
   D. 具有市场性质的交换关系
   E. 具有宗教性质的文化关系

(9~11题共用备选答案)
   A. 彼此信任，互相协作
   B. 关心、爱护、尊重患者，保护患者隐私
   C. 努力消除歧视，促进医疗卫生资料的公平分配
   D. 努力钻研业务，更新知识，提高专业技术水平
   E. 提高道德修养水平

9. 医师应履行的专业责任是

10. 医师之间应恪守的道德规范是

11. 医师对患者应承担的责任是

12. 在医务人员之间人际关系的特点中，"比、学、赶、帮、超"体现的是
    A. 协作性 B. 平等性
    C. 互助性 D. 竞争性
    E. 同一性

13. 下列关于医患关系特点的表述错误的是
    A. 医者应保持情感的中立性
    B. 双方目的的一致性
    C. 人格尊严、权利上的平等性
    D. 医学知识和能力的对称性
    E. 医患矛盾存在的必然性

14. 医务人员就医疗行为进行说明的首选对象是
    A. 患者朋友

B. 患者同事

C. 患者所在的单位领导

D. 患者本人

E. 患者亲属

（15～17题共用题干）

连某因患严重躁狂抑郁障碍，正在精神病专科医院住院治疗。因病情恶化，患者出现伤人毁物等行为，医院在没有其他可替代措施的情况下，对其实施了约束身体的措施，但实施后没有及时通知连某的监护人。连某的父亲作为监护人探视时，看到儿子被捆绑在病床上非常气愤。

15. 依照《精神卫生法》对患者连某实施的约束行为的性质属于

A. 治疗性措施

B. 惩罚性措施

C. 保护性医疗措施

D. 诊断性措施

E. 警告性措施

16. 对患者连某实施身体约束而未告知其监护人的做法，侵犯的患方权利是

A. 生命权　　　　　　B. 健康权

C. 认知权　　　　　　D. 知情权

E. 名誉权

17. 该案例中所形成的医患关系模式是

A. 主动－被动型

B. 指导－合作型

C. 契约许可型

D. 指导参与型

E. 共同参与型

第四章　临床诊疗实践道德

1. 男性，70岁，急性肠梗阻入院，无儿无女，其妻神志恍惚。须紧急手术，医生做法合乎伦理要求的是

A. 直接手术

B. 让其妻子签字后手术

C. 经卫生行政管理部门同意后手术

D. 病程记录后手术

E. 经医院领导同意后手术

2. 男，70岁。因脑出血1小时入院，病情危重。医生建议立即手术，并告知家属可能存在的风险，不手术则会有生命风险。家属经济困难，示意医生只需作简单处置，放弃救治，听任其死亡，但拒绝对此签字。此时医生应选择的最佳决策是

A. 一定要家属签字，否则让患者转院

B. 听从家属决定，并在病历上如实记录家属意见

C. 征求医院领导意见并与家属充分沟通，确定符合实际的救治手段

D. 申请法院做出决策

E. 不考虑家属意见，医生直接手术

3. 在选择和确定疾病的诊疗方案时，告知患者病情并最终由其决定，体现的是

A. 协同一致原则

B. 有利原则

C. 整体性原则

D. 知情同意原则

E. 最优化原则

4. 女，30岁。孕40周，无剖宫产适应证，但产妇及家属坚决要求剖宫产。术后新生儿出现呼吸困难，诊断新生儿湿肺，家属对此提出质疑。主治医师称，产妇本不该手术，自然分娩该病发生的概率较低，这些信息已告知且产妇及家属已签字。但家属认为医生是权威，应由医生决定是否进行手术，如果医生讲清楚剖宫产会导致新生儿湿肺，我们不会再坚持。本案例中，该医师违背的临床诊疗伦理要求是

A. 履行知情同意手续

B. 药品合理配伍

C. 严格掌握适应证

D. 医护精诚协作

E. 认真做好术前准备

（5～7题共用题干）

女，28岁。妊娠2个月，到某大学附属医院妇产科接受人工流产手术。接诊医师在给患者检查时，旁边有10多位男女见习医学生。患者要求见习医生出去，被接诊医师拒绝，随后医师边操作边给医学生讲解。术后患者质问医师为何示教未事先告知，医师认为患者在医院无隐私，后患者以隐私权被侵犯为由，要求当地卫生行政部门进行处理。

5. 基于该案例，下列说法符合伦理的是

A. 临床教学观摩应征得患者同意

B. 患者应无条件配合接诊医师的教学工作

C. 对于不接受临床示教的患者不应该做人工流产

手术

D. 教学医院的患者没有拒绝临床教学观摩的权利

E. 教学医院就诊的患者没有要求保护的权利

6. 基于该案例，该患者就诊期间未被满足的心理需要为

A. 尊重的需要

B. 生理的需要

C. 归属与爱的需要

D. 自我实现的需要

E. 安全的需要

7. 基于该案例，卫生行政部门给予当事医师警告处分。处分的依据是

A. 执业医师法

B. 药品管理法

C. 行政处罚法

D. 母婴保健法

E. 精神卫生法

8. 医师在旅游途中救治了一名突发心脏病的旅客，该医师履行的是

A. 岗位职责　　　　B. 医师职权

C. 政治义务　　　　D. 法律义务

E. 道德义务

9. 王某，女，75岁。患病后始终不愿就诊，而是在家中烧香拜佛祈求病愈。王某的儿子见母亲病情加重，便请社区医师到家里为其母诊治，但遭到王某拒绝。医师符合伦理的做法是

A. 鉴于患者拒绝，社区医师应放弃诊治

B. 对患者信佛不信医的行为进行批评

C. 向患者进行耐心解释，规劝其接受相应诊治

D. 在家属协助下，对患者实施强制诊治

E. 患者行为影响健康，应及时报告派出所处置

10. 某医师给住院患者开具了药物医嘱后，很快发现自己的医嘱有误，但判断其不会给患者造成严重后果。此时该医师的最佳做法是

A. 失误不会造成严重后果，可隐瞒以避免纠纷

B. 不告知患者失误的实情，后续治疗中适当弥补

C. 不告知其他人，对患者进行密切观察

D. 纠正医嘱，并对出现的失误予以积极补救

E. 先不告知患者，若其知晓再为自己的失误辩护

（11～12题共用备选答案）

A. 耐心倾听，正确引导

B. 对症下药，剂量安全

C. 严谨求实，防止差错

D. 尊重患者，心正无私

E. 尊重患者，知情同意

11. 医生在询问病史过程中应遵循的主要伦理要求是

12. 男医师给女患者进行妇科检查时需有护士或者其他医务人员在场的规定遵循的伦理要求是

（13～15题共用题干）

男，35岁。已婚。因尿道口有脓性分泌物到医院就诊，被诊断为淋病。

13. 根据《传染病防治法》对传染病分类的规定，该患者所患疾病属于

A. 按乙类管理的丙类传染病

B. 丙类传染病

C. 甲类传染病

D. 按甲类管理的乙类传染病

E. 乙类传染病

14. 如果患者拒绝将病情如实告知其妻子，医师所面对的境况属于

A. 多重趋避冲突

B. 趋避冲突

C. 双趋冲突

D. 双重趋避冲突

E. 双避冲突

15. 为防止该病传染给患者妻子，医师符合伦理的最佳做法是

A. 请示当地疾病预防控制中心

B. 劝说患者告知其妻子实情

C. 将实情直接告知其妻子

D. 告知患者所在单位

E. 同意不告知患者妻子

（16～18题共用备选答案）

A. 平等相待，廉洁奉公

B. 积极进取，保证安全

C. 精诚团结，密切协作

D. 耐心倾听，正确引导

E. 关心体贴，减少痛苦

16. 体格检查的伦理要求是

17. 询问病史的伦理要求是

18. 医务人员在手术中应遵循的伦理要求是

19. 一位服用了60多片安定的精神病患者被送到医院急救，患者父母表示无力承担抢救费用。按照急救伦理的要求，医生应该选择的处理措施是

A. 在征得患者父母同意和医院领导同意的情况下，迅速实施抢救

B. 在征得患者父母同意的情况下，放弃治疗

C. 放弃治疗，让患者父母将其接回家

D. 向民政部门反映，争取社会支持，并由他们决定是否抢救

E. 仅给予患者家庭能够承受费用的支持疗法

20. 李某，因妊娠异常需行剖宫产术，经治医师在告知产妇丈夫手术相关信息并取得签字后实施手术。胎儿被取出后发现产妇患有双侧卵巢畸胎瘤，遂告知其丈夫并建议切除双侧卵巢。李某丈夫立即打电话与其他家属商议，医师在尚未得到家属商议结果的情况下，继续手术并切除双侧卵巢，于是发生医患纠纷。此案例中，医师侵犯的患方权利是

A. 疾病认知权

B. 知情同意权

C. 隐私保护权

D. 生命权

E. 健康权

（21~23 题共用备选答案）

A. 勇担风险，团结协作

B. 掌握手术指征，动机纯正

C. 以健康、稳定的情绪影响患者

D. 对症下药，剂量安全

E. 减轻痛苦，加速康复

21. 手术后治疗的伦理要求是

22. 心理治疗的伦理要求是

23. 临床急救的伦理要求是

24. 对临床诊疗道德中最优化原则理解全面的是

A. 采取没有风险的治疗手段

B. 选择以最小代价获得最大效果的治疗方案

C. 选择让患者花费最少的治疗方案

D. 尽可能使用保守治疗方案

E. 采取使患者没有痛苦的治疗手段

25. 下列选项中符合手术治疗伦理要求的是

A. 患者坚决要求而无指征的手术也可实施

B. 手术对患者确实有益时，可无须患者知情同意

C. 患者充分信任时，医生可自行决定手术方案

D. 手术方案必须经患者单位同意

E. 手术方案应经患者知情同意

26. 某医院内科病房，责任护士误将甲床患者的青霉素注射给乙床患者。发现错误后，该护士心里十分矛盾和紧张，对乙床患者进行严密观察，没有出现青霉素过敏反应。对此以下说法符合伦理的是

A. 患者没出现过敏反应，为避免护士与患者发生矛盾，不应告诉患者

B. 打错针后护士已经进行了严密的观察，以免承担更大责任

C. 打错针后应及时将情况上报主管护士长，进行观察并采取进一步治疗

D. 患者未出现过敏反应，可以不告诉护士长以免受处分

E. 住院患者太多，护理任务紧张，出错在所难免

（27~29 题共用备选答案）

A. 严守法规　　　　B. 公正分配

C. 加强协作　　　　D. 合理配伍

E. 对症下药

27. 当患者要求住院医师开具精神药品处方时，该医师应当遵循的伦理要求是

28. 医生根据临床诊断选择相适应的药物进行治疗，遵循的医学伦理学要求是

29. 医生采取"多头堵""大包围"的方式开具大处方，违背的医学伦理要求是

30. 按照临床治疗道德的最优化原则，医务人员不需要考虑的是

A. 患者的地位　　　　B. 医疗安全

C. 诊疗效果　　　　　D. 诊疗费用

E. 患者的痛苦

第五章　临终关怀和死亡伦理

1. 患者，女性，83 岁，胃癌晚期。自入院以来卧床半年，现鼻饲维持，其无儿无女，唯一的陪护是 85 岁的老伴。针对该患者最佳医疗措施是

A. 消极安乐死

B. 积极安乐死

C. 仁慈杀死

D. 临终关怀

E. 放弃治疗

2. 临终关怀的目的是

A. 加快患者死亡

B. 进一步明确患者病情

C. 延长患者生存时间

D. 提高患者临终质量

E. 有效利用社会医疗资源

3. 医务人员遵从临终患者及家属的请求给予减轻痛苦的维持治疗，直至生命自行终结。这种做法属于

A. 积极安乐死

B. 临终关怀

C. 医助自杀

D. 消极安乐死

E. 主动安乐死

4. 女，17 岁。脑部受伤住院，入院后虽经积极救治，但 3 天后患者进入脑死亡状态。医师告知其父母，并建议撤掉呼吸机。其父母看到女儿在呼吸机支持下仍有呼吸，并能触及到女儿的脉搏，坚决不接受医师的建议。此时，该医师符合伦理的做法是

A. 尊重其父母的意愿并不惜一切代价救治

B. 执行脑死亡标准并劝说其父母捐献患者器官

C. 直接撤掉呼吸机并填写死亡报告

D. 请公证机关来公证患者已经死亡

E. 向患者父母解释脑死亡，征得其同意后撤掉呼吸机

5. 男 70 岁。因脑出血 1 小时入院，病情危重。医生建议立即手术，并告知家属手术可能存在的风险，不手术则会有生命危险。家属因经济困难，示意医生只需做简单处置，放弃救治，听任其死亡，但拒绝对此签字。此时医生应选择的最佳决策是

A. 一定要家属签字，否则让病人转院

B. 听从家属决定，并在病历上如实记录家属意见

C. 征求医院领导意见并与家属充分沟通，确定符合实际的救治手段

D. 提请法院做出决策

E. 不考虑家属意见，医生直接手术

6. 某癌症患者，心理状态较差且预后不良，治疗过程中

需要家属的积极配合。对此，医生关于患者的最佳告知方式是

A. 告知家属部分病情并向患者保密

B. 告知家属实情并对患者适度告知

C. 告知患者部分病情并向家属保密

D. 直接告知患者实情

E. 告知患者及家属实情

7. 实施主动安乐死的首要社会条件是

A. 家属的主动要求

B. 安乐死的合法化

C. 患者的主动要求

D. 能够减轻患者的痛苦

E. 维护患者的尊严

8. 实施脑死亡标准的直接伦理目的是

A. 减轻家属的身心痛苦

B. 促进人体器官移植

C. 维护死者的尊严

D. 节约卫生资源

E. 尊重患者死亡的权利

9. 下列符合临终关怀伦理要求的做法是

A. 优先考虑临终患者家属的权益

B. 尽力满足临终患者的生活需求

C. 帮助临终患者抗拒死亡

D. 满足临终患者结束生命的要求

E. 建议临终患者选择安乐死

第六章 公共卫生道德与健康伦理

1. 西藏是我国受碘缺乏危害最严重的地区之一，过去广大农牧民长期食用含碘量较低的土盐，给当地群众的健康带来不良后果。自 2008 年起，西藏将碘盐推广作为商务领域重要惠民工程，提高农牧民食用碘盐补贴标准，层层落实碘盐推广责任制等各项政策。农牧区碘盐覆盖率由 2005 年的 34% 提高至 2010 年的 91.2%。体现的公共卫生原则是

A. 社会公益　　B. 互助协同

C. 全社会参与　　D. 社会公正

E. 信息公开

2. 从公共卫生伦理的角度，为因防治雾霾而对产生工业污染的企业采取限制政策正当性进行伦理辩护的理论是

A. 福利主义　　B. 境遇主义

C. 自由主义　　D. 功利主义

E. 社群主义

3. 某市一双苯厂车间发生连续爆炸后，苯类污染物污染了附近的河流，市政府决定立即在全市停止供应源于被污染河流的自来水。市政府的做法遵循的公共卫生伦理原则是

A. 社会公正原则

B. 信息公开原则

C. 社会公益原则

D. 互助协同原则

E. 全民参与原则

4. 对疑似甲类传染病患者予以隔离所体现的公共卫生伦理原则是

A. 社会公益原则

B. 互助协同原则

C. 信息公开原则

D. 社会公正原则

E. 全社会参与原则

5. 对甲类传染病患者实施强制隔离措施时，应当遵循的公共卫生伦理原则是

A. 互助协同原则

B. 信息公开原则

C. 全社会参与原则

D. 以病人为中心原则

E. 社会公正原则

6. 下列不属于传染病防控工作伦理要求的是

A. 尊重传染病患者的人格和权利

B. 做好传染病的监测和报告

C. 开展传染病的预防宣传教育

D. 采取走访患者家庭以预防医患冲突

E. 尊重科学事实

7. 以下属于公共卫生工作特有的伦理原则是

A. 生命价值原则

B. 尊重自主原则

C. 最优化原则

D. 隐私保密原则

E. 公众参与原则

8. 在某地区的死因顺位中，成年人的首位死因是心脏病，并且有逐年上升趋势。下列各项措施中不属于该地区优先策略的是

A. 以高胆固醇血症和家族史为指标，确定为高危人群，然后做适当干预

B. 通过媒体倡导居民增加身体活动

C. 大力发展心脏专科医院，为病人提供优质的治疗服务

D. 在社区人群中开展减少心脏病危险因素的咨询

E. 加强公共场所与工作场所的控烟

第七章 医学科研道德

1. 某医学科研人员将处于试验阶段的药物用于临床并向患者收取费用。该做法违背的医学科研伦理要求是

A. 敢于创新　　　B. 规范操作

C. 精益求精　　　D. 动机纯正

E. 公私兼顾

2. 下列符合动物实验伦理要求的是

A. 对医学研究中的低等动物无须考虑人道问题

B. 用尽可能少的实验动物获得尽可能多的实验数据

C. 医学研究的科学性不能以牺牲动物的福利为代价

D. 尽可能用活体动物代替无知觉的实验材料

E. 尽可能用高等动物代替低等动物

3. 不符合我国人类精子库管理伦理原则要求的是

A. 捐精者有权随时停止捐精

B. 捐精行为应完全自愿

C. 捐精者有权知道捐精的用途

D. 禁止同一捐精者的精子使 5 名以上妇女受孕

E. 捐精者应与精子库的医务人员保持互盲

4. 人体实验道德的首要原则是

A. 医学目的原则

B. 随机对照原则

C. 信息公开原则

D. 知情同意原则

E. 维护受试者利益原则

5. 对涉及人的生物医学研究进行伦理审查的根本目的是

A. 保护受试者的尊严和权利

B. 保护受试者的经济利益

C. 尊重研究者的基本权利

D. 确保医学科研的规范性

E. 维护研究机构的科研利益

6. 在多中心人体试验审查中，项目总负责人单位伦理委员会审查通过后，项目参加单位的伦理委员会应当

A. 重新审查

B. 不再审查

C. 只审查本单位的可行性

D. 只审查方案的科学性

E. 只审查受试者的知情同意书

第八章 医学高科技伦理

1. 某女坚持单身主义,想通过辅助生殖技术生下小孩,遂到某医院生殖科,要求通过人工受精的方式生下小孩,遭到工作人员的拒绝,请问该工作人员遵循的医学伦理学原则是
   - A. 有利于患者原则
   - B. 知情同意原则
   - C. 保护后代原则
   - D. 社会公益原则
   - E. 严防商业化原则

2. 在辅助生殖技术应用中,医务人员应综合考虑各种因素,告知患者目前可供选择的治疗手段及利弊风险。此规定所体现的伦理原则是
   - A. 社会公益原则
   - B. 有利于患者原则
   - C. 保密原则
   - D. 知情同意原则
   - E. 伦理监督原则

3. 男,44岁。患尿毒症急需肾移植。患者希望亲属捐肾,经查患者姐姐待业的儿子组织配型合适,并愿意捐献一侧肾脏,患者则承诺术后办理病退并设法让其接替工作。了解该情况后,医院器官伦理审查委员会没有批准此捐献。伦理审查委员会所依据的伦理原则是
   - A. 无偿与禁止商业化原则
   - B. 知情同意原则
   - C. 双方自主原则
   - D. 患者健康利益至上原则

   - E. 尊重和保护供者原则

4. 某研究员在其发表的一篇论文中使用了他人的部分图表及数据,但未加注明,后被杂志社撤稿。该研究员的做法违背的医学科研伦理要求是
   - A. 知情同意
   - B. 敢于怀疑
   - C. 知识公开
   - D. 诚实严谨
   - E. 团结协作

5. 按照我国"人类辅助生殖技术伦理原则"的要求,目前允许实施的辅助生殖技术是
   - A. 人卵胞浆移植
   - B. 精子捐赠助孕
   - C. 胚胎赠送助孕
   - D. 人卵核移植
   - E. 非商业性代孕

6. 下列说法符合人类辅助生殖技术伦理要求的是
   - A. 医疗机构不得向未婚大龄妇女提供助孕技术
   - B. 医疗机构不得保留供精人工受孕妇女的病历资料
   - C. 社会名人负有捐赠其精/卵子的法律义务
   - D. 我国大陆已婚女性,若其丈夫同意可提供无偿代孕服务
   - E. 实施人工授精时,精子库必须保证提供新鲜精子

7. 下列说法符合我国人类辅助生殖技术的伦理原则的是
   - A. 对已婚女性可以实施商业代孕技术
   - B. 对离异单身女性可以实施商业代孕技术
   - C. 对任何女性都不得实施代孕技术
   - D. 对自愿的单身女性可以实施代孕技术
   - E. 对已婚女性可以实施亲属间的代孕技术

第九章 医务人员的医学伦理素质的养成与行为规范

1. 对医务人员进行道德评价的首要标准是看其医疗行为是否有利于
   - A. 患者疾病的缓解和康复
   - B. 医学科学的发展和社会的进步
   - C. 人类生存环境的保护和改善
   - D. 减轻患者及其家属的经济负担
   - E. 优生和人群的健康、长寿

2. 《医疗机构从业人员行为规范》提出的医疗机构从业

人员执业的价值目标是
   - A. 为人民健康服务
   - B. 发扬人道主义精神
   - C. 树立大医精诚理念
   - D. 以患者为中心
   - E. 救死扶伤,防病治病

3. 属于医务人员自我道德评价方式的是
   - A. 慎独
   - B. 内心信念

C. 传统习俗 　　　　D. 监督

E. 社会舆论

4. 医师在诊所活动中，不过度医疗所体现的医师行为规范是

　　A. 规范行医 　　　B. 严格权限

　　C. 救死扶伤 　　　D. 重视人文

　　E. 规范文书

5. 医学道德评价的首要标准是

　　A. 患者疾病的缓解和康复

　　B. 医疗机构的发展

　　C. 人类生存和环境保护及改善

　　D. 医学科学发展和社会进步

　　E. 医务人员社会地位的提升

6.《医疗机构从业人员行为规范》中"以人为本，践行宗旨"的具体要求不包括

　　A. 积极维护社会公益，促进人类健康

　　B. 坚持救死扶伤，防病治病的宗旨

　　C. 发扬大医精诚理念

　　D. 以患者为中心，全心全意为人民健康服务

　　E. 发扬人道主义精神

（7~9题共用备选答案）

　　A. 以患者为中心

　　B. 救死扶伤

　　C. 人道行医

　　D. 大医精诚

　　E. 为人民健康服务

7. 医疗机构从业人员理想的人格形象是

8. 医疗机构从业人员理想的职业价值目标是

9. 医疗机构从业人员理想的职业道德手段是

第十一篇 卫生法规

第一章 绪 论

1. 下列不属于行政处罚的是

A. 没收违法所得

B. 行政拘留

C. 责令停产停业

D. 查封、扣押

E. 罚款

第二章 公共卫生法

1. 不属于预防接种法定记录的是

A. 疫苗有效期

B. 接种者姓名

C. 疫苗名称

D. 接种后注意事项

E. 疫苗剂次

2. 根据《传染病防治法》规定，需按照甲类传染病采取预防控制措施的乙类传染病是

A. 疟疾   B. 肺炭疽

C. 登革热   D. 梅毒

E. 肺结核

3. 进行职业病诊断时应当符合分析的因素不包括

A. 职业史

B. 医疗保险的方式

C. 职业病危害接触史

D. 工作场所职业病危害因素

E. 临床表现及辅助检查结果

4. 在艾滋病治疗与救助工作中，医疗卫生机构职责不包括

A. 进行预防艾滋病母婴传播技术指导

B. 提供艾滋病防治咨询服务

C. 提供艾滋病诊断和治疗服务

D. 防止发生艾滋病医院感染

E. 将感染或发病事实告知其近亲属

5. 疫苗接种记录依法应保存的最低年限是

A. 3 年   B. 5 年

C. 2 年   D. 1 年

E. 4 年

6. 根据《突发公共卫生事件应急条例》，卫生行政部门应当对医疗机构采取责令改正、通报批评、给予警告处理的情形是

A. 未建立突发事件信息发布制度

B. 未对突发事件开展流行病学调查

C. 未向社会发布突发事件信息

D. 未及时诊断不明原因疾病

E. 未履行突发事件报告职责

7. 某医疗机构发现 1 例鼠疫患者，其病情特殊，传染性明显高于以往，医师怀疑发生菌株变异，计划将该菌株送往上级实验室进一步研究。关于该菌株的运输说法正确的是

A. 经省级卫生行政部门批准后方可运输

B. 在疾病预防控制机构指导下由医疗机构送往上级实验室

C. 由医疗机构和上级实验室共同委托第三方运输

D. 由医疗机构直接送往上级实验室

E. 由上级实验室自行来采取

8. 预防接种异常反应是指

A. 心理因素引起的个体心因性反应

B. 疫苗本身特性引起的接种后一般反应

C. 合格疫苗在实施规范接种过程中给受种者造成

损害

D. 受种者在接种时正处于某种疾病的前驱期，接种后偶合发病

E. 接种单位违反预防接种方案给受种者造成损害

9. 一般情况下法定传染病报告人不包括

A. 疾病预防控制机构的医师

B. 出入境检验检疫工作人员

C. 体检中心的医师

D. 医疗机构的就诊者

E. 血站的护士

10. 某医疗机构1周内收治多名患手足口病的小学生，未按规定履行报告职责，也未及时采取控制措施，致使疫情扩散。县卫生行政部门得知此情况后立即启动应急预案，及时控制了疫情，同时对事件进行调查，认为该医疗机构行为违法且情节严重，依法做出了处理。该处理是

A. 责令改正

B. 通报批评

C. 吊销《医疗机构执业许可证》

D. 给予警告

E. 暂停执业活动

11. 负责向社会发布突发公共卫生事件信息的法定单位是

A. 县级人民政府

B. 省级人民政府

C. 国务院卫生计生行政部门

D. 国务院新闻办公室

E. 设区的市级人民政府

12. 某县医院因收治多例人感染高致病性禽流感患者未按规定报告受到行政处罚。为此，该医院积极整改，加强《传染病防治法》的宣传，并落实各项传染病防治任务，不属于医院应承担的任务是

A. 开展流行病学调查

B. 承担责任区域内传染病预防工作

C. 承担医疗活动中与医院感染有关的威胁因素检测

D. 防止传染病的医源性感染

E. 防止传染病的医院感染

13. 医疗机构为预防传染病院内传播应承担的职责是

A. 实施传染病预防控制规划

B. 收集和分析传染病疫情信息

C. 对传染病预防工作进行指导

D. 流行病学调查

E. 医疗废物处理

14. 医疗卫生机构发现重大食物中毒事件后，应当在规定的时限内向所在地县级卫生行政部门报告，该时限是

A. 2小时   B. 1小时

C. 4小时   D. 12小时

E. 24小时

15. 根据《传染病防治法》规定，需按照甲类传染病采取预防控制措施的乙类传染病是

A. 疟疾   B. 肺炭疽

C. 登革热   D. 梅毒

E. 肺结核

16. 按照甲类传染病管理的乙类传染病是

A. 猩红热   B. 艾滋病

C. 登革热   D. 脊髓灰质炎

E. 肺炭疽

17. 某县医院收治了数名高热伴头痛、鼻塞、流涕、全身酸痛等症状的患者，后被确诊为H7N9流感。为了防止疾病传播，该医院严格按照有关规定立即对患者予以隔离和治疗，同时在规定的时限内向当地卫生计生行政部门进行了报告，该规定时限是

A. 3小时   B. 5小时

C. 4小时   D. 1小时

E. 2小时

18. 国家规定与艾滋病检测相关的制度是

A. 义务检测   B. 强制检测

C. 有奖检测   D. 自愿检测

E. 定期检测

19. 某地相继发生多例以急性发病、高热、头痛等症状为主要临床表现的病因不明的疾病，被确定为突发公共卫生事件。当地乡卫生院以床位紧张为由，拒绝收治此类患者，被患者家属投诉。县卫生局经调查核实后，决定给予乡卫生院行政处罚。该处罚是

A. 诫勉谈话   B. 责令改正

C. 责令检查   D. 警告

E. 通报批评

第三章 医疗法

1. 《医疗事故处理条例》与《母婴保健法》及其实施办法中，婚前医学检查服务的内容是指
   A. 进行性卫生知识、生育知识的教育
   B. 进行遗传病知识的教育
   C. 对有关婚配问题提供医学意见
   D. 对有关生育健康问题提供医学意见
   E. 对严重遗传疾病、指定传染病和有关精神病的检查

2. 医疗机构应当设置电离辐射醒目警示标志的场所是
   A. 放射性工作人员办公室
   B. 放射性检查报告单发放处
   C. 接受放射诊疗患者的病房
   D. 医学影像科候诊区
   E. 放射性废物储存场所

3. 医疗机构应对无正当理由开具抗菌药物超常处方达到一定次数的医师提出警告，应当予以警告的最低次数是
   A. 2 次
   B. 6 次
   C. 3 次
   D. 4 次
   E. 5 次

4. 哌醋甲酯用于治疗儿童多动症时，每张处方不得超过
   A. 3 日常用量
   B. 5 日常用量
   C. 7 日常用量
   D. 10 日常用量
   E. 15 日常用量

5. 急诊抢救患者未能及时填写病历，医务人员应当在抢救结束后多长时间内补记
   A. 12 小时
   B. 4 小时
   C. 2 小时
   D. 3 小时
   E. 6 小时

6. 李某想去外地旅游，欲向单位请假找执业医师王某开"病毒心肌炎，全休 1 个月"病假条，对于王某的行为，县卫生局可以给予
   A. 吊销其医师执业证书
   B. 警告或责令其暂停执业活动 3 ~ 6 个月，并接受培训和继续教育
   C. 警告或责令其暂停执业活动六个月至 1 年
   D. 调离医师岗位
   E. 给予行政或纪律处分

7. 男，26 岁。到妇幼保健院进行婚前检查，淋病奈瑟菌阳性，确诊为淋病，如果你是医生建议患者如何做
   A. 暂缓结婚
   B. 可以结婚
   C. 可以生育
   D. 不能结婚
   E. 不可生育

8. 行胃大部分切除术，需要输血 1200ml，经主治医生签字后，配血站不配血，说不符合程序，违反了下列哪项程序
   A. 科主任未签字
   B. 医院领导未签字
   C. 库存中心领导未签字
   D. 医务科主任未签字
   E. 全部医师签字

9. 具有高等学校医学专业本科学历，报考执业医师资格考试的，需要在医疗预防保健机构中工作满一定年限，该年限是
   A. 3 年
   B. 5 年
   C. 1 年
   D. 4 年
   E. 2 年

(10 ~ 11 题共用题干)
女，40 岁。离异后情绪低落，失眠 3 个月。主治医师开二类精神处方进行治疗。

10. 患者和医生关系的类型是
    A. 主动合作
    B. 指导合作
    C. 共同参与
    D. 主动被动
    E. 指导参与

11. 医院保存精神二类处方的年限是
    A. 10 年
    B. 5 年
    C. 3 年
    D. 2 年
    E. 1 年

12. 因医疗机构的行为造成患者损害，应当承担侵权责任的情形是
    A. 未经患者同意公开其病历资料
    B. 患者认为医务人员没有尽到合理诊疗义务
    C. 未说服患者近亲属配合符合诊疗规范的诊疗
    D. 限于当时医疗水平的诊疗
    E. 未说服患者配合符合诊疗规范的诊疗

13. 医师被医疗机构限制处方权的情形是
    A. 休病假期间
    B. 参加离岗培训期间

C. 不按规定使用药品说明书

D. 外出会诊期间

E. 出现超常处方 3 次以上且无正当理由

14. 对未取得第一类精神药品处方资格擅自开具该类药品处方、尚未造成严重后果的医师，应当给予的行政处罚是

A. 吊销医师执业证书

B. 没收违法所得

C. 警告，暂停其执业活动

D. 罚款

E. 限制其处方权

15. 医疗机构执业许可证应于校验期满前一定期限内向登记机关申请办理校验手续，该期限是

A. 1 个月　　　　　　B. 半年

C. 15 天　　　　　　 D. 3 个月

E. 10 天

16. 男，30 岁。因胸闷、胸痛到某医院做冠状动脉 CT 检查，注射造影剂后患者立即出现休克，经抢救无效死亡，医患双方发生纠纷。后经鉴定，认为患者死亡系临床中极为少见的造影剂过敏所致。根据《医疗事故处理条例》，该事件性质属于

A. 医疗事故，医方承担主要责任

B. 医疗意外，医方不承担责任

C. 医疗事故，医方承担轻微责任

D. 医疗事故，医方承担全部责任

E. 医疗事故，医方承担次要责任

17. 女，27 岁。因分娩大出血急需输血。当地血站距医院较远无法及时提供，其他医院也无血液可供调剂。医院按照临时采血规程和技术标准采集血液，挽救了患者生命。事后医院依法在规定时限内向当地卫生行政部门进行了报告，该时限是

A. 15 日　　　　　　B. 5 日

C. 1 日　　　　　　 D. 10 日

E. 3 日

18. 患者有损害，但医疗机构不承担赔偿责任的是

A. 在抢救生命垂危患者等紧急情况下未尽到合理诊疗义务

B. 患者或者其近亲属不配合医疗机构进行符合诊疗规范的诊疗

C. 未经患者同意公开其病历资料

D. 未尽到与当时医疗水平相应的诊疗义务

E. 医务人员无明显过错

19. 一般情况下，需要由主治医师申请、上级医师审核、科室主任核准签发的输血备血量是

A. 200 ~ 400ml　　　 B. 600 ~ 800ml

C. 400 ~ 600ml　　　 D. 100 ~ 200ml

E. 800 ~ 1600ml

20. 《精神卫生法》关于精神障碍，医学鉴定的要求是

A. 鉴定人应当对鉴定过程进行实时记录并签名

B. 就诊者未经精神障碍医学鉴定，医疗机构不得实施住院治疗

C. 不能确定就诊者为严重精神障碍的应当经医学鉴定

D. 鉴定报告应当由精神障碍患者或者其监护人签字同意

E. 鉴定人不应当到收治精神障碍患者的医疗机构面见、询问患者

21. 某地级市卫生行政部门接到举报，称市中心医院妇产科主治医师陶某违反《母婴保健法》及其实施办法相关规定，未经市级卫生行政部门批准擅自从事母婴保健专项技术服务，经查证举报属实，依法给予陶某行政处罚。陶某的违法行为是

A. 擅自开展宫腔镜手术

B. 擅自从事助产技术服务

C. 擅自开展孕妇营养咨询和指导

D. 擅自开展婴儿保健

E. 擅自从事婚前医学检查

(22 ~ 23 题共用备选答案)

A. 3 日　　　　　　　B. 2 日

C. 1 日　　　　　　　D. 5 日

E. 7 日

22. 急诊处方的用药日数一般不得超过

23. 普通处方的用药日数一般不得超过

24. 依据《精神卫生法》，给予吊销精神科医师执业证书处罚的情形是

A. 未及时对有伤害自身危险的患者进行检查评估的

B. 精神障碍患者对再次诊断结论有异议的

C. 故意将非精神障碍患者诊断为精神障碍患者的

D. 对实施住院治疗的患者未根据评估结果做出处理的

E. 拒绝对送诊的疑似精神障碍患者做出诊断的

25. 医疗机构临床用血管理的第一责任人是

A. 临床用血的医师

B. 医疗机构输血科主任

C. 临床用血所在科室的负责人

D. 临床用血医师的上级医师

E. 医疗机构法定代表人

26. 医疗机构任用非卫生技术人员从事医疗卫生技术工作应给予罚款处罚，其最高金额是

A. 5 千元　　　　　　B. 8 千元

C. 2 千元　　　　　　D. 1 万元

E. 3 千元

27. 医务人员必须经过省级卫生计生行政部门考核并取得相应合格证书方可从事的母婴保健服务项目是

A. 结扎手术

B. 家庭接生

C. 产前诊断

D. 婚前医学检查

E. 终止妊娠手术

28. 依据《侵权责任法》，医务人员实施手术前应当向患者说明的事项是

A. 医疗纠纷处理方式

B. 隐私保密要求

C. 替代医疗方案

D. 承担赔偿责任的情形

E. 复印病历资料范围

29. 目前我国提倡的活体供体器官获取的方式是

A. 自由买卖

B. 推定同意

C. 自愿捐献

D. 家属决定

E. 医生强制

30. 某县医院在处方检查中发现某医师开具了 3 张超常处方，医院领导询问其原因，该医师未能做出合理解释。于是，医院根据相关规定对其做出了处理。该处理是

A. 责令暂停执业

B. 限制处方权

C. 取消处方权

D. 记过

E. 注销执业证书

31. 某县医院医师张某在一个考核周期内开具不合理处方达 5 次以上，被认定考核不合格。县卫生计生行政部门根据《执业医师法》责令其暂停一定期限的执业活动并接受培训。该期限是

A. 3～9 个月

B. 3～6 个月

C. 1～6 个月

D. 6～12 个月

E. 1～3 个月

（32～33 题共用备选答案）

A. 2 年　　　　　　B. 3 年

C. 1 年　　　　　　D. 4 年

E. 5 年

32. 对中止执业活动达到一定年限的医师，应当注销其

执业注册，该年限是

33. 急诊处方依法应保存的年限是

34. 《精神卫生法》规定承担精神障碍患者再次诊断的精神科执业医师人数是

A. 5 人

B. 2 人

C. 4 人

D. 1 人

E. 3 人

35. 根据《放射治疗管理规定》，非特殊需要，不得对受孕一定时间的育龄妇女进行下腹部放射影像检查。该时间段是受孕后

A. 28～34 周

B. 34～36 周

C. 8～15 周

D. 36～38 周

E. 16～28 周

36. 医疗机构保存住院病历的最低期限是

A. 30 年

B. 15 年

C. 20 年

D. 50 年

E. 10 年

37. 卫生计生行政部门可以责令发生医疗事故的医务人员暂停职业活动的期限是

A. 1 个月以上 3 个月以下

B. 6 个月以上 1 年以下

C. 1 年以上 3 年以下

D. 3 个月以上 6 个月以下

E. 1 年以上 18 个月以下

38. 依照我国《人体器官移植条例》，下列可以为其直系血亲捐献肾脏的是

A. 27 周岁的未婚男性

B. 35 周岁的严重智力低下患者

C. 17 周岁的健康中学生

D. 25 周岁的乙肝患者

E. 22 周岁的精神病患者

39. 母婴保健工作人员出具虚假医学证明，即使未造成严重后果，仍应承担一定的法律责任。该法律责任是

A. 暂停执业

B. 行政处分

C. 吊销执业证书

D. 通报批评

E. 注销执业注册

B. 输血过程和输血后疗效评价情况

C. 输血治疗知情同意书

D. 输血记录单

E. 患者输血适应证的评估

53. 《医疗机构管理条例》规定的医疗机构执业规则是

　　A. 符合医疗机构的基本标准

　　B. 按照核准登记的诊疗科目开展诊疗活动

　　C. 符合区域医疗机会设置规划

　　D. 能够独立承担民事责任

　　E. 可进行执业登记

（54～55题共用备选答案）

　　A. 吊销执业证书

　　B. 责令改正

　　C. 暂停执业活动

　　D. 罚款

　　E. 通报批评

54. 医师判断患者为非正常死亡但未按照规定报告，应给予的行政处罚是

55. 医师隐匿、伪造或者擅自销毁医学文书且情节严重的，应给予的行政处罚是

56. 某患者凌晨因心脏病发作被送入医院抢救，但不幸于当天上午8点死亡。下午3时，患者家属要求查阅病历，院方以抢救时间紧急，尚未补记病历为由未予提供，引起家属不满，投诉至卫生局。根据《卫生事故处理条例》规定，卫生局应给予医院的处理是

　　A. 限期整顿

　　B. 责令改正

　　C. 罚款

　　D. 吊销执业许可证

　　E. 警告

57. 某孕妇在家里分娩一死胎，为向生育管理部门申请新的生育指标，其家属要求卫生院出具死亡证明文件，乡卫生院拒绝出具。理由是

A. 产妇本人没有提出申请

B. 产妇户口不在卫生院所在地

C. 需向卫生部门报告

D. 未经医护人员亲自接产

E. 未接公安部门通知

58. 医疗侵权赔偿责任中，医疗过错的认定标准是

　　A. 未尽到分级诊疗义务

　　B. 未尽到先行垫付义务

　　C. 未尽到健康教育义务

　　D. 未尽到主动协商义务

　　E. 未尽到与当时医疗水平相适应的义务

（59～60题共用备选答案）

　　A. 3年　　　　　　B. 5年

　　C. 1年　　　　　　D. 4年

　　E. 2年

59. 取得执业助理医师执业证书后，具有高等学校医学专科学历的，可以在医疗、预防、保健机构中工作满一定年限后报考执业医师资格考试，该年限是

60. 具有高等学校医学专业本科学历，报考执业医师资格考试的，需要在医疗、预防、保健机构中工作满一定年限，该年限是

61. 根据《中华人民共和国基本医疗卫生与健康促进法》保障全民基本健康的医疗卫生事业的原则是

　　A. 公平性　　　　　B. 公益性

　　C. 普惠性　　　　　D. 平均性

　　E. 利益性

62. 某医师发生一级医疗事故，根据《医疗事故处理条例》卫生行政部门对该医生的处理是

　　A. 吊销执业证

　　B. 罚款

　　C. 暂停执业

　　D. 行政处罚

　　E. 行政处分

第四章　药事法

（1～2题共用备选答案）

　　A. 1年　　　　　　B. 2年

　　C. 3年　　　　　　D. 4年

　　E. 5年

1. 麻醉药品处方的保存期限为

2. 第二类精神药品处方的保存期限为

3. 对未取得第一类精神药品处方资格擅自开具该类药品处方、尚未造成严重后果的医师，应当给予的行政处罚是

A. 吊销医师执业证书

B. 没收违法所得

C. 警告，暂停其执业活动

D. 罚款

E. 限制其处方权

4. 某市药品监督管理部门接到群众举报，称怀疑某药店销售假药，并提供了购买的药品。药品监督管理部门经调查，认定药品符合假药规定的情形。该情形是

A. 超过有效期

B. 药品所含成分与国家药品标准规定的成分不符

C. 擅自添加着色剂

D. 药品成分的含量不符合国家药品标准

E. 更改生产批号

5. 李某系县医院内科主治医师，在执业活动中因有违反《抗菌药物临床应用管理办法》规定的情形，被医院取消了抗菌药物处方权。该情形是

A. 使用非限制使用级抗菌药物

B. 紧急情况下未经批准越级使用抗菌药物

C. 抗菌药物考核不合格

D. 使用限制使用级抗菌药物

E. 未参加抗菌药物规范化培训

6. 按照假药论处的药品是

A. 未标明有效期的药品

B. 擅自添加矫味剂的药品

C. 更改生产批号的药品

D. 超过有效期的药品

E. 被污染的药品

7. 医务人员收受药品生产企业的财物，情节尚不严重时，依法应对其给予的处罚是

A. 没收违法所得

B. 罚款

C. 吊销执业证书

D. 追究刑事责任

E. 警告

8. 某患者因肺部感染入院，经多种抗菌药物治疗效果不明显。主治医师刘某夜班时发现患者病情危重，需要使用特殊使用级抗菌药物治疗。依照《抗菌药物临床使用管理办法》规定，刘某越级使用了抗菌药物，同时详细记录用药指征，并在规定时限内补办了越级使用抗菌药物的必要手续。该时限是

A. 12 小时　　　　　B. 3 小时

C. 24 小时　　　　　D. 6 小时

E. 2 小时

9. 有权对收受药物经营企业财物的医务人员做出没收违法所得的处罚的单位是

A. 卫生计生行政部门

B. 公安机关

C. 食品药品监督管理部门

D. 医师协会

E. 工商行政管理部门

10. 抗菌药物的细菌耐药率超过一定的百分比时，应慎重经验用药。该百分比是

A. 50%　　　　　B. 20%

C. 10%　　　　　D. 40%

E. 30%

11. 对收受药品生产经营企业或其他代理人财物且情节严重的医师，卫生计生行政部门应当做的处理是

A. 注销执业证书

B. 暂停执业活动

C. 吊销执业证书

D. 记过

E. 警告

12. 具有麻醉药品处方权的执业医师被追究法律责任的情形是

A. 未依照规定进行麻醉药品处方专册登记

B. 未依照规定保存麻醉药品专用处方

C. 未依照规定储存麻醉药物

D. 紧急借用麻醉药品后未备案

E. 未按照临床应用指导原则的要求使用麻醉药品

13. 主治医师邱某经过抗菌药物临床应用知识和规范化管理培训并考核合格后，被授予限制使用级抗菌药物处方权。但不久，邱某因违反《抗菌药物临床应用管理办法》的相关规定，受到医院警告并限制其上述处方权。医院处理邱某的依据是

A. 多次使用非限制使用级抗菌药物

B. 使用价格相对较高的抗菌药

C. 在紧急情况下越级使用抗菌药物

D. 无正当理由开具抗菌药物超常处方 3 次以上

E. 在门诊使用限制使用级抗菌药物

14. 属于《疫苗流通和预防接种管理条例》规定的预防接种异常反应情形是

A. 心理因素发生的群体心因性反应

B. 实施规范接种后造成受种者的损害

C. 与受种者疾病偶合出现的损害

D. 疫苗质量不合格给受种者造成的损害

E. 接种医生违反接种程序造成的损害

15. 具有麻醉药品处方资格的执业医师违反规定开具麻醉药品造成严重后果的，卫生行政部门依法对其做出的处理是

A. 暂停执业半年

B. 吊销执业证书

C. 取消麻醉药品的处方资格

D. 警告

E. 罚款

16. 某村卫生室私自从"不法药贩"处购入药品用于患者的治疗，险些造成患者死亡。事发后，经有关部门调查检测，认定该药品为假药。该认定依据的事实是
    A. 药品标签未标明有效期
    B. 药品擅自添加着色剂
    C. 直接接触药品的包装材料未经批准
    D. 药品超过有效期
    E. 药品所含成分与国家药品标准规定的成分不符

(17～18题共用备选答案)
    A. 开具抗菌药物处方牟取不正当利益
    B. 发生抗菌药物不良事件
    C. 出现开具抗菌药物超常处方3次以上且无正当理由
    D. 因紧急情况越级使用抗菌药物
    E. 使用的抗菌药物明显超出规定用量

17. 医疗机构对医生提出警告并限制其特殊使用级抗菌药物处方权的情形是

18. 医疗机构取消医生抗菌药物处方权的情形是

19. 医疗机构应当对无正当理由开具抗菌药物超常处方达到一定次数的医师提出警告。应当予以警告的最低次数是
    A. 4次　　　　　　　　B. 6次
    C. 5次　　　　　　　　D. 3次
    E. 2次

20. 医疗机构发现可能与用药有关的严重不良反应，必须及时报告。有权接受其报告的单位是

    A. 药品检验机构和疾病预防控制机构
    B. 卫生监督机构和卫生计生行政部门
    C. 药品生产主管部门和药品经营主管部门
    D. 疾病预防控制机构和卫生监督机构
    E. 药品监督管理部门和卫生计生行政部门

21. 《疫苗流通和预防接种管理条列》规定的预防接种异常反应情形是
    A. 受种者在接种时处于某种疾病的潜伏期，接种后偶然发病
    B. 因心里因素发生的个体或者群体的心因性反应
    C. 合格疫苗在规范接种过程中相关各方均无过错但造成受种者机体组织器官损害
    D. 因疫苗质量不合格给受种者造成的损害
    E. 因疫苗本身特性引起的接种后一般反应

22. 可授予特殊使用级抗菌的药物处方权的医务人员是
    A. 主治医师　　　　　　B. 住院医师
    C. 乡村医生　　　　　　D. 副主任医师
    E. 实习医生

23. 某地药品监督管理部门接到多名眼疾患者举报，反映在县医院眼科就诊使用某药后发生"眼内炎"。药品监督部门经过调查确认该药为假药，其法定依据为
    A. 未标明有效期
    B. 未标明生产批号
    C. 未经批准进口
    D. 变质的药
    E. 擅自添加着色剂

第三部分　预防医学

第十二篇　预防医学

第一章　绪　论

1. 在职业病的危害防治和职业人群健康监护中，不属于第一级预防措施的是
   - A. 加强通风排毒
   - B. 改革工艺，采用无毒原料
   - C. 生产过程机械化、自动化、密闭化
   - D. 制定职业接触限值
   - E. 定期对工人进行体检

2. 以下既属于第一级预防，也属于第三级预防的是
   - A. 体力活动促进
   - B. 环境有害因素的整治
   - C. 脑卒中病人的功能锻炼
   - D. 高血压管理
   - E. 控烟

3. 属于第二级预防措施的是
   - A. 遗传咨询
   - B. 疾病筛检
   - C. 病后康复
   - D. 健康促进
   - E. 疫苗接种

4. 以下各项中不适合采取第一级预防的是
   - A. 职业病
   - B. 糖尿病
   - C. 心血管疾病
   - D. 脑卒中
   - E. 病因不明的疾病

5. 下列疾病的预防以第一级预防为主要控制策略的是
   - A. 碘缺乏病
   - B. 类风湿关节炎
   - C. 胰腺癌
   - D. 结肠直肠癌
   - E. 乳腺癌

第二章　医学统计学方法

1. 各个系统疾病百分率的构成比，用哪种适合
   - A. 直条图
   - B. 圆图
   - C. 直方图
   - D. 线图
   - E. 散点图

2. 均数和标准差的关系是
   - A. $\bar{X}$ 越大，S 越小
   - B. $\bar{X}$ 越小，S 越大
   - C. S 越小，$\bar{X}$ 代表性越好
   - D. S 越大，$\bar{X}$ 代表性越好
   - E. S 越小，$\bar{X}$ 代表性越差

3. 描述新冠肺炎患者职业构成比资料，宜选用
   - A. 直方图
   - B. 圆图
   - C. 直条图
   - D. 线图
   - E. 散点图

4. 欲比较两种药物的效果是否有差别，若疗效评定为"很有效，较有效，效果一般，基本无效"，宜采用的统计分析方法是
   A. 卡方检验　　　　　B. t 检验
   C. 方差分析　　　　　D. 回归分析
   E. 秩和检验

5. 某研究者对随机抽取了 300 名大学生的身高和体重资料进行相关分析，$r = 0.39$，且 $P < 0.01$（$a = 0.05$），则说明身高和体重之间
   A. 存在数量关系
   B. 因果关系
   C. 无直线相关关系
   D. 存在直线相关关系
   E. 存在曲线相关关系

6. 欲比较 4 种疗法治疗慢性胃炎的效果，观察了 200 例该病患者。该资料进行 χ^2 检验。自由度为

有效	无效	合计	有效率
35	15	50	70.0
32	18	50	64.0
31	19	50	62.0
28	22	50	56.0
126	64	200	63.0

   A. 5　　　　　　　　　B. 4
   C. 3　　　　　　　　　D. 2
   E. 1

（7~8 题共用备选答案）
   A. $< P_{99}$　　　　　B. $> P_1$
   C. $< P_{50}$　　　　　D. $< P_5$
   E. $> P_5$

7. 某生理指标属偏态分布，异常值偏低，为计算 95% 人群医学参考值范围，计算

8. 某生理指标属偏态分布，异常值偏高，为计算 99% 人群医学参考值范围，计算

9. 欲描述某省 2010 年鼻咽癌患者的职业构成情况，宜绘制的统计图是
   A. 普通线图
   B. 半对数线图
   C. 直方图
   D. 直条图
   E. 圆图

10. 调查某地区 200 名女大学生的血清总蛋白含量，其均数为 75.7g/L，标准差 3.1g/L，算得 95% 参考值范围为 69.62~81.78g/L。则该地区大约有
    A. 95% 女大学生血清总蛋白含量高于 69.62g/L
    B. 5% 女大学生血清蛋总白含量低于 81.78g/L

C. 2.5% 女大学生血清总蛋白含量高于 69.62g/L
D. 2.5% 女大学生血清总蛋白含量高于 81.78g/L
E. 5% 女大学生血清总蛋白含量低于 69.62g/L

（11~13 题共用题干）
　　某医师进行一项随机对照临床试验以观察三种降血糖药物 A、B、C 的临床疗效，结果如下表。

三种药物的临床疗效

药物	有效	无效	合计
A	99	21	120
B	78	41	119
C	77	43	120

11. 该资料的类型为
    A. 多项有序分类资料
    B. 二项分类资料
    C. 等级资料
    D. 定量资料
    E. 多项无序

12. 该研究设计方案的类型为
    A. 配对设计
    B. 队列研究
    C. 随机区组设计
    D. 病例对照研究
    E. 完全随机设计

13. 若要判断 A、B、C 三种药物降血糖的效果是否不同，应选用的统计分析方法是
    A. 秩和检验
    B. 直线回归分析
    C. t 检验
    D. F 检验
    E. χ^2 检验

14. 反映均数抽样误差大小的指标是
    A. 全距　　　　　　　B. 标准误
    C. 均数　　　　　　　D. 标准差
    E. 变异系数

15. 在假设检验中为了减小犯 II 类错误的概率，应
    A. 严格做到均衡
    B. 保留有效数字更多位数
    C. 减小犯 I 类错误的概率
    D. 增加样本量
    E. 更好随机抽样

16. 编制统计表时，做法错误的是
    A. 同一指标的小数位数保留一致
    B. 表内数据一律用阿拉伯数字表示

C. 统计表需要标题

D. 表中必须有竖线

E. 表中若缺省或未记录可用"…"表示

17. 描述一组正态分布资料离散程度大小的最佳指标是

A. 四分位数间距

B. 标准差

C. 极差

D. 离均差平方和

E. 百分位数

18. 已知人体血铅值仅以过高为异常，且其服从正偏态分布，若要估计某地成年人血铅含量的95%医学参考值范围，宜采用

A. $> P_5$ B. $P_{2.5} \sim P_{97.5}$

C. $P_5 \sim P_{95}$ D. $< P_{95}$

E. $< P_{97.5}$

19. Meta分析中常见的偏倚不包括

A. 引用偏倚

B. 发表偏倚

C. 文献库偏倚

D. 失访偏倚

E. 多次发表偏倚

20. 呈对数正态分布的数值变量资料，描述集中趋势的指标最好选用

A. 几何均数   B. 众数

C. 算术均数   D. 调和均数

E. 中位数

21. 某医院抽样调查得100名健康人血清胆固醇数值（mmol/L），资料呈正态分布。经计算平均数为4.8000，标准差为0.7920，则标准误为

A. 0.0792   B. 0.7920

C. 0.0079   D. 0.048

E. 7.920

（22~23题共用备选答案）

A. 标准差

B. 四分位数间距

C. 算术均数

D. 几何均数

E. 中位数

22. 反映一组观察值离散程度最好的指标是

23. 若偏态分布资料一端或两端无确切的数值，描述其集中趋势的指标是

24. 两样本均数比较t检验，差别有统计学意义时，P越小，说明

A. 两总体均数的差别不大

B. 两总体均数的差别越大

C. 越有理由认为两总体均数的差别很大

D. 越有理由认为两样体均数不同

E. 越有理由认为两总体均数不同

25. 当样本含量固定时，第一类错误α和第二类错误β的关系为

A. α愈大，β可能愈大

B. α > β

C. α < β

D. α愈大，β可能愈小

E. α = β

26. 对儿童进行乙型肝炎疫苗接种的临床试验研究，为评价其流行病学预防效果，选用的指标最好是

A. 发病率   B. 效果指数

C. 感染率   D. 死亡率

E. 病死率

27. 若用统计图直观地表达某城市在8年中肝炎的发病率随时间的变化情况，宜选择

A. 圆图   B. 直条图

C. 普通线图   D. 直方图

E. 散点图

28. 某煤矿职工医院预探讨二、三期矽肺患者胸部平片阴影密度级别（+、++、+++、++++）间是否不同，可选择

A. 线性回归

B. 成组设计比较的秩和检查

C. 直线相关

D. 两样本t检查

E. 四格表χ^2检查

29. 某医师随机抽取性别、病情严重程度等条件相近的红斑狼疮患者28例，随机等分为两个治疗组。一个疗程后检测dsDNA抗体滴度（倒数）资料如下：

抗体滴度（倒数）	甲组	乙组
阴性	1	1
10	1	–
40	1	2
60	2	–
80	1	–
120	1	5
320	1	–
480	1	2
560	2	2
1240	1	2
1240~	2	2

该资料分析可选用

A. χ^2 检验
B. 秩和检验
C. t 检验
D. Z 检验
E. 方差分析

30. 根据一项包括 50 例病例和 50 例对照的调查结果，两组关于可能病因因素分布的差异没有统计学意义，可以据此得出结论
   A. 这个差异可能是抽样误差所致
   B. 病例和对照组的可比性已被证实
   C. 观察者或调查者的偏性已被消除
   D. 该因素与疾病可能有联系
   E. 这个差异临床上可能是显著的

（31 ~ 33 题共用备选答案）
   A. 散点图
   B. 线图
   C. 直条图
   D. 直方图
   E. 圆图

31. 用于描述连续型变量资料频率分布的统计图是

32. 可用于描述两连续型变量之间相关关系的统计图是

33. 描述事物内部各组成部分所占比例宜使用

34. 在直线回归分析中，如果算得回归系数 b > 0，则
   A. $\beta < 0$
   B. $\beta > 0$
   C. 还需进行假设检验确定 β 是否等于零
   D. 不需要进行假设检验确定 β 是否等于零
   E. $\beta = 0$

35. 某年，甲、乙两人群，几种特殊部位的肿瘤新报告病例的构成比如下表：

肿瘤部位	甲人群（%）	乙人群（%）
肺癌	15.0	7.7
乳腺癌	30.0	20.0
子宫颈癌	25.0	15.7
其他肿瘤	30.0	56.6
合计	100.0	100.0

据此推论甲人群较乙人群更容易患肺癌、乳腺癌和子宫颈癌，该推论
   A. 不正确，因为未用率指标测量
   B. 不正确，因为未进行率的标化
   C. 不正确，因为未设对照组
   D. 正确
   E. 不正确，因为未区分发病率或死亡率

36. 已知甲地老年人比例大于乙地，经普查得甲地冠心病死亡率为 5%，乙地冠心病死亡率为 4%。若希望

比较甲、乙两地冠心病死亡率的高低，则
   A. 应做率的 Z 检验
   B. 计算标化率后再比较
   C. 应做秩和检验
   D. 应做两个率比较的 χ^2 检验
   E. 可用两地的死亡率直接进行比较

37. 为了解某地区铅污染的情况，抽样收集了 130 人的尿铅值，经分析发现数据为偏态分布。若要对数据进行描述，应选择集中趋势和离散程度的指标为
   A. 中位数和标准差
   B. 中位数和极差
   C. 中位数和四分位间距
   D. 算术均数和标准差
   E. 算术均数和四分位间距

38. 随机抽样调查甲、乙两地正常成年男子身高，得甲地身高的均值为 175cm，乙地为 179cm，经 t 检验得 $P < \alpha$，差别有统计学意义。其结论为
   A. 可认为两地正常成年男子平均身高相差不大
   B. 甲、乙两地正常成年男子身高均值相差较大
   C. 两地接受调查的正常成年男子平均身高不同
   D. 可认为两地正常成年男子平均身高不同
   E. 两地接受调查的正常成年男子平均身高差别较大

39. 某幼儿园大班 10 名 6 岁儿童接受百白破疫苗注射后，做血清抗体测定，其抗体滴度分别是 1:20，1:20，1:40，1:40，1:80，1:80，1:160，1:160，1:320，1:640。描述抗体滴度的集中趋势的指标应选用
   A. 标准差
   B. 极差
   C. 算术平均数
   D. 几何平均数
   E. 四分位间距

40. 用样本均数估计总体均数的可靠性大小时所使用的指标是
   A. 标准差
   B. 标准误
   C. 变异系数
   D. 算术均数
   E. 全距

41. 两样本均数比较的 t 检验，其目的是检验
   A. 两样本均数是否相等
   B. 两样本所属的总体均数是否相等
   C. 两样本所属总体的均数相差有多大
   D. 两样本所属总体的均数为多大
   E. 两样本均数相差有多大

第三章 流行病学原理与方法

1. 疾病的三间分布是指
   A. 国家、地区和城市分布
   B. 职业、家庭和环境分布
   C. 短期波动、季节性和周期性分布
   D. 年龄、性别和种族分布
   E. 时间、地区和人群分布

（2~4 题共用题干）

用钼靶 X 线摄片检查方法做乳腺癌的筛检试验，分别检查了 100 名未患乳腺癌的妇女，结果如下表：

筛检试验	活检确诊结果		合计
	乳腺癌	非乳腺癌	
乳腺癌	64	16	80
非乳腺癌	36	84	120
合计	100	100	200

2. 此项筛检试验中灵敏度为
   A. 16%
   B. 84%
   C. 74%
   D. 36%
   E. 64%

3. 此项筛检试验中特异度为
   A. 16%
   B. 84%
   C. 64%
   D. 36%
   E. 74%

4. 此项筛检试验的粗一致率为
   A. 74%
   B. 16%
   C. 84%
   D. 36%
   E. 64%

5. 2016—2017 年度，用某筛检试验方法对某病进行筛检。在这段时间内该病的患病率增加了 1 倍。导致发生相应改变的特征是
   A. 可靠性
   B. 阳性预测值
   C. 特异度
   D. 灵敏度
   E. 粗一致性

6. 反映新冠肺炎严重程度的指标是
   A. 发病率
   B. 死亡率
   C. 病死率
   D. 罹患率
   E. 患病率

7. 新冠病毒的病死率极高，其病死率的定义是指
   A. 新增病例数/暴露人口数
   B. 新旧病例人数/平均人口
   C. 某病死亡人数/同期确诊患该病人数
   D. 某疾病死亡人数/同期平均人口数
   E. 原有病例数/暴露人口数

8. 某有一城市要对老年人接种流感疫苗，先对这个城市人群按经济条件分了好、中、差三类，从中按 1/10 抽样，这种抽样调查的类型为
   A. 系统抽样
   B. 整群抽样
   C. 分层抽样
   D. 随机抽样
   E. 单纯抽样

9. 某研究者在社区进行糖尿病患病率调查时，首先将全区的人群按经济条件分为好、较好、差三类，然后每一类各随机抽取 1/100 的人做调查。该研究者使用的抽样方法分别是
   A. 整群抽样，机械抽样
   B. 系统抽样，单纯随机抽样
   C. 机械抽样，分层抽样
   D. 分层抽样，单纯随机抽样
   E. 单纯随机抽样，系统抽样

10. 某人研究了肥胖与糖尿病的关系，设置病例组 100 个糖尿病病人，其中 60 人肥胖；设置对照组 80 个非糖尿病病人，其中 30 人肥胖。该研究可以计算的指标为
    A. 比值比
    B. 相对危险度
    C. 发病率
    D. 患病率
    E. 罹患率

11. 某研究者为研究脂肪摄入量与胰腺癌的关系，在社区内选择高脂肪和低脂肪摄入者各 200 名，从 50 岁开始对他们进行随访 10 年。在随访期间，高脂肪摄入组中有 20 人，低脂肪摄入组中有 10 人被诊断为胰腺癌。这种研究方法为
    A. 队列研究
    B. 病例对照研究
    C. 现况调查研究
    D. 临床试验研究
    E. 现场试验研究

12. 某单位会餐的 100 人中，有 30 人因食某一被弧菌污染的食物，于会餐后的 3 天内发生腹泻、腹痛。这 30% 是
    A. 罹患率
    B. 发病率
    C. 患病率
    D. 感染率
    E. 发病比

13. 疾病监测的目的不包括
    A. 验证病因假设
    B. 预测疾病流行
    C. 评价预防效果
    D. 描述疾病分布
    E. 监测疾病暴发

14. 队列研究的观察终点是指
    A. 观察对象出现了预期的结果
    B. 观察对象因非研究因素退出研究
    C. 整个研究工作结束
    D. 观察对象死于车祸等意外
    E. 随访者与观察对象失去联系

15. 以下属于评价筛查试验本身的真实性的一组指标是
    A. 特异度、标准差
    B. 灵敏度、特异度
    C. 灵敏度、变异系数
    D. 约登指数、预测值
    E. 正确指数、变异系数

16. 流行病学三角模型中的"三角"是指
    A. 生物环境、社会环境和物质环境
    B. 遗传、宿主和环境
    C. 致病因素、宿主和环境
    D. 传染源、传播途径和易感人群
    E. 遗传、环境和病原微生物

17. 描述暴发疫情严重性的最佳指标是
    A. 死亡率
    B. 续发人数
    C. 发病人数
    D. 罹患率
    E. 患病人数

18. 某乡有 4 万人，约 1 万户。欲抽样调查 4000 人，按该乡家庭人口登记名册，以户为单位，随机抽取第 1 户，随后每间隔 10 户再抽取 1 户，对被抽到的家庭进行调查。这种抽样方法称为
    A. 单纯随机抽样
    B. 系统抽样
    C. 整群抽样
    D. 多级抽样
    E. 分层抽样

19. 为探索胃癌发病的危险因素，研究者选择 2015 年 3 月至 2016 年 3 月间确诊的患者 206 例，同时选取与病例同性别、年龄相近、居住在同村的非肿瘤居民 206 名进行调查。该研究属于
    A. 队列研究
    B. 社区试验研究
    C. 病例对照研究
    D. 临床试验研究
    E. 现况调查

20. 试验设计的对照原则是为了
    A. 提高组间均衡性
    B. 提高试验效应
    C. 控制试验因素的干扰，增强可比性
    D. 控制非试验因素的干扰，显现试验因素效应
    E. 保证组间均衡性

21. 为尽量发现病人，在制订筛选方法标准过程中，常采用
    A. 提高假阴性率
    B. 降低假阳性率
    C. 提高方法的特异度
    D. 提高方法的灵敏度
    E. 使假阴性率与假阳性率相等

22. 以下相对数指标中，属于频率指标的是
    A. 死亡率
    B. 人口年龄别构成
    C. 门诊病例中内科病例的百分比
    D. 抚养比
    E. 性别比

23. 某学者在某镇开展了一项持续多年的啤酒狂欢节饮酒与心血管疾病死亡关系的研究。研究初，有 70 名啤酒狂欢节饮酒者和 1500 名未饮酒者，在研究结束时，70 名啤酒狂欢节饮酒者死于心血管疾病，45 名啤酒狂欢节未饮酒者死于心血管疾病。该研究为
    A. 生态学研究
    B. 临床试验
    C. 病例对照研究
    D. 横断面研究
    E. 队列研究

24. 流行病学的基本研究方法包括
    A. 统计学检验、控制偏性、观察性研究
    B. 试验性研究、干预性研究、分析性研究
    C. 描述性研究、统计学检验、观察性研究
    D. 描述性研究、分析性研究、试验性研究
    E. 分析性研究、病例对照研究、队列研究

25. 在 800 名病例与 800 名对照的病例对照研究中，有 300 名病例和 100 名对照有暴露史，OR 值应为
    A. 1.4
    B. 2.3

C. 4.2   D. 无法计算

E. 5

26. 由因到果的流行病学研究方法属于

A. 队列研究

B. 现况研究

C. 现场试验研究

D. 生活状况研究

E. 病例对照研究

(27~29题共用题干)

  用一种筛检乳腺癌的试验,对400例患有乳腺癌的妇女和400名正常妇女进行筛检,结果前者中80例阳性,后者中40例阳性。

27. 该试验的灵敏度为

A. 25%   B. 12%

C. 67%   D. 20%

E. 80%

28. 该试验的特异度为

A. 80%   B. 20%

C. 10%   D. 90%

E. 50%

29. 该试验的阳性似然比为

A. 0.5   B. 5

C. 2   D. 10

E. 4

30. 观察某种新研制甲肝疫苗的预防效果,研究对象最好选择

A. 甲肝高发区无免疫人群

B. 医院中非肝病区患者

C. 甲肝低发区无免疫人群

D. 医院中血制品接触者

E. 近期曾有甲肝暴发地区的人群

31. 对感染性腹泻进行监测应选择的疾病频率测量指标是

A. 期间患病率

B. 现患率

C. 罹患率

D. 发病率

E. 时点患病率

32. 流行病学研究的观察法与试验法的根本区别在于

A. 盲法

B. 是否有人为干预

C. 统计学检验

D. 设立对照组

E. 不设立对照组

33. 选定暴露和未暴露于某种因素的两种人群,追踪其各自的发病结局,比较两者发病结局的差异,从而判断暴露因素与发病有无因果关联及关联程度。该研究为

A. 病例对照研究

B. 现场干预试验

C. 队列研究

D. 临床试验研究

E. 现况研究

34. 计算患病率的分子是

A. 观察期间某病的暴露人口数

B. 观察期间某病的新旧病例数

C. 观察期间某病的新发病例数

D. 观察开始之前某病的患病人数

E. 观察期间所有人口数

35. 关于流行病学,下列说法正确的是

A. 从个体的角度研究疾病和健康状况分布及其影响因素

B. 侧重研究传染病的流行特征和防治措施

C. 研究人群中疾病和健康状况的分布及其影响因素

D. 只研究疾病的防治措施

E. 侧重研究慢性病的危险因素

36. 为加强妇女保健工作,某大型企业组织全体女职工进行健康检查,采用快速的医学检查方法,从表面健康的女职工中查出乳腺癌和宫颈癌的可疑患者,再进一步确诊后给予早期治疗。这种疾病防制策略属于

A. 早期特异预防

B. 疾病的筛检

C. 高危人群的健康体检

D. 重点疾病的抽样调查

E. 一般健康促进

(37~39题共用题干)

  某学者为探讨某药物对某病的疗效,选取了120例该病患者,随机分为服用该药的治疗组和使用标准疗法的对照组。随访观察时,观察者与患者均不知道两组接受的措施,1个月后观察疗效。结果治疗组60例患者中有40例有效,对照组60例中有20例有效,经统计学检查,两组差异具有统计学意义。

37. 该药物对疾病治疗的有效率为

A. (20/120) ×100% =16.7%

B. (40/60) ×100% =66.7%

C. [(40+20)/120] ×100% =50.0%

D. (40/120) ×100% =33.3%

E. (20/60) ×100% =33.3%

38. 由结果推出的结论为

A. 该药对该疾病有效

B. 资料不足，尚不能下结论

C. 该药对该疾病的治疗效果低于标准疗法的疗效

D. 标准疗法无效

E. 该药对该疾病无效

39. 该研究采用的盲法为

A. 没有盲法   B. 三盲

C. 双盲   D. 随机盲法

E. 单盲

40. 筛检的目的是

A. 对可疑病人进行确诊

B. 评价筛检试验的敏感度

C. 验证病因

D. 评价筛检试验的特异度

E. 从表面健康的人群中查出某病的可疑患者或某病的高危人群

41. 疾病监测最重要的目的是

A. 向卫生行政部门报告某人群中某病的流行状况

B. 及时掌握疾病的变化趋势，采取控制措施

C. 收集和分析健康资料

D. 消灭传染源

E. 确定致病因素

42. 已知某省山区、丘陵、湖区婴幼儿体格发育有较大的差异，现需制定该省婴幼儿体格发育有关指标的参考值范围，抽样方法最好采取

A. 分层抽样   B. 整群抽样

C. 系统抽样   D. 机械抽样

E. 单纯随机抽样

43. 某医师为评价某新药对流感的治疗效果，共收治了100例流感病人，1周后治愈的有90例，由此认为该新药对流感疗效显著。针对此试验，正确的观点是

A. 结论正确，因为治愈率达90%

B. 结论不能肯定，因为未作重复试验

C. 结论不能肯定，因为未设对照组

D. 结论不能肯定，因为未作统计学处理

E. 结论不能肯定，因为试验样本含量较少

44. 流行病学中与发病相关的常用指标除了发病率外，还包括

A. 死亡率、续发率

B. 罹患率、患病率

C. 死亡率、病死率

D. 病死率、流行率

E. 死亡率、流行率

45. 下列哪项不是表示疾病流行强度的指标

A. 暴发   B. 短期波动

C. 大流行   D. 散发

E. 流行

46. 为了解5年内城市人口高血压的患病情况，随机抽取城市人口的15%进行调查。为防止调查产生偏性，下列措施不正确的是（新增考点）

A. 对于那些检查血压时不肯合作的人应以较合作的人代替

B. 对5年内死亡的调查人群的成员应追踪其死亡是否与高血压有关

C. 应当使用统一的血压计

D. 应反复多次对调查人群观察、测量

E. 对5年期间调查人群中搬出该城市的那部分人应尽量查明新地址，继续测量他们的血压变化情况

47. 关于经济因素对健康的影响，不正确的说法是

A. 经济因素对健康影响是多方面的

B. 经济的发展应与社会发展及促进人群健康水平同步

C. 人群收入的绝对水平决定着经济对健康的影响程度

D. 单纯注重经济增长将危害人类的健康

E. 人群的健康水平影响经济的发展

48. 关于疾病监测的论述，正确的是

A. 疾病监测是一种横向研究

B. 疾病监测获得的信息应该纵向反馈而不能横向反馈

C. 漏报调查属于主动监测

D. 常规报告系统是一种主动监测

E. 哨点监测属于被动监测

49. 筛检试验的"金标准"是当前

A. 病人最乐意接受的诊断疾病的方法

B. 临床公认的诊断疾病最可靠的方法

C. 临床上最先进的诊断疾病的方法

D. 临床上最快速、简单的诊断方法

E. 临床上最新发明的诊断方法

50. Meta分析中异质性检验的目的是检验各个独立研究结果的

A. 可靠性   B. 同质性

C. 代表性   D. 真实性

E. 敏感性

51. 某地区在1个月内对居民进行了是否有糖尿病的普查，可计算当地居民糖尿病的

A. 二代发病率

B. 死亡率

C. 罹患率

D. 患病率

E. 发病率

(52~53题共用备选答案)

A. 回忆偏倚

B. 失访偏倚

C. 现患病例–新发病例偏倚

D. 入院率偏倚

E. 不依从偏倚

52. 开展膳食与糖尿病关系的病例对照研究，若选用确诊1年以上的糖尿病患者作为病例组，则最常见的偏倚是

53. 开展以医院为基础的病例对照研究，最常见的偏倚是

54. 对病因不明的疾病，描述性研究的主要目的是

A. 验证病因　　　　　B. 因果诊断

C. 确定病因　　　　　D. 研究发病机制

E. 寻找病因的线索，提出病因假设

(55~57题共用题干)

某研究者为探讨脂肪摄入量与男性前列腺癌的关系，在社区内选择高脂肪和低脂肪摄入者各200名，从50岁开始对他们进行随访10年。在随访期间，高脂肪摄入组中有20名，低脂肪摄入组中有10名被诊断为前列腺癌。

55. 这种研究方法为

A. 现况调查　　　　　B. 实验研究

C. 生态学研究　　　　D. 队列研究

E. 病例对照研究

56. 与低脂肪摄入组相比，高脂肪摄入组患前列腺癌的相对危险度（RR）是

A. 1.5　　　　　　　　B. 0.75

C. 1.0　　　　　　　　D. 2.0

E. 0.05

57. 高脂肪摄入所致前列腺癌的特异危险度为

A. 30/100　　　　　　B. 10/100

C. 15/100　　　　　　D. 无法计算

E. 5/100

第四章　临床预防服务

1. 健康危害因素评价的主要目的在于

A. 改善人类生活环境

B. 阐明疾病的生物学病因

C. 便于疾病的早期诊断

D. 控制传染病的传播

E. 促进人们改变不良的行为生活方式

2. 某山区一妇女育有3个子女，生活贫困，长期从事重体力劳动。近期感觉头昏、乏力，腿部水肿。去医院检查，血清白蛋白28g/L，铁蛋白20μg/L。缺乏下列哪种营养素

A. 膳食纤维　　　　　B. 维生素C

C. 维生素B_1　　　　D. 蛋白质

E. 维生素B_{12}

3. 健康管理的首要步骤一般是

A. 疾病危险度评估

B. 人群的健康体检

C. 健康维护计划的制订

D. 健康维护计划的实施

E. 收集健康信息

(4~5题共用备选答案)

A. 预防接种　　　　　B. 健康筛查

C. 化学预防　　　　　D. 健康咨询

E. 危险度评估

4. 医疗人员为女性做巴氏筛查，该检查属于预防服务内容的

5. 医疗人员为一怀孕女性检查，并给予叶酸口服属于预防服务内容的

6. 18~60岁成人每周中等强度有氧运动推荐时间为

A. 150分钟　　　　　B. 120分钟

C. 75分钟　　　　　D. 60分钟

E. 200分钟

7. 富含无机盐、水溶性维生素和膳食纤维的食物是

A. 奶制品　　　　　　B. 蔬菜

C. 谷类　　　　　　　D. 肉类

E. 蛋类

8. 维生素K缺乏时，不会出现的实验室检查结果是

A. PT延长

B. APTT延长

C. CT延长

D. FDP增加

E. INR

9. 肥胖患者为了控制血糖，在医生建议下准备和营养师一起制定一份饮食计划，她虽然知道饮食控制的好处，但总认为无法管住自己，计划难以实施，对于这

样的患者，干预的重点是

  A. 提高自我效能

  B. 培养行为能力

  C. 提高结果预期好

  D. 提高社会支持

  E. 建立支持性环境

10. 黄曲霉毒素 B_1 的靶器官主要是

  A. 脾   B. 肝

  C. 心   D. 肺

  E. 脑

11. 烟草对人体产生成瘾作用的成分是

  A. 一氧化碳   B. 烟尘

  C. 焦油   D. 二氧化碳

  E. 尼古丁

12. 对单纯性肥胖患者的躯体活动建议，不正确的是

  A. 起始运动强度应保持在高强度运动水平

  B. 运动形式以大肌肉群参与的有氧运动为主

  C. 先对患者进行运动前风险评估

  D. 以增加能量消耗，减控体重为目标

  E. 减轻体重过程中应强调肌肉力量锻炼

13. 高血压患者遵从医嘱服药的强化因素是

  A. 患者的经济条件足以支付较高的医药费

  B. 患者对治疗高血压采取积极态度

  C. 患者能方便地就医、取药

  D. 患者在按医嘱服药后血压得到有效控制

  E. 患者知晓服药能有效控制血压

14. "感知自己有可能成为某疾病或危险因素的受害者"，体现了健康信念模式中的

  A. 感知行为障碍

  B. 感知采纳行为的益处

  C. 感知严重性

  D. 感知易感性

  E. 自我效能

15. 对某无工业污染山村儿童的生长智力发育和疾病发病状况的调查发现，该区部分儿童身体发育迟缓和智力低下，除外，未发现其他异常。当地儿童所患的疾病最可能是

  A. 硒缺乏病   B. 砷中毒

  C. 铅中毒   D. 碘缺乏病

  E. 氟中毒

16. 王女士，44 岁。体质指数为 27.1 kg/m^2，她意识到自己体重超重，打算通过运动控制体重，但总是觉得没有适合自己的运动方式，迟迟没有开始行动。按照行为改变阶段理论划分，王女士处于行为改变的

  A. 行动阶段

  B. 无打算阶段

  C. 准备阶段

  D. 打算阶段

  E. 行为维持阶段

17. 男，45 岁。间断头晕 1 个月余。1 个月前在一次情绪激动后自觉头晕，休息后缓解，当时测血压 150/95mmHg。自测血压有时增高，有时正常。建议采取的措施为

  A. 进行低或中等强度的有氧耐力运动

  B. 每日食盐量不少于 6g

  C. 膳食中脂肪量控制在总热量的 50% 以下

  D. 体质指数控制在 26kg/m^2 以内

  E. 减少体育锻炼

18. 有关筛检试验，错误的是

  A. 筛检试验应费用低廉

  B. 应能迅速出结果

  C. 筛检试验应对人体无害

  D. 检查对象为表面上无病的人

  E. 目的是早期发现罕见病病例

19. 下列食物中，铁的良好来源是

  A. 小麦   B. 动物肝脏

  C. 鱼   D. 蛋黄

  E. 大豆

20. 临床预防服务的主要内容不包括

  A. 健康咨询   B. 筛查

  C. 药物治疗   D. 化学预防

  E. 免疫接种

21. 某吸烟者，从上个月开始戒烟。按行为改变的阶段模式，他目前处于

  A. 无打算阶段

  B. 打算阶段

  C. 维持阶段

  D. 无打算阶段

  E. 行动阶段

22. 属于影响行为倾向因素的是

  A. 态度   B. 资源

  C. 政策   D. 法律

  E. 奖励

23. 健康促进的核心策略包括

  A. 保护环境   B. 职业卫生

  C. 增权   D. 疾病控制

  E. 学校卫生

24. 临床预防服务的主要内容不包括

  A. 化学预防   B. 筛查

C. 健康咨询   D. 免疫接种

E. 药物治疗

25. 男，45 岁。由于患肺结核病而就诊。经问诊得知他
已经吸烟 20 年，每天吸 1 包烟。他表示考虑在未来
1 个月内戒烟。作为一名临床医生，你要做的是

A. 强调戒烟的好处

B. 和病人一起确定戒烟日

C. 提供戒烟药物

D. 随访

E. 告知吸烟的危害

26. "平衡膳食宝塔" 提示，每日每人大豆类摄入量相
当于干豆 50g，其目的主要是

A. 保证膳食纤维摄入

B. 保证水和糖的摄入

C. 提高必需脂肪酸摄入水平

D. 提高膳食蛋白质质量

E. 补充人体必需氨基酸损失

27. 属于人际水平的健康行为改变理论的是

A. 健康信念模式

B. 社会认知理论

C. "知 – 信 – 行" 理论

D. 创新扩散理论

E. 社会组织理论

28. 食物蛋白的营养互补作用是

A. 蛋白质的营养价值与脂肪酸的作用互补

B. 营养必需氨基酸与营养必需微量元素的互补

C. 营养必需氨基酸之间的互相补充

D. 营养必需氨基酸和非营养必需氨基酸的互补

E. 营养物质与非营养物质的互补

29. 在健康信念模式中，促进个体行为改变的关键事件
和暗示称为

A. 对疾病易感性的认识

B. 自我效能

C. 行为能力

D. 对疾病严重性的认识

E. 行为线索

30. 糖尿病患者，女，65 岁。家庭主妇，初中文化程
度。医生给予的饮食建议，容易理解和执行的说
法是

A. "您每天摄入热量不能超过 1200 千卡"

B. "您必须严格控制饮食，要低盐、低脂、低糖饮
食"

C. "每顿饭主食 2 两，少吃油腻的"

D. "不吃甜食、稀饭、甘蔗、西瓜、甜饮料，少吃
肉，可吃点粗粮"

E. "您一定要管住自己的嘴，原来爱吃的都不能吃
了"

31. 目前临床常用的戒烟药物包括（新增考点）

A. 去甲替林

B. 尼古丁贴片

C. 阿司匹林

D. 肾上腺素

E. 可乐定

32. 以躯干、四肢等大腿肌肉群参与为主的，有节律，
时间较长，能够维持在一个稳定状态的身体活动
称为

A. 阻力活动

B. 体适能

C. 协调性活动

D. 无氧运动

E. 有氧运动

33. 健康维护计划的制定原则不包括

A. 健康为导向

B. 个人积极参与

C. 普适性

D. 综合利用

E. 动态性

34. 中国营养学会提出的平衡膳食宝塔提供了

A. 膳食中营养素的适宜摄入量

B. 每日所必须摄入的食物数量

C. 食物分类的概念

D. 比较理想的膳食模式

E. 理想的一日食谱

35. 利用健康高危人群的就医机会进行的针对性检查
称为

A. 特殊性体检

B. 健康体检

C. 社会性体检

D. 医疗性体检

E. 机会性筛检

（36 ~ 38 题共用题干）

男，45 岁。因反复咳嗽 1 个月到社区卫生服务中心
就诊。医生与其交谈得知该患者已经吸烟 20 多年。3 年
前曾经尝试戒烟 1 个月并得到家人的支持和鼓励。但后
来患者由于听说戒烟会生病等传闻而不再考虑戒烟。

36. 家人对其的戒烟督促属于影响行为的

A. 倾向因素   B. 促成因素

C. 强化因素   D. 内在因素

E. 诱导因素

37. 根据行为改变的阶段模式，目前该患者处于

A. 维持阶段　　　　　B. 行动阶段

C. 无打算阶段　　　　D. 打算阶段

E. 准备阶段

38. 针对该患者的情况，根据提高患者戒烟动机的干预措施的"5R"法，此时医生应采用下列哪种措施进行干预

　　A. 建议改吸低焦油卷烟

　　B. 使患者认识到戒烟可能的障碍

　　C. 强调吸烟与其家人健康的相关性

　　D. 指出二手烟暴露的健康危害

　　E. 说明戒烟的益处

39. 某男，43 岁。吸烟 10 年，每天 1 包，不想戒烟。他说："我从不生病，即使吸烟也不会得肺癌"。针对该患者的想法，应首先向他指出

　　A. 吸烟相关疾病的易感性

　　B. 行为改变的有效性

　　C. 行为改变的障碍

　　D. 吸烟相关疾病的严重性

　　E. 自我效能的重要性

40. 某吸烟者在家人的督促下到戒烟门诊就诊。他说，吸烟不过使人多咳嗽几声，没什么大不了的。按照健康信念模式，戒烟门诊医生应该着重提高患者哪方面的认识

　　A. 提高自信的重要性

　　B. 行为改变的好处

　　C. 吸烟相关疾病的易感性

　　D. 吸烟相关疾病的严重性

E. 行为政变障碍

41. 某公司员工，36 岁。因感冒去医院看病。医生帮他测量血压，这是

　　A. 医疗性体检

　　B. 社会性体检

　　C. 机会性筛检

　　D. 定期健康体检

　　E. 随机性筛检

42. 某山区一妇女育有 3 个子女，生活贫困，长期从事重体力劳动。近期感觉头昏、乏力，腿部水肿。去医院检查，血清白蛋白 28g/L，铁蛋白 20μg/L。在下列食品中，建议该妇女应多吃的是

　　A. 绿叶菜　　　　　　B. 红薯

　　C. 白面　　　　　　　D. 大米

　　E. 豆类相关制品

（43 ~ 44 题共用备选答案）

　　A. 适宜摄入量（AI）

　　B. 平均需要量（EAR）

　　C. 推荐摄入量（RNI）

　　D. 参考摄入量（DRIs）

　　E. 可耐受最高摄入量（UL）

43. 纯母乳培养的足月产 1 月龄健康婴儿，母乳中的营养素含量就是婴儿各种营养素

44. 可以满足某一特定性别、年龄及生理状况群体中绝大多数个体（97% ~ 98%）需要量的某种营养素的摄入水平是

第五章　社区公共卫生

1. 不属于地球生物化学疾病的是

　　A. 克山病　　　　　　B. 乌脚病

　　C. 氟中毒　　　　　　D. 慢性镉中毒

　　E. 地方性碘缺乏

2. 可引起水体富营养化的元素是

　　A. Pb、Cd　　　　　　B. Ca、Mg

　　C. P、N　　　　　　　D. C、S

　　E. Hg、As

3. 动脉粥样硬化性心脏病患者的膳食原则不包括

　　A. 提高植物性蛋白的摄入，少吃脂肪

　　B. 食盐摄入在 6 ~ 10g 之间

　　C. 供给充足的微量营养素和膳食纤维

　　D. 限制总能量摄入，保持理想体重

E. 限制脂肪和胆固醇的摄入

（4 ~ 5 题共用备选答案）

　　A. 中枢神经系统

　　B. 循环系统

　　C. 造血系统

　　D. 泌尿系统

　　E. 呼吸系统

4. 慢性苯中毒主要损害

5. 急性苯中毒主要损害

6. 污染环境对健康人群的影响特征不包括

　　A. 受影响人群一般很广泛

　　B. 常常引起慢性中毒

　　C. 污染物通过多途径进入人体

D. 不同个体对污染物的反应不同

E. 消除污染后健康损害即可恢复

7. 某幼儿园建在金属冶炼工厂的旁边，幼儿园的小朋友们，午餐后十多名腹泻，头晕恶心，患儿饮食差，腹部绞痛。血红蛋白数 $<100g/L$。该幼儿园小朋友考虑哪类金属中毒

A. 铅中毒 B. 汞中毒

C. 砷中毒 D. 苯中毒

E. 镉中毒

8. 慢性病自我管理的三大特征是

A. 医疗和行为管理、情绪管理、时间管理

B. 情绪管理、角色管理、时间管理

C. 医疗和行为管理、情绪管理、角色管理

D. 费用管理、情绪管理、时间管理

E. 医疗和行为管理、情绪管理、费用管理

9. 患者，女，23 岁。食用自家腌制的酱豆腐后出现胸闷、呼吸困难、头晕，伴有恶心呕吐，血压 75/40mmHg，皮肤黏膜呈蓝灰色。应考虑为

A. 亚硝酸盐食物中毒

B. 沙门菌属食物中毒

C. 副溶血性弧菌食物中毒

D. 葡萄球菌肠毒素食物中毒

E. 肉毒梭菌毒素食物中毒

10. 某患者，午餐后出现腹痛、恶心，口咽部有烧灼感，口中有金属异味，口渴。根据中毒症状，中毒的原因最可能是

A. 汞中毒

B. 苯中毒

C. 砷中毒

D. 亚硝酸盐中毒

E. 磷化锌中毒

11. 某蓄电池厂男工，工龄 8 年。主诉头昏、头痛、乏力、记忆减退、睡眠障碍、食欲减退、脐周隐痛。经检验尿中 $\delta-ALA$ 为 $28.6\mu mol/L$。最可能的诊断为

A. 慢性铅中毒

B. 慢性苯中毒

C. 慢性汞中毒

D. 慢性氰化物中毒

E. 慢性硫化氢中毒

12. 确定对某传染病接触者留验、检疫或医学观察期限，主要依据该传染病的

A. 潜伏期

B. 传染期

C. 病原携带期

D. 恢复期

E. 临床症状期

13. 属于大气中二次污染物的是

A. 酸雨 B. SO_2

C. CO D. NO

E. 苯并（α）芘

14. 某厂工人经常接触职业性有害因素，该地区疾病预防控制中心（CDC）每年对该厂工人进行职业健康检查，以尽早发现病损并及时处理。CDC 进行的此项工作属于

A. 健康监护

B. 临床治疗

C. 职业卫生学现场调查

D. 病因预防

E. 预防性职业卫生监督

15. 某饭店举行婚宴。部分人餐后出现不同程度恶心、呕吐、腹痛、腹泻，其中脐部绞痛最为显著，腹泻物多为血水样、黏液样或脓血便，菜肴中有盐水虾、熏鱼等水产品。上述人群最有可能是

A. 肉毒梭菌食物中毒

B. 葡萄球菌肠毒素食物中毒

C. 副溶血性弧菌食物中毒

D. 沙门菌食物中毒

E. 蜡样芽胞杆菌食物中毒

16. 关于身体活动的说法，不正确的是

A. 不同的身体活动类型促进健康的作用不相同

B. 适度增加身体活动可以获得更大的健康效益

C. 高强度的身体活动可能造成伤害

D. 成人每周应至少参加 5 次以上中等强度的身体活动

E. 高血压患者不应该参加身体活动

17. 接触职业性有害因素的劳动者是否发生职业性疾病，主要取决于

A. 有害因素种类

B. 接触方式

C. 接触机会

D. 接触的浓度（强度）和时间

E. 人体的健康状况

18. 医务人员特别是护理人员最常见的安全事件是

A. 化学伤害 B. 电离辐射

C. 脊柱关节伤 D. 锐器物

E. 生物伤害

19. 男，40 岁。右足底外伤 5 小时，伤口深，及时彻底清创后，TAT（破伤风抗毒素）皮试阳性。首选考虑给予注射

A. 青霉素

B. 破伤风人体免疫球蛋白

C. 破伤风类毒素

D. 破伤风抗毒素（脱敏注射）

E. 白喉、百日咳、破伤风三联疫苗

20. 环境污染物危险度评价中的暴露评价可以估计出

A. 某化学物在环境介质中的浓度

B. 某化学物对机体产生危害的程度

C. 某化学物是否对机体产生危害

D. 危险物特征

E. 人群对某化学物暴露的强度、频率和持续时间

21. 下列食物未煮熟时易导致食物中毒的是

A. 赤豆　　　　　　B. 豌豆

C. 荷兰豆　　　　　D. 绿豆

E. 四季豆

22. 炎热夏季的某一天，气压很低，强烈阳光照射着交通繁忙的城市，一些居民突然出现了不同程度的眼睛红肿、流泪、咽痛、喘息、咳嗽、呼吸困难、头痛、胸闷等症状。导致出现这些症状可能的原因为

A. CO 急性中毒

B. 煤烟型烟雾

C. 光化学烟雾

D. 附近火山喷发烟雾

E. 某种传染病流行

23. 男，68 岁。吸烟、饮酒 40 多年，有高血压病史。某年冬天晨起时发现左下肢不能动，入院后诊断为脑卒中。以下医生的建议不合理的是

A. 不良生活方式是疾病原因之一，应戒烟限酒

B. 控制血压，预防再发

C. 告知患者定期来医院检查身体

D. 告知患者康复注意事项

E. 告知患者天气太冷是引发该病的直接因素

24. 为保障工人的健康，预防职业病的发生，按照《职业病防治法》的要求，某化工厂定期进行生产环境监测，为工人进行健康检查，建立健康档案并定期分析。以上所做的工作为

A. 职业流行病学研究

B. 现场劳动卫生学调查

C. 生物监测

D. 健康监护

E. 职业危险风险评估

25. 20 世纪 90 年代，某地水源污染引发一起传染病暴发流行。在 80 万人的供水范围内，有 40.3 万人罹患经自来水传播的隐孢子病。此次突发公共卫生事件突出体现的特点是

A. 局限性　　　　　B. 普遍性

C. 常规性　　　　　D. 散发性

E. 聚集性

26. 在生产过程中形成的呼吸性粉尘是指

A. 能随呼吸进入人体并沉积于呼吸道的粉尘

B. 分散度较小的粉尘

C. 直径小于 $5\mu m$ 的粉尘

D. 分散度较大的粉尘

E. 直径小于 $15\mu m$ 的粉尘

27. 构成传染病流行过程的必备因素是

A. 宿主，环境，病因

B. 传染源，传播途径，易感人群

C. 寄生虫，中间宿主

D. 社会因素，自然因素，遗传因素

E. 病原体及机体

28. 确定食物中毒的可疑食物主要是依据

A. 在同一场所同一时间未发病者未进食的食物

B. 潜伏期最短者

C. 病人的潜伏期特有的中毒症状

D. 病人的潜伏期呕吐物和排泄物

E. 发病者的临床症状

29. 属于工作相关疾病的是

A. 职业性肿瘤

B. 职业有关抑郁症

C. 职业性铅中毒

D. 职业性苯中毒

E. 工伤

30. 在环境卫生评价中，剂量－反应关系是指

A. 随暴露增加引起个体效应严重程度不同的规律

B. 不同的暴露引起不同疾病的规律

C. 人群健康效应谱发生的规律性变化

D. 暴露人群分布变化的规律

E. 人群发病率随暴露因素的剂量增加而呈规律性变化

(31 ~ 33 题共用题干)

某女性患者，45 岁。体检结果显示：血压 180/100mmHg，体重 68kg，身高 160（BMI = 26.6kg/m²），甘油三酯 4.5mmol/L，胆固醇 5.1mmol/L。

31. 该女患者营养状况判断为

A. 肥胖　　　　　　B. 严重肥胖

C. 消瘦　　　　　　D. 超重

E. 正常

32. 对该患者进行非药物治疗，应告知其饮食要注意严格控制

A. 高糖类食物摄入

B. 胆固醇和脂肪摄入

C. 胆固醇摄入

D. 总热能和脂肪摄入

E. 蛋白质摄入

33. 针对该患者开出运动处方中，不适用的是

A. 运动频率每周 2 次，每次 20 分钟

B. 鼓励参加自行车、游泳等下肢关节承重小的运动

C. 运动中合理补液

D. 中等至高等强度运动

E. 减重同时加强肌肉力量锻炼

（34～35 题共用备选答案）

A. 硝酸盐

B. 酸雨

C. 水体富营养化

D. 甲基汞

E. 光化学烟雾

34. 空气中大量 SO_2 污染产生的二次污染物是

35. 氮氧化物与挥发性有机物在日光下生成的二次污染是

36. 下列关于某食物中毒的发病特点叙述，正确的是

A. 潜伏期较长

B. 发病曲线呈缓慢上升趋势

C. 人与人之间有传染性

D. 临床症状完全不同

E. 发病与某种食物有关

37. 医学上主要用于空气灭菌的电磁辐射是（新增考点）

A. 可视线   B. 红外线

C. γ 射线   D. 紫外线

E. 微波辐射

38. 由于医务人员医疗水平对患者安全威胁的因素属于（新增考点）

A. 医院服务因素

B. 医院专业因素

C. 医院管理因素

D. 医院社会因素

E. 医院环境因素

39. 农业生产中主要职业危害不包括

A. 农药中毒

B. 谷物粉尘引起的肺部疾患

C. 矽尘引起的肺部疾患

D. 化肥中毒

E. 窖内气体中毒

40. 关于大气二次污染物的说法，不正确的是

A. 沉降的污染物因刮风再次进入大气是二次污染

B. 与一次污染物的化学性质不同的新污染物

C. 毒性往往比一次污染物更大

D. 光化学烟雾是二次污染物

E. 经化学或光化学作用生成

41. 南方某村，居民以玉米为主食。某年秋天突然有 10 余人出现发热、呕吐、厌食、黄疸，随后出现腹水、水肿，因抢救及时未出现死亡病例。经医生诊断排除传染性肝炎，分析原因与居民主食玉米有关。该情况最可能是

A. 污水灌田引起玉米中镉超标

B. 玉米被黄曲霉毒素污染

C. 玉米晾晒过程被多环芳烃污染

D. 玉米中混进了有毒植物种子

E. 玉米中有农药残留

42. 关于职业病特点的描述，不正确的是

A. 接触水平与发病呈正相关

B. 病因明确

C. 常先后或同时有一定人数发病

D. 发病可以预防

E. 容易治愈

43. 使亚铁血红蛋白转化为高铁血红蛋白，造成机体组织缺氧的食物中毒是

A. 亚硝酸盐中毒

B. 河豚中毒

C. 毒蕈中毒

D. 瘦肉精中毒

E. 组胺中毒

44. 下列毒物中，属于窒息性气体的是

A. 苯   B. 氨气

C. 氢氰酸   D. 一氧化氮

E. 氯乙烯

45. 发生突发公共卫生事件时，医疗机构的应急反应措施是

A. 评价应急处理措施的效果

B. 组织、协调有关部门参与事件的处理

C. 督导、检查应急处理措施的落实情况

D. 开展病人接诊、收治和转运工作

E. 开展突发公共卫生事件的调查与处理

46. 下列不属于职业卫生服务原则的是

A. 保护和预防原则

B. 全面的初级卫生保健原则

C. 适应原则

D. 健康促进原则

E. 治疗优先原则

47. 属于环境中的二次污染物是

A. 汞　　　　　　　　B. 镉

C. 二氧化碳　　　　　D. 光化学烟雾

E. 二手烟

48. 男，46岁。从事粮食烘干工作25年，近期出现视物模糊，确诊为白内障。最可能的致病原因是

A. 苯胺　　　　　　　B. 拟除螨酯

C. 铅　　　　　　　　D. 微波

E. 紫外线辐射

49. 男，14岁。午餐进食海鱼后，即出现头痛、头晕、胸闷、心跳呼吸加快，伴有眼结膜充血，颜面部及全身潮红，测体温正常，无呕吐、腹泻等症状。患者最可能是

A. 河豚中毒

B. 肉毒梭菌毒素中毒

C. 麻痹性贝类中毒

D. 组胺中毒

E. 副溶血性弧菌中毒

50. 引起生物地球化学疾病的原因是

A. 某些生物病原体的污染

B. 工业企业排放物的污染

C. 某些病原体与化学污染物的

D. 生活废弃物的污染

E. 土壤或水中某些元素过高或过低

51. 在环境污染物质，一次污染物是指

A. 从污染物排入环境后，理化性质发生了改变的污染物

B. 从污染物直接排入环境后，理化性质未发生改变的污染物

C. 从污染物排入环境后，其毒性增大的污染物

D. 多个污染源同时排出的同一类污染物

E. 多种环境介质中都存在同一类污染物

52. 对食物中毒的正确描述是

A. 一种食源性肠道传染病的总称

B. 摄入含有有毒有害物质的食品而引起的非传染性急性、亚急性疾病

C. 长期摄入过量食物后引起的非传染性急性、亚急性疾病

D. 长期摄入某些有毒有害食品引起的慢性毒害性疾病

E. 由致病性细菌引起的食源性疾病的总称

53. 导致食物中毒的副溶血性弧菌最容易污染的食品是

A. 剩米饭

B. 罐头

C. 海产品和盐渍食品

D. 家庭自制豆制品

E. 禽肉类及其制品

54. 对职业人群进行医学监护的内容不包括

A. 定期体检

B. 就业前体检

C. 职业有害因素监测

D. 离岗或转岗时体检

E. 职业病的健康筛检

（55～56题共用备选答案）

A. 大蒜味　　　　　　B. 蒜臭味

C. 腥臭味　　　　　　D. 烂苹果味

E. 苦杏仁味

55. 酮症酸中毒时，病人的呼吸气味可呈

56. 有机磷农药中毒时，病人的呼吸气味可呈

第六章　卫生服务体系与卫生管理

1. 以疾病发展的自然过程为基础的、综合的、一体化的保健和费用支付体系称为

A. 健康维护计划

B. 病例管理

C. 残疾管理

D. 需求管理

E. 疾病管理

2. 卫生服务需要主要取决于卫生服务消费者的

A. 实际支付能力

B. 购买愿望

C. 购买愿望和支付能力

D. 自身健康状况

E. 健康状况和购买愿望

3. 卫生保健的公平性是指卫生服务的利用

A. 以市场经济规律为导向

B. 以社会阶层为导向

C. 以收入多少为导向

D. 以支付能力为导向

E. 以需要为导向

4. 在医疗费用控制措施中，不属于控制医疗服务供方措施的是

A. 共同付费

B. 按服务单元付费

C. 总额预付制

D. 按人头预付方式

E. 按病种给付方式

5. 城镇职工基本医疗保险费用的缴付方主要为

A. 职工个人和国家

B. 用人单位和职工个人

C. 用人单位

D. 国家和用人单位

E. 国家

6. 在居民小区建设健康步道，改善小区绿化环境，以鼓励他们参加体育锻炼，这种方法属于

A. 健康促进

B. 卫生宣传

C. 社区启蒙

D. 健康教育

E. 临床预防服务

(7~8题共用备选答案)

A. 封顶线

B. 自付线

C. 起付线

D. 共同支付线

E. 封底线

7. 医疗保险设置开始支付医疗费用的最低标准，低于该标准的医疗费用由患者支付，该标准被称为

8. 某病人因病住院20天，治疗共用53000元，结算费用时被告知其中50000元以下的部分由医保支付，另外3000元需个人支付，该案例中的50000是

(9~11题共用备选答案)

A. 卫生服务提供

B. 卫生服务需求

C. 卫生服务需要

D. 卫生服务利用

E. 卫生服务购买

9. 需求者实际利用卫生服务的是

10. 从经济和价值观念出发，在一定时期内、一定价格水平上人们愿意而且有能力消费的卫生服务量是

11. 依据人们的实际健康状况与"理想健康状态"之间存在差距而提出的对预防、保健、医疗、康复等服务的客观要求是

12. 我国卫生事业的性质是

A. 政府实行福利政策的事业

B. 政府通过购买形式为人民提供服务的事业

C. 政府许可的盈利性事业

D. 政府实行一定福利政策的社会公益事业

E. 政府实行的社会公益事业

13. 医疗保险制度的资金来源主要是

A. 个人、保险公司、政府

B. 个人、集体、国家

C. 职工、雇主、保险公司

D. 职工、雇主、保险公司

E. 个人、单位、保险公司

14. 卫生服务反应性中的"对人的尊重"包括

A. 尊严、自主性和保密性

B. 尊严、及时性和社会支持

C. 社会支持、及时性和保密性

D. 社会支持、自主性和保密性

E. 自主性、保密性和及时性

15. 我国社区卫生服务体系建设内容不包括

A. 坚持公益性质，完善社区服务功能

B. 建设大型综合性医院

C. 加强社区服务队伍建设与完善社区卫生服务运行机制

D. 建立社区卫生服务机构与预防保健机构，医院合理的员工协作关系

E. 坚持政府主导，鼓励社会参与，建立健全社会卫生服务网络

16. 医疗保险基金主要由雇主和雇员按一定比例缴纳，政府适当补贴。这种模式属于

A. 社会医疗保险

B. 补充医疗保险

C. 储蓄医疗保险

D. 国家医疗保险

E. 商业医疗保险

17. 卫生服务需求形成的条件是

A. 消费者的购买愿望和支付能力

B. 消费者的购买愿望和服务提供者的水平

C. 消费者的支付能力和便利程度

D. 消费者的支付能力和服务提供者的水平

E. 消费者的便利程度和购买愿望

18. 某企业职工因为冠心病在某三甲医院住院6天，共产生医药费用9000元。出院结算时，医院先扣除自费项目1200元，在剩下的7800元中，扣除起付标准800元后，对剩余部分医疗费用的7000元，由统筹基金按90%的比例给予报销，其余的10%由该职工本人支付。这7000元的支付方式属于

A. 封顶线

B. 起付比例

C. 共同付费

D. 自费线

E. 起付线

19. 在卫生服务需求中，造成没有需要的需求的原因是

A. 卫生工作者的服务态度

B. 卫生服务的信息缺乏

C. 人们对医疗产品的信赖

D. 对医院的规模和设施的盲目追求

E. 不良的就医和行医

20. 实现"人人享有卫生保健"目标的关键是

A. 推行合作医疗保险

B. 加强医德医风建设

C. 开展初级卫生保健

D. 深化医药卫生体制改革

E. 促进妇幼卫生保健

21. 初级卫生保健的基础原则不包括

A. 社区参与

B. 预防为主

C. 推广医学实验技术

D. 合理分配资源

E. 合理转诊

22. 以强制参保为原则，参保范围涵盖城镇所有用人单位和职工的保险为

A. 城镇职工基本医疗保险

B. 补充医疗保险

C. 城镇居民基本医疗保险

D. 社会医疗救助

E. 商业医疗保险

23. 卫生服务需求的正确描述是

A. 由需要转化而来的需求和没有需要的利用

B. 由需要转化而来的利用和没有需要的需求

C. 由需要转化而来的利用和没有需要的利用

D. 由需要转化而来的需求和没有需要的需求

E. 由需要转化而来的利用和没有利用的需求

第四部分　临床医学

第十三篇　呼吸系统

第一章　肺炎、肺结核、肺脓肿、支气管扩张症

1. 早期慢性支气管炎肺部 X 线表现是

A. 两肺纹理增粗、紊乱

B. 肺野透亮度增加

C. 胸廓扩张、肋间增宽

D. 无特殊征象

E. 双肺轻度渗出性改变

2. 肺炎链球菌肺炎治疗首选的抗生素是

A. 红霉素　　　　　　B. 庆大霉素

C. 氧氟沙星　　　　　D. 青霉素 G

E. 林可霉素

3. 医院获得性肺炎中，病原体进入肺组织引发肺炎最主要感染途径是

A. 飞沫（气溶胶）吸入

B. 血源性播散

C. 胃食管反流物误吸

D. 口咽部分泌物吸入

E. 污染空气吸入

4. 大叶性肺炎实变期不应出现的是

A. 可听到湿啰音

B. 肺部叩诊浊音

C. 气管向健侧移位

D. 胸膜摩擦音

E. 可听到支气管呼吸音

5. 男，55 岁。8 年前始有咳嗽和咳痰，逐年加重，常持续数月，多次摄胸片两肺纹理增粗。诊断为

A. 肺结节病

B. 支气管肺癌

C. 慢性支气管炎

D. 肺结核

E. 气胸

6. 女，26 岁。乏力，纳差，消瘦 1 个月。查体：双肺未见异常。痰涂片抗酸染色阳性。X 线示锁骨下不规则的云雾状影。考虑的疾病是

A. 慢性纤维空洞性肺结核

B. 浸润性肺结核

C. 结核球性肺结核

D. 结核性胸膜炎

E. 干酪性肺炎

7. 男，35 岁。发热 2 个月，咳痰带血 3 天。2 年前患胸膜炎。T 38℃，左肺尖密度阴影。ESR 30mm/h，WBC 8.0×10^9/L，痰涂片阴性。该患者的治疗方案为

A. INH + RFP + PZA

B. 抗真菌药

C. 口服阿奇霉素

D. INH + RFP + EMB

E. 抗生素

8. 患儿，1 岁。1 周前出现发热、咳嗽，双肺湿啰音。X 线示双下肺淡薄片阴影。其主要的致病菌为

A. 肺炎链球菌

B. 肺炎合胞病毒

C. 肺结核

D. 金黄色葡萄球菌

E. 肺炎支原体

9. 患儿，8 个月。弛张热，咳嗽。少皮疹，精神萎靡，反应欠佳。X 线示右下肺圆形密度增高阴影，液气胸。首先考虑哪种病原体感染

A. 肺炎链球菌

B. 肺炎合胞病毒

C. 肺结核

D. 金黄色葡萄球菌

E. 肺炎支原体

10. 女，37 岁。发热气短 10 天，伴明显刺激性咳嗽、咽痛、头痛。白细胞增高。胸片呈双下肺点片状浸润影。最有可能的诊断是

A. 肺炎链球菌肺炎

B. 葡萄球菌肺炎

C. 肺结核

D. 支原体肺炎

E. 肺孢子菌肺炎

11. 血源性肺脓肿最常见的病原菌是

A. 溶血性链球菌

B. 厌氧菌

C. 铜绿假单胞菌

D. 金黄色葡萄球菌

E. 流感嗜血杆菌

12. 男，35 岁。反复发热、头痛伴消瘦 3 个月。查体：颈抵抗（+），双侧克氏征（-）。实验室检查：结核感染 T 细胞检测（+）、脑脊液抗酸染色（+）。胸部 CT 示双肺多发斑点、小结节影（双上肺为著）。给予异烟肼、利福平、吡嗪酰胺、乙胺丁醇四联治疗。若患者长期应用上述四联治疗，最可能缺乏的维生素是

A. 维生素 B_2　　　B. 维生素 B_{12}

C. 维生素 B_1　　　D. 维生素 B_6

E. 维生素 A

13. 女，30 岁。产后高热，体温 39.3℃。无咳嗽、咳痰。查体：心肺无明显异常。血常规：Hb 104g/L，WBC 8.9×10^9/L，N 0.74。胸部 X 线片大致正常。静脉滴注多种抗生素治疗 2 周无效。复查胸部 X 线片示：双肺弥漫分布直径约 2mm 的小结节影。该患者最可能的诊断是

A. 结节病

B. 血行播散型肺结核

C. 白血病肺浸润

D. 绒毛膜癌肺转移

E. 过敏性肺炎

14. 女，25 岁。乏力伴刺激性干咳、咽痛、食欲不振 1 个月。近 1 周来低热，咳少量黏液痰。痰中带少量

血丝。无寒战、盗汗。胸部 X 线片示两肺下野不规则片状浸润影。血清中支原体 IgM 抗体 1:640 阳性。治疗首选的药物种类是

A. 青霉素类

B. 碳青霉烯类

C. 头孢菌素类

D. 大环内酯类

E. 氨基糖苷类

15. 男，45 岁。受凉后畏寒、发热 5 天，咳嗽、咳黄脓痰，无咯血。既往有糖尿病病史。胸部 X 线片示右下肺大片实变阴影，入院后症状加重，伴气促、烦躁，四肢湿冷。查体：R 34 次/分，BP 85/50mmHg，右肺呼吸音减弱，可闻及细湿啰音，心率 120 次/分，未闻及杂音。首先考虑的诊断是

A. 重症肺炎

B. 肺真菌病

C. 急性肺血栓栓塞症

D. 肺结核

E. 肺脓肿

16. 男，70 岁。高热伴咳嗽、胸痛 3 天，咳胶冻样痰。血 WBC 20×10^9/L，N 0.88。胸部 X 线片：右上肺实变，其间有不规则透亮区，叶间裂下坠，伴少量胸腔积液。最可能的诊断是

A. 肺曲霉菌病

B. 干酪样肺炎

C. 肺炎克雷伯杆菌肺炎

D. 肺炎链球菌肺炎

E. 铜绿假单胞菌肺炎

（17~18 题共用题干）

男，50 岁。高热、全身酸痛、咳嗽 2 天入院，咳少量脓痰。既往体健。查体：T 39.8℃，P 69 次/分，R 30 次/分，BP 90/60mmHg。口唇发绀，双下肢可闻及湿啰音，血 WBC 12.8×10^9/L，N 0.85。胸部 X 线片示双下肺斑片状阴影，无空洞，右侧少量胸腔积液，血气分析示Ⅰ型呼吸衰竭。

17. 该患者如采用单药治疗，下列药物中首选的是

A. 头孢曲松

B. 左氧氟沙星

C. 奥司他韦

D. 万古霉素

E. 碳青霉烯类

18. 考虑治疗方案时，应特别注意覆盖的病原体是

A. 肺炎链球菌

B. 金黄色葡萄球菌

C. 病毒

D. 革兰阴性杆菌

E. 军团菌

(19～20 题共用备选答案)

　A. 慢性阻塞性肺疾病

　B. 慢性肺脓肿

　C. 过敏性支气管肺曲菌病

　D. 慢性纤维空洞性肺结核

　E. 支气管扩张

19. 男，45 岁。间断咳嗽、咳脓痰 10 余年。查体：双下肺可闻及湿啰音，可见杵状指。胸部 X 线片示双下肺多个囊状透亮区，部分可见液平。最可能的诊断是

20. 男，60 岁。间断咳嗽、咳脓痰 10 余年。查体：双上肺可闻及湿啰音。胸部 X 线片示双上肺多个透亮区，未见液平，双侧肺门上提。最可能的诊断是

21. 既往身体健康的成年人，社区获得性肺炎的常见病原不包括

　A. 肺炎衣原体

　B. 肺炎链球菌

　C. 流感嗜血杆菌

　D. 铜绿假单胞菌

　E. 肺炎支原体

22. 肺炎链球菌最重要的致病因素是

　A. 炎症因子

　B. 蛋白水解酶

　C. 内毒素

　D. 外毒素

　E. 荚膜侵袭性

23. 下列肺炎中最易并发肺脓肿的是

　A. 真菌性肺炎

　B. 干酪性肺类

　C. 金黄色葡萄球菌肺炎

　D. 肺炎支原体肺炎

　E. 肺炎链球菌肺炎

24. 支气管扩张患者因感染反复加重多次住院，再次因感染加重行抗感染治疗时，应特别注意的病原体是

　A. 肠杆菌

　B. 耐甲氧西林金黄色萄萄球菌

　C. 军团菌

　D. 铜绿假单胞菌

　E. 耐青霉素肺炎链球菌

25. 男，56 岁。低热、咳嗽、咳痰 2 周。胸部 X 线片示右肺下叶背段可见不规则斑片影及薄壁空洞，其内未见液平。血常规正常，ESR 56mm/h。该患者首先考虑

　A. 肺结核

　B. 肺癌

　C. 急性肺脓肿

　D. 肺炎链球菌肺炎

　E. 金黄色葡萄球菌肺炎

26. 男，65 岁。发热、咳嗽 4 天。查体：T 39℃，口唇发绀，双下肺可闻及湿啰音。既往体健，否认肺部疾病病史。SaO₂ 85%。肺部 X 线片示双下肺感染。作为经验性抗感染治疗首选的药物是

　A. 三代头孢菌素

　B. 碳青霉烯

　C. 大环内酯类

　D. β - 内酰胺/β - 内酰胺酶抑制剂 + 喹诺酮类

　E. 氟喹诺酮类 + 氨基糖苷类

27. 女，31 岁。发热伴刺激性干咳 3 天。1 周前陪伴 5 岁女儿住院，女儿 4 天前好转已出院。查体：T 38.5℃，心肺正常。血常规正常。胸部 X 线片示右下肺少许薄片状阴影。该患者经验性治疗首选的药物是

　A. 阿莫西林　　　　B. 阿奇霉素

　C. 头孢呋辛　　　　D. 奥司他韦

　E. 阿米卡星

28. 男，56 岁。发热、咳嗽伴呼吸困难 3 天。慢性阻塞性肺疾病 10 年。查体：T 38℃。胸部 X 线示右上肺大片状影，其内可见多个透亮区。痰涂片革兰染色阳性球菌，成簇分布。该患者肺部最可能感染的病原菌是

　A. 金黄色葡萄球菌

　B. 卡他莫拉菌

　C. 溶血性链球菌

　D. 厌氧菌

　E. 肺炎链球菌

29. 针对我国结核病疫情，首先需要控制的是

　A. 活动性肺结核的高患病率

　B. HIV 感染增加

　C. 城市人群的高感染率

　D. 地区患病率差异大

　E. 结核病患者的高死亡率

30. 女，67 岁。发热、咳嗽 1 个月，胸闷 3 天。体温最高 38℃，咳少量痰，近 3 天感渐进性胸闷，卧位时更明显。曾抗感染治疗效果欠佳。查体：右下胸略膨隆，语音震颤减弱，叩诊呈实音，呼吸音消失。该患者应首先考虑的诊断是

　A. 脓胸

　B. 阻塞性肺炎

C. 浸润性肺结核

D. 肺炎支原体肺炎

E. 结核性胸膜炎

31. 男，35 岁。高热、寒战、咳嗽 3 天。1 周前曾因面部疖挤压排脓。查体：双肺呼吸音增强。血常规 WBC $18 \times 10^9/L$，N 0.91。胸部 X 线片示两肺多发性圆形密度增高阴影。该患者最可能的诊断是

A. 吸入性肺脓肿

B. 肺淋巴瘤

C. 血源性肺脓肿

D. 肺血管炎

E. 肺真菌病

32. 男，76 岁。慢性阻塞性肺疾病病史 30 年。3 天前受凉后出现寒战、高热、咳嗽、咳胶冻状血痰，伴右侧胸痛。查体：T 39.5℃，R 28 次/分，口唇发绀，双肺呼吸音减弱，右上肺可闻及湿啰音。胸部 X 线片示右上肺大片状模糊影。该患者最可能的诊断是

A. 真菌性肺炎

B. 肺炎克雷伯杆菌肺炎

C. 干酪性肺炎

D. 葡萄球菌肺炎

E. 肺炎链球菌肺炎

33. 女，24 岁。近 2 个月出现四肢关节疼痛伴皮肤结节、红斑。10 天前发热，最高体温 38℃，咳嗽，咳少量痰。胸部 X 线片示右上肺斑片状影伴空洞形成。该患者最可能的诊断是

A. 肺脓肿

B. 肺结核

C. 肺囊肿续发感染

D. 细菌性肺炎

E. 支气管肺炎

(34～35 题共用备选答案)

A. 金黄色葡萄球菌肺炎

B. 肺炎链球菌肺炎

C. 肺炎支原体肺炎

D. 铜绿假单胞菌肺炎

E. 肺炎克雷伯杆菌肺炎

34. 男，24 岁。急性起病，高热、寒战、咳嗽，咳褐色痰。胸部 X 线片示右上肺大片实变。最可能的诊断是

35. 男，18 岁。缓慢起病，头痛、乏力、肌痛。胸部 X 线片示双下肺间质性肺炎。最可能的诊断是

36. 男，70 岁。高热、咳嗽、咳脓血痰 1 周。糖尿病病史 10 年。查体：T 39.5℃，精神差，双肺底可闻及湿性啰音。胸部 X 线片见双下肺斑片状影，多发小气囊腔。血 WBC $18.2 \times 10^9/L$，N 0.92。该患者最可能感染的病原体是

A. 肺炎克雷伯杆菌

B. 肺炎链球菌

C. 军团菌

D. 肺炎支原体

E. 金黄色葡萄球菌

37. 男，73 岁。因脑梗死住院治疗 1 个月，病情基本稳定。3 天前受凉后出现发热、咳嗽、咳红色胶冻状黏痰。查体：T 38.7℃，呼吸急促，口唇发绀。右上肺叩诊浊音，可闻及支气管呼吸音和少量湿啰音。胸部 X 线片示右上肺大片状阴影，其中可见多个空洞。该患者最可能的诊断是

A. 真菌性肺炎

B. 肺炎链球菌肺炎

C. 厌氧菌肺炎

D. 干酪性肺炎

E. 肺炎克雷伯杆菌肺炎

38. 女，28 岁。工人。发热，干咳 1 个月。发病时胸部 X 线片示肺纹理增多，先后使用"青霉素""头孢菌素"抗感染治疗半个月余，症状未见好转。查体：T 39.8℃，消瘦，双侧颈部可触及多个成串小淋巴结，双肺未闻及干湿啰音，PPD 试验（－）。胸部 X 线片示双肺弥漫分布直径约 2mm 的小结节影。该患者最可能的诊断是

A. 真菌性肺炎

B. 病毒性肺炎

C. 过敏性肺炎

D. 细菌性肺炎

E. 急性粟粒性肺结核

39. 女，45 岁。2 周前发热、咳嗽、咳黄痰、胸闷、胸痛，经抗炎治疗好转。现再次高热，咳嗽无痰，感胸闷。查体：T 38.5℃，P 115 次/分，R 25 次/分，气管明显左移，右肺语颤减弱，叩诊呈实音，呼吸音消失。血 WBC $22 \times 10^9/L$，N 0.89。该患者首先考虑的诊断是

A. 肺脓肿

B. 肺不张

C. 阻塞性肺炎

D. 脓胸

E. 肺炎链球菌肺炎

40. 女，55 岁。咳嗽、咳脓血痰伴高热 2 天。糖尿病病史 8 年。胸部 X 线片示双肺多发团片状阴影，有空洞形成。查体：背部可见多个疖肿，双肺少量湿性啰音，心腹未见异常。最可能的诊断为

A. 大肠埃希菌肺炎

B. 军团菌肺炎

C. 血源性肺脓肿

D. 肺结核

E. 肺炎克雷伯杆菌肺炎

41. 女，22岁。受凉后出现寒战、发热，咳嗽，咳少许黏痰3天，自服"感冒药"后热退。查体：T 39.5℃，急性病容，右肺呼吸音减弱，语音震颤增强。血 WBC 13.4×10^9/L，N 0.87。胸部X线片示右下肺大片状模糊阴影。该患者抗感染治疗不宜首选的是

A. 青霉素　　　　B. 阿米卡星

C. 阿莫西林　　　D. 头孢曲松

E. 左氧氟沙星

42. 男，33岁。咳嗽、痰中带血伴乏力2周。胸部X线片显示左上肺少量斑片状阴影，可见少许不规则透亮区，未见液平。为明确诊断宜首先采取的措施是

A. 痰涂片抗酸染色

B. 痰细菌培养＋药敏

C. 痰细胞学检查

D. 痰涂片找真菌

E. 痰涂片找含铁血黄素细胞

43. 吸入性肺脓肿最常见的病原体是

A. 铜绿假单胞菌

B. 表皮葡萄球菌

C. 金黄色葡萄球菌

D. 肺炎链球菌

E. 厌氧菌

44. 判断肺结核传染性最主要的依据是

A. 红细胞沉降率增快

B. 胸部X线片显示空洞性病变

C. 结核菌素试验阳性

D. 痰涂片找到抗酸杆菌

E. 反复痰中带血

45. 男，35岁。低热伴咳嗽3周，咳少量白痰。使用多种抗生素治疗无效。胸部X线片示右下叶背段斑片状影，有多个不规则空洞，无液平面。为明确诊断，应首先进行的检查是

A. 支气管镜

B. 胸部CT

C. 痰真菌培养

D. 痰涂片革兰染色

E. 痰涂片抗酸染色

46. 男，18岁。寒战、发热、咳嗽4天。1周前脚趾曾划伤而致化脓感染，经治疗后愈合。听诊双肺可闻及湿啰音。血常规 WBC 17×10^9/L，N 0.92。胸部X线片示两肺多发性团块状密度增高影，部分有空洞形成。最可能的诊断是

A. 肺囊肿继发感染

B. 肺血管炎

C. 肺结核

D. 真菌性肺炎

E. 肺脓肿

47. 男，42岁。5个月前咳嗽、咳黄脓痰，经检查诊断为"右下肺脓肿"。现住院治疗4个月余，仍间断咯血、发热。复查胸部X线片示右下肺可见空洞，内有液平。此时，应采取的最佳治疗是

A. 继续抗感染治疗

B. 经皮穿刺引流

C. 纤支镜冲洗、引流

D. 手术切除病变组织

E. 祛痰及体位引流

48. PPD试验假阴性常见于

A. 麻疹3个月后

B. 急性粟粒性肺结核

C. 接种卡介苗8周后

D. 患支气管肺炎时

E. 未接种卡介苗

(49～50题共用备选答案)

A. 阿奇霉素　　　　B. 克林霉素

C. 头孢唑啉　　　　D. 庆大霉素

E. 左氧氟沙星

49. 男，14岁。发热、干咳伴全身肌痛2天。胸部X线片示间质性肺炎。同班同学有类似发作。首选的药物是

50. 男，42岁。发热3天，咳脓臭痰1天。胸部X线片示右下叶空洞影，其内有液平。治疗首选的是

51. 男，21岁。受凉后寒战、发热、咳嗽、咳脓痰3天入院。胸部X线示右肺下叶实变影。血常规示：WBC 12×10^9/L，N 0.92。该患者最可能感染的病原是

A. 金黄色葡萄球菌

B. 肺炎克雷伯杆菌

C. 肺炎支原体

D. 肺炎链球菌

E. 结核分枝杆菌

52. 女，28岁。发热、咳嗽2个月。胸部X线片示左上肺不规则片状阴影，予抗结核治疗1个月余。查体：T 36.5℃，巩膜稍黄染，双肺未闻及干湿性啰音。WBC 4.3×10^9/L，N 0.55。肝功能检查示：ALT、

AST 正常，总胆红素 40.6μmol/L，直接胆红素 17.8μmol/L。该患者现停用的药物是

A. 利福平　　　　　B. 异烟肼

C. 吡嗪酰胺　　　　D. 乙胺丁醇

E. 链霉素

53. 结核性胸膜炎患者，除抗结核治疗外，减轻胸膜肥厚最重要的措施是

A. 反复胸腔穿刺抽液

B. 胸腔内注入抗结核药物

C. 胸腔内注射糜蛋白酶

D. 口服糖皮质激素

E. 胸腔内注射尿激酶

54. 仅对细胞外碱性环境中的结核菌有杀菌作用的药物是

A. 乙胺丁醇　　　　B. 利福平

C. 异烟肼　　　　　D. 吡嗪酰胺

E. 链霉素

55. 女，34 岁。寒战、高热、咳血痰 1 周。2 周前干农活时右小腿外伤。查体：T 39.7℃，神志清楚，精神差。双肺未闻及干湿性啰音。右外踝上方可见小脓痂。血常规 WBC 17×10⁹/L，N 0.95。胸部 X 线片发现右下肺、左上肺类圆型阴影，其内可见空洞及液平。该患者最可能的诊断是

A. 血源性肺脓肿

B. 真菌性肺炎

C. 吸入性肺脓肿

D. 肺结核

E. 革兰阴性杆菌肺炎

56. 男，37 岁。1 周来咳嗽、寒战、高热，最高体温 40℃。血 WBC 15.2×10⁹/L，N 0.91。经阿莫西林抗感染治疗后体温下降不明显，逐渐出现呼吸急促。半个月前颈部皮肤疖肿，自行结痂。胸部 X 线片示双肺可见多发直径 2~3cm 的边缘模糊的类圆形阴影，其内可见空洞。下列检查对明确诊断意义最大的是

A. 痰涂片革兰染色

B. 支气管镜

C. 动脉血气分析

D. 胸部 CT

E. 血培养

57. 男，50 岁。咳嗽，间断咯血 3 个月，咳大量脓痰伴发热 1 周来诊。吸烟史 30 年。胸部 X 线片示左下肺阴影伴空洞，洞壁厚薄不一，有液平，诊断为肺脓肿。该患者应首先考虑的基础疾病是

A. 肺结核

B. 肺血管炎

C. 支气管肺癌

D. 支气管扩张

E. 支气管囊肿

58. 男，18 岁，学生。咳嗽、发热 1 个月余。多为干咳，下午 3 时发热，体温 38.0℃，可自行退热，无咯血。发病以来体重下降 3kg。胸部 X 线片：右肺门处可见密度增高的团块影。"青霉素"治疗半个月未见好转。查体：T 37.3℃，消瘦，双肺未闻及干湿性啰音。该患者最可能的诊断是

A. 结节病

B. 肺门淋巴结结核

C. 右肺脓肿

D. 肺部真菌感染

E. 淋巴瘤

59. 女，24 岁。近 2 个月来四肢关节疼痛，伴皮肤结节、红斑。10 天前发热（T 38℃）、咳嗽，咳少量痰。胸部 X 线片示右上肺斑片状影伴空洞形成。该患者最可能的诊断是

A. 支气管肺癌

B. 细菌性肺炎

C. 肺囊肿继发感染

D. 肺脓肿

E. 肺结核

60. 不符合肺炎支原体肺炎 X 线改变的是

A. 均质性的片状阴影

B. 多发空洞

C. 间质性肺炎改变

D. 肺门阴影增浓

E. 支气管肺炎改变

（61~62 题共用题干）

男，45 岁。发热、咳脓痰 1 周。胸部 X 线片示右下叶背段浸润阴影。用头孢呋辛治疗体温稍下降，但痰量增多，为脓血痰，有臭味。1 周后复查胸部 X 线片示：大片浸润阴影中出现空洞。

61. 治疗中需加用的药物是

A. 阿米卡星

B. 左氧氟沙星

C. 甲硝唑

D. 红霉素

E. 万古霉素

62. 治疗 2 周后，患者临床症状明显改善，胸部 X 线片示空洞缩小。抗感染的总疗程应为

A. 8~12 周　　　　B. 6~8 周

C. 3~6 周　　　　D. 2~4 周

E. 7 ~ 10 周

（63 ~ 64 题共用备选答案）

  A. 肺炎克雷伯杆菌

  B. 大肠埃希菌

  C. 铜绿假单胞菌

  D. 金黄色葡萄球菌

  E. 流感嗜血杆菌

63. 上述病原体中，最常见于社区获得性肺炎的是

64. 上述病原体中，血浆凝固酶（+）的是

65. 提示原发型肺结核病变恶化的病理转归是

  A. 支气管淋巴结肿大

  B. 结核性胸膜炎

  C. 支气管淋巴结周围炎

  D. 原发病灶扩大，产生空洞

  E. 急性粟粒性肺结核

66. 有关活动性原发型肺结核的治疗原则，错误的是

  A. RFP 疗程 6 ~ 12 个月

  B. 巩固维持治疗采用 INH + PZA

  C. 强化治疗采用 INH + RFP + PZA

  D. INH 疗程 12 ~ 18 个月

  E. 宜采用分阶段治疗方案

67. 对明确支气管扩张咯血患者出血部位最有价值的检查是

  A. 支气管动脉造影

  B. 胸部 CT

  C. 肺动脉造影

  D. 支气管镜

  E. 胸部 X 线片

68. 男，38 岁。醉酒后出现发热、咳嗽、咳脓臭痰 5 天，伴右侧胸痛。查体：T 39.2℃，P 112 次/分，R 26 次/分，BP 130/80mmHg，神志清楚，右中肺少许湿性啰音。胸部 X 线片示右中肺团块状影，可见空洞和气液平。血常规：WBC 16.3×10^9/L，N 0.88，L 0.10。该患者最可能的诊断是

  A. 大叶性肺炎

  B. 肺脓肿

  C. 肺结核

  D. 支气管扩张

  E. 真菌性肺炎

69. 男，19 岁。发热、咳嗽伴左胸痛 5 天。既往体健。查体：T 39.5℃，左下肺叩诊呈浊音，可闻及支气管呼吸音。该患者最可能感染的病原体是

  A. 结核分枝杆菌

  B. 肺炎链球菌

  C. 金黄色葡萄球菌

  D. 肺炎支原体

  E. 铜绿假单胞菌

70. 女，28 岁。间断发热、刺激性咳嗽 3 周。查体：T 37.5 右上肺可闻及哮鸣音。血常规正常，ESR 45mm/h。自服"头孢菌素"及"阿奇霉素"治疗无效。胸部 X 线片示右上肺纹理增粗、紊乱。痰涂片抗酸染色可疑阳性。对明确诊断最有意义的处理措施是

  A. 支气管镜检查

  B. 诊断性抗结核治疗

  C. 痰分枝杆菌培养

  D. 胸部 CT 检查

  E. 肺功能检查

71. 女，62 岁。发热、咳嗽、咳脓痰 3 天。支气管扩张病史 20 年。近年来曾因感染反复住院治疗，频繁使用广谱抗生素。查体 T 38.5℃，左下肺可闻及湿性啰音，心率 90 次/分，律齐。患者感染的病原体最可能是

  A. 肺炎支原体

  B. 肺炎链球菌

  C. 铜绿假单胞菌

  D. 肺炎克雷伯杆菌

  E. 金黄色葡萄球菌

72. 女，43 岁。近 2 周来发热，乏力，痰中带血，最高体温 38℃，经"头孢菌素"抗感染治疗 1 周无效。查体：T 37.8℃，P 84 次/分，左上肺语颤减弱，呼吸音低。实验室检查：血常规，WBC 7.8×10^9/L，N 0.73，L 0.24，ESR 43mm/h。胸部 X 线片示左上肺斑片状阴影，其内可见透亮区。该患者最可能的诊断是

  A. 肺癌

  B. 肺结核

  C. 肺脓肿

  D. 支气管扩张

  E. 肺炎

73. 治疗脆弱拟杆菌感染所致吸入性肺脓肿首选的抗菌药物是

  A. 红霉素   B. 青霉素

  C. 万古霉素   D. 克林霉素

  E. 庆大霉素

（74 ~ 75 题共用备选答案）

  A. 肺炎链球菌

  B. 病毒

  C. 肺炎克雷伯杆菌

  D. 肺炎支原体

E. 金黄色葡萄球菌

74. 男，24 岁。急性起病，高热伴右胸痛，胸部 X 线片示右肺下叶实变影，其内可见多发气囊。其感染的病原体最可能是

75. 男，68 岁。急性起病，高热伴呼吸衰竭，胸部 X 线片示双肺弥漫磨玻璃影。其感染的病原体最可能是

76. 女，20 岁。发热、咳嗽、咳脓痰 3 天。查体：T 38.6℃，左肺中下野可闻及湿啰音，呼吸音减弱。胸部 X 线片示左肺中下野大片状致密阴影，内有液气平面。1 周前患者曾过量服用安定后昏迷，经洗胃等抢救后意识清楚。最可能的诊断是

    A. 肺结核

    B. 金黄色葡萄球菌肺炎

    C. 急性肺脓肿

    D. 军团菌肺炎

    E. 肺炎克雷伯杆菌肺炎

77. 社区获得性肺炎的病原体中，最常见的革兰阴性杆菌是

    A. 厌氧菌

    B. 大肠埃希菌

    C. 军团菌

    D. 流感嗜血杆菌

    E. 肺炎克雷伯杆菌

78. 降低肺结核传染最主要的措施是

    A. 合理处理肺结核患者痰液

    B. 减少接触排菌者的密切程度

    C. 高危人群预防性化学治疗

    D. 治愈涂阳肺结核患者

    E. 接种卡介苗

79. 男，24 岁。浸润性肺结核患者，使用"异烟肼、利福平、吡嗪酰胺、乙胺丁醇"四联抗结核治疗，治疗过程中患者双手及双足麻木感。首先应采取的措施是

    A. 加用维生素 B_6

    B. 停用乙胺丁醇

    C. 停用吡嗪酰胺

    D. 停用利福平

    E. 停用异烟肼

80. 女，17 岁。反复发作咳嗽、咳痰 10 年。近 3 年反复咯血，最多一次量约 200ml。行胸部 CT 示左下叶肺萎缩，可见囊柱状支气管扩张影像。最佳治疗方案是

    A. 吸氧、止血治疗

    B. 抗炎治疗

    C. 解痉、化痰

    D. 左肺下叶切除

    E. 体位排痰

81. 男，50 岁。自幼经常咳嗽、咳痰，近 2 年来症状加重，1 周前咯鲜血 1 次，量约 100ml。查体：左下肺可闻及湿啰音。胸部 X 线片示左下肺纹理粗乱。为明确诊断首选的检查是

    A. 肺功能

    B. 支气管镜

    C. 胸部高分辨 CT

    D. 支气管动脉造影

    E. 支气管碘油造影

82. 双侧支气管扩张患者反复大咯血时，最佳的治疗手段是

    A. 支气管镜下介入治疗

    B. 支气管动脉栓塞术

    C. 手术切除病变肺组织

    D. 长期口服钙通道阻滞剂

    E. 长期口服抗生素预防感染

83. 女，60 岁。反复咳嗽、咳脓痰、咯血 30 年，再发伴发热 3 天。近 3 天来静脉滴注"头孢菌素"，仍有较多脓痰及痰中带血。查体：T 37.5℃，左下肺可闻及湿啰音，杵状指。该患者最可能的诊断是

    A. 支气管扩张

    B. 支气管肺癌

    C. 肺结核

    D. 慢性支气管炎

    E. 肺脓肿

84. 女，35 岁。间断咳嗽、咳痰伴咯血 20 年。行 HRCT 检查示右中叶支气管囊状扩张，其余肺叶未见异常。今日再次咯血，量约 200ml，给予静脉点滴垂体后叶素治疗，效果欠佳。该患者宜选择的最佳治疗措施为

    A. 静脉滴注鱼精蛋白

    B. 换用酚妥拉明静脉滴注

    C. 支气管动脉栓塞

    D. 支气管镜下止血

    E. 手术切除病变肺叶

85. 男，34 岁。咯鲜血半小时。就诊时仍有鲜血咯出。咳嗽不显著，无咳痰及呼吸困难。既往有类似情况出现，可自行停止。否认慢性心肺疾病史。查体：双肺呼吸音清晰。胸部 X 线片未见异常。为明确诊断，首先应进行的检查是

    A. 上呼吸道检查

    B. 支气管镜

    C. 肺动脉造影

D. 胸部 CT

E. 支气管动脉造影

86. 女, 48 岁。反复咳嗽、咳痰、咯血 10 余年。查体: 可见杵状指, 左肩胛下角出可闻及局限性湿啰音。该患者最可能的诊断是

    A. 肺结核

    B. 肺脓肿

    C. 支气管肺癌

    D. 先天性肺囊肿

    E. 支气管扩张

87. 男, 43 岁。反复咳嗽、咳脓痰 10 年, 加重 5 天入院。吸烟史 15 年, 已戒 10 年。查体: 右下肺可闻及较多湿啰音及少量哮鸣音。可见杵状指。胸部 X 线片示右下肺纹理增粗、紊乱。该患者应首先考虑的诊断是

    A. 支气管结核

    B. 支气管肺癌

    C. 慢性阻塞性肺疾病

    D. 支气管扩张

    E. 支气管哮喘

88. 男, 56 岁。反复咳嗽 30 年伴间断咯血, 发作时使用"头孢菌素"及止血治疗可缓解。查体: 左下肺可闻及湿性啰音。胸部 X 线片示左下肺纹理增粗、紊乱。为明确咯血的病因, 宜首先采取的检查是

    A. 支气管动脉造影

    B. 肺通气/灌注扫描

    C. 胸部高分辨 CT

    D. 痰找癌细胞

    E. 支气管镜

89. 诊断支气管扩张首选的检查是

    A. 胸部超声

    B. 胸部高分辨 CT

    C. 支气管造影

    D. 胸部 X 线

    E. 胸部磁共振

90. 男, 45 岁。2 周前烧伤, 面积 40% 左右。近 5 天开始发热, 体温 38 ~ 39℃, 间歇性, 逐渐加重并伴有寒战, 血培养出的细菌可产生凝固酶、杀白细胞素、肠毒素。最可能感染的病菌是

    A. 肺炎链球菌

    B. 溶血性链球菌

    C. 厌氧芽胞菌

    D. 大肠埃希菌

    E. 金黄色葡萄球菌

91. 肺炎链球菌肺炎合并肺炎胸腔积液的患者, 需要考虑胸水引流的情况是

    A. 胸水呈血性

    B. 胸水 LDH 升高

    C. 胸水有核细胞分类以多核细胞为主

    D. 胸水 – 血清白蛋白梯度增加

    E. 胸水细菌培养阳性

92. 吸入性肺脓肿最具特征的临床症状是

    A. 咳嗽伴胸痛

    B. 咳嗽伴咯血

    C. 畏寒、高热

    D. 呼吸困难

    E. 咳大量脓臭痰

93. 女, 28 岁。反复咳嗽、咳痰 10 年。体温 37.3℃, PPD (+), 痰抗酸染色阳性。本例患者抗结核治疗最适合的疗法是

    A. 6HR

    B. 6HRZ

    C. 2HRZ/4HR

    D. 2HRZE/4HRZ

    E. 2HRZE/4HR

(94 ~ 95 题共用备选答案)

    A. 肺结核

    B. 慢性肺脓肿

    C. 支气管哮喘

    D. 支气管扩张

    E. 慢性阻塞性肺疾病

94. 男, 34 岁, 间断咳嗽、咳痰 10 余年, 近 1 年来出现活动后气短。肺功能检查示: 阻塞性通气功能障碍。肺部 CT 示: 双下肺大小不等的多发性薄壁囊腔, 其内可见液平。最可能的诊断是

95. 女, 68 岁, 间断咳嗽、咳痰 10 余年, 进行性呼吸困难 5 年。查体: 双肺呼吸音低, 呼气相延长, 未闻及干湿性啰音。胸部 X 线示: 双下肺纹理增粗紊乱, 膈肌低平。肺功能检查示: 阻塞性通气功能障碍。最可能的诊断是

96. 男, 22 岁。学生, 受凉后畏寒、高热 3 天, 右胸痛及右上腹痛 2 天, 深吸气时加剧。查体: 39.5℃, P 120 次/分, R 36 次/分, BP 80/50mmHg, 巩膜轻度黄染, 右下肺叩诊浊音, 右下肺可闻及支气管呼吸音, 心率 120 次/分, 律不齐, 偶有早搏, 右上腹轻度压痛, 肢端湿冷。此患者除抗感染治疗外, 应首先采取的诊疗措施是

    A. 液体复苏

    B. 胸腹部 CT 检查

    C. 机械通气治疗

D. 静脉注射碳酸氢钠

E. 急诊腹部 B 超检查

97. 男，21 岁。受凉后寒战、发热、咳嗽、咳脓痰 3 天
入院。胸部 X 线示右肺下叶实变影，血常规示：
WBC 12×10^9/L，N 0.92。该患者最可能感染的病
原体是

A. 金黄色葡萄球菌

B. 肺炎克雷伯杆菌

C. 肺炎支原体

D. 肺炎链球菌

E. 结核分枝杆菌

98. 克雷伯杆菌肺炎的 X 线表现出现叶间隙下坠，其原

因是

A. 肺泡内的渗出含有较多的红、白细胞

B. 病变中的炎性渗出液黏稠而重

C. 肺泡内的渗出液由 Cohn 孔向周围肺泡蔓延所致

D. 肺泡内的纤维蛋白渗出较多

E. 细菌在细胞内生长繁殖，引起组织坏死、液化
形成

99. 下述疾病中最可能引起金黄色葡萄球菌肺脓肿的是

A. 鼻窦炎　　　　　　B. 皮肤疖肿

C. 牙周脓肿　　　　　D. 食管穿孔

E. 膈下脓肿

第二章　支气管哮喘、慢性阻塞性肺疾病

1. 男孩，6 岁。咳嗽伴喘息 1 天，无发热。既往有反复
喘息发作 4～5 次。其外祖父患有支气管哮喘。查体：
呼吸急促，可见轻度三凹征，呼气相延长，双肺满布
哮鸣音。目前应首选的治疗是

A. 吸入沙丁胺醇

B. 口服白三烯调节剂

C. 口服西替利嗪

D. 静脉注射地塞米松

E. 静脉滴注青霉素

2. 男，5 岁。反复咳嗽、喘息 2 年，一周发作 2 次。查
体：神志清楚，呼吸急促，双肺闻及呼气相哮鸣音，
心肺查体未见异常。给予"沙丁胺醇溶液"雾化后，
喘息缓解。需长期应用的首选治疗是

A. 全身糖皮质激素

B. 长效 β_2 受体激动剂

C. 速效 β_2 受体激动剂

D. 白三烯（LT）调节剂

E. 吸入型糖皮质激素

3. 支气管哮喘发作的临床表现，下列哪项不正确

A. 强迫端坐位

B. 出现严重呼气性呼吸困难

C. 呼吸动度增大，吸气性呼吸困难

D. 语音震颤减弱

E. 大汗淋漓伴发绀

4. 男，34 岁。发作性气喘 4 年，加重 1 天。查体：大汗
淋漓，口唇发绀，端坐呼吸，双肺布满哮鸣音。应首
先采取的治疗措施是

A. 气管插管，机械通气

B. 使用广谱抗生素

C. 静脉点滴糖皮质激素

D. 静脉注射氨茶碱

E. 补充液体

5. 慢性阻塞性肺疾病的体征不包括

A. 呼吸音减弱

B. 支气管呼吸音

C. 心音遥远

D. 呼气相延长

E. 桶状胸

6. 某 COPD 患者血气分析显示：$PaCO_2 > 45$mmHg，
$PaO_2 < 60$mmHg。对该结果发生机制的解释最正确
的是

A. 肺泡通气量下降

B. 阻塞性通气功能障碍

C. 限制性通气功能障碍

D. 弥散功能障碍

E. 肺脏生理死腔减少

7. 慢性阻塞性肺疾病所致 I 型呼吸衰竭最主要的机制是

A. 肺内分流

B. 阻塞性通气功能障碍

C. 肺弥散功能降低

D. 肺泡通气量下降

E. 肺通气/血流比例失衡

8. 支气管哮喘急性发作患者，提示病情危重的情况是

A. 三凹征

B. 双肺满布哮鸣音

C. 胸部 X 线片示肺充气过度

D. 呼气峰流速（PEF）显著下降

E. $PaCO_2$ 增高

9. 男，45 岁。自幼年起反复发作咳喘，咳喘常于春季发作，发作时伴有咳少量白痰，症状均于休息数日后自行缓解。3 天前受凉后咳喘再次发作，逐渐加重。动脉血气分析：pH 7.43，$PaCO_2$ 35mmHg，PaO_2 55mmHg。下列处理措施中不正确的是

A. 静脉点滴糖皮质激素

B. 无创通气

C. 静脉补液

D. 吸氧使 SaO_2 维持在 90% 以上

E. 联合使用支气管舒张剂

10. 女，25 岁。突发呼吸困难 2 天，发病前有鼻痒、喷嚏症状。既往有类似病史。查体：R 20 次/分，双肺呼气相略延长，未闻及干湿性啰音，心率 90 次/分，心律齐。该患者行肺功能检查最可能出现的异常是

A. 功能残气量减少

B. 肺活量下降

C. 一氧化碳弥散量下降

D. 肺活量下降

E. FEV_1/FVC 下降

11. 男，60 岁。反复咳嗽 12 年，活动后气促 5 个月。咳嗽于每年冬春季发作，每次持续 2~3 个月，经抗感染治疗可好转。吸烟 40 余年，约 20 支/日。查体：双肺呼吸音低，右下肺可闻及少量湿啰音。胸部 X 线片示双肺纹理增多。肺功能检查残气量增高，FEV_1/FVC 0.55。最可能的诊断是

A. 特发性肺纤维化

B. 肺结核

C. 支气管哮喘

D. 慢性阻塞性肺疾病

E. 支气管扩张

12. 男，30 岁。反复干咳 3 年，间断发作，发作时口服多种抗生素无效，可自行缓解，曾行肺功能检查，结果正常。近 2 周来再次出现咳嗽，凌晨常咳醒，不伴喘息。查体：双肺呼吸音清，未闻及干湿性啰音。胸部 X 线片未见异常。为明确诊断，首选检查是

A. 支气管激发试验

B. 血 IgE 检测

C. 胸部 CT

D. 心电图

E. 动脉血气分析

13. 哮喘急性发作时最常见血气改变是

A. pH ↑，PaO_2 ↓，$PaCO_2$ ↓

B. pH ↑，PaO_2 ↓，$PaCO_2$ ↑

C. pH ↓，PaO_2 ↓，$PaCO_2$ ↓

D. pH ↓，PaO_2 ↓，$PaCO_2$ ↓

E. pH 正常，PaO_2 ↓，$PaCO_2$ ↑

14. 男，28 岁。胸闷气促 3 年，支气管激发试验阳性。剧烈运动后气促加重，应用沙丁胺醇气雾剂吸入后可缓解症状。其主要作用机制是

A. 抑制嗜酸性粒细胞聚集

B. 对抗过敏介质的作用

C. 抑制肥大细胞释放过敏介质

D. 减少支气管黏液分泌

E. 舒张支气管平滑肌

15. 慢性阻塞性肺疾病患者存在的"持续气流受限"是指

A. 阻塞性通气功能障碍不能完全恢复

B. 支气管舒张试验阳性

C. 功能残气量显著增加

D. 支气管激发试验阳性

E. 存在限制性通气功能障碍

16. 造成气流受限的病因中，最常出现肺脏弹性回缩力减弱的是

A. 弥漫性泛细支气管炎

B. 支气管扩张

C. 慢性支气管炎

D. 慢性纤维空洞性肺结核

E. 阻塞性肺气肿

17. 关于支气管哮喘的药物治疗，不正确的是

A. 规律联合使用吸入糖皮质激素 + 长效 β_2 受体激动剂

B. 规律使用吸入糖皮质激素

C. 规律长效 β_2 受体激动剂单药治疗

D. 按需使用短效 β_2 受体激动剂

E. 规律使用白三烯调节剂

18. 下列细胞因子中，与慢性阻塞性肺疾病慢性气道炎并发关系最密切的是

A. IL-4   B. IL-10

C. IL-5   D. IL-8

E. IL-13

19. 目前慢性阻塞性肺疾病治疗最重要的药物是

A. 支气管扩张剂

B. 吸入糖皮质激素

C. 抗氧化剂

D. 祛痰药

E. 黏液生成抑制剂

20. 男，24岁。发作性呼吸困难 2 年。曾肺功能检查诊断为"支气管哮喘"，规律使用吸入糖皮质激素 + 长效 β₂ 受体激动剂，1 天来症状加重，连续吸入短效 β₂ 受体激动剂效果欠佳。此时患者应首先采取的措施是
    A. 口服抗生素
    B. 再次吸入糖皮质激素 + 长效 β₂ 受体激动剂
    C. 继续吸入短效 β₂ 受体激动剂
    D. 口服糖皮质激素
    E. 口服氨茶碱

21. 女，62岁。间断咳嗽，咳少量白黏痰 10 年。查体：双肺呼吸音粗，未闻及干湿性啰音。血常规正常。胸部 X 线片示肺纹理增粗紊乱。肺功能示 FEV_1 占预计值 53%，FEV_1/FVC 67%（舒张后）。该患者最可能的诊断是
    A. 支气管哮喘
    B. 特发性肺纤维化
    C. 支气管结核
    D. 慢性阻塞性肺疾病
    E. 支气管扩张

22. 男，24岁。间断咳嗽 2 天。伴阵发性胸闷，无痰，无发热、胸痛。查体：右下肺呼吸音稍低，未闻及干湿性啰音。为明确诊断首选的检查是
    A. 血 D - 二聚体
    B. 胸部 B 超
    C. 胸部 X 线片
    D. 肺功能
    E. 动脉血气分析

23. 男性，66 岁。进行性呼吸困难伴干咳 1 年，无吸烟史。查体：双下肺可闻及爆裂音，可见杵状指。胸部 HRCT 提示：双下肺蜂窝状改变。最可能的肺功能指标改变是
    A. FEV_1/FVC 减低
    B. TLC 减低
    C. RV 增高
    D. DLco 增高
    E. TLC 升高

（24 ~ 25 题共用题干）
    男，32岁。支气管哮喘 20 年，喘息加重 1 周，意识恍惚 1 天来急诊。查体：T 37.5℃，P 90 次/分，面色暗红，口唇发绀。可见胸腹矛盾运动，双肺呼吸音低，可闻及低调哮鸣音。

24. 该患者此时最可能出现的动脉血气变化是
    A. PaO_2 降低、$PaCO_2$ 降低、pH 值升高
    B. PaO_2 降低、$PaCO_2$ 升高、pH 值降低

    C. PaO_2 降低、$PaCO_2$ 升高、pH 值升高
    D. PaO_2 降低、$PaCO_2$ 升高、pH 值正常
    E. PaO_2 降低、$PaCO_2$ 正常、pH 值降低

25. 该患者首选的治疗措施是
    A. 大剂量糖皮质激素静脉点滴
    B. 气管插管，机械通气
    C. β₂ 受体激动剂雾化吸入
    D. 面罩吸氧
    E. 无创通气

26. 男，68岁。反复咳嗽、咳痰 20 余年，气短 5 年。患者长期使用吸入糖皮质激素及支气管舒张剂治疗，近 1 周症状控制欠满意，联合使用某药物治疗，此后出现排尿困难。该患者近来增加的药物最可能是
    A. 茶碱类
    B. M 受体拮抗剂
    C. β₂ 受体激动剂
    D. 口服糖皮质激素
    E. 祛痰药

27. 女，70岁。咳嗽、咳痰 30 年，气促 10 年，加重 5 天。查体：桶状胸，呼气相延长。血气分析提示，pH 7.28，$PaCO_2$ 54mmHg。该患者的发病机制，不包括下列哪项
    A. 阻塞性肺通气功能障碍
    B. 弥散功能障碍
    C. 无效腔增加
    D. 限制性通气功能障碍
    E. 通气/血流比例失衡

28. 支气管哮喘急性发作早期的动脉血气特征是
    A. 代谢性酸中毒
    B. 呼吸性碱中毒
    C. 代谢性碱中毒
    D. 呼吸性酸中毒
    E. 混合性酸碱失衡

29. 支气管哮喘患者发作时禁用的药物是
    A. 吗啡   B. 氨茶碱
    C. 沙丁胺醇   D. 泼尼松
    E. 肾上腺素

30. 男，50岁。常规体检胸部 X 线片示双肺纹理增粗紊乱。既往体健，吸烟 20 余年。行肺功能检查示 FEV_1/FVC 68.5%，FEV_1 占预计值的 68%。支气管舒张试验 FEV_1 改善 2.5%（30ml）。该患者首先考虑的诊断是
    A. 支气管扩张
    B. 慢性阻塞性肺疾病
    C. 阻塞性肺气肿

D. 支气管哮喘

E. 慢性支气管炎

31. 女，62 岁。反复咳嗽、喘息 15 年，1 个月前搬入新居后再发加重。口服"茶碱类"药物有所缓解。查体：双肺呼吸音低，呼气相延长。胸部 X 线片未见明显异常。肺功能检查示 FEV_1/FVC 56%，舒张试验示 FEV_1 改善率 12%。该患者应首先考虑的诊断是

A. 慢性阻塞性肺疾病

B. 支气管哮喘

C. 慢性充血性心力衰竭

D. 过敏性肺炎

E. 嗜酸细胞性支气管炎

32. 女，41 岁。1 周前受凉后干咳、胸闷，接触冷空气后明显。无发热，自服"阿奇霉素"无效。既往皮肤常出现瘙痒并起风团，服用"扑尔敏"症状可好转。查体：双肺呼吸音清。胸部 X 线未见异常。为明确诊断首选的检查是

A. 血 IgE

B. 肺功能

C. 皮肤过敏试验

D. 胸部 CT

E. 痰涂片及嗜酸粒细胞计数

33. 女，70 岁。间断咳嗽、咳嗽 10 年，活动后气短半年。查体：双肺呼吸音减弱，心率 80 次/分，律齐。胸部 X 线未见明显异常。为明确诊断首选的检查是

A. 肺功能   B. 胸部 X 线

C. 胸部 MRI   D. 胸部 CT

E. 心电图

34. 目前用于判断慢性阻塞性肺疾病严重程度的肺功能指标是

A. FEV_1 占预计值百分比

B. FVC 占预计值百分比

C. RV/TLC（残总比）

D. MVV 占预计值百分比

E. FEV_1/FVC（一秒率）

35. 有关气道高反应性（AHR）的描述正确的是

A. AHR 是哮喘发作的重要神经机制

B. 气道炎症是导致 AHR 的重要机制

C. AHR 检测阳性者可诊断支气管哮喘

D. 肺泡巨噬细胞激活可降低 AHR

E. AHR 不受遗传因素的影响

36. 女，20 岁。咳嗽、胸闷 1 周。查体：右下肺呼吸音消失。胸部 X 线片示右侧大量胸腔积液。该患者肺通气功能检查最不可能出现的结果是

A. 一秒量下降

B. 残气量下降

C. 肺总量下降

D. 一秒率下降

E. 用力肺活量下降

37. 中年男性，从事烧烤行业多年，咳嗽，夜间常发呼吸困难，轻度桶状胸。X 线片示双肺野透亮度轻度增高，右肺野可见轻微模糊片状影。该患者最可能的诊断是

A. 哮喘

B. 过敏性肺炎

C. 慢性阻塞性肺疾病

D. 肺栓塞

E. 肺癌

38. 女，34 岁。哮喘患者。平时规律使用吸入激素，偶有需要使用短效 β-受体激动剂治疗，症状控制较满意。近来过敏性鼻炎发作，喘息症状出现波动。此时为加强抗炎效果，宜首先选择的药物是

A. 茶碱缓释片

B. 长效 $β_2$ 受体激动剂

C. 白三烯受体调节剂

D. 口服激素

E. H_1 受体拮抗剂

39. 男，45 岁。间断咳嗽 2 年，每年均于秋季出现，干咳为主，夜间明显，伴憋气，常常影响睡眠，白天症状常不明显，使用多种药物抗感染治疗无效，持续 1~2 个月后症状可自行消失。本次入秋后再次出现上述症状。体格检查未见明显异常，胸部 X 线片未见明显异常，通气功能正常。为明确诊断，宜采取的进一步检查措施是

A. 支气管镜

B. 睡眠呼吸监测

C. 胸部 CT

D. 支气管激发试验

E. 血气分析

40. 男，67 岁。咳嗽、咳痰 20 年。加重伴气短 1 周。查体：T 36.8℃，双肺呼吸音减弱，语音震颤减弱，叩诊呈过清音。该患者最可能的诊断是

A. 气胸

B. 心力衰竭

C. 慢性阻塞性肺疾病

D. 支气管扩张

E. 支气管哮喘

41. 男，20 岁。持续喘息发作 24 小时来急诊。既往哮喘病史 12 年。查体：端坐呼吸，大汗淋漓，发绀，双

肺布满哮鸣音。动脉血气分析结果示：pH 7.21，$PaCO_2$ 70mmHg，PaO_2 55mmHg。此时应紧急采取的治疗措施是

    A. 机械通气

    B. 使用广谱抗生素

    C. 静脉点滴糖皮质激素

    D. 静脉注射氨茶碱

    E. 补充液体

42. 男，68 岁。反复咳嗽，咳痰 20 年，气短 10 年，喘息加重 2 天。吸烟 30 年，每日约 1 包。查体：神志清楚，呼吸急促，端坐位，口唇发绀。桶状胸，左下肺呼吸音明显减弱，右肺可闻及哮鸣音和湿啰音。WBC 6.3×10^9/L，N 0.85。为进一步诊治，首选的检查是

    A. 肺功能　　　　　　B. 血气分析

    C. 痰培养　　　　　　D. 心电图

    E. 胸部 X 线片

(43~44 题共用题干)

男，70 岁。间断咳嗽 30 余年，加重伴意识障碍 2 天入院。查体：T 38.0℃，P 102 次/分，R 21 次/分，BP 120/80mmHg，烦躁不安，球结膜充血水肿，口唇发绀。桶状胸，双肺可闻及哮鸣音，双下肺少量湿性啰音。

43. 对诊断最有意义的检查是

    A. 心电图

    B. 脑电图

    C. 痰细菌培养

    D. 动脉血气分析

    E. 胸部 CT

44. 该患者禁忌使用的药物是

    A. 甲泼尼龙　　　　　B. 地西泮

    C. 氨茶碱　　　　　　D. 地塞米松

    E. 头孢曲松

45. 男，21 岁。3 天前受凉后"感冒"，症状已好转。1 小时前参加篮球比赛后出现气促。查体：双肺散在哮鸣音，心率 84 次/分。该患者发病最可能的机制是

    A. 肺血管阻力增加

    B. 心力衰竭

    C. 神经调节失衡

    D. 气道高反应性

    E. 气道重构

46. COPD 气道炎症最主要的效应细胞是

    A. 肥大细胞

    B. 嗜酸粒细胞

    C. 中性粒细胞

    D. 巨噬细胞

    E. 淋巴细胞

47. 以反复发作干咳、胸闷为主要症状的疾病是

    A. 支气管肺癌

    B. 支气管结核

    C. 支气管哮喘

    D. 支气管异物

    E. 支气管肺炎

48. 目前，用于控制支气管哮喘患者气道高反应性最主要的措施是

    A. 吸入支气管舒张剂

    B. 使用 H_1 受体拮抗剂

    C. 使用白三烯调节剂

    D. 吸入糖皮质激素

    E. 特异性免疫治疗

49. 下列疾病中，最常表现为呼气性呼吸困难的疾病是

    A. 急性喉炎　　　　　B. 气管异物

    C. 心力衰竭　　　　　D. 气胸

    E. 支气管哮喘

50. 慢性阻塞性肺疾病最主要的病理生理特征是

    A. 气道结构重塑

    B. 肺泡通气量下降

    C. 持续性气流受限

    D. 明显的肺外效应

    E. 肺泡弹性回缩力减退

51. 男，68 岁。反复咳嗽、咳痰 15 年，加重伴发热 3 天。吸烟史 40 年，1 包/天。查体：T 38.8℃，口唇发绀。桶状胸，双肺可闻及哮鸣音和湿啰音。血 WBC 10.3×10^9/L，N 0.85。该患者最可能的是

    A. 支气管肺癌

    B. 肺血栓栓塞

    C. 支气管哮喘

    D. 支气管扩张

    E. 慢性阻塞性肺疾病

52. 男，18 岁。发作性胸闷 3 年，再发 2 天。发作多以凌晨为著，无咯血和发热，发作时不经药物治疗可逐渐缓解。查体：双肺呼吸音清晰。该患者最可能的诊断是

    A. 慢性支气管炎

    B. 过敏性肺炎

    C. 左心衰竭

    D. 支气管哮喘

    E. 胃食管反流病

53. 男，21 岁。发作性喘息 4 年，再发 3 天急诊入院。

查体：端坐呼吸，口唇发绀，双肺广泛哮鸣音，心率120次/分。该患者最可能的诊断是

A. 慢性支气管炎急性发作

B. 自发性气胸

C. 支气管哮喘

D. 急性左心衰竭

E. 肺血栓栓塞

(54～57题共用题干)

女，48岁。反复咳嗽、胸闷、气喘30年。平素口服茶碱及"止咳祛痰"中药治疗，症状控制不理想。近1周来症状再次出现。查体：P 86次/分，R 24次/分。双肺可闻及散在哮鸣音。诊断为"支气管哮喘"，动脉血气分析示 pH 7.46，$PaCO_2$ 32mmHg，PaO_2 64mmHg，HCO_3^- 19.3mmol/L。

54. 该患者目前血气分析检查结果提示低氧血症合并

A. 呼吸性碱中毒

B. 代谢性酸中毒

C. 代谢性碱中毒

D. 呼吸性酸中毒

E. 呼吸性碱中毒合并代谢性酸中毒

55. 对患者首选的药物治疗是

A. 吸入短效 β_2 受体激动剂

B. 口服茶碱类药物

C. 口服糖皮质激素

D. 吸入长效 β_2 受体激动剂

E. 联合吸入糖皮质激素及长效 β_2 受体激动剂＋全身糖皮质激素

56. 为密切监测其病情变化，应首先推荐的方法是

A. 定期复查肺功能

B. 监测呼气峰流速

C. 每日评价活动耐力

D. 监测肺部体征变化

E. 定期监测血氧饱和度

57. 患者2小时前突发呼吸困难加重。查体：意识清楚，端坐呼吸，双肺呼吸音低，呼气相延长，可闻及低调哮鸣音。心率120次/分，律齐，未闻及杂音。动脉血气（鼻导管吸氧 5L/min）示 pH 7.31，$PaCO_2$ 52mmHg，PaO_2 53mmHg，HCO_3^- 23mmol/L。目前首先应采取的治疗措施是（编者注：考题已根据最新指南做了改动）

A. 面罩吸氧（10L/min）

B. 静脉滴注碳酸氢钠

C. 静脉滴注氨茶碱

D. 机械通气

E. 使用呼吸兴奋剂

58. 女，28岁。发作性干咳、胸闷3年，夜间明显，无咯血、发热。每年发作2～3次，1～2周可自行缓解。近2天来再次出现上述症状而就诊。查体：双肺呼吸音清晰，未闻及干湿性啰音，心率86次/分，心脏各瓣膜听诊区未闻及杂音。胸部X线片未见异常，肺通气功能正常。为明确诊断，应采取的进一步检查是

A. 胸部高分辨CT

B. 胸部增强CT

C. 胸部MRI

D. 支气管激发试验

E. 支气管镜

59. 用于鉴别COPD和支气管哮喘的试验是

A. 过敏原试验

B. 支气管激发试验

C. 低氧激发试验

D. 运动试验

E. 支气管扩张试验

第三章 肺动脉高压与肺源性心脏病、肺血栓栓塞症

1. 导致慢性肺心病最常见的疾病是

A. 支气管扩张

B. 慢性阻塞性肺疾病

C. 严重胸廓畸形

D. 支气管哮喘

E. 肺血栓栓塞症

2. 患者，男，74岁。反复咳嗽，咳痰30年，近5年来长期夜间家庭氧疗。1周前因受凉后出现喘息，不能

入睡，家属给予舒乐安定口服，并提高吸氧浓度、延长吸氧时间，但昨日起出现昏睡。其昏睡的主要原因最可能是

A. 舒乐安定中毒

B. 脑梗死

C. 严重低氧

D. 低钠血症

E. 二氧化碳蓄积

3. 下列疾病所致的肺动脉高压中最主要由低氧血症所致的是
   A. 肺血栓栓塞
   B. 结缔组织病
   C. COPD
   D. 特发性肺动脉高压
   E. 心源性肺水肿

4. 急性肺血栓栓塞患者，确定是否采用溶栓治疗的主要依据指标是
   A. 氧合指数（PaO_2/FiO_2）
   B. 心肌坏死标志物
   C. 血压状况
   D. 右心功能
   E. 右心室大小

5. 男，70 岁。患慢性阻塞性肺疾病 12 年。近 1 周来受凉后出现咳嗽、咳痰及呼吸困难加重。使用抗感染、平喘及糖皮质激素治疗效果欠佳。查体：半卧位，球结膜水肿，面色暗红，双肺呼吸音粗，心腹未见异常，双下肢轻度凹陷性水肿。该患者出现上述体征最可能的原因是
   A. CO_2 潴留
   B. 糖皮质激素副作用
   C. 右心衰竭
   D. 药物过敏反应
   E. 深静脉血栓形成合并肺栓塞

6. 患者，男，35 岁。骨折和脾破裂入院。术后卧床制动，第 5 天患者出现胸闷、呼吸困难。查体：T 37.4℃，血压 83/57mmHg，呼吸 23 次/分，SaO_2 90%，心率 103 次/分。患者最可能的诊断是
   A. 急性左心衰
   B. 肺栓塞
   C. 右心衰
   D. 急性心梗
   E. 脑出血

7. 女，75 岁。发热、咳嗽 3 天，意识模糊 1 天。近 2 天尿量明显减少。慢性阻塞性肺疾病病史 20 年，糖尿病病史 10 年。查体 T 38.5℃，P 102 次/分，R 24 次/分，BP 145/90mmHg。面色潮红，球结膜水肿，双侧瞳孔等大等圆，对光反射迟钝，口唇发绀。双肺呼吸音低，可闻及痰鸣音。心率 102 次/分，各瓣膜听诊区未闻及杂音。双下肢轻度水肿。该患者应首先考虑的诊断是
   A. 急性脑血管病
   B. 肺性脑病
   C. 高渗昏迷

   D. 尿毒症所致意识障碍
   E. 电解质紊乱

8. 男，65 岁。1 小时前突发晕厥，意识恢复后自觉胸闷、气短。1 周前行关节置换术治疗。否认高血压、心脏病史。查体：BP 90/65mmHg，双肺呼吸音清，未闻及干湿啰音。心率 96 次/分，P_2 亢进。对明确诊断最有价值的检查是
   A. 动脉血气分析
   B. 头颅 CT
   C. 超声心动图
   D. 血 D - 二聚体
   E. CT 肺动脉造影

9. 主要引起动脉性肺动脉高压的疾病是
   A. 睡眠呼吸障碍
   B. 慢性阻塞性肺疾病
   C. 二尖瓣狭窄
   D. 特发性肺动脉高压
   E. 肺动脉栓塞

10. 目前诊断肺血栓栓塞症首选的检查是
    A. CT 肺动脉造影
    B. 血 D - 二聚体
    C. 肺动脉造影
    D. 肺通气灌注扫描
    E. 超声心电图

11. 男，56 岁。活动后气短、乏力伴间断咳嗽、咳少量白黏痰半年。既往吸烟 30 年。查体：未见阳性体征。血常规正常。X 线片未见异常。为明确诊断，宜首选的检查是
    A. 超声心动图
    B. 动脉气血分析
    C. 肺部 CT
    D. 肺功能
    E. 支气管镜

12. 女，35 岁。逐渐出现活动力下降半年，类风湿关节炎病史 5 年，经规律使用 NSAIDs 药物症状控制尚可。查体：口唇略苍白，双肺呼吸音清，未闻及干湿啰音，心率 85 次/分，P_2 亢进，分裂，三尖瓣听诊区可闻及 2/6 级收缩期杂音，双下肢无水肿。该患者最可能出现的情况是
    A. 肺血栓栓塞症
    B. 间质性肺炎
    C. 肺动脉高压
    D. 贫血性心脏病
    E. 感染性心内膜炎

13. 男，71 岁。突发胸闷、气短、呼吸困难 2 小时。查

体：平卧位，双肺可闻及湿啰音。应首先完成的辅助检查是

A. B 型钠尿肽

B. 动脉血气分析

C. 心电图

D. 超声心电图

E. 胸部 X 线片

14. 男，45 岁。进行性呼吸困难半年。无咳嗽、咯血及胸痛。查体：BP 110/75mmHg。口唇发绀，颈静脉怒张，双肺呼吸音清，心界无扩大，心率 92 次/分，P_2 亢进，三尖瓣区可触及抬举样搏动。双下肢轻度水肿。为明确诊断，首选的检查是

A. 超声心动图

B. 心电图

C. 肺通气/灌注扫描

D. 肺功能

E. CT 肺动脉造影

15. 急性肺源性心脏病最常见的病因是

A. 重症肺结核

B. 支气管哮喘

C. 肺血栓栓塞

D. 过敏性肺炎

E. 慢性阻塞性肺疾病

16. 男，75 岁。反复咳嗽、咳痰、喘憋 40 余年，加重伴发热 3 天。查体：R 24 次/分，BP 145/85mmHg，昏睡，颈静脉怒张，双肺散在哮鸣音，双下肺可闻及湿性啰音，心率 128 次/分，双下肢轻度凹陷性水肿。该患者目前应首先进行的检查是

A. 眼底镜

B. 肝肾功能 + 电解质

C. 动脉血气分析

D. UCG

E. 头颅 CT

17. 女，34 岁。突发右下胸痛，少量咯血 2 天。已婚，自然流产 2 次。查体：T 37.5℃，P 85 次/分，右下肺叩诊呈浊音，呼吸音减弱，右下肢轻度肿胀。血常规：WBC 8.8×10^9/L，Hb 124g/L，Plt 64×10^9/L。胸部 X 线片显示右侧少量胸腔积液。该患者最可能的诊断是

A. 肺结核

B. 肺炎旁胸腔积液

C. 肺血管炎

D. 肺血栓栓塞症

E. 支气管肺癌

18. 男，38 岁。突发呼吸困难伴短暂意识丧失，无咳

嗽、咳痰及咯血。既往体健。查体：BP 85/65mmHg，呼吸急促，口唇发绀，双肺可闻及少许哮鸣音，心率 110 次/分，P_2 亢进。心电图示窦性心动过速。对明确诊断意义最大的检查是

A. CT 肺动脉造影

B. 动脉血气分析

C. 胸部 X 线片

D. 血心肌坏死标记物

E. 血 D - 二聚体

19. 男，68 岁。间断咳嗽 5 年，近 1 年来自觉长距离行走时感气短，休息后可好转。否认呼吸系统疾病及心脏病史。查体未见明显异常。血常规及胸部 X 线片检查大致正常。为明确诊断应首先进行的检查是

A. UCG

B. D - 二聚体

C. 动脉血气分析

D. 胸部 CT

E. 肺功能

20. 女，67 岁。间断咳嗽、咳痰 15 年，心悸、气短伴双下肢水肿 3 天。心电图示胸前导联重度顺钟向转位，V_1 导联是 R_S 型，$V_5 R/S < 1$，$Rv_1 + Sv_5 = 1.5mV$。该患者最可能的诊断是

A. 心包积液

B. 扩张型心肌病

C. 风湿性心脏瓣膜病

D. 慢性肺源性心脏病

E. 肺血栓栓塞症

21. 女，42 岁。双下肢水肿 1 个月余，进行性呼吸困难半月。2 个月前因腰椎间盘突出卧床休息。查体：BP 120/80mmHg，双肺呼吸音清，心率 93 次/分，$P_2 > A_2$，超声心动图提示肺动脉高压。该患者呼吸困难的最可能原因是

A. 左心衰竭

B. 慢性阻塞性肺疾病

C. 肺血栓栓塞

D. 全心衰竭

E. 冠心病

22. 男，62 岁。反复咳嗽、咳痰 15 年，活动后气促 5 年，加重 1 周入院。入院时神志清楚，动脉血气分析 $PaCO_2$ 50mmHg，PaO_2 45mmHg。面罩吸氧后，患者呼之不应，查动脉血气分析示 $PaCO_2$ 90mmHg，PaO_2 75mmHg。患者出现意识障碍的主要原因是

A. 电解质紊乱

B. 脑血管病

C. 氧中毒

D. 肺性脑病

E. 感染中毒性脑病

23. 男，62 岁。左胸痛 5 天，胸闷、气促 2 天。查体：双下肺呼吸音粗，心率 108 次/分，$P_2 > A_2$。胸部 X 线片示左下肺透亮度增加。对明确诊断最有价值的检查是

A. CT 肺动脉造影（CTPA）

B. 胸部高分辨 CT

C. 心电图

D. 血 D - 二聚体

E. 超声心动图

24. 男，50 岁。进行呼吸困难 1 年余。查体：BP 125/80mmHg，$P_2 > A_2$，未闻及杂音，双下肢无水肿。胸部 X 线片示肺动脉段膨隆。CTPA 示双肺动脉分支可见多处充盈缺损。最可能的诊断是

A. 慢性肺血栓栓塞

B. 结节性多动脉炎

C. 大动脉炎

D. 特发性多动脉炎

E. 原发性系统性血管炎

（25～26 题共用题干）

男，72 岁。间断咳嗽、咳痰 20 余年，加重伴喘憋 1 周，近 2 天出现嗜睡。查体：意识迷糊，口唇发绀，球结膜水肿，双肺满布哮鸣音，双下肢水肿。

25. 该患者出现意识障碍最主要的机制是

A. 感染中毒性脑病

B. 组织缺氧

C. 电解质紊乱

D. 二氧化碳潴留

E. 脑出血

26. 患者经吸氧器后呼吸困难进一步加重，血气分析示 pH 7.10，$PaCO_2$ 102mmHg。查体：昏睡，口唇发绀，双肺散在干湿啰音。此时，应首选的治疗措施是

A. 糖皮质激素静脉滴注

B. 机械通气

C. 呼吸兴奋剂静脉滴注

D. 静脉应用广谱抗生素

E. 大剂量呋塞米静脉滴注

（27～28 题共用题干）

女，55 岁。反复咳嗽、咳痰、气促 30 年，加重伴低热 1 周。既往高血压病史 10 年，血压控制满意。查体：T 38℃，P 100 次/分，R 24 次/分，BP 106/90mmHg，口唇发绀，颈静脉怒张，双肺可闻及哮鸣音及湿啰音，心率 110 次/分，律齐，$P_2 > A_2$，剑突下可闻

及 3/6 级收缩期杂音，腹膨隆，肝肋下 4cm 压痛（+），肝颈静脉回流征阳性，双下肢水肿。

27. 该患者最可能的诊断是

A. 冠心病

B. 心悸病

C. 肺血栓栓塞

D. 肺心病

E. 风湿性心脏瓣膜病

28. 对明确诊断最有价值的检查是

A. 胸部 X 线片

B. 超声心动图

C. 血气分析

D. 心电图

E. 血 D - 二聚体

29. 发生肺血栓栓塞时，应首先考虑溶栓的情况是

A. 明显咯血

B. 剧烈胸痛

C. 严重低氧血症

D. 持续低血压

E. 合并深静脉血栓形成

30. 引起继发性肺动脉高压最常见的原因是

A. 间质性肺炎

B. 结缔组织病

C. 肺结核

D. 肺血栓栓塞

E. 慢性阻塞性肺疾病

31. 男，57 岁。咳嗽、咯血 2 天，突发呼吸困难 1 小时。血 D - 二聚体明显升高，心电图见 $S_1Q_{\mathrm{III}}T_{\mathrm{III}}$，确诊为急性肺栓塞，经 rt - PA 50mg 溶栓治疗后症状改善。此时应采取的治疗措施是

A. 口服华法林

B. 皮下注射低分子肝素

C. 口服氯吡格雷

D. 口服阿司匹林

E. 维持 rt - PA 静脉注射

32. 女，55 岁。骨折术后卧床 3 天，突发呼吸困难。既往高血压病史 10 年，血压控制良好。查体：BP 120/80mmHg。下列体征对鉴别诊断肺栓塞和左心衰竭最有意义的是

A. 颈静脉怒张

B. 口唇发绀

C. 心动过速

D. 呼吸过快

E. 双下肢水肿

33. 男，47 岁。扩张型心肌病 10 年，活动后喘憋进行性

加重，因病卧床半年。下床排便后喘憋突然加重 1 小时。查体：R 30 次/分，BP 90/60mmHg，口唇发绀，右下肺可闻及少许湿性啰音，心界向左扩大，心率 90 次/分，律齐，心音低钝，P_2亢进，双下肢无水肿。心电图示右束支传导阻滞。血气分析示 PaO_2 48mmHg，$PaCO_2$ 35mmHg。该患者喘憋突然加重的最可能的原因是

A. 急性心包炎
B. 肺血栓栓塞
C. 肺炎
D. 心绞痛
E. 急性心肌梗死

34. 女，69 岁。呼吸困难伴左胸痛 2 天。活动后呼吸困难加重，胸痛于吸气时加重，无咳嗽、咳痰、咯血和发热。结肠癌术后化疗中。查体：BP 110/75mmHg，口唇发绀，左下肺可闻及少许细湿啰音，心率 96 次/分，律齐，$P_2 > A_2$，胸骨左缘第 5 肋间可闻及 2/6 级收缩期杂音。首先选择的诊断是

A. 重症肺炎
B. 急性左心衰竭
C. 肺血栓栓塞
D. 急性心肌梗死
E. 结肠癌肺转移

35. 女，28 岁。右下肢骨折术后 1 天，气短伴咯血 2 小时。查体：呼吸 30 次/分，口唇略发绀，双肺未闻及干湿性啰音，心率 120 次/分，律齐。最可能的诊断是

A. 肺部感染　　　B. ARDS
C. 气胸　　　D. 胸膜炎
E. 肺血栓栓塞症

36. 女，79 岁。1 小时前家属发现其呼吸困难而来就诊。查体：T 36.8℃，R 32 次/分，BP 140/90mmHg，嗜睡，球结膜水肿，皮肤潮湿，口唇发绀，双下肺可闻及细湿啰音和哮鸣音，心率 120 次/分，双下肢水肿。为明确诊断，进一步检查宜首选的是

A. 胸部 CT
B. 动脉血气分析
C. 头颅 CT
D. 心电图
E. 心肌坏死标志物

37. 男，52 岁。突发呼吸困难 4 小时。既往糖尿病、高血压病史 10 年。查体：R 32 次/分，BP 100/70mmHg，颈静脉怒张，双肺呼吸音清晰，未闻及干湿性啰音。心率 105 次/分，$P_2 > A_2$，行 CTPA 示右下肺动脉内充盈缺损。该患者宜采取的治疗措施

首选
A. 口服华法林
B. 手术取栓
C. 皮下注射低分子肝素
D. 动脉内注射尿激酶
E. 静脉点滴 rt – PA

38. 女，60 岁。乳腺癌根治术后 3 天，大便后起立时突感呼吸困难，随即意识丧失，呼吸及大动脉搏动消失。立即给予心肺复苏，呼吸道吸出血性液体。最可能的情况是

A. 心源性休克
B. 急性心肌梗死
C. 自发性气胸
D. 乳腺癌肺转移
E. 肺血栓栓塞

39. 急性肺水肿最特异的临床表现为
A. 肺动脉瓣区第二心音亢进
B. 心尖区收缩期杂音
C. 咳大量粉红色泡沫痰
D. 左肺底湿啰音
E. 气促、发绀

40. 男，69 岁。反复咳嗽、咳痰、喘息 20 年，加重 2 周，嗜睡 1 周。无发热、咯血。既往吸烟 30 年，每日约 1 包。查体：T 36.8℃，BP 160/95mmHg，昏睡状，口唇发绀，颈静脉充盈，肝颈静脉回流征阳性，双肺可闻及哮鸣音和细湿啰音，心率 130 次/分，$P_2 > A_2$，双下肢水肿，病理征（－）。该患者肺动脉高压形成的最主要机制是

A. 缺氧、CO_2 潴留致血管收缩
B. 原位血栓形成
C. 肺毛细血管静水压升高
D. 肺小动脉结构重塑
E. 血红蛋白浓度升高

41. 女，32 岁。反复胸痛半年，进行性活动后呼吸困难 2 个月。否认有慢性咳嗽、咳痰及心脏病史。查体：BP 120/80mmHg，双肺呼吸音低，未闻及干湿啰音，$P_2 > A_2$，三尖瓣区可闻及 3/6 级收缩期杂音，剑突下可见心脏搏动。右脚水肿。为确定诊断最有意义的检查是

A. CT 肺动脉造影
B. 胸部 X 线片
C. 肺通气功能
D. 血气分析
E. 超声心动图

42. 引起肺血栓栓塞症的血栓最常见来源于

A. 盆腔静脉

B. 下肢深静脉

C. 肺静脉

D. 锁骨下静脉

E. 颈内静脉

第四章 支气管肺癌、原发性纵隔肿瘤

1. 血性胸水中发现癌细胞，癌细胞的来源最可能是

A. 主支气管

B. 段以下支气管

C. 叶支气管

D. 段支气管

E. 肺泡膜上的毛细血管

2. 女。50 岁。乏力，体检时胸部 X 线片显示右上肺胸壁下肿块 3cm×3cm，右主支气管旁 4 组淋巴结转移，支气管未见异常。为明确诊断，首选检查为

A. 痰细胞学检查

B. PET – CT

C. 胸腔镜

D. 支气管镜

E. CT 引导下经皮肺组织穿刺

3. 前纵隔最常见的肿瘤是

A. 成熟的畸胎瘤

B. 胸腺瘤

C. 淋巴源性瘤

D. 神经源性肿瘤

E. 甲状腺瘤

4. 男，35 岁。低热伴咳嗽 3 周，咳少量白痰。使用多种抗生素治疗无效。胸部 X 线片示右下叶背段斑片状影，有多个不规则空洞，无液平面。为明确诊断，应首先进行的检查是

A. 痰涂片革兰染色

B. 痰涂片抗酸染色

C. 支气管镜

D. 痰真菌培养

E. 胸部 CT

5. 男，50 岁。胸部不适 2 个月，无咳嗽、发热。胸部 CT 示右前上纵隔肿物，直径约 3cm，边缘光滑，上界清晰。首先考虑的诊断是

A. 胸腺瘤

B. 胸骨后甲状腺肿

C. 支气管囊肿

D. 食管囊肿

E. 神经源性肿瘤

(6~7 题共用题干)

男，65 岁。咳嗽、痰中带血伴喘息 3 个月，头面部及双上肢肿胀 2 周。吸烟 30 支/天。胸部 X 线见右上肺门肿大影，右上纵隔明显增宽。

6. 该患者最可能的诊断为

A. 淋巴瘤

B. 纵隔肿瘤

C. 肺癌

D. 肺结核

E. 肺源性心脏病

7. 患者出现面部及双上肢水肿的原因为

A. 头臂干动脉梗阻

B. 上腔静脉梗阻

C. 无名静脉梗阻

D. 淋巴回流梗阻

E. 下腔静脉梗阻

(8~9 题共用题干)

女，65 岁。刺激性咳嗽 1 个月，发现痰中带血丝 1 周。胸部 X 线片示右肺上叶周围型结节影，大小约 2.5cm×2.5cm，边界不清，有短毛刺。既往体健，无其他肺部疾病史。吸烟 20 年，10~20 支/日。

8. 为明确诊断，应首选的检查是

A. 支气管镜

B. 纵隔镜

C. 胸部 B 超

D. 胸部 CT

E. 胸腔镜

9. 患者最可能的诊断是

A. 肺癌

B. 肺真菌感染

C. 肺结核

D. 肺错构瘤

E. 肺脓肿

10. 男性，40 岁。既往 20 年前患过肺结核，平素健康，近 3 个月来有刺激性咳嗽，痰中偶有血丝，有时发热。X 线示：右肺上叶前段有 2cm×2.5cm 的块状阴影，边缘不整呈分叶状。痰查脱落细胞 3 次均阴性。本例患者首先考虑的诊断是

A. 肺结核

B. 肺脓肿

C. 肺囊肿　　　　　　　D. 肺癌

E. 肺良性肿瘤

11. 肺癌患者出现"杵状指"提示

　　A. 肺癌类型为鳞癌

　　B. 肺癌类型为小细胞癌

　　C. 肺癌出现非转移性肺外表现

　　D. 肺癌已经扩散转移

　　E. 肺癌恶性程度高

12. 男，35 岁。CT 检查：纵隔的后下部有一 5cm×3cm 的边界清晰的肿块。手术切除该肿块时最可能损伤的后纵隔结构是

　　A. 主动脉弓　　　　　B. 胸腺

　　C. 胸交感干　　　　　D. 膈神经

　　E. 上腔静脉

13. 下列表现属于肺癌副癌综合征的是

　　A. 一侧眼睑下垂、瞳孔缩小

　　B. 声音嘶哑

　　C. 胸壁静脉曲张

　　D. 吞咽困难

　　E. 杵状指

14. 女，65 岁。体检时胸部 X 线示右下肺直径约 2cm 大小的类圆形结节影，患者无自觉症状，否认吸烟史。查体：双肺呼吸音清，未闻及干湿啰音。为进一步明确诊断，下列检查中应首选的是

　　A. 痰细胞学检查

　　B. 血清肿瘤标志物

　　C. 支气管镜检查

　　D. 胸部增强 CT

　　E. 密切观察，定期复查胸部 X 线片

15. 男，68 岁。痰中带血 1 个月，无发热，抗菌药物治疗无效。慢性支气管炎 20 年。查体：右下肺叩诊浊音，右下肺呼吸音减弱。该患者应首先考虑的诊断是

　　A. 支气管肺癌

　　B. 支气管扩张

　　C. 支气管哮喘

　　D. 肺结核

　　E. 肺血栓栓塞症

16. 支气管镜检查对下述疾病诊断意义不大的是

　　A. 支气管肺癌

　　B. 弥漫性肺泡出血

　　C. 结节病

　　D. 支气管扩张

　　E. 肺孢子菌肺炎

17. 男，38 岁。健康体检胸部 X 线片发现右肺上叶后段

直径约 2cm 高密度结节影，边界欠清楚。查体：T 36.5℃，P 72 次/分。双肺呼吸音清，未闻及干湿性啰音。为明确诊断应首选的检查是

　　A. PET – CT

　　B. 肺相关肿瘤标志物

　　C. 支气管镜

　　D. 胸部 CT

　　E. MRI

（18 ~ 19 题共用题干）

　　女，62 岁。咳嗽、痰中带血伴胸闷 1 个月余。既往体健，吸烟 30 年，30 支/天。查体：T 36.5℃，右侧肺部可闻及少量湿性啰音。实验室检查：血 WBC 8×10^9/L。胸部 X 线片：

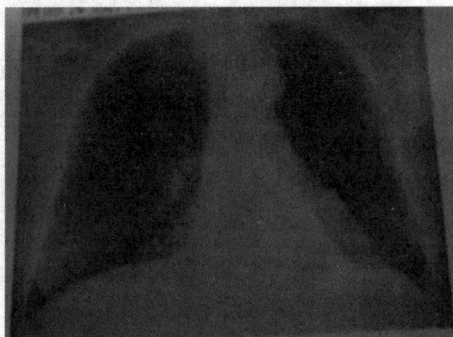

胸部 CT：

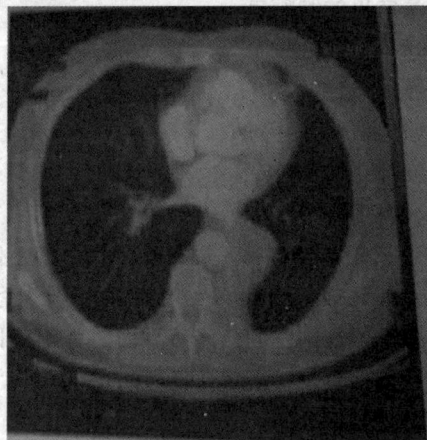

18. 初步诊断首选考虑

　　A. 后纵隔肿瘤

　　B. 浸润型肺结核

　　C. 支气管扩张

　　D. 大叶性肺炎

　　E. 中央型肺癌

19. 为进一步明确诊断，首选的检查是

　　A. 纤维支气管镜

　　B. 胸腔镜

　　C. PET – CT

　　D. 纵隔镜

　　E. 磁共振

(20~21题共用题干)

男，40岁。痰中带血1个月，乏力、头晕1周。实验室检查，血钠114mmol/L，补钠治疗效果欠佳。胸部X线片检查发现右肺门块状影4cm×4cm。纤维支气管镜检查示右主支气管黏膜粗糙水肿，管腔狭窄，黏膜活检可见肿瘤细胞。

20. 最可能的病理类型是

 A. 大细胞癌 　　　　 B. 腺癌

 C. 类癌 　　　　　　 D. 小细胞癌

 E. 鳞癌

21. 对该患者首选的治疗方法是

 A. 免疫治疗

 B. 放疗

 C. 手术治疗

 D. 靶向药物治疗

 E. 化疗

22. 肺癌患者出现声音嘶哑提示

 A. 肿瘤侵犯上腔静脉

 B. 肿瘤侵犯喉返神经

 C. 肿瘤侵犯颈交感神经节

 D. 肿瘤侵犯膈神经

 E. 肿瘤侵犯隆突

23. 早期出现肺门及纵隔多发淋巴结转移的肺癌类型是

 A. 类癌

 B. 鳞癌

 C. 腺癌

 D. 小细胞肺癌

 E. 大细胞肺癌

24. 男，50岁。干咳2周。既往吸烟史20余年，20支/天。胸部X线检查示右上肺近胸膜处可见直径1.5cm的类圆形结节。为协助诊断，应首先采取的检查是

 A. 支气管镜

 B. 血清肿瘤标志物

 C. 胸部CT

 D. 痰细胞学检查

 E. 胸部MRI

(25~26题共用题干)

男，67岁。刺激性咳嗽3个月，痰中带血2周。吸烟30年，30支/天。胸部X线片见右肺门2.05cm×3cm团块影。血WBC 6.6×10⁹/L。

25. 该患者初步诊断是

 A. 肺脓肿 　　　　 B. 肺结核

 C. 肺癌 　　　　　 D. 肺栓塞

 E. 支气管扩张

26. 为明确诊断，下列检查意义最大的是

 A. 痰培养及药敏

 B. 痰结核菌检查

 C. 痰细胞学检查

 D. 血浆D-二聚体

 E. 纤维支气管镜

27. 下列疾病中，纵隔向患侧移位的是

 A. 急性脓胸

 B. 张力性气胸

 C. 慢性脓胸

 D. 血气胸

 E. 进行性血胸

28. 男，62岁。胸痛2个月。胸部X线片发现右上肺外周3.0cm×2.5cm阴影。下述检查对确定诊断最有价值的是

 A. 肿瘤标志物检测

 B. 支气管动脉造影

 C. 胸部MRI

 D. 胸部CT

 E. CT或超声引导下经胸壁活检

29. 男，70岁。咳嗽半年，声音嘶哑1个月。胸部X线片示左肺门增大，胸部CT示左肺上叶可见直径4cm的块状影，主动脉弓下及弓旁淋巴结明显肿大、融合。该患者最可能的诊断是

 A. 阻塞性肺炎

 B. 肺脓肿

 C. 肺结核

 D. 肺癌

 E. 纵隔淋巴瘤

30. 鉴别中央型肺癌与周围型肺癌最有价值的检查是

 A. 胸部CT

 B. 胸部正侧位X线片

 C. 胸部磁共振

 D. 血肿瘤标志物

 E. 痰细胞学

31. 肺癌空洞的典型X线表现是

 A. 薄壁空洞，形状不规则

 B. 厚壁空洞，内壁光滑

 C. 薄壁空洞，内壁光滑

 D. 厚壁空洞，内壁凹凸不平

 E. 厚壁空洞，内有液平

32. 中央型肺癌伴纵隔肺门多发淋巴结肿大最常见于

 A. 鳞癌 　　　　 B. 大细胞癌

 C. 小细胞癌 　　 D. 腺癌

 E. 类癌

（33～34 题共用题干）

女，48 岁。胸闷不适半年，近来出现进行性四肢无力。胸部 X 线片发现右前上纵隔阴影。

33. 该患者首先考虑的诊断是

A. 食管囊肿

B. 胸腺瘤

C. 神经源性肿瘤

D. 胸内甲状腺肿

E. 支气管囊肿

34. 该患者首选的治疗措施是

A. 介入治疗　　　B. 射频治疗

C. 化疗　　　　　D. 放疗

E. 手术治疗

35. 女，35 岁。"骨盆粉碎性骨折"手术后 1 天突发胸痛，伴呼吸困难、濒死感。查体：P 110 次/分，R 40 次/分，BP 85/65mmHg，口唇发绀，双肺未闻及干湿性啰音，心率 110 次/分，心律齐，P₂亢进，各瓣膜听诊区未闻及杂音。D－二聚体 0.85mg/L。为明确诊断应首选的检查是

A. 超声心动图

B. 心电图

C. 肺动脉 CT

D. 胸部 X 线片

E. 动脉血气分析

第五章　呼吸衰竭、急性呼吸窘迫综合征与多器官功能障碍综合征

（1～2 题共用备选答案）

A. 有创机械通气

B. 无创机械通气

C. 间断高浓度吸氧

D. 持续高频呼吸机通气

E. 持续低流量吸氧

1. COPD 的氧疗最常用的是

2. COPD 急性加重伴呼吸功能不全早期，为防止呼吸功能不全加重最常用的是

3. COPD、慢性肺源性心脏病患者发生 II 型呼吸衰竭时，下列治疗措施中不恰当的是

A. 无创通气

B. 持续高浓度吸氧

C. 静脉点滴糖皮质激素

D. 静脉点滴祛痰药物

E. 雾化吸入支气管舒张剂

4. 男，67 岁。反复咳嗽、咳痰、喘息 5 年，再发加重 1 周。查体：嗜睡，口唇发绀，两肺可闻及哮鸣音和湿性啰音，心率 120 次/分。动脉血气分析示：pH 7.10，PaO₂ 54mmHg，PaCO₂ 103mmHg。该患者发生呼吸衰竭最主要的机制是

A. 肺泡通气量减少

B. 弥散功能障碍

C. 呼吸中枢抑制

D. 胸廓扩张受限

E. 无效腔通气减少

5. 男，72 岁。咳嗽、咳痰 30 年，加重伴气短 10 天。查体：神志清楚，口唇发绀，桶状胸，双肺闻及少许干、湿性啰音。胸部 X 线片示双肺纹理增粗、絮乱。血气分析示：PaO₂ 55mmHg，PaCO₂ 39mmHg。该患者发生呼吸衰竭的机制是

A. 肺内分流

B. 弥散功能障碍

C. 肺通气不足

D. 氧耗量增加

E. 通气/血流比例失调

6. 女，21 岁。午后发热伴胸闷、气短 1 周入院。胸部 X 线片示：左侧胸腔积液（大量）。其气短的最主要原因是

A. 阻塞性通气功能障碍

B. 肺组织弥散功能障碍

C. 限制性通气功能障碍

D. 通气/血流比例失调

E. 动静脉分流

7. 下列关于慢性呼吸衰竭患者应用呼吸兴奋剂的说法，错误的是

A. 呼吸兴奋剂可增加通气量

B. 尼可刹米是常用的呼吸中枢兴奋剂

C. 在气道分泌物较多时可以长期使用来改善通气

D. 可以增加呼吸频率和潮气量

E. 呼吸中枢受抑制时可以使用

8. 患者，女性，77 岁。间断咳嗽、喘息 30 余年，近 5 年出现下肢水肿。2 周前受凉感冒后咳嗽、喘息加重。查体：球结膜水肿，双肺可闻及干、湿性啰音，双下肢水肿（＋＋）。血气分析：pH 7.32，PaO₂ 51mmHg，PaCO₂ 78mmHg。不宜采取的治疗措施

A. 静脉滴呼吸兴奋剂

B. 持续低流量吸氧

C. 静脉滴注广谱抗生素

D. 雾化吸入 β 受体激动剂

E. 口服糖皮质激素

(9~10 题共用备选答案)

A. 呼吸浅快   B. 呼吸浅慢

C. 呼吸深快   D. 呼吸深慢

E. 呼吸深大

9. 急性 ARDS 呼吸类型

10. 急性脑出血呼吸类型

11. 急性呼吸窘迫综合征患者接受气管插管、机械通气治疗时，为改善氧合，最主要的措施为

A. 延长呼吸比

B. 增加呼气末正压通气水平

C. 增加压力控制通气的预设压力水平

D. 增加吸氧浓度

E. 增加潮气量

12. 男，30 岁。溺水后发生呼吸窘迫综合征。给予气管插管、机械通气，潮气量 400ml，呼吸频率 20 次/分，呼吸比 1∶1.5，PEEP 5cmH$_2$O，吸氧浓度为 60%，PaO$_2$ 仍低于 50mmHg 时应首先调整的呼吸机参数是

A. 增加 PEEP 水平

B. 增加潮气量

C. 增加呼吸频率

D. 增加吸氧浓度

E. 反比呼吸

13. 下述疾病最易出现Ⅱ型呼吸衰竭的是

A. 糖尿病酮症酸中毒

B. 慢性阻塞性肺疾病急性加重

C. 哮喘急性发作

D. 重症肺炎

E. 肺血栓栓塞

(14~15 题共用题干)

男，40 岁。1 小时前游泳时溺水送来急诊。查体：P 120 次/分，R 34 次/分，BP 90/60mmHg，神志尚清，烦躁不安，口唇发绀，两肺可闻及广泛湿性啰音。动脉血气分析（FiO$_2$ = 50%）；pH 7.52，PaCO$_2$ 30mmHg，PaO$_2$ 60mmHg。

14. 该患者出现严重呼吸衰竭最主要的原因是

A. 肺泡通气量下降

B. 弥散功能障碍

C. 呼吸中枢活动减弱

D. 肺内分流显著增加

E. 通气/血流比例失调

15. 为缓解其呼吸衰竭，应首选的措施是

A. 静脉滴注呼吸兴奋剂

B. 纯氧面罩吸氧

C. 无创通气

D. 快速利尿

E. 静脉滴注糖皮质激素

16. 对鉴别急性呼吸窘迫综合征（ARDS）与心源性肺水肿最有价值的检查是

A. 肺功能

B. 超声心电图

C. 动脉血气分析

D. 胸部 X 线片

E. Swan – Ganz 导管

17. 治疗急性呼吸窘迫综合征最有效的措施是

A. 应用呼气末正压通气

B. 持续低浓度吸氧

C. 持续高浓度吸氧

D. 早期应用糖皮质激素

E. 积极给予对症支持治疗

18. 最常见于Ⅱ型呼吸衰竭的疾病是

A. 膈肌瘫痪

B. 肺结核

C. 特发性肺纤维化

D. 肺水肿

E. 矽肺

19. 男，16 岁。溺水，经急救后来急诊。查体：P 120 次/分，R 32 次/分，BP 95/65mmHg，神志清楚，口唇发绀，双肺可闻及湿啰音。面罩吸氧后氧饱和度监测显示为 85%。该患者应立即采取的治疗措施是

A. 静脉注射地塞米松

B. 无创通气

C. 静脉注射呋塞米

D. 静脉注射毛花苷丙

E. 皮下注射吗啡

20. 男，34 岁。四肢广泛挤压伤后 3 小时，急诊入院。查体：BP 85/65mmHg，呼吸急促，口唇发绀，双肺可闻及湿啰音，心率 140 次/分。血气分析（未吸氧）：PaO$_2$ 50mmHg，PaCO$_2$ 30mmHg。除扩容治疗外，此时应首选的治疗措施为

A. 持续低浓度吸氧

B. 机械通气

C. 持续高浓度吸氧

D. 静脉应用抗生素

E. 应用糖皮质激素

21. 男，75岁。间断咳嗽、咳痰12年，加重伴气短2天就诊。吸烟40余年，每天约1包。胸部X线片示双肺纹理粗乱。动脉血气示 pH 7.34，$PaCO_2$ 48mmHg，PaO_2 55mmHg。该患者氧疗的最佳方式是

　　A. 持续低流量吸氧

　　B. 无重复呼吸面罩吸氧

　　C. 普通面罩吸氧

　　D. 气管插管、机械通气

　　E. 无创通气

（22～23题共用题干）

　　男，47岁。因腹痛4小时于急诊诊断为"重症急性胰腺炎"。入院后给予禁食、补液及抗感染治疗。2天后患者逐渐感觉气短。查体：T 38.3℃，R 31次/分，BP 110/75mmHg。双肺呼吸音清晰，心率96次/分，$P_2 < A_2$，未闻及杂音及附加音。腹部压痛（+）。经皮氧饱和度监测示 SaO_2 由95%逐渐下降至88%。

22. 该患者首选考虑的诊断是

　　A. 阻塞性肺不张

　　B. 医院获得性肺炎

　　C. 肺栓塞

　　D. 急性呼吸窘迫综合征

　　E. 心力衰竭

23. 该患者形成肺水肿的主要机制是

　　A. 肺微血管内静水压升高

　　B. 肺血管收缩致肺动脉压升高

　　C. 肺淋巴回流障碍

D. 血浆胶体渗透压降低

E. 肺泡－毛细血管上皮损伤而通透性升高

24. 急性呼吸窘迫综合征所致顽固性低氧血症的最主要机制是

　　A. 限制性通气功能障

　　B. 弥散功能障碍

　　C. 通气/血流比例失调

　　D. 分流率增加

　　E. 呼吸功增加

25. 男，38岁。因车祸致骨盆、股骨骨折急诊手术。术后1天逐渐出现憋气，烦躁不安，经皮血氧饱和度（SaO_2）监测示：由98%逐渐下降至87%，经面罩给氧（5L/min）后 SaO_2 增加至89%，但症状缓解不明显。查体：T 37.2℃，P 103次/分，R 32次/分，BP 90/60mmHg，意识清楚，口唇发绀，双肺呼吸音对称，双肺闻及少许湿啰音。该患者最可能的诊断是

　　A. 气胸

　　B. 肺血栓栓塞

　　C. 腹腔内出血

　　D. 急性左心衰竭

　　E. 急性呼吸窘迫综合征

26. 下列情况不适宜用无创正压通气处置的是

　　A. 心源性肺水肿

　　B. 昏迷

　　C. 有创机械通气的序贯治疗

　　D. 慢性阻塞性肺疾病急性加重

　　E. 急性呼吸窘迫综合征

第六章　胸腔积液、脓胸、气胸、血胸、肋骨骨折

1. 下列措施中，对防止结核性胸膜炎患者发生胸膜肥厚最重要的是

　　A. 胸腔内注射尿激酶

　　B. 胸腔内注射糖皮质激素

　　C. 胸腔内注射抗结核药物

　　D. 胸腔内注射糜蛋白酶

　　E. 反复穿刺抽液

2. 男性，30岁。右血胸患者，急诊入院。查体：脉搏120次/分，血压10.7/6.7kPa，气管左移，输血同时作右胸闭式引流术，第1小时引流量200ml，第2小时为250ml，第3小时为180ml，血压虽经输血不见回升。此时最有效的处置是

　　A. 继续输血补液

　　B. 给止血药

　　C. 剖胸探查止血

　　D. 闭式引流加负压吸引

　　E. 给血管活性药

3. 胸腔手术后可判断为内出血的情况是：从胸腔引流管每小时引流出的血液量超过

　　A. 150ml　　　　　　B. 50ml

　　C. 100ml　　　　　　D. 75ml

　　E. 125ml

4. 女，35岁。2周前发热、咳嗽、咳黄痰，经抗炎治疗后好转。近3天再次高热、咳嗽、胸闷。查体：T

39. 5℃，P 115 次/分，R 24 次/分，气管右移，左侧语颤减弱，叩诊实音，呼吸音消失。血 WBC 22 × 10^9/L。胸部 X 线片示：左侧外高内低阴影，膈面消失。最有效的治疗措施是

A. 胸腔闭式引流

B. 胸廓成形术

C. 雾化吸入治疗，促进排痰

D. 胸膜剥脱术

E. 静脉点滴广谱抗生素

5. 女，65 岁。右侧胸部闭合性损伤 2 天。右胸疼痛，咳嗽时加重，无呼吸困难。胸壁皮肤无破损，局部皮下淤血。胸部 X 线片示右侧第 6 肋骨单处骨折，右侧气胸压缩 15%。最恰当的治疗措施是

A. 开胸探查

B. 胸壁切开，肋骨内固定

C. 胸壁包扎固定、镇痛

D. 胸腔闭式引流

E. 静脉滴注抗生素

6. 男，30 岁。剧烈活动后突发胸痛 1 小时。查体：P 98 次/分，R 25 次/分，急性病容，呼吸浅快。右肺叩诊鼓音，听诊呼吸音消失，左肺呼吸音正常。最可能的诊断是

A. 胸腔积液

B. 支气管哮喘

C. 自发性气胸

D. 肺气肿

E. 肺栓塞

(7～8 题共用题干)

女，45 岁。发热、胸闷 2 周，伴膝关节疼痛不适。胸部 X 线片示右侧中等量胸腔积液。胸水常规检查示有核细胞数 1200 × 10^6/L，单核细胞 0.87，多核细胞 0.10，间皮细胞 0.03；LDH 320U/L，总蛋白 45g/L，ADA 54U/L。

7. 该患者胸膜积液最可能的诊断是

A. 结核性胸腔积液

B. 类肺炎性胸腔积液

C. 淋巴瘤所致胸腔积液

D. 结缔组织病所致胸腔积液

E. 恶性胸腔积液

8. 该患者胸腔积液产生最主要的机制是

A. 血浆胶体渗透压降低

B. 淋巴管阻塞

C. 胸膜毛细血管内静水压增加

D. 胸膜毛细血管通透性增加

E. 胸膜腔内胶体渗透压增加

9. 男，30 岁。咳嗽 1 个月。咳少量白色黏痰，无痰中带血，无胸闷、发热。胸部 X 线片检查发现"胸腔积液"，为明确诊断行胸腔穿刺术，抽液 100ml 时患者出现头晕、心悸、胸闷、出冷汗症状，当即停止抽液，休息后好转。患者出现上述症状最可能的原因是

A. 胸膜反应

B. 低血容量性休克

C. 并发气胸

D. 低血糖反应

E. 复张后肺水肿

(10～11 题共用题干)

男，28 岁。车祸后胸痛、呼吸困难 40 分钟。曾咳出少量血痰，无恶心、呕吐，无腹胀、腹痛，无意识障碍。查体：P 118 次/分，R 30 次/分，BP 90/60mmHg。气管右偏，左侧胸壁皮肤淤青，无皮下气肿，左侧 4、5、7 肋骨触痛明显，可触及骨擦感，左胸叩诊鼓音，呼吸音减弱，心律齐，未闻及心脏杂音。腹软，无压痛，肝脾肋下未触及。四肢活动尚可，病理反射未引出。辅助检查：Hb 100g/L，RBC 3.2 × 10^{12}/L。胸部 X 线片示左侧 4、5、7 侧肋骨折，左侧气胸，肺组织压缩约 70%，左侧胸腔中等积液。

10. 需要立即给予的处理是

A. 加压包扎固定胸壁

B. 胸腔闭式引流

C. 静脉输血

D. 剖腹探查

E. 穿刺排气减压

11. 根据患者目前病情推断，最有可能合并存在的情况是

A. 连枷胸

B. 张力性气胸

C. 创伤性窒息

D. 闭合性气胸

E. 胸腹联合伤

12. 开放性气胸引起的病理生理紊乱表现为

A. 患侧胸膜腔压力高于大气压，纵隔移向健侧

B. 患侧肺萎缩，呼吸功能减退

C. 吸气时，纵隔移向患侧

D. 呼气时，患侧胸膜腔压力低于大气压

E. 引起反常呼吸运动，导致呼吸、循环衰竭

13. 女，22 岁。突发右侧胸痛伴胸闷 1 小时，搬重物时突发右侧胸痛，疼痛剧烈，深呼吸时加重，伴刺激性咳嗽，继之出现胸闷，进行性加重，BP 100/65mmHg。最可能的诊断是

A. 肺栓塞

B. 自发性气胸

C. 主动脉夹层

D. 肋间神经痛

E. 心肌梗死

14. 因胸膜毛细血管通透性增加而致胸腔积液的疾病是

A. 肾病综合征

B. 肝硬化

C. 类风湿关节炎

D. 左心衰竭

E. 缩窄性心包炎

15. 男，38 岁。发热 2 周，胸闷 5 天。无咳嗽、咳痰、咯血，曾使用"头孢曲松"抗感染治疗无效。查体：T 37.8℃，BP 140/90mmHg。右下肺呼吸音消失，语音共振减弱。胸部 X 线片示右下肺大片状密度增高影，上缘呈外高内低弧形。为明确诊断应首选的检查是

A. 支气管镜

B. 胸腔穿刺抽液

C. 胸部 CT

D. 血肿瘤标志物

E. 超声心动图

16. 女，28 岁。低热、干咳 2 周。胸部 X 线片示右侧中等量胸腔积液。胸腔积液检查示有核细胞总数 1460 ×10^6/L，单核细胞 0.85。给予四联抗结核药物治疗。下列对防止该患者出现胸膜肥厚最重要的措施是

A. 胸腔内注射糖皮质激素

B. 胸腔内注射抗结核药物

C. 口服糖皮质激素

D. 胸腔内注射尿激酶

E. 反复胸腔穿刺抽取胸腔积液

17. 开放性气胸是指

A. 肺裂伤

B. 支气管破裂

C. 胸部存在伤口

D. 胸部伤口与胸膜腔相通

E. 胸部伤口深达肌层

18. 男，26 岁。发热、咳嗽 3 天。胸部 X 线片示右下肺炎，右侧少量胸腔积液。血 WBC 14.5 ×10^9/L，N 0.85。给予静脉点滴头孢曲松抗感染 3 天，体温无明显变化。查体示右肩胛线第 8 肋以下语颤减弱，叩诊实音。此时应采取的措施为

A. 继续目前治疗

B. 胸腔穿刺抽液检查

C. 痰培养 + 药敏

D. 换用阿奇霉素

E. 换用喹诺酮类药物

19. 男，62 岁。左胸痛 4 天，胸闷、气促 2 天。查体：左下肺呼吸音消失，心率 100 次/分，律齐。为明确诊断首选的检查是

A. 超声心电图

B. 血心肌坏死标志物

C. 胸部 X 线片

D. 血 D - 二聚体

E. 胸部 B 超

20. 男，73 岁。右上肺癌根治术后第 5 天突发高热，胸腔闭式引流管内持续大量气体溢出。胸部 X 线片示，右侧液气胸。最可能的原因是

A. 食管破裂

B. 支气管胸膜瘘

C. 肺边缘漏气

D. 自发性气胸

E. 肺大疱破裂

21. 男，62 岁。咳嗽，胸闷，气促 2 周，高血压病史 10 年。查体：BP 150/90mmHg，气管左移，右胸叩诊实音，右肺呼吸音消失。该患者最可能的诊断是

A. 胸腔积液

B. 肺炎

C. 冠心病

D. 心力衰竭

E. 肺血栓栓塞

22. 女，24 岁。发热 4 天，体温波动于 38.2 ~ 39.5℃。化验血：Hb 134g/L，WBC 14.5 ×10^9/L，N 0.85。胸部 X 线片提示左侧胸腔积液。胸水常规：有核细胞 6000 × 10^6/L，多核 0.89。胸水生化 pH 6.9，LDH 1400U/L，葡萄糖 0.8mmol/L，ADA 48U/L。该患者除抗感染治疗外，还应采取的重要处理措施是

A. 胸腔闭式引流

B. 抗结核治疗

C. 胸膜活检

D. 胸腔镜检查

E. 胸腔内注射抗生素

23. 男，56 岁。咳嗽、胸闷、憋气 2 天，持续不缓解。查体：左侧呼吸运动减低，叩诊呈鼓音，呼吸音明显减低。胸部 X 线片示左肺萎陷，压缩约 90%。该患者最有效的治疗措施是

A. 解痉平喘

B. 低流量吸氧

C. 胸腔闭式引流

D. 胸腔穿刺排气

E. 呼吸机辅助呼吸

24. 男，38 岁。发热 2 周，胸闷 5 天。无咳嗽、咳痰和咯血。曾使用三代头孢菌素抗感染治疗无效。查体：T 37.8℃，BP 140/90mmHg。右下肺呼吸音消失，语音共振减弱。胸部 X 线片示右下肺大片状密度增高影，上缘呈外高内低弧形。为明确诊断应首选的检查是

A. 超声心动图

B. 支气管镜

C. 胸部 CT

D. 胸腔穿刺抽液

E. 血肿瘤标志物

25. 男，20 岁。闭合性胸外伤 5 小时。查体：口唇发绀，端坐呼吸，左侧胸壁触及皮下气肿，气管右偏，左侧呼吸音消失。正确的急救措施是

A. 急诊开胸探查

B. 心包穿刺

C. 气管插管

D. 加压吸氧

E. 左胸腔穿刺排气

（26～27 题共用题干）

男，20 岁。右胸刀刺伤 2 小时就诊。既往体健。查体：T 36.5℃，P 120 次/分，R 24 次/分，BP 80/50mmHg。面色苍白，皮肤潮湿，右胸腋前线第 5 肋间 2cm 伤口，有血液流出，右胸叩诊实音，呼吸音减弱。急行胸腔闭式引流，引流出血性液体约 600ml，1 小时内又引流出血性液体 300ml。

26. 此时首先考虑的诊断是

A. 凝固性血胸

B. 创伤性湿肺

C. 迟发型血胸

D. 心脏压塞

E. 进行性血胸

27. 最有效的处置措施是

A. 气管插管呼吸机辅助呼吸

B. 开胸探查

C. 输液、输血

D. 镇静、吸氧

E. 调整引流管位置

（28～29 题共用备选答案）

A. 心衰所致胸水

B. 类肺炎性胸水

C. 乳糜胸水

D. 类风湿关节炎所致胸水

E. 恶性胸水

28. 胸水检查示：胸水总蛋白 15g/L，LDH 56U/L，Glu 5.4mmol/L，ADA 23U/L。最可能的病因是

29. 胸水检查示：有核细胞 2000 × 10^6/L，总蛋白 40g/L，LDH 457U/L，Glu 2.4mmol/L，ADA 12U/L。最可能的病因是

30. 女，54 岁。发热、咳嗽 2 天。查体（坐位）：T 37.8℃，右侧胸廓略饱满，右下肺第 4 肋间以下叩诊呈实音，呼吸音明显减弱，该患者最可能出现的其他体征是

A. 右下肺可闻及湿性啰音

B. 右下肺可闻及胸膜摩擦音

C. 气管向右侧移位

D. 右下肺语音共振减弱

E. 右下肺可闻及支气管呼吸音

31. 异常性支气管呼吸音常见于

A. 肺实变　　　　　B. 胸膜肥厚

C. 气胸　　　　　　D. 气道阻塞

E. 胸腔积液

32. 女，58 岁。咳嗽、呼吸困难 2 周余。查体：T 36.8℃，右侧肋间隙变宽，右下肺叩诊呈浊音，呼吸音及语音共振明显减弱。该患者肺部病变最可能的情况是

A. 肺不张　　　　　B. 肺气肿

C. 肺实变　　　　　D. 胸腔积液

E. 气胸

33. 男，35 岁。2 周前发热、咳嗽、咳黄痰，经抗炎治疗后好转。现再次高热、咳嗽、胸闷。查体：T 39.5℃，P 115 次/分，R 24 次/分，气管右移，左侧语颤减弱，叩诊肺实音，呼吸音消失。血常规 WBC 23 × 10^9/L。最有效的治疗措施是

A. 胸腔闭式引流

B. 胸腔成形术

C. 胸膜剥脱术

D. 静脉点滴广谱抗生素

E. 胸腔内注入抗生素

34. 女，58 岁。发热，左胸痛 3 天。查体：T 37.5℃，BP 150/90mmHg，左下肺呼吸音减弱，可闻及双相摩擦音，心率 100 次/分。该患者最可能的诊断是

A. 肺炎

B. 自发性气胸

C. 心肌梗死

D. 肺栓塞

E. 胸膜炎

35. 男，20 岁。突发右侧胸痛伴气短 1 天入院。体检示

右胸叩诊呈鼓音。该患者最可能出现的胸部 X 线片表现是

A. 膈疝

B. 气胸

C. 少量胸腔积液

D. 肺气肿

E. 巨大肺大疱

36. 女，58 岁。咳嗽、痰中带血、左胸痛 1 个月。胸部 X 线片示左侧大量胸腔积液。查体：左侧呼吸音消失、语颤减弱。有助于明确诊断的检查不包括

A. 胸水细胞学及生化

B. 胸部 CT

C. 胸膜活检

D. 支气管镜

E. 肺功能

37. 男，60 岁。肺癌根治术后 1 天，胸腔闭式引流 1.5 小时引出血性液体 500ml。查体：P 120 次/分，BP 100/75mmHg。此时最重要的处理方法是

A. 输注全血

B. 继续观察

C. 开胸止血

D. 快速补液

E. 静脉点滴多巴胺

第十四篇 心血管系统

第一章 心包炎、心肌疾病、感染性心内膜炎

1. 缩窄性心包炎最有特异性的体征是
   A. 奇脉
   B. 颈静脉怒张
   C. 心包叩击音
   D. 肝大
   E. 水肿

2. 扩张型心肌病典型的特征性表现
   A. X线示心胸比例增大
   B. 左心室增大，室壁运动弥漫减弱
   C. 心电图
   D. 超声心动图弥漫性增大
   E. 超声心动图城墙样改变

3. 梗阻性肥厚型心肌病，胸骨左缘第3、4肋间收缩期喷射性杂音，其强度的改变，下列哪项正确
   A. 含硝酸甘油减弱
   B. 运动时减弱
   C. 屏气减弱
   D. 下蹲减弱
   E. 用心得安增强

4. 女，20岁。发热、心前区疼痛2天，向颈肩部放射，吸气和卧位时加重，伴气促。体检：体温39℃，血压160/76mmHg，心率110次/分，律齐，心音弱。心电图示：各导联ST段普遍抬高，最可能的诊断是
   A. 肺炎
   B. 急性心包炎
   C. 急性心肌梗死
   D. 急性胸膜炎
   E. 肺栓塞

5. 患者，女，32岁。劳累后心悸、气促、下肢水肿6个月。查体：心界向两侧扩大，心尖区可闻及2/6级舒张期杂音，两肺底有小水泡音。超声心动图示：左室腔增大。心电图提示完全性左束支传导阻滞。该患者应诊断为

   A. 心包炎
   B. 扩张型心肌病
   C. 急性病毒性心肌炎
   D. 二尖瓣狭窄
   E. 肺源性心脏病

6. 女，20岁。1周前出现发热、鼻塞、乏力，体温38℃左右，轻度咳嗽，无咳痰，3天前感活动时憋气、心悸，症状逐渐加重。既往体健。查体：T 37.2℃，BP 90/70mmHg，双肺底可闻及湿啰音，心脏轻度向左扩大，心率120次/分，律齐，S_1减弱，可闻及奔马律。血cTnI（＋）。最可能的诊断是
   A. 急性心肌梗死
   B. 急性心包炎
   C. 肺炎
   D. 病毒性心肌炎
   E. 扩张型心肌病

7. 男，20岁。踢球时突然一过性意识丧失，后自行恢复。发作时无四肢抽搐和口吐白沫。超声心动图示：舒张期室间隔与左室后壁厚度之比为1.7，SAM现象阳性。该患者意识丧失最可能的原因是
   A. 血管迷走性晕厥
   B. 体位性低血压
   C. 肥厚型梗阻性心肌病
   D. 限制型心肌病
   E. 癔症

8. 女，55岁。气促、腹胀进行性加重2年。既往有结核病病史10余年。查体：BP 90/70mmHg，心界不大，心率87次/分，律齐，心音减低，可闻及心包叩击音。腹部膨隆，肝肋下5cm，移动性浊音阳性。最可能的诊断是
   A. 肝硬化失代偿期
   B. 急性渗出性心包炎
   C. 慢性粒细胞白血病

D. 冠心病

E. 缩窄性心包炎

9. 下列符合急性心包炎胸痛临床特点的是

A. 疼痛不放射

B. 随渗液量的增多而加重

C. 吞咽动作时减轻

D. 深呼吸时减轻

E. 咳嗽时加重

10. 属于感染性心内膜炎主要诊断标准的是

A. 发热，体温≥38℃

B. 细菌性动脉瘤

C. 原有心脏瓣膜病

D. 超声心动图发现赘生物

E. Osler 结节

11. 可使梗阻性肥厚型心肌病患者的胸骨左缘 3～4 肋间收缩期杂音减轻的方法是

A. 取站立位

B. 做 Valsalva 动作

C. 含服硝酸甘油

D. 应用强心药

E. 口服 β 受体拮抗剂

12. 女，28 岁。心悸 3 天。约 2 周前曾咳嗽、流涕。查体：心界不大，心率 96 次/分，可闻及早搏 10 次/分。心脏各瓣膜听诊区未闻及杂音和附加音。心电图示频发室性期前收缩。血清肌钙蛋白升高。该患者最可能的诊断是

A. 病毒性心肌炎

B. 感染性心内膜炎

C. 急性心肌梗死

D. 扩张型心肌病

E. 风湿性心脏病

13. 女，56 岁。干咳、呼吸困难 2 周，逐渐加重，现不能平卧，无发热。查体：R 24 次/分，BP 85/70mmHg，端坐位，颈静脉怒张，双肺呼吸音清，心脏浊音界向两侧扩大，心率 106 次/分，律齐，心音遥远，心脏各瓣膜听诊区未闻及病理性杂音，奇脉。心电图：窦性心动过速，各导联 QRS 波低电压。该患者最关键的治疗方案是

A. 口服美托洛尔

B. 静脉滴注硝酸甘油

C. 静脉注射呋塞米

D. 静脉滴注多巴胺

E. 心包穿刺

14. 男，24 岁。发热伴心前区锐痛 3 天。3 天前出现发热，体温 38℃左右，伴心前区锐痛，休息后未减

轻。既往体键。查体：BP 100/60mmHg，双肺呼吸音清，心率 107 次/分，胸骨左缘第 3 肋间可闻及粗糙的双相性搔刮样声音。该患者疼痛最可能的病因是

A. 肺癌

B. 气胸

C. 主动脉夹层

D. 急性心包炎

E. 急性心肌梗死

15. 女，43 岁。近 1 个月来发热，乏力，气短，有先天性心脏病病史。查体：T 37.6℃，双肺呼吸音清，心率 100 次/分，律齐，胸骨左缘第 3 肋间可闻及响亮粗糙的收缩期杂音。实验室检查：血 WBC 13.4×10⁹/L，N 0.9，Hb 104g/L；尿常规沉渣镜检 RBC 5 个/HP。该患者需首先考虑的诊断是

A. 急性肾小球肾炎

B. 急性心包炎

C. 风湿热

D. 感染性心内膜炎

E. 急性心肌炎

16. 女，67 岁。在导管介入治疗过程中突发心悸，气短。查体：BP 90/70mmHg，口唇无发绀，颈静脉怒张，心率 40 次/分，心律齐，心音低钝，奇脉，遂终止介入治疗。对该患者采取的治疗措施是

A. 皮下注射低分子肝素

B. 静脉注射西地兰

C. 心包穿刺抽液

D. 呼吸机辅助呼吸

E. 静脉注射去甲肾上腺素

17. 男，32 岁。活动后心悸、胸痛、喘息 2 个月余。其兄 24 岁时猝死。查体：P 78 次/分，BP 105/75mmHg，双肺呼吸音清，胸骨左缘第 4 肋间可闻及 3/6 级收缩期喷射样杂音。胸部 X 线片示心脏外形大致正常。该患者最可能的诊断是

A. 风湿性心脏瓣膜病

B. 房间隔缺损

C. 肥厚型心肌病

D. 限制性心肌病

E. 冠心病

18. 女，28 岁。咳嗽、流涕 2 周，心悸 2 天，无发热及胸痛。既往体健。查体：BP 100/60mmHg，心界不大，心率 108 次/分，可闻及早搏 4 次/分，心尖部可闻及 2/6 级收缩期杂音，柔和，未闻及心包摩擦音。实验室检查：血肌钙蛋白 I 升高，心电图示房性期前收缩。该患者最可能的诊断是

A. 病毒性心肌炎

B. 扩张型心肌病

C. 感染性心内膜炎

D. 风湿性心脏瓣膜病

E. 急性心包炎

19. 病毒性心肌炎的临床表现是

A. 寒战，高热，呼吸困难，偶见心律失常

B. 剧烈胸痛，发热，心电图出现 Q 波，ST 段弓背向上抬高

C. 症状、体征无典型表现，主要依据血沉增快帮助诊断

D. 最先有低热，倦怠，与发热程度不平行的心动过速，各种心律失常

E. 以上均正确

20. 下列最符合心脏压塞诊断的是

A. 心浊音界向两侧扩大

B. 胸闷、气短症状

C. 胸骨左缘第 3、4 肋间闻及刮擦样音

D. Ewart 征

E. 心音遥远、脉压小、颈静脉怒张、低血压

21. 男，22 岁。体检心电图提示"右室肥厚、V1 ~ V6 巨大倒置 T 波"来诊。平素无不适。查体：BP 110/70mmHg，心率 97 次/分，律齐，胸骨左缘第 3 ~ 4 肋间可闻及收缩期杂音，伴震颤。该患者治疗不宜选择

A. 地高辛　　　　　B. 比索洛尔

C. 美托洛尔　　　　D. 地尔硫䓬

E. 阿替洛尔

22. 男，32 岁。反复活动时气短 3 年余，加重伴双下肢水肿 2 周，无发热。查体：BP 100/60mmHg，颈静脉怒张，双肺可闻及湿性啰音，心界明显向两侧扩大，心率 120 次/分，心尖部可闻及舒张早期奔马律和 2/6 级收缩期吹风样杂音。该患者最可能的诊

断是

A. 心包炎

B. 扩张型心肌病

C. 肥厚型心肌病

D. 风湿性心脏瓣膜病

E. 缺血性心肌病

(23 ~ 25 题共用题干)

男，40 岁。间断喘憋 1 年余。活动量多时较明显，2 天来喘憋明显加重，在夜间憋醒。1 周前咽痛、发热，服用"感冒药"后好转。既往：心脏有杂音，具体情况不详。查体：T 38.2℃，BP 130/40mmHg，高枕卧位，双肺可闻及细湿啰音，心界向左下扩大，心率 80 次/分，律齐，主动脉瓣第一听诊区可闻及收缩期杂音，主动脉瓣第二听诊区可闻及舒张期吹风样递减型杂音。尿常规检查可见镜下血尿。

23. 该患者最不可能出现的体征是

A. 奇脉

B. 甲床线状出血

C. 睑结膜出血点

D. 杵状指

E. 脾大

24. 为进一步明确诊断，应重点选择检查

A. 胸部 X 线片

B. 免疫学检查

C. 心电图

D. 心肌酶

E. 血培养

25. 患者应采取的治疗措施为

A. 脾切除

B. 抗凝治疗

C. 心包穿刺术

D. 大剂量糖皮质激素治疗

E. 早期充分使用抗生素

第二章　心脏瓣膜病

1. 男性，25 岁。心悸气短 6 年，近 2 周症状加重，伴下肢浮肿。查体：心界向两侧扩大，心尖部有隆隆样舒张中晚期杂音及收缩期 3/6 级吹风样杂音，胸骨左缘第 3 肋间有哈气样舒张期杂音，血压 145/50mmHg，最可能的诊断是

A. 二尖瓣狭窄合并主动脉瓣关闭不全

B. 二尖瓣狭窄合并肺动脉瓣关闭不全

C. 二尖瓣狭窄合并二尖瓣关闭不全

D. 二尖瓣关闭不全合并主动脉瓣关闭不全

E. 二尖瓣狭窄合并二尖瓣关闭不全且主动脉瓣关闭不全

2. 超声心动图诊断风湿性瓣膜病最有价值的是

A. 肺动脉瓣少量反流

B. 二尖瓣少量反流

  C. 主动脉瓣回声增强

  D. 二尖瓣前叶收缩期前移

  E. 二尖瓣前叶曲线呈城墙样

3. 左心室流入道和流出道的分界标志是

  A. 左房室瓣（二尖瓣）后瓣

  B. 左房室瓣（二尖瓣）前瓣

  C. 主动脉瓣

  D. 室上嵴

  E. 室间隔

4. 单纯二尖瓣狭窄患者发生活动后心悸、呼吸困难的主要机制是

  A. 左心室射血阻力增大

  B. 左心房排血受阻

  C. 左心室收缩力降低

  D. 左心室容量负荷过重

  E. 血容量增多

5. 下列疾病导致左心室前负荷增加的是

  A. 肺动脉高压

  B. 二尖瓣狭窄

  C. 高血压

  D. 肺动脉瓣狭窄

  E. 主动脉瓣关闭不全

6. 心尖部收缩中晚期喀喇音提示

  A. 二尖瓣脱垂

  B. 室壁瘤形成

  C. 二尖瓣狭窄

  D. 主动脉瓣关闭不全

  E. 室间隔穿孔

7. 符合二尖瓣关闭不全的典型表现是

  A. 右心房增大

  B. S_1增强

  C. 心尖部全收缩期吹风样杂音

  D. P_2降低

  E. 左心室增大

8. 女，28岁。劳累后心悸、气短6年，加重伴咳粉红色泡沫样痰1周。查体：心界扩大，心律绝对不齐，心尖部可闻及双期杂音。超声心动图示二尖瓣重度狭窄及中度关闭不全。该患者最恰当的治疗方案是

  A. 先抗心衰治疗，择期行二尖瓣修补术

  B. 先抗心衰治疗，择期行二尖瓣置换术

  C. 立即行二尖瓣球囊扩张术

  D. 抗心衰治疗后口服药物治疗，随访

  E. 立即行二尖瓣置换术

9. 二尖瓣狭窄患者最常见的心律失常是

  A. 三度房室传导阻滞

  B. 窦性心动过缓

  C. 心室颤动

  D. 室性心动过速

  E. 心房颤动

10. 男，83岁。劳累时胸痛，慢性阻塞性肺疾病30年，慢性肾脏疾病20年。查体：R 25次/分，血压100/70mmHg，双肺呼吸音减弱，可闻及湿啰音、哮鸣音，心率90次/分，律齐，主动脉瓣听诊区可闻及收缩期粗糙杂音。心脏超声显示：LVEF 45%，主动脉瓣重度狭窄。冠状动脉造影显示：右冠远端50%狭窄。下列治疗正确的是

  A. 冠脉支架术

  B. 开胸主动脉瓣修补术

  C. 冠脉搭桥术

  D. 经皮主动脉瓣置换术

  E. 心衰治疗

11. 女，37岁。头晕，胸痛1年，晕厥，胸骨右缘第2肋间闻及4/6级收缩期杂音，无腹痛，无下肢水肿，诊断为

  A. 冠状动脉粥样硬化性心脏病

  B. 二尖瓣狭窄

  C. 主动脉瓣狭窄

  D. 肥厚型梗阻性心肌病

  E. 肺动脉栓塞

12. 男，65岁。活动时胸痛1年，加重1个月。查体：胸骨右缘第2肋间可闻及4/6级收缩期喷射性杂音，向颈部传导。该患者最合理的治疗措施是

  A. 口服硝酸酯类药物

  B. 口服β受体拮抗剂

  C. 冠状动脉介入治疗

  D. 口服钙通道阻滞剂

  E. 主动脉瓣置换术

第三章 冠状动脉粥样硬化性心脏病

1. 需要急性溶栓的是
   A. 急性 ST 段抬高型心肌梗死
   B. 急性非 ST 段抬高型心肌梗死
   C. 恶性心绞痛
   D. 稳定型心绞痛
   E. 变异型心绞痛

2. 男，55 岁。突发胸痛伴大汗 3 小时，有吸烟史，首选的检查是
   A. 胸部 X 线片
   B. 心肌核素显像
   C. 冠状动脉 CT 造影
   D. 心电图
   E. 超声心动图

3. 下列能改善稳定型心绞痛症状的药物是
   A. 美托洛尔 + 硝酸异山梨酯
   B. 阿托伐他汀钙片 + 缬沙坦
   C. 阿司匹林 + 阿托伐他汀钙片
   D. 阿司匹林 + 缬沙坦
   E. 氯吡格雷 + 阿托伐他汀钙片

4. 急性心肌梗死时，特异性最高的血清标志物是
   A. LDH   B. AST
   C. SGOT   D. TnI
   E. CK

5. 患者突感胸骨后疼痛 3 天，服用硝酸酯类治疗无明显疗效，心房率 105 次/分，心室律 40 次/分，心室律规律，QRS 波群形态正常，病变部位为
   A. 左束支   B. 结间束
   C. 窦房结   D. 浦肯野纤维
   E. 房室结

6. 男性，60 岁。因急性心肌梗死收入院。住院第二天心尖部出现 2/6 ~ 3/6 级粗糙的收缩期杂音，间断伴喀喇音，经抗缺血治疗后心脏杂音消失。该患者最可能的诊断为
   A. 心脏乳头肌功能失调
   B. 心脏二尖瓣穿孔
   C. 心室游离壁破裂
   D. 心脏乳头肌断裂
   E. 心室壁瘤

7. 老王，56 岁。5 年前发生心肌梗死，最近心脏不舒服，心电图示频发室性期前收缩。首选药物是

   A. 美西律
   B. 胺碘酮
   C. 奎尼丁
   D. β 受体阻断剂
   E. 钙拮抗剂

8. 女，48 岁。感胸闷不适，说不清部位、程度，持续时间为 10 分钟到半小时缓解，活动不受限，心电图正常，此时应进行的检查为
   A. 超声心动图
   B. 复查心电图
   C. 心电图运动负荷试验
   D. 静态心肌检查
   E. 24 小时动态心电图

9. 男，50 岁。持续胸痛 8 小时，喘憋 2 小时入院。既往无高血压病史。查体：BP 150/70mmHg，端坐位，双肺可闻及少许细湿啰音，心界不大，心率 110 次/分，律齐，$P_2 > A_2$。心电图示：I、aVL、$V_1 \sim V_6$ 导联 ST 段抬高 0.1 ~ 0.4mV，可见病理性 Q 波。该患者应慎用的药物治疗为
   A. 皮下注射吗啡
   B. 静脉注射毛花苷丙
   C. 口服阿司匹林
   D. 静脉注射硝酸甘油
   E. 静脉注射呋塞米

10. 男，55 岁。近 6 个月来反复发生活动时胸骨后闷痛，每于快步行走或负重时发生，每月约发作 1 次，每次持续 3 ~ 5 分钟，休息后可自行缓解。该患者的心绞痛类型是
    A. 初发劳力性心绞痛
    B. 变异型心绞痛
    C. 稳定型劳力性心绞痛
    D. 混合性心绞痛
    E. 恶化劳力性心绞痛

11. 治疗不稳定型心绞痛不恰当的措施是
    A. 静脉滴注尿激酶
    B. 皮下注射低分子肝素
    C. 口服阿司匹林
    D. 口服阿托伐他汀
    E. 静脉滴注硝酸异山梨酯

12. 下列属于冠状动脉粥样硬化性心脏病主要危险因素

的是

A. 脑力劳动者

B. 生活节奏快

C. 肥胖

D. 进取心强

E. 长期饮酒

13. 治疗右心室梗死所致低血压的最关键措施是

A. 扩张冠状动脉

B. 利尿治疗

C. 补充血容量

D. 控制心室率

E. 强心治疗

14. 男，60 岁。剧烈胸痛 2.5 小时。心电图示：Ⅱ、Ⅲ、aVF、$V_5 \sim V_6$ 导联 ST 段弓背向上抬高 0.4mV。此时最可能升高的实验室检查指标是

A. 肌钙蛋白 I

B. 天门冬氨酸氨基转移酶

C. 乳酸脱氢酶

D. 肌酸激酶同工酶

E. 肌红蛋白

15. 女，78 岁。反复胸痛 1 周，加重 2 天。症状发作与活动无关。刚发病时，胸痛伴血压升高，就诊当日胸痛伴血压降低，呼吸困难，不能平卧。心电图示：$V_1 \sim V_6$ 导联 ST 段压低 0.5mV。实验室检查：cTnI 30.5ng/ml。以下治疗原则正确的是

A. 症状稳定 2 周后介入评估

B. 2 小时内进行介入评估

C. 不能进行介入评估

D. 72 小时内进行介入评估

E. 24 小时内进行介入评估

16. 女，65 岁。急性前壁心肌梗死后 2 个月复诊。日常活动感气短，有时心悸，无黑矇、晕厥。超声心动图示：左室前壁节段性运动减弱，室壁瘤形成，左室扩大，LVEF 30%。心电图示：窦性心律，不完全性右束支传导阻滞，QRS 时限 0.10s。追问病史：心梗发作时曾因室颤行电除颤一次。就诊后建议该患者植入心脏转复除颤器，其依据是

A. LVEF 30%

B. 不完全性右束支传导阻滞

C. 室壁瘤形成

D. 曾发生过室颤

E. 仍有心肌缺血

17. 男，60 岁。活动时胸痛 1 年，胸痛发作时休息 5 分钟左右即可自行缓解。既往糖尿病病史 10 年。实验室检查：LDL - C 3.52mmol/L。冠脉造影示：左冠

状动脉回旋支近段狭窄 80%。该患者控制 LDL - C 的目标是低于

A. 1.80mmol/L   B. 2.07mmol/L

C. 2.59mmol/L   D. 4.14mmol/L

E. 3.37mmol/L

18. 女，60 岁。6 小时前突发胸骨后持续性疼痛，疼痛剧烈，压榨性。含服 1 片硝酸甘油后有短暂减轻，继之胸痛持续加重。既往有高血压病史。查体：BP 130/70mmHg，双肺呼吸音清，心率 86 次/分，心律齐，$A_2 > P_2$。心电图：$V_1 \sim V_6$ 导联 ST 段压低 0.4mV。实验室检查：血 cTnI（+）。该患者不宜采取的治疗措施是

A. 皮下注射低分子肝素

B. 口服氯吡格雷

C. 静脉滴注硝酸甘油

D. 口服阿司匹林

E. 静脉滴注尿激酶

19. 女，75 岁。10 小时前出现胸骨后疼痛，逐渐加重，休息不能缓解。2 小时前逐渐出现呼吸困难，咳少量泡沫样痰。查体：端坐位，口唇轻度发绀。心电图示 $V_1 \sim V_6$ 导联呈 QS 型、ST 段抬高 0.3mV。该患者最可能出现的体征还有

A. 三凹征

B. 双肺湿啰音

C. 肝肿大

D. 下肢水肿

E. 颈静脉怒张

20. 男，50 岁。近半年来每于饱餐后快步行走时出现剑突下闷痛，停止活动后数分钟自行缓解；缓步行走时无类似症状发作。既往有糖尿病病史 10 余年，未规范治疗。查体：BP 120/80mmHg，双肺呼吸音清，未闻及干湿性啰音，腹软，无压痛。该患者最可能的诊断是

A. 急性心肌梗死

B. 稳定型心绞痛

C. 不稳定型心绞痛

D. 糖尿病胃轻瘫

E. 消化性溃疡

21. 变异型心绞痛抗心肌缺血治疗，首选的药物是

A. 抗血小板聚集

B. 长效硝酸酯类

C. 钙通道阻滞剂

D. β 受体拮抗剂

E. 低分子肝素

22. 男，65 岁。活动时心前区闷痛 2 年，加重 3 天，休

息 3~5 分钟后缓解，每天发作 1~2 次。近 3 天症状加重，每天发作 3~4 次，每次发作持续时间 15~20 分钟。2 年来规律服用阿司匹林和单硝酸异山梨酯，糖尿病病史 8 年，吸烟 20 余年。血总胆固醇 6.5mmol/L，肌钙蛋白 I 正常，心电图 II、III、aVF 导联 ST 段下斜型压低 0.3mV。就目前临床资料，该患者最可能的诊断是

A. 恶化型心绞痛

B. 静息型心绞痛

C. 变异型心绞痛

D. 初发型心绞痛

E. 非 ST 段抬高型心肌梗死

23. 男，65 岁。反复劳动性胸痛 3 个月余。每次持续 5~10 分钟，休息 2~3 分钟可自行缓解，既往体健。查体：BP 150/90mmHg，心率 110 次/分，律齐。心电图示窦性心律。为控制心率宜首选的药物是

A. 普罗帕酮   B. 美西律

C. 维拉帕米   D. 胺碘酮

E. 美托洛尔

24. 男，71 岁。反复活动时心前区疼痛 3 个月。5 小时前情绪激动时再次发作，持续不缓解。高血压病史 10 年。查体：BP 110/65mmHg，双肺呼吸音清，心率 96 次/分，律齐，未闻及杂音。血肌钙蛋白升高，心电图 V_1~V_4 导联 ST 段压低 0.1mV，T 波低平，不适宜的治疗措施是

A. 抗血小板及抗凝治疗

B. 硝酸酯类药物

C. 溶栓治疗

D. β 受体拮抗剂

E. 他汀类药物

25. 男，60 岁。因剧烈胸痛 4 小时入院治疗，心电图示窦性心律，心率 55 次/分，II、III、aVF 导联 ST 段抬高 0.3mV，其余导联 ST 段正常。介入治疗前植入临时起搏器起搏心室，以 60 次/分的频率起搏时，监测动脉血压由 100/70mmHg 降低至 85/60mmHg。导致这种血压变化的最可能原因是

A. 起搏心律时外周血管阻力降低致血压下降

B. 合并右心室梗死，右室排血减少致左室充盈减少

C. 起搏心律时心率增快，舒张期缩短导致回心血量减少

D. 起搏心律时心肌收缩力较弱致心排血量降低

E. 起搏时失去心房收缩对心室的充盈作用，左室充盈减少

26. 男，59 岁。反复胸痛 3 天，劳累时发作，休息 15 分钟或含服硝酸甘油 1 分钟后可缓解，每天发作 3~5

次。既往糖尿病病史 10 年。不适宜立即进行的检查是

A. 动态心电图

B. 静息心电图

C. 冠状动脉造影

D. 心电图负荷试验

E. 超声心动图

27. 女，67 岁。因"急性广泛前壁心肌梗死"于 4 天前入院治疗。今日患者突然喘憋，不能平卧。查体：BP 120/80mmHg，心率 107 次/分，胸骨左缘第 3 肋间可触及震颤并可闻及粗糙的 4/6 级全收缩期杂音。该患者突发喘憋的最可能病因是

A. 乳头肌功能不全

B. 室壁瘤形成

C. 心室游离壁破裂

D. 室间隔穿孔

E. 主动脉瓣狭窄

28. 稳定型心绞痛确诊首选

A. 动态心电图

B. 发作时心电图

C. 心肌核素扫描

D. 心电图运动负荷试验

E. 冠状血管造影

29. 男，30 岁。体检发现血脂增高。实验室检查：TC 4.6mmol/L，TG 5.6mmol/L。在询问患者高脂血症病因相关病史时应重点关注

A. 神经性厌食症

B. 饮酒史

C. 肾病综合征病史

D. 原发性胆汁性肝硬化病史

E. 甲状腺功能亢进病史

30. 男，70 岁。阵发性胸痛 5 年余。症状发作时可于心尖部闻及 3/6 级收缩期吹风样杂音，症状缓解后杂音消失。产生此杂音的最可能原因是

A. 乳头肌功能不全

B. 合并风湿性心脏瓣膜病

C. 腱索断裂

D. 二尖瓣环扩张

E. 合并退行性心脏瓣膜病

(31~32 题共用题干)

女，65 岁。劳累时剑突下疼痛，5 小时前因情绪激动再次发作，疼痛较前加剧，含服硝酸甘油不缓解，伴恶心。糖尿病病史 8 年。心电图示：II、III、aVF 导联 ST 段弓背向上抬高伴 T 波倒置。

31. 最有助于明确诊断的实验室检查是

A. 尿淀粉酶

B. 尿酮体

C. 血肌酸激酶

D. 血肌钙蛋白

E. 血淀粉酶

32. 患者就诊过程中出现头晕、黑矇，测 BP 70/60mmHg，心率 35 次/分。给予阿托品治疗后症状无改善。需立即给予的治疗措施是

    A. 营养心肌治疗

    B. 植入临时心脏起搏器

    C. 抗凝治疗

    D. 植入永久心脏起搏器

    E. 硝酸酯类药物治疗

(33 ~ 35 题共用题干)

    女，75 岁。胸痛 5 小时。心电图示 $V_1 \sim V_5$ 导联 ST 段抬高 0.5mV。

33. 对明确诊断最有价值的实验室检查指标是

    A. 血糖   B. 血脂分析

    C. 肝肾功能   D. 血常规

    E. 血肌钙蛋白

34. 对改善预后最有效的措施是

    A. 卧床休息

    B. 静脉注射阿替普酶（rt - PA）

    C. 静脉滴注硝酸甘油

    D. 静脉滴注丹红注射液

    E. 静脉滴注极化液

35. [假设信息] 住院第 7 天，患者突然感呼吸困难，不能平卧。查体：双肺闻及细湿啰音，胸骨左缘第 4 肋间闻及收缩期吹风样杂音。对明确诊断最有意义的辅助检查是

    A. 胸部 X 线片

    B. 血 B 型钠尿肽水平

    C. 血气分析

    D. 心电图

E. 超声心动图

(36 ~ 38 题共用题干)

    男，50 岁。持续胸痛 8 小时，喘憋 2 小时入院。既往无高血压病史。查体：BP 150/70mmHg，端坐位，双肺底可闻及少许细湿啰音，心界不大，心率 110 次/分，律齐，$P_2 > A_2$。心电图示：I、aVL、$V_1 \sim V_6$ 导联 ST 段抬高 $0.1 \sim 0.4$mV，可见病理性 Q 波。

36. 该患者最可能的诊断是

    A. 高血压急症

    B. 肥厚型心肌病

    C. 急性心肌梗死

    D. 急性心肌炎

    E. 急性心包炎

37. 该患者的心功能分级为

    A. NYHA 分级IV级

    B. Killip 分级III级

    C. NYHA 分级III级

    D. Killip 分级II级

    E. Killip 分级I级

38. 该患者应慎用的药物治疗为

    A. 皮下注射吗啡

    B. 静脉注射毛花苷丙

    C. 口服阿司匹林

    D. 静脉滴注硝酸甘油

    E. 静脉注射呋塞米

(39 ~ 40 题共用备选答案)

    A. 恶化型心绞痛

    B. 急性 ST 段抬高型心肌梗死

    C. 稳定型心绞痛

    D. 急性非 ST 段抬高型心肌梗死

    E. 静息型心绞痛

39. 由于冠状动脉固定性狭窄，同等体力活动时心肌耗氧量增加，发生心肌缺血的冠心病类型是

40. 病情紧急，需要尽快溶栓治疗的冠心病类型是

第四章 高血压

1. 患者，男，45 岁。经常头痛、头晕近 10 年，两天来头痛加重，伴恶心、呕吐，送往急诊。检查：神志模糊，血压 210/110mmHg，尿蛋白（＋＋），尿糖（＋）。最可能的诊断是

    A. 恶性高血压

    B. 高血压脑病

C. 肾性高血压

D. 高血压危象

E. 糖尿病酮症酸中毒

2. 男，40 岁。间断头痛，面色苍白，出汗，心悸，发作性血压升高，血压 200/130mmHg，平时血压正常。最可能的诊断是

A. 原发性高血压

B. 肾动脉狭窄

C. 嗜铬细胞瘤

D. 库欣综合征

E. 原发性醛固酮增多症

3. 男，80岁。高血压病史10余年，长期服用钙通道阻滞剂，1个月前因血压控制不满意加用美托洛尔25mg bid，近1周觉乏力、倦怠、间断黑矇。查体：BP 110/70mmHg，心率50次/分，心律不齐，各瓣膜听诊区未闻及杂音。心电图示：PR间期逐渐延长直至QRS波群脱落。最恰当的处理是

A. 将美托洛尔调整为25mg qd

B. 将美托洛尔调整为12.5mg bid

C. 植入永久起搏器

D. 停用美托洛尔

E. 将美托洛尔更换为地尔硫草130mg tid

4. 男，55岁。高血压5年，头痛频繁发作1周。嗜烟酒，肥胖。血糖轻度升高。超声心动图示左心室壁轻度增厚。降压宜首选的药物是

A. 硝苯地平　　　　B. 普萘洛尔

C. 氢氯噻嗪　　　　D. 依那普利

E. 哌唑嗪

5. 女，22岁。阵发性心悸、头痛、大汗3个月余，多在体位变化、情绪激动时发作。体重减轻约5kg。发作时面色苍白，多汗，血压最高时达220/110mmHg，心率100次/分，静注酚妥拉明后1分钟血压可降至150/100mmHg。肾上腺CT示右肾上腺有一直径约5cm类球形占位。最可能的诊断是

A. 肾病综合征

B. 嗜铬细胞瘤

C. 库欣综合征

D. 甲状腺功能亢进

E. 原发性醛固酮增多症

6. 女，65岁。2型糖尿病病史20年。查体：BP 160/95mmHg，心率65次/分。实验室检查：血Scr 160μmol/L，血K⁺4.2mmol/L，尿蛋白（＋）。该患者降压药首选

A. 利尿剂

B. α受体阻滞剂

C. 血管紧张素Ⅱ受体拮抗剂

D. 钙通道阻滞剂

E. β受体拮抗剂

7. 女，80岁。高血压病史20年。间断头晕，既往有痛风史。查体：BP 180/90mmHg，心率52次/分，律齐，心脏各瓣膜听诊区未闻及杂音。实验室检查：血肌酐100μmol/L，血钾正常。该患者的最适宜降压治疗方案是

A. 缬沙坦与美托洛尔

B. 氨氯地平与美托洛尔

C. 缬沙坦与氢氯噻嗪

D. 氨氯地平与氢氯噻嗪

E. 缬沙坦与氨氯地平

8. 使用血管紧张素转换酶抑制剂降压的患者血清肌酐水平不宜超过

A. 127μmol/L　　　B. 88μmol/L

C. 133μmol/L　　　D. 221μmol/L

E. 265μmol/L

9. 对于高血压合并2型糖尿病患者，下列药物中有利于延缓糖尿病肾病进展的是

A. 普萘洛尔　　　　B. 维拉帕米

C. 氯沙坦　　　　　D. 硝苯地平

E. 氢氯噻嗪

10. 男，59岁。头痛、头晕1周，感恶心，未呕吐。既往有支气管哮喘、痛风病史。查体：BP 160/80mmHg，心率55次/分，律齐。该患者宜首选的降压药是

A. 氨氯地平　　　　B. 卡维地洛

C. 维拉帕米　　　　D. 美托洛尔

E. 氢氯噻嗪

11. 女，67岁。双下肢水肿1个月。既往高血压病史15年，未规范用药治疗。查体：BP 160/100mmHg，双下肢轻度凹陷性水肿。实验室检查：血肌酐97μmol/L，血钾3.4mmol/L，尿蛋白（＋＋）。应首选的降压药物是

A. 钙通道阻滞剂

B. α受体拮抗剂

C. 噻嗪类利尿剂

D. 血管紧张素转换酶抑制剂

E. β受体拮抗剂

第五章　周围血管疾病

1. 处理下肢大隐静脉曲张的根本办法是
   A. 穿弹力袜或用弹力绷带
   B. 硬化剂注射和压迫疗法
   C. 高位结扎和抽剥大隐静脉，并结扎功能不全的交通静脉
   D. 内科药物治疗
   E. 仅行静脉瓣膜修复术

2. 男，55 岁。近 10 年来感左下肢酸胀，小腿内侧皮下静脉迂曲伴瘤样突起，下延到内踝部，皮肤色素沉着、湿疹样变。有高血压和糖尿病病史，药物控制。查体：左大隐静脉曲张明显，大隐静脉瓣膜功能不全。患者要求行大隐静脉手术，术前还应作的检查中最重要的是
   A. 大隐静脉曲张并发症的严重程度
   B. 监测空腹血糖
   C. 检查下肢深静脉是否通畅
   D. 连续测血压 3 天
   E. 小隐静脉瓣膜功能试验

3. 患者，男，39 岁。患下肢静脉曲张 2 年。平卧后下肢曲张静脉消失后，在腹股沟下方扎橡胶带阻断大隐静脉，然后让患者站立，曲张静脉迅速充盈。考虑诊断为
   A. 原发性下肢深静脉瓣膜功能不全
   B. 大隐静脉瓣膜功能不全
   C. 交通支瓣膜功能不全
   D. 下肢深静脉血栓形成
   E. 单纯性大隐静脉曲张

4. 某交通警察，工龄 10 余年。上班时间主要是站在街上指挥交通，他长期工作最有可能引起的与工作有关疾病是
   A. 滑囊炎
   B. 肩周炎
   C. 下肢静脉曲张
   D. 慢性肝炎
   E. 慢性胃炎

5. 女，60 岁。突发右小腿疼痛 2 天。脑梗死 3 年，长期卧床。查体：右小腿肿胀且有深压痛。B 超显示：腘静脉血栓形成。血液回流受阻可能性最大的血管是
   A. 小隐静脉
   B. 大隐静脉
   C. 股内侧浅静脉
   D. 旋髂浅静脉
   E. 股外侧浅静脉

6. 男，45 岁。双下肢疼痛 1 年，加重 1 个月。1 年前出现双下肢疼痛，行走一段距离后明显，休息后好转，1 个月来症状加重，双下肢疼痛剧烈且持续，以夜间更著。既往体健，吸烟史 20 年，20 余支/日。查体：T 36.5℃，P 80 次/分，R 18 次/分，BP 120/80mmHg，双肺呼吸音清，未闻及干湿性啰音，心率 80 次/分，律齐；腹软，无压痛；双下肢皮温略低，感觉正常，Buerger 试验（+）。该患者拟诊为"血栓闭塞性脉管炎"，其诊断分期为
   A. Ⅱa 期
   B. Ⅰ期
   C. Ⅰb 期
   D. Ⅲ期
   E. Ⅳ期

7. 男，75 岁。左下肢间歇性跛行 3 年，疼痛加重 1 个月。既往高血压病史 8 年，冠心病病史 5 年。曾行冠脉支架植入术。查体：BP 150/90mmHg，左足苍白，左踝及左下肢皮温明显降低，左足背动脉、腘动脉搏动消失，左股动脉可触及搏动。可能的诊断是
   A. 急性动脉栓塞
   B. 血栓闭塞性脉管炎
   C. 血栓性浅静脉炎
   D. 动脉硬化性闭塞症
   E. 深静脉血栓形成

8. 女，45 岁。左下肢沉重感伴浅静脉扩张，长时间站立加重，休息后减轻。既往高血压病史 5 年。查体：左下肢小腿内侧局部皮肤色素沉着，皮下可触及硬结，大隐静脉瓣膜功能试验（+）。最可能的诊断是
   A. 动脉硬化性闭塞症
   B. 原发性深静脉瓣膜功能不全
   C. 动静脉瘘
   D. 原发性下肢静脉曲张
   E. 下肢血栓性浅静脉炎

9. 血栓闭塞性脉管炎查体的特异性体征是
   A. 足背动脉搏动消失
   B. Homans 征阳性
   C. Trendelenburg 试验阳性
   D. Perthes 试验阳性
   E. Buerger 试验阳性

10. 男，65 岁。间断左下腹疼痛 3 年，加重 1 个月。疼痛于较长时间行走后加重，休息后可好转。近 1 个月来休息后疼痛无好转。既往高血压、血脂异常病史 15 年。查体：T 36.5℃，P 80 次/分，BP 150/90mmHg，双肺呼吸音清，未闻及干湿性啰音，心律齐，$A_2 > P_2$；腹软，无压痛，左足苍白，左足及左下肢皮温明显降低，左股动脉可触及搏动，左腘动脉、足背动脉搏动消失。左下肢病变首先应考虑的诊断是

　　A. 动脉硬化性闭塞症

　　B. 深静脉血栓形成

　　C. 血栓性浅静脉炎

　　D. 急性动脉栓塞

　　E. 血栓闭塞性脉管炎

11. 男，28 岁。左下肢疼痛 6 个月，加重 1 个月。初起长时间行走后加重，休息后可缓解，1 个月前起休息时亦觉疼痛。曾间断发生左下肢不同部位红线状病灶。无高血压、糖尿病病史，吸烟 10 年。查体：T 36.5℃，P 78 次/分，BP 120/80mmHg，心肺腹未见异常，左足苍白，左足背动脉搏动消失，左股、腘动脉可触及搏动。左下肢病变应首先考虑的诊断是

　　A. 急性动脉栓塞

　　B. 血栓性浅静脉炎

C. 动脉硬化性闭塞症

D. 深静脉血栓形成

E. 血栓闭塞性脉管炎

12. 女，62 岁。发现右侧乳房肿块 3 个月，诊断为乳腺癌，发现血脂异常 3 年，未诊治，右乳腺癌改良根治术后第 4 天，感左小腿疼痛，左腿不能着地踏平。查体：T 37.2℃，P 86 次/分，BP 120/80mmHg，伤口局部无异常渗出，左小腿臃肿，左踝关节过度背屈试验可致小腿剧痛，右下肢检查未见异常。患者左小腿肿胀可能的原因是

　　A. 血栓性浅静脉炎

　　B. 急性动脉栓塞

　　C. 血栓闭塞性脉管炎

　　D. 大隐静脉曲张

　　E. 深静脉血栓形成

13. 男，45 岁。行走时右小腿和足部出现间歇性疼痛 1 年余。近 3 个月夜间呈持续性疼痛，足趾呈紫黑色，干冷。吸烟史 20 余年，每日 2 包。该患者不应选择的治疗措施是

　　A. 热疗

　　B. 高压氧舱治疗

　　C. 给予止痛剂及镇静剂

　　D. 手术治疗

　　E. 严格戒烟

第六章　心律失常

1. 二度 I 型房室传导阻滞的心电图表现

　　A. P 波与 QRS 群无关

　　B. PR 间期固定，时有 QRS 波群脱落

　　C. PR 间期逐渐延长，偶有 QRS 波群脱落，呈周期性变化

　　D. PR 间期延长，间距大于等于 200ms

　　E. QRS 波群增宽

2. 三度房室传导阻滞的主要阻滞部位是

　　A. 窦房结

　　B. 房室结

　　C. 浦肯野纤维

　　D. 房间束

　　E. 结间束

3. 男，65 岁。间歇黑矇伴活动后胸闷、乏力、心悸，加重 1 个月，近 1 个月黑矇次数明显增多。查体：颈静脉无怒张，未闻及干湿性啰音，心界不大，心率

67 次/分，心律不齐，下肢无水肿。心电图出现长短不一的长 PP 间期，且与短 PP 间期不呈倍数关系，最长 PP 间期 3.6 秒，未见室性逸搏。最可能的诊断是

　　A. 一度窦房传导阻滞

　　B. 二度窦房传导阻滞

　　C. 窦性心动过缓

　　D. 窦性停搏

　　E. 窦性心律不齐

4. 冠心病患者突感心悸、胸闷。查体：血压 90/60mmHg，心尖部第一心音强弱不等。心电图示：心房率慢于心室率，二者无固定关系，QRS 波增宽为 0.12 秒，可见心室夺获和室性融合波。诊断为

　　A. 心房扑动

　　B. 心房颤动

　　C. 多发性室性期前收缩

D. 阵发性室上性心动过速

E. 阵发性室性心动过速

5. 男性，59 岁。因急性下壁心肌梗死入院。查体：BP 90/50mmHg，心率 41 次/分，律齐。最可能的心律失常是

A. 心房颤动

B. 房性期前收缩

C. 室性心动过速

D. 三度房室传导阻滞

E. 完全性右束支传导阻滞

6. 阵发性室上性心动过速的根治措施是

A. 直流电复律

B. 经食道超速起搏

C. 口服长效 β 受体拮抗剂

D. 口服长效维拉帕米

E. 射频消融术

7. 治疗无血流动力学障碍的持续性室速，下列药物应首选

A. 毛花苷丙

B. 腺苷

C. 利多卡因

D. 地尔硫䓬

E. 比索洛尔

8. 男，60 岁。突发持续性胸痛 5 小时。查体：BP 100/50mmHg，心率 40 次/分，律齐。心电图示急性下壁、右室心肌梗死，三度房室传导阻滞。最适宜的治疗措施是

A. 静脉滴注异丙肾上腺素

B. 静脉滴注肾上腺素

C. 静脉滴注多巴酚丁胺

D. 植入临时心脏起搏器

E. 植入永久心脏起搏器

9. 男，22 岁。剧烈活动时突发心悸 1 小时。既往体健。查体：BP 90/60mmHg。心电图示心室率 220 次/分，节律较规，QRS 波群时限 0.16 秒，可见心室夺获和室性融合波。最可能的诊断是

A. 室性心动过速

B. 心房扑动

C. 房性心动过速

D. 窦性心动过速

E. 阵发性室上性心动过速

10. 最有助于诊断室性心动过速的心电图特点是

A. T 波和主波方向相反

B. 心室夺获

C. QRS 波群宽大畸形

D. QRS 波群呈束支传导阻滞图形

E. PR 周期延长

11. 心室颤动电除颤的正确方法是

A. 必须在心电监测下进行

B. 不能反复多次电除颤

C. 首先需静脉推注安定

D. 非同步电除颤

E. 电击能量一般 <200J

12. 不符合室性期前收缩的心电图表现是

A. P 波与提前出现的 QRS 波群有相关性

B. 代偿间歇完全

C. QRS 波群宽大畸形

D. 提前出现的 QRS 波，主波方向与 T 波相反

E. 联律间期恒定

13. 男，24 岁。因体检发现心律不齐 1 周就诊。平素无心悸和头晕，既往体健。查体：BP 110/60mmHg，心界不大，心率 60 次/分，律不齐，可闻及早搏 2 次/分。心电图示室性期前收缩。超声心动图提示心脏结构正常。该患者最适宜的处理措施是

A. 继续随访，暂不予药物治疗

B. 口服 I C 类抗心律失常药物

C. 口服 β 受体阻滞剂

D. 口服 I A 类抗心律失常药物

E. 口服 III 类抗心律失常药物

14. 男，59 岁。突发性持续性胸痛 3 小时，黑矇 1 次。高血压病史 5 年，间断服用降压药物。查体：BP 80/50mmHg，心率 35 次/分，心律齐。心电图示 II、III、aVF 导联 ST 段抬高 0.3mV，三度房室传导阻滞。在植入临时起搏器以前，提高该患者心率的药物治疗措施是

A. 肾上腺素静脉注射

B. 多巴酚丁胺静脉滴注

C. 阿托品静脉注射

D. 去甲肾上腺素静脉滴注

E. 异丙肾上腺素静脉滴注

15. 女，28 岁。恶心、呕吐 1 天，诊断为急性胃炎。查体：BP 120/80mmHg，心率 55 次/分，心电图示窦性心动过缓。该患者心动过缓的最恰当处理措施是

A. 植入临时起搏器

B. 口服阿托品

C. 植入永久起搏器

D. 静脉滴注异丙肾上腺素

E. 治疗胃炎，继续观察

16. 男，68 岁。近 2 年反复出现发作性心悸，伴头晕、黑矇。查体：BP 135/65mmHg，心率 52 次/分，律

齐，心脏各瓣膜听诊区未闻及杂音。动态心电图：窦性心律为主，平均心率 56 次/分；R－R 长间歇 35 次，最长 4.2 秒伴房室交界性逸搏；房性期前收缩；短阵房性心动过速；一度房室传导阻滞。最能提示该患者为病态窦房结综合征诊断的动态心电图表现是

A. 一度房室传导阻滞

B. R－R 长间歇 35 次，最长 4.2 秒伴房室交界性逸搏

C. 窦性心律为主，平均心率 56 次/分

D. 房性期前收缩

E. 短阵房性心动过速

17. 女，67 岁。阵发性心房颤动 1 年，持续心悸 2 天。既往无高血压病史。2 小时前急诊查体：P 102 次/分，BP 110/60mmHg，心率 130 次/分，心律绝对不齐，心音强弱不等。予普罗帕酮静脉推注后，心悸缓解离院。1 小时前因左腹痛再次就诊，无呕吐和腹泻，尿常规正常。该患者腹痛需首先考虑的病因是

A. 肝淤血

B. 肾结石

C. 内脏动脉栓塞

D. 急性下壁心肌梗死

E. 主动脉夹层

18. 女，15 岁。1 周前体检时发现心律不齐。平素无不适，活动耐力正常。查体：P 56 次/分。心率随呼吸节律明显变化，吸气时心率加快，呼气时减慢。心电图示：窦性心律，PP 间期不等，最长 PP 间期与最短 PP 间期之差大于 0.12 秒。该患者的心律不齐提示

A. 急性心肌炎

B. 心血管神经症

C. 房室传导阻滞

D. 病态窦房结综合征

E. 无病理意义

19. 男，70 岁。活动后气短进行性加重 3 年，突发心悸伴喘憋 2 小时。既往陈旧性前壁心肌梗死 4 年。查体：P 96 次/分，BP 160/70mmHg，端坐位，双肺

可闻及湿啰音；心率 125 次/分，心律绝对不齐，S_1 强弱不等。控制该患者心律失常的首选药物是

A. 地尔硫草　　　　B. 利多卡因

C. 普罗帕酮　　　　D. 维拉帕米

E. 胺碘酮

20. 男，65 岁。心房颤动及高血压病史 5 年，糖尿病 2 年，1 年前曾发作言语不利伴肢体活动障碍。该患者长期抗栓治疗的药物应是

A. 低分子肝素

B. 华法林

C. 潘生丁

D. 氯吡格雷

E. 阿司匹林

(21～22 题共用题干)

男，24 岁。阵发性心悸 3 年，突发突止，每次持续 0.5～3 小时不等，无头晕和黑矇。发作时查体：BP 120/70mmHg，心率 200 次/分，律齐。心电图示 QRS 波群形态和时限正常。

21. 该患者最可能的诊断是

A. 房性期前收缩

B. 阵发性室性心动过速

C. 窦性心动过速

D. 心房颤动

E. 阵发性室上性心动过速

22. 该患者心悸发作时，下列可首选的治疗是

A. 口服 β 受体拮抗剂

B. 静脉注射西地兰

C. 静脉注射腺苷

D. 口服地高辛

E. 静脉注射利多卡因

(23～24 题共用备选答案)

A. 心室律不规整

B. 出现 f 波

C. P－R 间期逐渐延长，QRS 波周期性脱落

D. 刺激迷走神经后心室率明显加快伴心律不齐

E. 出现 F 波

23. 提示二度 I 型房室传导阻滞的心电图表现是

24. 提示心房扑动的心电图表现是

第七章　心脏骤停

1. 心脏骤停的患者应首先判断哪种

A. 呼吸停止

B. 桡动脉搏动消失

C. 心音消失

D. 意识丧失

E. 血压测不到

2. 心脏骤停最重要的临床表现是

A. 意识丧失

B. 局部或全身性抽搐

C. 呼吸断续，呈叹息样或短促痉挛性呼吸

D. 未触及桡动脉搏动

E. 皮肤发绀或苍白

3. 女性，60 岁。排便时诉胸闷，随即跌倒，呼之不应，皮肤发绀，最有助于确诊心脏骤停的临床表现是

A. 呼吸停止   B. 皮肤发绀

C. 意识丧失   D. 心音消失

E. 桡动脉搏动消失

4. 发现有人晕倒时，确认所处环境安全后应立即采取的措施是

A. 进行胸外按压

B. 行人工呼吸

C. 报警

D. 大声呼叫救援

E. 判断意识是否清楚

5. 35 岁前心脏性猝死的主要原因是

A. 心肌病

B. 心脏瓣膜病

C. 心包炎

D. 长 QT 综合征

E. 先天性心脏病

第八章　心力衰竭与心源性休克

1. 右心衰最有意义的表现是

A. 颈静脉怒张

B. 双下肢水肿

C. 肝颈静脉回流征阳性

D. 肺动脉第二心音亢进

E. 三尖瓣区杂音

2. 评价心功能最常见的检查方法是

A. 常规心电图

B. 超声心动图

C. 动态心电图

D. 放射性核素

E. 心电图运动负荷试验

3. 女，71 岁。急性前壁心肌梗死 2 天，轻微活动后喘憋。查体：BP 100/60mmHg，双肺底可闻及少量细湿啰音，心率 102 次/分。该患者的心功能分级为

A. Killip 分级 Ⅰ 级

B. Killip 分级 Ⅲ 级

C. NYHA 分级 Ⅲ 级

D. Killip 分级 Ⅱ 级

E. NYHA 分级 Ⅱ 级

4. 男性，31 岁。突然出现高度呼吸困难，发绀，咯粉红色泡沫样痰。查体：血压 80/50mmHg，两肺散在干、湿啰音，心率 140 次/分，心律绝对不整，心尖部闻及隆隆样舒张中晚期杂音。心电图示：心房颤动。抢救措施首选

A. 静脉注射呋塞米

B. 静脉滴注硝普钠

C. 静脉注射氨茶碱

D. 皮下注射吗啡

E. 静脉注射毛花苷丙

5. 我国 75 岁以下人群心力衰竭的主要病因是

A. 高血压

B. 心房颤动

C. 冠心病

D. 心脏瓣膜病

E. 心肌病

6. 下列属于心力衰竭常见病因的是

A. 病毒

B. 肺部感染

C. 中毒

D. 冠状动脉粥样硬化性心脏病

E. 洋地黄用量不当

7. 慢性左心功能衰竭急性加重的最常见诱因是

A. 输液过多   B. 输液过快

C. 心肌缺血   D. 情绪激动

E. 感染

8. 男，65 岁。4 小时前情绪激动后突发极度气急，咳白色泡沫痰，伴大汗，不能平卧。既往高血压病史 15 年，无慢性支气管炎病史。查体：BP 200/120mmHg，神志清，表情焦虑，口唇发绀，双肺可闻及喘鸣音及湿啰音，心率 110 次/分，律齐，心脏各瓣膜听诊区未闻及杂音。该患者的抢救措施不正确的是

A. 皮下注射吗啡

B. 口服美托洛尔

C. 取坐位、吸氧

D. 静脉注射呋塞米

E. 静脉注射硝普钠

9. 顽固性心力衰竭的最关键治疗是

A. 寻找并纠正可能的原因

B. 心脏移植

C. 静脉注射强心药

D. 静脉滴注血管扩张剂

E. 静脉注射利尿剂

10. 女，67 岁。劳力性呼吸困难 4 年，加重 2 天。4 年前开始出现体力活动后呼吸困难，休息状态下症状消失。2 天前呼吸困难加重后夜间不能平卧。高血压病史 20 年。查体：BP 160/100mmHg，端坐呼吸，双肺底可闻及湿啰音，心率 102 次/分，P_2 亢进，可闻及 S_3 奔马律。该患者不宜立即使用的药物是

A. 呋塞米

B. 硝酸甘油

C. 硝普钠

D. 吗啡

E. 美托洛尔

11. 男，70 岁。胆囊切除术后第 2 天静脉输液中突发喘憋 1 小时，不能平卧。当日静脉补液量 3500ml，总出量 1500ml。既往陈旧性前壁心肌梗死 5 年，高血

压病史 20 年。查体：T 36.5℃，BP 160/60mmHg，双肺可闻及湿啰音及哮鸣音，心率 97 次/分，心律齐。血气分析示：PaO_2 60mmHg，$PaCO_2$ 35mmHg。该患者喘憋的最可能原因是

A. 肺血栓栓塞

B. 急性肺水肿

C. 支气管哮喘

D. 气胸

E. 再发心肌梗死

(12 ~ 13 题共用备选答案)

A. NYHA 分级 Ⅱ级

B. Killip 分级 Ⅲ级

C. 前临床心衰阶段

D. NYHA 分级 Ⅲ级

E. Killip 分级 Ⅱ级

12. 女，65 岁。持续胸痛 6 小时，伴呼吸困难，不敢活动。查体：BP 150/70mmHg，双肺底可闻及少量湿啰音，心率 104 次/分，心律齐。心电图示：Ⅰ、aVL、V_1 ~ V_6 导联 ST 段抬高约 0.2 ~ 0.6mV。该患者的心功能分级是

13. 男，65 岁。6 个月前急性前壁心肌梗死，5 个月来呼吸困难逐渐加重，稍活动即感气喘。查体：BP 130/60mmHg，双肺底可闻及多量细湿啰音，可随体位变化，心率 90 次/分，心律齐。该患者的心功能分级是

第十五篇　消化系统

第一章　腹部损伤（肝胆损伤、脾损伤、胰腺损伤、小肠损伤、直肠损伤）

1. 男，30 岁。腹部车祸伤 3 天，自觉没事回家，腹痛加重伴发热 2 天，车祸当时左腹痛但短时间内缓解，2 天再次逐渐加重，腹膜刺激征，粪便带血，最可能的损伤是

   A. 肝破裂　　　　　　B. 脾破裂

   C. 结肠破裂　　　　　D. 肾破裂

   E. 胰腺损伤

2. 处理肝外伤的措施中，相对不重要的是

   A. 损伤处放置必要的引流管

   B. 术中结扎局部断裂的血管和胆管

   C. 早期全身应用维生素 K

   D. 去除失去活力的肝组织

   E. 同时进行手术治疗和抗休克治疗

3. 男，30 岁。车祸致腹部闭合性损伤 5 小时。查体发现有下列阳性表现，其中提示腹部空腔脏器破裂的最主要依据是

   A. 肝浊音界消失

   B. 腹部压痛并反跳痛

   C. 腹肌紧张

   D. 肠鸣音消失

   E. 腹式呼吸减弱

4. 男，30 岁。高处坠落伤 3 小时。查体：T 37.8℃，P 110 次/分，BP 80/50mmHg，神志清楚，面色苍白，胸壁无明显压痛，未及骨擦感，双肺呼吸音稍粗，未闻及干湿啰音，心率 110 次/分，律齐。全腹压痛，以上腹部为重，无反跳痛，腹肌稍紧张。诊断性腹腔穿刺抽出不凝固血液。最可能的诊断是

   A. 胰腺破裂　　　　　B. 小肠破裂

   C. 胃破裂　　　　　　D. 脾破裂

   E. 肝破裂

5. 男，45 岁。腹部撞伤后脐周疼痛 2 小时，呈持续性，伴恶心，无呕吐，腹痛范围迅速扩大。查体：P 126

   次/分，BP 146/90mmHg，全腹肌紧张，压痛和反跳痛阳性，肠鸣音消失。准备剖腹探查。手术治疗的原则不包括

   A. 关腹前用生理盐水反复冲洗腹腔

   B. 留置引流管，保证引流通畅

   C. 处理原发病灶

   D. 术后禁食并胃肠减压

   E. 尽量分离粘连组织

6. 腹部闭合性损伤导致肠损伤的下列描述中，错误的是

   A. 小肠损伤后腹腔穿刺术呈阳性

   B. 小肠损伤后易出现腹膜刺激征

   C. 肠损伤后均有膈下游离气体

   D. 小肠损伤多于结肠损伤

   E. 结肠损伤后的感染表现一般较晚但严重

7. 男，28 岁。右上腹撞伤后腹痛 2 小时。查体：P 140 次/分，R 24 次/分，BP 80/40mmHg，神志清，面色苍白，双肺呼吸音清，腹部膨隆，腹式呼吸减弱，全腹压痛，以右上腹为著，伴反跳痛，肝区叩诊（+）。诊断为

   A. 右肺损伤

   B. 肝脏损伤

   C. 右肾损伤

   D. 十二指肠损伤

   E. 脾脏损伤

8. 腹部钝性损伤，腹壁未破裂却导致腹内下列哪一脏器破裂时，出现腹膜炎症状最晚

   A. 空肠

   B. 结肠

   C. 回肠

   D. 十二指肠球部

   E. 胃

9. 男，32 岁。左上腹被撞伤后钝痛 1 天，突发腹痛加重

3 小时。查体：P 140 次/分，BP 60/45mmHg，面色苍白，四肢厥冷，双肺呼吸音清，上腹中度压痛，肌紧张，移动性浊音（＋）。腹腔穿刺抽出不凝血。最可能的诊断是

A. 胃破裂   B. 小肠破裂

C. 脾破裂   D. 结肠破裂

E. 肝破裂

10. 腹部闭合损伤时，最常受到损伤的空腔脏器是

A. 乙状结肠   B. 胃

C. 十二指肠   D. 升结肠

E. 小肠

11. 男，19 岁。右上腹被汽车撞伤 2 小时。查体：P 138 次/分，BP 80/60mmHg，面色苍白，四肢厥冷，腹肌紧张，压痛及反跳痛阳性，肠鸣音减弱。实验室检查：Hb 85g/L，WBC 3.8×10^9/L。最有可能的诊断是

A. 小肠破裂   B. 胃破裂

C. 结肠损伤   D. 肝破裂

E. 十二指肠和胰损伤

12. 女，50 岁。车祸后腹部损伤 3 小时，伤后腹痛、腹胀。在急诊室非手术治疗观察期间，最重要的措施是

A. 实验室检查的动态监测

B. 全面了解损伤经过

C. 腹部 X 线检查

D. 腹部 B 超的动态检查

E. 观察腹部体征的变化

（13～15 题共用题干）

男，45 岁。8 个月前骑电动车时摔倒，上腹部被车把撞伤并疼痛，经治疗后缓解，6 个月前自觉上腹部逐渐隆起，伴上腹饱胀，近日来常恶心、呕吐。查体：上腹部可触及直径约 10cm 包块，无肌紧张、压痛、反跳痛。

13. 应首选的检查是

A. 腹部 CT

B. 腹部 B 超

C. 立位腹部 X 线平片

D. 腹部 MRI

E. 胃镜

14. 影像学检查提示该患者上腹部 10cm × 10cm 囊性肿物，其最可能的诊断是

A. 腹部后血肿

B. 膈疝

C. 肝左叶囊肿

D. 胰腺假性囊肿

E. 十二指肠憩室

15. 该患者最适合的手术方式是

A. 腹膜后血肿清除术

B. 膈疝修补术

C. 肝左叶囊肿开窗术

D. 胰腺囊肿内引流术

E. 十二指肠憩室修复术

16. 破裂后液体进入腹腔引起腹膜刺激征最严重的腹部实质脏器是

A. 肾上腺   B. 肾脏

C. 肝脏   D. 胰腺

E. 脾脏

17. 男，33 岁。右上腹外伤 2 小时。查体：P 120 次/分，R 28 次/分，BP 90/60mmHg。全腹有压痛、反跳痛，以右上腹为著，移动性浊音（＋）。最有意义的辅助检查是

A. 腹部 B 超

B. 立位腹部 X 线平片

C. 腹部 CT

D. 诊断性腹腔穿刺

E. 腹部 MRI

（18～20 题共用题干）

女，16 岁。被倒塌的房屋压伤后腹痛伴呕吐 1 小时。查体：P 140 次/分，R 26 次/分，BP 80/54mmHg。神志清，痛苦面容，腹肌紧张，有压痛和反跳痛，移动性浊音（＋），肠鸣音消失。

18. 伤后 1 小时，对判断有无腹部脏器损伤价值最小的实验室检查结果是

A. 粪便常规有大量红细胞

B. 血细胞比容下降

C. 尿中可见大量红细胞

D. 红细胞及血红蛋白下降

E. 白细胞及中性粒细胞升高

19. 若行急症手术，原则上应首先探查的部位是

A. 空肠和回肠

B. 肝脏和脾脏

C. 结肠和直肠

D. 胃和大网膜

E. 十二指肠和胰腺

20. 非手术治疗，最主要的措施是

A. 应用止血药物

B. 应用止痛药物

C. 给予一次大剂量糖皮质激素

D. 使用大剂量抗菌药物

E. 快速补充血容量

21. 对疑有腹腔内空腔脏器破裂的腹部闭合性损伤患者，在观察期内处理错误的是
    A. 使用广谱抗生素
    B. 胃肠减压
    C. 补充血容量
    D. 注射止痛剂
    E. 禁饮食

22. 男，18 岁。练双杠时撞击上腹部，突发腹痛 4 小时。疼痛加重，伴背部疼痛、恶心、呕吐。呕吐物中有胃液和胆汁。既往有胆囊炎病史。腹部 X 线平片检查：横结肠肝曲胀气，腹膜后有气体征象。粪隐血（-）。最可能的诊断是
    A. 右肾破裂
    B. 肝破裂
    C. 胆囊破裂
    D. 十二指肠破裂
    E. 结肠破裂

23. 男，42 岁。腹部撞伤 3 小时，持续性腹痛，未排尿。查体 T 37.5℃，P 110 次/分，BP 90/60mmHg，腹式呼吸受限，腹稍胀，全腹肌紧张，压痛（+），腹部移动性浊音（+），肠鸣音消失。实验室检查：Hb 100g/L，WBC 12×10^9/L。最佳的治疗方案是
    A. 抗休克治疗观察
    B. 急症剖腹探查
    C. 广谱抗生素治疗观察
    D. 胃肠减压观察
    E. 导尿，留置尿管观察

24. 严重胸腹部联合损伤后，必须首先处理的是
    A. 呼吸骤停

B. 闭合性液气胸
C. 急性弥漫性腹膜炎
D. 粉碎性胸腰椎骨折
E. 轻度血压下降

25. 男，35 岁。左上腹被拖拉机撞伤后钝痛 1 天，突发左上腹剧痛 3 小时。查体：P 140 次/分，BP 60/45mmHg，面色苍白，四肢厥冷，上腹中度压痛，肌紧张，腹部叩诊移动性浊音（+），腹腔穿刺抽出不凝固血液。最可能的诊断是
    A. 小肠破裂
    B. 肝破裂
    C. 结肠破裂
    D. 胃破裂
    E. 脾破裂

26. 脾破裂术前最重要的治疗措施是
    A. 止血
    B. 补充血容量
    C. 控制感染
    D. 应用止血药
    E. 补充营养

27. 十二指肠降段腹膜后部分外伤性破裂典型的临床表现是
    A. 全腹痛，明显腹膜刺激征，移动性浊音（+）
    B. 全腹痛，轻度腹膜刺激征
    C. 全腹痛，明显腹膜刺激征，肝浊音界消失
    D. 右上腹和腰背部痛，明显腹膜刺激征，肝浊音界消失
    E. 右上腹和腰背部痛，无明显腹膜刺激征

第二章　腹外疝

1. 只行疝囊高位结扎而不行修补术的成人腹股沟疝的类型是
    A. 难复性疝
    B. 滑动性疝
    C. 易复性疝
    D. 嵌顿性疝
    E. 绞窄性疝

2. 以下关于腹股沟直疝的描述正确的是
    A. 多数能进入阴囊
    B. 多见于儿童和青壮年
    C. 回纳后压住股沟内环，肿块不再突出
    D. 极少发生嵌顿
    E. 疝囊颈在腹壁下动脉外侧

3. 男，50 岁。右腹股沟斜疝嵌顿 6 小时，查体腹胀明显，肌紧张，肠鸣音消失，右腹股沟隆起肿块，有压痛，术中发现疝囊内的小肠坏死，行坏死小肠切除术，术中小肠吻合最合适的处理方式是
    A. McVay 法疝修补术
    B. Ferguson 法修补术
    C. Halsted 法修补术
    D. Bassini 法修补术
    E. 单纯疝囊高位结扎术

4. 判断嵌顿性疝发展为绞窄性疝最重要的依据是
    A. 肠壁张力下降

B. 出现肠梗阻表现

C. 疝内容物缺血坏死

D. 肠蠕动减弱

E. 嵌顿的时间长

5. 男，30岁。右下腹可复性包块2年。查体：右侧腹股沟区呈梨形隆起，平卧回纳后压迫腹股沟管深环部位肿物不再复出，无压痛。手术中最有可能的发现是

A. 部分膀胱壁在疝囊内

B. 精索在疝囊前外方

C. 疝囊颈位于腹壁下动脉外侧

D. 盲肠组成疝囊壁的一部分

E. 直疝三角部位腹壁薄弱

6. 女，45岁。1年来久站或长时间行走时觉左下腹部胀痛不适。查体：T 36.5℃，P 80次/分，R 18次/分，BP 120/80mmHg，双肺呼吸音清，未闻及干湿性啰音，心律齐，腹软，无压痛，立位左腹股沟韧带下方内侧突起半球形肿物，平卧时可缩小，咳嗽时无明显冲击感，压迫内环后肿物仍可复出。该患者最适宜的手术方法是

A. Shouldice法疝修补术

B. McVay法疝修补术

C. Bassini法疝修补术

D. Halsted法疝修补术

E. Ferguson法疝修补术

7. 女，45岁。突发右下腹痛伴呕吐，停止排气排便7小时。查体：P 110次/分，BP 130/80mmHg。右侧腹股沟韧带下方卵圆窝处可触及半球形包块，压痛明显，不能还纳。正确的处理是

A. 密切观察病情变化

B. 手法还纳包块

C. 立即手术治疗

D. 应用吗啡，缓解疼痛

E. 立即扩容补液

8. 腹股沟疝查体时，压迫腹股沟管深环的部位是

A. 精索内前方2cm

B. 髂前上棘与耻骨结节连线中点

C. 腹股沟内韧带中点上方2cm

D. 肿块隆起最明显处

E. 耻骨结节外侧2cm

9. 临床上最易发生嵌顿的疝是

A. 腹股沟直疝

B. 小儿脐疝

C. 腹股沟斜疝

D. 白线疝

E. 股疝

10. 男，74岁。腹股沟疝修补术后2年，复发3个月，要求再手术治疗。考虑患者年老、腹壁薄弱，最适宜的术式是

A. Bassini法

B. McVay法

C. Halsted法

D. Ferguson法

E. Lichtenstein法

11. 先天性腹股沟斜疝发生的最主要原因是

A. 腹外斜肌发育不全

B. 腹横筋膜发育不全

C. 腹内斜肌发育不全

D. 腹横肌发育不全

E. 腹膜鞘突不闭锁

12. 女，52岁。肥胖。右腹股沟韧带下方卵圆窝处可见3cm×3cm半球状突起，局部有胀痛感。平卧时突起可变小、变软，但有时不完全消失。查体：卵圆窝处咳嗽冲击感不明显。最常用的手术方式是

A. Shouldice法

B. Halsted法

C. Bassini法

D. Ferguson法

E. McVay法

13. 女，51岁。1小时前因咳嗽突发右下腹疼痛，右腹股沟出现肿块。查体：全腹轻压痛，无腹肌紧张，肠鸣音亢进；右侧腹股沟韧带下方呈半球形隆起，不能回纳，有轻压痛。应采取的正确措施是

A. 急症手术复位，McVay修补术

B. 急症手术复位，Ferguson修补

C. 及时手法复位，密切观察

D. 密切观察，病情加重及时复位

E. 应用抗生素、止痛剂，观察

(14~15题共用题干)

女，51岁。右腹股沟下方包块3年。平卧后可变小，4小时前搬重物后，包块突然增大，并出现胀痛，逐渐加重，1小时前出现右下腹阵发性绞痛。查体：表情痛苦，肠鸣音亢进，可闻及气过水声，右腹股沟下方可及3cm×3cm包块，触痛明显，无波动感，平卧手法还纳未成功。

14. 如行外科治疗，传统术式中最常用的是

A. Shouldice法

B. Ferguson法

C. Haslted法

D. McVay法

E. Bassini法

15. 在处理疝囊后，一般将切断的腹股沟韧带修复后缝合在
    A. 耻骨肌筋膜上
    B. 精索前方与腹外斜肌腱膜上
    C. 精索后方与联合腱上
    D. 精索后方与腹外斜肌腱膜上
    E. 精索前方与联合腱上

16. 女，44岁。突发右下腹疼痛伴呕吐、停止排气排便

6小时。查体：P 110次/分，BP 120/80mmHg，右侧腹股沟韧带下方卵圆窝处可及半球形包块，压痛明显，不能还纳。下一步处理正确的是
    A. 立即手术治疗
    B. 密切观察病情变化
    C. 手法还纳包块
    D. 应用吗啡，缓解疼痛
    E. 立即扩容补液

第三章 急腹症：腹膜炎、肠梗阻、阑尾炎

1. 男，60岁。无明显诱因出现腹胀、进食减少，消瘦明显。查体显示：腹部膨隆，未触及包块，腹软，无压痛、反跳痛，胆囊未触及。腹部叩诊浊音。移动性浊音阳性。消化系统彩超示：胰头、胰体增大，胆囊内胆汁淤积，胆总管扩张，腹腔大量积液，提示"胰腺占位，胆总管扩张，胆汁淤积"。腹部增强CT：胰头及胰体部体积增大（8.0cm×4.0cm×3.6cm），确诊为胰腺癌。生化检查：无低蛋白血症。患者出现腹水的原因可能是
    A. 肿瘤压迫下腔静脉引起
    B. 肿瘤压迫脾静脉引起
    C. 肿瘤压迫肝门静脉引起
    D. 肿瘤压迫腹主动脉引起
    E. 肿瘤压迫脾动脉引起

2. 符合继发性腹膜炎腹痛特点的是
    A. 阵发性全腹绞痛
    B. 剧烈、持续性全腹痛
    C. 逐渐加重的阵发性腹痛
    D. 疼痛与进食有关
    E. 高热后全腹痛

3. 下列属于绞窄性肠梗阻的是
    A. 肠腔堵塞
    B. 肠管扭转
    C. 肠管痉挛
    D. 肠管血运障碍
    E. 肠管压迫

4. 引起继发性腹膜炎最常见的致病菌是
    A. 金黄色葡萄球菌
    B. 肺炎链球菌和厌氧菌
    C. 铜绿假单胞菌和肠球菌
    D. 绿脓杆菌
    E. 大肠埃希菌

5. 在多数情况下，继发性腹膜炎最主要的治疗方法是
    A. 静脉注射抗生素
    B. 胃肠减压
    C. 营养支持
    D. 手术治疗
    E. 观察

6. 急性弥漫性腹膜炎手术治疗的步骤不包括
    A. 关腹前均在腹腔内用抗生素控制感染
    B. 用生理盐水冲洗腹腔至清洁
    C. 寻找引起腹膜炎的原发灶
    D. 术后一般放置腹腔引流
    E. 根据病变脏器的部位确定手术切口

7. 女，58岁。上腹部疼痛5天，3天前转移至右下腹，1天突然出现右下腹剧烈疼痛，伴全腹压痛，右下腹较重，有反跳痛，腹肌紧张，WBC 13.8×10⁹/L，N 0.83。该患者手术切口位置是
    A. 麦氏切口
    B. 上腹正中切口
    C. 下腹正中切口
    D. 右腹直肌旁切口
    E. 经右腹直肌切口

8. 关于肠梗阻临床表现的描述，正确的是
    A. 高位肠梗阻呕吐物多为粪便
    B. 低位肠梗阻腹胀及腹痛不明显
    C. 低位小肠梗阻X线检查可见多个气液平
    D. 高位肠梗阻较低位肠梗阻腹胀明显
    E. 低位肠梗阻呕吐症状出现早

9. 急性阑尾炎患者手术后发生尿潴留，下列处理措施首选
    A. 应用利尿剂
    B. 耻骨上膀胱穿刺
    C. 留置导尿4~5天

D. 无菌导尿后拔除尿管

E. 协助起床，试行自行排尿

10. 急性阑尾炎手术治疗后最常见的并发症是

 A. 阑尾残株炎

 B. 粘连性肠梗阻

 C. 切口感染

 D. 出血

 E. 粪瘘

11. 女，35 岁。转移性右下腹疼痛 5 天，伴畏寒、发热 2 天。查体：T 38.5℃，P 90 次/分，R 21 次/分。双肺呼吸音清，未闻及干湿性啰音，心律齐，全腹肌紧张，有明显压痛和反跳痛，麦氏点压痛明显，肠鸣音消失。腹腔穿刺抽出脓性液体。细菌培养结果最可能为

 A. 大肠埃希菌

 B. 溶血性链球菌

 C. 铜绿假单胞菌

 D. 金黄色葡萄球菌

 E. 变形杆菌

12. 男，60 岁。腹痛 6 天，伴轻度恶心，偶有呕吐。近 4 天来停止排气排便，半个月前曾患腹膜炎。查体：全腹胀，肠鸣音消失。血钾 3.1mmol/L。最可能的诊断是

 A. 麻痹性肠梗阻

 B. 痉挛性肠梗阻

 C. 血运性肠梗阻

 D. 机械性肠梗阻

 E. 假性肠梗阻

13. 男，55 岁。因急性阑尾炎穿孔入院。行阑尾切除术后 6 天，出现发热，体温上升至 39.0℃，伴有腹泻及里急后重。查体：心肺未见明显异常，手术切口无红肿、渗出。此时首选的检查是

 A. 腹部 B 超

 B. 胸部 X 线片

 C. 腹部 X 线片

 D. 粪常规

 E. 直肠指检

14. 肠梗阻非手术治疗中，矫正全身生理紊乱的主要措施是

 A. 吸氧

 B. 胃肠减压

 C. 禁食

 D. 纠正水、电解质紊乱和酸碱失衡

 E. 抗感染治疗

15. 造成阑尾管腔阻塞从而诱发急性阑尾炎的最常见原因是

 A. 阑尾肿瘤压迫

 B. 食物残渣进入阑尾管腔

 C. 阑尾壁淋巴滤泡增生

 D. 蛔虫进入阑尾管腔

 E. 粪石阻塞管腔

16. 男，28 岁。急性化脓性阑尾炎接受阑尾切除术后 5 小时，再次出现腹痛，伴烦躁、焦虑。查体：T 37.8℃，P 130 次/分，BP 80/60mmHg，面色苍白，皮肤湿冷，双肺呼吸音清，未闻及啰音，腹胀，全腹轻度压痛，轻度肌紧张，未闻及肠鸣音。该病人首先要注意排除的危急情况是

 A. 术后出血

 B. 肠瘘

 C. 粘连性肠梗阻

 D. 盆腔脓肿

 E. 切口裂开

17. 男，22 岁。上腹痛 1 日，次日转至右下腹，伴恶心，无呕吐。查体：T 38.5℃，双肺呼吸音清，未闻及干湿性啰音，心律齐，腹平软，右下腹明显压痛，反跳痛（+），未触及包块。血 WBC 15.6×10⁹/L，N 0.86。尿沉渣镜检：RBC 1~3/HP，WBC 2~3/HP。最可能的诊断是

 A. 急性胆囊炎

 B. 右侧输尿管结石

 C. 急性肠系膜淋巴结炎

 D. 急性化脓性阑尾炎

 E. 十二指肠溃疡急性穿孔

（18~19 题共用题干）

 女，35 岁。腹痛、腹胀 1 个月。伴发热，下午较明显，无寒战，无恶心、呕吐、腹泻。查体：T 37.5℃，P 80 次/分，R 18 次/分，BP 120/80mmHg。双肺呼吸音清，未闻及干湿性啰音，心律齐。腹部膨隆，全腹弥漫性压痛，无反跳痛，移动性浊音（+）。胸部 X 线检查：右上肺可见钙化灶。

18. 应首先考虑的诊断是

 A. 肝硬化腹水

 B. 心源性腹水

 C. 腹膜间皮瘤

 D. 腹膜转移癌

 E. 结核性腹膜炎

19. 为明确诊断，应首先进行的检查是

 A. PPD 试验

 B. 血白蛋白

 C. 血常规＋红细胞沉降率

D. 腹腔穿刺及腹水化验

E. 腹部 CT

（20～21 题共用备选答案）

A. 高位肠梗阻

B. 痉挛性肠梗阻

C. 低位肠梗阻

D. 绞窄性肠梗阻

E. 麻痹性肠梗阻

20. 持续腹痛血便，腹膜刺激征的原因是

21. 呕吐粪样内容物，腹部高度膨胀的原因是

22. 急性单纯性阑尾炎时，最不符合临床表现的是

A. 有低热表现

B. 右下腹局限性压痛

C. 白细胞计数轻度升高

D. 局部腹肌紧张

E. 脐周疼痛

23. 男，55 岁。上腹胀痛伴恶心、呕吐 3 天。右下腹痛阵发加剧，腹胀半天。既往体健。查体：T 38.3℃，P 120 次/分，BP 150/90mmHg，全腹压痛（+），右下腹明显，有肌紧张，肝浊音界存在，未闻及肠鸣音。实验室检查：血 WBC 13.0×10^9/L，N 0.88，右下腹穿刺抽出黄色混浊液体 2ml，镜检脓细胞（++）。最可能的诊断是

A. 阑尾炎穿孔并弥漫性腹膜炎

B. 消化性溃疡穿孔并弥漫性腹膜炎

C. 伤寒肠穿孔并弥漫性腹膜炎

D. 绞窄性肠梗阻

E. 重症急性胰腺炎

24. 女，35 岁。术后粘连性肠梗阻 3 天，加重 1 天。查体：腹部可见肠型，右下腹有局限性压痛，肠鸣音亢进。多次立位腹部 X 线平片可见固定肠袢。首选的治疗措施是

A. 注射吗啡止痛

B. 剖腹探查

C. 继续补液，观察病情变化

D. 灌肠治疗

E. 出现腹膜刺激征后手术

25. 男，62 岁。全麻下腹膜后肿瘤切除术后 3 日，晨起剧烈咳嗽后觉腹部切口剧痛。查体：生命体征平稳，切口敷料湿透。检查切口更换敷料发现小肠自伤口膨出。在病房中的紧急处理措施正确的是

A. 局麻下分层缝合伤口

B. 局麻下全层缝合伤口

C. 无菌盐水清洗后还纳小肠

D. 立即还纳小肠

E. 无菌敷料覆盖小肠及伤口

（26～27 题共用题干）

男，45 岁。1 个月前出现腹胀，无呕吐，伴发热，体温最高 38℃，夜间盗汗，12 小时前突发腹部绞痛，未排气排便。查体：T 37.7℃，P 88 次/分，R 16 次/分，BP 110/80mmHg。心肺查体未见异常，腹部呈揉面感，可见肠型及蠕动波，肠鸣音亢进。

26. 该患者最可能的诊断是

A. 结肠癌并肠梗阻

B. 结核性腹膜炎并肠梗阻

C. 淋巴瘤并肠梗阻

D. 溃疡性结肠炎

E. 家族性息肉病

27. 目前该患者首选的检查是

A. 腹部 CT

B. 腹部 B 超

C. 结肠镜

D. 红细胞沉降率

E. 立位腹部 X 线平片

（28～29 题共用备选答案）

A. 麻痹性肠梗阻

B. 痉挛性肠梗阻

C. 单纯性肠梗阻

D. 机械性肠梗阻

E. 绞窄性肠梗阻

28. 急性小肠扭转一般应及时手术治疗，因为其易发生

29. 外伤性腹膜后巨大血肿易发生

（30～32 题共用备选答案）

男，72 岁。1 年来阵发性腹痛，自觉"气块"在腹中窜动，大便次数增加。近 3 个月腹胀、便秘，近 3 天无肛门排气、排便，呕吐物有粪便臭味，伴乏力、低热。

30. 根据病史考虑肠梗阻类型为

A. 高位完全梗阻

B. 血运性肠梗阻

C. 低位不完全梗阻

D. 高位不完全梗阻

E. 低位完全梗阻

31. 引起该患者梗阻的病因最可能是

A. 肠系膜血栓

B. 炎性狭窄

C. 粘连带

D. 粪块

E. 肿瘤

32. 禁忌使用的检查是

A. 上消化道 X 线钡剂造影

B. 结肠镜

C. 腹部 CT

D. 腹部 X 线平片

E. 腹部 B 超

33. 女，65 岁。阵发性腹痛、腹胀、停止排气排便 2 天。既往有类似发作，程度较轻，未诊治。查体：P 100 次/分，BP 110/70mmg，双肺呼吸音清，未闻及干湿性啰音，心律齐，腹肌紧张，压痛明显，反跳痛阳性，移动性浊音阳性。最可能的诊断是

A. 完全性高位肠梗阻

B. 不全性粘连性肠梗阻

C. 单纯性机械性肠梗阻

D. 麻痹性肠梗阻

E. 绞窄性肠梗阻

34. 继发性腹膜炎时突出的腹痛特点是

A. 疼痛程度随时间变化

B. 腹痛范围有大小变化

C. 原发病灶处疼痛最显著

D. 疼痛呈阵发性加剧

E. 肛门排气、排便后腹痛可缓解

35. 腹膜炎患者应进行手术探查的情况是

A. 体温超过 38℃

B. 年龄超过 60 岁

C. 出现休克症状

D. 发病时间大于 6 小时

E. 血 WBC 超过 $10 \times 10^9/L$

36. 决定是否行急性肠梗阻手术探查最主要的依据是

A. 是否为绞窄性梗阻

B. 近端肠管扩张程度

C. 梗阻部位

D. 是否为完全性梗阻

E. 梗阻持续时间

37. 男，76 岁。无排便 7 天，腹痛、呕吐 2 天。平素便秘。查体：肠鸣音亢进，最有可能的诊断是

A. 急性胃炎

B. 急性腹膜炎

C. 急性阑尾炎

D. 急性胰腺炎

E. 急性肠梗阻

38. 男，45 岁。腹部撞伤后脐周痛 2 小时，呈持续性，伴恶心，无呕吐，腹痛范围迅速扩大。查体：P 126 次/分，BP 146/90mmHg，全腹肌紧张、压痛和反跳痛阳性，肠鸣音消失。准备剖腹探查，手术治疗的原则不包括

A. 尽量分离粘连组织

B. 处理原发病灶

C. 关腹前用生理盐水反复冲洗腹腔

D. 留置引流术，保证引流通畅

E. 术后禁食并胃肠减压

39. 男，64 岁。突发上腹痛 3 小时，持续性，由上腹扩展到全腹，伴恶心、呕吐。查体：P 110 次/分，BP 138/98mmHg。呼吸浅快，腹胀，腹肌紧张，压痛和反跳痛阳性，肝浊音界消失，肠鸣音消失。下列术前处理措施中最重要的是

A. 补液

B. 胃肠减压

C. 应用抗生素

D. 半卧位

E. 吸氧

40. 女，41 岁。腹胀、腹痛、低热 2 个月。腹部 B 超显示腹部积液。血白蛋白 30g/L。当日腹腔穿刺抽出草黄色微混浊的液体。腹水检查示：比重 1.023，白蛋白 22g/L，单核细胞比例 0.88。最可能的诊断是

A. 结缔组织病

B. 恶性肿瘤

C. 继发性腹膜炎

D. 结核性腹膜炎

E. 原发性腹膜炎

(41~43 题共用题干)

男，25 岁。晨起觉脐周疼痛，伴恶心。午后觉右下腹明显疼痛，不能忍受。查体：T 38℃，BP 110/80mmHg，右下腹肌紧张、压痛、反跳痛阳性。

41. 该患者最可能的诊断是

A. 十二指肠溃疡穿孔

B. 肠系膜上动脉栓塞

C. 急性肠梗阻

D. 急性阑尾炎

E. 急性胆囊炎

42. 为明确诊断首选的检查是

A. 诊断性腹腔穿刺

B. 胃镜

C. 腹部 B 超

D. 腹部 CT

E. 上消化道 X 线钡剂造影

43. 该患者行手术治疗，手术后 6 小时两次出现腹痛，烦躁焦虑。查体：P 110 次/分，BP 80/60mmHg，面色苍白，皮肤湿冷，腹稍胀，全腹压痛，轻度肌紧张，肠鸣音减弱。最可能的术后并发症是

A. 消化道穿孔

B. 肠系膜血栓栓塞

C. 肠坏死

D. 腹腔内出血

E. 急性肠梗阻

（44~45题备选答案）

A. 阑尾坏疽穿孔

B. 阑尾类癌

C. 形成阑尾周围脓肿

D. 门静脉炎

E. 盲肠后位阑尾炎

44. 急性阑尾炎患者，未及时就诊，出现右下腹部包块，有压痛，最可能的情况是

45. 急性阑尾炎患者，出现寒战、高热及巩膜黄染，最可能的情况是

46. 急性机械性肠梗阻引起的首要病理生理改变是

  A. 呼吸衰竭   B. 感染

  C. 体液丧失   D. 毒素中毒

  E. 休克

47. 以下关于急腹症手术适应证的描述，最恰当的是

  A. 急性胰腺炎，血淀粉酶不高者不考虑手术

  B. 消化道穿孔不是剖腹手术的绝对适应证

  C. 肠梗阻只有明确诊断绞窄时才可手术

  D. 粘连性肠梗阻不需手术治疗

  E. 先有发热的急性腹痛，一般是外科急腹症，均应考虑手术

48. 转移性腹痛最常见的疾病是

  A. 急性肠穿孔

  B. 急性阑尾炎

  C. 急性胃炎

  D. 急性胰腺炎

  E. 急性胆囊炎

49. 腹部手术后，原则上是鼓励早期活动，其理由不包括（新增考点）

  A. 促进切口愈合

  B. 改善全身血液循环

  C. 减少深静脉血栓形成

  D. 减少肺部并发症

  E. 减少腹腔感染

50. 急性阑尾炎闭孔内肌试验阳性提示阑尾的位置是

  A. 盲肠后位   B. 盆位

  C. 盲肠外位   D. 回肠前位

  E. 回肠后位

（51~52题共用题干）

  女，35岁。腹胀、腹部隐痛伴低热3个月，突发脐周绞痛6小时，呕吐数次，无排便排气。

51. 最有可能的诊断是

  A. 结核性腹膜炎并肠梗阻

  B. 肝硬化腹水

  C. 原发性腹膜炎

  D. 肝肾综合征

  E. 结肠癌

52. 首选的检查是

  A. 腹腔镜检查

  B. 腹部B超

  C. 腹腔穿刺

  D. 血常规

  E. PPD试验

53. 右下腹麦氏点压痛、反跳痛、肌紧张是急性阑尾炎的典型体征，其发生的主要机制是

  A. 内脏神经反射

  B. 炎症致盲肠痉挛

  C. 炎症刺激壁层腹膜

  D. 炎症致阑尾痉挛

  E. 阑尾腔压力增高

54. 男，33岁。急性坏疽样阑尾炎手术后4天，出现尿频、尿急、大便次数增多、里急后重、发热。其最可能的并发症是

  A. 急性肾盂肾炎

  B. 盆腔脓肿

  C. 肛周脓肿

  D. 阑尾残株炎

  E. 急性膀胱炎

55. 女，60岁。上腹胀痛伴恶心、呕吐2天后出现右下腹痛阵发加剧、腹胀半天。查体：T 38.3℃，P 120次/分，BP 150/90mmHg。全腹压痛（＋），右下腹明显，有肌紧张，肝浊音界存在，未闻及肠鸣音。实验室检查：WBC 13.0×10^9/L，N 0.88。右下腹穿刺抽出黄色混浊液体3ml，镜检白细胞（＋＋）。最可能的诊断是

  A. 消化性溃疡穿孔并弥漫性腹膜炎

  B. 绞窄性肠梗阻

  C. 阑尾炎穿孔并弥漫性腹膜炎

  D. 伤寒肠穿孔并弥漫性腹膜炎

  E. 重症急性胰腺炎

56. 男，30岁。十二指肠溃疡3年，8小时前突发上腹部疼痛。查体：全腹部紧张，压痛、反跳痛（＋）。立位腹部X线平片示右侧膈下游离气体。继发感染的常见细菌是

  A. 金黄色葡萄球菌

  B. 变形杆菌

C. 肺炎克雷伯杆菌

D. 大肠埃希菌

E. 铜绿假单胞菌

57. 单纯机械性肠梗阻腹痛最主要的特点是

A. 持续性隐痛

B. 持续性绞痛

C. 间歇性隐痛

D. 持续性胀痛

E. 阵发性绞痛

58. 男，62岁。腹部阵发性疼痛伴腹胀，停止排气排便2天。既往有类似发作，但较轻。查体：P 100次/分，BP 110/70mmHg，腹肌紧张，压痛明显，反跳痛阳性。移动性浊音阳性。最可能的诊断是

A. 麻痹性肠梗阻

B. 不全性粘连性肠梗阻

C. 绞窄性肠梗阻

D. 完全性高位肠梗阻

E. 单纯性机械性肠梗阻

59. 当阑尾血运障碍时，易导致其坏死的解剖学特点是

A. 阑尾淋巴组织丰富

B. 阑尾体积小

C. 阑尾动脉为无侧支动脉末端

D. 阑尾体腔小

E. 阑尾开口小

60. 不符合急性单纯性阑尾炎表现的是

A. 均有局部腹肌紧张

B. 右下腹局限性轻度反跳痛

C. 有低热表现

D. 白细胞计数轻度升高

E. 右下腹局限性压痛

61. 关于小儿急性阑尾炎，错误的是

A. 病情发展快且重

B. 右下腹体征明显

C. 穿孔率达30%

D. 并发症及死亡率较高

E. 宜早期手术

（62～63题共用题干）

男，33岁。急性腹膜炎术后7天，发热，为弛张热，伴乏力、盗汗、纳差，右上腹、肋下持续性钝痛，深呼吸及咳嗽时疼痛加重。腹部B超及CT示肝右叶上方、膈肌下见6cm×4cm液气平面。诊断性穿刺可抽出脓液。

62. 如决定行切开引流，为防止脓液流入腹腔再次引起弥漫性腹膜炎，最主要的措施是

A. 进入脓腔分离时，不要破坏粘连层

B. 切开引流同时应用有效抗生素

C. 选择合理切口，显露充分

D. 吸净脓液，低压灌洗后留置负压引流

E. 麻醉效果良好，便于操作

63. 最常应用的抗生素是

A. 半合成青霉素

B. 克林霉素

C. 第二代头孢菌素

D. 氨基糖苷类

E. 第三代头孢菌素

64. 女，45岁。突发持续性中上腹痛，阵发加重2小时。疼痛向背部放射，频繁呕吐。查体：腹肌紧张，全腹明显压痛和反跳痛，移动性浊音阳性。血WBC $15 \times 10^9/L$。ECG示心房颤动。为进一步确诊，最有意义的检查是

A. 诊断性腹腔穿刺

B. 凝血功能

C. B超

D. 腹部X线平片

E. 尿三胆

第四章 食管疾病：食管炎、食管癌

1. 对反流性食管炎治疗作用最强的药物是

A. 法莫替丁

B. 奥美拉唑

C. 硫糖铝

D. 米索前列醇

E. 枸橼酸铋钾

2. 男，70岁。吞咽困难半个月。查体无明显阳性体征。

上消化道钡餐造影示食管中段黏膜紊乱，管壁僵硬，管腔狭窄。该患者最可能的初步诊断是

A. 食管炎

B. 食管憩室

C. 贲门失弛缓症

D. 食管癌

E. 食管平滑肌瘤

3. 诊断反流性食管炎最准确的检查方法是
   - A. 食管 24 小时 pH 监测
   - B. 食管 X 线钡剂造影
   - C. 质子泵抑制剂诊断性治疗
   - D. 食管测压
   - E. 胃镜

4. 男，60 岁。进行性吞咽困难 4 个月余。无反酸、嗳气、腹痛，无发热。发病以来体重无明显变化。查体：T 36.5℃，P 80 次/分，R 18 次/分，BP 120/80mmHg。浅表淋巴结未触及。双肺呼吸音清，未闻及干湿性啰音，心律齐。腹软，无压痛。胃镜：食管中段可见隆起病变，累及食管 3/4 周，长约 4cm，伴不规则溃疡形成。黏膜粗糙、质硬、易出血。行活组织病理检查，最可能的结果是
   - A. 腺癌
   - B. Barrett 食管
   - C. 平滑肌瘤
   - D. 淋巴瘤
   - E. 鳞癌

5. 女，25 岁。咽部不适、声音嘶哑半年，伴反酸、烧心，偶有干咳，无咳痰，无发热，无腹痛、腹泻、呕血、黑便。查体：T 36.5℃，P 80 次/分，R 18 次/分，BP 120/80mmHg。咽部慢性充血。双肺呼吸音清，未闻及干湿性啰音，心律齐。腹软。最适当的治疗是
   - A. 雾化吸入糖皮质激素
   - B. 口服胃黏膜保护剂
   - C. 口服抗组胺药物
   - D. 口服质子泵抑制剂
   - E. 应用抗生素

6. 男，60 岁。进食哽噎感 2 个月余。上消化道 X 线钡剂造影示中段食管管壁充盈缺损。为明确诊断，应首选的检查是
   - A. 胸部 CT
   - B. 胸部 X 线片
   - C. 胃镜
   - D. PET - CT
   - E. 食管拉网细胞学检查

7. 下列哪项不是胃食管反流病的治疗措施
   - A. 应用促胃肠动力药
   - B. 抗酸治疗
   - C. 高脂肪饮食
   - D. 减肥
   - E. 避免饮用咖啡和浓茶

8. 男，31 岁。反酸伴上腹胀 2 个月，胸骨后烧灼样痛 3 天。最适当的处理措施是
   - A. 口服阿司匹林，胸痛时舌下含硝酸甘油
   - B. 冠状动脉造影
   - C. 食管 24 小时 pH 监测
   - D. 多潘立酮及枸橼酸铋钾口服
   - E. 口服奥美拉唑

9. 女，45 岁。间断胸骨后疼痛、反酸、烧心 1 年，饮酒后加重。查体：T 36.5℃，P 80 次/分，R 18 次/分，BP 120/80mmHg。浅表淋巴结未触及肿大，双肺呼吸音清，未闻及干湿性啰音，心律齐，腹软，全腹无压痛及反跳痛。胃镜：食管下段可见约 0.3cm 纵行黏膜破损。首选的治疗药物是
   - A. 碳酸氢钠
   - B. 奥美拉唑
   - C. 多潘立酮
   - D. 硫糖铝
   - E. 莫沙必利

10. 男，63 岁。进行性吞咽困难 2 个月余。既往体健。查体：T 36.5℃，P 80 次/分，R 18 次/分，BP 120/80mmHg，浅表淋巴结未触及肿大，双肺呼吸音清，未闻及干湿性啰音，心律齐，未闻及杂音，腹软，无压痛。上消化道 X 线钡剂造影：食管下段黏膜紊乱，部分管壁僵硬。为明确诊断，首选的检查是
    - A. 胃镜
    - B. PET - CT
    - C. 食管 B 超
    - D. 食管拉网细胞学检查
    - E. 胸部增强 CT

11. 男，62 岁。进食哽噎 1 个月有余。胃镜检查，距门齿 30~32cm 处食管后壁肿物，黏膜表面破溃，距门齿 38~40cm 处黏膜粗糙，隆起，两处活检均为高分化鳞癌。心、肺及肝功能正常，未见其他部位转移征象。最佳治疗方案是
    - A. 二线药物化疗
    - B. 静脉营养支持
    - C. 食管癌根治术
    - D. 食管癌放射治疗
    - E. 胃造瘘肠内营养

(12~13 题共用题干)

男，64 岁。胸骨后烧灼样疼痛 2 周，伴嗳气，偶有吞咽不畅。口服奥美拉唑治疗 2 周后疼痛缓解。

12. 应首选考虑的诊断是
    - A. 消化性溃疡
    - B. 食管癌
    - C. 心绞痛
    - D. 贲门失弛缓症

E. 胃食管反流病

13. 目前首选的检查是
   A. 心电图
   B. 冠脉动脉造影
   C. 胃镜
   D. 24 小时食管 pH 监测
   E. 超声心电图

14. 男，72 岁。反酸。烧心 36 年。间断口服质子泵抑制剂治疗，起初有效，近 2 个月效果不佳。乏力 2 个月，近日呼吸困难。胃镜检查示：食管下段及贲门区隆起溃疡性病变，质脆，易出血。最有可能的活组织检查为
   A. 淋巴癌
   B. 神经内分泌肿瘤
   C. 胃肠间质瘤
   D. 鳞癌
   E. 腺癌

15. 男，59 岁。进食哽噎 1 个月余，症状逐渐加重。近半年来左胸痛，服用"救心丸"无改善。为明确诊断，首选的检查是
   A. 胸部 MRI
   B. 超声心电图
   C. 胃镜
   D. 心电图
   E. 胸部 CT

16. 胃食管反流病的主要症状是
   A. 反酸   B. 上腹痛
   C. 咽异物感   D. 吞咽困难
   E. 嗳气

17. 女，42 岁。烧心半年，无吞咽困难。胃镜检查提示慢性浅表性胃炎。为进一步明确诊断，应进行的检查是
   A. 24 小时食管 pH 监测
   B. 食管脱落细胞学检查
   C. 胸部 CT
   D. 食管 X 线钡剂造影
   E. 动态心电图

18. 用于胃食管反流病诊断性治疗的药物是
   A. 雷尼替丁
   B. 铝碳酸镁
   C. 枸橼酸铋钾
   D. 奥美拉唑
   E. 多潘立酮

19. 男，57 岁。胸痛、吞咽困难 2 周。既往反酸、烧心 10 余年，口服抑酸剂可缓解。为明确诊断，首选的检查是
   A. 胸部 X 线
   B. 胃镜
   C. 腹部 B 超
   D. 上消化道 X 线钡餐造影
   E. 胸部 CT

20. 男，58 岁。进行性吞咽困难 2 个月余。上消化道 X 线钡餐造影见食管下段黏膜紊乱，部分管壁僵硬。为明确诊断，首选的检查是
   A. PET – CT   B. 食管镜
   C. 食管超声   D. 胸部增强 CT
   E. 食管拉网

(21~22 题共用备选答案)
   A. 吞钡 X 线片示食管下段呈鸟嘴状改变
   B. 吞钡 X 线片示食管中段局限性充盈缺损
   C. 吞钡 X 线片示食管大部分呈线性狭窄
   D. 吞钡 X 线片示食管下段黏膜呈串珠样改变
   E. 吞钡 X 线片示食管下段呈半月状压迹，黏膜尚完整，并有"瀑布征"

21. 食管胃底静脉曲张

22. 食管平滑肌瘤

23. 男，48 岁。反酸、烧心 5 个月。胃镜检查：反流性食管炎伴溃疡形成。最佳的治疗药物是
   A. 硫糖铝
   B. 枸橼酸铋钾
   C. 奥美拉唑
   D. 铝碳酸镁
   E. 雷尼替丁

24. 男，75 岁。进行性吞咽困难 3 个月余，目前能进半流食。胃镜检查：食管距门齿 20cm 处发现一长约 6cm 菜花样肿物。病理报告为鳞状细胞癌。其最佳治疗方法为
   A. 食管癌根治术
   B. 姑息食管癌切除术
   C. 化疗
   D. 胃造瘘术
   E. 放疗

25. 男，70 岁。吞咽困难半个月。查体无明显阳性体征，上消化道钡餐造影示食管中段黏膜紊乱，管壁僵硬，管腔狭窄。该患者最可能的初步诊断是
   A. 食管炎
   B. 食管憩室
   C. 贲门失弛缓症
   D. 食管癌
   E. 食管平滑肌瘤

（26～27 题共用备选答案）

A. 食管酸滴注试验

B. 食管压力测定

C. 胸部 X 线片

D. 胃镜及活检

E. 24 小时食管 pH 监测

26. 诊断胃食管酸反流最适用的辅助检查是

27. 诊断反流性食管炎最可靠的辅助检查是

第五章　胃、十二指肠疾病：胃炎、胃及十二指肠溃疡、胃癌、上消化道出血

1. 区分胃幽门与十二指肠的解剖标志是

A. 胃冠状静脉

B. 胃短静脉

C. 胃网膜右动脉

D. 幽门前静脉

E. 胃十二指肠动脉

2. 行胃高选择性迷走神经切除术时，作为保留分支标志的是其

A. 胃前支　　　　　B. 胃后支

C. 肝胆支　　　　　D. "鸦爪"支

E. 腹腔支

3. 男，51 岁。上腹部胀痛 8 个月，突发剧痛 2 小时。消瘦，贫血貌。左锁骨上淋巴结肿大 1.8cm×1.5cm，质硬。全腹肌紧张，上腹明显压痛，反跳痛（＋）。腹部 X 线透视可见膈下游离气体。下一步治疗最合理的术式为

A. 胃造瘘术

B. 胃癌根治术

C. 穿孔修补术

D. 胃空肠吻合术

E. 姑息性胃大部切除术

4. 与幽门杆菌感染关系密切的疾病是

A. 克罗恩病

B. 十二指肠溃疡

C. 胃食管反流病

D. 功能性消化不良

E. 溃疡性结肠炎

5. 女，50 岁。纳差 5 年，面色苍白、乏力半年。胃镜检查见胃体黏膜苍白、变薄、血管透见明显。最可能的实验室检查结果是

A. 基础胃酸分泌增加

B. 正细胞正色素性贫血

C. 血叶酸水平高

D. 血促胃液素水平降低

E. 血维生素 B_{12} 水平降低

6. 消化性溃疡穿孔的早期临床表现中不包括

A. 寒战、高热

B. 恶心、呕吐

C. 有局限性压痛和反跳痛

D. 腹肌紧张

E. 肠鸣音减弱或消失

7. 男，62 岁。上腹痛 10 天，既往高血压病史 10 余年，反复心前区疼痛发作 2 个月。口服阿司匹林 100mg/d，降压药物，他汀类降脂药治疗。查体：T 36.5℃，P 90 次/分，R 18 次/分，BP 120/80mmHg，双肺呼吸音清，未闻及干湿性湿啰音，心律齐，腹软，无压痛。上消化道 X 线钡剂造影显示胃角切迹壁外龛影。[13]C 尿素呼气试验阴性。最适宜的治疗药物是

A. 氢氧化铝　　　　B. 奥美拉唑

C. 雷尼替丁　　　　D. 多潘立酮

E. 枸橼酸铋钾

8. 男，62 岁。上腹胀伴有食欲下降 4 年。查体：T 36.5℃，P 80 次/分，R 18 次/分，BP 130/80mmHg，双肺呼吸音清，未闻及干湿性啰音，心律齐，腹软，无压痛。胃镜检查：胃黏膜菲薄，可见血管显露。血常规提示大细胞性贫血。血抗壁细胞抗体阳性。最可能的诊断是

A. 消化性溃疡

B. 慢性浅表性胃炎

C. 慢性萎缩性胃体炎

D. 慢性萎缩性胃窦炎

E. 慢性淋巴细胞性胃炎

9. 女，55 岁。上腹不适、纳差 3 年。胃镜及胃黏膜活组织病理检查：慢性萎缩性胃炎，重度肠上皮化生。最适合的随访检查方法是

A. 腹部 B 超

B. 上消化道 X 线钡剂造影

C. 胃镜

D. 腹部 CT

E. 血清肿瘤标志物

10. 女，21 岁。腹痛、呕吐 3 小时。进食生冷食物后出现上腹痛伴恶心、剧烈呕吐，呕吐物初为胃内容物，后为少量新鲜血。引起呕血最可能的原因是
    A. 十二指肠溃疡合并出血
    B. 食管贲门黏膜撕裂综合征
    C. 急性糜烂出血性胃炎
    D. 应激性溃疡
    E. 反流性食管炎合并出血

11. 男，70 岁。突然剧烈头痛、呕吐、左侧肢体活动障碍 6 小时，昏迷 5 小时。1 小时前呕暗红色血液 1 次。应首先考虑的呕血原因是
    A. 急性胃黏膜病变
    B. Dieulafoy 病变
    C. 胃癌
    D. 肝硬化食管胃底静脉曲张破裂
    E. 十二指肠溃疡

12. 确诊胃十二指肠溃疡首选的检查是
    A. 上消化道造影
    B. 腹部超声
    C. 胃镜
    D. 腹部增强 CT
    E. 内镜超声

13. 男，60 岁。间断上腹痛 3 年，饱餐后突发全腹剧痛 2 小时，伴大汗。既往类风湿关节炎病史 6 年，常年服用双氯芬酸钠治疗。查体：T 36.5℃，P 80 次/分，R 20 次/分，BP 140/80mmHg。急性痛苦病容，面色苍白、大汗。双肺呼吸音清，未闻及干湿性啰音，心律齐，各瓣膜听诊区未闻及杂音。全腹部压痛，腹肌紧张。最可能的病变部位是
    A. 结肠   B. 胃
    C. 食管   D. 胆囊
    E. 空肠

14. 男，72 岁。10 小时前突发昏迷。CT 诊断为脑出血。2 小时前胃管引流出咖啡色液体约 50ml。其上消化道出血最可能的原因是
    A. 感染引起急性胃黏膜病变
    B. 药物性胃炎
    C. 缺血性胃病
    D. 应激引起急性胃黏膜病变
    E. 胆汁反流性胃炎

15. 不能作为判断幽门螺杆菌根除的检验方法是
    A. 活组织幽门螺杆菌培养
    B. 组织学检查找幽门螺杆菌
    C. ^{13}C 尿素呼气试验
    D. 快速尿素酶试验

E. 血清抗幽门螺杆菌抗体检测

16. 幽门螺杆菌阳性的十二指肠溃疡患者首选的治疗是
    A. 抑酸剂 + 抗 Hp 治疗
    B. 胃黏膜保护剂 + 抗 Hp 治疗
    C. 抑酸剂 + 胃黏膜保护剂
    D. 抗 Hp 治疗 + 碱性药
    E. 胃黏膜保护剂 + 碱性药

17. 瘢痕性幽门梗阻的临床表现错误的是
    A. 呕吐量大，一次可达 1000～2000ml
    B. 呕吐物多为宿食，有酸臭味，含有胆汁
    C. 上腹隆起，可有蠕动波
    D. 可有振水音
    E. 可有低钾低氯性碱中毒

18. 瘢痕性幽门梗阻最突出的临床表现是
    A. 消瘦
    B. 呕吐胃内容物及胆汁
    C. 移动性浊音阳性
    D. 呕吐宿食、不含胆汁
    E. 持续呃逆

19. 下列不属于特殊型胃癌的是
    A. 未分化癌
    B. 鳞状细胞癌
    C. 腺鳞癌
    D. 类癌
    E. 印戒细胞癌

20. 以下不属于消化性溃疡手术治疗指征的是
    A. 内科治疗无效
    B. 常于夜间发作腹痛
    C. 十二指肠溃疡合并幽门梗阻
    D. 饱餐后胃溃疡穿孔
    E. 胃巨大溃疡

21. 女，55 岁。上腹胀痛 8 个月，突发剧痛 2 小时。查体：T 36.5℃，P 80 次/分，R 18 次/分，BP 120/80mmHg，消瘦、贫血貌，左锁骨上淋巴结肿大 1.8cm×1.5cm，质硬，无压痛，双肺呼吸音清，未闻及干湿性啰音，心律齐，全腹肌紧张，上腹明显压痛、反跳痛。立位腹部 X 线平片可见膈下游离气体。下一步治疗最合理的术式为
    A. 胃造瘘术
    B. 姑息性胃大部切除术
    C. 穿孔修补术
    D. 胃空肠吻合术
    E. 胃癌根治术

22. 男，62 岁。上腹胀、隐痛 2 个月，伴食欲减退、乏力、消瘦、大便发黑。查体：消瘦，浅表淋巴结无

肿大，双肺呼吸音清，未闻及干湿性啰音，心律齐，腹软，无压痛。上消化道钡剂造影见：胃窦部小弯侧黏膜紊乱，直径 3.5cm 不规则充盈缺损，胃壁僵直。其最常见的扩散转移途径是

A. 胃肠道内转移

B. 血行转移

C. 腹腔内种植

D. 直接浸润

E. 淋巴转移

23. 患者，男，52 岁。上腹部疼痛反复发作 5 年，近 7 天出现腹胀，呕吐，经 X 线钡餐检查诊断十二指肠溃疡伴幽门梗阻。最适宜的手术方式是

A. 毕 I 式胃大部切除术

B. 毕 II 式胃大部切除术

C. 胃空肠吻合术

D. 迷走神经干切断术

E. 选择性胃迷走神经切断术

24. 男，45 岁。5 年来每于餐后半小时出现上腹饱胀、疼痛，持续 2 小时后可自行缓解，常有反酸、嗳气，偶有大便颜色发黑。近期行上消化道 X 射线钡剂造影提示胃窦小弯侧 1cm 大小壁外龛影，边缘光滑。该患者若手术治疗常采用的术式是

A. 胃大部切除术（毕 I 式吻合）

B. 胃大部切除术（毕 II 式吻合）

C. 高选择性迷走神经切断术

D. 全胃切除术

E. 选择性迷走神经切断术

25. 男，45 岁。上腹痛伴烧心 4 年，多在餐后约 1 小时出现剑突下疼痛，1～2 小时后可缓解。内科规范治疗后 1 年，症状反复发作，曾有 2 次黑便，胃镜及 X 线钡剂造影均在胃角处见直径 1.6cm 大小溃疡。决定手术治疗，其首选术式为

A. 选择性迷走神经切断术加引流术

B. 胃大部切除毕 II 式吻合术

C. 胃大部切除毕 I 式吻合术

D. 高选择性迷走神经切断术加引流术

E. Roux－en－Y 吻合术加迷走神经干切断术

26. 男，45 岁。胃镜检查提示十二指肠球部溃疡，经药物治疗 3 个月仍反复发作。行胃大部切除毕 II 式吻合术。术后并发症属于远期并发症的是

A. 输入袢梗阻

B. 早期倾倒综合征

C. 输出袢梗阻

D. 胃排空障碍

E. 十二指肠残端破裂

27. 男，32 岁。间断上腹痛 3 年，腹痛多发于饥饿时，进食后可缓解。查体：T 36.5℃，P 80 次/分，R 18 次/分，BP 100/60mmHg，双肺呼吸音清，未闻及干湿性啰音，心律齐，腹软，无压痛。胃镜检查：十二指肠溃疡愈合期。^{13}C 尿素呼气试验阳性。最有效的治疗方案是

A. 西咪替丁＋克拉霉素＋左氧氟沙星

B. 奥美拉唑＋阿莫西林＋替硝唑＋枸橼酸铋钾

C. 法莫替丁＋阿莫西林＋克拉霉素＋铝碳酸镁

D. 奥美拉唑＋硫糖铝

E. 奥美拉唑＋枸橼酸铋钾＋克拉霉素

28. 男，35 岁。餐后半小时出现上腹饱胀、疼痛 3 年。平素常有反酸、嗳气，偶有黑便。10 小时前呕鲜血，约 500ml。查体：T 36.5℃，P 110 次/分，R 18 次/分，BP 120/80mmHg。双肺呼吸音清，未闻及干湿性啰音，心率 110 次/分，律齐，腹软，无压痛。血常规：Hb 95g/L，WBC 15.6 × 10^9/L，N 0.86，Plt 120 ×10^9/L。胃镜检查：胃体小弯侧直径 1cm 溃疡，边缘光滑，溃疡底部有小血管搏动性出血，内镜下止血失败。该患者手术治疗首选的术式是

A. 毕 II 式胃大部切除术

B. 选择性迷走神经切断术

C. 毕 I 式胃大部切除术

D. 全胃切除术

E. 高选择性迷走神经切断术

29. 男，72 岁。胃大部切除毕 I 式吻合术后 6 天。有肛门排气后开始进流质饮食，进食后腹胀并呕吐，呕吐物中含胆汁。查体：心肺未见明显异常，腹部可见胃型，无蠕动波。腹部 X 线片示胃内大量液体潴留。最可能的原因是

A. 吻合口水肿

B. 近端空肠逆流

C. 吻合口不全梗阻

D. 残胃蠕动功能障碍

E. 远端空肠梗阻

30. 属于胃大部切除术后早期并发症的是

A. 术后胃瘫

B. 营养性并发症

C. 早期倾倒综合征

D. 残胃癌

E. 碱性反流性胃炎

31. 男，31 岁。5 天前因十二指肠球部溃疡行毕 II 式胃大部切除术，今晨突然右上腹部剧痛、腹胀、恶心，呕吐少量血性液体。查体：腹肌紧张，伴压痛、反

跳痛，右侧显著。血常规：Hb 120g/L，WBC 11.2 ×10⁹/L，N 0.85，Plt 112 × 10⁹/L。最可能的诊断是

A. 十二指肠残端破溃

B. 胃肠吻合口瘘

C. 急性胰腺炎

D. 胆囊穿孔

E. 应激性溃疡穿孔

32. 女，72 岁。乏力、面色苍白 1 年。40 年前行胃大部切除术。查体：T 36.5℃，P 90 次/分，R 16 次/分，BP 110/80mmHg，皮肤及睑结膜苍白，双肺呼吸音清，心律齐，各瓣膜听诊区未闻及杂音，腹软，上腹部见一长约 7cm 陈旧性手术瘢痕，全腹无压痛及反跳痛，未触及包块。实验室检查：Hb 70g/L，粪隐血（－）。胃镜：吻合口炎症。与病人贫血有关的因素不包括

A. 胃蛋白酶缺乏

B. 铁缺乏

C. 胃酸缺乏

D. 叶酸缺乏

E. 维生素 B_{12} 缺乏

33. 男，32 岁。因十二指肠溃疡行毕Ⅱ式胃大部切除术后 6 个月。术后出现反酸、烧心症状。应用抑酸剂治疗无效，上述症状逐渐加重，并呕吐胆汁样物，上腹部及胸骨后烧灼样疼痛，体重减轻。查体：T 36.5℃，P 80 次/分，R 18 次/分，BP 120/80mmHg，贫血貌，消瘦，营养不良，巩膜无黄染，心肺查体未见异常。胃镜检查见黏膜充血、水肿、糜烂，胃液中无游离酸。最适当的治疗措施是

A. 应用 H_2 受体拮抗剂

B. 长期应用消胆胺治疗

C. 注意餐后勿平卧

D. 行 Roux－en－Y 胃空肠吻合术

E. 采取少食多餐方式

（34～36 题共用题干）

男，27 岁。反复腹痛 4 余年，黑便 1 天，呕血 2 小时。4 年来反复发作上腹隐痛，饥饿时明显，一天前饮酒后排少量黑便，2 小时前呕吐咖啡色液体 200ml。查体：T 36.7℃，P 106 次/分，BP 85/57mmHg，神志清，口唇苍白，皮肤巩膜无黄染，未见肝掌、蜘蛛痣，腹平软，无压痛，肠鸣音 20 次/分。实验室检查：Hb 93g/L，WBC 15.5 ×10⁹/L，粪隐血（＋＋）。B 超未见异常。

34. 首选治疗药物为

A. 奥美拉唑

B. 生长抑素

C. 内镜下注射硬化剂

D. 血管加压素

E. 垂体后叶素

35. 最可能的原因是

A. 胃癌

B. 食管胃底静脉曲张

C. 消化性溃疡

D. 食管贲门黏膜撕裂症

E. 动脉破裂

36. 做完毕Ⅱ手术 5 天，突发腹痛，呈刀割样，最可能的原因是

A. 十二指肠残端破裂

B. 胃肠吻合口瘘

C. 切口感染

D. 术后胃肠壁缺血坏死

E. 术后胃出血

37. 男，30 岁。因消化性溃疡行胃大部切除、毕Ⅱ式吻合术治疗。术后第 5 天，突发右上腹剧痛。查体：心肺未见明显异常，手术切口无明显渗出，全腹肌紧张、压痛（＋），以右上腹为著。最可能的诊断是

A. 十二指肠残端破裂

B. 输入段肠袢梗阻

C. 急性胰腺炎

D. 急性胆囊炎并穿孔

E. 胃肠吻合口出血

38. 男性，35 岁。间断上腹痛 2 年。查体：无贫血貌，皮肤巩膜无黄染，心肺无异常，腹软，无压痛，肝脾无肿大。¹³C 尿素呼气试验阳性。主要治疗药物不包括

A. 阿米卡星   B. 阿莫西林

C. 克拉霉素   D. 枸橼酸铋钾

E. 奥美拉唑

39. 女，40 岁。进食后上腹饱胀 4 年。每次进食正常餐量后出现腹胀，无发热，无呕血、黑便，无乏力，纳差，精神可。查体：腹软，无压痛、反跳痛、肌紧张，肝脾肋下未触及。血常规及肝肾功能未见异常。考虑诊断

A. 功能性消化不良

B. 肠易激综合征

C. 十二指肠溃疡

D. 胃癌

E. 肠梗阻

40. 胃窦为主的萎缩性胃炎病因为

A. 服用非甾体类抗炎药

B. 过度进食

C. 胆道疾病

D. 饮酒过量

E. 幽门螺杆菌感染

41. 与胃黏膜相关淋巴组织淋巴瘤（胃 MALT 淋巴瘤）发病有关的感染是

A. Hp 感染   B. HPV 感染

C. HIV 感染   D. EBV 感染

E. HTLV – 1 感染

42. 十二指肠溃疡易发生穿孔的部位是十二指肠

A. 球部前壁

B. 降部后壁

C. 水平部后壁

D. 升部前壁

E. 升部后壁

43. 早期胃癌是指

A. 侵及黏膜下层及肌层的癌

B. 无临床症状的癌

C. 癌灶局限于黏膜层及黏膜下层

D. 无局部淋巴结转移的癌

E. 直径小于 2cm 的癌

（44～45 题共用备选答案）

A. 直径 1.6cm

B. 直径 1.2cm

C. 直径 0.8cm

D. 直径 0.4cm

E. 直径 2.0cm

44. 符合小胃癌的肿瘤大小是

45. 符合胃微小癌的肿瘤大小是

46. 消化性溃疡最主要的病因是

A. 缺血缺氧

B. 表皮生长因子合成减少

C. 幽门螺杆菌感染

D. 前列腺素合成增加

E. 急性应激事件

47. 胃癌扩散至横结肠，其最可能的转移方式属于

A. 血行转移   B. 淋巴转移

C. 直接浸润   D. 跳跃转移

E. 腹膜种植转移

48. 下列胃镜检查的描述中，对慢性萎缩性胃炎诊断最有意义的是

A. 胃黏膜粗糙不平，可见出血点/斑

B. 胃黏膜糜烂

C. 胃黏膜红白相间，皱襞增粗

D. 胃黏膜苍白平坦，黏膜血管透见

E. 胃黏膜充血，呈花斑状

49. 女，50 岁。腹痛、腹胀 5 天，伴呕吐 1 天。腹痛、腹胀逐渐加重，呕吐物为隔夜酸酵食物，无呕血，未排大便，未排气，小便量减少。既往十二指肠球部溃疡病史多年，近 2 个月来进食后上腹胀满感。查体：T 37.2℃，P 80 次/分。消瘦，皮肤黏膜干燥。上腹膨隆，可见胃型，有振水音，无肌紧张、反跳痛。除抗酸、解痉外，首选的治疗方案是

A. 胃肠减压，温盐水洗胃

B. 急诊行胃大部切除术

C. 急诊行选择性迷走神经切断 + 幽门成形术

D. 促进胃肠动力药物治疗

E. 肠外营养支持

50. 男，28 岁。反复上腹痛 2 年，以夜间及空腹时为主，加重并呕吐宿食 2 周，伴口渴及少尿。该患者可能存在的电解质紊乱类型是

A. 低钙   B. 高钾高氯

C. 高钙   D. 高钠高氯

E. 低钾低氯

51. 男，60 岁。上腹部不适 1 年，无反酸、嗳气、呕吐。无腹泻。查体：T 36.5℃，P 80 次/分，R 18 次/分，BP 120/80mmHg。双肺呼吸音清，未闻及干湿性啰音，心律齐，腹软，无压痛。胃镜检查，胃体部黏膜灰白色，血管透见。胃黏膜活组织病理检查：胃体腺体明显减少。为进一步明确诊断，应进行的实验室检查是

A. 血胃泌素

B. 血抗线粒体抗体

C. 血胃蛋白酶原 I / II 比例

D. 血抗核抗体

E. 粪找幽门螺杆菌

52. 男，75 岁。间断上腹痛 20 年。加重伴黑便 1 个月。查体：T 36.5℃，P 90 次/分，BP 120/80mmHg。消瘦，全身浅表淋巴结未触及。上腹部深压痛，无肌紧张、反跳痛。血常规：Hb 85g/L，WBC 8.6 × 10^9/L，Plt 120 × 10^9/L。胃镜检查示胃窦 4cm × 3cm 溃疡型胃癌，超声内镜检查示肿瘤浸润至固有肌层。腹部 CT 提示幽门上、下淋巴结肿大。该患者所患疾病的临床 TNM 分期是

A. $T_1N_1M_0$ B. $T_3N_2M_1$

C. $T_3N_2M_0$ D. $T_2N_2M_0$

E. $T_2N_1M_0$

53. 女，25 岁。妊娠 8 周出现剧烈呕吐，呕吐数次胃内容物后呕出鲜血 100ml，诊断考虑是

A. 消化性溃疡

B. 急性胃炎

C. 食管贲门黏膜撕裂综合征

D. 食管胃底静脉曲张破裂

E. 食管炎

（54～55题共用备选答案）

A. 突发上腹痛并扩展至全腹剧痛，腹肌紧张，全腹压痛、反跳痛

B. 心率快、面色苍白、尿少、血压降低

C. 餐后上腹疼痛，呕吐大量酸臭残食，查体可见胃蠕动波

D. 上腹痛失去节律性，服用抑酸剂无效，粪隐血持续阳性

E. 反酸、烧心

54. 提示胃溃疡患者发生癌变的典型表现是

55. 提示消化性溃疡并发幽门梗阻的表现是

56. 男，45岁。间断上腹部不适1年。血 Hb 85g/L，粪隐血（+）。黏膜活组织病理检查：慢性炎症，间质中见散在印戒细胞。诊断是

A. 消化性溃疡

B. 慢性肥厚性胃炎

C. 慢性萎缩性胃炎

D. 胃癌

E. 慢性浅表性胃炎

57. 胃溃疡最好发的部位是

A. 胃窦　　　　B. 幽门

C. 胃体　　　　D. 贲门

E. 胃底

58. 胃癌最常见的病理类型是

A. 鳞状细胞癌

B. 小细胞癌

C. 未分化癌

D. 印戒细胞癌

E. 腺癌

59. 可出现血液中抗壁细胞抗体阳性的疾病是

A. 慢性非萎缩性胃炎

B. 急性胃炎

C. 慢性萎缩性胃炎

D. 反流性食管炎

E. 十二指肠溃疡

60. 男，56岁。上腹不适，进食后饱胀2个月，时有恶心、呕吐，上腹部隐痛，无烧心、反酸。查体：T 36.5℃，P 80 次/分，R 18 次/分，BP 120/80mmHg。身高170cm，体重52kg，心肺查体未见异常，上腹部轻压痛，无肌紧张、反跳痛。胃镜在胃体小弯侧见直径2.5cm溃疡，上有污秽苔，质脆易出血。其转移灶最常见的部位是

A. 骨　　　　B. 胰

C. 肺　　　　D. 肝

E. 脑

61. 女，40岁。突发上腹痛、恶心8小时。疼痛由局部逐渐波及全腹，伴发热。既往十二指肠溃疡病史20年。查体：T 38.4℃，P 104 次/分，R 26 次/分，BP 110/70mmHg。双肺呼吸音清，未闻及干湿性啰音，心律齐。全腹肌紧张，压痛和反跳痛阳性，肠鸣音消失。对这种疾病的描述中错误的是

A. 保守治疗无效后需剖腹探查

B. 若诊断和治疗延误易致中毒性休克

C. 常常伴有代谢性碱中毒

D. 继发性腹膜炎较原发性腹膜炎多见

E. 大多数合并麻痹性肠梗阻

62. 男，35岁。反复上腹痛3年，疼痛向背部放射，多在空腹及夜间出现。既往体健。日常工作紧张。查体：T 36.5℃，P 80 次/分，R 18 次/分，BP 120/80mmHg。双肺呼吸音清，未闻及干湿性啰音，心律齐。腹软，无压痛。最可能的诊断是

A. 胃癌

B. 十二指肠溃疡

C. 胰腺癌

D. 胃溃疡

E. 食管溃疡

63. 男，64岁。上腹部不适、隐痛2个月。逐渐加重，有胀满感，食欲下降，曾服多种药物治疗无好转。无胃病史。查体：略消瘦，腹部未见阳性体征。实验室检查：Hb 100g/L，粪隐血（+）。首先考虑的诊断是

A. 慢性胃炎

B. 胃溃疡

C. 胃黏膜脱垂

D. 胃癌

E. 急性胃黏膜病变

64. 男，56岁。反复上腹痛2年，加重3个月。腹痛无明显规律性，伴乏力，间断黑便。3个月以来体重减轻10kg。查体：T 36.5℃，P 80 次/分，R 18 次/分，BP 120/80mmHg。皮肤巩膜无黄染，双肺呼吸音清，未闻及干湿性啰音，心律齐，腹软，无压痛。血常规：Hb 110g/L，WBC 9.6×10⁹/L，N 0.86，Plt 158×10⁹/L。对明确诊断最有价值的检查是

A. 胃液分析　　　B. 胃镜

C. 腹部B超　　　D. 腹部CT

E. 胃脱落细胞检查

65. 女，56岁。间断上腹胀10年，加重1周。无腹泻、

便秘、恶心、呕吐。既往体健。查体：T 36.5℃，P 80 次/分，R 18 次/分，BP 120/80mmHg。双肺呼吸音清，未闻及干湿性啰音，心律齐。腹软，无压痛。胃肠检查：胃黏膜菲薄，黏膜下血管透见。黏膜活组织病理检查可见肠上皮化生。适当的治疗措施是

A. 内镜下治疗肠上皮化生病灶
B. 应用抗胆碱能药物
C. 应用促胃肠动力药物
D. 应用质子泵抑制剂
E. 胃大部切除术

66. 根除幽门螺杆菌治疗后，首选的复查方法是
A. 快速尿素酶试验
B. 组织学检查
C. ^{13}C 或 ^{14}C 尿素呼气试验
D. 幽门螺杆菌培养
E. 血清抗幽门螺杆菌抗体检查

67. 采取非手术方法治疗急性消化性溃疡穿孔，错误的是
A. 胃肠减压
B. 静脉应用糖皮质激素
C. 静脉应用质子泵抑制剂
D. 静脉输液、营养支持
E. 静脉应用抗生素

68. 幽门梗阻患者，下列术前准备最重要的是
A. 纠正碱中毒
B. 低渗盐水洗胃
C. 生理盐水洗胃
D. 口服抗菌药物
E. 高渗盐水洗胃

69. 女，70 岁。胃癌根治术后 7 天。因肺部感染，突发剧烈咳嗽后出现腹部手术切口疼痛，有多量淡红色溢出液，该患者可能发生的并发症是
A. 切口感染
B. 腹部切口疝
C. 切口内血肿
D. 切口脂肪液化
E. 切口裂开

70. 男，45 岁。反复上腹痛 2 年，黑便 2 天，呕血伴头晕 4 小时。最适宜的止血治疗方式是
A. 急症手术
B. 经胃镜止血
C. 静脉应用血管加压素
D. 冰盐水胃腔灌洗
E. 口服凝血酶

（71～72 题共用备选答案）
A. 吞咽困难
B. 上腹痛伴贫血
C. 反复反酸、烧心伴胸痛
D. 突发上腹刀割样疼痛向腰背部放射
E. 间断餐后上腹部胀痛伴嗳气，不影响睡眠

71. 首选考虑功能性消化不良的临床表现是
72. 首选考虑胃癌的临床表现是

（73～74 题共用备选答案）
A. Barrett 上皮
B. 胃上皮化生
C. 乳头状瘤
D. 胃黏膜上皮细胞异型增生
E. 黏膜中性粒细胞浸润

73. 与胃癌发病关系密切的病理改变是
74. 与食管腺癌发病关系密切的病理改变是

75. 男，68 岁。恶心，上腹隐痛，呕吐少许咖啡样液体 2 天。高血压，血脂异常病史 2 年，长期口服阿司匹林 100mg/d。胃镜检查可见胃窦黏膜多发糜烂，表面附着血性黏液。最适宜的治疗药物是
A. 多潘立酮
B. 奥美拉唑
C. 枸橼酸铋钾
D. 硫糖铝
E. 法莫替丁

76. 女，58 岁。纳差、上腹部不适 3 年。胃镜检查示：胃黏膜变薄，皱襞稀疏。血红蛋白 86g/L，MCV 102fl。该患者应主要补充的维生素是
A. 维生素 C   B. 维生素 A
C. 维生素 E   D. 维生素 K
E. 维生素 B_{12}

77. 男，75 岁。反复上腹痛 20 余年，消瘦、黑便 3 个月。10 余年前胃镜检查诊断为"慢性萎缩性胃炎"。本次胃镜检查示：胃皱襞减少，黏膜不平，黏膜下血管透见，胃窦可见直径 2cm 深溃疡，周边隆起。溃疡周边活检病理学检查时，最不可能出现的病理改变是
A. 胃腺癌
B. 胃窦黏膜异型增生
C. 胃体黏膜主细胞数量减少
D. 胃体黏膜壁细胞数量增加
E. 胃窦黏膜肠上皮化生

78. 以下关于老年人胃溃疡特点的描述，不正确的是
A. 可无症状
B. 溃疡常较大

C. 易合并幽门梗阻

D. 易误诊为胃癌

E. 较多位于胃体上部

79. 慢性胃炎最主要的病因是

  A. 刺激性食物

  B. 化学损伤

  C. 物理损伤

  D. 药物损伤

  E. 幽门螺杆菌感染

80. 消化性溃疡外科手术治疗的适应证是

  A. 内科治愈后短期复发

  B. 腹痛周期性发作

  C. 年龄小于 45 岁

  D. 溃疡直径小于 1cm

  E. 幽门螺杆菌反复感染

81. 提示存在消化道肿瘤的报警症状中，不包括

  A. 黑便　　　　　　B. 贫血

  C. 消瘦　　　　　　D. 吞咽困难

  E. 嗳气

82. 最有助于自身免疫性胃炎诊断的实验室检查是

  A. 血清壁细胞抗体检测

  B. 血清促胃液素测定

  C. 血清胃蛋白酶原定量

  D. 胃液中胃酸测定

  E. 胃液中胃液白酶定量

83. 女，65 岁。上腹痛 1 年。胃镜检查见胃窦 2cm 大小溃疡，边缘不规则，胃壁僵硬，基底部白苔，质脆，易出血，其最佳手术方法是

  A. 胃窦切除术

  B. 全胃切除术

  C. 根治性胃大部切除术

  D. 胃空肠吻合术

  E. 单纯胃大部切除术

84. 女，25 岁。上腹痛、腹胀 4 个月。3 周前上消化道 X 线钡剂造影未见异常。口服法莫替丁 20mg，每日 2 次，1 周后上腹痛缓解，仍觉餐后上腹胀。目前最适宜的治疗药物是

  A. 铝碳酸镁　　　　B. 硫糖铝

  C. 西咪替丁　　　　D. 氢氧化铝

  E. 多潘立酮

85. 男，62 岁。上腹痛 2 周。既往高血压病史 10 余年，反复心前区疼痛发作 2 个月，口服阿司匹林 100mg/d。上消化道 X 线钡剂造影：胃角切迹壁外龛影。^{13}C 尿素呼气试验阴性。最适宜的治疗药物是

  A. 雷尼替丁

B. 多潘立酮

C. 枸橼酸铋钾

D. 奥美拉唑

E. 氢氧化铝

(86～89 题共用题干)

    男，32 岁。突发上腹剧痛 2 小时，蔓延至右下腹及全腹。既往有"胃痛"病史 10 余年，未诊治。查体：板状腹，压痛、反跳痛（+），肝浊音界消失。

86. 初步诊断应首先考虑

  A. 绞窄性肠梗阻

  B. 急性阑尾炎合并穿孔

  C. 急性出血坏死性胰腺炎

  D. 急性胆囊炎合并穿孔

  E. 胃十二指肠溃疡急性穿孔

87. 首选的检查方法是

  A. 血生化

  B. 立位腹部 X 线平片

  C. 血淀粉酶

  D. 腹部 B 超

  E. 腹部 CT

88. 决定是否手术治疗，术前最长的观察治疗时间（指上腹剧痛后）是

  A. 6～8 小时

  B. 14～16 小时

  C. 10～12 小时

  D. 1～2 小时

  E. 3～5 小时

89. 非手术治疗中最重要的措施是

  A. 止痛

  B. 胃肠减压

  C. 抗生素治疗

  D. 洗胃

  E. 低压灌肠

(90～91 题共用题干)

    患者，男，68 岁。行胃癌根治切除术后第 5 天，出现上腹剧烈疼痛，进行性加重，伴恶心、呕吐、腹胀。查体：T 39.5℃，P 110 次/分，BP 90/60mmHg，腹部肌紧张、压痛、反跳痛（+）。腹腔引流管引出咖啡色混浊液体。

90. 最可能的诊断是

  A. 急性梗阻性化脓性胆管炎

  B. 肠系膜血管缺血性疾病

  C. 急性胆囊炎

  D. 吻合口瘘

  E. 急性胰腺炎

91. 针对该病人出现上述情况，非手术治疗措施中不正确的是

　　A. 应用生长抑素

　　B. 禁食

　　C. 吗啡止痛

　　D. 胃肠减压

　　E. 纠正水电解质平衡紊乱

(92～93 题共用题干)

　　男，63 岁。上腹部不适、消瘦半年。体重下降 8kg，粪隐血试验阳性。查体：剑突下深压痛，无反跳痛。

92. 应首先考虑的诊断是

　　A. 慢性胃炎　　　　　B. 胃溃疡

　　C. 十二指肠溃疡　　　D. 胃癌

　　E. 慢性胆囊炎

93. 对明确诊断最有意义的检查是

　　A. 胃镜

　　B. 上消化道 X 线钡剂造影

　　C. 腹部超声

　　D. 腹部 CT

　　E. ^{13}C 尿素呼气试验

94. 发生应激性溃疡最常见的部位是

　　A. 十二指肠降部

　　B. 空肠

　　C. 胃

　　D. 食管

　　E. 口腔

95. 根除幽门螺杆菌治疗后，不宜选用的复查方法是

　　A. 血清抗幽门螺杆菌抗体检测

　　B. 组织学检查

　　C. 快速尿素酶试验

　　D. 幽门螺杆菌培养

　　E. ^{13}C 或 ^{14}C 尿素呼气试验

96. 男，66 岁。上腹胀痛 10 余年。胃镜检查：胃体黏膜变薄，血管透见，皱襞稀疏。病理检查：胃体腺体萎缩。该患者不应出现的生理变化是

　　A. 铁吸收减少

　　B. 胃蛋白酶分泌减少

　　C. 血清促胃液素降低

　　D. 维生素 B_{12} 吸收减少

　　E. 胃酸分泌减少

97. 消化性溃疡发病机制中最重要的攻击因子是

　　A. 食物的理化刺激

　　B. 精神、心理因素

　　C. 胰酶

　　D. 胆汁

　　E. 胃酸、胃蛋白酶

(98～99 题共用备选答案)

　　A. 十二指肠溃疡

　　B. 胃溃疡

　　C. 食管腐蚀性溃疡

　　D. Cushing 溃疡

　　E. Curling 溃疡

98. 最易发生癌变的溃疡是

99. 由烧伤引起的溃疡是

100. 治疗幽门螺杆菌感染的最佳方案

　　A. 奥美拉唑 + 铋剂 + 甲硝唑 + 阿莫西林 10 天

　　B. 奥美拉唑 + 铋剂 + 甲硝唑 + 阿莫西林 1 个月

　　C. 奥美拉唑 + 铋剂 + 甲硝唑 10 天

　　D. 奥美拉唑 + 铋剂 + 阿莫西林 10 天

　　E. 奥美拉唑 + 铋剂 + 甲硝唑 1 个月

101. 采用高选择性迷走神经切断术治疗十二指肠溃疡，主要依据是

　　A. 溃疡很少恶变

　　B. 患者年龄大于 70 岁

　　C. 能防治幽门螺杆菌感染

　　D. 能够减少胃酸分泌

　　E. 溃疡病灶小

102. 女，36 岁。上腹痛伴烧心 3 年，多在餐后约 1 小时出现剑突下疼痛，1～2 小时后可缓解。内科规范治疗 1 年。症状反复发作，曾有 2 次黑便。胃镜及 X 线钡餐透视均在胃角处见 1.5cm 大小溃疡。决定手术治疗，首选的术式为

　　A. 高选择性迷走神经切断术加引流术

　　B. Billroth Ⅰ 胃大部切除术

　　C. Billroth Ⅱ 胃大部切除术

　　D. Roux－en－Y 吻合术加迷走神经干切断术

　　E. 选择性迷走神经切断术加引流术

103. 胃大部切除术后 24 小时以内的胃出血，最常见的原因有

　　A. 吻合口黏膜脱落坏死

　　B. 凝血障碍

　　C. 吻合口感染

　　D. 吻合口张力过高

　　E. 术后止血不彻底

104. 胃大部切除术后发生残胃癌至少是几年后

　　A. 20 年　　　　　　　B. 5 年

　　C. 10 年　　　　　　　D. 15 年

　　E. 30 年

105. 胃大部切除术后，发生早期倾倒综合征的最早时间是餐后

A. 40 分钟　　　　　B. 50 分钟

C. 10 分钟　　　　　D. 20 分钟

E. 30 分钟

106. 男，32 岁。因十二指肠溃疡行 Billroth Ⅱ 式胃大部切除术。术后 6 个月出现反酸、烧心症状，应用抑酸剂治疗无效。上述症状逐渐加重，并呕吐胆汁样物，上腹部及胸骨后烧灼样疼痛，体重减轻。查体：贫血貌，消瘦，营养不良，巩膜无黄染。胃液中无游离酸。胃镜检查见黏膜充血、水肿、糜烂。最适当的治疗措施是

A. 采取少食多餐方式

B. 行 Roux – en – Y 胃空肠吻合术

C. 长期应用消胆胺治疗

D. 注意餐后勿平卧

E. 应用 H₂ 受体拮抗剂

(107~108 题共用题干)

男，65 岁。大量呕血、黑便 1 天。既往有胃溃疡病史 20 年，曾有多次出血史。查体：P 126 次/分，BP 86/50mmHg，神情紧张，烦躁，手足湿冷，腹软，上腹部压痛（+），肠鸣音亢进。血常规：Hb 90g/L，血细胞比容 0.30。心电图示窦性心动过速。

107. 对该患者目前首选的重要治疗措施是

A. 输注浓缩红细胞

B. 立即静注止血药物

C. 立即静滴垂体后叶素

D. 冰盐水 200ml + 去甲肾上腺素 8mg 胃内灌注

E. 快速静滴平衡盐溶液

108. 经急诊胃镜发现胃角切迹大溃疡，活动出血明显，决定行胃大部切除术，为达到治疗效果，至少应切除胃的

A. 30% 左右　　　　B. 50% 左右

C. 80% 左右　　　　D. 40% 左右

E. 60% 左右

109. 男，41 岁。胃部不适、食欲减退 3 个月。胃镜检查发现胃窦前壁直径 0.5cm 的浅溃疡，幽门螺杆菌阳性。超声胃镜示病变侵及浅肌层，病理可见印戒细胞。最适当的治疗是

A. 根除幽门螺杆菌治疗

B. 应用质子泵抑制剂

C. 经胃镜病变黏膜切除术

D. 手术治疗

E. 应用胃黏膜保护剂

110. 男，55 岁。上腹部不适 2 个月，进食后饱胀，有时伴疼痛，食欲下降、乏力，症状逐渐加重。为明确诊断首选的检查是

A. 胃液分析

B. 胃镜

C. 食管 24 小时 pH 检测

D. 腹部 X 线片

E. 腹部 CT

111. 男，52 岁。头颈部、双上肢浅 Ⅱ 度烧伤，伤后第 3 天出现黑便，量约 700ml。查体：P 107 次/分，BP 85/60mmHg。最可能的原因是

A. 肠道出血

B. 消化性溃疡出血

C. 慢性胃炎出血

D. 食管溃疡出血

E. 应激性溃疡出血

(112~113 题共用题干)

男，22 岁。饥饿性上腹痛伴反酸 1 个月余，2 小时前呕血 1 次，暗红色，量约 200ml。体重无明显变化。否认慢性肝病史。查体：贫血貌，腹软，上腹部有压痛，无反跳痛，肝脾肋下未触及。

112. 应首先考虑的出血原因是

A. 消化性溃疡

B. 急性糜烂性胃炎

C. 胃黏膜脱垂

D. 食管胃底静脉曲张破裂

E. 胃癌

113. 最有助于确诊的检查是

A. 腹腔血管造影

B. 腹部 CT

C. 腹部 B 超

D. 胃镜

E. 腹部 X 线平片

114. 男，25 岁。夜间上腹痛 2 周，黑便 2 天，呕血伴头晕乏力 4 小时。最适宜应用的药物是

A. 雷尼替丁　　　　B. 甲氰咪胍

C. 奥美拉唑　　　　D. 多潘立酮

E. 枸橼酸铋钾

115. 最有助于自身免疫性胃炎诊断的实验室检查是

A. 血壁细胞抗体检测

B. 血胃蛋白酶原定量

C. 胃液中胃蛋白酶定量

D. 胃酸测定

E. 血清胃泌素测定

116. 消化性溃疡并发出血时，首选的治疗药物是

A. 止血环酸　　　　B. 法莫替丁

C. 奥美拉唑　　　　D. 垂体后叶素

E. 维生素 K

117. 男，72岁。突发头痛10小时，昏迷8小时。头颅CT：右额叶出血。1小时来呕暗红色血2次，共约350ml。无慢性肝病史。最可能的诊断是

- A. 急性胃黏膜病变
- B. 胃癌
- C. 十二指肠溃疡
- D. 贲门黏膜撕裂
- E. 食管胃底静脉曲张破裂

（118～120题共用题干）

女，58岁。上腹不适，纳差3年。体重减轻，乏力半年。查体：贫血貌，上腹部轻压痛。Hb 88g/L，MCV 105fl。胃镜检查示胃体皱襞稀疏，黏膜血管透见。

118. 应首先考虑的诊断是

- A. Menetrier 病
- B. 慢性萎缩性胃炎
- C. 胃癌
- D. 慢性淋巴细胞性胃炎
- E. 慢性浅表性胃炎

119. 对诊断最有意义的辅助检查是

- A. 血癌胚抗原
- B. 血胃蛋白酶原
- C. 血抗线粒体抗体 M2 亚型
- D. 血壁细胞抗体
- E. 血胃泌素

120. 该患者发生贫血最可能的机制是

- A. 铁利用障碍
- B. 慢性消化道失血
- C. 蛋白质吸收障碍
- D. 维生素 C 缺乏
- E. 内因子缺乏

121. 消化性溃疡最常见的并发症是

- A. 急性穿孔
- B. 幽门梗阻
- C. 癌变
- D. 慢性穿孔
- E. 出血

122. Hp 非侵入式检查方法为

- A. 快速尿素酶
- B. PCR
- C. Hp 培养
- D. ^{13}C 呼气试验
- E. 病理切片

（123～124题共用题干）

男，50岁。呕血3小时。晚餐进食粗糙食物后突发呕鲜血，量约600ml。乙肝病史30年，曾有黑便史。查体：T 36.5℃，P 110次/分，R 20次/分，BP 110/70mmHg。皮肤未见出血点，可见肝掌。双肺呼吸音清，未闻及干湿性啰音，心律齐。腹软，无压痛，肝肋下未触及，脾肋下2cm。

123. 该患者发生呕血最可能的原因是

- A. 胃溃疡大出血
- B. 十二指肠溃疡大出血
- C. 急性胆道大出血
- D. 食管胃底曲张静脉破裂
- E. 急性糜烂性胃炎

124. 患者拟接受手术止血，最主要的处置是

- A. 结扎切断胃底贲门周围血管
- B. 结扎切断胃十二指肠血管
- C. 结扎切断右及左胃网膜血管
- D. 结扎切断胃左及胃右动脉
- E. 缝合结扎食管旁曲张静脉

125. 男，50岁。呕血、黑便4小时。发病前曾食硬质食物。发现 HBsAg 阳性30年。查体：P 108次/分，BP 90/60mmHg。烦躁、面色苍白、皮肤湿冷。首先考虑的出血原因是

- A. 食管胃底静脉曲张破裂
- B. 食管肿瘤
- C. 胃溃疡
- D. 十二指肠溃疡
- E. 急性胃黏膜病变

126. 女，56岁。1小时前无诱因呕血一次量约400ml，混有食物。既往体健，否认胃肠道疾病史。1年前因双侧膝关节疼痛开始服用吲哚美辛。查体：36.5℃，P 90次/分，R 18次/分，BP 120/80mmHg。双肺呼吸音清，未闻及干湿性啰音，心律齐。腹软，无压痛。粪常规：未见白细胞，粪隐血（+）。除停用吲哚美辛外，应首选的治疗是

- A. 口服胃黏膜保护剂
- B. 静脉应用 H_2 受体拮抗剂
- C. 静脉应用质子泵抑制剂
- D. 静脉应用止血芳酸
- E. 肌注维生素 K

（127～128题共用备选答案）

- A. 腹式呼吸基本消失
- B. 腹部压痛最显著的部位
- C. 腹肌强直呈板样
- D. 右下腹柔软无压痛
- E. 腹胀、肠鸣音消失

127. 消化性溃疡急性穿孔的典型体征是

128. 判断弥漫性腹膜炎病因时最有意义的是

129. 男，40岁。呕血2小时就诊。面色苍白，口渴，脉搏快但有力。既往胃十二指肠溃疡病史10年，在

急诊室行胃镜止血未成功，24 小时输血量达到 1600ml 仍未改善症状。应进一步采取的措施是

  A. 静脉应用止血药

  B. 双静脉通道晶体、胶体同时输入

  C. 加用成分输血

  D. 急症剖腹探查

  E. 冰盐水 200ml 加去甲肾上腺素 8ml 洗胃

130. 上消化道大出血最常见的病因是

  A. 门脉高压症

  B. 胃癌

  C. 胃淋巴瘤

  D. 胆道出血

  E. 消化性溃疡

131. 男，72 岁。胃大部切除毕 I 式吻合术后 6 天。有肛门排气后开始进流质饮食，进食后腹胀并呕吐，呕吐物中含胆汁。查体：心肺未见明显异常，腹部可见胃型，无蠕动波。腹部 X 线片示胃内大量液体潴留。最可能的原因是

  A. 吻合口水肿

  B. 近端空肠逆流

  C. 吻合口不全梗阻

  D. 残胃蠕动功能障碍

  E. 远端空肠梗阻

第六章　肠道疾病：克罗恩病、溃疡性结肠炎、肠结核、肠易激、消化不良、下消化道出血

1. 男，反复便秘、腹痛 10 年。便前腹痛、腹部不适，便后缓解。工作紧张时症状加重。无便血及消瘦，睡眠差。最有可能的诊断是

  A. 肠易激综合征

  B. 克罗恩病

  C. 肠结核

  D. 结肠癌

  E. 溃疡性结肠癌

2. 男，35 岁。腹泻、腹痛伴低热、乏力、盗汗 2 个月。查体：右下腹可触及包块，压痛（+），边界不清。结肠镜发现回盲部环形溃疡。最可能的诊断是

  A. 溃疡性结肠炎

  B. 结肠癌

  C. 克罗恩病

  D. 肠结核

  E. 阿米巴肠病

（3～4 题共用备选答案）

  A. 纵行溃疡、黏膜呈鹅卵石样病变

  B. 回盲部黏膜充血、水肿、溃疡形成、炎性息肉、肠腔狭窄

  C. 浅表溃疡、黏膜充血水肿、颗粒状

  D. 圆形溃疡，溃疡长径与长轴平行

  E. 地图状溃疡

3. 克罗恩溃疡的特点

4. 溃疡性结肠炎的溃疡特点

5. 原发性肠套叠绝大部分发生于

  A. 婴幼儿　　　　　B. 老年

  C. 儿童　　　　　D. 青年

  E. 中年

6. 女，50 岁。大便习惯改变伴体重减轻 2 个月，近 2 个月来无诱因排稀便，5～6 次/日，偶伴少量脓血黏便，便前腹痛。查体：T 36.5℃，P 80 次/分，R 18 次/分，BP 120/80mmHg，双肺呼吸音清，未闻及干湿性啰音，心率 80 次/分，律齐，腹软，左下腹可触及一质硬、固定、椭圆形包块，肠鸣音亢进，最可能的诊断是

  A. 结肠息肉

  B. 乙状结肠癌

  C. 乙状结肠扭转

  D. 溃疡性结肠炎

  E. 肠套叠

7. 男，60 岁。腹泻、便秘交替，粪便带血 6 个月，体重减轻 5kg。查体：T 36.5℃，P 80 次/分，R 18 次/分，BP 120/80mmHg，双肺呼吸音清，未闻及干湿性啰音，心率 80 次/分，律齐，腹软，无压痛。血常规：Hb 120g/L，WBC 15.6×10^9/L，N 0.86。结肠镜检查于乙状结肠见溃疡性病灶，超声内镜提示病灶侵犯肠壁浆膜，肠周无肿大淋巴结。该病人 TNM 分期中 T 分期考虑为

  A. T_1　　　　　B. T_2

  C. T_3　　　　　D. T_4

  E. T_x

（8～10 题共用题干）

女，65 岁。近 1 年来排便次数增多，腹泻、便秘间

断交替出现，偶有血便。1 天前突发上腹疼痛，呈阵发性加重，伴恶心，无呕吐。查体：T 37.5℃，BP 100/70mmHg。上腹正中可触及 5cm 包块，全腹轻压痛，无反跳痛，无肌紧张，肠鸣音亢进。

8. 对明确诊断最有意义的检查是
A. 腹部 B 超
B. 结肠镜
C. 腹部 MRI
D. 下消化道造影
E. 腹部 CT

9. 患者最可能的病变部位是
A. 胃窦部小弯侧
B. 十二指肠
C. 肝左叶
D. 横结肠
E. 胰体尾

10. 确诊后最适合的手术方式是
A. 胰十二指肠切除
B. 肝左叶切除
C. 横结肠切除
D. 根治性远端胃大部切除
E. 胰体尾切除

11. 不符合乙状结肠扭转临床特点的是
A. 呕吐早且频繁
B. 可见不对称腹胀或肠型
C. 钡灌肠钡影尖端呈"鸟嘴"形
D. 腹部压痛及肌紧张不明显
E. 腹部 X 线可见马蹄状充气肠祥

12. 升结肠癌的主要表现是
A. 便秘
B. 肠梗阻
C. 便血
D. 贫血
E. 腹泻

13. 女，22 岁。间断腹泻半年。大便 3～4 次/天，伴下腹部疼痛。既往有肺结核病史。查体：T 37.5℃，P 90 次/分，心肺未见异常。右下腹压痛（+），可触及边界不清包块。实验室检查：ESR 60mm/h，PPD（+++）。最可能的诊断是
A. 克罗恩病
B. 结肠病
C. 肠结核
D. 肠易激综合征
E. 细菌性痢疾

14. 回肠及部分空肠切除术后出现腹泻，每日 10 余次稀水样便，进食后加剧。腹泻原因主要是
A. 肠道感染
B. 分泌增加

C. 消化不良
D. 吸收不良
E. 肠蠕动加快

15. 女，72 岁。腹部绞痛 4 小时，伴腹胀，无呕吐、发热。消化道 X 线钡剂造影见直肠上段钡剂受阻，钡影尖端呈"鸟嘴"形。最可能的诊断是
A. 乙状结肠癌
B. 乙状结肠扭转
C. 肠套叠
D. 小肠扭转
E. 直肠癌

16. 男，64 岁。乏力、消瘦，伴大便次数增多 4 个月。查体：面色苍白，腹平软，右侧腹部可触及直径约 5cm 包块。实验室检查：Hb 80g/L，粪隐血（+）。最可能的诊断是
A. 十二指肠癌
B. 胆囊癌
C. 阑尾类癌
D. 升结肠癌
E. 胰头癌

17. 女，30 岁。腹痛伴低烧、腹泻便秘交替 1 个月。查体：右下腹压痛，可触及边界不清的包块，活动度差。对明确诊断最有意义的检查是
A. 腹部 CT
B. B 超引导下腹部包块穿刺
C. 结肠 X 线钡剂造影
D. 腹腔血管造影
E. 结肠镜

18. 男，70 岁。腹部绞痛伴腹胀 4 小时，无呕吐。下消化道 X 线钡剂造影见直肠上段钡剂受阻，钡影尖端呈"鸟嘴"形。最可能的诊断是
A. 肠套叠
B. 乙状结肠癌
C. 乙状结肠扭转
D. 直肠癌
E. 小肠扭转

（19～20 题共用备选答案）
A. 错构瘤性息肉
B. 管状腺瘤性息肉
C. 绒毛状腺瘤性息肉
D. 炎性息肉
E. 化生性息肉

19. 10 岁以下儿童肠息肉最常见的类型是

20. 克罗恩病所见息肉主要是

21. 患者，男，35 岁。左下腹外伤后 24 小时，入院时有弥漫性腹膜炎。行剖腹探查术，术中见腹腔内有黄

色脓液及粪便，降结肠下段有一 **0.5cm** 穿孔，有粪便溢出。最合适的手术方式是

A. 单纯腹腔引流术

B. 穿孔处修补，横结肠造口

C. 单纯结肠穿孔修补术

D. 左半结肠切除术

E. 降结肠穿孔处修补，端端吻合术

(22～23 题共用题干)

男，68 岁。半年来每天排便 4～5 次，便中带血及黏液。突发腹胀、停止肛门排气排便 2 天。查体：T 37.2℃，全腹轻微压痛，左侧腹部平脐可触及包块，腹部叩诊鼓音，肠鸣音 6～7 次/分，直肠指诊未触及肿物。实验室检查：Hb 90g/L，WBC 6.07×10^9/L，Plt 135×10^9/L。X 线透视全腹多个气液平。

22. 最可能的诊断是

A. 结肠肝曲癌

B. 降结肠癌

C. 升结肠癌

D. 横结肠癌

E. 结肠脾曲癌

23. 为明确诊断最适合的检查是

A. 结肠镜　　B. 腹部 B 超

C. 腹部 CT　　D. 胃镜

E. 全消化道钡剂造影

(24～25 题共用题干)

男，45 岁。间断腹泻 5 年，加重 3 个月。大便每日 4～5 次，脓血便，纳差，体重减轻 6kg。口服左氧氟沙星治疗 2 周后复查粪便常规：白细胞、红细胞满视野，隐血（＋）。血常规：Hb 100g/L，WBC 4.5×10^9/L，Plt 215×10^9/L。

24. 为明确诊断，首选的检查是

A. 腹部 B 超

B. 血肿瘤标志物

C. 腹部 CT

D. 结肠镜

E. 下消化道 X 线钡剂造影

25. 最有可能的诊断是

A. 肠道菌群失调

B. 溃疡性结肠炎

C. 肠易激综合征

D. 细菌性痢疾

E. 结肠癌

(26～28 题共用题干)

女，45 岁。腹泻 10 年。精神紧张时加剧，排便前腹痛，排便后腹痛可缓解。大便为糊状，发病以来体重无明显变化。既往体健，平素进食好，睡眠差。查体：T 36.5℃，P 80 次/分，R 18 次/分，BP 120/80mmHg。未见皮疹，双肺呼吸音清，未闻及干湿性啰音，心律齐。腹软，无压痛。

26. 最有可能的诊断是

A. 肠易激综合征

B. 克罗恩病

C. 慢性细菌性痢疾

D. 肠结核

E. 结肠癌

27. 为明确诊断，首选的检查是

A. 结肠镜

B. 全消化道 X 线钡餐造影

C. 腹部 CT

D. 腹部血管造影

E. 小肠镜

28. 适宜的治疗措施是

A. 微生态制剂

B. 抗结核治疗

C. 手术治疗

D. 抗生素

E. 糖皮质激素

29. 女，22 岁。间断腹泻半年。大便 3～4 次/天，伴下腹部疼痛。既往有肺结核病史。查体：T 37.5℃，P 90 次/分，心肺未见异常。右下腹压痛（＋），可触及边界不清包块。实验室检查：ESR 60mm/h，PPD（＋＋＋）。最可能的诊断是

A. 克罗恩病

B. 结肠病

C. 肠结核

D. 肠易激综合征

E. 细菌性痢疾

30. 肠易激综合征特征性的临床表现是

A. 便秘及排便困难

B. 腹痛及便血

C. 腹痛及里急后重

D. 腹痛或腹部不适伴排便习惯改变

E. 大便变细

31. 男，50 岁。腹痛，低热、盗汗，体重减轻 5kg。查体：腹部压痛右下腹可触及边界不清、质地柔韧的包块，移动性浊音（＋）。腹腔穿刺抽出暗黄色混浊液体。腹水化验：比重 1.026，蛋白 31g/L，白细胞 710×10^6/L，单个核细胞 0.85。适当的治疗措施是

A. 抗结核治疗

B. 腹腔探查术

C. 静脉应用广普抗生素

D. 静脉应用免疫抑制剂

E. 腹腔灌洗

32. 女，25 岁。脐周及右下腹痛 2 个月。伴低热，午后为著，无寒战，体温未测，排便次数增多，大便每日 2～3 次，呈糊状，无黏液、无脓血。查体：T 37.5℃，P 80 次/分，R 23 次/分，BP 120/80mmHg。体型消瘦。双肺呼吸音清，未闻及干湿性啰音，心律齐。右下腹压痛，移动性浊音（－）。X 线钡剂造影见升结肠挛缩，回盲部有跳跃征。最可能的诊断是

A. 肠结核

B. 克罗恩病

C. 溃疡性结肠炎

D. 慢性菌痢

E. 结肠癌

（33～34 题共用题干）

女，35 岁。腹泻、纳差、乏力、发热 5 个月余。大便为黄色糊状，无黏液及脓血，3～5 次/日。体温 37.5～38.0℃。发病以来体重减轻约 8kg。

33. 下列辅助检查最有助于明确诊断的是

A. 结肠镜及黏膜或组织病理检查

B. 胶囊内镜

C. 腹部 CT

D. PPD 试验

E. 下消化道 X 线钡剂造影

34. 最可能的诊断是

A. 结肠癌

B. 肠结核

C. 阿米巴肠病

D. 溃疡性结肠炎

E. 克罗恩病

35. 女，35 岁。右下腹痛、便秘 1 年。查体：T 36.5℃，P 80 次/分，BP 110/70mmHg，双肺呼吸音清，未闻及干湿性啰音，心律齐，腹软，无压痛。结肠镜检查：回肠末端及升结肠起始部多发纵行溃疡，溃疡间黏膜大致正常，病变呈节段性。PPD 试验阴性。最可能的诊断是

A. 肠结核

B. 阿米巴肠病

C. 结肠癌

D. 克罗恩病

E. 溃疡性结肠炎

36. 女，35 岁。间断黏液脓血便 2 年。伴里急后重，大

便每日 3 次，反复应用多种抗生素治疗，症状无明显缓解。最有可能诊断的是

A. 慢性细菌性痢疾

B. 肠伤寒

C. 阿米巴痢疾

D. 溃疡性结肠炎

E. 肠易激综合征

37. 女，31 岁。间断腹痛、腹泻 10 个月。大便 3～4 次/天，无发热。粪镜检：红细胞及白细胞满视野。应用甲硝唑、左氧氟沙星治疗 2 周症状无缓解。最可能的诊断是

A. 阿米巴肠病

B. 肠易激综合征

C. 慢性细菌性痢疾

D. 结肠癌

E. 溃疡性结肠炎

38. 男，32 岁。左下腹痛 2 个月，伴腹泻，大便为黄稀便，时有黏液血便，每日 3 次。查体：T 36.5℃，P 80 次/分，R 18 次/分，BP 120/80mmHg。双肺呼吸音清，未闻及干湿性啰音，心律齐，腹软，左下腹轻压痛，无反跳痛。结肠镜检查：直肠、乙状结肠黏膜弥漫充血、水肿，粗粒样改变，多发糜烂及浅溃疡。最有可能的诊断是

A. 结肠炎

B. 肠结核

C. 克罗恩病

D. 溃疡性结肠炎

E. 慢性结肠炎

（39～41 题共用题干）

男，30 岁。间断右下腹痛 1 年，加重伴腹泻 1 个月。大便每日 4～5 次，黄色稀便，无黏液脓血，伴低热，体重下降 4kg。既往反复发作肛瘘 1 年，曾手术治疗。查体：T 37.5℃。右下腹轻压痛。肛门视诊可见肛瘘开口。粪隐血（＋＋＋）。肠镜检查发现回肠末端、回盲瓣多发溃疡，病变之间黏膜相对正常，结肠及直肠未见明显异常。

39. 目前最可能的诊断是

A. 肠结核

B. 贝赫切特病

C. 溃疡性结肠炎

D. 淋巴瘤

E. 克罗恩病

40. 该患者黏膜活检病理检查中有助于诊断的发现是

A. 非干酪样肉芽肿

B. 隐窝脓肿形成

C. 含铁血黄素沉着

D. 淋巴细胞浸润

E. 抗酸染色阳性

41. 最适宜的治疗是

A. 抗生素治疗

B. 益生菌治疗

C. 化疗

D. 英夫利昔单抗治疗

E. 抗结核治疗

（42～43 题共用备选答案）

A. 结肠脾曲

B. 结肠肝曲

C. 直肠和乙状结肠

D. 回盲部

E. 全结肠

42. 肠结核的好发部位是

43. 溃疡性结肠炎的好发部位是

（44～45 题共用备选答案）

A. 不规则深大溃疡

B. 多发浅溃疡

C. 纵行溃疡

D. 环形溃疡

E. 烧瓶样溃疡

44. 克罗恩病最典型的肠道溃疡形态是

45. 溃疡性结肠炎最常出现的肠道溃疡形态是

46. 克罗恩病的主要手术指征是

A. 严重腹泻

B. 合并结肠息肉

C. 疑有恶变

D. 营养不良、体重减轻

E. 持续性粪隐血阳性

47. 男，32 岁。发热、下腹痛、腹泻 1 个月。体温最高 38.1℃，大便 3 次/日，黄稀便，无脓血。查体：T 37.5℃，P 90 次/分，R 18 次/分，BP 120/80mmHg。双肺呼吸音清，未闻及干湿性啰音，心律齐，腹软，无压痛。腹部 B 超示右下腹部肠壁增厚。对诊断最有意义的检查是

A. 下消化道 X 线钡剂造影

B. 腹部 CT

C. 腹腔镜

D. 腹部 X 线平片

E. 结肠镜

（48～49 题共用题干）

女，35 岁。间断腹痛、腹泻 5 年，发作时大便 3～5 次/日，带黏液，无脓血。便后腹痛缓解，受凉及紧张

后症状加重，无发热，抗生素治疗无效，发病以来体重无明显变化。粪隐血试验阴性。

48. 为确定诊断，首选的检查是

A. 腹部 CT

B. 结肠镜

C. 粪细菌培养

D. 小肠 X 线钡剂造影

E. 腹部 B 超

49. 最可能的诊断是

A. 肠结核

B. 肠易激综合征

C. 慢性细菌性痢疾

D. 克罗恩病

E. 溃疡性结肠炎

50. 男，45 岁。慢性腹泻 6 年，每日大便 3～4 次，便中有少量黏液脓血。抗生素治疗无效。查体：T 36.5℃，P 80 次/分，R 18 次/分，BP 120/80mmHg。双肺呼吸音清，未闻及干湿性啰音，心律齐，腹软，无压痛。结肠镜检查：直肠、乙状结肠多发糜烂及浅溃疡。首选的药物是

A. 口服泼尼松

B. 口服柳氮磺吡啶

C. 口服硫唑嘌呤

D. 静脉应用甲泼尼龙

E. 静脉应用环孢素

51. 最易诱发中毒性巨结肠的电解质紊乱是

A. 低钾血症   B. 高钙血症

C. 低钠血症   D. 低钙血症

E. 低磷血症

52. 溃疡性结肠炎患者典型的粪便特征是

A. 柏油样便   B. 陶土样便

C. 鲜血便   D. 稀水样便

E. 黏液脓血便

（53～54 题共用备选答案）

A. 充盈缺损   B. 鹅卵石征

C. 杯口征   D. 铅管征

E. 鸟嘴征

53. 克罗恩病的典型 X 线征象是

54. 乙状结肠扭转的典型 X 线征象是

55. 男，25 岁。腹痛、脓血便、发热 2 个月。大便 10 次/天，体温 39℃。粪镜检及培养未见病原体。结肠镜检查示重度慢性炎症。左氧氟沙星联合甲硝唑治疗 1 周症状无缓解。最适宜的治疗药物是

A. 泼尼松

B. 柳氮磺嘧啶

C. 硫唑嘌呤

D. 美沙拉嗪

E. 美沙拉嗪联合美沙拉嗪栓

56. 女，30岁。腹胀、便秘、发热、乏力7个月。1周来症状加重。查体：T 37.7℃，左下腹触及4cm×5cm肿块，质中等，边界不清，轻触痛。粪常规（-）。结肠镜发现回盲部环形溃疡。最可能的诊断是

A. 阑尾周围脓肿

B. 克罗恩病

C. 左卵巢囊肿

D. 肠结核

E. 结肠癌

57. 符合肠易激综合征临床特点的是

A. 与食物无明显关系

B. 症状多进行性加重

C. 可伴有精神心理障碍

D. 常出现明显的体重下降

E. 好发于老年男性

58. 女，31岁。腹泻、便秘交替出现4个月，大便多为糊状，无黏液脓血，无里急后重，伴低热、乏力、盗汗。查体：轻度贫血貌，右下腹有轻压痛。粪常规（-）。最可能的诊断是

A. 肠易激综合征

B. 结肠癌

C. 溃疡性结肠炎

D. 肠阿米巴病

E. 肠结核

59. 男，35岁。间断腹痛、腹泻2年。受凉后加重，大便2~4次/日，多为不成形便，时带黏液，排便后腹痛可缓解。体重无明显变化。平素少量饮酒。结肠镜检查无异常。最可能的诊断是

A. 慢性胰腺炎

B. 功能性消化不良

C. 酒精性肝硬化

D. 肠易激综合征

E. 肠道病毒感染

60. 男，28岁。间断腹痛，发热3年。结肠镜检查：回肠末端见4cm×1cm纵行溃疡，周围黏膜铺路石样。活检标本可能出现的主要病理改变是

A. 可见包涵体

B. 干酪样肉芽肿

C. 杯状细胞减少

D. 隐窝脓肿

E. 非干酪样肉芽肿

61. 男，32岁。反复脓血便伴里急后重2年，抗生素治疗无效。下消化道X线钡餐造影检查发现直肠、乙状结肠多发黏膜粗乱及颗粒样改变。最可能的诊断是

A. 细菌性痢疾

B. 肠结核

C. 溃疡性结肠炎

D. 克罗恩病

E. 结肠癌

62. 男，25岁。反复腹痛、腹泻、便血10个月。近日加重伴发热，体温39℃，1天前因腹痛肌内注射阿托品治疗6小时后腹胀明显。查体：血压70/50mmHg，心率120次/分。最可能出现的情况是

A. 肠套叠

B. 中毒性巨结肠

C. 肠出血

D. 肠穿孔

E. 肠梗阻

63. 女，35岁。腹胀、便秘、乏力6个月。1周来症状加重伴呕吐。查体：T 37.6℃，右下腹可触及5cm×3cm大小包块，质中等，边界不清，轻触痛。胸片示右侧胸膜肥厚，右上肺钙化灶。首先考虑的临床诊断是

A. 右侧卵巢肿物

B. 肠结核

C. 结肠癌

D. 克罗恩病

E. 阑尾周围脓肿

64. 女，30岁。反复腹痛、腹泻10年，排便后腹痛可缓解，无发热、消瘦。多次查粪常规示软便或黏液便，镜检（-），隐血（-）。最可能的诊断是

A. 克罗恩病

B. 肠结核

C. 溃疡性结肠炎

D. 慢性细菌性痢疾

E. 肠易激综合征

65. 男，26岁。间断腹泻6个月。大便3~4次/日，带黏液及脓血，无发热及体重下降。结肠镜示乙状结肠以下弥漫充血水肿，黏膜颗粒样改变，质脆易出血。病理可见隐窝脓肿。曾连续口服环丙沙星3周，无效。该患者最适宜的治疗是

A. 静脉用头孢菌素

B. 静脉用甲泼尼龙

C. 禁食及静脉高营养

D. 口服蒙脱石散

E. 口服柳氮磺吡啶

66. 女，32岁。左下腹痛2个月。黄稀便，每日3次。结肠镜示：直肠、乙状结肠糜烂及浅溃疡，大范围充血、水肿。最可能的诊断是

  A. 结肠癌

  B. 慢性肠炎

  C. 溃疡性结肠炎

  D. 克罗恩病

  E. 肠结核

67. 女，33岁。右下腹痛，便秘1年。X线钡剂灌肠检查发现回肠末段及升结肠起始部纵行溃疡及鹅卵石征，病变呈节段性。PPD试验阴性。最可能的诊断是

  A. 肠结核

  B. 阿米巴肠病

  C. 结肠癌

  D. 溃疡性结肠炎

  E. 克罗恩病

(68~69题共用题干)

女，36岁。间断腹痛，腹泻5年。大便3~5次/日，带黏液，无脓血，便后腹痛缓解，受凉或紧张后症状加重，无发热。抗生素治疗无效。体重减轻。粪隐血试验阴性。

68. 为确定诊断，首选的检查是

  A. 结肠镜

  B. 粪细菌培养

  C. 腹部CT

  D. 小肠X线钡剂造影

  E. 腹部B型超声

69. 最可能的诊断是

  A. 溃疡性结肠炎

  B. 克罗恩病

  C. 慢性细菌性痢疾

  D. 肠结核

  E. 肠易激综合征

第七章　直肠疾病、肛管疾病

(1~2题共用备选答案)

  A. 直肠癌　　　　　　B. 直肠息肉

  C. 肛瘘　　　　　　　D. 内痔

  E. 外痔

1. 直肠指检时肠壁上有高低不平的质硬肿物，指套染有脓血和黏液，首先考虑的疾病是

2. 直肠指检时触及质软可推动的圆形肿块，首先考虑的疾病是

3. 内痔多发的位置是

  A. 截石位6点

  B. 截石位12点

  C. 截石位12点、8点、4点

  D. 截石位3点、9点

  E. 截石位11点、7点、3点

4. 男，29岁。排便时肛门剧痛1周。有鲜血滴入便池，排便后肛门疼痛加重。造成便后肛门疼痛加重的机制是

  A. 截石位的12点处神经敏感

  B. 肛门括约肌痉挛

  C. 肛管皮肤全层裂开并形成慢性溃疡

  D. 粪便干燥，排便用力过度

  E. 继发肛窦炎

5. 患者，男，30岁。肛周疼痛，伴畏寒发热3天。查体：左侧肛周皮肤稍红，深压痛，截石位直肠指诊2点处可及波动。应考虑是

  A. 骨盆间隙直肠脓肿

  B. 直肠壁内脓肿

  C. 肛门周围脓肿

  D. 坐骨直肠间隙脓肿

  E. 括约肌间脓肿

6. 男性，45岁。右下腹隐痛4个月，近2个月来乏力、消瘦，常有低热。查体：结膜苍白，右侧腹部5cm×3cm肿块。化验：血红蛋白95g/L。若检查诊断为升结肠癌，最佳手术方式是

  A. 升结肠切除术

  B. 右半结肠切除术

  C. 全结肠切除术

  D. 升结肠及部分横结肠切除术

  E. 升结肠及末端回肠切除术

7. 直肠镜检查时，对直肠息肉外观的描述正确的是

  A. 肠壁增厚变窄

  B. 火山口状深溃疡

  C. 暗红黏膜团块状

  D. 菜花状

E. 带蒂，形态规则，表面光滑

8. 腹膜反折以上直肠癌早期淋巴转移的主要途径是

A. 向直肠上动脉旁淋巴结转移

B. 向腹股沟淋巴结转移

C. 向髂内淋巴结转移

D. 向直肠下动脉旁淋巴结转移

E. 向侧方淋巴结转移

9. 男，39 岁。排便后肛周疼痛 1 个月，近 3 天肛周持续性胀痛并逐渐加重，伴发热、乏力。查体：T 37.6℃。肛门左侧皮肤红肿，局部压痛。直肠指诊：截石位 2 点处触痛明显，有波动感。最可能的诊断是

A. 直肠壁内脓肿

B. 骨盆直肠间隙脓肿

C. 肛周脓肿

D. 肛管括约肌间隙脓肿

E. 坐骨肛管间隙脓肿

10. 肛裂的典型表现是

A. 肛旁破溃挤压有脓性分泌物排出

B. 肛门疼痛、便秘和出血

C. 间歇性无痛性便血

D. 肛周可见蓝紫色结节

E. 肛旁红肿

11. 血栓性外痔的典型表现是

A. 肛旁破溃挤压有脓性分泌物排出

B. 肛门疼痛、便秘和出血

C. 间歇性无痛性便血

D. 肛周可见暗紫色肿块

E. 肛旁红肿

12. 男，47 岁。排便后肛周疼痛，检查见截石位 3 点有一小孔，按压有脓液流出，条索状结构，最可能诊断

A. 肛瘘

B. 肛周脓肿

C. 血栓性外痔

D. 肛裂

E. 内痔

13. 截石位进行肛门检查内痔好发部位在

A. 3 点钟 　　　　 B. 5 点钟

C. 9 点钟 　　　　 D. 6 点钟

E. 12 点钟

14. 升结肠癌的主要临床表现为

A. 肠梗阻 　　　　 B. 贫血

C. 里急后重 　　　 D. 黑便

E. 便秘

15. 肛瘘手术中为避免术后肛门失禁最需要明确的是

A. 肛瘘内口数目

B. 肛瘘外口距肛门的距离

C. 肛瘘与肛门括约肌的关系

D. 肛瘘外口数目

E. 瘘管切开的范围是否充分

16. 直肠指检可触及条索状物，挤压时条索状物的肛旁端有脓性分泌物流出。最可能的诊断是

A. 直肠癌 　　　　 B. 外痔

C. 内痔 　　　　　 D. 肛瘘

E. 直肠息肉

17. 直肠癌患者术前判断局部侵犯及转移状况，最主要的检查方法是

A. 肿瘤标志物

B. 钡剂灌肠检查

C. CT

D. B 超

E. 直肠镜

18. 男，70 岁。近 4 个月来反复脓血样便，3～4 次/日，经治疗稍缓解。5 天前停止排便，伴呕吐，不能进食。查体：全腹膨隆，对称，未触及肿块，肠鸣音 10 次/分，直肠指诊未及异常。结肠镜检：距肛门 10cm 可见环形狭窄，呈菜花样外观，肠镜不能通过。最可能的诊断是

A. 直肠癌

B. 乙状结肠扭转

C. 克罗恩病

D. 直肠息肉

E. 溃疡性结肠炎

19. 男，30 岁。排便次数增多、大便带血 1 个月。无腹痛、发热，无体重变化。查体：T 36.5℃，P 80 次/分，R 18 次/分，BP 120/80mmHg。浅表淋巴结未触及。双肺呼吸音清，未闻及干湿性啰音，心律齐。腹软，无压痛，肝脾肋下未触及。直肠指检：触及一个柔软光滑有蒂包块，直径约 1cm，指套带血。最可能的诊断是

A. 结肠癌

B. 直肠息肉

C. 血栓性外痔

D. 肛窦炎

E. 直肠癌

20. 男，30 岁。肛门周围胀痛伴发热 4 天。排便时疼痛加重。查体：肛门周围皮肤发红、压痛明显。最可能的诊断是

A. 直肠后间隙脓肿

B. 直肠黏膜下脓肿

C. 骨盆直肠间隙脓肿

D. 肛管括约肌间隙脓肿

E. 肛周皮下脓肿

21. 肛裂"三联征"为

   A. 肛裂、前哨痔、肛周脓肿

   B. 肛裂、肛乳头肥大、肛周脓肿

   C. 肛裂、前哨痔和肛乳头肥大

   D. 肛裂、大便失禁和肛乳头肥大

   E. 肛裂、前哨痔和大便失禁

22. 女，28岁。肛门持续剧痛1天。查体：T 36.5℃，P 80次/分，BP 120/80mHg，双肺呼吸音清，未闻及干湿性啰音，心律齐，腹软，无压痛，未触及包块。肛门口有直径0.8cm的肿物，呈暗紫色、质硬，触痛明显。最可能的诊断是

   A. 内痔脱出　　　　B. 肛周脓肿

   C. 肛裂　　　　　　D. 直肠息肉

   E. 血栓性外痔

(23～25题共用题干)

   男，65岁。排便次数增加6个月，伴里急后重、排便不尽感。1个月来大便变细，偶有大便表面带血，自觉乏力，体重减轻4kg。

23. 首选的检查方法是

   A. 粪隐血　　　　　B. 直肠指检

   C. 腹部超声　　　　D. 结肠镜

   E. 腹部CT

24. 决定该病人手术方式的要点是

   A. 是否合并肠周淋巴结转移

   B. 病灶浸润肠壁的深度

   C. 病灶下缘距齿状线距离

   D. 病灶浸润肠壁的周长

   E. 病灶浸润肠壁的长度

25. 该疾病最常见的远处转移部位是

   A. 脾　　　　　　　B. 肝脏

   C. 骨骼　　　　　　D. 脑

   E. 肺

26. 女，55岁。里急后重伴排便不尽感5个月，大便带血近1个月。查体：T 36.5℃，P 80次/分，R 18次/分，BP 120/80mmHg，双肺呼吸音清，未闻及干湿性啰音，心率80次/分，心律齐，腹软，无压痛。直肠指诊：膝胸位，进指6cm，于直肠右侧壁触及柔软光滑有蒂包块。对于诊断最有意义的检查是

   A. 结肠X线钡灌肠检查

   B. 盆腔CT

   C. 经阴道B超

   D. 经直肠B超

E. 结肠镜

27. 女，35岁。肛门周围胀痛伴发热3天，排便时疼痛加重。查体：T 38.5℃，P 80次/分，R 18次/分，BP 120/80mmHg，双肺呼吸音清，未闻及干湿性啰音，心律齐，腹软，无压痛。肛门周围皮肤发红、压痛明显。最可能的诊断是

   A. 直肠黏膜下脓肿

   B. 骨盆直肠间隙脓肿

   C. 肛管括约肌间隙脓肿

   D. 肛门周围脓肿

   E. 直肠后间隙脓肿

28. 男，32岁。肛门胀痛伴畏寒、发热4周。症状反复发作并逐渐加重，伴有排尿不适，肛门旁出现局部红肿疼痛，继之破溃流出脓液。确保疗效的关键步骤是

   A. 抗感染治疗后手术

   B. 明确破溃外口和内口的位置

   C. 1:5000高锰酸钾溶液坐浴

   D. 首先充分扩肛

   E. 瘘管切开，形成敞开的创面

29. 女，45岁。肛门胀痛1周。为持续性痛，逐渐加重，排便和行走出现剧痛。有里急后重感和排便困难，伴发热，全身不适。查体：T 39.6℃，肛门左侧红肿，有明显压痛。直肠指诊：直肠左侧饱满，压痛(+)，直肠波动感。血常规：Hb 120g/L，WBC 21.0×10^9/L。决定立即行切开引流术，最主要的依据是

   A. 行走时出现剧痛

   B. 血白细胞增高

   C. 高热，全身症状

   D. 有排便困难

   E. 局部饱满有波动感

30. 确定直肠癌能否保留肛门的重要因素是

   A. 肿瘤下缘距齿状线距离

   B. 肿瘤浸润直肠壁的长度

   C. 是否合并肠周淋巴结转移

   D. 是否合并有肝转移

   E. 肿瘤浸润直肠壁的深度

31. 直肠癌术后，最常用于监测复发的肿瘤标志物是

   A. CA19-9　　　　B. CA153

   C. AFP　　　　　　D. CA242

   E. CEA

32. 对明确直肠癌局部浸润状况最有意义的检查是

   A. 结肠镜

   B. 全消化道X线钡剂造影

C. 结肠 X 线钡剂造影

D. 腹部 B 超

E. 盆腹部增强 CT

33. 提示结直肠癌诊断的最重要的预警症状是

A. 腹胀　　　　　B. 腹痛

C. 腹泻　　　　　D. 便秘

E. 便血

34. 肛裂的典型临床表现是

A. 排便不尽　　　B. 里急后重

C. 黑便　　　　　D. 脓血便

E. 排便后肛门疼痛

35. 下列疾病治疗后最易继发肛瘘的是

A. 肛周脓肿　　　B. 外痔

C. 肛裂　　　　　D. 混合痔

E. 内痔

36. 女，30 岁。肛周疼痛 3 天，排便时加重。查体：肛门左侧局部压痛，有波动感。血 WBC 11.9 × 10⁹/L。首选的治疗方法是

A. 广谱抗生素静脉滴注

B. 高锰酸钾坐浴

C. 对症止痛、镇静

D. 手术切开引流

E. 肛门应用消炎痛栓

37. 男，25 岁。肛门剧烈疼痛伴异物感 1 天，局部有肿物突出。平素便秘，无便血史。查体：T 36.5℃，肛门口见直径 2.0cm 肿物，稍硬，呈暗紫色，触痛。最可能的诊断是

A. 肛裂

B. 混合痔

C. 血栓性外痔

D. 直肠息肉

E. 内痔突出

38. 直肠肛管周围脓肿最常见的发病部位是

A. 骨盆直肠间隙

B. 肛门周围皮下

C. 肛管括约肌间隙

D. 坐骨肛管间隙

E. 直肠壁内

39. 不宜行直肠指诊的疾病是

A. 肛裂　　　　　B. 肛窦炎

C. 内痔　　　　　D. 肛瘘

E. 肛周脓肿

40. 女，30 岁。里急后重伴排便不尽感 2 个月，大便带血近 1 个月。肛门见可复肿物，直肠指诊于直肠侧壁触及柔软光滑有蒂包块。对于诊断最有意义的检

查是

A. 经阴道 B 超

B. 结肠镜

C. 结肠 X 线钡灌肠检查

D. 盆腔 CT

E. 经直肠 B 超

41. 男，50 岁。大便变细、次数增多 3 个月，伴肛门下坠感、里急后重，常有黏液血便，进行性加重。首先应进行的检查是

A. 腹部 B 超

B. 直肠镜

C. 下消化道 X 线钡剂造影

D. 直肠指诊

E. 大便隐血

42. 男，7 岁。便血 10 天。大便时见粪便表面附有鲜血，有时在大便后有鲜血滴出，无腹痛，大便次数正常。粪便形状正常。首先考虑的诊断是

A. 肛裂　　　　　B. 内痔

C. 直肠脱垂　　　D. 肛窦炎

E. 直肠息肉

43. 男，68 岁。排便习惯改变 3 个月，便中带血 1 周。查体：浅表淋巴结未触及肿大，腹平软，未触及包块，移动性浊音（-），肠鸣音正常。直肠指检：直肠前壁距肛缘 4cm 菜花状肿物，及直肠 1/4 周径，肿物直径 2cm，指套染血。为明确诊断及选择治疗方式，最佳的辅助检查是

A. 腹部 MRI　　　B. 腹部 CT

C. 腹部 B 超　　　D. 直肠镜

E. 结肠镜

（44 ~ 45 题共用备选答案）

A. 肛裂　　　　　B. 内痔

C. 直肠息肉　　　D. 肛瘘

E. 直肠癌

44. 肛诊检查触及不规则肿块，质硬、固定，最可能是

45. 肛诊检查触及到黏膜处条索状肿物，质地稍硬、固定，最可能是

（46 ~ 47 题共用备选答案）

A. 白血病　　　　B. 直肠癌

C. 乳腺癌　　　　D. 肺癌

E. 甲状腺癌

46. 携带缺陷基因 BRCA -1 易患

47. 适用 Dukes 分期的是

48. 男，30 岁。肛门周围胀痛伴发热 3 天。排便时疼痛加重。查体：肛门周围皮肤发红，压痛明显。最可能的诊断是

A. 直肠后间隙脓肿

B. 肛管括约肌间隙脓肿

C. 骨盆直肠间隙脓肿

D. 肛周皮下脓肿

E. 直肠黏膜下脓肿

49. 男，54 岁。肛门胀痛 6 天，为持续性痛，逐渐加重，排便和行走时出现剧痛，有里急后重感和排便困难，伴发热，全身不适。查体：T 39.6℃，肛门左侧红肿，有明显压痛。肛诊：直肠左侧饱满，压痛（＋），有波动感。实验室检查：WBC 21×10^9/L，N 0.92。决定立即行切开引流术，最主要的依据是

A. 白细胞增高

B. 局部饱满有波动感

C. 有排便困难

D. 高热，全身症状

E. 行走时出现剧痛

50. 直肠癌行保肛手术时，应重视保护直肠下段。此措施最主要的意义在于

A. 保留电解质吸收功能

B. 保留葡萄糖吸收功能

C. 保留黏液分泌功能

D. 保留水吸收功能

51. 男，55 岁。因低位直肠癌行 Dixon 术，术后吻合口位于齿状线上 1cm。患者术后最可能出现的情况是

A. 性功能障碍

B. 排便前无明显便意，排便控制不理想

C. 排便功能完全正常

D. 排尿功能障碍

E. 排便前有便意，但不能控制排便

52. 肛瘘治疗中，最重要的是确定

A. 肛周皮肤是否有外口

B. 肛瘘分泌物细菌培养结果

C. 肛瘘与肛门括约肌解剖关系

D. 肛瘘有几个内口

E. 肛瘘有几个外口

53. 男，23 岁。排便次数增多 1 个月，大便带血。直肠指诊于直肠侧壁触及柔软光滑有蒂包块。最可能的诊断是

A. 血栓性外痔

B. 肛周脓肿

C. 肛窦炎

D. 直肠癌

E. 直肠息肉

第八章　肝脏疾病：肝硬化、肝脓肿、肝癌、门脉高压、酒精性肝病

1. 男，40 岁。乏力。反复牙龈出血及皮肤出血点 1 年。乙型肝炎病史 10 余年。查体：左肋下可触及包块，边界清，质地韧，有切迹，随呼吸移动，无压痛。该包块可能是

A. 左肾　　　　　　B. 胰腺癌

C. 脾脏　　　　　　D. 胃癌

E. 肝脏左叶

2. 女，50 岁。20 年前曾患肝炎，近几天劳累，今晚进食后突然大量咯血有暗红色血块。体检：脉搏 100 次/分，血压 84/64mmHg，腹部稍膨隆，肝未触及，脾肋下两指，移动性浊音（＋）。诊断首先考虑

A. 胃十二指肠溃疡大出血

B. 应激性溃疡

C. 胃癌出血

D. 食管、胃底曲张静脉破裂出血

E. 肝脏出血

（3~4 题共用备选答案）

A. 腹水比重 <1.018，蛋白 <25g/L

B. 腹水白细胞数 >500×10^6/L，以多核细胞为主

C. 腹水比重 >1.018，蛋白 >30g/L，腹水白细胞以单核细胞为主

D. 血性腹水

E. 乳糜性腹水

3. 最支持结核性腹膜炎诊断的是

4. 最支持肝硬化腹水诊断的是

5. 肝硬化最严重的并发症是

A. 肝性脑病

B. 原发性腹膜炎

C. 肝肾综合征

D. 电解质紊乱

E. 上消化道出血

6. 男，50 岁。肝炎肝硬化 10 年，门腔静脉分流术后 3 年。睡眠倒错、计算能力下降 2 天。该患者不宜进食的食物种类是

A. 高蛋白饮食

B. 高维生素食物

C. 高纤维素食物

D. 低脂饮食

E. 淀粉类食物

7. 男，55 岁。呕鲜血 4 小时，共 2 次，约 200ml，黑便 1 次，约 300g。查体：贫血貌，肝掌阳性，前胸可见数个蜘蛛痣，肝肋下未触及，脾肋下 2cm，移动性浊音阳性。最适宜的药物止血措施是

A. 静脉应用生长抑素

B. 口服胃黏膜保护剂

C. 肌注维生素 K

D. 静脉应用止血环酸

E. 静脉应用质子泵抑制剂

8. 原发性肝癌内播散最主要的途径是

A. 经淋巴管　　　B. 经肝静脉

C. 直接侵犯　　　D. 经肝动脉

E. 经门静脉

9. 女，39 岁。呕血、黑便 1 天。既往肝炎病史 20 年。查体：贫血貌，巩膜轻度黄染，腹膨隆，脾肋下 8cm，腹水征（＋）。需要立即实施的措施中不包括

A. 静脉滴注血管加压素

B. 静脉滴注生长抑素

C. 急诊胃镜检查、止血

D. 开腹探查止血

E. 输血、输液

10. 男，48 岁。尿少，双下肢水肿半年，低热、消瘦 2 个月。慢性乙肝病史 20 年。最重要的实验室检查是

A. 血 γ - 谷氨酰转肽酶

B. 血白蛋白

C. 血胆红素

D. 血甲胎蛋白

E. 血丙氨酸氨基转移酶

11. 不符合门静脉血流受阻后病理生理变化的是

A. 肝性脑病

B. 脾肿大

C. 门静脉高压性胃病

D. 交通支扩张

E. 腹水

12. 鉴别严重肝病出血与 DIC 出血最有价值的实验室检查项目是

A. 凝血酶原时间

B. AT - Ⅲ含量及活性

C. 血浆 FⅧ：C 活性

D. 纤溶酶原

E. 纤维蛋白原

13. 男，43 岁。肝炎肝硬化病史 15 年，反复少尿、腹胀

1 年，1 周来腹痛伴低热。腹水常规：比重 1.020，蛋白 35g/L，细胞总数 1000 × 10⁶/L。最可能的诊断是

A. 自发性腹膜炎

B. 结核性腹膜炎

C. 原发性肝癌

D. 肝肾综合征

E. 门静脉血栓形成

14. 男，52 岁。乏力，腹胀 1 年，加重伴腹痛 2 天。慢性乙型肝炎病史 12 年。查体：T 38.8℃，前胸可见数个蜘蛛痣，腹部饱满，全腹弥漫压痛及反跳痛，移动性浊音阳性。最可能的诊断是

A. 腹膜转移癌

B. 结核性腹膜炎

C. 肝癌破裂

D. 上消化道穿孔

E. 自发性腹膜炎

（15 ~ 16 题共用备选答案）

A. 谷氨酸氨基转移酶

B. 碱性磷酸酶

C. 丙氨酸氨基转移酶

D. 白蛋白

E. 甲胎蛋白

15. 继发性肝癌一般不会发生变化的是

16. 反映肝硬化肝功能减退的血清学指标是

17. 男，54 岁。呕血、黑便 2 天，嗜睡、行为改变 1 天。实验室检查：ALT 35U/L，AST 72U/L，Alb 27.3g/L。腹部 B 超示脾肿大。最有可能的诊断是

A. 肝硬化失代偿期

B. 急性胃黏膜病变

C. 消化性溃疡

D. 胃癌

E. 食管贲门黏膜撕裂综合征

18. 门静脉高压症主要临床表现是

A. 蜘蛛痣

B. 腹水

C. 脾肿大

D. 食管胃底静脉曲张

E. 肝肾综合征

19. 男，45 岁。呕血、便血 2 天。突然恶心，并呕出大量鲜血，头晕、四肢无力。乙肝病史 24 年。查体：腹部膨隆，肝肋下 2cm，脾肋下 4cm，移动性浊音（＋）。最可能的出血原因是

A. 胆石病

B. 胃溃疡

C. 胃癌

D. 十二指肠溃疡

E. 门静脉高压症

（20～21 题共用题干）

男，45 岁。1 天前进食较硬食物后突发呕血 1 次，约 400ml，排黑色糊状便 2 次，每次量约 200g，无腹痛。既往乙型肝炎病史 14 年，1 年前曾发生类似呕血 1 次。查体：BP 105/65mmHg。皮肤巩膜无黄染，腹软，无压痛，肝肋下未触及，脾肋下 2cm，移动性浊音阴性，肠鸣音 4～5 次/分。实验室检查：Hb 95g/L，WBC 2.5×10^9/L，Plt 47×10^9/L。

20. 首先考虑的出血原因是

A. 急性糜烂出血性胃炎

B. 胃癌

C. 胃溃疡

D. 贲门黏膜撕裂

E. 食管胃底静脉曲张破裂

21. 目前最有意义的检查方法是

A. 胃镜

B. 腹部 CT

C. 腹部 B 超

D. 腹部 MRI

E. 上消化道 X 线钡剂造影

22. 门静脉高压症手术，术后最容易发生肝性脑病的术式是

A. 非选择性门体分流术

B. 食管下端胃底切除术

C. 限制性门体分流术

D. 远端脾－肾静脉分流术

E. 贲门周围血管离断术

23. 外科治疗肝硬化门脉高压症公认的重点是

A. 治疗和预防出血

B. 控制腹水

C. 预防肝癌

D. 防治门静脉高压性胃病

E. 治疗脾功能亢进

24. 蜘蛛痣的常见部位是

A. 上胸部

B. 上腹部

C. 足部

D. 臀部

E. 大腿部

（25～26 题共用备选答案）

A. 血直接、间接胆红素均升高，尿胆原阳性

B. 血间接胆红素升高，直接胆红素正常

C. 尿含铁血黄素阳性

D. 血直接胆红素升高，尿胆原阴性

E. 尿胆原弱阳性，尿胆红素阴性

25. 与肝细胞性黄疸检查结果符合的是

26. 与梗阻性黄疸检查结果符合的是

（27～28 题共用备选答案）

A. 直接胆红素增加，尿胆原增加，尿胆红素阳性

B. 直接胆红素正常，尿胆原增加，尿胆红素阴性

C. 直接胆红素正常，尿胆原阴性，尿胆红素阴性

D. 直接胆红素增加，尿胆原阴性，尿胆红素阳性

E. 以上都不是

27. 肝细胞性黄疸

28. 溶血性黄疸

29. 向肝脏输送血液最多的血管是

A. 胃右动脉

B. 肝静脉

C. 肝动脉

D. 门静脉

E. 肠系膜上动脉

30. 肝硬化最常见的并发症是

A. 门静脉血栓形成

B. 肝性脑病

C. 上消化道出血

D. 原发性肝癌

E. 自发性腹膜炎

31. 肝硬化患者血氨增高的常见诱因是

A. 糖类摄入增多

B. 肠道内细菌活动减弱

C. 胃肠运动增强

D. 高蛋白饮食

E. 脂肪摄入增多

32. 肝硬化失代偿期最突出的临床表现是

A. 腹腔积液

B. 鼻出血和牙龈出血

C. 电解质紊乱

D. 腹壁静脉曲张

E. 蜘蛛痣和肝掌

33. 肝硬化失代偿期突出的临床表现是

A. 腹水

B. 脾肿大及脾功能亢进

C. 食管胃底静脉曲张

D. 黄疸

E. 低白蛋白血症

34. 肝硬化门静脉高压最常见的并发症是

A. 自发性细菌性腹膜炎

B. 原发性肝癌

C. 肝肾综合征

D. 上消化道出血

E. 肝性脑病

35. 男，55 岁。间断少尿、腹胀 1 年。腹痛、低热 1 周。既往肝炎肝硬化病史 15 年。查体：T 37.5℃，P 84

次/分，R 18 次/分，BP 90/60mmHg，双肺呼吸音清，未闻及干湿性啰音，心律齐，腹膨隆，全腹轻压痛，无反跳痛，移动性浊音阳性。腹水常规：比重 1.017，蛋白 28g/L，细胞总数 $920 \times 10^6/L$，白细胞数 $800 \times 10^6/L$，多形核细胞 0.80。最可能的诊断是

A. 肝肾综合征

B. 门静脉血栓形成

C. 原发性肝癌

D. 结核性腹膜炎

E. 自发性腹膜炎

36. 男，58 岁。反复腹胀、尿少 3 年，加重伴上下肢水肿、腹围明显增加 2 周。乙型肝炎病史 15 年。腹部查体中不可能出现的体征是

A. 腹式呼吸减弱

B. 尺压试验阳性

C. 全腹膨隆

D. 移动性浊音阳性

E. 液波震颤阳性

37. 肝硬化大量腹水不会出现的腹部体征是

A. 腹部膨隆

B. 液波震颤阳性

C. 振水音阳性

D. 移动性浊音阳性

E. 蛙状腹

38. 男，38 岁。患肝硬化 3 年，1 周来畏寒发热。体温 38℃左右，全腹痛，腹部明显膨胀，尿量 500ml/d。以下体征中对目前病情判断最有意义的是

A. 全腹压痛及反跳痛

B. 蜘蛛痣及肝掌

C. 腹部移动性浊音阳性

D. 脾肿大

E. 腹壁静脉曲张呈海蛇头样

39. 男，58 岁。反复腹胀、尿少、上下肢水肿 2 年，加重伴腹痛 1 周。口服螺内酯及呋塞米后尿量无明显增加。慢性乙型肝炎病史 15 年。腹腔穿刺抽出淡黄色腹水，腹水白细胞 $750 \times 10^6/L$，中性粒细胞 $580 \times 10^6/L$。以下治疗措施中错误的是

A. 腹水浓缩回输

B. 应用广谱抗生素

C. 限制钠盐摄入

D. 补充白蛋白

E. 腹腔穿刺放液

40. 男，51 岁。进食质硬食物后呕鲜血 500ml。查体：BP 70/48mmHg，胸前区可见蜘蛛痣，肝脏肋下未

触及，脾脏肋下 3cm。目前应立即采取的措施是

A. 手术治疗

B. 液体复苏，抗休克治疗

C. 内镜治疗

D. 静脉注射止血环酸

E. 静脉注射 H_2 受体拮抗剂

(41~42 题共用题干)

男，55 岁。慢性乙型肝炎病史 15 年，乏力、间断下肢水肿 5 年。腹泻 4 天，发热、腹胀、尿少 3 天。查体：全腹压痛，移动性浊音阳性。

41. 最可能的诊断是

A. 急性细菌性痢疾

B. 急性肾功能衰减

C. 结核性腹膜炎

D. 自发性腹膜炎

E. 肝癌

42. 对明确诊断最有帮助的检查是

A. 腹部 CT

B. 腹部 B 超

C. 粪细菌培养

D. 腹腔穿刺抽液检查

E. 结核菌素试验

43. 肝硬化合并自发性细菌性腹膜炎时，选择抗生素的原则

A. 针对 G^- 杆菌，兼顾 G^+ 球菌

B. 针对 G^+ 球菌，兼顾厌氧菌

C. 针对 G^- 杆菌，联合抗真菌药物

D. 针对 G^- 球菌，兼顾厌氧菌

E. 针对 G^- 杆菌，联合抗真菌药物

44. 男，62 岁。半日前进食苹果后呕鲜血约 300ml，随后排黑便 400g。慢性乙肝炎病史 30 余年。查体：P 112 次/分，BP 100/60mmHg。神志清楚，腹软，无压痛，肠鸣音 12 次/分。该患者消化道出血最可能的原因是

A. 胃癌

B. 糜烂性胃炎

C. 消化性溃疡

D. 食管贲门黏膜撕裂综合征

E. 食管胃底静脉曲张破裂

45. 女，65 岁。食用坚果后突发呕血 4 小时，伴心悸、胸闷、气短。既往慢性乙型肝炎病史 20 年，冠心病病史 8 年。查体：T 36.5℃，P 110 次/分，R 24 次/分，BP 90/50mmHg，双肺呼吸音清，未闻干湿性啰音，心律不齐，可闻及早搏 10 次/分。腹软，无压痛。最适合的治疗药物是

A. 硝酸甘油

B. 西咪替丁

C. 生长抑素

D. 血管加压素

E. 普萘洛尔

46. 男，50 岁。烦躁、昼睡夜醒 2 天。肝炎肝硬化病史 5 年。对明确意识障碍病因最有意义的实验室检查是

A. 血糖

B. ALT/AST

C. 血清蛋白电泳

D. 血氨

E. 血电解质

47. 男，55 岁。10 年前诊断为肝炎肝硬化，3 年前行门腔静脉分流术；2 天前出现睡眠倒错、计算能力下降。该患者不宜进食的食物种类是

A. 高维生素食物

B. 高纤维素食物

C. 低脂饮食

D. 高蛋白饮食

E. 淀粉类食物

48. 男，55 岁。诊断乙肝肝硬化 4 年，黑便 2 天，不认家人、吵闹 2 小时。下列治疗中不恰当的是

A. 静脉应用奥美拉唑

B. 口服地西泮

C. 静脉应用生长抑素

D. 口服乳糖果

E. 口服利福昔明

（49～50 题共用备选答案）

A. 减少肠道氨的吸收

B. 减少肠道氨的生成

C. 纠正氨基酸代谢紊乱

D. 调节神经递质

E. 促进体内氨的代谢

49. 肝性脑病患者使用鸟氨酸－天冬氨酸的目的是

50. 肝性脑病使用甲硝唑的目的是

（51～52 题共用备选答案）

A. 精氨酸

B. 谷氨酸钾

C. 支链氨基酸

D. 氟马西尼

E. 甲硝唑

51. 治疗肝性脑病时，可减少假神经递质形成的药物是

52. 治疗肝性脑病时，可减少氨生成与吸收的药物是

53. 治疗肝性脑病时，可以促进氨代谢的药物是

A. 新霉素

B. 支链氨基酸

C. 乳果糖

D. 氟马西尼

E. L－鸟氨酸－L－门冬氨酸

54. 男，70 岁。乏力、纳差 2 个月。近 1 个月睡眠不佳。查体：T 36.5℃，P 80 次/分，R 18 次/分，BP 120/80mmHg。巩膜黄染。腹软，肝肋下未触及，脾肋下 2cm，无压痛。实验室检查：ALT 105U/L，Alb 29g/L，HBV－DNA $3.15×10^5$/ml。腹部 B 超：脾脏轻度肿大，肝脏边缘不光滑，实质回声不均匀，腹腔中等量积液。目前不宜给予的治疗药物是

A. 水飞蓟宾

B. 甘草酸二铵

C. 地西泮

D. 多烯磷脂酰胆碱

E. 恩替卡韦

55. 男，40 岁。腹胀、乏力 5 个月。嗜睡、言语混乱 2 天。既往患乙型肝炎 20 年。查体：T 36.5℃，P 80 次/分，R 18 次/分，BP 120/80mmHg，神志不清，消瘦，皮肤巩膜黄染。双肺呼吸音清，未闻及干湿性啰音，心律齐，腹软，无压痛，移动性浊音（＋）。诱发患者出现神经精神症状的因素中，最不可能的是

A. 应用苯二氮䓬类镇静剂

B. 摄入大量蛋白质

C. 摄入大剂量维生素 C

D. 应用大剂量利尿剂

E. 便秘

56. 男，45 岁。反复腹胀、纳差、牙龈出血 2 年。进肉食后出现行为异常，胡言乱语 12 小时。既往体健，否认传染病接触史，无放射性物质接触史，饮酒史 20 年，每天饮白酒 6 两左右。无精神病家族史。最可能的诊断是

A. 肝性脑病

B. 食物中毒

C. 尿毒症

D. 急性脑血管病

E. 糖尿病酮症酸中毒

（57～58 题共用题干）

　　男，56 岁。突发呕吐 1 小时。呕吐量约 500ml，鲜红色，可见血块，伴大汗、心慌。查体：T 38.5℃，P 112 次/分，R 26 次/分，BP 114/80mmHg。巩膜轻度黄染，肝掌（＋），胸壁可见蜘蛛痣，心肺未见明显异常，腹胀，肝肋下未触及，脾肋下 3cm，移动性浊音（＋）。

血常规：Hb 95g/L，WBC 3.6 × 10⁹/L，Plt 46 × 10⁹/L。半年前上消化道 X 线钡剂造影示食管虫蚀状改变，可见蚯蚓状及串珠状影。

57. 该患者上述表现中最有诊断意义的临床特点是

A. 呕吐及黑便

B. 上消化道 X 线钡餐造影示食管串珠样表现

C. 移动性浊音阳性

D. 肝掌及蜘蛛痣

E. 脾大、脾亢

58. 如该患者未及时治疗，最易出现的并发症是

A. 急性肾衰

B. 急性肝脓肿

C. 肝性脑病

D. 急性心衰

E. 局限性腹膜炎

59. 男，45 岁。突发呕鲜血 2 小时，约 400ml。发现 HBsAg 阳性 20 年。查体：T 36.5℃，P 80 次/分，R 18 次/分，BP 120/80mmHg。巩膜无黄染，双肺呼吸音清，未闻及干湿性啰音，心律齐。腹膨隆，无压痛、反跳痛、肌紧张，肝脏肋下未触及，脾脏肋下 4cm，移动性浊音阳性。准备急症手术治疗，术前检查不包括

A. 腹水常规检查

B. 肾功能测定

C. 出、凝血功能测定

D. 血清电解质测定

E. 肝功能检查

（60 ~ 61 题共用备选答案）

A. 直接扩散

B. 上行性感染

C. 透壁性感染

D. 血行播散

E. 淋巴感染

60. 女性淋菌性腹膜炎的常见感染途径

61. 肝硬化自发性细菌性腹膜炎的常见感染途径

62. 肝硬化侧支循环形成后，可造成严重致命性出血的是

A. 脐周静脉丛曲张

B. 痔静脉丛曲张

C. 食管上段静脉丛曲张

D. 食管下段静脉丛曲张

E. 以上均不是

63. 男，50 岁。呕血、黑便 1 天。乙肝病史 20 年。查体：P 112 次/分，BP 85/55mmHg。可见蜘蛛痣、肝掌，结膜苍白，巩膜黄染。腹膨隆，腹壁静脉曲

张，肝肋下未触及，脾肋下 1cm，质软，移动性浊音（+）。该患者呕血、黑便最可能的原因是

A. 溃疡性胃癌

B. 急性胃炎

C. 慢性胃溃疡癌变

D. 应激性溃疡

E. 食管胃底静脉曲张破裂

64. 下列哪一项不是肝硬化腹水治疗必须遵循的原则

A. 快速利尿消退腹水可促使病情缓解

B. 留钾利尿剂和排钠利尿剂并用

C. 服用呋塞米利尿时应补充氯化钾

D. 腹水减退后，仍需限制钠的摄入

E. 体重减轻不超过 0.5kg/d

65. 男，45 岁。体检发现"转氨酶"升高。既往体健，吸烟史 25 年，约 20 支/日，饮酒史 15 年，每日饮高度白酒约 6 两。查体：BP 125/75mmHg，身高 170cm，体重 65kg。心肺腹部未见明显异常。实验室检查：ALT 68U/L，AST 200U/L，γ - GT 214U/L。肝炎病毒标志物阴性，自身免疫抗体阴性。腹部 B 超：肝脏轻度增大，回声增强，后部衰弱。最基本的治疗措施是

A. 应用调脂药物

B. 加强体育锻炼，饮食控制

C. 休息并减少体力活动

D. 应用保肝药物

E. 戒酒

66. 男，45 岁。发热，血 ALT 升高（42 ~ 78U/L）1 个月。身高 170cm，体重 90kg。各项病毒学指标及自身免疫抗体均阴性。腹部 B 超：肝脏回声增强，后部衰减。最佳的治疗措施是

A. 应用降脂药

B. 休息并减少体力活动

C. 应用保肝药物

D. 抗肝纤维化治疗

E. 调整生活方式并减轻体重

67. 男，55 岁。乙型肝炎病史 30 余年。3 小时前进食烧饼后突然出现呕血，量约 1000ml，查体未发现全身皮肤、黏膜黄染和腹水。如果该患者需要接受急诊手术，最佳手术方式是

A. 经颈静脉肝内门体分流术

B. 非选择性门体分流术

C. 选择性门体分流术

D. 贲门周围血管离断术

E. 脾切除术

68. 男，68 岁。因原发性肝癌、肝功能失代偿期住院治

疗。查体：扑翼样震颤阳性。最可能的原因是

A. 二氧化碳潴留，脑水肿

B. 氨中毒，颅内压升高

C. 重度缺氧

D. 肝性脑病

E. 水、电解质平衡紊乱

69. 男，29 岁。右上腹隐痛 3 个月。查体：身高 162cm，体重 85kg，腹软，全腹无压痛、反跳痛，肝脾肋下未触及，移动性浊音（－）。实验室检查：ALT 45U/L，AST 32U/L，TG 3.45mmol/L。B 超示：肝区低密度改变，肝/脾 CT 值比值 0.8。治疗为

A. 胆碱酯酶

B. 腺苷

C. 注意休息＋体育锻炼

D. 糖皮质激素

E. 美他多辛

70. 女性，56 岁。呕血、黑便 6 小时。既往乙肝病史 30 年。查体：P 108 次/分，BP 102/68mmHg，神志清楚，贫血，巩膜无黄染，腹软，无压痛、反跳痛，肝脾下未触及，移动性浊音（－），肠鸣音 12 次/分。实验室检查：Hb 84g/L，WBC 3.8×10^9/L，Plt 158×10^9/L，ALT 54U/L，TBil 30μmol/L，Alb 29g/L。为确诊进一步检查为

A. 腹部 B 超

B. 胆囊内镜

C. 上消化道钡餐造影

D. 血管造影

E. 胃镜

71. 男，55 岁。有饮酒史 20 年，每日半斤白酒。2 年来间断上腹痛，腹胀乏力，大便不成形，双下肢水肿。B 超：肝脏回声不均匀增强，脾大，少量腹水。该患者可能的诊断为

A. 慢性胰腺炎

B. 胰腺癌

C. 酒精性肝硬化

D. 慢性胆囊癌

E. 胃癌

72. 下列检查中，适用于筛查轻微肝性脑病的检查是

A. 头颅 MRI　　　　B. 脑电图

C. 头颅 CT　　　　D. 血氨

E. 数字连接试验

73. 原发性肝癌常见的临床表现不包括

A. 便秘　　　　B. 肝区疼痛

C. 肝大　　　　D. 黄疸

E. 消瘦

74. 细菌性肝脓肿最主要的原因是

A. 膈下脓肿蔓延

B. 开放性肝脏损伤

C. 化脓性门静脉炎

D. 脓毒症

E. 胆管结石并感染

75. 男，42 岁。寒战、发热 5 天，右季肋部痛 2 天，疼痛于深呼吸及咳嗽时加重。查体：巩膜轻度黄染，肝肋下 2cm，Murphy 征阴性，肝区叩击痛阳性。胸部 X 线片：右侧膈肌抬高，肋脊角消失。肝脏 B 超：肝右叶可见 6cm×5cm 低回声区，边界欠清晰，中心有液性暗区。首先考虑的诊断是

A. 肺炎

B. 肝脓肿

C. 肝结核

D. 结核性胸膜炎

E. 肝癌

76. 细菌性肝脓肿鉴别诊断中，有无 Charcot 三联征主要用于鉴别

A. 右膈下脓肿

B. 急性胆囊炎

C. 阿米巴肝脓肿

D. 急性胆管炎

E. 原发性肝癌

77. 女，42 岁。突发上腹剧痛 6 天，加重伴发热 2 天。查体：T 38℃，BP 76/50mmHg，面色苍白。嗜睡，脉搏细速，尿少，中上腹压痛（＋），伴反跳痛，上腹部可触及肿块，不活动。B 超示胰腺周围液性包块，直径 10cm。尿淀粉酶 10000U/L（Somogyi 法），血 WBC 18×10^9/L。引起该患者感染的致病菌最可能是

A. 肠球菌

B. 大肠埃希菌

C. 结核杆菌

D. 溶血性链球菌

E. 白念珠菌

78. 男，45 岁。突起寒战、发热伴右上腹胀痛 2 天。查体：T 40℃，P 100 次/分，BP 130/80mmHg。皮肤未见皮疹，浅表淋巴结无肿大。双肺呼吸音粗，未闻及干湿性啰音，心律 100 次/分，律齐，心音有力。右上腹压痛伴肌紧张，无反跳痛，肝肋下 3cm。腹部 X 线片：右膈肌抬高，运动受限。腹部 B 超：肝右叶占位性病变。最可能的诊断是

A. 急性肝炎

B. 急性胆管炎

C. 细菌性肝脓肿

D. 阿米巴肝脓肿

E. 肝癌破裂

79. 女，55岁。寒战、发热、右上腹痛15天，体温每日高达39.8℃左右。腹部CT提示肝内2个脓肿，最大直径达6cm。其治疗方法应首选

A. 右半肝切除术

B. 经皮穿刺置管引流术

C. 全身大剂量应用抗生素

D. 支持治疗

E. 脓腔注入抗生素

80. 男，45岁。右上腹胀痛伴间断发热4个月。1年前曾因"癫痫？"住院治疗后缓解。曾于粪便中发现有叶状伪足的滋养体。腹部B超示肝右叶单发直径10cm囊肿。此病原体从肠道感染全肝的途径是

A. 从胆道上行入肝

B. 从胃经门静脉入肝

C. 从结肠经门静脉入肝

D. 从腹腔经淋巴系统入肝

E. 从小肠经门静脉入肝

81. 男，40岁。右上腹胀痛伴间断发热3个月。1年前曾因"腹泻、菌痢？"住院治疗后缓解。腹部B超示：肝右叶单发直径1.5cm囊肿。曾于粪便中发现有叶状伪足的滋养体。此病原体从肠道感染至肝的途径是

A. 从腹腔经淋巴系统入肝

B. 从胆道上行入肝

C. 从小肠经门静脉入肝

D. 从胃经门静脉入肝

E. 从结肠经门静脉入肝

82. 男，45岁。持续性右上腹痛伴寒战、高热、恶心、呕吐10天。查体：皮肤、巩膜无黄染，右季肋部饱满，肝肋下4cm，边缘钝，有压痛，无结节，右侧第7~8肋间腋中线皮肤水肿和压痛。血WBC 18.5×10⁹/L，N 0.91；腹部B超示肝右叶内8cm×6cm液性暗区；X线示右膈肌升高，运动受限。最有可能的诊断是

A. 细菌性肝脓肿

B. 胆囊结石伴感染

C. 肝癌伴感染

D. 右膈下脓肿

E. 肝囊肿

83. 男，18岁。寒战、高热5天，伴右上腹痛、恶心、呕吐、全身乏力。血常规：WBC 18.6×10⁹/L，N 0.92。腹部B超示：肝内多发液性暗区，最大直径

为1.5cm。目前最主要的治疗措施是

A. 腹腔镜引流术

B. 静脉抗生素治疗

C. 肝叶切除术

D. 脓肿穿刺引流术

E. 脓肿切开引流术

84. 女，60岁。5天前无明显诱因出现右上腹胀痛，伴畏寒、寒战、发热，最高体温39.2℃，食欲不振，乏力。查体：T 38.5℃，P 90次/分，R 20次/分，BP 140/80mmHg，双肺未闻及干湿性啰音，心律齐，腹软，无肌紧张，肝肋下5cm，有压痛。血常规：Hb 120g/L，WBC 12.2×10⁹/L，N 0.92，Plt 122×10⁹/L。腹部B超：右肝内多个直径2~3cm液性暗区。抗感染治疗主要针对的细菌是

A. 大肠埃希菌

B. 表皮葡萄球菌

C. 鲍曼不动杆菌

D. 铜绿假单胞菌

E. 梭状芽胞杆菌

85. 男，35岁。10天前淋雨后出现发热，按"感冒"治疗效果不佳。1天前突发寒战、右上腹痛。查体：T 39℃，BP 120/80mmHg。双肺未闻及干湿性啰音，心律齐。肝肋下可触及，压痛明显，右腋前线第8肋间有叩痛。为明确诊断，应首选的检查是

A. 肝功能

B. 胸部X线片

C. 肝炎病毒标志物检测

D. 腹部B超

E. 血甲胎蛋白

86. 门静脉高压症患者出现食管胃底曲张静脉破裂大出血，易并发

A. 肝性脑病

B. 急性肾衰竭

C. 急性肝衰竭

D. 肺水肿

E. 急性心力衰竭

87. 男，60岁。乏力、纳差、双下肢水肿3个月，腹胀、右季肋部隐痛2周。既往慢性乙型肝炎病史12年，未规律诊治。腹部B超：右肝后可见直径2.5cm低回声结节，腹腔内可见游离性暗区。为明确诊断，最有意义的实验室检查是

A. 糖链抗原19-9

B. 癌胚抗原

C. 胆红素

D. 丙氨酸氨基转移酶

E. 甲胎蛋白

（88~89 题共用备选答案）

A. 大肠埃希菌

B. 双歧杆菌

C. 金黄色葡萄球菌

D. 铜绿假单胞菌

E. 艰难梭状芽胞杆菌

88. 与体表化脓感染相关的肝脓肿的常见致病菌是

89. 与胆道感染相关的肝脓肿的常见致病菌是

90. 男，63 岁。乏力、腹胀 3 个月，加重伴尿少 1 个月。慢性肝炎病史 20 余年。查体：巩膜轻度黄染，肝肋下 4cm，质硬，脾肋下 3cm，移动性浊音阳性，双下肢水肿。对诊断最有意义的实验室检查是

A. 腹水铁蛋白

B. 血癌胚抗原

C. 血甲胎蛋白

D. 血 CA125

E. 腹水腺苷脱氨酶

91. 鉴别肝癌与肝血管瘤最佳的检查方法是

A. 腹部 MRI

B. 腹部多普勒超声

C. 放射性核素肝扫描

D. 腹部 CT 平扫

E. 内镜检查

92. 男，55 岁。右上腹疼痛 3 个月，呈持续性钝痛，向右肩背部放射，伴乏力。发病以来体重减轻 6kg。查体：T 36.5℃，P 80 次/分，R 18 次/分，BP 120/80mmHg，巩膜无黄染，双肺呼吸音清，未闻及干湿性啰音，心律齐，肝肋下 3cm，质地稍硬，有结节感。实验室检查 AFP 800μg/L，CEA 正常。腹部 B 超：肝右叶 8cm×6cm 占位性病变，向外生长，周边血流量增强；门静脉正常。最理想的治疗方法是

A. 经肝动脉化疗栓塞

B. 姑息性肝切除术

C. 根治性肝切除术

D. 局部射频治疗

E. 肿瘤切除加放疗

93. 下列疾病中最少发生急性肝衰竭的是

A. 药物性肝病

B. 慢性乙型肝炎

C. 右半肝切除术后

D. 非酒精性脂肪性肝病

E. 四氯化碳中毒

94. 肝硬化腹水形成的决定性因素是

A. 中心静脉压增高

B. 门静脉高压

C. 醛固酮分泌增高

D. 抗利尿激素增加

E. 肝内淋巴液容量增加和淋巴回流不畅

95. 男，60 岁。上腹胀、隐痛伴皮肤黄染、食欲不振、厌油腻饮食 1 个月，症状进行性加重，体重共减轻 5kg。10 天前开始大便颜色逐渐变浅，近 2 天大便呈白陶土样。查体：巩膜明显黄染，肝肋下未触及，右肋缘下可触及肿大的胆囊底部，无触痛。实验室检查：血总胆红素 340μmol/L，血 AFP 5μg/L。最可能的诊断是

A. 胆囊结石

B. 肝门部胆管癌

C. 肝癌

D. 胆总管下段癌

E. 胆总管结石

96. 男，56 岁。皮肤黄染 1 个月，逐渐加深，伴皮肤瘙痒，大便灰白色，无发热。查体：T 36.8℃，P 85 次/分，R 18 次/分，BP 130/80mmHg，巩膜、皮肤黄染，双肺呼吸音清，未闻及干湿性啰音，心律齐。腹软，肝肋下 4cm，未触及肿大胆囊，Murphy 征阴性。腹部 CT：肝总管上段 2cm×1.5cm 占位病变。最适宜的术式是

A. 肝门胆管、胆囊、部分肝外胆管及部分肝门区的肝组织切除

B. 全胰腺切除术

C. ERCP 取石术

D. 胰头十二指肠切除术

E. 左三叶肝切除

97. 男，60 岁。慢性乙型病毒性肝炎病史 35 年，3 次查血甲胎蛋白升高。肝脏触诊无异常。肝功无异常。腹部 B 超示肝脏内见直径 2cm 占位性病变。对诊断及治疗最有意义的检查是

A. 腹部增强 CT

B. MRCP

C. 放射性核素扫描

D. 腹部 CT 平扫

E. 腹部 X 线平片

98. 反映肝纤维化的血清学指标是

A. 直接胆红素

B. 白蛋白

C. 胆碱酯酶

D. 丙氨酸氨基转移酶

E. Ⅳ型胶原

99. 男，55 岁。慢性乙型肝炎病史 15 年，肝区隐痛 2 个月。腹部 B 超提示肝后叶直径约 2cm 的低回声结节。对诊断最有意义的实验室检查是

    A. 碱性磷酸酶

    B. 癌胚抗原

    C. γ‐谷氨酰转肽酶

    D. 甲胎蛋白

    E. CA19‐9

100. 原发性肝癌中最常见的首发临床表现是

    A. 恶心、呕吐

    B. 食欲减退

    C. 体重下降

    D. 肝脏肿大

    E. 肝区疼痛

101. 男，44 岁。肝区疼痛 2 个月，呈持续性钝痛，放射至右肩背部，消瘦、乏力。查体：巩膜无黄染，肝肋下 3cm，质地稍硬，有结节感。AFP 800μg/L，B 超示肝右叶 8cm × 6cm 占位性病变，向外生长，周边血流量增强，门静脉正常。最理想的治疗方法是

    A. 肿瘤切除加放疗

    B. 姑息性肝切除术

    C. 根治性肝切除术

    D. 肝动脉化疗栓塞

    E. 局部射频治疗

102. 男，49 岁。寒战、高热伴肝区疼痛半个月。既往体健。查体：T 38.5℃，P 110 次/分，BP 100/70mmHg。皮肤无黄染，肝肋下可触及，肝区叩击痛阳性。血常规 WBC $16 \times 10^9/L$，N 0.89。B 超提示肝左叶 10cm × 7cm 液性暗区。最可能的诊断是

    A. 肝血管瘤

    B. 肝癌

    C. 细菌性肝脓肿

    D. 肝囊肿

    E. 肝包虫病

103. 男，53 岁。右季肋部胀痛 1 个月余。查体：无黄疸，肝肋缘下 3cm，质硬，无腹水征。B 超示肝右叶低回声病灶，约 11cm × 10cm，肝左叶见多个小低回声区。AFP ＞1000μg/L。最佳的治疗措施是

    A. 放射治疗

    B. 抗感染治疗

    C. 肝动脉插管栓塞化疗

    D. 剖腹探查术

    E. 中草药治疗

第九章　胆道疾病

（1～2 题共用备选答案）

    A. 胆总管切开，T 管引流术

    B. 肝内胆管空肠吻合术

    C. 胆总管切开，胆总管空肠 Y 型吻合术

    D. 胆囊造瘘术

    E. 奥狄（Oddi）括约肌切开成形术

1. 胆总管远端单发 1.0cm 嵌顿结石目前常用的术式是

2. 胆总管泥沙样结石伴远端狭窄宜选择的术式是

3. 急性梗阻性化脓性胆管炎典型临床表现"Reynolds 五联征"不包括

    A. 腹痛

    B. 神经系统症状

    C. 休克

    D. 黄疸

    E. 呕吐

4. 女，45 岁。反复发作右上腹绞痛，伴黄疸 3 年，胆囊结石胆总管扩张，远端狭窄。应对该患者进行

    A. 腹腔镜胆囊切除术

    B. Oddis 括约肌切开术

    C. 开腹胆囊切除术

    D. 胆囊切除及胆总管空肠吻合术

    E. 胆总管切开取石 T 管引流术

5. 首选腹腔镜胆囊切除术的是慢性胆囊炎合并

    A. 妊娠

    B. 胆囊多发结石

    C. 胆道狭窄

    D. 胆囊癌可能

    E. 腹腔内粘连严重

6. 男，60 岁。乏力、纳差、眼黄、皮肤瘙痒 3 周，大便色白，体重下降 3kg。既往体健，偶有饮酒。查体：T 36.5℃，P 80 次/分，R 18 次/分，BP 120/80mmHg。皮肤巩膜明显黄染，未见肝掌及蜘蛛痣。双肺呼吸音清，未闻及干湿性啰音，心律齐。腹软，上腹可触及边界不清包块，不随呼吸移动，无压痛。应首先考虑的诊断是

    A. 胆囊结石

B. 急性化脓性胆管炎

C. 胰腺癌

D. 胆总管结石

E. 急性肝炎

7. 女，50 岁。间歇性上腹痛伴皮肤巩膜黄染半年，再次发作 2 天。查体：T 36.5℃，P 80 次/分，BP 120/80mmHg。皮肤巩膜明显黄染，未见肝掌、蜘蛛痣。右上腹压痛，无明显肌紧张和反跳痛。B 超检查示胆囊管内多发泥沙样结石，胆总管略扩张。最恰当的手术方式是

A. 胆肠吻合术

B. 胆囊切除、胆总管探查术

C. 胆囊造瘘、胆总管探查术

D. 胆囊造瘘术

E. 腹腔镜胆囊切除术

8. 女，40 岁。2 天前体检超声提示胆囊内 3cm 强回声团，后伴声影，胆囊壁厚 6mm。平素无不适。糖尿病病史 5 年，目前血糖控制良好。无腹部手术史。其他检查未见异常。最适合该患者的治疗方案是

A. 腹腔镜胆囊切除术

B. 保守治疗

C. ERCP 取石

D. 开腹胆囊切除术

E. 胆囊造瘘术

9. 女，45 岁。突发右上腹疼痛 6 小时，发病前曾进食油腻食物，伴发热，无寒战。查体：T 39.6℃，P 130 次/分，BP 86/60mmHg，神志清楚，巩膜黄染。心肺未见明显异常。右上腹压痛、反跳痛、肌紧张阳性。实验室检查：WBC 20×10^9/L，总胆红素 110μmol/L，直接胆红素 78μmol/L。腹部 B 超提示肝内外胆管扩张。该病人治疗的首要措施是

A. 胆道引流

B. 应用抗生素

C. 保护肝功能

D. 抗休克治疗

E. 解痉镇痛

10. 女，35 岁。体检超声提示胆囊内强回声光团，直径 0.5mm，后伴声影，随体位改变而移动。既往无右上腹疼痛、发热及黄疸等症状。血常规正常，血糖正常。该患者适当的处理是

A. 体外震波碎石

B. 给予利胆排石药物

C. 腹腔镜胆囊切除术

D. 观察随诊

E. 胆囊切开取石

11. 急性梗阻性化脓性胆管炎典型临床表现 "Reynolds 五联征" 不包括

A. 腹痛   B. 休克

C. 呕吐   D. 黄疸

E. 神经系统症状

12. 女，72 岁。腹痛 6 小时。进食油腻食物后突发腹痛，以中上腹为剧。查体：P 110 次/分，BP 110/60mmHg。右上腹部可触及表面光滑的包块，有压痛。首选的检查是

A. 腹部 X 线平片

B. 上消化道 X 线钡剂造影

C. 逆行胰胆管造影

D. 胃镜

E. 腹部 B 超

13. 男，32 岁。聚餐后出现右上腹疼痛 2 天，向右肩区放射。查体：T 37.5℃，P 90 次/分，R 22 次/分，BP 130/80mmHg，双肺呼吸音清，未闻及干湿性啰音，心律齐，右上腹肌紧张，压痛（＋）。Murphy 征（＋）。最可能的诊断是

A. 急性胰腺炎

B. 急性胆囊炎

C. 急性胃炎

D. 十二指肠球部溃疡

E. 右肾结石

14. 男，45 岁。餐后突发右上腹阵发性绞痛伴恶心 2 天，尿色呈浓茶样。既往有类似发作。查体：急性病容，巩膜黄染，肺呼吸音清，未闻及干湿性啰音，右上腹深压痛，无肌紧张。最可能的诊断是

A. 胆总管结石

B. 急性胰腺炎

C. 胆总管囊肿

D. 急性胆囊炎

E. 胆道蛔虫病

15. 急性梗阻性化脓胆管炎最主要的治疗措施是

A. 早期足量应用广谱抗生素

B. 扩容补液，预防休克

C. 保护肝功能，降低血清总胆红素

D. 解除胆道梗阻，通畅引流

E. 纠正水、电解质紊乱

16. 胆囊切除术中需探查胆总管的指征是

A. 胆囊壁明显增厚

B. 胆囊增大

C. 胆总管直径 >1cm

D. 胆囊结石超过 2cm

E. 胆囊结石伴有胆囊息肉

17. 男，64 岁。巩膜黄染、尿色深黄 2 周。无腹痛、发热。查体：右上腹可触及肿大胆囊，无压痛。血总胆红素 156μmol/L。最可能的诊断是
    A. 急性肝炎
    B. 壶腹周围癌
    C. 胆总管结石
    D. 慢性胰腺炎
    E. 胆囊结石

18. 女，70 岁。突发上腹痛 12 小时，伴寒战、发热。既往因十二指肠溃疡行胃大部切除毕 II 式吻合术。查体：T 39.5℃，P 110 次/分，BP 80/50mmHg，皮肤、巩膜黄染，右上腹及剑突下肌紧张，压痛、反跳痛（+）。血 WBC $16 \times 10^9/L$。腹部 B 超示：胆总管扩张，下段受肠气影响观察不清。该患者首选的手术方式是
    A. 胆肠吻合术
    B. 胆囊切除术
    C. 胆总管切开引流术
    D. 胆囊造瘘术
    E. 经内镜十二指肠乳头切开术

19. 男，64 岁。上腹疼痛 5 小时，胆囊多发结石病史 5 年。查体：T 38.3℃，P 100 次/分，BP 85/60mmHg，皮肤、巩膜黄染，右上腹肌紧张，压痛（+）。为明确诊断，首选的检查是
    A. 经内镜逆行胰胆管造影
    B. 腹部 B 超
    C. 腹部 CT
    D. 胆道镜检查
    E. 经皮肝穿刺胆管造影

20. 女，40 岁。右上腹胀痛伴畏寒、发热 2 天，巩膜黄染 1 天。查体：T 39℃，P 100 次/分，右上腹部压痛、反跳痛及肌紧张明显，肝区叩击痛阳性。血 WBC $18.2 \times 10^9/L$，N 0.85。B 超示胆囊及胆总管结石。该患者最可能感染的致病菌是
    A. 草绿色链球菌
    B. 大肠埃希菌
    C. 金黄色葡萄球菌
    D. 铜绿假单胞菌
    E. 肺炎链球菌

21. 急性结石性胆囊炎常见的致病菌是
    A. 铜绿假单胞菌
    B. 大肠埃希菌
    C. 厌氧菌
    D. 幽门螺杆菌
    E. 粪肠球菌

22. 女，68 岁。上腹部不适 1 个月，伴皮肤黄染，食欲不振、厌油腻饮食，体重减轻 5kg。查体：巩膜明显黄染，肝肋下未触及，右肋缘下可触及肿大的胆囊底部，无触痛。实验室检查：血胆红素 340μmol/L。首先考虑的诊断是
    A. 肝癌
    B. 胆总管结石
    C. 胆囊结石
    D. 胃癌
    E. 胆管癌

23. 男，32 岁。2 天前饮酒后出现右上腹疼痛，向右肩部放射。查体：右上腹肌紧张，压痛（+），Murphy 征（+）。最可能的诊断是
    A. 十二指肠球部溃疡
    B. 急性胃炎
    C. 急性胆囊炎
    D. 急性胰腺炎
    E. 右肾结石

24. 男，60 岁。右上腹剧烈疼痛 2 天，黄疸、发热 1 天。首选的检查是
    A. 腹部 B 超
    B. 腹部 X 线平片
    C. 磁共振胰胆管成像
    D. 腹部 CT
    E. 经内镜逆行胰胆管造影

25. 女，79 岁。因胆囊结石、急性胆囊炎入院，保守治疗 5 天后腹痛加剧。查体：T 39.5℃，P 120 次/分，BP 106/70mmHg。皮肤及巩膜无黄染，右上腹肌紧张，局限性压痛、反跳痛。血常规：WBC $20 \times 10^9/L$，N 0.89。最适合的治疗是
    A. 胆囊造瘘术
    B. 胆总管切开引流术
    C. 静脉点滴抗菌药物
    D. 鼻胆管引流术
    E. 腹腔引流术

(26~28 题共用题干)

女，66 岁。右上腹疼痛伴发热、寒战 5 天。糖尿病病史 20 年，胆石症胆囊切除术后 2 年。查体：巩膜黄染，心肺未见异常，肝肋下 2cm，压痛（+），肝区叩击痛（+）。血常规：WBC $15 \times 10^9/L$，N 0.85。

26. 为明确诊断，首选的检查是
    A. 腹部血管造影
    B. 腹部 B 超
    C. 腹部 X 线平片
    D. 肝脏穿刺

E. 静脉胆系造影

27. 该患者最可能的病原体来源是

    A. 皮肤及软组织

    B. 胆道系统

    C. 肠道

    D. 呼吸系统

    E. 泌尿系统

28. 目前最重要的治疗是

    A. 手术

    B. 应用广谱抗生素

    C. 抗结核

    D. 抗真菌

    E. 应用保肝药物

29. 男，42 岁。右上腹突发剧烈疼痛 2 小时，伴呕吐、尿黄。发病前 3 小时饮白酒约 300ml，并进食较多油腻食物。查体：右上腹有压痛及反跳痛。最有诊断价值的检查是

    A. 尿淀粉酶　　　　B. 腹部 B 超

    C. 胃镜　　　　　　D. 血淀粉酶

    E. 腹部 X 线平片

30. 与梗阻性化脓性胆管炎实验室检查结果不符合的是

    A. 碱性磷酸酶升高

    B. 尿胆红素阳性

    C. 白细胞计数升高

    D. 尿胆原升高

    E. 血清结合胆红素升高

(31 ~ 33 题共用题干)

女，68 岁。突发上腹部阵发性绞痛 2 小时。短时间内寒战高热，小便呈浓茶样，随后嗜睡。查体：T 39.6℃，P 128 次/分，R 30 次/分，BP 80/50mmHg，神志不清，躁动，巩膜黄染，右上腹肌紧张，有压痛和反跳痛。

31. 该患者所患疾病最可能的是

    A. 胆道结石　　　　B. 胆管肿瘤

    C. 胆囊炎　　　　　D. 胆管癌

    E. 胆道蛔虫

32. 以下非手术治疗中，错误的是

    A. 联合足量使用抗生素

    B. 纠正水、电解质紊乱

    C. 输入 2 个单位红细胞

    D. 持续吸氧

    E. 禁食、胃肠减压

33. 急症手术最有效的手术方式为

    A. 胆总管切开减压术

    B. 胆囊造瘘术

    C. 腹腔镜胆囊切除术

    D. 胆总管空肠吻合术

    E. 胆总管十二指肠吻合术

34. 胆总管结石梗阻后最典型的临床表现是

    A. Charcot 三联征

    B. Grey – Turner 征

    C. Murphy 征阳性

    D. Cullen 征

    E. Whipple 三联征

35. 对于下列无症状的胆囊结石，不做胆囊切除，只需观察随诊的情况是

    A. 结石直径小于 1cm

    B. 合并糖尿病且糖尿病已控制时

    C. 伴有胆囊息肉

    D. 合并瓷化胆囊

    E. 口服胆囊造影，胆囊不显影

(36 ~ 37 题共用题干)

女，73 岁。突发腹痛伴寒战、高热 5 天，巩膜黄染 2 天。查体：T 39.1℃，P 104 次/分，R 22 次/分，BP 100/72mmHg。上腹肌紧张，压痛、反跳痛（+），肝脾未触及，肠鸣音 2 ~ 3 次/分，血 WBC 16×10^9/L，N 0.79，ALT 60U/L，AST 55U/L，TBil 69μmol/L，DBil 61μmol/L，血、尿淀粉酶正常范围。

36. 为明确诊断，首选的检查是

    A. MRCP

    B. 腹部 B 超

    C. 腹部 CT

    D. 腹部 X 线平片

    E. ERCP

37. 最适宜的急症手术是

    A. 胰腺坏死组织清除，腹腔引流术

    B. 胆囊切除术

    C. 手术解除肠梗阻或系膜血管梗阻

    D. 胆囊造瘘术

    E. 胆总管探查，T 形管引流术

38. 女，70 岁。因胆总管结石急症行胆总管探查术后 1 周，T 管每天引流 400 ~ 600ml。最可能的原因是

    A. 肝脏功能障碍

    B. 肝内胆管结石

    C. 肝总管 T 管引流通畅

    D. 胆汁引流袋位置过低

    E. 胆总管下端不通畅

39. 女，55 岁。突发右上腹痛，伴高热 18 小时。既往胆总管结石 2 年。查体：T 39.4℃，P 124 次/分，BP 60/40mmHg。一般情况差，皮肤巩膜黄染，四肢湿

冷，心肺（－），右上腹有压痛，反跳痛，肌紧张（±），Murphy 征（＋）。首选的治疗方案是

A. 急症胆囊造瘘引流

B. 抗休克治疗观察

C. 大剂量广谱抗生素治疗观察

D. 急症胆管减压，T 管引流

E. 急症胆囊切除术

40. 女，45 岁。右上腹痛 2 天。2 天前聚餐后突发右上腹疼痛，伴恶心，呕吐胃内容物 1 次。查体：T

37.3℃，BP 130/80mmHg，右上腹压痛（＋），Murphy 征阳性。血 WBC 14.1 × 10⁹/L，N 0.82。进一步检查首选

A. 腹部 B 超

B. 磁共振胰胆管成像

C. 腹部 CT

D. ERCP

E. 立位腹部 X 线平片

第十章　胰腺疾病

1. 急性胰腺炎的手术指征为

A. 血糖持续大于 11.1mmol/L

B. 呕吐后腹痛不缓解

C. 血钙持续小于 1.85mmol/L

D. 胰周和胰腺周围组织坏死感染

E. 血淀粉酶大于 500mmol/L

2. 女，48 岁。2 天前餐后突然出现右上腹阵发性绞痛，恶心，尿色呈浓茶样，以往有类似发作。查体：急性病容，巩膜黄染，腹部无肌紧张，右上腹深压痛。可能的诊断是

A. 胆总管结石

B. 胆道蛔虫病

C. 胆总管囊肿

D. 急性胰腺炎

E. 急性胆囊炎

（3～6 题共用题干）

女，50 岁。饮酒后上腹持续性剧痛 12 小时。向后背放射，前屈位可稍缓解，伴恶心、呕吐胃内容物，呕吐后疼痛不减轻。既往体健。查体：T 37.1℃，P 112 次/分，R 24 次/分，BP 100/70mmHg。全腹压痛，以上腹为著，可有反跳痛，无肌紧张，Murphy 征阴性，肠鸣音 2 次/分。腹部 B 超提示胆囊结石，胰腺肿大，回声减低。

3. 最可能的诊断是

A. 急性机械性肠梗阻

B. 急性胃炎

C. 急性胆囊炎

D. 消化性溃疡穿孔

E. 急性胰腺炎

4. 对明确诊断最有价值的检查是

A. 胃镜

B. 血淀粉酶

C. 结肠镜

D. 腹部立位 X 线平片

E. 血胆红素

5. 治疗 6 周后，患者出现发热。查体：T 39.2℃。上腹可触及一巨大包块，边界不清，压痛（＋），不活动。可能的原因是

A. 幽门梗阻

B. 肝脓肿

C. 结肠癌合并肠梗阻

D. 急性胆囊炎后包裹性积液

E. 胰腺假性囊肿感染

6. 针对包块最适宜的治疗是

A. 禁食，胃肠减压

B. 化疗

C. 内镜下结肠支架植入术

D. 穿刺引流

E. 手术切除

（7～9 题共用题干）

女，60 岁。食欲不振、腰背部胀痛半年，皮肤逐渐黄染、大便灰白色 3 个月。发病以来体重下降 10kg。查体：T 36.5℃，P 80 次/分，R 18 次/分，BP 120/80mmHg，皮肤巩膜黄染，心肺查体未见明显异常，腹部无压痛、肌紧张，右肋下可触及肿大胆囊，无触痛。实验室检查：血胆红素 78μmol/L，直接胆红素 65μmol/L。

7. 首先考虑的诊断是

A. 胰头癌

B. 升结肠癌

C. 肝门部胆管癌

D. 胃窦癌

E. 肝癌

8. 该病人手术前，重要的辅助检查是

A. 腹部 B 超

B. 腹部 CT

C. 上消化道造影

D. 胃镜

E. 腹部立位 X 线平片

9. 首选的手术方式是

A. 右半肝切除术

B. 肝门部胆管癌切除术

C. 胰十二指肠切除术

D. 右半结肠切除术

E. 胃癌根治术

10. 男，64 岁。上腹饱胀不适 4 个月，皮肤进行性黄染 3 个月。查体：皮肤、巩膜明显黄染，右上腹肋缘下可触及囊性包块，无触痛。为明确是否可行手术根治切除病灶，首选的检查是

A. 腹部 B 超　　　　B. PET – CT

C. 胃镜　　　　　　D. 腹部 CT

E. 上消化道 X 线钡剂造影

11. 女，50 岁。皮肤、巩膜黄染 2 个月，进行性加重，伴厌食、乏力。大便灰白，体重减轻 3kg。查体：巩膜、皮肤黄染，肝肋下 3cm，边缘钝，无结节，可触及肿大胆囊，Murphy 征（－）。血清总胆固醇、结合胆红素、ALP、γ–GT 均显著升高，CA19–9 升高。首选的影像学检查是

A. 核素扫描　　　　B. 腹部 CT

C. MRCP　　　　　D. 腹部 MRI

E. 腹部 B 超

12. 女，58 岁。进行性黄疸 15 天，恶心、厌食、腹胀，无腹痛，近 5 天大便发白，陶土样，尿呈浓茶样。查体：巩膜、皮肤黄染，可触及肿大胆囊，无压痛。首选的影像学检查是

A. 内镜逆行性胰胆管造影

B. 经皮肝穿刺胆道造影

C. 腹部 B 超

D. 磁共振胰胆管成像

E. 静脉法胆道造影

13. 容易诱发急性胰腺炎的辅助检查是

A. 腹部 X 线片

B. 腹部增强 CT

C. 内镜逆行胰胆管造影（ERCP）

D. 经皮肝穿刺胆道造影（PTC）

E. 腹部 B 超

14. 急性胰腺炎所致腹痛的常见放射痛部位是

A. 左上臂内侧

B. 左腰背部

C. 下腰骶部

D. 左下颌部

E. 左肩部

15. 急性胰腺炎的典型症状是

A. 上腹部剧烈疼痛，向左上臂内侧放射

B. 阵发上腹部钻顶样疼痛，辗转体位

C. 脐周阵发性疼痛，停止肛门排便和排气

D. 上腹部持续性剧烈疼痛，向腰背部放射

E. 上腹部烧灼样疼痛，进食后可缓解

16. 有关急性胰腺炎的各项检查中，最早出现异常的是

A. 血清脂肪酶

B. 血清乳酸脱氢酶

C. 血清淀粉酶

D. 尿淀粉酶

E. 血清正铁血白蛋白

17. 女，65 岁。持续性上腹痛 1 天。查体：T 38.4℃。巩膜无黄染，心肺无异常。上腹部压痛，肠鸣音减弱。实验室检查：Hb 120g/L，WBC 15.4×10^9/L，Plt 154×10^9/L，血淀粉酶 860 U/L，LDH 456U/L。腹部 B 超：胆总管内径 0.6cm，末端及胰腺因气体干扰显示不清。对患者的诊断及指导治疗最有意义的辅助检查是

A. 超声心动图

B. 心电图

C. 腹部 X 线平片

D. 经内镜逆行胆胰管造影

E. 腹部增强 CT

18. 急性胰腺炎最常见的临床表现是

A. 腹泻

B. 呕吐

C. 停止排便排气

D. 黄疸

E. 上腹部疼痛

19. 女，40 岁。确诊为急性胰腺炎，内科正规治疗 2 周后体温仍在 38～39℃，左上腹部压痛明显。血淀粉酶 256U/L，血 WBC 16×10^9/L。可能性最大的是

A. 败血症

B. 病情迁延未愈

C. 合并急性胆囊炎

D. 并发胰腺假性囊肿

E. 并发胰腺脓肿

20. 男，22 岁。大量饮酒后突发上腹部胀痛，伴恶心、呕吐 2 小时。查体：P 102 次/分，BP 110/

60mmHg，双肺呼吸音清，未闻及干湿性啰音，心律齐。上腹部压痛明显，上腹痛（＋），肠鸣音减弱。血、尿常规及尿淀粉酶检查、立位腹部 X 线平片均未见明显异常。最可能的诊断是

A. 急性肠梗阻

B. 胆囊结石

C. 急性胰腺炎

D. 急性胆囊炎

E. 上消化道穿孔

21. 男，45 岁。饮酒、饱餐后突发左上腹持续性疼痛 10 小时，吐后腹痛不缓解。无慢性胃病史。最可能的诊断是

A. 心肌梗死

B. 急性胆囊炎

C. 急性胰腺炎

D. 急性胃炎

E. 肾结石

22. 对重症急性胰腺炎的诊断最有意义的检查是

A. 尿淀粉酶

B. 腹部 B 超

C. 腹部增强 CT

D. 血淀粉酶

E. 血清脂肪酶

（23～24 题共用备选答案）

A. 72 小时   B. 24 小时

C. 48 小时   D. 10 小时

E. 2 小时

23. 急性胰腺炎时，血淀粉酶升高达到高峰的时间一般是在发病后

24. 急性胰腺炎时，血脂肪酶开始升高的时间一般是在发病后

25. 血清淀粉酶水平是临床上诊断和检测急性胰腺炎的重要指标，其升高的高峰一般出现在发病后

A. 48 小时   B. 12 小时

C. 4 小时   D. 24 小时

E. 8 小时

26. 男，45 岁。突发中上腹持续性疼痛，伴呕吐、尿黄 2 小时。发病前 3 小时大量饮酒，并进食较多油腻食物。查体：T 37.5℃，P 8 次/分，R 22 次/分，BP 130/80mmHg，双肺呼吸音清，未闻及干湿性啰音，心律齐，上腹有压痛及反跳痛。最有诊断价值的检查是

A. 胃镜

B. 尿淀粉酶

C. 腹部 X 线平片

D. 血清淀粉酶

E. 腹部 CT

27. 女，48 岁。进大量肉食后上腹痛伴呕吐 6 小时。腹痛为持续性，阵发加重，向左腰背部放射，呕吐物为胃内容物。对明确诊断最有意义的实验室检查是

A. 尿淀粉酶

B. 血淀粉酶

C. 血白细胞计数

D. 血胆红素

E. 尿常规

（28～30 题共用题干）

男，55 岁。上腹疼痛 8 小时，进食高脂餐并饮酒后出现上腹痛。查体：T 37.8℃，巩膜轻度黄染，心肺未见异常，上腹偏左压痛、反跳痛阳性。

28. 最有诊断意义的辅助检查是

A. 血常规

B. 立位腹部 X 线平片

C. 心电图

D. 血清脂肪酶

E. 血清淀粉酶

29. 最可能的诊断是

A. 急性胆囊炎

B. 急性胰腺炎

C. 急性心肌梗死

D. 急性胃炎

E. 肠梗阻

30. 若血 WBC 17.5×10^9/L，N 0.85，抗生素选择的最佳配伍是甲硝唑和

A. 头孢拉定   B. 青霉素

C. 阿奇霉素   D. 克林霉素

E. 环丙沙星

31. 女，30 岁。饮酒后突发上腹痛 4 小时，无发热。血常规：Hb 120g/L，WBC 8.5×10^9/L，Plt 125×10^9/L；血淀粉酶 1032U/L。腹部 B 超提示：胰腺略饱满。首要的治疗措施是

A. 应用 5－氟尿嘧啶

B. 应用广谱抗生素

C. 禁食、胃肠减压

D. 胆管引流

E. 剖腹探查

32. 男，55 岁。饮酒及高脂饮食后突发上腹疼痛 4 小时，向背部放射，伴呕吐、大汗、尿色黄。对诊断最有帮助的辅助检查是

A. 上消化道 X 线钡剂造影

B. 腹部 CT

C. 肝胆核素扫描

D. 立位腹部 X 线平片

E. 胃镜

(33~34 题共用题干)

男，45 岁。上腹部疼痛 9 小时。向腰背部放射，伴恶心、呕吐。发病前大量饮酒。查体：T 38.3℃，P 100 次/分，上腹部肌紧张，压痛、反跳痛阳性。

33. 最可能的诊断是

A. 急性胰腺炎

B. 十二指肠溃疡穿孔

C. 急性胆囊炎

D. 急性胃肠炎

E. 急性胆管炎

34. 为明确诊断，首选的检查是

A. 血清脂肪酶

B. 血清淀粉酶

C. 尿淀粉酶

D. 肝功能

E. 立位腹部 X 线平片

35. 女，50 岁。反复上腹疼痛 6 年余，平卧时加重，弯腰可减轻。查体：上腹部轻压痛。腹部 X 线示左上腹部钙化。可能的诊断为

A. 慢性胃炎

B. 慢性胆囊炎

C. 慢性胰腺炎

D. 慢性十二指肠球炎

E. 胃溃疡

36. 男，70 岁。上腹痛 1 年，进食后加重，大便 10 次/天，可见脂肪滴。查体：上腹中部压痛（+）。腹部 B 超：胰腺多发钙化灶。应给予的药物是

A. 胰酶制剂

B. 质子泵抑制剂

C. 钙通道阻滞剂

D. H$_2$ 受体拮抗剂

E. 抗胆碱药物

37. 我国急性胰腺炎的主要病因是

A. 慢性酒精中毒

B. 胆石症

C. 内分泌与代谢障碍

D. 胰管阻塞

E. 手术与创伤

38. 以下哪项符合绝对禁食指征

A. 急性胰腺炎早期

B. 急性糜烂出血性胃炎

C. 慢性透壁性溃疡

D. 持续便潜血阳性

E. 肝性脑病昏迷

(39~40 题共用备选答案)

A. CEA　　　　　　　B. AFP

C. CA19-9　　　　　D. CA125

E. CA153

39. 常用于胰腺癌诊断和术后随访的肿瘤标志物是

40. 对诊断肝细胞性肝癌有较高特异性标志物是

41. 女，50 岁。2 周前无明显诱因出现中上腹隐痛，皮肤巩膜黄染，小便呈浓茶样，1 周前腹痛缓解，皮肤黄染减退，无皮肤瘙痒。实验室检查：ALT 90U/L，尿胆红素（+）。该患者最可能的疾病与胰头癌的鉴别诊断要点是

A. 黄疸有无波动

B. 血清淀粉酶改变

C. 皮肤有无痒

D. 尿胆红素阳性

E. 肝功能改变

42. 男，56 岁。无痛性黄疸 2 个月，呈渐进性加重。手术探查时见胆囊肿大，胆总管增粗，直径约 1.8cm，胰头部可触及质硬肿块，尚能推动。正确的手术方式是

A. 胰头十二指肠切除术

B. 胰腺空肠吻合术

C. 胰头部分切除术

D. 全胰切除术

E. 胆囊空肠吻合术

43. 女，55 岁。上腹隐痛，皮肤、巩膜黄染 1 个月，呈进行性加重，伴乏力、食欲不振。查体：T 36.5℃，P 80 次/分，R 18 次/分，BP 120/80mmHg，双肺呼吸音清，未闻及干湿性啰音，心律齐，腹部膨隆，腹软，未触及包块，肠鸣音减弱。血 CA19-9 和 CEA 增高。为明确诊断和设计手术方案，最有意义的检查方法是

A. ERCP

B. 腹部 B 超

C. 上消化道钡剂造影

D. 腹部增强 CT

E. 腹部 MRI

44. 胰头癌最常见的临床表现是

A. 腹痛、黄疸和消瘦

B. 腹痛、黄疸和呕吐

C. 腹痛、黄疸和上腹包块

D. 黄疸、消瘦和上腹包块

E. 黄疸、消瘦和腹胀

45. 男，68 岁。皮肤及巩膜黄染 2 周，无腹痛及发热。查体：皮肤巩膜明显黄染，右上腹可触及肿大的胆囊，张力高，无压痛。最可能的诊断是
    A. 胆管结石
    B. 肝癌
    C. 慢性胰腺炎
    D. 胆囊结石
    E. 胰头癌

46. 男，52 岁。皮肤、巩膜黄染 2 个月，大便颜色变浅。无腹痛及发热。查体：皮肤、巩膜黄染，右上腹触及囊性包块，无压痛。腹部 B 超示：胆总管扩张，胆囊大，胰腺显示不清。该患者最可能的诊断是
    A. 胆总管结石
    B. 胆囊癌
    C. 慢性胆囊炎
    D. 慢性胰腺炎
    E. 壶腹周围癌

(47～48 题共用备选答案)
    A. 脂肪酶
    B. 磷脂酶 A2
    C. 弹力蛋白酶
    D. 糜蛋白酶
    E. 胰蛋白酶

47. 在急性胰腺炎的发病机制中，与血管破坏导致出血关系密切的酶是

48. 在急性胰腺炎发病机制中，与胰腺组织坏死和溶血关系密切的酶是

49. 目前胰腺癌患者预后较差的最主要原因是
    A. 患者消化不良，营养状况差
    B. 胰、十二指肠切除术对患者创伤大
    C. 黄疸对肝功能影响较大
    D. 肿瘤细胞胰管浸润
    E. 早期症状不明显，发现和确诊晚

50. 胰头癌最常见的病理类型是
    A. 导管细胞腺癌
    B. 乳头状癌
    C. 腺泡细胞癌
    D. 未分化癌
    E. 黏液腺癌

第十六篇　泌尿系统（含男性生殖系统）

第一章　泌尿系统症状和体征

1. 女，49 岁。反复双下肢水肿 11 年，乏力、纳差 2 个月。尿常规：蛋白（＋＋），RBC（＋），管型（＋＋），比重 1.010，血 Hb 75g/L，血白蛋白 31g/L。肾 B 超示：双肾缩小，回声增强。该患者尿液中可能出现的管型是
   A. 蜡样管型　　　　B. 透明管型
   C. 细胞管型　　　　D. 脂肪管型
   E. 颗粒管型

2. 女，70 岁。蛋白尿 1 个月，尿蛋白 6g/L，尿蛋白电泳显示以小分子蛋白为主峰。其蛋白尿的性质为
   A. 组织性蛋白尿
   B. 溢出性蛋白尿
   C. 肾小管性蛋白尿
   D. 分泌性蛋白尿
   E. 肾小球性蛋白尿

3. 下列表现最能提示非肾小球源性血尿的是
   A. 尿红细胞呈多形性
   B. 红细胞形态均一
   C. 尿沉渣见红细胞管型
   D. 没有血凝块
   E. 没有肉眼血尿

4. 溢出性蛋白尿的主要成分为
   A. IgG
   B. 单克隆轻链蛋白
   C. 白蛋白
   D. β_2 微球蛋白
   E. Tamm－Horsfall 蛋白

（5~6 题共用备选答案）
   A. 尿液成分分析
   B. 尿细菌培养加药物敏感试验
   C. 尿脱落细胞检查
   D. 尿红细胞形态分析
   E. 尿道分泌物涂片

5. 有助于肾小球肾炎诊断的检查是

6. 有助于膀胱肿瘤诊断的检查是

7. 区别血红蛋白尿与血尿的主要方法是
   A. 尿蛋白电泳
   B. 尿比重
   C. 尿沉渣镜检
   D. 尿胆红素
   E. 尿蛋白定性试验

8. 下列成分可见于肾小管性蛋白尿的是
   A. 补体
   B. β_2 微球蛋白
   C. IgG
   D. 本－周蛋白
   E. IgM

9. 以下疾病最常出现尿白细胞管型的是
   A. 急性肾盂肾炎
   B. 微小病变型肾病
   C. IgA 肾病
   D. 急性肾小管坏死
   E. 急性肾小球肾炎

10. 肾小球源性血尿的特点是
    A. 变形红细胞尿
    B. 终末血尿
    C. 尿痛伴血尿
    D. 初始血尿
    E. 有凝血块的尿

11. 女，32 岁。发热伴寒战 3 天，肉眼血尿 1 天，无尿频、尿痛。查体：右肾区叩痛（＋）。尿常规：蛋白（＋），RBC 30~40 个/HP，WBC 20~30 个/HP，管型 3~5 个/HP。其管型最可能是
    A. 颗粒管型
    B. 蜡样管型
    C. 白细胞管型

D. 上皮细胞管型

E. 透明管型

（12～13题共用备选答案）

A. 上皮细胞管型

B. 白细胞管型

C. 颗粒管型

D. 红细胞管型

E. 脂肪管型

12. 尿常规检查中对急性肾盂肾炎诊断有意义的是

13. 尿常规检查中对急性肾小球肾炎诊断有意义的是

14. 女，34岁。全程肉眼血尿1天，无血丝、血块，无尿频、尿急、尿痛，无发热及腰腹疼痛。尿沉渣镜检RBC满视野，WBC 4～5/HP，尿蛋白（＋＋）。首先应进行的检查是

A. 膀胱镜检查

B. 清洁中段尿培养

C. 静脉肾盂造影

D. 尿相差显微镜检查

E. 同位素肾动态扫描

第二章　肾小球疾病

1. 男，17岁。眼睑水肿，扁桃体Ⅱ度肿大。补体C3：0.32g/L，Alb 38g/L。尿常规：红细胞（＋＋＋），蛋白质（＋＋）。在这种情况下，患者的补体C3将有什么变化

A. 4周内恢复正常

B. 8周内恢复正常

C. 12周内恢复正常

C. 不会改变

E. 逐步降低

（2～3题共用备选答案）

A. 骨髓瘤肾病

B. 狼疮肾炎

C. 糖尿病肾病

D. 紫癜性肾炎

E. 肾淀粉样变

2. 青少年男性继发性肾病综合征的常见原因是

3. 引起慢性肾衰竭最常见的继发性肾脏病是

4. 微小病变肾病的主要病理特征是

A. 肾小囊内可见到蛋白质样物质

B. 有假绒毛变性、空泡变性及脂肪变性

C. 肾小管细胞内可含有双折光的细小脂滴

D. 无肾小管间质纤维化

E. 电子显微镜检查：上皮细胞足突广泛融合

5. 急进性肾小球肾炎Ⅲ型最常见的检测异常是

A. 血清中性粒细胞胞浆抗体（ANCA）阳性

B. 血冷球蛋白阳性

C. 循环免疫复合物阳性

D. 血单克隆免疫球蛋白升高

E. 血抗肾小球基底膜抗体阳性

6. 肾病综合征最常见的并发症是

A. 低钠低钾、低钙血症

B. 高凝状态及血栓形成

C. 呼吸道感染

D. 低血容量性休克

E. 急性肾功能不全

7. 最易发生血栓合并症的肾病综合征病理类型是

A. 微小病变肾病

B. 系膜增生性肾炎（非IgA肾病）

C. 系膜增生性IgA肾病

D. 膜性肾病

E. 局灶节段性肾小球硬化

8. 男，50岁。水肿1个月，少尿伴血压升高1周。1个月余前曾有皮肤感染史。尿常规：尿蛋白（＋），沉渣镜检RBC 20～30/HP，血肌酐150μmol/L，尿素氮11mmol/L，血C3降低。肾穿刺提示为毛细血管内增生性肾小球肾炎。通常该患者C3恢复正常的时间约为

A. 2周　　　　　　　B. 8周

C. 3个月　　　　　　D. 半年

E. 1年

9. 男，56岁。间断发热1个月，进行性少尿、咯血10天。查体：BP 165/100mmHg，双肺听诊可闻及湿啰音，双下肢水肿。尿常规：蛋白（＋＋）。尿沉渣镜检：RBC 40～50/HP。血肌酐455μmol/L，血尿素18.5mmol/L，ANA（－），抗中性粒细胞胞浆抗体（＋）。B超示双肾增大。考虑诊断

A. 急性肾小球肾炎

B. 急进性肾小球肾炎

C. 肾病综合征

D. 慢性肾小球肾炎

E. 慢性肾间质肾炎

（10~11题共用题干）

男，20岁。乏力、纳差1个月，水肿少尿伴血尿升高1周。尿蛋白（++），尿红细胞30~50/HP，血 Hb 70g/L，补体 C3 正常，肌酐450μmol/L。B超提示双肾增大，血清抗肾小球基底膜抗体阳性。

10. 最可能的诊断是
- A. 急进性肾小球肾炎Ⅱ型
- B. 急进性肾小球肾炎
- C. 急进性肾小球肾炎Ⅲ型
- D. 急进性肾小球肾炎Ⅰ型
- E. 急性肾小管坏死

11. 患者首选的治疗方法是
- A. 甲泼尼龙冲击治疗
- B. 细胞毒药物治疗
- C. 免疫球蛋白静脉滴注
- D. 抗炎治疗
- E. 血浆置换

12. 肾病综合征的诊断标准不包括
- A. 血清白蛋白<30g/L
- B. 高血压
- C. 水肿
- D. 高脂血症
- E. 尿蛋白>3.5g/24h

13. 女，15岁。 肉眼血尿伴水肿1周。20天前患皮肤脓疱疮，抗感染治疗好转。查体：BP 150/90mmHg，颜面及双下肢水肿。实验室检查：血 Hb 112g/L，WBC 6.8×10⁹/L，N 0.70，SCr 130μmol/L，ASO 滴度升高，C3 降低；尿沉渣镜检 RBC 满视野，WBC 5~8/HP，尿蛋白（++）。最可能的诊断是
- A. 肾病综合征
- B. 急进性肾小球肾炎
- C. 急性肾盂肾炎
- D. 急性肾小球肾炎
- E. IgA肾病

14. 女，65岁。 夜尿增多3年，乏力4个月。曾服用"龙胆泻肝丸"5年。查体：BP 145/90mmHg，贫血貌。实验室检查：血 Hb 74g/L，SCr 220μmol/L。尿比重1.010，尿糖（+），尿蛋白（+），尿 RBC 2~3/HP。B超示双肾萎缩。其肾功能减退最主要的原因是
- A. 慢性肾盂肾炎
- B. 慢性间质性肾炎
- C. 慢性肾小球肾炎
- D. 糖尿病肾病

E. 高血压肾损害

（15~16题共用题干）

女，30岁。面部皮疹、发热1个月，水肿1周。查体：T 37.8℃，BP 160/100mmHg。颜面可见充血性皮疹，腹部移动性浊音（+），双下肢中度凹陷性水肿。血常规：Hb 96g/L，WBC 3.1×10⁹/L，Plt 67×10⁹/L。尿沉渣镜检 RBC 满视野，WBC 8~10/HP。尿蛋白定量4.2g/24h。肾功能正常，血 C3 下降。

15. 首先考虑的诊断是
- A. 原发性小血管炎肾损害
- B. 乙型肝炎病毒相关性肾炎
- C. 狼疮肾炎
- D. 过敏性紫癜性肾炎
- E. 急性肾小球肾炎

16. 为明确诊断，最有价值的实验室检查是
- A. 血 IgA 及 IgE
- B. 血抗中性粒细胞胞浆抗体
- C. 血抗链球菌溶血素"O"
- D. 乙肝病毒标志物
- E. 血抗核抗体及抗双链 DNA 抗体

（17~18题共用备选答案）
- A. 肾小管酸中毒
- B. 肾性糖尿
- C. 白细胞尿
- D. 白蛋白尿
- E. 血尿

17. 糖尿病肾病多表现为

18. 微小病变型肾病多表现为

19. 肾小球疾病最主要的发病机制是
- A. 肾小球高灌注
- B. 高血压
- C. 过敏反应
- D. 血脂异常
- E. 免疫异常

20. 下列有关急进性肾小球肾炎的描述正确的是
- A. Ⅱ型多伴循环免疫复合物增加
- B. Ⅲ型多伴血清抗肾小球基底膜抗体阳性
- C. 病理改变特征为系膜细胞重度增生
- D. 光镜下改变是分型的主要依据
- E. Ⅰ型多伴血清抗中性粒细胞胞浆抗体阳性

21. 男，19岁。 初发肾病综合征，应用泼尼松60mg/d 治疗8周，水肿无明显好转，复查尿蛋白仍大于3.5g/d，肾活检提示微小病变型肾病。下一步最适宜的治疗是
- A. 加入人血白蛋白

B. 大剂量静脉使用免疫球蛋白

C. 加用 ACEI

D. 加用免疫抑制剂

E. 增加泼尼松剂量

22. 女，40 岁。双下肢水肿 9 天，尿量减少 2 天。查体：BP 150/100mmHg，双下肢重度水肿。尿蛋白（＋＋＋），血 Alb 17g/L，给予口服泼尼松，间断静脉滴注白蛋白及呋塞米。应用白蛋白的目的为

A. 治疗原发病

B. 缩短激素的疗程

C. 提高血浆胶体渗透压

D. 补充营养

E. 控制血压

(23～24 题共用题干)

女，65 岁。因大量蛋白尿外院肾活检示膜性肾病 1 周，经泼尼松 60mg/d 治疗 3 周，突发右侧腰痛伴肉眼血尿 1 天。查体：右肾区叩击痛（＋），尿蛋白（＋＋＋）。尿沉渣镜检 RBC 满视野，血 Alb 15g/L，血肌酐 95μmol/L。B 超示右肾增大。

23. 对明确血尿原因最有价值的检查是

A. 清洁中段尿培养

B. 静脉肾盂造影

C. 肾血管彩超

D. 重复肾活检

E. 尿查肿瘤细胞

24. 当前最重要的治疗是

A. 抗感染

B. 泼尼松加量

C. 止血药物

D. 加用环磷酰胺

E. 低分子肝素抗凝

(25～26 题共用题干)

男，22 岁。受凉后出现咽痛，咳嗽，发热，1 天后出现全程肉眼血尿 2 次，无尿频、尿急、尿痛。尿常规：蛋白（＋＋）。尿沉渣镜检：RBC 满视野。血 Scr 74μmol/L。

25. 最可能的疾病是

A. 急性间质性肾炎

B. 急性肾盂肾炎

C. 急进性肾小球肾炎

D. 急性肾小球肾炎

E. IgA 肾病

26. 下列最有助于诊断的检查是

A. 肾穿刺活检

B. 尿培养

C. 膀胱镜

D. 泌尿系 B 超

E. 腹部 CT

27. 急进性肾小球肾炎 Ⅱ 型最常见的检测异常是

A. 循环免疫复合物阳性

B. 血抗肾小球基底膜抗体阳性

C. 血抗中性粒细胞浆抗体（ANCA）阳性

D. 血单克隆免疫球蛋白升高

E. 血冷球蛋白阳性

28. 原发性肾小球疾病的临床分类不包括

A. 慢性肾小球肾炎

B. 肾盂肾炎

C. 急进性肾小球肾炎

D. 肾病综合征

E. 无症状性血尿和/或蛋白尿

29. 引起老年人继发性膜性肾病最常见的病因是

A. 系统性红斑狼疮

B. 恶性肿瘤

C. 系统性血管炎

D. 过敏性紫癜

E. 乙肝病毒相关性肾小球肾炎

30. IgA 肾病最常见的临床表现为

A. 蛋白尿   B. 白细胞尿

C. 血尿   D. 水肿

E. 高血压

31. 男，38 岁。反复发作肉眼血尿 8 年，均在上呼吸道感染后 1～2 天出现。发作间期多次查尿常规示蛋白（＋）～（＋＋），沉渣镜检 RBC 8～10/HP。无肾脏病及高血压家族史。查体：BP 150/80mmHg，双下肢无水肿。尿蛋白定量 0.8g/d，肾功能正常。该患者临床诊断为

A. 高血压肾损害

B. 无症状性血尿和蛋白尿

C. 慢性间质性肾炎

D. 慢性肾小球肾炎

E. 肾病综合征

32. 男，19 岁。反复镜下血尿 2 年。无水肿、高血压。尿沉渣镜检红细胞 10～20/HP，变形红细胞为主，尿蛋白阴性，血肌酐 70μmol/L。临床应诊断为

A. 无症状性血尿

B. IgA 肾病

C. 慢性肾小球肾炎

D. 泌尿系统肿瘤

E. 急性肾小球肾炎

33. 男，47 岁。水肿 6 个月。查体：BP 120/70mmHg。

尿蛋白定量 2.5g/d，尿红细胞 20～30 个/HP，血白蛋白 32g/L，血肌酐 141μmol/L。临床诊断为

A. 急性肾小球肾炎

B. 慢性肾小球肾炎

C. 急进性肾小球肾炎

D. 无症状性蛋白尿和/或血尿

E. 肾病综合征

(34～37 题共用题干)

男，19 岁。咽痛、发热伴咳嗽 2 周，眼睑水肿伴肉眼血尿 3 天。查体：BP 150/100mmHg，全身皮肤无皮疹。实验室检查：尿蛋白（＋＋），尿红细胞 30～40 个/HP，管型 3～5 个/HP，血 C3 降低，Scr 126μmol/L。

34. 该患者最可能的诊断为

A. 急进性肾小球肾炎

B. 慢性肾小球肾炎

C. 肾病综合征

D. 急性肾小球肾炎

E. 急性肾盂肾炎

35. 该患者最可能出现的管型是

A. 上皮细胞管型

B. 透明管型

C. 红细胞管型

D. 白细胞管型

E. 蜡样管型

36. 该患者治疗不包括

A. 糖皮质激素

B. 利尿

C. 控制血压

D. 休息

E. 抗生素

37. 【假设信息】若患者 4 天后出现尿量进行性减少，肌酐进行性升高，应首先考虑进行的检查是

A. 同位素肾动脉显像

B. 肾穿刺活检

C. 泌尿系 B 超

D. 清洁中段尿培养＋药敏

E. 静脉肾盂造影

(38～39 题共用题干)

男，48 岁。双下肢水肿 2 个月，既往体健。查体：BP 140/90mmHg；血 Alb 27g/L，Scr 92μmol/L；尿蛋白（＋＋＋），尿潜血（－）；肾活检示：基底膜增厚，嗜银染色有钉突形成。

38. 最可能的诊断是

A. 膜性肾病

B. IgA 肾病

C. 局灶节段性肾小球硬化

D. 微小病变型肾病

E. 系膜毛细血管性肾小球肾病

39. 应首选的药物治疗方案是

A. 硫唑嘌呤＋环孢素

B. 环孢素

C. 糖皮质激素＋环磷酰胺

D. 糖皮质激素＋硫唑嘌呤

E. 环磷酰胺

40. 新月体肾炎Ⅲ型患者血液免疫学检查最常出现的异常是

A. 抗中性粒细胞胞浆抗体阳性

B. 单克隆免疫球蛋白增高

C. 抗肾小球基底膜抗体阳性

D. 循环免疫复合物阳性

E. 冷球蛋白阳性

41. IgA 肾病发展过程中加重肾损害最重要的因素是

A. 反复发作肉眼血尿

B. 水肿

C. 高脂血症

D. 高血压

E. 血清 IgA 水平升高

42. 女，24 岁。咽痛 3 周，肉眼血尿伴水肿 4 天。查体：BP 140/95mmHg，咽稍充血，扁桃体无肿大，双下肢凹陷性水肿。尿常规：蛋白（＋＋），沉渣镜检红细胞满视野/HP，白细胞 3～5 个/HP；抗链球菌溶血素"O"升高。该患者最主要的治疗措施是

A. 应用中药

B. 应用糖皮质激素

C. 休息、对症治疗

D. 应用免疫抑制剂

E. 低蛋白饮食

43. 男，42 岁。间断水肿 2 年，乏力 2 个月。查体：BP 155/100mmHg，心肺腹未见异常，双下肢凹陷性水肿。实验室检查：尿 RBC 20～25 个/HP，为异型红细胞；尿蛋白定量 1.9g/d；血 Hb 98g/L；B 超示双肾稍萎缩。最可能的诊断是

A. 肾病综合征

B. IgA 肾病

C. 高血压肾损害

D. 慢性间质性肾炎

E. 慢性肾小球肾炎

44. 男，62 岁。双下肢水肿 2 个月。年轻时曾有尿常规异常，高血压 10 年，糖尿病 5 年。查体：BP 175/100mmHg，双下肢中度水肿。尿沉渣镜检 RBC 30

~40 个/HP，80% 为变形红细胞，尿蛋白 2.3g/d；Scr 125μmol/L，血糖 7.2mmol/L，抗中性粒细胞胞浆抗体（-）。眼科检查示视网膜动脉硬化。最有可能的临床诊断是

A. 原发性小血管炎肾损伤

B. 肾淀粉样变性

C. 高血压肾损伤

D. 慢性肾小球肾炎

E. 糖尿病肾病

（45～46 题共用备选答案）

A. 休息和对症处理

B. 泼尼松联合环磷酰胺

C. 单独使用泼尼松

D. 血浆置换

E. 单独使用环孢素

45. 急性肾小球肾炎首选的治疗是

46. I 型新月体肾炎伴肺出血首选的治疗是

47. 男，17 岁。双下肢出血点伴关节痛 2 周，水肿 1 周。实验室检查：尿红细胞 30～40 个/HP，尿蛋白 4.2g/d，血浆白蛋白 28g/L，肾免疫病理示 IgA 沉积于系膜区。其病因诊断是

A. IgA 肾病

B. 狼疮肾炎

C. 过敏性紫癜肾炎

D. 乙肝病毒相关性肾炎

E. 原发性肾病综合征

48. 鉴别急性与慢性肾衰竭首选的检查是

A. 同位素肾动态显像

B. 内生肌酐清除率

C. 尿钠排泄分数

D. 尿沉渣镜检

E. 肾脏 B 超

49. 诊断肾病综合征必须具备的依据是

A. 大量蛋白尿与血尿

B. 高脂血症与水肿

C. 大量蛋白尿与低白蛋白血症

D. 低白蛋白血症与高脂血症

E. 水肿与低白蛋白血症

50. 男，25 岁。1 年来反复出现镜下血尿，相差显微镜检查为变形红细胞，尿蛋白 0.4g/d，无水肿、高血压及肾功能减退。应首先考虑的诊断为

A. 无症状性蛋白尿和/或血尿

B. 急性肾小球肾炎

C. 泌尿系统肿瘤

D. 慢性肾小球肾炎

E. 尿路结石

51. 女，15 岁。双下肢及颜面水肿 2 周。查尿蛋白 5.2g/d，尿 RBC 0～2 个/HP，血白蛋白 28g/L，Scr 90μmol/L，抗核抗体阴性。应首选的治疗措施是

A. 低分子肝素抗凝

B. 静脉点滴白蛋白

C. 口服 ACEI 类药物

D. 泼尼松联合环磷酰胺

E. 泼尼松足量足疗程

52. 女，64 岁。近 2 个月出现双下肢水肿。2 型糖尿病病史 10 年。查体：BP 140/100mmHg，神志清楚，营养差，甲状腺无肿大，双肺未闻及干、湿性啰音，心率 70 次/分，律齐。肝脾未触及，双下肢明显凹陷性水肿。实验室检查：空腹血糖 9.6mmol/L，血清总胆固醇 7.6mmol/L，低密度脂蛋白胆固醇 4.6mmol/L，血浆白蛋白 28g/L。为明确水肿原因，首先应进行的检查是

A. 肾功能

B. 肝功能

C. 尿蛋白定量

D. 双肾 B 超

E. 双肾 CT

53. 男，25 岁。肉眼血尿、进行性尿量减少伴恶心、呕吐 1 周。查体：BP 160/90mmHg，双下肢中度凹陷性水肿；尿蛋白（++），尿 RBC 20～30 个/HP；血 Hb 90g/L，Scr 490μmol/L；B 超示双肾增大。最可能的临床诊断是

A. 急性肾盂肾炎

B. 慢性肾小球肾炎急性发作

C. 急性肾小球肾炎

D. 急性间质性肾炎

E. 急进性肾小球肾炎

（54～57 题共用题干）

男，40 岁。发现血尿、蛋白尿 5 年。查体：BP 150/90mmHg，双下肢轻度凹陷性水肿。实验室检查：尿蛋白 1.0～1.7g/d，尿红细胞 5～15 个/HP，Scr 100μmol/L。B 超示双肾大小正常。

54. 该患者首先考虑的临床诊断是

A. 无症状蛋白尿和/或血尿

B. 急性肾小球肾炎

C. 慢性肾小球肾炎

D. 肾病综合征

E. 高血压肾损害

55. 该患者应首选的进一步检查项目是

A. 肾活检病理检查

B. 尿找肿瘤细胞

C. 肾动脉造影

D. 24 小时尿钠测定

E. 双肾 CT 检查

56. 该患者应首选的降压药物是

A. 袢利尿剂

B. 血管紧张素转换酶抑制剂

C. 钙通道阻滞剂

D. β 受体拮抗剂

E. α 受体拮抗剂

57. 其治疗的最终目标是

A. 消除尿蛋白

B. 消除水肿

C. 延缓肾脏病进展

D. 控制血压

E. 消除血尿

58. 男，35 岁。镜下血尿伴蛋白尿 3 年。辅助检查：尿 RBC 20 ~ 25 个/HP，为异型红细胞；尿蛋白定量 1.5g/d，血肌酐 90μmol/L。B 超示双肾大小正常。为明确诊断需要进一步采取的检查是

A. 肾活检　　　　　B. 尿培养

C. 肾盂造影　　　　D. ANCA

E. 腹部 X 线平片

59. 引起急性肾小球肾炎最常见的病原体为

A. 结核分枝杆菌

B. 金黄色葡萄球菌

C. 寄生虫

D. 柯萨奇病毒

E. β 溶血性链球菌

60. 急性链球菌感染后肾小球肾炎电镜下的典型表现是

A. 电子致密物呈"驼峰"样在上皮下沉积

B. 毛细血管腔内中性粒细胞浸润

C. 广泛足突消失

D. 电子致密物在系膜区沉积

E. 电子致密物呈"飘带"样在肾小球基底膜沉积

61. 女，15 岁。双下肢水肿 1 个月。实验室检查：尿 RBC 25 ~ 30 个/HP，尿蛋白定量 3.9g/d，肾功能正常，血 Alb 29g/L，抗核抗体（-），HBsAg 阳性。肾脏病理提示膜性肾病。最可能的诊断是

A. 狼疮性肾炎

B. 乙肝病毒相关性肾炎

C. 原发性肾病综合征

D. 急性肾小球肾炎

E. 过敏性紫癜性肾炎

62. 男，24 岁。颜面部水肿，肉眼血尿伴咳嗽、痰中带血 1 周，少尿 3 天。BP 160/100mmHg，尿蛋白（++），RBC 20 ~ 30 个/HP，血 Cr 420μmol/L，血清抗肾小球基底膜抗体阳性。B 超示双肾增大。目前最关键的治疗是

A. 血浆置换

B. 血液透析

C. 泼尼松联合环磷酰胺

D. 丙种球蛋白

E. 泼尼松

63. 男，68 岁。间断发热 1 个月，咯血伴进行性少尿 10 天。查体：BP 165/100mmHg，双中下肺可闻及湿性啰音，双下肢水肿。尿常规：RBC 40 ~ 50 个/HP，蛋白（++）。血 Cr 455μmol/L，BUN 18.5mmol/L。B 超示双肾增大。ANA（-），抗中性粒细胞胞浆抗体阳性。最可能的诊断是

A. 急进性肾小球肾炎 II 型

B. 急进性肾小球肾炎 III 型

C. 急性肾小球肾炎

D. IgA 肾病

E. 急进性肾小球肾炎 I 型

(64 ~ 67 题共用题干)

男，25 岁。发现血尿、蛋白尿 2 年。查体：BP 150/90mmHg，双下肢无水肿。检查：尿蛋白定量 0.5 ~ 0.8g/d，尿 RBC 5 ~ 10 个/HP，血肌酐 125μmol/L，血胆固醇 6.0mmol/L，B 超示双肾大小正常。

64. 该患者最可能的临床诊断为

A. 高血压肾病

B. 肾病综合征

C. 急性肾小球肾炎

D. 慢性肾小球肾炎

E. 无症状性蛋白尿和血尿

65. 首选的进一步检查为

A. 肾动脉造影

B. 双肾 CT

C. 24 小时尿钠测定

D. 肾穿刺

E. 肾小管功能检查

66. 该患者最重要的治疗措施是

A. 控制血压

B. 控制血脂

C. 低蛋白饮食

D. 休息

E. 消除血尿

67. 该患者目前首选的治疗药物是

A. 阿司匹林

B. 糖皮质激素

C. 利尿剂

D. 血管紧张素转换酶抑制剂

E. 他汀类降脂药物

68. 女，20 岁。双下肢及颜面水肿，尿蛋白定量 4.2g/d，尿 RBC 0～2 个/HP，血白蛋白 28g/L，Scr 78μmol/L。肾活检病理诊断为微小病变肾病。该患者应用糖皮质激素治疗的最主要机制为

A. 抑制体液免疫

B. 抑制细胞免疫

C. 抑制巨噬细胞功能

D. 抑制补体活化

E. 抑制蛋白合成

(69～70 题共用题干)

男，35 岁。双下肢水肿 2 周。查体：BP 130/80mmHg，双下肢轻度凹陷性水肿。尿常规：蛋白（＋＋＋），红细胞（＋＋）；血浆白蛋白 28g/L，Scr 78μmol/L，尿蛋白定量 3.6g/d。肾活检示肾小球系膜轻度增生，系膜区可见免疫复合物沉积。

69. 最可能的病理诊断是

A. 局灶节段性肾小球硬化

B. 系膜毛细血管性肾小球肾炎

C. 微小病变性肾病

D. 膜性肾病

E. 系膜增生性肾小球肾炎

70. 首选的治疗药物为

A. 糖皮质激素

B. 环孢素 A

C. 霉酚酸酯

D. 血管紧张素转化酶抑制剂

E. 环磷酰胺

71. 急性肾小球肾炎水肿的主要机制为

A. 肾小球滤过率下降，水钠潴留

B. 低蛋白血症

C. 毛细血管通透性增加

D. 继发性醛固酮增多症

E. 抗利尿激素增加

(72～73 题共用题干)

男，15 岁。全身水肿 1 周。查体：BP 120/70mmHg，腹部移动性浊音阳性。尿蛋白定量 6.5g/d，沉渣 RBC 0～2 个/HP。血白蛋白 22g/L，胆固醇 8mmol/L，BUN 6.5mmol/L，Scr 98μmol/L，ASO 升高，血补体 C3 0.88g/L（正常值 0.8～1.5g/L）。

72. 最可能的临床诊断是

A. 原发性肾病综合征

B. 狼疮性肾炎

C. 急进性肾小球肾炎

D. 急性肾小球肾炎

E. 慢性肾小球肾炎

73. 最可能的肾脏病理类型是

A. 新月体型肾炎

B. 膜性肾病

C. 微小病变肾病

D. 重度系膜增生性肾炎

E. 系膜毛细血管性肾炎

(74～75 题共用题干)

男，40 岁。双下肢水肿 1 个月。查体：BP 150/100mmHg，尿红细胞 3～5 个/HP，尿蛋白 5g/d，血白蛋白 20g/L，血肌酐 70μmol/L。近 3 天腰痛，尿量减少。复查尿常规：尿红细胞 30～50 个/HP。B 超示右肾增大。

74. 血尿加重最可能的原因是

A. 急性过敏性间质肾炎

B. 肾静脉血栓形成

C. 合并泌尿系统肿瘤

D. 进展为新月体肾炎

E. 尿路感染

75. 为明确诊断，最重要的检查是

A. 肾血管彩超检查

B. 肾活检

C. 测尿钠排泄分数及尿渗透压

D. 尿培养

E. ANCA 及抗 GBM 抗体检查

第三章 肾功能不全

1. 常规血液透析的禁忌证是

A. 肺部感染

B. 新发脑出血

C. 急性左心衰竭

D. 糖尿病

E. 高血压

2. 女，56 岁。行盆腔手术后 12 天，尿少，尿量小于 10ml/h，肌酐 326μmol/L。尿量减少的原因是

A. 急进性肾小球肾炎

B. 肾前性肾损伤

C. 肾后性肾损伤

D. 肾间质性肾损伤

E. 急性肾小球肾炎

3. 充血性心力衰竭加重期出现少尿，血 BUN/CR > 20，尿比重 1.025，最可能的诊断是

A. 急进性肾小球肾炎

B. 急性间质性肾炎

C. 急性肾小管坏死

D. 肾前性氮质血症

E. 肾后性急性肾衰竭

4. 男，20 岁。血尿 1 周，蛋白（+），隐血（+++），肾活检免疫荧光复合物为 IgA 沉积。造成这种情况的免疫细胞是下列哪种

A. B 细胞

B. 嗜酸性粒细胞

C. 红细胞

D. 中性粒细胞

E. T 细胞

5. 男，50 岁。间断水肿 3 年，加重伴乏力 1 个月。3 年来反复出现眼睑及双下肢水肿，未予诊治。1 个月来水肿加重。查体：BP 170/85mmHg。双下肢中度水肿。尿常规：尿 RBC（-），蛋白（++）；血 Hb 70g/L；Scr 865μmol/L，K⁺ 6.5mmol/L，Ca²⁺ 1.79mmol/L，全程甲状旁腺激素（PTH）710pg/ml。需要紧急处理的临床情况是

A. 血 K⁺ 6.5mmol/L

B. 血 Ca²⁺ 1.79mmol/L

C. 血 Hb 70g/L

D. 血 Scr 865μmol/L

E. 血 iPTH 710pg/ml

（6~7 题共用备选答案）

A. 急性间质性肾炎

B. 急性肾小管坏死

C. 肾后性急性肾衰竭

D. 急进性肾小球肾炎

E. 肾前性氮质血症

6. 男，32 岁。误服生鱼胆后恶心、呕吐、腹痛、腹泻伴少尿，尿比重 1.009，尿钠 45mmol/L，Scr 225μmol/L，BUN 8.97mmol/L。少尿最主要的原因是

7. 男，59 岁。慢性充血性心力衰竭者，上呼吸道感染后喘憋加重，尿量减少，尿比重 1.020，尿钠 18.6mmol/L，Scr 256μmol/L。少尿最主要的原因是

8. 男，18 岁。因终末肾脏病行肾脏移植手术，其母亲为供肾者。该移植类型是

A. 同基因移植

B. 同种异体移植

C. 异种移植

D. 同系移植

E. 自体移植

9. 慢性肾衰竭患者常出现的电解质紊乱是

A. 高磷血症，低钙血症

B. 低镁血症，低钙血症

C. 低磷血症，高钙血症

D. 低磷血症，高钾血症

E. 低钾血症，高钙血症

（10~11 题共用题干）

女，63 岁。夜尿增多伴血压升高 2 年，乏力、纳差 1 个月。既往间断服用"龙胆泻肝丸"多年。查体：BP 150/95mmHg，双下肢无水肿。实验室检查：Hb 82g/L，Scr 238μmol/L，Glu 5.4mmol/L；尿常规：RBC（-），蛋白（+），糖（+）。放射性核素肾动态显像示左肾 GFR 10.2ml/（min·1.73m²），右肾 GFR 11.5ml/（min·1.73m²）。

10. 该患者的肾功能分期为

A. 慢性肾脏病 3 期

B. 慢性肾脏病 4 期

C. 慢性肾脏病 1 期

D. 慢性肾脏病 2 期

E. 慢性肾脏病 5 期

11. 患者肾功能减退最可能的病因是

A. 糖尿病肾病

B. 高血压性良性小动脉性肾硬化

C. 慢性肾小球肾炎

D. 慢性间质性肾炎

E. 慢性肾盂肾炎

12. 血肌酐超过 265μmol/L，慎用的降压药是

A. 美托洛尔　　　　B. 氨氯地平

C. 硝苯地平　　　　D. 阿替洛尔

E. 依那普利

13. 慢性肾衰竭患者出现下列检查结果，需要紧急透析治疗的是

A. 血肌酐 700μmol/L

B. 血钾 6.8mmol/L

C. 血红蛋白 72g/L

D. 血钠 130mmol/L

E. 血钙 1.9mmol/L

14. 急性肾衰竭（损伤）高钾血症选择血液透析，血钾浓度的下限是
    A. 6.0mmol/L　　　　B. 7.5mmol/L
    C. 5.5mmol/L　　　　D. 6.5mmol/L
    E. 7.0mmol/L

15. 在我国，目前慢性肾衰竭最常见的病因是
    A. 高血压肾病
    B. 糖尿病肾病
    C. 遗传性肾炎
    D. 原发性肾小球肾炎
    E. 慢性肾盂肾炎

16. 慢性肾脏病（CKD）4 期是指
    A. GFR 50～59ml/（min·1.73m^2）
    B. GFR <10ml/（min·1.73m^2）
    C. GFR≥60ml/（min·1.73m^2）
    D. GFR <15ml/（min·1.73m^2）
    E. GFR 15～29ml/（min·1.73m^2）

17. 男，45 岁。慢性肾小球肾炎、高血压病史 3 年，规律服用血管紧张素转换酶抑制剂和螺内酯治疗。1 周前"上呼吸道感染"后出现尿量减少，近 2 天尿量约 100ml/d。该患者最可能出现的电解质紊乱是
    A. 血钾升高　　　　B. 血钾降低
    C. 血钙升高　　　　D. 血钠升高
    E. 血镁降低

18. 慢性肾小球肾炎，GFR 65ml/min，最主要的治疗是
    A. 应用 β－受体阻滞剂
    B. 应用 α－酮酸
    C. 低蛋白饮食
    D. 应用包醛氧化淀粉
    E. 应用 ACEI

19. 男，45 岁。进行性少尿 4 天。既往体健。查体：BP 160/90mmHg，心率 120 次/分，双下肢水肿。血 BUN 18.9mmol/L，Scr 655.6μmol/L；动脉血气分析：pH 7.31，PaO$_2$ 65mmHg，PaCO$_2$ 33mmHg，BE－8.5mmol/L。急需采取的最主要治疗措施是
    A. 透析治疗
    B. 利尿治疗
    C. 降压治疗
    D. 口服泼尼松
    E. 纠正酸中毒

20. 女，25 岁。乏力 3 个月。查体：BP 170/105mmHg。化验检查：Hb 84g/L；尿常规：蛋白（＋＋），颗粒管型 2～3 个/低倍视野；血 BUN 12.3mmol/L，Scr 276.8μmol/L。对该患者不应该采取的措施是
    A. 低磷饮食
    B. 控制血压
    C. 根据尿量适当限水
    D. 高蛋白饮食
    E. 低钠饮食

第四章　男性生殖系统感染及尿路感染

1. 男，30 岁。近半年出现尿频、尿不净及肛周隐痛不适，多次检查尿常规 WBC 1～3/HP，前列腺液常规示 WBC >10 个/HP，卵磷脂小体（＋＋＋）/HP，前列腺液培养阴性，血常规无异常。该患者的诊断应为
    A. 慢性膀胱炎
    B. 泌尿系结核
    C. 非淋菌性尿道炎
    D. 慢性前列腺炎
    E. 膀胱结石

2. 尿路感染中通过血行感染的病菌是
    A. 变形杆菌
    B. 铜绿假单胞菌
    C. 金黄色葡萄球菌
    D. 大肠埃希菌

    E. 链球菌

（3～4 题共用备选答案）
    A. 肾静脉血栓
    B. 心力衰竭
    C. 肾周脓肿
    D. 肾性贫血
    E. 高血压脑病

3. 肾病综合征易出现的并发症

4. 急性肾盂肾炎可出现的并发症

5. 女，30 岁。1 周来发热、尿频、尿急、尿痛伴腰痛，既往无类似病史，检查：T 38.3℃，心肺（－），腹软，肝脾肋下未触及，双侧肾区叩击痛阳性。尿蛋白（＋），白细胞 30～50 个/HP，可见白细胞管型。此病人最可能是
    A. 急性膀胱炎

B. 尿路结石

C. 急性肾盂肾炎

D. 急性肾小球肾炎

E. 尿路综合征

6. 男，70岁。劳累后突发畏寒，高热伴右侧腰痛1天。无尿频、尿急、尿痛。查体：右肾区叩击痛（+）。尿沉渣镜检WBC 30~40/HP，RBC 5~8/HP。为明确诊断，下列应首选的检查是

A. 血培养

B. 静脉肾盂造影

C. 尿找肿瘤细胞

D. 清洁中段尿培养+药敏

E. 肾脏B超

7. 女，65岁。发热2个月，诊断为亚急性感染性心内膜炎，给予大剂量抗生素治疗，因为未能控制，突发腰痛5小时，可见肉眼血尿。腹部X线平片和泌尿系统B超未见异常。该患者突发腰痛最可能的原因是

A. 肾梗死

B. 并发泌尿道感染

C. 局灶性肾炎

D. 抗生素过敏

E. 合并急性肾炎

8. 女，30岁。尿频、尿急、尿痛3天，无发热。查体：肾区无叩击痛，血WBC 56×10^9/L，N 0.66，尿沉渣镜检：RBC 25~30/HP。下一步应采取的最佳措施是

A. 多饮水，不用抗生素

B. 抗生素治疗2天

C. 抗生素治疗3天

D. 抗生素治疗4周

E. 大剂量维生素治疗

（9~10题共用题干）

男，40岁。出现排尿后尿道灼痛并溢出白色黏液6个月。会阴部及腰背部酸痛，性欲减退，乏力。前列腺按摩液检查：卵磷脂小体少量，白细胞20~30/HP。

9. 首先考虑的疾病是

A. 膀胱炎

B. 尿道炎

C. 尿路结石

D. 慢性前列腺炎

E. 肾结核

10. 不应采用的治疗方法是

A. 应用活血化瘀、清热解毒的中成药

B. 热水坐浴及理疗

C. 抗菌药物治疗

D. 定期前列腺按摩

E. 抗结核治疗

11. 尿路感染的易感因素不包括

A. 膀胱输尿管反流

B. 留置导尿管

C. 神经源性膀胱

D. 糖尿病

E. 青年男性

12. 女性尿路感染最常见的感染途径是

A. 淋巴道感染

B. 血行感染

C. 医源性感染

D. 上行感染

E. 直接感染

13. 女，62岁。尿频、尿急、尿痛1天。尿中可见血栓，伴排尿时下腹痛，无发热。不宜采用的检查方法是

A. 尿菌落计数

B. 尿细菌培养+药物敏感试验

C. 静脉尿路造影

D. 膀胱镜检查

E. 尿常规检查

14. 金黄色葡萄球菌所致尿路感染的主要感染途径是

A. 上行感染

B. 淋巴道感染

C. 性接触感染

D. 血行感染

E. 直接感染

15. 女，63岁。发热伴腰痛3天。既往糖尿病病史8年。查体：T 38.5℃，右肾区叩击痛（+）。血常规：WBC 11.3×10^9/L，N 0.88；尿常规：蛋白（+），糖（++），沉渣镜检见RBC 8~10个/HP，WBC 25~30个/HP。对明确诊断最有意义的检查是

A. 肾穿刺活检

B. 尿找病理细胞

C. 清洁中段尿培养+药敏

D. 泌尿系统B超

E. 尿相差显微镜检查

16. 男，42岁。寒战、高热、尿频、尿急、尿痛、排尿困难、会阴部胀痛1天。查体：尿道口无分泌物和红肿。首先考虑的疾病是

A. 膀胱结石

B. 急性前列腺炎

C. 急性尿道炎

D. 急性膀胱炎

E. 急性附睾炎

17. 女，45岁。尿频、尿急、尿痛2天，伴高热、寒战、腰痛半天。查体：T 39℃，BP 110/70mmHg。左肾区有叩击痛。尿常规：蛋白（+），RBC 2~5个/HP，WBC 40~50个/HP。最可能的诊断是
    A. 急性膀胱炎
    B. 肾肿瘤
    C. 肾结核
    D. 急性肾盂肾炎
    E. 慢性肾盂肾炎

18. 女，42岁。间断发热、腰痛伴尿频2年，每次发作应用抗生素治疗可好转，近半年来夜尿增多。尿常规：尿比重1.015，RBC 0~2个/HP，WBC 3~5个/HP；静脉肾盂造影见肾盂肾盏狭窄变形，肾小盏扩张。首先考虑的诊断是
    A. 慢性肾炎

    B. 肾积水
    C. 肾囊肿合并感染
    D. 慢性肾盂肾炎
    E. 肾结核

19. 女，25岁。妊娠7个月，发热、腰痛，伴恶心、呕吐、尿频、尿急、尿痛1天。查体：T 38.5℃，左肾区叩击痛。血常规：WBC 11.9×10^9/L，N 0.82；尿常规：RBC 5~8个/HP，WBC 30~35个/HP，尿蛋白（±）。最可能的诊断是
    A. 急性胰腺炎
    B. 急性肾小球肾炎
    C. 急性膀胱炎
    D. 急性肾盂肾炎
    E. 急性胃肠炎

第五章　泌尿、男性生殖系统结核

1. 决定肾结核的治疗方法中，除全身情况外主要依据
    A. 膀胱刺激症状
    B. 血尿程度
    C. 尿培养出结核杆菌
    D. 膀胱镜检查所见
    E. 静脉尿路造影或逆行肾盂造影

2. 肾结核的典型症状是
    A. 血尿
    B. 脓尿
    C. 肿块
    D. 腰痛
    E. 膀胱刺激征

3. 男，28岁。右侧肾结核无功能伴左肾严重积水，膀胱挛缩。实验室检查：血肌酐768μmol/L，血红蛋白82g/L。最好的处理是
    A. 肠道扩大膀胱术
    B. 左肾造瘘术
    C. 右肾切除术
    D. 右肾切除+左肾造瘘术
    E. 抗结核治疗同时行左肾造瘘术

4. 男，30岁。发现右肾积水1个月。既往有肺结核史，已治愈。查体：消瘦体型。尿液结核菌涂片：抗酸杆菌（+）。该疾病最常见的临床症状为
    A. 腰痛
    B. 发热
    C. 贫血
    D. 尿频、尿急、尿痛

    E. 盗汗

5. 肾结核多起源于
    A. 骨结核
    B. 肠结核
    C. 肺结核
    D. 膀胱结核
    E. 生殖系结核

6. 诊断肾结核，最可靠的依据是
    A. IVU见肾盏有破坏性改变
    B. 尿结核杆菌培养阳性
    C. 尿中找到抗酸杆菌
    D. 尿常规检查呈酸性脓尿
    E. 尿频、尿急、尿痛

（7~8题共用题干）
    女，32岁。慢性膀胱刺激症状逐渐加重3个月。KUB+IVU见右肾有钙化影，肾影增大，无功能。

7. 应考虑的疾病是
    A. 右肾结核
    B. 右肾肿瘤
    C. 右肾结石
    D. 肾盂肾炎
    E. 右肾积水

8. 对确诊最有价值的尿液检查是
    A. 尿三杯试验
    B. 尿蛋白测定
    C. 尿结核分枝杆菌培养
    D. 尿常规
    E. 尿普通细菌培养

（9~10题共用题干）

男，38岁。会阴部不适，双侧睾丸疼痛1年。社区医院按"前列腺炎"治疗效果不明显，近期症状加重，出现血精。查体：睾丸正常，左侧附睾尾部肿大，质地偏硬，左输精管增粗，呈"串珠状"改变。直肠指检：前列腺略大，有大小不等的结节，无压痛。

9. 最可能的诊断是

A. 前列腺癌

B. 附睾、输精管炎

C. 精囊炎

D. 慢性前列腺炎

E. 生殖系结核

10. 为协助诊断，需补充的最重要的病史是

A. 不洁性生活史

B. 泌尿系感染史

C. 附睾炎病史

D. 睾丸炎病史

E. 结核病史

第六章　尿路结石与泌尿系统梗阻

1. 男，4岁。膀胱结石直径1cm，尿检白细胞（＋＋＋＋）。最佳治疗方法是

A. 体外冲击波碎石

B. 耻骨上膀胱切开取石

C. 留置导尿消炎后，膀胱切开取石

D. 膀胱镜碎石

E. 药物排石

2. 男，38岁。反复肾绞痛3年，经常排出小结石，呈黄色，尿路X线平片检查未见显影。结石的性质最可能是

A. 磷酸钙结石

B. 草酸钙结石

C. 尿酸结石

D. 磷酸镁铵结石

E. 混合结石

3. 男性，73岁。尿频、尿不尽及进行性排尿困难2年，夜尿4~5次。直肠指诊前列腺增大，中间沟消失，质地韧、光滑。PSA 1.87ng/ml。彩超示双肾无积水，输尿管无扩张，膀胱壁粗糙，前列腺5.2cm×4.5cm×4.6cm，残余尿40ml，尿流率9ml/s。该患者最适宜的治疗为

A. 根治性前列腺切除术

B. 膀胱造瘘

C. 经尿道前列腺切除术

D. 口服5α还原酶抑制剂

E. 观察

（4~5题共用题干）

女，46岁。间断左腰痛，镜下血尿5个月。尿沉渣：RBC 20~30/HP，WBC 5~10/HP，B超：右肾结石1.8cm×0.8cm，左输尿管上段结石0.8cm×0.6cm，左肾盂分离1.4cm。

4. 明确结石对肾功能影响首选

A. 静脉尿路造影

B. 检测血尿素氮、血肌酐

C. 核素肾显像

D. 双肾CT

E. 双肾B超

5. 其治疗方案为

A. 左输尿管切开取石

B. 右肾结石体外冲击波碎石

C. 药物排石

D. 左输尿管镜取石

E. 左输尿管结石体外冲击波碎石

6. 男，30岁。右侧腰腹部阵发性疼痛伴恶心、呕吐1天。尿常规：RBC 20~30/HP。腹部卧位X线平片未见异常。超声示右肾积水，右输尿管上段扩张，下段因肠道气体干扰无法显示。为明确诊断，应首选的检查是

A. 核素肾显像

B. MRU

C. 泌尿系CT平扫

D. 尿培养

E. 逆行肾盂造影

7. 女，30岁。因反复肾绞痛住院。查体：双肾区叩痛明显。实验室检查：尿红细胞（＋＋），血尿酸及尿尿酸增高。B超示双肾多发结石，双肾轻度积水，KUB（－）。该病最常见的病因是

A. 动物蛋白摄入过多

B. 饮酒过量

C. 原发性尿酸代谢障碍

D. 肿瘤溶解综合征

E. 药物抑制尿酸排泄

8. 老年男性发生尿潴留，首先考虑的疾病是
   A. 良性前列腺增生
   B. 膀胱颈挛缩
   C. 糖尿病
   D. 前列腺癌
   E. 膀胱肿瘤

9. 男，65 岁。进行性排尿困难 2 年，不能自行排尿 2 小时，膀胱膨隆，轻压痛。首选的治疗方法应是
   A. 导尿并保留导尿管
   B. 药物治疗
   C. 耻骨上膀胱穿刺
   D. 耻骨上膀胱造瘘
   E. 针灸

10. 男，35 岁。B 超发现右输尿管上段结石，大小 $1.2cm \times 0.8cm$，合并轻度右肾积水。无发热，静脉尿路造影（IVU）显示右输尿管上段结石，右肾轻度积水，输尿管显影。首选的治疗方法是
    A. 体外冲击波碎石
    B. 输尿管镜碎石取石
    C. 经皮肾镜碎石取石
    D. 开放输尿管切开取石
    E. 腹腔镜输尿管切开取石

11. 肾盂结石 2.8cm，肾功能正常，中度积水，首选的治疗方法是
    A. 肾盂切开取石
    B. 药物排石
    C. 体外冲击波碎石
    D. 多饮水，密切随访
    E. 经皮肾镜碎石取石

12. 男，59 岁。排尿困难 2 年。2 年来排尿困难逐渐加重，表现为尿线变细，尿滴沥，夜尿 3～4 次。无尿痛及肉眼血尿。直肠指检及 B 超诊断为前列腺增生。确定排尿梗阻程度的有效检查方法是
    A. 尿流率检查
    B. 膀胱镜
    C. 残余尿测定
    D. CT
    E. MRI

（13～14 题共用备选答案）
    A. 膀胱结石
    B. 急性膀胱炎
    C. 膀胱肿瘤
    D. 急性肾盂肾炎
    E. 泌尿系结核

13. 男，32 岁。慢性膀胱刺激症状伴终末血尿，应首先考虑

14. 男，40 岁。慢性膀胱刺激症状，伴排尿困难及尿流中断，改变体位后可继续排尿，应首先考虑

15. 前列腺增生患者最早出现的症状是
    A. 肉眼血尿
    B. 尿频
    C. 尿潴留
    D. 进行性排尿困难
    E. 尿急

16. 膀胱结石患者典型的排尿症状是
    A. 排尿疼痛
    B. 尿频、尿急、尿痛
    C. 血尿
    D. 排尿时突然中断
    E. 排尿困难

17. 男，35 岁。反复腰部绞痛伴血尿，KUB 见右肾结石，长径：1.8cm；IVU 见右肾轻度积水，输尿管显影正常。首选的治疗方法是
    A. 经皮肾镜碎石取石
    B. 输尿管镜碎石取石
    C. 体外冲击波碎石
    D. 药物排石
    E. 抗炎治疗

18. 男，12 岁。反复左腰部胀痛 2 年。查体：左腰部包块，质软，呈囊性感。B 超提示左肾积水，肾皮质变薄。为了解左肾实质损害程度及分侧肾功能，首选的检查是
    A. KUB
    B. 血 BUN、Cr
    C. CT 平扫
    D. 放射性核素肾显像
    E. 逆行尿路造影

19. 肾绞痛发作时，首选治疗方法是
    A. 抗感染治疗
    B. 解痉止痛
    C. 局部热敷
    D. 口服中药
    E. 针灸

20. 男孩，5 岁。排尿困难，尿流中断，跑动或改变体位姿势后又可排尿。最可能的疾病是
    A. 尿道狭窄
    B. 神经源性膀胱
    C. 前尿道结石
    D. 尿道瓣膜
    E. 膀胱结石

21. 男，38 岁。间断活动后尿色加深 1 周。既往反复痛风发作 2 年。查体：BP 120/80mmHg。尿常规：RBC 40 ~ 50 个/HP，WBC 3 ~ 5 个/HP，尿蛋白（－）。首选的进一步检查是
    A. 尿脱落细胞检查
    B. 肾脏增强 CT
    C. 尿红细胞形态
    D. 清洁中段尿培养
    E. 肾穿刺活检

22. 老年性膀胱结石最常见的诱因是
    A. 前列腺肥大
    B. 前列腺增生
    C. 前列腺息肉
    D. 前列腺炎
    E. 前列腺癌

23. 直径 2.8cm 的肾盂单发结石，首选的治疗方法是
    A. 肾盂切开取石
    B. 体外冲击波碎石
    C. 抗感染治疗
    D. 经皮肾镜碎石
    E. 药物排石

24. 男，70 岁。进行性排尿困难 7 年。夜尿 3 ~ 4 次，尿流变细、费力。经非那雄胺治疗症状改善不明显。B 超检查示前列腺 54mm × 45mm × 38mm，残余尿 100ml，双肾无积水。最大尿流率 8ml/s。心、肺、肝、肾功能正常。下一步首选的治疗方案是
    A. 经尿道前列腺切除术
    B. 膀胱穿刺造瘘
    C. 耻骨上经膀胱前列腺切除术
    D. 加用 α 受体阻滞剂
    E. 改用口服雌激素

（25 ~ 26 题共用备选答案）
    A. 经皮肾镜碎石
    B. 体外冲击波碎石
    C. 输尿管软镜激光碎石
    D. 药物排石
    E. 经输尿管碎石

25. 右肾结石直径 3.5cm，B 超检查肾盂分离 3cm，应选择的治疗方法是

26. 右输尿管上段结石 0.4cm × 0.3cm，应选择的治疗方法是

（27 ~ 28 题共用备选答案）
    A. 肾小球肾炎
    B. 左肾静脉受压
    C. 泌尿系肿瘤
    D. 尿路结石
    E. 尿路感染

27. 男，35 岁。突发右侧腰部剧痛半天，尿常规红细胞满视野，相差显微镜红细胞为正常形态。最可能的原因为

28. 男，15 岁。"上呼吸道感染"后 2 周出现肉眼血尿伴水肿、血压升高。最可能的原因为

29. 鹿角形结石引起泌尿道的病理生理改变，最严重的后果是
    A. 尿路梗阻
    B. 尿路感染
    C. 尿路上皮恶变
    D. 肾积水
    E. 尿毒症

30. 前列腺增生患者最重要的症状是
    A. 尿潴留
    B. 排尿困难
    C. 尿失禁
    D. 无痛性肉眼血尿
    E. 尿频、尿急、尿痛

31. 小儿肾积水患者常见的梗阻部位是
    A. 肾盂
    B. 肾盂输尿管连接处
    C. 输尿管膀胱连接处
    D. 输尿管
    E. 尿道

32. 男，30 岁。B 超发现右肾盂结石，大小 2cm × 1.5cm，合并轻度肾积水。首选的治疗方案是
    A. 体外冲击波碎石术
    B. 经皮肾镜碎石
    C. 多饮水 + 药物治疗
    D. 肾盂切开取石
    E. 服用中药排石

（33 ~ 34 题共用题干）
    男，70 岁。进行性排尿困难 10 年，夜尿 3 ~ 4 次，从未药物治疗。直肠指检：前列腺体积增大，中央沟消失，表面尚光滑，质地中等。B 超：双肾无积水，输尿管未见扩张。最大尿流率 10ml/s。

33. 首先考虑的疾病是
    A. 膀胱结石
    B. 膀胱颈部挛缩
    C. 前列腺癌
    D. 前列腺增生
    E. 神经源性膀胱

34. 首选的治疗方法是

A. 膀胱造瘘

B. 根治性前列腺切除术

C. 口服多沙唑嗪 + 非那雄胺

D. 经尿道前列腺切除术（TURP）

E. 膀胱切开取石

（35 ~ 36 题共用备选答案）

   A. 草酸盐结石

B. 尿酸结石

C. 混合型结石

D. 碳酸盐结石

E. 磷酸盐结石

35. 腹部平片不显影的结石是

36. 感染性结石的性质是

第七章　泌尿、男性生殖系统肿瘤

1. 如果需要排除前列腺癌，最准确的检查是

A. 前列腺特异性抗原（PSA）

B. 前列腺直肠指诊

C. 前列腺 MRI

D. 前列腺穿刺活检

E. 泌尿系彩超

2. 男，57 岁。发现包皮湿疹 1 年余，经久不愈。查体：包皮米粒样肿块，有恶臭分泌物。初步诊断为阴茎癌，最佳处理为

A. 控烟

B. 行包皮环切术

C. 注意卫生

D. 阴茎部分切除

E. 阴茎全切除

3. 降低阴茎癌最好的预防措施

A. 控制吸烟

B. 卫生习惯

C. 早期行包皮环切术

D. 杜绝 HPV 感染

E. 晚婚晚育

4. 膀胱原位癌的浸润深度为

A. 侵犯膀胱壁外层

B. 侵犯深肌层

C. 限于黏膜固有层

D. 浸润前浅肌层

E. 限于黏膜层

5. 男孩，3 岁，发现右上腹部包块 2 周。无腹痛、腹胀，大便正常，无肉眼血尿。查体：右上腹部可触及直径约 8cm 包块，表面光滑，质地较硬，无压痛，可活动。首先考虑的疾病是

A. 肾结核

B. 神经母细胞瘤

C. 多囊肾

D. 肾积水

E. 肾母细胞瘤

6. 男，60 岁。左侧腰部胀痛伴间歇性无痛性肉眼血尿 3 月余。IVU 可见左肾中盏充盈不全。首先考虑的疾病是

A. 肾盂癌

B. 肾盂肾炎

C. 肾黄色肉芽肿

D. 肾盏结石

E. 肾结核

7. 女，65 岁。间歇全程肉眼血尿 2 个月，尿呈洗肉水样。无尿频、尿急、尿痛。间断出现，近日血尿加重。配偶吸烟。最可能的疾病是

A. 膀胱癌　　　　　　B. 膀胱炎

C. 肾盂肾炎　　　　　D. 尿路结石

E. 肾癌

（8 ~ 9 题共用备选答案）

A. 膀胱根治切除术

B. 姑息性放疗

C. 经尿道膀胱肿瘤电切术

D. 膀胱部分切除术

E. 经尿道膀胱肿瘤电切 + 膀胱灌注化疗

8. 单发 T_a 期膀胱尿路上皮癌，首选的治疗方法是

9. T_3 期膀胱尿路上皮癌，首选的治疗方法是

10. 肾细胞癌最常见的组织病理类型是

A. 乳头状肾细胞癌

B. 未分类肾细胞癌

C. 嫌色细胞癌

D. 集合管癌

E. 透明细胞癌

11. 女，62 岁。膀胱炎病史多年，近期反复出现肉眼血尿。膀胱镜检查可见膀胱左侧壁乳头状肿瘤，大小 1.5cm×1cm，有蒂，活组织病理检查为尿路上皮癌

I 级。最适宜的治疗措施是

A. 放疗

B. 膀胱全切除术

C. 经尿道膀胱肿瘤电切术

D. 开放保留膀胱手术

E. 膀胱内药物灌注治疗

（12~13 题共用题干）

男，75 岁。排尿困难 3 年，加重 2 周。直肠指检发现前列腺结节，质地硬。血清 PSA 30ng/ml。

12. 为明确诊断，最重要的检查是

A. 前列腺穿刺活检

B. 前列腺 MRI

C. 膀胱尿道镜检查

D. 前列腺增强 CT

E. 经直肠前列腺超声

13. 下列检查对患者病情评价意义不大的是

A. 前列腺 MRI

B. 泌尿系 B 超

C. 放射性核素骨扫描

D. X 线胸片

E. 膀胱尿道造影

14. 诊断肾癌最常见的检查方法是

A. 肾穿刺活检

B. IVU

C. KUB

D. CT（平扫 + 增强）

E. 逆行肾盂造影

15. 男，62 岁。反复无痛肉眼血尿 3 个月，偶伴尿频、尿急。查体：一般状态好，轻度贫血貌，双肾未触及。首先应考虑的疾病是

A. 泌尿系感染

B. 前列腺增生

C. 膀胱肿瘤

D. 膀胱结石

E. 慢性前列腺炎

16. 男，62 岁。进行性排尿困难 1 年。直肠指检前列腺稍增大，左侧叶一枚黄豆大小硬结。PSA 15ng/ml。MRI 见前列腺增大，边界清，左侧外周带有低信号病灶，精囊形态正常。前列腺穿刺诊断为前列腺癌，Gleason 分级评分 3 + 4 = 7。其余检查未见异常。首选的治疗方法是

A. 根治性前列腺切除术

B. 全身化疗

C. 前列腺冷冻治疗

D. 内分泌治疗

E. 严密观察，随诊

17. 采用 TNM 分期标准，膀胱肿瘤浸润浅肌层的分期是

A. T_1 期　　　　　　　B. T_{2b} 期

C. T_{3a} 期　　　　　　D. T_a 期

E. T_{2a} 期

18. 膀胱 T_a 期乳头状癌的治疗方法首选

A. 膀胱全切除术

B. 膀胱部分切除术

C. 局部放疗

D. 膀胱灌注化疗

E. 经尿道膀胱肿瘤切除术

19. 男，68 岁。进行性排尿困难 5 年，夜尿 4~5 次。近期曾发生急性尿潴留 2 次。既往体健，心肺功能正常。前列腺 II 度肿大，血清 PSA 3.1ng/ml，膀胱残余尿 80ml。首选的手术方法是

A. 双侧睾丸切除

B. 经会阴前列腺切除

C. 经尿道前列腺切除

D. 耻骨上前列腺切除

E. 耻骨后前列腺切除

20. 男，55 岁。间歇性全程无痛肉眼血尿 2 个月。静脉尿路造影可见右肾盂充盈缺损。首先考虑的疾病是

A. 肾盂肾炎　　　　　　B. 肾结石

C. 肾结核　　　　　　　D. 肾癌

E. 肾盂癌

（21~22 题共用题干）

女，45 岁。无痛性肉眼血尿 1 个月，尿中偶有血块，伴膀胱刺激症状。B 超见膀胱右侧壁有一 1cm × 2cm 软组织影，有蒂。

21. 应考虑的诊断是

A. 膀胱结石

B. 腺性膀胱炎

C. 膀胱异物

D. 膀胱憩室

E. 膀胱肿瘤

22. 为明确诊断，最有价值的检查方法是

A. 尿细胞学检查

B. 盆腔 MRI

C. 盆腔 CT

D. 膀胱造影

E. 膀胱镜检查 + 活检

（23~24 题共用备选答案）

A. 前列腺穿刺活检

B. 直肠指检

C. 前列腺 MRI

D. 前列腺 B 超

E. 血清 PSA 检查

23. 确诊前列腺癌的检查是

24. 前列腺癌临床分期常用的检查是

25. 诊断肾细胞癌最可靠的影像学方法是

  A. 尿路平片 + 静脉尿路造影

  B. CT 平扫

  C. 肾动脉造影

  D. CT 增强扫描

  E. B 超

26. 老年人无痛性肉眼血尿，首先应考虑

  A. 泌尿系肿瘤

  B. 泌尿系畸形

  C. 泌尿系感染

  D. 泌尿系结石

  E. 泌尿系结核

27. 前列腺癌筛查最常用的方法是

  A. 盆腔 CT

B. 盆腔 MRI

C. 前列腺特异性抗原检测

D. 前列腺穿刺

E. 直肠指检

28. 前列腺癌（T_{1b}、T_2期）的最佳治疗方法是

  A. 应用促黄体释放激素类似物（LHRH - A）

  B. 睾丸切除

  C. 根治性前列腺切除

  D. 抗雄激素治疗

  E. 化疗

29. 男，60 岁。发现全程肉眼血尿伴条状血凝块 1 周，无尿频、尿急、尿痛。B 超检查显示左肾实质占位，肿块直径 55mm。为明确肿块性质，进一步检查首选

  A. 尿细胞学检查

  B. 肾动脉造影

  C. 静脉尿路造影

  D. 腹部 CT 平扫 + 增强

  E. 尿路平片

第八章　泌尿系统损伤

（1~2 题共用备选答案）

  A. 肾动脉栓塞术

  B. 肾切除术

  C. 肾部分切除术

  D. 肾修补术

  E. 卧床，严密观察、避免活动

1. 疑为肾挫伤应采取的主要处理措施是

2. 如肾损伤患者就诊时血压不稳定，CT 示肾实质多处全层裂伤，应首先采取的措施是

3. 骑跨伤导致尿道损伤的部位是

  A. 前列腺部　　　B. 膜部

  C. 球部　　　　　D. 阴茎部

  E. 尿道全部

4. 可以导致肾前性急性肾损伤的因素为

  A. 前列腺增生

  B. 应用庆大霉素

  C. 输尿管结石

  D. 大量丢失液体

  E. 应用马兜铃酸类中药

（5~6 题共用题干）

男，35 岁。车祸 1 小时急诊入院，经抢救后生命体征平稳，神志清醒。而后出现下腹部疼痛，不能排尿。查体：下腹部叩诊呈浊音，直肠指检可触及直肠前方饱满，前列腺尖端浮动感。X 线摄片显示骨盆骨折。

5. 最可能的诊断是

  A. 肾损伤

  B. 前尿道损伤

  C. 后尿道损伤

  D. 输尿道损伤

  E. 膀胱破裂

6. 以下哪项检查最为重要

  A. 尿常规

  B. B 超

  C. 逆行尿道造影

  D. 膀胱造影

  E. 静脉尿路造影

7. 男性外伤所致骨盆骨折易发生

  A. 精囊损伤

  B. 膀胱损伤

  C. 尿道球部损伤

  D. 输尿管损伤

  E. 后尿道损伤

8. 肾挫伤的急诊处理是

   A. 肾修补   B. 留置导尿

   C. 手术探查   D. 肾穿刺引流

   E. 严密观察，暂保守治疗

(9~10题共用题干)

   男，20岁。左腰部被刺后伤口持续溢出淡红色液体2小时。查体：P 110次/分，BP 95/70mmHg。左上腹有压痛，无肌紧张及反跳痛。

9. 诊断首先应考虑

   A. 肝破裂   B. 胃穿孔

   C. 胰腺损伤   D. 脾破裂

   E. 肾损伤

10. 最重要的治疗措施为

   A. 持续导尿，观察尿量颜色变化

   B. 静脉应用抗生素，观察

   C. 立即手术探查

   D. 绝对卧床2周以上

   E. 补液抗休克治疗

11. 骑跨伤导致尿道断裂时，最有效的治疗方法是

   A. 导尿

   B. 耻骨上膀胱造瘘

   C. 清除会阴部血块

   D. 经会阴尿道修补

   E. 保守观察、抗炎治疗

12. 以下关于尿道损伤的叙述，**不正确**的是

   A. 阴茎部尿道损伤多见

   B. 球部损伤多见于骑跨性损伤

   C. 前尿道损伤多发生于球部

   D. 后尿道损伤多发生于骨盆骨折

   E. 医源性尿道狭窄有增多趋势

13. 男，50岁。车祸致下腹部受伤2小时。查体：T 36.8℃，P 90次/分，R 20次/分，BP 140/70mmHg，双肺呼吸音清，未闻及干湿性啰音，心律齐，未闻及杂音。下腹部膨隆，有压痛，无肌紧张，移动性浊音阴性，耻骨联合处压痛，骨盆分离挤压试验阳性。予导尿，导尿管插入后仍未引出尿液，导尿管尖端见血迹。最可能的原因是

   A. 导尿管阻塞

   B. 导尿管插入方法不对

   C. 骨盆骨折合并膀胱损伤

   D. 导尿管插入深度不足

   E. 骨盆骨折合并尿道断裂

(14~15题共用题干)

   男，50岁。车祸2小时急诊入院，经抢救后生命体征平稳，神志清醒，现出现下腹部疼痛，不能排尿4小时。查体：下腹部叩诊呈浊音，直肠指检可触及直肠前方饱满，前列腺尖端浮动感。X线摄片显示骨盆骨折（耻骨下支断裂）。

14. 最可能的诊断是

   A. 肾损伤

   B. 前尿道损伤

   C. 输尿管损伤

   D. 后尿道损伤

   E. 膀胱破裂

15. 后期需要补充的最重要的检查是

   A. B超

   B. 尿道造影

   C. CT

   D. 膀胱造影

   E. 静脉尿道造影

16. 尿道球部损伤最常见的病因是

   A. 尿道镜检查

   B. 会阴部刺伤

   C. 会阴部骑跨伤

   D. 尿道扩张

   E. 骨盆骨折

(17~18题共用题干)

   男，35岁。2小时前从3m高处跌下，右腰部撞击到硬物上，当即感到腰部剧烈疼痛，随后出现血眼血尿。查体：P 120次/分，BP 80/50mmHg，右腰部淤血，触痛明显。血常规：Hb 86g/L；B超显示右肾影增大。

17. 右肾损伤的病理类型是

   A. 肾盂裂伤   B. 肾裂伤

   C. 肾挫伤   D. 肾蒂损伤

   E. 肾包膜下血肿

18. 正确的处理方法是

   A. 输液、输血稳定血压

   B. 继续观察血压、脉搏

   C. 卧床休息

   D. 抗炎治疗

   E. 抗休克治疗+手术探查

19. 男性骨盆骨折合并泌尿系损伤，最常见的损伤部位是

   A. 尿道阴茎部

   B. 尿道膜部

   C. 膀胱颈部

   D. 尿道球部

   E. 尿道前列腺部

(20~21题共用题干)

   男，35岁。会阴部骑跨伤，受伤后尿道外口滴血，

排尿时疼痛加重，会阴部和阴囊处轻度肿胀、瘀斑。

20. 该患者泌尿系损伤的部位是

    A. 尿道阴茎部

    B. 膀胱颈部

    C. 尿道膜部

    D. 尿道球部

    E. 尿道前列腺部

21. 首选的处理方法是

    A. 单纯血肿清除

    B. 膀胱造瘘

    C. 试插导尿管引流尿液 + 抗感染治疗

    D. 尿道会师复位

    E. 尿道断端吻合

（22～23 题共用题干）

    男，30 岁。1 小时前从 3 米高处坠落，右腰部受伤，局部疼痛，肉眼血尿。查体：生命体征平稳，腹软。住院 5 日后下床活动，右腰部疼痛加剧并出现腰部包块。此时 P 120 次/分，BP 80/40mmHg。

22. 为了解右腰部包块来源，应采用的检查是

    A. 血常规

    B. 同位素肾扫描

    C. 尿常规

    D. KUB

    E. B 超

23. 下一步最恰当的治疗措施是

    A. 输液

    B. 抗休克同时准备手术

    C. 继续观察

    D. 抗感染

    E. 输血

24. 男，35 岁。从脚手架跌下伤及会阴，3 小时后不能自行排尿，且有尿外渗，尿外渗的范围为

    A. 腹腔

    B. 会阴及阴囊

    C. 膀胱及会阴

    D. 前列腺周围

    E. 耻骨后间隙

25. 协助诊断肾挫伤，首要的检查是

    A. 血肌酐

    B. 尿常规

    C. 静脉尿路造影

    D. 腹部 CT 平扫

    E. 血细胞比容

26. 男，20 岁。跨栏比赛时会阴部受伤。伤后会阴部疼痛、青紫，尿道出血，不能自行排尿。应考虑的诊断是

    A. 尿道球部损伤

    B. 耻骨骨折

    C. 后尿道损伤

    D. 睾丸损伤

    E. 膀胱破裂

第九章　泌尿、男性生殖系统先天性畸形及其他疾病

1. 男，65 岁。发现右侧阴囊内肿物 8 年，逐渐增大。肿物呈球形，表面光滑，有囊性感，无压痛，触不到睾丸和附睾。透光试验阳性。B 超示液性暗区。平卧后肿物不消失。最可能的诊断是

    A. 睾丸肿瘤

    B. 睾丸鞘膜积液

    C. 精索鞘膜积液

    D. 附睾炎

    E. 腹股沟直疝

2. 隐睾最严重的的后果是

    A. 睾丸扭转　　　　　B. 睾丸炎

    C. 不育　　　　　　　D. 睾丸恶变

    E. 睾丸萎缩

3. 男，59 岁。发现右侧阴囊内肿物 5 年，逐渐增大，肿物呈球形，表面光滑，有囊性感，无压痛，触不到睾丸和附睾，透光试验 （+）；B 超示液性暗区，平卧后肿物无消失或缩小。最可能的诊断是

    A. 腹股沟斜疝

    B. 附睾炎

    C. 精索囊肿

    D. 睾丸鞘膜积液

    E. 睾丸肿瘤

（4～5 题共用备选答案）

    A. 睾丸鞘膜积液

    B. 交通性鞘膜积液

    C. 精索鞘膜积液

    D. 腹股沟疝

    E. 睾丸肿瘤

4. 右侧阴囊内肿块，质硬，无触痛，有沉重感，透光试
　 验阴性。最可能的疾病是

5. 右侧阴囊内肿块，表面光滑，有囊性感，卧位肿块缩
　 小或消失，睾丸可触及，透光试验阳性。最可能的疾
　 病是

6. 男孩，2 岁。右腹股沟包块，卧位可消失，右侧阴囊
　 内未触及睾丸。B 超示右侧睾丸位于右腹股沟。正确
　 的治疗方法是
　 A. 腹股沟疝高位结扎术
　 B. 睾丸下降固定术
　 C. 右侧睾丸切除
　 D. 疝囊高位结扎 + 睾丸下降固定术
　 E. 绒毛膜促性腺激素治疗

7. 成人巨大睾丸鞘膜积液，最佳治疗措施是
　 A. 睾丸鞘膜翻转
　 B. 鞘膜积液穿刺抽液
　 C. 鞘膜囊全部切除
　 D. 等待自行吸收消退
　 E. 内环处高位结扎鞘状突

8. 男孩，3 岁。右侧阴囊内肿块，光滑、有波动感，右
　 侧睾丸未触及，卧位时肿块不消失。首先考虑的诊

断是
　 A. 腹股沟疝
　 B. 精索鞘膜积液
　 C. 隐睾
　 D. 睾丸鞘膜积液
　 E. 交通性鞘膜积液

9. 男，25 岁。右侧阴囊坠胀 3 个月。查体：右侧睾丸增
　 大、质硬，有沉重感。应首先考虑的疾病是
　 A. 鞘膜积液　　　　　B. 睾丸炎
　 C. 睾丸扭转　　　　　D. 睾丸肿瘤
　 E. 睾丸结核

10. 男，65 岁。右侧阴囊逐渐增大 5 年，无疼痛。查体
　　 见右侧阴囊肿大，大小约 15cm × 10cm，呈囊性，
　　 未触及睾丸，透光试验阳性。首先应该考虑的诊
　　 断是
　　 A. 睾丸炎
　　 B. 精索静脉曲张
　　 C. 腹股沟斜疝
　　 D. 睾丸肿瘤
　　 E. 睾丸鞘膜积液

第十七篇　女性生殖系统

第一章　解剖、生理

1. 关于女性内生殖器解剖正确的是
   A. 子宫韧带共有 3 对
   B. 阴道穹隆四部中前穹隆最深
   C. 子宫内膜各层均发生周期性变化
   D. 子宫峡部非孕期长约 2cm
   E. 站立时直肠子宫陷凹为女性腹膜腔最低位置

2. 在下列选项中提示卵巢有排卵的是
   A. 月经后半期宫颈黏液呈羊齿状结晶
   B. 月经后半期子宫内膜呈增生期变化
   C. 基础体温为单相
   D. 阴道脱落细胞涂片为增生角化的上皮细胞
   E. 月经后半期子宫内膜呈分泌期变化

3. 初产妇，妊娠 38 周。骨盆外测量骶耻外径 19.5cm，髂棘间径 25cm，髂嵴间径 28cm，坐骨棘间径 9cm，坐骨结节间径 7.5cm。该孕妇的骨盆应诊断为
   A. 女性骨盆
   B. 漏斗骨盆
   C. 猿人骨盆
   D. 扁平骨盆
   E. 均小骨盆

（4～5 题共用备选答案）
   A. 卵泡刺激素
   B. 人绒毛膜促性腺激素
   C. 黄体生成素
   D. 雌激素
   E. 孕激素

4. 月经周期中，促进卵泡发育成熟的主要激素是

5. 促进排卵产生黄体的激素是

6. 关于卵巢性激素正确的是
   A. 孕激素使宫颈黏液分泌增加，性状变稀薄
   B. 雄激素主要由颗粒细胞分泌，促进乳房发育
   C. 孕激素有促进水钠潴留作用，雌激素则促进水钠排泄
   D. 雌激素使增生期子宫内膜转化为分泌期内膜
   E. 孕激素可使基础体温在排卵后升高 $0.3 \sim 0.5\,^{\circ}\mathrm{C}$

7. 性激素对下丘脑 – 垂体的反馈，正确的是
   A. 雌激素——负反馈，孕激素——正反馈
   B. 雌激素——正反馈，孕激素——正、负反馈
   C. 雌激素——正、负反馈，孕激素——正反馈
   D. 雌激素——正、负反馈，孕激素——负反馈
   E. 雌激素——负反馈，孕激素——正、负反馈

8. 与子宫不直接相连的韧带是
   A. 宫骶韧带
   B. 卵巢固有韧带
   C. 圆韧带
   D. 主韧带
   E. 骨盆漏斗韧带

9. 对雌激素生理作用的叙述，正确的是
   A. 抑制输卵管平滑肌节律性收缩的振幅
   B. 促进水钠潴留，维持和促进骨基质代谢
   C. 抑制子宫收缩
   D. 使宫颈口闭合，黏液分泌减少、变黏稠
   E. 加快阴道上皮细胞脱落

10. 关于子宫下段的说法错误的是
   A. 临产后长达 7～10cm
   B. 由非妊娠时的子宫峡部伸展形成
   C. 位于宫颈内口与外口之间
   D. 临产后是软产道的一部分
   E. 至妊娠晚期形成

11. 属于骨盆底内层（即盆膈）肌肉的是
   A. 球海绵体肌
   B. 会阴深横肌
   C. 肛提肌
   D. 坐骨海绵体肌
   E. 肛门外括约肌

（12～13 题共用备选答案）
   A. 卵泡刺激素
   B. 雌激素

C. 黄体生成素

D. 孕激素

E. 催乳激素

12. 卵泡早期分泌量少，排卵前达高峰，以后降低，排卵后期再度增高的激素是

13. 卵泡期分泌量少，排卵后分泌量明显增加，8~9天后逐渐下降的激素是

14. 全子宫切除时无须切断的韧带是

    A. 子宫主韧带

    B. 子宫圆韧带

    C. 骨盆漏斗韧带

    D. 宫骶韧带

    E. 卵巢固有韧带

15. 关于子宫下段说法正确的是

    A. 由非孕时的子宫峡部伸展形成

    B. 孕中期的子宫颈扩展为宫腔的一部分

    C. 临产后子宫颈伸展可达7~10cm

    D. 为临产后的子宫颈

    E. 孕16周扩展成宫腔的一部分

16. 下列关于女性外阴解剖结构的描述，正确的是

    A. 前庭大腺位于大阴唇后部，被球海绵体肌覆盖

    B. 阴道前庭有尿道外口、阴道口和肛门

    C. 处女膜的表面上皮为柱状上皮

    D. 阴蒂分为阴蒂头和阴蒂脚两部分

    E. 大阴唇的外侧为皮肤，内侧为黏膜

17. 月经来潮的原因是

    A. 血中雌激素和孕激素水平都升高

    B. 血中雌激素水平降低，孕激素水平升高

    C. 血中雌激素水平降低，孕激素水平不变

    D. 血中雌激素水平升高，孕激素水平降低

    E. 血中雌激素和孕激素水平都降低

18. 卵巢性激素以胆固醇为原料的合成途径，正确的是

    A. 雄激素→雌激素→孕激素

    B. 雌激素→孕激素→雄激素

    C. 孕激素→雄激素→雌激素

    D. 雌激素→雄激素→孕激素

    E. 孕激素→雌激素→雄激素

19. 在雌、孕激素作用下，出现周期变化显著的是

    A. 卵巢表面上皮

    B. 阴道黏膜

    C. 子宫内膜

    D. 输卵管黏膜

    E. 宫颈上皮

20. 能够引起排卵后体温升高的激素是

    A. 黄体生成素

    B. 卵泡刺激素

    C. 雌激素

    D. 孕激素

    E. 催乳素

21. 关于卵巢形态特征，说法正确的是

    A. 卵巢白膜是平滑肌组织

    B. 成年妇女卵巢约重15g

    C. 皮质内含血管、神经、淋巴管

    D. 卵巢表面有腹膜覆盖

    E. 卵巢实质由皮质和髓质组成

22. 关于女性生殖道防御机制的描述，正确的是

    A. 阴道正常为碱性环境，可抑制病原体生长

    B. 阴道黏膜为柱状上皮，抗感染能力强

    C. 妇女正常月经可增加宫腔内感染机会

    D. 两侧大阴唇自然合拢防止外界污染

    E. 正常阴道菌群以杆状菌和大肠杆菌为主

23. 与中骨盆狭窄无关的是

    A. 坐骨切迹宽度

    B. 坐骨棘间径

    C. 骨盆侧壁倾斜度

    D. 骶骨弯曲度

    E. 骶尾关节活动度

24. 雌激素水平低下的最常见症状是

    A. 月经稀少

    B. 失眠

    C. 潮热

    D. 情绪低落

    E. 阴道干涩

第二章 正常妊娠：妊娠生理妊娠诊断产前检查与孕期保健

（1~2题共用备选答案）

    A. 胎头受压

    B. 脐带受压

    C. 胎盘功能下降

    D. 脐带缠绕

    E. 脐静脉暂时受压

1. 胎心率晚期减速的原因

2. 胎心率早期减速的原因

3. 正常脐带内含有
   A. 一条脐动脉，一条脐静脉
   B. 两条脐动脉，一条脐静脉
   C. 两条脐动脉，两条脐静脉
   D. 一条脐动脉，两条脐静脉
   E. 两条脐动脉

4. 女，35 岁。妊娠 12 周，2 年前曾因"无脑儿"行引产术。其妊娠期进行产前诊断的方式不包括
   A. 染色体核型
   B. 基因检测
   C. 脐血流
   D. 影像学检查胎儿结构
   E. 基因生物检测

5. 提示胎盘功能低下的情况是
   A. 孕妇尿雌激素肌酐比值明显增加
   B. 孕妇尿雌三醇明显增高
   C. 孕妇血清人胎盘生乳素明显增加
   D. OCT 阳性
   E. NST 反应型

6. 女，30 岁。月经不规律，自测基础体温高温相已持续 22 天，宫颈黏液涂片结果显示典型椭圆小体。该患者处于
   A. 月经前期
   B. 排卵后期
   C. 接近排卵期
   D. 早孕期
   E. 月经期

7. 女，25 岁。停经 77 天，晨起恶心伴呕吐、厌油腻 30 天，尿频 1 周。平素月经规律。最可能的诊断是
   A. 肾盂肾炎
   B. 妊娠剧吐
   C. 急性胃炎
   D. 病毒性肝炎
   E. 早孕反应

8. 下列关于胎方位的描述，正确的是
   A. 指胎儿头部与母体骨盆的关系
   B. 指母体纵轴与胎儿纵轴的关系
   C. 指胎儿先露部指示点与母体骨盆的关系
   D. 指最先进入母体骨盆入口的胎儿部分
   E. 指胎儿在腹腔中的各种姿势

9. 健康育龄妇女出现恶心、食欲减退等消化道症状，问诊时不应忽视的是
   A. 胃炎病史
   B. 肝炎病史
   C. 传染病史
   D. 不洁饮食史
   E. 月经史

10. 提示胎盘功能正常的情况是
    A. 血清胎盘生乳素突然降低 50%
    B. 胎动 <10 次/2 小时
    C. OCT 试验阳性
    D. 尿雌激素/肌酐比值 >15
    E. NST 试验无反应型

11. 女，31 岁。初孕妇。妊娠 34 周。查体：36.5℃，P 90 次/分，R 18 次/分，BP 120/80mmHg，叩诊心浊音界稍向左扩大，心尖部闻及 2/6 级收缩期吹风样杂音，踝部轻度水肿。最可能的诊断是
    A. 围生期心肌病
    B. 妊娠期高血压疾病性心脏病
    C. 原发性心肌病合并妊娠
    D. 风湿性心脏病合并妊娠
    E. 正常妊娠改变

12. 下列关于羊水的叙述，正确的是
    A. 妊娠中期主要来源于胎盘
    B. 母体与羊水的交换主要通过脐带
    C. 胎儿吞咽可以使羊水量趋于平衡
    D. 妊娠早期羊水主要来自胎儿尿液
    E. 妊娠晚期胎儿的肝脏参与羊水的生成

13. 下列不属于产前诊断方法的是
    A. 绒毛穿刺取样
    B. 血清学测甲胎蛋白
    C. 羊水穿刺
    D. 经皮脐血穿刺
    E. 胚胎植入前诊断

14. 关于产前检查，正确的是
    A. 一般孕妇妊娠 20~36 周，每 4 周检查一次
    B. 首次产前检查是从妊娠 12 周开始
    C. 高危孕妇从妊娠开始每 2 周一次
    D. 妊娠 37 周后每周 2 次
    E. 一般孕妇共进行产前检查 10~12 次

15. 最易受外界不良因素影响而发生夭折，先天畸形或遗传性疾病的胎龄为
    A. 16 周内   B. 12 周内
    C. 28 周内   D. 20 周内
    E. 24 周内

16. 妊娠 10 周后，雌激素的主要来源是
    A. 胎儿肾上腺皮质
    B. 子宫平滑肌

C. 胎儿、胎盘单位

D. 卵巢黄体

E. 胎儿合体滋养细胞

17. 下列表现中，诊断早期妊娠最可靠的依据是

A. 妇科检查双合诊子宫变软

B. 乳房出现蒙氏结节

C. 子宫增大变软与停经月份相符

D. 厌恶油腻、恶心、晨起呕吐

E. 尿频，无尿急

18. 下列药物容易通过胎盘而影响胎儿的是

A. 脂溶性低的药物

B. 血浆蛋白结合率低的药物

C. 极性药物

D. 分子量大的药物

E. 所有激素类药物

19. 下列胎心电子监测结果提示胎儿缺氧的是

A. 胎心出现无应激实验反应型

B. 胎心出现晚期减速

C. 胎心出现加速

D. 胎心出现变异减速

E. 胎心出现早期减速

20. 正常胎儿成熟度的判定，正确的是

A. 羊水肌酐值 ≥88.4μmol/L（1mg%），示胎儿肾成熟

B. 羊水胆红素类物质 △OD450 < 0.10，提示胎儿肝成熟

C. 羊水卵磷脂/鞘磷脂比值 >1，提示胎儿肺成熟

D. 羊水含脂肪细胞出现率 >10%，提示胎儿皮肤成熟

E. B 超测胎头双顶径 >8.5cm，提示胎儿成熟

21. 关于妊娠期母体内分泌系统的改变，正确的是

A. 皮质醇减少

B. 催乳激素增多

C. 卵泡刺激素增多

D. 游离甲状腺激素增多

E. 黄体生成激素增多

（22～23 题共用备选答案）

A. 宫缩时胎头受压

B. 胎儿受镇静药物的影响

C. 宫缩时脐带受压，兴奋迷走神经

D. 胎儿缺氧

E. 胎儿状况良好

22. 胎心减速出现在宫缩高峰后，下降慢，持续时间长，恢复慢，临床提示的情况是

23. 胎心率减速与宫缩无固定关系，下降迅速且下降幅度大，恢复也迅速，临床提示的情况是

24. 判断早期宫内妊娠最准确的是

A. 尿妊娠试验

B. B 超检查

C. 停经史

D. 黄体酮试验

E. 黑加征阳性

25. 我国现阶段采用的围产期是指

A. 从胚胎形成至产后 1 周

B. 从妊娠满 28 周至生产后 1 周

C. 从妊娠满 28 周至生产后 4 周

D. 从妊娠满 20 周至生产后 1 周

E. 从妊娠满 28 周至生产后 6 周

26. 关于我国孕产妇管理的说法正确的是

A. 城市开展三级分工，农村开展二级分工

B. 出院时保健手册应交给产妇

C. 妊娠 3 个月开始系统管理

D. 产后 3 个月结束系统管理

E. 确保婴儿安全的基础上保证孕妇安全

27. 关于妊娠期生殖系统的变化，正确的是

A. 子宫各部均匀增大

B. 卵泡发育及排卵活跃，可见多个卵细胞形成

C. 阴道皱襞展平

D. 子宫峡部在妊娠晚期开始变软并延长

E. 宫颈管内的腺体肥大增生并黏液增多

28. 产前诊断胎儿畸形最常用的手段是

A. B 超检查

B. 羊膜腔穿刺羊水检查

C. 胎儿心电图

D. 羊膜镜检查

E. 胎儿头皮血 pH 检查

29. 关于妊娠期母体乳房的变化，正确的是

A. 乳头增大变黑、乳晕颜色加深

B. 大量孕激素刺激乳腺腺管发育

C. 初乳为白色浓稠液体

D. 妊娠晚期开始乳汁分泌

E. 大量雌激素刺激乳腺腺泡发育

30. 女，34 岁。孕 24 周，自觉无力，面色略苍白。实验室检查：Hb 80g/L，RBC 2.8 × 10^{12}/L。该孕妇应开始进行胎儿健康状况评估的时间为

A. 孕 40～42 周　　B. 孕 20～24 周

C. 孕 26～28 周　　D. 孕 32～34 周

E. 孕 36～38 周

第三章　异常妊娠：妊娠病理、妊娠合并内外科疾病

（1~2题共用备选答案）

  A. 难免流产　　　　B. 稽留流产

  C. 不全流产　　　　D. 复发性流产

  E. 先兆流产

1. 可引起凝血功能障碍的是

2. 可引起大出血的是

3. 胎儿在子宫内急性缺氧初期表现为胎动

  A. 减弱

  B. 增强

  C. 次数减少

  D. 频繁

  E. 次数稍增多

4. 关于早期流产表现的描述，正确的是

  A. 稽留流产子宫大小与停经周数相符

  B. 完全流产宫口关闭，子宫接近正常大小

  C. 早期流产先有腹痛后有阴道出血

  D. 难免流产的宫颈口尚未扩张

  E. 不全流产子宫大小与停经周数相符

5. 初孕妇，26岁。妊娠34周。因腹部直接受撞击出现轻微腹痛，伴少量阴道流血，胎心103次/分。恰当处理应是

  A. 静脉滴注止血药物

  B. 卧床休息，给予镇静药观察病情变化

  C. 立即肛查，了解宫口扩张情况

  D. 立即阴道检查，根据宫口扩张程度决定分娩方式

  E. 立即行剖宫产结束妊娠

6. 26岁初产妇，孕29周，阴道流液7天入院，平素月经规律，核对孕周无误。查体：体温38.4℃，脉搏106次/分，呼吸22次/分，血压115/75mmHg。产科查体：宫高28cm，腹围91cm，臀位，胎心170次/分，估计胎儿体重1300g，子宫放松好，未及明显宫缩。血常规：WBC $15.9 \times 10^9/L$，Hb 114g/L，GR 85%，Plt $211 \times 10^9/L$。目前考虑的诊断是

  A. 先兆早产

  B. 先兆流产

  C. 先兆临产

  D. 胎儿生长受限

  E. 绒毛膜羊膜炎

7. 女性，32岁。已婚，突发右下腹痛，伴晕厥1次，急诊检查病人面色苍白，血压80/50mmHg，右下腹压痛、反跳痛、肌紧张，尿妊娠试验（+），初步诊断为右侧输卵管妊娠破裂。若要决定进一步治疗方案，下列检查结果最有指导价值的是

  A. 妇科检查宫颈举摆痛阳性

  B. 血妊娠试验（+）

  C. 右下腹压痛（+）

  D. 血常规血红蛋白75g/L

  E. 妇科检查一侧附件区触及直径约5cm不规则包块

8. 女，30岁。初产妇，未临产。妊娠35周，恶心、呕吐、乏力伴皮肤黄染、瘙痒1周。结合化验检查诊断为妊娠合并乙型病毒性肝炎（重型），除保肝治疗外，应采取的措施是

  A. 尽快使用子宫动脉栓塞术

  B. 尽快行剖宫产术

  C. 尽快催产素促进宫颈成熟

  D. 继续妊娠至37周

  E. 尽快利凡诺尔腔内引产

9. 女，27岁。妊娠32周，头痛、视物模糊1天。查体：BP 150/100mmHg，产科检查：宫高30cm，腹围92cm，LOA，胎心148次/分。需要立即给予

  A. 静脉滴注硫酸镁

  B. 静脉滴注硝普钠

  C. 静脉滴注缩宫素

  D. 静脉滴注呋塞米

  E. 静脉滴注抗生素

（10~12题共用题干）

  23岁。女性，妊娠32周，腹部撞击后，持续性腹痛，阴道少量出血。既往产检健康。脉搏100次/分，呼吸22次/分，血压90/60mmHg，痛苦表情，宫底位于剑突下2横指，宫轮廓清楚，胎心102次/分，宫口未开。

10. 可能的诊断是

  A. 前置胎盘　　　　B. 胎盘早剥

  C. 早产临产　　　　D. 巨大胎儿

  E. 子宫破裂

11. 确诊首选检查

  A. 缩宫激素试验

  B. 胎心电子监护

  C. 超声

  D. MRI

E. 腹部穿刺

12. 此时容易发生的并发症为

A. 急性肾衰竭   B. DIC

C. 产后出血   D. 胎盘残留

E. 胎儿宫内死亡

13. 女，36 岁。妊娠 8 周，心悸气短 2 天。3 年前确诊为"风湿性心脏病，二尖瓣狭窄"，2 年前因心力衰竭住院治疗。应进行的处理为

A. 应用洋地黄

B. 二尖瓣扩张术

C. 负压吸引术终止妊娠

D. 继续妊娠

E. 药物流产

14. 女，30 岁。妊娠 36 周，心悸气短 3 天，无咽痛、咳嗽等不适。既往体健。查体：BP 120/73mmHg，心界明显扩大，心律不齐，频发早搏。心脏超声：心脏扩大，左室、左房为著，室壁运动减弱，射血分数 34%。最可能的诊断是

A. 风湿性心脏病

B. 妊娠期高血压心脏病

C. 先天性心脏病

D. 围产期心肌病

E. 病毒性心肌炎

15. 下列不属于未足月胎膜早破（PPROM）高危因素的是

A. 生殖道感染

B. 子宫过度膨胀

C. 前置胎盘

D. 宫颈机能不全

E. PPROM 史

16. 初孕妇，25 岁。妊娠 14 周，少量阴道流血 1 天。妇科检查：阴道少量暗红色血液，宫口未开，子宫大小与孕周相符。该患者最可能的诊断是

A. 早期流产   B. 难免流产

C. 先兆流产   D. 稽留流产

E. 不全流产

17. 初产妇，30 岁。妊娠 30 周，视物模糊 1 天。孕前体健。查体：BP 160/105mmHg，胎心 150 次/分，双下肢明显水肿。尿蛋白定量 2g/24h。最可能的诊断是

A. 妊娠合并慢性肾炎

B. 妊娠期高血压

C. 重度子痫前期

D. 轻度子痫前期

E. 子痫

18. 初孕妇，30 岁。妊娠 38 周，双胎妊娠，双头位。产程进展顺利，第 1 个胎儿娩出后，第 2 个胎儿胎心音突然消失，伴有阴道多量流血，腹部见子宫轮廓清楚，宫底达脐上 3 指。此时最可能发生的情况是

A. 胎盘早剥

B. 子宫破裂

C. 先兆子宫破裂

D. 前置胎盘

E. 羊水栓塞

19. 初孕妇，25 岁。身高 160cm，体重 65kg。妊娠 32 周。查体：BP 150/100mmHg，宫高 24cm（脐上 1 指），腹围 85cm。临床诊断为子痫前期。最可能的情况是

A. 胎儿生长受限

B. 营养过剩胎儿

C. 胎儿畸形

D. 巨大胎儿

E. 正常发育

（20 ~ 22 题共用题干）

女，30 岁。妊娠 35 周。发现血压升高 3 周，今晨突然腹痛，呈持续性，阴道有少量流血，查体：P 112 次/分，BP 150/98mmHg，子宫张力大，宫底前壁压痛明显，胎心 100 次/分，尿蛋白（++）。

20. 最可能的诊断是

A. 子宫破裂

B. 先兆子宫破裂

C. 前置胎盘

D. 早产临产

E. 胎盘早剥

21. 此时最适宜的处理是

A. 使用硫酸镁抑制宫缩后继续妊娠

B. 给予降压止痛后密切观察

C. 给予 β 受体兴奋剂抑制宫缩，加强胎儿监护

D. 静脉滴注缩宫素引产

E. 剖宫产终止妊娠

22. 该患者最容易发生的并发症是

A. 子痫   B. 心力衰竭

C. 子宫破裂   D. DIC

E. 胎盘粘连

（23 ~ 25 题共用题干）

女，30 岁。妊娠 33 周，反复阴道流血 3 次，量少于月经量，无腹痛不适，臀位。胎心正常。G_3P_3，曾人工流产 4 次。

23. 最可能的诊断是

A. 生理性子宫收缩

B. 先兆早产

C. 胎盘早剥

D. 前置胎盘

E. 早产临产

24. 目前应采取的处理措施是

  A. 抗感染

  B. 抑制宫缩

  C. 前列腺素引产

  D. 立即剖宫产

  E. 静滴缩宫素引产

25. 该孕妇在临产后容易发生的情况是

  A. 死产   B. 子宫破裂

  C. 胎儿窘迫   D. 羊水栓塞

  E. 出血

26. 下列导致胎儿生长受限的因素中最常见的是

  A. 妊娠期高血压疾病

  B. 羊水过多

  C. 多次刮宫导致宫腔粘连

  D. 妊娠期糖尿病

  E. 合并卵巢小囊肿

27. 妊娠剧吐不能进食者，为预防 Wernicke 综合征，应补充的维生素是

  A. 维生素 A   B. 维生素 C

  C. 维生素 B_1 D. 维生素 E

  E. 维生素 B_6

28. 既往月经规律，妊娠 42^{+5} 周，下列情况最不可能出现的是

  A. 羊水增多

  B. 羊水粪染

  C. 胎儿生长受限

  D. 胎儿过熟综合征

  E. 胎盘功能正常

29. 早产的常见病因是

  A. 遗传因素

  B. 下生殖道感染

  C. 头盆不称

  D. 孕激素水平升高

  E. 胎儿畸形

30. 导致输卵管妊娠的主要原因是

  A. 剖宫产史

  B. 输卵管发育不良或功能异常

  C. 输卵管妊娠史

  D. 子宫肌瘤

  E. 输卵管炎症

31. 女，22 岁。妊娠 34 周，剧烈头痛并抽搐 1 次。查

体：BP 180/120mmHg，全身水肿，无宫缩，LOA，胎心 150 次/分。尿蛋白（++）。首选的处理方法是

  A. 静脉注射呋塞米

  B. 静脉滴注小剂量缩宫素

  C. 静脉滴注白蛋白

  D. 静脉滴注硫酸镁

  E. 静脉注射西地兰

32. 女，35 岁。妊娠 35^{+2} 周，2 周前血压升高至 160/100mmHg，未治疗。现突然持续腹痛、逐渐加重，感头晕、恶心，阴道有少量流血。查体：36.8℃，P 120 次/分，BP 100/60mmHg，呼吸急促，面色苍白，腹部隆起，板状腹，胎方位不清，未闻及胎心。最可能的诊断是

  A. 胎盘早剥

  B. 早产临产

  C. 妊娠合并急性胰腺炎

  D. 临产伴急性阑尾炎

  E. 先兆子宫破裂

(33 ~ 35 题共用题干)

  女，28 岁。经产妇，人工流产 2 次。妊娠 37 周，晨起发现阴道流血，多于月经量，无腹痛。查体：P 80 次/分，BP 110/70mmHg，胎方位 LOA，头浮，胎心率 150 次/分，耻骨联合上可闻及血管音。

33. 最可能的诊断是

  A. 先兆临产   B. 胎盘早剥

  C. 子宫破裂   D. 前置胎盘

  E. 先兆早产

34. 为明确诊断应首先进行的检查是

  A. 阴道双合诊

  B. 肛门指诊

  C. 超声检查

  D. MRI 扫描

  E. 催产素激惹试验（OCT）

35. 本例最适合的处理是

  A. 给予子宫收缩剂

  B. 严密观察，等待自然临产

  C. 人工破膜

  D. 行剖宫产术

  E. 产钳助娩

(36 ~ 37 题共用备选答案)

  A. 肌内注射缩宫素治疗

  B. 肌内注射苯巴比妥

  C. 保胎治疗

  D. 立即行清宫术

E. 肌内注射麦角新碱

36. 女，35 岁。已婚。停经 70 天，阴道中等量流血 1 天。妇科检查：宫口可见组织物堵塞，子宫稍大、软，双侧附件未触及异常。本例首选的处理措施是

37. 女，31 岁。已婚。停经 58 天，阴道少量流血、下腹隐痛 4 天。妇科检查：宫口闭，子宫如孕 50 天大，质软，双侧附件区未触及异常。B 超显示有心管搏动。应首选的处理措施是

38. 双胎妊娠的并发症不包括

A. 产程延长   B. 产后出血

C. 早产   D. 巨大胎儿

E. 妊娠期高血压疾病

39. 先兆早产的主要临床表现是

A. 规则宫缩 60 分钟内≥8 次伴有宫颈管进行性改变

B. 规则宫缩 20 分钟内≥4 次伴有宫颈管进行性改变

C. 宫颈扩张 1cm 以上

D. 不规则宫缩伴有宫颈管进行性缩短

E. 宫颈展平≥80%

40. 女，28 岁。妊娠 29 周，反复无痛阴道流血 3 次，且每次出血量逐渐增多，超声诊断为前置胎盘。此患者最可能的类型是

A. 前置状态   B. 完全性

C. 部分性   D. 边缘性

E. 低置性

41. 女，23 岁。妊娠 22 周，胎动消失 2 天。B 超检查：胎心消失，无胎动。目前适宜的处理方法是

A. 观察

B. 刮宫产

C. 给予破膜后清宫

D. 利凡诺尔腔内引产

E. 等待自然流产

42. 女，23 岁。停经 2 个月，腹痛伴大量阴道流血 1 天。心率 100 次/分。妇科检查见宫口有组织物排出，子宫如 2 个月妊娠大小。对该患者的处理措施不包括

A. 肌注黄体酮

B. 给予输液及止血药物

C. 查血常规

D. 查血 β－hCG

E. 立即行清宫术

43. 女，35 岁。初产妇。妊娠 34 周，心慌，不能平卧 1 天。查体：P 120 次/分，R 30 次/分，BP 140/90mmHg。心界向右下扩大，双肺满布湿啰音，胎心率 145 次/分。正确处理措施是

A. 纠正心衰后期待治疗

B. 纠正心衰同时剖宫产

C. 纠正心衰后引产

D. 纠正心衰后剖宫产

E. 纠正心衰同时破膜引产

44. 患者，女，23 岁。妊娠 28 周，尿糖阳性，OGTT 空腹血糖正常，餐后 1 小时血糖升高。应该首先给予的治疗是

A. 加强营养

B. 控制饮食

C. 胰岛素治疗

D. 口服降糖药物

E. 观察

45. 女，28 岁。妊娠 42 周。OCT 试验阳性，羊水深度 3.0cm，胎头双顶径 10cm。此时最恰当的处理是

A. 剖宫产终止妊娠

B. 前列腺素促宫颈成熟

C. 宫颈评分

D. 人工破膜引产

E. 缩宫素引产

46. 下列属于过期妊娠引产指征的是

A. 估计胎儿体重大于 4500g

B. 高龄初产妇

C. 宫颈条件成熟，胎头已经衔接

D. 胎儿宫内窘迫

E. CST 或 OCT 评估为Ⅲ类

47. 女，35 岁。初产妇。妊娠 34⁺¹ 周，头痛 1 天。查体：BP 170/110mmHg，胎心率 150 次/分，胎儿大小相当于 32 周，羊水深度 2.0cm。尿蛋白（＋＋＋）。该患者正确的处理原则是

A. 解痉降压后羊膜腔内药物引产

B. 硫酸镁解痉后剖宫产

C. 降压治疗后继续妊娠

D. 对症处理继续妊娠

E. 降压的同时缩宫素引产

(48~50 题共用题干)

女，35 岁。初产妇，妊娠 36 周。血压升高 1 个月，持续腹痛伴阴道少量流血 3 小时。查体：T 36℃，P 120 次/分，R 28 次/分，BP 90/60mmHg，神志清楚，全身水肿，子宫硬如板状，胎方位不清，胎心未闻及，宫口 2cm，先露 −2。

48. 该患者最可能的诊断是

A. 妊娠合并急性胰腺炎

B. 胎盘早剥

C. 子宫破裂

D. 前置胎盘

E. 临产

49. 最有效的处理措施为

A. 硫酸镁抑制宫缩

B. 人工破膜引产

C. 缩宫素引产

D. 立即剖宫产

E. 镇静止痛

50. 该患者最可能发生的并发症是

A. 心力衰竭

B. 子痫

C. HELLP 综合征

D. DIC

E. 产褥感染

(51~53 题共用题干)

女，28 岁。既往月经规律，现停经 45 天，发现阴道流出少量咖啡色物 2 天，无腹痛，尿 hCG（+）。

51. 目前首先考虑的诊断可能是

A. 难免流产　　　　B. 先兆流产

C. 完全流产　　　　D. 不全流产

E. 感染流产

52. 对确诊最有帮助的检查是

A. 血 β-hCG　　　　B. 血常规

C. B 超检查　　　　D. 妇科检查

E. 测定基础体温

53. 最需要鉴别的疾病是

A. 子宫内膜癌

B. 异位妊娠

C. 子宫颈癌

D. 子宫肌瘤

E. 功能失调性子宫出血

54. 异位妊娠最常见的发生部位为

A. 输卵管间质部

B. 输卵管系膜

C. 输卵管壶腹部

D. 输卵管峡部

E. 输卵管伞部

55. 最可能导致胎儿生长受限的主要危险因素是

A. 孕妇年龄小于 35 岁

B. 合并卵巢小囊肿

C. 母体双阴道单子宫

D. 两次刮宫史

E. 子宫发育畸形

56. 建议在妊娠 12 周前行人工流产的心脏病的类型是

A. 二尖瓣狭窄行人工球囊扩张术后

B. 二尖瓣关闭不全

C. 动脉导管未闭

D. 轻度室间隔缺损

E. 二尖瓣狭窄伴肺动脉高压

57. 女，30 岁。妊娠 34 周，血压升高伴头痛 1 周，抽搐、昏迷 3 小时。查体：BP 160/110mmHg，尿蛋白（++）。该患者最可能的诊断是

A. 子痫　　　　　　B. 脑出血

C. 癔症　　　　　　D. 脑血栓形成

E. 癫痫

58. 女，26 岁。停经 48 天，阴道少量流血 5 天，偶有腹痛，无发热、腹泻。平素月经规律。查体：T 36.6℃，P 80 次/分，BP 120/65mmHg，双肺呼吸音清，未闻及啰音，心律齐，各瓣膜听诊区未闻及杂音，腹软，无压痛。妇科检查：宫颈软，宫体稍大且软，附件无异常。血常规：Hb 126g/L，WBC 7.3×10⁹/L。最可能的诊断是

A. 子宫肌瘤

B. 功能失调性子宫出血

C. 异位妊娠破裂

D. 先兆流产

E. 子宫内膜炎

59. 女，26 岁。妊娠 33 周。妊娠期糖尿病，通过调整饮食血糖水平控制良好，胎儿大小发育正常。下一步的处理是

A. 给予地塞米松

B. 继续控制饮食

C. 每日检测血糖

D. 口服二甲双胍

E. 加用胰岛素治疗

60. 女，26 岁。停经 50 天，左下腹胀痛 2 天，肛门坠胀 1 天，平素月经规律。BP 96/60mmHg。与诊断无关的体征是

A. 后穹隆饱满

B. 宫颈举痛

C. 子宫稍大变软

D. 宫颈软并着色

E. 宫颈光滑

61. 女，30 岁。初孕妇。未临产，妊娠 35 周，恶心、呕吐、乏力伴皮肤黄染、瘙痒 1 周，结合化验检查诊断为妊娠合并乙型病毒性肝炎（重型）。除保肝治疗外，应采取的措施是

A. 尽快利凡诺尔腔内引产

B. 尽快使用子宫动脉栓塞术

C. 尽快行剖宫产术

D. 尽快用催产素促进宫颈成熟

E. 继续妊娠至 37 周

（62～63 题共用题干）

女，18 岁。有性生活史，停经 58 天，下腹痛伴阴道流血 10 天，5 天前似有组织块自阴道排出，近 3 天下腰疼痛加重，阴道流血量较月经多，有臭味。平素月经规律。查体：T 38℃，尿 hCG（±）。妇科检查：阴道多量血液，有臭味，宫体稍大，触痛明显，附件略增厚，有压缩，血常规：WBC 15×10^9/L，N 0.9，Hb 85g/L，Plt 145×10^9/L。

62. 该患者最可能的主要诊断是

　　A. 流产合并感染

　　B. 宫外孕合并感染

　　C. 急性盆腔炎

　　D. 不全流产

　　E. 难免流产

63. 应首先进行的处理是

　　A. 抗感染同时行剖腹探查术

　　B. 抗感染同时行清宫术

　　C. 抗感染治疗，严密观察

　　D. 感染控制 2～3 日后再行清宫术

　　E. 立即清宫术

（64～65 题共用备选答案）

　　A. 前置胎盘　　　　B. 子宫破裂

　　C. 前置血管　　　　D. 胎盘早剥

　　E. 葡萄胎

64. 子痫前期常导致的并发症是

65. 妊娠 33 周，反复无痛性阴道出血 3 次，最可能的诊断是

66. 糖尿病合并妊娠，孕期血糖控制良好，终止妊娠的理想时间是

　　A. 妊娠 32～33 周

　　B. 妊娠 38～39 周

　　C. 妊娠 34～35 周

　　D. 妊娠 36～37 周

　　E. 妊娠 40 周

67. 过期妊娠孕妇需迅速终止妊娠的情况是

　　A. 缩宫素激惹试验阳性

　　B. 无应激试验反应型

　　C. 12 小时胎动 18 次

　　D. 胎儿监护早期减速

　　E. B 超羊水最大暗区垂直深度 40mm

68. 早期流产最常见的原因是

　　A. 孕妇黄体功能不足

　　B. 胚胎染色体异常

　　C. 孕妇生殖器官异常

　　D. 孕妇宫颈内口松弛

　　E. 孕妇免疫功能异常

69. 胎膜早破的病因不包括

　　A. 钙缺乏

　　B. 维生素 C 缺乏

　　C. 病原微生物上行感染

　　D. 胎膜受力不均

　　E. 羊膜腔压力增高

70. 有关 III 度胎盘早剥的描述，正确的是

　　A. 阴道流血量与贫血程度呈正比

　　B. 易导致凝血功能障碍

　　C. 胎盘剥离面为胎盘面积的 1/5

　　D. 出现无原因无痛性阴道流血

　　E. 一般胎儿存活

71. 初孕妇，26 岁。妊娠 38 周。查体：P 90 次/分，R 18 次/分，BP 120/80mmHg。叩诊心浊音界稍向左扩大，心尖部闻及 2/6 级收缩期吹风样杂音。踝部轻度水肿。最可能的诊断是

　　A. 妊娠期高血压疾病性心脏病

　　B. 风湿性心脏病合并妊娠

　　C. 心脏病合并妊娠，性质待查

　　D. 正常妊娠改变

　　E. 围生期心肌病

72. 初产妇，24 岁。妊娠 38 周。既往血压正常。5 天前突觉头痛且逐渐加重。BP 166/112mmHg，双下肢水肿（＋＋）。24 小时尿蛋白 5g，血细胞比容 0.42。此时首选的处理是

　　A. 硫酸镁缓慢静脉注射

　　B. 呋塞米静脉注射

　　C. 硝普钠静脉注射

　　D. 头颅 CT 检查

　　E. 立即行剖宫产术

（73～75 题共用题干）

经产妇，31 岁。现妊娠 35 周。查体：BP 120/80mmHg，宫底 35cm，胎心 136 次/分。空腹血糖 6.2mmol/L，尿糖（＋）。2 年前因妊娠 8 个月死胎行引产术。

73. 对该患者最有意义的辅助检查是

　　A. 葡萄糖耐量试验

　　B. 血常规

　　C. 尿常规

　　D. 尿雌三醇

　　E. 血生化检查

74. 经控制饮食 2 周后，空腹血糖 6.1mmol/L，胎心 136 次/分，无应激试验无反应型。此时最恰当的措施为

A. 左侧卧位

B. 间断吸氧

C. 自行胎动计数

D. 立即终止妊娠

E. 胎儿生物物理评分

75. 对该产妇分娩的新生儿，不必要的处理是

A. 检测血糖值

B. 按早产儿护理

C. 检测血钙值

D. 定时滴服葡萄糖液

E. 加压吸氧

(76~78 题共用题干)

女，30 岁。已婚，平时月经规律。停经 40 天，右下腹剧痛 4 小时伴头晕及肛门坠胀感。查体：BP 80/56mmHg，面色苍白，痛苦貌。下腹部压痛及反跳痛（＋），尤以右侧为著，肌紧张不明显，移动性浊音（＋）。妇科检查：宫颈举痛，宫体稍大，右附件区触及不规则包块，大小约 4cm×3cm×3cm，压痛（＋）。血红蛋白 100g/L。

76. 该患者最可能的诊断是

A. 卵巢滤泡囊肿破裂

B. 卵巢黄体囊肿破裂

C. 卵巢囊肿蒂扭转

D. 输卵管妊娠破裂

E. 卵巢子宫内膜异位囊肿破裂

77. 该患者简单可靠的辅助检查是

A. 腹部 X 线检查

B. 宫腔镜检查

C. 腹部 CT 检查

D. 腹腔镜检查

E. 阴道后穹隆穿刺

78. 该患者正确的处理措施是

A. 手术治疗

B. 中药活血化瘀

C. 局部注射甲氨蝶呤

D. 对症处理，严密观察

E. 肌内注射甲氨蝶呤

79. 孕早期患下列疾病，应终止妊娠的是

A. 外阴阴道念珠菌病

B. 细菌性阴道病

C. 生殖道尖锐湿疣

D. 沙眼衣原体感染

E. 巨细胞病毒感染

80. 前置胎盘的常见致病因素不包括

A. 子宫内膜炎

B. 双胎妊娠

C. 多次刮宫史

D. 初孕妇

E. 受精卵滋养层发育迟缓

81. 发生子痫前期的高危因素不包括

A. 双胎妊娠　　　　　B. 糖尿病

C. 羊水过多　　　　　D. 前置胎盘

E. 营养不良

82. 急性胎儿窘迫的重要临床征象不包括

A. 胎儿头皮血 pH ＜7.20

B. 羊水胎粪污染

C. 胎动减少

D. 胎心率异常

E. 胎盘功能减弱

83. 初产妇，28 岁。孕足月临产后静脉滴注缩宫素，自然破膜 1 分钟后出现烦躁不安、呛咳、呼吸困难、发绀，数分钟后死亡。该患者最可能的诊断是

A. 子痫

B. 子宫破裂

C. 重度胎盘早剥

D. 重度子痫前期

E. 羊水栓塞

84. 女，27 岁。已婚。停经 9 周，阵发性下腹痛 3 天，阴道少量流血 2 天。为判断是否能继续妊娠，首选的辅助检查是

A. 尿妊娠试验

B. 胎心监测

C. 检测血孕酮

D. B 超检查

E. 胎盘功能检查

85. 初孕妇，26 岁。妊娠 35 周，自觉头痛、视物模糊 2 周，晨起突然出现持续性腹痛且逐渐加重。腹部检查：子宫板状硬。该患者最可能的诊断是

A. 先兆子宫破裂

B. 先兆早产

C. 前置胎盘

D. 急性阑尾炎

E. 胎盘早剥

(86~88 题共用题干)

女，28 岁。停经 3 个月，早孕反应消失，阴道少许流血 2 天。妇科检查：宫口闭，子宫如妊娠 8 周大，质软，双侧附件区未触及异常。

86. 为明确诊断，首选的检查是

A. 腹部 CT 检查

B. 诊断性刮宫

C. 血孕酮测定

D. B 超检查

E. 多普勒超声检查

87. 该患者最可能的诊断是

　　A. 完全流产　　　　　　B. 稽留流产

　　C. 先兆流产　　　　　　D. 流产感染

　　E. 难免流产

88. 该患者正确的处理措施是

　　A. 继续观察 1 周

　　B. 激素保胎治疗

　　C. 雌激素治疗后刮宫

　　D. 孕激素治疗后刮宫

　　E. 滴注缩宫素引产

89. 对妊娠早期心脏病孕妇能否继续妊娠的主要判定依据是

　　A. 病变部位

　　B. 心功能分级

　　C. 心脏病的种类

　　D. 孕妇年龄

　　E. 胎儿大小

90. 胎儿成熟障碍常见于

　　A. 过期妊娠

　　B. 妊娠合并甲状腺功能亢进症

　　C. 慢性羊水过多

　　D. 双胎妊娠

　　E. 妊娠期糖尿病

91. 导致胎儿生长受限最常见的病因是

　　A. 前置胎盘　　　　　　B. 胎盘早剥

　　C. 臀先露　　　　　　　D. 高龄初产

　　E. 重度子痫前期

92. 初孕妇，28 岁。妊娠 37^{+4} 周。剧烈头痛并呕吐 3 次。查体：BP 170/110mmHg，尿蛋白（++），双下肢轻度水肿。无宫缩，枕右前位，胎心率 138 次/分，估计胎儿体重 2800g。该患者应立即采取的处理措施是

　　A. 静脉滴注缩宫素

　　B. 静滴硫酸镁及快速静滴甘露醇

　　C. 人工破膜后静滴缩宫素

D. 肌注哌替啶

E. 立即行剖宫产术

93. 初孕妇，26 岁。妊娠 33 周，用胰岛素治疗糖尿病，今晨 5 时惊醒，心慌、出汗。此时最有效的处理措施是

　　A. 检查尿糖及酮体

　　B. 进食

　　C. 静脉注射胰岛素

　　D. 检查血糖

　　E. 测量体温

（94～96 题共用题干）

　　初产妇，27 岁。妊娠 32 周，阴道少量流血及规律腹痛 2 小时。肛门检查：宫颈管消失，宫口开大 1.5cm。

94. 该患者最可能的诊断是

　　A. 先兆早产　　　　　　B. 前置胎盘

　　C. 晚期流产　　　　　　D. 早产临产

　　E. 胎盘早剥

95. 该患者不恰当的处理措施是

　　A. 使用少量镇静剂

　　B. 口服沙丁胺醇

　　C. 静脉滴注硫酸镁

　　D. 左侧卧位

　　E. 使用缩宫素引产

96. 为促使胎儿肺成熟，应给予

　　A. 倍他米松

　　B. 硝苯地平

　　C. 5% 葡萄糖液

　　D. 辅酶 A

　　E. 三磷酸腺苷

（97～98 题共用备选答案）

　　A. 输卵管卵巢囊肿

　　B. 子宫穿孔

　　C. 卵巢黄体破裂

　　D. 急性阑尾炎

　　E. 稽留流产

97. 最易与输卵管妊娠破裂相混淆的疾病是

98. 最易与陈旧性宫外孕相混淆的疾病是

第四章　正常分娩、异常分娩及分娩期并发症

（1～2 题共用题干）

　　初产妇，28 岁，妊娠 39^{+3} 周，规律宫缩 10 小时来

院，自诉有排便感，宫缩 30 秒/3 分钟，胎心率 132 次/分，阴道检查：宫颈前唇水肿，宫口开大 6cm，先露

S^{-1},骨盆后部空虚，胎儿矢状缝位于骨盆横径上，前囟位于左侧，后囟位于右侧。

1. 该产妇应考虑为
    A. 持续性右枕后位
    B. 持续性左枕后位
    C. 持续性右枕横位
    D. 持续性左枕横位
    E. 左枕前位

2. 若该产妇宫口已开全，需将胎头向前如何旋转可经阴道分娩
    A. 顺时针旋转 90°
    B. 逆时针旋转 90°
    C. 顺时针旋转 45°
    D. 逆时针旋转 30°
    E. 逆时针旋转 45°

3. 关于子宫破裂描述正确的是
    A. 先兆子宫破裂应阴道分娩
    B. 子宫破裂伴胎儿死亡应经阴道引产
    C. 有病理性缩复环应考虑先兆子宫破裂
    D. 有剖宫产史的子宫不易破裂
    E. 有血尿即可诊断子宫破裂

4. 初产妇，28 岁。妊娠 39 周，临产后宫缩强，产程进展较快，6 小时后宫口开大 9cm，自然破膜后不久出现寒战、呛咳、气急、呼吸困难、血压下降。血涂片见羊水有形物质。此时首选的应急措施是
    A. 立即气管切开正压给氧
    B. 静脉缓注氨茶碱 250mg
    C. 静脉推注地塞米松 20mg
    D. 静脉滴注多巴胺 20mg
    E. 静脉滴注低分子右旋糖酐 500mg

5. 初产妇，25 岁。妊娠 39 周。规律宫缩 10 小时，宫口开全 2 小时，宫缩良好。阴道检查：胎位 LOT，先露位置 S^{+3}，骨盆测量正常，胎心 150 次/分。下列处理正确的是
    A. 静脉滴注缩宫素
    B. 徒手旋转胎头后自然分娩
    C. 剖宫产
    D. 立即产钳助产
    E. 使用胎头吸引器助产

（6~7 题共用备选答案）
    A. 潜伏期延长
    B. 活跃期延长
    C. 活跃期停滞
    D. 第二产程延长
    E. 滞产

6. 初产妇，24 岁。妊娠 39 周，临产 8 小时，宫口开大 6cm，4 小时后检查宫口仍是 6cm。该产妇临产后的正确诊断是

7. 初产妇，26 岁。妊娠 38 周，临产 22 小时，胎心 136 次/分，宫口开大 2cm，枕先露，$S = -1$。最可能的诊断是

8. 孕足月活胎不能经阴道试产的胎方位是
    A. 枕右前位　　　　　　B. 枕右横位
    C. 肩左前位　　　　　　D. 枕左后位
    E. 枕左前位

9. 女，25 岁。顺产一体重 4200g 男婴，胎盘娩出后继之出现阴道大量流血，暗红色，子宫轮廓不清。该患者产后出血最可能的原因是
    A. 软产道裂伤
    B. 子宫收缩乏力
    C. 子宫破裂
    D. 凝血功能障碍
    E. 胎膜残留

10. 女，25 岁。初产妇，妊娠 40 周，阵发性下腹痛 6 小时，自然破膜 5 小时，羊水清。胎心 110 次/分，宫口开大 2cm，头先露。产时胎心监护显示多次晚期减速。此时最恰当的处理是
    A. 静滴缩宫素
    B. 立即行剖宫产术
    C. 吸氧并继续观察产程
    D. 宫颈注射地西泮
    E. 静滴硫酸镁

11. 经产妇，35 岁。妊娠 40 周，规律宫缩 8 小时，近 2 小时产程无进展，静滴缩宫素后，产妇烦躁不安，腹痛加重，腹部拒按，出现病理缩复环，胎心 90 次/分，宫口扩张 2cm，S^{-1}。最可能的诊断是
    A. 胎膜早破伴感染
    B. 子宫破裂
    C. 羊水栓塞
    D. 重度胎盘早剥
    E. 先兆子宫破裂

12. 女，25 岁。初产妇，妊娠 39 周，规律宫缩 8 小时，无头盆不称，胎心 148 次/分，宫口开大 3cm，S^{+1}，目前应做的是
    A. 人工破膜　　　　　　B. 静推地西泮
    C. 静滴硫酸镁　　　　　D. 静滴缩宫素
    E. 继续观察产程进展

（13~14 题共用备选答案）
    A. 活跃期停滞
    B. 活跃期延长

C. 正常产程
D. 潜伏期延长
E. 第二产程延长

13. 初产妇，30岁。妊娠38周，宫口大10cm，头先露，S⁺³，3小时后，尚未分娩。最可能的诊断是

14. 初产妇，25岁。妊娠40周，临产10小时宫口开大6cm，已破水，头先露，S⁺¹。5小时后查胎心142次/分，宫口仍为6cm。最可能的诊断是

15. 女，28岁。初孕妇。妊娠40周，规律宫缩8小时。查体：P 90次/分，BP 140/80mmHg，宫口7cm，先露S = +1，胎心140次/分。10分钟后胎膜破裂，流出清亮液体。正确的处理方法是
    A. 立即静脉滴注硫酸镁
    B. 立即静脉滴注缩宫素
    C. 立即行剖宫产术
    D. 立即静脉滴注地塞米松
    E. 立即听胎心

16. 女，28岁。初产妇。双胎妊娠，妊娠39周临产。查体：P 90次/分，BP 140/80mmHg。规律宫缩10小时后宫口开全，第一胎儿头位娩出，新生儿体重2600g。第二胎儿为单臀先露，已衔接，胎心正常。恰当的处理措施是
    A. 行外转胎位术
    B. 产钳牵引术
    C. 行内转胎位术
    D. 等待臀位助娩
    E. 立即剖宫产术

17. 女，31岁。初产妇。妊娠40⁺²周，临产后11小时分娩一女活婴，胎儿娩出35分钟，胎盘未娩出，无阴道流血。查体：P 80次/分，BP 130/80mmHg，子宫轮廓清。此时不恰当的处理方法是
    A. 下压宫底并用力牵拉脐带
    B. 给予缩宫素
    C. 建立静脉通道
    D. 按摩子宫
    E. 探查宫腔和胎盘

18. 女，40岁。瘢痕子宫，妊娠39周，规律宫缩8小时。宫口6cm，先露S = +1，突然腹痛加剧。查体：T 37.5℃，P 100次/分，BP 90/60mmHg，宫口4cm，先露S = −2，胎心60次/分，2分钟后胎心消失。最可能的诊断是
    A. 子宫破裂   B. 羊水栓塞
    C. 胎盘早剥   D. 腹腔感染
    E. 先兆子宫破裂

19. 女，28岁。初产妇。妊娠39周，规律宫缩10小时，

查宫口扩张6cm，LOA，先露S = +1，胎心140次/分，胎儿监护NST有反应型。需要进一步的处理是
    A. 催产素加强宫缩
    B. 给予宫颈封闭
    C. 肌注哌替啶
    D. 严密观察产程
    E. 超声评估胎儿大小

20. 女，28岁。初孕妇，身高147cm。妊娠41周，规律宫缩12小时后孕妇紧张、乏力。BP 140/90mmHg，胎心率140次/分，枕左前位，先露S = −1，宫口开大9cm，羊水清亮，坐骨棘间径8cm。该患者正确的处理是
    A. 徒手旋转胎头
    B. 人工破膜加速胎头下降
    C. 产钳助娩
    D. 胎头吸引
    E. 剖宫产

（21~23题共用题干）
女，28岁。初孕，平素月经规律，妊娠40周，孕期检查正常，今自觉胎动减少。查体：T 36.0℃，P 70次/分，R 20次/分，BP 110/70mmHg。超声检查：羊水最大暗区2.5cm，羊水指数7.0cm。妇科检查：宫颈管未消失，宫口未开，先露S⁻³，胎心率120次/分。

21. 应进行的检查中不包括
    A. 胎儿电子监护
    B. 尿雌激素/肌酐比值
    C. MRI
    D. 胎儿生物物理评分
    E. B超复查

22. 对该孕妇首选的处理措施是
    A. 米索前列醇引产
    B. 催产素激惹试验（OCT）
    C. 静脉注射地西泮
    D. 人工破膜
    E. 静脉滴注缩宫素引产

23. 该孕妇临产开始后，胎心监护示有频繁晚期减速，最恰当的处理措施是
    A. 抑制宫缩
    B. 加压给氧
    C. 待宫口开全产钳助产
    D. 继续观察产程
    E. 剖宫产

24. 胎儿娩出前2~4小时内不宜使用的镇痛药物是
    A. 喷他佐辛
    B. 丙磺舒

C. 布洛芬

D. 对乙酰氨基酚

E. 哌替啶

25. 临床少见而产妇病死率极高的分娩期并发症是

A. 子痫   B. 脐带脱垂

C. 子宫破裂   D. 产后出血

E. 羊水栓塞

26. 产后出血最常见的病因是

A. 子宫收缩乏力

B. 胎盘滞留

C. 急性肝炎

D. 软产道损伤

E. 血液系统疾病

27. 初产妇,23 岁。妊娠 40 周,临产 8 小时后出现烦躁不安,呼吸加快,下腹疼痛、拒按,胎心听不清。查体见下腹部近脐下方一环状凹陷,导尿为血尿。该患者最可能的诊断是

A. 急性阑尾炎

B. 重型胎盘早剥

C. 先兆子宫破裂

D. 子宫破裂

E. 羊水栓塞

28. 初产妇,28 岁。妊娠 40 周临产,规律宫缩 12 小时,阴道流液 8 小时。阴道检查:宫口 7cm,先露棘下 1cm。下列诊断正确的是

A. 潜伏期延长

B. 滞产

C. 第一产程延长

D. 正常活跃期

E. 胎膜早破

29. 关于产力的描述正确的是

A. 产力只包括子宫收缩力、腹壁肌及膈肌收缩力

B. 子宫收缩力的特点有节律性、不对称性、极性

C. 第二产程主要是腹肌收缩力的作用

D. 子宫收缩力只在第一产程起作用

E. 肛提肌收缩力协助胎先露在骨盆腔内行内旋转

30. 女,26 岁。初产妇,妊娠 38 周,规律腹痛 8 小时,胎膜破裂,骨盆外测量正常,枕左前位,胎心率 146 次/分,宫口开大 6cm,S = +1。该产妇的产程进展最可能是

A. 活跃期延长

B. 产程进度正常

C. 胎心下降停滞

D. 潜伏期延长

E. 羊膜腔感染

31. 女,30 岁。初产妇。妊娠 41 周,规律宫缩 10 小时,已破膜。产科检查:LOT,羊水黄绿色,胎心率 100 次/分,宫口 9cm,胎头 S = 0。该患者正确的处理措施是

A. 旋转胎头后自然娩出

B. 尽快剖腹产

C. 催产素促进产程

D. 尽快胎头吸引

E. 尽快产钳助娩

(32 ~ 35 题共用题干)

女,30 岁。妊娠 40 周。临产 12 小时之后,在产钳助娩下分娩一 4100g 的女婴,胎儿娩出后 15 分钟胎盘人工剥离取出,检查胎盘无异常,继之发生阴道大量流血。

32. 该产妇最可能的诊断是

A. 产钳引起的软产道裂伤

B. 子宫内翻

C. 胎盘残留

D. 宫缩乏力性产后出血

E. 凝血功能障碍导致的产后出血

33. 下面的处理不恰当的是

A. 迅速补液

B. 按摩子宫

C. 配血

D. 子宫注射或静脉滴注缩宫药物

E. 刮宫术

34. 能说明处理有效的指标不包括

A. 尿量增加   B. 出血减少

C. 血压上升   D. 子宫变硬

E. 心率增快

35. 该患者分娩过程中,在胎肩娩出后为防止产后出血,应预防性使用

A. 输血浆   B. 止血药物

C. 输血   D. 缩宫素

E. 抗生素

36. 协调性子宫收缩乏力行人工破膜适用的临床情况是

A. 臀先露,宫口开大 2cm

B. 足先露,宫口开大 4cm

C. 枕先露,S = 0,宫口开大 4cm

D. 肩先露,宫口开大 3cm

E. 胎头高直后位,宫口开大 2cm

37. 初孕妇,24 岁。妊娠 39 周。腹痛 2 天,加剧 1 小时。查体:BP 130/90mmHg,心率 106 次/分。下腹拒按,阴道口可见胎儿上肢,胎心音消失。导尿呈淡红色。首选的处理措施是

A. 行毁胎术

B. 内倒转后臀牵引

C. 行胎头吸引术

D. 立即剖宫产

E. 行产钳助产术

38. 初产妇，29 岁。胎儿娩出 30 分钟后出现阴道流血 200ml，用手在产妇耻骨联合上方轻压子宫下段时，外露脐带回缩。此时正确的处理措施是

A. 立即输血

B. 按压宫底，牵拉脐带

C. 等待胎盘剥离

D. 徒手剥离胎盘

E. 子宫体注射麦角新碱

39. 初产妇，29 岁。妊娠 41 周，枕右前位，骨盆测量正常，宫口开全 1 小时，胎心 88 次/分，胎头 S^{+3}。在吸氧同时，最恰当的处理措施是

A. 应用前列腺素加强宫缩

B. 等待自然分娩

C. 立即行剖宫产术

D. 产钳助产术

E. 静脉滴注缩宫素

40. 初产妇，27 岁。妊娠 40 周，规律宫缩 12 小时。产科检查：胎头高浮，宫口开大 3cm，胎头枕骨靠近骶岬，胎心 140 次/分。最恰当的处理措施是

A. 静脉滴注地诺前列酮

B. 尽早行剖宫产术

C. 等待宫口开全产钳助娩

D. 静脉滴注缩宫素

E. 等待阴道分娩

41. 初孕妇，27 岁。妊娠 37 周。晚 10 时突然出现无痛性阴道较多量流血入院。查体：BP 110/70mmHg。子宫软，枕左前位，胎心 164 次/分。目前恰当的处理措施是

A. 剖宫产

B. 器械助娩

C. 等待自然分娩

D. 缩宫素引产

E. 人工破膜引产

42. 经产妇，28 岁。合并风湿性心脏病，现妊娠 38 周，心功能 I 级，规律宫缩 7 小时来院。枕左前位，胎心 152 次/分，估计胎儿 3300g，宫口开大 4cm，胎头 $S = 0$。本例正确的处理措施是

A. 适当使用镇静剂，阴道助产

B. 避免用力屏气加腹压，胎头吸引或产钳助产

C. 静滴缩宫素，尽可能缩短第一产程

D. 试产期间若出现心衰症状，应立即行剖宫产术

E. 不行阴道试产，行剖宫产结束分娩

43. 临产后第一产程活跃期的最大加速期是指

A. 宫口扩张 5~10cm

B. 宫口扩张 4~9cm

C. 宫口扩张 1~6cm

D. 宫口扩张 2~7cm

E. 宫口扩张 3~8cm

44. 初产妇，26 岁。妊娠 40 周，临产 11 小时，宫口开大 4cm，前羊膜囊饱满，$S = 0$，胎心率 140 次/分。目前该患者恰当的处理措施是

A. 肌肉注射哌替啶

B. 静脉滴注缩宫素

C. 行剖宫产术

D. 行人工破膜

E. 温肥皂水灌肠

45. 初产妇，26 岁。妊娠 39 周，规律宫缩 8 小时，自然破膜 5 小时，宫口开大 3cm，胎心率 118 次/分，胎心监护频繁出现晚期减速。该患者正确的处理措施是

A. 吸氧，严密观察产程进展

B. 静脉滴注缩宫素，加速产程进展

C. 观察胎心变化，宫口开全阴道助产

D. 急查尿雌激素/肌酐比值

E. 立即行剖宫产术

(46~47 题共用备选答案)

A. 肌内注射哌替啶

B. 静脉点滴缩宫素

C. 人工破膜

D. 剖宫产

E. 阴道内应用前列腺素栓

46. 协调性子宫收缩乏力采用的治疗是

47. 不协调性子宫收缩乏力采用的治疗是

48. 围产儿预后相对较好的臀先露是

A. 双膝先露   B. 单足先露

C. 单臀先露   D. 单膝先露

E. 混合先露

49. 下列属于剖宫产绝对指征的是

A. 部分性前置胎盘

B. 枕后位

C. 持续性枕横位

D. 骶耻外径 15.5cm

E. 完全臀先露

50. 初产妇，30 岁。孕 37 周，规律宫缩 3 小时。产科检查：宫口开大 2cm，臀先露，$S = -2$，2 分钟前胎

膜自然破裂，胎心监护显示胎心率 90 次/分，阴道内诊触及搏动条索状物。最恰当的处理措施是

A. 行外转胎位术后待自然分娩

B. 吸氧，胎心恢复后立即行剖宫产术

C. 静脉滴注缩宫素，宫口开全行臀牵引

D. 采取头低臀高位，立即行剖宫产术

E. 行内转胎位术后待自然分娩

51. 初妇产，27 岁。妊娠 38 周，临产 4 小时，半小时前胎膜破裂急诊入院。骨盆外测量正常，枕右前位，胎心率 136 次/分，宫口开大 2cm，S＝0。该产妇最可能的诊断是

A. 胎膜早破

B. 潜伏期延长

C. 头盆不称

D. 正常产程

E. 活跃期延长

52. 初产妇，26 岁。宫口开全 1 小时 40 分，先露 +1，枕右后位，宫缩由强转弱 50 分钟，宫缩间隔由 2 分钟延长为 6 ~ 8 分钟。本例最可能的原因是

A. 原发性子宫收缩乏力

B. 产妇乏力、肠胀气

C. 中骨盆狭窄

D. 骨盆入口狭窄

E. 骨盆出口狭窄

53. 初孕妇，30 岁。妊娠 37^{+2} 周，夜间睡眠中突然出现阴道大量流血，无阵发性腹痛。查体：重度贫血貌，P 110 次/分，BP 80/60mmHg。妇科检查：子宫软，枕左前位，胎心率 166 次/分。此时最佳的处理措施是

A. 立即行 B 超检查

B. 立即行无应激试验

C. 立即输血纠正休克

D. 输血同时行剖宫产术

E. 输血同时行人工破膜

54. 初产妇，26 岁。孕 40 周，临产后宫缩强，宫口开大 9cm 时自然破膜。破膜后突然发生呛咳、呼吸困难、发绀、血压下降。最可能发生的情况是

A. 胎盘早剥　　　　　B. 胎膜早破

C. 羊水栓塞　　　　　D. 子宫破裂

E. 前置胎盘

第五章 正常产褥与异常产褥期

1. 女，30 岁。经产妇。自然分娩后 1 天，下腹阵发性疼痛。查体：T 37.6℃。宫底平脐，质硬，无压痛，阴道有暗红色流血，少于月经量。首先考虑的诊断是

A. 正常产褥

B. 产后出血

C. 子宫复旧不良

D. 产褥中暑

E. 产褥感染

2. 女，30 岁。产后 8 天，间断发热伴下腹痛 3 天。最高体温 39℃，阴道血性恶露，有异味。检查：宫底脐下 1 指，有压痛。血 WBC 25×10^9/L，N 0.90。尿常规未见异常。此时应首先考虑的诊断是

A. 产后宫缩痛

B. 产后出血

C. 产褥病率

D. 产褥感染

E. 正常产褥

3. 女，24 岁。经产妇。阴道分娩后 72 小时，自觉乳房胀痛，发热，T 37.5℃，下腹部阵发性疼痛伴阴道少许流血。正确的处理是

A. 应用抗生素

B. 口服镇痛剂

C. 局部理疗

D. 排空乳房

E. 静脉滴注缩宫素

4. 关于正常产褥期临床表现的描述，正确的是

A. 体温在产后 24 小时内一般升高超过 38℃

B. 产后宫缩痛多见于初产妇

C. 产后 1 周以后出现褥汗

D. 产后第 1 日子宫底略上升达脐平

E. 产后 14 日子宫位于脐下 2 横指

5. 女，30 岁。初产妇，孕期检查无异常，妊娠 35 周自然分娩后第 2 天，母婴分离，乳房胀痛，无红肿，体温 37.1℃。要求继续母乳喂养，首选的处理方法是

A. 生麦芽煎服

B. 按时挤奶

C. 抗生素治疗

D. 芒硝外敷

E. 少喝水

6. 女，30 岁。剖宫产术后 15 天，突然阴道大量流血 3

小时。查体：BP 80/50mmHg，心率 125 次/分，化验血 Hb 60g/L。该患者立即采取的常规处理措施不包括

A. 静滴缩宫素

B. 补液，输血

C. B超检查

D. 行清宫术止血

E. 行剖腹探查术

7. 初产妇，28 岁。在家中自然分娩后 15 天阴道多量流血 1 天，无寒战、高热。查体：T 37℃，P 80 次/分，R 18 次/分，BP 90/60mmHg，子宫如妊娠 3 个月大，质软，压痛不明显，宫口松，能容 2 指。其阴道流血最可能的原因是

A. 胎盘、胎膜残留

B. 子宫颈裂伤

C. 子宫内膜炎

D. 子宫脱垂

E. 子宫肌炎

8. 女，25 岁。产后 10 天，下腹痛伴发热 3 天。查体：T 39℃，P 80 次/分，R 26 次/分。脓血性恶露，有恶臭。血常规：WBC 13×10^9/L，N 0.88。最可能的诊断是

A. 产褥感染

B. 正常产褥

C. 产褥中暑

D. 急性膀胱炎

E. 晚期产后出血

（9～10 题共用备选答案）

A. 矿物质　　　　　　B. 维生素

C. 脂肪　　　　　　　D. 蛋白质

E. 碳水化合物

9. 每次哺乳时，母乳中呈先高后低变化的营养成分是

10. 每次哺乳时，母乳中呈先低后高变化的营养成分是

11. 关于恶露的特点正确的是

A. 正常恶露持续 4～6 周

B. 白色恶露含少量胎膜

C. 血性恶露持续 7 天

D. 浆液恶露持续 3 天

E. 血性恶露含有蜕膜及细菌

（12～14 题共用题干）

产褥妇，26 岁。剖宫产术后 16 天，突然阴道大量流血 3 小时来院。入院时 BP 84/60mmHg，心率 122 次/分，Hb 84g/L。

12. 该患者应立即采取的处理措施不包括

A. 静滴缩宫素

B. 建立静脉通道，补液、输血

C. 行清宫术止血

D. 行 B 超检查

E. 静滴广谱抗生素预防感染

13. 该患者最可能的出血原因是

A. 继发性子宫收缩乏力

B. 胎盘胎膜残留

C. 胎盘附着面血栓脱落

D. 胎盘附着面复旧不全

E. 子宫切口裂开出血

14. 该患者最有效的处理措施是

A. 剖腹探查，清创缝合

B. 宫腔镜检查并止血

C. 剖腹探查，行子宫全切除术

D. 清宫术

E. 剖腹探查，行子宫次全切除术

第六章　阴道流血：月经失调、妊娠滋养细胞疾病

1. 女，52 岁。闭经 1 年，潮热、出汗、心悸半年。实验室检查：FSH 66 IU/L，LH 28 IU/L，E_2 10pg/ml。该诊断是

A. 雄激素敏感综合征

B. 经前综合征

C. 阿尔茨海默病

D. 绝经综合征

E. 性激素减少卵巢综合征

2. 高危滋养细胞肿瘤患者首选的化学方案是

A. PVB　　　　　　　B. TP

C. BEP　　　　　　　D. EMA－CO

E. EP－EMA

3. 患者女，31 岁。2 年前分娩时发生出血性休克，至今无月经。目光呆滞，畏寒，嗜睡，性欲低下。妇科检查提示子宫明显小于正常。引起该患者闭经的病变部位在

A. 甲状腺　　　　　　B. 子宫

C. 卵巢　　　　　　　D. 垂体

E. 下丘脑

4. 女，13 岁。月经初潮后 1 年，月经周期 1～4 个月，经量多，伴血块，此次行经已 8 日，量仍多。主要的止血措施是

A. 大剂量雄激素
B. 大剂量雌激素
C. 小剂量孕激素
D. 抗纤溶及促凝药物
E. 诊断性刮宫术

5. 女，30 岁。结婚 3 年未孕，月经周期 3～4 天/24～25 天，盆腔未见异常，检测 3 个周期基础体温呈双相，高温相持续 9～10 天，输卵管碘油造影：未见异常。血 FSH 6.4U/L，TSH 2.98mU/L。其不孕的原因是

A. 无排卵性功能失调性子宫出血
B. 黄体功能不足
C. 输卵管堵塞
D. 甲状腺功能低下
E. 子宫内膜结核

（6～8 题共用题干）

女，17 岁。阴道流血 16 天，量多，头晕，乏力，否认性生活史。13 岁初潮，月经不规则。贫血貌。妇科查体：子宫发育正常，双附件（-），下腹部压痛明显，血红蛋白 54g/L。

6. 异常贫血最可能的原因是

A. 造血异常
B. 子宫内膜不典型增生
C. 子宫内膜不规则脱落
D. 下丘脑 - 垂体 - 卵巢轴调节不成熟
E. 黄体功能不足

7. 该患者治疗方式不包括

A. 减少月经量
B. 纠正贫血
C. 调理月经周期
C. 止血
E. 诊断性刮宫

8. 该患者止血首选方式为

A. 大量雌激素
B. 大量孕激素
C. 大量雄激素
D. 刮宫
E. 复方口服避孕药

9. 卵巢功能衰竭引起卵巢性闭经，体内垂体卵泡刺激素水平应是

A. 增高　　　　B. 降低
C. 波动很大　　D. 持续下降

E. 测不出

10. 关于多囊卵巢综合征的内分泌，错误的是

A. 雌激素过多
B. LH/TSH 比值升高
C. 雌酮过多
D. 胰岛素过多
E. 孕酮过多

11. 女，25 岁。停经 57 天，阴道少量流血 3 天。尿妊娠试验阳性，盆腔超声示宫腔内"落雪状"回声。最可能的诊断是

A. 黏膜下子宫肌瘤
B. 葡萄胎
C. 妊娠滋养细胞肿瘤
D. 先兆流产
E. 子宫内膜癌

12. 女，30 岁。人工流产术后闭经 7 个月，无腹痛，既往月经规律，尿妊娠试验阴性，基础体温双相型。最可能的诊断是

A. Asherman 综合征
B. Sheehan 综合征
C. 闭经 - 溢乳综合征
D. 空蝶鞍综合征
E. 多囊卵巢综合征

（13～15 题共用题干）

女，30 岁。阴道不规则流血 20 天，咳嗽 5 天。半年前行人工流产，吸出物见到绒毛组织。妇科检查：子宫如 40 天妊娠大小，质软，双侧附件区均可触及大小约 5cm 的囊性包块。胸部 X 线片示双侧中下野多发棉絮状阴影。

13. 对明确诊断意义最大的检查是

A. 胸部 CT　　　　B. 凝血功能
C. 脑 MRI　　　　D. 血 β - hCG
E. 盆腔超声

14. 首先考虑的诊断是

A. 绒癌
B. 侵蚀性葡萄胎
C. 葡萄胎
D. 先兆流产
E. 稽留流产

15. 主要的治疗方式是

A. 药物流产　　　B. 保胎治疗
C. 手术治疗　　　D. 放射治疗
E. 化学治疗

（16～17 题共用备选答案）

A. 基础体温呈双相型，持续高温期

B. 基础体温呈双相型，高温期短于 11 天

C. 基础体温呈双相型，下降缓慢

D. 基础体温呈双相型，上升缓慢

E. 基础体温呈单相型

16. 女，15 岁。阴道淋漓流血 2 个月，既往月经不规律，周期长短不一，尿妊娠试验阴性。其基础体温最可能是

17. 女，35 岁。近半年经期延长至 8 ~ 10 天，月经第 3 ~ 4 天量多，既往月经规律，周期 28 天。8 年前顺产分娩。其基础体温最可能

18. 女，31 岁。G_2P_0，停经 85 天，阴道不规则流血 10 余天。恶心、呕吐较重，伴下腹隐痛，无咳嗽、咯血。妇科检查：阴道黏膜未见异常，宫颈光滑，宫口可见血液流出，宫底平脐，质软，未触及胎体，未闻及胎心。血 hCG 100000U/L。应首先考虑的诊断是

A. 侵蚀性葡萄胎

B. 葡萄胎

C. 绒癌

D. 死胎

E. 先兆流产

(19 ~ 20 题共用题干)

女，28 岁。婚后 4 年未孕，月经周期 4 ~ 5 天/2 ~ 3 个月，量偏少，身高 156cm，体重 75kg，面部可见痤疮，阴毛分布呈男性型。妇科检查：子宫未见异常，双侧卵巢稍大。基础体温单相。

19. 该患者最可能的诊断是

A. 生殖器结核

B. 卵巢早衰

C. 子宫内膜异位症

D. 多囊卵巢综合征

E. 黄体功能不足

20. 该患者用氯米芬的治疗，最需要注意防止的并发症是

A. 卵巢早衰

B. 卵巢过度刺激综合征

C. 肝肾功能损害

D. 盆腔炎性疾病

E. 黄素化卵泡不破裂综合征

(21 ~ 23 题共用题干)

女，31 岁。产后 5 个月，哺乳期，阴道不规则流血半个月余，胸闷、咳嗽 10 天。妇科检查：宫颈前唇有一个 2cm × 1cm × 1cm 的紫蓝色结节，子宫如 50 天妊娠大小，质软，无压痛。双侧附件区各触及囊性包块，均约 6cm × 5cm × 5cm 大小，表面光滑。胸 X 线片示双肺中下部多发棉絮状阴影。

21. 对诊断意义最大的辅助检查是

A. 腹部 CT 检查

B. 盆腔 B 超检查

C. 胸腔镜检查

D. 血、尿常规检查

E. 血清 hCG 测定

22. 最可能的诊断是

A. 侵蚀性葡萄胎

B. 胎盘残留

C. 肺癌

D. 绒癌

E. 卵巢肿瘤

23. 首选的治疗方案是

A. 卵巢肿瘤切除术

B. 放射治疗

C. 清宫术

D. 化学治疗

E. 子宫切除

24. 侵蚀性葡萄胎与葡萄胎病理的主要区别点是

A. 绒毛细胞滋养层细胞

B. 绒毛合体滋养层细胞增生

C. 子宫深肌层见水泡状绒毛

D. 绒毛间质血管消失

E. 绒毛水肿呈水泡状

25. 下列可引起原发性闭经的疾病是

A. 空蝶鞍综合征

B. Asherman 综合征

C. 神经性厌食

D. Turner 综合征

E. 颅咽管瘤

26. 无排卵性功能失调性子宫出血的特点是

A. 基础体温双相，月经周期延长，经期正常

B. 基础体温双相，月经周期缩短，经期正常

C. 基础体温双相，月经周期正常，经期延长

D. 基础体温单相，月经周期紊乱，经期长短不一

E. 基础体温单相，月经周期正常，经期长短不一

27. 女，28 岁。结婚 5 年未孕。自月经初潮起即 35 ~ 60 天行经一次，毛发浓密，面部痤疮明显，身高 158cm，体重 76kg。最可能的诊断是

A. Asherman 综合征

B. 闭经泌乳综合征

C. 多囊卵巢综合征

D. 对抗性卵巢综合征

E. 特纳综合征

(28~30 题共用题干)

女，35 岁。停经 80 天，阴道不规则流血 4 天，下腹隐痛，呕吐反应剧烈。既往无孕产史。妇科检查：宫底平脐，质软，未触及胎体，未闻及胎心，尿 hCG (+)。

28. 该患者首选的辅助检查是
    A. 血 β – hCG
    B. 胸部 X 线片检查
    C. 凝血功能检查
    D. 盆腔超声检查
    E. 颅脑 CT 检查

29. 该患者首先考虑的诊断是
    A. 稽留流产
    B. 葡萄胎
    C. 先兆流产
    D. 绒毛膜癌
    E. 侵蚀性葡萄胎

30. 初始治疗 8 周后血 β – hCG 降到正常，后又出现升高。1 天前测血 β – hCG 10000U/L。超声检查：宫腔内未见异常，子宫后壁近右侧角部肌层内可探及不均质回声，内有丰富的低阻力型血流信号。双侧附件区均探及直径约 4cm 的囊性包块。下一步首选的治疗是
    A. 双侧卵巢囊肿剥除术
    B. 子宫 + 双附件切除术
    C. 子宫病灶局部切除术
    D. 放射治疗
    E. 化学治疗

31. 符合多囊卵巢综合征内分泌特点的是
    A. 空腹胰岛素水平降低
    B. FSH、LH 值均 <5U/L
    C. LH/FSH≥2
    D. PRL 正常
    E. FSH >40U/L

32. 女，36 岁。结婚 8 年未孕，月经规律，周期 22 天，经期 5~6 天，无痛经，基础体温为双相型，高温相为 8 天。月经来潮后 6 小时子宫内膜活检，病理检查结果最可能是
    A. 分泌期子宫内膜腺体分泌不良
    B. 增殖期子宫内膜
    C. 分泌期与增殖期内膜并存
    D. 萎缩型子宫内膜
    E. 子宫内膜单纯性增生

33. 女，31 岁。月经不规律 3 年，闭经 7 个月，溢乳 2 个月。对诊断最有价值的测定项目是

    A. 孕激素
    B. 雄激素
    C. 催乳素
    D. 促甲状腺素
    E. 雌激素

(34~35 题共用题干)

女，26 岁。人工流产后 5 个月，阴道不规则出血 20 天，伴头晕、乏力 3 天，近 2 天出现胸痛、咯血。妇科检查：子宫孕 7 周大小，质软，有轻度压痛，双侧附件可触及囊性肿物，直径均匀 5cm 大小。胸部 X 线片提示双下肺多发圆形结节影。

34. 为明确诊断，首选的检查是
    A. 痰细胞学检查
    B. 血常规
    C. B 超
    D. 血 β – hCG
    E. 诊断性刮宫

35. 确诊后首选的治疗方法是
    A. 子宫切除术
    B. 化疗
    C. 内分泌治疗
    D. 放疗
    E. 子宫切除术 + 双附件切除术

(36~38 题共用题干)

女，48 岁。G_2P_2。月经周期紊乱，伴潮热 1 年，阴道流血 35 天，伴头晕、乏力 10 天。妇科检查：宫颈轻度糜烂，无接触出血，子宫大小形态正常，双侧附件区未触及异常。超声检查示：子宫内膜厚 0.8cm，无血流信号。

36. 对明确诊断最有价值的检查是
    A. HPV 检测
    B. 宫颈细胞学检查
    C. 尿妊娠试验
    D. 性激素水平测定
    E. 诊断性刮宫

37. 该患者最可能的诊断是
    A. 子宫颈鳞癌
    B. 宫颈上皮内瘤样病变
    C. 异位妊娠
    D. 功能失调性子宫出血
    E. 子宫内膜炎

38. 若诊断成立，首选的治疗是
    A. 广泛性子宫切除术
    B. 宫颈锥切
    C. 腹腔探针技术
    D. 抗炎治疗
    E. 激素类药物治疗

39. 多囊卵巢综合征的常见月经改变是

　　A. 月经周期正常，经量过多

　　B. 月经频发

　　C. 月经周期正常，经量过少

　　D. 月经周期正常，经期延长

　　E. 月经稀发

40. 关于妊娠滋养细胞肿瘤的发生，正确的是

　　A. 侵蚀性葡萄胎可继发于流产后

　　B. 侵蚀性葡萄胎不会发生子宫外转移

　　C. 侵蚀性葡萄胎多继发于葡萄胎清宫后 1 年以上

　　D. 绝经后妇女不会发生绒毛膜癌

　　E. 绒毛膜癌可继发于足月妊娠或异位妊娠后

41. 女，32 岁。停经 90 天，阴道不规则流血 6 天，下腹隐痛。妇科检查：宫底平脐，质软，未触及胎体，未闻及胎心。尿妊娠试验阳性。应首先考虑的诊断是

　　A. 羊水过多　　　　　B. 先兆流产

　　C. 死胎　　　　　　　D. 葡萄胎

　　E. 稽留流产

(42 ~ 43 题共用题干)

　　女，18 岁。月经不规律 2 年，阴道大量流血 2 周，贫血貌。B 超示子宫及双侧附件未见异常。血 FSH、LH、T、PRL 水平正常。

42. 该患者最可能的诊断是

　　A. 子宫内膜癌

　　B. 卵巢功能性肿瘤

　　C. 子宫内膜异位症

　　D. 功能失调性子宫出血

　　E. 多囊卵巢综合征

43. 经过治疗血止并撤退性出血后，首选的治疗是

　　A. 氯米芬促排卵治疗

　　B. 雌激素序贯疗法

　　C. 雌激素治疗

　　D. 孕激素治疗

　　E. 雄激素治疗

44. 关于葡萄胎的处理，正确的是

　　A. 先备血，再吸宫

　　B. 先子宫动脉栓塞，再吸宫

　　C. 先化疗，再吸宫

　　D. 先吸氧，再吸宫

　　E. 先静滴抗生素，再吸宫

45. 黄体萎缩不全患者月经第 5 ~ 6 天刮宫的病理表现为

　　A. 单纯型增生

　　B. 增殖期与分泌期并存

　　C. 增殖期内膜

　　D. 分泌期内膜

　　E. 复杂型增生

46. 女，36 岁。月经稀发 3 年，停经 1 年。实验室检查：血 FSH 48U/L，雌激素 10pg/ml。最可能的诊断为

　　A. 子宫内膜异位症

　　B. 子宫内膜不规则脱落

　　C. 黄体功能不足

　　D. 卵巢早衰

　　E. 多囊卵巢综合征

47. 女，25 岁。葡萄胎清宫术后 13 个月，阴道流血 2 周。妇科检查：阴道口处见一直径 2cm 紫蓝色结节，子宫稍大，质软，双侧附件正常。胸部 X 线片未见异常。尿妊娠试验（+）。阴道病灶活组织病理检查见成堆高度增生滋养细胞，无绒毛结构。最可能的诊断是

　　A. 葡萄胎

　　B. 侵蚀性葡萄胎

　　C. 阴道癌

　　D. 绒毛膜癌

　　E. 子宫内膜异位症

(48 ~ 49 题共用备选答案)

　　A. 基础体温单相，无高温相

　　B. 基础体温双相，低温相短

　　C. 基础体温双相，高温相下降缓慢

　　D. 基础体温单相，无低温相

　　E. 基础体温双相，高温相短

48. 青春期无排卵性功能失调性子宫出血的体温特点是

49. 黄体功能不足的体温特点是

50. 绒毛膜癌与侵蚀性葡萄胎的主要鉴别依据是

　　A. 阴道有紫蓝色转移结节

　　B. 胸部 X 线片有棉团状阴影

　　C. 尿 hCG 阳性

　　D. 病理检查无绒毛结构

　　E. 有卵巢黄素化囊肿

51. 女，42 岁。人工流产术后 2 年，阴道断续流血 6 个月余，近日出现咳血丝痰。血 β - hCG 为 13000U/L。胸部 X 线片示肺部多个结节。首选的治疗方法是

　　A. 子宫切除手术

　　B. 放射治疗

　　C. 肺叶切除 + 子宫切除术

　　D. 肺叶切除术

　　E. 化学治疗

52. 女，13 岁。月经初潮后 1 年，月经周期 1 ~ 4 个月，经量多，伴血块。此次行经已 8 日，量仍多。主要

的止血措施是

A. 抗纤溶及促凝药物

B. 大剂量雄激素

C. 诊断性刮宫术

D. 小剂量孕激素

E. 大剂量雌激素

(53~54题共用题干)

女，28岁。婚后5年未孕，月经稀发，肥胖，多毛。妇科检查：子宫未见异常，双侧卵巢稍大。基础体温单相。

53. 该患者最可能的诊断是

A. 无排卵性功能失调性子宫出血

B. 子宫内膜异位症

C. 生殖器结核

D. 卵巢早衰

E. 多囊卵巢综合征

54. 该患者促排卵治疗，需要注意防止的并发症是

A. 卵巢早衰

B. 肾功能损害

C. 肝脏损害

D. 卵泡黄素化未破裂综合征

E. 卵巢过度刺激综合征

第七章　白带异常：女性生殖系统炎症

1. 女，48岁。糖尿病2年，外阴痒1个月余。妇查：外阴局部充血、小阴唇及阴道黏膜表面有白色凝乳状物覆盖。关于本病的说法下列哪项错误

A. 常用治疗药物为咪康唑、制霉菌素

B. 应以全身用药为主

C. 主要为内源性感染

D. 妊娠期以局部治疗为主

E. 复发性VVC的维持治疗应持续6个月

2. 治疗哺乳期妇女滴虫性阴道炎，最适宜的方法是

A. 甲硝唑口服

B. 甲硝唑栓置入阴道

C. 甲硝唑口服及置入阴道

D. 1%龙胆紫涂阴道黏膜

E. 局部用克林霉素软膏

3. 滴虫性阴道炎的主要感染方式是

A. 性生活直接传播

B. 经血液传播

C. 医源性传播

D. 经消化道传播

E. 经呼吸道传播

4. 外阴阴道假丝酵母菌病最主要的传染途径是

A. 性交传染　　　　B. 血行传染

C. 间接传染　　　　D. 直接传染

E. 内源性传染

5. 女性，23岁。阴道瘙痒，白带增多3天来诊。查体：阴道分泌物稀薄，内可见豆腐渣样分泌物。最可能的诊断是

A. 细菌性阴道病

B. 滴虫性阴道炎

C. 老年性阴道炎

D. 慢性宫颈炎

E. 假丝酵母菌性阴道炎

6. 女，43岁。外阴瘙痒伴灼热感3天，妇产科检查见外阴红肿、小阴唇内侧及阴道黏膜表面有白色凝乳状物覆盖。该患者首先考虑为

A. 外阴道假丝酵母菌病

B. 淋菌性阴道炎

C. 滴虫阴道炎

D. 前庭大腺炎

E. 细菌性阴道炎

(7~8题共用题干)

女，23岁。发热、腹痛1周。半个月前流产并清宫。T 38℃，WBC 10×10^9/L，中性粒细胞比例为74%，下腹压痛、反跳痛。妇科检查：宫口脓性分泌物，子宫如孕6周大小，压痛明显，双附件压痛。

7. 初步诊断为

A. 异位妊娠

B. 盆腔炎性疾病

C. 溃疡性结肠炎

D. 不全流产

E. 急性阑尾炎

8. 主要的治疗措施是

A. 抗生素治疗

B. 理疗

C. 中药汤剂

D. 化疗

E. 止痛药物

9. 关于急性盆腔炎性疾病的处理，正确的是

A. 病情好转，盆腔脓肿存在者，继续观察

B. 可根据经验选择抗生素治疗

C. 喹诺酮类药物可作为首选

D. 需反复行妇科检查评估治疗效果，放置宫内节育器者，应立即取出

E. 等待药敏结果选择抗生素

10. 女，25 岁。阴道分泌物增多 5 天，G_2P_2。妇科检查：阴道分泌物呈灰白色，稀薄状，有腥臭味，阴道黏膜无明显充血。支持该疾病诊断的检查结果是

A. 阴道分泌物 pH ＜4.5

B. 胺臭味试验阴性

C. 阴道分泌物镜检可见阴道毛滴虫

D. 线索细胞阳性

E. 阴道分泌物镜检白细胞较多

（11～12 题共用题干）

女，25 岁。阴道分泌物增多伴外阴瘙痒 3 天。妇科检查：阴道黏膜充血，后穹隆有大量稀薄、黄绿色、泡沫状、有臭味分泌物。

11. 该患者最可能的诊断是

A. 细菌性阴道病

B. 滴虫阴道炎

C. 子宫内膜炎

D. 萎缩性阴道炎

E. 外阴阴道假丝酵母病

12. 关于该患者的治疗，不正确的是

A. 需全身治疗

B. 应排除其他性传播疾病

C. 需采用唑类抗真菌药物

D. 性伴侣应同时治疗

E. 对密切接触的毛巾、内裤等应高温消毒

13. 属于盆腔炎性疾病诊断特异标准（2010 年美国 CDC 诊断标准）的是

A. 宫颈举痛或子宫压痛或附件区压痛

B. 实验室证实的宫颈淋病奈瑟菌或衣原体阳性

C. 宫颈或阴道异常黏液脓性分泌物

D. 阴道分泌物生理盐水涂片见大量白细胞

E. 经阴道超声核磁共振检查显示输卵管增粗、输卵管积液

14. 维持阴道微生态平衡最重要的菌群是

A. 乳杆菌　　　　　　 B. 厌氧菌

C. 加德纳菌　　　　　 D. 肠球菌

E. 念珠菌

15. 女，35 岁。外阴瘙痒伴烧灼感 2 天。妇科检查：外阴局部充血，阴道黏膜表面有白色凝状物覆盖，阴道分泌物镜检找到假菌丝。该患者首选的治疗药物是

A. 糖皮质激素

B. 甲硝唑

C. 雌激素

D. 制霉菌素

E. 干扰素

16. 女，43 岁。外阴瘙痒伴灼热感 3 天。妇产科检查见外阴红肿，小阴唇内侧及阴道黏膜表面有白色凝乳状物覆盖。该患者首先考虑为

A. 外侧阴道假酵母菌病

B. 淋菌性阴道炎

C. 滴虫阴道炎

D. 前庭大腺炎

E. 细菌性阴道炎

17. 细菌性阴道病的诊断标准不包括

A. 线索细胞阳性

B. 脓性泡沫白带

C. 胺臭味试验阳性

D. 阴道分泌物 pH 值 ＞4.5

E. 均质、稀薄、灰白色阴道分泌物

18. 女，29 岁。外阴瘙痒伴分泌物增多 3 天。妇科检查：外阴及阴道黏膜充血，阴道内大量豆腐渣状分泌物。正确的处理是

A. 常规阴道出血

B. 克林霉素治疗

C. 抗真菌治疗

D. 甲硝唑治疗

E. 雌激素治疗

（19～20 题共用题干）

女，26 岁。人工流产术后 1 周，发热 5 天，下腹痛 3 天。查体：T 39.2℃，P 105 次/分，BP 105/70mmHg。妇科检查：宫颈口脓性分泌物，宫颈举痛（＋），子宫正常大小，压痛明显，双附件稍增厚，压痛（＋），右侧为重。血 WBC 14×10^9/L，N 0.9。

19. 该患者最可能的诊断为

A. 急性膀胱炎

B. 急性盆腔炎

C. 急性阑尾炎

D. 异位妊娠破裂

E. 流产不全

20. 对治疗最有价值的辅助检查项目是

A. 尿妊娠试验

B. 病原体检查

C. 血常规

D. 盆腔 B 超

E. 尿常规

21. 细菌性阴道病的首选治疗药物是

    A. 制霉菌素   B. 甲硝唑

    C. 头孢菌素   D. 青霉素

    E. 阿奇霉素

22. 复发性外阴阴道炎假丝酵母菌巩固治疗维持需要

    A. 3 个月   B. 1 个月

    C. 7～14 天   D. 6 个月

    E. 3 天

(23～25 题共用题干)

女，70 岁。外阴瘙痒、阴道灼热感 4 天。妇科检查：阴道黏膜有散在出血点，阴道内少许分泌物，呈淡黄色。

23. 该患者首先考虑的诊断为

    A. 细菌性阴道炎

    B. 外阴阴道念珠菌病

    C. 淋菌性阴道炎

    D. 滴虫阴道炎

    E. 萎缩性阴道炎

24. 其最可能的病因是

    A. 阴道毛滴虫

    B. 白色念珠菌

    C. 各种厌氧菌混合感染

    D. 淋球菌

    E. 卵巢功能减退，阴道黏膜抵抗力降低

25. 该患者首选的治疗药物是

    A. 孕激素   B. 雌激素

    C. 红霉素   D. 甲硝唑

    E. 制霉菌素

26. 滴虫阴道炎典型的白带性状是

    A. 白色稠厚凝乳状白带

    B. 大量血性白带

    C. 稀薄脓性泡沫状白带

    D. 稀薄灰白色均匀一致的白带

    E. 豆腐渣样白带

27. 女，32 岁。外阴瘙痒伴烧灼感 4 天。妇科检查见外阴局部充血，小阴唇内侧及阴道黏膜表面有白色片状薄膜或凝乳状物覆盖。该患者首先考虑为

    A. 外阴阴道念珠菌病

    B. 萎缩性阴道炎

    C. 淋菌性阴道炎

    D. 滴虫性阴道炎

    E. 细菌性阴道炎

28. 女，30 岁。人工流产后发热伴下腹痛 20 天。查体：宫颈举痛，子宫后位，正常大小，触痛明显。右侧宫旁明显增厚，有压痛。盆腔超声检查：子宫大小正常，宫旁可探及不均质混合回声包块，大小 5.0cm×2.5cm，边界欠清。最可能的诊断是

    A. 盆腔结核

    B. 急性阑尾炎

    C. 卵巢肿瘤蒂扭转

    D. 黄体破裂

    E. 急性盆腔炎

第八章　下腹部肿块：女性生殖器肿瘤、女性盆底功能障碍性及生殖器损伤性疾病

1. 子宫脱垂的主要原因是

    A. 营养不良   B. 手术损伤

    C. 分娩损伤   D. 慢性疾病

    E. 过度负重

2. 关于子宫颈原位癌的描述正确的是

    A. 子宫颈上皮内瘤变即为宫颈原位癌

    B. 异型细胞侵犯子宫颈间质血管和淋巴

    C. 异型细胞累及上皮全层，未穿透基底膜

    D. 异型细胞侵犯子宫颈腺体，穿透基底膜

    E. 异型细胞侵犯上皮的 1/3～2/3

3. 女，43 岁。宫颈后唇约 3.5cm×3cm 大小菜花样赘生物。三合诊：附件、骶韧带、主韧带无异常，盆腔淋巴结无肿大。已诊断为宫颈鳞癌。该患者首选的治疗方案是

    A. 子宫全切术

    B. 子宫全切术＋盆腔淋巴结清扫

    C. 广泛性子宫全切术＋盆腔淋巴结清扫

    D. 改良广泛性子宫全切术＋盆腔淋巴结清扫

    E. 宫颈锥切术

(4～5 题共用备选答案)

    A. 成熟畸胎瘤

    B. 卵巢黏液性囊腺瘤

    C. 卵巢颗粒细胞瘤

    D. 卵巢卵黄囊瘤

    E. 卵巢黄素化囊肿

4. 来源于卵巢性索间质细胞的肿瘤是

5. 最常见的卵巢生殖细胞肿瘤是

6. 最容易引起子宫内膜增生的肿瘤是

 A. 浆液性瘤

 B. 畸胎瘤

 C. 卵黄囊瘤

 D. 颗粒细胞瘤

 E. 纤维瘤

7. 属于卵巢上皮性肿瘤的是

 A. 畸胎瘤

 B. 卵黄囊瘤

 C. 浆液性肿瘤

 D. 纤维瘤

 E. 颗粒细胞瘤

8. 女，65 岁。腹部下坠感伴腰酸 1 年余，发现外阴有脱出肿物 6 个月。G_4P_3。妇科查体：患者平卧用力向下屏气时，可见宫颈和部分宫体脱出阴道口。与该病变发生关系最密切的结构是

 A. 骶结节韧带

 B. 子宫主韧带

 C. 子宫圆韧带

 D. 子宫阔韧带

 E. 卵巢固有韧带

9. 女，35 岁。月经量增多 2 年，尿频 1 个月，无尿急、尿痛。妇科检查：子宫如孕 12 周大小，表面凹凸不平。B 超：子宫肌壁间见一直径 9.5cm 结节性肿物，边界清。行肿物剔除术，病理组织学显示梭形细胞增生，呈束状或旋涡状排列，胞浆红染，核两端钝圆，核分裂象少见（<1/10HP）。该肿物最可能发生的改变是

 A. 红色变性   B. 钙化

 C. 肉瘤样变   D. 囊性变

 E. 玻璃样变

10. 女，55 岁。接触性阴道流血 2 个月。妇科检查：宫颈下唇可见菜花样肿物，大小 2.5cm×2.0cm，阴道左后侧穹隆部可触及界限不清的质硬结节，宫颈活检回报鳞癌。该患者阴道部位病灶最可能是

 A. 种植转移   B. 淋巴转移

 C. 血行转移   D. 直接蔓延

 E. 阴道原发

11. 女，55 岁。阴道脱出肿物 10 天，平卧屏气用力后检查，宫颈脱出阴道口，宫体仍在阴道内。根据我国的标准，该患者子宫脱垂的分度是

 A. Ⅱ度   B. Ⅰ度重型

 C. Ⅰ度轻型   D. Ⅱ度轻型

 E. Ⅱ度重型

12. 女孩，15 岁。下腹痛、坠胀不适 5 个月。月经规律，末次月经 20 天前。经腹部 B 超检查显示子宫大小正常，右侧附件区有一囊实性肿物 8cm×8cm×6cm，边界清。血清 AFP 475μg/L。最可能的诊断是

 A. 卵巢无性细胞瘤

 B. 卵巢颗粒细胞瘤

 C. 卵巢畸胎瘤

 D. 卵巢卵黄囊瘤

 E. 卵巢浆液性囊腺瘤

13. 女，55 岁。阴道少量流血 1 月余。妇科检查：宫颈糜烂样，触血（+），宫体正常大小，双侧附件正常。宫颈细胞学检查结果为 HSIL，HPV 33（+）。进一步的处理是

 A. 宫颈活组织检查

 B. 全子宫切除术

 C. 广泛性全子宫切除术

 D. 广泛性子宫切除 + 盆腔淋巴结切除术

 E. 宫颈锥形切除术

(14 ~ 15 题共用题干)

 女，60 岁。绝经 7 年，阴道淋漓流血 19 天，高血压史 5 年，糖尿病病史 8 年，G_1P_0。妇科检查：外阴阴道无异常，宫颈光滑，子宫正常大小，双侧附件区无异常，超声示子宫内膜 0.8cm，回声不均匀，内膜血流较丰富。

14. 为明确诊断，应进行的检查是

 A. 阴道镜活检

 B. 腹腔镜探查

 C. 盆腔 MRI 检查

 D. 宫颈细胞学检查

 E. 诊断性刮宫

15. 最可能的诊断是

 A. 卵巢癌

 B. 子宫内膜癌

 C. 宫颈癌

 D. 子宫内膜息肉

 E. 老年性阴道炎

16. 关于子宫内膜癌的描述，正确的是

 A. 早期患者首选治疗方法是放射治疗

 B. 非激素依赖型比激素依赖型预后差

 C. 透明细胞癌是最常见的病理类型

 D. 血行转移是最常见的转移途径

 E. 肿瘤侵及直肠黏膜时，分期为ⅣB

17. 常伴有 AFP 升高的卵巢肿瘤是

 A. 颗粒细胞瘤

 B. 成熟性畸胎瘤

C. 上皮细胞瘤

D. 卵黄囊瘤

E. 无性细胞瘤

18. 女，56 岁。下腹不适、腹胀半年，发现腹部包块 1 个月。3 年前行胃癌根治术，病理为胃窦部腺癌。妇科检查：外阴、阴道正常，宫颈光，萎缩，子宫正常大小，双侧附件区各触及一个约 8cm × 6cm × 5cm 大小的椭圆形包块，移动性浊音（−）。最可能的诊断是

A. 库肯勃瘤

B. 卵巢上皮性癌

C. 卵巢纤维瘤

D. 卵巢无性细胞瘤

E. 卵巢畸胎瘤

19. 女，56 岁。子宫内膜癌术后 10 天。病理示低分化子宫内膜样腺癌，浸及深肌层，淋巴结无转移，手术病理分期 I b。患者合并高血压，药物控制后血压 120 ~ 130/70 ~ 80mmHg。该患者首选的处理是

A. 中药治疗   B. 生物治疗

C. 放射治疗   D. 随访观察

E. 内分泌治疗

20. 女，31 岁。停经 21 周。剧烈腹痛、发热 1 天，伴恶心、呕吐，无阴道流血。查体：宫底平脐，子宫前壁压痛，胎心 156 次/分。血 WBC 13×10^9/L，N 0.78。彩色超声提示单胎妊娠合并子宫肌壁间肌瘤，肌瘤直径 7cm。最可能是子宫肌瘤发生

A. 感染   B. 玻璃样变

C. 红色样变   D. 肉瘤样变

E. 囊性变

21. 女，18 岁。未婚。月经规律，无停经史。突发下腹部疼痛伴恶心、呕吐 8 小时。查体：P 78 次/分，BP 100/70mmHg；直肠 – 腹部诊：子宫前位，正常大小，右侧附件区触及一个 6cm × 5cm × 5cm 囊实性包块，边界清楚，触痛明显。最可能的诊断是

A. 卵巢黄体破裂

B. 输卵管妊娠破裂

C. 急性阑尾炎

D. 卵巢肿瘤蒂扭转

E. 浆膜下子宫肌瘤

22. 女，56 岁。G_4P_2。绝经 5 年，阴道脱出肿物 4 年，脱出肿物增大 3 个月，不能自行回缩，伴排尿困难。妇科检查见宫颈及部分宫体已脱出阴道口外。妇科超声及泌尿系统超声均未提示异常。适宜的处理为

A. 阴道全封闭术

B. 经腹圆韧带缩短术

C. 阴道半封闭术

D. 盆底修复及子宫切除术

E. Manchester 手术

（23 ~ 25 题共用题干）

女，45 岁。G_4P_2。月经规律，白带增多半年，性交后阴道流血 2 个月。近 3 年未体检。妇科检查发现宫颈重度糜烂状，触血（+），子宫附件未见明显异常。宫颈活检组织病理报告为宫颈鳞状细胞癌，浸润深度为 7mm。

23. 该患者的临床分期是

A. I A2

B. I B1

C. I B2

D. I A1

E. II A

24. 宜选择的手术方案是

A. 改良广泛性子宫切除术 + 盆腔淋巴结切除术

B. 广泛子宫颈切除术 + 盆腔淋巴结切除术

C. 筋膜内全子宫切除术 + 盆腔淋巴结切除术

D. 广泛子宫切除术 + 盆腔淋巴结切除术

E. 筋膜外子宫切除术 + 盆腔淋巴结切除术

25. 如术后组织病理学证实右侧外淋巴结转移，最恰当的处理是

A. 放化疗

B. 观察随访

C. 性激素治疗

D. 物理治疗

E. 生物治疗

26. 关于子宫内膜癌的转移途径，错误的是

A. 宫底部癌灶可经骨盆漏斗韧带淋巴管网向上至腹主动脉旁淋巴结

B. 子宫角部癌灶可沿圆韧带转移至腹股沟淋巴结

C. 盆、腹腔播散种植为最常见途径

D. 血行转移较少见，晚期可至肺、肝、骨骼

E. 下段及宫颈管癌灶可至宫旁、闭孔、髂内、髂外及髂总淋巴结

27. 子宫颈癌的始发部位通常是

A. 子宫颈组织学内口区

B. 子宫颈管柱状上皮区

C. 子宫颈移行带区

D. 子宫颈解剖学内口区

E. 子宫颈鳞状上皮区

28. 女，45 岁。月经不规则 2 年余，阴道不规则流血 20 天。查体：中度贫血貌，子宫略大，稍软，无压痛，宫旁未触及异常。为确定诊断，应首选的检查是

A. 液基细胞检查

B. 阴道镜检查

C. 尿 hCG 测定

D. 盆腔 CT 检查

E. 分段诊刮

(29~31 题共用题干)

女，23 岁。G_0P_0。右下腹隐痛半个月，加重 5 小时。月经不规律。查体：T 37.0℃，P 76 次/分，R 23 次/分，BP 105/75mmHg。妇科检查：子宫右旁可触及大小约 6cm 的实性包块，触痛，子宫及左侧附件未触及异常。血清 AFP 900μg/L。

29. 该患者最可能的诊断是

A. 卵巢上皮性肿瘤

B. 卵巢支持细胞 – 间质细胞瘤

C. 卵巢颗粒细胞瘤

D. 卵巢无性细胞瘤

E. 卵巢卵黄囊瘤

30. 手术探查见，右卵巢囊肿，表面光滑，未破裂，子宫及左侧附件正常，盆、腹腔未见病灶。最适合的手术方式是

A. 双侧附件切除术

B. 子宫 + 双侧附件切除术

C. 单纯右侧卵巢囊肿剥除术

D. 子宫 + 右侧附件切除术

E. 保留生育功能的分期手术

31. 术后首选的治疗方式是

A. 化学治疗

B. 放射治疗

C. 生物治疗

D. 内分泌治疗

E. 随访观察

32. 导致子宫脱垂最常见的原因是

A. 盆底肌肉退行性变

B. 分娩损伤

C. 长期便秘

D. 从事重体力劳动

E. 盆底肌肉发育不良

33. 女，45 岁。同房后阴道出血 3 个月，G_5P_1。妇科检查：宫颈中度糜烂状，下唇息肉状赘生物，直径 2cm，三合诊宫旁组织无异常。取宫颈赘生物送病理，提示宫颈鳞癌。首选的治疗方案是

A. 筋膜外子宫切除术

B. 宫颈锥形切除术

C. 子宫颈切除 + 盆腔淋巴结切除术

D. 广泛性子宫切除 + 盆腔淋巴结切除术

E. 根治性化疗

34. 女，48 岁。G_2P_1。渐进性痛经 6 年，经量增多 3 年。查体：子宫如妊娠 12 周大小，质硬，活动受限，药物治疗后症状无缓解。最佳手术治疗方案是

A. 子宫切除术 + 双附件切除术

B. 双附件切除术

C. 子宫切除术

D. 改良广泛性子宫切除术

E. 广泛性子宫切除术

35. 女，45 岁。月经不规律 1 年余，阴道不规则流血 20 天。高血压病史 10 年，服药后血压控制良好。1 年前检查 HPV（－），已绝育。妇科检查：子宫正常大小，稍软，无压痛，宫旁未触及异常。为明确诊断，首选的检查是

A. B 超　　　　　　B. 盆腔 MRI

C. TCT　　　　　　D. 分段诊刮

E. 阴道镜检查

(36~37 题共用题干)

女，58 岁。腹胀，食欲不振 1 个月余。自消化内科转来。查体：腹部膨隆移动性浊音（＋）。妇科检查：阴道后穹隆可触及结节，无触痛，子宫后位，大小正常，子宫左后方可触及质硬包块，边界及大小欠缺。CA125 1865U/ml。

36. 首先应考虑的诊断是

A. 盆腔炎性包块

B. 无性细胞癌

C. 子宫内膜异位症

D. 卵巢上皮性癌

E. 转移性卵巢肿瘤

37. 术后拟给药物治疗，最合适的是

A. 抗生素

B. 孕激素类药物

C. GnRH – a

D. 化疗药物

E. 胸腺肽

(38~39 题共用备选答案)

A. 阔韧带肌瘤

B. 黏膜下肌瘤

C. 浆膜下肌瘤

D. 宫颈肌瘤

E. 肌壁间肌瘤

38. 临床最常见的子宫肌瘤是

39. 易阻碍受精卵着床导致不孕的是

40. 晚期卵巢癌最常见的症状是

A. 腹痛　　　　　　B. 阴道出血

C. 腹胀   D. 便秘

E. 发热

41. 下列不属于宫颈癌相关危险因素的是

A. 多个性伴侣

B. 吸烟

C. 未生育

D. 不洁性行为

E. 过早性生活

42. 女，53 岁。接触性出血 1 个月。妇科检查：宫颈后唇有一菜花样新生物，接触性出血阳性，宫体正常大小，附件（-）。该患者最可能的诊断是

A. 子宫内膜癌

B. 急性宫颈炎

C. 宫颈肌瘤

D. 宫颈癌

E. 慢性宫颈炎

43. 女，47 岁。胃癌术后 2 年，下腹不适 3 个月。妇科检查：子宫正常大小，双侧附件区各触及一个手拳大小的椭圆形包块，移动性浊音（-）。最可能的诊断是

A. 卵巢卵黄囊瘤

B. 卵巢纤维瘤

C. 卵巢库肯勃瘤

D. 卵巢子宫内膜异位囊肿

E. 卵巢畸胎瘤

44. 女，65 岁。不规则阴道流血 1 年余。有高血压、糖尿病病史 3 年。BMI 28kg/m²。B 超发现宫腔内 2.0cm × 2.5cm 占位性病变，有丰富血流，血流阻力指数为 0.36。如宫腔内膜活检确诊后，首选的治疗措施是

A. 生物治疗

B. 手术治疗

C. 激素治疗

D. 化学药物治疗

E. 放射治疗

45. 女，45 岁。性交后出血半年。妇科检查：宫颈 I 度糜烂状。宫颈细胞学检查结果为低度鳞状上皮内变（LSIL）。为明确诊断，下一步应首选的处理是

A. 宫颈冷刀锥切

B. 宫颈电热圈切除术

C. 阴道镜下活检

D. 宫颈管搔刮

E. HPV – DNA 检测

(46~48 题共用题干)

女，65 岁。腹胀伴食欲不振半年余。查体：腹部膨隆，移动性浊音（+）。妇科检查：宫颈光滑，盆底可触及多个质硬结节。左侧附件区可触及包块，约 6cm × 5cm 大小，呈囊实性，界限不清。

46. 下列对患者鉴别诊断价值最小的是

A. 宫颈镜检查

B. 腹水查癌细胞

C. 消化道内镜检查

D. 血肿瘤标志物检测

E. B 超检查

47. 若检查结果示 CA125 1260U/ml，最可能的诊断是

A. 生殖器结核

B. 子宫内膜异位症

C. 卵巢上皮性癌

D. 卵巢库肯勃瘤

E. 乙状结肠癌转移

48. 该患者手术后首选的治疗是

A. 生物治疗

B. 内分泌治疗

C. 抗结核治疗

D. 化学药物治疗

E. 放射治疗

(49~50 题共用备选答案)

A. 生物治疗

B. 手术治疗

C. 放射治疗

D. 化学药物治疗

E. 中药治疗

49. 绒毛膜癌首选的治疗方法是

50. 卵巢无性细胞瘤首选的治疗方法是

51. 子宫颈早期浸润癌浸润深度的标准是

A. 不超过基底膜下 2mm

B. 不超过基底膜下 3mm

C. 不超过基底膜下 1mm

D. 不超过基底膜下 5mm

E. 不超过基底膜下 4mm

52. 卵巢肿瘤最常见的并发症是

A. 恶变   B. 破裂

C. 瘤体内出血   D. 感染

E. 蒂扭转

53. 卵巢肿瘤患者盆腔 X 线平片显示牙齿及骨骼提示

A. 畸胎瘤   B. 内胚窦瘤

C. 纤维瘤   D. 卵泡膜细胞瘤

E. 颗粒细胞瘤

54. 女，20 岁。突发下腹部疼痛伴恶心、呕吐 8 小时。直肠 - 腹部诊：子宫前倾，正常大小，右侧附件区

触及一 8cm×7cm×5cm 囊实性包块，边界清楚，触痛明显。最可能的诊断是

A. 浆膜下子宫肌瘤

B. 输卵管妊娠破裂

C. 卵巢肿瘤蒂扭转

D. 急性阑尾炎

E. 卵巢黄体破裂

（55～56 题共用题干）

女，60 岁。G_4P_4，近两年来阴道脱出一肿物，逐渐增大。妇科检查：宫颈光滑，屏气用力后宫颈和部分宫体脱出阴道口外，子宫萎缩，双侧附件正常。

55. 对该患者子宫脱垂程度判断正确的是

A. Ⅰ度重度 B. Ⅱ度重度

C. Ⅱ度轻度 D. Ⅰ度轻度

E. Ⅲ度

56. 该患者适宜的治疗方法是

A. Manchester 手术

B. 盆底肌肉锻炼

C. 阴道纵隔成形术

D. 放置子宫托

E. 经阴道子宫切除术

（57～58 题共用备选答案）

A. 库肯勃瘤

B. 纤维瘤

C. 无性细胞瘤

D. 畸胎瘤

E. 浆液性瘤

57. 镜下为典型印戒状细胞的卵巢肿瘤是

58. 肿瘤切除后胸水、腹水自然消失的卵巢肿瘤是

（59～61 题共用题干）

女，30 岁。已婚。平时月经规律。停经 40 天，右下腹剧痛 4 小时伴头晕及肛门坠胀感。查体：BP 80/56mmHg，面色苍白，痛苦病容，下腹部压痛及反跳痛（+），尤以右侧为著，肌紧张不明显，移动性浊音（+）。妇科检查：宫颈举痛，宫体稍大，右附件区触及不规则包块，大小约 4cm×3cm×3cm，压痛（+）。实验室检查：Hb 100g/L。

59. 该患者最可能的诊断是

A. 卵巢黄体囊肿破裂

B. 卵巢囊肿蒂扭转

C. 卵巢滤泡囊肿破裂

D. 输卵管妊娠破裂

E. 卵巢子宫内膜异位囊肿破裂

60. 该患者简单可靠的辅助检查是

A. 宫腔镜检查

B. 腹部 CT 检查

C. 腹部 X 线检查

D. 腹腔镜检查

E. 阴道后穹隆穿刺

61. 该患者正确的处理措施是

A. 中药活血化瘀

B. 口服止血药物

C. 手术治疗

D. 对症处理，严密观察

E. 肌肉注射甲氨蝶呤

62. 女，23 岁。外阴瘙痒、白带增多 5 天。妇科检查：外阴皮肤黏膜充血，小阴唇内侧见多个小菜花状赘生物，宫颈柱状上皮异位，子宫正常大，附件无明显异常。为确诊应选择的辅助检查是

A. 赘生物活组织检查

B. 白带革兰染色检查

C. B 超检查

D. 宫颈刮片细胞学检查

E. 血常规

63. 女，51 岁。绝经 2 年，阴道脱出肿物 1 年。妇科检查：子宫体全部脱出阴道口外。适宜的处理方法为

A. Manchester 手术

B. 使用子宫托

C. 阴道纵隔成形术

D. 经阴道子宫切除术

E. 密切观察，暂不处理

（64～66 题共用题干）

女，38 岁。接触性出血半年。妇科检查：外阴、阴道无异常，宫颈轻度糜烂；触之易出血。子宫正常大小，宫旁组织及双侧附件未触及异常。

64. 首选的检查方法是

A. 宫颈细胞学检查

B. 宫颈冷刀锥切术

C. 宫颈活检

D. LEEP 锥切术

E. 阴道镜检查

65. 检查结果为鳞状上皮内高度病变（HSIL），首选的处理方法是

A. 阴道镜下活检

B. 宫颈碘试验

C. 宫颈锥形切除术

D. 宫颈细胞学检查

E. 分段诊刮术

66. 为宫颈上皮内瘤变Ⅲ级，宜采取的处理方法是

A. 放射治疗

　　B. 子宫切除术

　　C. 宫颈锥形切除术

　　D. 随访观察

　　E. 化学治疗

（67～68 题共用备选答案）

　　A. 血清雌激素

　　B. 血清 AFP

　　C. 血清 CA125

　　D. 血清雄激素

　　E. 血清 β－hCG

67. 卵巢内胚窦瘤标记物是

68. 卵巢浆液性囊腺癌最常用的肿瘤标记物是

（69～70 题共用备选答案）

　　A. 顺铂＋阿霉素

　　B. 卡铂＋紫杉醇

　　C. 卡铂＋吉西他滨

　　D. 顺铂＋拓扑替康

　　E. 顺铂＋博来霉素＋依托泊苷

69. 上皮性卵巢癌的治疗首选

70. 卵巢恶性生殖细胞肿瘤的治疗首选

第九章　下腹痛（子宫内膜异位症、子宫腺肌病）

1. 关于子宫腺肌病临床持点的描述，不正确的是

　　A. 痛经和经量多

　　B. 子宫均匀性增大，常超过 12 周妊娠大小

　　C. 继发性痛经进行性加重

　　D. 与子宫内膜异位症在组织发生学上是有差别的

　　E. 月经改变和进行性痛经

2. 经产妇，35 岁。渐进性痛经 3 年，伴经量增多。妇科查体：子宫后倾，如 8 周妊娠大小，球状，质硬。最可能的诊断是

　　A. 子宫黏膜下肌瘤

　　B. 子宫内膜结核

　　C. 原发性痛经

　　D. 子宫肉瘤

　　E. 子宫腺肌病

3. 女，30 岁。痛经伴不孕 3 年。查体：子宫大小正常，活动度差。左侧附件能触及 5cm×6cm 大小的囊性肿块，活动度差，压痛不明显。B 超显示囊肿内部为细密回声光点。血清 CA125 56U/ml。下一步首选处理

　　A. 促排卵治疗

　　B. 假绝经疗法

　　C. 左侧输卵管囊肿切除术

　　D. 左侧附件切除术

　　E. 经阴道子宫切除术

4. 女，35 岁。继发性痛经 5 年，加重 1 年。平素月经规律，结婚 8 年，近 2 年未避孕，G_0P_0。妇科检查：左附件区囊肿，直径约 6cm，活动度差，触痛。CA125 86U/ml。最佳的处理是

　　A. 注射 GnRH－a

　　B. 手术治疗

　　C. 期待疗法

　　D. 口服避孕药

　　E. 服用孕三烯酮

（5～6 题共用备选答案）

　　A. 输卵管妊娠

　　B. 生殖器结核

　　C. 盆腔炎性疾病

　　D. 卵巢上皮性癌

　　E. 子宫内膜异位症

5. 女，31 岁。取环后 10 天，发热 3 天。查体：T 38.6℃，P 98 次/分，R 23 次/分，BP 100/80mmHg，宫颈举痛（＋），子宫压痛，右侧附件区可触及腊肠型肿物，触痛明显，活动度差。该患者最可能的诊断是

6. 女，31 岁。婚后 2 年未孕，性生活正常。既往痛经 5 年。妇科检查：子宫后倾后屈位，正常大小，活动度差，后穹隆有触痛结节，子宫左侧可触及直径 5cm 包块。该患者最可能的诊断是

7. 女，45 岁。G_2P_2。痛经 15 年加重 4 年，应用止痛药物效果差。妇科检查：子宫后位，如孕 3 个月大小，质硬，压痛，双侧附件区未及明显异常。最可能的诊断是

　　A. 子宫肥大症

　　B. 子宫肉瘤

　　C. 子宫腺肌病

　　D. 子宫肌瘤

　　E. 子宫内膜异位症

（8～9 题共用题干）

　　女，35 岁。痛经进行性加重 8 年，婚后 4 年未孕。查体：子宫后位，大小正常，子宫左后方可触及大小约 6cm 的囊性包块，张力较大，触痛，子宫右后方触及类

似包块，大小约5cm。血 CA125 65U/ml，抗子宫内膜抗体（+）。

8. 首先考虑的诊断是
A. 盆腔结核
B. 盆腔炎性包块
C. 转移性卵巢肿瘤
D. 子宫内膜异位症
E. 卵巢上皮癌

9. 术后拟给予的药物治疗最适合的药物是
A. 抗结核药物
B. 抗生素
C. 免疫调节剂
D. GnRH – a
E. 化疗药物

10. 子宫内膜异位症的典型症状是
A. 阴道不规则流血
B. 接触性出血
C. 阴道分泌物增多
D. 继发性痛经
E. 月经量增多

11. 女，39 岁。痛经进行性加重5 年，月经量增多2 年。妇科检查：子宫后位，球形增大，如2 个月妊娠大小，活动欠佳，子宫触痛阳性，双附件区未触及异常。CA125 87U/ml。最可能的诊断是
A. 子宫肉瘤
B. 子宫腺肌症
C. 子宫内膜炎
D. 子宫内膜异位症
E. 子宫肌瘤

12. 女，30 岁。继发痛经7 年，婚后2 年未孕。妇检：子宫后位，正常大小，固定，左附件触及一5cm × 6cm 囊性包块，界清，固定。CA125 升高。该患者首选的治疗为

A. 人工助孕
B. 手术治疗
C. 中药治疗
D. 激素治疗
E. 止痛治疗

13. 子宫内膜异位症根治手术适用于
A. 45 岁以下重度患者
B. 45 岁以上重度患者
C. 45 岁以下中度患者
D. 45 岁以上轻度患者
E. 45 岁以下轻度患者

14. 女，45 岁。G_2P_1，继发性痛经6 年。查体：子宫如妊娠12 周大小，质硬，活动受限。药物治疗后症状无缓解。最佳手术治疗方案是
A. 子宫切除加双附件切除术
B. 子宫切除术
C. 改良广泛性子宫切除术
D. 广泛性子宫切除术
E. 骶神经切断术

15. 子宫内膜异位症的临床特点是
A. 痛经程度与病变范围成正比
B. 均存在卵巢囊肿内陈旧性出血
C. 雌激素治疗有利于改善症状
D. 15% ~30% 患者月经正常
E. 继发性痛经，进行性加重

16. 女，38 岁。人工流产术后2 年出现痛经，进行性加重，需服用止痛药物。妇科检查：子宫后倾屈，如妊娠50 天大小，呈球状，质硬，活动受限。B 超检查示子宫基层回声不均匀，局部有短线状增强。最可能的诊断是
A. 慢性盆腔炎
B. 子宫肌瘤
C. 子宫腺肌病
D. 子宫内膜炎
E. 盆腔结核

第十章 不孕和计划生育

1. 关于各种避孕方法的避孕原理，错误的是
A. 阴茎套可阻止精子进入阴道而达到避孕目的
B. 服避孕药主要通过抑制排卵、阻碍受精和着床而达到避孕目的
C. 宫内节育器通过干扰着床而达到避孕目的
D. 阴道隔膜可阻止精子进入宫腔而达到避孕目的
E. 安全期避孕是通过将性生活避开排卵前后1 ~2 日

的不安全期而达到避孕目的

2. 女，35 岁。宫内节育器避孕10 年，阴道不规则流血2 个月。要求取环。妇科检查：外阴阴道充血，阴道少量血迹，伴异味，宫颈光滑，子宫及双侧附件未触及异常。下列处理不正确的是
A. 需先治疗生殖道炎症
B. 血 hCG 检查排除妊娠

C. 取环同时建议诊刮

D. 需血止后 3~7 天取环

E. 取环前需盆腔超声检查

3. 女，25 岁。停经 51 天，要求人工流产。术中患者突然恶心呕吐，面色苍白，自述头晕、胸闷、大汗淋漓。查体：P 46 次/分，BP 80/40mmHg。最可能发生的并发症是

A. 空气栓塞

B. 失血性休克

C. 人工流产综合反应

D. 子宫穿孔

E. 羊水栓塞

4. 含铜的 IUD 作用机制不包括

A. 影响子宫内膜细胞糖原代谢和雌激素摄入

B. 使宫颈黏液稠厚，不利于精子穿透

C. 铜离子使精子头尾分离，不得获能

D. 使受精卵运行速度与子宫内膜发育不同步

E. 压迫局部子宫内膜产生炎症反应

5. 女，31 岁。婚后 3 年不孕。患者平素月经规律，妇科检查未发现异常，内分泌检查正常，造影示双侧输卵管堵塞。适宜的辅助生育技术是

A. 人工授精

B. 植入前遗传学诊断技术

C. 配子输卵管内移植

D. 胞浆内单精子注射

E. 体外受精与胚胎移植

6. 女，35 岁。G_6P_1。月经量增多 3 年，经期及周期正常。妇科检查：子宫前位，饱满，活动差，无压痛。推荐该患者最佳的避孕方法是

A. 惰性宫内节育器

B. 避孕套

C. 体外排精

D. 紧急避孕药

E. 短效口服避孕药

7. 女，31 岁。G_3P_1，剖宫产史。因妊娠 50 天行人工流产负压吸引术，术中患者突感胸闷、头晕、大汗淋漓、下腹坠痛伴恶心。查体：P 49 次/分，BP 90/60mmHg，面色苍白，阴道少量流血。首先应考虑的诊断是

A. 人工流产综合征

B. 羊水栓塞

C. 子宫穿孔

D. 失血性休克

E. 急性腹膜炎

8. 属于药物流产禁忌证的是

A. 妊娠剧吐

B. 瘢痕子宫

C. 宫颈发育不良

D. 严重骨盆畸形

E. 哺乳期妊娠

9. 女，35 岁。人工流产后 6 年未孕。月经规律，月经来潮 12 小时子宫内膜活检为分泌期子宫内膜，子宫输卵管碘油造影（HSG）示双侧输卵管近端梗阻。丈夫精液正常。为生育，最适宜的下一步治疗是

A. 促排卵治疗

B. 配子输卵管内移植

C. 卵细胞质内单精子注射

D. 体外受精–胚胎受精

E. 宫腔人工授精

10. 女，23 岁。新婚，月经规律，经量较多。尚无生育计划。最应该建议的避孕方法是

A. 复方短效口服避孕药

B. 宫内节育器

C. 长效避孕针

D. 安全期避孕

E. 体外排精

（11~13 题共备选答案）

A. 月经来潮 6 小时内

B. 月经期 2~3 日

C. 月经期 5~6 日

D. 月经干净 3~7 日

E. 月经干净 10~14 日

11. IUD 取出通常选择的时间在

12. 为了解黄体功能进行诊刮的时间应选在

13. 疑为子宫内膜不规则脱落时诊刮的时间应选在

14. 下列导致女性不孕的因素中，最常见的是

A. 免疫因素

B. 外阴、阴道因素

C. 子宫因素

D. 宫颈因素

E. 输卵管因素

15. IUD 取出时间一般选择在

A. 月经来潮 6 小时内

B. 月经期第 2~4 日

C. 月经期第 5~6 日

D. 月经前 4~6 日

E. 月经干净第 3~7 日

16. 女，36 岁。已婚 8 年。月经规律，5 年前有 1 次人工流产。男方精液检查正常。HSG 检查提示双侧位输卵管近端阻塞。为促进生育，首选的处理方案是

A. 腹腔镜手术

B. 人工授精（AI）

C. 应用促排卵药物

D. 体外受精–胚胎移植（IVF–ET）

E. 卵细胞质内单精子注射（ICSI）

（17～18题共用备选答案）

A. 安全期避孕

B. IUD

C. 复方短效口服避孕药

D. 紧急避孕药

E. 长效复方避孕注射剂

17. 女，24岁。未育，近半年无生育计划，首选的避孕方法是

18. 顺产后4个月哺乳期女性，首选的避孕方法是

19. 甾体激素避孕药的避孕机理不包括

A. 影响输卵管生理功能

B. 改变宫颈黏液的性状

C. 抑制排卵

D. 阻止精子与卵子的结合

E. 改变子宫内膜形态与功能

（20～21题共用备选答案）

A. 口服避孕药　　　　B. 阴茎套

C. 宫内节育器　　　　D. 安全期避孕

E. 体外排精

20. 女，35岁。月经规律，经量多。妇科检查：宫颈呈糜烂状，宫颈口松，子宫前位，正常大小。首选的避孕方式是

21. 女，29岁。3个月前剖宫产分娩，现行母乳喂养。首选的避孕方式是

22. 女，48岁。放置宫内节育器（IUD）10年，不规则阴道流血3个月。妇科检查：宫颈光滑，宫颈细胞学检查无异常。首选的处理方法是

A. 人工周期治疗

B. 抗感染治疗

C. 止血药治疗

D. 取出IUD＋诊断性刮宫术

E. 取出IUD＋抗感染治疗

23. 初孕妇，25岁。现妊娠9周。半年前曾因感冒诱发心力衰竭。查体：心率110次/分，心尖部闻及舒张期杂音，肝肋下可触及。该患者正确的处理措施是

A. 继续妊娠，需口服地高辛

B. 终止妊娠，行负压吸引术

C. 继续妊娠，增加产前检查次数

D. 终止妊娠，行钳刮术

E. 继续妊娠，不需特殊治疗

（24～25题共用题干）

女，24岁。停经6周诊断为早孕，行人工流产术，吸宫后探宫腔发现探不到宫底，出血不多，自述心悸伴轻度腹痛及恶心。

24. 该患者最可能的诊断是

A. 羊水栓塞

B. 葡萄胎

C. 人工流产综合反应

D. 子宫穿孔

E. 子宫畸形

25. 此时该患者首选的处理方法是

A. 继续手术，清空子宫

B. 静脉注射阿托品

C. 暂停手术，密切观察病情

D. 立即行剖腹探查术

E. 吸氧，给予升压药

（26～27题共用题干）

女，30岁。G_2P_1。既往月经规律，月经量少，身体健康。要求长期采取避孕措施。

26. 首选的避孕方法是

A. 外用杀精子剂

B. 宫内节育器

C. 紧急避孕药

D. 安全期避孕

E. 长效口服避孕药

27. 该方法主要的避孕机制是

A. 影响受精卵着床

B. 阻止精子与卵子相遇

C. 抑制卵巢排卵

D. 改变宫颈黏液性状

E. 影响精子获能

第十八篇　血液系统

第一章　贫血性疾病

（1~2 题共用备选答案）

　　A. 再生障碍性贫血

　　B. 骨髓异常增生综合征

　　C. 缺乏叶酸所致贫血

　　D. 慢性失血所致贫血

　　E. 缺乏维生素 B_{12} 所致贫血

1. 属于小细胞低色素贫血的是

2. 属于正细胞贫血的是

3. 下列贫血性疾病中，属于大细胞性贫血的是

　　A. 再生障碍性贫血

　　B. 地中海贫血

　　C. 慢性病性贫血

　　D. 缺铁性贫血

　　E. 恶性贫血

4. 由红细胞膜异常引起的贫血性疾病是

　　A. 蚕豆病

　　B. 不稳定血红蛋白病

　　C. 遗传性球形细胞增多症

　　D. 镰状细胞贫血

　　E. 地中海贫血

5. 女，20 岁。面色苍白、乏力、心悸 1 周。实验室检查：Hb 65g/L，WBC 9.4×10^9/L，Plt 212×10^9/L，网织红细胞 0.12，Coombs 试验阳性。该患者首选的治疗措施是

　　A. 输注红细胞

　　B. 应用环孢素 A

　　C. 应用硫唑嘌呤

　　D. 脾切除

　　E. 应用糖皮质激素

6. 关于铁吸收的叙述，正确的是

　　A. 胃大部切除术后胃内铁吸收减少

　　B. 植物食品铁较动物食品铁易吸收

　　C. 大量饮茶可增加食物中铁的吸收

　　D. 二价铁较三价铁易吸收

　　E. 维生素 C 不利于食物中铁的吸收

7. 下列不属于缺铁性贫血患者组织缺铁表现的是

　　A. 口角炎、舌炎

　　B. 毛发干枯、脱落

　　C. 匙状甲

　　D. 心悸、气短

　　E. 异食癖

8. 缺铁性贫血患者因组织缺铁而发生的临床表现不包括

　　A. 口腔炎、舌炎

　　B. 匙状甲

　　C. 吞咽困难

　　D. 头晕、乏力

　　E. 皮肤干燥、皱缩

9. 男，45 岁。便血、面色苍白 3 个月。血常规：Hb 60g/L，MCV 72fl，MCHC 27%，WBC 8.0×10^9/L，Plt 138×10^9/L，网织红细胞 0.025。最可能出现的特有临床表现是

　　A. 皮肤瘀斑　　　　　　B. 匙状甲

　　C. 酱油色尿　　　　　　D. 巩膜黄染

　　E. 肝、脾肿大

10. 血管外溶血时，红细胞破坏的最主要场所是

　　A. 心脏　　　　　　　　B. 脾

　　C. 肝　　　　　　　　　D. 肾

　　E. 骨髓

11. 女，30 岁。面色苍白半年，2 个月前诊断为系统性红斑狼疮。查体：贫血貌，皮肤巩膜轻度黄染，脾肋下 2cm。血常规：Hb 78g/L，WBC 4.4×10^9/L，Plt 72×10^9/L，Rtc 0.14。最可能出现结果异常的实验室检查是

　　A. Ham 试验

　　B. Coombs 试验

　　C. 尿 Rous 试验

D. 红细胞渗透脆性试验

E. 异丙醇试验

12. 下列不属于巨幼细胞贫血实验室检查结果的是

  A. 外周血中性粒细胞呈多分叶

  B. 骨髓可见巨中、晚幼粒细胞

  C. 外周血红细胞 MCV 增大

  D. 骨髓巨核细胞胞体增大，分叶过多

  E. 骨髓有核红细胞呈"幼浆老核"现象

13. 女，25 岁。妊娠 35 周。头晕、乏力、心悸 2 个月。既往体健。血常规：**Hb 80g/L，MCV 108fl，MCH 35pg，MCHC 33%，WBC 3.6 × 10⁹/L，Plt 95 × 10⁹/L，网织红细胞 0.02**。为明确诊断，首先应进行的检查是

  A. 尿 Rous 试验

  B. 粪隐血试验

  C. 血清铁、铁蛋白测定

  D. Coombs 试验

  E. 血清叶酸、维生素 B_{12} 测定

14. 下列能直接提示红细胞破坏增多的检查是外周血

  A. 网织红细胞增多

  B. 见到晚幼红细胞

  C. 见到晚幼粒细胞

  D. 见到破碎红细胞

  E. 靶形红细胞增多

15. 阵发性血红蛋白尿（PNH）最有价值的诊断指标是

  A. 酸化血清溶血试验（Ham 试验）

  B. 尿含铁血黄素检查（Rous 试验）

  C. 蔗糖溶血试验

  D. CD55 和 CD59 检测

  E. 蛇毒因子溶血试验

（16～17 题共用备选答案）

  A. MCV <80fl，MCH 28~32pg，MCHC 32%~38%

  B. MCV >94fl，MCH >32pg，MCHC 32%~38%

  C. MCV <80fl，MCH <28pg，MCHC <32%

  D. MCV >94fl，MCH >32pg，MCHC >38%

  E. MCV 80~94fl，MCH 28~32pg，MCHC 32%~38%

16. 营养性巨幼细胞贫血的检查结果是

17. 缺铁性贫血的检查结果是

18. 女，20 岁。头晕、乏力 1 年。实验室检查：**Hb 70g/L，RBC 3.0 × 10¹²/L，WBC 4.1 × 10⁹/L，Plt 200 × 10⁹/L，血清铁 400μg/L**。最可能的诊断是

  A. 地中海贫血

  B. 巨幼细胞贫血

  C. 缺铁性贫血

  D. 骨髓增生异常综合征

E. 慢性病性贫血

19. 男，71 岁。乏力伴食欲不振半年。查体：贫血貌，心肺腹部未见异常。血常规：**WBC 3.0 × 10⁹/L，Hb 88g/L，Plt 75 × 10⁹/L，MCV 122fl，MCH 34pg，Ret 0.04**。该患者最可能的诊断是

  A. 缺血性贫血

  B. 慢性病性贫血

  C. 脾功能亢进

  D. 巨幼细胞贫血

  E. 再生障碍性贫血

20. 女，35 岁。血常规检查发现三系细胞减少 1 个月余，发热 3 天。查体：**T 38.5℃**，肝脾肋下未触及。骨髓细胞学检查：增生极度低下，可见较多脂肪滴。首先考虑的诊断是

  A. 淋巴瘤

  B. 骨髓增生异常综合征

  C. 急性白血病

  D. 阵发性睡眠性血红蛋白尿

  E. 再生障碍性贫血

21. 女，25 岁。四肢皮肤瘀斑 2 周。血常规：**Hb 80g/L，RBC 2.6 × 10¹²/L，WBC 1.5 × 10⁹/L，Plt 5 × 10⁹/L，Ret 0.004**。最可能的诊断是

  A. Evans 综合征

  B. 骨髓增生异常综合征

  C. 特发性血小板减少性紫癜

  D. 阵发性睡眠性血红蛋白尿

  E. 再生障碍性贫血

22. 女，28 岁。头晕乏力 3 个月，既往有风湿性疾病史。查体：贫血貌，巩膜轻度黄染，脾肋下 3cm，血常规 **Hb 80g/L，WBC 8.8 × 10⁹/L，Ret 0.12，Coombs 试验（+）**。首先考虑的诊断是

  A. 阵发性睡眠血红蛋白尿症

  B. 地中海贫血

  C. 自身免疫性溶血性贫血

  D. 遗传性球形红细胞增多症

  E. 葡萄糖 - 6 - 磷酸脱氢酶缺乏症

23. 女，45 岁。茶色尿伴腰背痛 1 个月。查体：贫血貌，巩膜黄染，肝肋下未触及，脾肋下 2cm，腹部移动性浊音（-）。血常规：**Hb 72g/L，WBC 6.0 × 10⁹/L，Plt 126 × 10⁹/L，网织红细胞 0.12，Coombs 试验（+），Ham 试验（-）**。该患者最可能的诊断是

  A. 脾功能亢进

  B. 阵发性睡眠性血红蛋白尿

  C. 巨幼酸性贫血

D. 自身免疫性溶血性贫血

E. 骨髓增生异常综合征

24. 女，30 岁。面色苍白、乏力 1 年，皮肤出血点 2 周。查体：神志清，巩膜轻度黄染，肝肋下未触及，脾肋下 2cm。血常规：Hb 60g/L，RBC 1.8 × 10^{12}/L，WBC 4.6 × 10^9/L，Plt 12 × 10^9/L，Ret 0.12。Coombs 试验（＋）。尿 Rous 试验（－）。骨髓细胞学检查：红系、巨核系明显增生，全片见巨核细胞 96 个，未见产板型巨核细胞。最可能的诊断是

A. 阵发性睡眠性血红蛋白尿症

B. Evans 综合征

C. 巨幼细胞贫血

D. 血栓性血小板减少性紫癜

E. 弥散性血管内凝血

25. 关于再障与阵发性睡眠性血红蛋白尿（PNH）的鉴别诊断，错误的是

A. 两者均有全血细胞减少

B. PNH 患者可有轻度黄疸

C. PNH 患者网织红细胞常轻度增高

D. PNH 患者可有血红蛋白尿

E. 再障时酸溶血及糖水溶血试验也往往阳性

26. 贫血的首要治疗原则是

A. 补充造血原料

B. 刺激骨髓造血

C. 使用抗贫血药物

D. 去除或纠正病因

E. 使用糖皮质激素

27. 女，25 岁。头晕、乏力 2 个月。既往体健，近 1 年来月经量明显增多。实验室检查：Hb 95g/L，RBC 3.5×10^{12}/L，红细胞大小不等，中心淡染区扩大，粪隐血（－）。最根本的治疗措施是

A. 治疗妇科疾病

B. 给予雄性激素

C. 给予铁剂

D. 给予糖皮质激素

E. 给予维生素 B_{12} 及叶酸

28. 患者女，30 岁。月经量多已 2 年，近 3 个月来感乏力、头晕、心悸。查血红蛋白 65g/L，白细胞 6.0 ×

10^9/L，血小板 140 × 10^9/L，血涂片中可见红细胞体积小，中央淡染区扩大。骨髓象：粒：红为 1:1，红细胞增生活跃，中晚幼红细胞 45%，体积小，胞质偏蓝。治疗首选

A. 肌肉注射维生素 B_{12}

B. 口服铁剂

C. 输血

D. 脾切除

E. 口服叶酸

29. 观察铁剂治疗缺铁性贫血是否有效的早期指标是

A. 血红蛋白上升

B. 红细胞数上升

C. 网织红细胞上升

D. 血清转铁蛋白饱和度增加

E. 血清铁蛋白增加

30. 女，35 岁。乏力 1 个月，平素月经量多，既往有子宫肌瘤病史 5 年。查体：Hb 98g/L，RBC 3.8 × 10^{12}/L，WBC 5.6 × 10^9/L，Ret 0.014，Plt 436 × 10^9/L。已给予铁剂口服治疗后，最早出现的改变是

A. RBC 上升

B. WBC 上升

C. Hb 上升

D. 血小板上升

E. 网织红细胞上升

31. 关于缺铁性贫血的治疗，正确的是

A. 目的是使血红蛋白恢复正常

B. 维生素 B_{12} 可增强疗效

C. 多饮茶水

D. 禁用酸性药物

E. 血红蛋白正常后再服铁剂 4~6 个月

32. 抗胸腺细胞球蛋白（ATG）治疗重型再生障碍性贫血的机制是

A. 抑制 T 细胞，使造血功能恢复

B. 提高体内 EPO 水平

C. 刺激造血干细胞增殖

D. 稳定血管内皮细胞，减少出血

E. 改善骨髓微环境

第二章　骨髓增生异常综合征

1. MDS－RCMD 患者不可能出现的异常表现是

A. 血小板减少

B. 骨髓造血祖细胞培养集落形成减少

C. 难治性贫血

D. 外周血可见幼稚细胞

E. 骨髓原始细胞 >5%

2. 男，50 岁。面色苍白、乏力半年，牙龈出血 1 周。血常规：Hb 72g/L，WBC 2.8×10^9/L，Plt 32×10^9/L。骨髓细胞学检查：增生明显活跃，原始细胞占 0.02，全片见巨核细胞 40 个，铁染色示细胞外铁（++），环形铁粒幼细胞占 0.01，诊断为骨髓增生异常综合征（MDS）。根据 WHO 分型标准，还需要进行检查的项目是

A. 骨髓细胞染色体

B. 骨髓活检

C. 骨髓细胞流式细胞术

D. 骨髓细胞融合基因

E. 骨髓干细胞培养

3. 骨髓象常见病态造血的是

A. 再生障碍性贫血

B. 慢性失血

C. 叶酸缺乏

D. 维生素 B_{12} 缺乏

E. 骨髓增生异常综合征

第三章 白血病

（1~2 题共用备选答案）

A. 急性粒细胞性白血病

B. 急性单核细胞性白血病

C. 红白血病

D. 急性淋巴细胞性白血病

E. 巨核细胞白血病

1. 可引起睾丸并发症的白血病是

2. 可引起神经系统并发症的白血病是

（3~4 题共用备选答案）

A. 急性粒细胞白血病未分化型

B. 急性早幼粒细胞白血病

C. 急性单核细胞白血病

D. 急性淋巴细胞白血病

E. 急性巨核细胞白血病

3. 细胞化学染色表现为髓过氧化物酶（+++）、糖原染色（-）的疾病是

4. 细胞化学染色表现为非特异性酯酶（+），可被氟化钠抑制的疾病是

5. APL 伴有的染色体异常是

A. t（9；22）　　　　B. t（15；17）

C. t（11；14）　　　　D. t（8；21）

E. inv（16）

6. B 系急性淋巴细胞白血病（B－ALL）最常出现的分子标志是

A. CD2　　　　B. CD34

C. CD19　　　　D. CD38

E. CD7

7. 在骨髓涂片细胞学检查的内容中，错误的是

A. 分数不同系列和不同发育阶段细胞

B. 分数 200 个或 500 个有核细胞

C. 计数粒红比例

D. 退化或破碎细胞在分数时应计入

E. 巨核细胞单独计数

8. 女，35 岁。发热、牙龈出血 20 天。查体：左侧颈部触及一个 2cm×2cm 大小淋巴结，质韧，无压痛。胸骨压痛（+），肝肋下未触及，脾肋下 2cm。血常规：Hb 105g/L，WBC 3.6×10^9/L。骨髓细胞学检查示大的原始细胞占 0.80，细胞大小均一，胞浆内可见明显空泡，PAS 细胞（+），其余细胞系受抑。该患者最可能的诊断是

A. 急性髓细胞白血病（M1）

B. 急性淋巴细胞白血病（L1）

C. 急性髓细胞白血病（M2）

D. 急性淋巴细胞白血病（L2）

E. 急性淋巴细胞白血病（L3）

9. 女，31 岁。发热伴乏力、牙龈出血 1 周。血常规：Hb 100g/L，WBC 2.1×10^9/L。骨髓细胞学检查：骨髓增生极度活跃，原始细胞占 0.80，少数细胞胞浆内可见 Auer 小体，MPO 染色（+），PAS 染色（-），NSE 染色（+），且不被 NaF 抑制，流式细胞技术免疫表型：CD34（+），CD13（+），CD33（+）。最可能的诊断是

A. AML－M5　　　　B. AML－M6

C. AML－M4　　　　D. AML－M2

E. AML－M3

10. 男，25 岁。发热、乏力 2 周。查体：T 38.1℃，贫血貌，牙龈肿胀，胸骨下段压痛（+），脾肋下 2cm。血常规：Hb 71g/L，WBC 31.4×10^9/L；骨髓细胞学检查：原始细胞占 0.68，少数细胞胞浆中可见 Auer 小体，MPO 染色为弱阳性。最有可能的

诊断是

A. 急性单核细胞白血病

B. 急性红白血病

C. 急性淋巴细胞白血病

D. 急性巨核细胞白血病

E. 急性早幼粒细胞白血病

11. 女，18 岁。发热、鼻出血 3 天。查体：全身浅表淋巴结肿大，最大者 2.5cm × 2cm 大小，胸骨压痛（+），肝脾肋下均可触及边缘。骨髓细胞学检查：骨髓原始细胞占 0.65，过氧化物酶（-），非特异酯酶染色（-）。最可能的诊断是

A. 急性早幼粒细胞白血病

B. 急性粒 - 单核细胞白血病

C. 急性单核细胞白血病

D. 急性淋巴细胞白血病

E. 急性红白血病

12. 治疗急性髓细胞白血病普遍采用的标准化疗方案是

A. VP B. CHOP

C. CHPP D. DA

E. MP

（13 ~ 14 题共用备选答案）

A. 应用全反式维 A 酸

B. 应用干扰素 α

C. 造血干细胞移植

D. 放射治疗

E. 应用羟基脲

13. 急性早幼粒细胞性白血病首选

14. 使慢性粒细胞性白血病血液学缓解首选

15. 女，28 岁。发热，皮肤出血点 2 周。查体：贫血貌，四肢皮肤散在出血点。胸骨压痛（+），左肺可闻及少许湿啰音，腹软，脾肋下 1cm。血常规：Hb 71g/L，WBC 3.0 × 10^9/L，Plt 6 × 10^9/L。骨髓细胞学检查见原始细胞占 0.90，细胞化学染色：MPO（-），PAS（+），骨髓染色体检查为正常核型。应首选的治疗是

A. VDLP 方案化疗

B. 环孢素口服

C. 甲磺酸伊马替尼口服

D. 全反式维 A 酸口服

E. DA 方案化疗

16. 防治中枢神经系统白血病的首选药物是

A. 柔红霉素

B. 长春新碱

C. 甲氨蝶呤

D. 左旋门冬酰胺酶

E. 全反式维 A 酸

17. 男，25 岁。头晕、乏力 1 周，发热伴牙龈出血 2 天。既往体健。查体：38.2℃，四肢及躯干皮肤可见出血点，胸骨压痛（+），心肺未见异常，腹平软，肝脾肋下未触及。实验室检查：Hb 78g/L，WBC 2.0 × 10^9/L，Plt 20 × 10^9/L；骨髓细胞学检查原始细胞占 0.85，过氧化物酶染色（-），非特异性酯酶染色（-）。该患者应选择的化疗方案是

A. VAD 方案 B. VDLP 方案

C. ABVD 方案 D. DA 方案

E. CHOP 方案

18. 男，25 岁。牙龈出血 1 周。骨髓细胞学检查：增生极度活跃，原始淋巴细胞占 0.72。行 VDLP 方案化疗 14 天后，体温 37.4℃，复查血常规：Hb 75g/L，WBC 1.4 × 10^9/L，分类 N 0.10，L 0.90，Plt 30 × 10^9/L。目前首选的治疗是

A. 输注悬浮红细胞

B. 应用抗生素控制感染

C. 输注新鲜血浆

D. 输入浓缩血小板

E. 皮下注射 G - CSF

（19 ~ 21 题共用题干）

男，12 岁。发热、咽痛 1 周，出现皮肤紫癜 3 天入院。查体：T 38℃，皮肤黏膜可见出血点，咽部充血，扁桃体 Ⅱ 度肿大。骨髓象：骨髓增生活跃，PAS 呈块状阳性。

19. 查体时应注意的体征为

A. 眼球突出 B. 淋巴结肿大

C. 结膜苍白 D. 皮肤黏膜瘀斑

E. 牙龈肿胀

20. 最可能的诊断是

A. 急性粒细胞白血病

B. 急性粒 - 单核细胞白血病

C. 急粒单核细胞白血病

D. 急性早幼粒细胞白血病

E. 急性淋巴细胞白血病

21. 首选的治疗为

A. DA 方案

B. VDLP 方案

C. CHOP 方案

D. 全反式维甲酸

E. 甲磺酸伊马替尼

（22 ~ 24 题共用题干）

男，25 岁。乏力、消瘦、腹胀 2 个月。查体：心肺未见异常，肝肋下 1cm，脾肋下 8cm。化验：Hb 138g/

L，WBC 96×10⁹/L，Plt 385×10⁹/L。分子生物学检查可见 bcr/abl 融合基因。

22. 该患者的诊断是

　A. 急性粒细胞白血病

　B. 慢性淋巴细胞白血病

　C. 慢性粒细胞白血病

　D. 肝硬化门静脉高压

　E. 急性淋巴细胞白血病

23. 该患者应出现的染色体异常是

　A. t（9：22）　　　　B. t（8：21）

　C. t（9：11）　　　　D. inv（16）

　E. t（15：17）

24. 该患者最有效的治疗是

　A. 口服伊马替尼

　B. DA 方案化疗

　C. 口服苯丁酸氮芥

　D. 脾切除

　E. VLDP 方案化疗

第四章　淋巴瘤

（1～2 题共用备选答案）

　A. 边缘区淋巴瘤

　B. 间变性大细胞淋巴瘤

　C. Burkitt 淋巴瘤

　D. 弥漫性大 B 细胞淋巴瘤

　E. 套细胞淋巴瘤

1. 属于 T 细胞淋巴瘤的是

2. 属于惰性淋巴瘤的是

3. 病理类型属于 T 细胞淋巴瘤的是

　A. 间变性大细胞淋巴瘤

　B. 滤泡性淋巴瘤

　C. 黏膜相关性淋巴样组织淋巴瘤

　D. 套细胞淋巴瘤

　E. 边缘区淋巴瘤

4. 男，45 岁。 不明原因发热半个月。查体：**T 38℃**，两侧颈部、腋窝和腹股沟区均可触及淋巴结肿大，最大者 **3cm×2cm**，均质韧、活动、无触痛，肝肋下 2cm，脾肋下 4cm。颈部淋巴结活检诊断为非霍奇金淋巴瘤。要确定该患者的临床分期，所需的辅助检查不包括

　A. 骨髓细胞学检查

　B. 腹部 B 超

　C. 浅表淋巴结 B 超

　D. 胸部 CT

　E. 盆腔 CT

5. 男，18 岁。 发热伴颈部淋巴结进行性无痛性肿大 3 个月。最高体温 38.7℃。血常规：**WBC 8.0×10⁹/L，N 0.70，L 0.30**；骨髓细胞学检查未见异常；淋巴结活检可见里-斯（R-S）细胞。最可能的诊断是

　A. 霍奇金淋巴瘤

　B. 淋巴结转移癌

　C. 非霍奇金淋巴瘤

　D. 急性淋巴细胞白血病

　E. 急性粒细胞白血病

6. 男。55 岁。 近期常有低热、盗汗，半年来体重明显减轻约 10% 以上，1 个月前肠梗阻手术中发现腹腔内有肿大淋巴结，术后病理学检查回报为非霍奇金淋巴瘤（T 细胞来源），骨髓见到淋巴瘤细胞浸润。该患者的临床分期、分组为

　A. Ⅳ期 A　　　　　B. Ⅳ期 B

　C. Ⅲ期 A　　　　　D. Ⅲ期 B

　E. Ⅱ期 B

7. 男，36 岁。 双侧颈部淋巴结肿大伴发热 1 周。查体：T 38.4℃，颈部和右侧腹股沟区可触及数枚肿大淋巴结，最大 3cm×2cm，均活动、无压痛，心肺未见异常，腹平软，肝肋下未触及，脾肋下 2cm。实验室检查：Hb 128g/L，WBC 6.0×10⁹/L，Plt 120×10⁹/L；左侧颈部淋巴结活检诊断为霍奇金淋巴瘤。根据 **Ann Arbor** 临床分期标准，该患者的临床分期是

　A. Ⅱ EB　　　　　B. Ⅲ SB

　C. Ⅲ A　　　　　D. Ⅱ B

　E. Ⅲ EB

8. 女，36 岁。 右侧颈部淋巴结肿大 1 个月余，左侧颈部淋巴结亦肿大伴发热 1 周。既往体健。查体：T 38.1℃，双侧颈部可触及数个肿大淋巴结。左颈部淋巴结活检见淋巴结结构完全破坏，弥漫性大细胞浸润，免疫组化：CD20（+），CD30（-），CD5（-）。最可能的诊断是

　A. 滤泡性淋巴瘤

　B. 间变性大细胞淋巴瘤

　C. 套细胞淋巴瘤

D. 弥漫性大 B 细胞淋巴瘤

E. 霍奇金淋巴瘤

9. 男，60 岁。双侧颈部淋巴结肿大 2 个月，发热半个月，最高体温 38.2℃。经检查双侧颈部及腋窝多发肿大淋巴结，最大者直径 4cm，其他部位淋巴结无异常。淋巴结病理检查诊断为血管免疫母细胞 T 细胞淋巴瘤。首选的治疗是

　　A. 化疗 + 放疗　　　　B. 手术

　　C. 放疗　　　　　　　D. 化疗

　　E. 手术 + 化疗

10. 霍奇金淋巴瘤 I A 和 II A 期的首选治疗方法是

　　A. 手术

　　B. 化疗

　　C. 干扰素

　　D. 扩大淋巴结照射法

　　E. 扩大淋巴结照射法 + 化疗

(11～13 题共用题干)

　　男，55 岁。颈部淋巴结进行性肿大 2 个月，发热 2 周，发病以来体重减轻 14kg。查体：T 38.7℃，双侧颈部和右腋窝均有数个直径 2～5cm 大小淋巴结，均活动，无压痛，心肺未见异常，腹平软，肝脾肋下未触及。血常规和骨髓检查均未见异常。左颈部淋巴结活检，确诊为弥漫性大 B 细胞淋巴瘤。

11. 为判断该患者淋巴瘤诊断是 A 组或 B 组，还应询问的病史是

　　A. 发热类型

　　B. 皮肤有无瘙痒

　　C. 是否有盗汗

　　D. 食欲情况

　　E. 睡眠情况

12. 为判断淋巴瘤临床分期，首选的辅助检查是

　　A. 胸、腹部 CT

　　B. 肝功能

　　C. 肾功能

　　D. 心电图

　　E. 血常规

13. 该患者治疗方案应首选

　　A. ABVD　　　　　　B. R - CHOP

　　C. MOPP　　　　　　D. DA

　　E. VDLP

(14～16 题共用题干)

　　女，58 岁。乏力、低热 1 个月。查体：双侧颈部、腋窝和腹股沟均可触及肿大淋巴结，最大者直径 2cm，质韧、无触痛，胸骨无压痛，肝肋下未触及，脾肋下 3cm。实验室检查：Hb 76g/L，WBC 5.2 × 10⁹/L，Plt 123 × 10⁹/L，网织红细胞 0.14，Coombs 试验（+），尿胆红素（-），尿胆原（+ + +）。

14. 最可能的诊断是

　　A. 急性粒细胞白血病

　　B. 淋巴瘤

　　C. 淋巴结炎

　　D. 急性淋巴细胞白血病

　　E. 骨髓增生异常综合征

15. 为确诊首选的辅助检查是

　　A. 腹部 B 超

　　B. 骨髓活检

　　C. 骨髓细胞学检查

　　D. 胸部 X 线片

　　E. 淋巴结活检

16. 针对该患者的贫血首选的治疗药物是

　　A. 泼尼松

　　B. 促红细胞生成素

　　C. 环磷酰胺

　　D. 环孢素 A

　　E. 丙种球蛋白

第五章　多发性骨髓瘤

(1～2 题共用备选答案)

　　A. IgA 型　　　　　　B. IgD 型

　　C. IgE 型　　　　　　D. IgG 型

　　E. IgM 型

1. 最常见的多发性骨髓瘤类型是

2. 易发生淀粉样变性的多发性骨髓瘤类型是

3. 女，65 岁。乏力胸痛 1 个月。既往体健。查体：轻度

贫血貌，双侧肋骨有局部压痛。实验室检查：血常规：Hb 80g/L，WBC 5.6 × 10⁹/L，Plt 120 × 10⁹/L；血清总蛋白 100g/L，白蛋白 27g/L，Scr 190μmol/L；骨髓细胞学检查示骨髓中幼浆细胞 0.45。为明确诊断，最重要的检查是

　　A. 尿本 - 周蛋白测定

　　B. 尿常规

C. 血尿免疫固定电泳

D. 红细胞沉降率

E. 血清 β_2 微球蛋白测定

4. 男，50岁。头晕、乏力伴腰痛3个月。血常规：Hb 72g/L，WBC 6.4×10^9/L，Plt 125×10^9/L，ESR 106mm/h。血清蛋白电泳见 M 蛋白带，尿蛋白（＋）。骨髓细胞学检查：幼稚浆细胞占 0.42。腰椎 X 线检查见第 2、3 椎体压缩性骨折。最可能的诊断是

　A. 反应性浆细胞增多症

　B. 多发性骨髓瘤

　C. 骨转移瘤

　D. 慢性肾小球肾炎

　E. 霍奇金淋巴瘤

（5～6 题共用题干）

　　男，60岁。水肿、蛋白尿3个月。既往患糖尿病3年，高血压2年。实验室检查：ESR 43mm/h，Hb 80g/L，TP 79g/L，Alb 30g/L，SCr 152μmol/L；尿沉渣镜检：RBC 0～2/HP，尿蛋白（＋），尿蛋白定量 7.6g/24h，尿蛋白分析提示以小分子蛋白为主。

5. 该患者最可能的诊断是

　A. 多发性骨髓瘤肾损害

　B. 糖尿病肾病

　C. 乙型肝炎病毒相关性肾炎

　D. 良性小动脉性肾硬化症

　E. 原发性小血管炎肾损害

6. 应首先做的检查是

A. 抗中性粒细胞胞浆抗体

B. 骨髓穿刺、血尿免疫固定电泳

C. 乙肝病毒标志物

D. 双肾 B 超

E. 肾穿活检

（7～9 题共用题干）

　　男，70岁。乏力、腰痛半个月。既往体健。查体：轻度贫血貌，第2～4腰椎压痛。实验室检查：Hb 50g/L，WBC 5.6×10^9/L，Plt 156×10^9/L。血清总蛋白 108g/L，白蛋白 30g/L，血肌酐 187μmol/L。骨髓细胞学检查示骨髓中异常浆细胞占 0.45。腰椎 X 线片示第2腰椎压缩性骨折。

7. 为进一步明确诊断，下一步最需要做的检查是

　A. 血清 β_2 微球蛋白测定

　B. 尿本－周蛋白测定

　C. 尿常规

　D. 血清钙测定

　E. 血、尿免疫球蛋白测定

8. 根据目前的临床资料及 **Durie** 和 **Salmon** 临床分期标准，该患者最可能的临床分期是

　A. Ⅲ期 B 组　　　　　B. Ⅱ期 A 组

　C. Ⅰ期 B 组　　　　　D. Ⅱ期 B 组

　E. Ⅲ期 A 组

9. 该患者疾病最可能的类型是

　A. 不分泌型　　　　　B. IgG 型

　C. 轻链型　　　　　　D. IgE 型

　E. IgD 型

第六章　白细胞减少和粒细胞缺乏症

1. 下列引起白细胞减少的疾病，发病机制不属于粒细胞破坏或消耗的是

　A. 脾功能亢进

　B. 类风湿关节炎

　C. 系统性红斑狼疮

　D. 巨幼细胞贫血

　E. 败血症

（2～3 题共用备选答案）

　A. 4.0×10^9/L　　　B. 2.0×10^9/L

　C. 1.5×10^9/L　　　D. 1.0×10^9/L

　E. 0.5×10^9/L

2. 白细胞减少症的诊断标准是指外周血白细胞总数低于

3. 粒细胞缺乏症的诊断标准是指外周血的中性粒细胞绝对值低于

（4～5 题共用备选答案）

　A. Felty 综合征

　B. 巨幼细胞贫血

　C. 假性粒细胞减少

　D. 骨髓增生异常综合征

　E. 低增生性白血病

4. 由免疫机制引起中性粒细胞减少的疾病是

5. 由分布异常引起中性粒细胞减少的疾病是

第七章　出血性疾病

（1~2题共用备选答案）

 A. 缺少凝血因子Ⅱ和Ⅹ

 B. 缺少凝血因子Ⅱ和Ⅴ

 C. 缺少凝血因子Ⅰ和Ⅹ

 D. 缺少凝血因子Ⅷ和Ⅸ

 E. 缺少凝血因子Ⅳ和Ⅵ

1. 血友病患者可能出现的凝血因子异常是

2. 肠切除术后肠瘘长期禁食患者可能出现的凝血因子异常是

3. 男，19岁。拔牙后出血不止2天。查体：心肺及肺部未见异常。实验室检查：Hb 115g/L，WBC 5.4 × 10^9/L，Plt 130 × 10^9/L，PT 11秒（正常对照13秒），APTT 65秒（正常对照38秒），TT 16秒（正常对照17秒）。该患者出血最可能的原因是

 A. 纤维蛋白原缺乏

 B. 维生素K缺乏

 C. 凝血因子Ⅹ缺乏

 D. 凝血酶原缺乏

 E. 凝血因子Ⅸ缺乏

4. 过敏性紫癜的主要病理变化是

 A. 血小板减少

 B. 凝血机制障碍

 C. 血清中存在抗血小板抗体

 D. 骨髓增生极度活跃

 E. 小血管及毛细血管通透性和脆性增高

5. 关于特发性血小板减少性紫癜（ITP）的描述错误的是

 A. 急性型ITP与感染因素有关

 B. 血小板寿命缩短

 C. 骨髓巨核细胞总数减少

 D. 临床上是较常见的一种出血性疾病

 E. 急性型ITP多见于儿童

（6~7题共用备选答案）

 A. 肾上腺素试验

 B. 凝血活酶生成及纠正试验

 C. D-二聚体测定

 D. 毛细血管脆性试验

 E. 血小板聚集试验

6. 确诊血友病的检查是

7. 检查是否存在纤溶亢进的检查是

8. 下列哪项用于监测肝素用量是否过量

 A. 血小板计数

 B. 3P试验

 C. 出血时间

 D. APTT

 E. 纤维蛋白原定量

9. 维生素K缺乏时，不会出现的实验室检查结果是

 A. PT延长　　　　B. FDP增加

 C. CT延长　　　　D. INR升高

 E. APTT延长

10. 下列情况中，血浆D-二聚体测定结果正常的是

 A. 原发性纤溶亢进症

 B. 急性肺梗死

 C. 下肢深静脉血栓形成

 D. 急性心肌梗死

 E. 弥散性血管内凝血

11. 女孩，10岁，因腹痛来院就诊。查：双下肢出现对称性成片状小出血点，尿常规发现血尿（＋＋＋）。该患者最可能的诊断是

 A. 肾血管畸形

 B. 过敏性紫癜肾炎

 C. 肾绞痛

 D. 急性肾盂肾炎

 E. 肾下垂

12. 女，40岁。皮肤出血点及瘀斑、牙龈出血1周。查体：肝脾不大。血常规：Hb 110g/L，WBC 4.0 × 10^9/L，Plt 10 × 10^9/L。骨髓细胞学检查：巨核细胞95个，产板型巨核细胞1个。最可能的诊断是

 A. 特发性血小板减少性紫癜

 B. 过敏性紫癜

 C. 弥散性血管内凝血

 D. 急性白血病

 E. 血管性血友病

13. 女，43岁。乙肝肝硬化10年。近1周来高热伴乏力，出现鼻出血和皮肤多处瘀斑。为确定患者是否并发DIC，最有价值的实验室检查指标是

 A. 血浆凝血酶原下降

 B. APTT延长

 C. 血浆FⅧ：C下降

 D. 血浆纤维蛋白原下降

E. PT 延长

14. 输注血小板的主要目的是

A. 增加血管致密度

B. 抑制纤溶活性

C. 加强凝血功能

D. 改善止血功能

E. 降低抗凝功能

(15～17 题共用题干)

男，15 岁。咽痛、发热 1 周，双下肢对称性紫癜伴腹痛及关节痛 3 天。血常规：Hb 125g/L，WBC 10.5 × 10^9/L，Plt 110 × 10^9/L；凝血时间正常，粪隐血（+）。

15. 最可能的诊断是

A. 免疫性血小板减少症

B. 血小板无力症

C. 急性白血病

D. 过敏性紫癜

E. 血友病

16. 该患者最有可能出现异常结果的检查是

A. 活化部分凝血活酶时间

B. 骨髓细胞染色体检查

C. 血小板聚集功能

D. 骨髓细胞学检查

E. 毛细血管脆性试验

17. 首选的治疗措施是

A. 应用糖皮质激素

B. 应用抗纤溶药物

C. 输注血小板

D. 输注纯化凝血因子

E. 联合化疗

(18～20 题共用题干)

男，32 岁。反复皮肤紫癜 1 个月，加重并腹痛 2 天。查体：四肢皮肤散在紫癜，心肺未见异常，腹平软，脐周轻压痛，无反跳痛和肌紧张，肝脾肋下未触及，肠鸣音 6 次/分。临床诊断为过敏性紫癜。

18. 根据目前临床资料，首先考虑最可能的临床类型是

A. 肾型　　　　　　　B. Henoch 型

C. 混合型　　　　　　D. Schonlein 型

E. 单纯型

19. 可证实上述诊断类型的检查结果是

A. 大关节肿胀，有压痛

B. 毛细血管脆性试验阳性

C. 粪常规异常（有红细胞，隐血阳性）

D. 粪隐血阳性，尿沉渣镜检红细胞 6～8/HP

E. 尿常规异常（血尿、蛋白尿、管型尿）

20. 该患者目前不适合的治疗药物是

A. 低分子肝素

B. 维生素 C

C. 泼尼松

D. 山莨菪碱

E. 芦丁片

第十九篇　内分泌系统

第一章　内分泌代谢性疾病诊疗概述

1. 糖尿病病人的主要表现是胰岛素综合作用弱，机体代谢受影响，下面的描述中正确的是
   A. 肌组织摄取血糖增加，肌糖原合成增加
   B. 糖原、脂肪、蛋白质的合成都减少
   C. 脂肪动员增加，但肝糖原合成增加
   D. 蛋白质合成和分解都加快，组织更新加快
   E. 大脑对糖的利用增加

2. 患者女，40 岁。脸色苍白、乏力 1 年余，月经周期延长，临床疑有内分泌腺体功能低下。此时不需做的检查是
   A. 动态功能抑制试验
   B. 动态功能兴奋试验
   C. 靶腺激素测定
   D. 影像学检查
   E. 自身抗体测定

3. 下列不属于内分泌腺体功能减退常见原因的是
   A. 肿瘤　　　　　B. 增生
   C. 感染　　　　　D. 药物
   E. 遗传

（4～5 题共用备选答案）
   A. ADH　　　　　B. PRL
   C. TRH　　　　　D. GnRH
   E. CRH

4. 垂体后叶储存的激素是
5. 腺垂体分泌的激素是
6. 由下丘脑产生的激素是

   A. 泌乳素
   B. 促肾上腺皮质激素
   C. 血管紧张素
   D. 生长激素
   E. 血管加压素

（7～8 题共用备选答案）
   A. TSH　　　　　B. ACTH
   C. LH　　　　　D. GH
   E. FSH

7. 促进甲状腺激素分泌的激素是
8. 促进皮质醇分泌的激素是
9. 可选择放射性核素治疗的疾病是
   A. 肾上腺皮质功能减退症
   B. 原发性甲状旁腺功能亢进症
   C. 原发性甲状腺功能亢进症
   D. 原发性甲状腺功能减退症
   E. 特发性中枢性尿崩症

（10～11 题共用备选答案）
   A. 皮质醇
   B. 泌乳素
   C. 肾上腺素
   D. 血管加压素
   E. 促甲状腺激素释放激素

10. 腺垂体分泌的激素是
11. 神经垂体储存的激素是

第二章 下丘脑－垂体疾病

1. 鉴别肾性和中枢性尿崩症的是

　A. 测定血浆和尿渗透压

　B. 测定血浆和尿 Na^+

　C. 测定尿比重和尿渗透压

　D. 加压素试验

　E. 饮水（禁饮）试验

2. 患者男，30 岁。烦渴、多饮、多尿 2 个月。尿量每天 8000ml。禁饮水 7 小时时血渗透压 305mOsm/（kg·H_2O），尿量 110ml/h，尿渗透压 250mOsml/（kg·H_2O），尿比重 1.006；皮下注射垂体后叶素 3mg 后，第 2 小时尿量 25ml，尿渗透压 480mOsm/（kg·H_2O），尿比重 1.012，诊为完全性中枢性尿崩症。首选的处理是

　A. 嘱限制饮水量

　B. 去氨加压素治疗

　C. 鞍区 MRI 检查

　D. 垂体功能检查

　E. 测定血电解质水平

（3～4 题共用题干）

女，33 岁。产后无乳，闭经 4 年，昏迷。查体：T 35°C，P 90 次/分，BP 80/40mmHg，神志不清，面色苍白，阴毛、腋毛缺失。实验室检查：K^+ 4.5，血糖 3.1mmol/L。

3. 最可能的诊断是

　A. 低血糖昏迷

　B. 黏液性水肿

　C. Addison 病

　D. 垂体危象

　E. 垂体卒中

4. 紧急的治疗药物是

　A. 糖皮质激素

　B. 甲状腺激素

　C. 高渗葡萄糖

　D. 升血压药

　E. 高渗盐

（5～6 题共用题干）

男，45 岁。头痛、视物模糊 3 个月余。查体：视力明显减退，视野缺损。查血 T_3、T_4、TSH 降低，血 ACTH、皮质醇降低。

5. 最可能的诊断是

　A. 肾上腺肿瘤

　B. 垂体肿瘤

　C. 甲状腺癌

　D. 艾迪生病

　E. 库欣病

6. 进一步应做的检查是

　A. 肾上腺 CT

　B. 脑血管造影

　C. 甲状腺 ECT

　D. 垂体 MRI

　E. 胸部 X 线片

7. 女，45 岁。1 天前感冒后出现发热，全身无力，厌食，腹泻。既往 Sheehan 综合征 15 年。口服泼尼松 5mg/d 治疗。查体：T 38.1℃，BP 82/40mmHg，神志淡漠，肺部听诊未见异常，心率 92 次/分，FBG（空腹血糖）3.3mmol/L。目前最有效的治疗是

　A. 静脉补液治疗

　B. 静脉注射葡萄糖

　C. 静脉注射升压药物

　D. 静脉注射糖皮质激素

　E. 口服泼尼松增加剂量

8. 符合希恩综合征诊断的是

　A. LH/FSH ≥ 2

　B. PRL 正常，FSH > 40U/L

　C. FSH、LH 均 < 5U/L

　D. PRL > 25μg/L

　E. LH、FSH 均 > 10U/L

9. 女，34 岁。停经、溢乳 3 个月。查体：T 36.5℃，P 80 次/分，R 18 次/分，BP 120/80mmHg，乳房挤压有少量乳白色液体，未触及肿块，余体格检查未见异常。该患者最可能的诊断是

　A. 多囊卵巢综合征

　B. 颅咽管瘤

　C. 垂体柄损伤

　D. 早期妊娠

　E. 泌乳素瘤

（10～11 题共用备选答案）

　A. 经蝶手术　　　　B. 开颅手术

　C. 长效奥曲肽　　　D. 放疗

　E. 溴隐亭

10. 巨大生长激素瘤，首选的治疗方法是

11. 泌乳素瘤应首选的治疗方法是

（12~13 题共用备选答案）

    A. 苦笑面容

    B. 黏液性水肿面容

    C. 满月脸

    D. 惊恐面容

    E. 丑陋面容

12. 肢端肥大常见的面容为

13. 库欣综合征常见的面容为

14. 男，38 岁。口干，多饮，多尿 3 个月。查体：唇肥厚，下颌突出，咬合困难，手脚粗大肥厚。查空腹血糖 7.2mmol/L，TG 3.0mmol/L，尿比重 1.020。最可能的诊断是

    A. 糖尿病

    B. 甲状腺功能低下

    C. 高甘油三酯血症

    D. 肢端肥大症

    E. 尿崩症

（15~16 题共用题干）

    女，42 岁。乏力，面色苍白 20 年，感冒后出现恶心、呕吐 1 周，意识模糊 1 天。查体：BP 90/60mmHg，眉毛外 1/3、阴毛、腋毛脱落。实验室检查：血钠 125mmol/L，血钾 4.0mmol/L。

15. 需要重点追问的病史是

    A. 家族史

    B. 毒物接触史

    C. 分娩哺乳史

    D. 药物治疗史

    E. 不洁饮食史

16. 有助于明确诊断的实验室检查不包括

    A. GH、PRL

    B. E、FSH 和 LH

    C. ADH

    D. ACTH 和皮质醇

    E. T_3、T_4 和 TSH

17. 男，40 岁。性欲降低及勃起功能障碍 1 年，伴头痛，无视野缺损和视觉障碍，无乳腺增生，无药物服用史。查体：睾丸质软。实验室检查：血清泌乳素水平 700μg/L（正常 <15μg/L）。头颅 MRI 发现蝶鞍部有一 2.5cm×2.0cm×1.5cm 大小的肿物，位于视神经交叉下方 5mm，并延伸进入双侧海绵窦。此时该患者最佳的处理措施为

    A. 开颅手术切除肿瘤

    B. 口服溴隐亭

    C. 经蝶窦手术切除肿瘤

    D. 放射治疗

    E. 定期复查垂体 MRI

18. 女，28 岁。婚后 4 年未孕。月经初潮 12 岁。5 年前起月经稀发、经量减少，近 2 年闭经。体重增加 8kg。查体：BP 120/80mmHg，BMI 26kg/m²。双乳有触发泌乳。最可能的诊断是

    A. 卵巢功能早衰

    B. 希恩综合征

    C. 腺垂体功能减退症

    D. 多囊卵巢综合征

    E. 垂体泌乳素瘤

19. 男，45 岁。畏寒、乏力、性欲减退 1 年，2 年前曾因脑部肿瘤行放射治疗。多次因低血压、低血钠入院，静脉输注生理盐水治疗可好转。查体：T 36℃，卧位 BP 120/70mmHg，心率 90 次/分，坐位 BP 100/60mmHg，心率 110 次/分。皮肤黏膜干燥，阴毛、腋毛稀疏，睾丸小。实验室检查：Hb 103g/L，血细胞比容 30%，血清尿素氮 4mmol/L，血肌酐 88.4μmol/L，血钠 123mmol/L，血钾 3.9mmol/L，血渗透压 264mmol/L，尿渗透压 354mmol/L。该患者最可能的诊断是

    A. 腺垂体功能减退症

    B. 原发性肾上腺皮质功能减退症

    C. 原发性甲状腺功能减退症

    D. 体位性低血压

    E. 抗利尿激素分泌失调综合征

20. 女，25 岁。溢乳并继发性闭经 1 年。无孕产史。妇科检查未见异常。实验室检查：血 PRL 升高。蝶鞍 MRI 发现垂体微腺瘤。首选的治疗措施是

    A. 应用 GnRH – a

    B. 应用氯米芬

    C. 放射治疗

    D. 手术治疗

    E. 应用溴隐亭

21. 无功能性垂体腺瘤可能分泌的是

    A. α – 亚单位

    B. 黄体生成素

    C. 促甲状腺激素

    D. 泌乳素

    E. 生长激素

22. 女，35 岁。闭经 2 年，检查发现双侧乳房触发溢乳。首选的检测指标是

    A. PRL   B. FSH

    C. ACTH   D. GH

E. TSH

B. 生长激素

23. 女，40 岁。闭经、溢乳半年，磁共振发现垂体 1.5cm×1.0cm 占位病变，需做激素检查。下列无助于诊断的检查是

　A. 泌乳素

C. 促肾上腺皮质激素

D. 血管加压素

E. 促甲状腺激素

第三章　甲状腺疾病、甲状旁腺功能亢进

（1~2 题共用题干）

　A. T_3 正常，T_4 减低，TSH 增高

　B. T_3 增高，T_4 增高，TSH 减低

　C. T_3 正常，T_4 正常，TSH 增高

　D. T_3 降低，T_4 减低，TSH 增高

　E. T_3 正常，T_4 正常，TSH 正常

1. 单纯性甲状腺肿 T_3、T_4、TSH 指标变化为

2. 甲状腺功能减退症的 T_3、T_4、TSH 指标变化为

3. 为预防甲亢术后出现甲状腺危象，最关键的措施是

　A. 术后用冬眠合剂镇静

　B. 吸氧

　C. 术后给予氢化可的松

　D. 术后补钙

　E. 术前使基础代谢率降至正常范围

4. 分泌降钙素的细胞是

　A. 神经垂体细胞

　B. 甲状旁腺细胞

　C. 甲状腺滤泡旁细胞

　D. 甲状腺滤泡细胞

　E. 腺垂体细胞

5. 下列关于甲状腺激素对物质代谢影响的叙述，正确的是

　A. 促进蛋白质合成，抑制脂肪合成

　B. 促进蛋白质合成，促进脂肪合成

　C. 抑制蛋白质合成，抑制脂肪分解

　D. 促进蛋白质合成，促进脂肪分解

　E. 抑制蛋白质合成，促进脂肪合成

6. 诊断甲亢（Graves 病）最有价值的体征是

　A. 皮肤湿润多汗、手颤

　B. 阵发性心房颤动

　C. 窦性心动过速

　D. 收缩压升高，舒张压降低，脉压增大

　E. 甲状腺肿大伴震颤和血管杂音

7. 免疫标记降钙素阳性的甲状腺肿瘤是

　A. 梭形细胞癌

B. 甲状腺滤泡状腺癌

C. 甲状腺髓样癌

D. 巨细胞癌

E. 甲状腺乳头状癌

8. 女，55 岁。体检发现颈部包块 3 天。查体：生命体征稳，甲状腺左叶结节质地较硬，活动欠佳，降钙素轻度升高，甲状腺功能正常，B 超引导下穿刺见增生细胞弥漫分布，异型性明显，间质见淡粉染物沉淀。病理分型为

　A. 单纯性甲状腺肿

　B. 甲状腺瘤

　C. 甲状腺滤泡细胞癌

　D. 桥本甲状腺炎

　E. 甲状腺髓样癌

9. 女，19 岁。甲状腺肿大就诊，甲状腺 Ⅱ 度肿大，无结节，TSH 正常，甲功正常。最可能的诊断是

　A. 甲状腺功能亢进

　B. 单纯性甲状腺肿

　C. 桥本甲状腺炎

　D. 甲状腺功能减退

　E. 亚急性甲状腺炎

（10~12 题共用题干）

　　患者，男，28 岁。心悸、无力、手颤抖 3 个月，大便每日 2~3 次，不成形，体重下降 5kg。1 周前诊断为甲状腺功能亢进，尚未治疗。昨晚饮白酒半斤，呕吐一次，晨起醒来发现双下肢不能活动。

10. 为明确下肢不能活动的原因首先应测定

　A. 血钙　　　　　　　　B. 血镁

　C. 血糖　　　　　　　　D. 血钠

　E. 血钾

11. 下肢不能活动的紧急处理是

　A. 口服大剂量 β 受体阻滞剂

　B. 注射 B 族维生素

　C. 静脉补钾

　D. 静脉滴注氢化可的松

E. 口服丙硫氧嘧啶

12. 为避免再次出现下肢不能活动，甲亢治疗应采用

　　A. 抗甲状腺药物

　　B. 放射性碘

　　C. 立即行甲状腺手术

　　D. 肾上腺皮质激素

　　E. 复方碘溶液

13. 甲状腺激素不足可引起

　　A. 巨人症

　　B. 单纯性甲状腺肿

　　C. 肢端肥大症

　　D. 黏液性水肿

　　E. 矮小症

14. 对诊断甲状腺破坏所致甲状腺毒症有重要意义的表现是

　　A. 甲状腺肿大

　　B. 血 T_3、$T_4\uparrow$，甲状腺摄^{131}I率明显$\downarrow$

　　C. 血 T_3、$T_4\uparrow$，甲状腺摄^{131}I率明显$\uparrow$

　　D. TgAb 与 TPOAb 常明显$\uparrow$

　　E. TSH 明显$\downarrow$

15. 先天性甲状腺功能减低确诊需要检查的项目是

　　A. TSH　　　　　　　B. T_3

　　C. T_4　　　　　　　D. T_3、TSH

　　E. T_4、TSH

16. 甲状腺切除术后发生了饮水呛咳，是术中损伤了

　　A. 颈丛神经

　　B. 副神经

　　C. 喉上神经内支

　　D. 喉上神经外支

　　E. 喉返神经

17. 女，60 岁。心悸、多汗、消瘦 2 年。症状加重伴咽痛、发热 1 周。恶心、呕吐、腹泻 1 天。查体：T 40.2℃，P 180 次/分，大汗淋漓，甲状腺弥漫性 II 度肿大，可闻及血管杂音。不适当的处理措施是

　　A. 抗甲状腺药物

　　B. 复方碘溶液

　　C. 积极控制感染

　　D. 糖皮质激素

　　E. 使用阿司匹林降温

18. 男，60 岁。体检发现血钙 2.9mmol/L，进一步检查发现 PTH 及尿钙升高，血磷 0.8mmol/L。为明确诊断，最特异的辅助检查是

　　A. 颈部 B 超

　　B. 颈部 X 线

　　C. 颈部^{99m}Tc MIBI

D. 颈部 CT

E. 颈部 MRI

19. 女，40 岁。甲状腺右叶结节 2 年。结节大小 1.5cm ×1.0cm。穿刺活检结果为乳头状癌。骨扫描诊断右肱骨转移。此患者的临床分期是

　　A. III 期　　　　　　B. I 期

　　C. IV 期　　　　　　D. II 期

　　E. 无法分期

20. 女，35 岁。发现颈前包块 3 年。半年来有所增大，无不适症状，既往体健。查体：T 36.5℃，P 80 次/分，R 18 次/分，BP 120/80mmHg，甲状腺右叶触及 2.5cm×2.0cm 肿物，质硬，边界不清，双肺呼吸音清，未闻及干湿性啰音，心率 80 次/分，律齐。腹软，无压痛。超声提示甲状腺右叶下段 2.1cm×1.9cm 实性占位，边缘不规则，内有细小钙化。为患者进行手术治疗的依据是

　　A. 易激发甲亢

　　B. 有恶性的可能

　　C. 包块半年内有所增大

　　D. 易伴发出血

　　E. 包块太小

21. 关于 Graves 病非浸润性突眼的描述，下列正确的是

　　A. 病变常与甲亢治疗好转无关

　　B. 突眼是由于病变累及球后组织引起的

　　C. 患者常有视力疲劳、异物感、怕光、流泪等表现

　　D. 突眼度一般 <18mm

　　E. 多有眼球胀痛、复视等

22. 关于原发性甲状腺功能减退症的替代治疗，不正确的是

　　A. 从小剂量开始逐增至最佳剂量

　　B. 替代过程中需要定期监测激素水平

　　C. 替代用量应注意个体化

　　D. 确诊后即刻足量替代

　　E. TSH 是评价疗效的最佳指标

23. 甲状腺癌根治术时，VI区（中央区）淋巴结清扫是指清扫

　　A. 颈内静脉中群淋巴结

　　B. 颈后三角淋巴结

　　C. 颏下和颌下淋巴结

　　D. 前上纵隔淋巴结

　　E. 颈总动脉内缘至气管旁的淋巴结

24. 下列甲状腺疾病通常需要手术治疗的是

　　A. 甲状腺高功能腺瘤

　　B. 青少年甲状腺功能亢进症

　　C. 亚急性甲状腺炎

D. 甲状腺功能减退症

E. 甲状腺 1cm 囊性肿物

25. 甲状腺功能亢进症手术治疗的适应证是

A. 中度甲亢内科治疗无效者

B. 青少年患者

C. 甲状腺 Ⅰ 度肿大

D. 症状较轻者

E. 合并不稳定型心绞痛者

26. 女，31 岁。1 周前出现颈部痛和低热，未加注意，症状加重后来门诊检查。发现甲状腺明显肿大，触之疼痛，有结节。首先考虑的是

A. Graves 病

B. 慢性淋巴细胞性甲状腺炎

C. 亚急性甲状腺炎

D. 甲状腺肿

E. 甲状腺癌

27. 女，31 岁。甲状腺次全切除术后 6 小时，自觉憋气，烦躁，迅速加重。查体：P 110 次/分，BP 120/90mmHg，神志清楚，颈部肿胀，口唇发绀，无声音嘶哑，呼吸急促，双肺呼吸音粗，未闻及啰音。此时应给予的紧急处理措施是

A. 立即面罩高流量吸氧

B. 开放伤口，据情况行气管切开

C. 立即注射呼吸兴奋剂

D. 保持引流管通畅

E. 半坐位，充分吸痰

28. 女，28 岁。发现左颈前包块 1 个月。无多食、易饥、怕热、消瘦。查体：T 36.5℃，P 80 次/分，R 18 次/分，BP 120/80mmHg，甲状腺左叶可触及直径 1cm 质硬肿物，表面不光滑，颈部未触及肿大淋巴结，双肺呼吸音清，未闻及干湿性啰音，心律齐，腹软，无压痛。最有助于确诊的检查是

A. 颈部增强 CT

B. 甲状腺核素静态显影

C. 颈部彩色多普勒超声

D. 细针穿刺细胞学检查

E. 血清甲状腺素水平

29. 男，38 岁。心悸、多汗、食欲亢进 2 个月。体重下降 3kg。大便 2 次/日，糊状。昨夜聚餐，大量饮用可乐，今晨起乏力，下肢无法活动。查体：T 37.1℃，P 108 次/分，R 18 次/分，BP 145/70mmHg，双肺呼吸音清，未闻及干湿性啰音，心律齐，腹软，无压痛。双下肢肌力 1 级，肌张力明显减弱。实验室检查：血 K^+ 2.8mmol/L，Na^+ 140mmol/L，Glu 6.4mmol/L。下列检查对明确病

因意义最大的是

A. 肾上腺皮质功能

B. 甲状腺功能

C. 血儿茶酚胺

D. OGTT 试验

E. 血气分析

30. 甲状腺患侧腺叶大部分切除术适用于

A. 桥本病

B. 甲状腺高功能腺瘤

C. 单纯性弥漫性甲状腺肿

D. 甲状腺乳头状癌

E. 青少年原发性甲亢

31. 女，45 岁。甲状腺癌根治术后 1 天，感觉面部针刺样麻木，间断手足抽搐。正确的处理措施是

A. 气管切开

B. 静脉注射钙剂

C. 伤口切开

D. 口服葡萄糖酸钙

E. 口服维生素 D_3

32. 女，35 岁。颈前包块 8 年，心慌、气短、怕热、多汗半年。查体：P 110 次/分，BP 160/70mmHg，无突眼，甲状腺触及多个结节，中等硬度，表面光滑，随吞咽可上下移动。实验室检查：T_3、T_4 增高，TSH 降低，TPOAb 及 TGAb 均阴性。最可能的诊断是

A. 甲状腺自主高功能腺瘤

B. 原发性甲状腺功能亢进症

C. 单纯性甲状腺肿

D. 慢性淋巴细胞性甲状腺炎

E. 结节性甲状腺肿继发甲亢

(33～34 题共用题干)

女，27 岁。多食，善饥，大便次数增多，体重下降 1 个月。经甲巯咪唑治疗 1 个月后，FT_3、FT_4 正常，TSH 0.01mU/L。查体：P 78 次/分，BP 120/60mmHg，甲状腺Ⅲ度肿大，左侧明显，气管右偏。

33. 患者拟行甲状腺手术治疗，术前准备应选择的药物是

A. 左甲状腺素钠

B. 普萘洛尔

C. 糖皮质激素

D. 丙硫氧嘧啶

E. 复方碘溶液

34. 甲状腺切除术后半年，患者出现乏力，便秘，怕冷，体重增加，最可能需要的治疗药物是

A. 左甲状腺素钠

B. 普萘洛尔

C. 糖皮质激素

D. 丙硫氧嘧啶

E. 复方碘溶液

35. 患者，女，50 岁。甲状腺多发性结节 3 年。颈部超声提示：甲状腺双侧叶多发囊性、实性结节。实验室检查：T_3、T_4、TSH 正常。在随访过程中，手术治疗指征中不包括

A. 甲状腺结节增大伴憋气

B. 甲状腺结节的数量增加

C. 出现甲状腺功能亢进

D. 结节边界不清并细小钙化

E. 甲状腺Ⅲ度肿大

36. 女，25 岁。妊娠 26 周。颈部增粗伴憋气 1 个月。查体：P 110 次/分，BP 110/70mmHg。甲状腺Ⅲ度肿大，气管左偏。实验室检查：T_3、T_4 高于正常。首选的治疗方法是

A. 口服甲状腺素片

B. 同位素 ^{131}I 治疗

C. 外放射治疗

D. 口服丙硫氧嘧啶

E. 手术治疗

37. 符合甲状旁腺亢进症的实验室检查结果是

A. 高血钙、高血磷和低尿钙

B. 高血钙、低血磷和低尿钙

C. 低血钙、低血磷和高尿钙

D. 高血钙、低血磷和高尿钙

E. 低血钙、高血磷和高尿钙

38. 女，38 岁。2 周前突发颈前部疼痛，右侧尤甚，吞咽时疼痛加重，伴有午后低热。4 周前曾有咳嗽、咽痛。查体：无突眼，甲状腺Ⅱ度肿大，右侧可触及直径 1cm 质硬结节，有触痛。实验室检查：FT_3 升高，FT_4 升高，TSH 降低，TPOAb 和 TGAb 均阴性，碘 131 摄取率降低。最可能的诊断是

A. 慢性淋巴细胞性甲状腺炎

B. 甲状腺功能亢进症

C. 亚急性甲状腺炎

D. 甲状腺肿瘤

E. 单纯性甲状腺肿

（39～40 题共用题干）

男，37 岁。多食、易饥、大便次数增多、体重下降 3 个月，发作性软瘫 1 天。查体：P 110 次/分，BP 150/60mmHg，体型中等、匀称，皮肤潮湿。血钾 3.0mmol/L。

39. 对明确诊断最有帮助的检查是

A. 24 小时尿儿茶酚胺

B. 24 小时尿钾

C. 空腹血糖

D. FT_3、FT_4 和 TSH

E. 24 小时尿游离皮质醇

40. 该患者血钾降低的原因是

A. 出汗排钾增加

B. 腹泻排钾增多

C. 细胞内外钾分布异常

D. 钾摄入不足

E. 尿钾排出增多

41. 甲状腺大部切除后 48 小时内，需注意的最危急的并发症为

A. 喉上神经内侧支损伤

B. 喉返神经单侧损伤

C. 手足抽搐

D. 呼吸困难和窒息

E. 甲状腺危象

42. 青春期甲状腺Ⅱ度肿大最佳的治疗方案是

A. 多食含碘食物

B. 甲状腺次全切除术

C. 放射性碘治疗

D. 口服碘剂

E. 口服小剂量甲状腺素片

43. 男，50 岁。右侧颈部肿块 3 个月。查体：右侧颈部胸锁乳突肌上部前缘触及直径约 2cm 肿块，肿块有膨胀性搏动。下一步处理措施正确的是

A. 局麻下手术活检

B. 穿刺细胞学检查

C. 局部热敷、按摩

D. 切开引流

E. 超声多普勒检查

44. 女，28 岁。甲状腺肿大 3 年。性情急躁、怕热、多汗、心悸，食欲强但消瘦。有哮喘病史。拟行手术治疗，其术前药物准备措施应首选的是

A. 单用复方碘剂

B. 单用硫脲类药物

C. 先用硫脲类药物，后加用复方碘剂

D. 单用普萘洛尔

E. 应用普萘洛尔 + 硫脲类药物

45. 为抑制甲状腺功能亢进症患者甲状腺素的释放，外科手术前最常选择的药物是

A. 卡比马唑

B. 普萘洛尔

C. 丙硫氧嘧啶

D. 碘剂

E. 甲巯咪唑

46. 甲状腺功能亢进症患者的手术禁忌证是

A. 中度 Graves 病

B. 胸骨后甲状腺肿伴甲亢

C. 高功能腺瘤

D. 妊娠早期重度甲亢

E. 青少年患者

47. 55 岁。因甲状腺功能亢进，行甲状腺次全切除术后 1 小时。查体：面色青紫，颈部肿胀，呼吸困难，最可能的原因是

A. 气管塌陷

B. 甲状腺危象

C. 喉上神经内外支损伤

D. 双侧喉返神经损伤

E. 切口内出血

（48～50 题共用题干）

女，59 岁。乏力伴心悸、多汗、手颤、易饿 3 个月，脾气暴躁。每天大便 4～5 次，不成形。体重下降 6.0kg。查体：甲状腺Ⅱ度肿大、质软，心率 110 次/分，律齐，心音有力。

48. 该患者最可能的诊断是

A. 1 型糖尿病

B. 溃疡性结肠炎

C. 2 型糖尿病

D. 更年期综合征

E. 甲状腺功能亢进症

49. 目前确定诊断的主要检查项目是

A. 口服葡萄糖耐量试验

B. 结肠镜检查

C. 胰岛素释放试验

D. 甲状腺摄^{131}I 率

E. 甲状腺功能测定

50. 该患者适宜的治疗是

A. 胰岛素

B. 抗甲状腺药物

C. 口服泼尼松

D. ^{131}I 治疗

E. 口服降血糖药

51. 甲状腺癌预后最好的病理类型是

A. 未分化癌

B. 乳头状癌

C. 髓样癌

D. 鳞状细胞癌

E. 滤泡状癌

52. 直接调节甲状腺素产生与分泌的激素是

A. 糖皮质激素

B. 促甲状腺激素

C. 甲状旁腺素

D. 降钙素

E. 甲状腺球蛋白

53. 女，23 岁。因原发性甲状腺功能亢进症在气管内插管全麻下行甲状腺双侧次全切除术，术后清醒拔出气管插管后患者出现呼吸困难，伴有失音，无手足麻木。查体：T 37.3℃，R 12 次/分，BP 130/70mmHg。面红无发绀，颈部不肿，引流管通畅，有少许血液流出。引起该患者呼吸困难最可能的原因是

A. 喉上神经损伤

B. 伤口出血

C. 甲亢危象

D. 双侧喉返神经损伤

E. 甲状旁腺损伤

54. 女，36 岁。颈前包块 10 年，心慌、气短、怕热、多汗半年。查体：P 110 次/分，BP 160/70mmHg，无突眼，甲状腺触及多个结节，中等硬度，表面光滑，随吞咽可上下移动。实验室检查：T_3、T_4 增高，TSH 降低，TPOAb 及 TGAb 均阴性。最可能的诊断是

A. 单纯性甲状腺肿

B. 结节性毒性甲状腺肿

C. 慢性淋巴细胞性甲状腺肿

D. 甲状腺自主高功能腺瘤

E. 弥漫性毒性甲状腺肿

第四章 肾上腺疾病

1. 女性，30 岁。患有高血压，同时满月脸、水牛背、皮肤紫纹、毛发增多，地塞米松抑制试验阳性。该患者高血压的病因最可能为

A. 皮质醇增多症

B. 主动脉缩窄

C. 嗜铬细胞瘤

D. 原发性醛固酮增多症

E. 单侧肾动脉狭窄

2. 女，52岁。进行性体重增加伴头晕，腰痛2年。查体：BP 180/112mmHg，多毛，面圆，有痤疮。实验室检查：尿糖（＋＋），血浆皮质醇：早8时810nmol/L（正常165～441nmol/L）。下午4时752nmol/L（正常55～248nmol/L），午夜12时770nmo/L（正常55～138nmol/L），初步诊断为库欣综合征。为进一步明确诊断，应进行的检查是

A. 螺内酯抑制试验

B. 地塞米松抑制试验

C. 酚妥拉明抑制试验

D. ACTH兴奋试验

E. 葡萄糖耐量试验

3. 男，52岁。3年前诊断为原发性慢性肾上腺皮质功能减退症，长期口服氢化可的松（30mg/d）替代治疗。近2天发热38℃、咽痛。目前氢化可的松应

A. 改用等效量的地塞米松

B. 增加10倍

C. 剂量减少1/2

D. 剂量维持不变

E. 剂量增加为2～3倍

4. 男，45岁。发作性头痛、心悸、大汗2年，发作时血压230/130mmHg，平素血压不高。对诊断最有帮助的是发作时测定尿

A. 17-羟皮质类固醇

B. 醛固酮

C. 17-酮类固醇

D. 游离皮质醇

E. 儿茶酚胺

5. 男，50岁。乏力、皮肤色素沉着1年余，感冒后出现纳差、呕吐，腹泻1天。既往：饮酒20年，白酒2两/日。查体：神志淡漠，体型偏瘦，皮肤较黑，掌纹、乳晕、齿龈、颊黏膜等色素沉着明显。最可能的诊断是

A. 甲状腺危象

B. 肾上腺危象

C. 黏液性水肿昏迷

D. 垂体危象

E. 肝性脑病

6. 女，36岁。脸变圆、向心性肥胖2年，皮肤紫纹半年。最可能的诊断是

A. 特发性醛固酮增多症

B. 肾上腺皮质功能减退症

C. 单纯性肥胖

D. 糖尿病

E. 库欣综合征

（7～8题共用题干）

患者，女，35岁。头晕3年，夜尿增多1年。查体：BP 180/110mmHg，无特殊体貌。实验室检查：血钾2.8mmol/L，血肾素活性和血管紧张素降低，醛固酮水平增高。CT示右肾上腺1.0cm椭圆形低密度占位。

7. 诊断首先考虑

A. 肾上腺转移瘤

B. 垂体微腺瘤

C. 醛固酮瘤

D. 库欣综合征

E. 嗜铬细胞瘤

8. 拟行手术治疗，术前控制血压的最佳药物是

A. 螺内酯

B. α-受体拮抗剂

C. 氨苯蝶啶

D. 氢氯噻嗪

E. β受体拮抗剂

9. 女，22岁。阵发性心悸，头痛、大汗3个月余。多在体位变化、情绪激动时发作，体重减轻约为5kg，发作时面色苍白，多汗。血压最高时达220/110mmHg，心率100次/分，静注酚妥拉明后1分钟血压可降至150/100mmHg。肾上腺CT示肾上腺有一直径约5cm类球形占位。最可能的诊断是

A. 肾病综合征

B. 嗜铬细胞瘤

C. 库欣综合征

D. 甲状腺功能亢进

E. 原发性醛固酮增多症

10. 男，31岁。乏力，皮肤颜色变黑2年，1周前受凉后出现恶心，呕吐。血 Na^+ 120mmol/L，血 K^+ 5.8mmol/L。可能的病变部位是

A. 肾上腺　　　　　　B. 肾脏

C. 垂体前叶　　　　　D. 垂体后叶

E. 下丘脑

11. 小剂量地塞米松抑制试验适用于

A. 肾上腺皮质功能减退症定性

B. 肾上腺皮质增多症定性

C. 肾上腺皮质增多症定位

D. 肾上腺皮质功能减退症定位

E. 醛固酮增多症定性

12. 女，67岁。5年来出现进行性乏力、纳差，逐渐加重，且不能耐受饥饿。既往有肺结核病史。查体：BP 90/60mmHg，肤色黑，掌纹处明显，双肺呼吸

音清，心率 90 次/分，腹软，无明显压痛。该患者
最可能的诊断是

A. 肝硬化　　　　　　B. 肺结核

C. Addison 病　　　　D. 黑棘皮病

E. Nelson 综合征

13. 男，35 岁。体检发现血压 150/120mmHg，血钾
2.8mmol/L。腹部 CT 检查发现右肾上腺 1.0cm 的
低密度占位病变，拟手术治疗。术前准备首选的药
物是

A. 托拉塞米　　　　　B. 呋塞米

C. 氨苯蝶啶　　　　　D. 螺内酯

E. 氢氯噻嗪

14. 男，35 岁。间断血压增高伴心悸 3 个月。查体：正
力体型，双上肢血压 180/110mmHg，双肺呼吸音
清，心率 78 次/分，律齐，腹软，腹部未闻及杂音。
血压增高时测血游离肾上腺素、去甲肾上腺素和尿
儿茶酚胺显著增高，血钾和肌酐正常，尿常规正常。
CT 示双肾、肾上腺、肾动脉未见异常。该患者首先
考虑的疾病是

A. 肾动脉狭窄

B. 嗜铬细胞瘤

C. 皮质醇增多症

D. 原发性醛固酮增多症

E. 肾上腺皮质功能减退症

(15～16 题共用题干)

女，28 岁。脸部变圆伴血压升高 6 个月，闭经 2 个
月，无高血压病史。查体：BP 160/100mmHg，向心性
肥胖，满月脸，水牛背，腹部见宽大紫纹，双下肢水
肿。实验室检查：血钠 149mmol/L，血钾 3.2mmol/L。

15. 该患者最可能的诊断是

A. 单纯性肥胖

B. 原发性醛固酮增多症

C. 库欣综合征

D. 妊娠

E. 嗜铬细胞瘤

16. 为明确诊断，该患者首要做的检查是

A. 肾素、醛固酮

B. 泌乳素

C. 尿绒毛膜促性激素

D. 促肾上腺皮质激素、皮质醇

E. 肾上腺素

17. 库欣综合征分泌过多的激素是

A. 醛固酮

B. 肾上腺素

C. 皮质醇

D. 去甲肾上腺素

E. 肾素

18. 男，42 岁。高血压 1 年，乏力 1 周，未服药。查体：
BP 160/100mmHg，心率 76 次/分，律齐，腹软，
全腹叩诊呈鼓音，肠鸣音 1 次/分。实验室检查：血
钾 2.9mmol/L。腹部 B 超示左侧肾上腺结节 1.5cm
×1.5cm。最有助于明确诊断的检查指标是

A. 血气分析

B. 血促肾上腺皮质激素水平

C. 血浆游离间苯肾上腺素水平

D. 血浆醛固酮/血浆肾素活性比值

E. 血浆肾素水平

(19～20 题共用题干)

女，28 岁。发现血压升高 3 年，下肢无力 1 年。无
高血压家族史。查体：BP 160/100mmHg，无向心性肥
胖，无满月脸和水牛背，未见紫纹，双下肢无水肿。实
验室检查：尿比重 1.005，尿 pH 7.0，余正常。血钠
149mmol/L，血钾 3.1mmol/L，肝肾功能正常。

19. 该患者最可能的诊断是

A. 库欣综合征

B. 嗜铬细胞瘤

C. 1 型糖尿病

D. 原发性醛固酮增多症

E. 慢性肾小球肾炎

20. 患者高血压的特效治疗药物是

A. ARB

B. α 受体拮抗剂

C. β 受体拮抗剂

D. ACEI

E. 螺内酯

21. 男，40 岁。发作性心悸、头晕、大汗 4 个月，每次
发作持续约 20 分钟。发作时血压 180/120mmHg，
平素血压不高。对诊断最有帮助的是在血压升高时
检查尿中的

A. 皮质醇水平

B. 蛋白水平

C. 儿茶酚胺水平

D. 钾、钠水平

E. 钙、磷水平

22. 女，40 岁。向心性肥胖伴乏力 3 年。查体：BP 180/
110mmHg，满月脸，多血质，皮肤可见宽大紫纹。
血糖 12.8mmol/L，血钾 3.8mmol/L。尿皮质醇增
高，小剂量地塞米松试验不能抑制，但大剂量地塞
米松试验能抑制。为明确病因，除肾上腺 CT 检查
外，最需要进行的检查是

A. 鞍区 MRI   B. 肾脏 B 超
C. 胸部 CT   D. 肾动脉造影
E. 头颅 X 线平片

23. 女，28 岁。恶心、呕吐、乏力、头晕 1 周，近 2 个月体重减低，皮肤变黑。查体：卧位 BP 90/60mmHg，心率 99 次/分，立位 BP 75/50mmHg，心率 99 次/分。身高 169cm，体重 50kg，皮肤黑，甲状腺 I 度肿大，心、肺、腹未见异常。实验室检查：血钠 124mmol/L，血钾 5.84mmol/L，血糖 3.54mmol/L。该患者最可能的诊断是

A. 甲状腺功能减退症
B. 垂体卒中
C. 原发性慢性肾上腺皮质功能减退症
D. 慢性肾衰竭
E. 真菌感染

24. 男，46 岁。消瘦、乏力、头晕、食欲减退 3 年，近 5 个月早晨有时出现精神症状，进食后缓解。查体：BP 80/60mmHg，皮肤色素沉着，心率 60 次/分，血糖 2.7mmol/L，血钠 124mmol/L，血钾 5.2mmol/L。最可能的病因是

A. 原发性慢性肾上腺皮质功能减退症
B. 胰岛素瘤
C. 营养不良
D. 2 型糖尿病
E. 自主神经功能紊乱

25. 男，30 岁。发作性头晕、头痛，伴面色苍白、心悸、冷汗 9 个月，每次持续 20 分钟左右。发作时 BP 180～220/110～140mmHg，平素血压正常。查体：BP 120/80mmHg，体型偏瘦，心率 90 次/分，律齐，四肢末梢凉。对明确诊断最有帮助的是在发

作时检测
A. 血皮质醇
B. 血醛固酮
C. 血儿茶酚胺
D. 血电解质
E. 血浆肾素活性

(26～28 题共用题干)

女，45 岁。脸圆、变红 1 年，体重增加、月经稀发 6 个月。查体：BP 160/100mmHg，向心性肥胖，皮肤薄，面部痤疮较多，下颌小胡须，全身毳毛增多，腹部、大腿根部可见宽大紫纹。血钾 1.1mmol/L，空腹血糖 15.4mmol/L。

26. 该患者最可能的诊断是
A. 原发性醛固酮增多症
B. 原发性高血压
C. 女性男性化
D. 库欣综合征
E. 糖尿病

27. 定性诊断最主要的检查是
A. 大剂量地塞米松试验
B. 血 ACTH 测定
C. 小剂量地塞米松试验
D. 血皮质醇测定
E. 血醛固酮测定

28. 有助于了解其病因或病变部位的检查是
A. 大剂量地塞米松试验
B. OGTT
C. 小剂量地塞米松试验
D. 血皮质醇测定
E. 血醛固酮测定

第五章 糖尿病与低血糖症

1. 能反映糖尿病近期血糖总水平，作为近期病情监测指标的是
A. 尿糖定量测定
B. 糖化血红蛋白测定
C. 胰岛细胞抗体测定
D. 口服葡萄糖耐量试验
E. 葡萄糖胰岛素释放试验

2. 1 型糖尿病患者的胰腺不会出现的病理是
A. 胰岛细胞增生
B. 胰岛细胞坏死

C. 间质钙化
D. 间质纤维化
E. 胰岛细胞空泡变性

3. 患者，女性，48 岁。患 1 型糖尿病 30 年，长期使用皮下胰岛素注射治疗。患者主诉最近半年来经常感到双足趾针扎样刺痛，双足有穿着袜子的异常感觉。根据病人的病史，应考虑患者出现了何种并发症
A. 下肢动脉粥样硬化
B. 糖尿病肾病
C. 自主神经功能紊乱

D. 低血糖

E. 周围神经病变

(4~6 题共用题干)

男性，35 岁。3 年来多尿，口渴，多饮，多食，疲倦无力，注意力不集中，失眠，情绪低落，少言、少动，主动性差，反应迟钝，心烦，紧张，1 周来兴奋不安、躁动，语无伦次而住院。

4. 下列哪项检查对诊断最有帮助

　A. 血常规

　B. 尿常规

　C. 血糖测定

　D. T_3、T_4、TSH 测定

　E. ACTH 兴奋试验

5. 该患者最可能的诊断是

　A. 糖尿病所致精神障碍

　B. 甲状腺功能亢进所致精神障碍

　C. 肾上腺皮质功能亢进所致精神障碍

　D. 甲状腺功能减退所致精神障碍

　E. 肾上腺皮质功能减退所致精神障碍

6. 该患者的治疗原则是

　A. 应用肾上腺皮质激素

　B. 甲状腺素

　C. 雌激素

　D. 控制糖尿病

　E. 控制精神症状

(7~8 题共用题干)

患者，男，45 岁。神志不清 2 小时入院。既往患 1 型糖尿病 5 年，长期皮下注射胰岛素，近 3 天因腹泻而停用。体检：血压 70/50mmHg，皮肤中度失水征，呼吸深大，有烂苹果味，心率 130 次/分。实验室检查尿糖、尿酮体均为阳性，血糖明显升高，pH <7.20。

7. 该患者此状态下呼出的气体是

　A. 戊二酮　　　　　B. 丙酮酸

　C. 丙酮　　　　　　D. 酮体

　E. 乙酰丙酮

8. 最可能的诊断是

　A. 高渗性非酮症糖尿病昏迷

　B. 糖尿病酮症酸中毒

　C. 感染性休克

　D. 低血糖昏迷

　E. 糖尿病乳酸性酸中毒

(9~10 题共用备选答案)

　A. 血糖

　B. 胰岛素

　C. 糖化血红蛋白

　D. C 肽

　E. 糖化血浆白蛋白

9. 对于接受胰岛素治疗的糖尿病的患者，反映胰岛功能的指标是

10. 反映长期血糖控制的最佳指标是

11. 女，70 岁。今晨家属发现不能唤醒送来急诊。既往：2 型糖尿病病史 25 年，格列美脲 4mg qd 治疗；高血压病史 20 年，硝苯地平缓释片 30mg qd 治疗；3 年前发现颈动脉狭窄（75%）。查体：T 36.2℃，P 106 次/分，R 26 次/分，BP 146/70mmHg，皮肤湿冷。患者应首先进行的检查是

　A. 快速血糖测定

　B. 心肌酶谱

　C. 电解质测定

　D. 头颅 CT

　E. 心电图

(12~13 题共用题干)

男，20 岁。1 型糖尿病病史 10 年，平时每日 4 次胰岛素强化治疗。近 2 日发热、咽痛，食欲不佳，进食少，自行停用胰岛素。晨起家属发现患者不能正确回答问题，急诊就诊。查体：T 38.5℃，精神差，轻度脱水貌。实验室检查：血钠 140 mmol/L，血钾 4.5mmol/L，血糖 25mmol/L，血 pH 7.25。尿酮体（+++）。

12. 目前该患者合理的胰岛素使用方案是

　A. 恢复 4 次胰岛素皮下注射治疗

　B. 静脉大剂量短效胰岛素治疗

　C. 皮下胰岛素泵治疗

　D. 静脉小剂量短效胰岛素治疗

　E. 使用基础胰岛素皮下注射治疗

13.【假设信息】该患者经胰岛素及补液治疗后，尿量增加至 40~50ml/h。为纠正电解质及酸碱平衡紊乱，此时应采取的治疗措施是

　A. 补碱、补钾、补钠治疗

　B. 补碱、补钾治疗

　C. 补钠、补钙治疗

　D. 补碱、补钠治疗

　E. 补钾、补钠治疗

(14~15 题共用备选答案)

　A. 室性早搏

　B. 窦性心动过缓

　C. 心房颤动

　D. 房室传导阻滞

　E. 体位性低血压

14. 糖尿病自主神经病变可引起

15. 甲亢心脏病最常见的心律失常是

16. 低血糖症是指血浆葡萄糖浓度低于

 A. 2.0mmol/L   B. 3.3mmol/L

 C. 2.8mmol/L   D. 3.0mmol/L

 E. 4.0mmol/L

17. 患者，女，65 岁。2 型糖尿病病史 20 年。查体：BP 160/95mmHg，心率 65 次/分。实验室检查：血 Scr 160μmol/L，血 K^+ 4.2mmol/L，尿蛋白（＋）。该患者降压药首选

 A. 利尿剂

 B. α 受体拮抗剂

 C. 血管紧张素 Ⅱ 受体拮抗剂

 D. 钙通道阻滞剂

 E. β 受体拮抗剂

（18～19 题共用题干）

 男，56 岁。尿中泡沫增多 2 年，间断双下肢水肿，晨轻暮重半年。既往患 2 型糖尿病 15 年，目前使用二甲双胍（1.5g/d）联合预混胰岛素 30R（早、晚餐前皮下注射）治疗。冠心病病史 10 年，2 年前行 PTCA 治疗。查体：BP 155/85mmHg，腹型肥胖，心肺无显著异常，双下肢轻度凹陷性水肿。蛋白尿（＋＋）。

18. 入院检查血压波动于 140～150/75～85mmHg，首选的降压药物是

 A. α 受体拮抗剂

 B. ACEI 或 ARB 类

 C. β 受体拮抗剂

 D. 利尿剂

 E. 钙通道阻滞剂

19. 患者 24 小时尿蛋白定量 2.3g，GFR 70ml/min，HbA1c 7.0%。下一步降糖治疗最恰当的是

 A. 停用二甲双胍，改用阿卡波糖联合胰岛素治疗

 B. 停用二甲双胍，改用瑞格列奈联合胰岛素治疗

 C. 增加二甲双胍剂量，胰岛素维持原剂量

 D. 停用二甲双胍，改用 α–葡萄糖苷酶抑制剂联合胰岛素治疗

 E. 停用二甲双胍，单独使用胰岛素治疗

（20～21 题共用题干）

 女，65 岁。诊断 2 型糖尿病 1 年，饮食运动控制。检测空腹血糖 7.5mmol/L，餐后 2 小时血糖 11.4mmol/L。既往体健。查体：身高 160cm，体重 70kg，心肺查体未见异常。

20. 其降血糖药首选

 A. 格列本脲   B. 二甲双胍

 C. 格列吡嗪   D. 胰岛素

 E. 阿卡波糖

21. 患者服药后 2 个月复诊，糖化血红蛋白 6.3%。患者目前降糖治疗方案首选

 A. 加用瑞格列奈

 B. 加用阿卡波糖

 C. 维持二甲双胍

 D. 换用格列喹酮

 E. 换用胰岛素

（22～24 题共用题干）

 男，45 岁。体检发现血糖升高，空腹血糖 7.6mmol/L，餐后 2 小时血糖 13.6mmol/L，HbA1c 7.8%。查体：BP 150/100mmHg，BMI 28kg/m^2，心肺腹查体未见明显异常。

22. 该患者 HbA1c 控制目标应小于

 A. 7.5%   B. 7.0%

 C. 5.5%   D. 6.0%

 E. 8.0%

23. 在控制饮食和运动基础上首选的降血糖药物是

 A. 二甲双胍   B. 阿卡波糖

 C. 那格列奈   D. 吡格列酮

 E. 格列美脲

24. 该患者首选的降血压药物是

 A. 氨氯地平   B. 美托洛尔

 C. 哌唑嗪   D. 氢氯噻嗪

 E. 氯沙坦

25. 糖尿病高渗高血糖综合征常见于

 A. 2 型糖尿病合并妊娠

 B. 饮食控制不佳的 2 型糖尿病

 C. 青少年 2 型糖尿病

 D. 1 型糖尿病

 E. 老年 2 型糖尿病

26. 主要表现为餐前（午，晚）低血糖的疾病是

 A. 腺垂体功能减退症

 B. 2 型糖尿病早期

 C. 胰岛素瘤

 D. 糖原累积症

 E. 肝硬化

27. 男，59 岁。体检发现血糖升高。既往体健。查体：T 36.5℃，P 80 次/分，R 18 次/分，BP 120/80mmHg，BMI 29kg/m^2，腹型肥胖。75g 葡萄糖耐量试验结果如下：

	空腹	30 分钟	1 小时	2 小时
血糖（mmol/L）	8.0	14.5	13.7	12.1
胰岛素（μU/ml）	13.2	87.6	100.4	94.3

糖化血红蛋白 7.9%，ALT 86U/L，AST 34U/L，SCr

101μmol/L。腹部超声提示中度脂肪肝。患者首选的降糖药物是

A. 阿卡波糖　　　　B. 那格列奈

C. 胰岛素　　　　　D. 二甲双胍

E. 罗格列酮

（28~30 题共用题干）

女，48 岁。近 1 个月感口渴，饮水量增至每天 2000ml。身高 156cm，体重 71kg。空腹血糖 10.0mmol/L，餐后血糖 14.0mmol/L，系初次发现血糖高，过去无糖尿病史。

28. 给患者的治疗建议是

A. 饮食及运动治疗

B. 应用双胍类降血糖药

C. 应用磺脲类降血糖药

D. 应用 α 葡萄糖苷酶抑制剂

E. 应用胰岛素

29. [假设信息] 治疗 3 个月后，空腹血糖 5.5mmol/L，餐后血糖 7.5mmol/L，治疗改为

A. 使用胰岛素

B. 格列齐特

C. 阿卡波糖

D. 那格列奈

E. 二甲双胍

30. [假设信息] 4 年后该患者被发现有浸润型肺结核，降血糖治疗宜

A. 增加原降血糖药剂量

B. 改用降血糖作用更强的口服降血糖药

C. 增加一种口服降血糖药

D. 使用胰岛素

E. 联合使用双胍类、磺脲类、α-葡萄糖苷酶抑制剂

（31~33 题共用题干）

女，21 岁。1 型糖尿病 8 年，平素 4 次（R-R-R-N）胰岛素皮下注射治疗，定期查糖化血红蛋白 7.5%~8%。2 日前患者受凉后发热，体温 37.5~38℃，因食欲不佳，自行停用胰岛素，改用阿卡波糖治疗，渐出现恶心，食欲不振，呕吐少量胃内容物，尿中有异味。查体：P 102 次/分，BP 90/60mmHg，体重 55kg，轻度脱水状，精神萎靡。实验室检查：随机血糖 26.5mmol/L，尿糖（++++），尿酮体（+++）。动脉血气分析 pH 值 7.25。

31. 该患者目前最佳胰岛素治疗方案是

A. 速效胰岛素类似物持续静脉滴注，起始量 11IU/h

B. 长效胰岛素类似物持续静脉滴注，起始量 5.5IU/h

C. 常规人胰岛素持续静脉滴注，起始量 11IU/h

D. 恢复 4 次胰岛素注射治疗，并适当增加剂量

E. 常规人胰岛素持续静脉滴注，起始量 5.5IU/h

32. 该患者 pH 值降低，合理的治疗是

A. 静脉滴注 0.9% 生理盐水

B. 静脉滴注 5% 碳酸氢钠，至血 pH 值正常

C. 静脉滴注 1.25% 碳酸氢钠，至血 pH 值正常

D. 静脉滴注 1.25% 碳酸氢钠，至尿酮体转阴

E. 静脉滴注 5% 碳酸氢钠，至尿酮体转阴

33. 患者入院后尿量约 50ml/h，复查血钾 4.0mmol/L。关于补钾治疗，应采取

A. 每 2 小时测定血钾，低于 3.5mmol/L 开始补钾

B. 开始口服补钾

C. 开始静脉补钾

D. 两次测血钾均正常，不需要补钾

E. 观察尿量如果有进一步的增加，则补钾

34. 男，50 岁。多饮、多尿、体重减轻 1 个月，颈后痛 2 周。查体：T 38.6℃，BMI 27.5kg/m²，神志清楚，颈后 4cm×3cm 溃疡，表面有脓性分泌物。空腹血糖 9.2mmol/L，尿糖（++），尿酮体（-）。外科清创换药和抗生素治疗的同时，为控制血糖最应采取的治疗措施是

A. 应用胰岛素

B. 应用磺脲类降糖药

C. 应用双胍类降糖药

D. 应用 α 葡萄糖苷酶抑制剂

E. 单纯饮食控制

35. 男，50 岁。乏力、口干、多饮、多尿 4 个月。BP 140/90mmHg，身高 168cm，体重 88kg，运动和饮食控制并口服二甲双胍，空腹血糖 6.6mmol/L，餐后 2 小时血糖 12.6mmol/L。首选的治疗药物是

A. 噻唑烷二酮

B. 磺脲类降糖药

C. 餐时胰岛素

D. α-糖苷酶抑制剂

E. 基础胰岛素

（36~37 题共用题干）

男，62 岁。2 型糖尿病病史 10 年，口服二甲双胍 0.5g, tid, 格列美脲 4mg, Qd，空腹血糖 7~9mmol/L，餐后血糖未监测。2 周前感冒后自行停药，逐渐出现疲乏无力，口渴，多饮。近 3 天出现明显乏力，烦躁不安，胡言乱语等症状，1 天来食欲不振、恶心，无呕吐，未进食。查体：BP 140/90mmHg，体型偏胖，谵妄状态，心率 100 次/分，双肺呼吸音粗糙。尿糖（+++++），酮体（+），血钠 145mmol/L。

36. 该患者的状态首先应考虑为
   A. 糖尿病酮症酸中毒昏迷
   B. 低血糖昏迷
   C. 糖尿病高渗高血糖综合征
   D. 重症肺炎
   E. 脑卒中

37. 该患者处理的重点是
   A. 补充碳酸氢钠
   B. 恢复原降糖治疗
   C. 补充电解质
   D. 静脉输注生理盐水
   E. 静脉输注葡萄糖

38. 可升高 2 型糖尿病患者血中胰高血糖素样肽 1（GLP 1）水平的药物是
   A. 二甲双胍   B. 西格列汀
   C. 格列美脲   D. 阿卡波糖
   E. 吡格列酮

39. 女，60 岁。1 周前家人发现晨起不能唤醒，急诊查血糖 2.1mmol/L。既往无糖尿病病史。查体：BP 120/85mmHg，心率 105 次/分，BMI 32kg/m²。此时，该患者最有可能异常的激素是
   A. 胰岛素
   B. 生长激素
   C. 胰高糖素
   D. 糖皮质激素
   E. 甲状腺激素

(40 ~ 41 题共用题干)

男，40 岁。体检发现空腹血糖升高 2 个月。2 次查空腹血糖分别为 7.8mmol/L，7.4mmol/L，无口干、多饮、多食、多尿、体重下降。查体：身高 170cm，体重 90kg，BMI 31.1kg/m²，余无异常。实验室检查：HbA1c 7.8%。

40. 该患者首选的治疗药物是
   A. 罗格列酮   B. 胰岛素
   C. 阿卡波糖   D. 二甲双胍
   E. 格列苯脲

41. 药物治疗 2 个月后，空腹血糖降至 6.2mmol/L，餐后 2 小时血糖 9 ~ 10mmol/L，拟采用药物联合治疗，首选的治疗药物是
   A. 罗格列酮   B. 格列苯脲
   C. 胰岛素   D. 二甲双胍
   E. 阿卡波糖

42. 糖尿病患者伴有肾损害应首选的降糖药为
   A. 格列喹酮   B. 胰岛素
   C. 格列苯脲   D. 二甲双胍
   E. 阿卡波糖

43. 有关低血糖症的论述中，正确的是
   A. 部分 2 型糖尿病可表现为空腹低血糖
   B. 胰岛素瘤较少出现空腹低血糖
   C. 腺垂体功能减退症低血糖时血胰岛素增高
   D. 口服 α 葡萄糖苷酶抑制剂易发生低血糖
   E. 低血糖症可伴有精神神经症状

(44 ~ 45 题共用题干)

女，55 岁。糖尿病病史 1 年，服用二甲双胍治疗出现明显胃肠道反应，改为格列奇特缓释片 30mg/d 治疗 6 个月，复查空腹血糖 6.5mmol/L，餐后 2 小时血糖 10mmol/L，HbAlc 7.5%，时有午餐前心慌、出汗。查体：BP 150/90mmHg，双下肢水肿，BMI 30kg/m²。

44. 该患者心慌、出汗的原因最可能是
   A. 低血糖   B. 过敏反应
   C. 高血压   D. 焦虑
   E. 心律失常

45. 该患者目前最合理的治疗是改用
   A. 瑞格列奈   B. 阿卡波糖
   C. 吡格列酮   D. 甘精胰岛素
   E. 格列吡嗪

(46 ~ 48 题共用题干)

男，59 岁。2 型糖尿病病史 7 年，口服格列本脲 15mg/d 和二甲双胍 2.0g/d 治疗。8 个月前眼底检查可见微血管瘤、出血和硬性渗出。近 1 个月来视力明显减退，眼底检查可见视网膜新生血管形成和玻璃体积血。BP 160/100mmHg，BMI 28.4kg/m²。空腹血糖 7.1mmol/L，餐后 2 小时血糖 14.6mmol/L，糖化血红蛋白 7.6%。

46. 目前该患者糖尿病视网膜病变的分期为
   A. Ⅰ 期   B. Ⅱ 期
   C. Ⅲ 期   D. Ⅳ 期
   E. Ⅴ 期

47. 对该患者糖尿病的治疗应调整为
   A. 格列本脲加量
   B. 二甲双胍加量
   C. 加用噻唑烷二酮类药
   D. 加用 α 葡萄糖苷酶抑制剂
   E. 改用胰岛素

48. 对该患者糖尿病视网膜病变最合适的治疗为
   A. 激光治疗
   B. 抗纤维治疗
   C. 降血糖治疗
   D. 抗凝治疗
   E. 扩血管治疗

49. 有关糖尿病的诊断，正确的是

A. 空腹血糖升高是重要的诊断指标

B. 空腹血糖正常可排除糖尿病

C. 两次 OGTT 仍不能诊断时应做第 3 次

D. 糖耐量减低是糖尿病的一个亚型

E. 尿糖阴性可排除糖尿病

50. 下列提示糖尿病微血管病变的是

　　A. 足部溃疡　　　　B. 高血压

　　C. 脑卒中　　　　　D. 眼底出血

　　E. 心肌梗死

51. 女，64 岁。2 型糖尿病 10 年，口服降糖药治疗，近 2 个月出现头昏、视物模糊。查体：BP 170/100mmHg，双肺呼吸音清晰，心界不大，肝脾未触及，双下肢水肿。空腹血糖 9.6mmol/L，餐后血糖

14.2mmol/L，血肌酐 96μmol/L，尿蛋白定量 0.7g/d。目前应诊断为糖尿病肾病的哪一期

　　A. Ⅳ期　　　　　　B. Ⅴ期

　　C. Ⅱ期　　　　　　D. Ⅲ期

　　E. Ⅰ期

52. 女，50 岁。糖尿病肾病伴高血压，BP 170/100mmHg，心率 54 次/分，血肌酐 158μmol/L。最适宜的治疗药物组合是

　　A. 氢氯噻嗪、吲达帕胺

　　B. 卡托普利、缬沙坦

　　C. 美托洛尔、维拉帕米

　　D. 普萘洛尔、卡托普利

　　E. 螺内酯、福辛普利

第二十篇 精神神经系统

上篇 精神病学

第一章 精神疾病总论

1. 患者将地上的草绳看成一条大蛇，这种表现是
- A. 感觉过敏
- B. 象征性思维
- C. 关系妄想
- D. 幻觉
- E. 错觉

2. 下列不属于感知觉障碍综合征的是
- A. 感觉在 10 米外的桌子距离自己很近，放杯子时掉到地上
- B. 看到自己母亲的眼睛一时很大，一时又变小
- C. 听到公交车的声音就听到自己被骂
- D. 感觉自己的手一会儿变细，一会儿变大
- E. 感觉周围的房屋一会儿变大，一会儿又变小

3. 患者知觉体验中表现为错觉的是
- A. 看见面前的高楼变矮
- B. 将输液管看成一条蛇
- C. 感觉周围的事物变大
- D. 听见汽车喇叭里有骂她的声
- E. 感觉皮肤上有蚂蚁

4. 女，18 岁。爱购物，爱和异性接触，觉得自己美，逢人打招呼，考虑诊断为
- A. 躁狂发作
- B. 精神障碍
- C. 神经障碍
- D. 思维破裂
- E. 思维奔逸

5. 男，60 岁。结肠癌术后 1 天，半夜出现兴奋躁动，钻到病床下，大声说阎王派小鬼来抓他了，不识家人，白天昏睡。该患者最可能的状态是
- A. 痴呆状态
- B. 应激状态
- C. 躁狂状态
- D. 抑郁状态
- E. 谵妄状态

6. 随境转移主要见于
- A. 精神分裂症
- B. 精神发育迟滞
- C. 脑器质性精神障碍
- D. 适应障碍
- E. 躁狂症

7. 男，70 岁。2 年来经常不能完整叙述新近发生的事情，且常常无中生有地讲述一些从未发生过的事情，患者意识清楚，常搞错时间和地点。最可能的症状是
- A. 急性脑综合征
- B. 脑衰弱综合征
- C. 遗忘综合征
- D. 精神自动症
- E. 紧张综合征

8. 男，20 岁。自述 2 个月来脑海里总是在回荡"你去死吧"的声音，有时很清晰有时不清晰。该患者最可能的症状是
- A. 记忆障碍
- B. 错觉
- C. 真性幻觉
- D. 假性幻觉
- E. 人格解体

9. 较少出现精神病性症状的疾病状态是
- A. 幻觉状态
- B. 谵妄状态
- C. 妄觉状态
- D. 强迫状态
- E. 兴奋状态

10. 男，28 岁。近 1 年来认为自己的五脏六腑都已经腐烂、变空了。患者的症状是
- A. 虚无妄想
- B. 虚构
- C. 感知综合障碍
- D. 幻觉

E. 错觉

11. 关于精神障碍病因学的描述，正确的是
A. 5-羟色胺递质紊乱是躁狂发作的病因
B. 性格缺陷是焦虑障碍的主要病因
C. 精神障碍均主要由心理因素导致
D. 急剧、严重的精神刺激是急性应激障碍发病的直接原因
E. 生活事件是精神分裂症发病的主要因素

12. 遗忘综合征的三大特征是
A. 幻觉、虚构、定向障碍
B. 近记忆障碍、幻觉、定向障碍
C. 谵妄、近记忆障碍、虚构
D. 谵妄、虚构、定向障碍
E. 近记忆障碍、虚构、定向障碍

13. 临床上把患者对自己精神状态的认识和判断能力称为
A. 理解力　　　B. 洞察力
C. 自知力　　　D. 想象力
E. 自制力

14. 不符合精神检查原则的是
A. 针对患者的自述症状，应与其认真讨论并当面纠正
B. 先问一般性问题，后问实质性问题
C. 建立良好的医患关系
D. 在交谈过程中需要注意非语言性交流
E. 先提开放式问题，后提封闭式问题

15. 急性脑综合征最多见的幻觉是
A. 视幻觉　　　B. 味幻觉
C. 触幻觉　　　D. 听幻觉
E. 嗅幻觉

16. 女，26岁。大学文化。3天前听到自己丈夫在空难中死亡的噩耗后，突然表现动作减少，目光呆滞，表情漠然，言语迟缓，对问话回答只言片语。该患者的精神症状属于
A. 亚木僵状态
B. 谵妄状态
C. 抑郁状态
D. 偏执状态
E. 痴呆状态

17. 幻觉是指
A. 感觉器官在梦幻中的一种知觉体验
B. 人脑的一种丰富想象的思维过程
C. 感觉器官缺乏客观刺激时的知觉体验
D. 人脑对客观事物的一种错误猜想
E. 感觉器官对客观事物的错误知觉体验

18. 男，45岁。3天突然出现发热、头痛、思睡，随后出现兴奋话多，语言零乱，说在墙壁上看到了妖怪，有人要害他等。患者所处的状态是
A. 焦虑状态　　　B. 幻觉状态
C. 谵妄状态　　　D. 昏迷状态
E. 躁狂状态

19. 女，30岁。工人。医生检查问："你在想什么？"答："详细讲就是细菌问题，细菌在我们脑子里有些冲动力，空气不大新鲜，也不奇怪，冻死苍蝇。"该患者的症状是
A. 思维云集
B. 音联意联
C. 强制性思维
D. 思维插入
E. 思维破裂

20. 男，21岁。近6个月来在家中闭门不出，认为有人在拿自己做实验，用射线照射自己，有人监控自己，使自己活不下去了，只有躲在家中才安全。既往体健，无精神病家族史。该患者的主要症状为
A. 关系妄想
B. 夸大妄想
C. 内心被揭露感
D. 疑病妄想
E. 被害妄想

21. 病人感到周围的环境和事物失去了色彩生机，好像与自己隔了一层膜。该表现属于
A. 幻想　　　B. 人格解体
C. 梦样状态　　　D. 朦胧状态
E. 非真实感

22. 幻觉的定义是
A. 在梦幻中的一种知觉体验
B. 缺乏客观刺激作用于感官时的知觉体验
C. 人脑的一种丰富想象的思维过程
D. 人脑对客观事物的一种错误的猜想
E. 对客观事物的歪曲知觉

23. 每当听到电话铃声时就听到辱骂自己的声音，该症状是
A. 假性幻听
B. 心因性幻听
C. 功能性幻听
D. 反射性幻听
E. 元素性幻听

24. 妄想是指
A. 对病理信念的坚信不移
B. 对某事物的虚幻的知觉

C. 对客观事物的错误感知

D. 对客观事物的正确感知

E. 对某事物的反复思考

25. 外界轻微的刺激就容易引起情绪的强烈波动，或多愁善感，或兴奋激动，该症状是

    A. 情感倒错

    B. 病理性激情

    C. 环性情绪

    D. 情感脆弱

    E. 情感幼稚

26. 关于自知力的描述，正确的是

    A. 自知力是对自己行为的控制能力

    B. 重度精神病患者都没有自知力

C. 自知力可用于判断精神疾病的严重程度

D. 精神病性症状完全缓解后自知力就会完全恢复

E. 分离（转换）型障碍患者都有自知力

27. 男，13 岁。小学勉强毕业，现读初一。学习成绩差，不合群，且经常遭班里同学欺负，不愿去上学。精神检查发现患儿抽象思维能力、计算力、判断力均较差，言语表达词汇量贫乏。IQ：60。该患儿的诊断是

    A. 儿童厌学症

    B. 中度智力发育迟滞

    C. 边缘智力

    D. 儿童孤独症

    E. 轻度精神发育迟滞

第二章　脑器质性疾病、躯体疾病、精神活性物质所致精神障碍

1. 阿尔茨海默病的病变部位是

    A. 大脑皮质   B. 丘脑

    C. 小脑   D. 脊髓

    E. 延髓

2. 女，80 岁。近 1 个月来情绪低落，睡眠增多，食欲减退伴体重减轻，觉无望有绝望感。5 年前有脑卒中，左侧偏瘫，本例患者应考虑

    A. 双重障碍，抑郁发作

    B. 躯体疾病所致精神障碍

    C. 脑器质性疾病所致精神障碍

    D. 血管性痴呆

    E. 急性焦虑

（3~4 题共用题干）

    女孩跟同学发生争执后，走到街上觉得人们都在议论她，好像还听到别人骂她什么的，站在马路上想让汽车撞死。

3. 考虑诊断为

    A. 抑郁症

    B. 精神分裂症

    C. 创伤后应激综合征

    D. 妄想性障碍

    E. 分离（转换）性障碍

4. 为了尽快控制患者的自杀行为，应首选的治疗是

    A. 抗精神药物 + 抗抑郁药治疗

    B. 电抽搐治疗 + 抗精神药物

    C. 抗抑郁药治疗

    D. 非典型抗精神病药治疗

    E. 认知行为治疗

5. 男，71 岁。近 2 年记忆力下降，在家附近 2 次迷路，经常说有人偷自己东西，容易发脾气，夜间睡眠少，白天嗜睡。既往体健，无心血管疾病。最可能的诊断

    A. 假性痴呆

    B. 双相障碍

    C. 阿尔茨海默症

    D. 精神分裂症

    E. 妄想障碍

6. 患者对自然环境的变化，如声、光及温度过于敏感。这一表现在患者心理异常中属于

    A. 思维异常   B. 记忆异常

    C. 感知异常   D. 情绪异常

    E. 人格异常

7. 下列不属于戒断综合征的表现是

    A. 情绪改变

    B. 近记忆增强

    C. 失眠

    D. 幻觉或错觉

    E. 肢体震颤

8. 男，56 岁。近半年工作压力大，经常出现差错，刚做过的事就记不起来，性格变得古怪，喜怒无常，有时情绪低落。一次喝了 50ml 啤酒后，找不到家而露宿街头。最可能的诊断是

    A. 酒精所致遗忘综合征

    B. 躁狂发作

    C. 分离（转换）性障碍

D. 抑郁发作

E. 阿尔茨海默病

(9~11 题共用题干)

男，56 岁。2 年前开始表现为烦渴、多食、多饮、多尿，体重下降，疲倦无力，注意力不集中，失眠，情绪低落，主动性差，反应迟钝。1 周前出现兴奋不安，言语紊乱而住院。

9. 下列最有诊断价值的检查是

A. 血糖测定

B. 血常规

C. T_3、T_4、TSH 测定

D. 尿常规

E. ACTH 兴奋试验

10. 该患者最可能的诊断是

A. 肾上腺皮质功能减退所致精神障碍

B. 甲状腺功能减退所致精神障碍

C. 糖尿病所致精神障碍

D. 甲状腺功能亢进所致精神障碍

E. 肾上腺皮质功能亢进所致精神障碍

11. 该患者最重要的治疗是

A. 应用肾上腺皮质激素

B. 补充雌激素

C. 控制精神症状

D. 控制血糖

E. 补充甲状腺素

(12~13 题共用题干)

男，56 岁。饮酒史 30 余年。20 年前下岗后饮酒量渐增加，每天白酒 1 斤，从未间断。进食少，体型消瘦。能间断外出打零工，生活基本正常。10 年前常无故怀疑妻子有外遇，近 2 年记忆力明显下降，易忘事。4 天前患者被摩托车撞伤致胫骨骨折，住院拟行手术治疗，故停酒 3 天。昨晚患者看见地板上有各种虫子在爬，大喊大叫称床底下着火了，紧张害怕。不认识爱人，不知道自己在什么地方。

12. 该患者目前处于

A. 妄想状态　　　　B. 谵妄状态

C. 躁狂状态　　　　D. 幻觉状态

E. 痴呆状态

13. 对患者的治疗不正确的是

A. 补充大量 B 族维生素

B. 大剂量抗精神病药物治疗

C. 给予保护性约束

D. 苯二氮䓬类药物替代治疗

E. 输液营养支持治疗

14. 躯体疾病所致精神障碍的处理原则，不正确的是

A. 对精神症状的控制应遵从大剂量、足疗程的原则

B. 维持水电解质平衡、充足的营养供应等支持治疗

C. 要考虑治疗药物对病人的副作用

D. 安静、安全的环境和防止意外发生等护理措施

E. 首选治疗引起精神障碍的原发躯体疾病

15. 下列属于酒精戒断综合征的是

A. 震颤谵妄

B. 酒精性痴呆

C. 酒精所致幻觉症

D. 柯萨可夫综合征

E. Wernicke 脑病

16. 男，35 岁。诊断为酒精所致障碍。入院后感到身体表面有许多虫子在皮肤上爬行，瘙痒难忍，焦躁不安，此症状最可能是

A. 幻触　　　　　　B. 本体幻觉

C. 感觉过敏　　　　D. 感觉倒错

E. 错觉

17. 患者，女，68 岁。进行性记忆力下降 5 年。近半年多次因忘记关天然气而引起厨房失火，想不起常用日用品名称。整日在家找东西，将家里弄得乱七八糟，并怀疑儿媳妇偷东西。既往体健，家族无类似疾病患者。查体：无阳性体征。辅助检查：头部 CT 示脑萎缩。Hachinski 缺血指数量表（HIS）评分：3 分。该患者最可能的诊断是

A. 阿尔茨海默症

B. 假性痴呆

C. 妄想性障碍

D. 血管性痴呆

E. 精神分裂症

18. 男，35 岁。近 1 年来经常吸食冰毒。1 个月前因工作差错被老板训斥，开始怀疑自己的一举一动被人监控，单位同事含沙射影暗示他将被老板谋害，曾数次报案请求公安局保护。该患者最可能的诊断是

A. 精神分裂症

B. 苯丙胺类兴奋剂所致精神障碍

C. 妄想性障碍

D. 分裂情感性精神障碍

E. 应激相关障碍

19. 男，43 岁。长期大量饮酒，自行戒酒 2 天后，出现心悸，大汗，发热，双手震颤，兴奋激越，烦躁不安，晚上还说看见有鬼。对该患者目前的治疗方案不恰当的是

A. 预防感染

B. 抗精神药物控制兴奋状态

C. 补充水、电解质、B 族维生素

D. 饮酒缓解戒断症状

E. 用地西泮缓解戒断症状

20. 男，48 岁。近半年来记忆力渐差，刚讲过的话就忘记了，把别人做的事情说成是自己做的，且不认识家人，有时在深夜看到有人影晃动。大量饮酒 10 年。最可能的诊断是

A. Wernicke 脑病

B. 酒精性狂想综合征

C. 科萨可夫综合征

D. 酒精性痴呆

E. 酒精性幻觉症

(21～23 题共用题干)

男，69 岁。进行性记忆力下降 6 个月，怀疑有人偷自己的东西，认为爱人对自己不忠诚，常与邻居发生争执，有时尾随年轻女性，行为幼稚、任性，家人无法管理而住院治疗。既往无脑血管病史。生命体征及神经系统检查正常。

21. 该患者最可能的诊断是

A. 中毒性脑病

B. 阿尔茨海默病

C. 精神分裂症

D. 偏执性精神病

E. 血管性痴呆

22. 病史中未提示存在的症状是

A. 人性改变　　　　B. 易激怒

C. 嫉妒妄想　　　　D. 近事遗忘

E. 强制性思维

23. [假设信息] 该患者在住院期间，突然出现大量丰富的幻觉，此时对症处理应选用的药物是

A. 丁螺环酮　　　　B. 阿普唑仑

C. 利培酮　　　　　D. 曲唑酮

E. 丙戊酸钠

24. 苯二氮䓬类药物使用者必须通过增加用量才能达到效果，这种现象称为

A. 耐受性　　　　　B. 依赖性

C. 灵敏性　　　　　D. 特异性

E. 戒断性

25. 女，35 岁。近 2 个月来食欲增加，出汗增多，怕热，体重下降并伴有易激惹，活动增加，独处时偶尔可听到有人议论她或觉得一些行人对她吐痰等。实验室检查：血 T_3、T_4 增高，空腹血糖 5.5mmol/L，该患者最可能的诊断是

A. 躁狂发作

B. 神经性贪食症

C. 甲状腺功能亢进症所致精神障碍

D. 糖尿病所致精神障碍

E. 精神分裂症

26. 男，68 岁。2 年前出现过短暂的意识混浊，清醒后有几天听到空中有人在向他打招呼，思维迟缓，情感脆弱。几周后症状明显减轻。近半年来类似症状发作过 2 次，记忆力明显减退。头颅 MRI 示大脑多发性腔隙性梗死。最可能的诊断是

A. 精神分裂症

B. 血管性痴呆

C. 抑郁发作

D. 阿尔茨海默症

E. 癫痫所致精神障碍

27. 男，55 岁。大量饮酒 10 余年，停止喝酒后 2 天出现走路不稳、四肢震颤，看到床上有鱼、虾在跳。分不清方向，判断不了时间。头颅 CT 无异常。该患者最可能的诊断是

A. 精神分裂症

B. 震颤谵妄

C. 酒精性痴呆

D. 脑器质性精神障碍

E. 癫痫所致精神障碍

28. 男，58 岁。近半年工作压力大，经常出现差错，刚做过的事就记不起来，性格变得古怪，喜怒无常，有时情绪低落。一次喝了 50ml 啤酒后，找不到家而露宿街头。最可能的诊断是

A. 躁狂症

B. 急性酒精中毒

C. 神游症

D. 复杂性抑郁症

E. 阿尔茨海默症

第三章　精神分裂症

(1～3 题共用题干)

男，20 岁。坚持认为自己的父亲已经被人害死了，而那个朝夕陪伴自己的父亲只是看起来像父亲的一个人冒充的，家人劝说也不能改变他的看法。

1. 该患者最可能的症状是
   A. 近事遗忘　　　　　B. 虚构
   C. 错构　　　　　　　D. 远事遗忘
   E. 妄想

2. 该症状最常见于
   A. 抑郁症
   B. 分离（转换）障碍
   C. 强迫障碍
   D. 双相障碍
   E. 精神分裂症

3. 最适宜的治疗药物是
   A. 银杏叶片　　　　　B. 利培酮
   C. 丙戊酸钠　　　　　D. 碳酸锂
   E. 帕罗西汀

（4～6题共用题干）

　　女，23岁。2个月前无明显诱因出现自言自语，有时独自发笑，有时对空谩骂，感觉被人监视和跟踪，思想和行为会被某种外力控制，情绪低落，觉得被逼得走投无路，曾报警寻求保护，睡眠差。实验室检查未发现异常。

4. 该患者最可能的诊断是
   A. 抑郁发作
   B. 妄想性障碍
   C. 双相障碍
   D. 精神分裂症
   E. 分裂情感性精神障碍

5. 患者在药物治疗2个月后，症状缓解，但出现停经和泌乳现象，此治疗药物最可能是
   A. 利培酮　　　　　　B. 氯氮平
   C. 喹硫平　　　　　　D. 奥氮平
   E. 阿立哌唑

6. 最可能与该不良反应有关的多巴胺通路是
   A. 中脑皮质通路
   B. 中脑边缘系统通路
   C. 黑质纹状体通路
   D. 中脑被盖区通路
   E. 下丘脑结节漏斗通路

7. 男，16岁。近2年来无明显原因出现与人交往减少，经常独自待于一处，有时会不明原因发笑，对家人漠不关心，生活越来越懒散，以前感兴趣的事情现在也不做了。最可能的诊断是
   A. 重度抑郁症迟滞型
   B. 精神分裂症紧张型
   C. 精神分裂症单纯型
   D. 中度精神发育迟滞

E. 精神分裂症衰退型

8. 女，25岁。3天前受惊吓后突然不语不动，不吃不喝，肢体僵硬，口中唾液外流，不知主动吐出，晚间自己到厨房找吃的。患者2年前曾有凭空闻语、捡拾垃圾等怪异行为，持续1个月好转。患者最可能的诊断是
   A. 分离（转换）性障碍
   B. 急性应激障碍
   C. 脑器质性精神障碍
   D. 精神分裂症
   E. 妄想性障碍

9. 男，20岁。大学生。不食、不语伴行为异常6个月。曾在当地医院就诊。此次入院检查：神志清，仰卧，头颈悬空不动，无自发言语，面无表情，拒绝服从医生的简单指令，眼球活动自如。有时突然拍手或抢病友的东西。体格检查未见异常。能够最快缓解其症状的治疗措施是
   A. 改良电抽搐治疗
   B. 口服利培酮
   C. 肌注氟哌啶醇
   D. 肌注地西泮
   E. 静脉滴注氯丙嗪

10. 女，20岁。近3个月来觉得同学在背后议论和讥笑她，老师们上课时也对她指桑骂槐，在公共汽车上常觉得有人跟踪监视她，不到预定车站就下车。该患者最可能的诊断是
    A. 精神分裂症
    B. 抑郁发作
    C. 疑病症
    D. 躁狂症
    E. 分离（转换）性障碍

11. 非典型抗精神病药物主要用于治疗
    A. 抑郁症　　　　　　B. 焦虑症
    C. 适应障碍　　　　　D. 睡眠障碍
    E. 精神分裂症

（12～14题共用题干）

　　男，30岁。近5个月来变得少语，与同事和朋友接触少，睡眠差，疲乏无力，工作效率明显下降，有时自笑自语，怀疑有人跟踪自己，自己上车，人们也上车，监视他的言行，个人独处时听到有人议论他的衣着和打扮。不在单位食堂就餐，说是有人下毒。体格检查及头颅CT均无异常发现。

12. 患者没有出现的症状是
    A. 幻听　　　　　　　B. 关系妄想
    C. 被害妄想　　　　　D. 神经衰弱

E. 病理性象征性思维

13. 最可能的诊断是

A. 焦虑症

B. 躁狂症

C. 创伤后应激障碍

D. 精神分裂症

E. 抑郁症

14. 应选择的治疗药物是

A. 苯二氮䓬类药物

B. 抗精神病药物

C. 中枢兴奋剂

D. 心境稳定剂

E. 选择性 5 - 羟色胺再摄取抑制剂

(15 ~ 17 题共用题干)

男，40 岁。精神分裂症病史 18 年，第 3 次入院。入院后给予氟哌啶醇治疗，3 天后加至 30mg/d，第 7 天出现肌肉僵硬、震颤、吞咽困难，T 39.8℃，意识不清，大汗淋漓、心动过速。实验室检查：WBC 增高，血肌酸磷酸激酶升高。

15. 该患者出现的情况最可能是

A. 迟发性运动障碍

B. 5 - 羟色胺综合征

C. 药源性帕金森综合征

D. 急性肌张力障碍

E. 恶性综合征

16. 该患者首要的处理方法是

A. 盐酸苯海索治疗

B. 换用非典型抗精神病药治疗

C. 降温、抗感染

D. 立即给予电抽搐治疗

E. 立刻停用氟哌啶醇

17. 针对该患者的情况，有特效的治疗药物是

A. β 受体阻滞剂

B. 苯二氮䓬类药物

C. 多巴胺受体激动剂

D. 抗胆碱能药物

E. 广谱抗生素

第四章 心境障碍、神经症及分离（转换）性障碍

1. 抑郁症特征性睡眠障碍是

A. 晚睡困难　　　　B. 入睡困难

C. 早醒　　　　　　D. 睡眠多

E. 睡眠多梦

2. 心境障碍临床类型不包括

A. 躁狂发作

B. 恶劣心境障碍

C. 惊恐发作

D. 抑郁发作

E. 环性心境障碍

(3~4 题共用题干)

女，44 岁。坐公交车突然出现气促，心慌，濒死感，15 分钟后自行缓解，头颅 CT、心电图未见异常。

3. 最可能的诊断是

A. 惊恐发作

B. 恐惧性焦虑障碍

C. 广泛性焦虑障碍

D. 甲亢

E. 精神分裂症

4. 长期治疗服用的药物是

A. 普萘洛尔　　　　B. 帕罗西汀

C. 他巴唑　　　　　D. 劳拉西泮

E. 阿立哌唑

5. 女，44 岁。晚间突然出现心悸，大汗，濒死感，持续 10 多分钟自行好转。医院做心电图、冠脉造影、头颅 CT 未见明显异常，长期用药选

A. 帕罗西汀　　　　B. 劳拉西泮

C. 阿立哌唑　　　　D. 普萘洛尔

E. 他巴唑

6. 抑郁症患者的特征性表现是

A. 早醒　　　　　　B. 兴趣下降

C. 自杀倾向　　　　D. 情绪低落

E. 三无症状

7. 对于癔症性瘫痪，首选的心理治疗方法是

A. 系统脱敏法

B. 精神分析法

C. 冲击疗法

D. 催眠暗示疗法

E. 认知法

8. 男，20 岁。因躁狂发作入院，表现为动作增多，语速加快，滔滔不绝，言语夸大，好管闲事，入院后给予口服碳酸锂 1.0g/d，2 天后出现恶心、呕吐和轻微

手抖，无意识障碍。应立即采取的措施是

A. 血液透析

B. 停药，检测锂浓度

C. 行胃镜检查

D. 加用卡马西平

E. 洗胃

9. 女，25 岁。近半年来反复担心自己会拿刀具伤人，害怕自己会拿锋利的菜刀、剪刀伤害家人，自己知道这些想法不合理，努力控制不去想，但非常痛苦。该患者最可能的诊断是

A. 抽动障碍

B. 强迫障碍

C. 精神分裂症

D. 恐惧性焦虑障碍

E. 广泛性焦虑障碍

10. 女，25 岁。2 年来常在遇到不高兴的事情时生气哭闹，出现四肢强直和抽搐样表现，发作时能听清楚家人的呼唤，不语，流眼泪，无唇舌咬伤和大小便失禁，本次因再次出现类似发作就诊。入院查体：呼之不应，不时四肢抽搐样发作，瞳孔无散大，对光反射存在。最可能的诊断是

A. 分离（转换）障碍

B. 恐惧性焦虑障碍

C. 原发性癫痫

D. 抑郁障碍

E. 创伤后应激障碍

11. 躁狂发作的睡眠障碍特点是

A. 入睡困难　　　　B. 睡眠减少

C. 睡眠浅　　　　　D. 早醒

E. 多梦

(12 ~ 14 题共用题干)

男，15 岁。1 个月前因学习退步被班主任批评后，渐起入睡困难，早醒，伴有情绪低落，自觉能力差，对前途悲观绝望，怀疑同学看不起他，嘲笑他，常自责，觉得对不起父母的培养，称活得太累，计划趁家人不备自杀。有时焦躁不安，用拳头砸墙发泄情绪。

12. 该患者目前的诊断是

A. 应激相关障碍

B. 精神分裂症

C. 抑郁发作

D. 双相障碍

E. 焦虑障碍

13. 目前首选的治疗方法是

A. 心境稳定剂合并抗精神病药

B. 电抽搐合并抗焦虑药

C. 电抽搐合并抗精神病药

D. 心境稳定剂合并电抽搐

E. 电抽搐合并抗抑郁药

14. 如果在治疗过程中患者出现好管闲事、兴奋话多、自我感觉良好，应调整治疗方案为

A. 抗抑郁药合并苯二氮䓬类

B. 减少抗抑郁药剂量继续维持

C. 心境稳定剂治疗为主

D. 抗抑郁药合并抗精神病药

E. 加大抗抑郁药剂量

15. 不符合神经症性障碍共同特点的是

A. 患者常有一定的易感素质

B. 多无明显的精神病性症状

C. 症状可有相应的器质性病变

D. 与心理社会因素有关

E. 多数患者对疾病有自知力

16. 心境障碍临床类型不包括

A. 躁狂发作

B. 恶劣心境障碍

C. 惊恐发作

D. 抑郁发作

E. 环性心境障碍

17. 女，22 岁。一年来反复洗手、洗衣物，总担心洗不干净或者碰到脏东西。明知道担心过分却不能自已，为此不能正常工作和做家务，苦恼万分。该患者最可能的诊断是

A. 强迫障碍

B. 疑病障碍

C. 广泛性焦虑障碍

D. 恐惧性焦虑障碍

E. 妄想性障碍

18. 女，35 岁。丈夫嗜赌，瞒着患者欠下高利贷 200 多万，被人逼债，不辞而别。债主上门讨债，患者得知原委后，表现与平素判若两人，口中念念有词，似神鬼附体，称自己是大仙，要为债主摸骨看病，诊断为

A. 抑郁症　　　　　B. 躁狂症

C. 惊恐障碍　　　　D. 癔症

E. 分离转换障碍

19. 男，20 岁。大二学生。2 周来突然兴奋话多，言语夸大，说自己是中国的乔布斯，能开很多家公司，每个都可以进世界 500 强。连夜发明创造，吃饭都狼吞虎咽，说要分秒必争。家人朋友劝阻他就发脾气，说他们弱智，不配与自己说话。针对该患者宜首选的药物是

A. 曲唑酮   B. 氯氮平

C. 碳酸锂   D. 米氮平

E. 布普品

20. 女，22 岁。在与恋人的一次激烈争吵之后，倍感气愤、烦闷，次晨出现双下肢瘫痪、无法起立行走的症状，经查无神经系统器质性病变的临床依据。如欲对该患者实施尝试性心理治疗，首选的方法为

A. 暗示疗法   B. 认知疗法

C. 自由联想   D. 支持疗法

E. 放松训练

21. 男，28 岁。近 1 个月来 3 次无明显诱因突发心悸、胸闷、窒息感、浑身冷汗，感觉自己快不行了，极度紧张害怕，持续 10 余分钟。每次去医院急诊，除心电图示窦性心动过速外，余无异常。事后总担心下次再发作。该患者最可能的诊断是

A. 广泛性焦虑障碍

B. 恐惧性障碍

C. 分离（转换）性障碍

D. 惊恐障碍

E. 心脏病所致焦虑障碍

22. 女，35 岁。近 3 年来持续表现入睡困难、精力疲乏，常感头晕、头痛，无愉快感，悲观失落，不愿意主动与人交往，但日常生活和工作尚无困难。无兴奋话多自我评价高，无晨重夜轻节律变化，无消极自杀观念和行为。该患者最可能的诊断是

A. 睡眠障碍

B. 社交焦虑障碍

C. 环性心境障碍

D. 单相抑郁障碍

E. 恶劣心境

23. 男，28 岁。其看见或听到"和平"二字时，马上想起"战争"；看见或听到"安全"二字时，便想到"危险"二字。此症状是

A. 强迫性穷思竭虑

B. 超价观念

C. 强迫性对立观念

D. 强迫意向

E. 牵连观念

24. 女，17 岁。因学习压力大，成绩下降。近 1 个月每天上学至校门口时感到紧张、害怕，发生非喷射性呕吐，将早餐尽数呕吐出，消化科检查未发现异常，体重无明显下降。请病假在家时从不呕吐，进食亦无异常，该患者最可能的诊断是

A. 应激相关障碍

B. 神经性呕吐

C. 特定恐惧症

D. 社交恐惧症

E. 惊恐障碍

（25 ~ 27 题共用题干）

女，23 岁。1 个月前分娩后出现失眠、心情烦躁。近 2 周加重，认为自己很笨，没有能力带好小孩，怕小孩夭折，觉得丈夫不喜欢自己了，猜疑丈夫有外遇，整日以泪洗面，称不想活了，甚至要带着孩子一起死，遂入院治疗。

25. 患者最可能的诊断是

A. 分裂样障碍

B. 抑郁发作

C. 适应障碍

D. 焦虑状态

E. 妄想性障碍

26. 患者经治疗后，情绪逐渐好转，近 1 周明显兴奋、容易激动，好管闲事，自我感觉良好，称将来要成为中国女首富，丈夫根本配不上自己。目前最可能的诊断是

A. 产后抑郁症

B. 妄想性障碍

C. 环性心境障碍

D. 双相障碍，躁狂发作

E. 精神分裂症

27. 目前可换用的治疗方案是

A. 非典型抗精神病药 + 抗抑郁药物

B. 抗抑郁药物 + 苯二氮䓬类药物

C. 电抽搐治疗 + 抗抑郁药物

D. 心境稳定剂 + 非典型抗精神病药

E. 心境稳定剂 + 抗抑郁药物

28. 女，26 岁。近 1 个月出现失眠，难以入睡，食欲较差，体重减轻 2kg，自觉无用，孤独，没有人关心自己，对未来也不报任何希望，偶尔出现生不如死的想法。目前此患者存在的突出症状是

A. 三自症状   B. 睡眠障碍

C. 三无症状   D. 思维迟缓

E. 消极观念

29. 女，48 岁。1 年来经常出现紧张不安，多虑，失眠，头晕，心痛，注意力不集中，阵发性心悸，胸闷，四肢无力，在多家医院就诊，头颅 MRI 检查均未发现异常。该患者最可能的诊断是

A. 躯体形式障碍

B. 广泛性焦虑障碍

C. 疑病障碍

D. X 综合征

E. 恐惧性焦虑障碍

（30～32题共用题干）

女，53岁。近1年来怕脏，不敢倒垃圾，不敢上公共厕所，在街上遇到垃圾车也怕，会反复洗手，自己知道不应该，但不能控制。为此感到苦恼而就诊。

30. 患者的诊断是

A. 恐惧性焦虑障碍

B. 分离障碍

C. 强迫障碍

D. 疑病障碍

E. 广泛性焦虑障碍

31. 首选的治疗药物是

A. 阿普唑仑　　　　B. 丁螺环酮

C. 利培酮　　　　　D. 氯米帕明

E. 奥氮平

32. 最宜联合使用的方法是

A. 电抽搐治疗

B. 经颅磁刺激治疗

C. 家庭治疗

D. 口服丙戊酸钠

E. 认知行为治疗

33. 对抑郁症的处理措施中首要的是

A. 改变情绪状态

B. 进行心理治疗

C. 加强饮食营养

D. 改善睡眠状况

E. 评估自杀风险

34. 不符合神经症共同特点的是

A. 多无明显的精神病性症状

B. 社会功能多相对完好

C. 与心理社会因素有关

D. 症状可有相应的器质性病变

E. 患者常有一定的易感素质

35. 男，36岁。诊断抑郁症，服用帕罗西汀 40mg/d 治疗6个月，症状完全缓解4个月。2天前患者自行停药，目前出现头晕、恶心、坐立不安、站立不稳。最可能的原因是

A. 恶性综合征

B. 原有焦虑症状复发

C. 原有抑郁症状复发

D. 5-HT 综合征

E. 帕罗西汀停药反应

（36～38题共用题干）

女，36岁。春节乘长途汽车回家途中，突然感到心前区发闷、呼吸困难、出汗，觉得自己就要不行了，不能自控，要发疯，为此感到紧张、害怕，立即被送到医院急诊。未经特殊处理，半小时症状消失，体格检查正常。

36. 该患者最可能的诊断是

A. 支气管哮喘

B. 心绞痛

C. 惊恐发作

D. 分离（转换）性障碍

E. 嗜铬细胞瘤

37. 该患者首先需要做的辅助检查是

A. 头颅 CT

B. ECG

C. 超声心动图

D. EEG

E. 胸部 X 线片

38. 该患者长期治疗应首选的药物是

A. 帕罗西汀　　　　B. 氨茶碱

C. 普萘洛尔　　　　D. 苯乙肼

E. 地西泮

39. 女，25岁。2年来在遇到不高兴的事情时，出现四肢强直和抽搐样表现，发作时能听清楚家人的呼唤但不予回答，无唇舌咬伤和大小便失禁。查体：瞳孔无散大，对光反射存在。该患者最可能的诊断是

A. 分离（转换）性障碍

B. 创伤后应激障碍

C. 癫痫

D. 适应障碍

E. 神经衰弱

（40～42题共用题干）

男，34岁。近1个月来多次因阵发性恐惧、胸闷、濒死感在医院急诊科就诊，症状持续约半小时后消失。多次查血常规、心电图及头颅 CT 等未见明显异常。患者为此担心苦恼，但仍能坚持工作。

40. 该患者的主要症状是

A. 心前区疼痛

B. 急性焦虑发作

C. 高血压危象

D. 转换症状

E. 慢性焦虑

41. 最可能的诊断是

A. 二尖瓣脱垂

B. 甲状腺功能亢进症

C. 疑病障碍

D. 惊恐障碍

E. 广泛性焦虑障碍

42. 长期治疗最适当的药物是
 A. 地西泮　　　　 B. 甲巯咪唑
 C. 帕罗西汀　　　 D. 普萘洛尔
 E. 硝酸甘油

(43~45 题共用题干)
 男，40 岁。干部。近 1 个月出现情绪低落，对工作及娱乐没有兴趣，卧床多，不思饮食，入睡困难，早醒，有轻生想法。

43. 最可能的诊断是
 A. 抑郁发作
 B. 适应障碍
 C. 分裂情感性精神障碍
 D. 广泛性焦虑障碍
 E. 精神分裂症后抑郁

44. 目前治疗宜首选
 A. SSRIs
 B. 三环类抗抑郁药
 C. 传统抗精神病药物
 D. MAOI
 E. 非典型抗精神病药物

45. 经过上述所选择药物治疗 2 周后，患者的症状逐渐加重，表现为卧床不动，不说话，并有严重的自杀企图，此时宜选择的治疗措施是
 A. 舒必利
 B. 非典型抗精神病药
 C. SSRIs + 碳酸锂
 D. 三环类抗抑郁药 + 碳酸锂
 E. 电抽搐治疗

(46~48 题共用题干)
 女，20 岁。1 个月前因工作差错被领导批评后出现心情烦躁，经常哭泣，认为自己没有能力，什么事都干不好，周围人的眼神不怀好意，看她笑话，失眠，早醒。近 1 周病情加重，觉得生不如死，在家中拒食等死。

46. 该患者最可能的诊断是
 A. 广泛性焦虑障碍
 B. 分裂情感性精神障碍
 C. 急性应激障碍
 D. 分裂样精神障碍
 E. 抑郁发作

47. 入院治疗 1 个月后，情绪好转，在病室中经常哼哼小曲，好管闲事，看不起其他病人，喜欢指责他人，精力旺盛，睡眠减少。该患者当前最可能的情况是
 A. 躁狂发作　　　 B. 环形人格
 C. 病情加重　　　 D. 病情缓解
 E. 病情复燃

48. 该患者不宜使用的药物是
 A. 喹硫平　　　　 B. 碳酸锂
 C. 丙戊酸钠　　　 D. 卡马西平
 E. 文拉法辛

49. 男，35 岁。近 3 个月来经常感到不明原因的紧张，害怕，对生活中的琐事思虑多，自己不能控制，为此感到苦恼，坐立不安，主动就诊。患者存在的主要症状是
 A. 强制思维　　　 B. 焦虑症状
 C. 恐惧症状　　　 D. 强迫症状
 E. 惊恐发作

50. 女，24 岁。与同事发生口角后出现手舞足蹈，喊叫、打滚，一会又喊着对方名字骂。约半个小时左右恢复正常。患者以前也有类似发作 3 次，脑电图等检查均未发现异常。最可能的诊断是
 A. 急性应激障碍
 B. 躁狂症
 C. 分离性障碍
 D. 精神分裂症
 E. 焦虑症

(51~52 题共用备选答案)
 A. 强迫观念和/或强迫动作
 B. 被害妄想和被控制妄想
 C. 紧张性木僵
 D. 思维中断和思维不连贯
 E. 自主神经功能亢进和运动性不安

51. 强迫症的主要症状是

52. 广泛性焦虑障碍的主要症状是

53. 女，23 岁。与路人争吵后四肢发抖，继而瘫坐地上不能行走，被送往医院检查未发现器质性病变。该患者首选的治疗是
 A. 对症治疗
 B. 镇静催眠药物
 C. 鼓励疏泄
 D. 暗示治疗
 E. 抗抑郁药物

第五章　应激相关障碍

1. 女，19 岁。大一学生，3 个月前至省城求学，1 个月来开始睡眠差，成绩下降，心烦、发愁，整日唉声叹气，觉得自己不如班里其他同学，诊断为
   A. 分离转换障碍
   B. 急性应激障碍
   C. 适应障碍
   D. 焦虑障碍
   E. 重症抑郁障碍

2. 男，19 岁。大学一年级学生，自述上大学 2 个月以来，每天过得都很压抑，思念故乡的家人，不能与同学打成一片，郁郁寡欢，晚上常独自流泪，但能坚持上课，有强烈的退学回家念头，否认自杀企图或悲观厌世的想法。该患者最可能的诊断是
   A. 焦虑障碍
   B. 强迫障碍
   C. 急性应激障碍
   D. 抑郁发作
   E. 适应障碍

3. 女，35 岁。突然听到丈夫在车祸中去世的消息，表现为不认识亲人，凭空看到丈夫就站在自己面前，说："我给你做饭吧。"随即进厨房做饭，家人劝阻也不理睬，2 天后突然清醒，对病情经过不能完全回忆。该患者的状态是
   A. 幻觉妄想状态
   B. 抑郁状态
   C. 朦胧状态
   D. 谵妄状态
   E. 强迫状态

4. 女，40 岁。当听到家中房子因洪水倒塌的消息后，突然顿足哭喊，表情恐惧而紧张，拿砖头打砸旁边的房子，反复喊叫"我没有房子啦，我没有房子啦……"，1 天后开始逐渐恢复平静。该患者最可能的诊断是
   A. 分离（转换）性障碍
   B. 创伤后应激障碍
   C. 急性应激障碍
   D. 急性短暂性精神病性障碍

   E. 适应障碍

5. 男，15 岁。2 天前被社会青年欺负以后，感紧张、恐惧，不敢上学，晚上常梦见类似情景。要求家人陪伴，稍有响动就感紧张。最可能的诊断是
   A. 人格解体障碍
   B. 惊恐障碍
   C. 适应障碍
   D. 急性应激障碍
   E. 创伤后应激障碍

6. 男，23 岁。3 个月前劳务输出首次出国，出现紧张、心慌、易怒、失眠多梦，不愿上班，每天打电话向家人寻求安慰。回国 1 个月后症状自行缓解，恢复如常。该患者最可能的诊断是
   A. 社交焦虑障碍
   B. 适应障碍
   C. 急性应激障碍
   D. 创伤后应激障碍
   E. 广泛性焦虑障碍

7. 女，45 岁。当听到家中房子因洪水倒塌的消息后，突然哭闹叫喊，手足舞蹈，拿砖头打砸旁边的房子，表情恐惧而紧张，1 天后恢复平静。该患者最可能的诊断是
   A. 精神分裂症
   B. 分离性障碍
   C. 急性应激障碍
   D. 躁狂发作
   E. 癫痫所致精神障碍

8. 女，35 岁。2 个月前驾车发生重大交通事故致丈夫身亡，自己轻伤。近 1 个月频繁噩梦，梦境中反复呈现车祸惨象，时常感到心悸不安。不敢看交通事故的新闻，不敢再驾车。情感麻木，郁郁寡欢。该患者的诊断是
   A. 急性应激障碍
   B. 适应障碍
   C. 创伤后应激障碍
   D. 焦虑症
   E. 抑郁症

第六章　心理生理障碍

1. 女，21 岁。心情压抑，烦闷，兴趣下降 3 年。3 年前高考发挥不好，父母决定让其读二本，自己觉得学校不理想，抱怨都是父母让自己没有好的前途，渐渐做事情没动力，很少参加社团活动，诉近 3 年来虽然能完成学业，但一直感觉疲惫，生活没有色彩。最可能的诊断是

    A. 急性抑郁障碍

    B. 社交恐惧症

    C. 精神分裂症

    D. 恶劣心境

    E. 双相障碍

2. 男 40 岁。自述近 1 年来工作压力大，几乎每晚上床后都要辗转许久才能入睡，稍有响动就醒，非常苦恼，给予每晚口服劳拉西泮 1mg，睡眠有改善。该患者合理使用苯二氮䓬类药物的原则是

    A. 小剂量和短疗程

    B. 小剂量临时使用

    C. 足剂量和长疗程

    D. 小剂量和长疗程

    E. 足剂量和短疗程

(3~5 题共用题干)

　　女，50 岁。入睡困难，多梦易醒 1 个月，每周至少 3 次。同时感到精力疲乏，工作效率下降，对睡眠产生恐惧感，担心免疫力下降，否认情绪低落和消极观念。

3. 该患者最可能的诊断是

    A. 疑病症　　　　　B. 神经衰弱

    C. 焦虑症　　　　　D. 恐惧症

    E. 失眠症

4. 对该患者应选择的治疗药物是

    A. 苯巴比妥　　　　B. 艾司唑仑

    C. 氟西汀　　　　　D. 奥氮平

    E. 喹硫平

5. 该患者使用药物治疗的原则是

    A. 大剂量冲击疗法

    B. 小剂量按需服用

    C. 足剂量短疗程

    D. 小剂量长疗程

    E. 足剂量按需服用

(6~7 题共用题干)

　　女，22 岁。在读大学生。于半年前觉得其身材不够苗条，开始极端限制饮食，每餐只吃青菜、水果及少量米饭。喝水较少，称水喝多了会浮肿。体型日渐消瘦，但其仍认为偏胖。近 1 个月暴饮暴食，进食后为避免体重反弹而自行催吐，每周 4~5 次，并出现失眠，整夜难以入睡，情绪低落，不能坚持上课。

6. 该患者最可能的诊断是

    A. 非器质性失眠症

    B. 抑郁症伴贪食

    C. 神经性呕吐

    D. 神经性厌食症

    E. 神经性贪食症

7. 对患者的治疗措施不包括

    A. 认知行为治疗

    B. 电抽搐治疗

    C. 抗抑郁药物治疗

    D. 躯体支持治疗

    E. 小剂量抗精神病药物治疗

8. 男，35 岁。近 2 个月频繁出现入睡困难，多梦易醒，醒后难以再入睡，白天精神疲惫，影响日常生活和工作，每周至少发生 3 次。最常用的治疗药物是

    A. 喹硫平　　　　　B. 曲唑酮

    C. 阿米替林　　　　D. 米氮平

    E. 艾司唑仑

9. 男孩，7 岁。今年来多次从睡眠中惊叫一声醒来，表情恐惧，呼吸急促，出汗，持续数分钟，对家人的呼唤没有相应的反应。早晨起来后往往不能回忆。脑电图检查无特殊发现。该患者最可能的诊断是

    A. 神经衰弱

    B. 分离性障碍

    C. 梦魇

    D. 夜惊

    E. 睡行症

10. 女，19 岁。近 3 个月至少每周 2 次因情绪波动而暴饮暴食，每次摄入常人 4~5 倍的量，无法自控。过后又担心发胖采用催吐的方法将食物全部吐出。暴食后出现内疚自责，甚至自杀观念。体重无明显下降。该患者的诊断是

    A. 躁狂发作

    B. 神经性贪食

    C. 神经性呕吐

D. 神经性厌食

E. 抑郁发作

11. 诊断神经性厌食时，BMI 不高于

A. 17.5kg/m^2 B. 22.5kg/m^2

C. 15.5kg/m^2 D. 18.5kg/m^2

E. 25.0kg/m^2

下篇　神经病学

第一章　神经病学概论

1. 中脑 Weber 综合征的临床表现为

A. 同侧动眼神经麻痹

B. 同侧面神经瘫痪

C. 同侧舌下神经瘫痪

D. 同侧上肢中枢性瘫痪

E. 同侧下肢中枢性瘫痪

2. 下列结构损伤可以导致双眼颞侧偏盲的是

A. 视神经

B. 视觉中枢

C. 视交叉中部

D. 视束

E. 视乳头

3. 女，55 岁。进行性加重的双手笨拙和走路不稳 2 年。每日饮用黄酒 3 两已 30 余年。其父亲有类似症状。查体：神志清楚，肢体肌张力降低。四肢肌力 5 级，痛觉和关节位置觉正常，病理征未引出。指鼻试验阳性，轮替动作不能，醉酒步态。该患者的病变部位最可能是

A. 运动皮质　　　B. 基底节

C. 中脑　　　　　D. 脑桥

E. 小脑

（4~6 题共用备选答案）

A. 单侧眼睑下垂

B. 单侧额纹消失

C. 单侧鼻唇沟浅

D. 单侧舌肌萎缩

E. 单侧角膜反射消失

4. 单侧三叉神经损害可出现的表现是

5. 单侧动眼神经损害可出现的表现是

6. 单侧舌下神经损害可出现的表现是

（7~9 题共用备选答案）

A. 眼裂正常，瞳孔扩大，直接对光反射迟钝

B. 眼裂扩大，瞳孔缩小，直接对光反射正常

C. 眼裂变小，瞳孔缩小，直接对光反射正常

D. 眼裂变小，瞳孔正常，直接对光反射正常

E. 眼裂变小，瞳孔扩大，直接对光反射消失

7. 动脉瘤性动眼神经麻痹的临床表现是

8. 霍纳综合征的临床表现是

9. 重症肌无力眼肌型的临床表现是

10. 不属于延髓背外侧综合征（Wallenberg syndrome）临床表现的是

A. 眩晕、眼球震颤

B. 饮水呛咳、吞咽困难

C. 交叉性感觉障碍

D. 锥体束征阳性

E. 同侧肢体共济失调

11. 左上睑下垂，左眼内收及上下视受限，左瞳孔散大，直接、间接对光反射均消失，病变部位是

A. 视神经　　　　　B. 展神经

C. 动眼神经　　　　D. 三叉神经

E. 滑车神经

12. 受损后造成软腭、咽喉部肌肉麻痹的神经是

A. 三叉神经运动核

B. 面神经核

C. 下泌涎核

D. 迷走神经背运动核

E. 疑核

13. 双侧四肢远端出现手套袜子样麻木，病变定位多在

A. 神经丛　　　　　B. 神经末梢

C. 脊髓后角　　　　D. 神经干

E. 脊髓后根

14. 男，38 岁。外伤后双下肢瘫痪，双上肢肌张力和肌力正常，双下肢肌力 2 级，双侧膝、踝反射亢进，其受损的部位是

A. 传入神经元

B. 前角细胞

C. 胸段脊髓

D. 颈段脊髓

E. 腰段脊髓

15. 上运动神经元瘫痪的体征是

　　A. 病理征阳性

　　B. 肌张力降低

　　C. 肌肉萎缩明显

　　D. 腱反射消失

　　E. 浅反射活跃

16. 一侧颈 5 平面以下痛觉消失，对侧深感觉消失，病变部位在

　　A. 脊髓前联合

　　B. 脊髓半侧

　　C. 脊髓后角

　　D. 脊髓横贯

　　E. 脊髓后根

17. 女，56 岁。右利手。突然语言困难 2 天。有心房颤动病史 7 年。查体：神志清楚，四肢运动感觉无异常。门诊医生问诊："生什么病?"答："呀! 吃饭吗?"医生："把右手举起来。"答："是。"却向门口走去。最可能的原因是

A. 运动性失语

B. 命名性失语

C. 传导性失语

D. 感觉性失语

E. 混合性失语

18. 提示上运动神经元损害最有意义的体征是

　　A. 病理征阳性

　　B. 腱反射减弱

　　C. 浅反射消失

　　D. 肌张力正常

　　E. 瘫痪肌肉不萎缩

(19～21 题共用备选答案)

　　A. 脊髓胸段

　　B. 脊髓颈膨大

　　C. 脊髓圆锥

　　D. 脊髓高颈段

　　E. 马尾

19. 双上肢正常，双下肢中枢性瘫痪的病变部位是

20. 双下肢周围性瘫痪的病变部位是

21. 四肢中枢性瘫痪的病变部位是

第二章　周围神经病

1. 男，35 岁。1 周前腹泻，四肢无力，肌力 2 级，有手套、袜子样感觉。最可能的诊断是

　　A. 吉兰 - 巴雷综合征

　　B. 重症肌无力

　　C. 多发性神经炎

　　D. 急性脊髓炎

　　E. 周期性麻痹

2. 儿童发病的正常血钾型周期性瘫痪发作时治疗首选

　　A. 静滴氯化钾

　　B. 静滴葡萄糖酸钙

　　C. 胰岛素

　　D. 静滴氯化钠

　　E. 胰高血糖素

3. 吉兰 - 巴雷综合征的脑脊液蛋白 - 细胞分离是指

　　A. 蛋白正常，细胞数正常

　　B. 蛋白增高，细胞数正常

　　C. 蛋白增高，细胞数降低

　　D. 蛋白降低，细胞数增高

　　E. 蛋白正常，细胞数增高

4. Miller - Fisher 综合征的最主要临床特征是

　　A. 双侧对称性眼外肌和面肌麻痹

　　B. 由下肢逐渐向上肢进展的对称性弛缓性瘫痪

　　C. 眼外肌麻痹、共济失调、腱反射消失

　　D. 四肢弛缓性瘫痪伴眼外肌麻痹

　　E. 四肢对称性弛缓性瘫痪伴双侧面神经麻痹

5. 女，28 岁。频繁发作右下额区剧烈疼痛 3 个月。呈闪电样，刀割样痛，洗脸刷牙讲话均可诱发。听力正常，面部无麻刺感，张口无困难。查体：颞颌关节明显压痛。神经系统未见明显阳性体征。最可能的诊断是

　　A. 牙周炎

　　B. 舌咽神经痛

　　C. 三叉神经痛

　　D. 腮腺炎

　　E. 颞颌关节紊乱

6. 男，15 岁。四肢无力 3 天，伴吞咽困难 1 天。大、小便正常。1 周前腹泻 2 次，自服药物治疗好转。查体：神志清楚，构音障碍，双侧闭目无力，鼻唇沟浅，鼓

腮不能，软腭上抬无力，咽反射迟钝，腱反射消失，病理征未引出，双侧手套、袜子样感觉，腓肠肌压痛（＋）。诊断是

A. 吉兰 - 巴雷综合征

B. 重症肌无力

C. 周期性瘫痪

D. 急性脊髓灰质炎

E. 多发性肌炎

7. 男，18 岁。急起四肢无力 3 天，大小便正常。病前 1 周有 "上感" 史。查体：双眼闭合无力，双侧咽反射迟钝，四肢肌力 1～2 级，肌张力低，腱反射消失，无明显感觉障碍。最可能的诊断是

A. 多发性肌炎

B. 重症肌无力

C. 吉兰 - 巴雷综合征

D. 急性脊髓炎

E. 周期性瘫痪

8. 男，15 岁。突起四肢无力 2 天。查体：四肢肌力 2 级，肌张力低，腱反射消失，病理征未引出，无明显感觉障碍，双侧腓肠肌握痛。最可能的诊断是

A. 吉兰 - 巴雷综合征

B. 多发性肌炎

C. 急性脊髓炎

D. 重症肌无力

E. 周期性麻痹

9. 男，50 岁。晨起刷牙时左口角流水，伴左耳后痛。查体：左额纹消失，左眼闭合无力，左鼻唇沟浅，口角右歪。最可能的诊断是

A. 左三叉神经第 3 支受损

B. 中枢性面瘫

C. 吉兰 - 巴雷综合征

D. 左三叉神经第 1 支受损

E. 左面神经炎

第三章　脊髓病变

1. 下列哪种疾病可以在体内发现 AQP4 抗体

A. 急性脊髓炎

B. 视神经脊髓炎

C. 脊髓震荡

D. 脊髓肿瘤

E. 吉兰 - 巴雷综合征

（2～3 题共用题干）

　　男子骑摩托车与汽车相撞，致四肢功能障碍及小便失禁。

2. 不应该的处理方式是

A. 两人背离

B. 制动颈胸

C. 建立静脉通路

D. 若出现心脏骤停行胸外按压

E. 保持呼吸道畅通

3. 伤后 6 小时，男子突发高热 41℃，发热原因是

A. 中枢神经功能紊乱

B. 呼吸系统感染

C. 伤口感染

D. 丘脑损伤

E. 自主神经功能障碍散热减少

4. 马尾的组成主要是

A. 腰、骶、尾神经根围绕终丝而形成

B. 骶神经根围绕终丝而形成

C. 骶、尾神经根围绕终丝而形成

D. 腰神经根围绕终丝而形成

E. 腰、骶神经根围绕终丝而形成

5. 男，31 岁。2 天前突发胸壁背部痛，继而下肢无力、麻木，排尿困难，无视物成双、饮水呛咳、吞咽困难。起病前 1 周有 "上感" 史。最可能的诊断是

A. 吉兰 - 巴雷综合征

B. 髓内肿瘤

C. 髓外肿瘤

D. 急性脊髓炎

E. 颈椎病

6. 男，35 岁。感冒后出现双下肢无力，感觉消失伴尿潴留 1 天。查体：肌张力低，腱反射消失，双侧剑突以下感觉消失，病理征未引出。患者运动障碍的机制是

A. 脊髓突然失去高位中枢的调节

B. 脊髓高位中枢损伤性刺激

C. 脊髓高位中枢抑制减弱

D. 脊髓横断面损伤性刺激

E. 脊髓高位中枢过度抑制

7. 诊断脊髓损伤最有价值的检查是

A. MRI　　　　　　　B. ECT

C. X 线片   D. CT

E. B 超

8. 男，28 岁。双下肢进行性无力 3 天，现无法上楼，尿潴留。有冶游史，2 周前感冒。查体：胸 4 平面以下深浅感觉消失，双下肢肌力 2 级，腱反射消失，Babinski 征阳性。脑脊液细胞数 0，蛋白 100mg/L，糖和氧化物正常，RPR 阴性。MRI 示胸 4 ~ 9 脊髓略增粗，T2 加权像见条索状高信号。最可能的诊断是

A. 脊髓髓内肿瘤

B. 脊髓血管畸形

C. 压迫性脊髓病

D. 急性脊髓炎

E. 脊髓痨

第四章 颅脑损伤

1. 下列提示颅后窝骨折的临床表现是

A. 脑脊液鼻漏

B. Battle 征

C. 视神经损伤

D. 眼镜征

E. 嗅神经损伤

2. 属于慢性硬膜下血肿的是

A. 伤后 2 周内硬脑膜中动脉出血引起血肿

B. 头部外伤 24 小时出现颅内血肿

C. 伤后 2 周发现颅内类圆形血肿

D. 伤后 2 周发现位于颅骨内板下梭形血肿

E. 伤后 3 个月出现颅内板下新月形血肿

(3 ~ 4 题共用题干)

女，37 岁。坠落后神志不清 3 小时。查体：昏迷，双瞳孔直径左:右为 5mm:2mm，左侧瞳孔对光反射下降，左侧颞枕部头皮血肿。

3. 最简易有效的进一步检查是

A. 头颅 CT   B. 头颅超声

C. 头颅核磁   D. 脑电图

E. 脑血管造影

4. 最有效的治疗为

A. 左侧颞枕部下减压

B. 后颅窝开瓣减压术

C. 左侧额颞开颅探查 + 血肿清除 + 去骨瓣减压术

D. 左侧颞枕部血肿清除术

E. 左侧颞枕部钻孔减压术

5. 根据受伤机制，使头部受力部位对侧脑组织损伤的为

A. 着力点伤   B. 切线伤

C. 对冲伤   D. 贯通伤

E. 传导伤

6. 头皮裂伤清创的一期缝合时限可放宽至

A. 24 小时   B. 72 小时

C. 4 小时   D. 8 小时

E. 48 小时

7. 外伤性亚急性硬脑膜下血肿发生时间为

A. 2 天至 3 周   B. 1 天至 3 周

C. 1 天至 2 周   D. 3 天至 3 周

E. 1 ~ 3 周

(8 ~ 10 题共用题干)

男，50 岁。车祸致枕部着地，昏迷 1 小时。查体：P 50 次/分，R 12 次/分，BP 170/100mmHg。右枕部头皮挫伤灶，GCS 5 分，瞳孔左:右 =4mm:2mm，左侧对光反射消失，右侧肢体偏瘫。

8. 对诊断最有价值的检查是

A. 腰椎穿刺

B. 头颅超声

C. 头颅 CT

D. 脑血管造影

E. 头颅 X 线平片

9. 如患者颅脑损伤为左额极，颞极脑挫伤伴脑内血肿，最可能的损伤机制是

A. 挥鞭伤

B. 减速性损伤

C. 挤压伤

D. 加速性损伤

E. 坠落伤

10. 最应该采取的治疗措施是

A. 大剂量糖皮质激素

B. 腰椎穿刺放脑脊液减压

C. 急诊开颅手术

D. 绝对卧床

E. 冬眠疗法

11. 男，40 岁。从 3 米高处跌落后短暂昏迷 20 分钟。查体：P 70 次/分，BP 125/70mmHg，神志清楚，左眶青紫，左鼻孔流出血性液体，神经系统无明显阳性体征。头颅 CT 发现少量颅内积气。应采取的处

理措施是

A. 填塞鼻腔压迫止血

B. 应用抗生素预防性治疗

C. 冲洗鼻腔

D. 开颅手术止血

E. 腰穿释放血性脑脊液

12. 诊断脑出血最迅速、最可靠的检查是

A. 脑血管造影

B. 脑电图

C. 脑脊液检测

D. 头颅 MRI

E. 头颅 CT

13. 男，28 岁。头部摔伤，着力点位于右侧颞枕位。就医时出现"熊猫眼"征，鼻孔流出血性液体。最可能的诊断是

A. 颅前窝底骨折

B. 脑震荡

C. 双眼睑挫伤

D. 双侧视神经损伤

E. 双眼结膜出血

14. 男，31 岁。突发剧烈头痛 1 小时，以下枕部为著，伴喷射状呕吐 3 次。查体：痛苦面容，全身大汗，脑膜刺激征阳性。可能的诊断是

A. 脑栓塞

B. 蛛网膜下腔出血

C. 脑梗死

D. 脑脓肿

E. 急性病毒性脑炎

15. 下列属于对冲性脑挫裂伤的是

A. 额部着力出现额叶的损伤

B. 枕部着力出现枕叶的损伤

C. 左颞顶着力出现左顶叶的损伤

D. 着力点处大脑凸面的损伤

E. 左枕着力出现右额颞极的损伤

16. 女，28 岁。40 分钟前自 2 楼阳台上跌下，枕部着地，伤后即昏迷。入院时查体：P 50 次/分。BP 140/90mmHg。深度昏迷，双侧瞳孔直径 5mm，对光反射迟钝，四肢强直，双侧 Babinski 征阳性。在急诊科静脉输入 20% 甘露醇 250ml 后，进一步的有效检查是

A. 脑电图　　　　　B. 头颅 ECT

C. 头颅 X 线片　　　D. 头颅 MRI

E. 头颅 CT

17. 正确的脑出血手术治疗适应证是

A. 脑桥出血、额叶出血、严重脑室出血

B. 小脑血肿 >10ml、壳核出血 >40ml、中脑出血

C. 小脑血肿 >10ml、壳核出血 >40ml、严重脑室出血

D. 壳核出血 >40ml、脑桥出血

E. 小脑血肿 >10ml、延髓出血、严重脑室出血

18. 男，43 岁。摔倒后枕部着地，昏迷 30 分钟。急诊头颅 CT 检查示双额颞叶高低密度混杂影。最可能的诊断是

A. 脑干损伤

B. 硬脑膜下血肿

C. 蛛网膜下腔出血

D. 脑挫裂伤

E. 脑震荡

(19 ~ 21 题共用题干)

男，75 岁。头痛、精神异常、左肢体无力 5 天，加重伴呕吐 1 天。3 个月前有头部外伤史。查体：BP 160/95mmHg，神志清楚，双侧视乳头水肿，左侧肢体肌力 4 级。

19. 该患者最可能的诊断是

A. 急性硬脑膜下血肿

B. 急性硬脑膜外血肿

C. 急性脑内血肿

D. 亚急性硬脑膜下血肿

E. 慢性硬脑膜下血肿

20. 需鉴别的最重要疾病是

A. 脑肿瘤　　　　　B. 脑炎

C. 精神疾病　　　　D. 脑梗死

E. 高血压出血

21. 为明确诊断，首选的检查是

A. 全脑超声

B. 头颅 CT

C. 脑电图

D. 穿刺脑脊液检查

E. 头颅 X 线片

22. 急性硬脑膜外血肿最常合并的颅脑损伤是

A. 脑水肿　　　　　B. 颅骨骨折

C. 脑积水　　　　　D. 脑挫伤

E. 脑干损伤

23. 颅前窝骨折造成的熊猫眼征指的是

A. 双侧视神经乳头水肿

B. 眶周广泛性淤血斑

C. 乳突部皮下淤血斑

D. 双视网膜出血

E. 双额部皮肤青紫

24. 男，21 岁。右侧颞部受击伤后昏迷 30 分钟，清醒 5

小时后又转入昏迷，伴右侧瞳孔散大，左侧肢体瘫痪。首先考虑的诊断是

A. 右侧急性硬膜外血肿

B. 右侧急性硬膜下积液

C. 脑干损伤

D. 右侧脑挫伤

E. 左侧脑内血肿

25. 开放性颅脑损伤特有的临床表现

A. 头皮裂伤伴颅骨骨折

B. 脑脊液漏

C. 颅骨骨折

D. 头皮血肿

E. 头皮裂伤

26. 女，65 岁。头部外伤后昏迷 2 小时。查体：中度昏迷，右侧瞳孔散大，对光反射消失，左侧肢体肌张力增高，病理征阳性。头颅 CT 示右额颞部高密度新月形影。最可能的诊断是

A. 急性硬脑膜下血肿

B. 急性硬脑膜外血肿

C. 脑内血肿

D. 急性硬脑膜下积液

E. 脑挫伤

27. 男，35 岁。头部外伤后昏迷 1 小时，出现右侧肢体瘫痪，后逐渐好转。头颅 CT 示颅内有散在高密度影。应考虑为

A. 脑震荡

B. 脑内血肿

C. 急性硬脑膜下血肿

D. 急性硬脑膜外血肿

E. 脑挫裂伤

28. 男，40 岁。车祸外伤后 10 小时，当时无昏迷。入院时查体：神志清楚，答话切题，右侧肢体肌力 4 级，霍夫曼征阳性。头颅 X 线平片及 CT 均提示左顶骨凹陷性骨折，直径 3cm，深度 2cm。处理正确的是

A. 抗感染治疗

B. 手术摘除凹陷的骨折碎片，解除对脑组织的压迫

C. 保守治疗，应用神经营养剂

D. 脱水治疗

E. 观察病情变化，决定下一步治疗方案

第五章　脑血管疾病

1. 短暂性脑缺血发作（TIA），出现相应的症状及体征完全恢复最长应该在

A. 6 小时内　　　　B. 12 小时内

C. 24 小时内　　　 D. 48 小时内

E. 72 小时内

2. 患者，男性，65 岁。2 小时前晨起时感乏力，不能起立，完全失语，遂送入我院；查体：意识清楚，只能以眼球上下运动示意，右侧肢体偏瘫、感觉减退。若初步考虑脑血栓形成，其最常见的基本病因是

A. 动脉粥样硬化

B. 糖尿病

C. 动脉炎

D. 红细胞增多症

E. DIC

3. 急性动脉硬化性血栓性脑梗死的治疗不包括

A. 血浆置换

B. 抗血小板治疗

C. 他汀类药物治疗

D. 溶栓治疗

E. 康复治疗

4. 男，70 岁。晨起时出现说话不流利，只能说一两个简单的字，但是能理解别人言语，也能理解书写的东西，读出来有困难。既往有高血压、高血脂病史。查体：言语不利，四肢肌力正常，病变部位应在优势半球的

A. 颞上回后部

B. 缘上回

C. 颞中回后部

D. 额下回后部

E. 顶叶角回

5. 女，60 岁。晨起后突感右上肢无力，持物掉落，伴言语不利，休息半小时后缓解。既往有高血压、糖尿病病史。查体：未见脑神经异常，四肢运动、感觉及共济运动正常。最可能的诊断是

A. 低血糖

B. 短暂性脑缺血发作

C. 高血压脑病

D. 癫痫单纯部分性发作

E. 脑出血

6. 脑血栓形成最常见的病因是

    A. 各种脑动脉炎

    B. 红细胞增多症

    C. 高血压病

    D. 脑动脉粥样硬化

    E. 血压偏低

7. 男，65 岁。突发头痛、头晕和行走困难 10 小时。既往有高血压和糖尿病史 10 年。查体：神志清，颈有抵抗，对答尚清晰，双眼可见眼震，瞳孔等大且对光反射存在，无明确面舌瘫或肢体瘫痪，听力正常，腱反射对称，无深浅感觉异常，未引出病理征，行走步基宽大、不稳，直线行走不能。该患者最可能的诊断是

    A. 小脑出血破入脑室

    B. 原发性脑室出血

    C. 延髓出血破入脑室

    D. 脑桥出血破入脑室

    E. 丘脑出血破入脑室

8. 女，23 岁。跟邻居吵架时突发剧烈头痛、呕吐、视物双影 2 小时。平时偶有一侧头痛，严重时伴畏光、恶心、呕吐。查体：右眼睑下垂，右瞳孔散大，对光反射消失，右眼向上、下、内活动受限，颈强直（+）。急诊首选的辅助检查是

    A. 头颅 MRI

    B. DSA

    C. 经颅多普勒超声

    D. 腰椎穿刺

    E. 头颅 CT

9. 女，28 岁。突发剧烈头痛、呕吐 5 小时。查体：神志清楚，躁动，颈项强直，深反射亢进，克氏征阳性。头颅 CT 示侧裂池、环池内高密度影。首先考虑的诊断是

    A. 硬脑膜下血肿

    B. 脑积水

    C. 蛛网膜下腔出血

    D. 脑膜炎

    E. 脑炎

10. 有关无症状性脑梗死的描述不正确的是

    A. 病因多是动脉粥样硬化

    B. MRI 易见脑室旁的白质高信号

    C. 可引起血管性认知障碍

    D. 无明显体征

    E. 多位于非功能区

11. 男，63 岁。3 小时前长跑后头痛伴呕吐。查体：嗜睡，查体不合作，双瞳孔对光反射存在，颈项强直，四肢活动自如，肌张力略高，双侧 Babinski 征明显，

头颅 CT 如图。该患者的诊断是

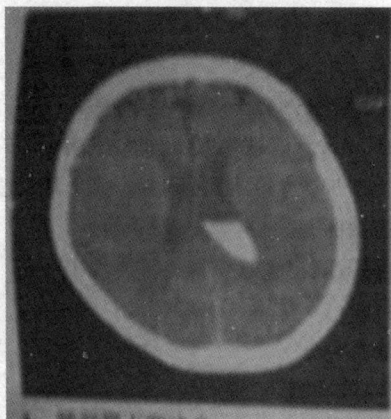

12. 男，59 岁。突发剧烈头痛伴恶心呕吐 2 天。高血压病史 10 年，糖尿病史 8 年，吸烟 30 年。查体：神志清，对答切题，右眼睑下垂，右眼睑上下内收不能，右侧瞳孔直径 5mm，左侧瞳孔直径 3mm，右侧直接对光反射消失，四肢肌力 5 级，腱反射消失，无感觉异常，病理征（-），颈抵抗（+）。该患者最可能的诊断是

    A. 糖尿病性动眼神经麻痹

    B. 蛛网膜下腔出血

    C. 脑桥梗死

    D. 脑干脑炎

    E. 海绵窦血栓形成

（13～15 题共用备选答案）

    A. 重组人纤溶酶原激活剂（rt-PA）

    B. 巴曲酶

    C. 低分子肝素

    D. 阿司匹林

    E. 低分子右旋糖酐

13. 反复短暂性脑缺血发作治疗应选用

14. 急性脑卒中（心源性）起病 24 小时后的治疗应选用

15. 急性缺血性脑卒中起病 3 小时内的治疗可选用

16. 脑膜刺激征阳性的最常见疾病是

    A. 脑栓塞

    B. 脑血栓形成

    C. 高血压脑病

    D. 短暂性脑缺血发作

    E. 蛛网膜下腔出血

17. TIA 持续时间通常为

    A. 12 小时内   B. 2 小时内

    C. 24 小时内   D. 30 分钟内

    E. 48 小时内

18. 与自发性蛛网膜下腔出血发病最不相关的因素是

    A. 脑血管畸形

B. 性别

C. 高血压上升的程度

D. 颅内压力的变化

E. 动脉瘤的大小

19. 男，78 岁。1 天前凌晨醒来发现失语，右上肢活动无力进行性加重，但意识清醒，脑脊液检查无异常。最可能的诊断是

    A. 蛛网膜下腔出血

    B. 脑出血

    C. 脑栓塞

    D. 短暂性脑缺血发作

    E. 脑血栓形成

20. 女，65 岁。突发剧烈头痛后昏迷 1 小时。查体：深昏迷，颈强直，四肢无自主活动，肌张力高，腱反射活跃。头部 CT 示：脑沟与脑池高密度影。最可能的诊断是

    A. 短暂性脑血缺发作

    B. 脑栓塞

    C. 脑血栓形成

    D. 蛛网膜下腔出血

    E. 脑出血

21. 女，74 岁。间断感觉周围晃动伴恶心 2 天，共发作 5 次，每次持续 10～15 分钟。有高血压病史。发作时查体：水平眼震阳性，左侧指鼻试验和跟膝胫试验阳性，闭目直立试验阳性。发作间歇期查体正常。双侧前庭功能试验正常。头颅 CT 无异常。可能的诊断是

    A. 短暂性脑缺血发作

    B. 小脑梗死

    C. 脑桥梗死

    D. 小脑出血

    E. 中脑梗死

22. 高血压脑出血的好发部位是

    A. 基底节   B. 脑室

    C. 小脑   D. 脑叶

    E. 脑干

23. 心肌梗死后附壁血栓引起的脑血管疾病最常见的是

    A. 脑栓塞

    B. 蛛网膜下腔出血

    C. 脑出血

    D. 脑血栓形成

    E. 动脉炎

24. 男，60 岁。发作性右侧肢体无力伴言语不利 2 天，每次持续 20 分钟后可自行缓解。既往有高血压史。最可能的诊断是

A. 部分性癫痫

B. 周期性瘫痪

C. 短暂性脑缺血发作

D. 脑血栓形成

E. 脑栓塞

25. 女，62 岁。突然头痛、恶心、呕吐伴左侧肢体运动障碍 3 小时。头颅 CT 示右侧额叶高密度灶。最可能的诊断是

    A. 脑出血

    B. 短暂性脑缺血发作

    C. 颅内肿瘤

    D. 脑栓塞

    E. 脑血栓形成

26. 女，32 岁。购物时感头晕、恶心、乏力，随即意识消失，摔倒在地，约 1 分钟自行苏醒，无大小便失禁，无遗留意识或肢体功能障碍。其意识丧失最可能的病因为

    A. 分离（转换）性障碍

    B. 低血糖症

    C. 迷走神经张力异常增高

    D. 短暂性脑缺血发作

    E. 心律失常

27. 脑血管畸形中最常见的类型是

    A. 动静脉瘘

    B. 静脉畸形

    C. 毛细血管扩张

    D. 海绵状血管畸形

    E. 动静脉畸形

28. 男，58 岁。忽感头、颈项部剧烈疼痛，大汗伴恶心、呕吐、眩晕。查体：急性病容，四肢活动自如，脑膜刺激征阳性。最可能的诊断是

    A. 脑栓塞

    B. 蛛网膜下腔出血

    C. 脑血栓形成

    D. 高血压脑病

    E. 椎－基底动脉供血不足

(29～31 题共用题干)

    男，58 岁。外出途中突然头痛、眩晕，伴呕吐、走路不稳前来急诊。查体：BP 180/105mmHg，心率 62 次/分，双眼向右水平眼震，右手指鼻不准，右侧跟膝胫试验阳性。

29. 最可能的诊断是

    A. 右枕叶出血

    B. 脑桥出血

    C. 基底节区出血

D. 右小脑半球出血

E. 右大脑梗死

30. 为进一步明确诊断，应采取的主要措施是

A. 详细追问有关病史

B. 脑脊液检查

C. 脑血管造影

D. 头颅 CT

E. 脑电图

31. 首先应采取的处理措施是

A. 利血平降血压

B. 若 CT 示出血量达到 5ml，手术治疗

C. 快速静脉滴注地塞米松

D. 肌注苯巴比妥钠预防癫痫

E. 降低颅内压

（32～34 题共用备选答案）

A. 脑血栓形成

B. 短暂性脑缺血发作

C. 脑栓塞

D. 腔隙性脑梗死

E. 分水岭脑梗死

32. 导致脑梗死最常见的病因是

33. 心房颤动引起的常见卒中类型是

34. 相邻两血管供血区分界处发生的卒中类型是

第六章 颅内肿瘤

1. 颅内少突胶质细胞瘤患者最常见的首发症状是

A. 癫痫

B. 头痛

C. 脑积水

D. 恶心和呕吐

E. 视乳头水肿

2. 男，28 岁。因头痛 3 个月，加重伴呕吐、间断抽搐、视物模糊 1 个月就诊。近 2 年来，喜食生肉。眼底检查发现视神经乳头水肿。最可能的诊断是

A. 脑囊尾蚴病

B. 结核性脑膜炎

C. 隐球菌性脑膜炎

C. 脑肿瘤

E. 病毒性脑炎

3. 男孩，6 岁。头痛、呕吐，站立不稳、行走左右摇晃 2 个月。查体：神志清楚，精神差，双侧视乳头水肿。最可能的诊断是

A. 顶叶恶性淋巴瘤

B. 枕叶星形细胞瘤

C. 小脑髓母细胞瘤

D. 矢状窦旁脑膜瘤

E. 颞叶胶质母细胞瘤

4. 脑干胶质瘤最早出现的临床表现常为

A. 颅神经麻痹

B. 脑积水

C. 头痛

D. 癫痫

E. 视乳头水肿

5. 颅内肿瘤若表现为精神症状，常考虑的肿瘤部位为

A. 小脑 　　　　　 B. 顶叶

C. 额叶 　　　　　 D. 枕叶

E. 岛叶

6. 女孩，5 岁。头痛、呕吐、步行不稳 3 个月。查体：神志清楚，精神差，双侧视乳头水肿。最可能的诊断是

A. 小脑髓母细胞瘤

B. 颞叶胶质母细胞瘤

C. 矢状窦旁脑膜瘤

D. 枕叶星形细胞瘤

E. 顶叶恶性淋巴瘤

7. 老年人最常见的硬膜外肿瘤是

A. 淋巴瘤 　　　　 B. 脊膜外瘤

C. 胶质瘤 　　　　 D. 转移瘤

E. 脊索瘤

8. 目前颅内动脉瘤主要的确诊检查是

A. 头颅 CT

B. 脑血管造影

C. 腰椎穿刺示血性脑脊液

D. 蛛网膜下腔出血

E. 头痛反复发作史

9. 额叶中央区胶质瘤最常见的临床表现是

A. 肢体无力

B. 失认

C. 象限盲

D. 命名性失语

E. 弱视

10. 与大脑半球肿瘤临床表现不符的是
    A. 多尿
    B. 视野缺损
    C. 进行性感觉障碍
    D. 癫痫发作
    E. 精神症状

11. 男，45岁。右眼睑下垂伴复视2个月。既往有蛛网膜下腔出血病史。查体：右眼球外斜位，右侧瞳孔散大，对光反射消失。增强CT检查显示鞍旁右侧有一直径约0.5cm圆形高密度影，其周围无脑水肿征。首先考虑的诊断是
    A. 颞叶胶质瘤
    B. 鞍旁脑膜瘤
    C. 颈内动脉－后交通动脉瘤
    D. 三叉神经鞘瘤
    E. 颞叶脑脓肿

第七章 颅内压增高与脑疝

1. 男，40岁。头痛、偶伴间断喷射性呕吐3个月，癫痫发作1次，近1周来头痛症状加重。查体：P 56次/分。BP 160/95mmHg。双侧视神经乳头水肿，眼底可见出血，右眼外展不全。临床诊断为颅内压增高，其最有价值的诊断依据是
    A. 剧烈头痛
    B. 癫痫发作
    C. 喷射性呕吐
    D. 右侧展神经麻痹
    E. 视神经乳头水肿

2. 男孩，5岁。头痛、精神差10天，偶伴呕吐，加重5小时。查体：T 36.5℃，P 80次/分，R 12次/分，BP 120/70mmHg。双侧视神经乳头水肿，四肢肌力3级。此时首选的检查是
    A. 脑血管造影
    B. 头颅超声
    C. 头颅CT
    D. 脑电图
    E. 头颅MRI

3. 女，45岁。车祸中头部受伤后出现短暂昏迷，1.5小时后剧烈头痛，频繁呕吐。急诊查体：神志清楚，双侧瞳孔大小多变，对光反射迟钝，肢体活动正常。行头颅CT检查过程中，发生呼吸骤停。其呼吸骤停最可能的原因是
    A. 脑干损伤
    B. 脑挫裂伤
    C. 脑震荡
    D. 急性颅后窝血肿并发枕骨大孔疝
    E. 急性颅内血肿并发小脑幕切迹疝

4. 男，31岁。头痛进行性加重1个月。入院前3天出现喷射状呕吐3次，抽搐1次。查体：神志清楚，双侧视神经乳头水肿，颈软。最可能的诊断是

    A. 颅内压增高
    B. 蛛网膜下腔出血
    C. 脑软化
    D. 陈旧性脑梗死
    E. 脑血管畸形

(5～7题共用题干)

男，45岁。车祸致左枕部着地，当即意识丧失，送至附近医院途中右侧肢体间断性抽搐伴喷射状呕吐3次。查体：P 56次/分，BP 160/95mmHg，浅昏迷、躁动，右侧瞳孔直径约4mm，左侧2mm；对光反射：左侧存在，右侧消失；左侧肌力3级，右侧肌力5级；左枕部头皮血肿，颈项强直。

5. 最主要的诊断是
    A. 右额急性硬脑膜下血肿伴左小脑幕切迹疝
    B. 右额急性硬脑膜下血肿伴右小脑幕切迹疝
    C. 左额广泛脑挫裂伤伴左小脑幕切迹疝
    D. 左额急性硬脑膜下血肿伴左小脑幕切迹疝
    E. 左额急性硬脑膜下血肿伴右小脑幕切迹疝

6. 颅内出血的来源是
    A. 板障静脉
    B. 脑表面小血管
    C. 下矢状窦
    D. 横窦
    E. 硬脑膜中动脉

7. 优先采取的处理措施是
    A. 给予消炎药和神经营养药
    B. 适量输液和给予脱水剂
    C. 注射止血剂和输液
    D. 制动并注射镇静剂
    E. 维持呼吸道通畅

8. 左侧小脑幕切迹疝最确切的解释是
    A. 左侧基底节受压左移

B. 脑干受压左移

C. 左侧颞叶沟回通过小脑幕切迹被推挤至幕下

D. 左侧小脑幕的移位

E. 左侧小脑幕挤压脑干

(9～11题共用题干)

女，45岁。车祸致头部外伤伴昏迷1小时入院。查体：P 55次/分，R 12次/分，BP 170/100mmHg。右侧顶枕部头皮血肿。GCS评分7分，左侧瞳孔直径4mm，对光反射消失，右侧瞳孔直径2mm，右侧肢体偏瘫。头颅CT：左颞叶脑内高密度影，体积约60ml，左额、颞底面广泛斑点状高密度影，同侧脑室受压，中线向右移位1.5cm。

9. 最可能的诊断是

A. 外伤性脑积水

B. 急性硬脑膜外血肿

C. 急性硬脑膜下血肿

D. 脑挫裂伤伴脑内血肿

E. 脑震荡

10. 可能的损伤机制是

A. 加速性损伤

B. 挥鞭伤

C. 挤压伤

D. 切线性损伤

E. 减速性损伤

11. 最适宜采取的治疗措施为

A. 绝对卧床休息

B. 腰椎穿刺排放脑脊液

C. 大量应用激素

D. 脑室外引流

E. 急诊开颅手术

12. 对颅内压增高的患者，不适宜的处理是

A. 意识不清者应维持其呼吸通畅

B. 频繁呕吐者予输液维持水电解质平衡

C. 早期行病因治疗

D. 必要时进行颅内压监测

E. 便秘者行灌肠

13. 枕骨大孔疝的正确描述是

A. 小脑扁桃体及延髓被推挤向椎管

B. 枕大池消失

C. 枕骨大孔后缘下陷

D. 枢椎齿状突向上移位

E. 一侧大脑半球的扣带回经镰下疝至对侧

14. 以下生理性与病理性因素中，不影响颅内压力变化的是

A. 脑脊液动力学改变

B. 脑组织血流改变

C. 脑组织肿胀

D. 颅骨的完整性

E. 颅骨密度改变

(15～17题共用题干)

女，67岁。车祸后即昏迷，伤后2小时被送至医院。查体：昏迷状态，左顶枕部有一直径4cm头皮血肿，右侧瞳孔散大，对光反射消失，左侧肢体肌张力增高，病理反射阳性。头颅CT示右额颞部骨板下新月形高密度影。

15. 该患者最可能的诊断是

A. 右额颞急性硬脑膜下积液，脑疝

B. 右额颞急性硬脑膜外血肿，脑疝

C. 右额颞部脑挫伤，脑疝

D. 右额颞脑内血肿，脑疝

E. 右额颞急性硬脑膜下血肿，脑疝

16. 该患者颅内出血最可能来自

A. 脑表面小血管

B. 硬脑膜中动脉

C. 大脑中动脉

D. 蛛网膜颗粒

E. 矢状窦

17. 需要立即采取的治疗措施是

A. 气管切开

B. 冬眠疗法

C. 颅内血肿清除

D. 激素治疗

E. 止血，抗感染

18. 不会引起病理性颅内压增高的是

A. 脑震荡 B. 颅内肿瘤

C. 脑积水 D. 颅内出血

E. 狭颅症

19. 男，35岁。突发剧烈头痛伴恶心、呕吐、烦躁不安1天。查体：双眼视力重度减退、双颞侧偏盲。急诊CT示鞍区椭圆形占位性病变，3cm×2cm×2cm大小，内呈高密度影，可见液平面；幕上脑室扩大。应采取的有效治疗措施是

A. 立即给予神经营养药

B. 急症手术视神经减压

C. 立即给予糖皮质激素治疗

D. 保守治疗，病情稳定后手术治疗

E. 迅速给予镇静处理

(20～21题共用题干)

男，17岁。骑摩托车不慎摔倒，左颞顶着地，短暂昏迷后清醒，伤后30分钟入院。急诊CT示左颞顶颅骨

骨折，2 小时后头痛加重，渐昏迷，左侧瞳孔大，右肢体瘫痪。

20. 首选的检查是

A. 颅骨及颈部的 X 线片

B. 颈部 CT

C. 头颅 MRI

D. 脑电图

E. 头颅 CT

21. 首先考虑的诊断为

A. 颈损伤，脊髓受压

B. 脑挫伤，脑干损伤

C. 急性硬膜外血肿，小脑幕切迹疝

D. 急性硬膜下血肿，脑挫伤

E. 急性硬膜下血肿，枕骨大孔疝

22. 最容易引起枕骨大孔疝的颅内占位性病变是

A. 侧脑室肿瘤

B. 第三脑室肿瘤

C. 鞍区肿瘤

D. 第四脑室

E. 颞叶肿瘤

23. 颅内压增高的常见原因不包括

A. 硬膜外血肿

B. 梗阻性脑积水

C. 颅骨缺损

D. 脑水肿

E. 脑肿瘤

第八章　帕金森病

1. 帕金森病病损在

A. 中央前回

B. 黑质－纹状体

C. 颞叶

D. 枕叶

E. 小脑

2. 女，50 岁。近半年左手活动不灵，看电视时出现每秒 4~6 次的节律性颤动，随意运动时减轻，入睡后完全消失。患者的颤动症状为

A. 意向性震颤

B. 动作性震颤

C. 舞蹈样动作

D. 手足徐动症

E. 静止性震颤

3. 男，71 岁。进行性右手震颤、动作缓慢 3 年，翻身困难 1 年。查体：面具脸，右手静止性震颤，四肢肌张力增高，行走缓慢。有前列腺增生、轻度肾功能不全和房颤病史。对该患者最恰当的治疗药物是

A. 安坦

B. 复方左旋多巴

C. 丙炔苯丙胺（司来吉兰）

D. 金刚烷胺

E. 溴隐亭

4. 帕金森病患者可出现的症状是

A. 静止性震颤

B. 意向性震颤

C. 运动共济失调

D. 骨骼肌张力降低

E. 皮肤感觉迟钝

5. 男，72 岁。右手震颤伴动作缓慢 6 年，翻身困难 1 年，诊断为帕金森病。有青光眼和轻度肾功能不全病史。无消化性溃疡史。服用复方左旋多巴时症状改善明显，近 1 年来疗效减退，单剂疗效仅 3 小时。为改善症状，最适合增加的药物是

A. 溴隐亭　　　　B. 金刚烷胺

C. 司来吉兰　　　D. 苯海索

E. 苯甲托品

6. 男，69 岁。动作缓慢、走路前倾小步 2 年，伴手部震颤。查体：对答切题，面具脸，四肢肌力正常，肌张力增高。头颅 CT 未见明显异常。最可能的诊断是

A. 脊髓血管病

B. 亚急性脊髓联合变性

C. 帕金森病

D. 进行性脊髓萎缩症

E. 脊髓空洞症

7. 帕金森病的主要发病原因是

A. 丘脑底核受损

B. 纹状体受损

C. 大脑皮层运动区受损

D. 大脑皮层－纹状体通路受损

E. 黑质－纹状体多巴胺通路受损

第九章 偏头痛、紧张型头痛

1. 有先兆偏头痛最常见的先兆是
   A. 增动先兆   B. 听觉先兆
   C. 视觉先兆   D. 言语先兆
   E. 感觉先兆

2. 下列药物中，可用于预防偏头痛发作的是
   A. 麦角胺咖啡因
   B. 地西泮
   C. 甲灭酸
   D. 普萘洛尔
   E. 舒马曲普坦

3. 先兆偏头痛的先兆特点是
   A. 持续时间为 5～60 分钟
   B. 多表现为偏侧运动障碍

   C. 视觉先兆多为偏盲
   D. 必须在头痛前发生而非与头痛同时发生
   E. 感觉先兆多为双侧麻木

4. 男，31 岁。持续性头痛 6 天。自觉后枕部紧箍样疼痛，无恶心、畏光和畏声。查体：T 36.5℃，BP 120/70mmHg，眼压无异常，张口颞颌关节无弹响，双颞肌和枕肌明显压痛，余神经系统检查无异常。脑 MRI 无异常。最可能的诊断是
   A. 颈椎病
   B. 血管性头痛
   C. 紧张型头痛
   D. 无先兆偏头痛
   E. 颞颌关节紊乱

第十章 单纯疱疹性脑炎

近几年未有考点考核。

第十一章 癫 痫

1. 男，20 岁。反复发作全身抽搐伴神志丧失 1 年，约 1 个月发作 1 次，从未服药治疗，既往有脑外伤史。查体：未见明显神经系统阳性体征。对该患者的发作性症状的正确处理原则是
   A. 服药后不发作即停药
   B. 首选多药联合治疗
   C. 每日总量一次性服用
   D. 首选大剂量冲击
   E. 首选单药治疗

2. 男，31 岁。夏天突然四肢抽搐，强直，口吐白沫，小便失禁。整个发作约 3 分钟，事后无回忆。发作间歇期查体无异常。最可能的诊断是
   A. 晕厥
   B. 癫痫
   C. 脑血管意外
   D. 癔症
   E. 中暑

（3～5 题共用备选答案）

   A. 地西泮   B. 扑米酮
   C. 丙戊酸钠   D. 卡马西平
   E. 苯巴比妥

3. 癫痫复杂部分性发作的首选药物是

4. 癫痫持续状态的首选药物是

5. 癫痫失神发作的首选药物是

（6～8 题共用备选答案）

   A. 托吡酯   B. 卡马西平
   C. 乙琥胺   D. 左乙拉西坦
   E. 氯硝西泮

6. 治疗原发性三叉神经痛首选的药物是

7. 预防慢性偏头痛的药物是

8. 治疗典型失神发作的首选药物是

9. 女，20 岁。吵架后突然倒在沙发上，全身抽搐。查体：面色苍白，呼吸急促，眼睑紧闭，眼球乱动，瞳孔对称，对光反射存在，双侧 Babinski 征未引出。常规脑电图未见异常。最可能的诊断是
   A. 昏厥发作

B. 复杂部分性癫痫发作

C. 短暂性脑缺血发作

D. 假性癫痫发作

E. 全身强直阵挛癫痫发作

10. 男，10 岁。上课时突然见讲台上老师变成"数寸长短的小人"，5～10 秒后此现象消失。伴随不自主发笑，事后不能回忆发笑之事。3 周内反复发作 9 次。查体和头颅 MRI 未见异常。可能的类型是

A. 单纯运动性发作

B. 失神发作

C. 单纯感觉性发作

D. 复杂部分性发作

E. 单纯部分性发作

11. 男，25 岁。发作性意识丧失伴四肢抽搐 8 年。2 天前自行调整治疗药物，次日出现频繁发作，意识不清。应立即采取的处理措施是

A. 气管切开

B. 鼻饲苯妥英钠

C. 肌注苯巴比妥

D. 静脉注射地西泮

E. 口服丙戊酸钠

第十二章　神经肌肉接头与肌肉疾病

1. 患者，女，22 岁。双眼睑下垂 1 年余，诊断为重症肌无力。胸部 CT 发现前上纵隔占位，大小约 2cm × 2cm × 1cm。最可能的诊断是

A. 神经纤维瘤

B. 胸内甲状腺

C. 胸腺瘤

D. 畸胎瘤

E. 淋巴瘤

2. 女，25 岁。进行性全身无力 1 年余，晨起时无力症状较轻，活动后加重。否认甲亢病史。查体：未见明显的肌肉萎缩及肌张力异常，四肢肌力 4 级，四肢腱反射正常，肌疲劳试验阳性。最可能的诊断是

A. 周期性瘫痪

B. 急性脊髓炎

C. 多发性肌炎

D. 重症肌无力

E. 吉兰－巴雷综合征

3. 重症肌无力患者应避免应用的药物是

A. 万古霉素

B. 盐酸小檗碱

C. 头孢噻肟

D. 青霉素

E. 免疫球蛋白 G

4. 儿童重症肌无力的临床特点是

A. 严重全身肌无力

B. 易发生延髓肌瘫痪

C. 局限于四肢肌无力

D. 多局限于眼外肌瘫痪

E. 易发生重症肌无力危象

5. 患者，男，21 岁。早晨起床后全身无力 3 小时。发病前 1 天参加了学校 1500 米长跑，较疲劳。去年有类似发作 2 次。均为发作 1～2 天后完全恢复。查体：神志清、脑神经检查无异常。双上肢肌力 4 级。双下肢肌力 2 级，肌张力低，腱反射对称。病理征未引出，深浅感觉无异常。心电图示窦性心律，出现 U 波。最可能的诊断是

A. 重症肌无力

B. 多发性肌炎

C. 周期性瘫痪

D. 吉兰－巴雷综合征

E. 癫痫

6. 女，26 岁。感冒后出现全身无力、双眼睑下垂 3 天，晨起症状较轻、活动后加重。对该患者不必要的检查是

A. 甲状腺功能检查

B. 重复神经刺激

C. 胸腺 CT

D. 肌肉活检

E. 新斯的明实验

7. 不支持重症肌无力诊断的临床依据是

A. 运动后四肢易疲劳

B. 波动性眼睑下垂和复视

C. 四肢肌无力晨轻暮重

D. 低频电刺激电位衰减 >10%

E. 疲劳试验休息后症状无改善

8. 重症肌无力胆碱能危象是由于

A. 抗胆碱酯酶药物过量

B. 胆碱酯酶活性消失

C. 抗胆碱酯酶药物用量不足

D. 抗胆碱酯酶药物作用突然消失

E. 抗胆碱酯酶药物过敏

9. 女，19 岁。视物成双 3 个月余。查体：双眼睑略下垂，瞳孔等大，对光反射存在，右眼不能向上和外展运动，左眼不能内收和下视运动，双鼻唇沟对称，双颊鼓气良好，余脑神经无异常。四肢肌张力正常，肌力 5 级，腱反射对称，病理征未引出，共济运动正常。眼轮匝肌低频重复电刺激示电位衰减 25%。最可能的诊断是

A. 周期性瘫痪

B. 重症肌无力

C. Fisher 综合征

D. 面神经炎

E. 吉兰 – 巴雷综合征

10. 男，75 岁。因左上臂丛损伤频发左上臂疼痛，这种频发痛属于

A. 病变侵犯　　　　B. 痛觉过敏

C. 放射性痛　　　　D. 扩散性痛

E. 牵涉痛

11. 诊断类重症肌无力的重复电刺激必须具备

A. 低频刺激电位衰减 10%，高频刺激电位幅度增加 50%

B. 低频刺激电位衰减 20%，高频刺激电位幅度增加 150%

C. 低频刺激电位衰减 15%，高频刺激电位幅度增加 100%

D. 低频刺激电位衰减 5%，高频刺激电位幅度增加 25%

E. 低频刺激电位衰减 25%，高频刺激电位幅度增加 200%

12. 女，42 岁。双眼睑下垂、复视伴吞咽困难 2 个月，症状在下午和劳累后加重。为明确诊断需完善的检查不包括

A. 血清铜

B. 新斯的明实验

C. 纵隔 CT

D. ACh 受体抗体滴度

E. 肌疲劳试验

第二十一篇 运动系统

第一章 骨折概述

1. 女，28 岁。右下肢骨折术后 1 天，突发气短伴咯血 2 小时。最可能的诊断是
   A. 肺部感染　　　　B. ARDS
   C. 气胸　　　　　　D. 胸膜炎
   E. 肺血栓栓塞症

2. 属于骨折早期并发症的是
   A. 缺血性肌痉挛
   B. 损伤性骨化
   C. 坠积性肺炎
   D. 急性骨萎缩
   E. 脂肪栓塞综合征

3. 男性，60 岁。左上肢摔伤，急诊来院。X 线摄片显示肱骨干横形骨折，并有移位，经手法复位不理想，后改为牵引治疗，又经 X 线影像见骨折端有分离。其最可能的后果是
   A. 桡神经损伤
   B. 肩关节强直
   C. 肘关节僵硬
   D. 损伤性骨化
   E. 骨折不愈合

（4～6 题共用备选答案）
   A. 儿童锁骨青枝骨折
   B. 肩关节脱位
   C. 桡骨头半脱位
   D. 神经根型颈椎病
   E. 桡骨远端骨折

4. 可仅用三角巾悬吊患肢进行治疗的是

5. 首选悬吊牵引治疗的是

6. 首选手法复位石膏固定进行治疗的是

7. 男，50 岁。车祸致左小腿骨折，断端外露，创口出血。查体：T 36.6℃，P 96 次/分，BP 140/80mmHg，双肺呼吸音清，未闻及干湿性啰音，心率 96 次/分，心律齐，腹软，无压痛。现场急救人员行临时夹板固

定，其最主要的目的是
   A. 便于手术复位
   B. 防止休克
   C. 减少出血
   D. 预防脂肪栓塞
   E. 避免搬运过程中加重损伤

8. 不属于骨折特有体征的是
   A. 畸形
   B. 骨擦音
   C. 局部肿胀
   D. 局部异常活动
   E. 骨擦感

9. 对解剖复位要求最高的骨折是
   A. 胫骨平台骨折
   B. 肱骨干骨折
   C. 腓骨中段骨折
   D. 锁骨骨折
   E. 掌骨骨折

10. 关节内骨折最常见的并发症是
    A. 骨折不愈合
    B. 创伤性关节炎
    C. 缺血性骨坏死
    D. 骨化性肌病
    E. 骨折畸形愈合

11. 骨折急救的基本原则不包括
    A. 妥善固定　　　　B. 迅速转运
    C. 彻底清创　　　　D. 包扎伤口
    E. 抢救休克

12. 60 岁老人，行走时扭伤右足踝，出现肿胀，疼痛，查体时拒绝跖屈内翻。X 线未见异常。本例患者损伤的结构主要是
    A. 内侧副韧带
    B. 外侧副韧带

C. 下胫腓韧带

D. 踝关节脱位

E. 跟腱损伤

13. 影响骨折愈合的最重要因素是

A. 软组织损伤

B. 神经损伤

C. 静脉血栓

D. 断端血供

E. 健康状况

14. 男，35岁。左股骨干骨折内固定术后2天，突发右胸痛、咳嗽。氧饱和度显示92%。心肺查体未见明显异常。应首先考虑的诊断是

A. 脂肪栓塞

B. 急性呼吸窘迫综合征

C. 肺不张

D. 肺血栓栓塞

E. 胸膜炎

15. 属于骨折晚期并发症的是

A. 神经损伤

B. 脂肪栓塞

C. 骨筋膜室综合征

D. 休克

E. 骨化性肌炎

16. 骨折急救处理中不正确的是

A. 妥善的外固定

B. 包扎创口

C. 迅速运往医院

D. 外露的骨折端立即复位

E. 首先抢救生命

17. 符合骨折功能复位标准的是

A. 允许下肢骨折存在与关节活动方向垂直的侧方成角

B. 儿童下肢骨干骨折缩短2cm以内

C. 骨折部分的旋转移位不必完全矫正

D. 复位后骨折断端对位达1/5

E. 骨折部分的分离移位不必完全矫正

18. 开放性骨折处理正确的是

A. 已污染的骨膜应完全切除

B. 不能切除创口的边缘

C. 失去活力的大块肌肉组织可以部分保留

D. 游离污染的小骨片应该去除

E. 用毛刷洗刷创口内污染的骨质

19. 骨折愈合过程中，属于血肿机化演进期表现的是

A. 多出现软骨内化骨

B. 出现无菌性炎症反应

C. 可形成环状骨痂、髓内骨痂

D. 可形成内骨痂、外骨痂

E. 出现膜内化骨

20. Allen试验主要用于检查

A. 手部肌腱损伤情况

B. 手指末端血运情况

C. 神经损伤后的恢复情况

D. 手部神经损伤程度

E. 桡尺动脉的通畅和相互吻合情况

(21~23题共用题干)

男，28岁，6小时前从4米高处坠落，不能站立行走。查体：左小腿明显肿胀，中段畸形，足背动脉搏动减弱，皮肤温度较对侧降低，被动屈伸足趾时疼痛加重。

21. 下列治疗方法首选的是

A. 镇痛剂，激素治疗

B. 小腿石膏托固定

C. 筋膜室切口减压

D. 小夹板固定

E. 跟骨结节骨牵引

22. 此类临床发现的最主要原因是

A. 胫腓骨骨折不稳定

B. 骨折压迫动脉影响血供

C. 骨折压迫静脉影响血流

D. 骨筋膜室内压力增高

E. 小腿部广泛组织挫伤

23. 预后状况最主要取决于

A. 手术减压的早晚

B. 外固定时间的长短

C. 内固定方式的选择

D. 有无应用脱水抗感染治疗

E. 有无及早抬高患肢

(24~26题共用题干)

女，29岁。半小时前从高处跌落，右下肢疼痛，活动受限。查体：神志清楚，右侧大腿、小腿压痛（+），畸形，异常活动。

24. 为明确诊断，首先应进行的检查是

A. B超　　　　　　　　B. 肌电图

C. MRI　　　　　　　 D. X线片

E. CT

25. 若患者生命体征平稳，现场急救首选的处理是

A. 切开复位　　　　　 B. 皮牵引

C. 临时固定　　　　　 D. 闭合复位

E. 镇静止痛

26. 若患者生命体征稳定，影像学检查示右股骨干多段

粉碎性骨折，右胫腓骨多段骨折、明显移位，右侧
坐骨及耻骨支骨折、轻度移位。首选的治疗方法是

A. 外敷中药

B. 石膏管型固定

C. 夹板固定

D. 切开复位内固定

E. 下肢皮牵引

27. 肱骨髁上骨折最易出现的晚期并发症是

A. 肱动脉损伤

B. 肘内翻畸形

C. 肘外翻畸形

D. 尺神经损伤

E. 骨折不愈合

（28~29 题共用备选答案）

A. 桡骨远端骨折

B. 肱骨髁上骨折

C. 胫骨平台上骨折

D. 髋关节骨折

E. 股骨颈骨折

28. 儿童时容易发生的合并神经血管损伤的骨折部位

29. 容易发生关节变性坏死的是

30. 哪种骨折最容易导致骨折不愈合或延迟愈合

A. 胫骨下 1/3 骨折

B. 股骨颈囊内骨折

C. 肱骨髁上骨折

D. 胫骨上 1/3 骨折

E. 腓骨颈骨折

第二章　上肢骨折与脱位

1. 桡骨头半脱位损伤的韧带主要是

A. 尺侧副韧带

B. 前交叉韧带

C. 环状韧带

D. 桡侧副韧带

E. 盂肱韧带

2. 男孩，4 岁。妈妈在给穿衣服时牵拉左腕，患儿突然
大哭，左肘功能障碍，左手不肯拿取玩物。检查：肘
关节略屈曲，桡骨头外有压痛。其可能的诊断是

A. 左肘关节脱位

B. 左肱骨髁上骨折

C. 左肱骨内髁撕脱骨折

D. 左肱骨外髁撕脱骨折

E. 左桡骨头半脱位

3. 女，75 岁。摔倒时右手撑地，腕部疼痛、肿胀。查
体：右腕部呈"枪刺样"畸形。最可能的诊断是

A. Galeazzi 骨折

B. Colles 骨折

C. Monteggia 骨折

D. Chance 骨折

E. Smith 骨折

4. 男童，3 岁，右侧上肢疼痛 1 小时。1 小时前因滑到
被其父亲提拉右臂。体征：右侧肘关节侧压痛，X 线
示右侧肘关节无异常。该情况损伤的结构是

A. 腕背侧韧带

B. 腕尺侧韧带

C. 尺侧副韧带

D. 桡侧副韧带

E. 桡骨环状韧带

5. 男孩，4 岁，2 小时前摔倒后右肩部疼痛。查体：头
向右侧偏斜，右肩下沉，右侧上肢活动障碍，Dugas
征阴性。最可能的诊断是

A. 正中神经损伤

B. 锁骨骨折

C. 桡骨头半脱位

D. 肩关节脱位

E. 肘关节脱位

6. 孟氏（Monteggia）骨折的 X 线表现为

A. 桡骨干下 1/3 骨折合并尺骨上 1/3 骨折

B. 尺骨干上 1/3 骨折合并下尺桡骨折

C. 尺骨干上 1/3 骨折合并桡骨小头脱位

D. 尺骨干下 1/3 骨折合并桡骨小头脱位

E. 桡骨干上 1/3 骨折合并尺骨骨折

7. 单纯肩关节前脱位手法复位后应立即采取的措施是

A. 持续牵引

B. 三角巾悬吊

C. 肩关节功能锻炼

D. 石膏外固定

E. 夹板外固定

8. 女，50 岁。1 小时前跌倒右手掌着地受伤，右肩疼
痛、肿胀、功能障碍。查体：将患肘紧贴胸壁时，手
掌不能搭到健侧肩膀，此体征为

A. Finkelstein 征

B. Mills 征

C. Thomas 征

D. Froment 征

E. Dugas 征

9. 男，80 岁。2 小时前车祸致左肩部受伤，疼痛、活动受限。既往高血压病史 20 年，冠心病、心衰病史 10 年。查体：T 36.6℃，P 100 次/分，R 20 次/分，BP 180/80mmHg，双下肺少许湿啰音，心率 100 次/分，频发早搏，腹软，无压痛。左肩畸形，局部皮肤肿胀。X 线片示左肱骨外科颈处数个骨碎块，移位不明显。首选的治疗方法是

A. 尺骨鹰嘴外展位骨牵引

B. 三角巾悬吊

C. 切开复位外固定架固定

D. 切开复位髓内针固定

E. 切开复位钢板固定

10. 男孩，2 岁。被父亲牵拉右腕部后啼哭不止，右上肢不愿活动 2 小时。查体：T 36.6℃，P 120 次/分，右前臂处于半屈、旋前位。右腕部、手指活动尚可，右肩、肘关节未见明显畸形。首先应考虑的诊断是

A. 桡骨头半脱位

B. 尺骨骨折

C. 肩关节脱位

D. 肘关节脱位

E. 肱骨髁上骨折

(11～13 题共用题干)

男，35 岁。弯腰活动后出现腰部、臀部疼痛，腰部活动受限，左小腿麻木。经卧床休息半个月症状略有缓解。查体：腰部压痛，左外踝及足外侧痛觉减退，左侧踝反射减弱，左下肢直腿抬高试验（±）。

11. 最可能受累的神经是

A. L_3　　　　　　B. L_4

C. S_1　　　　　　D. L_2

E. L_5

12. 为明确诊断，最有价值的检查是

A. X 线片　　　　　B. MRI

C. 核素扫描　　　　D. B 超

E. 肌电图

13. 最可能的诊断是

A. 腰肌劳损

B. 腰椎间盘突出症

C. 腰椎管狭窄症

D. 梨状肌综合征

E. 腰椎结核

14. 女，3 岁。被牵拉前臂后出现肘部疼痛，不愿用手取物，桡骨近端压痛。X 线片检查未见骨折征象。最适宜的治疗方法是

A. 手法复位　　　　B. 外敷药物

C. 切开探查　　　　D. 石膏固定

E. 肩部固定带悬吊

15. 男，24 岁。左股骨中段粉碎性骨折，手术复位时彻底清除骨折碎片，行钢板内固定，半年后骨折仍未愈合。最可能的原因是

A. 骨折碎片清除过多

B. 骨折处血液循环差

C. 骨折固定不确定

D. 未配合药物治疗

E. 功能锻炼不足

16. 男，59 岁。外伤致右腕部疼痛、肿胀 1 小时。既往体健，无糖尿病病史。查体：T 36.8℃，P 70 次/分，R 18 次/分，BP 110/60mmHg。心肺腹未见异常，右腕部疼痛，肿胀、活动受限。X 线片检查：桡骨下端骨皮质不连续，对位对线良好，并有嵌插。最恰当的治疗措施是

A. 皮牵引

B. 中药活血化瘀

C. 切开复位内固定

D. 骨牵引

E. 手法复位外固定

17. 桡骨下段骨折，首选的治疗方法是

A. 切开复位，钢板内固定

B. 抗炎、镇痛

C. 中药活血化瘀

D. 手法复位，外固定

E. 支具外固定

18. 肘关节外侧疼痛患者，查体 Mills 征阳性，正确的治疗是

A. 限制肘关节活动

B. 局部注射透明质酸钠

C. 局部注射抗生素

D. 早期手术治疗

E. 限制腕关节活动

19. 男孩，4 岁。母亲拉其右手上楼梯时突然出现哭闹，右上肢不敢活动。查体：右前臂半屈及旋前位，活动受限，未见明显畸形。X 线片未见明显异常。最可能的诊断是

A. 肱骨外上髁炎

B. 肘关节脱位

C. 肩关节脱位

D. 桡骨头半脱位

E. 尺骨青枝骨折

20. 女，72 岁。摔倒后左肩部着地受伤，肩部肿胀、疼痛，肩关节活动障碍。X 线片显示左侧肱骨外科颈骨皮质连续性中断，无明显移位。首选的治疗方法是

A. 三角巾悬吊贴胸位固定

B. 石膏外固定

C. 切开复位内固定

D. 小夹板外固定

E. 尺骨鹰嘴骨牵引 + 夹板固定

21. 女，38 岁。右肩部外伤后疼痛、活动受限 2 小时。查体：右侧肩胛盂处有空虚胀，Dugas 征阳性。X 线检查未见骨折。首选的治疗方法是

A. 外展支具固定

B. 肩部绷带固定

C. 三角巾悬吊固定

D. 切开复位

E. 麻醉下 Hippocrates 法复位

22. 女孩，3 岁。1 个小时前被牵拉右前臂后哭闹不安，不肯用右手持物。查体：右前臂处于半屈旋前位，右肘部轻度压痛，无明显肿胀。X 线检查未见明显异常。最可能的诊断是

A. 桡骨头半脱位

B. 桡神经损伤

C. 正中神经损伤

D. 肘关节脱位

E. 尺神经损伤

23. 女，3 岁。被牵拉前臂后，出现肘部疼痛，不愿用手取物，桡骨近端压痛。X 线片检查未见骨折征象，最适宜的治疗方法是

A. 肩肘固定带悬挂

B. 外敷药物

C. 石膏固定

D. 手法复位

E. 切开探查

24. 男，28 岁。2 小时前摔倒后左肩受伤，X 线检查示左盂肱关节失去正常对应关系、未见骨折征象。给予手法复位，复位成功的标志是

A. 弹性固定

B. 肩胛盂处有空虚感

C. 方肩

D. Mills 征阴性

E. Dugas 征阴性

25. 女，66 岁。2 小时前跌倒时手掌着地受伤。查体：右腕明显肿胀，压痛（＋），侧面观呈"银叉样"畸形。最可能的诊断是

A. Monteggia 骨折

B. Galeazzi 骨折

C. Smith 骨折

D. Colles 骨折

E. Chance 骨折

26. 女，78 岁。跌倒时左肩部着地受伤，既往脑梗死病史 8 年，遗留左侧肢体偏瘫。查体：左肩部肿痛，活动受限。X 线片检查示左肱骨大结节与肱骨干交界处可见多个骨碎块，对线尚可，略有侧方移位。首选治疗方法是

A. 尺骨鹰嘴外展位骨牵引

B. 手法复位，外固定

C. 切开复位内固定

D. 肩关节融合手术

E. 三角巾悬吊、对症治疗

第三章　下肢骨折与脱位

1. 最容易出现缺血性骨坏死的骨折是

A. 股骨颈骨折

B. 股骨转子间骨折

C. 胫骨干骨折

D. 桡骨远端骨折

E. 肱骨外科颈骨折

2. 成人股骨头最主要的血供来源是

A. 干骺端上侧动脉

B. 股骨干滋养动脉升支

C. 骺外侧动脉

D. 圆韧带内的小凹动脉

E. 干骺端下侧动脉

3. 股骨颈骨折 Pauwels 角指

A. 股骨颈长轴线与股骨干纵轴线之间形成的夹角

B. 股骨颈长轴线与股骨颈骨折线之间的夹角

C. 股骨颈骨折线与股骨干纵轴线之间的夹角

D. 股骨颈骨折线与两大转子连线之间的夹角

E. 股骨颈骨折线与两髂嵴连线之间的夹角

4. 胫骨平台骨折最容易引起的并发症是
   A. 骨筋膜室综合征
   B. 缺血性骨坏死
   C. 骨化性肌炎
   D. 骨折不愈合
   E. 创伤性关节炎

5. 股骨干下1/3骨折最经典的骨折类型是
   A. 骨折远端向内移位
   B. 骨折远端向后移位
   C. 骨折断端向前方成角
   D. 骨折远端向前移位
   E. 骨折近端向侧方移位

6. 踝关节最薄弱的韧带是
   A. 胫腓外韧带
   B. 胫腓内韧带
   C. 外侧副韧带
   D. 内侧副韧带
   E. 足底长韧带

7. 患者男性，70岁。摔伤右髋部。既往全身情况良好。查体：右下肢短缩、外旋畸形。下肢轴向叩击痛阳性。该患者首先考虑的诊断是
   A. 髋部软组织损伤
   B. 股骨干骨折
   C. 髋关节后脱位
   D. 髋关节前脱位
   E. 股骨颈骨折

8. 女，30岁。不慎摔伤左脚踝部，疼痛，肿胀。查体：踝部压痛，无反常运动。下列处理不正确的是
   A. 立即按摩   B. 冰敷
   C. 固定踝部   D. 患肢抬高
   E. 夹板固定

9. 女，28岁。右髋关节结核，服用抗结核药物2年，无发热、盗汗。查体：右髋不能活动，右下肢短缩、屈曲、内收、内旋位。X线示右髋关节骨性强直。血常规、血沉、C反应蛋白均正常。为改善下肢功能首选的治疗措施是
   A. 病灶清除术
   B. 下肢皮牵引
   C. 中医中药治疗
   D. 下肢功能锻炼
   E. 股骨转子下截骨矫形术

10. 患者李某3小时前不慎发生交通事故，急诊入院，全身多处骨折，出现以下哪种骨折要求必须解剖复位
    A. 股骨干骨折
    B. 肱骨干骨折
    C. 掌骨骨折
    D. 腓骨骨折
    E. 踝关节骨折

11. 髋关节后脱位的常见体征是
    A. 髋关节外旋
    B. 髋关节伸直
    C. 髋关节外展
    D. 患肢延长
    E. 大转子上移

12. 胫骨中段闭合性骨折发生骨筋膜室综合征，处理不当常造成的严重后果为
    A. 创伤性关节炎
    B. 损伤性骨化
    C. 缺血性骨坏死
    D. 急性骨萎缩
    E. 缺血性肌挛缩

13. 男孩，2岁。车祸受伤致左大腿疼痛、活动明显受限2小时。查体：左大腿中段肿胀，异常活动。X线片示左股骨中段骨不连续，重叠2cm，向外成角5°，无明显旋转。最适宜的治疗方法是
    A. 切开复位内固定
    B. 小夹板外固定
    C. 垂直悬吊牵引
    D. 石膏外固定
    E. 闭合复位内固定

14. 男，21岁。车祸致左髋关节受伤，出现左髋部疼痛、外展、外旋、屈曲畸形，弹性固定。正确的诊断是
    A. 股骨颈骨折
    B. 髋关节后脱位
    C. 骨盆骨折
    D. 髋关节中心性脱位
    E. 髋关节前脱位

15. 女，56岁。急刹车受伤致髋关节剧痛3小时。查体：右髋关节活动受限，屈曲、内收、内旋畸形，右髋关节屈伸活动障碍。最可能的损伤是
    A. 髋关节脱位合并股神经损伤
    B. 髋关节脱位
    C. 髋关节骨折
    D. 髋关节脱位合并闭孔神经损伤
    E. 髋关节脱位合并坐骨神经损伤

16. 女，56岁。2小时前不慎摔倒，左髋部疼痛、无法行走。X线检查示左股骨颈中段骨折并有短缩完全移位，Pauwels角为60°。该患者股骨颈骨折的类

型是

A. 外展型骨折

B. Garden Ⅰ型骨折

C. Garden Ⅲ型骨折

D. 内收型骨折

E. Garden Ⅱ型骨折

17. 股骨干下 1/3 骨折损伤的结构是

A. 股静脉　　　　　　B. 股神经

C. 股动脉　　　　　　D. 大隐静脉

E. 腘动脉

18. 女，42 岁。半小时前车祸受伤，右髋部疼痛剧烈，活动受限。查体：右髋部弹性固定，呈屈曲、内收、内旋畸形。最能的诊断是

A. 股骨颈骨折

B. 髋关节中心脱位

C. 髋关节后脱位

D. 股骨转子间骨折

E. 髋关节前脱位

（19 ~ 21 题共用题干）

女，76 岁。跌倒后左髋部疼痛，不能站立行走。既往高血压、肺心病、糖尿病 20 余年，一般状态差。查体：BP 190/110mmHg，左髋部压痛，左下肢呈短缩及外旋畸形。X 线检查示股骨头下骨折，Pauwels 角 55°，Garden Ⅲ 型。

19. 首先应采取的治疗措施是

A. 外固定架固定

B. 切开复位钢板固定

C. 人工全髋关节置换手术

D. 下肢中立位皮牵引

E. 切开复位钢板固定

20. 如果该患者后期出现股骨头坏死，最主要的原因是

A. 股深动脉损伤

B. 旋股内侧动脉损伤

C. 小凹动脉损伤

D. 闭孔动脉损伤

E. 旋股外侧动脉损伤

21. 如果该患者经治疗后心肺功能良好，血压控制在 130/80mmHg，空腹血糖控制在 7.0 ~ 8.0mmol/L，最佳治疗方案是

A. 人工髋关节置换术

B. 下肢中立位皮牵引

C. 切开复位髓内钉固定

D. 切开复位钢板固定

E. 切开复位克氏针固定

22. 外伤后髋关节屈曲、内收、内旋畸形，最可能的诊

断是

A. 髋关节后脱位

B. 股骨干骨折

C. 髋关节前脱位

D. 髋关节中心脱位

E. 股骨颈骨折

23. 胫骨中下段多段闭合性骨折功能复位后发生骨不愈合，最可能的原因是

A. 骨折端血液供应差

B. 未用促骨折愈合药物

C. 未达到解剖复位

D. 功能锻炼不够

E. 骨折端软组织嵌入

24. 女，21 岁。左胫骨下段横行骨折，经手法复位石膏固定后复查 X 线片，符合功能复位的是

A. 断端旋转 5°

B. 断端重叠 2cm

C. 骨折向外侧成角 5°

D. 断端分离 1cm

E. 骨折向前方成角 5°

25. 女，65 岁。摔倒致右髋关节疼痛，功能障碍。X 线片示右股骨颈头下骨皮质连续性中断，Pauwels 角 60°。该股骨颈骨折属于

A. 不完全骨折

B. 关节外骨折

C. 外展骨折

D. 稳定性骨折

E. 内收骨折

26. 女，78 岁。跌倒右髋受伤 2 小时，局部疼痛，活动受限，患肢缩短，轴向叩击痛（+）。X 线片显示右股骨颈基底部骨皮质连续性中断，断段嵌插，Pauwels 角 25°。一般状态差，既往高血压、肺心病、糖尿病病史 30 余年，心功能 Ⅳ 级。最佳治疗方案是

A. 闭合复位内固定

B. 切开复位内固定

C. 下肢中立位皮牵引 6 ~ 8 周

D. 转子间截骨矫正力线

E. 人工关节置换术

（27 ~ 28 题共用备选答案）

A. 膝关节脱位

B. 髋关节脱位

C. 肘关节脱位

D. 肩关节前脱位

E. 腕关节脱位

27. Hippocrates 法治疗的是

28. Allis 法治疗的是

第四章　脊柱和骨盆骨折

1. 男，40 岁。车祸致下腹部、髋部受伤 1 小时急诊来院。查体：双肺呼吸音清，未闻及干湿性啰音，心率 90 次/分，心律齐，未闻及杂音，腹软，腹部瘀血、青肿压痛、肌紧张、反跳痛。骨盆分离和挤压试验（＋）。应进行的下一步处理不包括
   A. 腹部超声检查
   B. X 线片检查
   C. 核素扫描
   D. 血常规检查
   E. 建立输液通道

2. 男，35 岁。井下作业时塌方被砸伤。查体：会阴部瘀斑，骨盆分离和挤压实验阳性。为进一步明确诊断，除普通 X 线片检查外，还应做的检查首选
   A. 肌电图　　　　　B. CT
   C. B 超　　　　　　D. 血管造影
   E. ECT

3. 男，50 岁。半小时前自高处坠落，上下肢完全不能活动，双侧腹股沟水平以下感觉障碍，大小便失禁。CT 显示椎体爆裂骨折，椎管内可见骨折块。目前应选择的治疗方法是
   A. 药物治疗　　　　B. 石膏固定
   C. 平卧硬板床　　　D. 手术治疗
   E. 牵引治疗

4. 男，32 岁。车祸致左大腿受伤。X 线片示坐骨皮质连续性中断。对诊断最有意义的临床表现是（编者注：本题有改动）
   A. 瘀斑　　　　　　B. 活动受限
   C. 压痛　　　　　　D. 肿胀
   E. 反常活动

（5～7 题共用题干）
　　男，44 岁。建筑工人。6 小时前不慎从高处坠落摔伤，腰部疼痛，活动受限，不能站立行走。

5. 为明确有无合并神经损伤，最有意义的检查是
   A. 逐个棘突按压
   B. 椎旁肌按压
   C. 直腿抬高试验

   D. 腰部过伸过屈
   E. 双下肢感觉、运动

6. 为明确是否有腰椎骨折，首选的影像学检查是
   A. B 超　　　　　　B. MRI
   C. ECT　　　　　　D. CT
   E. X 线片

7. 为明确神经损伤情况，首选的检查是
   A. 肌电图　　　　　B. CT
   C. MRI　　　　　　D. ECT
   E. B 超

8. 耻骨骨折不易出现
   A. 会阴部瘀斑
   B. 骨盆挤压试验阳性
   C. 血尿
   D. 坐骨神经损伤
   E. 骨盆分离试验阳性

9. 男，20 岁。高空坠落，下腹部疼痛。骨盆分离和挤压试验阳性，会阴部瘀血。首先应考虑的诊断是
   A. 髋关节脱位
   B. 尾骨骨折
   C. 耻骨骨折
   D. 骶骨骨折
   E. 腰椎骨折

10. 诊断脊髓损伤最有价值的检查是
    A. MRI　　　　　　B. ECT
    C. X 线片　　　　　D. CT
    E. B 超

11. 男，高处坠落 1 小时，神志清，BP 100/70mmHg，胸椎棘突压痛，脐以下运动感觉障碍。患者的搬运方法是
    A. 平托法或滚动法
    B. 双人抱头抱脚法
    C. 双人抱持法
    D. 单人背扶法
    E. 单人抱持法

第五章 手外伤及断肢（指）再植

1. 患者，男，27岁。3小时前前臂受损，桡骨头脱位伴有手部外伤。在处理手外伤时，下述不正确的是
   A. 抬高患肢防止肿胀
   B. 注射破伤风抗毒血清
   C. 术后5~7天拆除伤口缝线
   D. 术后用石膏托将手固定于功能位
   E. 包扎时用纱布隔开手指同时露出指尖

2. 胡某，工作中不慎右手拇指及食指受伤，创口污染重、组织损伤范围较广，伤口最多超过多少小时后应考虑二期修复
   A. 12小时　　　　　　　B. 8小时
   C. 14小时　　　　　　　D. 24小时
   E. 28小时

3. 男，24岁。在工厂流水线工作时，电锯切割致左手示指离断。对断指正确的保存方法是用无菌纱布包好放置在
   A. 干燥冷藏容器中
   B. 酒精中
   C. 福尔马林溶液中
   D. 生理盐水中
   E. 冰箱冷冻室中

4. 男，24岁。手背部刀伤，创口出血不止，现场急救处理最简便有效的止血方法是
   A. 前臂止血带止血
   B. 局部加压包扎
   C. 上臂止血带止血
   D. 腕部止血带止血
   E. 立即缝合创口

5. 男，35岁。机器碾压致腕部、手部受伤，手掌部皮肤严重缺损，肌腱外露，手指均不能屈曲，感觉消失，第2~3掌骨骨折。不正确的处理是
   A. 在止血带下清创
   B. 行皮瓣移植术
   C. 肌腱、神经损伤必须同时行一期修复
   D. 影响血供的血管损伤应立即修复
   E. 骨折必须复位固定

6. 手外伤治疗的最终目的是
   A. 早期彻底清创
   B. 一期闭合创口
   C. 骨折解剖复位固定
   D. 组织修复
   E. 恢复手部运动功能

第六章 周围神经损伤

1. 男，65岁。人工膝关节置换术后膝关节周围加压包扎，1天后发现右足不能背屈，跖屈正常，足背动脉搏动正常。最可能的原因是
   A. 腓总神经损伤
   B. 坐骨神经损伤
   C. 深静脉血栓
   D. 胫神经损伤
   E. 骨筋膜室综合征

2. 患者，男，22岁。外伤后小拇指不能弯曲，考虑应是哪条神经损伤
   A. 尺神经　　　　　　　B. 桡神经
   C. 正中神经　　　　　　D. 腋神经
   E. 肌皮神经

3. 女，21岁。右前臂肱骨干骨折。拍X线片示：右前臂肱骨干下1/3骨折。易损伤的神经是
   A. 正中神经浅支
   B. 肌皮神经
   C. 桡神经
   D. 正中神经深支
   E. 尺神经

4. 男，50岁。突发车祸，急诊就医。查体：右足下垂，小腿外侧和足背外侧感觉消失。X线片示右胫、腓骨多段骨皮质不连续。该病变最可能损伤的神经是
   A. 闭孔神经　　　　　　B. 股神经
   C. 腓总神经　　　　　　D. 隐神经
   E. 胫神经

5. 男，36岁。左上臂切割伤5小时。查体：T 37.2℃，P 70次/分，BP 100/60mmHg。左侧小指感觉消失，

环、小指末节屈曲功能障碍。最可能的原因是

A. 桡神经浅支损伤

B. 正中神经损伤

C. 尺神经损伤

D. 肌皮神经损伤

E. 桡神经深支损伤

（6~7题共用备选答案）

A. 枪刺样畸形

B. 爪形手畸形

C. 垂腕畸形

D. 银叉样畸形

E. 天鹅颈样畸形

6. 桡骨远端骨折时侧面观察的畸形表现是

7. 尺神经损伤最容易出现的畸形是

8. 男，38岁。右上臂刀割伤3小时。查体：T 36.9℃，P 102次/分，R 20次/分，BP 120/70mmHg，双肺呼吸音清，未闻及干湿性啰音，心律齐，未闻及杂音，腹软，无压痛。右手小指及环指的小指半侧感觉明显减退，手指内收障碍。损伤的神经是

A. 肌皮神经   B. 正中神经

C. 尺神经   D. 腋神经

E. 桡神经

9. 男，35岁。右上臂外伤6小时。查体：局部肿胀、压痛、畸形，伴异常活动，垂腕、垂指。最可能的诊断是

A. 肱骨外科颈骨折合并腋神经损伤

B. 肱骨外科颈骨折合并肌皮神经损伤

C. 肱骨外科颈骨折合并桡神经损伤

D. 肱骨外科颈骨折合并尺神经损伤

E. 肱骨外科颈骨折合并正中神经损伤

（10~11题共用备选答案）

A. Mills 征阳性

B. 拇指、食指、中指皮肤麻木及屈曲，对掌功能障碍

C. 伸腕伸指障碍

D. 前臂旋转活动受限

E. Froment 征阳性

10. 桡神经损伤常有的临床表现是

11. 尺神经损伤的临床表现是

12. 尺神经损伤的典型体征是

A. Froment 征阳性

B. 拇指对掌功能受限

C. 拇指感觉异常

D. 垂腕

E. Finkelstein 试验阳性

13. 男，32岁。右上臂被重物砸伤2小时，局部疼痛、肿胀、活动受限。查体：右上臂中下部可见畸形及异常活动，垂腕，手指不可伸直。最可能合并损伤的神经是

A. 桡神经   B. 正中神经

C. 腋神经   D. 肌皮神经

E. 尺神经

14. 肱骨髁上骨折后出现手指不能内收、外展，夹纸试验阳性，最可能损伤的神经是

A. 腋神经   B. 正中神经

C. 桡神经   D. 肌皮神经

E. 尺神经

15. 女，45岁。不慎被汽车撞伤左下肢。查体：左膝部小腿瘀血、肿胀、疼痛，膝关节屈伸受限，足背动脉触诊不清，足背屈、外翻功能障碍。其中符合腓总神经损伤的表现是

A. 小腿疼痛、活动受限

B. 足背屈、外翻功能障碍

C. 小腿瘀血、肿胀

D. 足背动脉触不清

E. 膝关节屈伸受限

第七章 运动系统慢性疾病

1. 男，48岁。搬动重物时突感腰部疼痛伴右下肢放射性疼痛3小时来诊。查体：腰部曲度变直，右小腿麻木，并伴有右下肢背伸减弱，右小腿外侧皮肤痛觉减退，双下肢肌力无异常，双膝、踝反射（++），左直腿抬高试验40°（+）。X线片无明显异常。处理措施错误的是

A. 绝对卧床休息3周，3周后戴腰围下床活动

B. 理疗，推拿，按摩缓解痉挛和疼痛

C. 必要时牵引治疗

D. 微创手术

E. 立即手术治疗

2. 女，28岁。右手环指僵硬伴晨僵1周，单簧管训练者，右手环指掌侧伸肌障碍伴黄豆大小结节，可考虑的疾病为

A. 狭窄性腱鞘炎

B. 关节炎

C. 类风湿性关节炎

D. 腱鞘囊肿

E. 尺神经损伤

3. 男，40岁。腰部扭伤后疼痛伴右下肢麻木1周，咳嗽时加剧。查体：$L_4 \sim L_5$ 棘突间压痛，右侧直腿抬高试验30°（+），右小腿外侧感觉迟钝，蹈趾背伸5级，腱反射正常。首选治疗

A. 微创手术

B. 开放手术

C. 封闭针

D. 加强腰肌锻炼

E. 严格卧床休息，非甾体抗炎药物治疗

4. 女，30岁。右肘关节外侧疼痛半年。查体：右侧 Mills 征阳性。X 线检查未见异常。治疗和预防该病复发的关键是

A. 局部按摩

B. 功能锻炼

C. 早期手术

D. 限制腕关节活动

E. 药物治疗

（5~7题共用题干）

男性，水泥装卸工人，44岁。腰扭伤，经治疗腰痛缓解，但仍有左下肢麻痛并放射。查体：腰背肌痉挛，沿坐骨神经有压痛，直腿抬高试验阳性。

5. 为明确诊断，首选的检查方法是

A. X 线   B. CT

C. MRI   D. ECT

E. 肌电图

6. 最可能的诊断是

A. 腰肌劳损

B. 腰椎结核

C. 腰椎骨髓炎

D. 单纯坐骨神经痛

E. 腰椎间盘突出症

7. 如果病史较长，反复发作，其治疗方法应考虑

A. 牵引   B. 按摩

C. 手术   D. 理疗

E. 封闭

（8~9题共用备选答案）

A. 直腿抬高试验

B. 拾物试验

C. Mills 征

D. Hoffmann 征

E. 抽屉试验

8. 对交叉韧带损伤诊断有意义的是

9. 对腰椎结核诊断有意义的是

10. 男，70岁。双手指间关节疼痛2年，每日晨僵数分钟。查体：T 36.6℃，P 70次/分，R 18次/分，BP 100/70mmHg，皮肤未见皮疹，心肺腹未见异常，双手远端指间关节 Heberden 结节，双手近端指间关节骨性膨大。红细胞沉降率正常，ASO（-），RF（-）。可选择的一线治疗药物是

A. 秋水仙碱

B. 甲氨蝶呤

C. 柳氮磺吡啶

D. 双氯芬酸钠

E. 青霉素

11. 女，36岁。4年前车祸外伤导致左股骨颈骨折，急诊行闭合复位螺钉内固定术。1年前逐渐出现左髋疼痛，行走时加重，髋部活动受限。最可能出现的情况是

A. 髋关节感染

B. 股骨头坏死

C. 股骨颈骨折不愈合

D. 骨性关节炎

E. 股骨颈再次骨折

12. Thomas 征阳性提示

A. 骶髂关节炎

B. 膝关节屈曲挛缩

C. 腰椎间盘突出症

D. 髋关节屈曲挛缩

E. 腰椎管狭窄症

13. 男，50岁。无明显诱因出现左肩、上臂、前臂外侧放射痛3个月，既往体健。查体：T 36.6℃，P 82次/分，BP 110/60mmHg。双肺呼吸音清，未闻及干湿性啰音，腹软，无压痛，未触及包块，肩关节活动正常，上肢感觉及肌力均正常，Eaton 试验和 Spurling 试验阳性。首先考虑的诊断是

A. 冈上肌腱炎

B. 肩峰撞击综合征

C. 肩袖损伤

D. 神经根型颈椎病

E. 粘连性肩关节囊炎

14. 男，35岁。间断发作腰痛伴右下肢麻木3年，CT 提示中央型腰椎间盘突出症，经保守治疗缓解。近1个月症状逐渐加重，2小时前出现大小便障碍。首选的治疗方法是

A. 糖皮质激素硬膜外注射

B. 绝对卧床休息

C. 髓核摘除术

D. 持续牵引

E. 理疗和按摩

15. 男，35 岁。搬重物时突然腰背部疼痛，伴右下肢放射痛 2 小时。查体：下腰部压痛，右下肢直腿抬高实验（+），右侧足背外侧感觉减弱，右足趾跖屈肌力减弱，右侧跟腱反射减弱，Babinski 征（-）。该患者疾病可能受累的是

A. $L_{4~5}$　　　B. $L_5 \sim S_1$

C. $L_{2~3}$　　　D. $L_{1~2}$

E. $L_{3~4}$

16. 女，42 岁。发热 2 个月，体温 38℃左右，左腹股沟可触及 5cm × 5cm 的质软肿物，按压痛。B 超显示其为低回声。腰椎正位片腰大肌阴影增宽，L_1、L_2 椎体边缘骨质破坏，椎间隙狭窄。首先应考虑的诊断是

A. 骨膜炎

B. 腰椎结核

C. 骨巨细胞瘤

D. 转移性骨肿瘤

E. 类风湿关节炎

17. 女，40 岁。颈肩痛 3 个月，伴右手麻木，无视物模糊、行走不稳和眩晕。查体：颈部压痛，伴右上肢放射痛，压头试验阳性，右手"虎口区"麻木，右侧伸腕肌肌力减弱，Hoffmann 征阴性。考虑颈椎病，最可能的类型是

A. 神经根型

B. 交感神经型

C. 椎动脉型

D. 脊髓型

E. 复合型

18. 男，66 岁。右髋部疼痛、活动受限半年余，2 年前因右股骨颈骨折行空心钉内固定治疗。查体：右髋关节内旋和外旋受限，X 线显示右股骨头负重区出现新月征，囊性变。最可能的诊断是

A. 化脓性髋关节炎

B. 股骨颈骨折不愈合

C. 股骨头缺血性坏死

D. 髋关节结核

E. 类风湿关节炎

19. 男，36 岁。3 天前突发腰痛，伴右侧下肢放射痛，咳嗽后加重。查体：腰骶区压痛（+），放射至小腿。右侧直腿抬高试验阳性，小腿前外侧和足内侧感觉减退，指背伸肌力减弱。最可能受累的神经根是

A. L_5　　　B. L_4

C. L_2　　　D. L_3

E. S_1

20. 男，41 岁。2 周前搬重物时出现腰部疼痛，排便时加重，并向左下肢放射，逐渐出现左小腿皮肤感觉减退。查体：腰部活动受限，左侧直腿抬高 40° 出现左下肢放射性疼痛。腰椎 X 线片未见异常。最可能的诊断是

A. 腰椎间盘突出症

B. 腰椎肿瘤

C. 腰椎管狭窄症

D. 强直性脊柱炎

E. 腰扭伤

21. 诊断早期股骨头坏死最敏感的检查是

A. B 超　　　B. MRI

C. 血管造影　　　D. CT

E. X 线

(22 ~ 23 题共用备选答案)

A. 椎动脉型颈椎病

B. 脊髓型颈椎病

C. 交感神经型颈椎病

D. 神经根型颈椎病

E. 复合型颈椎病

22. 手指麻木伴上肢放射痛，压头试验阳性，最可能的颈椎病类型是

23. 手足无力、括约肌功能障碍、脚踩棉花感，最可能的颈椎病类型是

(24 ~ 25 题共用备选答案)

A. Thomas 征　　　B. Eaton 试验

C. Mills 征　　　D. Froment 试验

E. Dugas 征

24. 肱骨外上髁炎的阳性体征是

25. 髋关节屈曲挛缩的阳性体征是

26. 对肱骨外上髁炎有诊断意义的检查是

A. Mills 征　　　B. Thomas 征

C. Spurling 征　　　D. Dugas 征

E. "4" 字试验

27. 女，45 岁。颈肩痛伴左上肢放射痛 1 周。查体：Eaton 试验（+）。颈部 MRI 显示 $C_{5~6}$、$C_{6~7}$ 椎间盘向左后突出 8mm，关节突增生。颈椎斜位 X 线检查显示 $C_{5~6}$ 椎间孔稍变窄。首选的治疗措施是

A. 颈横肌锻炼

B. 椎板切除减压术

C. 前路椎间盘切除

D. 后路椎间盘切除

E. 颌枕吊带牵引

28. 腰椎间盘突出症与腰椎管狭窄临床症状的主要鉴别点是

A. 有无鞍区感觉障碍

B. 间歇性跛行是否为主要特点

C. 双下肢无力的程度

D. 二便是否障碍

E. 腰痛及下肢放射痛的程度

29. 脊髓型颈椎病最常见的临床表现是

A. 恶心，呕吐

B. 四肢无力，行走及持物不稳

C. 眩晕，头痛

D. 颈肩痛，压头试验阳性

E. 猝倒，视觉障碍

30. 女性，65 岁，既往 SLE 病史 2 年，采用糖皮质激素治疗，近 3 个月来左髋疼痛，功能受限。股骨头检查负重区皮质变薄。最可能的诊断是

A. 退变性关节骨关节炎

B. 股骨头坏死

C. 髋关节肿瘤性病变

D. 骨化性肌炎

E. 类风湿性关节炎

第八章　非化脓性关节炎（骨关节炎）

1. 男性，57 岁。双膝关节痛 3 年，疼痛多在活动后发生，休息可以缓解；近 1 个月关节逐渐肿大，活动受限。查体：膝内翻；实验室检查：类风湿因子阴性，血沉、C 反应蛋白正常；X 线提示：关节间隙狭窄，边缘骨赘形成。考虑初步诊断为

A. 类风湿性关节炎

B. 骨性关节炎

C. 骨质疏松症

D. 强直性脊柱炎

E. 痛风

2. 骨性关节炎最典型的 X 线表现是

A. 关节肿胀

B. 关节周围骨质疏松

C. 关节软骨侵蚀

D. 软骨下有硬化

E. 关节间隙变窄

3. 男，70 岁。上、下楼梯时双膝关节疼痛 2 年。查体：双手远端指间关节背侧可见 Heberden 结节，双膝活动有摩擦感。实验室检查：ESR 正常，RF 15IU/ml（正常 <20IU/ml）。最可能的诊断是

A. 痛风性关节炎

B. 风湿性关节炎

C. 类风湿关节炎

D. 骨性关节炎

E. 半月板损伤

4. 女，60 岁。右髋部疼痛 20 余年，近 2 年加重。步行 200 米即出现明显髋痛，不能盘腿，髋关节内外旋均受限。X 线检查示右髋骨关节间隙消失，关节边缘骨质增生，股骨头变扁，头臼失去正常对合关系。首选的治疗方法是

A. 关节镜清理术

B. 人工全髋关节置换术

C. 股骨近端截骨术

D. 口服非甾体抗炎药

E. 人工股骨头置换术

5. 女，68 岁。右膝关节疼痛 8 年。加重伴活动受限 1 年。查体：右膝关节内翻屈曲挛缩畸形。X 线检查示右膝内侧关节间隙狭窄，髌骨关节面不平整。首选治疗方法是

A. 关节镜下清理术

B. 膝关节融合术

C. 胫骨高位截骨术

D. 口服非甾体类抗炎药

E. 人工膝关节置换术

6. 骨性关节炎镇痛治疗首选

A. 口服阿司匹林

B. 口服氨基葡萄糖

C. 关节内注射透明质酸钠

D. 关节内注射激素

E. 口服对乙酰氨基酚

7. 女，65 岁。右膝关节内侧严重疼痛，下蹲和下楼困难，步行距离 500 米。查体：右膝关节明显内翻畸形，屈伸受限，关节活动度（ROM）：$100°-20°-0°$。负重位双膝关节 X 线片显示右膝内侧间隙明显狭窄，关节周边骨质增生，膝骨关节软骨磨损，关节面硬化，髌骨上下极骨赘形成。最合适的治疗方案是

A. 人工膝关节置换术

B. 关节镜清理术

C. 关节腔药物注射

D. 关节融合术

E. 口服非甾体抗炎药

第九章　骨与关节感染性疾病

1. 男孩，4 岁。跑跳后左膝痛 1 周，未经诊治，1 天前疼痛加重，伴发热、呕吐。查体：T 39.6℃，P 160 次/分，左膝强迫微屈位，局部压痛（＋），肿胀不明显。实验室检查：WBC 25×10^9/L，N 0.92。患膝及小腿 X 线均未见异常。最可能的诊断是

    A. 半月板损伤

    B. 急性血源性骨髓炎

    C. 恶性肿瘤

    D. 急性蜂窝织炎

    E. 急性风湿性关节炎

（2～4 题共用题干）

男，7 岁。突发寒战，高热，右膝下方剧痛 3 天。查体：T 39.8℃，P 86 次/分，R 25 次/分，BP 110/60mmHg，烦躁不安，右膝关节呈半屈曲状，拒动，右小腿近端皮温高，肿胀不明显，压痛阳性。

2. 最可能的诊断是

    A. 风湿性关节炎

    B. 急性血源性骨髓炎

    C. 膝关节结核

    D. 类风湿关节炎

    E. 化脓性关节炎

3. 早期确诊最可靠的是

    A. 血常规

    B. 局部分层穿刺

    C. CT

    D. X 线

    E. MRI

4. 诊断明确后首选的处理措施是

    A. 足量抗生素

    B. 物理降温

    C. 支持治疗

    D. 手术

    E. 肢体制动

5. 儿童化脓性骨髓炎的脓肿不易进入关节腔的原因是

    A. 关节囊对关节腔具有保护作用

    B. 儿童关节对细菌的抵抗力强

    C. 骺板起屏障作用

    D. 脓液容易局限和吸收

    E. 脓肿容易经由软组织溃破

6. 男孩，12 岁。诊断为左胫骨近端骨髓炎，经局部引流后症状好转，但目前局部仍有窦道流脓。X 线检查显示有大块死骨及新生骨，有包壳形成。最主要的治疗措施是

    A. 清除病灶

    B. 间断应用抗生素

    C. 窦道刮除术

    D. 大剂量抗生素

    E. 石膏固定

7. 男孩，10 岁。左膝外伤后当晚出现寒战、高热，短暂谵妄。查体：T 39.6℃，左膝局部肿胀、疼痛明显，浮髌试验阳性。实验室检查：血 WBC 14.0×10^9/L，N 0.85，ESR 75mm/h。X 线检查未见明显异常。首先考虑的诊断是

    A. 恶性骨肿瘤

    B. 类风湿关节炎

    C. 急性骨髓炎

    D. 关节结核

    E. 急性化脓性关节炎

8. 男，28 岁。左侧小腿上段皮肤窦道反复流脓，排出碎骨块 3 年。近 2 日发热，局部红肿、剧痛、有波动感。X 线检查示左胫骨上端增粗，见死骨，周围有新生骨，无包壳形成。在应用抗生素的同时应给予

    A. 病灶刮除、植骨

    B. 死骨摘除术

    C. 切开引流

    D. 穿刺抽脓

    E. 抗结核药物

9. 与脊柱结核有关的体格检查方法是

    A. 抽屉试验

    B. 直腿抬高试验

    C. "4" 字试验

    D. 拾物试验

    E. 研磨试验

10. 脊柱结核主要的 X 线表现是

A. 椎体骨质破坏和椎间隙增宽

B. 椎体骨质破坏和椎间隙狭窄

C. 脊柱竹节样改变

D. 椎弓根骨质破坏和椎间隙正常

E. 椎体骨质增生和椎间隙狭窄

11. 女，38 岁。低热 2 个月，左大腿根部肿物 10 天。查体：左腹股沟处可触及 5cm×5cm 质软圆形肿物，轻度压痛。B 超显示为低回声肿物。腰椎 X 线片上见腰大肌阴影增宽，$L_2 \sim L_3$ 椎体边缘骨质破坏，$L_2 \sim L_3$ 椎间隙狭窄。首先应考虑的诊断是

A. 转移性骨肿瘤

B. 类风湿关节炎

C. 骨髓炎

D. 骨结核

E. 骨巨细胞瘤

12. 下列有关急性骨髓炎的描述，不正确的是

A. 局部分层穿刺有助于诊断

B. 病原菌为金黄色葡萄球菌

C. 全部和局部症状消失为停用抗生素指征

D. 常与外伤有关

E. 成人比小儿更易发生化脓性关节炎

第十章　骨肿瘤

1. 男，14 岁。胫骨骨折后拍 X 线片，发现基底宽的骨性凸起，最可能的诊断是

A. 骨巨细胞瘤

B. 骨肉瘤

C. 骨软骨瘤

D. 转移性骨肿瘤

E. 尤文肉瘤

2. 男孩，14 岁。左膝关节上方肿痛 3 个月，夜间加重。查体：左膝关节上方肿胀、压痛（＋），皮温高，静脉怒张，触及一肿物，硬而固定。X 线检查示：干骺端有溶骨破坏及日光放射状骨膜反应。最可能的诊断是

A. 骨结核

B. 骨囊肿

C. 骨巨细胞瘤

D. 骨肉瘤

E. 转移性骨肿瘤

3. 女，20 岁。无明显诱因出现右膝关节疼痛，活动轻度受限 1 周。查体：T 36.6℃，P 70 次/分，R 18 次/分，BP 100/70mmHg，双肺呼吸音清，未闻及干湿性啰音，心率 70 次/分，心律齐，未闻及杂音，腹软，无压痛，右大腿下端外侧压痛，皮温无明显异常。右股骨 X 线片：右股骨远端外侧溶骨性破坏，呈肥皂泡样改变。最可能的诊断是

A. 骨软骨瘤

B. 骨巨细胞瘤

C. 骨结核

D. 骨囊肿

E. 骨肉瘤

4. 关于骨软骨瘤临床表现的叙述，正确的是

A. X 线检查可见骨膜反应

B. 一般无症状，生长缓慢的骨性突起

C. 肿物与周围界线不清

D. 生长较快，伴明显疼痛

E. 肿块明显，皮肤有静脉怒张

5. 鉴别中央型腰椎间盘突出症与椎管内肿瘤最有意义的检查是

A. MRI

B. 鞍区感觉检查

C. CT

D. X 线

E. 肛门括约肌检查

6. 女，21 岁。右大腿下端肿痛 2 个月。查体：T 36.9℃，P 85 次/分，R 18 次/分，BP 110/60mmHg。双肺呼吸音清，未闻及干湿性啰音，心律齐，未闻及杂音，腹软，无压痛，未触及包块。右大腿下端肿胀、压痛。X 线检查示股骨下端有界限不清的骨质破坏区，骨膜增生及放射状阴影。最可能的诊断是

A. 骨巨细胞瘤

B. 骨髓炎

C. 骨结核

D. 骨转移瘤

E. 骨肉瘤

7. 女，42 岁。近 1 个月出现进行性腰部疼痛，夜间加重。1 年前因"乳腺癌"行手术治疗。为明确腰痛原因，最有价值的检查是

A. 骨密度　　　　　　　　B. CT

C. X 线   D. 核素扫描

E. B 超

8. 脊柱结核与脊柱肿瘤的鉴别诊断中最有价值的检查是

    A. 穿刺活检

    B. 脊髓造影

    C. 红细胞沉降率

    D. X 线片

    E. B 超

9. 男, 18 岁。左大腿肿胀、疼痛 3 周, 呈持续性, 逐渐加剧, 夜间尤重。查体: 左大腿局部压痛, 皮温高, 静脉怒张。X 线片显示左股骨下端骨质破坏, 可见 Codman 三角。应首先考虑的诊断是

    A. 骨肉瘤

    B. 转移性骨肿瘤

    C. 骨软骨瘤

    D. 骨纤维发育不良

    E. 骨巨细胞瘤

10. 女孩, 12 岁。右上臂隐痛 1 个月。查体: 右上臂局部轻度压痛, 无红肿。X 线检查显示右肱骨上段干骺端椭圆形、边界清楚的溶骨性病灶, 骨皮质膨胀变薄, 无硬化性边缘。首先考虑的诊断是

    A. 骨软骨瘤

    B. 转移性骨肿瘤

    C. 骨巨细胞瘤

    D. 骨肉瘤

    E. 骨囊肿

(11 ~ 12 题共用备选答案)

    A. 葱皮样骨膜反应

    B. 骨质破坏, 死骨形成

    C. 日光放射状骨膜反应

    D. 肥皂泡样骨质改变

    E. 干骺端圆形边界清楚的溶骨性病灶

11. 骨巨细胞瘤的典型 X 线表现是

12. 骨肉瘤的典型 X 线表现是

(13 ~ 15 题共用题干)

    男, 12 岁。1 个月前无明显诱因出现左胫骨近端肿痛, 逐渐加重, 皮肤表面静脉怒张, 皮温增高。X 线片见左胫骨近端呈溶骨性破坏, 伴有骨膜日光放射表现。

13. 确诊该病的检查方法是

    A. CT   B. MRI

    C. 组织活检   D. B 超

    E. 核素扫描

14. 最可能的诊断是

    A. 骨囊肿

    B. 骨巨细胞瘤

    C. 骨髓炎

    D. 骨肉瘤

    E. 骨结核

15. 最适宜的治疗方法是

    A. 刮除植骨

    B. 对症治疗

    C. 单纯截肢术

    D. 放疗

    E. 化疗 + 保肢治疗

第二十二篇 风湿免疫性疾病

第一章 风湿性疾病总论

1. 改善病情抗风湿药，下列哪项是错误的

   A. 甲氨蝶呤

   B. 硫唑嘌呤

   C. 环磷酰胺

   D. 氯喹或羟氯喹

   E. 双氯芬酸（扶他林）

第二章 各论：系统性红斑狼疮、类风湿关节炎、脊柱关节炎、痛风、干燥综合征

1. 下列与类风湿关节炎活动无关的是

   A. 晨僵

   B. 关节畸形

   C. 类风湿结节

   D. 红细胞沉降率加快

   E. C 反应蛋白增高

2. 用于类风湿关节炎治疗的改善病情抗风湿药联合治疗方案是

   A. 甲氨蝶呤 + 来氟米特

   B. 双氯芬酸钠 + 来氟米特

   C. 甲氨蝶呤 + 硫酸氨基葡萄糖

   D. 对乙酰氨基酚 + 硫酸氨基葡萄糖

   E. 双氯芬酸钠 + 泼尼松

3. 男，32 岁。多次于饮酒后关节红肿疼痛发作，累及的关节包括第一跖趾关节、踝或膝关节。该患者最可能出现的结果是

   A. 血 HLA - B27 （ + ）

   B. 血尿酸水平升高

   C. X 线片示骶髂关节炎

   D. 尿渗透压降低

   E. 关节腔穿刺液呈脓性

4. 患者，女，55 岁。既往有 SLE 病史，规范治疗后，出现髋关节活动受限，短缩性跛行，应考虑

   A. 脊柱关节炎

   B. 股骨骨折

   C. 股骨头坏死

   D. 髋关节脱位

   E. 髋关节结核

5. 患者，女，50 岁。反复低热 1 年，伴四肢大小关节肿痛。WBC 8×10^9/L，Hb 100g/L，ANA （ - ），RF （ + ）。经多种抗生素正规治疗无效，可能的诊断是

   A. 风湿性关节炎

   B. 系统性红斑狼疮

   C. 骨关节炎

   D. 类风湿关节炎

   E. 结核菌感染引起的关节炎

6. 女，40 岁。颜面部水肿，在当地查尿蛋白（ + + + ），抗 RNP 抗体阳性，抗 Sm 抗体阳性，ANA 抗体阳性。最可能的诊断是

   A. 系统性红斑狼疮

   B. 强直性脊柱炎

   C. 类风湿关节炎

   D. 肾小球肾炎

   E. 血管炎

7. 风湿性疾病中以唾液腺炎症为主要病理改变的疾病是

   A. 系统性硬化症

   B. ANCA 相关血管炎

   C. 干燥综合征

   D. 系统性红斑狼疮

   E. 类风湿关节炎

8. 女，35岁。反复关节痛2年，给予双氯芬酸治疗后症状有所缓解。1年前患者出现面部水肿，查尿蛋白（＋＋＋），诊断为慢性肾炎，予静脉注射白蛋白、利尿等治疗后症状好转。近2个月出现牙龈出血、皮肤瘀点，月经量增多。血常规：Hb 93g/L，WBC 6.8×10^9/L，N 0.85，Plt 50×10^9/L。ANA（＋）。最可能的诊断是

   A. Evans综合征

   B. 系统性红斑狼疮

   C. 过敏性紫癜

   D. 再生障碍性贫血

   E. 急性白血病

9. 女，60岁。双腕关节及双侧膝关节肿痛1年余，无下腰痛，查血RF阳性。最不可能的诊断是

   A. 干燥综合征

   B. 强直性脊柱炎

   C. 系统性红斑狼疮

   D. 类风湿关节炎

   E. 骨性关节炎

10. 女，20岁。间断多关节痛2年。头晕、茶色尿3天。血常规：Hb 65g/L，WBC 3.6×10^9/L，Plt 140×10^9/L，网织红细胞增高。血清间接胆红素增加，尿胆原（＋），尿胆红素（－），ANA（＋）1:1000，Coombs试验（＋），补体 C_3 下降。首选的治疗措施是

    A. 大剂量糖皮质激素静脉注射

    B. 小剂量糖皮质激素口服

    C. 输血支持治疗

    D. 小剂量环磷酰胺口服

    E. 大剂量环磷酰胺静脉冲击

（11~12题共用题干）

患者，女，50岁。对称性多关节肿痛3年，晨僵2小时。实验室检查：RA阳性，双手X线片示近端指间关节面虫蚀样改变，关节间隙狭窄。

11. 应首先考虑的诊断是

    A. 反应性关节炎

    B. 强直性脊柱炎

    C. 类风湿关节炎

    D. 骨性关节炎

    E. 痛风关节炎

12. 可用于治疗该患者的药物是

    A. 维拉帕米   B. 头孢菌素

    C. 青霉素   D. 维生素C

    E. 来氟米特

13. 类风湿关节炎的临床特点不包括

    A. 类风湿因子常阳性

    B. 晨僵持续时间大于1小时

    C. 非甾体抗炎药能改善关节疼痛

    D. 反复发作虹膜炎

    E. 多关节、小关节受累

14. 女，65岁。左膝关节严重疼痛，步行距离少于500m。查体：左膝关节屈曲挛缩畸形，活动受限。负重关节正位X线片显示左膝内侧关节间隙消失，骨质硬化，边缘骨赘增生。最可能的诊断是

    A. 骨性关节炎

    B. 痛风关节炎

    C. 化脓性关节炎

    D. 骨关节结核

    E. 风湿性关节炎

15. 女，65岁。多关节肿痛2年，晨僵约1小时。查体：双手掌指关节对称性肿胀，压痛。双手X线片：双侧第二、三掌指关节骨破坏。该疾病主要的治疗药物不包括

    A. 羟氯喹   B. 来氟米特

    C. 柳氮磺吡啶   D. 甲氨蝶呤

    E. 别嘌醇

16. 男，50岁。吃海鲜后夜间突发左足第一跖趾关节剧烈疼痛1天。查体：关节局部红肿，压痛明显。既往无类似发作。化验：血尿酸602μmol/L。目前最主要的治疗药物是

    A. 苯溴马隆   B. 别嘌醇

    C. 抗生素   D. 非甾体抗炎药

    E. 甲氨蝶呤

（17~18题共用题干）

男，31岁。双侧臀区交替性疼痛9年余，间断腰痛6年，疼痛主要发生在夜间，伴有晨僵。近3周症状加重，有夜间痛醒现象。查体：腰部活动受限，右侧"4"字试验阳性。实验室检查：红细胞沉降率24mm/h，HLA－B27（＋）。

17. 最可能的诊断是

    A. 腰椎间盘突出症

    B. 类风湿关节炎

    C. 腰椎肿瘤

    D. 腰椎管狭窄症

    E. 强直性脊柱炎

18. 最恰当的治疗是

    A. 骨科牵引

    B. 骨科手术

    C. 口服甲氨蝶呤

    D. 休息、理疗

E. 口服非甾体抗炎药

19. 以慢性下腰痛和下肢大关节不对称关节炎为特征性临床表现的疾病是

A. 腰肌劳损

B. 强直性脊柱炎

C. 类风湿关节炎

D. 痛风关节炎

E. 腰椎间盘突出症

20. 与动、静脉血栓形成及反复流产相关的自身抗体是

A. 抗核抗体

B. 抗 Sm 抗体

C. 抗 SSA 抗体

D. 抗 dsDNA 抗体

E. 抗心磷脂抗体

21. 女，21 岁。关节疼痛。口腔溃疡 4 个月，双手指遇冷变白、变紫 2 个月，发热。下肢水肿 2 周。实验室检查：Hb 89g/L，WBC 2.3×10^9/L，Plt 80×10^9/L；尿蛋白（＋＋），尿红细胞（＋＋）。最可能的诊断是

A. 类风湿关节炎

B. 肾结核

C. 再生障碍性贫血

D. 系统性红斑狼疮

E. 急性肾小球肾炎

22. 急性痛风性关节炎的主要临床特点不包括

A. 秋水仙碱治疗可迅速缓解关节炎症状

B. 常伴高尿酸血症

C. 在偏振光显微镜下，关节液内发现呈双折光的针形尿酸盐结晶

D. 单侧第一掌指关节肿痛最为常见

E. 疼痛剧烈，初次发作常呈自限性

23. 女，40 岁。关节肿痛 2 年。累及双手近端指间关节及掌指关节，近 3 个月症状加重，伴晨僵 2 小时。血常规：Hb 110g/L，WBC 6.4×10^9/L，Plt 480×10^9/L；红细胞沉降率 78mm/h；抗 CCP 抗体阳性，ANA 阴性。最可能的诊断是

A. 痛风性关节炎

B. 骨性关节炎

C. 类风湿关节炎

D. 化脓性关节炎

E. 强直性脊柱炎

（24～25 题共用题干）

女，45 岁。双手近端指间关节、双腕和双踝关节肿痛 5 个月。查体：双手近端指间关节梭形肿胀，压痛（＋）。实验室检查：ESR 45mm/h，RF 阳性，抗环瓜氨酸肽抗体阳性。

24. 最可能的诊断是

A. 骨性关节炎

B. 痛风关节炎

C. 脊柱关节炎

D. 类风湿关节炎

E. 系统性红斑狼疮

25. 控制病情进展首选的药物是

A. 布洛芬　　　　　　　B. 泼尼松

C. 环磷酰胺　　　　　　D. 阿司匹林

E. 甲氨蝶呤

26. 治疗类风湿关节炎首选的改善病情的抗风湿药物是

A. 甲氨蝶呤　　　　　　B. 糖皮质激素

C. 非甾体抗炎药　　　　D. 环磷酰胺

E. 羟氯喹

27. 与系统性红斑狼疮患者发生雷诺现象相关的自身抗体是

A. 抗 Sm 抗体

B. 抗 RNP 抗体

C. 抗 dsDNA 抗体

D. 抗 SSA 抗体

E. ANA

28. 男，25 岁。腹痛 2 年。有过 2 次左眼虹膜炎发作。查体：左足跟轻度肿胀，压痛（＋）；右膝肿胀及压痛（＋），浮髌试验（＋）。实验室检查：HLA－B27（＋），红细胞沉降率 32mm/h。最可能的诊断是

A. 脊柱关节炎

B. 白塞病

C. 类风湿关节炎

D. 痛风关节炎

E. 感染性关节炎

29. 女，30 岁。4 年前血小板减少，2 年前间断面部红斑伴低热。实验室检查：抗核抗体（＋），抗心磷脂抗体（＋），诊断系统性红斑狼疮。此次妊娠 6 个月，胎死宫内，同时出现左下肢深静脉血栓。考虑合并的疾病是

A. 妊娠期高血压疾病

B. 干燥综合征

C. 弥散性血管内凝血

D. 抗磷脂综合征

E. 血管闭塞性脉管炎

（30～31 题共用题干）

男，25 岁。腰背部疼痛 8 年，晨起明显，活动后减轻。近 1 个月腰痛加重，活动受限。查体：腰椎前屈，

后伸受限，Schober 试验（＋），双侧"4"字试验（＋）。

30. 最可能的诊断是
 A. 类风湿关节炎
 B. 痛风性关节炎
 C. 风湿性关节炎
 D. 反应性关节炎
 E. 强直性脊柱炎

31. 对确诊最有价值的检查是
 A. 红细胞沉降率
 B. 骶髂关节 X 线片
 C. 血常规
 D. HLA－B27
 E. 类风湿因子

32. 系统性红斑狼疮治疗的基础用药是
 A. 硫唑嘌呤 　　　 B. 甲氨蝶呤
 C. 羟氯喹 　　　　 D. 环磷酰胺
 E. 柳氮磺吡啶

33. 下列关于类风湿因子（RF）与类风湿关节炎（RA）的描述，不正确的是
 A. 高滴度 RF 阳性对诊断 RA 有意义
 B. RF 高滴度是 RA 预后不良的指标之一
 C. RF 阳性可见于 RA 以外的其他疾病
 D. 部分 RA 患者的血清 RF 阴性
 E. RF 阳性是诊断 RA 的必备条件

34. 男，20 岁。腰痛 3 年，膝关节痛 2 个月。查体：右膝肿胀、压痛，浮髌试验阴性。实验室检查：血尿酸正常，HLA－B27 阳性。X 线：双侧骶髂关节骨侵蚀改变，伴间隙狭窄。最可能的诊断是
 A. 痛风性关节炎
 B. 反应性关节炎
 C. 强直性脊柱炎
 D. 银屑病关节炎
 E. 感染性关节炎

35. 男，72 岁。发作性关节肿痛 2 年。查体：左膝关节红肿、压痛，浮髌试验阳性。实验室检查：红细胞沉降率 45mm/h，血尿酸增高。最可能的诊断是
 A. 类风湿关节炎
 B. 感染性关节炎
 C. 银屑病关节炎
 D. 反应性关节炎
 E. 痛风性关节炎

（36～37 题共用题干）
 女，54 岁。双腕、双手近端指间关节、掌指关节肿痛 3 年，晨僵 1 小时。查体：双腕、双手 2～4 掌指关节及 3～4 近端指间关节肿胀，压痛（＋）。ANA（－）。

36. 最可能的诊断是
 A. 强直性脊柱炎
 B. 类风湿关节炎
 C. 反应性关节炎
 D. 骨性关节炎
 E. 痛风关节炎

37. 该患者关节病变的基本病理特征是
 A. 血管炎 　　　 B. 软骨炎
 C. 滑膜炎 　　　 D. 附着点炎
 E. 韧带炎

38. 类风湿关节炎不常累及的关节是
 A. 腕关节
 B. 远端指间关节
 C. 肘关节
 D. 近端指间关节
 E. 掌指关节

39. 与狼疮肾损害关系最密切的自身抗体是
 A. 抗 RNP 抗体
 B. 抗 dsDNA 抗体
 C. 抗 ENA 抗体
 D. 抗核抗体
 E. 抗 Sm 抗体

40. 男，22 岁。下腰痛 2 年余，加重 6 周。疼痛以夜间明显，有痛醒现象。查体：双侧"4"字试验阳性，腰部活动受限。实验室检查：红细胞沉降率 48mm/h。HLA－B27 阳性。最可能的诊断是
 A. 腰椎间盘突出症
 B. 类风湿关节炎
 C. 风湿性关节炎
 D. 强直性脊柱炎
 E. 腰肌劳损

41. 男，34 岁。饮啤酒后右膝关节红肿疼痛 1 天。3 个月前左踝关节曾有相似症状发生，服非甾体抗炎药 1 周后好转。既往银屑病史 10 年。最可能的诊断是
 A. 痛风性关节炎
 B. 类风湿关节炎
 C. 银屑病关节炎
 D. 化脓性关节炎
 E. 强直性脊柱炎

（42～43 题共用题干）
 女，38 岁。发热、皮疹、脱发和口腔溃疡 6 个月，查体：T 39℃，面部充血性红斑，双手近端指间关节压痛，轻度肿胀，双下肢凹陷性水肿。实验室检查：尿蛋白（＋＋＋），尿红细胞（＋＋＋），24 小时尿蛋白

3.8g，血小板 88×10⁹/L，ANA 1∶640，抗 SSA 抗体（+），抗双链 DNA（+），补体 C₃低下。

42. 不能提示患者疾病处于活动期的指标是
A. 抗 SSA 抗体（+）
B. 抗双链 DNA 抗体（+）
C. 补体 C₃下降
D. 血小板下降
E. 尿蛋白（+++）

43. 最佳的治疗方案是泼尼松 1mg／（kg·d）联合
A. 柳氮磺吡啶
B. 环磷酰胺
C. 布洛芬
D. 青霉素
E. 血浆置换

44. 确诊系统性红斑狼疮最有价值的自身抗体是
A. ANA
B. 抗 SSB 抗体
C. 抗 RNP 抗体
D. 抗 SSA 抗体
E. 抗 dsDNA 抗体

45. 女，35 岁。双手第 2、3、5 近端指间关节。双腕和双肘关节肿痛 1 年，伴晨僵 1 小时。查体：上述关节肿胀、压痛。实验室检查：ESR 48mm/h，CRP 升高。X 线片示，双手骨质疏松，第 2 近端指间关节可见骨质破坏。对诊断最有意义的实验室检查是
A. 血尿酸
B. 类风湿因子
C. 抗核抗体
D. 抗链"O"
E. 抗环瓜氨酸肽抗体

46. 女，35 岁。确诊系统性红斑狼疮，经泼尼松 50mg/d 治疗 1 个月病情稳定，随后激素逐渐减量，至泼尼松 25mg/d 时出现发热，体温 38.4℃。对鉴别发热原因意义不大的检查是
A. 红细胞沉降率
B. 补体
C. 抗双链 DNA 抗体
D. 血培养
E. 血常规

（47～48 题共用题干）
男，38 岁。右膝关节、右踝关节持续性肿痛 2 个月。既往腰痛 14 年，伴晨僵，活动后改善。查体：右膝及右踝关节肿胀，有压痛，右膝关节积液，双侧"4"字试验（+）。血常规：WBC 13.2×10⁹/L，Plt 383×10⁹/L，ESR 78mm/h；RF（-），HLA-B 27（+）。

47. 最可能的诊断是
A. 化脓性关节炎
B. 强直性脊柱炎
C. 骨性关节炎
D. 类风湿关节炎
E. 痛风性关节炎

48. 首选的治疗药物是
A. 羟基氯喹
B. 青霉胺
C. 硫酸氨基葡萄糖
D. 秋水仙碱
E. 柳氮磺吡啶

第二十三篇　儿科学

第一章　儿科基础

第一节　绪　论

1. 死亡率最高的时期是

  A. 新生儿期　　　　　B. 婴儿期

  C. 幼儿期　　　　　　D. 学龄前期

  E. 青春期

2. 最易受外界不良因素影响而发生夭折、先天畸形或遗传性疾病的胎龄为

  A. 16 周内　　　　　　B. 12 周内

  C. 28 周内　　　　　　D. 20 周内

  E. 24 周内

3. 关于小儿年龄分期，错误的是

  A. 婴儿期是指自出生 28 天后到满 1 周岁前

  B. 胎儿期是指从受精卵开始至胎儿出生为止

  C. 学龄前期是指自 3 周岁后到 6~7 岁入小学前

  D. 新生儿期是指自胎儿出生脐带结扎到满 28 天

  E. 幼儿期是指自 1 周岁后到满 3 周岁前

4. 儿童死亡率最高的时期是

  A. 围生期　　　　　　B. 学龄前期

  C. 新生儿期　　　　　D. 学龄期

  E. 幼儿期

第二节　生长发育（生长发育的规律、体格生长）

1. 关于小儿骨骼发育的描述，正确的是

  A. 后囟最晚闭合的年龄是生后 1 个月

  B. 脊柱出现第 3 个生理弯曲的年龄是 2 岁

  C. 颅缝一般闭合的年龄是生后 6 个月

  D. 前囟最晚闭合的年龄是生后 18 个月

  E. 脊柱出现第 2 个生理弯曲的年龄是 6 个月

2. 有一健康女婴，身长 68cm，体重 7.5kg，前囟 1.0cm，头围 42cm，已出牙 4 颗，可独坐，并能用拇指和食指拿取小球。其最可能的月龄是

  A. 10 个月　　　　　　B. 5 个月

  C. 8 个月　　　　　　D. 12 个月

  E. 15 个月

3. 一小儿，身长 76cm，体重 9.5Kg，头围 46cm，胸围 46cm，出牙 6 颗。最可能的年龄是

  A. 10 个月　　　　　　B. 15 个月

  C. 24 个月　　　　　　D. 12 个月

  E. 18 个月

（4~5 题共用备选答案）

  A. 椎后凸　　　　　　B. 腰椎前凸

  C. 脊柱稍后凸　　　　D. 胸椎后凸

  E. 颈椎后凸

4. 6 个月婴儿出现的脊柱生理弯曲是

5. 12 个月婴儿出现的脊柱生理弯曲是

6. 健康婴儿，前囟约 1.5cm，未出牙，身长 60cm，体重 6kg，能笑出声，不能辨认熟人和陌生人，不能独坐。最可能的月龄是

  A. 6 个月　　　　　　B. 4 个月

  C. 8 个月　　　　　　D. 10 个月

  E. 2 个月

7. 小儿，体重 3.5kg，前囟 1.5cm，俯卧位时能抬头 1~2 秒，会哭叫。最可能的月龄是

  A. 1 个月　　　　　　B. 2 个月

  C. 3 月　　　　　　　D. 4 个月

  E. 5 个月

8. 小儿生长发育的规律不包括

  A. 连续性、非匀速性、阶段性

  B. 自下而上

  C. 个体差异

  D. 两个发育高峰期

  E. 各器官、系统发育不平衡

9. 正常婴儿，体重 7.5kg，身长 68cm，前囟 1.0cm，头围 44cm，出牙 4 个。能独坐并能以拇、示指拿取小

球。该儿最可能的月龄是

A. 8 个月   B. 24 个月

C. 18 个月   D. 12 个月

E. 5 个月

10. 小儿出生后各系统、器官的生长发育不平衡，呈现先快后慢的是

A. 呼吸系统   B. 免疫系统

C. 消化系统   D. 生殖系统

E. 神经系统

11. 一健康儿童体健结果为：身高 115cm，体重 20kg。尚未开始换牙。腕部骨化中心数为 7 个。按照小儿生长发育的一般规律，其最可能的年龄是

A. 5 岁   B. 4 岁

C. 6 岁   D. 7 岁

E. 8 岁

12. 前囟的正确测量方法是

A. 邻边中点连线

B. 邻角顶点连线

C. 对边中点连线

D. 周径长度

E. 对角顶点连线

13. 一健康女婴，体重 8kg，身长 68cm，已能抓物、换手、独坐久，能发复音。其符合的最早月龄是

A. 13 ~ 15 个月

B. 11 ~ 12 个月

C. 9 ~ 10 个月

D. 4 ~ 6 个月

E. 7 ~ 8 个月

14. 一男婴，营养状况良好，头围 46cm，前囟 0.5cm，身长 75cm。最可能的月龄是

A. 6 个月   B. 10 个月

C. 12 个月   D. 4 个月

E. 8 个月

15. 女孩，会用勺子吃饭，能双脚跳，会翻书，会说2 ~ 3 个字的短句。最可能的年龄是

A. 2 岁   B. 3.5 岁

C. 4 岁   D. 1.5 岁

E. 3 岁

第三节 儿童保健

1. 百白破疫苗初种的时间是

A. 2 个月   B. 3 个月

C. 8 个月   D. 1 个月

E. 生后 2 ~ 3 天

2. 6 个月婴儿，应该接种的疫苗是

A. 麻疹   B. 卡介苗

C. 乙肝   D. 百白破

E. 脊髓灰质炎

3. 新生儿出生后，监护人应在规定时限内为其办理预防接种证，该时限是

A. 6 个月   B. 1 个月

C. 4 个月   D. 3 个月

E. 2 个月

4. 按计划免疫接种程序，半岁以内需接种的疫苗不包括

A. 百白破三联混合疫苗

B. 乙肝疫苗

C. 麻疹疫苗

D. 卡介苗

E. 脊髓灰质炎减毒活疫苗

（5 ~ 6 题共用备选答案）

A. 3 个月，4 个月，5 个月

B. 2 个月，3 个月，4 个月

C. 1 个月，2 个月，3 个月

D. 出生时，1 个月，2 个月

E. 4 个月，5 个月，6 个月

5. 口服脊髓灰质炎糖丸适宜的时间是生后

6. 接种百白破三联疫苗适宜的时间是生后

（7 ~ 8 题共用备选答案）

A. 2 个月   B. 3 个月

C. 8 个月   D. 1 个月

E. 生后 2 ~ 3 天

7. 麻疹疫苗初种年龄

8. 百白破疫苗初种年龄是

9. 新生儿期计划免疫应接种的疫苗是

A. 卡介苗与白百破三联混合疫苗

B. 脊髓灰质炎糖丸与白百破三联混合疫苗

C. 脊髓灰质炎糖丸与麻疹疫苗

D. 乙肝疫苗与麻疹疫苗

E. 卡介苗与乙肝疫苗

第四节 营养和营养障碍疾病（儿童营养基础、婴儿喂养、蛋白质 – 热能营养不良、营养性维生素 D 缺乏性佝偻病、维生素 D 缺乏性手足搐搦症、单纯性肥胖）

1. 女婴，4 个月。烦躁、多汗半个月，夜间哭闹不安。冬季出生，足月顺产，单纯牛奶喂养，未添加辅食。查体：体重 6kg，有颅骨软化。最可能的诊断是

A. 维生素 A 缺乏

B. 维生素 D 缺乏性佝偻病

C. 蛋白质 – 能量营养不良

D. 维生素 D 缺乏性手足搐搦症

E. 缺铁性贫血

2. 关于小儿维生素 D 缺乏性佝偻病的预防措施，不正确的是

A. 适当多晒太阳

B. 孕母补充维生素 D 及钙剂

C. 早产儿 2 个月时开始补充维生素 D

D. 提倡母乳喂养

E. 及时添加辅食

3. 正常情况下，提供儿童总热量的 50% ~ 60% 的是

A. 矿物质

B. 碳水化合物

C. 脂肪

D. 维生素

E. 蛋白质

4. 女婴，11 个月。2 个月前睡眠不安，头部多汗、方颅就诊，使用维生素 D 及钙剂正规治疗 2 个月，症状明显好转。此时的腕骨 X 线片最可能的表现是

A. 临时钙化带致密增厚

B. 临时钙化带模糊

C. 长骨弯曲畸形，骨骺线正常

D. 长骨短粗和弯曲，干骺端变宽呈杯口状

E. 临时钙化带消失

5. 男婴，8 个月。玩耍时出现抽搐，表现为意识不清，四肢抽动持续 2 分钟，自行缓解后表现如常，不伴发热。查体：前囟 2cm，手软，方颅。心肺及神经系统查体未见异常。血常规：Hb 125g/L，WBC 11.2 × 10^9/L，N 0.35，Plt 200 × 10^9/L，CRP 5mg/L，血钙 1.55mmol/L，GLU 2mmol/L，最可能的诊断是

A. 病毒性脑膜炎

B. 低血糖症

C. 婴儿痉挛症

D. 维生素 D 缺乏性手足搐搦症

E. 化脓性脑膜炎

6. 隐匿型维生素 D 缺乏性手足搐搦症特有的阳性体征是

A. 克氏征 　　　　　 B. 巴氏征

C. 布氏征 　　　　　 D. 霍夫曼征

E. 面神经征

7. 健康女婴，4 个月，母乳喂养。每天每千克体重需要的热量是

A. 95kcal 　　　　　 B. 110kcal

C. 115kcal 　　　　　 D. 105kcal

E. 80kcal

8. 女婴，1 个月。人工喂养为主。体检发现血 Hb 偏低。

目前最适宜添加的辅食是

A. 肝泥 　　　　　 B. 鸡蛋羹

C. 米粉 　　　　　 D. 西红柿泥

E. 苹果汁

9. 男婴，8 个月。腹泻 2 个月。出生体重 3.5kg，现体重 6.8kg。血清总蛋白 45g/L，白蛋白 25g/L。最可能出现的体征是

A. 凹陷性水肿

B. 颅骨软化

C. 手足镯

D. 方颅

E. 皮下脂肪消失

10. 新生儿，足月顺产，出生体重 3.3kg，无新生儿窒息。开奶的时间为产后

A. 15 分钟至 2 小时内

B. 2 ~ 3 小时

C. 6 小时

D. 12 小时

E. 24 小时

11. 蛋白质 - 能量营养不良患儿最先出现的表现是

A. 体重不增

B. 水肿

C. 体重减轻

D. 身高低于正常

E. 皮下脂肪消失

12. 维生素 D 缺乏性佝偻病早期诊断的可靠指标是

A. 血磷

B. 血钙

C. 血钙磷乘积

D. 血碱性磷酸酶

E. 血 25 - (OH) D_3

13. 女婴，5 个月。今晨突然面肌、口角及眼角抽动约半分钟，抽后精神好，不发热，不吐。冬季出生，混合喂养，未加辅食。查体：体重 7kg，会笑，前囟平，有枕秃，双侧巴氏征阳性。最可能的诊断及进一步检查是

A. 败血症，做血培养

B. 癫痫，做脑电图

C. 中枢神经系统感染，做腰穿

D. 维生素 D 缺乏性手足抽搐症，查血钙

E. 低血糖，查血糖

14. 每克营养物质供能最高的是

A. 矿物质 　　　　　 B. 蛋白质

C. 膳食纤维 　　　　　 D. 糖类

E. 脂类

15. 母乳与牛乳相比，对母乳特点的描述错误的是
    A. 含饱和脂肪酸较多
    B. 乳糖含量高
    C. 含白蛋白多，酪蛋白少
    D. 钙磷比例适宜
    E. 铁吸收率高

16. 女孩儿，3 岁。因发现双下肢畸形来诊。查体：T 36.5℃，P 100 次/分。轻度肋缘外翻，双肺呼吸音清，未闻及干湿性啰音，心律齐，腹软，无压痛。双下肢呈 O 型。可见手足镯，骨骼 X 线检查示佝偻病活动期表现。实验室检查：血钙正常，血磷低，尿磷增加，血碱性磷酸酶增高。最可能的诊断是
    A. 维生素 D 缺乏性佝偻病
    B. 维生素 D 依赖性佝偻病
    C. 肾小管酸中毒
    D. 肾性佝偻病
    E. 低血磷抗维生素 D 佝偻病

17. 维生素 D 缺乏性手足抽搐症发病机制与维生素 D 缺乏性佝偻病最根本的不同在于
    A. 甲状旁腺反应迟钝，甲状旁腺激素代偿不足
    B. 维生素 D 缺乏的程度轻重
    C. 食物中磷含量过高
    D. 神经系统兴奋性过高
    E. 食物中钙含量过低

18. 最能反映小儿近期营养状态变化的描述是
    A. 身高   B. 胸围
    C. 腹围   D. 体重
    E. 头围

19. 男孩，1 岁半，消瘦，近 5 个月体重不增。查体：体重 7kg，腹壁皮下脂肪消失，头发干枯，心肺未见异常，腹软。应警惕的最严重的并发症是
    A. 维生素缺乏症
    B. 支气管肺炎
    C. 营养性贫血
    D. 自发性低血糖症
    E. 腹泻病

20. 男孩，10 岁。体重超过同性别、同年龄身高体重均值的 30%。不准确的处理是
    A. 控制饮食   B. 药物治疗
    C. 监测体重   D. 心理辅导
    E. 增加运动

21. 男婴 10 个月，经常出现夜惊，近 1 周加重，多汗烦闷。该患儿生后一直混合喂养，未添加辅食。此患儿体格检查最可能发现的阳性体征为
    A. 面色苍白

    B. 方颅，乳牙未萌出
    C. 肌张力增高
    D. 皮下脂肪明显减少
    E. 皮肤弹性差

（22～24 题共用题干）
　　男婴，4 个月。反复发作性吸气性呼吸困难伴吸气时喉鸣，口唇青紫 3 次，无发热，发作间歇一般情况良好，枕部指压有乒乓球样感，肺、心未见异常。

22. 首先考虑诊断为
    A. 气管异物
    B. 维生素 D 缺乏性手足抽搐症
    C. 支气管肺炎
    D. 急性喉气管炎
    E. 急性喉炎

23. 首选的检查是
    A. 血气分析
    B. 血电解质
    C. 咽拭子培育
    D. 胸部 X 线片
    E. 喉镜

24. 该患儿再次出现发作性呼吸困难缺氧时，首要的急救措施是
    A. 气管插管
    B. 补充维生素 D
    C. 静注钙剂
    D. 应用甘露醇
    E. 应用地西泮，保持呼吸道畅通

25. 重度蛋白质－能量营养不良患儿，夜间睡眠中突然昏迷、死亡。其最常见原因是
    A. 窒息
    B. 低血容量休克
    C. 败血症并急性化脓性脑膜炎
    D. 心力衰竭
    E. 自发性低血糖发作

26. 下列关于人初乳的描述，正确的是
    A. 糖含量最高
    B. 脂肪含量最少而蛋白质含量最多
    C. 蛋白质含量较低
    D. 脂肪含量最高
    E. 蛋白质、糖及脂肪含量均最低

27. 男婴，6 个月。足月顺产，人工喂养。查体：体重 5.4kg，身长 66cm，前囟未闭，未出牙，皮肤干燥，腹部皮下脂肪厚度 0.6cm，心、肺未见异常。最可能的诊断是
    A. 重度营养不良消瘦型

B. 中度营养不良

C. 轻度营养不良

D. 重度营养不良水肿型

E. 正常婴儿

28. 小儿营养性维 D 缺乏性佝偻病后遗症期的临床表现是

A. 易激惹，烦躁，枕秃

B. 颅骨软化

C. 方颅

D. 血清钙降低，血磷降低

E. 骨骼畸形

29. 维生素 D 缺乏性手足搐搦症小儿除了给氧及保持呼吸道通畅外，首选的治疗措施为

A. 给予钙剂口服

B. 补充维生素 D_3

C. 静注葡萄糖酸钙

D. 静注地西泮

E. 静滴甘露醇

30. 人工喂养的婴儿估计每日奶量的计算是根据

A. 胃容量 　　B. 身高

C. 体表面积 　　D. 年龄

E. 能量需要量

31. 小儿营养中最主要的能量来源是

A. 糖类 　　B. 膳食纤维

C. 脂类 　　D. 矿物质

E. 蛋白质

（32～33 题共用备选答案）

A. 矿物质 　　B. 维生素

C. 脂肪 　　D. 蛋白质

E. 碳水化合物

32. 每次哺乳时，母乳中呈先高后低变化的营养成分是

33. 每次哺乳时，母乳中呈先低后高变化的营养成分是

（34～36 题共用题干）

男婴，4 个月。冬季出生，近 2 日经常出现面部、四肢抽动，双眼上翻，每次持续数 10 秒，1 日数次，可自然缓解，发作后玩耍如常。体温正常。母孕期有腿部抽筋病史。

34. 该患儿最可能的诊断是

A. 婴儿痉挛症

B. 低血糖症

C. 维生素 D 缺乏性手足搐搦症

D. 低血镁症

E. 甲状旁腺功能减低症

35. 就诊过程中，该患儿突然出现呼吸困难，口唇青紫。错误的处理是

A. 静注地西泮

B. 吸氧

C. 缓慢静注葡萄糖酸钙

D. 肌注维生素 D

E. 保持呼吸道通畅

36. 关于维生素 D 缺乏性佝偻病的预防措施，错误的是

A. 增加户外活动

B. 提倡母乳喂养

C. 足月儿生后 2 周即应补充维生素 D

D. 每日补充维生素 D 1000IU

E. 及时添加辅食

第二章　新生儿疾病［新生儿的特点及护理、新生儿黄疸、新生儿溶血病、新生儿败血症、新生儿窒息、新生儿缺氧缺血性脑病（HIE）、新生儿呼吸窘迫综合征、新生儿坏死性小肠结肠炎］

1. 足月儿，出生 1 分钟，Apgar 评分 1 分，通过摆好体位，清理呼吸道，擦拭全身，触觉刺激，正压给氧后，再次出现呼吸困难，青紫，心率 86 次/分。下一步处理是

A. 建立呼吸

B. 维持正常血液循环

C. 清理呼吸道

D. 应用肾上腺素

E. 气管插管，机械通气

（2～3 题共用题干）

新生儿，出生 5 天，面色发黄 3 天，足月顺产，第 1 胎第 1 产，生后无窒息。母乳喂养，纳奶尚好。查体：T 36.5℃，P 134 次/分，R 50 次/分，反应好，颜面及躯干部皮肤黄染，无颈抵抗，四肢肌张力正常。心肺查体未见异常，腹软，肝肋下 2cm，脾未触及，正常反射可引出，血清总胆红素 214μmol/L。

2. 最有可能的诊断是

A. 母乳性黄疸

B. 溶血性黄疸

C. 新生儿肝炎

D. 生理性黄疸

E. 梗阻性黄疸

3. 你认为最合适的处理

A. 停止母乳喂养

B. 换血疗法

C. 光照疗法

D. 定时监测胆红素水平

E. 肝功能监测

4. 男婴，胎龄 38 周出生。宫内窘迫，Apgar 1 分钟评分为 3 分，经抢救，Apgar 10 分钟评分 9 分。生后 6 小时出现抽搐。首选的药物是

A. 呋塞米　　　　　B. 苯妥英钠

C. 地塞米松　　　　D. 甘露醇

E. 苯巴比妥

5. 34 周早产儿，体重 2100g。母亲胎膜早破，体温升高 1 小时剖宫产，生后 Apgar 评分 5 分，复苏后入住 ICU，呼吸困难，青紫，逐渐加重，氧饱和度 80%，$PaCO_2$ 55mmHg。X 线片示双肺透亮度减低，肺肝界肺心界消失。诊断是

A. 胎粪吸入综合征

B. 肺出血

C. 新生儿肺炎

D. 新生儿呼吸窘迫综合征

E. 先天性膈疝

6. 对于新生儿坏死性小肠结肠炎的诊断最有意义的辅助检查是

A. 腹部 X 线平片

B. 粪培养

C. 腹部 B 超

D. 血培养

E. 粪常规

7. 有关新生儿败血症的叙述，不正确的是

A. 有不吃、不哭、体温不升的三大症状

B. 易并发脑膜炎

C. 可有出血症状

D. 血培养阳性率高

E. 常发生休克

8. 新生儿缺氧缺血性脑病最主要的治疗是

A. 早期运动功能训练

B. 早期维持血糖、血气、血循环正常

C. 新生儿期后的治疗

D. 早期应用脱水剂减轻脑水肿

E. 早期应用神经细胞营养药物

9. 新生儿，足月顺产，出生体重 3000g。1 分钟 Apgar 评分：呼吸 0，心率 1，皮肤颜色 1，弹足底反应 1，肌张力 1。以下处理措施中，属于初步复苏步骤的是

A. 肾上腺素经脐静脉注入

B. 胸外心脏按压

C. 生理盐水扩容

D. 清理呼吸道

E. 气管插管，正压通气

10. 关于新生儿病理性黄疸的的叙述，不正确的是

A. 血清结合胆红素 < 25.7 μmol/L（1.5mg/dl）

B. 血清胆红素上升速度快

C. 黄疸退而复现

D. 黄疸持续时间 > 2 周

E. 黄疸常在生后 24 小时内出

11. 早产儿，胎龄 32 周。生后 3 小时出现呼吸困难、呻吟，胸部 X 线片示双肺透亮度降低，毛玻璃样改变。应立即给予的处理是

A. 地塞米松

B. 持续气道正压通气

C. 头罩吸氧

D. 纠正酸中毒

E. 抗生素

12. 新生儿，1 天。足月顺产，于生后 20 小时出现黄疸。血清胆红素 342 μmol/L（20mg/dl）。患儿血型为 A 型，母亲血型为 O 型。本病最严重的并发症是

A. 酸中毒

B. 水肿

C. 胆红素脑病

D. 硬肿

E. 贫血

13. 新生儿窒息复苏评估的三大指标是

A. 呼吸，皮肤颜色，哭声

B. 呼吸，心率，哭声

C. 心率，呼吸，皮肤颜色

D. 心率，呼吸，肌张力

E. 心率，皮肤颜色，肌张力

14. 生后即有且终生存在的神经反射是

A. 拥抱反射　　　　　B. 膝腱反射

C. 腹壁反射　　　　　D. 握持反射

E. 觅食反射

15. 判断新生儿缺氧缺血性脑病严重程度的主要依据是

A. 颅脑超声

B. 血清 CPK - BB

C. 脑电图

D. 头颅 CT

E. 临床表现

16. 早产儿出生后即出现进行性呼吸困难，最可能发生的疾病是
A. 吸入性肺炎
B. 新生儿呼吸窘迫综合征
C. 胎粪吸入综合征
D. 湿肺
E. 先天性心脏病

17. 超低出生体重新生儿的出生体重低于
A. 2000g B. 2500g
C. 800g D. 1500g
E. 1000g

18. 男婴，3天。2天前出现皮肤黄染，逐渐加重，1天来嗜睡、拒奶。查体：反应差，皮肤重度黄染，心肺未见异常，肝肋下3cm，肌张力低下。血RBC 3.9×10^{12}/L，Hb 120g/L，网织红细胞0.09，血清总胆红素359μmol/L。最可能的诊断是
A. 新生儿缺氧缺血性脑病
B. 新生儿肝炎
C. 新生儿溶血病
D. 新生儿败血症
E. 新生儿化脓性脑膜炎

19. 女婴，10天。拒乳4天。查体：周身皮肤明显黄染，脐部少许脓性分泌物，前囟平软。实验室检查：血白细胞 25×10^9/L，中性粒细胞0.80，淋巴细胞0.20。该患儿最重要的诊断是
A. 新生儿脐炎
B. 新生儿肝炎
C. 新生儿化脓性脑膜炎
D. 新生儿败血症
E. 新生儿颅内出血

20. 新生儿Apgar评分指标不包括
A. 体温 B. 肌张力
C. 皮肤颜色 D. 呼吸
E. 心率

21. 极低出生体重儿的标准是指婴儿出生后1小时内的体重低于
A. 2000g B. 800g
C. 1500g D. 1000g
E. 2500g

22. 有关足月新生儿病理性黄疸的特点，错误的是
A. 血清总胆红素>221μmol/L
B. 生后24小时内出现黄疸
C. 黄疸持续时间>2周
D. 黄疸退而复现

E. 血清结合胆红素<34μmol/L

23. 男婴，3天。黄疸2天，加重伴嗜睡1天。无发热及惊厥。足月儿，出生体重3560g。查体：T 35.6℃。吸吮无力，反应差，全身皮肤及巩膜黄染。心肺未见明显异常，腹软，肝肋下2cm，实验室检查：Hb 90g/L，血清总胆红素425μmol/L。最可能的诊断是
A. 先天性胆道闭锁
B. 生理性黄疸
C. 新生儿溶血病
D. 母乳性黄疸
E. 新生儿肝炎

24. 男婴，出生3天。出生后不吃、不动、不哭，少尿，体温不升。胎龄32周早产。查体：T 34.0℃，呼吸不规则，反应低下，皮肤黄染，肺部呼吸音低，心音低钝，腹胀，面颊、臀部、双下肢皮肤硬肿，压之凹陷，手足凉。最可能的诊断是
A. 新生儿黄疸
B. 新生儿肺炎
C. 新生儿心肌炎
D. 新生儿水肿
E. 新生儿寒冷损伤综合征

25. 男婴，4天。体温不升伴拒奶2天。足月儿，羊膜早破。查体：T 35℃，皮肤巩膜黄染，面色发绀。肺（-），心（-），肝肋下3cm，脾肋下1cm。实验室检查：血型O型，血WBC 16.0×10^9/L，CRP 20mg/L，总胆红素205μmol/L。最可能的诊断是新生儿
A. 败血症 B. 肺炎
C. 溶血症 D. 低血糖
E. 颅内出血

（26~27题共用备选答案）
A. 第10~90百分位
B. 第90百分位以下
C. 第3百分位以下
D. 第10百分位以下
E. 第10~85百分位

26. 小于胎龄儿（SGA）的标准是指出生体重在同胎龄儿平均出生体重的

27. 适于胎龄儿（AGA）的标准是指出生体重在同胎龄儿平均出生体重的

28. 对正常足月新生儿，暂不能引出的神经反射是
A. 腹壁反射 B. 觅食反射
C. 吸吮反射 D. 握持反射
E. 拥抱反射

29. 确诊新生儿ABO溶血病最重要的检查是

A. 血常规

B. 血涂片相差红细胞形态

C. 肝功能与胆红素

D. 血型

E. 改良直接抗人球蛋白试验

30. 女婴，8 天。拒食，反应差 1~2 天。孕 38 周出生，出生体重 2400g。查体：体温不升，皮肤、巩膜中度黄染，双下肢外侧皮肤硬肿，肝肋下 3cm，脾肋下 1cm。实验室检查：血 WBC 25×10^9/L，N 0.75，ALT 30U/L。最可能的诊断是

A. 极低出生体重儿，新生儿肝炎寒冷损伤综合征

B. 足月小样儿，新生儿肝炎，新生儿寒冷损伤综合征

C. 足月小样儿，新生儿败血症，新生儿寒冷损伤综合征

D. 早产儿，新生儿败血症，新生儿综合征

E. 早产儿，新生儿败血症，新生儿寒冷损伤综合征

31. 一顺产新生儿，胎龄 35 周，出生体重 1900g，位于同龄胎儿平均体重的第 5 百分位数。对该新生儿全面准确的诊断是

A. 早产儿，小于胎龄儿

B. 早产儿，适于胎龄儿

C. 足月儿，小于胎龄儿

D. 早产儿，适于胎龄儿

E. 足月儿，低出生体重儿

32. 女婴，7 天。因拒奶 2 天黄疸加重就诊。查体：一般反应差，前囟平，全身皮肤中度黄染，心肺无异常，肝肋下 3cm，脐部少许脓性分泌物。实验室检查：血 WBC 19×10^9/L，N 0.85，L 0.15，血糖 3.5mmol/L。其最可能的诊断是

A. 新生儿化脓性脑膜炎

B. 新生儿脐炎

C. 新生儿低血糖症

D. 新生儿溶血症

E. 新生儿败血症

33. 确诊新生儿败血症最有意义的检查是

A. 血培养

B. 免疫功能测定

C. 血常规

D. 分泌物涂片革兰染色

E. 血 CRP

34. 不属于新生儿窒息 Apgar 评分内容的是

A. 拥抱反射   B. 肌张力

C. 皮肤颜色   D. 呼吸

E. 心率

35. 女婴，2 天。嗜睡 1 天来诊。足月产，有窒息史。查体：R 30 次/分，面色发绀，前囟饱满紧张，心率 90 次/分，心音低钝，四肢肌张力差，拥抱反射消失。最可能的诊断是

A. 新生儿低血糖

B. 新生儿缺氧缺血性脑病

C. 新生儿肺透明膜病

D. 胎粪吸入综合征

E. 新生儿湿肺

36. 男婴，3 天。黄疸迅速加重 2 天。足月儿，母乳喂养。实验室检查：血清总胆红素 289μmol/L。母血型为 O 型、Rh 阳性，父亲血型为 AB 型、Rh 阳性。最可能的诊断是

A. 新生儿母乳性黄疸

B. 新生儿肝炎综合征

C. 新生儿败血症

D. Rh 血型不合溶血病

E. ABO 血型不合溶血病

37. 新生儿寒冷损伤综合征最先出现硬肿的部位是

A. 小腿   B. 大腿

C. 臀部   D. 面颊

E. 上肢

38. 确诊新生儿败血症最有意义的检查是

A. 血常规

B. 免疫功能测定

C. 血培养

D. 分泌物涂片革兰染色

E. 血 CRP

39. 女婴，1 天，足月产，出生 1 分钟 Apgar 评分 3 分。查体：P 90 次/分。嗜睡，面色微绀，前囟饱满，心音低钝，四肢肌张力减低，拥抱反射消失。最可能的诊断是

A. 新生儿肺透明膜病

B. 新生儿缺氧缺血性脑病

C. 新生儿败血症

D. 新生儿低血糖

E. 胎粪吸入综合征

40. 男婴，12 天。拒奶、少尿、体温不升 10 小时急诊入院。查体：重病容，面色苍白，前囟平，颈软，心音低钝，双肺未闻及啰音，腹胀，肝右肋下 3.5cm，脐有少许分泌物。实验室检查：血 WBC 5.0×10^9/L，N 0.70，L 0.30。最可能的诊断是

A. 新生儿肺炎

B. 新生儿颅内出血

C. 新生儿化脓性脑膜炎

D. 新生儿败血症

E. 新生儿寒冷损伤综合征

(41~43题共用题干)

男婴3天。黄疸迅速加重2天。足月儿，母乳喂养。母亲血型为O型Rh阳性，父亲血型为AB型Rh阳性，实验室检查：TBil 289μmol/L。

41. 为确诊最有效的检查是

A. 血涂片查红细胞

B. 改良直接抗人球蛋白抗体

C. 血型

D. 血培养

E. 肝功能

42. 最可能的诊断为

A. 新生儿败血症

B. 新生儿肝炎综合征

C. Rh血型不合溶血病

D. ABO血型不合溶血病

E. 新生儿母乳性黄疸

43. 首先应采取的治疗措施是

A. 使用抗生素

B. 光疗

C. 输血白蛋白

D. 换血

E. 口服苯巴比妥

(44~45题共用备选答案)

A. 氨苄西林

B. 万古霉素

C. 青霉素

D. 阿米卡星

E. 甲硝唑

44. 新生儿厌氧菌败血症治疗首选

45. 新生儿金黄色葡萄球菌败血症治疗首选

46. 女婴，出生30小时。出现嗜睡伴肌张力低下，初步诊断为缺氧缺血性脑病。为了解患儿丘脑、基底节有无病灶，应首选的检查是

A. B超

B. 颅脑透照试验

C. 头颅MRI

D. 脑电图

E. 头颅CT

47. 男婴，3天。不吃、不哭、反应差，肛温33℃，双下肢皮肤硬肿。暂不能进食，需经静脉给予热量补充，初始量每日为

A. 50kcal/kg

B. 60kcal/kg

C. 40kcal/kg

D. 70kcal/kg

E. 80kcal/kg

48. 新生儿寒冷损伤综合征重度低体温患儿复温时间为

A. 0~1小时

B. 3~6小时

C. 6~12小时

D. 12~24小时

E. 4~36小时

49. 新生儿缺氧缺血性脑病易出现低血糖，此时应选择的葡萄糖输注速度是每分钟

A. 6~8mg/kg

B. 16~20mg/kg

C. 12~15mg/kg

D. 3~5mg/kg

E. 9~11mg/kg

50. 男婴，10天。因发热、拒奶3天，惊厥2次来诊。查体：反应差，中度黄染，脐部有脓性分泌物，前囟饱满。WBC 20×10^9/L，N 0.78，L 0.22。最可能的病原体是

A. 脑膜炎双球菌

B. 大肠埃希菌

C. 流感嗜血杆菌

D. 新型隐球菌

E. 肺炎链球菌

51. 新生儿，出生时皮肤苍白无青紫，四肢略屈曲，无呼吸，心率80次/分，捏鼻有皱眉动作。该新生儿Apgar评分是

A. 1分

B. 2分

C. 3分

D. 4分

E. 5分

52. 早产儿，胎龄31周，出生后人工喂养，生后2周出现精神萎靡、纳差、腹胀，呕吐2次，大便略稀，粪隐血试验阳性。腹部B超显示肠蠕动和肠壁血流减弱。腹部X线片最具特征的表现是

A. 肠壁间隙增厚

B. 腹腔积液

C. 选择性肠袢扩张

D. 气腹

E. 肠壁囊样积气

第三章 儿科疾病

第一节 智力低下：21-三体综合征、苯症、甲低

1. 小儿诊断为易位21-三体综合征，其母亲为 D/G 平衡易位。则第二胎的风险率为

   A. 10%　　　　　　　B. 20%
   C. 5%　　　　　　　　D. 100%
   E. 50%

2. 女孩，2岁。生长发育迟缓及智力发育落后。查体：眼裂小、眼外眦上斜、眼距宽，外耳小，鼻梁低平，皮肤细腻。为明确诊断首选的检查是

   A. 血 T_3、T_4、TSH
   B. 尿蝶呤分析
   C. 骨龄测定
   D. 尿三氯化铁试验
   E. 染色体核型分析

（3~4题共用备选答案）

   A. 46，XY（或XX），-14，+t（14q21q）
   B. 47，XY（或XX），+21
   C. 46，XY（或XX）/47，XY（或XX）+21
   D. 46，XY（或XX），-21，+t（21q21q）
   E. 46，XY（或XX），-21，+t（21q22q）

3. 21-三体综合征嵌合型为

4. 21-三体综合征标准型为

5. 苯丙酮尿症早治疗的主要目的是

   A. 减少皮肤湿疹
   B. 防止智力发育落后
   C. 使头发及皮肤颜色转为正常
   D. 控制惊厥
   E. 减少尿臭味

6. 女婴，2个月。过期产，出生体重4kg，出生后吃奶慢，便秘，大便6~7天一次，至今黄疸尚未完全消退。查体：哭声低哑，手脚凉，腹部膨隆。最可能的诊断是

   A. 先天性甲状腺功能减退症
   B. 新生儿肝炎综合征
   C. 低血糖
   D. 习惯性便秘
   E. 先天性巨结肠

7. 男孩，5岁，因体格和智力发育落后来诊。查体：身材矮小，眼距宽，鼻梁低，外耳小，头围小，骨龄落后于年龄，通贯手，胸骨左缘第3~4肋间可闻及3/6级收缩期杂音。确诊要做的检查是

   A. 染色体核型分析
   B. 尿有机酸测定
   C. 头颅 CT
   D. 超声心动图
   E. 血清 T_3、T_4、TSH 检测

8. 苯丙酮尿症患儿主要的神经系统异常表现是

   A. 肌张力增高
   B. 行为异常
   C. 智能发育落后
   D. 惊厥
   E. 腱反射亢进

9. 男孩，1岁。因身材矮小、智能发育迟缓就诊。查体：身长63cm，表情呆滞，四肢肌张力低下，眼距宽，鼻梁低平，眼外眦上斜，四肢短，手指短，小指内弯。对明确诊断最有意义的检查是

   A. 血 T_3、T_4、TSH 测定
   B. 染色体核型分析
   C. 尿三氯化铁试验
   D. 血钙、磷、碱性磷酸酶检测
   E. 血氨基酸分析

10. 女孩，2岁。身材矮小，语言、运动发育落后，平素纳差，便秘。查体：T 36℃，P 80 次/分，神志清楚，反应淡漠，眼睑水肿，眼距宽，鼻梁低平，舌大而厚，皮肤粗糙，腹膨隆，未触及包块，四肢短小。心脏超声示心包积液。对诊断最有帮助的检查是

    A. 立位腹部 X 线平片
    B. 染色体核型分析
    C. 血苯丙氨酸测定
    D. 甲状腺功能检查
    E. 骨龄片

11. 女孩，1岁。智力低下伴经常便秘来诊。查体：身高65cm，头发干燥，面黄，塌鼻梁，舌体厚大，腹胀，脐部膨出。最可能的诊断是

    A. 先天性甲状腺功能减退症
    B. 黏多糖病
    C. 先天性巨结肠

D. 21 - 三体综合征

E. 苯丙酮尿症

12. 男性，2岁。生后6个月发现智能发育落后。8个月出现惊厥，尿有异味。查体：T 36.5℃，P 100次/分，R 28次/分，目光呆滞，毛发棕黄，心肺腹未见明显异常，膝腱反射亢进。其饮食治疗中需限制摄入量的氨基酸是

A. 色氨酸　　　　　B. 精氨酸

C. 酪氨酸　　　　　D. 赖氨酸

E. 苯丙氨酸

13. 女孩，1岁。因智力发育落后来诊。查体：T 36.5℃，P 110次/分，R 28次/分，表情呆滞，眼距宽，眼外眦上斜，鼻梁塌，舌常伸出口外，心肺腹未见明显异常，小指向内弯曲，通贯手。为明确诊断，首选的检查是

A. 骨龄

B. 血 T_3、T_4

C. 血氨基酸分析

D. 血 TSH

E. 染色体核型分析

14. 先天性甲状腺功能减退症在新生儿期最早引起注意的临床表现是

A. 智能发育落后

B. 特殊容貌

C. 生长发育延迟

D. 生理性黄疸时间延长

E. 皮肤粗糙

15. 男孩，1岁。生长落后，智能发育迟缓，刚会独坐，不会站立。查体：身长60cm，表情呆滞，眼距宽，鼻梁低平，眼外眦上斜，四肢短，手指粗短，小指内弯，四肢肌张力低下。最可能的诊断是

A. 21 - 三体综合征

B. 蛋白质 - 能量营养不足

C. 维生素 D 缺乏性佝偻病

D. 先天性甲状腺功能减退症

E. 苯丙酮尿症

16. 苯丙酮尿症患儿需定期监测

A. 血苯丙氨酸

B. 尿三氯化铁

C. 尿蝶呤

D. 血酪氨酸

E. 尿有机酸

17. 对21 - 三体综合征最具诊断价值的是

A. 智能发育落后

B. 特殊愚型面容

C. 体格发育落后

D. 染色体核型分析

E. 通贯手

(18～19题共用备选答案)

A. 血 TSH 测定

B. 染色体核型分析

C. 尿三氯化铁试验

D. 尿蝶呤分析

E. 血浆氨基酸分析

18. 儿童苯丙酮尿症初筛选用的是

19. 儿童苯丙酮尿症的确诊检查是

20. 男孩，5岁。因生长和智力发育落后就诊。查体：身材矮小，头围小，眼距宽，鼻梁低，外耳小，通贯手，心脏听诊有杂音。为明确诊断最合适的检查是

A. 染色体核型分析

B. 超声心电图检查

C. 血清 T_3、T_4 检测

D. 头颅 CT

E. 智力测定

21. 男孩，2岁。智力与生长发育落后，经常便秘。查体：身高70cm，皮肤粗糙，鼻梁低平，舌常伸出口外。为确诊首选的检查是

A. 血 T_3、T_4、TSH 检测

B. 血氨基酸分析

C. 染色体核型分析

D. 血钙测定

E. 骨龄测定

(22～23题共用备选答案)

A. DNA 分析

B. 血浆游离氨基酸分析

C. 尿三氯化铁试验

D. 尿蝶呤分析

E. Guthrie 细菌性抑制试验

22. 儿童苯丙酮尿症初筛选用的方法是

23. 鉴别三种非典型苯丙酮尿症的方法是

第二节　贫血/苍白乏力
（小儿造血系统疾病）：小儿贫血概述、营养性缺铁性贫血、营养性巨幼红细胞性贫血

1. 女孩，5岁。患急性感染治疗1周，临床表现恢复正常，门诊医生需根据外周血象的变化作分析。该患儿白细胞分类的正常比例应约为

A. 中性粒细胞0.35、淋巴细胞0.60

B. 中性粒细胞 0.50、淋巴细胞 0.45

C. 中性粒细胞 0.60、淋巴细胞 0.35

D. 中性粒细胞 0.30、淋巴细胞 0.65

E. 中性粒细胞 0.65、淋巴细胞 0.30

2. 10 个月，男，母乳喂养，发育正常，皮肤黏膜苍白，肝肋下 3.5cm，脾肋下 1cm，Hb 74g/L，RBC 3.2×10^{12}/L，外周血细胞涂片：红细胞大小不等，小细胞为主，中心淡染区扩大。最可能的诊断是

A. 营养性巨幼红细胞贫血

B. 肺含铁血黄素沉着症

C. 缺铁性贫血

D. 地中海贫血

E. 生理性贫血

3. 小儿末梢血白细胞分类中，淋巴细胞和中性粒细胞比例大致相等的时间分别是

A. 1~3 天和 1~3 岁

B. 4~6 天和 4~6 岁

C. 7~9 天和 7~9 岁

D. 10~12 天和 10~12 岁

E. 13~15 天和 13~15 岁

4. 关于小儿时期白细胞总数的特点，正确的是

A. 3 岁时接近成人水平

B. 1 个月时平均 15×10^9/L

C. 出生时为（30~40）$\times 10^9$/L

D. 婴儿期约 10×10^9/L

E. 1 周时平均为 20×10^9/L

5. 6 个月以后婴儿容易发生小细胞低色素性贫血的最主要原因是

A. 生长发育需要量增大

B. 未及时添加含铁丰富的辅食

C. 人工喂养铁的吸收率低

D. 膳食总热量不足

E. 添加淀粉类食品过多

（6~8 题共用题干）

男孩，1 岁 3 个月，面色苍黄 2 个月，原可独走，现站立不稳，生后母乳喂养，未添加辅食。查体：表情呆滞，四肢抖动，舌苔薄，呈地图状，血常规：Hb 88g/L，RBC 2.1×10^{12}/L。

6. 最可能的诊断是

A. 缺铁性贫血

B. 营养性巨幼细胞性贫血

C. 苯丙酮尿症

D. 脑性瘫痪

E. 维生素 D 缺乏性手足搐搦症

7. 为明确诊断，首选的检查是

A. 血清叶酸、维生素 B_{12} 测定

B. 血清铁蛋白测定

C. 血清钙、磷、碱性磷酸酶测定

D. 血苯丙氨酸测定

E. 头颅 CT

8. 最适当的治疗

A. 康复治疗

B. 肌注维生素 B_{12}

C. 低苯丙氨酸饮食

D. 肌注维生素 D

E. 口服铁剂

9. 小儿生理性贫血发生的时期是在出生后

A. 4~5 个月　　　　　B. 7~8 个月

C. 1 个月内　　　　　D. 6~7 个月

E. 2~3 个月

10. 女婴，10 个月。动作发育倒退 2 个月。人工喂养，未正规添加辅食。查体：面色蜡黄，哭时无泪，舌颤。最可能的诊断是

A. 营养性维生素 D 缺乏性佝偻病

B. 营养性巨幼细胞性贫血

C. 缺铁性贫血

D. 蛋白质－能量营养不良

E. 脑性瘫痪

11. 女婴，8 个月。母乳喂养，未添加辅食。查体：面色苍白，肝脾肿大。外周血象：Hb 75g/L，RBC 3.5×10^{12}/L，MCV 70fl，MCH 26pg，MCHC 30%。其贫血的细胞形态是

A. 单纯小细胞性

B. 大细胞性

C. 小细胞低色素性

D. 正细胞正色素性

E. 正细胞低色素性

12. 女婴，10 个月。面色苍白 3 个月，嗜睡 1 周。平时食欲差。生后羊乳喂养，6 个月加米糊。查体：头发稀黄，面色苍白，巩膜轻度黄染，心尖部可闻及 2/6 级收缩期杂音，肝肋下 2cm，脾肋下未触及。最可能的诊断是

A. 地中海贫血

B. 营养性巨幼细胞性贫血症

C. 遗传性球形红细胞增多症

D. 缺铁性贫血

E. 再生障碍性贫血

13. 儿童缺铁性贫血的临床表现不包括

A. 食欲不振

B. 心率、呼吸加快

C. 肝脾肿大

D. 面色苍白

E. 肢体震颤

14. 女孩，1岁。面色渐苍黄，2个月烦躁不安，智力及动作发育倒退。出生后母乳喂养，未添加辅食。血常规：RBC 2.5×10^{12}/L，MCV 109fl，WBC 5.0×10^9/L，中性粒细胞分叶过多，Plt 80×10^9/L。最可能的诊断是

A. 缺铁性贫血

B. 溶血性贫血

C. 营养性巨幼细胞贫血

D. 地中海贫血

E. 再生障碍性贫血

15. 诊断缺铁性贫血铁减少期的敏感指标是

A. 血清铁蛋白

B. 血红蛋白

C. 红细胞游离原卟啉

D. 转铁蛋白饱和度

E. 血清铁

16. 有明显神经精神症状的营养性巨幼细胞性贫血，应首选的治疗药物是

A. 右旋糖酐铁

B. 维生素C

C. 硫酸亚铁

D. 维生素 B_{12}

E. 叶酸

17. 男婴，8个月。面色苍白2个月。早产儿，鲜牛奶喂养，未添加辅食。查体：体重8kg，心、肺检查未见异常，肝肋下3cm，脾肋下1.5cm。血常规：Hb 70g/L，RBC 3.0×10^{12}/L，MCV 65fl，WBC 11×10^9/L，Plt 250×10^9/L。最可能的诊断是

A. 溶血性贫血

B. 营养性巨幼细胞贫血

C. 生理性贫血

D. 缺铁性贫血

E. 失血性贫血

18. 男婴，10个月。近2个月出现面色黄，少笑不哭，智力发育倒退。查体发现四肢及头部颤抖，腱反射亢进，踝阵挛阳性。不符合该患儿诊断的指标是

A. 平均红细胞血红蛋白量34pg

B. 网织红细胞减少

C. 幼红细胞胞浆发育落后于胞核

D. 平均红细胞容积106fl

E. 平均红细胞血红蛋白浓度34%

19. 女婴，8个月。间断腹泻2个月。一直母乳喂养，添

加辅食少。皮肤苍白，表情淡漠。舌有震颤。体形虚胖。肝肋下1.5cm，脾脏未触及。查体：血红蛋白85g/L，MCV 98fl，MCHC 34%，红细胞 2.8×10^{12}/L，白细胞 5.6×10^9/L，血小板 170×10^9/L。该婴儿贫血的原因是

A. 慢性感染疾病

B. 缺铁

C. 中枢神经系统病变

D. 叶酸缺乏

E. 维生素 B_{12} 缺乏

第三节　恶心、呕吐、腹胀、腹泻（消化系统疾病）：小儿消化解剖生理特点、先天性肥厚性幽门狭窄、先天性巨结肠、小儿腹泻病

1. 前囟凹陷最常见于

A. 甲状腺功能减退

B. 维生素A中毒

C. 脱水

D. 脑发育不良

E. 头小畸形

2. 男婴，2个月，生后20天开始出现呕吐，进行性加重，有时呈喷射性，多发生于喂奶后半小时之内，呕吐物多为奶凝块，不含胆汁，吐后食欲极好，但体重不增。考虑的诊断是

A. 先天性肠扭转不良

B. 先天性肥厚性幽门狭窄

C. 胃食管反流病

D. 肠套叠

E. 先天性巨结肠

（3~5题共用题干）

男孩，2岁腹泻伴呕吐3天，大便7~8次/日，为黄绿色稀水样便，黏液较多，时有发热、腹痛，伴呕吐、尿少。查体：T 38.5℃，前囟、眼窝凹陷，皮肤弹性差，四肢稍凉。实验室检查：血 WBC 12.0×10^9/L，血 Na^+ 127mmol/L，K^+ 3.9mmol/L，BE -12mmol/L。

3. 最可能的诊断是腹泻病伴

A. 中度等渗性脱水，代谢性碱中毒

B. 重度等渗性脱水，代谢性碱中毒

C. 轻度低渗性脱水，代谢性碱中毒

D. 轻度等渗性脱水，代谢性酸中毒

E. 中度低渗性脱水，代谢性酸中毒

4. 不宜采用的治疗是

A. 液体疗法

B. 锌制剂

C. 止泻剂

D. 肠道微生态制剂

E. 肠道黏膜保护剂

5. 补液过程中，患儿突然惊厥，此时首选的辅助检查是

A. 头颅 MRI B. 血电解质

C. 头颅 CT D. 脑脊液

E. 血糖

6. 女婴，9 个月，腹泻 3 ~ 4 天，大便每天 10 余次，呈稀水样，呕吐，每天 2 ~ 3 次。查体：皮肤稍干，弹性差，心音低钝。入院时最重要的处理是

A. 控制感染

B. 纠正水、电解质紊乱

C. 给肠道微生态制剂

D. 给止吐药

E. 给肠黏膜保护剂

7. 男婴，3 个月，腹泻 2 个月。大便 3 ~ 4 次/日，有时多达 5 ~ 6 次/日，稀水状或糊状，无脓血，食欲佳，精神好。生后一直母乳喂养。查体：体重 5.8kg，面部湿疹，心肺腹查体正常。最可能的诊断是

A. 病毒性肠炎

B. 失氯性腹泻

C. 细菌性肠炎

D. 生理性腹泻

E. 真菌性肠炎

8. 男婴，2 个月。生后 4 周出现呕吐，有时呈喷射性，多发生于喂奶后半小时内，呕吐物不含胆汁，吐后食欲好，体重明显下降。最可能的诊断是

A. 胃食管反流

B. 慢性胃炎

C. 十二指肠溃疡

D. 肠套叠

E. 先天性肥厚性幽门狭窄

（9 ~ 10 题共用题干）

男婴，1 个月，腹胀，便秘 1 个月。查体：腹部明显隆起，腹壁静脉显露明显，肠鸣音较活跃，肛门指检时排出恶臭气体及大便，腹部立位 X 线平片可见多个阶梯状液平。

9. 首先考虑的诊断是

A. 坏死性小肠结肠炎

B. 先天性巨结肠

C. 功能性便秘

D. 先天性肠旋转不良

E. 胎粪塞综合征

10. 为明确诊断，首选的检查是

A. 钡剂灌肠检查

B. 腹部 B 超

C. 直肠肌层活检

D. 直肠黏膜活检

E. 肛门直肠测压

11. 女婴，1 个月。生后间断呕吐，呕吐物为奶液，体重增长不满意。查体：可见胃蠕动波，右上腹触及包块。最可能的诊断是

A. 幽门痉挛

B. 胃扭转

C. 先天性肥厚性幽门狭窄

D. 先天性巨结肠

E. 胃食管反流

（12 ~ 14 题共用题干）

女孩，1 岁。腹泻 4 天。每日大便 10 余次，为蛋花汤样便，伴呕吐、尿少。查体：T 38.5℃，前囟、眼窝凹陷，皮肤弹性差，四肢稍凉。实验室检查：血 WBC 6.0×10^9/L，血 Na^+ 127mmol/L，K^+ 3.7mmol/L，BE - 15mmol/L。

12. 最可能的诊断是腹泻病伴

A. 中度等渗性脱水，代谢性碱中毒

B. 重度等渗性脱水，代谢性碱中毒

C. 轻度低渗性脱水，代谢性碱中毒

D. 轻度等渗性脱水，代谢性酸中毒

E. 中度低渗性脱水，代谢性酸中毒

13. 最可能的病原体是

A. 侵袭性大肠埃希菌

B. 白色念珠菌

C. 产毒性大肠埃希菌

D. 金黄色葡萄球菌

E. 轮状病毒

14. 补液过程中患儿突然惊厥，此时首选的辅助检查是

A. 头颅 MRI B. 血电解质

C. 头颅 CT D. 脑脊液

E. 血糖

15. 不符合小儿先天性肥厚性幽门狭窄临床特点的是

A. 呕吐物常含胆汁

B. 对于生后 2 ~ 4 周发病

C. 右季肋下可触及橄榄样肿块

D. 少数患儿有黄疸

E. 常见自左向右的胃蠕动波

16. 男孩，14 岁。发热、腹泻 5 小时。9 小时前同学聚餐，5 小时前开始发热、腹泻，体温 39.2℃，伴畏寒，无明显寒战，初为水样便，继而黏液脓血便，

呕吐 3 次，为胃内容物。查体：T 39℃，P 100 次/分，R 20 次/分，双肺呼吸音粗，未闻及干湿性啰音，心律齐，腹软，下腹痛有轻微压痛，无肌紧张、反跳痛。粪镜检：WBC 20～30 个/HP，RBC 4～8 个/HP，吞噬细胞 1～2 个/HP。最可能的诊断是

A. 消化功能紊乱

B. 急性胃肠炎

C. 急性细菌性痢疾

D. 轮状病毒肠炎

E. 产毒性大肠埃希菌肠炎

（17～20 题共用题干）

男婴，8 个月。腹泻伴呕吐 3 天，无尿 6 小时。大便 10～15 次/天，呈蛋花汤样伴黏液，有腥臭味。查体：T 37.8℃，表情淡漠，前囟、眼窝明显凹陷，皮肤弹性差，可见花纹，四肢厥冷，双肺呼吸音清，心率 120 次/分，腹软，无明显压痛。实验室检查：粪镜检偶见白细胞，血钠 134mmol/L。

17. 病原学诊断最可能是

A. 产毒性大肠埃希菌肠炎

B. 空肠弯曲菌肠炎

C. 金黄色葡萄球菌肠炎

D. 轮状病毒肠炎

E. 白色念珠菌肠炎

18. 患儿脱水的程度和性质是

A. 重度等渗性脱水

B. 中度低渗性脱水

C. 重度低渗性脱水

D. 中度等渗性脱水

E. 重度高渗性脱水

19. 首批快速扩容静脉输液应给予

A. 1/3 张含钠液

B. 2:1 等张含钠液

C. 2/3 张含钠液

D. 1/2 张含钠液

E. 4/5 张含钠液

20. 患儿输液后出现腹胀，肠鸣音减弱，膝腱反射消失。首先考虑的诊断是

A. 低钾血症　　　B. 低钙血症

C. 低磷血症　　　D. 低镁血症

E. 低钠血症

21. 婴儿出现无胆汁的喷射性呕吐、胃肠蠕动波和右上腹肿块，首先考虑的诊断是

A. 幽门痉挛

B. 先天性肥厚性幽门狭窄

C. 先天性巨结肠

D. 胃食管反流病

E. 胃扭转

（22～25 题共用题干）

男孩，2 岁。因呕吐频繁、水样便 3 天伴发热于 10 月底入院，12 小时无尿。查体：T 38℃，颜面苍白，皮肤弹性极差，眼窝凹陷，心肺听诊无异常，腹稍胀，肝脾无肿大，腱反射未引出，四肢末梢微冷。实验室检查：血钠 138mmol/L。

22. 最可能的诊断是

A. 真菌性肠炎

B. 产毒性大肠埃希菌肠炎

C. 轮状病毒肠炎

D. 致病性大肠埃希菌肠炎

E. 侵袭性大肠埃希菌肠炎

23. 最可能合并的电解质紊乱是

A. 低氯血症　　　B. 低钙血症

C. 低钾血症　　　D. 低磷血症

E. 低镁血症

24. 首批应该补充的液体是

A. 1/4 张含钠液

B. 2:1 的等张含钠液

C. 1/3 张含钠液

D. 2/3 张含钠液

E. 1/2 张含钠液

25. 该患儿第 1 天补液总量应是

A. 90～120ml/kg

B. 69～90ml/kg

C. 120～150ml/kg

D. 150～180ml/kg

E. 180～210ml/kg

26. 下列病原体中最易引起脓血便的是

A. 轮状病毒

B. 鼠伤寒沙门菌

C. 产毒性大肠埃希菌

D. 隐孢子虫

E. 致病性大肠埃希菌

27. 婴儿顽固性便秘、腹胀、呕吐、营养不良，首先考虑的诊断是

A. 幽门痉挛

B. 先天性肥厚性幽门狭窄

C. 胃食管反流病

D. 胃扭转

E. 先天性巨结肠

28. 低渗性脱水危及患儿生命的常见情况是

A. 低钾血症

B. 低钙血症

C. 低血容量休克

D. 代谢性酸中毒

E. 中枢神经系统并发症

29. 轮状病毒肠炎最容易出现的并发症是

    A. 肠穿孔

    B. 败血症

    C. 高钠血症

    D. 中毒性脑病

    E. 脱水、酸中毒

30. 女孩，2 岁。腹泻伴呕吐 3 天，大便 7～8 次/日，为黄绿色稀水样便，黏液较多，时有发热、腹痛。粪常规示白细胞（＋＋）。不宜采用的治疗是

    A. 液体疗法

    B. 锌制剂

    C. 止泻剂

    D. 肠道微生态制剂

    E. 肠道黏膜保护剂

31. 女婴，8 个月。发热、呕吐、腹泻、少尿 2 天。查体：哭无泪，眼窝、前囟明显凹陷，皮肤弹性差，呈花纹状。心音低钝，四肢末梢凉。实验室检查：粪常规未见红细胞、白细胞，可见脂肪滴。血清钠 135mmol/L。患儿的脱水程度属于

    A. 中度等渗性脱水

    B. 中度高渗性脱水

    C. 重度低渗性脱水

    D. 重度等渗性脱水

    E. 中度低渗性脱水

32. 先天性肥厚性幽门狭窄所特有的临床表现是

    A. 呕吐

    B. 消瘦、腹水

    C. 胃蠕动波

    D. 黄疸

    E. 右上腹肿块

33. 女婴，9 个月。腹泻 4 天，约 10 次/日，呈稀水样，伴呕吐，每天 2～3 次，尿量减少。查体：皮肤干，弹性差，眼窝、前囟凹陷，心音低钝。最重要的处理措施是

    A. 给予助消化药

    B. 给予止吐药

    C. 纠正水电解质紊乱

    D. 控制感染

    E. 给予肠道微生态制剂

（34～38 题共用题干）

    女婴，10 个月。腹泻 3 天，加重 2 天。暗绿色水样便每日 10 余次，量多、腥臭，伴高热、呕吐、少尿。查体：精神萎靡，呈嗜睡状，前囟眼窝凹陷，皮肤弹性差，心音较低钝，腹胀，肝脾不大。实验室检查：粪镜检有大量脓细胞，血钠 135mmol/L，血钾 3.5mmol/L。

34. 患儿最可能的诊断是

    A. 轮状病毒肠炎

    B. 金黄色葡萄球菌肠炎

    C. 细菌性痢疾

    D. 大肠埃希菌肠炎

    E. 真菌性肠炎

35. 该患儿腹泻脱水的程度与性质应是

    A. 中度等渗性

    B. 重度低渗性

    C. 中度高渗性

    D. 中度低渗性

    E. 重度等渗性

36. 施行液体疗法，第一天补液的总量应是每公斤体重

    A. 70～110ml

    B. 190～220ml

    C. 30～60ml

    D. 120～150ml

    E. 160～180ml

37. 第一天补液所采用液体的成分应是

    A. 1/3 张含钠液

    B. 等张含钠液

    C. 1/5 张含钠液

    D. 1/2 张含钠液

    E. 2/3 张含钠液

38. 对该患儿最不适合的处理是

    A. 继续饮食

    B. 选用有效的抗生素

    C. 使用止泻药

    D. 使用微生态制剂

    E. 使用肠黏膜保护剂

39. 有关小儿肠道菌群建立的论述，正确的是

    A. 人工喂养者以双歧杆菌为主

    B. 母乳喂养者以大肠杆菌为主

    C. 肠道菌群可帮助合成维生素 D

    D. 出生 24 小时后肠道开始出现细菌

    E. 肠道菌群受食物成分影响

40. 轮状病毒肠炎容易出现

    A. 败血症

    B. 肠穿孔

    C. 高钠血症

    D. 中毒性脑病

E. 脱水、酸中毒

41. 男孩，2岁。秋季发病，低热伴腹泻2天。为蛋花汤样，10余次/天，无腥臭味，粪便常规偶见白细胞。最可能的病原体是

A. 腺病毒

B. 轮状病毒

C. 柯萨奇病毒

D. 诺沃克病毒

E. 冠状病毒

(42~44题共用题干)

女婴，8个月。水样便3天，10余次/日，呕吐3~4次/日，尿量减少。查体：体重8kg，眼窝凹陷，皮肤弹性差，四肢尚暖，血钠125mmol/L。

42. 该患儿最可能的诊断是

A. 轻度低渗性脱水

B. 中度等渗性脱水

C. 重度低渗性脱水

D. 轻度等渗性脱水

E. 中度低渗性脱水

43. 第一天补液的总量是

A. 60~80ml/kg

B. 150~180ml/kg

C. 80~100ml/kg

D. 100~120ml/kg

E. 120~150ml/kg

44. 第一天补充液体的种类是

A. 等张含钠液

B. 1/4张含钠液

C. 2/3张含钠液

D. 1/2张含钠液

E. 1/3张含钠液

45. 男婴，10天。因发热、拒奶3天，惊厥2次来诊。查体：反应差，中度黄染，脐部有脓性分泌物，前囟饱满。WBC 20×10^9/L，N 0.78，L 0.22。最可能的病原体是

A. 脑膜炎双球菌

B. 大肠埃希菌

C. 流感嗜血杆菌

D. 新型隐球菌

E. 肺炎链球菌

第四节　水肿：小儿泌尿系统特点、急性肾小球肾炎、肾病综合征

1. 幼儿少尿是24小时尿量小于

A. 200ml　　　　　　　　B. 400ml

C. 50ml　　　　　　　　D. 300ml

E. 100ml

2. 男孩，7岁，颜面水肿伴尿少10天，肉眼血尿合并腰痛2天。查体：水肿较重，腹胀，移动性浊音阳性，右侧肾区叩击痛阳性。血常规：Hb 156g/L，WBC 12.6×10^9/L，Plt 658×10^9/L。纤维蛋白原6.5g/L，D-二聚体升高明显，血浆白蛋白10g/L，血胆固醇9.56mmol/L，肌酐49μmol/L。尿常规：蛋白（++），红细胞满视野，畸形率约50%。最可能的诊断是

A. IgA肾病

B. 肾病综合征合并肾静脉血栓形成

C. 肾病综合征合并肾小管功能障碍

D. 急性感染后肾炎合并肾功能不全

E. 肾病综合征合并泌尿道感染

3. 男孩，8岁。少尿、肉眼血尿3天。查体：BP 130/105mmHg。尿常规：尿蛋白（++），RBC（+++）。可能与该患儿发病相关的疾病是

A. 脓皮病

B. 手足口病

C. 肺炎链球菌肺炎

D. 肺炎支原体肺炎

E. 麻疹

4. 男孩，6岁。少尿、肉眼血尿3天。2周前曾患化脓性扁桃体炎。查体：BP 130/105mmHg。尿常规：尿蛋白（++），RBC（++++）。该病活动期的主要治疗措施是

A. 补充液体

B. 使用利尿剂

C. 休息和控制感染

D. 使用激素和免疫抑制剂

E. 采用透析疗法

5. 男孩，7岁。水肿4天，伴血尿、尿少2天。查体：P 112次/分，R 33次/分，BP 120/85mmHg，颜面、双下肢明显水肿，烦躁不安、气促，双肺底可闻及湿啰音，肝肋下1.5cm。尿常规：蛋白（+）。尿沉渣镜检：RBC 25个/HP。目前应首选的药物是

A. 毛花苷丙　　　　　　B. 硝普钠

C. 青霉素　　　　　　　D. 呋塞米

E. 地西泮

(6~8题共用题干)

男孩，3岁。水肿1周。尿中有泡沫，尿量减少。查体：T 36.7℃，P 120次/分，R 25次/分，BP 90/60mmHg。眼睑水肿，双下肢凹陷性水肿，双肺呼吸音粗，未闻及啰音，心前区未闻及杂音，腹膨隆，移动性

浊音（+）。尿常规：蛋白（+++）。尿沉渣镜检：
RBC 0~3/HP，WBC 0~3/HP。血清白蛋白20g/L，胆
固醇8.7mmol/L。

6. 最可能的诊断是

A. 急进性肾炎

B. 单纯型肾病综合征

C. 急性肾小球肾炎

D. 泌尿道感染

E. 肾炎型肾病综合征

7. 以下治疗方式不合适的是

A. 给予氢氯噻嗪利尿

B. 给予泼尼松治疗

C. 给予青霉素抗感染

D. 少盐饮食

E. 降脂治疗

8. 患儿在治疗中出现发热，最常见的原因是

A. 腹膜炎

B. 皮肤丹毒

C. 呼吸道感染

D. 尿路感染

E. 胃肠炎

9. 男孩，9岁。眼睑水肿伴少尿3天，茶色尿1天，病前3周曾患皮肤脓疱疮。查体：P 110次/分，BP 130/90mmHg，肝右肋下1.0cm，压痛（+），双下肢明显非凹陷性水肿。目前最主要的治疗措施是

A. 卡托普利　　　　　B. 青霉素

C. 限盐饮食　　　　　D. 呋塞米

E. 休息

10. 男孩，3岁。眼睑及面部水肿2周。查体：全身高度水肿，呈凹陷性。实验室检查：血白蛋白25g/L，总胆固醇6.2mmol/L。尿常规：蛋白（++++），WBC 1~2/HP。为有利于该疾病的临床分型，首选的检查是

A. 红细胞沉降率

B. 补体C_3

C. ASO

D. 血电解质

E. 免疫球蛋白

（11~13题共用题干）

男孩，10岁。因高度水肿及大量蛋白尿，予泼尼松60mg/d治疗10周，病情未缓解来诊。查体：T 36.5℃，P 80次/分，R 18次/分。颜面明显水肿，面色苍白，肺部未闻及啰音，心（−），腹部较膨隆，肝脾触及不清，四肢明显水肿。实验室检查：蛋白尿（+++），尿沉渣镜检RBC 50个/HP，补体C_3正常，肾功能正常。

11. 最可能的诊断是

A. 先天性肾病综合征

B. 肾炎型肾病综合征

C. 单纯型肾病综合征

D. 急性肾小球肾炎

E. 慢性肾小球肾炎

12. 对其激素疗效判断正确的是

A. 激素耐药　　　　　B. 激素敏感

C. 肾病复发　　　　　D. 激素依赖

E. 肾病频复发

13. 该患儿皮肤感染后出现发热、腹痛、四肢冰凉、尿少。查体：BP 60/40mmHg。实验室检查：血钠121mmol/L，血钾5.8mmol/L。此时患儿出现的并发症是

A. 低血容量性休克

B. 急性胃炎

C. 肾小管功能障碍

D. 肾静脉血栓形成

E. 急性肾衰竭

14. 女孩，6岁。水肿伴尿少2天。病前10天有上呼吸道感染病史。查体：BP 130/90mmHg，眼睑及颜面水肿，双下肢轻度水肿。血Hb 100g/L；尿常规：沉渣镜检RBC 20~30个/HP，WBC 3个/HP，Pro（++）。该患儿最可能的诊断是

A. 单纯型肾病综合征

B. 泌尿系感染

C. 急性链球菌感染后肾炎

D. 肾炎型肾病综合征

E. 急进性肾小球肾炎

（15~17题共用备选答案）

A. 激素依赖型

B. 激素部分敏感型

C. 激素敏感型

D. 激素耐药型

E. 复发

15. 肾病综合征患儿，口服泼尼松2mg/（kg·d），治疗2周后尿蛋白完全转阴。疗效判断为

16. 肾病综合征患儿，口服泼尼松2mg/（kg·d），治疗8周后尿蛋白（++++）。疗效判断为

17. 肾病综合征患儿，口服泼尼松2mg/（kg·d），治疗2周后尿蛋白完全转阴，8周后尿蛋白再次（++++）。疗效判断为

（18~21题共用题干）

男孩，5岁。水肿伴尿少3天。病前2天有"上感"史。查体：BP 90/60mmHg，眼睑及颜面水肿，双下肢

凹陷性水肿。实验室检查：血浆白蛋白22g/L，胆固醇7.2mmol/L，肾功能正常，血C3 1.25g/L，PPD试验（－）。尿常规：RBC 10个/HP，蛋白（＋＋＋＋）。

18. 该患儿最可能的诊断为
A. IgA肾病
B. 慢性肾小球肾炎急性发作
C. 原发性单纯型肾病综合征
D. 急性链球菌感染后肾炎
E. 病毒性肾炎

19. 首选的治疗药物是
A. 泼尼松　　　　B. 青霉素
C. 环孢素A　　　D. 甲泼尼龙
E. 雷公藤多苷

20. 若住院期间，患儿经限盐并给予大剂量呋塞米治疗后，尿量明显增加，水肿消退，但随后出现精神萎靡、头昏、乏力、恶心、呕吐，尿量明显减少。查体：BP 66/45mmHg，四肢凉。最可能的并发症是
A. 低血容量休克
B. 急性肾衰竭
C. 肾上腺皮质功能不全
D. 电解质紊乱
E. 高血压脑病

21. 若患儿经治疗，尿蛋白转阴9个月，已停药。2周前出现发热、咳嗽，随后出现尿蛋白（＋＋＋）、水肿，现已无感染表现。以下治疗措施中错误的是
A. 使用免疫调节剂
B. 抗凝利尿治疗，不必限盐
C. 加用免疫抑制剂治疗
D. 本次治疗可不必使用抗生素
E. 按初次方案重新开始治疗

22. 男孩，8岁。水肿5天，血尿、少尿3天入院。查体：P 110次/分，R 32次/分，BP 140/90mmHg，烦躁，颜面、双下肢明显水肿，双肺底可闻及少量湿啰音，肝肋下2cm。尿常规：蛋白（＋＋），RBC 70~80个/HP。WBC 40~50个/HP。首选的治疗药物是
A. 呋塞米
B. 毛花苷丙
C. 硝普钠
D. 低分子右旋糖酐
E. 糖皮质激素

（23~24题共用题干）
女孩，9岁。水肿1个月。BP 135/95mmHg，颜面及四肢水肿。实验室检查：尿蛋白（＋＋＋），24小时尿蛋白2.5g，血清白蛋白28g/L，尿素氮10mmol/L，C3 0.65g/L。

23. 诊断可能为
A. 急性肾小球肾炎
B. 急进性肾小球肾炎
C. 肾炎型肾病综合征
D. 单纯型肾病综合征
E. 迁延性肾小球肾炎

24. 若患者突然出现肉眼血尿伴腰部疼痛，最可能的并发症是
A. 肾衰竭
B. 间质性肾炎
C. 肾结石
D. 肾静脉血栓
E. 泌尿系统感染

25. 肾脏在胎儿期合成较多的激素是
A. 促红细胞生成素
B. 利钠激素
C. 前列腺素
D. 肾素
E. $1,25-(OH)_2D_3$

26. 女孩，6岁。诊断为单纯型肾病综合征，病程中患儿出现腰痛、尿呈洗肉水样。此时最可能是并发了
A. 电解质紊乱
B. 肾衰竭
C. 肾结石
D. 泌尿系感染
E. 肾静脉血栓形成

27. 男孩，2岁。因颜面及四肢凹陷性水肿1周来诊。查体：BP 85/55mmHg，尿蛋白（＋＋＋），RBC 1~2个/HP；血浆总蛋白40g/L，白蛋白20g/L，胆固醇6.2mmol/L，尿素氮5.5mmol/L。最可能的诊断是
A. 肾炎型肾病综合征
B. 急性肾小球肾炎
C. 急进性肾小球肾炎
D. 单纯型肾病综合征
E. IgA肾病

28. 男孩，12岁。肾病综合征初次治疗，口服泼尼松片2mg/（kg·d），2周后尿蛋白转阴，巩固治疗2周开始减量，改成隔日晨顿服2mg/kg，共4周，以后每4~6周减量0.5mg/kg，直至停药。此激素治疗方案为
A. 中程疗法　　　B. 冲击疗法
C. 短程疗法　　　D. 长程疗法
E. 替代疗法

第五节　发热、惊厥：概述、小儿神经系统发育特点、热性惊厥、中毒型细菌性痢疾、化脓性脑膜炎、结核性脑膜炎

1. 男孩，2 岁，咳嗽、发热、腹泻 2 天，1 天前抽搐 1 次。查体：颈强直（+），克尼格征（+）。血常规：WBC $14 \times 10^9/L$，N 0.8。经治疗好转出院后 5 天，突发抽搐、发热、呕吐，前囟张力增大。本例患儿考虑的诊断为
   A. 脑出血
   B. 硬脑膜下积液
   C. 蛛网膜下腔出血
   D. 脑积水
   E. 中毒性痢疾

2. 3 月龄以下婴儿患化脓性脑膜炎，其主要特点是
   A. 缺乏典型临床症状
   B. 强直 - 阵挛性惊厥
   C. 喷射性剧烈呕吐
   D. 脑膜刺激征阳性
   E. 高热

3. 新生儿，23 天。发热 3 天。查体：T 39℃，精神差，前囟饱满，脐部可见脓性分泌物。对诊断最有意义的检查是
   A. 血常规 + CRP
   B. 头颅 CT
   C. 血电解质
   D. 血降钙素原
   E. 血培养 + 脑脊液

4. 女婴，4 个月。1 个半月前诊断为"化脓性脑膜炎"，抗生素治疗 3 周后病情平稳出院。近 1 周患儿出现烦躁哭闹、呕吐，家长发现头颅进行性增大，前囟饱满扩大，头皮静脉扩张，头颅 CT 示脑室系统扩大。最可能的诊断是
   A. 硬脑膜下积液
   B. 脑积水
   C. 脑囊肿
   D. 抗利尿激素异常分泌综合征
   E. 脑室管炎

5. 男孩，1 岁半。1 天前流清涕，今晨低热，2 小时后体温升高达 39.7℃，突发全身强直阵挛性惊厥，面色发绀，意识丧失持续 1 分钟自行停止。数分钟后患儿完全清醒，精神良好。查体：颈无抵抗，双侧巴氏征（+）。血常规：Hb 116g/L，WBC $7.5 \times 10^9/L$，N 0.70，Plt $150 \times 10^9/L$。最可能的诊断是
   A. 复杂型热性惊厥
   B. 癫痫
   C. 单纯型热性惊厥
   D. 化脓性脑膜炎
   E. 病毒性脑炎

6. 男孩，4 岁。发热、头痛、皮疹 12 小时，频繁抽搐、昏迷 2 小时。查体：全身可见大量瘀点瘀斑，双下肢有部分融合成片，血压测不出，右侧瞳孔散大，对光反射消失。下列处理不正确的是
   A. 吸氧及心电监护
   B. 瘀点涂片检菌
   C. 立刻腰椎穿刺做脑脊液常规检查
   D. 20% 甘露醇立即静脉滴注
   E. 急查 DIC 指标

7. 男婴 5 个月，咳嗽 1 天，发热 3 小时。就诊过程中突然双目凝视，口吐白沫，四肢强直，呼之不应，持续 1～2 分钟缓解。查体：T 39.3℃，咽红，心肺腹及神经系统无异常。最可能诊断是
   A. 低钙惊厥　　　　 B. 中毒性脑病
   C. 化脓性脑膜炎　　 D. 癫痫
   E. 热性惊厥

8. 男孩，3 岁半。发热 2 周，头痛、呕吐 1 周，惊厥 1 次。查体：颈抵抗（+），双膝腱反射亢进，巴氏征（+）。脑脊液检查：WBC $265 \times 10^6/L$，单核 0.76，多核 0.24，蛋白 1.5g/L，糖 1.2mmol/L，氯化物 92mmol/L。目前最适宜的治疗是
   A. 头孢曲松 + 万古霉素
   B. 四联抗结核药物
   C. 大剂量丙种球蛋白
   D. 阿昔洛韦
   E. 泼尼松龙

（9～11 题共用题干）
　　男孩，1 岁。发热 3 天，呕吐 1 次，抽搐 1 次。既往 6 个月曾热性惊厥 1 次。按时预防接种，出生史无特殊。查体：T 38.2℃，R 30 次/分，BP 90/55mmHg，颈抵抗（+），双肺听诊未见异常。心率 130 次/分，律齐，腹软，肝脾肋下未触及，四肢暖，肌力、肌张力正常。Babinski 征（+）。

9. 初步诊断首先考虑
   A. 中毒型细菌性痢疾
   B. 中枢神经系统感染
   C. 脑发育不全
   D. 热性惊厥
   E. 手足搐搦症

10. 为明确诊断，首先宜进行的检查是

A. 脑电图

B. 血钙、磷测定

C. 腰穿检查脑脊液

D. 粪镜检及培养

E. 血培养加药物敏感实验

11. [假设信息] 抗生素静脉滴注 3 天后热退，精神好转。但 1 周后又发热至 38.5℃ 左右，并呕吐，惊厥 1 次。最可能出现的情况是

A. 并发脑脓肿

B. 并发硬膜下积液

C. 并发脑积水

D. 并发脑室管膜炎

E. 院内上呼吸道感染

12. 不符合典型热性惊厥表现的是

A. 多数呈全身性强直、阵挛性发作

B. 初期体温骤升达 39℃

C. 一次热程中仅有一次发作

D. 发作后短暂嗜睡

E. 惊厥持续 < 15 分钟

13. 抢救脑型中毒细菌性痢疾，首选的治疗措施是

A. 应用血管活性药物

B. 降颅压、利尿

C. 应用抗凝药物

D. 应用糖皮质激素

E. 应用抗生素

14. 男婴，3 个月。高热伴频繁呕吐 2 天，嗜睡 1 天，惊厥 2 次。查体：精神差，双眼凝视，前囟隆起，脑膜刺激征阴性。实验室检查：血 WBC 15.0×10^9/L，N 0.88，L 0.12。最可能的诊断是

A. 结核性脑膜炎

B. 化脓性脑膜炎

C. 热性惊厥

D. 病毒性脑炎

E. 中毒性脑病

(15~17 题共用题干)

女孩，5 岁。精神欠佳半个月，发热、头痛、呕吐 10 天。半个月前开始出现精神不佳，10 天来每天发热，最高体温 38.1℃，进食减少，伴头痛，呕吐。2 个月前曾患"麻疹"。查体：精神差，消瘦，右眼外展受限，颈抵抗（+），Kernig 征（+），Brudzinski 征（+），PPD 试验（-）。

15. 最可能的诊断是

A. 化脓性脑膜炎

B. 结核性脑膜炎

C. 隐球菌性脑膜炎

D. 病毒性脑炎

E. 流行性脑脊髓膜炎

16. 为明确诊断首选的检查是

A. 胸部 X 线片

B. 脑脊液检查

C. 红细胞沉降率

D. 头颅 CT

E. 脑电图

17. 提示该疾病进入晚期的表现是

A. 颅神经受损

B. 肢体偏瘫

C. 惊厥

D. 昏迷

E. 腹壁反射消失

18. 符合单纯型热性惊厥诊断标准的是

A. 发作 1 周后 EEG 检查见棘波、尖波发放

B. 多为局限性发作

C. 一次热程中有 1 次发作

D. 惊厥持续时间 >15 分钟

E. 复发总次数 >5 次

19. 女婴，7 个月。诊断"化脓性脑膜炎"使用青霉素加头孢曲松钠治疗 5 天热退，一般情况好转，近两天又发热，伴间断抽搐 2 次。查体：T 39.2℃，前囟饱满。脑脊液检查：白细胞数 120×10^6/L，蛋白质 0.4g/L，糖 3mmol/L。患儿病情加重，应考虑为

A. 并发脑脓肿

B. 脑膜炎复发

C. 并发硬脑膜下积液

D. 并发脑积水

E. 并发脑水肿

(20~22 题共用题干)

女孩，7 岁。发热伴腹痛半天，抽搐 1 次，呕吐 2 次。查体：T 40℃，BP 60/30mmHg，面色苍白，四肢湿冷，呼吸急促，心率快，腹平软，脐周压痛，肠鸣音活跃，脑膜刺激征阴性。

20. 最可能的诊断是

A. 中毒性细菌性痢疾

B. 脓毒症

C. 化脓性脑膜炎

D. 热性惊厥

E. 急性胃炎

21. 该疾病的发病机制中，起主要作用的是

A. 细菌内毒素

B. 小儿神经系统发育不健全

C. 细菌致热源

D. 细菌外毒素

E. 小儿免疫功能不完善

22. 应立即进行的检查是

A. 脑电图   B. 血常规

C. 头颅 CT   D. 粪常规

E. 腹部 B 超

(23 ~ 25 题共用备选答案)

A. 病毒性脑炎

B. 中毒性脑病

C. 化脓性脑膜炎

D. 隐球菌性脑膜炎

E. 结核性脑膜炎

23. 上述疾病中,易侵犯颅神经,尤其是面神经的是

24. 上述疾病中,脑脊液墨汁染色阳性的是

25. 上述疾病中,易出现硬脑膜下积液的是

26. 中毒型细菌性痢疾的诊断中,不需强调的是

A. 反复惊厥,发生休克或呼吸衰竭

B. 病情迅速恶化

C. 急性起病伴高热

D. 大便检查异常

E. 脑膜刺激征阳性

27. 男婴,6 个月。高热 3 天,惊厥 2 次,呕吐 2 次不伴腹泻。查体:心、肺、腹均无异常。血 WBC 18 × 10^9/L,N 0.85。查体最应注意的体征是

A. 前囟隆起

B. 颈强直

C. Babinski 征(+)

D. Brudzinski 征(+)

E. Kernig 征(+)

28. 抢救休克型中毒型细菌性痢疾,不恰当的措施是

A. 脱水

B. 使用抗生素

C. 扩容

D. 纠正酸中毒

E. 使用血管活性药物

29. 小儿结核性脑膜炎早期主要的临床表现是

A. 急性高热伴剧烈呕吐

B. 昏睡伴意识朦胧

C. 出现惊厥

D. 脑膜刺激征阳性

E. 性格改变

30. 女婴,2 个月。拒食、吐奶、嗜睡 3 天。查体:面色青灰,前囟紧张,脐部少许脓性分泌物。为明确诊断,最关键的检查是

A. 脐分泌物培养

B. 血常规

C. 血气分析

D. 脑脊液检查

E. 头颅 CT

31. 5 个月,男婴。因咳喘 4 天,诊断为支气管肺炎。体温持续 39 ~ 40℃,近 2 小时来两眼上翻,惊厥多次,神志半昏迷,前囟门紧张。可能合并

A. 癫痫

B. 高热惊厥

C. 中毒性脑病

D. 婴儿手足搐搦症

E. 低血糖

32. 女孩,4 岁。夏季突然发病,高热 4 小时。T 39.5℃,惊厥 1 次,无呕吐、腹泻。病前有可疑不洁饮食病史。实验室检查:WBC 21.0 × 10^9/L,N 0.86。最可能的诊断是

A. 中毒型细菌性痢疾

B. 流行性乙型脑炎

C. 化脓性脑膜炎

D. 热性惊厥

E. 流行性脑脊髓膜炎

第六节 呼吸困难:小儿循环系统解剖生理特点、先天性心脏病概论、房间隔缺损、室间隔缺损、动脉导管未闭、法洛四联症

1. 房间隔缺损时心脏杂音形成的机制主要是

A. 血液经房间隔缺损自左房流入右房

B. 主动脉瓣相对狭窄

C. 肺动脉瓣明显狭窄

D. 经肺动脉瓣血流量增多

E. 右心压力负荷增加

2. 女孩,1 岁,生后 2 个月开始口周发绀,今晨哭闹后发绀加重,意识丧失四肢颤动,持续 1 分钟缓解,胸骨左缘第 2 ~ 4 肋间闻及 3/6 级收缩期杂音,双下肢无水肿,神经系统正常。X 线示:心尖上翘,肺动脉凹陷。意识丧失的原因为

A. 法洛四联症合并脑脓肿

B. 法洛四联症合并缺氧发作

C. 法洛四联症合并肺水肿

D. 法洛四联症合并心衰

E. 法洛四联症合并急性肺炎

(3 ~ 4 题共用题干)

男孩,13 岁。近 1 个月自觉体力进行性下降。查体:心前区未触及震颤,胸骨左缘第 2、3 肋间闻及 3/6

级收缩期喷射性杂音，P₂增强、固定分裂。

3. 最可能的诊断是

 A. 房间隔缺损

 B. 动脉导管未闭

 C. 中型室间隔缺损

 D. 单纯肺动脉瓣狭窄

 E. 小型室间隔缺损

4. 最典型的心电图改变是

 A. 电轴右偏和不完全性右束支传导阻滞

 B. 左心房增大

 C. 左心室肥大

 D. 右室肥大

 E. 左室高电压

5. 室间隔缺损

 A. 右心房血氧含量高于上下腔静脉平均血氧含量

 B. 右心室血氧含量高于右心房血氧含量

 C. 肺动脉血氧含量高于右心室血氧含量

 D. 右心房血氧含量高于右心室血氧含量

 E. 右心室血氧含量高于肺动脉血氧含量

6. 女孩，3 岁。反复肺炎 5 次。查体：身体瘦弱，胸骨左缘第 3～4 肋间闻及 4/6 级全收缩期杂音，传导广泛，伴震颤，P₂亢进。最符合患儿目前情况的血流动力学改变是

 A. 无分流

 B. 肺动脉压正常

 C. 肺循环血量增加

 D. 右向左分流

 E. 体循环血量增加

（7～9 题共用题干）

 女孩，2 岁。体检发现心脏杂音就诊，平素体健。查体：左缘第 2 肋间闻及 2/6 级喷射性收缩期杂音，第二心音固定分裂，ECG：电轴右偏，V₁ 导联呈 rsR 波型。

7. 最可能的诊断是

 A. 动脉导管未闭

 B. 室间隔缺损

 C. 肺动脉狭窄

 D. 房间隔缺损

 E. 法洛四联症

8. 其心脏杂音产生的机制是

 A. 二尖瓣相对狭窄

 B. 三尖瓣相对狭窄

 C. 肺动脉瓣相对狭窄

 D. 血流通过缺损处

 E. 主动脉瓣相对狭窄

9. 血流动力学改变表现为

 A. 左心房增大

 B. 右心房、右心室增大

 C. 左心室增大

 D. 左心房、左心室增大

 E. 左心房、左心室、右心室增大

10. 男孩，3 岁。剧烈活动后伴气促，青紫不明显，自幼反复呼吸道感染。查体：BP 90/40mmHg，胸骨左缘第 2 肋间可闻及粗糙响亮的连续机器样杂音，第 4 肋间可闻及 4/6 级粗糙的全收缩期杂音伴震颤，心尖区可闻及舒张期隆隆样杂音，P₂亢进，闻及股动脉枪击音。胸部 X 线片示左心房及左、右心室增大，肺动脉段膨隆。最可能的诊断是

 A. 房间隔缺损

 B. 室间隔缺损 + 动脉导管未闭

 C. 室间隔缺损

 D. 动脉导管未闭

 E. 法洛四联症

（11～14 题共用题干）

 女孩，3 岁。生后发现口唇青紫，活动后加剧。平时喜蹲踞，哭吵时有突发呼吸急促、青紫加重，严重时伴晕厥，曾半年内昏厥 2 次，均于清晨或哭吵后发作，经 2～3 分钟自行恢复。今晨出现晕厥，持续 5 分钟，即来急诊。查体：T 37℃，P 100 次/分，R 22 次/分，BP 82/55mmHg，神志不清，双肺听诊未见异常，胸骨左缘第 2～4 肋间闻及 3/6 级收缩期杂音，无震颤，肺动脉第二心音减弱，口唇青紫，指、趾甲青紫，杵状指、趾，颈软，神经系统查体无异常。

11. 最可能的诊断为

 A. 单纯肺动脉瓣狭窄

 B. 房间隔缺损伴轻度肺动脉瓣狭窄

 C. 完全性大动脉转位

 D. 室间隔缺损伴重度肺动脉高压

 E. 法洛四联症

12. 该疾病最典型的心电图改变是

 A. 右心房扩大

 B. 预激综合征

 C. 不完全性右束支传导阻滞

 D. 右心室肥厚

 E. 左心室肥厚

13. 患儿晕厥的原因是

 A. 肺动脉漏斗部痉挛

 B. 血流缓慢

 C. 脑血栓形成

 D. 长期缺氧

E. 血液黏稠

14. 下列抢救措施中不合适的是

A. 静脉滴注碳酸氢钠

B. 静脉注射普萘洛尔

C. 皮下注射吗啡

D. 取膝胸位

E. 口服普萘洛尔

15. 大型室间隔缺损后期出现青紫时肺血管的主要改变是

A. 梗阻型肺动脉高压

B. 动力型肺动脉高压

C. 肺动脉痉挛

D. 肺血增多

E. 肺血减少

16. 决定法洛四联症临床严重程度及预后的主要因素是

A. 主动脉骑跨

B. 右心室肥大

C. 室间隔缺损

D. 肺动脉狭窄

E. 主动脉狭窄

17. 左向分流型先天性心脏病出现显著肺动脉高压时，主要改变为

A. 左心室增大

B. 右心室增大

C. 左心房增大

D. 右心房增大

E. 左心房、左心室增大

18. 女孩，2岁。自幼体弱，多次患肺炎。胸部X线片：左心房、左心室增大，肺野充血，主动脉影增宽。最可能的诊断是

A. 艾森门格综合征

B. 法洛四联症

C. 动脉导管未闭

D. 房间隔缺损

E. 室间隔缺损

19. 左向右分流型先天性心脏病出现显著肺动脉高压时，主要改变是

A. 右心房增大

B. 左心房、左心室增大

C. 左心室增大

D. 左心房增大

E. 右心室增大

20. 男孩，5岁。出生后数月逐渐出现青紫，活动后加重。查体：胸骨左缘第3肋间可闻及3/6级喷射性收缩期杂音。胸部X线片示心稍有增大，心尖圆钝

上翘，肺动脉段凹陷，上纵隔增宽，肺门血管影缩小，肺野透亮度增加。最可能的诊断是

A. 房间隔缺损

B. 法洛四联症

C. 完全性大动脉错位

D. 动脉血管未闭

E. 室间隔缺损

21. 不符合左向右分流先天性心脏病共同特征的是

A. 胸骨左缘收缩期杂音

B. 容易并发肺部感染

C. 生长发育落后

D. 肺动脉瓣区第二心音增强

E. 蹲踞现象

22. 男婴，6个月。出生时诊断为"法洛四联症"。近2天常于哭闹时突然四肢抽搐，青紫加重，神志不清，呼吸急促，持续时间为2~3分钟。首先应考虑为

A. 脑栓塞   B. 休克

C. 脑脓肿   D. 缺氧发作

E. 心力衰竭

23. 男孩，3岁。乏力1周。查体：胸骨左缘第3~4肋间闻及4/6级吹风样收缩期杂音，肺动脉瓣区第二心音亢进，心尖部闻及短促舒张期杂音。胸部X线片：双肺充血，左、右心室均大，以左心室为著，肺动脉段突出，主动脉结偏小。最可能的诊断是

A. 室间隔缺损合并动脉导管未闭

B. 动脉导管未闭

C. 室间隔缺损

D. 房间隔缺损

E. 房间隔缺损合并动脉导管未闭

（24~27题共用题干）

男孩，1岁。发热伴咳嗽、气促7天。自出生后喂养困难，生长发育落后，多次患肺炎。查体：T 38℃，P 120次/分，R 50次/分。消瘦，呼吸急促，双肺可闻及细湿啰音，胸骨左缘上方闻及粗糙响亮的收缩期杂音，腹软，肝肋下3cm，质中，脾肋下未触及，手指甲床可见毛细血管搏动。

24. 该患儿最可能罹患的心脏病是

A. 动脉导管未闭

B. 房间隔缺损

C. 法洛四联症

D. 肺动脉瓣狭窄

E. 室间隔缺损

25. 该患儿手指甲床毛细血管搏动是由于

A. 动脉收缩压降低

B. 动脉舒张压升高

C. 动脉收缩压升高

D. 动脉舒张压降低

E. 肺动脉向主动脉分流

26. 该患儿目前最易发生的并发症是

A. 血栓形成

B. 生长落后

C. 充血性心力衰竭

D. 营养不良

E. 肺动脉瘤样扩张

27. 房间隔缺损杂音产生的主要原理是

A. 主动脉瓣相对狭窄

B. 二尖瓣相对狭窄

C. 三尖瓣相对狭窄

D. 血流通过缺损口

E. 肺动脉瓣相对狭窄

28. 男孩，2岁。活动后气急、口唇青紫1年余。查体：胸骨左缘第3肋间闻及3/6级喷射性收缩期杂音。胸部X线片示心影稍增大，心尖圆钝上翘，肺动脉段凹陷，肺门血管影缩小，肺透亮度增加。最可能的诊断是

A. 房间隔缺损合并肺动脉高压

B. 动脉导管未闭

C. 法洛四联症

D. 室间隔缺损合并肺动脉高压

E. 完全性大动脉转位

（29~31题共用题干）

男孩，8岁。剧烈运动后胸闷、气短1个月。查体：心前区未触及震颤，胸骨左缘第2、3肋间闻及3/6级收缩期喷射性杂音，P_2增强、固定分裂。

29. 最可能的诊断是

A. 房间隔缺损

B. 动脉导管未闭

C. 中型室间隔缺损

D. 单纯肺动脉瓣狭窄

E. 小型室间隔缺损

30. 心脏杂音形成的最直接原因是

A. 血液经房间隔缺损自左房流入右房

B. 主动脉瓣相对狭窄

C. 肺动脉瓣明显狭窄

D. 经肺动脉瓣血流量增多

E. 右心压力负荷增加

31. 最典型的心电图改变是

A. 一度房室传导阻滞

B. 二度房室传导阻滞Ⅰ型

C. 左室高电压

D. 左心房肥大

E. 不完全性右束支传导阻滞和电轴右偏

32. 男孩，2岁。自幼咳嗽、气急，生长发育落后。查体：胸骨左缘上方可闻及收缩期杂音。心导管检查发现肺动脉血氧含量高于右心室。最可能的诊断是

A. 肺动脉狭窄

B. 房间隔缺损

C. 肺动脉高压

D. 法洛四联症

E. 动脉导管未闭

33. 采用吲哚美辛治疗动脉导管未闭的最佳年龄段是

A. 学龄前期　　　　　B. 青春期

C. 幼儿期　　　　　　D. 学龄期

E. 新生儿期

34. 室间隔缺损伴艾森曼格综合征临床表现是

A. 差异性青紫

B. 不出现青紫

C. 暂时性青紫

D. 持续性青紫

E. 生后即青紫

35. 最不可能出现右心室肥大的疾病是

A. 肺动脉狭窄

B. 艾森曼格综合征

C. 小型室间隔缺损

D. 房间隔缺损

E. 法洛四联症

（36~37共用备选答案）

A. 生后3~4个月

B. 生后3个月内

C. 生后1~2岁

D. 生后5~7个月

E. 生后8~10个月

36. 小儿卵圆孔解剖上关闭的时间是

37. 80%的小儿动脉导管解剖上关闭的时间是

第七节　发热、咳嗽、咳痰：急性上呼吸道感染、支气管哮喘、肺炎、肺结核

1. 关于新生儿呼吸系统生理特点的描述，正确的是

A. 肺表面活性物质至孕28周时迅速增加

B. 肺表面活性物质是由肺泡Ⅰ型上皮细胞产生

C. 湿肺是由于肺部感染炎性渗出造成

D. 足月儿生后第1小时呼吸频率可达80~90次/分，伴呻吟、发绀

E. 早产儿呼吸不规则，易出现呼吸暂停

（2~3题共用备选答案）

　A. 支原体肺炎

　B. 合胞病毒肺炎

　C. 腺病毒肺炎

　D. 金黄色葡萄球菌肺炎

　E. 衣原体肺炎

2. 18个月患儿，稽留热，中毒症状重，高热3~7天，出现肺部啰音，白细胞计数及分类正常，最可能的肺炎类型是

3. 1岁内患儿喘憋明显，血细胞总数正常，胸部X线表现为小点斑片状影和肺气肿，引发此种症状的是

4. 男婴，11个月，高热2天，拒食流涎1天。查体：一般状况可，咽部充血，咽腭弓和软腭部可见直径2~4mm大小的疱疹。本病最可能的病原体是

　A. 单纯疱疹病毒

　B. 柯萨奇A组病毒

　C. 腺病毒3、7型

　D. 埃可病毒

　E. 巨细胞病毒

5. 女婴，9个月。发热、咳嗽3天，喘憋半天。查体：T 37.8℃，P 180次/分，R 60次/分，精神烦躁，鼻翼翕动，三凹征阳性，双肺满布中小水泡音，心律齐，心音低钝，未闻及杂音，肝肋下3.5cm，前囟平。最可能的诊断是

　A. 支气管哮喘

　B. 支气管异物

　C. 毛细支气管炎

　D. 支气管肺炎合并中毒性脑病

　E. 支气管肺炎合并心力衰竭

（6~8题共用题干）

　男孩，1岁，近2个月夜间睡眠打鼾，侧卧好转，感冒时加重。

6. 病因首先考虑

　A. 腭扁桃体肿大

　B. 鼻炎

　C. 咽扁桃体肿大

　D. 鼻窦炎

　E. 喉炎

7. 造成患儿睡眠打鼾的呼吸系统解剖生理基础是

　A. 肺通气储备少

　B. 肺活量小

　C. 潮气量小

　D. 咽腔狭小

　E. 气体弥散量小

8. 患儿近日出现感冒发烧症状，打鼾加重，无呼吸暂停，这时最典型的体征是

　A. 三凹征

　B. 气促

　C. 呼气相哮鸣音

　D. 双肺细湿啰音

　E. 发绀

9. 男孩，6岁。咳嗽伴喘息，无发热。既往有反复喘息发作4~5次。其外祖父患有支气管哮喘。查体：呼吸急促，可见轻度三凹征，呼气相延长，双肺满布哮鸣音。目前应首选的治疗是

　A. 吸入沙丁胺醇

　B. 口服白三烯调节剂

　C. 口服西替利嗪

　D. 静脉注射地塞米松

　E. 静脉滴注青霉素

10. 女孩，2岁。发热3天。最高体温39℃，伴流涎、厌食、呕吐。查体：急性热病容，咽部充血，在咽腭弓的黏膜上可见多个2~4mm大小疱疹，有的破溃成小溃疡。该患儿最可能的诊断是

　A. 咽结合膜热

　B. 疱疹性口腔炎

　C. 化脓性扁桃体炎

　D. 流行性感冒

　E. 疱疹性咽峡炎

11. 小儿初次感染结核杆菌时结核菌素试验呈阳性反应的时间是

　A. 12~16周　　　　B. 2~3周

　C. 4~8周　　　　　D. 48~72小时

　E. 8~12周

12. 男孩，4岁。咳嗽3个月，痰不多，常于夜间咳嗽，活动后加重，无发热。使用抗生素无明显好转，既往有湿疹史。查体：T 36.5℃，P 100次/分，R 20次/分，双肺呼吸音粗，未闻及干湿啰音，腹软、无压痛。最可能的诊断是

　A. 喘息性支气管炎

　B. 支气管肺炎

　C. 咳嗽变异性哮喘

　D. 支气管异物

　E. 支气管炎

13. 男孩，6岁。高热伴剧烈咳嗽6天。既往体健，规范接种疫苗。查体：一般状况好，无明显呼吸困难，右中下肺呼吸音减低。胸部X线片显示肺部薄云雾状浸润影，右侧胸腔少许积液。实验室检查：血WBC 5.6×10⁹/L，N 0.34，L 0.66，PPD试验（－）。其最可能感染的病原体是

A. 肺炎支原体

B. 金黄色葡萄球菌

C. 结核分枝杆菌

D. 腺病毒

E. 肺炎链球菌

（14～16 题共用题干）

女婴，5 个月。咳嗽伴发热 3 天，喘憋 1 天。无明显咳痰，体温波动在 38～39℃，喘憋进行性加重。查体：T 38.5℃，P 150 次/分，R 60 次/分，精神、反应可，双肺哮鸣音，双下肺可闻及细湿啰音，腹软，无明显压痛，肝肋下 2cm。

14. 最可能的诊断是

A. 肺炎支原体肺炎

B. 呼吸道合胞病毒肺炎

C. 衣原体肺炎

D. 金黄色葡萄球菌肺炎

E. 腺病毒肺炎

15. 该病胸部 X 线片典型表现是

A. 均一片状阴影

B. 双肺纹理粗

C. 大小不等的片状阴影或融合成大病灶

D. 小点片状、斑片状阴影伴肺气肿

E. 肺浸润伴多发性肺脓肿、肺大疱

16. 入院后患儿出现惊厥、双眼凝视、对光反射迟钝。正确的药物治疗不包括

A. 毛花苷 C　　　　　B. 甘露醇

C. 地塞米松　　　　　D. 酚妥拉明

E. 地西泮

17. 目前对儿童支气管哮喘持续期，首选的药物治疗是

A. 静脉应用氨茶碱

B. β₂ 受体拮抗剂吸入

C. 口服白三烯调节剂

D. M 受体拮抗剂吸入

E. 糖皮质激素吸入

18. 小儿结核病最常见的类型是

A. 原发型肺结核

B. 结核性脑膜炎

C. 结核性腹膜炎

D. 结核性胸膜炎

E. 粟粒性肺结核

19. 女孩，1 岁，未接种过卡介苗。其父患活动性肺结核，时有咯血，目前小儿与父母生活在一起，但无任何症状。小儿胸部 X 线片未见异常，PPD 试验（＋）。除隔离父亲外，宜对小儿采取的措施是

A. 继续观察，暂不做任何处理

B. 立即接种卡介苗

C. 口服利福平，疗程 1 年

D. 口服异烟肼，疗程 6～9 个月

E. 口服利福平＋异烟肼，疗程 1 年

20. 女孩，3 岁。出生时接种过卡介苗，2 岁半时 PPD 试验硬结直径 6mm，最近 PPD 试验硬结直径为 18mm。其最可能是

A. 曾经有结核感染

B. 假阳性反应

C. 阴性反应

D. 新近有结核感染

E. 卡介苗接种反应

（21～23 题共用题干）

男孩，1 岁半。发热伴咳嗽 5 天，加重伴呼吸困难 1 天，曾予青霉素治疗 3 天。查体：T 39℃，嗜睡，精神反应差，躯干可见散在红色斑丘疹，呼吸急促，可闻及中小水泡音。血 WBC 22×10⁹/L，N 0.90，L 0.10。胸部 X 线片示双肺斑片影，肺大疱。

21. 首选考虑的诊断是

A. 呼吸道合胞病毒肺炎

B. 金黄色葡萄球菌肺炎

C. 腺病毒肺炎

D. 肺炎链球菌肺炎

E. 肺炎支原体肺炎

22. 患儿住院后，经过治疗病情曾一度好转，但今天起病情又突然加重，出现高热及呼吸困难。查体：T 39.5℃，R 60 次/分，烦躁不安，可见鼻翼及三凹征，面色苍白，唇周发绀。右上肺叩诊呈鼓音，右下肺叩诊浊音，右肺呼吸音低，心率 140 次/分，心音有力，律齐，肝脾无肿大。应首先考虑

A. 真菌感染

B. 心力衰竭

C. 中毒性脑病

D. 中毒性心肌炎

E. 脓气胸

23. 此时有效的进一步治疗措施是

A. 使用脱水剂

B. 改用其他抗生素

C. 使用强心剂

D. 改用抗真菌药

E. 胸腔闭式引流

24. 做 PPD 试验后观察结果的时间为

A. 12 小时内

B. 48～72 小时

C. 72 小时以后

D. 24 ~ 48 小时

E. 12 ~ 24 小时

25. 女孩，1 岁。无不适，未接种过卡介苗。与父母生活在一起，其父患活动性肺结核，并时有咯血。胸部 X 线片无明显异常。PPD 试验（＋）。宜采取的措施是

A. 隔离观察

B. 接种卡介苗

C. 继续观察，暂不处理

D. 预防性抗结核治疗

E. 痰培养

26. 男婴，9 个月。发热 3 天，烦躁、流涎 1 天。查体：一般状态可，前囟平坦，咽部充血，咽峡及软腭部可见直径 2 ~ 3mm 的疱疹及溃疡，颈部无抵抗，心、肺听诊正常。其病原体最可能为

A. 溶血性链球菌

B. 腺病毒

C. 柯萨奇病毒

D. 副流感病毒

E. 流感嗜血杆菌

27. 男孩，8 岁。2 天前因"感冒"诱发咳喘，口服糖皮质激素无缓解。3 ~ 8 岁类似喘息发作 10 余次，曾查肺功能明显降低，支气管舒张试验阳性。查体：呼吸困难，大汗淋漓，不能平卧，面色青灰，三凹征，双肺呼吸音低，无哮鸣音，心音较低钝。此时不适合的治疗是

A. 使用吸入型速效 β_2 受体激动剂

B. 必要时辅以机械通气

C. 使用吸入型糖皮质激素

D. 氧疗

E. 补液，纠正酸中毒

（28 ~ 30 题共用题干）

男孩，3 岁。发热伴咳嗽 3 天，加重伴呼吸困难 1 天。自服抗生素治疗。查体：T 39℃，嗜睡，精神反应差，躯干可见散在脓疱疹，呼吸急促，双肺可闻及散在中、小水泡音。实验室检查：血 WBC 18×10^9/L，N 0.85，L 0.12。

28. 该患者最可能的诊断是

A. 肺炎支原体肺炎

B. 肺炎衣原体肺炎

C. 呼吸道合胞病毒肺炎

D. 金黄色葡萄球菌肺炎

E. 腺病毒肺炎

29. 患儿今起病情突然加重，出现高热及呼吸困难加重。查体：T 39.5℃，R 40 次/分，烦躁不安，鼻翼，出现三凹征，面色苍白，唇周发绀，心率 140 次/分，心音有力，律齐，无奔马律，右肺呼吸音减低，肝、脾无肿大。可能的并发症是

A. 化脓性脑膜炎

B. 脓胸或脓气胸

C. 中毒性脑病

D. 急性心力衰竭

E. 中毒性心肌炎

30. 进一步有效的治疗措施是

A. 换用其他抗生素 + 肾上腺皮质激素

B. 换用其他抗生素 + 胸腔闭式引流

C. 换用其他抗生素 + 胸腔内注射抗生素

D. 换用其他抗生素

E. 胸腔内注射抗生素

31. 女孩，6 岁。反复咳嗽 3 个月。活动后加重，常于夜间咳醒，痰不多，无发热，抗生素治疗无效。既往有湿疹史。查体：双肺呼吸音粗，余无异常。最可能的诊断是

A. 支气管异物

B. 咳嗽变异性哮喘

C. 支气管肺炎

D. 喘息性支气管炎

E. 支气管炎

32. 女，6 个月。咳嗽伴喘憋 2 天。查体：体温 38℃，血压 120/80mmHg。烦躁不安，双肺明显哮鸣音，缓解时可闻及中小啰音，肝肋下 2cm。最可能的诊断为

A. 金黄色葡萄球菌感染

B. 呼吸道合胞病毒感染

C. 腺病毒

D. 支原体感染

E. 链球菌感染

33. 疱疹性咽峡炎的病原体为

A. 流感病毒

B. 副流感病毒

C. 柯萨奇病毒

D. 单纯疱疹病毒

E. 支原体

34. 小儿肺炎的病因分类中不包括

A. 衣原体肺炎

B. 间质性肺炎

C. 病毒性肺炎

D. 细菌性肺炎

E. 嗜酸粒细胞性肺炎

35. 女孩，8 岁。发热伴头痛及肌肉酸痛 4 天。查体：咽

充血，扁桃体 I 度肿大。同学中有数人发病。最可能的诊断是

A. 川崎病

B. 流行性感冒

C. 疱疹性咽峡炎

D. 急性扁桃体炎

E. 急性上呼吸道感染

36. 女孩，3 岁。高热、咽痛、纳差 3 天。查体：咽部充血，眼结膜充血，颈部、耳后淋巴结肿大，心肺无异常。最可能的疾病原体是

A. 腺病毒

B. 单纯疱疹病毒

C. 流感病毒

D. 副流感病毒

E. 柯萨奇病毒

37. 男孩，5 岁。反复咳嗽 3 个月，常于夜间咳醒，活动后加重，痰不多，无发热，使用抗生素无效。既往有湿疹史。查体：双肺呼吸音粗，无哮鸣音。最可能的诊断为

A. 支气管异物

B. 咳嗽变异性哮喘

C. 胃食管反流病

D. 喘息性支气管炎

E. 支气管炎

38. 男孩，8 个月。发热伴咳嗽 5 天，弛张热，加重伴呼吸困难 1 天，曾用青霉素治疗 3 天。查体：T 39℃，躯干可见散在红色斑丘疹，呼吸急促，可闻及中小水泡音。血常规：WBC 20×10^9/L，N 0.90。X 线示右肺圆形高密度阴影，有气胸。该患儿的致病病原体为

A. 肺炎支原体

B. 金黄色葡萄球菌

C. 结核分枝杆菌

D. 呼吸道合胞病毒

E. 肺炎链球菌

第八节　发热、皮疹（常见发疹性疾病）：麻疹、风疹、幼儿急疹、水痘、猩红热、手足口病、传染性单核细胞增多症

1. 猩红热的典型特征

A. Koplik 斑　　　　　B. 球结膜充血

C. 手足硬性水肿　　　D. 口周苍白圈

E. 环形红斑

2. 10 个月幼儿，高热 3 天后热退疹出。最可能的诊断是

A. 麻疹　　　　　　　B. 风疹

C. 水痘　　　　　　　D. 猩红热

E. 幼儿急疹

3. 女婴，6 个月。4 天前无明显诱因出现发热，体温持续在 38.5 ~ 39.2℃，应用退热药后可短暂下降，1 天前体温恢复正常，皮肤出现皮疹。查体：T 36.9℃。颜面、颈部及躯干可见小红色斑丘疹，咽红。最可能的诊断是

A. 幼儿急疹　　　　　B. 风疹

C. 麻疹　　　　　　　D. 水痘

E. 猩红热

4. 男孩，3 岁。轻咳无痰，全身散在丘疹，双侧颈部淋巴结大。查体：体温 39℃，肝肋下 2.5cm；白细胞 15×10^9/L，其他正常。初步诊断为

A. 幼儿急疹

B. 风疹

C. 麻疹

D. 传染性单核细胞增多症

E. 猩红热

5. 男孩，4 岁。发热 2 天，皮疹 1 天，咽部疼痛。查体：T 39.2℃，全身皮肤弥漫性充血，伴密集针尖大小丘疹，咽红，扁桃体 II 度肿大，可见少许渗出。血常规：Hb 135g/L，WBC 12.6×10^9/L，N 0.65，Plt 250×10^9/L，CRP 15mg/L。最可能的诊断是

A. 幼儿急疹　　　　　B. 水痘

C. 猩红热　　　　　　D. 麻疹

E. 丘疹样荨麻疹

（6 ~ 8 题共用备选答案）

A. 5 天　　　　　　　B. 10 天

C. 15 天　　　　　　D. 21 天

E. 30 天

6. 风疹隔离至出疹后

7. 麻疹隔离至出疹后

8. 麻疹并发肺炎隔离至出疹后

9. 水痘最常见的并发症为

A. 脑炎

B. 败血症

C. 皮肤继发细菌感染

D. 肺炎

E. 心肌炎

10. 男婴，10 个月。4 天前无明显诱因出现发热，体温持续在 38 ~ 39℃，应用退热药后可短暂下降，1 天前体温恢复正常，皮肤出现皮疹。查体：T 36.5℃。颜面、颈部及躯干可见小红色斑丘疹，咽红。最可

能的诊断是

A. 幼儿急疹　　　　　　B. 风疹

C. 麻疹　　　　　　　　D. 水痘

E. 猩红热

11. 小儿重症手足口病的病原体多为

A. 肠道病毒 71 型

B. 柯萨奇病毒

C. 轮状病毒

D. 埃可病毒

E. 人疱疹病毒 6 型

12. 女孩，5 岁。发热，体温 38℃，发热 1 天后出疹，从面部开始，24 小时皮疹遍布全身，72 小时皮疹消退，枕后、耳后淋巴结肿大。最可能的诊断是

A. 幼儿急疹　　　　　　B. 猩红热

C. 手足口病　　　　　　D. 风疹

E. 麻疹

13. 女孩，2 岁。发热、流涕、咳嗽 3 天，皮疹 6 小时。查体：精神萎靡，前额及耳后有浅红色斑丘疹，眼结膜充血，口腔黏膜粗糙，两肺呼吸音粗。最可能的诊断是

A. 麻疹　　　　　　　　B. 幼儿急疹

C. 风疹　　　　　　　　D. 川崎病

E. 咽结合膜热

（14 ~ 15 题共用备选答案）

A. 急性肺炎　　　　　　B. 急性脑炎

C. 急性肝炎　　　　　　D. 急性喉炎

E. 急性肾炎

14. 小儿麻疹最常见的并发症是

15. 猩红热的并发症是

16. 手足皮肤呈大片状脱皮且无色素沉着的发疹性疾病是

A. 幼儿急疹　　　　　　B. 风疹

C. 猩红热　　　　　　　D. 麻疹

E. 水痘

17. 典型麻疹的出疹时间与发热的关系是

A. 发热 3 ~ 4 天出疹，出疹时热退

B. 发热 3 ~ 4 天出疹，出疹时伴低热

C. 发热 1 ~ 2 天出疹，出疹时热退

D. 发热 3 ~ 4 天出疹，出疹时热更高

E. 发热 2 ~ 3 天出疹，出疹时伴低热

第九节　发热、多系统症状（免疫与风湿性疾病）：风湿热、川崎病

1. 川崎病急性期的最佳治疗药物是

A. 维生素 B 治疗

B. 糖皮质激素

C. 丙种球蛋白

D. 糖皮质激素 + 阿司匹林

E. 丙种球蛋白 + 阿司匹林

2. 男孩，5 岁。持续高热 1 周。查体：T 39℃，P 128 次/分，R 36 次/分。热病容，双眼结合膜充血，口唇干裂，可见草莓舌。皮肤呈弥漫性红斑，颈部浅表淋巴结肿大。心音有力，手足指趾硬性水肿。最可能的诊断是

A. 川崎病　　　　　　　B. 手足口病

C. 败血症　　　　　　　D. 风湿热

E. 猩红热

3. 男婴 10 个月，高热 6 天，皮疹 3 天，全身皮肤可见红色斑丘疹，眼结膜充血，皮肤皲裂。杨梅舌，心尖区闻及 2/6 级收缩期杂音，四肢硬肿。下列治疗首选

A. 丙种球蛋白

B. 营养补充

C. 抗生素

D. 糖皮质激素

E. 抗组胺类药物

4. 导致儿童风湿热的最常见病原体是

A. 肺炎克雷伯杆菌

B. 肺炎链球菌

C. A 组乙型溶血性链球菌

D. 流感嗜血杆菌

E. 大肠埃希菌

5. 下列关于小儿免疫系统的说法，错误的是

A. 新生儿 B 淋巴细胞发育已完善，但不成熟

B. 新生儿时期各种 T 细胞亚群功能均显不足

C. IgM 不能通过胎盘

D. IgG 不能通过胎盘

E. 脐血 IgM 水平过高，提示可能有宫内感染

6. 女孩，8 岁。发热、关节肿痛 2 周。查体：皮肤出现环形红斑，心率 120 次/分，奔马律。实验室检查提示红细胞沉降率增快。经治疗，上述症状、体征消失。预防复发的方法是

A. 忌海鲜

B. 减少体育运动

C. 长效青霉素肌内注射

D. 避免关节损伤

E. 激素吸入维持

7. 川崎病的诊断标准不包括

A. 双眼球结膜充血、唇红干裂和杨梅舌

B. 遍布全身的荨麻疹样、麻疹样、猩红热样皮疹

C. 发热呈稽留热或弛张热

D. 手足皮肤广泛硬性水肿，继之手掌、脚底有弥漫性红斑或膜样脱皮

E. 关节疼痛、肿大

8. 小儿抗风湿热治疗，早期使用糖皮质激素的指征是

A. 舞蹈病 　　　　　　B. 多关节炎

C. 环形红斑 　　　　　D. 皮下小结

E. 心脏炎

（9~10题共用备选答案）（综合性考题）

A. 丘疹样荨麻疹

B. 手足硬性水肿

C. 皮下小结

D. 湿疹样改变

E. 蝶形红斑

9. 风湿热的皮肤特征是

10. 川崎病的皮肤特征是

（11~12题共用备选答案）

A. 4个月 　　　　　　B. 2个月

C. 6个月 　　　　　　D. 3个月

E. 5个月

11. 出生后血清IgG降至最低的月龄是

12. 出生后可以从眼泪和唾液中测出IgA的月龄是

13. 川崎病急性期最佳治疗药物是

A. 阿司匹林

B. 丙种球蛋白 + 阿司匹林

C. 糖皮质激素 + 阿司匹林

D. 糖皮质激素

E. 丙种球蛋白

14. 判断风湿热活动性的指标不包括

A. ASO 增高

B. 昏迷、一侧瞳孔散大、对侧肢体偏瘫

C. 一侧瞳孔散大、同侧肢体偏瘫

D. 剧烈头痛

E. 呼吸抑制、双侧肢体肌张力下降

15. 为预防风湿热复发，长效青霉素注射时间至少持续

A. 3年 　　　　　　　B. 1年

C. 5年 　　　　　　　D. 2年

E. 4年

（16~18题共用题干）

男孩，1岁。发热8天，皮疹3天入院。外院抗生素治疗7天无效。查体：T 39℃，烦躁不安，全身淡红色斑丘疹，双眼结膜充血，口唇鲜红、干裂，草莓舌，右颈淋巴结蚕豆大，质硬，有压痛。双肺呼吸音粗，心

率130次/分，腹软，肝、脾无肿大，指、趾端硬性肿胀。实验室检查：血 WBC 19×10^9/L，N 0.78，L 0.22，Plt 420×10^9/L，红细胞沉降率 120mm/h，血培养（－）。

16. 该患儿最可能的诊断为

A. 幼儿急疹

B. 猩红热

C. 咽结合膜热

D. 川崎病

E. 麻疹

17. 首选的治疗措施是

A. 丙种球蛋白 + 糖皮质激素

B. 对症治疗 + 观察

C. 丙种球蛋白 + 阿司匹林

D. 阿司匹林 + 糖皮质激素

E. 青霉素

18. 对预后有重要意义的随访检查项目是

A. ASO，ESR 　　　　B. 血常规

C. 心脏彩超 　　　　　D. 心电图

E. 尿常规

19. 急性风湿热治疗时，早期使用糖皮质激素的指征是

A. 皮下小结

B. 舞蹈病

C. 多发性关节炎

D. 环形红斑

E. 心脏炎

20. 小儿生理性免疫功能低下的时期最主要是

A. 围生期 　　　　　　B. 婴幼儿期

C. 青春期 　　　　　　D. 学龄前期

E. 学龄期

21. 男孩，1岁。发热9天。查体：T 39℃，眼结膜充血，口唇鲜红、干裂，舌呈草莓样，皮肤有浅红色斑丘疹，右颈淋巴结呈蚕豆大。双肺呼吸音粗，心率130次/分，腹软，肝、脾无肿大，指、趾端少许膜状脱皮。实验室检查：血 WBC 19×10^9/L，N 0.72，L 0.28，Plt 420×10^9/L，ESR 120mm/h。该病最可能的诊断为

A. 幼年类风湿关节炎

B. 传染性单核细胞增多症

C. 金黄色葡萄球菌败血症

D. 川崎病

E. 猩红热

第二十四篇 传染病学与性传播疾病

第一章 传染病总论

1. 细菌性痢疾的主要传播途径是

A. 输血传播

B. 消化道传播

C. 虫媒传播

D. 呼吸道传播

E. 直接接触传播

2. 男，35 岁。4 个月前从非洲旅行回国出现寒战、高热、大汗。当地医院考虑为疟疾，给予氯喹治疗后体温正常。之后再没有去过流行区。1 周前再次出现寒战、高热、大汗。应考虑为

A. 再燃

B. 疟原虫产生耐药

C. 再次感染疟原虫

D. 混合感染

E. 复发

3. 既可通过水平传播，也可通过垂直传播的疾病是

A. 麻疹

B. 流行性感冒

C. 流行性脑脊髓膜炎

D. 甲型肝炎

E. 乙型肝炎

4. 构成传染病流行过程的必备因素是

A. 宿主，环境，病因

B. 传染源，传播途径，易感人群

C. 寄生虫，中间宿主

D. 社会因素，自然因素，个人行为因素

E. 病原体及机体

5. 关于感染过程中潜伏性感染特点的叙述，正确的是

A. 迅速引起显性感染

B. 一旦免疫功能下降可引起显性感染

C. 病原体侵入人体后，潜伏在各个部位

D. 每种感染性疾病均有潜伏性感染

E. 病原体不断排出体外

6. 传染病学特征，不包括

A. 暴发   B. 流行

C. 隐性感染   D. 散发

E. 大流行

7. 传染病的病原学检查方法不包括

A. 病毒分离

B. 细菌培养

C. 病原体核酸检测

D. 特异性抗原检测

E. 粪便涂片革兰染色

8. 目前法定传染病的病原体中不包括

A. 立克次体   B. 细菌

C. 原虫   D. 弓形虫

E. 病毒

9. 很少引起 AIDS 患者机会性感染的病原体是

A. EB 病毒

B. 弓形虫

C. 新型隐球菌

D. 卡氏肺孢子虫

E. 巨细胞病毒

10. 参与传染病感染过程中的特异性免疫反应的是

A. 单核－巨噬细胞系统的吞噬作用

B. 补体

C. 溶菌酶

D. 肿瘤坏死因子 －α

E. 细胞免疫

11. 下列因素与传染病的病原体变异无关的是

A. 抗病毒药物的使用

B. 宿主的遗传因素

C. 抗体免疫力

D. 抗生素的大量应用

E. 病原体数量

12. 属于非特异性免疫的是

A. IgM 抗体

B. 单核 - 巨噬细胞

C. IgE 抗体

D. 致敏 T 淋巴细胞

E. IgG 抗体

第二章　病毒感染（病毒性肝炎、肾综合征出血热、流行性乙型脑炎、获得性免疫缺陷综合征、生殖道病毒感染、尖锐湿疣）

1. **女，40 岁。外阴小斑疹，瘙痒，灼痛。醋酸白试验阳性。下列哪项可引起本病**

    A. 带状疱疹

    B. 苍白密螺旋体

    C. 人乳头状病毒

    D. 淋病奈瑟菌

    E. 单纯性疱疹病毒

2. **下列哪种传染病无瘀点瘀斑**

    A. 新冠肺炎

    B. 肾综合征出血热

    C. 流行性乙型脑炎

    D. 流行性脑脊髓膜炎

    E. 细菌性痢疾

3. **尖锐湿疣最有价值的诊断是**

    A. 苍白密螺旋体

    B. 挖空细胞

    C. 印戒细胞

    D. 隐窝细胞

    E. 杯状细胞

    （4~5 题共用备选答案）

    A. 抗 HCV

    B. HCV 基因型

    C. HCV - RNA

    D. ALT

    E. B 超

4. **筛查丙肝常用的病原学检查是**

5. **确诊丙肝常用的病原学检查是**

6. **男，35 岁。因发热 5 天，尿少 1 天，于 1 月 10 日就诊。查 体：T 37.8℃，P 108 次/分，BP 80/55mmHg，面部潮红，球结膜充血水肿，腋下可见出血点。实验室检查：血 WBC 19×10^9/L，异型淋巴细胞 15%，尿蛋白（+++）。首先考虑的诊断是**

    A. 急性肾盂肾炎

    B. 肾综合征出血热

    C. 伤寒

    D. 钩端螺旋体病

    E. 流感

7. **男，50 岁，乏力，腹胀伴尿黄 1 个月余，15 年前检查 HBsAg（+），肝功能反复异常，但未诊治。既往有食管胃底静脉曲张破裂出血史。查体：皮肤巩膜重度黄染，肝掌及蜘蛛痣（+），腹水征（+）。实验室检查：ALT 250U/L，TBil 320μmol/L，HBsAg（+），PTA 18%。最可能的诊断是**

    A. 慢性肝炎急性发作

    B. HBsAg 携带者

    C. 慢性肝衰竭

    D. 急性肝衰竭

    E. 亚急性肝衰竭

    （8~9 题共用题干）

    男，40 岁。间断发热、腹泻 3 个月，体温最高达 38.8℃，腹泻 4~6 次/日，水样便，体重下降 5kg。有静脉吸毒史。查体：T 38.6℃，消瘦，肺部未闻及干湿性啰音，腹软，无明显压痛及反跳痛，肝脾肋下未及。

8. **最可能的诊断是**

    A. 肺炎链球菌肺炎

    B. 艾滋病

    C. 溃疡性结肠炎

    D. 慢性细菌性痢疾

    E. 肺结核

9. **对明确诊断最有价值的检查是**

    A. 血常规　　　　　B. 血清抗体

    C. 粪培养　　　　　D. 胸部 X 线片

    E. 粪常规

10. **下列病毒性疾病中，血白细胞总数及中性粒细胞比例升高的是**

    A. 病毒性肝炎

    B. 麻疹

    C. 艾滋病

    D. 流行性腮腺炎

    E. 流行性乙型脑炎

11. 病情恢复后不发生病原携带状态的传染病是
    A. 乙型肝炎
    B. 甲型肝炎
    C. 细菌性痢疾
    D. 丙型肝炎
    E. 伤寒

12. 男，35岁。农民。发热5天，尿少1天。查体：体温37.5℃，面部潮红，结膜充血水肿，腋下可见数个出血点。实验室检查：血 WBC $19 \times 10^9/L$，有异型淋巴细胞，尿蛋白（+++）。最可能的诊断是
    A. 肾综合征出血热
    B. 地方性斑疹伤寒
    C. 钩端螺旋体病
    D. 败血症
    E. 急性肾盂肾炎

13. 女，35岁。发热10天，体温37.9℃，周身不适，乏力。2天后体温恢复正常，但乏力加重，尿色变黄，伴食欲不振，腹胀。既往无肝炎病史。实验室检查：ALT 1008U/L，TBil 87μmol/L，HBsAg（+），HBeAg（+），抗 HBc – IgM（+），抗 HAV – IgG（+）。最可能的诊断是
    A. 病毒性肝炎，甲乙型病毒混合感染，急性黄疸型
    B. 病毒性肝炎，乙型，急性黄疸型，HAV 既往感染
    C. 病毒性肝炎，乙型，急性黄疸型，HAV 携带者
    D. 病毒性肝炎，甲型，急性黄疸型，HBV 携带者
    E. 病毒性肝炎，甲型，急性黄疸型，HBV 既往感染

（14～15题共用题干）
    男，45岁。乏力、纳差、眼黄、尿黄6天入院。病前2个月外出旅游20多天，多在餐馆进餐及进食生冷食物。实验室检查：ALT 860U/L，AST 620U/L，TBil 260μmol/L，DBil 160μmol/L，PTA 85%。

14. 未明确诊断，应追问的病史不包括
    A. 饮酒史
    B. 服用损肝药物药物史
    C. 输血史
    D. 既往肝炎病史
    E. 宠物接触史

15. 如查体发现患者有肝掌，脾大。化验抗 HAV – IgM、抗 HEV 均（－），HBsAg、HBeAg 及抗 HBc（+），HBV – DNA 5.1×10^6copies/ml。应诊断为
    A. HBsAg 携带者
    B. 肝衰竭、乙型肝炎
    C. HBV 携带者
    D. 急性乙型肝炎
    E. 慢性乙型肝炎

16. 最重要的治疗是
    A. 中药治疗
    B. 抗 HBV 治疗
    C. 对症治疗
    D. 抗肝纤维化治疗
    E. 保肝治疗

17. 对女性生殖器尖锐湿疣，不适宜的治疗是
    A. 局部用三氯醋酸
    B. 冷冻
    C. 微波
    D. 口服红霉素
    E. 激光

18. 孕早期妇女感染下列哪种病原体易导致胎儿先天性感染
    A. 巨细胞病毒
    B. 淋病奈瑟菌
    C. 沙眼衣原体
    D. 白假丝酵母菌
    E. 人乳头瘤病毒

19. 男，32岁。腹泻3个月。大便每日7～10次，稀便，无脓血黏液，伴乏力，体重减轻5kg。患者7年前曾到东南亚某国打工3年。查体：慢性病容，肛门周围有疱疹，疱疹内容物镜检偶见白细胞。最可能的诊断是
    A. 慢性肠炎
    B. 溃疡性结肠炎
    C. 艾滋病
    D. 结肠癌
    E. 慢性菌痢

（20～22题共用题干）
    男，32岁。发热、头痛伴呕吐2天，意识障碍半天，于8月20日来诊。查体：T 39.6℃，P 130次/分，R 23次/分，BP 125/70mmHg，浅昏迷，皮肤未见瘀点，颈抵抗（+），Kernig 征（+），Babinski 征（+）。实验室检查：血 WBC $16.0 \times 10^9/L$，N 0.73，L 0.27。

20. 最可能的诊断是
    A. 流行性乙型脑炎
    B. 结核性脑膜炎
    C. 流行性脑脊髓膜炎
    D. 新型隐球菌脑膜炎
    E. 病毒性脑炎

21. 对明确诊断最有价值的诊断是
    A. 头颅 CT
    B. 血清特异性 IgM
    C. 隐球菌抗原

D. 脑脊液培养

E. 血培养

22. 目前迫切需要采取的措施是

A. 静脉高营养

B. 物理降温

C. 静脉点滴抗生素

D. 快速镇静

E. 快速静脉点滴甘露醇

(23～24题共用题干)

男，45岁。近3个月自觉轻度乏力。母亲 HBsAg（＋）。实验室检查：血 ALT 420U/L，TBil 64μmol/L，PTA 88%，HBsAg（＋），HBeAg（＋），抗 HBc（＋），HBV－DNA 4.5×10^5 cp/ml。

23. 首选的治疗药物是

A. 茵栀黄口服液

B. 甘草酸二铵

C. 护肝片

D. 干扰素

E. 恩替卡韦

24. 化验结果正常后的随访间隔时间最好是

A. 90天　　　　　B. 180天

C. 30天　　　　　D. 60天

E. 15天

(25～26题共用备选答案)

A. 羊　　　　　B. 啮齿动物

C. 猪　　　　　D. 犬

E. 病人

25. 肾综合征出血热的传染源是

26. 流行性乙型脑炎的传染源是

(27～28题共用备选答案)

A. 淋病奈瑟菌

B. 苍白密螺旋体

C. 单纯疱疹病毒

D. 沙眼衣原体

E. 人乳头瘤病毒

27. 导致生殖道尖锐湿疣并且与宫颈癌发病有关的病原体是

28. 引起生殖道水疱样病变的病原体是

29. 不属于 HIV 传播途径的是

A. 母婴传播

B. 性接触

C. 器官移植

D. 呼吸道传播

E. 输血

30. 艾滋病患者机会性感染最常见的疾病是

A. 巨细胞病毒性视网膜炎

B. 弓形虫脑病

C. 肺孢子菌肺炎

D. 卡波济肉瘤

E. 口腔念珠菌病

31. 男，45岁。发热4天，于1月20日来诊，体温波动于 39～40℃，伴发冷、乏力、全身不适，服感冒药无效。居住地有鼠。查体：T 39.6℃，P 120 次/分，BP 70/50mmHg。急性病容，精神萎靡，皮肤充血，面部水肿，腋下有出血点，腹软，肝脾肋下未触及。实验室检查：血 WBC 20×10^9/L，N 0.6，L 0.24，异型 L 0.16，Plt 80×10^9/L。尿常规：尿蛋白（＋＋＋），镜检有少数红细胞。最有可能的诊断是

A. 斑疹伤寒

B. 肾综合征出血热

C. 伤寒

D. 钩端螺旋体病

E. 上呼吸道感染

32. 男，19岁。发热、头痛3天，神志不清半天于8月5日来诊。体温39℃，服用感冒药无效。头痛剧烈难忍，伴呕吐，来诊当日出现神志不清。居住地蚊子多。查体：T 40℃，P 120 次/分，BP 130/90mmHg，意识模糊，躁动，皮肤无皮疹，双侧瞳孔等大等圆，颈抵抗（＋），克氏征、布氏征、巴氏征（＋）。实验室检查：血 WBC 16.5×10^9/L，N 0.8。为明确诊断，最重要的检查是

A. 头颅 CT

B. 血培养

C. 脑脊液检查

D. 血涂片查疟原虫

E. 特异性 IgM

(33～36题共用题干)

男，55岁。乏力、食欲减退1个月，症状逐渐加重、尿黄及眼黄1周。2个月前家中装修房子及搬家比较劳累。慢性乙型肝炎20年，无明显症状，未监测肝功能，未进行抗 HBV 治疗。查体：慢性病容，神志清，皮肤巩膜黄染，腹部胀气，脾于肋下可触及，腹水征可疑。实验室检查：ALT 250U/L，AST 300U/L，TBil 300μmol/L，Alb 30g/L，HBsAg（＋），抗－HBc（＋），HBV－DNA 6×10^7 cp/ml。

33. 最可能的诊断是

A. 瘀胆型肝炎

B. 急性重症肝炎

C. 慢性重型肝炎

D. 亚急性重型肝炎

E. 慢性肝炎

34. 为进一步评估病情严重程度，需要进行的检查是

A. 腹部 MRI

B. 凝血酶原活动度

C. 腹部 B 超

D. 腹水常规

E. 血常规

35. 为抢救患者，最急需的治疗措施是

A. 静脉滴注白蛋白

B. 静脉滴注支链氨基酸

C. 静脉滴注甘草酸制剂

D. 人工肝支持治疗

E. 抗生素预防感染

36. 为遏制病情发展，最需要的治疗药物是

A. 免疫增强剂

B. 恩替卡韦

C. 免疫抑制剂

D. 白细胞介素

E. 干扰素

(37~38 题共用备选答案)

A. 单纯疱疹病毒

B. 苍白密螺旋体

C. 人免疫缺陷病毒

D. 人乳头瘤病毒

E. 革兰阴性双球菌

37. 尖锐湿疣的病原体是

38. 梅毒的病原体是

39. HIV 的感染途径不包括

A. 输血制品

B. 呼吸道传播

C. 母婴传播

D. 不洁注射

E. 性接触传播

40. 男，28 岁。上腹部不适，腹泻伴消瘦半年，无发热。近 2 年有静脉吸毒史。胃镜检查见食管上覆白膜，慢性浅表性胃炎。实验室检查：血 WBC 3.8×10^9/L。最有助于明确诊断的检查是

A. 血糖

B. CD4$^+$T 细胞计数

C. 抗 – HIV

D. 血免疫球蛋白水平

E. 红细胞沉降率

41. 女，25 岁。白带增多 5 天。有不洁性交史。妇科检查：小阴唇内侧及外阴部见 3 个菜花状赘生物。为确诊应进行的辅助检查是

A. 宫颈刮片细胞学检查

B. 赘生物活组织检查

C. 阴道分泌物培养

D. 血常规、尿常规

E. B 超检查

(42~45 题共用题干)

男，45 岁。发热 3 天，少尿 1 天，于 12 月 15 日入院。查体：BP 60/30mmHg，神志清，球结膜充血、水肿，双腋下有出血点。实验室检查：血 WBC 25×10^9/L，Plt 50×10^9/L，尿蛋白（＋＋＋）。

42. 最可能的诊断是

A. 立克次体病

B. 急性肾炎

C. 肾综合征出血热

D. 流行性感冒

E. 钩端螺旋体病

43. 为明确诊断应进行的检查是

A. 肥达 – 外斐反应

B. 尿培养

C. 血清汉坦病毒特异性抗体检测

D. 咽拭子培养

E. 钩端螺旋体显微凝集试验

44. 病原治疗首选的药物是

A. 四环素　　B. 环丙沙星

C. 利巴韦林　　D. 金刚烷胺

E. 青霉素

45. 不必要的处理是

A. 应用糖皮质激素

B. 纠正酸中毒

C. 应用抗病毒药

D. 快速补充血容量

E. 静脉滴注青霉素

(46~47 题共用备选答案)

A. 抗 – HBs

B. 抗 – HBc IgM

C. 抗 – HBc IgG

D. 抗 – HBe

E. 抗 – HDV

46. 乙型肝炎的保护性抗体是

47. 提示体内乙型肝炎病毒处于复制状态的抗体是

(48~49 题共用备选答案)

A. 输血、注射

B. 消化道传播

C. 生活接触

D. 呼吸道传播

E. 性接触

48. 戊型肝炎的主要传播途径是

49. 丙型肝炎的主要传播途径是

50. 流行性乙型脑炎极期的临床表现不包括

    A. 肾衰竭

    B. 持续高热

    C. 呼吸衰竭

    D. 惊厥或抽搐

    E. 意识障碍

51. 男，40 岁。恶心、呕吐，尿色变深 2 天。既往无肝炎病史。查体：巩膜黄染，肝肋下 2cm。实验室检查：ALT 800U/L，TBil 60μmol/L，抗 HAV – IgM（–），HBsAg（+），抗 HBs（–），抗 HBc IgM（+）。该患者最可能的诊断是

    A. 急性乙型肝炎

    B. 急性甲型肝炎

    C. 甲型肝炎恢复期

    D. 急性肝炎，HBsAg 携带者

    E. 乙型肝炎恢复期

52. 男，44 岁。乏力、体重下降 3 个月。近 1 年有吸毒史。查体：颌下及腋下淋巴结肿大。对明确诊断最有价值的检查是

    A. 淋巴结活检

    B. PPD 实验

    C. 粪便培养

    D. 血清抗 – HIV 抗体

    E. 骨髓培养

53. 女，48 岁。乏力，腹胀伴尿黄 3 周。慢性乙型肝炎 5 年，肝功能反复异常。查体：重病容，巩膜与皮肤重度黄染，见肝掌及蜘蛛痣，腹水征（+）。实验室检查：ALT 200μmol/L，TBil 370μmol/L，HBsAg（+）。该患者最可能的诊断是

    A. 慢性重型肝炎

    B. 慢性肝炎急性发作

    C. 急性重型肝炎

    D. 慢性肝炎

    E. 亚急性重型肝炎

（54 ~ 55 题共用备选答案）

    A. 灭鼠   B. 灭蜱

    C. 灭蚊   D. 灭蚤

    E. 灭虱

54. 流行性乙型脑炎的预防措施是

55. 肾综合征出血热的预防措施是

56. 男，39 岁。发热 2 天，伴畏寒，右上肢剧烈疼痛。有啮齿动物接触史。查体：T 39.8℃，P 110 次/分，

R 22 次/分，BP 120/75mmHg，神志清楚，强迫体位，右腋下可触及肿大淋巴结，触痛明显，心肺腹未见异常。实验室检查，血 WBC 12.4 × 10⁹/L，中性粒细胞 0.86，淋巴细胞 0.14，淋巴结穿刺液涂片染色检查可见 G⁻菌。引起该病的病原体是

    A. 伤寒杆菌

    B. 大肠埃希菌

    C. 奈瑟球菌

    D. 鼠疫耶尔森菌

    E. 流感嗜血杆菌

57. 艾滋病患者肺部最常见的机会性感染的病原体是

    A. 念珠菌   B. 隐球菌

    C. 衣原体   D. 肺孢子菌

    E. 弓形虫

58. 女，48 岁。发热 6 天，头痛、乏力 4 天，尿少 1 天，于 1 月 2 日来诊，查体：T 39℃，BP 80/50mmHg，面部潮红，结膜充血，眼睑水肿，腋下有出血点。实验室检查：血 WBC 19 × 10⁹/L，尿蛋白（+ + +）。最可能的诊断是

    A. 流行性脑脊髓膜炎

    B. 肾综合征出血热

    C. 急性肾小球肾炎

    D. 钩端螺旋体病

    E. 败血症

59. 男，47 岁。HBsAg 阳性 20 年，乏力、纳差、尿黄 7 天。查体：巩膜黄染，肝肋下 2cm，质软。实验室检查：ALT 460U/L，TBil 84μmol/L，HBV DNA 1.2 × 10⁵copies/ml，抗 HAV IgM（–），抗 HEV（–），抗 HCV（–）。最重要的治疗药物是

    A. 核苷（酸）类似物

    B. 护肝药物

    C. 退黄药物

    D. 干扰素

    E. 利巴韦林

60. 艾滋病的病原体是

    A. 沙眼衣原体

    B. 疱疹病毒

    C. 人免疫缺陷病毒

    D. 苍白密螺旋体

    E. HPV

61. 目前我国发生肝衰竭最重要的病因是

    A. 遗传   B. 酒精

    C. 病毒   D. 药物

    E. 免疫

62. 男，45 岁。HBsAg 阳性 10 年，乏力、纳差、尿黄 7

天。查体：巩膜中度黄染，肝肋下 1cm，质软。实验室检查：ALT 460U/L，TBil 84μmol/L，HBV-DNA 6.2×10^6 copies/ml，抗 HAV IgM（-），抗 HEV（-），抗 HCV（-）。该患者最重要的治疗药物是

A. 替诺福韦酯
B. 利巴韦林
C. 促肝细胞生长素
D. 异甘草酸镁注射液
E. 茵栀黄口服液

第三章 螺旋体感染（钩端螺旋体、梅毒）

1. 硬下疳属于
A. 一期梅毒
B. 二期梅毒
C. 早期梅毒
D. 晚期梅毒
E. 三期梅毒

（2～3 题共用题干）

男，49 岁。湖北农民，发热、头痛 1 天。查体：T 39℃，皮肤黄染，双下肢可见少量出血点，结膜充血，肝肋下 2cm，压痛阳性，脾肋下未触及，腓肠肌压痛明显。血常规：WBC 15.0×10^9/L，N 0.88，Hb 100g/L，ALT 215U/L，AST 120U/L。

2. 所患疾病的传播途径为
A. 疫水接触史
B. 蚊虫叮咬
C. 跳蚤叮咬
D. 尾蚴叮咬
E. 蜱虫叮咬

3. 最可能的诊断是
A. 肾综合征出血热
B. 钩端螺旋体病
C. 败血症
D. 病毒性肝炎急性黄疸型
E. 伤寒

（4～5 题共用备选答案）
A. 阿昔洛韦
B. 苄星青霉素
C. 庆大霉素
D. 左氧氟沙星
E. 头孢曲松钠

4. 早期梅毒首选的治疗药物是

5. 孕期梅毒首选的治疗药物是

6. 男，40 岁。发热、头痛 2 天，1 周前到南方地区参加抗涝救灾。查体：T 39℃，皮肤黄染，双下肢可见少许出血点，结膜充血，肝肋下 2cm，压痛阳性，脾肋

下未触及，腓肠肌压痛明显。血常规：WBC 15.0×10^9/L，N 0.88，Hb 100g/L，Plt 220×10^9/L，ALT 215U/L，AST 120U/L，TBil 106μmol/L。尿常规：尿蛋白（++）。尿沉渣镜检：WBC（+），RBC（++）。最可能感染的病原体是

A. EB 病毒
B. 伯氏疏螺旋体
C. 新布尼亚病毒
D. 钩端螺旋体
E. 汉坦病毒

7. 男，35 岁。农民。发热 5 天，入院体温持续在 39℃以上，伴寒战、全身乏力，明显头痛。近 2 天出现腹泻，每日 3～5 次，水样便。既往体健。查体：T 39.4℃，P 104 次/分，R 22 次/分，BP 135/80mmHg，结膜充血，巩膜轻度黄染，咽红，腹股沟淋巴结轻度肿大，有压痛，质软，心肺未见异常，腹软，压痛及反跳痛（-），肝肋下压痛明显，有触痛，脾肋下未触及，腓肠肌压痛明显，双侧 Babinski 征（-）。实验室检查：血 WBC 10.5×10^9/L，中性粒细胞 0.80，淋巴细胞 0.20，ALT 210U/L，TBil 40μmol/L。尿蛋白（+）。该患者最可能的诊断是

A. 败血症
B. 伤寒
C. 钩端螺旋体病
D. 病毒性肝炎急性黄疸型
E. 肾综合征出血热

（8～9 题共用备选答案）
A. 头孢曲松　　　　　B. 青霉素
C. 多西环素　　　　　D. 氧氟沙星
E. 阿奇霉素

8. 孕妇感染梅毒首选的治疗药物是

9. 孕妇生殖道感染沙眼衣原体首选的治疗药物是

10. 女，28 岁。阴道分泌物增多 5 天，有不洁性交史。检查：右侧大阴唇可见 1.0cm×1.0cm、硬韧、无痛隆起物。本例最可能的诊断是

A. 尖锐湿疣

B. 生殖器疱疹

C. 淋病

D. 梅毒

E. 巨细胞病毒感染

11. 男，45 岁。农民。发热伴发冷、头痛、全身痛、乏力 4 天，咳嗽、血痰及咯血 1 天，于 8 月 25 日来诊。当地正值洪水灾害，有数十人发病。查体：T 39℃，神志清楚，球结膜充血，腓肠肌压痛，腹股沟淋巴结蚕豆大。最有可能的诊断是

A. 肾综合征出血热

B. 败血症

C. 钩端螺旋体病

D. 大叶性肺炎

E. 流行性感冒

12. 引起我国雨水洪水型钩端螺旋体病的主要钩体群是

A. 七日群　　　　B. 秋季群

C. 犬群　　　　D. 黄疸出血群

E. 波摩那群

(13~14 题共用备选答案)

A. 青霉素

B. 多西环素

C. 四环素

D. 头孢曲松

E. 红霉素

13. 治疗淋病首选的药物是

14. 孕妇患梅毒时首选的治疗药物是

15. 慢性细菌性痢疾迁延型是指病情迁延不愈，病程至

少超过

A. 14 天　　　　B. 150 天

C. 7 天　　　　D. 60 天

E. 28 天

(16~17 题共用题干)

男，46 岁。农民。发热 5 天，于 9 月 16 日入院。体温持续在 39℃ 以上，伴寒战、全身乏力，明显头痛。近 2 天出现腹泻，每日 3~5 次，水样便。既往体健。查体：T 39.5℃，P 102 次/分，R 22 次/分，BP 135/78mmHg。结膜充血，巩膜轻度黄染，咽红，腹股沟淋巴结轻度肿大，有压痛，质软，心肺未见异常，腹软，压痛及反跳痛（-），肝肋下压痛明显，有触痛，脾肋下未触及，腓肠肌压痛明显，双侧 Babinski 征（-）。实验室检查：血 WBC 10.4×10⁹/L，中性粒细胞 0.80，淋巴细胞 0.20，ALT 210U/L，TBil 40μmol/L，尿蛋白（+）。

16. 该患者最可能的诊断是

A. 败血症

B. 伤寒

C. 钩端螺旋体病

D. 病毒性肝炎急性黄疸型

E. 肾综合征出血热

17. 引起本病的病原是

A. 汉坦病毒

B. 伤寒杆菌

C. 肝炎病毒

D. 钩端螺旋体

E. 痢疾杆菌

第四章　细菌感染（伤寒、细菌性痢疾、霍乱、流行性脑脊髓膜炎、淋病）

1. 关于淋病特点的描述错误的是

A. 易侵袭黏膜

B. 以性传播为主

C. 是世界上发病率最高的性传播疾病

D. 感染最早期表现为阴道炎

E. 病原体为革兰阴性双球菌

2. 女孩，5 岁。发热、头痛、呕吐 2 天，2 月 3 日入院，神志恍惚，皮肤瘀斑，融合成片。实验室检查：脑脊液压力 220mmH₂O，WBC 1200×10⁶/L，蛋白 1.6g/L，糖 1.8mmol/L，氯化物 100mmol/L。最可能的诊断是

A. 钩端螺旋体

B. 伤寒

C. 肾病综合征

D. 流行性脑脊髓膜炎

E. 流行性乙型脑炎

(3~4 题共用备选答案)

A. 粪便培养

B. 血培养

C. 血常规

D. 血清学检查

E. 粪便常规

3. 为明确伤寒诊断，首选的检查是

4. 为明确霍乱诊断，首选的检查是

5. 流行性脑脊髓膜炎病原体的特点是

    A. 革兰染色阳性双球菌

    B. 革兰染色阴性双球菌

    C. 革兰染色阳性杆菌

    D. 革兰染色阴性弧菌

    E. 革兰染色阴性杆菌

6. 男，35 岁。发热伴腹痛、腹泻半天。查体：T 39.2℃，BP 120/70mmHg，腹软，左下腹压痛（＋），反跳痛（－）。实验室检查：血 WBC 12×10⁹/L，N 0.85，L 0.15。粪镜检 WBC 40 个/HP，RBC 2 个/HP。最可能的诊断是

    A. 急性阑尾炎

    B. 溃疡性结肠炎

    C. 霍乱

    D. 急性细菌性痢疾

    E. 急性阿米巴痢疾

7. 男，35 岁。腹泻 1 天，于 8 月 10 日来诊。腹泻 10 余次，水样便，呕吐数次，无发热、腹痛及里急后重。2 天前曾去海滨旅游。查体：T 36.1℃，P 110 次/分，BP 74/40mmHg。精神萎靡，烦躁，皮肤弹性差，肠鸣音活跃。实验室检查：血 Hb 158g/L，WBC 12×10⁹/L。粪常规：WBC 0～2/HP，无红细胞。为快速诊断，应首先进行的检查是

    A. 粪便动力及制动试验

    B. 血培养

    C. 血生化检查

    D. 结肠镜检查

    E. 粪隐血

8. 男孩，6 岁。发热、头痛、呕吐 2 天，昏迷 1 小时于 1 月 8 日入院。查体：BP 90/60mmHg。神志不清，颈抵抗（＋），皮肤发花，可见多处瘀点瘀斑，双侧瞳孔扩大，对光反射迟钝。下列处理不正确的是

    A. 吸氧及心电监护

    B. 腰穿做脑脊液检查

    C. 静脉补液并注射血管活性药

    D. 静脉滴注甘露醇

    E. 瘀点瘀斑涂片染色

9. 女，35 岁。阴道脓性分泌物增多伴外阴瘙痒 1 周。半月前有不洁性交史。妇科检查：宫颈充血、水肿、触痛。分泌物涂片革兰染色阴性双球菌。最可能感染的病原体是

    A. 链球菌

    B. 假丝酵母菌

    C. 铜绿假单胞菌

    D. 大肠埃希菌

    E. 淋病奈瑟菌

（10～11 题共用题干）

    男，40 岁。持续高热 8 天，伴恶心、纳差、腹泻。查体：皮肤巩膜无黄染，前胸部可见散在的淡红色斑丘疹，脾肋下可触及，质软、有压痛。实验室检查：血 WBC 3.2×10⁹/L，N 0.72，L 0.25，E 0，Plt 120×10⁹/L。ALT 108U/L，TBil 12μmol/L。

10. 最可能的诊断是

    A. 伤寒

    B. 细菌性痢疾

    C. 急性无黄疸型肝炎

    D. 肾综合征出血热

    E. 流行性斑疹伤寒

11. 为确定诊断，最有意义的检查是

    A. 粪培养

    B. 外斐试验

    C. 汉坦病毒特异性抗体

    D. 肝炎病毒标志物

    E. 血培养

12. 引起流行性脑脊髓膜炎的脑膜炎球菌的特点不包括

    A. 在体外易自溶而充亡

    B. 革兰染色阳性

    C. 多数由 A、B、C 群引起

    D. 13 个血清群

    E. 奈瑟球菌

13. 女，25 岁。宫颈管分泌物涂片见中性粒细胞内有革兰阴性双球菌。首选的治疗药物是

    A. 多西环素   B. 青霉素

    C. 红霉素   D. 头孢曲松

    E. 阿奇霉素

14. 男，40 岁。半日来腹泻 20 多次，稀水样便。于 8 月明显发热及腹痛。查体：T 36℃，P 100 次/分，R 20 次/分，BP 90/60mmHg，神志清，轻度脱水，腹软无压痛，肠鸣音活跃。粪便常规检白细胞 0～1 个/HP。最可能的诊断是

    A. 急性肠炎

    B. 阿米巴痢疾

    C. 胃肠型食物中毒

    D. 霍乱

    E. 急性细菌性痢疾

15. 霍乱的典型临床表现是

    A. 大量水样便、剧烈呕吐，无发热或明显腹痛

    B. 无发热、腹痛、剧烈呕吐、少量黄水样便

C. 发热、剧烈腹痛、水样便或血便

D. 发热、腹痛、果酱样便

E. 发热、腹痛、黏液脓血便，里急后重

16. 典型伤寒的临床表现不包括

A. 出血性皮疹

B. 表情淡漠

C. 相对缓脉

D. 持续发热

E. 脾大

17. 男，12 岁。持续发热 1 周。体温 39℃左右，伴畏寒，无寒战。伴有全身不适、乏力，食欲差，病情逐渐加重并出现红疹 1 天来诊。查体：躯干部出现少许淡红色小斑丘疹，压之褪色。初步考虑诊断为

A. 天花　　　　　B. 水痘

C. 麻疹　　　　　D. 伤寒

E. 猩红热

18. 确诊伤寒最常用的检测方法是

A. 粪便培养　　　　B. 血培养

C. 尿培养　　　　　D. 骨髓培养

E. 胆汁培养

19. 普通型流行性脑脊髓膜炎临床分期不包括

A. 恢复期

B. 败血症期

C. 前驱期

D. 脑膜炎期

E. 发热期

20. 女，25 岁。6 月下旬来诊，腹泻、呕吐伴轻度腹痛 1 天。共腹泻 6 次，开始为黄稀便，继之水样便，呕吐 1 次，为胃内容物。无发热。粪便检查动力实验（＋），碱性蛋白胨水培养有细菌生长。最有可能的诊断是

A. 变形杆菌性肠炎

B. 霍乱

C. 空肠弯曲菌肠炎

D. 沙门菌食物中毒

E. 细菌性痢疾

21. 女，25 岁，初产妇，妊娠 12 周。尿频、尿急、尿痛伴阴道分泌物增多 4 天。查体：尿道口及宫颈口均见脓性分泌物。为确诊，首选的辅助检查是

A. 羊水培养

B. 血培养

C. 宫颈管分泌物培养

D. 血清学检查

E. 尿培养

22. 发热 1 周疑似伤寒的患者，此时阳性率最高的微生物学检查方法是

A. 胆汁培养　　　　B. 粪便培养

C. 肥达反应　　　　D. 血培养

E. 尿液培养

23. 针对女性患者，诊断淋病的"金标准"是

A. 尿培养

B. 血培养

C. 宫颈管分泌物培养

D. 血清学检查

E. 阴道分泌物培养

24. 关于伤寒病原学的叙述，不正确的是

A. 革兰染色阴性

B. "Vi" 抗体有助于诊断

C. 属于沙门菌属的 D 组

D. 其内毒素是致病的重要因素

E. 本菌有 "O" "H" 和 "Vi" 抗原

25. 女孩，9 岁。发热、头痛、呕吐 2 天，烦躁不安 1 天，于 2 月 20 日入院。查体：T 39.8℃，BP 130/80mmHg，神志清，精神差，全身散在瘀点、瘀斑，颈抵抗（＋），Kernig 征（＋），Babinski 征（＋）。实验室检查：血 WBC 20×10^9/L，N 0.90。脑脊液检查：压力 240mmH$_2$O，外观混浊，WBC 1200×10^6/L，蛋白 1.5g/L，糖 1.5mmol/L，氯化物 100mmol/L。最可能的诊断是

A. 钩端螺旋体病

B. 中毒型细菌性痢疾

C. 流行性乙型脑炎

D. 结核性脑膜炎

E. 流行性脑脊髓膜炎

26. 霍乱的传播途径不包括

A. 空气传播　　　　B. 蚊虫叮咬

C. 水　　　　　　　D. 食物

E. 生活接触

27. 女，23 岁。腹痛、腹泻、里急后重伴发热半天。查体：T 39.2℃，BP 126/80mmHg，腹软，左下腹压痛（＋），反跳痛（－）。实验室检查：血 WBC 18×10^9/L，N 0.87，L 0.13。粪便镜检：WBC 满视野，RBC 20 个/HP。最可能的诊断是

A. 霍乱

B. 急性阑尾炎

C. 急性阿米巴痢疾

D. 急性肠炎

E. 急性细菌性痢疾

28. 男孩，14 岁。中午参加聚餐，晚上开始发热、腹泻。初为水样便，后为黏液脓血便，呕吐 3 次。粪

镜检 WBC 30~40 个/HP，RBC 4~8 个/HP，吞噬细胞 1~2 个/HP。最可能的诊断是

A. 金黄色葡萄球菌肠炎

B. 急性细菌性痢疾

C. 产毒性大肠杆菌肠炎

D. 致病性大肠杆菌肠炎

E. 轮状病毒肠炎

(29~30 题共用题干)

男，38 岁。发热伴腹胀、乏力 1 周。查体：T 39℃，胸部少许充血性皮疹，脾肋下可触及，质软，表情淡漠。实验室检查：血 WBC 3.6×10⁹/L，N 0.59，杆状核粒细胞 0.01，L 0.40。

29. 最有可能的诊断是

A. 斑疹伤寒

B. 结核病

C. 疟疾

D. 伤寒

E. 布鲁菌病

30. 为明确诊断，最有价值的检查是

A. 外斐试验

B. PPD 试验

C. 血培养

D. 布氏杆菌凝集试验

E. 血涂片找疟原虫

31. 可经过肠道传播的传染病是

A. 丁型肝炎

B. 钩端螺旋体

C. 血吸虫病

D. 伤寒

E. 斑疹伤寒

32. 下列属于淋病奈瑟菌特征的是

A. 离开人体可存活 4 小时

B. 为革兰染色阴性双球菌

C. 对移行上皮无亲和力

D. 一般消毒剂不易将其杀灭

E. 对复层鳞状上皮有亲和力

33. 女，20 岁。腹泻、呕吐伴轻度腹痛 1 天，6 月下旬来诊。共腹泻 6 次，开始为黄色稀便，继之水样便。呕吐 1 次，为胃内容物。无发热。粪便检查动力试验（+），碱性蛋白胨水培养有细菌生长。最可能的诊断为

A. 细菌性痢疾

B. 沙门菌食物中毒

C. 霍乱

D. 空肠弯曲菌肠炎

E. 变形杆菌肠炎

第五章 原虫感染（疟疾）、蠕虫感染（日本血吸虫病、囊尾蚴病）、衣原体感染（生殖道沙眼衣原体感染）

1. 女，38 岁。间断发热，寒战，头痛 10 天，热退后伴乏力，半月前去广州出差，血常规：WBC 6.5×10⁹/L，淋巴细胞 0.40，血红蛋白 84g/L。最可能的诊断是

A. 血吸虫病

B. 伤寒

C. 流行性乙型脑炎

D. 疟疾

E. 霍乱

(2~3 题共用题干)

男，40 岁。渔民，发热 1~2 天，最高 38.8℃，伴腹痛腹泻，3~5 次/天，白细胞 11×10⁹/L，N 0.52，L 0.13，E 0.4。

2. 首选检查为

A. 粪常规   B. 肝肾功能

C. 腹部 B 超   D. 血培养

E. 钩体血清学检查

3. 下一步检查应为

A. 血培养   B. 尿培养

C. 大便培养   D. 大便涂片

E. 环卵沉淀试验

4. 男，50 岁。湖北渔民。腹胀、乏力、纳差 3 年，尿少、全身浮肿 1 个月。无饮酒史及病毒性肝炎史。查体：T 36.2℃，慢性病容，消瘦，巩膜无黄染，有蜘蛛痣，腹膨隆，脾肋下平脐，腹水征（+），下肢凹陷性水肿。最可能的诊断是

A. 丙肝肝硬化

B. 结核性腹膜炎

C. 乙肝肝硬化

D. 血吸虫病

E. 结肠癌

5. 男，30 岁，厨师。因数次大便排出白色条片，伴躯

干部数个皮下结节就诊。既往体健，否认手术、外伤史，不嗜烟酒。为明确诊断，首选的检查是

A. 粪隐血

B. 皮下结节活检

C. 血清抗体检查

D. 血常规

E. 粪常规

6. 日本血吸虫病的临床分型不包括

A. 急性血吸虫病

B. 异位血吸虫病

C. 晚期血吸虫病

D. 肝硬化型血吸虫病

E. 慢性血吸虫病

（7~8题共用备选答案）

A. 喹诺酮类药物

B. 吡喹酮

C. 氯喹

D. 奎宁

E. 伯氨喹

7. 治疗血吸虫病的药物是

8. 用于杀灭肝细胞内迟发型疟原虫病的药物是

9. 疟疾患者血常规的特点是

A. 淋巴细胞比例增加

B. 网织红细胞减少

C. 白细胞总数明显升高

D. 红细胞及血红蛋白减少

E. 血小板明显降低

10. 女，45岁，厨师。头痛半年，加重伴呕吐1个月。无高血压、心脏病史。查体：BP 130/86mmHg，颈无抵抗。眼底检查发现视乳头水肿，头颅 CT 检查提示脑实质多个低密度病灶。最可能的诊断是

A. 脑出血

B. 脑肿瘤

C. 腔隙性脑梗死

D. 囊尾蚴病

E. 脑脓肿

11. 血吸虫病病原治疗首选的药物是

A. 氯喹 B. 甲苯达唑

C. 酒石酸钠 D. 甲硝唑

E. 吡喹酮

12. 新生儿沙眼衣原体感染的主要途径是

A. 呼吸道感染

B. 宫内感染

C. 乳汁感染

D. 产道感染

E. 唾液感染

13. 女，50岁。反复癫痫发作1周。查体：BP 80/60mmHg，一般情况好，上肢皮下可触及数个黄豆大小结节，无压痛，心肺查体无异常，腹软无压痛。为明确病因诊断，首先应做的检查是

A. 抗核抗体检查

B. 脑电图

C. 头颅 CT

D. 包虫皮试

E. 皮下结节活检

14. 女，25岁。5天前突然寒战，继之高热伴头痛，自服退热药后热退出汗，2日后再次寒战、高热，持续数小时，出汗后退热，乏力，精神差。1周前由云南到北京旅游。实验室检查：血 WBC 6.5×10^9/L，L 0.40。最可能的诊断是

A. 流行性乙型脑炎

B. 流行性感冒

C. 钩端螺旋体病

D. 败血症

E. 疟疾

15. 男，43岁。3天前自非洲回北京，回京后开始发冷、寒战，继之高热。持续3小时后出汗、热退，每2天发作1次。血涂片见疟原虫滋养体。应选择的治疗方案是

A. 磺胺加乙胺嘧啶

B. 氯喹加伯氨喹

C. 青蒿素加氯喹

D. 奎宁加伯氨喹

E. 乙胺嘧啶加伯氨喹

16. 女，30岁。因头痛3个月，加重伴呕吐、间断抽搐、视物模糊1个月就诊。近2年来，喜食生肉。眼底检查发现视神经乳头水肿。最可能的诊断是

A. 脑囊尾蚴病

B. 结核性脑膜炎

C. 隐球菌性脑膜炎

D. 脑肿瘤

E. 病毒性脑炎

（17~18题共用题干）

男，35岁。头痛伴视物模糊3个月，偶伴抽搐。曾经在大便中发现带状节片。

17. 最有可能的诊断是

A. 脑囊尾蚴病

B. 结核性脑膜炎

C. 脑肿瘤

D. 隐球菌性脑膜炎

E. 癫痫

18. 为明确诊断，最有价值的检查是

 A. 颅脑 MRI   B. 脑室造影

 C. X 线   D. 脑电图

 E. 脑脊液

19. 在血吸虫发育各阶段中，引起人体主要病理改变的是

 A. 尾蚴   B. 成虫

 C. 虫卵   D. 幼虫

 E. 毛蚴

20. 囊尾蚴在人体最常见的寄生部位是

 A. 脊髓   B. 脑

 C. 心脏   D. 眼

E. 皮下及肌肉

（21～22 题共用备选答案）

 A. 吡喹酮   B. 氯喹

 C. 乙胺嘧啶   D. 伯氨喹

 E. 奎宁

21. 控制间日疟发作的首选药物是

22. 防止疟疾复发的药物是

（23～24 题共用备选答案）

 A. 青霉素   B. 头孢曲松

 C. 克林霉素   D. 氧氟沙星

 E. 红霉素

23. 孕妇感染生殖道沙眼衣原体首选的治疗药物是

24. 孕妇感染苍白密螺旋体首选的治疗药物是

第二十五篇　外科总论与其他

第一章　水、电解质代谢和酸碱平衡失调

1. 女，65 岁。反复咳嗽、咳痰 20 年，活动后气促 5 年，反复双下肢水肿 6 个月。1 周前受凉后咳嗽、咳痰增多，气促加重，烦躁失眠。动脉血气分析：pH 7.29，$PaCO_2$ 80mmHg，PaO_2 55mmHg，BE +2.1mmol/L。应考虑的酸碱失衡状态为
   - A. 代偿性呼吸性酸中毒
   - B. 代偿性呼吸性碱中毒
   - C. 失代偿性呼吸性碱中毒
   - D. 失代偿性呼吸性酸中毒
   - E. 失代偿性代谢性酸中毒

2. 女，50 岁。2 天前因肺炎入院，给予吸氧、静脉滴注抗生素、止咳、化痰等治疗。1 天来出现呼吸困难，烦躁，呼吸急促。动脉血气分析：pH 7.44，$PaCO_2$ 65mmHg，PaO_2 55mmHg，BE −3mmol/L。目前对血气分析的判断，最准确的是
   - A. 代谢性酸中毒
   - B. Ⅰ型呼吸衰竭
   - C. 呼吸性酸中毒
   - D. Ⅱ型呼吸衰竭
   - E. 呼吸性酸中毒合并呼吸性碱中毒

（3~4 题共用备选答案）
   - A. 高钠血症
   - B. 低钙血症
   - C. 低钾血症
   - D. 高钾血症
   - E. 低钠血症

3. 大量输注葡萄糖和胰岛素时容易发生的电解质紊乱是

4. 心电图可出现 T 波高尖的电解质紊乱是

5. 关于低钙血症的临床表现，错误的是
   - A. Chvostek 征阳性
   - B. 手足抽搐
   - C. 头痛，肌无力
   - D. 腱反射亢进
   - E. 口周和指尖麻木及针刺感

6. 男，38 岁。脓毒性休克患者。动脉血气分析示代谢性酸中毒、Ⅰ型呼吸衰竭。下列治疗措施中可能造成组织缺氧加重的是
   - A. 静脉滴注小剂量多巴胺
   - B. 静脉滴注糖皮质激素
   - C. 补充胶体液
   - D. 快速补充碳酸氢钠
   - E. 快速补充晶体液

7. 男，28 岁。反复上腹痛 2 年，以夜间及空腹时为主，加重并呕吐宿食 2 周，伴口渴及少尿。该患者可能存在的电解质紊乱类型是
   - A. 低钙
   - B. 高钾高氯
   - C. 高钙
   - D. 高钠高氯
   - E. 低钾低氯

8. 男，65 岁。间断腹痛伴呕吐、乏力、少尿 6 小时，呕吐量大，无口渴。5 年前行"急性重症胰腺炎腹腔引流术"。此时患者最可能的水电解质平衡紊乱是
   - A. 等渗性缺水
   - B. 高渗性缺水
   - C. 低渗性缺水
   - D. 高钾血症
   - E. 稀释性低钠血症

（9~10 题共用备选答案）
   - A. 挤压综合征
   - B. 输入过多的胰岛素
   - C. 反复呕吐
   - D. 盐皮质激素过多
   - E. 长期饥饿状态

9. 高钾血症的常见原因是

10. 代谢性酸中毒的常见病因是

11. 女，40 岁。突发上腹痛、恶心 8 小时。疼痛由局部逐渐波及全腹，伴发热。既往十二指肠溃疡病史 20 年。查体：T 38.4℃，P 104 次/分，R 26 次/分，BP 110/70mmHg。双肺呼吸音清，未闻及干湿性啰

音，心律齐，全腹肌紧张，压痛和反跳痛阳性，肠
鸣音消失。对这种疾病的描述错误的是

  A. 保守治疗无效后需剖腹探查

  B. 若诊断和治疗延误易致中毒性休克

  C. 常常伴有代谢碱中毒

  D. 继发性腹膜炎较原发性腹膜炎多见

  E. 大多数合并麻痹性肠梗阻

12. 高钾血症的病因不包括

  A. 应用螺内酯

  B. 挤压综合征

  C. 应用袢利尿剂

  D. 慢性肾衰竭

  E. 大量输入库存血

13. 男，32 岁。大量呕吐、腹泻、少尿 1 天。查体：T
36.5℃，P 110 次/分，R 24 次/分，BP 85/
55mmHg，体重 70kg，脉搏细速，双肺呼吸音清，
未闻及干湿性啰音，心率 110 次/分，心律齐，腹
软，无压痛。估计体液丢失量至少是

  A. 3500ml   B. 4200ml

  C. 2100ml   D. 4900ml

  E. 2800ml

14. 女，55 岁。恶心、呕吐、少尿 6 小时，呕吐量大，
无口渴。2 年前有腹部手术史。此时患者最可能出
现的水电解质平衡紊乱是

  A. 稀释性低钠血症

  B. 低渗性缺水

  C. 等渗性缺水

  D. 高渗性缺水

  E. 高钾血症

15. 最易诱发中毒性巨结肠的电解质紊乱是

  A. 低钾血症   B. 高钙血症

  C. 低钠血症   D. 低钙血症

  E. 低磷血症

16. 男，38 岁，急性重症胰腺炎治疗 3 周，寒战、高热
3 天，查体：T 39.8℃，P 128 次/分，R 30 次/分，
BP 91/45mmHg，血气分析：pH 7.48，$PaCO_2$
18mmHg，PaO_2 100mmHg，BE −5mmol/L，
HCO_3^-：17mmol/L，乳酸：4mmol/L。该患者酸碱
平衡失调类型是

  A. 呼碱合并代酸

  B. 呼酸合并代酸

  C. 高 AG 型呼酸合并代碱

  D. 呼碱合并代碱

  E. 正常 AG 型呼酸合并代碱

（17～18 题共用备选答案）

  A. $PaCO_2$ 升高

  B. HCO_3^- 增多

  C. $PaCO_2$ 降低

  D. 阴离子间隙减少

  E. HCO_3^- 减少

17. 代谢性酸中毒主要是由于体内

18. 代谢性碱中毒主要是由于体内

19. 女，60 岁。高温天气户外活动 4 小时，出现口渴、
尿少，突然晕倒。最可能的原因是

  A. 低渗性缺水

  B. 高渗性缺水

  C. 急性肾衰竭

  D. 等渗性缺水

  E. 稀释性低钠血症

20. 高渗性缺水的患者常见的临床表现是

  A. 头晕、视力减退

  B. 兴奋、手足麻木

  C. 口渴、谵妄

  D. 淡漠、反应迟缓

  E. 呆滞、嗜睡

21. 男，58 岁。胃部不适伴反酸 20 年，近 1 周来腹胀、
恶心、呕吐，吐出大量宿食，每天 1～2 次。查体：
呼吸浅，17 次/分，血压正常。上腹部可见胃型，
轻压痛。测血 K^+ 3.0mmol/L，Na^+ 130mmol/L，
Cl^- 90mmol/L，CO_2CP 45mmol/L。该患者酸碱平
衡失调的类型是

  A. 代谢性酸中毒

  B. 代谢性碱中毒

  C. 呼吸性碱中毒

  D. 呼吸性酸中毒

  E. 呼吸性酸中毒 + 代谢性碱中毒

22. 女，50 岁。恶心、呕吐伴乏力、少尿 6 小时，呕吐
量大，无口渴。2 年前有腹部手术史。此时患者最
可能出现的水电解质平衡紊乱是

  A. 高渗性缺水

  B. 等渗性缺水

  C. 低渗性缺水

  D. 高钾血症

  E. 稀释性低钠血症

23. 女，45 岁。反复剑突下疼痛 3 年，呕吐 10 天。呕吐
物有隔夜宿食。该患者最易发生的电解质和酸碱平
衡失调是

  A. 低氯、高钾，代谢性碱中毒

  B. 低氯、低钾，代谢性碱中毒

  C. 低氯、低钾，代谢性酸中毒

D. 高氯、高钾，代谢性酸中毒

E. 高氯、低钙，代谢性碱中毒

24. 不符合低钾血症常见的临床表现是

A. 心动过缓

B. 肠蠕动消失

C. 腱反射亢进

D. 恶心、呕吐

E. 腹胀

（25～26 题共用备选答案）

A. 慢性肠梗阻

B. 急性完全性肠梗阻

C. 动力性肠梗阻

D. 绞窄性肠梗阻

E. 低位肠梗阻

25. 肠管呈代偿性肥厚并可引起低渗性缺水的原因是

26. 肠管迅速膨胀，肠管变薄，可引起等渗性缺水的原因是

27. 某患者大量腹泻后，测血气分析显示：pH 7.34，$PaCO_2$ 32mmHg，BE + 10mmol/L。该患者的酸碱平衡失调为

A. 呼吸性酸中毒合并代谢性酸中毒

B. 呼吸性碱中毒合并代谢性酸中毒

C. 呼吸性酸中毒合并代谢性碱中毒

D. 呼吸性碱中毒合并代谢性碱中毒

E. 代谢性碱中毒

第二章　输　血

1. 患者，男，16 岁。血友病 15 年，因右下肢肌肉血肿，关节腔出血，入院后输血用

A. 冷沉淀

B. 全血

C. 浓缩红细胞

D. 洗涤红细胞

E. 白细胞

2. 女，59 岁。在全身麻醉下行腹膜后肿瘤切除术，术中出血较多，即刻输注 AB 型悬浮红细胞 2 个单位，当输注 50ml 时，患者出现发热，畏寒，脉快，血压下降，腰痛，导尿浓茶色。该患者最可能的输血不良反应是

A. 急性溶血性反应

B. 过敏性反应

C. 非溶血性发热反应

D. 细菌污染性输血反应

E. 慢性溶血

3. 男，30 岁。被膜下脾破裂 2 小时，不口渴，入院后排尿 1 次，约 300ml，未见肉眼血尿。查体：P 96 次/分，BP 90/65mmHg。为迅速改善组织灌注，应首选

A. 红细胞悬液

B. 新鲜冰冻血浆

C. 平衡盐溶液

D. 全血

E. 羟乙基淀粉溶液

4. 全血在保存期内，仍可保持功能的血液成分是

A. 红细胞

B. 血小板

C. 凝血因子Ⅷ

D. 凝血因子 V

E. 白细胞

5. 男，40 岁。患慢性再生障碍性贫血 2 年，头晕、心悸加重 10 天。2 个月前在输血过程中出现体温升高，达 39.5℃，经对症处理后缓解此次入院时化验血 Hb 50g/L。需给予输血治疗，应首选的血液成分是

A. 悬浮红细胞

B. 冰冻红细胞

C. 浓缩红细胞

D. 去白细胞的红细胞

E. 洗涤红细胞

6. 男，50 岁。因多年慢性肾衰竭准备行肾移植。因医院库存血液不足，需亲属献血给患者用。患者兄、妹各献血 400ml，血液检测合格，拟供患者输注。此时应对这两袋血液采取的处理措施是

A. γ 射线照射

B. 病毒灭活

C. 细菌灭活

D. 反复洗涤

E. 滤除白细胞

7. 一般情况下，需要由主治医师申请、上级医师审核、科室主任核准签发的输血备血量是

A. 200～400ml　　B. 600～800ml

C. 400～600ml　　D. 100～200ml

E. 800～1600ml

8. 制备洗涤红细胞的主要目的是
   A. 去除血小板
   B. 去除红细胞碎片
   C. 去除细菌
   D. 去除白细胞
   E. 去除血浆蛋白

9. 女，28 岁。妊娠 38 周。B 超示胎儿脐带绕颈 2 周，拟行剖宫产术。4 年前曾因外伤住院，接受输血后出现严重过敏反应。孕妇一般状况良好，心、肝、肾功能正常。化验 Hb 100g/L。术前拟申请备血 400ml，应选择的血液成分是
   A. 新鲜冰冻血浆
   B. 浓缩血小板
   C. 悬浮红细胞
   D. 冷沉淀
   E. 洗涤红细胞

10. 男，45 岁。行脊柱肿瘤切除术，术中给予输血。输注悬浮红细胞 15 分钟后，血压下降到 70/40mmHg，导尿管中的尿液呈酱油色。患者最可能发生的输血不良反应是
    A. 细菌污染反应
    B. 输血相关急性肺损伤
    C. 急性溶血性输血反应
    D. 输血相关循环超负荷
    E. 严重过敏反应

11. 男，12 岁。患再生障碍性贫血半年，因重度贫血，需要反复输血。应输注的血液成分是
    A. 洗涤红细胞
    B. 去除白细胞的红细胞
    C. 悬浮红细胞
    D. 浓缩红细胞
    E. 冰冻红细胞

12. 拟实验室储存自体输血的患者，其血红蛋白水平至少应大于
    A. 120g/L   B. 140g/L
    C. 110g/L   D. 100g/L
    E. 130g/L

13. 男，确诊直肠癌，拟行手术治疗。术前 Hb 50g/L，给予输注红细胞 4 单位。开始输注 20 分钟后，患者出现寒战、高热、腹痛、头痛及心前区不适，面色潮红，呼吸困难，焦虑不安。该患者最可能发生的输血不良反应是
    A. 过敏反应
    B. 急性溶血性输血反应
    C. 输血相关呼吸困难

    D. 输血相关循环超负荷
    E. 输血相关移植物抗宿主病

14. 男，35 岁。因患慢性再生障碍性贫血 4 个月入院。血常规：Hb 45g/L，WBC 3.5 × 10^9/L，拟输血治疗。鉴于该患者需反复输血，为防止输血不良反应，应选用的最佳血液成分是
    A. 悬浮红细胞
    B. 洗涤红细胞
    C. 辐照红细胞
    D. 去除白细胞的红细胞
    E. 浓缩红细胞

15. 男，63 岁。皮肤、黏膜散在出血点。既往肝硬化病史多年，给予输注新鲜冰冻血浆治疗，输注开始后 20 分钟，患者出现皮肤瘙痒、荨麻疹表现。此时正确的处理措施是
    A. 停止输注
    B. 继续输注
    C. 换一袋血浆输注
    D. 减慢输注速度，并给予肾上腺素治疗
    E. 减慢输注速度，并给予抗组胺药物治疗

16. 体重 55kg 的成年慢性贫血患者，输注 1 单位悬浮红细胞可提高血红蛋白的量约是
    A. 10g/L   B. 15g/L
    C. 1g/L   D. 5g/L
    E. 2g/L

17. 急性输血不良反应发生的时间为输血开始后
    A. 48 小时内   B. 36 小时内
    C. 8 小时内   D. 24 小时内
    E. 12 小时内

18. 女，30 岁。因再生障碍性贫血 3 个月入院输血治疗。输注悬浮红细胞 30 分钟后出现寒战。既往有输血史。查体：T 39.5℃，BP 130/75mmHg。患者最可能出现的输血不良反应是
    A. 输血相关循环超负荷
    B. 过敏反应
    C. 输血相关移植物抗宿主病
    D. 非溶血性发热性反应
    E. 急性溶血性输血反应

19. 女，35 岁。因输卵管破裂出血 1 小时急诊入院。怀孕 3 次，自然流产 2 次，顺产 1 胎。术前查 Hb 75g/L，术中输注悬浮红细胞 5 个单位。术后第 1 天复查 Hb 100g/L，术后第 8 天出现皮肤、巩膜黄染，发热，T 38.5℃，检查 Hb 70g/L。该患者可能发生的输血不良反应是
    A. 输血型肝炎

B. 过敏反应

C. 细菌污染反应

D. 非溶血性发热反应

E. 迟发性溶血反应

20. 女，30 岁。体重 45kg。因外伤引起急性失血约 600ml，手术治疗后出血停止。术后 1 天查体：P 85 次/分，BP 95/60mmHg。化验 Hb 105g/L。患者要求输血。此时应采取的正确措施是

A. 输注新鲜冰冻血浆 400ml

B. 无需输注血液或血液制品

C. 输注全血 200ml

D. 输注普通冰冻血浆 400ml

E. 输注人血白蛋白 4g

21. 男，20 岁。因重型再生障碍性贫血入院，准备 10 天后接受异基因造血干细胞移植。因大量鼻出血和牙龈出血拟予输血，需要预定的血液成分是

A. 辐照冷沉淀

B. 单采血小板

C. 辐照单采血小板

D. 辐照新鲜冰冻血浆

E. 新鲜冰冻血浆

22. 男，38 岁。因胃癌行胃大部分切除术，术前查 Hb 110g/L，术中失血约 1100ml，已输入平衡盐溶液 2000ml，术后第 1 天感胸闷、气促。查体：T 37.0℃，BP 100/60mmHg。实验室检查：Hb 80g/L。最好应给患者输注

A. 悬浮红细胞

B. 辐照红细胞

C. 浓缩红细胞

D. 冰冻红细胞

E. 洗涤红细胞

23. 男，40 岁。因急性粒细胞白血病入院。查体：四肢皮肤多处出血点和瘀斑。化验 Plt 8×10^9/L。给予单采血小板输注。输注 4 小时后，患者出现胸闷、呼吸困难。急查胸部 X 线片可见弥散性阴影。患者最可能发生的输血不良反应是

A. 循环超负荷

B. 输血相关急性肺损伤

C. 急性溶血反应

D. 急性过敏反应

E. 细菌性感染

24. 输注血小板的主要目的是

A. 增加血管致密度

B. 抑制纤溶活性

C. 加强凝血功能

D. 改善止血功能

E. 降低抗凝功能

25. 男，35 岁。体重 75kg。因陈旧性股骨干骨折入院手术。查体：P 85 次/分，BP 125/80mmHg，一般状况良好，心肺无异常。实验室检查：Hb 130g/L，凝血功能检测结果正常，肝肾功能正常。如果手术中出血，下列输血方案中不应首选的是

A. 术中回收式自身输血

B. 急性等容血液稀释

C. 术前贮存式自身输血

D. 术后回收式自身输血

E. 输注异体红细胞和新鲜冰冻血浆

26. 女，50 岁。因外伤骨盆骨折急诊入院手术治疗。术后第 5 天，查体：P 100 次/分，BP 100/60mmHg。实验室检查：Hb 75g/L。当日子女两人各献出全血 200ml 给患者输注。术后第 15 天，患者出现腹泻，4~6 次/日。查体：T 39℃，皮肤出现斑丘疹。实验室检查：Hb 56g/L，WBC 2.36×10^9/L，Plt 20×10^9/L，ALT 300U/L。该患者可能发生了

A. 严重过敏反应

B. 输血相关移植物抗宿主病

C. 急性溶血反应

D. 输血传播艾滋病

E. 细菌性反应

27. 不需要使用 γ 射线照射来预防输血相关移植物抗宿主病的血液成分是

A. 新鲜冰冻血浆

B. 浓缩血小板

C. 单采血小板

D. 洗涤红细胞

E. 悬浮红细胞

28. 输注新鲜冰冻血浆的主要目的是

A. 提高免疫力

B. 补充血容量

C. 纠正止血功能的异常

D. 补充营养

E. 补充血浆蛋白

29. 女，25 岁。足月妊娠，因前置胎盘发生 DIC，阴道大出血入院。查体：T 35℃，P 130 次/分，R 25 次/分，BP 90/40mmHg。实验室检查：Hb 55g/L，Plt 20×10^9/L，血纤维蛋白原 1.6g/L。不正确的输血处理措施是输注

A. 冷沉淀

B. 新鲜冰冻血浆

C. 浓缩血小板

D. 普通冰冻血浆

E. 悬浮红细胞

第三章 休 克

1. 男孩，10 岁。头面部及四肢烧伤，口渴难耐。查体：体温37℃，心率160 次/分，呼吸25 次/分。血压64/45mmHg，烧伤面积达60%。于导尿管置入1 小时后少尿，下列措施正确的是

A. 大量盐水冲洗

B. 静脉注射呋塞米

C. 输血治疗

D. 口服补液

E. 静脉补液

2. 男，20 岁。车祸撞伤右上腹部1 小时。查体：T 37.0℃，P 110 次/分，R 20 次/分，BP 90/70mmHg。痛苦貌，皮肤苍白，右上腹皮肤瘀斑，触痛明显，移动性浊音（+）。抢救首选的扩容液体是

A. 低分子右旋糖酐

B. 10% 葡萄糖溶液

C. 浓缩红细胞

D. 5% 葡萄糖溶液

E. 平衡盐溶液

3. 男，50 岁。车祸撞伤1 小时，左上腹痛，口渴、出冷汗，四肢厥冷。查体：P 132 次/分，BP 80/50mmHg，烦躁不安，意识不清，面色苍白，腹胀，轻度腹膜刺激征，腹腔穿刺抽出不凝血。入院后予快速补液，反映组织灌注改善最主要的指标是

A. 收缩压上升

B. 尿量增加

C. 中心静脉压上升

D. 脉压增大

E. 脉搏变慢

4. 抗休克治疗后，下列提示微循环改善的指标中，临床最有意义的是

A. 脉率减慢

B. 肢端温度上升

C. 肤色转红润

D. 神志变清楚

E. 尿量已达30ml/h

5. 患者，男性，22 岁。咳嗽伴发热3 天，给予青霉素静脉滴注抗感染治疗，用药后患者突然出现气急、胸闷、烦躁不安。查体：T 38.5℃，P 140 次/分，R 32 次/分，BP 75/40mmHg。面色苍白，大汗淋漓，两

肺可闻及哮鸣音，身体多部位红色皮疹。最有可能的原因是

A. 过敏性休克

B. 哮喘急性发作

C. 急性呼吸窘迫综合征

D. 感染性休克

E. 急性左心衰竭

6. 男，35 岁。1 小时前车祸外伤出血，出血量约为1000ml。查体：BP 100/70mmHg，体重70kg，面色苍白，心率125 次/分。该患者受伤后机体首先发生的反应是

A. 外周血管阻力降低

B. 循环血液中儿茶酚胺减少

C. 外周血管阻力不变

D. 脑和心脏的血管收缩

E. 外周血管阻力增加

(7～9 题共用备选答案)

A. 动脉血压升高，尿量减少

B. 动脉血压降低，尿量减少

C. 动脉血压升高，尿量增加

D. 动脉血压降低，尿量增加

E. 动脉血压和尿量无明显变化

7. 重症急性胰腺炎患者出现血压下降，给予快速补液后，患者可出现的临床表现是

8. 重度失血患者失代偿时，可出现的临床表现是

9. 肾动脉狭窄患者可出现的临床表现是

10. 下列指导低血容量性休克补液治疗最可靠的检测指标是

A. 血细胞比容

B. 中心静脉压

C. 肢端温度

D. 颈外静脉充盈度

E. 血红蛋白

11. 男，55 岁。被重物砸伤下肢2 小时。查体：P 108 次/分，BP 113/64mmHg，神志清楚，双肺呼吸音清，未闻及干湿性啰音，心律齐，腹软，无压痛，双下肢肿胀，广泛软组织挫裂伤。最佳处理方法是

A. 使用升压药

B. 输血

C. 输血浆代用品

D. 快速输平衡盐溶液

E. 输葡萄糖溶液

12. 男, 55 岁。车祸后 6 小时。6 小时来未排尿, 置导尿管导出黄色尿液 50ml。查体: T 36.5℃, P 140 次/分, R 28 次/分, BP 65/50mmHg, 意识模糊, 双肺呼吸音清, 未闻及干湿性啰音, 心律齐, 腹部膨隆, 四肢冰冷。最可能的诊断为

A. 重度休克, 神经源性休克

B. 中度休克, 神经源性休克

C. 轻度休克, 神经源性休克

D. 中度休克, 低血容量性休克

E. 重度休克, 低血容量性休克

13. 纠正休克所致组织低灌注和缺氧的关键措施是

A. 应用血管性活性药物

B. 补充血容量

C. 积极处理原发病

D. 高浓度吸氧

E. 纠正酸中毒

14. 女, 64 岁。大量呕血 1 天。给予禁食、外周补液治疗。查体: P 100 次/分, BP 90/60mmHg, CVP 5cmH₂O。10 分钟内静脉输入等渗盐水 250ml 后, 测得 BP 110/70mmHg, CVP 5cmH₂O。提示病情最可能的情况是

A. 创伤反应

B. 心力衰竭

C. 血容量不足

D. 血容量相对过多

E. 容量血管过度收缩

15. 男, 19 岁。被人踢伤腹部, 腹痛 8 小时, 尿少 2 小时。查体: BP 68/50mmHg, 意识模糊, 面色苍白, 四肢厥冷, 脉搏细速, 全腹压痛, 有肌紧张, 反跳痛 (+), 移动性浊音 (+)。该患者目前的病情是

A. 神经源性休克

B. 心源性休克

C. 过敏性休克

D. 感染性休克

E. 低血容量性休克

16. 女, 25 岁。左上腹刀刺伤 1 小时, 烦躁、恶心、呕吐。查体: P 106 次/分, BP 110/80mmHg。腹肌紧张, 有局限压痛和反跳痛。CVP 4cmH₂O, Hb 100g/L, 血细胞比容 0.35。首先应进行的处理是

A. 镇静、止痛

B. 肠胃减压

C. 抗生素静滴

D. 快速输平衡盐溶液

E. 快速输全血

17. 失血性休克扩充血容量首选的液体是

A. 平衡盐溶液

B. 中分子右旋糖酐

C. 全血

D. 血浆

E. 10% 葡萄糖溶液

18. 女, 20 岁。春天在花园中游玩时突然晕倒。入院时查体: 脉搏细速, BP 40/20mmHg, 面色苍白, 神志不清。其首要的救治措施是

A. 肾上腺素 1mg 皮下注射

B. 地塞米松 15mg 静滴

C. 给氧、严密监护

D. 多巴胺 20mg 静滴

E. 安定 10mg 静滴

19. 男, 30 岁。外伤性脾破裂脾切除术后 3 天。查体: BP 106/68mmHg, 中心静脉压 18cmH₂O。此时应采取的治疗措施是

A. 利尿

B. 舒张血管

C. 收缩血管

D. 适当补液

E. 充分补液

20. 男, 22 岁。咳嗽伴发热 3 天。给予青霉素静滴抗感染治疗, 用药后患者突然出现气急、胸闷、烦躁不安。查体: T 38.5℃, P 140 次/分, R 37 次/分, BP 75/40mmHg。面色苍白, 大汗淋漓, 两肺可闻及喘鸣音, 身体多部位红色皮疹。最可能的原因是

A. 哮喘急性发作

B. 感染性休克

C. 急性呼吸窘迫综合征

D. 急性左心衰竭

E. 过敏性休克

21. 休克指数的计算方法是

A. 脉率与脉压之比

B. 脉率与舒张压之比

C. 收缩压与舒张压之比

D. 心率与舒张压之比

E. 脉率与收缩压之比

22. 男, 40 岁。吞咽困难 30 天, 不能进水 2 天。口渴、尿少、体重下降。查体: R 26 次/分, BP 80/50mmHg, 神志清楚, 烦躁。血 Na⁺ 152mmol/L, 血 K⁺ 3.2mmol/L, HCO₃⁻ 18mmol/L, PaCO₂ 38mmHg。首要处理措施应是

A. 补充血容量

B. 氧疗

C. 纠正酸碱失衡

D. 有控制的补充血钾

E. 应用升压药

(23~24 题共用备选答案)

A. 血容量严重不足

B. 心功能不全,血容量正常

C. 心功能不全或血容量相对过多

D. 容量血管过度收缩

E. 心功能不全或血容量不足

23. 中心静脉压低,血压低

24. 中心静脉压高,血压低

25. 男,40 岁。右大腿挤压伤后发生化脓性感染 10 天。观察中血压下降至 80/60mmHg,脉细速。其扩容治疗应首选

A. 葡萄糖溶液

B. 平衡盐溶液

C. 全血

D. 血浆

E. 碳酸氢钠溶液

第四章　围手术期处理

1. 择期手术患者,手术前需要进行特殊准备的是

A. 血红蛋白 120g/L

B. 空腹血糖 5.6mmol/L

C. 血压 160/100mmHg

D. 血小板 100×10^9/L

E. 白细胞 7.0×10^9/L

2. 男,30 岁。因胃溃疡行胃大部切除术后 1 周,已进流质饮食,无发热。大便时感腹部伤口处剧痛,并有较多血性液体自腹部切口中部溢出。最可能的诊断是

A. 腹腔内感染

B. 胃肠吻合口瘘

C. 腹部切口感染

D. 腹部切口疝

E. 腹部切口裂开

3. 男,13 岁。额部不慎被锐器刺伤。查体:伤口周边红肿。行简单包扎 10 小时后就诊。额颞部有 3cm 长伤口,深及骨膜,有血痂。宜采取的处理方法是

A. 伤口膏药贴敷

B. 清创后一期缝合

C. 清创后予包扎

D. 按感染伤口换药

E. 清创后延期缝合

(4~5 题共用题干)

4. 一般拔除引流片的时间为术后

A. 1~2 天 　　　　B. 3~4 天

C. 5~6 天 　　　　D. 7~8 天

E. 9~10 天

5. 正常情况下,该患者拆线时间应为术后

A. 3~4 天 　　　　B. 5~6 天

C. 7~9 天 　　　　D. 10~12 天

E. 12 天以上

6. 手术区皮肤消毒范围边缘至少距手术切口

A. 17cm 　　　　B. 13cm

C. 10cm 　　　　D. 20cm

E. 15cm

7. 下腹部手术拆线时间一般为术后

A. 7~9 日 　　　　B. 4~5 日

C. 13~14 日 　　　D. 6~7 日

E. 10~12 日

8. 手术创伤并术后禁食期间,患者机体代谢变化为

A. 蛋白分解减少、糖异生减少、脂肪分解减少

B. 蛋白分解增加、糖异生减少、脂肪分解增加

C. 蛋白分解增加、糖异生增加、脂肪分解增加

D. 蛋白分解增加、糖异生减少、脂肪分解减少

E. 蛋白分解减少、糖异生增加、脂肪分解增加

9. 手术病人胃肠道准备中要求术前 12 小时禁食,4 小时禁水的目的是

A. 减少术后感染

B. 防止麻醉或手术中呕吐

C. 防止术后吻合口瘘

D. 防止术后切口裂开

E. 防止术后腹胀

10. 男,32 岁。右上臂刀割伤 16 小时。查体:T 36.5℃,P 80 次/分,R 18 次/分,BP 120/80mmHg,神志清楚,双肺呼吸音清,未闻及干湿性啰音,心律齐,腹软,无压痛,右上臂外侧纵行伤口,长约 4cm,边缘尚整齐,清创后,伤口不缝合。此时伤口内应放置的引流物是

A. 硅胶管

B. 生理盐水纱条

C. 烟卷纱条

D. 乳胶片

E. 乳胶管

11. 幽门梗阻患者，下列术前准备最重要的是

　　A. 纠正碱中毒

　　B. 低渗盐水洗胃

　　C. 生理盐水洗胃

　　D. 口服抗菌药物

　　E. 高渗盐水洗胃

12. 对有心脑血管疾病的患者，以下关于术前准备的说法错误的是

　　A. 纠正水、电解质代谢紊乱

　　B. 脑卒中者择期手术至少推迟2周后

　　C. 高血压患者术前继续服药

　　D. 心肌梗死发病后2个月安排择期手术

　　E. 不要求血压降至正常后手术

13. 切口"乙级愈合"的表现不包括

　　A. 积液　　　　　　B. 红肿

　　C. 血肿　　　　　　D. 硬结

　　E. 化脓

14. 按手术期限，下列属于限期手术的是

　　A. 慢性阑尾炎切除术

　　B. 直肠癌根治术

　　C. 完全性肠梗阻造瘘术

　　D. 可复性股疝修补术

　　E. 急性上消化道穿孔修补术

15. 手术后猝死最常见的病因是

　　A. 气胸　　　　　　B. ARDS

　　C. 急性左心衰　　　D. 肺栓塞

　　E. 重症肺炎

16. 引起手术切口血肿最主要的原因是

　　A. 伤口裂口

　　B. 术前服用阿司匹林

　　C. 高血压控制不满意

　　D. 术中止血不彻底

　　E. 伤口感染继发出血

17. 女，70岁。胃癌根治后7天。因肺部感染，突发剧烈咳嗽后出现腹部手术切口疼痛，有多量淡红色溢出液。该患者可能发生的并发症是

　　A. 切口感染

　　B. 腹部切口疝

　　C. 切口内血肿

　　D. 切口脂肪液化

E. 切口裂开

18. 女，30岁。平素体健。甲状腺瘤切除术后换药，切口无红肿。手术切口拆线时间段应是术后

　　A. 6~7天　　　　　B. 2~3天

　　C. 10~12天　　　　D. 7~9天

　　E. 4~5天

19. 腰麻术后出现急性尿潴留，最常用的处理方法是

　　A. 热敷

　　B. 耻骨上膀胱穿刺抽取尿液

　　C. 耻骨上膀胱造瘘

　　D. 导尿

　　E. 针灸

20. 女，55岁，垂体腺瘤切除术后1小时。查体：P 96次/分，R 30次/分，BP 110/55mmHg，神志清楚。可采取的体位是

　　A. 平卧位

　　B. 下肢抬高15°~20°

　　C. 高半坐位

　　D. 15°~30°头高脚低斜坡卧位

　　E. 侧卧位

21. 男，50岁。行胃癌根治术后2小时腹腔引流出不凝血800ml，BP 86/60mmHg，CVP 由8cmH$_2$O 降至4cmH$_2$O。此时应采取的最恰当的措施是

　　A. 给予血管收缩药

　　B. 补液观察

　　C. 再次手术止血

　　D. 内镜电凝止血

　　E. 输血观察

22. 下列切口不宜放置引流条的是

　　A. 脓性指头炎

　　B. 乳腺癌改良根治切除术

　　C. 腹壁切口感染

　　D. 掌中间隙脓肿切开

　　E. 体表脓肿切开

23. 男，55岁。胰头癌行胰十二指肠切除术后6天，发现整个右下肢肿胀。查体：右下肢皮温增高，股三角区压痛，足背动脉存在。错误的治疗措施是

　　A. 口服阿司匹林

　　B. 静脉输低分子右旋糖酐

　　C. 卧床休息，抬高患肢

　　D. 皮下注射低分子肝素

　　E. 应用止血药物

24. 男，70岁。右腹股沟区可复性肿物15年。查体：P 84次/分，R 20次/分，BP 160/110mmHg。糖尿病病史7年，口服降糖药治疗，空腹血糖近1个月来

维持在 6.2 ~ 9.0mmol/L。吸烟 20 余年，20 ~ 30 支/日。欲行右腹股沟无张力疝修补术，围手术期处理错误的是

A. 术前戒烟 2 周

B. 练习床上排便

C. 术前应用胰岛素降低血糖

D. 术前禁食 12 小时

E. 口服降压药控制血压

25. 下列属于正氮平衡的情况是

    A. 创伤   B. 饥饿

    C. 妊娠   D. 出血

    E. 贫血

26. 女，64 岁。拟行直肠癌根治术。2 型糖尿病病史 20 余年。现每日皮下注射胰岛素，平素晨起应用胰岛素 12U。空腹血糖常为 7 ~ 10mmol/L，尿糖（ + ~ + + ）。

下列手术前处理不恰当的是

A. 手术当日测定空腹血糖

B. 必须将空腹血糖控制到正常水平

C. 术前应用葡萄糖及胰岛素

D. 尿糖可维持原水平

E. 手术日晨停用胰岛素

27. 男，64 岁。拟行胃癌根治术。平素吸烟 20 支/天。查体：T 37.5℃，P 90 次/分，BP 155/95mmHg。血 K^+ 3.0mmol/L，Alb 35g/L。正确的术前准备是

A. 静脉补充人血白蛋白

B. 口服肠道抗生素

C. 术前 3 天戒烟

D. 补钾

E. 降低血压至正常

第五章　外科营养

1. 女，50 岁，腹痛伴剧烈呕吐 2 天，诊断为轻症急性胰腺炎。身高 160cm，体重 60kg。予禁食，按基本需要量计算全胃肠外营养，其每天需要的总热量约为

    A. 2800kcal   B. 2400kcal

    C. 1200kcal   D. 2000kcal

    E. 1600kcal

2. 择期手术患者术前考虑支持治疗时，其血白蛋白水平一般应低于

    A. 32g/L   B. 33g/L

    C. 34g/L   D. 31g/L

    E. 30g/L

3. 肠外营养的技术性并发症最严重的是

A. 神经损伤

B. 空气栓塞

C. 胸导管损伤

D. 气胸

E. 血胸

4. 正常成人热量的基本需要量是

    A. 35kcal/（kg·d）   B. 55kcal/（kg·d）

    C. 45kcal/（kg·d）   D. 15kcal/（kg·d）

    E. 25kcal/（kg·d）

5. 男，26 岁。因肠系膜血管缺血性疾病小肠近全切除术后 2 个月。术后第 2 天开始接受全胃肠外营养支持治疗，现患者出现皮肤干燥、鳞状脱屑，脱发及伤口愈合延迟。其最大的原因是营养液中缺乏

A. 维生素 A

B. 氨基酸

C. 必需脂肪酸

D. 微量元素

E. 电解质

6. 机体发生创伤后，营养状况的评估指标中不包括的是

A. 血小板测定

B. 体重

C. 白蛋白测定

D. 皮褶厚度

E. 淋巴细胞测定

7. 回肠瘘患者所用的肠内营养制剂应该是

A. 以肽类为主

B. 增加纤维素

C. 增加维生素

D. 减少糖类

E. 以脂类为主

8. 男，56 岁。全胃切除术后 3 天肠内营养，第 4 天出现腹泻。分析其腹泻原因不包括

A. 营养液输注速度过慢

B. 营养液污染

C. 小肠对脂肪耐受改变

D. 肠腔内渗透压过高

E. 营养液温度过低

9. 患者，女，39 岁。因胆囊结石行胆囊切除术后 1 天。

静息能量消耗（REE）比正常约增加

A. 50%　　　　　　　B. 10%

C. 30%　　　　　　　D. 5%

E. 20%

10. 男，51 岁。腹痛伴腹胀 1 天。暴饮暴食后突发剧烈上腹痛，之后出现腹胀，停止排气、排便。查体：T 38.2℃，P 120 次/分，R 25 次/分，BP 135/73mmHg。腹部明显膨隆，双侧腰肋部皮下瘀斑。全腹肌紧张，压痛和反跳痛（＋），肠鸣音消失。实验室检查：血清淀粉酶 180U/L，WBC 17 × 10⁹/L。关于该患者的肠外营养支持，正确的是

A. 各种营养成分应单瓶输注

B. 以外周静脉输注为主

C. 在肠外营养时，可同时应用生长激素

D. 加入谷氨酰胺以保护肠黏膜屏障

E. 加入白蛋白作为肠外营养的氮源

11. 中心静脉导管感染时的首要处理措施是

A. 应用抗真菌药物

B. 控制高热

C. 预防感染性休克

D. 广谱抗生素预防细菌性心内膜炎

E. 拔除静脉导管，导管尖端送细菌培养

第六章　外科感染

1. 男，50 岁。项部肿痛 5 天，疼痛逐渐加重，伴畏寒、发热。既往糖尿病史 5 年。查体：T 38.7℃。P 92 次/分，R 20 次/分，BP 130/85mmHg，颈后红肿范围约 5cm，边界不清，中央多个脓点。该患者最可能的诊断是

A. 疖

B. 丹毒

C. 气性坏疽

D. 急性蜂窝织炎

E. 痈

2. 女，55 岁。上腹痛 3 天，转移性右下腹痛 2 天。手术后 3 天再次出现腹痛，伴烦躁、焦虑。查体：T 38.8℃，P 130 次/分，BP 100/70mmHg，WBC 14.4 × 10⁹/L，切口红肿有渗出。该病人切口渗出的原因是

A. 术后出血　　　　　B. 肠瘘

C. 伤口感染　　　　　D. 切口血肿

E. 切口裂开

3. 男，35 岁。被倒塌的房屋压伤左下肢 6 小时入院。查体：T 37℃，P 108 次/分，R 28 次/分，左小腿大片肌肉撕脱，伤口处留有大量污物。急诊行清创处理。术后 3 天，患者体温逐步上升，烦躁不安，大量出汗，尿量明显减少，观察伤口，左下肢明显肿胀，见大量恶臭浆液血性渗出物，皮下可触及捻发音。下列处理措施不正确的是

A. 整块切除受累肌肉

B. 术后勤换敷料

C. 应用高压氧治疗

D. 首选氨基糖苷类抗生素

E. 病变区多处切开

4. 女，59 岁。背部皮肤红肿 7 天，痛疼、恶寒、发热 1 天，糖尿病 10 年。查体：T 39℃，P 100 次/分，背面红肿皮肤有多个脓点，范围 6cm × 5cm，Hb 120g/L，WBC 18.6 × 10⁹/L，Plt 200 × 10⁹/L。切开引流方法不正确的是

A. 每日换敷料一次

B. 清除脓点

C. 做"＋＋＋"切口

D. 切口边缘在病灶范围之内

E. 切口深度到筋膜

5. 男性，51 岁。烧伤半小时后，血压 80/55mmHg，心率 120 次/分；Ⅱ°烧伤面积达到 50%。该患者导致休克的机制是

A. 全身血管内液体外渗

B. 烧伤局部大量液体外渗

C. 感染

D. 失血

E. 组织坏死

6. 女，65 岁。左手示指外伤后 11 天，肌肉痉挛 3 天。查体：神志清，查体合作，苦笑面容，左手示指指尖可见伤口，已结痂。最可能的感染的病原体是

A. 破伤风梭菌

B. 金黄色葡萄球菌

C. 产气荚膜梭菌

D. 艰难梭菌

E. 大肠埃希菌

7. 引发下肢丹毒的致病菌是

A. 金黄色葡萄球菌

B. 乙型溶血性链球菌

C. 克雷伯杆菌

D. 结核分枝杆菌

E. 大肠埃希菌

8. 易引起二重感染的主要原因是

   A. 联合应用抗菌药物

   B. 致病菌量过多

   C. 使用免疫抑制剂

   D. 营养不良

   E. 全身免疫力降低

9. 男孩，13 岁。右足底被铁钉刺伤，已清创，伤口已愈合。7 天后发热、咳嗽、咀嚼无力、多痰，局部肌肉紧张，继而频繁四肢抽搐，一般镇静药治疗无效。为保证患者安全应立即采取的治疗措施是

   A. 扩大清创 + 注射 TAT

   B. 气管切开

   C. 大剂量青霉素治疗 + 肠外营养

   D. 隔离 + 避光刺激

   E. 高压氧

10. 女，25 岁。右鼻翼皮肤红肿、疼痛 5 天，中心有脓头，自行挑破、挤压、排脓。1 天后局部肿胀加重伴寒战、高热、头痛，逐渐神志不清。查体：T 39℃，P 90 次/分，BP 100/60mmHg。最可能的诊断是

   A. 化脓性海绵状静脉窦炎

   B. 面部蜂窝织炎

   C. 眼眶内化脓性炎症

   D. 菌血症

   E. 面部痈

11. 男，45 岁。右足底外伤 5 小时。伤口深，及时彻底清创后，TAT（破伤风抗毒素）皮试阳性。首先考虑给予注射

   A. 人体破伤风免疫球蛋白

   B. 破伤风抗毒素（脱敏注射）

   C. 青霉素

   D. 破伤风类毒素

   E. 百喉、百日咳、破伤风三联疫苗

12. 治疗和预防创伤发生气性坏疽的关键措施是

   A. 注射破伤风抗毒素

   B. 快速补液和输血

   C. 应用大剂量青霉素

   D. 尽早行彻底清创术

   E. 即刻予高压氧治疗

13. 学生，李某，17 岁。7 月 20 日到农村下田采割水稻，被镰刀割伤 2 天后出现乏力、头晕、头痛、吃饭、喝汤张口困难而就诊。本例患者最可能的诊断是

   A. 破伤风

   B. 狂犬病

   C. 散发性病毒性脑炎

   D. 疫苗接种后反应

   E. 气性坏疽

（14～15 题共用题干）

男，56 岁。左臀部注射青霉素后红肿、剧痛伴发热 10 天。曾做切开排脓，但引流欠畅，改用红霉素，仍发热不适。近 2 天伴有寒战、弛张型高热、头痛、肩部肿痛。查体：BP 110/70mmHg，神志淡漠，唇色苍白，呼吸深快，肺部呼吸音清，未闻及啰音，心率快，左臀切口渗液。血 WBC 21×10^9/L。细菌血培养阴性。

14. 该患者的主要诊断是

   A. 代谢性碱中毒

   B. 脓毒症

   C. 肺部感染

   D. 菌血症

   E. 二重感染

15. 对该患者不宜采用的治疗措施是

   A. 补充血容量

   B. 急诊切开排脓

   C. 联合应用抗生素

   D. 应用小剂量糖皮质激素

   E. 纠正酸碱平衡失调

16. 全身性外科感染的综合性治疗中，最关键的是

   A. 全身支持治疗

   B. 保护重要脏器功能

   C. 应用抗菌药物

   D. 对症治疗

   E. 处理原发感染灶

17. 属于破伤风较为特异的临床表现是

   A. 稽留热   B. 恐水

   C. 昏迷   D. 坏疽

   E. 张口困难

18. 关于下肢丹毒临床表现的描述，正确的是

   A. 常累及双侧肢体

   B. 在中央部的表面有脓栓

   C. 局部硬肿

   D. 局部多呈紫红色

   E. 界限清楚

（19～20 题共用题干）

男，55 岁。颈后肿痛 5 天，疼痛逐渐加重，伴畏寒、发热。既往糖尿病史 10 年。查体：T 38.5℃，P 90

次/分，R 18 次/分，BP 120/80mmHg。颈后红肿，范围约 5cm，边界不清，中央多个脓点。双肺呼吸音清，未闻及干湿性啰音，心律齐。

19. 该患者最可能的诊断是

A. 疖

B. 丹毒

C. 皮脂腺囊肿感染

D. 急性蜂窝织炎

E. 痈

20. 若行切开引流术，下列处理措施错误的是

A. 切口要深达筋膜

B. 可行"＋＋"形切口切开引流

C. 未见脓但失活的组织要清除

D. 术后创面内填塞敷料压迫止血

E. 切口长度不宜超过病变边缘

21. 下列属于特异性感染的是

A. 背痈

B. 疖病

C. 急性淋巴结炎

D. 急性乳腺炎

E. 淋巴结结核

22. 男，55 岁。大面积烧伤 5 天，突发寒战伴意识不清 1 天。查体：T 35.6℃，P 120 次/分，BP 90/55mmHg。血 WBC 2.7 × 10⁹/L。该患者最可能感染的致病菌是

A. 革兰阴性杆菌

B. 金黄色葡萄球菌

C. 肠球菌

D. 乙型溶血性链球菌

E. 白色念珠菌

（23 ~ 24 题共用题干）

男，25 周岁。右胫前红肿 2 天，畏寒、发热 1 天。局部表皮发红，微隆起，指压稍褪色，边界清。右腹股沟淋巴结肿痛。

23. 最可能的诊断是

A. 痈　　　　　　　　B. 气性坏疽

C. 疖　　　　　　　　D. 丹毒

E. 急性蜂窝织炎

24. 目前最主要的处理措施是

A. 理疗

B. 局部抗生素湿敷

C. 限制活动

D. 青霉素静脉注射

E. 切开引流

25. 男，13 岁。学生。持续畏寒、发热 1 周，神志不清

半天。病前有右足刺伤史。查体：T 39.5℃，P 123 次/分，BP 65/45mmHg，右足跟部红肿。血常规 WBC 24.3 × 10⁹/L，N 0.89，L 0.11。导致本病最可能的病原体是

A. 革兰阳性菌

B. 真菌

C. 革兰阴性菌

D. 病毒

E. 寄生虫

26. 预防气性坏疽的关键措施是

A. 纠正水电解质失调

B. 早期行筋膜切开减张

C. 尽早彻底清创

D. 应用高压氧

E. 早期应用抗生素

27. 对于腹部手术后切口化脓性感染，错误的处理是

A. 切开引流冲洗后立即缝合

B. 切口内放置引流条

C. 局部理疗

D. 拆除缝线，敞开切口

E. 应用抗菌药物

28. 男，28 岁。腰背及腹部挤压伤后 1 小时。查体：P 76 次/分，BP 140/80mmHg。痛苦貌，腹部膨隆，轻压痛，无反跳痛，肠鸣音弱，腰肋部可见瘀斑。急症剖腹探查见后腹膜完整，腹膜后见 10cm × 8cm × 2cm 血肿，观察其大小无变化。该患者术后治疗中最重要的是

A. 纠正水电解质平衡紊乱

B. 防治感染

C. 防治肝肾功能障碍

D. 纠正贫血

E. 纠正低蛋白血症

29. 女，30 岁。左手示指末节皮下感染 5 天，伴剧烈跳痛，肿胀明显，需切开引流。正确的切口应是

A. 经甲床切开

B. 经甲沟切开

C. 指末端鱼口状切口

D. 指侧面纵切口

E. 末节指腹横切口

30. 男，21 岁。足底被生锈铁钉刺伤 8 天，四肢抽搐 2 天。发作时颈部强直，牙关紧闭，口唇青紫。该患者最严重的并发症是

A. 肺部感染　　　　　　B. 心力衰竭

C. 咀嚼无力　　　　　　D. 窒息

E. 尿潴留

（31～32题共用题干）

男，50岁。右大腿被撞伤12天，局部肿痛，行走困难。近3天寒战、发热，体温最高达40℃，伴恶心、烦躁。查体：P 110次/分，R 22次/分，BP 100/70mmHg。重病容。扁桃体肿大，双肺呼吸音粗糙。右大腿外侧明显肿胀，压痛（＋），局部无波动感。血WBC 24×10^9/L。

31. 为明确诊断，最有意义的检查方法是

    A. 咽拭子培养

    B. 正侧位胸部X线片

    C. 右大腿肿胀处B超检查

    D. 血常规＋红细胞沉降率

    E. 患者高热时行血培养检查

32. 若采取多种治疗未好转，体温每日仍波动于38～40℃之间，呼吸深快，右大腿肿痛加重，有波动感。P 120次/分，BP 90/50mmHg。应采取的主要治疗措施是

    A. 联合静脉内应用抗生素

    B. 积极补液抗休克

    C. 大剂量应用肾上腺糖皮质激素

    D. 右大腿脓肿穿刺并切开引流

    E. 纠正代谢性酸中毒

（33～34题共用题干）

女，50岁。颈后肿痛5天，疼痛逐渐加重伴畏寒。糖尿病病史10年。查体：颈后红肿，范围约5cm，边界不清，中央有多个脓点。

33. 该患者最可能的诊断是

    A. 疖

    B. 急性蜂窝织炎

    C. 颈部痈

    D. 伤口化脓感染

    E. 气性坏疽

34. 若行切开引流术，下列错误的处理措施是

    A. 在静脉麻醉下进行

    B. 切口线不宜超过病变边缘

    C. 做"＋"或"＋＋"形切口

    D. 清除已经化脓或尚未化脓后填塞生理盐水纱布

    E. 较大创面在肉芽组织长出后可行植皮术

35. 男，25岁。左手食指指甲旁红肿、疼痛1天。3天前该处曾被木刺刺伤。实验室检查：血WBC 15.0×10^9/L，N 0.79。引起该患者感染的常见细菌是

    A. 金黄色葡萄球菌

    B. 草绿色链球菌

    C. 大肠埃希菌

    D. 破伤风梭菌

    E. 铜绿假单胞菌

36. 脓毒症早期典型的临床表现是

    A. 休克   B. 呼吸困难

    C. 寒战、高热   D. 少尿

    E. 昏迷

37. 女，45岁。前额部疖肿10天。多次挤压排脓，今突发寒战、高热，伴头晕，无抽搐。查体：T 40℃，P 90次/分，R 26次/分，BP 100/70mmHg，神志清楚，前额红肿，伴脓头，胸壁及肢体皮下可见瘀斑，血WBC 20.2×10^9/L，核左移。血培养（－）。该患者目前的主要诊断是

    A. 脓毒症

    B. 额部蜂窝织炎

    C. 菌血症

    D. 颅内感染

    E. 感染性休克

38. 男，28岁。右大腿清创缝合术后6天，发热，局部伤口红肿，范围大，疼痛明显，伤口局部见稀薄脓液，淡红色，量多，无异味。最可能的致病菌是

    A. 大肠埃希菌

    B. 铜绿假单胞菌

    C. 溶血性链球菌

    D. 金黄色葡萄球菌

    E. 无芽胞厌氧菌

39. 女，20岁。近1周发热，左小腿出现片状红斑，腹股沟淋巴结肿大疼痛，最可能的致病菌是

    A. 乙型溶血性链球菌

    B. 铜绿假单胞菌

    C. 梭状芽胞杆菌

    D. 金黄色葡萄球菌

    E. 表皮葡萄球菌

40. 患者，女，20岁。上唇红肿、头痛4天，加重伴寒战高热2天。查体：表情淡漠，体温39.4℃，脉搏122次/分。上嘴唇部隆起呈紫红色，中心组织坏死塌陷，有多个脓栓，鼻部及眼部周围广泛肿胀，发硬触痛。WBC 25×10^9/L，N 0.90。考虑的诊断是

    A. 蜂窝织炎

    B. 唇痈

    C. 唇静脉瘤继发感染

    D. 唇肿瘤

    E. 唇痈并发化脓性海绵状静脉窦炎

41. 急性蜂窝织炎的致病菌是

    A. 梭状芽胞杆菌

    B. 溶血性链球菌

    C. 金黄色葡萄球菌

D. 白色念珠菌

E. 表皮葡萄球菌

(42~43 题共用题干)

男，20 岁。施工时左大腿开放伤，未发现骨折，行简单的创口缝合。2 天后感伤部包扎过紧，疼痛剧烈，患肢肿胀明显，缝合处血性液体渗出多，恶臭。

42. 该患者此时最可能的诊断为

A. 丹毒

B. 急性蜂窝织炎

C. 急性淋巴管炎

D. 伤口化脓感染

E. 气性坏疽

43. 导致这种感染最主要的原因是

A. 伤口包扎过紧

B. 未应用广谱抗生素

C. 初次缝合创面止血不充分

D. 未行静脉营养

E. 第一次清创不彻底

(44~45 题共用题干)

男，40 岁。田间劳动时右足底被割伤，伤口长 2cm，深达肌腱，自行包扎，10 天后感觉乏力，畏光，咀嚼肌无力，无神经系统病史。查体：满面大汗，苦笑，四肢抽搐，张口困难。

44. 该患者早期典型症状是

A. 四肢抽搐

B. 畏光

C. 咀嚼无力

D. 全身乏力

E. 张口困难

45. 下列最重要的治疗是

A. 控制肌肉痉挛

B. 中和毒素

C. 青霉素

D. 纠正水电解质紊乱

E. 吸氧

第七章 创伤和火器伤

1. 关于创伤时应用止血带，下列说法正确的是

A. 止血带一般使用时间不超过 4 小时

B. 止血带每隔 2 小时松开 2~3 分钟

C. 紧急时可用电线充当止血带

D. 松开止血带时，伤口处不应加压，以免影响血供

E. 止血部的位置应在伤处的上一个关节处

2. 止血带法止血，总使用时间一般不超过

A. 4 小时 　　　　　B. 1 小时

C. 2 小时 　　　　　D. 6 小时

E. 8 小时

3. 下列开放性创伤中可以进行清创缝合的是

A. 面部锐器伤 6 小时的伤口

B. 刚被手术缝针刺伤的伤口

C. 四肢损伤超过 18 小时的伤口

D. 有明显局部红肿、热、痛的伤口

E. 已有脓性分泌物的伤口

4. 男，45 岁。右小腿车轮碾压伤 2 小时。查体：T 37.2℃，P 145 次/分，R 28 次/分，BP 85/55mmHg。神情淡漠，面色苍白，口唇干燥。呼吸音清。腹软，无压痛。右小腿中部开放性外伤，伤口近端已经在院外用止血带缚扎 30 分钟左右，伤口无明显渗血。此时该患者处理措施中，错误的是

A. 中心静脉置管

B. 做好术前准备，急症手术

C. 备血

D. 放开止血带，以免远端肢体缺血

E. 补充血容量

5. 下列开放性创伤中可以进行清创缝合的是

A. 面部锐器伤 6 小时的伤口

B. 已有脓性分泌物的伤口

C. 有明显局部红、肿、热、痛的伤口

D. 刚被手术缝针刺伤的伤口

E. 四肢损伤超过 18 小时的伤口

6. 消毒用的医用酒精的常用浓度是

A. 40% 　　　　　　B. 30%

C. 90% 　　　　　　D. 70%

E. 50%

7. 女，22 岁。左额部被刀划伤 12 小时就诊。查体：左额部有 3cm 长伤口，深及骨膜，有血痂，伤口周边无红肿。宜采取的处理方法是

A. 清创后二期缝合

B. 清创后一期缝合

C. 清创后放置橡胶片引流

D. 伤口敷料覆盖

E. 局部应用抗生素

8. 男，55岁。车祸伤现场。查体：T 36.5℃，P 100次/分，R 22次/分，BP 100/60mmHg，意识模糊，呼吸浅促，右侧颊部皮肤裂口1cm，裂口内见搏动性出血，双肺呼吸音清，未闻及干湿性啰音，心律齐，腹软，无压痛。现场紧急的止血方法是

A. 填塞法

B. 止血带法

C. 指压法

D. 局部止血剂

E. 三角巾包扎法

9. 男，45岁。骑车时摔倒，左前臂可见皮肤损坏、肿胀。查体：T 36.5℃，P 80次/分，R 18次/分，BP 120/80mmHg，双肺呼吸音清，未闻及干湿性啰音，心律齐，腹软，无压痛。血常规：Hb 120g/L，WBC 9.6×10⁹/L，Plt 186×10⁹/L。X线提示左前臂桡骨中段骨折。其创伤按伤情分类是

A. 轻度开放伤

B. 轻度闭合伤

C. 中度开放伤

D. 中度闭合伤

E. 重度闭合伤

10. 与电源直接接触所致电烧伤的主要特点是

A. 有明显的坏死层面

B. 电流"出口"处较"入口"处损伤重

C. 伤后坏死范围一般不会再扩大

D. 局部渗出较一般烧伤轻

E. 损伤范围通常外小内大

11. 下列按伤情分类属于重伤的是

A. 股骨干骨折合并肺脂肪栓塞

B. 肱骨骨折

C. 脾被膜下破裂

D. 开放性胫腓骨骨折

E. 膀胱破裂

(12~13题共用题干)

男，47岁。交通事故导致右肘关节上方被车轮压伤2小时，剧痛，出血较多。查体：P 96次/分，BP 88/60mmHg，神志清楚，右肘窝伤口已加压包扎，敷料鲜血渗透，桡动脉搏动消失。

12. 该患者送入医院，进行处理时首先应

A. 指压法压迫患肢肱动脉止血

B. 用止血带绕扎上臂止血

C. 用细绳索捆扎上臂止血

D. 静脉输入止血药

E. 再加压包扎伤口

13. 若伤口不能及时处理，每次持续止血的时间至多是

A. 1.5小时   B. 2.5小时

C. 2小时   D. 0.5小时

E. 1小时

(14~15题共用题干)

男，32岁。右大腿枪伤4小时。查体：BP 72/43mmHg，见右大腿中下段穿透性伤口，已经包扎，无明显渗液，足背动脉搏动弱。

14. 该患者首要的处理措施是

A. 再次检查伤口，彻底清创

B. 维持呼吸循环稳定

C. 充分暴露伤口，清除失活组织

D. 建立静脉通道，补充血容量

E. 伤口引流

15. 若对该患者行清创术，以下措施不正确的是

A. 一期缝合伤口

B. 延期缝合

C. 同时抗感染治疗

D. 使用止血带

E. 保持伤口通畅引流

16. 软组织挫伤早期正确的处理是

A. 应用镇痛药

B. 热敷

C. 冷敷

D. 局部使用抗生素

E. 理疗

17. 严重胸腹联合伤，首先处理

A. 轻度血压下降

B. 呼吸骤停

C. 急性弥漫性腹膜炎

D. 闭合性液气胸

E. 粉碎性腰椎骨折

第八章　烧　伤

1. 符合重度烧伤Ⅱ°烧伤面积的范围是
   A. 5%～10%　　　　B. 11%～25%
   C. 27%～28%　　　D. 41%～50%
   E. 51%～61%

2. 女，烧伤臀、会阴、双大腿，创面疼痛钝痛，有水疱，红白相间，烧伤类型及面积为
   A. Ⅰ°，26%
   B. 深Ⅱ°，26%
   C. 深Ⅱ°，29%
   D. 深Ⅱ°，28%
   E. 浅Ⅱ°，28%

3. 女，40岁。烧伤1小时。查体：T 37.8C，P 131次/分，R 27次/分，BP 82/53mmHg。双侧臀部、双侧大小腿及足部皮肤烧伤，创面无水疱，呈蜡白色，痛觉消失。体重60kg。该患者第一个24小时补液理论上应是
   A. 血浆1380ml，平衡盐溶液2760ml，5%葡萄糖溶液2000ml
   B. 全血1380ml，平衡盐溶液2760ml，5%葡萄糖溶液2000ml
   C. 血浆2000ml，平衡盐溶液3000ml，5%葡萄糖溶液1500ml
   D. 血浆2000ml，平衡盐溶液2000ml，5%葡萄糖溶液1500ml
   E. 血浆2760ml，平衡盐溶液1380ml，5%碳酸氢钠溶液2000ml

4. 烧伤后第一个8小时应输入的液体量为估计伤后第一个24小时补液总量的
   A. 1/4　　　　　　B. 1/2
   C. 2/3　　　　　　D. 1/3
   E. 1/5

（5～6题共用题干）

女，50岁。2小时前烧伤双侧臀部、双下肢（不包括双足），皮肤明显红肿，疼痛较剧，伤处布满大小水疱，内含黄色液体，去疱皮见创面红润、潮湿。血压等生命体征正常。

5. 估计该患者烧伤深度及面积是
   A. Ⅲ°，7%
   B. Ⅲ°，40%
   C. 浅Ⅱ°，40%

D. 浅Ⅱ°，47%
E. 深Ⅱ°，47%

6. 其初期处理中不适合的是
   A. 清创后创面全部包扎
   B. 保留小水疱，清毒，不包扎
   C. 大水疱消毒，抽去液体
   D. 注射破伤风抗毒素
   E. 按烧伤输液公式补液

（7～8题共用题干）

女，22岁。右手及前臂沸水烫伤1小时。查体：右手及前臂红肿明显，有水疱，部分水疱皮脱落，可见创面红白相间，疼痛迟钝。

7. 理论上判断该患者烧伤面积占体表面积的百分比是
   A. 9%　　　　　　B. 4.5%
   C. 3%　　　　　　D. 6.5%
   E. 5.5%

8. 该患者烧伤深度及严重程度分度是
   A. 深Ⅱ°，中度烧伤
   B. 浅Ⅱ°，中度烧伤
   C. 浅Ⅰ°，轻度烧伤
   D. 深Ⅱ°，重度烧伤
   E. 深Ⅱ°，轻度烧伤

（9～10题共用题干）

男，32岁。后背及上臂开水烫伤4小时。查体：T 37.4℃，P 100次/分，R 29次/分，BP 130/90mmHg。意识清楚。后背及双上臂背侧红肿明显，大量水疱，基底发红，疼痛明显。

9. 该患者烧伤深度及严重程度分度是
   A. 深Ⅱ°，重度烧伤
   B. 深Ⅱ°，轻度烧伤
   C. 深Ⅱ°，中度烧伤
   D. 浅Ⅱ°，轻度烧伤
   E. 浅Ⅱ°，中度烧伤

10. 对该患者创面的处理措施，正确的是
    A. 干燥无菌纱布覆盖包扎
    B. 患肢包扎固定
    C. 减除水疱的皮
    D. 穿刺抽出水疱液
    E. 70%酒精消毒创面

（11～12题共用题干）

男，25岁。火焰烧伤头面、前胸和四肢后30分钟来诊。查体：BP 90/50mmHg，神志清，表情痛苦，烦躁不安，心率快，脉搏细弱。部分伤面呈黑痂，部分伤面有水疱，基底呈红色，痛觉过敏。

11. 最重要的紧急处理是

A. 止痛，镇静

B. 快速静脉补液

C. 创面处理

D. 静滴抗生素

E. 注射破伤风抗毒素

12. 患者静脉补液时，对调整补液的量和速度，最客观、简单的临床指标是

A. 心率

B. 血压

C. 尿量

D. 指甲毛细血管充盈状况

E. 精神和意识状态

13. 男孩，3岁，体重16kg。双下肢被开水烫伤。查体：BP 85/60mmHg，烦躁不安，双下肢（包括臀部）Ⅱ°烧伤。尿量15ml/h。第一个24小时应补充胶体液的量为

A. 500ml

B. 400ml

C. 800ml

D. 600ml

E. 700ml

（14～15题共用题干）

男，40岁。体重60kg，右上肢肩关节以下，右下肢膝关节以下烧伤，深度为浅Ⅱ°至深Ⅱ°，右足部烧伤深度为Ⅲ°。

14. 该患者的烧伤总面积为

A. 21%

B. 20%

C. 19%

D. 18%

E. 17%

15. 该患者第一个24小时补液量应为

A. 3700ml

B. 3800ml

C. 3900ml

D. 4000ml

E. 4100ml

16. 男，20岁。右大腿皮肤烧伤3小时。面积约8%，布满数个大小水疱，创面湿润、痛觉明显。其创面处理正确的是

A. 新洁尔灭消毒烧伤处，包扎

B. 烧伤处涂碘酒，覆盖敷料

C. 水疱消毒后穿刺抽液，定时换药

D. 水疱消毒后全部剪除，包扎

E. 暴露伤口，观察

17. 深Ⅱ°烧伤损伤深度已达

A. 皮下脂肪层

B. 表皮浅层

C. 真皮深层

D. 皮肤全层及肌肉

E. 表皮生发层和真皮乳头层

第九章　乳房疾病

1. 乳腺癌患者腋窝出现下淋巴转移，其术式宜采用

A. 保留乳房的乳腺癌切除术

B. 乳腺癌改良根治术

C. 乳腺癌根治术

D. 乳腺癌扩大根治术

E. 全乳房切除术

2. 女，25岁。右乳房肿块3个月余，右乳外上象限触及3cm结节，无压痛，淋巴结无肿大。超声检查，低回声结节，边界清楚，内部回声均匀，出现钙化灶。该患者考虑的诊断为

A. 乳房内瘤

B. 乳管内乳头状瘤

C. 乳腺囊性增生病

D. 乳腺癌

E. 乳房纤维腺瘤

3. 下列乳腺癌病理类型中，预后最差的是

A. 黏液癌

B. 小管癌

C. 导管内癌

D. 浸润性小叶癌

E. 乳头湿疹样癌

4. 下列情况可以行乳腺癌保乳手术的是

A. 不同象限的多个病灶

B. 患侧乳腺内有弥漫钙化灶

C. 外上象限直径2cm肿瘤

D. 合并有硬皮病的患者

E. 曾接受过胸部放疗的患者

（5～6题共用题干）

女，56岁。右乳头间断血性溢液1年，触及肿物6个月，无疼痛不适。查体：T 36.5℃，P 80次/分，BP

120/80mmHg，右腋窝可触及成团融合并固定的淋巴结；心肺腹查体未见异常；右乳头轻度内陷，按压乳晕周围可见右乳头少量血性溢液，右乳乳晕深面可及 5.5cm×4cm 包块，质硬，边界不清，与胸壁粘连固定。

5. 为明确诊断，最佳的检查方法是
A. 乳管镜检查
B. 乳头溢液涂片细胞学检查
C. 乳腺及腋窝超声
D. 乳腺肿物切除活检
E. 乳腺肿物穿刺活检

6. 下一步首选的治疗是
A. 术前化疗
B. 右乳单纯乳房切除术
C. 术前放疗
D. 右乳腺癌改良根治术
E. 右乳保留乳房乳腺癌切除术

7. 属于乳腺癌特殊类型的是
A. 浸润性导管癌
B. 导管原位癌
C. 浸润性小叶癌
D. 小管癌
E. 小叶原位癌

8. 女，45 岁。体检发现右乳肿块，直径 2cm，活动度差，边界不清。术后病理可见乳腺间质中有串珠样单行癌细胞排列。最可能的诊断是
A. 导管原位癌
B. 小叶原位癌
C. 小叶浸润癌
D. 髓样癌
E. 导管浸润癌

9. 下列乳腺癌病理类型中，预后最好的是
A. 导管内癌 　　　 B. 硬癌
C. 髓样癌 　　　 D. 黏液腺癌
E. 单纯癌

(10～11 题共用题干)

女，55 岁。左乳房包块半年。乳房无不适，有时左肩背部隐痛。查体：双肺呼吸音清，未闻及干湿性啰音，心律齐，腹软，无压痛。左乳房外上象限可触及 3cm×2cm 包块，质硬，不光滑，活动，无压痛。左腋窝触及 3 枚肿大淋巴结。乳腺钼靶摄片：左乳房 2.5cm×2.0cm 高密度影，周边有毛刺，中央有细砂样钙化点。

10. 拟行手术治疗，预防术后感染最重要的措施是
A. 安置有效的术后引流
B. 遵守无菌操作
C. 缝合前彻底冲洗

D. 术前纠正贫血和低蛋白血症
E. 术前预防性抗生菌治疗

11. [假设信息] 患者术后 2 年后出现腰背部疼痛，逐渐加重。为明确诊断，首选的主要检查是
A. 血 CEA
B. 同位素骨扫描
C. 免疫指标检测
D. 血 CA15－3
E. PET－CT

12. 发生哺乳期急性乳腺炎的主要病因是
A. 乳晕皮肤皲裂
B. 乳汁瘀积细菌侵入
C. 乳腺组织发育不良
D. 乳汁分泌障碍
E. 乳腺囊性增生病

(13～14 题共用题干)

女，55 岁。右乳房肿块 6 个月，不伴疼痛，无乳头溢液。查体：右乳外上象限可触及 6cm×5cm 肿块，质硬，边界不清。右腋窝可触及数个肿大淋巴结，部分融合。

13. 肿块穿刺活检确诊为乳腺癌后，首选治疗方式为
A. 保乳手术
B. 改良根治术
C. 放射治疗
D. 术前化疗
E. 靶向治疗

14. 确定该患者是否需要进行内分泌治疗的指征是
A. HER 2 表达情况
B. 肿瘤大小
C. ER 表达情况
D. 是否伴有淋巴结转移
E. 是否伴有全身转移

(15～16 题共用题干)

女，29 岁。右乳红肿 3 个月。查体：右乳皮肤红肿，呈橘皮样改变，未触及肿块，右腋窝可触及多个肿大、质硬、融合淋巴结。皮肤活检在真皮淋巴管内查见癌栓，ER、PR 阳性，C－erbB2（HER2）阴性。

15. 最可能的诊断是
A. 炎性乳腺癌
B. 黏液腺癌
C. 乳头状瘤
D. 髓样癌
E. 乳头湿疹样乳腺癌

16. 最佳综合治疗顺序是
A. 放疗、手术、化疗、内分泌治疗

B. 内分泌治疗、放疗、化疗、手术

C. 手术、化疗、放疗、内分泌治疗

D. 手术、放疗、化疗、内分泌治疗

E. 化疗、手术、放疗、内分泌治疗

17. 判断乳腺包块周围血供情况首选检查方法

A. 乳腺 MRI

B. 乳腺 B 超

C. 钼靶 X 线摄片

D. PET – CT

E. 胸部 CT

18. 乳腺癌患者乳腺皮肤出现"酒窝征"的原因是

A. 肿瘤侵犯了胸大肌

B. 肿瘤侵犯了 Cooper 韧带

C. 癌细胞阻塞了局部皮下淋巴管

D. 肿瘤侵犯了周围腺体

E. 肿瘤侵犯了局部皮肤

（19~20 题共用题干）

女，28 岁。左乳皮肤水肿、发红 2 个月，口服抗生素未见好转。查体：T 37.0℃，左乳皮肤发红，水肿，呈"橘皮样"，乳头内陷，乳房质地变硬，无触痛，未扪及肿块，左腋下扪及多个肿大淋巴结、质硬、融合、无触痛。血常规：WBC 8.0×10^9/L，N 0.67。

19. 首先应考虑的诊断是

A. 乳汁淤积

B. 急性乳腺炎

C. 乳腺囊性增生症

D. 乳房后脓肿

E. 炎性乳腺癌

20. 最佳治疗方案是

A. 局部按摩

B. 静脉应用广谱抗生素

C. 穿刺活检后行左乳房切除术

D. 局部热敷、理疗

E. 化学治疗

第十章　中毒、中暑

1. 急性 CO 中毒机制不包括

A. CO 与 Hb 结合成为更为稳定的 COHb

B. CO 与 Hb 结合氧饱和度曲线左移动

C. CO 与 Hb 结合成高铁血红蛋白

D. CO 与 Hb 结合后不再与 O_2 结合

E. CO 可与肌球蛋白结合，影响细胞内氧弥散，损害线粒体功能

2. 下列不属于急性一氧化碳中度中毒表现的是

A. 判断力降低

B. 腹痛

C. 运动失调

D. 视物模糊

E. 全身乏力

3. 女，30 岁。误服有机磷杀虫药 600ml 后出现恶心，呕吐，流涎，全身湿冷，双侧瞳孔呈针尖样 1 小时来诊。经初步洗胃，胆碱酯酶复能药、阿托品治疗后症状缓解，但继之出现躁动，因而停用静脉阿托品。16 小时后，上述症状再次出现，呼吸心跳停止，心肺复苏抢救成功。患者心跳骤停的原因最可能是

A. 中毒性心肌炎

B. 中间型综合征

C. 阿托品减量过快

D. 迟发性神经病变

E. 呼吸肌受累致呼吸、循环衰竭

4. 女，30 岁。被家人发现意识不清，呼吸浅慢 1 小时，近日曾和家人发生矛盾，平时健康。查体：T 36.5℃，P 60 次/分，BP 100/60mmHg。浅昏迷，瞳孔直径约 1.5mm，口中有白色粉末状物，心肺听诊无异常，神经定位体征阳性。最关键确定诊断的措施是

A. 头颅 CT 检查

B. 镇静催眠药物含量测定

C. 血糖快速测定

D. 血肝肾功能测定

E. 心电图检查

5. 男，28 岁。在气温 34℃时，负重跑步 5 公里后突发意识不清伴痉挛、抽搐 2 小时。查体：T 41.5℃，P 166 次/分，R 28 次/分，BP 100/42mmHg，瞳孔等大等圆，心尖部第一心音低钝，四肢肌张力高。最关键的治疗措施是

A. 应用抗癫痫药物

B. 应用镇静药

C. 降温治疗

D. 氧疗

E. 应用甘露醇

6. 重度 CO 中毒时，血 COHb 浓度至少应达到

A. 10%　　　　　　　　B. 40%

C. 20%　　　　　　　　D. 30%

E. 60%

7. 女，31 岁。口服有机磷农药 30ml 后出现口吐白沫、呼吸困难立即入院，经洗胃、碘解磷定及阿托品治疗后症状缓解，但 24 小时后再次出现呼吸困难。查体：R 6 ~ 8 次/分，BP 112/65mmHg，昏迷，呼吸浅慢，皮肤湿冷，瞳孔针尖样，双肺可闻及啰音，心率 50 ~ 60 次/分。急诊处理正确的是

A. 立即气管插管机械通气治疗，然后给予解毒剂治疗

B. 立即解毒治疗，导泻，必要时气管插管

C. 立即解毒治疗，重复洗胃，必要时气管插管

D. 立即气管插管机械通气治疗，强心、利尿治疗

E. 立即给予呼吸兴奋剂 + 解毒治疗

8. 中毒后临床表现为双侧瞳孔放大的毒物是

A. 有机磷杀虫药

B. 吗啡

C. 阿托品

D. 氯丙嗪

E. 阿片类药物

9. 女，21 岁。早晨被发现昏迷不醒，枕头旁边有呕吐物。同寝室人有头晕、乏力、恶心症状，房间用煤炉取暖。既往体健。查体：T 35.6℃，P 100 次/分，R 26 次/分，BP 120/75mmHg。神志不清，双侧瞳孔等圆等大，对光反射存在，心、肺检查未见异常，无颈强直，病理反射未引出。为明确诊断，最有意义的检查是

A. 全血胆碱酯酶活力测定

B. 血及呕吐物毒物检测

C. 血碳氧血红蛋白浓度测定

D. 脑脊液常规检查

E. 头颅 CT

10. 女，21 岁。1 小时前被人发现昏迷，身边有空瓶，瓶内有刺激性气味。查体：P 60 次/分，全身大汗，呼吸有蒜臭味，瞳孔针尖大小，两肺满布湿性啰音。最可能的诊断是

A. 糖尿病酮症酸中毒

B. 乙醇中毒

C. 一氧化碳中毒

D. 镇静催眠药中毒

E. 有机磷杀虫药中毒

11. 女，70 岁。家中浴室洗澡 2 小时后，被发现昏迷在浴室内，室内燃气炉取暖，门窗紧闭。查体：昏迷，呼吸不规则，BP 110/70mmHg。现场急救首要措施是

A. 搬离现场

B. 吸入高浓度氧气

C. 给予气管插管呼吸机辅助呼吸

D. 口对口人工呼吸

E. 保持呼吸道通畅

12. 男，19 岁。在烈日下打篮球 1 小时，大汗后出现头痛、头晕、胸闷、心悸、恶心，并有腹肌疼痛。T 38.3℃，P 108 次/分，BP 90/60mmHg。神志清楚，面色潮红，双肺未闻及干湿性啰音，心律齐。最可能的诊断是

A. 热痉挛　　　　　　　B. 热衰竭

C. 低血糖　　　　　　　D. 热射病

E. 脱水

13. 对危重急性中毒患者，应立即采取的措施是

A. 维持生命征并终止毒物接触

B. 吸氧，保护脑组织

C. 洗胃，迅速排出消化道毒物

D. 导泻，迅速排出体内毒物

E. 使用特效解毒药

14. 男，30 岁。服毒自杀，被发现后急送医院。查体：昏迷状态，呼吸急促，皮肤湿冷，双侧瞳孔如针尖大小。使用阿托品治疗后，提示治疗效果不满意的指标是

A. 颜面潮红

B. 口干、皮肤干燥

C. 心率加快

D. 瞳孔大小无变化

E. 肺部啰音减少

(15 ~ 16 题共用题干)

女，60 岁。被家人发现昏迷在浴室内，浴室使用燃气热水器。查体：皮肤潮红，瞳孔大小正常，口唇樱桃红色。

15. 最有可能的诊断是

A. 阿托品中毒

B. 一氧化碳中毒

C. 乙醇中毒

D. 有机磷杀虫药中毒

E. 镇静催眠药中毒

16. 本例患者出现该症状的机制是

A. 胆碱酯酶活性受抑制

B. 碳氧血红蛋白体内蓄积

C. 高铁血红蛋白体内蓄积

D. 交感神经过度兴奋

E. 迷走神经过度兴奋

17. 可判断有机磷杀虫药中毒的严重程度并指导治疗最有意义的是
   A. 血氧分压
   B. 血胆碱酯酶活力
   C. 心率
   D. 肺部湿啰音
   E. 瞳孔大小

18. 北方农村某用户，冬季采用炉灶取暖，家中老人晨起后感到胸闷、呼吸困难，皮肤黏膜呈樱桃红色。引起这些症状的污染物最可能是
   A. 二氧化碳
   B. 甲醛
   C. 二氧化氮
   D. 一氧化碳
   E. 二氧化硫

19. 女，35岁。与家人吵架后服敌百虫100ml，30分钟后被急送医院。查体：昏迷状态，呼吸困难，皮肤湿冷，双瞳孔如针尖大小。正确的紧急处理是
   A. 气管插管气道保护后硫酸铜溶液洗胃+导泻
   B. 直接应用大量生理盐水洗胃+导泻
   C. 直接应用硫酸铜溶液洗胃+导泻
   D. 气管插管气道保护后2%碳酸氢钠溶液洗胃
   E. 气管插管气道保护后应用大量温水洗胃+导泻

20. 女，35岁。因误服有机磷农药半小时，意识障碍逐渐加重入院。经洗胃，导泻，应用阿托品、氯解磷定，对症支持等治疗后意识恢复，症状好转。3天后患者突然出现视物模糊、面瘫、呼吸困难，并两次出现意识障碍，大小便失禁。查体：T 36.7℃，P 65次/分，R 15次/分，BP 135/75mmHg。肌力3级，SpO_2 93%。目前出现的情况最可能的原因是
   A. 急性脑卒中
   B. 有机磷中毒加重
   C. 急性有机磷中毒迟发型脑病
   D. 中间型综合征
   E. 急性有机磷中毒迟发型多发性神经病变

21. 男，25岁。早晨被发现意识不清仰面倒在床上，床旁有呕吐物，房间内用煤炉取暖，急送医院就诊。查体：T 36.5℃，P 65次/分，R 25次/分，BP 95/65mmHg，昏迷状态，呼吸困难，面色潮红，口唇呈轻度紫绀，双瞳孔等圆等大，两肺可闻及湿啰音，以右侧为著，SpO_2 85%。目前应立即采取的处理措施是
   A. 无创通气
   B. 吸氧、应用糖皮质激素
   C. 立即高压氧舱治疗
   D. 高浓度吸氧、强心利尿
   E. 气管插管、清理气道、机械通气

22. 预防重度CO中毒1~2周后脑水肿的措施是
   A. 高压氧舱治疗
   B. 细胞色素C和大量维生素C
   C. 地塞米松
   D. 高浓度吸氧
   E. 甘露醇

23. 苯二氮䓬类中毒的特效解救药
   A. 氟马西尼
   B. 乙酰胺
   C. 维生素K_1
   D. 亚甲蓝
   E. 纳洛酮

(24~25题共用备选答案)
   A. 乳腺癌
   B. 乳管内乳头状瘤
   C. 乳腺囊性增生病
   D. 乳腺肉瘤
   E. 乳腺纤维腺瘤

24. 因雌、孕激素比例失调，使乳腺实质增生过度和复旧不全而引起的疾病

25. 因小叶内纤维细胞对雌激素敏感性异常增高而引起的疾病

第二十六篇 实践综合概述

1. 有关肝细胞性黄疸患者血、尿中胆红素变化的描述，错误的是

A. 血清间接胆红素含量升高

B. 血清总胆红素含量升高

C. 血清直接胆红素含量升高

D. 直接胆红素含量低于间接胆红素

E. 尿胆红素阴性

2. 最可能出现漏出性心包积液的是

A. 肺癌

B. 结核性积液

C. 心脏损伤引起

D. 化脓性积液

E. 心力衰竭

3. 心影呈梨型见于

A. 左心房膨大与肺动脉段膨出

B. 左心室、右心室增大

C. 右心室增大

D. 右房右室大

E. 主动脉弓膨出

4. 颈静脉过度充盈并于深吸气时更明显，最可能的原因是

A. 全心衰竭

B. 左心衰竭

C. 上腔静脉血栓形成

D. 肥厚型梗阻性心肌病

E. 心包积液

5. 主动脉瓣狭窄的杂音特点是

A. 递增型

B. 递减型

C. 一贯型

D. 连续性

E. 递增递减型

6. 男，70岁。咳嗽、咳痰30年，劳力性呼吸困难2年。加重伴双下肢水肿、尿少3天入院。胸部X线片检查最可能出现的心脏特点是

A. 靴形心　　　　B. 梨形心

C. 烧瓶心　　　　D. 心尖上翘

E. 普大形心

7. 二尖瓣关闭不全的特异性体征是

A. 胸骨左缘第2肋间连续性机器样杂音

B. 胸骨右缘第2肋间收缩性喷射样杂音

C. 心尖部全收缩期吹风样杂音

D. 胸骨左缘第3肋间舒张期叹气样杂音

E. 心尖部舒张中晚期隆隆样杂音

8. 触诊主动脉瓣狭窄患者心前区震颤的最佳部位是

A. 胸骨左缘第3、4肋间

B. 剑突下

C. 胸骨左缘第2肋间

D. 胸骨右缘第2肋间

E. 心尖部

9. S_4 的产生机制是

A. 二尖瓣突然关闭

B. 三尖瓣突然关闭

C. 血流冲击心室壁

D. 心房收缩

E. 主动脉瓣突然关闭

10. 重叠奔马律常见于

A. 肥厚型心肌病

B. 心力衰竭伴心动过速

C. 病态窦房结综合征

D. 三度房室传导阻滞

E. 房性期前收缩

11. 心尖搏动点向左下移位常见于

A. 右心室增大

B. 心包积液

C. 右心房增大

D. 左心房增大

E. 左心室增大

12. 下列最易出现脑膜刺激征的是

A. 硬膜外出血

B. 脑出血

C. 脑梗死

D. 蛛网膜下腔出血

E. 高血压脑病

13. 患者，男，35 岁。腹部不适 3 个月，加重 1 周，呕吐物有酸臭味，肠鸣音减少。患者可以出现的体征是

A. 振水音

B. 液波震颤

C. 移动性浊音

D. 肠蠕动减少

E. 肠型

（14～15 题共用备选答案）

A. 呼吸浅快　　　　B. 呼吸浅慢

C. 呼吸深快　　　　D. 呼吸深慢

E. 呼吸深大

14. 急性 ARDS 呼吸类型

15. 急性脑出血呼吸类型

16. 下列各项不符合肺心病的体征是

A. 肺动脉板区第二心音亢进

B. 心脏浊音界向左下扩大

C. 肝颈静脉回流征阳性

D. 剑突下心脏搏动增强

E. 颈静脉怒张

17. 男，70 岁。因咳嗽、咳痰 30 年，气短 5 年，近期加重前来体检。胸部 X 线片示双肺透光度增加。其胸部查体最可能出现的体征是

A. 三凹征

B. 呼吸音增强

C. 叩诊实音

D. 语颤增强

E. 叩诊过清音

18. 下列最常表现为吸气性呼吸困难的疾病是

A. 慢性阻塞性肺疾病

B. 支气管哮喘

C. 自发性气胸

D. 胸腔积液

E. 气管肿物

19. 男性，22 岁。突发右胸痛 2 天，无发热、咳嗽。查体：T 37.2℃，右胸廓稍饱满，语音震颤减弱，叩诊呈鼓音，呼吸音消失。该患者最可能的诊断是

A. 气胸　　　　　　B. 胸腔积液

C. 肺炎　　　　　　D. 肺气肿

E. 肺不张

20. 下列病变部位叩诊呈实音的情况最常见于

A. 肺炎　　　　　　B. 胸膜粘连

C. 胸腔积液　　　　D. 肺气肿

E. 气胸

21. 蛋白尿的定义是 24 小时尿蛋白超过

A. 150mg　　　　　B. 100mg

C. 200mg　　　　　D. 250mg

E. 300mg

答案与解析

第一部分　基础医学

第一篇　系统解剖学试题答案与解析

第一章　运动系统

1. 【答案】A（20）

【解析】踝部韧带可分为内侧韧带和外侧韧带。其中，内侧韧带也称三角韧带，其特点是较为坚韧。外侧韧带由前至后分别为距腓前韧带（前）、跟腓韧带（中）、距腓后韧带（后），其特点是较为薄弱。

2. 【答案】B（19）

【解析】胸骨角是指胸骨柄与胸骨体相连接的向前突起处，两侧分别与左、右第2肋软骨相接。

3. 【答案】C（21）

【解析】齿状韧带是由软脊膜在脊髓两侧，脊神经前根与后根之间形成的韧带，其尖端附着于硬脊膜。齿状韧带同脊神经根一起具有固定脊髓的作用，二者连同硬膜外隙内的脂肪、椎内静脉丛的弹性垫作用共同保护脊髓，避免因震荡造成损伤。在临床上，齿状韧带是脊髓丘脑侧束切断术的重要标志；此外，在脊髓造影时，齿状韧带也具有一定意义。

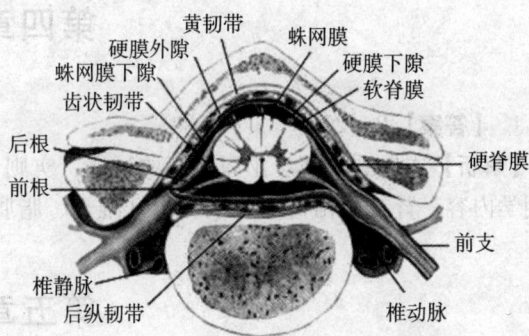

第二章　消化系统

1. 【答案】A（20）

【解析】膈肌上有三个裂孔，分别是主动脉孔、腔静脉孔和食管裂孔。主动脉裂孔位于12胸椎前方，有主动脉和胸导管通过；食管裂孔位于10胸椎水平处，有食管和迷走神经通过；腔静脉孔位于第8胸椎水平，有下腔静脉通过。

2. 【答案】E（20）

【解析】食管可分为颈部（起始部——胸骨颈静脉切迹）、胸部（胸骨颈静脉切迹——食管裂孔）及腹部（食管裂孔——贲门）。食管前方的结构：①上段（颈部）：气管、气管杈（上、中段的分段标志）；②中段（胸部）：左主支气管、左喉返神经、右肺动脉、食管前丛、心包、左心房；③下段（腹部）：膈（胸、腹段的分段标志）。后方的结构有：食管后丛、胸主动脉、胸导管、奇静脉、半奇静脉、副半奇静脉和右肋间后动脉。左侧有左颈总动脉、左锁骨下动脉、主动脉弓、胸主动脉和胸导管上段。右侧有奇静脉弓。

3. 【答案】E（19）

【解析】胃由前后两壁组成，前后壁相连处呈弯曲状，上缘较短，叫胃小弯，凹向右上方，胃小弯近幽门处有一个切迹，叫角切迹，是溃疡和肿瘤的好发部位之一。

4.【答案】D（21）

【解析】舌乳头分为丝状乳头、菌状乳头、叶状乳头、轮廓乳头四种。丝状乳头的特点是数目最多、体积最小，分布于舌背前2/3；菌状乳头多见于舌尖和舌侧缘；叶状乳头位于舌侧缘的后部、腭舌弓的前方。味蕾为味觉感受器，主要分布于轮廓乳头、菌状乳头、叶状乳头及软腭、会厌等处的黏膜上皮中。

5.【答案】A（20）

【解析】本题考查解剖的基本概念及记忆。腹膜内位器官有：胃、阑尾、输卵管、脾、横结肠、空肠、回肠、盲肠、乙状结肠及十二指肠上部；腹膜间位器官有：肝、胆囊、升结肠、降结肠、子宫、膀胱、直肠上段；腹膜外位器官有：肾、肾上腺、胰腺、输尿管、十二指肠降部和水平部、直肠中下部。

6.【答案】D（15）

【解析】Calot三角又称胆囊三角，由两管一缘（胆囊管、肝总管、肝脏下缘）构成。由于此区内有胆囊动脉、肝左动脉、副右肝管穿过，胆道手术时极易发生误伤。在胆囊切除时，要在该三角区内找到胆囊动脉结扎切断。

7.【答案】D（16）

【解析】内口即腹股沟深环，位于腹股沟韧带中点上方约一横指处（约2cm）。

第三章　呼吸系统

1.【答案】B（20）
【解析】本题考查解剖概念。甲状软骨左、右两侧软骨板融合而成的前角的上端向前突出形成喉结。

第四章　泌尿系统

1.【答案】B（20）
【解析】本题看似属于泌尿系统的试题，实则考查解剖学内容。肾被膜由内向外依次为纤维囊、脂肪囊、肾筋膜。纤维囊由致密坚韧的结缔组织和弹性纤维组成，在肾破裂或部分切除时需要缝合；脂肪囊富含脂肪，是肾囊封闭注药部位；肾筋膜主要起固定作用。

第五章　生殖系统
（女性生殖系统见妇产科章节）

第六章　心血管系统和淋巴系统

1.【答案】C（21）
【解析】网络答案均错选为B，主要是对解剖位置关系不清楚。乳糜池位于第1腰椎（L_1）的前方，接受左、右腰干和肠干的淋巴。在平第12胸椎下缘高度形成胸导管的起始部，而后胸导管经主动脉裂孔上行进入胸腔。

第七章　内分泌系统
近几年未有考点考核。

第八章　神经系统

近几年未有考点考核。

第二篇 生理学答案与解析

第一章 绪 论

1.【答案】E（20）

【解析】反馈信息使受控部分的活动向与其原先活动相同方面改变称为正反馈。生命活动中常见的正反馈有：排尿、射精、分娩、血液凝固等；小肠液中的肠激酶激活胰蛋白酶原为胰蛋白酶，胰蛋白酶反过来激活胰蛋白酶原，也属于正反馈。胰岛素调节和动脉血压调节属于负反馈。

2.【答案】C（18）

【解析】受控部分发出的反馈信息促进与加强控制部分的活动，最终使受控部分的活动朝着与它原先活动

相同的方向改变，称为正反馈。排尿反射中尿液对尿道的刺激可进一步反射性地加强排尿中枢活动，属于正反馈。而对于排便反射存在争议，有些辅导书将其归于正反馈，仔细看下排便反射过程：粪便刺激直肠壁内的感受器，冲动传入初级排便中枢，并同时上传到大脑皮层引起便意。当条件许可时，即可发生排便反射，并没有明显正反馈过程。肺牵张反射的生理意义在于加速吸气向呼气的转换；压力感受反射维持血压稳定属于典型的负反馈；屈肌反射没有反馈过程。

第二章 细胞的基本功能

1.【答案】D（20）

【解析】钠钾泵简称钠泵，能逆浓度梯度把 Na^+ 从细胞内转运到细胞外，把 K^+ 从细胞外转运入细胞内，维持细胞内外 Na^+ 和 K^+ 浓度差。

2.【答案】B（17、19）

【解析】接头前膜的 ACh 释放具有 Ca^{2+} 依赖性。神经冲动到达接头前膜激活前膜中的电压门控钙通道，导致 Ca^{2+} 内流而触发囊泡的出胞。神经递质的释放量与内流的 Ca^{2+} 量成正比。

3.【答案】D（19）

【解析】在神经肌肉接头处，黑寡妇蜘蛛毒可以触发乙酰胆碱从神经末梢持续释放，大量递质释放后导致神经末梢递质耗竭，使神经－肌肉接头处传递效应降低。α－银环蛇毒和筒箭毒碱阻断终板膜中的 N_2 受体而松弛肌肉；新斯的明和有机磷农药通过抑制胆碱酯酶而降低乙酰胆碱的水解起作用。

4.【答案】B（18）

【解析】神经－肌接头处传递过程：神经纤维AP传

到轴突末梢→接头前膜电压门控 Ca^{2+} 通道开放→Ca^{2+} 内流→前膜以出胞方式呈量子式释放递质 Ach→Ach 与终板膜 Ach 受体阳离子通道结合→通道开放→出现 Na^+ 内流（为主）K^+ 外流→终板膜去极化产生终板电位（50mV，为局部反应）→终板电位可引起邻近的骨骼肌细胞膜去极化达阈电位→骨骼肌细胞膜爆发 AP。

5.【答案】C（18）

【解析】基础临床结合：左眼睑下垂，休息后减轻，疲劳后加重，考虑为重症肌无力，是神经肌肉接头病变，为终板膜上的乙酰胆碱受体受到破坏，答案选 C。

6.【答案】B（17）

【解析】近端小管上皮细胞顶端膜上有 Na^+－葡萄糖同向转运体，小管液中的葡萄糖可随着 Na^+ 进入细胞，属于继发性主动转运。钠泵活动造成的膜两侧 Na^+ 浓度差是 Na^+ 进入细胞的动力，也就是驱动小管液葡萄糖进入肾小管上皮细胞的直接动力。

7.【答案】E（16）

【解析】此题考查心室肌细胞兴奋性的周期性变化。

①有效不应期：包括不论给予多么强大的刺激也不能使膜再次产生去极化的绝对不应期和给予强大的刺激可产生局部去极化的局部反应期。②相对不应期：用阈上刺激才能产生动作电位。③超常期：给予阈下刺激也可产生动作电位，表明这段时期兴奋性高于正常，称为超常期。由于先于正常窦房结兴奋到达，称为期前兴奋；引起肌肉收缩，叫做期前收缩，所以此题答案选 E。

8.【答案】E（15）

【解析】经载体易化扩散是指水溶性小分子物质经载体介导顺浓度梯度和/或电位梯度进行的被动跨膜转运。体内许多重要的物质，如葡萄糖、氨基酸、核苷酸等都是经载体易化扩散而跨膜转运的；但载体转运由于受到膜上载体数量和结合位点限制，可以达到一定极限，所以具有饱和性，所以答案选择 E。

9.【答案】C（14）

【解析】静息时，膜两侧存在着外正内负的电位差，称为静息电位（RP）。人们通常把平稳的静息电位存在时细胞膜电位外正内负的状态称为极化；静息电位负值增大的过程或状态称为超极化；静息电位负值减小的过程或状态称为去极化；去极化至零电位后膜电位如进一步变为正值，则称为反极化，膜电位高于零电位的部分称为超射；质膜去极化后再向静息电位方向恢复的过程称为复极化。

10.【答案】B（13）

【解析】神经-骨骼肌接头处兴奋传递特点：①单向性传递；②时间延搁：递质的合成释放与受体结合等需耗费较多；③保持一对一的传递关系：每一次动作电位所诱发的 Ach 释放量足以引起一次肌肉兴奋，随后被胆碱酯酶水解清除；④易受环境因素和药物影响。神经与骨骼肌细胞之间的信息传递，是通过神经末梢释放乙酰胆碱这种化学物质进行的，所以是一种化学传递。神经兴奋时神经末梢释放递质是量子式释放，释放量超过引起肌细胞动作电位需要量的 3~4 倍，所以神经兴奋一定引起肌肉收缩。答案 B 错误。

第三章　血　液

1.【答案】A（21）

【解析】当血小板受刺激而被激活时，血小板内的磷脂酶 A 也被激活，进而裂解膜磷脂，游离出花生四烯酸，后者在环加氧酶作用下生成前列腺素 G₂ 和 H₂，后者在血小板的血栓烷合成酶的催化下生成 TXA₂，血管内皮细胞中含有前列环素合成酶，可使 PGH₂ 转化为前列环素（PGI₂）。TXA₂ 对血小板的聚集有正反馈促进作用，PGI₂ 与 TXA₂ 的作用相反，具有较强的抑制血小板聚集和舒张血管的作用。故答案选 A。我们常用的阿司匹林就是通过抑制环加氧酶而减少 TXA₂ 的生成，发挥抗血小板聚集的作用。

2.【答案】E（19）

【解析】血浆晶体渗透压对维持细胞内、外水分的正常交换和分布，保持红细胞的正常形态有重要作用。当血浆晶体渗透压降低时，进入红细胞内的水分增多，致使红细胞膨胀、膜破裂，血红蛋白逸出而出现溶血。当血浆晶体渗透压增高时，红细胞中水分渗出，使红细胞发生皱缩。因此正确答案为 E。维持毛细血管内外的水平衡是血浆胶体渗透压。

3.【答案】B（19）

【解析】正常成年人的体液量约占体重的 60%，其中约 1/3 分布于细胞外，称为细胞外液，细胞外液中约 1/4 则在血管中不断地循环流动即为血浆。本题中，成

人体重为 60kg，可计算出该成人的血浆含量为 60×0.6×（1/3）×（1/4）=3，因此正确答案为 B 选项。

4.【答案】D（19）

【解析】根据患者幼年发病、阳性家族史、自发或轻度外伤后出血不止、血肿形成的临床特征，诊断为血友病。血友病包括血友病 A 和血友病 B，其中以血友病 A 较为常见。血友病 A 又称 FⅧ缺乏症，是临床上最常见的遗传性出血性疾病。血友病 B 又称遗传性 FⅨ缺乏症。血友病与 FⅦ无关，排除 A 选项。

血友病与纤维蛋白原是否缺乏无关，排除 B 选项。TT（凝血酶时间）是测定在受检血浆中加入"标准化"凝血酶溶液，到开始出现纤维蛋白丝所需的时间。TT 延长见于低或无纤维蛋白原血症和异常纤维蛋白原血症、血中 FDP 增高（DIC）、血中有肝素和类肝素物质存在。所以也排除。

APTT（活化部分凝血活酶时间）是内源性凝血系统较为灵敏和最为常用的筛选试验。APTT 延长主要见于血友病、DIC、肝病等。因为血友病主要缺乏凝血因子Ⅷ或Ⅸ，参与的是内源性凝血，所以 D 为正确答案。

PT（血浆凝血酶原时间）是外源凝血系统较为灵敏且最为常用的筛选试验。PT 延长主要见于先天性凝血因子Ⅱ、Ⅴ、Ⅶ、Ⅹ减少及纤维蛋白原缺乏，血友病患者的 PT 测定正常，排除 E 选项。

5.【答案】A（17）

【解析】正常成人血量占体重的7%～8%，如果失血量较小，不超过10%，机体无明显反应。

6.【答案】E（16）

【解析】此题考查红细胞的生理特性。红细胞具有可塑变形性、悬浮稳定性和渗透脆性。①可塑变形性：指正常红细胞在外力作用下具有变形能力的特性，红细胞必须经过变形才能通过口径比它小的毛细血管和血窦孔隙，是红细胞生存所需的重要特性。衰老红细胞变形能力降低。②悬浮稳定性：指红细胞能相对稳定地悬浮于血浆中的特性。通常以红细胞在第一小时末下沉的距离来表示红细胞的沉降速度，称为红细胞沉降率（ESR）。测定ESR有助于某些疾病的诊断，也可作为病情变化判断的参考。③渗透脆性：指红细胞在低渗盐溶液中发生膨胀破裂的特性。测定红细胞脆性也有助于一些疾病的诊断。

7.【答案】C（15）

【解析】叶酸和维生素B_{12}都是合成DNA过程中的重要辅酶。体内缺乏维生素B_{12}或叶酸将导致红细胞成熟障碍，形成巨幼红细胞性贫血。孕期出现巨幼细胞性贫血主要是叶酸缺乏所致，而极少部分由维生素B_{12}缺乏引起，因为妊娠期对叶酸需求量增加。正常妊娠每天最低需食物叶酸$500～600\mu g$，以供胎儿需求和保持母体正常的叶酸贮存。

8.【答案】A（14）

【解析】血型通常是指红细胞膜上特异性抗原的类型。红细胞膜上抗原的特异性取决于其抗原决定簇，这些抗原在凝集反应中被称为凝集原。能与红细胞膜上的凝集原起反应的特异性抗体则称为凝集素。

第四章　血液循环

1.【答案】B（19）

【解析】根据心电图 I 、aVL、$V_1～V_6$导联ST段弓背向上抬高诊断为急性心肌梗死，导致心衰，进而引发了心源性哮喘，因此患者双肺可闻及细湿啰音。由于心肌梗死、心衰，使心肌收缩力下降，从而导致心源性哮喘。

2.【答案】E（16）

【解析】此题是临床和基础结合的题，心血管方面的题近几年常以此类型出现。阵发性室上性心动过速行射频消融治疗，术中患者突然出现胸闷、烦躁、呼吸困难，BP 81/70mmHg，颈静脉怒张，奇脉（+），应该是出现了心脏压塞，其结果是心排血量下降，静脉压升高。

3.【答案】B（16）

【解析】此题也是心血管临床和基础结合的内容。按摩胸锁乳突肌内缘平甲状软骨水平，使心率突然恢复正常，其机制是加强迷走神经的活动。此题也可以用排除法，A和C可以使心率减慢，D虽然能够减慢心率，但位置不对。E选项中颈动脉体主要是调节呼吸，感受的主要是化学刺激。综上，此题答案选B。

4.【答案】A（16）

【解析】体位性低血压是由于体位的改变，如从平卧位突然转为直立，或长时间站立发生的脑供血不足引起的低血压，这种快速变化的血压启动减压反射，导致窦神经的传入减少，心交感神经兴奋，心迷走神经的活动抑制，交感缩血管纤维冲动增加，此题选择导致心率加快的原因，应该选A。

5.【答案】C（16）

【解析】按压颈动脉窦治疗阵发性室上性心动过速也是通过减压反射，窦神经冲动增多，心交感神经抑制，心迷走神经的活动增强，此题选直接作用，应该是C。

6.【答案】D（16）

【解析】颈动脉窦灌注压升高，颈动脉窦压力感受器兴奋，窦神经兴奋从而诱发减压反射。

7.【答案】C（15）

【解析】循环系统内的血液充盈、心脏射血和外周阻力，以及主动脉与大动脉的弹性储器作用是形成动脉血压的基本条件。凡能影响动脉血压形成的各种因素，都能影响动脉血压。收缩压的高低主要反映心脏搏出量的多少。此患者血压降低，而且主要是收缩压降低，其原因主要是急性前壁心肌梗死导致的每搏输出量降低。

8.【答案】E（15）

【解析】甲亢患者血压异常表现为收缩压增高，舒张压降低，脉压差增大。甲状腺激素增多可以直接增强心肌的收缩力，也可以通过增加心肌对儿茶酚胺的敏感性而间接地增强心肌的收缩力。心肌收缩力增强，从而搏出量增加，导致收缩压增高。甲亢时代谢亢进，外周组织耗氧量增加致使血管扩张、阻力下降，导致心脏舒张期大动脉的压力即舒张压下降。

9.【答案】A（15）

【解析】老年人大动脉硬化，对血压缓冲作用降低，导致收缩压升高，舒张压降低，但老年人同时伴有小动脉硬化，所以舒张压不降低甚至升高，总的结果是老年人高血压以收缩压升高明显。

10.【答案】C（15）

【解析】小动脉硬化导致外周阻力增大，以舒张压升高为主。

11.【答案】A（14）

【解析】形成有效滤过压的各种因素若发生变化，如毛细血管血压升高和血浆胶体渗透压降低时，都将使组织液生成增多，甚至引起水肿。流经毛细血管的血浆，有$0.5\% \sim 2\%$在毛细血管动脉端以滤过的方式进入组织间隙，其中约90%在静脉端被重吸收回血液，其余约10%进入毛细淋巴管而成为淋巴。淋巴回流的速度虽较缓慢，但在组织液生成和重吸收的平衡中起重要的作用。

12.【答案】E（14）

【解析】在正常情况下，当窦房结产生的每一次兴奋传到心房肌和心室肌时，心房肌和心室肌前一次兴奋的不应期均已结束，因此能不断产生新的兴奋，于是，整个心脏就能按照窦房结的节律进行活动。如果在心室肌的有效不应期后，下一次窦房结兴奋到达前，心室受

到一次外来刺激，则可提前产生一次兴奋和收缩，分别称为期前兴奋和期前收缩。提前发生的宽大畸形 QRS 波群出现在有效不应期后的超常期。

13.【答案】E（13）

【解析】构成血浆胶体渗透压的主要是白蛋白，可以促使血管外的水分进入血管内。

14.【答案】E（13）

【解析】面部浸于冰水刺激迷走神经，从而使心动过速终止。选项 B（窦房结自律性增强）、选项 C（异常传导兴奋性增强）、选项 D（房室延搁缩短）都可以使心率加快，所以均排除。

右侧迷走神经对窦房结支配占优势，左侧迷走神经对房室结支配占优势。迷走神经兴奋时可以使心率变慢、房室延搁延长。影响心率的主要是 4 期自动去极化，所以答案选 E。

15.【答案】C（13）

【解析】窦房结的自律性主要取决于 4 期自动去极化，其机制是 K^+ 外流逐渐衰减及 Na^+ 和 Ca^{2+} 内流增加。

选项 A（窦房结细胞钾外流衰减明显加快）、选项 E（窦房结细胞内向离子流明显增强）可以使心率加快，所以均排除。选项 B、D 影响的是传导性，所以也不选。T 型钙通道激活减少，Ca^{2+} 内流减少，导致 4 期自动去极化减慢，心率变慢，答案选择 C。

第五章　呼　吸

1.【答案】E（16、21）

【解析】酸中毒时氧离曲线右移，氧和血红蛋白亲合力下降，从而释放更多的氧满足机体需要，所以不宜快速纠正酸中毒。血液酸度和 PCO_2 对 Hb 与 O_2 的亲和力的这种影响称为波尔效应。

2.【答案】E（19）

【解析】根据该患者的动脉血气分析，pH 呈酸性，$PaO_2 < 60mmHg$，同时伴有 $PaCO_2 > 50mmHg$，诊断为 Ⅱ 型呼吸衰竭，缺氧伴二氧化碳潴留。呼吸的维持主要依靠缺氧对外周化学感受器的刺激，反射性兴奋呼吸中枢，保持呼吸运动的正常进行，因此 E 选项正确。

3.【答案】C（18）

【解析】肺活量（FVC），指最大吸气后，从肺内所能呼出的最大气量，是潮气量、补吸气量和补呼气量之和。肺活量反映了一次通气的最大能力，选项 A 错误。选项 D、E 都是肺通气时的部分容积，不是肺的有效通气，所以错误。每分通气量是每分钟吸入或呼出肺的气

体量，等于潮气量乘以呼吸频率，因为含有无效腔气量，不能成为有效肺通气量，选项 B 错误。而肺泡通气量是指每分钟吸入或呼出肺泡的新鲜空气量，是直接进行气体交换的有效通气量。其计算公式为：肺泡通气量＝（潮气量－无效腔气量）×呼吸频率。所以答案选 C。

4.【答案】D（18）

【解析】O_2 和 CO_2 的运输主要通过化学结合，其中 O_2 主要与血红蛋白结合生成氧合血红蛋白，而 CO_2 化学结合的形式是碳酸氢盐。

5.【答案】A（18）

【解析】此题是基础和临床结合的题，患者无基础病变，浅静脉呈蚯蚓状改变，诊断为原发性下肢静脉曲张。因为没有基础病变，血浆晶体、胶体渗透压没有改变，且淋巴回流和心肌收缩力改变都没有提示信息，下肢静脉压增高应该是导致静脉曲张的主要原因，而且可以引起下肢凹陷性水肿。

6. 【答案】C（18）

【解析】患者氧分压低于 60mmHg，二氧化碳分压 50mmHg，虽然正常高限，但 pH 值 7.32，考虑有 CO_2 潴留。根据病史，腹部手术（胸腹部顺应性下降、膈肌功能障碍和腹内压增高），且应用吗啡抑制呼吸中枢，导致呼吸肌活动障碍，引起限制性通气不足，导致肺泡气氧分压下降和二氧化碳分压升高，因而流经肺泡毛细血管的血液不能被充分动脉化，导致低氧和二氧化碳潴留，答案选 C。

7. 【答案】E（18）

【解析】根据病史 12 年，桶状胸，X 线透亮，诊断为肺气肿，表现为终末细支气管远端的气道弹性减退、过度膨胀、充气和肺容积增大或同时伴有气道壁破坏的病理状态。肺的回缩力减少，导致 VC（肺活量）会减少，FEV（用力呼气量）减少，FVC（用力肺活量）和 FEV_1/FVC 均减少，FRC（功能残气量）增加，所以答案选 E。

8. 【答案】A（17）

【解析】肺换气是指肺泡气与肺泡毛细血管之间通过扩散而进行的气体交换过程。肺换气的动力：气体交换的动力是呼吸膜两侧 O_2 和 CO_2 之间的分压差。呼吸膜气体交换面积和呼吸膜通透性影响肺换气效率。

气体分子与血红蛋白亲和力和气体分子溶解度影响气体运输。

9. 【答案】C（17）

【解析】肺泡通气量是指每分钟吸入肺泡能与血液进行气体交换的新鲜空气量，肺泡通气量 =（潮气量 - 无效腔气量）× 呼吸频率。它代表的是肺泡内气体的更新率，能够较好地反映 CO_2 呼出量。

10. 【答案】D（17）

【解析】COPD 出现呼吸衰竭，机体缺氧和 CO_2 潴留，长时间的 CO_2 潴留使中枢化学感受器对 CO_2 的刺激产生适应，低氧对外周感受器的刺激成为此时驱动呼吸运动的主要因素。如果吸入高浓度的氧解除了低氧的刺激作用，可以产生呼吸抑制。

11. 【答案】D（16）

【解析】此题考查肺通气功能的评价。①肺活量（FVC），指最大吸气后，从肺内所能呼出的最大气量称为肺活量，是潮气量、补吸气量和补呼气量之和。肺活量反映了一次通气的最大能力，在一定程度上可作为肺通气功能的指标。由于测定不限时间，所以肺活量不能充分反映通气功能的状况。②用力呼气量（FEV），指一次最大吸气后，再尽力尽快呼气时，在一定时间内所能呼出的气体量。通常以它所占用肺活量的百分数表示。也就是用力呼气量/用力肺活量，正常时第一秒钟的 FEV（FEV_1）约为肺活量（FVC）的 80%，FEV_2/FVC 为 96%，FEV_3/FVC 为 99%。其是反映肺通气功能较好的指标。

12. 【答案】C（15）

【解析】用力肺活量（FVC）是指一次最大吸气后，尽力尽快呼气所能呼出的最大气体量。哮喘等阻塞性肺疾病患者用力肺活量下降。其中第 1 秒钟内的用力肺活量称为 1 秒用力呼气量（FEV_1）。为排除肺容积差异的影响，通常以 FEV_1 所占用力肺活量的百分数表示，正常时，FEV_1/FVC 约为 80%。FEV_1 在临床鉴别限制性肺疾病和阻塞性肺疾病中具有重要意义。在肺纤维化等限制性肺疾病患者中，FEV_1 和 FVC 均下降，但 FEV_1/FVC 可正常甚至超过 80%；而在哮喘等阻塞性肺疾病患者中，FEV_1 的降低比 FVC 更明显，因而 FEV_1/FVC 也变小，所以往往需要较长时间才能呼出相当于肺活量的气体。

13. 【答案】D（14）

【解析】H^+ 对呼吸的调节是通过外周化学感受器和中枢化学感受器实现的。中枢化学感受器对 H^+ 的敏感性较外周化学感受器高，约为后者的 25 倍。但是 H^+ 通过血 - 脑屏障的速度较慢，限制了它对中枢化学感受器的作用。因此，血液中的 H^+ 主要通过刺激外周化学感受器而起作用。颈动脉体和主动脉体是外周化学感受器。

14. 【答案】A（13）

【解析】CO_2 是调节呼吸运动最重要的生理性刺激物。当 PCO_2 在 40 ~ 60mmHg 范围内升高时，主要通过刺激中枢化学感受器，使呼吸加深加快，答案选 A。但如果过高，出现呼吸困难、头痛、头晕，甚至昏迷，为 CO_2 麻醉。

第六章　消化和吸收

1 【答案】E（21）

【解析】虽然胃液中含有胃蛋白酶和胃酸的变性作用，但是对蛋白质分解不彻底，主要是胰液中的胰蛋白酶原和糜蛋白酶原激活后发挥蛋白质消化作用；小肠液、胆汁和唾液中不含蛋白酶。

2.【答案】 D (19)

【解析】 大多数副交感神经节后纤维以乙酰胆碱（Ach）为递质，少数以肽类和嘌呤类为递质。迷走神经中有传出纤维支配幽门部的 G 细胞，释放促胃液素释放肽（GRP，又称铃蟾素），使 G 细胞产生促胃液素。因此本题正确答案为 D 选项。

3.【答案】 D (19)

【解析】 乙酰胆碱的作用为神经兴奋作用，与壁细胞无关，排除 A 选项。促胰液素是由小肠上段黏膜 S 细胞分泌的多肽类激素，作用部位在十二指肠及以下部位，排除 B 选项。转化生长因子，是细胞质内由氨基酸组成的蛋白质。转化生长因子 - α 是由巨噬细胞、脑细胞和表皮细胞产生，主要功能为诱导上皮发育，排除 C 选项。促胃液素可强烈刺激壁细胞分泌胃酸，长时间刺激可使壁细胞增生（D 为正确答案）。生长抑素是作用比较广泛的一种神经激素，它的主要作用是抑制垂体生长激素（GH）的基础分泌，也抑制腺垂体对多种刺激所引起的 GH 分泌反应，与胃壁细胞无关，排除 E 选项。

4.【答案】 C (18)

【解析】 基础临床结合，患者病史 6 个月，出现十二指肠球部溃疡，考虑胃酸分泌增多导致，选项 A、B 可以导致胃酸分泌增加，同时胃蛋白酶和内因子也会增加。

不会出现内因子减少，所以答案选 C。

5.【答案】 E (15)

【解析】 此题主要考查胃液的主要成分和功能，成分包括盐酸、胃蛋白酶原、黏液和碳酸氢盐、内因子等。胃蛋白酶原被盐酸激活后消化蛋白质，胃酸促进铁的吸收，内因子促进维生素 B_{12} 的吸收，所以胃大部切除的患者胃蛋白酶原的分泌减少，铁的吸收减少，维生素 B_{12} 的吸收减少。此题易误选 C，认为胰液中 HCO_3^- 的分泌与胃无关，事实上胰液分泌 HCO_3^- 的主要作用是中和进入十二指肠的胃酸，保护肠黏膜免受强酸的侵蚀；所以当胃大部切除后，进入肠道的胃酸减少，导致胰液中的 HCO_3^- 分泌减少。所以答案选择 E，食物蛋白的消化减弱，虽然胃蛋白酶原减少，由于胃蛋白酶的作

用只是将蛋白质分解为多肽，分解不彻底，更关键的是胰液中蛋白酶是蛋白质消化的主要酶，所以行胃大部切除的患者食物蛋白的消化在胰酶的作用下能够充分消化，不会出现消化减弱。

6.【答案】 C (15)

7.【答案】 A (15)

【解析】 肥大细胞可以分泌组胺，主细胞主要分泌胃蛋白酶原，G 细胞分泌促胃液素，壁细胞分泌内因子和盐酸，黏液细胞可以分泌黏液。

8.【答案】 A (14)

【解析】 胃蛋白酶原进入胃腔后，在盐酸的作用下，分离出 1 个小分子多肽，从而形成有活性的胃蛋白酶。已被激活的胃蛋白酶对胃蛋白酶原也有激活作用，即自我激活，形成正反馈。

9.【答案】 C (14)

【解析】 当胃内胃酸分泌过多，使胃窦部 $pH \leqslant 1.2 \sim 1.5$ 或十二指肠内 $pH \leqslant 2.5$ 时，则胃腺分泌受到抑制，这是一种典型的负反馈调节。

10.【答案】 C (14)

【解析】 胃酸可刺激十二指肠黏膜释放促胰液素和球抑胃素，促胰液素对胃泌素引起的胃酸分泌有明显的抑制作用。

11.【答案】 B (13)

【解析】 小肠成为吸收的主要部位，具备多方面的有利条件：①吸收面积大。正常成年人的小肠长 4 ~ 5m，其黏膜具有许多环状皱褶，皱褶上有大量绒毛，在绒毛的每个柱状上皮细胞顶端又有 1700 条左右微绒毛。这样的结构可使小肠黏膜的总面积增加 600 倍，达到 $200 \sim 250 m^2$。②绒毛内富含毛细血管、毛细淋巴管、平滑肌纤维和神经纤维网等结构。淋巴管纵贯绒毛中央，称为中央乳糜管。消化期内，小肠绒毛产生节律性的伸缩和摆动，可促进绒毛内毛细血管网和中央乳糜管内的血液和淋巴向小静脉和淋巴管流动，有利于吸收。③营养物质在小肠内已被消化为结构简单的可吸收的物质。④食物在小肠内停留时间较长，一般为 3 ~ 8 小时。故答案选 B。

第七章　能量代谢和体温

1.【答案】 A (17)

【解析】 散热的方式包括：①辐射散热：是指人体以发射红外线的形式将体热传给外界的一种散热形式。

②传导散热：是指机体的热量直接传给与之接触的温度较低物体的一种散热方式。冰帽、冰袋给高热的患者降温属于传导散热。③对流散热：是指通过气体进行热量

交换的一种散热方式。吹风扇属于对流散热。④蒸发散热：是机体通过体表水分的蒸发而散失体热的一种形式，当环境温度接近或高于皮肤温度时，蒸发便成为唯一的散热方式。可分为不显汗和发汗两种形式。人即使处在低温环境中，皮肤和呼吸道也不断有水分渗出而被蒸发掉，这种水分蒸发称为不感蒸发，其中皮肤的水分蒸发又称不显汗。发汗是指汗腺主动分泌汗液的过程，汗液的蒸发又称显汗。高热的患者酒精擦浴降温就是蒸发散热，利用酒精的蒸发性带走热量。

2.【答案】 E（16）

【解析】 此题考查体温的生理波动。育龄期女性的基础体温随月经周期而发生规律性的波动，体温在月经期和排卵前期较低，排卵日最低，排卵后体温升高。排卵后体温升高与黄体生成的孕激素水平升高有关。

3.【答案】 C（15）

【解析】 基础代谢率（BMR）是指在基础状态下的单位时间内的能量代谢。机体在基础状态下的能量消耗主要用于维持血液循环、呼吸等基本生命活动。基础代谢率比一般安静时要低，是人体清醒时的最低能量代谢水平。临床上很多疾病伴有基础代谢率的改变，特别是甲状腺功能障碍。甲状腺功能减退、肾上腺皮质功能减退、垂体性肥胖、肾病综合征、病理性饥饿等将出现BMR降低；糖尿病、红细胞增多、白血病及伴有呼吸困难的心脏疾病BMR可以升高。中暑时基础代谢率不会低于正常，应该是升高。

第八章 尿的生成和排出

1.【答案】 C（18）

【解析】 内生肌酐和菊粉是推算肾小球滤过率的主要物质，其中菊粉清除率是肾小球滤过率测定的金标准，但是由于操作繁琐、价格昂贵等原因而无法在临床常规应用，主要用于实验室研究。其他都是间接反映肾小球滤过功能的，血肌酐敏感性低，不能反映早期肾功能损害。对氨基马尿酸清除率用于测量肾血浆流量。目前临床上最常用的评价肾小球滤过率的指标是内生肌酐清除率。

2.【答案】 B（18）

3.【答案】 A（18）

4.【答案】 E（18）

【解析】 肾小管对物质具有选择性重吸收功能，其中葡萄糖全部重吸收，Na^+大部分重吸收，肌酐不被重吸收。菊粉可以被肾小球滤过，滤过后超滤液中浓度和血浆相同，不被肾小管重吸收，其一次流经肾脏被清除的量为滤过分数（血液流经肾小球时，并非所有血浆都被滤过到肾小球内，而是仅占其中一部分，肾小球滤过率与肾血浆流量的比值为滤过分数），可用于测量肾小球滤过率。碘锐特或对氨基马尿酸流经肾脏一次后，血浆中的该物质几乎被肾完全清除，所以可以测量有效血浆流量。

5.【答案】 E（16）

【解析】 肾脏的功能主要是排泄，同时还具有内分泌功能，可以分泌肾素、促红细胞生成素、前列腺素等。肾上腺皮质分泌皮质醇、醛固酮；肾上腺髓质分泌肾上腺素和去甲肾上腺素。

6.【答案】 A（15）

【解析】 正常人两肾生成的超滤液每天达180L，而终尿量仅1.5L左右，表明超滤液中的物质被重吸收。

重吸收的特点是选择性重吸收，如滤过的葡萄糖和氨基酸可全部被重吸收，水、Na^+、Cl^-等绝大部分被重吸收。所以正常情况下尿检不会出现葡萄糖和氨基酸。而且葡萄糖和氨基酸重吸收的部分仅限于近端小管，所以近端小管出现损伤时尿中可以出现葡萄糖和氨基酸，所以答案选A。其他选项的部位本身不能重吸收葡萄糖和氨基酸，所以受损后对尿中其含量没有影响。

7.【答案】 D（14）

【解析】 肾小球毛细血管内的血浆经滤过进入肾小囊，其间的结构称为滤过膜。由毛细血管内皮细胞、基膜和肾小囊脏层足细胞的足突构成。毛细血管内皮细胞上有许多直径为$70\sim90nm$的小孔，称为窗孔，小分子溶质以及小分子量的蛋白质可自由通过，但血细胞不能通过。基膜层为非细胞性结构，膜上有直径为$2\sim8nm$的多角形网孔，网孔的大小决定分子大小不同的溶质是否可以通过，以及带负电荷的硫酸肝素和蛋白聚糖，也是阻碍血浆蛋白滤过的一个重要屏障。滤过膜的外层是肾小囊上皮细胞，上皮细胞有很长突起，相互交错对插，在突起之间形成滤过裂隙膜，膜上有直径$4\sim11nm$的小孔，是滤过膜的最后一道屏障。

8.【答案】 B（14）

【解析】 血管升压素（VP）也称抗利尿激素（ADH）。在正常饮水的情况下，血浆中VP的浓度很低，仅$1\sim4ng/L$。生理水平的VP可促进肾远曲小管和集合管上皮细胞对水的重吸收，产生抗利尿作用。

9.【答案】B（13）

【解析】肾脏对葡萄糖重吸收是继发性主动转运，其他选项均正确。

第九章　神经系统的功能

1.【答案】C（21）

【解析】副交感神经兴奋可以引起胃肠运动增强，其他均为交感神经兴奋的表现。

器官	交感神经	副交感神经
循环器官	心跳加快加强	心跳减慢，心房收缩减弱
呼吸器官	支气管平滑肌舒张	支气管平滑肌收缩，促进黏膜腺分泌
消化器官	分泌黏稠唾液，抑制胃肠运动，促进括约肌收缩，抑制胆囊活动	分泌稀薄唾液，促进胃液、胰液分泌，促进胃肠运动和使括约肌舒张，促进胆囊收缩
泌尿器官	使逼尿肌舒张和括约肌收缩	逼尿肌收缩和括约肌舒张
眼	使虹膜辐射肌收缩，瞳孔扩大	使虹膜括约肌收缩，瞳孔缩小
皮肤	竖毛肌收缩，汗腺分泌	
代谢	促进糖原分解，促进肾上腺髓质分泌	促进胰岛素分泌

2.【答案】C（21）

【解析】脊休克指人和动物的脊髓与高位中枢离断后，横断面以下脊髓的反射活动暂时丧失的进入无反应状态的现象。主要表现：横断面以下脊髓所支配的躯体与内脏反射活动均减弱以至消失，如骨骼肌紧张性减弱甚至消失，外周血管扩张，血压降低，出汗被抑制，粪、尿潴留等。脊髓反射可逐渐恢复，简单的反射先恢复（如屈反射、腱反射等）；复杂的反射后恢复（如对侧伸反射等）。上述症状与脑无关。

3.【答案】A（20）

【解析】人在清醒、安静、闭眼时，在枕叶出现α波，α波呈梭形变化，每一梭形持续约 1～2s，睁开眼睛或接受其他刺激时，α波立即消失而呈现快波，这一现象称为α波阻断。β波在额叶与顶叶比较显著。成人在困倦时，可见θ波。在睡眠期间皮层脑电图可出现δ波，在成年人极度疲劳时及麻醉状态下也可出现。故选A。

正常脑电图的波形特征、常见部位和出现条件

波形	频率	波幅	常见部位	出现条件
α	8～13Hz	20～100μV	枕叶	成人安静、闭眼、清醒时
β	14～30Hz	5～20μV	额、顶叶	成人活动时
θ	4～7Hz	100～150μV	颞、顶叶	少年正常时，成人困倦时
δ	0.5～3Hz	20～200μV	颞、枕叶	婴幼儿正常时，成人熟睡时

4.【答案】B（20）

【解析】患者双手静止震颤、肌张力高，考虑帕金森病，帕金森病的的病变部位为黑质。故选B。

5.【答案】D（20）

【解析】间脑包括背侧丘脑（丘脑）、后丘脑、上丘脑、底丘脑和下丘脑。其中丘脑是感觉的总换元站，患侧偏身感觉障碍，突然发病，四肢肌力正常，考虑脑血病，累及丘脑，由于感觉交叉投射，病变部位在左侧丘脑。

6.【答案】D（19）

【解析】本体感觉是指肌、腱、关节等运动器官本身在不同状态（运动或静止）时产生的感觉，因位置较深，又称深部感觉。躯干和四肢的本体感觉传导路：第一级神经元的胞体在脊神经节内，其周围突至躯干和四肢的肌、腱、关节的肌梭、腱梭等深感受器和浅感觉的精细触觉感受器（触觉小体），中枢突入后根至脊髓后索。来自下肢和躯干下部的纤维形成薄束，来自上肢和躯干上部的纤维形成楔束，薄束和楔束上行止于延髓的薄束核和楔束核。综上所述，正确答案为 D 选项。

7.【答案】E（19）

【解析】舌下神经核是脑神经核之一，位于延髓舌下神经三角的深方，发出的轴突支配舌肌的运动。综上所述，正确答案为 E 选项。

8.【答案】D（19）

【解析】根据患者症状，诊断为运动性失语症，为运动性语言中枢损伤。运动性语言中枢存在于额下回的后部，紧靠中央前回下部，位于额下回后 1/3 处，又称 Broca 回。

9.【答案】A（18）

【解析】某些内脏器官病变时，在体表一定区域产生感觉过敏或疼痛感觉的现象，称为牵涉痛。胆石病引起右肩区疼痛，为牵涉痛。体腔壁痛是指内脏疾患引起邻近体腔壁浆膜的疼痛。很多人误选扩散性疼痛。扩散性疼痛是有神经分支受到刺激后产生的疼痛扩散到另一个相联的分支支配区，使这一分支支配区也产生疼痛叫扩散性疼痛。

10.【答案】A（16）

【解析】此题考查的是神经生理。帕金森病的病因是双侧黑质病变多巴胺能神经元变性受损，导致黑质 - 纹状体系统对大脑皮层的易化作用丧失，使运动的发动受到抑制，从而出现运动减少和动作缓慢的症状。临床上给予左旋多巴能明显改善帕金森病人的症状。M 受体拮抗剂东莨菪碱或安坦也能治疗此病。纹状体受损出现舞蹈症，大脑皮层运动区受损可以出现对侧偏瘫。

11.【答案】A（16）

【解析】此题考查小脑的功能。小脑划分为三个主要的功能部分，即前庭小脑、脊髓小脑和皮层小脑。在躯体运动的调节中起着不同的作用。①前庭小脑：其主要功能是参与维持身体平衡。前庭小脑损伤表现为病人不能站立或站立不稳，步态蹒跚。②脊髓小脑（旧小脑）：脊髓小脑的主要功能是调节进行过程中的运动，协助大脑皮层对随意运动进行适当的控制。脊髓小脑受损后，表现为意向性震颤、行走摇晃呈酩酊蹒跚状，称为小脑共济失调。前叶对肌紧张的调节具有易化和抑制双重作用，抑制作用较弱，而易化作用较强。故在人类脊髓小脑受损会出现共济失调和意向性震颤，还表现为乏紧张、乏肌力等征象。③皮层小脑（新小脑）：皮层小脑指半球的外侧部，皮层小脑的主要功能是参与随意运动的设计和编程。患者肌张力减低，共济失调，意向

性震颤，指鼻试验阳性，所以为小脑病变。

12.【答案】E（16）

【解析】此题考查语言中枢。左侧中央前回底部是头面部的运动中枢，左侧大脑半球是优势半球，此处是支配发音肌肉的运动区，其前方是运动性语言中枢，所以左侧中央前回底部前方有占位性病变时易导致运动性失语。

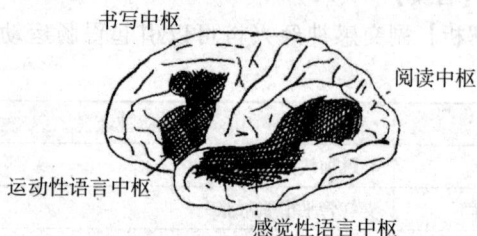

13.【答案】E（15）

【解析】牵张反射是指骨骼肌受外力牵拉时引起受牵拉的同一肌肉收缩的反射活动。所以牵拉肌肉肌张力升高是肌梭兴奋引起的牵张反射。除肌梭外，肌肉里还有一种称为腱器官的牵张感受装置，它分布于肌腱胶原纤维之间，与梭外肌纤维呈串联关系，肌梭是一种长度感受器，其传入冲动对同一肌肉的运动神经元起兴奋作用；而腱器官则是一种张力感受器，其传入冲动对同一肌肉的运动神经元起抑制作用。当整块肌肉受牵拉时，由于肌组织较肌腱组织更富有弹性，牵拉所产生的张力大部分加在肌组织上，使之明显被拉长，而加在肌腱组织上的张力则较小，长度变化也不大。所以，肌肉受牵拉时肌梭首先兴奋而产生牵张反射；若加大拉力，则可兴奋腱器官而抑制牵张反射，从而避免肌肉被过度牵拉而受损。综上，肌张力突然降低的原因是腱器官兴奋的结果。

14.【答案】B（15）

【解析】患者静止性震颤，肌张力齿轮样增高，考虑为帕金森病。帕金森病的病因是双侧黑质病变，多巴胺能神经元变性受损。

15.【答案】D（14）

【解析】小脑皮层可按原裂及后外侧裂横向分为前叶、后叶和绒球小结叶，绒球小结叶构成前庭小脑。前庭小脑主要接受前庭器官的传入，传出纤维均在前庭核换元，再经前庭脊髓束抵达脊髓前角内侧部分的运动神经元。主要功能是控制躯体的平衡和眼球的运动。所以小脑绒球小结叶受损后出现身体平衡功能障碍。

16.【答案】B（14）

【解析】人类在中脑疾患出现去大脑僵直时，表现为头后仰，上、下肢均僵硬伸直，上臂内旋，手指屈曲。出现去大脑僵直往往提示病变已严重侵犯脑干，是

预后不良的信号。

第十章　内分泌

1.【答案】C（20）

【解析】肾结石是甲状旁腺功能亢进的常见表现。患者反复肾结石、血钙升高、ALP 升高，考虑甲状旁腺功能亢进。故答案应选 C。

2.【答案】C（20）

【解析】外科感染、手术创伤等属于应激状态，机体发生一系列代谢改变：内源性葡萄糖异生作用明显加强，蛋白质分解增加。脂肪是应激病人的重要能源，所以脂肪分解增加。

3.【答案】D（19）

【解析】肾上腺素主要通过增强心脏收缩力、扩张冠状动脉、增加骨骼肌的血流使单位时间内机体循环血量增多，进而使体温升高，但没有增加产热，排除 A 选项。醛固酮的作用是保持离子浓度，保钠排钾保水，对机体产热的作用不大，排除 C 选项。皮质醇，属于糖皮质激素的一种，主要是通过增强应激反应减少机体散热，如使立毛肌收缩，排除 E 选项。胰岛素对血糖具有调节作用，增加机体细胞对糖的利用。甲状腺激素能加速体内细胞氧化反应的速度，从而释放热量，称为产热效应。相对来说，胰岛素增加了机体产热原料的总量，而甲状腺激素则加快了机体产热的进程，甲状腺激素的升温作用更短。综上所述，本题正确答案为 D 选项。

4.【答案】C（19）

【解析】受体是指细胞中具有接受和转导信号功能的蛋白质。雌激素是一种类固醇激素，是脂溶性配体，可直接进入细胞与胞质受体或膜受体结合而发挥作用。因此正确答案为 C。

5.【答案】B（19）

【解析】抗利尿激素（ADH），也称血管升压素（VP），主要在下丘脑视上核和室旁核的大细胞神经元内合成。沿丘脑—垂体来的神经纤维储存至神经垂体。垂体位于丘脑下部的腹侧，垂体可分为腺垂体和神经垂体两大部分。神经垂体因不含腺细胞而不分泌激素，排除 A、D 选项。垂体柄和漏斗部是连接垂体和下丘脑的重要结构，不分泌激素，排除 C、E 选项。综上所述，本题正确答案为 B。

6.【答案】C（19）

【解析】肠外营养，又称静脉营养，是指由中心静脉或外周静脉供给机体所需营养物质的营养方法。肠外营养时，使用大量高渗葡萄糖作为单一能源使输入的总糖量增加或单位时间内输入的糖量升高，引起高血糖，进而会增加胰岛素的释放量，增加机体对血糖的利用，具体作用如下：①促进组织细胞对葡萄糖的摄取和利用，静息状态下能量消耗增加，促进糖原合成，抑制糖异生，使血糖降低；②促进脂肪酸合成和脂肪贮存，减少脂肪分解，增加脂肪在肝脏周围的浸润，同时由于脂肪增多，机体去甲肾上腺素分泌增加，激活甘油三酯酶，加强脂肪分解增加游离脂肪酸的含量；③促进氨基酸进入细胞，促进蛋白质合成的各个环节以增加蛋白质合成。但由于机体需要维持体内氮平衡，蛋白质的分解也相应增加。综上所述，本题正确答案为 C 选项。

7.【答案】C（19）

【解析】患者腹胀、便秘、食欲不振半年，腹部 B 超提示胆囊萎缩，查体其他无异常，考虑胆囊功能障碍，胆囊萎缩，便没有了收缩、浓缩的能力，胆汁分泌障碍，由于胆汁主要是促进脂肪的消化和吸收，所以该患者出现脂肪分解产物吸收障碍，答案选 C。

8.【答案】C（18）

【解析】降钙素（CT）是由甲状腺滤泡旁细胞分泌的激素，降钙素的主要生理功能是降低血钙和血磷，主要途径是抑制破骨细胞的活动和促进成骨细胞的活动，使骨组织释放的钙、磷减少，促进钙、磷沉积，还可以增强肾脏对钙、磷的排泄，从而使血钙和血磷降低。

CT 发挥作用的靶器官主要是骨和肾脏，所以答案 A 错误。CT 与甲状旁腺激素（PTH）对血钙调节作用相反，共同维持血钙稳态，所以高浓度 CT 导致血钙浓度降度，应该引起的是促进 PTH 分泌，所以答案 B 错误。

选项 C、D、E 虽然都是 CT 降低血钙的作用机制，但是 CT 抑制溶骨作用的效应出现较快，在应用大剂量 CT 的 15 分钟内，破骨细胞的活动就可以减弱 70%，所以高浓度降钙素能迅速降低血钙的作用环节是抑制破骨细胞溶骨活动，答案选 C。

调节钙磷代谢激素的来源和主要作用

激素	来源	主要作用机制	生理作用
PTH	甲状旁腺主细胞	促进肾脏对钙的重吸收，抑制肾脏对磷的重吸收；促进骨溶骨作用	升高血钙 降低血磷
1，25－（OH)$_2$－D$_3$	VD3（食物中或皮肤中7-脱氢胆固醇紫外线照射生成），经肝脏和肾脏羟化酶催化生成	促进小肠吸收钙	升高血钙 升高血磷
CT	甲状腺C（滤泡旁）细胞	抑制破骨细胞的活动，促进成骨细胞的活动；抑制肾脏重吸收钙和磷	降低血钙 降低血磷

9.【答案】 B（17）

【解析】 甲状旁腺激素是由甲状旁腺主细胞分泌的，简称 PTH。其作用是升高血钙、降低血磷。血钙降低可以促进 PTH 合成和分泌，是调节 PTH 分泌的主要因素。

10.【答案】 A（16）

【解析】 甲状旁腺激素（PTH）是甲状旁腺主细胞分泌，促使血钙水平升高，血磷水平下降，其作用的主要靶器官是骨和肾脏。其机制是动员骨钙入血，有两个时相：快速时相发生在 PTH 作用数分钟后即可以发生，主要是将骨中游离的钙转运至血液中。延缓效应是 PTH 作用 12~14 小时后，通过刺激破骨细胞的活动，使破骨细胞的溶骨活动增强，从而使血钙水平长时间升高。对肾脏促进肾小管对钙的重吸收，抑制磷的重吸收，同时激活肾脏 1α-羟化酶，促进 1，25－（OH)$_2$－D$_3$ 生成，促进肠道对钙的吸收。

11.【答案】 A（14、16）

【解析】 垂体后叶就是神经垂体，可以储存抗利尿激素（ADH）和催产素（OXT），来自下丘脑视上核和室旁核，通过下丘脑垂体束运送到垂体后叶储存。

12.【答案】 B（16）

【解析】 腺垂体分泌 TSH、GH、ACTH、FSH、LH、PRL、MSH 等，TRH、GnRH 和 CRH 是下丘脑促垂体区合成的。所以选 B。

13.【答案】 A（14）

【解析】 胰岛为胰腺的内分泌部，是呈小岛状散在分布于外分泌腺泡之间的内分泌细胞团。

胰岛内分泌细胞按照形态学特征及分泌的激素分类至少可分为五种细胞，分类见下表。

细胞名称	激素	数量（%）
α（A）细胞	胰高血糖素	25%
β（B）细胞	胰岛素	60%~70%
δ（D）细胞	生长抑素（SS）	10%
D$_1$（H）细胞	血管活性肽（VIP）	很少
F（PP）细胞	胰多肽（PP）	很少

14.【答案】 B（13）

15.【答案】 D（13）

【解析】 下丘脑－神经垂体系统：下丘脑视上核、室旁核分泌血管加压素、催产素经神经轴突进入神经垂体并储存；下丘脑－腺垂体系统：促垂体区的神经分泌细胞分泌激素（9 种）经垂体门脉系统进入腺垂体，腺垂体分泌 7 种激素，分别为：TSH（促甲状腺激素）、ACTH（促肾上腺皮质激素）、LH（黄体生成素）、FSH（卵泡刺激素）、GH（生长激素）、PRL（泌乳素）、MSH（促黑细胞激素）。

第十一章　生　殖

1【答案】 A（18）

【解析】 月经周期中的卵泡期的早期，由于前次月经周期的黄体退化，孕激素和雌激素的分泌量下降，解除了对下丘脑和腺垂体的抑制，腺垂体分泌卵泡刺激素（FSH）及黄体生成素（LH）增加，以 FSH 增加更加明显，一群卵泡被周期性募集进入快速生长阶段。

2.【答案】 A（18）

【解析】 雌酮、雌三醇和雌二醇属于雌激素，其中雌二醇活性最强。睾酮、雄烯二酮为雄激素，睾酮活性最强。孕酮和 17α-羟孕酮为孕激素，孕酮活性最强。月经周期中排卵后进入分泌期，此时体温升高，与孕激素增加有关。综上答案选 A。

第三篇　生物化学答案与解析

第一章　生物分子结构与功能

1.【答案】D（20、15）

【解析】此题为纯记忆的内容，人体所含20种氨基酸中不含鸟氨酸。鸟氨酸是一种碱性氨基酸，虽在蛋白质中不能找到，但存在于短杆菌酪肽、短杆菌肽S等的抗菌性肽中，由精氨酸被碱或精氨酸酶作用分解生成。

2.【答案】E（19）

【解析】含有共轭双键的色氨酸和络氨酸的最大吸收峰在280nm波长附近，色氨酸的吸收峰值比络氨酸还高，由于大多数蛋白质含有色氨酸和络氨酸，所以蛋白质的含量也可以用溶液的280nm的光吸收值来测定。

3.【答案】A（15）

【解析】此题为纯记忆的内容，人体所含20种氨基酸中不含鸟氨酸。鸟氨酸是一种碱性氨基酸，虽在蛋白质中不能找到，但存在于短杆菌酪肽、短杆菌肽S等的抗菌性肽中，由精氨酸被碱或精氨酸酶作用分解生成。

4.【答案】D（18）

【解析】必需氨基酸指的是人体自身不能合成或合成速度不能满足人体需要，必须从食物中摄取的氨基酸。它是人体必不可少，而机体内又不能合成的，必须从食物中补充。对成人来讲必需氨基酸共有八种：赖氨酸、色氨酸、苯丙氨酸、甲硫氨酸、苏氨酸、异亮氨酸、亮氨酸、缬氨酸。

5.【答案】C（16）

【解析】食物蛋白的营养互补作用是指营养价值较低的蛋白质混合食用，其必需氨基酸可以互相补充而提高营养价值的作用。

6.【答案】A（14）

【解析】营养价值低的蛋白质混合食用，彼此间必需氨基酸可以得到互补，从而提高蛋白质的营养价值，这种作用称为食物蛋白质的互补作用。例如谷类蛋白含赖氨酸较少而色氨酸较多。而豆类蛋白含赖氨酸较多而色氨酸较少，两者混合食用即可提高蛋白质的营养价值。

7.【答案】B（18）

【解析】蛋白质理化性质：变性后溶解度降低，溶液pH值为等电点时形成兼性离子，蛋白质复性不产生杂交分子，具有280nm特征吸收峰，不溶于高浓度乙醇。

8.【答案】A（18）

【解析】蛋白质具有一级结构和高级结构（二级、三级、四级结构）。

一级结构：氨基酸的排列顺序，包括二硫键。

二级结构：多肽链的局部主链构象，包括α-螺旋、β-折叠、β-转角、无规律卷曲。

三级结构：蛋白质的多肽链在各种二级结构的基础上再进一步盘曲或折叠形成具有一定规律的三维空间结构，如结构域。

四级结构：含有2条及2条以上肽链的蛋白质才有，其中每一条多肽链都有其完整的三级结构，称为亚基。

蛋白质的二级结构以氢键维系局部主链构象稳定，三、四级结构主要依赖氨基酸残基侧链之间的相互作用，从而保持蛋白质的天然构象。

一般认为蛋白质变性主要发生在二硫键和非共价键的破坏，不涉及一级结构中氨基酸序列的改变。

9.【答案】D（17）

【解析】肽键是一分子氨基酸的α-羧基和一分子氨基酸的α-氨基脱水缩合形成的酰胺键，即-CO-NH-。氨基酸借肽键联结成多肽链。是蛋白质分子中的主要共价键，性质比较稳定。它虽是单键，但具有部分双键的性质，难以自由旋转而有一定的刚性，因此形成肽键平面，则包括连接肽键两端的C＝O、N-H和2个Cα共6个原子的空间位置处在一个相对接近的平面上，而相邻2个氨基酸的侧链R又形成反式构型，从而形成肽键与肽链复杂的空间结构。

10.【答案】B（16）

【解析】维系蛋白质二级结构稳定的主要化学键是氢键。

11.【答案】E (19)

【解析】经诊断分析，该患者为阿尔茨海默症，原因是脑组织异常的 beta 淀粉样斑块，导致这种蛋白质形成的生化基础是蛋白质空间结构改变。蛋白质发生错误折叠后相互聚集，形成抗蛋白水解酶的淀粉样纤维沉淀，产生毒性而发挥作用，除了此病之外，还有人纹状体脊髓变性、亨廷顿病、疯牛病都属于此类疾病。

12.【答案】B (20)

【解析】富含无机盐、水溶性维生素和膳食纤维的食物是蔬菜。

13.【答案】C (19)

【解析】酶活性是易考点。体内很多酶的活性和酶的含量受体内代谢物或者激素的调节，代谢过程中的关键酶的活性也可以调控的，答案 A 是错误的。TaqDNA 聚合酶的最适温度为 72℃ 左右，答案 B 是错误的。体液中酶活性的改变可作为疾病的诊断指标，如急性胰腺炎时，血尿淀粉酶活性升高，答案 C 正确。体内多数酶的最适 pH 接近中性，但也有少数如胃蛋白酶的活性最适 pH 为 1.8，肝精氨酸酶的最适 pH 为 9.8，答案 D 是错误的。氯离子是唾液淀粉酶的非必需激活剂，缺乏时不会失去活性，答案 E 错误。

14.【答案】D (17)

【解析】同工酶是指催化相同的化学反应，但其蛋白质分子结构、理化性质和免疫性能等方面都存在明显差异的一组酶。

15.【答案】A (16)

【解析】磺胺药与对氨基苯甲酸（PABA）的结构类似，与 PABA 竞争二氢叶酸合成酶的活性中心，竞争性抑制细菌二氢叶酸合成酶，进一步使四氢叶酸的合成减少，一碳单位代谢障碍，使核酸合成障碍，抑制细菌增殖。

16.【答案】B (20)

【解析】乐果是有机磷农药，中毒机制是抑制胆碱酯酶活性，导致乙酰胆碱堆积，引起胆碱能神经兴奋，病人出现颜面青紫、恶心、呕吐、多汗、皮肤湿冷、瞳孔缩小，呼吸不规则，双肺可闻及湿啰音等症状。

17.【答案】C (16)

【解析】酶促反应调节中，温度对酶促反应的影响是双重效应，并不是温度越高反应速度越快，高温可能引起酶变性失活，反应速度会降低，所以 A 错误；在一定的酶浓度下，反应速度随底物浓度增加而增加，直到酶完全饱和，达到最大反应速度；底物饱和时，反应速度随酶浓度增加而增加，在最适 pH 下，反应速度仍然会受酶浓度影响。

18.【答案】B (15)

【解析】酶对温度的变化极为敏感，温度对酶促反应速率有双重影响，最适温度下，酶促反应速率最大，高温和低温都会降低反应速度。

19.【答案】A (15)

【解析】磷酸吡哆醛作为辅酶参与的反应是氨基酸的转氨基反应。

20.【答案】A (14)

【解析】NAD 即酰胺腺嘌呤二核苷酸，是一种辅酶，既可以做氧化剂，也可以做还原剂，作用是在氧化还原反应中电子传递，携带 NAD^+ 是氧化剂形态，NADH 是还原剂形态，$NADH_2$ 是其在呼吸作用中 NADH 携带 H^+ 的形态，NADH 和 NADPH 功能可以认为是一样的，区别是后者多参与新陈代谢中的合成代谢。NAD^+ 是大多数脱氢酶的辅酶。

21.【答案】D (17)

【解析】DNA 碱基组由嘌呤和嘧啶组成，嘌呤与嘧啶分子相等，D 错误。

22.【答案】A (17、15)

【解析】DNA 变性是指核酸双螺旋碱基对的氢键断裂，双链变成单链，从而使核酸的天然构象和性质发生改变。变性时维持双螺旋稳定性的氢键断裂，碱基间的堆积力遭到破坏，但不涉及其一级结构的改变。凡能破坏双螺旋稳定性的因素，如加热、极端的 pH、有机试剂甲醇、乙醇、尿素及甲酰胺等，均可引起核酸分子变性。变性 DNA 常发生一些理化及生物学性质的改变：①溶液黏度降低。DNA 双螺旋是紧密的刚性结构，变性后代之以柔软而松散的无规则单股线性结构，DNA 黏度因此而明显下降。②溶液旋光性发生改变。变性后整个 DNA 分子的对称性及分子局部的构性改变，使 DNA 溶液的旋光性发生变化。③增色效应。指变性后 DNA 溶液的紫外吸收作用增强的效应。DNA 分子中碱基间电子的相互作用使 DNA 分子具有吸收 260nm 波长紫外光的特性。在 DNA 双螺旋结构中碱基藏入内侧，变性时 DNA 双螺旋解开，于是碱基外露，碱基中电子的相互作用更有利于紫外吸收，故而产生增色效应。

23.【答案】B (16)

【解析】参与构成视觉细胞内感光物质的维生素是维生素 A。维生素 D 作用于小肠黏膜、肾及肾小管，促进钙磷吸收，有利于新骨的形成、钙化。维生素 B_2 活性形式 FMN 及 FAD 是体内氧化还原酶的辅基，主要起氢传递体的作用。维生素 C 参与氧化还原反应，参与体内羟化反应，促进胶原蛋白的合成，促进铁的吸收。

24.【答案】A (19)

【解析】直接参与葡萄糖合成糖原的核苷酸是 UTP，形成 UTPG 作为葡萄糖的供体。

25.【答案】B（18、17）

【解析】细胞中 RNA 主要有三大类：①信使 RNA（mRNA）在蛋白质合成中作模板；②核糖体 RNA（rRNA）在蛋白质合成中作为蛋白质合成场所核糖体的组成部分；③转运 RNA（tRNA）在蛋白质合成中作氨基酸运输工具。催化性 RNA 也称为核酶，能催化特定 RNA 的降解，在 RNA 合成后的剪接修饰中起作用。核内小 RNA（snRNA）它是真核生物转录后加工过程中 RNA 剪接体的主要成分，参与 mRNA 前体的加工过程。

26.【答案】A（21）

【解析】坏血病是由于人体缺乏维生素 C 所引起的疾病。长期摄入不足或腹泻、呕吐等情况，都可造成缺乏维生素 C，使胶原蛋白不能正常合成导致细胞联结障碍，使毛细血管的脆性增加，从而引起皮、黏膜下出血，医学上称为坏血病。

27.【答案】A（16）

【解析】真核生物 mRNA 是经过 hnRNA 加工后的成熟 RNA。加工过程如下：切除内含子，拼接外显子，组成开放阅读框架，5′端加帽子结构，为 m7G - PPNmN 结构，3′端加多聚 A 尾巴，多聚（A）尾巴大约为 200bp，此尾巴为非翻译序列。

28.【答案】B（14）

【解析】tRNA 二级结构包含 DHU 环，反密码子环，TΨC 环，其中反密码子环上的三个碱基与 mRNA 上编码相应氨基酸的密码子互补配对。

29.【答案】B（16）

30.【答案】B（17）

31.【答案】C（17）

【解析】维生素 B_2 又叫核黄素，微溶于水，在中性或酸性溶液中加热是稳定的。为体内黄酶类辅基的组成部分（黄酶在生物氧化还原中发挥递氢作用），主要是与维生素 B_2 分子中异咯嗪上 1，5 位 N 存在的活泼共轭双键有关，既可作供氢体，又可作递氢体。在人体内以黄素腺嘌呤二核苷酸（FAD）和黄素单核苷酸（FMN）两种形式参与氧化还原反应，起到递氢的作用，是机体中一些重要的氧化还原酶的辅酶。糖原合成中葡萄糖的活性形式是 UDPG，是葡萄糖和 UTP 结合而成的，作为葡萄糖的活性形式参与糖原合成代谢。

32.【答案】E（17、18）

【解析】常见的维生素缺乏症：维生素 A 缺乏症：夜盲症；维生素 D 缺乏症：儿童——佝偻病；成人——软骨病；维生素 E：生殖器官受损导致不育；维生素 K 缺乏症：易出血；维生素 B_1 缺乏症：脚气病；维生素 B_2 缺乏症：口角炎；维生素 PP 缺乏症：癞皮病；维生素 B_6 人类通常不缺乏；生物素缺乏症：乏力、恶心呕吐、食欲不振、抑郁、鳞屑皮炎等；叶酸缺乏症：巨幼红细胞贫血；维生素 B_{12} 缺乏症：巨幼红细胞贫血、神经系统疾病；维生素 C 缺乏症：坏血病。

第二章　物质代谢及其调节

1.【答案】A（21）

【解析】蚕豆病是由于 G6PD 基因突变，导致葡萄糖 - 6 - 磷酸脱氢酶（G6PD）缺乏或者该酶活性降低，红细胞不能抵抗氧化损伤而遭受破坏，引起溶血性贫血。患者进食蚕豆后，随后发生的急性溶血性疾病，又名胡豆黄，蚕豆黄。常见于小儿，特别是 5 岁以下男童多见，约占 90%，常发生在蚕豆成熟的季节，进食蚕豆或蚕豆制品（如粉丝、酱油）均可致病。

2.【答案】D（21）

【解析】白化病是由于酪氨酸酶缺乏或功能减退引起的一种皮肤及附属器官黑色素缺乏或合成障碍所导致的遗传性白斑病。患者视网膜无色素，虹膜和瞳孔呈现淡粉色，怕光。皮肤、眉毛、头发及其他体毛都呈白色或黄白色。

3.【答案】A（21、20）

【解析】患者肝脾肿大、低血糖、高乳酸，生长发育明显迟缓，诊断为糖原贮积病。患者体内缺乏葡萄糖 - 6 - 磷酸酶，不能将 6 - 磷酸葡萄糖水解为葡萄糖，导致糖原沉积造成肝肿大。

4.【答案】E（18）

【解析】抑制细胞氧化磷酸化的因素有：①NADH/NAD^+ 比值。②ADP + Pi/ATP 比值：是决定氧化磷酸化速度的最主要因素，比值升高氧化磷酸化速度加快，否则反之。磷酸激酶，是指催化 ATP 上的磷酸基团转移到其他化合物上的酶。也偶尔催化其他三磷酸核苷上磷酸基团转移。酶活性的强弱可以影响 ADP/ATP 的比值。③甲状腺素作用：甲状腺素能诱导细胞膜上的 $Na^+ - K^+$ - ATP 酶生成，使 ATP 水解成 ADP 和 Pi 加快，使氧化磷酸化速度加快，耗氧量增加。④抑制剂作用：呼吸链抑制剂，CO、氰化物（CN）的中毒。此题中抑制速度的因素有磷酸激酶，决定 ADP/ATP 的比值。

5.【答案】A（16）

【解析】琥珀酸氧化呼吸链的成分为复合体Ⅱ、复合体Ⅲ、复合体Ⅳ，即琥珀酸→FAD（Fe－S）→CoQ→Cyt b→Cyt c1→Cyt c→Cyt aa3→O_2，其中不包括 FMN，它属于 NADH 氧化呼吸链的成分。

6.【答案】C（15）

【解析】ADP 生成 ATP 的反应是能量的储存，反向 ATP 生成 ADP 的反应是能量的释放，所以答案选择 C，能量的贮存与利用。

7.【答案】A（15）

【解析】生物体内可以通过氧化磷酸化和底物水平磷酸化生成 ATP，但是氧化磷酸化是生成 ATP 的主要途径。

8.【答案】D（13）

【解析】痛风是患者血中尿酸含量升高，尿酸盐晶体沉积在关节软骨，软组织处导致关节炎，尿路结石，与嘌呤核苷酸代谢有关，β－氨基丁酸、β－丙氨酸是嘧啶核苷酸的代谢产物，与痛风无关。

9.【答案】B（13）

【解析】呼吸链电子传递过程中可直接被磷酸化的物质是 ADP，氧化磷酸化的知识点考查，物质在氧化过程中伴随有 ADP 磷酸化生成 ATP 的过程，就是氧化磷酸化。所以 B 对。UDP、CDP、GDP 可以在核苷二磷酸酶的催化下，转变生成 UTP、CTP、GTP。

10.【答案】A（13）

【解析】体内细胞色素 C 是呼吸链的主要成分，负责传递电子到氧，所以参与的反应是生物氧化。脂肪酸合成、糖酵解、肽键合成、叶酸还原都不需要细胞色素 C 的参与。

11.【答案】D（16）

【解析】脂肪酸合成在细胞质中进行；糖酵解场所也是细胞质；糖原合成在细胞质中进行；氧化磷酸化在线粒体里进行，核糖体循环在细胞质中进行。

12.【答案】E（18）

【解析】磷酸果糖激酶－1 为糖酵解过程的第一个关键酶，选项 A、B、C、D 均为磷酸果糖激酶－1 的别构激活剂，而 ATP 与柠檬酸为其别构抑制剂。

13.【答案】C（20）

【解析】葡萄糖－6－磷酸酶是肝糖原分解过程的酶，可以将葡萄糖－6－磷酸水解成葡萄糖释放入血液补充血糖，肌肉中则没有此酶，所以肌糖原不能分解成血糖；磷酸己糖异构酶在糖酵解中催化葡萄糖－6－磷酸转变为果糖－6－磷酸；己糖激酶在糖酵解中催化葡萄糖转变为葡萄糖－6－磷酸；磷酸果糖激酶－1 在糖酵

解中催化果糖－6－磷酸转变为果糖－1、6－二磷酸。果糖二磷酸酶是催化果糖－2、6－二磷酸转变为果糖－6－磷酸。

14.【答案】A（13）

【解析】糖酵解过程中，丙酮酸生成乳酸的条件是缺乏氧气。酮体产生过多是糖供给不足，才导致脂肪酸分解产生酮体，糖原分解过快导致血糖升高，酶活性降低和本题没关系，缺少辅酶反应不能顺利进行。

15.【答案】B（13）

【解析】丙酮酸氧化脱羧生成乙酰 CoA，这是有氧氧化的步骤。本题考查糖有氧氧化的知识点。

16.【答案】E（20）

【解析】糖、脂质和氨基酸彻底氧化的共同途径是三羧酸循环。

17.【答案】B（15）

【解析】血糖的主要来源有三个：①饭后食物中的糖消化成葡萄糖，吸收入血循环，为血糖的主要来源。②空腹时血糖来自肝脏，肝脏储有肝糖原，空腹时肝糖原分解成葡萄糖进入血液。③蛋白质、脂肪及从肌肉生成的乳酸可通过糖异生过程变成葡萄糖。由于葡萄糖－6－磷酸酶只存在肝、肾中，不存在于肌肉组织，因此肌糖原不能分解为葡萄糖，不能补充血糖。

18.【答案】B（14）

【解析】糖皮质激素可以促进蛋白质分解，产生的氨基酸进入肝脏进行糖异生作用，还抑制丙酮酸的氧化脱羧，即抑制肝外组织摄取和利用葡萄糖，所以血糖水平升高。糖皮质激素本身并不促进脂肪组织中脂肪分解和脂肪动员作用，但它存在时，其他促进脂肪动员的激素才能发挥最大的效应。

19.【答案】B（14）

【解析】糖酵解最重要的生理意义是当机体缺氧或进行剧烈运动导致肌肉血流相对不足时，能量主要通过糖酵解获得。成熟红细胞没有线粒体，完全依赖糖酵解供应能量。代谢极为活跃的细胞如神经细胞、白细胞、骨髓等，即使不缺氧也常由糖无氧氧化提供部分能量。糖酵解是糖、脂肪和氨基酸代谢相联系的途径。

20.【答案】C（14）

【解析】红细胞内的糖酵解存在侧支循环——2，3－二磷酸甘油酸旁路（2，3－BPG），即在 1，3－二磷酸甘油酸（1，3－BPG）处生成中间产物 2，3－二磷酸甘油酸旁路（2，3－BPG），再转变成 3－磷酸甘油酸而返回糖酵解。此支路占糖酵解的 15%～50%，但是由于 2，3－BPG 磷酸酶的活性较低，2，3－BPG 的生成大于分解，导致红细胞内的 2，3－BPG 升高。红细胞内 2，3

- BPG 的主要生理功能是调节血红蛋白（Hb）运氧。

21. 【答案】E（14）

【解析】肝内糖异生的生理意义主要为三个方面：①空腹或饥饿时肝脏可将非糖物质（氨基酸、甘油等）经糖异生途径生成葡萄糖，以维持血糖浓度的恒定。②通过糖异生作用，可以补充糖原储备。③肾脏糖异生增强有利于乳酸循环，调节酸碱平衡。

因此，在空腹或饥饿情况下，糖异生作用对保障大脑等重要组织器官的能量供应具有重要意义。

22. 【答案】C（14）

【解析】嘌呤碱最终分解产物是尿酸。体内尿酸过多可引起痛风症，含量异常可作为痛风诊断指征。别嘌呤醇可竞争性抑制尿酸生成途径中的黄嘌呤氧化酶，抑制尿酸生成，用于治疗痛风症。

23. 【答案】E（20）

【解析】葡萄糖 - 6 - 磷酸酶是肝糖原分解过程的酶，可以将葡萄糖 - 6 - 磷酸水解成葡萄糖释放入血液补充血糖，肌肉中则没有此酶，所以肌糖原不能分解成血糖；6 - 磷酸葡萄糖脱氢酶是在磷酸戊糖途径中催化葡萄糖 - 6 - 磷酸转变为 6 - 磷酸葡萄糖内酯；苹果酸脱氢酶是在三羧酸循环中催化苹果酸脱氢生成草酰乙酸；丙酮酸脱氢酶是糖有氧化过程中催化丙酮酸生成乙酰辅酶 A；NADH 脱氢酶是先与 NADH 结合并将 NADH 上的两个高势能电子转移到其 FMN 辅基上，使 NADH 氧化，并使 FMN 还原。

24. 【答案】A（17）

【解析】磷酸戊糖途径的主要产物之一是 NADPH 和核糖 - 5 - 磷酸。

25. 【答案】C（19）

【解析】脂肪酸的活化在胞液中进行，而催化脂肪酸 β - 氧化分解的酶系存在于线粒体的基质内，因此活化的脂酰 CoA 必须进入线粒体内才能进行脂肪酸 β - 氧化。此转运过程是脂肪酸氧化的限速步骤，而此步正是通过肉碱脂酰转移酶Ⅰ参与完成的，所以脂肪酸 β 氧化的限速酶是肉碱脂酰转移酶Ⅰ，限速步骤是脂酰 CoA 的线粒体转运。

26. 【答案】C（19）

【解析】肝在脂质的消化、吸收、分解、合成及运输等代谢中均起重要作用，检查结果显示该患者有肝损伤，中度脂肪肝，肝内蓄积的甘油三酯来源于肝细胞的合成，肝损伤导致肝脏的转运功能障碍。

27. 【答案】B（18）

【解析】体内甘油三酯的合成部位是脂肪细胞。

28. 【答案】C（14）

【解析】高脂蛋白血症分型（见下表）。

高脂蛋白血症分型

分型	脂蛋白变化	血脂变化
Ⅰ	CM 增加	甘油三酯↑↑↑，胆固醇↑↑
Ⅱa	LDL 增加	胆固醇↑↑
Ⅱb	LDL 和 VLDL 增加	胆固醇↑↑，甘油三酯↑↑
Ⅲ	中间密度脂蛋白增加	胆固醇↑↑，甘油三酯↑↑
Ⅳ	VLDL 增加	甘油三酯↑↑
Ⅴ	VLDL 和 CM 增加	甘油三酯↑↑↑，胆固醇↑

29. 【答案】B（13）

【解析】体内脂肪大量动员时，肝内乙酰 CoA 主要生成的物质是酮体，此时发生在严重饥饿时。

30. 【答案】C（13）

【解析】肝外组织胆固醇转运至肝的主要脂蛋白是 HDL；CM 主要转运外源性甘油三酯和胆固醇；IDL 为中间密度脂蛋白；VLDL 运输内源性甘油三酯。

31. 【答案】B（15）

【解析】酮体的产生分为三步：第一步，乙酰乙酰 CoA 的生成（2 分子乙酰辅酶 A 缩合成乙酰乙酰 CoA）；第二步，HMGCoA 生成（乙酰乙酰 CoA 再与 1 分子乙酰辅酶 A 缩合成 HMGCoA）；第三步，HMGCoA 裂解成为乙酰乙酸，乙酰乙酸再还原为 β - 羟丁酸，部分乙酰乙酸脱羧而成为丙酮，前两步反应都涉及乙酰 CoA 缩合。所以选项 B 为生成酮体的中间反应。

32. 【答案】A（15）

【解析】TCA 循环中的草酰乙酸主要来自丙酮酸的直接羧化，也可通过苹果酸脱氢产生。无论何种来源，其最终来源是葡萄糖。

33. 【答案】E（15）

【解析】饥饿时血糖降低，糖的供应不足以满足脑和肌肉组织能量的需求，此时，肝脏将脂肪酸转化成脂类能源酮体转运到肝外组织，成为脑和肌肉组织的重要能源，并且由于酮体的应用，可以使血糖水平恒定，节省蛋白质的消耗。

34. 【答案】E（16）

【解析】糖尿病患者胰岛素分泌不足时，糖代谢障碍，脂肪动员增加，β - 氧化增强，酮体生成增多，可导致酮血症、酸中毒。

35. 【答案】D（16）

【解析】三羧酸循环的中间产物草酰乙酸看似在循环中不消耗，其实不然，可转变成其他物质，故需不断补充。三羧酸循环中的草酰乙酸来源于丙酮酸羧化。

36. 【答案】C（17）

37.【答案】A（17）

【解析】三羧酸循环的中间产物是琥珀酰CoA，故36题的选C。HMG-CoA是酮体和胆固醇生成中的中间物质，乙酰乙酰CoA也是酮体生成中的中间物质，丙酰CoA是脂肪酸氧化过程中的中间物质，丙二酰CoA是脂肪酸合成中的中间产物。

38.【答案】D（18）

【解析】可以直接转变为谷氨酸的物质是α-酮戊二酸，可以接收氨基直接转变成谷氨酸。

39.【答案】A（18）

【解析】酮体：在肝脏中，脂肪酸氧化分解的中间产物乙酰乙酸、β-羟基丁酸及丙酮，三者统称为酮体。肝脏具有较强的合成酮体的酶系，但却缺乏利用酮体的酶系。

40.【答案】D（20）

【解析】体内关于氨的去路：①合成尿素；②合成非必需氨基酸；③合成谷氨酰胺。但体内最主要的去路是肝脏合成尿素经由肾脏排泄。

41.【答案】D（20）

【解析】人体内氨的代谢去路有以下几种：①在肝脏合成尿素，随尿排出；②一部分氨可以合成谷氨酰胺和天冬酰胺，也可合成其他非必需氨基酸；③少量的氨可直接经尿以铵盐的形式排出体外。但是最主要的代谢去路是肝脏合成尿素。

42.【答案】A（17）

【解析】氨基酸脱氨基以后生成的α-酮酸经氨基化可以生成非必需氨基酸，还可通过TCA循环和氧化磷酸化彻底氧化为H_2O和CO_2，生成ATP，另外α-酮酸还可以转变成糖及脂类。此题答案中选项B和D的营养必需脂肪酸和营养必需氨基酸都不是人体内用α-酮酸可转变生成的物质，它们必须从食物中获取。

43.【答案】E（15）

【解析】氨在血中的转运：氨在血液循环中的转运，需以无毒的形式进行，如生成丙氨酸或谷氨酰胺等，将

氨转运至肝脏或肾脏进行代谢。肌肉中的氨基酸将氨基转给丙酮酸生成丙氨酸，后者经血液循环转运至肝脏再脱氨基，生成的丙酮酸经糖异生转变为葡萄糖后再经血液循环转运至肌肉，重新分解产生丙酮酸，这一循环过程就称为丙氨酸-葡萄糖循环。

44.【答案】A（14）

【解析】甲硫氨酸可与ATP作用生成SAM（S-腺苷甲硫氨酸），SAM为体内甲基最重要的直接供体，可将甲基转移至另一物质，使其甲基化，而SAM生成S-腺苷同型半胱氨酸，后者脱去腺苷生成同型半胱氨酸。同型半胱氨酸接受$N_5-CH_3-FH_4$上的甲基，重新生成甲硫氨酸，此过程称为甲硫氨酸循环。

45.【答案】E（14）

【解析】电子的氧化和ADP的磷酸化是氧化磷酸化的根本，通常线粒体中的氧消耗量是被严格控制的，其消耗量取决于ADP的含量，因此，ADP是调节机体氧化磷酸化速率的主要因素。

46.【答案】C（14）

【解析】胆固醇的合成原料为乙酰辅酶A和NADPH，ATP提供能量。乙酰辅酶A是葡萄糖、氨基酸和脂肪酸在线粒体内的代谢分解产物。乙酰辅酶A不能通过线粒体内膜，需经柠檬酸-丙酮酸循环进入细胞浆。合成反应所需NADPH主要来自磷酸戊糖途径。

47.【答案】B（13）

【解析】氨基酸转氨基作用生成α-酮酸和氨，丙氨酸氨基转移酶和天门冬氨酸氨基转移酶共同底物是谷氨酸。

48.【答案】D（13）

【解析】黑色素的生成是酪氨酸的代谢产物，经酪氨酸酶作用后转变为多巴，最后生成黑色素。

49.【答案】A（18）

【解析】尿酸是嘌呤核苷酸代谢的终产物。

50.【答案】A（15）

【解析】尿酸是嘌呤核苷酸代谢的终产物。

第三章　遗传信息的传递

1.【答案】A（19）

【解析】真核生物mRNA成熟过程：信使RNA的原始转录产物是核内不均一RNA（hnRNA）。其加工过程包括：①5′端加帽子：起识别和稳定作用；②前体mRNA的剪接，去除内含子拼接外显子；③3′端加尾：多聚A尾与通过核膜有关，还可防止核酸外切酶降解；

④mRNA编辑对基因编码序列进行转录后加工。题干中的选项A三叶草型结构是tRNA的二级结构，不是mRNA的结构，所以A选项是错误的，其他选项是正确的。

2.【答案】E（18）

【解析】直接影响基因转录的蛋白质是组蛋白，它与DNA构成核小体，对DNA起保护作用，但同时抑制

基因表达。所以此题答案为 E。载脂蛋白是血浆脂蛋白中的蛋白质部分，能够结合和运输血脂到机体各组织进行代谢及利用的蛋白质；脂蛋白是血脂在血液中存在、转运及代谢的形式，血清脂蛋白经过超高速离心根据密度不同将脂蛋白分为乳糜微粒、极低密度脂蛋白、低密度脂蛋白、高密度脂蛋白；血红蛋白又称血色素，是红细胞的主要组成部分，能与氧结合，运输氧和二氧化碳。血红蛋白含量能很好地反映贫血程度。白蛋白（又称清蛋白）是血浆中含量最多的蛋白质。

3.【答案】 E（18）

【解析】 参与转录过程的酶是 RNA 聚合酶。

4.【答案】 C（18）

【解析】 在复制过程中合成短链 RNA 的是引物酶。

第四章　医学分子生物学专题

1.【答案】 E（19）

【解析】 原核生物基因表达调控的基本结构单元是操纵子，是由操纵基因、启动基因和结构基因共同组成一个单位操纵子调节。

2.【答案】 D（16）

3.【答案】 C（16）

【解析】 沉默子（silencer）指某些基因的负性调节元件，当其结合特异蛋白因子时，对基因转录起阻遏作用；增强子（enhancer）指远离转录起始点、决定基因的时间、空间特异性、增强启动子转录活性的 DNA 序列；密码子是 mRNA 分子上从 5′ 至 3′ 方向，由 AUG 开始，每 3 个核苷酸为一组，决定肽链上某一个氨基酸或蛋白质合成的起始、终止信号，称为三联体密码。启动子是 RNA 聚合酶在转录起始时结合的序列。反密码子是 tRNA 上和密码子配对的三个碱基序列。

4.【答案】 D（15）

【解析】 DNA 连接酶（DNAligase）也称 DNA 黏合酶，就是连接 DNA 链 3′－OH 末端和另一 DNA 链的 5′－P 末端，使二者生成磷酸二酯键，从而把两段相邻的 DNA 连接成完整的链。在基因工程中，它能够催化外源 DNA 和载体分子之间发生连接作用，形成重组的 DNA 分子。

5.【答案】 D（13）

【解析】 基因表达调控虽然可发生在遗传信息传递过程的任何环节，但发生在转录水平，尤其是转录起始水平的调节，对基因表达起着至关重要作用，即转录起始是基因表达基本控制点。

6.【答案】 C（13）

【解析】 镰状红细胞贫血症患者血红蛋白的 β 链上第六位氨基酸密码有 GAA 转变为 GTA，从而使原来的第六位谷氨酸变为缬氨酸，这是典型的点突变。

7.【答案】 D（13）

【解析】 需要通过重组修复的 DNA 损伤类型是双链断裂。插入和缺失可以引起移框突变。

8.【答案】 A（21）

【解析】 细胞癌基因在物理、化学及生物因素的作用下发生突变，表达产物的质和量的变化，表达方式在时间和空间上的改变，都有可能使细胞转化。可以通过以下几种方式使癌基因活化：①获得启动子与增强子。当逆转录病毒的长末端重复序列（含强启动子和增强子）插入原癌基因附近或内部时，启动下游基因的转录，导致癌变。②基因易位——染色体易位重排，导致原来无活性的原癌基因移至强启动子或增强子附近而活化。③原癌基因扩增：原癌因扩增是原癌基因数量的增加或表达活性的增加，产生过量的表达蛋白也会导致肿瘤的发生。④点突变：原癌基因在射线或化学致癌剂作用下，可能发生单个碱基的替换——点突变，从而改变了表达蛋白的氨基酸组成，造成蛋白质结构的变异。

第五章　医学生物化学专题

1.【答案】E（19）

【解析】两种胆红素的比较见下表。

理化性质	未结合胆红素	结合胆红素
同义名称	间接胆红素、游离胆红素、血胆红素、肝前胆红素	直接胆红素、肝胆红素
与葡萄糖醛酸结合	未结合	结合
水溶性	小	大
脂溶性	大	小
透过细胞膜的能力及毒性	大	小
能否透过肾小球随尿排出	不能	能
与重氮试剂反应	间接阳性	直接阳性

2.【答案】D（16）

【解析】非营养物质经过氧化、还原、水解和结合反应，使其毒性降低、极性或活性改变，易于排出体外的过程称为生物转化作用，肝脏是生物转化的主要器官。

3.【答案】B（14）

【解析】胆固醇在肝内转变为胆汁酸的限速步骤是7α-羟化酶催化的羟化作用。7α-羟化酶受产物——胆汁酸的负反馈调节。因此，临床口服某些药物（如阴离子交换树脂考来烯胺），可减少肠道胆汁酸的吸收，则可促进肝内胆汁酸的生成，从而降低血胆固醇。

4.【答案】A（13）

【解析】生物转化是指外源物质（包括药物、毒物等）进入体内后，通过肝脏等进行多种化学变化，降低毒性或易于排出体外的过程，是在肝脏内发生的。主要考查生物转化的概念。

5.【答案】A（20）

【解析】合成血红素的关键酶是ALA合酶。

第四篇 病理学答案与解析

第一章 细胞、组织的适应、损伤和修复

1. 【答案】B (18)

2. 【答案】A (18)

【解析】大块组织坏死后继发腐败菌感染称为坏疽。肉芽组织取代坏死组织、血栓、脓液、异物等过程称为机化；如坏死组织等太大，肉芽组织难以向中心部完全长入或吸收，则由周围增生的肉芽组织将其包围，称为包裹。坏死组织和细胞碎片若未及时清除，则日后易吸引钙盐和其他矿物质沉积，引起营养不良性钙化。脓肿：为局限性化脓性炎，其主要特征是组织发生溶解坏死，形成充满脓液的腔。可发生于皮下和内脏，主要由金黄色葡萄球菌引起。如疖、痈。

3. 【答案】C (17)

【解析】已发育正常的细胞、器官和组织，由于实质细胞的体积变小和数量减少，而致其体积缩小。组织器官未发育或发育不全不属于萎缩。

生理性萎缩如成年人的胸腺萎缩、更年期后的性腺萎缩及老年时各器官的萎缩等。

常见的病理性萎缩，原因各异，如营养不良性萎缩、失用性萎缩、压迫性萎缩、内分泌性萎缩等，萎缩有的表现为局部器官或组织的萎缩，有的表现为全身性萎缩。

全身性萎缩见于长期营养不良、慢性消耗性疾病或消化道梗阻及恶性肿瘤患者晚期的全身萎缩（恶病质）等情况。

局部性萎缩由于某些局部因素发生局部组织和器官的萎缩，如心、脑动脉粥样硬化形成的斑块使血管腔变窄，引起心、脑等器官萎缩；脊髓灰质炎时，因前角运动神经元损害，其所支配肌肉发生萎缩；肢体骨折后，用石膏固定患肢，由于长期不活动，肌肉和骨发生萎缩；肾盂积水时长期压迫引起肾实质萎缩。

不孕妇女的幼小子宫属于组织器官发育不全，不属于萎缩。

4. 【答案】C (17)

【解析】瘢痕组织是由肉芽组织经改建成熟形成的纤维结缔组织，对机体有利也有弊。此时组织由大量平行或交错分布的胶原纤维束组成。纤维束往往呈均质性红染即玻璃样变。纤维细胞很稀少，核细长而深染，组织内血管减少。大体上局部呈收缩状态，颜色苍白或灰白半透明，质硬韧并缺乏弹性。

5. 【答案】C (15)

【解析】细胞浆内甘油三酯（中性脂肪）的蓄积称为脂肪变性。正常情况下，除脂肪细胞外，一般细胞很少见脂滴或仅见少量脂滴，如这些细胞中出现脂滴明显增多，则称为脂肪变性。脂肪变性多发生于代谢旺盛、耗氧较大的器官如肝脏、心脏和肾脏中，以肝脏最为常见，因为肝是脂肪代谢的重要场所。

6. 【答案】D (13)

【解析】见下表。

细胞的再生能力

分类	又称	再生能力	常见组织细胞
不稳定细胞	持续分裂细胞	再生能力很强	如表皮细胞、呼吸道、消化道和生殖道的黏膜上皮细胞，淋巴及造血细胞、间皮细胞等
稳定细胞	静止细胞	再生能力较强	各种腺体或腺样器官的实质细胞。如肝（肝切除、病毒性肝炎后肝组织的再生）、胰、涎腺、内分泌腺等。还包括原始的间叶细胞及其分化出来的各种细胞
永久性细胞	非分裂细胞	再生能力缺乏或极微弱	神经细胞、骨骼肌细胞和心肌细胞

7.【答案】C（21）

【解析】坏死的类型有：

（1）凝固性坏死：蛋白质变性凝固且溶酶体酶水解作用较弱时，坏死组织区呈灰色或灰黄、干燥、质实状态。

好发部位：心、肝、脾、肾等实质器官。

病理变化：肉眼可见组织干燥，灰白色；镜下可见细胞结构消失，组织轮廓保存（早期），周围有充血、出血和炎症反应带。

特殊类型：干酪样坏死发生在结核病灶→坏死组织呈灰黄色，细腻如腐乳，坏死彻底，不见组织轮廓。

（2）液化性坏死：坏死组织因酶性分解而变为液态。

好发部位：主要发生在蛋白质少而脂质多如脑、脊髓或产生蛋白酶多的胰腺组织；化脓菌感染（含大量中性粒细胞，因其破坏释放出大量水解酶，溶解组织）

特殊类型：脂肪坏死。常见的有酶解性脂肪坏死（急性胰腺炎）、创伤性脂肪坏死（乳房创伤）。

（3）纤维素性坏死：坏死组织呈细丝、颗粒状或小条块状无结构物质，与纤维素染色性质相似。

好发部位：结缔组织和小血管壁，肉眼不可见。

（4）坏疽：大块组织坏死后继发腐败菌感染。

第二章　局部血液循环障碍

1.【答案】B（13）

扫描二维码查看本题考点更多讲解微视频——3 - 13 肺淤血。

2.【答案】C（19）

【解析】肺淤血时，肺泡腔内可见大量含有含铁血黄素颗粒的巨噬细胞，称为心衰细胞。细胞内自噬溶酶体中的细胞器碎片发生某些理化反应后，不能被溶酶体酶消化而形成一种不溶性的黄褐色残存小体。多见于老年人及一些慢性消耗性疾病患者的心、肝和肾细胞内，故又有消耗性色素之称。含有含铁血黄素颗粒的单核/吞噬细胞称为含铁血黄素细胞，此题容易误选为含铁血黄素细胞；但是心力衰竭细胞特指肺淤血时，肺泡腔内的含有含铁血黄素颗粒的巨噬细胞，故正确答案应选心力衰竭细胞。

3.【答案】A（18）

4.【答案】E（18）

【解析】见下表。

不同血栓类型的比较

血栓类型	常见部位	举例	肉眼观	显微镜下观
白色血栓	血流较快的心瓣膜、心腔内、动脉内	急性风湿性心内膜炎时在二尖瓣闭锁缘形成的血栓，延续性血栓的头部	灰白色、不易脱落	Plt + 少量蛋白
混合血栓	血流缓慢的静脉内	心腔内、动脉粥样硬化溃疡部位或动脉瘤内的混合血栓，可称为附壁血栓。延续性血栓的体部	灰白和红褐色层状交替，又称层状血栓	Plt + 纤维素 + RBC +少量中性粒细胞
红色血栓	血流缓慢的静脉内	延续性血栓的尾部	暗红色，可脱落形成栓塞	RBC + 纤维素 + 少量白细胞
透明血栓	微循环的毛细血管内	DIC	只能在显微镜下观察到，又称为微血栓	纤维蛋白，又称纤维素性血栓

5.【答案】A（17）

【解析】血浆蛋白浓度降低导致血浆胶体渗透压降低，有效滤过压升高，组织液生成增多，导致水肿。答案选A。动脉血压升高、毛细血管壁通透性增加和淋巴回流量减少均可以导致水肿，但和血浆蛋白浓度降低无关。组织液静水压升高不导致水肿。

6.【答案】E（16）

【解析】此题考查血栓的结局，主要是对一些概念的理解。①软化、溶解、吸收。纤维蛋白溶解酶的激活和白细胞释放溶蛋白酶，使血栓软化并被溶解。②机化、再通。由肉芽组织逐渐取代血栓的过程称为血栓机化；在血栓机化过程中，由于水分被吸收，血栓干燥收缩或部分溶解而出现裂隙，周围新生的血管内皮细胞长入并被覆于裂隙表面形成新的血管，使被阻塞的血管部分地重建血流，称为再通。③钙化。若血栓未能软化又未完全机化，可发生钙盐的沉着，称为钙化。表现为静脉石和动脉石。血栓没有硬化结局。答案选 E。

7.【答案】C（15）

8.【答案】E（15）

扫描二维码查看本题考点更多讲解微视频——3-11 各种疾病的脏器改变。

9.【答案】E（14）

10.【答案】B（14）

【解析】见下表。

贫血性梗死和出血性梗死的比较

	贫血性梗死	出血性梗死
形成原因	多发生于组织结构较致密而侧支循环不充分的实质器官	器官原有严重瘀血时，血管阻塞、组织结构疏松
颜色	灰白色（白色梗死）	暗红色（红色梗死）
部位	心、肾、脾、脑	肺、肠
梗死灶的形状	地图状（心）、锥体状（肾、脾）	扇面（肺）、节段性（肠）
分界	分界清，充血出血带	分界不清楚

第三章　炎　症

1.【答案】C（16）

【解析】见下表。

各种炎症的比较

类型	主要渗出物	好发于
变质性炎	以变质为主	病毒性肝炎、流行性乙型脑炎、阿米巴肝脓肿等
浆液性炎	浆液渗出	卡他性炎
纤维素性炎	纤维蛋白	伪膜性炎、绒毛心、痢疾、大叶性肺炎、白喉
化脓性炎	中性粒细胞	蜂窝织炎、脓肿和表面化脓
出血性炎	红细胞	流行性出血热、钩端螺旋体病和鼠疫
增生性炎	以增生为主	急性肾小球肾炎、伤寒病

2.【答案】B（21）

【解析】化脓性炎：以嗜中性粒细胞渗出为主，并伴有不同程度的组织坏死和脓液形成为特点。多由化脓菌感染所致。表面化脓和积脓、蜂窝织炎（主要由溶血性链球菌引起）、脓肿（主要由金黄色葡萄球菌引起。如疖、痈）。急性肾盂肾炎是肾盂、肾间质和肾小管的化脓性炎症。风湿病是一种与 A 组乙型溶血性链球菌感染有关的变态反应性疾病，不属于化脓性炎症。

3.【答案】E（21）

【解析】参见第 2 题解析。

4.【答案】D（21）

【解析】炎症反应最重要的功能是将炎症细胞输送到炎症局部，白细胞的渗出是炎症反应最重要的特征。

白细胞的种类和主要功能如下：

（1）中性粒细胞：常见于急性炎症和化脓性炎症。

（2）单核细胞和巨噬细胞：常见于急性炎症后期、慢性炎症、某些非化脓性炎症、病毒感染等。

（3）嗜酸性粒细胞：常见于慢性炎症、寄生虫感染、变态反应性炎症等。

（4）淋巴细胞和浆细胞：常见于慢性炎症和病毒感染等。

（5）嗜碱性粒细胞：常见于变态反应性炎症等。

5.【答案】D (20)

【解析】该患者为皮温增高有波动感，考虑为脓肿，为化脓性炎症，化脓性炎症以中性粒细胞渗出为主，故选 D。

6.【答案】E (18)

【解析】根据临床表现可诊断为急性阑尾炎，本病属于急性化脓性炎症，故渗出的细胞为中性粒细胞；单核细胞和巨噬细胞常见于急性炎症后期、慢性炎症、某些非化脓性炎症、病毒感染等；嗜酸性粒细胞常见于慢性炎症、寄生虫感染、变态反应性炎症等；淋巴细胞和浆细胞常见于慢性炎症和病毒感染等；嗜碱性粒细胞常见于变态反应性炎症等。

7.【答案】A (17、15)

【解析】腹痛、腹泻伴里急后重 3 天且伴有膜状物排出，考虑细菌性痢疾，片状灰白色膜状物，应该是假膜形成，见于纤维素性炎症。纤维素性炎是以渗出物中含有大量纤维素为特征的渗出性炎症。大量纤维蛋白原渗出到血管外，在坏死组织释出的组织因子作用下，转化为纤维素。纤维素性炎多是由某些细菌毒素（如白喉杆菌、痢疾杆菌和肺炎双球菌的毒素）或多种内源性、外源性毒素（如尿毒症时的尿素和升汞中毒）所引起。

常发生于黏膜（咽、喉、气管、肠）、浆膜（胸膜、腹膜和心包膜）和肺。

8.【答案】A (14)

【解析】本例患者根据临床表现诊断为细菌性痢疾，以大量纤维素渗出形成假膜为特征，假膜脱落伴有浅表溃疡形成。

9.【答案】D (14)

【解析】各种炎症的比较，见 1 题表格。

10.【答案】B (17)

【解析】肉芽肿性炎是以肉芽肿形成为特点。肉芽肿是由巨噬细胞局部增生构成的境界清楚的结节状病灶。

肉芽肿性炎的常见病因如下：①细菌感染：结核杆菌——结核病，麻风杆菌——麻风，革兰阴性杆菌——猫抓病。②螺旋体感染：梅毒。③真菌和寄生虫感染。④异物：手术缝线、石棉和滑石粉等。⑤原因不明：如结节病。伤寒属于急性肉芽肿性炎症。细菌性痢疾属于纤维素性炎症。

11.【答案】C (15)

【解析】炎症局部以巨噬细胞及其衍生细胞增生形成边界清楚的结节状病灶，称为肉芽肿性炎。肉芽肿的类型：①感染性肉芽肿：由生物病原体如结核杆菌、伤寒杆菌、麻风杆菌、梅毒螺旋体、霉菌和寄生虫等引起。②异物性肉芽肿：由外科缝线、粉尘、滑石粉、木刺等异物引起。病变以异物为中心，围以数量不等的巨噬细胞、异物巨细胞、纤维母细胞和淋巴细胞等，形成结节状病灶。淋病属于化脓性炎症。所以答案选 C。

12.【答案】B (16)

【解析】肉芽肿性炎是以肉芽肿形成为特点。肉芽肿是由巨噬细胞局部增生构成的境界清楚的结节状病灶。肉芽肿可分为异物性肉芽肿和感染性肉芽肿，异物肉芽肿是因外来异物引起的肉芽肿病变；感染肉芽肿常见结核性肉芽肿、伤寒性肉芽肿，麻风杆菌和梅毒螺旋体也可以形成肉芽肿。痢疾杆菌引起的炎症是纤维素性炎症。所以选 B。

13.【答案】E (15)

【解析】组胺主要存在于肥大细胞和嗜碱性粒细胞中。

第四章　肿　瘤

1.【答案】D (19)

【解析】骨肉瘤是骨组织最常见恶性肿瘤，多见于青少年，好发于四肢长骨，尤以股骨下端及胫骨上端多见。镜下，瘤细胞呈高度异型性，梭形或多边形为主，大小形状不一，易见病理性核分裂象。肿瘤性骨样组织和骨组织的形成是诊断骨肉瘤最重要的组织学依据，其形状极不规则，周边可见肿瘤性骨母细胞。异型性是区别良、恶性肿瘤重要的组织学依据，高度异型性是骨肉瘤最重要的组织学特点。

2.【答案】B (19)

【解析】上皮组织肿瘤：

（1）良性：①乳头状瘤：被覆上皮发生的良性肿瘤，呈乳头状生长，每一乳头有血管纤维结缔组织间质构成轴心。被覆上皮可为鳞状上皮、柱状上皮或移行上皮。②腺瘤：腺上皮发生的良性肿瘤。

（2）恶性：①鳞状细胞癌（鳞癌）：发生在身体原有鳞状上皮被覆的部位，如皮肤、口腔、子宫颈、食管、喉、阴茎等处，有时可通过鳞状上皮化生而发生鳞癌；②腺癌：胃肠、胆囊、子宫体等处多见；③基底细胞癌：多见于老年人头面部；④尿路上皮癌：亦称移行细胞癌，发生于膀胱、输尿管或肾盂的移行上皮。级别越高，越易复发和浸润。

3. 【答案】C（18）

4. 【答案】A（18）

【解析】来源于上皮组织的恶性肿瘤称为"癌"。比如鳞状细胞癌、腺癌（乳腺癌）。间叶组织肿瘤的来源组织种类很多，包括脂肪组织、血管、淋巴管、平滑肌、横纹肌纤维组织、骨组织等。良性间叶组织肿瘤包括：脂肪瘤、血管瘤、淋巴管瘤、平滑肌瘤、软骨瘤等；来源于间叶组织者恶性肿瘤称为"肉瘤"，比如脂肪肉瘤、横纹肌肉瘤等。恶性黑色素瘤是由皮肤和其他器官黑色素细胞产生的肿瘤。精原细胞瘤是指起源于睾丸原始生殖细胞的高度恶性肿瘤。绒毛膜癌是源自妊娠绒毛滋养层上皮的高度侵袭性恶性肿瘤。

5. 【答案】A（17、13）

6. 【答案】C（17、13）

【解析】皮下脂肪瘤是常见的良性软组织肿瘤，外观常为分叶状。乳腺纤维腺瘤是乳腺最常见的良性肿瘤。多发生在 20～35 岁。通常单个发生，偶尔为多个。肉眼观，圆形或卵圆形结节状，与周围组织界限清楚。

7. 【答案】C（16）

【解析】肿瘤的异型性：肿瘤的细胞形态和组织结构与相应的正常组织有不同程度的差异，这种差异称为异型性。反映了肿瘤组织的分化和成熟的程度。分化愈高的肿瘤，异型性愈小，良性肿瘤一般异型性不明显。分化愈差的肿瘤则常具有明显的异型性。这是区别良、恶性肿瘤重要的组织学依据。

8. 【答案】E（15）

【解析】肿瘤组织无论在细胞形态和组织结构上，都与其来源的正常组织有不同程度的差异，这种差异称为异型性。异型性大小是区别肿瘤性增生和非肿瘤性增生、诊断良恶性肿瘤以及判断恶性肿瘤的恶性程度高低的主要组织学依据。恶性肿瘤常具有明显的异型性。

9. 【答案】E（15）

【解析】绒毛膜癌也称绒毛膜上皮癌，简称绒癌，是滋养层细胞的高度恶性肿瘤。癌的转移早期以淋巴道为主，但是绒毛膜癌侵袭破坏血管能力很强，除在局部破坏蔓延外，极易经血道转移，以肺和阴道壁最常见，其次为脑、肝、脾、肾和肠等。

10. 【答案】C（14）

11. 【答案】D（14）

【解析】①有些肿瘤的形态类似发育过程中的某些幼稚组织或细胞，称为"母细胞瘤"，良性肿瘤如骨母细胞瘤，恶性肿瘤如神经母细胞瘤、髓母细胞瘤和肾母细胞瘤等；②白血病、精原细胞瘤，虽称为"病""瘤"实际上都是恶性的；③有些恶性肿瘤，既不叫癌也不叫肉瘤，而直接称为"恶性…瘤"如恶性黑色素瘤、恶性畸胎瘤、恶性脑膜瘤、恶性神经鞘瘤等；④以人名命名，如霍奇金淋巴瘤（Hodgkin 淋巴瘤），尤文瘤（Ewing 瘤）；⑤有些肿瘤以肿瘤细胞的形态命名，如透明细胞肉瘤；⑥神经纤维瘤病、脂肪瘤病、血管瘤病等名称中的"…瘤病"主要指肿瘤多发的状态；⑦畸胎瘤是性腺或胚胎剩件中的全能细胞发生的肿瘤，多发生于性腺，一般含有 2 个以上胚层的多种成分，结构混乱，分为良性畸胎瘤和恶性畸胎瘤两种。

第五章 心血管系统疾病

1. 【答案】A（15）

【解析】风湿性心内膜炎病变主要侵犯心瓣膜，其中二尖瓣最常受累，其次为二尖瓣和主动脉瓣同时受累。

2. 【答案】B（19）

【解析】风湿性心内膜炎病变主要侵犯心瓣膜，其中二尖瓣最常受累，其次为二尖瓣和主动脉瓣同时受累。受累瓣膜闭锁缘上形成单行排列、直径 1～2mm 的疣状赘生物，赘生物机化以及风湿性心内膜炎反复发作，造成心瓣膜增厚、卷曲、缩短、粘连及钙化，可导致风湿性心瓣膜病（C、E）。由于病变所致瓣膜口狭窄或关闭不全，受血流反流冲击较重，引起内膜灶状增厚，称为 McCallum 斑（D）。风湿性心肌炎病变主要累及心肌间质结缔组织，病变反复发作，Aschoff 小体机化形成小瘢痕（A）。风湿性心外膜炎为浆液性或纤维素性炎，可形成绒毛心和缩窄性心外膜炎。但纤维素渗出是急性炎症的表现，故答案选 B。

3. 【答案】E（19、16、13）

【解析】原发性高血压，分为功能紊乱期、动脉病变期、内脏病变期。其中功能紊乱期为高血压的早期阶段，全身细小动脉间歇性痉挛收缩，痉挛缓解后血压可恢复正常，为细动脉的可逆性改变。

4. 【答案】A（15）

【解析】动脉病变期可发生细小动脉硬化、肌型小动脉硬化、大动脉硬化。细动脉硬化是高血压病的主要病变特征，表现为细小动脉玻璃样变，最易累及肾的入球小动脉、视网膜动脉和脾的中心动脉。

5.【答案】D

扫描二维码查看本题考点更多讲解微视频——3-9动脉粥样硬化形成条件。

6.【答案】A（13）

扫描二维码查看本题考点更多讲解微视频——3-14扩大与肥大。

第六章　呼吸系统疾病

1.【答案】C（19）

【解析】根据患者临床表现，患者诊断为慢性支气管炎急性发作，急性发作期可见大量中性粒细胞。

2.【答案】E（18）

【解析】本题考查慢性支气管炎病理与临床的联系，细支气管炎和细支气管周围炎是引起慢性阻塞性肺气肿的病变基础，而小气道的狭窄和阻塞可致阻塞性通气障碍。支气管腺体增生、肥大是慢性支气管炎患者咳痰的病变基础。

3.【答案】B（16、14）

【解析】此题考查肺癌的转移，也是历年考查的重点。肺癌发生转移较早且较多见。淋巴道转移首先至肺内支气管淋巴结，然后到肺门、纵隔、锁骨上及颈部淋巴结等处。血道转移最常见于脑、骨、肾上腺、肝。肿瘤血道转移的部位，受原发肿瘤部位和血循环途径的影响。但是，某些肿瘤表现出对某些器官的亲和性：肺癌易转移到肾上腺和脑；甲状腺癌、肾（主骨）癌和前列腺癌易转移到骨；乳腺癌易转移到肺、肝、骨、卵巢和肾上腺。所以选B。

4.【答案】A（16）

【解析】小细胞肺癌又称为小细胞神经内分泌癌，常引起副瘤综合征。这是肺癌中恶性程度最高的类型，

生长迅速，转移较早，多为中央型，也称燕麦细胞癌。

5.【答案】E（15）

【解析】小细胞肺癌占原发性肺癌的10%~20%，是肺癌中分化最低、恶性度最高的一种。此型肺癌对化疗及放疗敏感。镜下癌细胞小呈短梭形，细胞一端稍尖，称燕麦细胞癌。有时癌细胞围绕小血管排列成假菊形团样结构。小细胞癌具有神经内分泌功能。

6.【答案】D（15）

【解析】鳞癌，常发生在身体原有鳞状上皮覆盖的部位，也可发生在有鳞状上皮化生的其他非鳞状上皮覆盖部位。肉眼见常呈菜花状，也可因坏死脱落而形成溃疡状。镜下，癌细胞呈巢状分布，与间质界限清楚。分化好的鳞癌癌巢，在癌巢的中央可出现层状的角化物，称为角化珠或癌珠。分化较差的鳞癌无角化珠形成，细胞异型性明显并见较多的核分裂象。

7.【答案】D（16）

8.【答案】B（16）

【解析】小叶性肺炎是化脓性炎症，以中性粒细胞渗出为主。大叶性肺炎是纤维素性炎症，以纤维素渗出为主。二者区别见下表。

	大叶性肺炎	小叶性肺炎
病因	肺炎球菌3型占90%	肺炎球菌4、6、10型，葡萄球菌等
人群	青壮年	幼儿、儿童、年老体弱者、卧床病人
诱因	受寒、醉酒、感冒、麻醉、疲劳	传染病、营养不良、恶病质、昏迷
部位	肺大叶、单侧肺	肺小叶、双侧肺
病变	纤维素性炎	化脓性炎
X线	大片状阴影	散在分布的小灶状阴影
表现	咳铁锈色痰	咳脓痰
结局	完全痊愈	瘢痕修复

9.【答案】B（14）

【解析】大叶性肺炎是主要由肺炎球菌引起的以肺泡内弥漫性纤维素渗出为主的炎症。病变通常累及单侧肺大叶的全部或大部，以左肺下叶最常见，其次为右肺下叶，也可同时或先后发生于两个以上肺叶。

第七章 消化系统疾病

1.【答案】E（20）

【解析】胃癌常见的组织学类型为腺癌，分泌大量黏液的为黏液癌，其中癌细胞胞浆内出现大量黏液，将核推向一边，看起来像戒指，称之为印戒细胞癌。

2.【答案】B（17）

【解析】胃癌是胃黏膜上皮和腺上皮发生的恶性肿瘤。早期胃癌是指癌组织浸润仅限于黏膜或黏膜下层，而不论有无淋巴结转移。早期胃癌直径 <0.5cm 称为微小胃癌，直径 0.6～1.0cm 者称为小胃癌。

3.【答案】E（14）

【解析】参见第 2 题解析。

4.【答案】C（18）

【解析】肝硬化时由于门脉高压会引起慢性淤血性脾大，镜下见脾窦扩张，窦内皮细胞增生、肿大，脾小体萎缩，红髓内纤维组织增生等。根据脾大的形成机制，可以得出脾大的主要原因为脾窦扩张、血液淤滞。

5.【答案】E（18）

【解析】HBsAg（＋）多年，脾大、腹水、门静脉增宽考虑肝硬化，特征性肝脏组织学病理改变是假小叶形成。其余选项都不符合。

6.【答案】E（17）

【解析】乙型肝炎多年蜘蛛痣，可见肝掌、脾大、低白蛋白血症，考虑肝硬化，特征性肝脏组织学病理改变是假小叶形成。

7.【答案】C（18）

【解析】根据患者临床表现及乙肝表面抗原、乙肝 e 抗原、乙肝核心抗体均阳性（大三阳）可初步诊断为急性（普通型）乙型肝炎。其病理特征为肝细胞广泛变性（水样变）及点状坏死。肝细胞淤胆和羽毛状坏死是淤胆性肝硬化的表现；肝细胞桥接坏死和碎片状坏死是慢性肝炎的表现；肝细胞大片坏死并结节状再生是亚急性重型肝炎的表现。

8.【答案】E（13、17）

【解析】患者 ALT 和胆红素升高，诊断为急性黄疸性肝炎，其病理特点以肝细胞水肿为主，肝细胞坏死轻微，可以出现点状坏死和嗜酸性小体。

9.【答案】B（17）

【解析】患者发病急，很快出现神志不清、胡言乱语 1 天，肝浊音界缩小和肝功能异常，提示为重型肝炎，其病理特点是多个小叶或大块肝细胞坏死。

10.【答案】D（14）

扫描二维码查看本题考点更多讲解微视频——3－12 急性重型肝炎病理。

11.【答案】C（17）

【解析】肝癌肉眼观分为：

（1）早期肝癌，也叫小肝癌，指单个癌结节最大直径 <3cm 或者两个癌结节合计最大直径 <3cm 的原发肝癌。

（2）晚期肝癌：①巨块型，肿瘤体积巨大。不合并或仅合并轻度肝硬化。②多结节型，最常见，通常合并肝硬化。癌结节散在，圆形或椭圆形，大小不等。③弥漫性，癌组织弥散于肝内，结节不明显。B 超肝内 3 个实性结节，最大径分别为 0.5cm、0.7cm 和 1.2cm，且有明显的肝硬化改变。所以分型属于结节型肝癌。

12.【答案】D（16）

扫描二维码查看本题考点更多讲解微视频——3－8 肝癌病理特点。

13.【答案】B（16）

【解析】此题是消化系统临床和基础结合的考题。此患者消化性溃疡反复发作并出血 3 年，胃皱襞显著增厚，组织病理学检查发现明显的壁细胞增生，应诊断为肥厚性胃炎；考虑促胃液素引起壁细胞增生，胃酸分泌增多，溃疡形成和出血。转化生长因子－α 过量分泌引起的 Menetrier 病，为肥厚性胃炎的一种类型，罕见发病，病理为黏膜黏液细胞过度增生而腺体萎缩。

14.【答案】B

【解析】好发部位以直肠为主（50%），乙状结肠次之（20%），以后依次是盲肠及升结肠（16%）、横结肠（8%）、降结肠（6%）。

15.【答案】D（13）

【解析】中晚期食管癌分型如下：

（1）根据肉眼形态特点可分为以下四型（见下表）。

肉眼分型	表现
髓质型	最多见，癌组织在食管壁内浸润性生长累及食管全周或大部分，管壁增厚，管腔变小。切面癌组织质地较软，似脑髓，色灰白。癌组织表面常有溃疡。
蕈伞型	癌呈扁圆形肿块，突向食管管腔，肿瘤组织侵犯食管管周的部分或大部分。
溃疡型	肿瘤表面有较深溃疡，深达肌层，底部凹凸不平。多为浸润食管管周的一部分。
缩窄型	癌组织质硬。癌组织内有明显结缔组织增生并浸润食管全周，使局部食管壁环形狭窄。狭窄上端食管腔则明显扩张。

（2）病理：90%以上为鳞状细胞癌，腺癌次之。Barrett食管腺癌是由Barrett食管恶变而来，而Barrett食管为胃食管反流病的并发症。故本题选D鳞癌。

第八章　淋巴造血系统疾病

1.【答案】E（20）

【解析】病毒感染后，激活免疫防疫系统控制感染，所以免疫系统是清除病毒的，病毒不能沿着免疫系统扩散（选项E错，为本题正确答案）。病毒感染机体后，在体内由局部向远处扩散的方式包括沿神经播散、经血行播散、经淋巴播散、经组织间隙播散（选项A、B、C、D对）。

2.【答案】B（19）

【解析】黏膜相关淋巴组织（MALT）淋巴瘤最常发生的部位是胃肠道，其次为眼附属器、皮肤、甲状腺、肺、涎腺及乳腺等。

3.【答案】A（18、14）

【解析】淋巴瘤分为霍奇金淋巴瘤（HL）和非霍奇金淋巴瘤（NHL）。HL是一个独特的淋巴瘤类型，占所有淋巴瘤的10%~20%。NHL占所有淋巴瘤的80%~90%。非霍奇金淋巴瘤分类繁杂，其中弥漫性大B细胞淋巴瘤占30%~40%，是一组异质性B细胞淋巴瘤，是最常见的NHL。

4.【答案】A（18）

【解析】成熟（外周）T细胞和NK细胞肿瘤：①外周T细胞淋巴瘤；②血管免疫母细胞性T细胞淋巴瘤（AITL）；③NK/T细胞淋巴瘤；④蕈样霉菌病；⑤间变性大细胞淋巴瘤等。其余四个选项都是B细胞淋巴瘤。

第九章　泌尿系统疾病

1.【答案】A（20）

【解析】原位癌是指上皮的异型增生的细胞在形态和生物学特性上与癌细胞相同，但没有突破基底膜向下浸润。常见于鳞状上皮或尿路上皮等被覆的部位。膀胱癌好发于膀胱侧壁和膀胱三角区近输尿管开口处，按生长方式分为原位癌、乳头状癌及浸润性癌。原位癌局限在黏膜内，无乳头亦无浸润基底膜现象。故选A。

2.【答案】A（19）

【解析】根据患者大量蛋白尿、低蛋白血症、水肿、高脂血症可初步诊断为肾病综合征，光镜下肾小球未见异常，考虑病理类型为微小病变型肾小球病，电镜：见肾小球基膜正常，无沉积物，主要改变是弥漫性脏层上皮细胞足突消失。

3.【答案】B（18）

【解析】本题考查临床和病理的联系，患者进行性少尿、咯血10天，血肌酐、尿素氮升高，抗中性粒细胞胞浆抗体（＋）。可初步诊断为Ⅱ型急进性肾小球肾炎，其病理表现为新月体形成。肾小球纤维化、玻璃样变——慢性肾小球肾炎；弥漫性GBM增厚，钉突形成——膜性肾病；系膜局灶性节段性增宽或弥漫性增宽——IgA肾病；局灶性节段性硬化、玻璃样变——局灶节段性肾小球硬化。

4.【答案】 C（14）

【解析】快速进行性肾炎组织学特征是多数肾小球球囊内有新月体形成，新月体主要由增生的壁层上皮细胞和渗出的单核细胞构成，可有中性粒细胞和淋巴细胞浸润。由于新月体形成和球囊腔阻塞患者迅速出现少尿、无尿和氮质血症等症状。

5.【答案】 D（17）

【解析】慢性肾盂肾炎是肾小管和肾间质活动性炎症，肾组织纤维化和瘢痕形成。大体特点是双肾不对称，大小不等，变硬，有凹陷性瘢痕。肾盂、肾盏变形。肾弥漫性颗粒状常见于慢性肾炎。肾肿大、苍白见于大白肾，也就是膜性肾病。肾弥漫性肿大及表面出血点常见于急性弥漫增生性肾小球肾炎。只有不对称性缩小符合慢性肾盂肾炎。

6.【答案】 C（17）

【解析】肾小球肾炎发病多由免疫机制引起。抗原－抗体反应是肾小球损伤的主要原因。与抗体有关的损伤主要通过两种机制：一是抗体与肾小球内抗原在原位发生反应，如选项E；二是血液循环中的抗原－抗体复合物在肾小球内沉积。此外，针对肾小球细胞成分的细胞毒抗体也可引起肾小球损伤。此病例肾穿提示微小病变型，此类肾炎肾小球内无免疫复合物沉积，应该与免疫功能异常有关。T细胞功能紊乱，导致细胞因子释放和脏层上皮细胞损伤，引起蛋白尿。

答案选C。

7.【答案】 B

8.【答案】 E（17）

扫描二维码查看本题考点更多讲解微视频——3-7新月体性肾小球肾炎。

9.【答案】 A（14）

【解析】慢性硬化性肾小球肾炎，是各型肾小球肾炎的晚期表现。病变特点是大量肾小球纤维化，呈颗粒性固缩肾。由于慢性炎症过程，肾小球毛细血管逐渐破坏，纤维组织增生；肾小球纤维化，玻璃样变，形成无结构的玻璃样小体。由于肾小球血流受阻，相应肾小管萎缩，纤维化，间质纤维组织增生，淋巴细胞浸润；病变较轻的肾单位发生代偿性肥大；随病变逐渐发展，最终导致肾组织严重破坏，形成终末期固缩肾。

慢性肾盂肾炎大体改变特征是一侧或双侧肾脏体积缩小，出现不规则的瘢痕。如病变为双侧性，则两侧改变不对称。肾脏瘢痕数量多少不等，分布不均，多见于肾的上、下极。

急性弥漫性（毛细血管内）增生性肾小球肾炎为双肾弥漫性受累。肉眼观：双侧肾脏体积轻到中度肿大、充血，有的表面有粟粒大小出血点，故有"大红肾"或"蚤咬肾"之称。

膜性肾小球病，又称膜性肾病。肉眼观：病变特征是双肾肿大，颜色苍白，有"大白肾"之称。

新月体性肾小球肾炎，肉眼观：双肾肿大、色苍白，皮质表面常有出血点，切面皮质增厚。

第十章　内分泌系统疾病

1.【答案】 D（20）

【解析】甲状腺癌是一种常见的恶性肿瘤，常见的病理分型有乳头状癌、滤泡状癌、髓样癌和未分化癌等，其中乳头状癌是最常见的原发性甲状腺癌的病理类型。分化程度越高，就与起源组织越相似，异型性就越小；反之，肿瘤细胞分化程度愈低，与起源的组织差异越大，异型性大。未分化型分化程度低，所以异型性最明显，恶性程度高，预后差。

2.【答案】 D（20）

【解析】恶性程度最高的甲状腺癌是未分化癌；髓样癌和滤泡状腺癌恶性程度中等；乳头状腺癌恶性程度低。故选D。

3.【答案】 B（13）

【解析】甲状腺癌的病理类型包括乳头状癌、滤泡癌、髓样癌、未分化癌，其中乳头状癌恶性程度低、预后好，未分化癌恶性程度高、预后差。

4.【答案】B（20）

【解析】该患者甲状腺左侧叶存在较硬的结节，且活动欠佳，超声穿刺可见细胞弥漫增生，异型性明显，初步考虑甲状腺恶性肿瘤。甲状腺癌分为乳头状癌、滤泡状腺癌、髓样癌和未分化癌。来源于甲状腺滤泡旁细胞的为髓样癌，甲状腺滤泡旁细胞分泌降钙素，导致其升高，故考虑甲状腺髓样癌，故选 B。

5.【答案】B（19）

【解析】结节性甲状腺肿，表现为滤泡上皮局灶性增生、复旧或萎缩不一致，分布不均，形成结节。肉眼观甲状腺呈不对称结节状增大，结节大小不一，境界清，多无完整包膜，切面可有出血、坏死、囊性变、钙化和瘢痕形成；光镜下见部分滤泡上皮呈柱状或乳头样增生，小滤泡形成，部分上皮萎缩，胶质贮积；间质纤维组织增生、间隔包绕形成大小不一的结节状病灶。

6.【答案】A

【解析】癌症诊断的依据为细胞异型性。

7.【答案】A（15）

扫描二维码查看本题考点更多讲解微视频——3-10 甲状腺癌。

8.【答案】D（14）

【解析】甲状腺癌病理分 4 型：乳头状癌、滤泡癌、髓样癌和未分化癌，具体见下表。

类型	病理特点	转移途径	恶性程度
乳头状癌	乳头分支多，乳头中心有纤维间质血管，间质内常见同心圆状钙化小体（即砂粒体），癌细胞分化程度不一，核染色质少，常呈毛玻璃状	早期可发生局部淋巴结转移，如颈部	低
滤泡癌	大量分化程度不同的滤泡	早期即发生血道转移	比乳头状癌恶性程度高
髓样癌（滤泡旁细胞发生的恶性肿瘤）	瘤细胞呈实体片巢状或乳头状、滤泡状排列，间质内常有淀粉样物质沉着	颈淋巴结转移及远隔部位转移	恶性度与肿瘤的大小、分化有关
未分化癌	癌细胞大小、形态、染色深浅不一，核分裂象多，组织学上可分为小细胞型、梭形细胞型、巨细胞型和混合细胞型	早期即可发生浸润和转移	恶性程度高

9.【答案】A（13）

【解析】1 型糖尿病，主要特点是青少年发病，起病急，病情重，发展快，胰岛 B 细胞严重受损，细胞数目明显减少。而胰岛细胞坏死、间质钙化、间质纤维化、胰岛细胞空泡变性在 1 型糖尿病中均会发生。

【解题思路】本题结合临床应用排除法解题，答案显而易见。

10.【答案】E（13）

【解析】本题易误选 B（胰头、胰体、胰尾），B 超显示胰腺占位，就直接考虑为胰腺癌，而胰腺癌的好发部位依次为胰头、胰体、胰尾。这种考虑非常不可取，属于用关键词解题法。注意患者症状为清晨突发晕厥，出冷汗，饮糖水后症状很快缓解，典型的胰岛素瘤 Whipple 三联征（空腹血糖或运动后出现低血糖症状、症状发作时血糖低于 2.8mmol/L、进食或静脉推注葡萄糖可迅速缓解症状）之一，结合 B 超显示胰腺占位，初步诊断为胰岛素瘤。胰岛素瘤的好发部位依次为胰尾、胰体、胰头。

第十一章　乳腺及女性生殖系统疾病

1.【答案】C（15、20）

【解析】导管内原位癌根据组织学上肿瘤有无坏死分为粉刺癌和非粉刺型导管内原位癌。其中部分乳腺导管原位癌中央有大片坏死，大体观切面可见扩张的导管内含灰黄色软膏样坏死物质，挤压时可由导管内溢出，状如皮肤粉刺，故称之。故选 C。

2.【答案】C（15）

【解析】乳腺癌大致上分为非浸润性癌和浸润性癌。导管内癌属于原位癌，发生于乳腺小叶的终末导管，导管明显扩张，癌细胞局限于扩张的导管内，导管基底膜完整。浸润性导管癌由导管内癌发展而来，癌细胞突破导管基底膜向间质浸润，是最常见的乳腺癌类型，占乳腺癌70%左右。根据癌实质和纤维组织间质的不同比例分为单纯癌（癌实质与间质比例大致相等）、硬癌（间质成分占优势，少量癌细胞呈条索状分布于增生的纤维组织中）和不典型髓样癌（癌实质多于间质），现统称为浸润性导管癌。综上由于导管内癌属于原位癌，癌细胞没有突破基底膜，预后好。

3.【答案】A（14）

【解析】原位癌指异型增生的细胞在形态和生物学特性上与癌细胞相同，常累及上皮的全层，但没有突破基底膜向下浸润，有时也称上皮内癌。本例病理检查可见癌细胞，累及上皮全层但未侵破基底膜，因此为原位癌。浸润癌是癌细胞突破导管基底膜向间质浸润。

4.【答案】D（16）

【解析】乳腺癌中，伴有或不伴有间质浸润的导管内癌的癌细胞沿乳腺导管向上扩散，累及乳头和乳晕，在表皮内可见大而异型，胞质透明的肿瘤细胞，称为Paget细胞。镜影细胞、L&H型细胞（也称为"爆米花"细胞）、陷窝细胞均见于淋巴瘤。

5.【答案】A

【解析】通过临床表现和镜下表现可诊断为宫颈癌，宫颈癌主要扩散途径为直接蔓延及经淋巴道转移，血道转移少见。癌组织向上蔓延，可破坏整个子宫颈，但很少侵犯子宫体；向下至阴道；向前侵入膀胱；向后侵入直肠；向两侧可以延及输尿管、子宫旁及盆壁组织。淋巴道是宫颈癌最重要的转移途径，首先转移至子宫颈旁淋巴结，继而至闭孔、髂外、髂总等盆腔淋巴结。晚期可经血道转移至肺、肝及骨。

6.【答案】C（18）

【解析】见下表。

滋养层细胞疾病的分类及病理特点总结

类型	病理特点
葡萄胎	绒毛水肿增大；绒毛间质内血管消失；滋养层细胞有不同程度增生
侵蚀性葡萄胎	滋养层细胞增生程度和异型性比良性葡萄胎显著。其中可见水泡状绒毛或坏死的绒毛，有无绒毛结构是本病与绒毛膜癌的主要区别
绒毛膜癌	瘤组织由细胞滋养层和合体滋养层两种瘤细胞组成，细胞异型性明显，可浸润深肌层。肿瘤自身无间质血管，依靠侵袭宿主血管获取营养，故癌组织和周围正常组织有明显出血坏死，有时可见癌细胞大片坏死。癌细胞不形成绒毛和水泡状结构

第十二章 常见传染病及寄生虫病

1.【答案】E（19）

【解析】低热、盗汗为结核中毒症状，病理改变以脑底最明显，蛛网膜下腔灰黄混浊胶冻样渗出物，偶见灰白色结核结节，可见肉芽肿结节，诊断为结核性脑膜炎。

2.【答案】D（15）

【解析】结核性脑膜炎以儿童多见。病变以脑底最明显。在脑桥、脚间池、视神经交叉及大脑外侧裂等处之蛛网膜下腔内，有多量灰白色混浊的胶冻样渗出物积聚。

3.【答案】C（18）

【解析】流脑的特征性病变是脑脊髓膜的化脓性炎症，病变严重区域，蛛网膜下腔充满灰黄色脓性渗出物。其余选项均为流行性乙型脑炎的病理特征。

4.【答案】E（13）

【解析】根据患者临床表现初步诊断为流行性脑脊髓膜炎，流脑的特征性病变是脑脊髓膜的化脓性炎症，病变严重区域——蛛网膜下腔充满灰黄色脓性渗出物。

【解题思路】本题为典型的病理与临床结合的题目。

5.【答案】A（18）

【解析】患者高热，黄疸，皮疹，白细胞降低，诊断为伤寒。由伤寒杆菌引起的急性传染病，病变特征是全身单核-巨噬细胞系统增生，以回肠末端淋巴组织的病变最为突出。

6.【答案】B（16）

【解析】患者高热、皮疹、脾大、白细胞降低，诊断为伤寒。由伤寒杆菌引起的急性传染病，病变特征是全身单核-巨噬细胞系统增生，以回肠末端淋巴组织的病变最为突出。

7.【答案】C（13）

【解析】伤寒杆菌主要入侵肠壁淋巴组织，尤其是回肠末端的集合淋巴小结或孤立淋巴小结，故伤寒的坏死灶主要存在于淋巴组织内。

8.【答案】C（17）

扫描二维码查看本题考点更多讲解微视频——3－6 肝血吸虫病。

9.【答案】A（14）

【解析】湖北农民——提示可能血吸虫感染；肝功能反复异常 10 余年——提示长期感染；1 个月来出现腹胀、尿黄，查体：面色晦暗，巩膜黄染，见肝掌及蜘蛛痣，腹水症（＋）——提示出现了肝硬化；HBsAg（－），抗 HCV（－）——排除乙肝肝硬化和丙肝肝硬化。故本题诊断为血吸虫性肝硬化。但是血吸虫性肝硬化的病理表现是什么？长期重度感染的病理，汇管区周围有大量纤维组织增生，肝因严重纤维化而变硬、变小，导致血吸虫性肝硬化，肝表面不平，有浅的沟纹分割成若干大小不等稍隆起分区，严重时形成粗大结节。切面上增生的结缔组织沿门静脉分支呈树枝状分布，故称干线型或管道型肝硬化。

10.【答案】D（16）

【解析】原发性肺结核病最初在肺通气较好的肺上叶下部或下叶上部靠近胸膜处形成 1～1.5cm 大小的灰白色炎性实变灶，称为局灶性肺结核。肺的原发灶、淋巴管炎和肺门淋巴结结核称原发综合征，X 线呈哑铃状阴影。局灶型肺结核也是继发性肺结核病的早期病变。浸润型肺结核是临床上最常见的活动性、继发性肺结核。

11.【答案】B（13）

【解析】浸润型肺结核是临床上最常见的活动性、继发性肺结核。

12.【答案】C（21）

【解析】肠结核病分类：

（1）溃疡型：此型多见。结核杆菌侵入肠壁淋巴组织，形成结核结节，逐渐融合并发生干酪样坏死，破溃后形成溃疡。肠壁淋巴管环肠管行走，病变沿淋巴管扩散，因此典型的肠结核多呈环形，其长轴多与肠腔长轴垂直。溃疡边缘参差不齐，一般较浅，溃疡底部为干酪样坏死，其下为结核性肉芽组织。溃疡愈合后因瘢痕收缩而致肠腔狭窄。肠浆膜面见纤维素渗出和多数结核结节形成，连接成串，这是结核性淋巴管炎所致。后期纤维化可致粘连。

（2）增生型：少见。以肠壁大量结核性肉芽组织形成和纤维组织增生为其病变特征。故本题答案选干酪样坏死。

第十三章　艾滋病、性传播疾病

1.【答案】D（14）

【解析】树胶样肿又称梅毒瘤。病灶灰白色，大小不一。镜下结构颇似结核结节，中央为凝固性坏死，形态类似干酪样坏死，不如干酪样坏死彻底，弹力纤维尚存。坏死灶周围肉芽组织中富含淋巴细胞和浆细胞，而上皮样细胞和朗格汉斯巨细胞较少，且必有闭塞性小动脉内膜炎和动脉周围炎。结核结节是在细胞免疫的基础上形成的，由上皮样细胞、朗格汉斯巨细胞加上外周局部集聚的淋巴细胞和少量反应性增生的纤维母细胞构成。典型者结节中央有干酪样坏死。故二者主要区别为树胶样肿中可见多量浆细胞。

第五篇 病理生理学答案与解析

第一章 疾病概论

第二章 水、电解质代谢紊乱

1.【答案】C (21)

【解析】肾脏排钾减少是高钾血症最主要的原因，急性肾衰竭少尿期，因肾小球滤过率减少或肾小管排钾功能障碍，往往发生高血钾。高钾血症对心肌的毒性作用极强，重度高钾时可使心肌兴奋性降低，自律性降低，传导性减慢，可发生致命性心室纤颤和心搏骤停，心电图可见 P 波压低、增宽或消失，QRS 波增宽。本例患者患有急性肾功能衰竭，具有引发高钾血症的病因，且心脏表现为心脏停搏，QRS 波宽大畸形，P 波消失，符合高血钾的表现。

2.【答案】D (20)

【解析】患者高血压、肢体无力、夜尿多 2 年余，考虑原发性醛固酮增多症。醛固酮具有保钠排钾作用，可导致继发性高血压，并引起低血钾。低钾可影响骨骼肌和胃肠平滑肌，轻症可仅觉倦怠和全身软弱无力，重症可发生弛缓性麻痹。

3.【答案】E (19)

【解析】严重腹泻等情况使机体失水，引起血浆晶体渗透压升高，引起血管升压素分泌增多，使肾脏对水的重吸收增加，导致尿量减少。

第三章 酸碱平衡和酸碱平衡紊乱

1.【答案】D (20)

【解析】血液缓冲系统中以碳酸氢盐缓冲系统最为重要，可以缓冲所有的固定酸，但是碳酸氢盐缓冲系统不能缓冲挥发酸。血浆蛋白作为阴离子存在，可以通过释放或结合 H^+ 而起缓冲作用，含量约占全血缓冲系统的 7%，而血红蛋白和氧化血红蛋白缓冲系统含量约占全血缓冲系统的 35%，主要在缓冲挥发酸中发挥作用。故选 D。

2.【答案】C (19)

【解析】患者严重挤压伤后 K^+ 升高，提示高钾血症，K^+ 转入细胞内，而氢离子转出到细胞外，导致细胞外氢离子增多，形成代谢性酸中毒。由于血钾增高，肾脏远曲小管 $K^+ - Na^+$ 交换大于 $H^+ - Na^+$ 交换（尿液为碱性，即反常碱性尿）以及 K^+ 进入细胞以换取 H^+ 和 Na^+ 出细胞，因而引起细胞内碱中毒和细胞外酸中毒。

第四章 缺 氧

1.【答案】C (20)

【解析】动脉血氧分压降低，可刺激颈动脉体和主动脉体感受器（C正确），反射性兴奋呼吸中枢，使呼吸加深加快，肺泡通气量增加，这是对急性缺氧最重要的代偿反应。严重的急性缺氧可直接抑制呼吸中枢，出现呼吸减弱甚至呼吸停止。

2.【答案】D (19)

【解析】该患者有乏力病史，血氧分压正常，血容量和动脉血氧含量均低于正常值。动脉血氧饱和度（氧含量/氧容量 ＝ 95.8%）正常，说明是血液性缺氧，答案选D。肺气肿、房间隔缺损和室间隔缺损属于低张性缺氧。心衰属于循环性缺氧。

缺氧分型、病因及血氧变化主要特点

类型	常见原因	
低张性缺氧	吸入气体氧分压降低（进入高原或矿井） 外呼吸道障碍（呼吸道狭窄、肺炎、肺水肿、呼吸中枢抑制等） 静脉血进入动脉（房间隔或室间隔缺损）	PO_2 降低 动脉血氧容量正常或增高 动脉血氧含量降低 血氧饱和度降低
血液性缺氧	血红蛋白含量减少（贫血） 血红蛋白结构、功能异常	PO_2 正常 动脉血氧容量降低 动脉血氧含量降低 但血氧饱和度正常
循环性缺氧	全身循环功能障碍 局部循环功能障碍	PO_2 正常 动脉血氧容量正常 动脉血氧含量正常 血氧饱和度正常 动－静脉血氧含量差增大
组织性缺氧	线粒体生物氧化受抑制 呼吸酶合成减少 线粒体损伤	PO_2 正常 动脉血氧容量正常 动脉血氧含量正常 血氧饱和度正常 动－静脉血氧含量差降低

3.【答案】E (19)

【解析】该患者多发骨折，术后卧床制动5天，容易形成下肢静脉血栓，静脉血栓随静脉回流至肺脏，可引起肺栓塞。自发性气胸常见于肺或胸膜疾病。

4.【答案】B (21)

【解析】本题患者为贫血患者，表现为血液性缺氧。血液性缺氧发生的关键是血红蛋白的质或量改变，而贫血主要表现为血红蛋白的量的降低，使血液能够携带的氧减少，氧容量降低，因此血氧变化的特点主要是：①外呼吸功能正常，氧的摄入和弥散正常，氧分压（PaO_2）正常。②血红蛋白结合氧的能力正常，因此血氧饱和度（SaO_2）正常。③血红蛋白含量减少（贫血）使血氧容量降低，血氧含量减少。④贫血患者，毛细血管床中的平均血氧分压较低，血管－组织间的氧分压差减小，氧向组织弥散的驱动力减小，动－静脉氧含量差减小。

第五章　发　热

第六章　应　激

1.【答案】E（20）

【解析】患者烧伤后引起黑便，考虑为应激性溃疡，原因是应激时交感－肾上腺髓质系统强烈兴奋，胃肠血管收缩，血流量减少，特别是胃肠黏膜的缺血缺氧，可造成胃肠黏膜损害；另外胃黏膜屏障保护功能削弱及胃黏膜损伤作用相对增加也参与了应激性溃疡的发生。

2.【答案】E（19）

【解析】坠落伤属于突发情况，实质性病理损伤（多处骨折、大量失血等）和心理因素容易导致机体处于应激状态，可出现一过性的高血糖和糖尿，这与血浆中胰高血糖素、皮质醇及儿茶酚胺浓度升高有关。

第七章　缺血－再灌注损伤

第八章　休　克

1.【答案】D（20）

【解析】休克是机体有效循环血容量减少、组织灌注不足，细胞代谢紊乱和功能受损的病理生理过程。分为低血容量性（包括失血性及创伤性）、感染性、心源性、神经源性和过敏性休克五类。失血性休克在外科休克中常见，多见于大血管破裂、腹部损伤引起的肝、脾破裂、胃、十二指肠出血等。肝脏损伤后早期出现休克主要是腹膜内出血引起的失血性休克。

2.【答案】D（19）

【解析】感染性休克可继发于以释放内毒素的革兰阴性杆菌为主的感染，如急性腹膜炎、胆道感染、绞窄性肠梗阻及泌尿系感染等，亦称内毒素性休克。内毒素可促使组胺、激肽、前列腺素及溶酶体酶等炎症介质释放，引起全身性炎症反应，结果导致微循环障碍、代谢紊乱及器官功能不全等。在确诊为感染性休克的患者中，可能未见明显的感染病灶，但具有全身炎症反应综合征（SIRS）：①体温：$>38℃$ 或 $<36℃$；②心率 >90 次/分；③呼吸急促 >20 次/分或过度通气，$PaCO_2 < 32.3mmHg$；④白细胞计数 $>12 \times 10^9/L$ 或 $<4 \times 10^9/L$，或未成熟白细胞 $>10\%$。本例患者转移性右下腹痛伴发热2天，考虑急性阑尾炎，入院2小时后，全腹肌紧张，板状腹为急性腹膜炎表现，脉搏加快、血压下降考虑发生休克，说明阑尾穿孔导致休克，属于感染性休克。符合全身炎症反应综合征（SIRS）。

过敏性休克往往接触外界某些致敏物质或进入机体（如沾染花粉、注射药物等），由于微血管迅速扩张而引发微循环障碍。失血性休克往往是因为迅速失血超过全身总血量的20%、严重体液丢失致有效循环血量减少，引起低血容量休克。心源性休克是由于心脏功能极度减退，导致心输出量显著减少并引起严重的急性周围循环衰竭的一种综合征。

第九章　弥散性血管内凝血

第十章　心功能不全

1.【答案】A（19）

【解析】低输出量心力衰竭为患者心排出量低于正常群体的平均水平，常见于冠心病、高血压病、心脏瓣膜性疾病及心肌炎等；高输出量心力衰竭常见于严重贫血、妊娠、甲状腺功能亢进、动静脉瘘、维生素 B_1 缺乏症等。

2.【答案】A（19）

【解析】甲状腺功能减退可使甲状腺激素分泌减少，心脏泵血减少，导致心排出量减少；运动、贫血、焦虑、妊娠等均使心排出量增加。

第十一章　呼吸功能不全

1.【答案】D（20）

【解析】死腔样的通气是由于部分肺泡血流减少，但是通气是正常的，这部分气体没有进行正常血气交换，称之为死腔样的通气，常见于肺动脉栓塞等。由于肺泡血流减少，病变肺区肺泡通气/血流比值可高达 10 以上（E 对），而在健康的肺区因血流量增加而使正常肺区肺泡通气/血流比可下降（B 对），这部分血液不能充分动脉化，其氧分压与氧含量均降低，二氧化碳分压与含量均明显升高。最终混合而成的动脉血 PaO_2 降低（A、C 对），$PaCO_2$ 则取决于代偿性呼吸增强的程度，可正常、增高或降低（D 错）。

2.【答案】E（19）

【解析】血气分析：PaO_2 49mmHg，$PaCO_2$ 53mmHg，诊断为 Ⅱ 型呼吸衰竭，导致 Ⅱ 型呼吸衰竭的机制有：阻塞性通气功能障碍、肺泡通气量下降，此患者服用安定，导致呼吸肌麻痹，导致肺泡通气量下降。

第十二章　肝性脑病

1.【答案】B（20）

【解析】患者嗜睡、蜘蛛痣，肝不大而脾大诊断为肝性脑病，最主要是氨中毒学说，体内氨的生成和清除之间维持着动态平衡，血氨浓度不超过 59μmol/L，患者血氨升高，过量的氨通过血脑屏障进入脑内，作为神经毒素诱发肝性脑病。在谷氨酰胺合成酶作用下，氨与谷氨酸结合生成谷氨酰胺，以解除氨毒性作用，但其后果是谷氨酰胺增多，起到抑制性神经递质作用，引起神志改变。另外，血氨增高可以增强 GABA（氨基丁酸）能神经元活动，发挥中枢抑制作用（D 错）；肝功能严重障碍时，苯乙胺和酪胺入脑增加，在脑干网状结构的神经细胞内，苯乙胺和酪胺在 β-羟化酶作用下，分别生成苯乙醇胺和羟苯乙醇胺（E 错）。苯乙醇胺和羟苯乙醇胺在化学结构上与正常（真性）神经递质-去甲肾上腺素和多巴胺相似，但生理效应极弱，被称为假性神经递质，从而发挥中枢抑制作用。

第十三章 肾功能不全

1.【答案】D（21）

【解析】慢性肾功能衰竭早期和中期主要表现为夜尿和多尿，晚期发展成为少尿。慢性肾衰早期，肾浓缩能力减退而稀释功能正常，出现低比重尿或低渗尿；慢性肾衰晚期，肾浓缩功能和稀释功能均丧失，出现等渗尿。同时，由于肾小球毛细血管壁屏障、足细胞的细胞骨架结构及肾小球基底膜损伤，可出现蛋白尿、血尿、管型尿等。高渗尿是肾功能正常状态下的尿液，说明肾浓缩功能正常，在慢性肾功能衰竭的患者中不会出现。

2.【答案】B（19）

【解析】临床上造成高钾血症常见的原因有：①尿量减少时钾离子随尿排出减少；②组织损伤和分解代谢增强；③酸中毒时，细胞内钾离子外流；④低钠血症，使得远曲小管钠钾交换减少；⑤输入库存血或食入含钾高的食物或药物等。高钾血症是急性肾功能不全少尿期患者最危险的变化，常是少尿期致死原因。本题中问及主要原因，应为尿量减少和肾小管损伤导致肾排钾减少。

第六篇　药理学答案与解析

第一章　总论：药物效应动力学　药物代谢动力学

1.【答案】C（20）

【解析】肝药酶为体内药物的主要代谢酶，有些药物可使肝药酶活性降低、药物代谢减慢，叫做药酶抑制剂，如氯霉素、西咪替丁等；可使肝药酶活性增高、药物代谢速度加快的药物称为药酶诱导剂，如苯巴比妥、苯妥英钠等。

2.【答案】B（19）

【解析】从胃肠道吸收的药物在到达全身血液循环前被肠壁和肝脏部分代谢，从而使进入全身血液循环内的有效药物量减少的现象称首过消除。首剂效应系指首剂药物引起强烈效应的现象。生物转化是指外源化学物在机体内经多种酶催化的结构变化并形成其他结构化学物的过程。肝肠循环指经胆汁或部分经胆汁排入肠道的药物，在肠道中又重新被吸收，经门静脉又返回肝脏的现象。

3.【答案】B（19）

【解析】后遗效应是停药后血药浓度已降至阈浓度以下时残存的药理效应，如巴比妥类药物的次晨宿醉现象；特异质反应是少数病人因遗传因素导致对药物的反应性发生了改变；副作用是药物在治疗剂量下出现的与治疗目的无关的反应；停药反应是突然停药后导致原有疾病复发或加剧。

4.【答案】A（19）

【解析】表观分布容积（Vd）是指当药物在体内达动态平衡后，体内药量与血药浓度之比值称为表观分布容积。$Vd = A/C_0$，其中 A 为给药量，C_0药物分布平衡后血浆药物浓度，由此公式推导 $A = Vd \times C_0$，因此 $A = 4 \times 5 = 20$，负荷剂量需要首剂加倍，因此为 $20 \times 2 = 40mg/L$。

5.【答案】E（14）

【解析】UDP 葡萄糖醛酸基转移酶能催化间接胆红素（游离胆红素）与葡萄糖醛酸结合形成葡萄糖醛酸酯（即直接胆红素），可随胆汁进入小肠，随粪便排出。苯巴比妥为肝药酶诱导剂，可以诱导 UDP 葡糖醛酸基转移酶，加速胆红素的排出，从而减轻黄疸。

第二章　传出神经系统药物

1.【答案】D（20）

【解析】对受体只有亲和力，没有内在活性的药物称为受体阻断药，它们本身不产生作用，但因占据受体而使激动剂不能跟受体结合而产生阻断作用。对受体有亲和力又有内在活性的药物称为激动剂。而对受体没有亲和力的药物既不是激动药也不是阻断药。

2.【答案】A（19）

【解析】易逆性胆碱酯酶抑制药可与胆碱酯酶（AChE）形成复合物，然后进一步反应生成二甲胺基甲酰化 AChE，其水解为二甲胺基甲酸和复活的 AChE 较慢，故酶的活性暂时消失。而不可逆性胆碱酯酶抑制剂有机磷酸酯类是与 AChE 形成难以水解的磷酰化 AChE，使 AChE 失去水解 ACh 的能力，如不及时抢救，AChE 可在几分钟或几小时内"老化"。

3.【答案】B（19）

【解析】β 肾上腺素受体阻断药可阻断心脏 β_1 受体而抑制心脏，导致心率减慢，传导减速和心肌收缩减弱，阻断支气管平滑肌的 β_2 受体导致支气管收缩，因此禁用于支气管哮喘，脂肪分解主要与激动 β_1、β_2 受体有关，非选择性 β 受体阻断药可减少游离脂肪酸自脂肪组织释放。

4.【答案】A（19）

【解析】胆碱酯酶抑制剂可以抑制乙酰胆碱的水解，导致体内乙酰胆碱堆积，激动骨骼肌上的 N_2 受体导致肌无力症状缓解，但由于过度激动 M 胆碱受体，可表现为类似于副交感神经兴奋的 M 样症状，包括瞳孔缩小，唾液腺分泌增多，支气管收缩导致呼吸困难，心率减慢，胃肠道蠕动增强等。胃肠道平滑肌对抗胆碱酯酶药物较敏感，最容易出现的是胃肠道反应。

5.【答案】C（18）

【解析】普萘洛尔为 β 受体阻断药，可拮抗交感神经对 β 受体的激动作用，产生拮抗交感神经活性的作用。通过阻断 β 受体可产生抑制心脏、收缩支气管平滑肌、抑制肾素释放、降低眼内压等作用。对血小板聚集无作用。

6.【答案】A（18）

【解析】肾上腺素为 α、β 受体激动药，可激动毛细血管 α_1 受体而收缩血管，与局麻药配伍使用可使局麻药吸收速度减慢，延长局麻药局部作用时间。其他选项中，异丙肾上腺素为 β 受体激动药，可导致血管舒张，不能延缓局麻药吸收；去甲肾上腺素为 α 受体激动药，局部应用可导致血管剧烈收缩，引起局部缺血坏死；胰岛素和庆大霉素对局麻药的吸收无影响。

7.【答案】B（16）

【解析】阿托品为 M 胆碱受体阻断药，可阻断副交感神经对胃肠道平滑肌的兴奋作用，故可缓解胃肠痉挛，治疗胃肠绞痛。筒箭毒碱为 N_2 胆碱受体阻断药，而 N_2 受体存在于骨骼肌，因此筒箭毒碱可产生肌肉松弛作用，而对胃肠道平滑肌并无作用；酚妥拉明为 α 受体阻

断药，影响交感神经，主要作用于心血管系统。

【错误思路分析】本题容易选错的主要原因为不清楚自主神经的相应受体及受体激动的效应，选项中筒箭毒碱也属于肌肉松弛药，但其只能阻断骨骼肌上的 N_2 受体，导致骨骼肌松弛，而对胃肠道平滑肌无松弛作用。

8.【答案】C（16）

【解析】胆碱酯酶复能药可恢复被胆碱酯酶抑制剂抑制的胆碱酯酶活性，并不能恢复已老化的胆碱酯酶活性。

9.【答案】A（15）

扫描二维码查看本题考点更多讲解微视频——4－11 胆碱酯酶抑制剂的作用。

【解析】新斯的明为治疗重症肌无力常用药物，为胆碱酯酶抑制剂，可通过抑制胆碱酯酶导致乙酰胆碱递质水解减少。副交感神经节后纤维为胆碱能神经，通过释放乙酰胆碱产生副交感神经兴奋的表现。因此，当新斯的明作用过强时，可导致胆碱能神经释放的递质水解减少，在局部堆积而持续激动乙酰胆碱受体，产生类似副交感神经兴奋的表现。本题中出现的呼吸困难、多汗、流涎、瞳孔缩小等症状为副交感神经兴奋的表现，因此可判断为胆碱能系统亢进所导致。

【错误思路分析】本题错误的主要原因为不能准确记忆副交感神经兴奋时的表现，也就是胆碱能神经系统亢进的表现。

第三章　中枢神经系统药物

1.【答案】E（18）

【解析】镇痛药中吗啡和哌替啶在分娩止痛时的应用不同：吗啡抑制子宫平滑肌收缩，使子宫平滑肌对催产素的敏感性下降，影响产程，禁用于分娩止痛；哌替啶不抑制子宫平滑肌，但其抑制呼吸，用于分娩止痛时可导致胎儿娩出时没有呼吸，因此，哌替啶在胎儿娩出前 2~4 小时不宜使用。其他药物对胎儿无影响。

2.【答案】B（18）

【解析】地西泮具有中枢性肌肉松弛作用，可缓解中枢神经损伤导致的肌肉强直。

3.【答案】D（18）

【解析】苯妥英钠治疗癫痫大发作和局限性发作有效，对小发作无效；乙琥胺是小发作的首选药，对大发作无效。其他选项中，氯丙嗪为抗精神病药，异丙嗪为组胺 H_1 受体阻断药，可用于防晕止吐、人工冬眠等。

4.【答案】C（17）

【解析】文拉法辛和托莫西汀属于选择性 5－HT 及 NE 再摄取抑制剂；氟西汀、帕罗西汀等属于选择性 5－羟色胺再摄取抑制剂；米氮平属于 NE 及特异性 5－HT 能抗抑郁药；利培酮为抗精神分裂症药物。

5.【答案】B（17）

【解析】吗啡和哌替啶均为成瘾性镇痛药，哌替啶成瘾性较吗啡轻，为吗啡的人工合成代用品。两药均具有镇痛、抑制呼吸、降低血压等作用。二者都可抑制胃肠道平滑肌蠕动，但哌替啶作用时间短，较少引起便秘，不能用于止泻。

扫描二维码查看本题考点更多讲解微视频——4-7 吗啡与哌替啶的区别。

6.【答案】E（16）

【解析】氯丙嗪的临床应用包括：精神分裂症，主要用于阳性症状为主的Ⅰ型精神病；呕吐和顽固性呃逆，对于各种疾病及药物导致的呕吐均有镇吐作用，但对于晕动症导致的呕吐无效。氯丙嗪也可用于低温麻醉和人工冬眠。氯丙嗪并非抗癫痫药，故无抗癫痫作用。

7.【答案】A（16）

【解析】耐受性是指原来能够产生一定药理现象的药物和剂量，经过多次应用后，不能再产生这种药理现象，或是有了量的区别。依赖性指在长期应用某种药物后，机体对这种药物产生了生理性或精神性的依赖和需求，分生理依赖和精神依赖两种；药物没有灵敏性说法，但有药物敏感性，是指病原体对药物的敏感性；特异性指药物产生药理效应的化学反应所具有的专一性，使药物的作用具有特异性；戒断性指长期应用某种药物，突然停药出现躯体药物戒断综合征症状。

8.【答案】B（14）

【解析】地西泮具有中枢性肌肉松弛作用，可以缓解动物的去大脑僵直，也可缓解人类大脑损伤所致的肌肉僵直。脊髓损伤所导致的颈僵直也为中枢性肌肉僵直，地西泮可以缓解。

9.【答案】C（14）

【解析】氯丙嗪具有镇吐作用，同时也对顽固性呃逆有效，其机制为抑制位于延髓与催吐化学感受区旁呃逆的中枢调节部位。因此，氯丙嗪可用于呕吐和顽固性呃逆。其他选项中，乙琥胺为癫痫小发作的首选药；苯妥英钠为癫痫大发作首选药；异丙嗪为组胺 H_1 受体阻断药，为抗过敏药。

10.【答案】C（13）

【解析】阿司匹林即具有解热镇痛抗炎作用，同时又具有抗血小板作用，可抑制血栓形成。肝素为抗凝药，只具有抗血栓作用，无抗炎、抗风湿作用；布洛芬只具有解热镇痛抗炎作用，而无抗血栓作用；喷他佐辛和哌替啶为阿片类镇痛药，主要用于各种剧痛。

11.【答案】D（21）

【解析】卡比多巴为多巴脱羧酶抑制剂，抑制左旋多巴在外周的代谢，提高进入中枢的左旋多巴药量，从而提高脑内多巴胺的浓度。可增强多巴胺释放的药物为金刚烷胺；抑制胆碱受体的药物为苯海索（安坦）；激动多巴胺受体的药物为溴隐亭、培高利特；减慢多巴胺代谢的药物为司来吉兰。

第四章 心血管系统药物

1.【答案】A（21）

【解析】改善心绞痛症状的药物包括硝酸酯类，如硝酸甘油、硝酸异山梨酯；β受体阻断药，如美托洛尔；钙拮抗药，如硝苯地平、维拉帕米和地尔硫䓬。而β受体阻断药——美托洛尔和硝酸酯类药——硝酸异山梨酯合用能互相取长补短，增强疗效，一方面美托洛尔可对抗硝酸异山梨酯扩血管导致的心脏兴奋；另一方面硝酸异山梨酯减少回心血量，可对抗美托洛尔导致的心室容积增加。而其他联合应用中，硝苯地平和硝酸异山梨酯均具有较强扩血管作用，联合应用可导致血管过度扩张，血压下降而降低冠脉灌注压；维拉帕米和美托洛尔均为抑制心脏药物，联合应用可导致心脏过度抑制；而 D 和 E 选项均为钙通道拮抗剂联合应用，同类药物联合应用价值不大。

2.【答案】A（20）

【解析】ACEI类降压的同时可抑制胰岛素抵抗，降低血糖，同时抑制糖尿病肾病进程，减少蛋白尿，具有肾脏保护作用，首选用于伴有糖尿病或伴有糖尿病肾病的高血压患者。

3.【答案】A（20）

【解析】治疗心绞痛的药物包括改善症状的药物和改善预后的药物，改善症状的药物包括硝酸酯类、β受体阻断药和钙拮抗药；改善预后的药物包括抗血小板药（如阿司匹林）、他汀类、β受体阻断药、ACEI类（如卡托普利、福辛普利）。

4.【答案】A（20）

【解析】ACE 抑制剂降压的同时可抑制胰岛素抵抗，降低血糖，同时抑制糖尿病肾病进程，减少蛋白尿，具有肾脏保护作用，首选用于伴有糖尿病或伴有糖尿病肾病的高血压患者。

5.【答案】C（20）

【解析】螺内酯为保钾利尿药，长期使用可导致高血钾，该患者血钾较高，不宜使用螺内酯。硝普钠为扩张血管药物，可降低心脏负荷而改善心衰症状；呋塞米为利尿药，可减少血容量，降低心脏前负荷；地高辛为洋地黄类强心药，增强心肌收缩，可增加心脏射血量；阿司匹林为抗血小板药，可抑制扩张型心肌病患者心脏附壁血栓的形成。

6.【答案】E（20）

【解析】他汀类药物为主要降低胆固醇的调血脂药，具有调节血脂、抗炎、抗氧化、稳定斑块、抑制血小板聚集、改善冠脉血流等作用。对于急性冠脉综合征患者，无论血脂是否异常他汀类药物均能产生有益作用，对急性冠脉综合征患者具有改善预后的效果。其他选项中，阿司匹林为抗血小板，可减少血栓形成；华法林和肝素为抗凝血药，可治疗血栓栓塞性疾病；尿激酶为溶解血栓药。

7.【答案】D（20）

8.【答案】C（20）

【解析】β受体阻断药适用于年轻、心率快的患者，同时β受体阻断药也是治疗甲亢的药物，因此高血压合并甲亢患者首选β受体阻断药。ACEI可抑制胰岛素抵抗，降低血糖，同时抑制糖尿病肾病进程，减少蛋白尿，首选用于伴有糖尿病或伴有糖尿病肾病的高血压患者。

9.【答案】A（19）

【解析】高血压合并糖尿病或蛋白尿首选ACEI类或血管紧张素Ⅱ受体拮抗剂，但以下情况为其禁忌证：妊娠；血K^+：>5mmol/L；血肌酐高于265μmol/L；双侧肾动脉狭窄及肾动脉硬化。本题中患者血肌酐为465μmol/L，禁用血管紧张素Ⅱ受体拮抗剂。

10.【答案】A（19）

【解析】血管紧张素转换酶抑制剂抑制糖尿病肾病进程，减少蛋白尿，具有肾脏保护作用，首选用于伴有糖尿病或有蛋白尿的高血压患者。患者高血压合并蛋白尿，且$SCr < 265$μmol/L，可首选血管紧张素转化酶抑制剂。

11.【答案】B（19）

【解析】治疗高血压的一线药物包括利尿药、β受体阻断药、钙拮抗药、ACEI和ARB等。本题中患者心率较慢且$SCr > 265$μmol/L，因此可排除β受体阻断药和ACEI类的卡托普利，钙拮抗药中用于治疗高血压的主要为二氢吡啶类药物，因此选择硝苯地平。

12.【答案】A（19）

【解析】氨苯蝶啶抑制远曲小管和集合管皮质段对Na^+的重吸收，对K^+则有潴留作用，属于保钾利尿药，患者已经高血钾，不能再使用保钾利尿药。其他处理都有可以防止血钾升高或拮抗高血钾的危害。

13.【答案】C（18）

【解析】血管紧张素转换酶抑制剂（ACEI类）和血管紧张素Ⅱ受体阻滞剂（ARB）具有降低血糖及延缓糖尿病肾病进展的作用，首选用于伴有糖尿病的高血压。但由于其导致高血钾及影响肾脏功能，因此伴有高血钾及血 Scr >265μmol/L 的禁用。本例患者血 Scr 160μmol/L，血 K^+ 4.2mmol/L，同时尿蛋白阳性，适合应用 ARB 或 ACEI 类药物。

14.【答案】E（18）

【解析】本题采用排除法。患者有痛风史，不适合用利尿药氢氯噻嗪；心率慢不适合用β受体阻滞剂美托洛尔。因此只能选 E。患者血肌酐和血钾水平正常，没有应用 ARB 的禁忌证，因此可以用缬沙坦。

15.【答案】D（18）

【解析】患者甘油三酯高，应首选主要降低甘油三酯的药物。备选答案中，依折麦布为胆固醇吸收抑制剂，可抑制胃肠道吸收胆固醇；考来烯胺为胆固醇结合树脂，减少胆汁酸的肝肠循环；阿托伐他汀为胆固醇合成抑制剂；以上三种均为主要降低胆固醇水平的药物。普罗布考为抗氧化剂，可抑制动脉粥样硬化发展。只有非诺贝特为主要降低甘油三酯的药物，因此答案选择 D。

16.【答案】D（17）

【解析】钙通道阻滞剂可通过抑制平滑肌钙离子内流而舒张多种平滑肌，包括血管平滑肌、支气管平滑肌，还可舒张胃肠道、输尿管及子宫平滑肌；也可舒张食管括约肌而降低下食管括约肌张力。

17.【答案】C（17）

【解析】变异型心绞痛发生的原因冠状动脉痉挛引起的，而钙离子拮抗药具有较强的扩张冠状动脉作用，因此更适合应用于变异型心绞痛。普萘洛尔为β受体阻断药，可通过阻断冠状动脉$β_2$受体而对冠状动脉产生收缩作用，因此不宜用于变异型心绞痛。

18.【答案】A（17）

扫描二维码查看本题考点更多讲解微视频——4-8硝苯地平抗心绞痛机制。

【解析】硝苯地平具有较强的舒张血管作用，尤以

冠状动脉较为敏感，能舒张大的输送血管和小的阻力血管，增加冠状动脉流量和侧支循环，治疗心绞痛。由于硝苯地平为二氢吡啶类钙拮抗药，故对心脏抑制作用较弱，反而可以通过扩张血管后的减压反射而兴奋交感神经，因此可使心率及心肌收缩力提高。

19.【答案】D（17）

20.【答案】B（17）

【解析】华法林为抗凝药，可抑制血栓形成，可用于房颤患者，防止心房附壁血栓的形成。环丙沙星为喹诺酮类抗菌药，可用于泌尿生殖道感染。其他选项中，普萘洛尔为β受体阻断剂，阿托品为M胆碱受体阻断剂、乙胺丁醇为抗结核药。

21.【答案】E（17）

22.【答案】B（17）

【解析】氢氯噻嗪为中效能利尿药，可增加 Na^+、K^+ 的排泄，因此可导致低血钾。卡托普利为肾素-血管紧张素-醛固酮系统抑制药，因为能抑制醛固酮的释放，可导致高血钾，同时由于减少缓激肽的降解，可引起干咳。

23.【答案】B（16）

24.【答案】A（16）

【解析】卡托普利为血管紧张素转换酶抑制药，能减少血管紧张素Ⅱ的生成，发挥降压和保护靶器官效应。氢氯噻嗪为中效能利尿药，通过抑制远曲小管近端 Na^+-Cl^- 共转运子产生利尿作用。

25.【答案】A（16）

26.【答案】E（16）

【解析】β受体拮抗剂可阻断支气管平滑肌的 $β_2$ 受体，导致支气管收缩，可诱发或加重哮喘，因此伴有支气管哮喘的患者不宜使用。ACEI类药物可通过扩张出球动脉减少肾小球滤过率，对于双侧肾动脉狭窄或肾动脉硬化者不宜使用。

27.【答案】A（15）

【解析】硝酸甘油与β受体阻滞剂均可降低心肌耗氧量，联合应用可协同降低心脏耗氧量；同时由于硝酸甘油扩张血管，反射性兴奋交感神经，导致心率加快等不利作用，普萘洛尔可抵消硝酸甘油这一缺点；而普萘洛尔抑制心肌收缩力导致心脏射血抑制而使心室容积增大，导致心肌耗氧增加，硝酸甘油可抵消普萘洛尔这一不利作用。因此，两药可互相取长补短，联合应用具有协同增效作用。

28.【答案】A（15）

【解析】肥厚型心肌病杂音主要是由于流出道梗阻所致，任何可使主动脉流出道血流流速加快的因素均可使杂音增强，反之则减弱。因此，一些增加心肌收缩力或

减轻心脏后负荷的措施，如含服硝酸甘油、应用正性肌力药、做 Valsalva 动作或取站立位等均可使杂音增强；而减弱心肌收缩力或增加心脏后负荷的因素如使用β受体拮抗剂、取蹲位等均可使杂音减弱。美托洛尔为β受体阻断药，可抑制心肌收缩力而减弱肥厚型心肌病杂音。

29.【答案】E（15）

【解析】硝普钠能扩张小动脉和小静脉。扩张小动脉可降低外周阻力，减弱心脏射血阻力，即降低心室后负荷；扩张小静脉可减少回心血量，降低心室的容量负荷，即降低前负荷。

30.【答案】D（15）

【解析】呋塞米为高效能利尿剂，通过促进 Na^+、H_2O 的排泄，减少血容量，降低心脏前负荷，改善心功能，同时降低静脉压，消除或缓解静脉淤血及其引发的肺水肿的外周水肿。

31.【答案】A（15）

【解析】依那普利为ACE抑制药，除降低血压外还具有抑制胰岛素抵抗作用，可降低血糖，同时延缓糖尿病肾病的进展，可作为高血压合并糖尿病的首选药。其他药物对血糖均无有利作用。美托洛尔甚至还能够掩盖低血糖症状，增加糖尿病病人低血糖的风险，属于合并糖尿病患者慎用的药物。

32.【答案】B（15）

【解析】美托洛尔为β受体阻断药，通过阻断交感神经对心脏的兴奋而降低心率，是窦性心动过速常用的药物，因此高血压合并窦性心动过速时可作为首选。依那普利和氢氯噻嗪对心率影响不大，不适合选用。特拉唑嗪属于α受体阻断药，可通过扩张血管反射性地引起心率加快，因此，也不适合用。氨氯地平为二氢吡啶类钙拮抗剂，此类药物主要是扩张血管作用，对心脏的抑制作用较弱，因此也不适合降低心率。

33.【答案】D（14）

扫描二维码查看本题考点更多讲解微视频——4-12ACE抑制剂的应用及禁忌证。

【解析】ACEI（血管紧张素转换酶抑制剂）和 ARB（血管紧张素Ⅱ受体拮抗剂）禁用于肾功能严重受损患者（血肌酐 > $265\mu mol/L$ 或 $3.0mg/dl$），患者血 Cr $320\mu mol/L$，属于禁用范围，因此排除 A 和 C。同时患者既往有痛风史，而噻嗪类利尿药具有抑制尿酸排泄、升高血尿酸水平的作用，因此不可用于有痛风史的患者。而患者心率为 50 次/分，属于心动过缓，β受体阻

断药可抑制心脏兴奋性，降低心率，不适用于心率过慢患者。只有钙通道阻断药对于这些情况均无不利影响，为正确答案。

34.【答案】 D（14）

【解析】 急性心源性肺水肿是由于左心衰导致的肺循环回流受阻，肺静脉血液增多，导致肺水肿。静脉注射呋塞米能迅速扩张容量血管，使回心血量减少，在利尿作用发生之前即可缓解急性肺水肿，是急性肺水肿的迅速有效的治疗手段之一。

35.【答案】 C（14）

扫描二维码查看本题考点更多讲解微视频——4-13 呋塞米的应用。

【解析】 由题干可知患者为急性肺水肿，而呋塞米临床应用于严重水肿，尤其是肺水肿和脑水肿，而中效能利尿药和低效能利尿药主要用于轻、中度水肿。肺水肿时静脉推注呋塞米可快速缓解症状。

36.【答案】 B（13）

扫描二维码查看本题考点更多讲解微视频——4-16 胺碘酮的作用。

【解析】 胺碘酮属于Ⅲ类抗心律失常药，即选择性延长复极的药，能较明显地抑制复极过程，即延长 APD 和 ERP。由于心肌动作电位的复极其离子基础为细胞内的 K^+ 外流，因此胺碘酮主要通过抑制细胞内 K^+ 外流从而延长复极时间，使心肌不应期延长。

37.【答案】 C（13）

【解析】 由化验结果显示患者血钙偏高，因此不宜使用噻嗪类利尿药的主要原因与其升高钙离子水平有关。而 A 选项和 C 选项均为促进钙的重吸收，严格来讲都是正确的，但是 C 选项的表述更加具体，噻嗪类主要是促进远曲小管由甲状旁腺激素调节的钙的重吸收过程，而减少尿钙含量。

【解题思路】 本题综合考查了噻嗪类利尿药的不良反应及化验指标的判断，需要综合分析，选取其中最适合的答案。

第五章　作用于内脏的药物

1.【答案】 C（20）

【解析】 氨茶碱具有扩张支气管作用，同时有具有强心利尿作用，既可用于心源性哮喘也可用于支气管哮喘。毛花苷丙、吗啡和呋塞米只能用于心源性哮喘，肾上腺素只能用于支气管哮喘。因此，如果支气管哮喘和心源性哮喘不能鉴别时，可应用氨茶碱缓解症状。

2.【答案】 D（20）

【解析】 毛花苷丙和吗啡只用于心源性哮喘，肾上腺素只用于支气管哮喘。而氨茶碱具有扩张支气管作用，同时有强心利尿作用，因此，该药即可用于心源性哮喘也可用于支气管哮喘。该患者有明显的哮喘症状，但尚不能辨别是心源性哮喘还是支气管哮喘，这种情况下，可静脉注射氨茶碱缓解症状后，进一步检查。忌用肾上腺素或吗啡，以免造成危险。

3.【答案】 E（19）

【解析】 抑制胃酸分泌的药物主要有组胺 H_2 受体阻断药和质子泵抑制药，西咪替丁、雷尼替丁等为组胺 H_2 受体阻断药，通过阻断胃壁细胞的 H_2 受体而抑制胃壁细胞分泌胃酸。$H^+ - K^+ - ATP$ 酶也称为质子泵，主要作用为主动转运胃壁细胞内的 H^+ 进入胃腔，奥美拉唑为质子泵抑制剂，通过抑制 $H^+ - K^+ - ATP$ 酶，抑制胃酸分泌。

4.【答案】 A（18）

【解析】 糖皮质激素具有强大的抗炎作用，是目前控制哮喘最有效的药物。其中吸入性激素局部抗炎作用强，全身不良反应少，是哮喘长期治疗的首选药。白三烯调节剂也为抗炎药物，同时可舒张支气管平滑肌，但其抗炎作用不如糖皮质激素。其他选项无抗炎作用。

5.【答案】 C（18）

【解析】 患者为非甾体抗炎药导致的慢性胃炎，奥美拉唑为质子泵抑制药，通过减少胃酸产生而缓解胃炎症状。阿莫西林和克拉霉素可用于根除 Hp，用于 Hp 导致的胃炎的根治；多潘立酮为促胃动力药物，可缓解胃胀等症状，此患者并无胃胀症状，因此不用；硫酸镁为导泻药，不用于胃炎的治疗。因此答案选 C。

6.【答案】 C（18）

【解析】 沙丁胺醇为选择性 β_2 受体激动剂，通过激动支气管平滑肌的 β_2 受体舒张支气管平滑肌，可缓解哮喘症状。

7.【答案】A（16）

【解析】吗啡为阿片类镇痛药，可通过镇静、舒张外周血管、降低呼吸频率等作用于心源性哮喘，但由于其具有收缩支气管作用，故禁用于支气管哮喘。其他选项中，B、C 和 E 均可舒张支气管，可用于支气管哮喘发作，但由于肾上腺素为非选择性 β 受体激动剂，因此心脏不良反应较大，故现已较少用于支气管哮喘；D 为激素类药物，为抗炎平喘药。

8.【答案】D（15）

【解析】平喘药包括抗炎平喘药、支气管扩张药和抗过敏平喘药，具有抗炎作用的药物包括糖皮质激素和白三烯受体调节剂（如扎鲁司特、孟鲁司特），支气管扩张药包括肾上腺素受体激动药（如沙丁胺醇等）、茶碱和 M 受体拮抗剂（如异丙托溴铵），抗过敏平喘药包括色甘酸钠和 H_1 受体阻断药（如酮替芬）。

9.【答案】C（14）

【解析】奥美拉唑为质子泵抑制药，通过抑制 H^+ - K^+ - ATP 酶抑制胃酸分泌，是抑制胃酸作用最强的药物，主要用于胃和十二指肠溃疡的治疗。

10.【答案】B（13）

【解析】奥美拉唑属于胃壁细胞 H^+ 泵（质子泵）抑制药。口服后，抑制 H^+ - K^+ - ATP 酶（H^+ 泵）功能，减少 H^+ 的分泌，抑制基础胃酸与最大胃酸分泌量，也使幽门螺杆菌数量下降。

第六章　作用于内分泌系统药

1.【答案】B（18）

【解析】二甲双胍适用于肥胖的 2 型糖尿病患者，本题中病人 BMI 为 $27kg/m^2$，属于超重患者，可首选二甲双胍。格列苯脲和格列吡嗪为促进胰岛素分泌的药物，用于 2 型糖尿病消瘦或体重正常者；胰岛素是 1 型糖尿病唯一有效的药物，2 型糖尿病药物不能控制血糖者也应加用胰岛素；阿卡波糖为抑制胃肠道对葡萄糖吸收的药物，主要降低餐后血糖。

2.【答案】C（18）

【解析】患者经过治疗糖化血红蛋白处于正常水平，说明血糖控制良好，可以继续当前药物治疗。

3.【答案】D（17）

【解析】地塞米松为肾上腺皮质激素类药，临床可应用于严重感染或炎症、免疫相关疾病（如自身免疫性疾病、过敏性疾病、器官移植排斥反应等）、休克（尤其是感染中毒性休克）、血液病等。备选答案中 A、C 和 E 均为自身免疫性疾病。而 D 为长期应用地塞米松可导致的不良反应，不是其应用范围。

4.【答案】C（17）

【解析】二甲双胍是 2 型糖尿病的首选药，尤其适用于肥胖的 2 型糖尿病患者，本题中由患者身高体重计算出病人 BMI 为 $29.4kg/m^2$，超过 $26kg/m^2$ 则适合应用二甲双胍。吡格列酮为胰岛素增敏药，用于胰岛素抵抗患者；格列齐特为促进胰岛素分泌的药物，用于 2 型糖尿病消瘦或体重正常者；西格列汀属于二肽基肽酶 - 4（DPP - 4）抑制剂，可单独应用，或与其他口服降糖药组成复方药物治疗 2 型糖尿病。

5.【答案】A（17）

【解析】血管紧张素转换酶抑制剂具有抑制胰岛素抵抗作用，可降低血糖，并能减少蛋白尿，延缓糖尿病肾病的进程。因此，可作为高血压合并糖尿病的首选药物。

6.【答案】A（16）

扫描二维码查看本题考点更多讲解微视频——4 - 10 胰岛素的应用。

【解析】本题容易误选 C。因为题干中有 BMI $27.5kg/m^2$，所以很多同学一看患者为肥胖病人，应选用双胍类降糖药，并没有全面分析病例。胰岛素是治疗 1 型糖尿病的最重要药物，也可用于 2 型糖尿病初始治疗时及饮食和口服降糖药不能控制血糖者，此外发生各种急性或严重并发症的糖尿病患者也应给予胰岛素，还用于合并重度感染、消耗性疾病、高热、妊娠、创伤及手术的各型糖尿病。本题中患者感染、高热，应给予胰岛素治疗。

7.【答案】D（16）

【解析】α - 糖苷酶抑制剂可抑制胃肠道对葡萄糖的吸收过程，主要降低餐后血糖，因此主要用于餐后血糖高的患者。本题中患者主要表现为餐后血糖升高，因此可以加用 α - 糖苷酶抑制剂。其他药物均非降低餐后血糖的药物。

8.【答案】A（16）

【解析】本题容易误选 D，误选的主要原因为不清楚 α - 葡萄糖苷酶抑制剂的降血糖作用机制，想当然地认为降血糖药肯定会发生低血糖反应。α-糖苷酶抑制剂为抑制胃肠道葡萄糖吸收的药物，主要降低餐后血糖，一般不产生低血糖反应，主要副作用为胃肠道反应。

9.【答案】C（15）

扫描二维码查看本题考点更多讲解微视频——4-4 糖皮质激素抗休克机制。

【解析】糖皮质激素常用于严重休克，尤其是感染中毒性休克，其抗休克机制为：抑制某些炎症因子的产生，减轻全身炎症反应综合征及组织损伤；稳定溶酶体膜，减少心肌抑制因子的形成；扩张痉挛收缩的血管和兴奋心脏、加强心肌收缩力；提高机体对细菌内毒素的耐受力。激素本身并不能中和细菌毒素，仅通过增强机体对毒素的耐受力而产生抗毒作用。

【错误思路分析】本题容易误选D。因为激素具有

允许作用，可以增强儿茶酚胺的收缩血管作用，因此认为激素的作用应该是收缩血管。但此作用并非激素的直接作用，而是使其他物质的作用增强而已，其直接作用为舒张血管。

10.【答案】E（14）

【解析】瑞格列奈为餐时血糖调节药，可促进胰岛B细胞分泌胰岛素，与磺酰脲类不同的特点为瑞格列奈所促进的胰岛素分泌更符合生理规律，其最大优点是促进糖尿病患者胰岛素生理性分泌曲线的恢复，可刺激餐后胰岛素早期分泌。

11.【答案】B（14）

【解析】噻唑烷二酮类药物为胰岛素增敏药，副作用主要有嗜睡、肌肉和骨骼痛、头痛、消化道症状等，但近年来新发现的一些不良反应导致一些品种退市和限制使用，其中曲格列酮由于特异性肝毒性已不在临床应用，罗格列酮具有潜在的导致心血管事件的作用被限制使用。因此，有心衰病史、缺血性心脏病史患者不宜使用。

第七章　化学治疗药物：抗生素、抗真菌药和抗病毒药、抗疟药、抗结核病药、抗恶性肿瘤药

1.【答案】B（18）

【解析】肺炎链球菌为 G^+ 球菌，治疗首选青霉素，如果感染耐青霉素菌株则用喹诺酮类、头孢噻肟或头孢曲松等药物。其他选项中，阿奇霉素首选用于支原体、军团菌等的感染；阿米卡星为氨基糖苷类，用于 G^- 杆菌感染；阿莫西林为广谱青霉素，对产酶细菌无效，因此耐青霉素菌株不能用；头孢呋辛为二代头孢菌素，G^- 菌作用强于 G^+ 菌，不用于肺炎链球菌感染。

2.【答案】E（13）

【解析】青霉素可抑制细胞壁上四肽侧链与五肽桥的交联，从而抑制细菌细胞壁的合成而发挥杀菌作用。

3.【答案】E（20）

【解析】吡嗪酰胺可抑制尿酸排泄，导致尿酸水平升高而诱发痛风。异烟肼可导致周围神经炎，出现四肢末端感觉异常，服用 $VitB_6$ 可预防其发生；利福平可产生肝损害及流感综合征；乙胺丁醇可导致球后视神经炎，引起弱视、红绿色盲和视野缩小；链霉素具有耳毒性和肾毒性。

4.【答案】D（20）

【解析】利福平为广谱抗菌药，对结核杆菌和其他细菌均具有强大的杀菌作用；异烟肼对结核杆菌具有高

度选择性，杀菌作用强大；吡嗪酰胺在酸性环境下对结核杆菌具有较强杀菌作用；链霉素属于氨基糖苷类抗生素，对碱性环境中的结核杆菌具有杀菌作用。以上药物均为杀菌药。而乙胺丁醇为抑制结核杆菌的药物，对其他细菌无效。

5.【答案】B（20）

【解析】异烟肼可导致周围神经炎，出现四肢末端感觉异常，服用 $VitB_6$ 可预防其发生。利福平可产生肝损害及流感综合征；乙胺丁醇可导致球后视神经炎，引起弱视、红绿色盲和视野缩小；吡嗪酰胺可使尿酸水平升高，诱发痛风；链霉素具有耳毒性和肾毒性。

6.【答案】E（20）

【解析】利福平具有肝损害、流感样症状、皮肤综合征及血小板减少等不良反应，服用利福平后还可使大小便、眼泪等呈现橘红色。

7.【答案】A（19）

8.【答案】B（19）

【解析】氯喹、奎宁和青蒿素均为主要控制疟疾症状和发作的药物，其中氯喹具有起效快、疗效高的特点，为控制普通疟疾发作的常用药物，奎宁作用机制与氯喹相似，但在疟原虫中浓集不及氯喹，奎宁为治疗恶

性疟疾的主要化学药物，青蒿素主要用于治疗耐氯喹或多药耐药的恶性疟。伯氨喹主要用于控制疟疾复发和传播，乙胺嘧啶主要用于病因性预防。

9.【答案】B（16）

【解析】过敏反应为青霉素最常见的不良反应，以贫血、荨麻疹、间质性肺炎、哮喘等多见，最严重的为过敏性休克。青霉素在治疗螺旋体感染时还可以出现赫氏反应，表现为全身不适、寒战、发热等症状，为螺旋体被杀灭后释放的物质导致。肌内注射青霉素还可导致局部红肿、疼痛、硬结等。因此答案为B。

10.【答案】C（16）

扫描二维码查看本题考点更多讲解微视频——4-9头孢菌素抗菌特点。

【解析】头孢他啶为第三代头孢菌素，对 G^- 菌包括肠杆菌类、铜绿假单胞菌及厌氧菌有较强作用，能有效控制严重的铜绿假单胞菌感染。因此答案选C。莫西沙星为氟喹诺酮类，对大多数革兰阳性菌、厌氧菌、结核分枝杆菌、衣原体和支原体具有很强的抗菌活性，但对大多数革兰阴性菌作用较弱，因此一般不用于铜绿假单胞菌感染；阿米卡星为氨基糖苷类，此类药物耳毒性及肾毒性较大，需慎用于老年人及儿童。该患者75岁，不宜应用此类药物。阿奇霉素和阿莫西林虽然属广谱抗菌药，但主要对革兰阳性菌作用较强，对铜绿假单胞菌作用较弱。

【错误思路分析】本题容易误选阿米卡星，因为阿米卡星属于氨基糖苷类抗生素，为主要针对革兰阴性杆菌的抗生素，所以对铜绿假单胞菌也有效。错选的主要原因：未考虑氨基糖苷类的毒性及需要慎用的人群。

11.【答案】A（16）

【解析】异烟肼常见不良反应为周围神经炎，表现为手脚麻木、肌肉震颤和步态不稳等。此作用是由于异烟肼结构与维生素 B_6 相似，使维生素 B_6 排泄增加而导致体内缺乏所致。因此，使用异烟肼时应注意及时补充维生素 B_6。

【错误思路分析】本题易误选E。要正确解答此题需要把抗结核药的不良反应及应对措施弄清楚。异烟肼主要不良反应为周围神经炎，因此有同学认为出现了不良反应就应该停药，而没有理解异烟肼出现周围神经炎的机制。

12.【答案】C（15）

【解析】过敏反应为青霉素最常见的不良反应，以贫血、荨麻疹、间质性肺炎、哮喘等多见，最严重的为过敏性休克。青霉素在治疗螺旋体感染时还可以出现赫氏反应，表现为全身不适、寒战、发热等症状，为螺旋体被杀灭后释放的物质导致。肌内注射青霉素还可导致局部红肿、疼痛、硬结等。所以，A、B、D、E均为青霉素的不良反应。而听力减退在青霉素应用过程中并不会出现。听力减退主要见于氨基糖苷类抗菌药和万古霉素等药物。

13.【答案】A（14）

【解析】利福平常见不良反应包括胃肠道反应、肝脏毒性和流感样综合征，其中流感样综合征是间隔使用时诱发的发热、寒战、头痛、肌肉酸痛等类似感冒的症状。

14.【答案】C（14）

【解析】乙胺丁醇连续大量应用可产生严重毒性，如球后视神经炎引起的弱视、红绿色盲和视野缩小，如及时停药并给予大剂量维生素 B_6，有恢复可能。异烟肼常见不良反应为周围神经炎和肝毒性；利福平常见不良反应包括胃肠道反应、肝脏毒性和流感样综合征。

15.【答案】C（13）

16.【答案】E（13）

【解析】异烟肼为抗结核药，对其他细菌无效。环丙沙星为喹诺酮类广抗菌药，对铜绿假单胞菌具有强大杀菌作用。磺胺嘧啶和甲氧苄啶为人工合成抗菌药，也为广谱抗菌药，但对铜绿假单胞菌无效。四环素为广谱抑菌药，但对铜绿假单胞菌、结核菌无效。

第七篇 医学微生物学答案与解析

第一章 微生物的基本概念

1.【答案】C（18）

2.【答案】A（18）

【解析】微生物分类如下表。

项目	非细胞型微生物	细胞型微生物	
		原核细胞型	真核细胞型
种类	病毒、亚病毒	细菌、放线菌、支原体、衣原体、立克次体、螺旋体	真菌
核酸	DNA 或 RNA	DNA + RNA	DNA + RNA
核膜、核仁	无	无	有
细胞器	无	只有核糖体	有完整细胞器

3.【答案】E（16）

【解析】侵袭力是指致病菌突破宿主皮肤、黏膜等生理屏障，进入机体并在体内定值和繁殖扩散的能力。细菌的侵袭力包括黏附、定植和产生侵袭性相关物质的能力。

4.【答案】D（13）

【解析】微生物分类如第1题表格。真菌为真核细胞型微生物，其细胞核具有核膜核仁，为完整的细胞核结构；立克次体、放线菌、细菌和衣原体为原核细胞型，无完整的核膜核仁，不具备完整的细胞核结构。

第二章 细 菌

1.【答案】A（21）

【解析】引起医院感染的病原体主要是条件致病菌，包括医院环境中的病原体和病人体内的机会致病菌。引起医院感染的病原体中，细菌占90%以上，且以革兰阴性杆菌为主。此外，病毒、真菌、衣原体、支原体和原虫等亦可能引起医院感染。

2.【答案】A（21）

【解析】产气荚膜梭菌广泛存在于土壤、人和动物肠道中，感染后可导致气性坏疽，表现为局部水肿坏死，严重病例表现为组织胀痛剧烈，水气夹杂，触摸有捻发感，最后产生大块组织坏死，伴有恶臭。本题患者表现符合产气荚膜梭菌感染。产气荚膜梭菌为革兰氏阳性粗大杆菌，为厌氧菌，本菌代谢十分活跃，可分解多种常见的糖类，产酸产气，在牛乳培养基中能分解乳糖产酸，使其中酪蛋白凝固，同时产生大量气体，可将凝固的酪蛋白冲成蜂窝状，将液面封固的凡士林层上推，气势凶猛，称"汹涌发酵"现象。产气荚膜梭菌至少产生12种与致病性有关的外毒素和酶。

3.【答案】D（20）

【解析】金黄色葡萄球菌多在机体免疫功能低下或某些因素促发下，由疖、痈、扁桃体炎等感染病灶内的细菌直接由血行传播至泌尿生殖系器官，造成尿路感染。

4.【答案】A（20）

【解析】结核分枝杆菌为专性需氧菌，营养要求高。在含有蛋黄、马铃薯、甘油、无机盐、孔雀绿和天门冬氨酰等的改良罗氏培养基上生长良好。巧克力培养基是培养奈瑟菌属包括脑膜炎奈瑟菌和淋病奈瑟菌的培养基；沙保弱培养基适用于真菌培养；SS 培养基适用于沙门菌或志贺菌培养；血平板培养基用于链球菌的培养。

5.【答案】E（20）

荚膜	细菌在其细胞壁外的一层较厚黏液性物质	1. 抗吞噬作用；2. 黏附作用；3. 抗有害物质的损伤作用，与细菌致病性有关
鞭毛	细胞膜伸出菌体外细长的蛋白性丝状体	细菌的运动器官
菌毛	菌体表面的一些直的、比鞭毛更细、更短的丝状物	1. 普通菌毛，数量多、短而直，它使细菌黏附于宿主细胞表面致病 2. 性菌毛，仅见于少数 G⁻ 菌，它由 F 质粒表达。有性菌毛菌称为 F⁺ 菌，可通过性菌毛的结合，将遗传信息如细菌毒力、耐热性等传递给予 F⁻ 受体菌
芽胞	细菌在一定的环境条件下，胞质脱水浓缩，在菌体内部形成一个圆形或卵圆形小体，为细菌的休眠形式，产生芽胞的细菌都是 G⁺ 菌	细菌芽胞最显著的特性是耐热性。以杀死芽胞作为灭菌指标，高压蒸汽灭菌是最有效的方法

7.【答案】B（19）

【解析】霍乱为霍乱弧菌导致的甲类传染病。霍乱弧菌为革兰染色阴性细菌，在菌体一端有一根单鞭毛，运动非常活泼，取病人米泔水样便或培养物做悬滴观察，细菌呈穿梭样或流星状运动。细菌在碱性蛋白胨水中生长良好。感染后症状可从无症状或轻型腹泻到严重的致死性腹泻。严重时每小时失水量可达1L，排出米泔水样腹泻物。本病例表现为粪便检查动力实验阳性，蛋白胨水培养阳性，且水样便，符合霍乱的表现。

8.【答案】A（18）

【解析】金黄色葡萄球菌为革兰阳性球菌，呈葡萄串状排列，感染易形成以脓肿为主的各种化脓性炎症。本题中患者 X 线显示多个透亮区，为化脓病灶，且染色及分布符合金葡菌特性。

9.【答案】E（18）

【解析】淋病奈瑟菌属于革兰阴性双球菌，属于奈瑟菌属，常成双排列，似一对咖啡豆。另外一种革兰阴性球菌为脑膜炎双球菌。

10.【答案】D（18）

【解析】导致胃肠炎的大肠埃希菌分为肠产毒素性大肠埃希菌、肠侵袭性大肠埃希菌、肠出血性大肠埃希菌和肠聚集性大肠埃希菌，其中肠出血性大肠埃希菌为出血性结肠炎和溶血性尿毒综合征的病原体，其血清型为 O₁₅₇:H₇。

11.【答案】B（18）

【解析】弧菌属包括霍乱弧菌和副溶血性弧菌，其中副溶血性弧菌可存在于鱼类、贝壳类等海产品中，引起食物中毒。其表现有恶心、呕吐、腹痛、腹泻和低热，粪便多为水样，少数为血水样。此患者表现与副溶血性弧菌所致食物中毒符合。

【解析】支气管扩张引起感染，最常见的致病菌为铜绿假单胞菌，其次为流感嗜血杆菌、卡他莫拉菌、肺炎克雷伯杆菌、金黄色葡萄球菌。如长期反复感染，致病菌最有可能为铜绿假单胞菌。

6.【答案】B（19）

【解析】细菌的特殊结构见下表：

12.【答案】B（18）

【解析】脑膜炎球菌为革兰阴性球菌，属于奈瑟菌属，可产生自溶酶，体外易自溶死亡。目前国外已分成 A、B、C、D、H、I、K、X、Y、Z、29E、W135 和 L 共 13 个群，以 C 群致病力最强。对人类致病的多为 A、B、C 群，我国95%以上为 A 群。

13.【答案】E（17）

【解析】伤寒沙门菌被摄入并通过胃后，部分细菌经淋巴液到达肠系膜淋巴结大量繁殖，经胸导管进入血流引起第一次菌血症，细菌随血液进入肝、脾、肾、胆囊等器官。患者出现发热、不适、全身疼痛等前驱症状。病菌在上述器官繁殖后，再次进入血液造成第二次菌血症，引起明显的全身症状。

14.【答案】C（17）

【解析】结核分枝杆菌对某些理化因素的抵抗力较强，在干痰中可存活 6～8 个月，在酸、碱溶液中可耐受 30 分钟，但对湿热、紫外线、乙醇的抵抗力弱。在液体中加热 62～63℃ 15 分钟或煮沸、直射日光下 2～3 小时、75% 乙醇内数分钟即死亡。

15.【答案】A（17）

【解析】金黄色葡萄球菌是医院内感染最常见的细菌，金葡菌为革兰阳性球菌，呈葡萄串状排列，其导致的肺炎以发热、咳嗽、咳脓血痰、胸痛为主要症状。链球菌也是化脓性球菌中的一大类常见细菌，但其为链状或者成双排列的革兰阳性菌。而脑膜炎奈瑟菌为革兰阴性球菌。因此本题中感染为金黄色葡萄球菌。

16.【答案】C（17）

【解析】破伤风梭菌可在机体受到外伤，创口被污染时侵入，细菌可释放毒素，使机体呈强直性痉挛、抽搐，可因窒息或呼吸衰竭死亡。其典型症状为咀嚼肌痉挛所造成的苦笑貌、牙关紧闭和持续性背部痉挛（角弓反张）。从本题中患者表现可判断为破伤风梭菌感染。该菌为革兰染色阳性梭菌，严格厌氧。芽胞在100℃ 1小时可被完全破坏，在干燥土壤可存活数年。破伤风梭菌所产生的主要毒素为两种外毒素：破伤风溶血毒素和破伤风痉挛毒素。

17.【答案】D（17）

18.【答案】A（17）

【解析】分枝杆菌可分为结核分枝杆菌、麻风分枝杆菌和非结核分枝杆菌，结核分枝杆菌引起结核病，麻风分枝杆菌引起麻风病，非结核分枝杆菌大多不致病。肺孢子菌曾被称为肺孢子虫，但其超微结构及基因和编码的蛋白均与真菌相似，故归属于真菌。

19.【答案】A（16）

【解析】凝固酶阴性葡萄球菌常见的为表皮葡萄球菌和腐生葡萄球菌，过去认为其对人并不致病，但近年来证实已成为医源性感染的常见重要病原菌。其引发的感染有以下几种：泌尿系感染，为年轻妇女急性膀胱炎的主要致病菌；细菌性心内膜炎，主要为心瓣膜修复术感染表皮葡萄球菌；败血症；术后及植入医用器械引起的感染。凝固酶阴性葡萄球菌一般不导致食物中毒。

20.【答案】D（16）

【解析】产气荚膜杆菌广泛存在于土壤、人和动物肠道，是引起严重创伤感染的重要病原菌。感染后可导致气性坏疽，可破坏组织细胞，发酵肌肉和组织中的糖类，产生大量气体，造成气肿；同时血管通透性增加，水分渗出，局部水肿，进而挤压软组织和血管，影响血液供应，造成组织坏死。严重病例表现为组织胀痛剧烈，水气夹杂，触摸有捻发音，最后产生大块组织坏死，并有恶臭。本题中患者表现符合气性坏疽的表现，且由于施肥时脚被扎伤导致，可能为产气荚膜梭菌导致，其为厌氧性梭状芽胞杆菌。

21.【答案】B（16）

22.【答案】A（16）

【解析】荚膜具有抗吞噬、黏附等作用；质粒是细菌染色体外的遗传物质，控制细菌某些特定遗传性状，与细菌致病性和耐药性有关；普通菌毛为细菌的黏附结构，介导与宿主细胞表面的结合；芽胞是细菌的休眠状态，抵抗力强；鞭毛为细菌的运动器官。

23.【答案】B（16）

【解析】霍乱为霍乱弧菌导致的甲类传染病。霍乱弧菌为革兰染色阴性细菌，在菌体一端有一根单鞭毛，运动非常活泼，取病人米泔水样便或培养物做悬滴观察，细菌呈穿梭样或流星状运动。细菌在碱性蛋白胨水中生长良好。感染后症状可从无症状或轻型腹泻到严重的致死性腹泻。严重时每小时失水量可达1L，排出米泔水样腹泻物。本病例表现为粪便检查动力实验阳性，蛋白胨水培养阳性，且水样便，符合霍乱的表现。

24.【答案】B（15）

【解析】Hp为幽门螺杆菌，为专性寄生于人胃黏膜上的革兰阴性细菌，是大多数胃炎、十二指肠溃疡的病因，同时与胃窦和胃体部位的胃腺癌关系密切。此外，Hp还和胃黏膜相关B细胞淋巴瘤密切相关，胃MALT淋巴瘤即为此类肿瘤。HBV为乙肝病毒，与肝炎发病相关；CMV为巨细胞病毒；EBV为EB病毒，与鼻咽癌关系密切；HIV为人类免疫缺陷病毒，可导致艾滋病。

25.【答案】E（15）

【解析】毒素休克综合征毒素–1（TSST–1）是金黄色葡萄球菌分泌的一种外毒素，可引起机体发热、休克及脱屑性皮疹。TSST–1能增加机体对内毒素的敏感性，感染产毒菌株后，可引起机体多个器官系统的功能紊乱或毒性休克综合征。

26.【答案】D（15）

【解析】病人表现符合消化性溃疡的症状，同时胃镜下黏膜活检组织Worthin–Starty银染色阳性，提示幽门螺杆菌（Hp）感染。Hp是专性寄生于人胃黏膜上的革兰阴性细菌，而非革兰阳性菌。

27.【答案】B（14）

【解析】大肠埃希菌包括肠产毒素性大肠埃希菌、肠侵袭性大肠埃希菌、肠致病性大肠埃希菌、肠出血性大肠埃希菌和肠聚集性大肠埃希菌。$O_{157}:H_7$型大肠埃希菌为肠出血性大肠埃希菌，为出血性肠炎和溶血性尿毒综合征的病原体。感染患者症状轻重不一，可为轻度水泻至伴剧烈腹痛的血便。

28.【答案】B（14）

【解析】肠伤寒沙门菌可以导致伤寒和副伤寒，其主要症状为体温先呈阶梯式上升，持续1周，然后高热（39~40℃）保持7~10天，同时出现缓脉，肝脾肿大，全身中毒症状显著，皮肤出现玫瑰疹，外周白细胞明显明显下降。此患者与伤寒症状类似，为伤寒沙门菌感染导致。

29.【答案】D（14）

【解析】肺炎球菌的致病物质为荚膜（抗吞噬，为肺炎链球菌的主要毒力因子）、肺炎链球菌溶素、脂磷壁酸和神经氨酸酶。

30.【答案】A（14）

【解析】破伤风梭菌无侵袭力，仅在局部繁殖，其致病作用完全依赖于该菌所产生的毒素，一种为对氧敏感的破伤风溶血毒素，一种为破伤风痉挛毒素。

31.【答案】A（13）

【解析】肺炎链球菌致病物质有：①荚膜（主要致病因素，具有抗吞噬作用）；②肺炎链球菌溶血素O；③脂磷壁酸；④神经氨酸酶；⑤紫癜形成因子。M蛋白为肺炎球菌产生的菌体抗原，与细菌的毒力无关，其产生的抗体也无保护作用。

32.【答案】C（13）

【解析】破伤风梭菌可在机体受到外伤、创口被污染时侵入，为革兰染色阳性，有周鞭毛、无荚膜，芽胞呈正圆形，位于菌体顶端，使细菌呈鼓槌状，为典型特征。菌落疏松，似羽毛状。破伤风梭菌能产生两种毒素：一种为破伤风溶血毒素，另一种为破伤风痉挛毒素，为目前已知的引起破伤风的主要致病物质，可导致骨骼肌出现强烈痉挛。因此，患者感染的细菌为破伤风梭菌。

第三章　放线菌、支原体、立克次体、螺旋体、衣原体、真菌

1.【答案】D（19）

【解析】肺炎支原体导致细支气管炎、间质性肺炎和支气管肺炎，多表现为发作性干咳，持久的阵发性剧咳为支原体肺炎较为典型的表现。实验室检查血白细胞总数正常或略增高。支原体肺炎首选的药物为大环内酯类抗生素，因此应用阿奇霉素后有效。

2.【答案】D（19）

3.【答案】E（19）

【解析】HIV主要侵犯CD4$^+$细胞，病毒的dsDNA整合至细胞基因组形成前病毒并在细胞内复制，可通过直接和间接途径损伤免疫细胞，导致机体免疫机体免疫功能失衡和缺损，进而导致AIDS病人发生机会感染或肿瘤。衣原体感染时可由迟发性超敏反应导致免疫病理损伤，如性病淋巴肉芽肿等。

4.【答案】C（19）

【解析】苍白密螺旋体苍白亚种俗称梅毒螺旋体，是梅毒的病原体。其革兰染色阴性，但不易着色，用Fontana镀银染色法染成棕褐色，常用暗视野显微镜直接观察悬滴标本中的梅毒螺旋体。最适标本是硬下疳渗出液，其次是梅毒疹渗出液或局部淋巴液抽出液，可用暗视野显微镜观察梅毒螺旋体。暗视野显微镜检查是一种检查梅毒螺旋体的方法，显微镜下没有明亮的光线，它便于检查苍白的螺旋体，对早期梅毒的诊断有十分重要的意义。

5.【答案】E（18）

【解析】支原体、衣原体和病毒性肺炎均可导致间质性肺炎，且血常规可见白细胞数不高。衣原体可被鸟类及家禽携带，因此鸟类饲养员易感染衣原体。

6.【答案】A（16）

【解析】钩端螺旋体病是一种人兽共患病，可从感染的动物尿液排出，直接或经土壤间接污染水源形成自然疫源地，人类接触污染的水源而被感染。致病性钩端螺旋体能迅速通过破损或完整的皮肤、黏膜侵入人体，并经淋巴系统直接进入血流引起钩端螺旋体血症，患者出现中毒性败血症症状和体征，如发热、乏力、头痛、肌痛、眼结膜充血、浅表淋巴结肿大等。本题患者症状符合钩端螺旋体病的表现。钩端螺旋体菌体纤细，菌体一端或两端弯曲，使菌体呈问号状，C、S或"8"字形，革兰染色不易着色，镀银染色效果较好。

7.【答案】C（19）

【解析】新生隐球菌是深部感染真菌中隐球菌属的主要菌种之一，可引起肺、脑膜、皮肤、黏膜等部位感染。

第四章　病　毒

1.【答案】B（20）

【解析】该患者有注射毒品史、全身淋巴结肿大、口腔白斑可能为白色念珠菌感染，因而最可能是艾滋病，为人类免疫缺陷病毒感染导致。

2.【答案】D（19）

【解析】艾滋病人由于免疫功能严重缺损，常合并严重的机会感染，常见的有细菌（结核分枝杆菌）、原虫（弓形体）、真菌（卡氏肺孢子菌、白色念珠菌）、

病毒（巨细胞病毒、单纯疱疹病毒、乙型肝炎病毒），最后导致无法控制而死亡。

3.【答案】E（18）

【解析】病毒在机体内呈不同程度的播散，有些病毒只在入侵部位感染局部组织细胞，称局部感染或表面感染；另一些病毒可在入侵局部增殖经血流、淋巴液或神经系统向全身或远离入侵部位的器官播散，称为全身感染。

4.【答案】A（17）

【解析】肠道病毒包括脊髓灰质炎病毒、柯萨奇病毒和埃可病毒等，脊髓灰质炎病毒可导致脊髓灰质炎，柯萨奇病毒和埃可病毒可导致无菌性脑膜炎、疱疹性咽峡炎、手足口病、流行性胸痛、心肌炎及眼病等。肠道病毒一般不导致尿道炎。

5.【答案】C（17）

【解析】患者肝损伤，且有路边摊进餐经历，甲肝和戊肝的主要传播途径为粪-口传播，曾注射过乙肝疫苗，可排除乙型肝炎，而甲肝病毒和戊肝病毒均为单股正链RNA病毒。

6.【答案】D（17）

7.【答案】B（17）

【解析】呼吸道合胞病毒是引起小儿病毒性肺炎最常见的病原，可引起间质性肺炎，及毛细支气管炎；对于孕妇来说，风疹病毒的侵入则会导致胎儿早产、胎儿亡或畸形，如兔唇、腭裂、小头、白内障、先天性聋哑、骨发育障碍等；腮腺炎病毒，能引起腮腺、舌下腺、下颌下腺肿大、头痛、发烧，并能引起多种并发症，男性还易引起睾丸肿胀；腺病毒对呼吸道、胃肠道、尿道和膀胱、眼部、肝脏等均可感染。

8.【答案】A（16）

【解析】人流感病毒是人流行性感冒（流感）的病原体，分为甲（A）、乙（B）、丙（C）三型，其中甲型流感病毒抗原性易发生变异，多次引起世界性大流行。

9.【答案】A（16）

【解析】手足口病主要由A组柯萨奇病毒16型和肠道病毒71型引起，但肠道病毒71型重症率和病死率均高于柯萨奇病毒所致的手足口病。柯萨奇病毒B组是病毒性心肌炎的常见病原体；EB病毒所导致的疾病包括传染性单核细胞增多症、非洲儿童恶性淋巴瘤、鼻咽癌

和淋巴组织增生性疾病；埃可病毒11型感染主要与呼吸道感染有关；人疱疹病毒6型可导致婴儿急疹。

10.【答案】A（15）

【解析】病毒是非细胞型微生物，核酸类型只能为DNA或RNA其中一种。其他选项均为细胞型生物，核酸类型为RNA和DNA。

11.【答案】A（14）

【解析】EB病毒所导致的疾病包括传染性单核细胞增多症、非洲儿童恶性淋巴瘤、鼻咽癌和淋巴组织增生性疾病。宫颈癌的发病与EB病毒无关，而与人乳头瘤病毒感染有关。

12.【答案】B（14）

【解析】乙型肝炎病毒复制过程为：①HBV通过PreS1和PreS2与肝细胞表面受体结合进入到肝细胞浆，在胞浆中脱去衣壳；②病毒DNA进入细胞核在HBV编码的DNA聚合酶催化下，以负链DNA为模板，延长修复正链DNA缺口，形成共价闭合环状DNA；③在细胞RNA聚合酶作用下，以负链DNA为模板转录成4种mRNA，分别编码组成病毒核心颗粒的各种成分；④病毒前基因组RNA、DNA聚合酶和HBcAg在胞浆中装配成病毒核心颗粒；⑤核心颗粒内，以病毒RNA为模板，在病毒逆转录酶作用下，逆转录成HBV合成负链DNA，同时前基因组RNA模板被降解。以新合成的负链DNA为模板合成正链DNA；⑥核心颗粒进入内质网和高尔基复合体中加工成熟，释放到细胞外。

13.【答案】E（14）

【解析】乙型肝炎病毒（HBV）为DNA病毒，其他肝炎病毒均为RNA病毒。

14.【答案】B（13）

【解析】手足口病主要由A组柯萨奇病毒16型和肠道病毒71型引起，但肠道病毒71型重症率和病死率均高于柯萨奇病毒所致的手足口病。

15.【答案】A（13）

【解析】腺病毒多数可以引起人类呼吸道、胃肠道、泌尿道及眼部感染。腺病毒3、7、11、21、14型主要引起婴幼儿肺炎和上呼吸道感染；其中3型和7型腺病毒为腺病毒肺炎的主要病原；3、7、14型可以引起咽结膜热，8、19、31型可以引起流行性角膜炎，40、41型可引起儿童病毒性胃肠炎。

第八篇　医学免疫学答案与解析

第一章　绪　论

1.【答案】A (20)

【解析】固有免疫系统又称非特异性免疫系统，是生物体在长期进化过程中逐渐形成的天然免疫防御体系，主要有组织屏障、固有免疫细胞和固有免疫分子组成。组织屏障包括皮肤黏膜屏障、血脑屏障、胎盘屏障等；固有免疫细胞包括单核细胞、巨噬细胞、经典树突状细胞、肥大细胞等；固有免疫分子包括补体系统、细胞因子、抗菌肽、溶菌酶等。

2.【答案】A (18)

【解析】免疫系统的功能为免疫防御、免疫监视和免疫自稳。免疫防御可防止外界病原体的入侵，清除已入侵的病原体及其他有害物质；免疫监视随时发现和清除体内出现的"非己"成分，如由基因突变而产生的肿瘤细胞及衰老死亡细胞；免疫自稳通过自身免疫耐受和免疫调节两种主要机制来达到机体内环境的稳态。

第二章　基础免疫

1.【答案】A (21)

【解析】IgG 是血清和细胞外液中含量最高的 Ig。是机体抗感染的"主力军"，其中 IgG1、IgG3、IgG4 可穿过胎盘屏障，在新生儿抗感染免疫中起重要作用。分泌型 IgA（SIgA）是外分泌液中的主要抗体，参与黏膜局部免疫；IgM 是初次体液免疫应答中最早出现的抗体，是机体特异性抗感染的"先头部队"；IgD 中的膜结合型 IgD 是 B 细胞分化成熟的标志；IgE 为一类亲细胞抗体，可与肥大细胞、嗜碱粒细胞结合，介导 I 型超敏反应。

2.【答案】A (20)

【解析】补体激活的经典途径指激活物与 C1q 结合，顺序活化 C1r、C1s、C4、C2、C3，形成 C3 转化酶和 C5 转化酶的过程，激活物主要是与抗原结合的 IgG、IgM 分子。补体的激活过程中，首先 C1q 与 IgG、IgM 等抗体的 Fc 段结合而发生构型改变，使与 C1q 结合的 C1r 活化，活化的 C1r 激活 C1s，C1s 的底物为 C4 和 C2。

3.【答案】B (19)

【解析】CD4+T 主要分化为辅助 T 细胞（Th），其中 Th1 主要通过分泌细胞因子增强细胞介导的抗感染免疫；Th2 可辅助 B 细胞活化，其分泌的细胞因子也可促进 B 细胞增殖、分化和抗体的生成；Th9 通过分泌细胞因子 IL-9 在过敏性疾病、抗寄生虫感染和自身免疫病中发挥重要作用；Th17 参与固有免疫和某些炎症的发生；Th22 参与上皮细胞的生理功能和炎症病理过程；Tfh 辅助 B 细胞应答。而 CD8+T 细胞分化为细胞毒性 T 细胞（CTL），主要功能为识别内源性抗原肽-MHC I 类分子复合物，进而杀伤靶细胞（细胞内寄生病原体感染的细胞或肿瘤）。

4.【答案】D (19)

【解析】补体替代途径激活也称旁路激活途径，由病原微生物等提供接触表面，直接从 C3 激活开始，其激活物包括细菌细胞壁成分、酵母多糖、凝集的 IgA 和 IgG4。

5.【答案】B (19)

【解析】MHC I 类分子表达于所有有核细胞的表面，MHC II 类分子仅表达于淋巴组织中一些特定的细胞表面，如专职性抗原提呈细胞（包括 B 细胞、巨噬细胞、树突状细胞）、胸腺上皮细胞和活化的 T 细胞等。

6.【答案】A (19)

【解析】病毒感染时机体产生干扰素 IFN-α 和 IFN

－β，其通过作用于病毒感染细胞和其邻近的未感染细胞，诱导抗病毒蛋白酶的产生而发挥抗病毒作用。

7.【答案】E（18）

【解析】机体免疫应答包括固有免疫应答和适应性免疫应答。固有免疫应答指机体固有免疫细胞和分子在识别病原体及其产物后，迅速活化并有效吞噬、杀伤、清除病原体，是早期对抗感染的重要机制。而固有免疫应答最早出现的就是即刻固有免疫应答，主要是中性粒细胞被募集活化，引发局部炎症反应，有效吞噬杀伤病原体，其发生于 0~4 小时，是最早对抗病原体的细胞。

8.【答案】D（18）

【解析】抗原初次刺激机体所引发的应答称为初次应答，初次应答中所形成的记忆细胞再次接触相同抗原刺激后产生迅速、高效、持久的应答即再次应答。初次应答中，B 细胞产生的抗体数量少、主要产生低亲和力的 IgM；再次应答潜伏期短，血清抗体浓度增加快，抗体维持时间长，诱发再次应答所需抗原剂量小，主要产生高亲和力的 IgG。

9.【答案】A（17）

【解析】ADCC 过程如下：

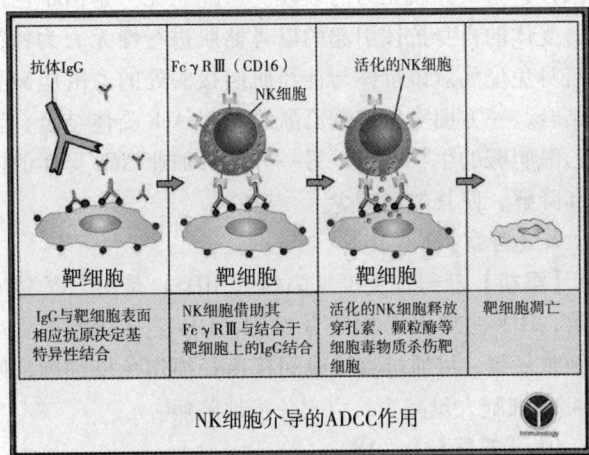

NK细胞介导的ADCC作用

10.【答案】A（17）

11.【答案】E（17）

【解析】B 细胞的功能包括产生抗体介导体液免疫、提呈抗原和免疫调节。CD4⁺ 和 CD8⁺ 淋巴细胞的数量可评价 HIV 感染者免疫状况，辅助临床进行疾病分期、评估疾病进展、判断预后。树突状细胞为专职抗原提呈细胞；NK 细胞为自然杀伤细胞；巨噬细胞为专职抗原提呈细胞。

12.【答案】B（16）

【解析】抗原在向 T 细胞提呈过程中，外源性和内源性抗原的提呈过程及机制不同，外源性抗原通过 MHC Ⅱ类分子抗原提呈途径将抗原提呈给特异性 CD4⁺T 细胞识别。而内源性抗原（病毒感染细胞合成的蛋白或肿

瘤细胞表达的肿瘤抗原）通过 MHC Ⅰ类分子抗原提呈途径将抗原提呈给特异性 CTL 识别。T 细胞激活后，CD4 和 CD8 可分别识别和结合靶细胞表面的 MHC Ⅱ类分子或 MHC Ⅰ类分子。肿瘤抗原为内源性抗原，因此通过 MHC Ⅰ类分子被 T 细胞杀伤。

13.【答案】B（16、14）

【解析】黏膜免疫系统是指广泛分布于呼吸道、胃肠道、泌尿生殖道黏膜下及一些外分泌腺处的淋巴组织，是执行局部特异性免疫功能的主要场所。SIgA 是外分泌液中的主要抗体类别，参与黏膜局部免疫，通过与相应病原微生物结合，阻止病原体黏附到细胞表面，从而在局部抗感染中发挥重要作用。

14.【答案】E（16）

【解析】自然杀伤（NK）细胞不表达特异性抗原识别受体，而是通过表面活化性受体和抑制性受体对"自身""非己"进行识别，并直接杀伤某些肿瘤和病毒感染的靶细胞。NK 细胞表面具有 IgG Fc 受体，也可通过 ADCC 作用杀伤肿瘤和病毒感染的靶细胞。

15.【答案】A（15）

【解析】IgM 是个体发育过程中最早合成和分泌的抗体，在胚胎发育晚期的胎儿即能产生，故脐带血某些病毒特异性 IgM 水平升高提示胎儿有宫内感染，IgM 也是初次体液免疫应答中最早出现的抗体，是机体抗感染的"先头部队"。IgD 中的膜结合型 IgD 是 B 细胞分化成熟的标志；IgG 是再次免疫应答产生的主要抗体，其亲和力高，体内分布广泛，是机体抗感染的"主力军"；IgA 中的 SIgA 是外分泌液中的主要抗体类别，参与黏膜局部免疫；IgE 为一类亲细胞抗体，可与肥大细胞、嗜碱粒细胞结合，介导 Ⅰ 型超敏反应。

16.【答案】B（15）

【解析】理论上抗原可为自然界所有的外源和自身物质，但机体免疫细胞通常识别的抗原是蛋白质，也包括多糖、脂类和核酸等。

17.【答案】B（14）

【解析】CTL（细胞毒性 T 细胞）的主要功能是特异性识别内源性抗原肽 – MHC Ⅰ类分子复合物，进而杀伤靶细胞（细胞内寄生病原体感染的细胞或肿瘤细胞）。病毒感染为病毒寄生于人体细胞内，故其细胞清除靠的是 CTL。

18.【答案】A（13）

【解析】输血反应多发生于 ABO 血型不符的输血。供血者红细胞表面的血型抗原与受血者血清中的天然抗体（IgM）结合后，激活补体溶解红细胞，引发溶血反应。

19.【答案】C（13）

【解析】黏膜免疫系统是指广泛分布于呼吸道、胃肠道、泌尿生殖道黏膜下散在的淋巴组织，以及含有生发中心的淋巴组织，如扁桃体、小肠派尔集合淋巴结及阑尾等，是发生黏膜免疫应答的主要部位。

20.【答案】C（13）

【解析】淋巴结活检显示弥漫性大 B 细胞淋巴瘤，最可能出现的细胞免疫表型为 B 细胞分化抗原 CD19、CD20 和 CD79a。

第三章　临床免疫

1.【答案】A（20）

【解析】HIV 主要侵犯宿主的 CD4$^+$细胞（包括 T 细胞、单核/巨噬细胞、DC 和神经胶质细胞等）。HIV 通过其外膜糖蛋白 gp120 与靶细胞膜表面 CD4 分子结合，导致病毒膜蛋白变构，暴露新的位点与靶细胞膜表面的趋化因子受体结合，介导病毒包膜与细胞膜融合，使病毒进入靶细胞。

2.【答案】A（20）

【解析】艾滋病为获得性免疫缺陷综合征，是因人类免疫缺陷病毒感染并破坏机体 CD4$^+$T 细胞和单核巨噬细胞，引起细胞免疫严重缺陷，导致的以机会性感染、恶性肿瘤和神经系统病变为特征的临床综合征。系统性红斑狼疮为自身免疫性疾病；青霉素过敏为 I 型变态反应；白血病为血液系统恶行肿瘤；接触性皮炎为Ⅳ型变态反应。

3.【答案】D（20）

【解析】补体缺陷病多为常染色体隐性遗传，由补体固有成分、调节蛋白或补体受体中任一成分缺陷引起。包括遗传性血管神经性水肿和阵发性夜间血红蛋白尿。

4.【答案】D（20）

【解析】小儿糖尿病多为 1 型糖尿病（IDDM），为自身反应性 T 细胞在一定条件下引发的自身免疫病，患者体内存在的自身反应 CTL（细胞毒性 T 淋巴细胞）持续杀伤胰岛 β 细胞，导致胰岛素分泌严重不足。

5.【答案】A（19）

【解析】支气管哮喘为呼吸道过敏反应，属于 I 型超敏反应，也称速发型超敏反应，其产生的先决条件是变应原诱导特异性 IgE 产生，IgE 可与肥大细胞或嗜碱性粒细胞表面的高亲和力 IgE Fc 受体结合，使机体处于致敏状态。

6.【答案】E（19）

【解析】生物制剂在临床上用于抗类风湿治疗得到了越来越广泛的应用，如肿瘤坏死因子 - α 单克隆抗体、白细胞介素 - 6 受体单克隆抗体、CD 20 单克隆抗体，这些药物不仅可以减轻炎症，而且可以更好地抑制

骨质破坏和疾病的进展，成为治疗 RA 的重要药物。

7.【答案】A（19）

【解析】由患者低热、咯血、PPD 试验阳性等可诊断为肺结核，肺结核为典型的感染型迟发性超敏反应疾病，胞内感染有结核分枝杆菌的巨噬细胞在 Th1 释放的 IFN - γ 作用下被活化后清除结核杆菌。如结核杆菌抵抗活化巨噬细胞的使杀菌效应则可发展为慢性感染，形成肉芽肿。Ⅳ型超敏反应主要见于结核、接触性皮炎和麻风病。

8.【答案】E（19）

【解析】患者双睑下垂、吞咽苦难，且新斯的明试验阳性，为重症肌无力的表现。重症肌无力是由抗乙酰胆碱受体的自身抗体引起的以骨骼肌进行性无力为特征的自身免疫病。该抗体与神经肌肉接头处的乙酰胆碱受体结合，一方面竞争抑制乙酰胆碱与 Ach 受体结合，阻断乙酰胆碱的生物效应；另一方面可加速 Ach 受体的内化和降解，使其数量减少。

9.【答案】E（18）

【解析】获得性免疫缺陷病（AIDS）是由 HIV 感染导致，HIV 主要侵犯 CD4$^+$T 细胞，HIV 进入细胞内后在靶细胞复制，可通过直接或间接途径损伤免疫细胞，使 CD4$^+$T 细胞大量减少，引起免疫缺陷病。

10.【答案】D（18）

【解析】原发性免疫缺陷病包括：①T、B 细胞联合免疫缺陷病；②以抗体为主的原发性免疫缺陷病，包括 X 连锁无丙种球蛋白血症、普通变异型免疫缺陷病；③吞噬细胞数量和/或功能先天性免疫缺陷病，包括 X 连锁慢性肉芽肿、孟德尔遗传易感分枝杆菌病；④补体缺陷病，包括遗传性血管神经性水肿、阵发性夜间血红蛋白尿。

11.【答案】A（18）

【解析】Ⅱ型超敏反应常见疾病包括：输血反应、新生儿溶血病、自身免疫性溶血性贫血、药物过敏性血细胞减少病、肺出血 - 肾炎综合征、甲状腺功能亢进症、重症肌无力、风湿性心肌炎或血管炎等。

12.【答案】E（17）

【解析】自身免疫性疾病分为自身抗体介导和自身反应性 T 淋巴细胞介导的自身免疫性疾病。自身抗体介导的包括自身抗体直接介导细胞破坏（如自身免疫性贫血、血小板减少性紫癜和中性粒细胞减少症、链球菌感染后肾小球肾炎、肺出血 - 肾炎综合征）、自身抗体介导细胞功能异常（如毒性弥漫性甲状腺肿、重症肌无力）、自身抗体与自身抗原形成免疫复合物介导组织损伤（系统性红斑狼疮）；自身反应性 T 细胞介导的自身免疫病包括多发性硬化症、桥本甲状腺炎、胰岛素依赖性糖尿病、类风湿关节炎等。

13.【答案】C（17）

【解析】肿瘤相关抗原是指肿瘤细胞和正常细胞组织均可表达的抗原，正常情况下其表达量较少，细胞癌变时表达明显增高。肿瘤细胞表达肿瘤相关抗原仅表现为量的变化，而无严格的肿瘤特异性，如胚胎抗原、分化抗原均属于此类。由于其多为自身抗原，一般不引起免疫反应。

14.【答案】C（17）

【解析】减毒活疫苗为减毒或无毒力的病原微生物制成。活疫苗接种类似隐性感染或轻症感染，病原体在体内有一定的生长繁殖能力，免疫效果良好、持久。但其不足之处是疫苗在体内存在恢复突变的危险。免疫缺陷者和孕妇一般不宜接种活疫苗。

15.【答案】B（17）

【解析】过敏性休克、食物过敏性腹泻、花粉过敏性哮喘为 I 型超敏反应，新生儿溶血病为 II 型超敏反应，接触性皮炎为 IV 型超敏反应。

16.【答案】C（16）

【解析】超急性排斥反应是指移植器官与受者血管接通后数分钟至 24 小时内发生的排斥反应，见于反复输血、多次妊娠、长期血液透析或再次移植的个体。该反应是由于受者体内预先存在抗供者组织抗原的抗体，包括抗供者 ABO 血型抗原、血小板抗原、HLA 抗原及血管内皮细胞抗原的抗体。

17.【答案】D（16）

【解析】X 连锁慢性肉芽肿病是常见的吞噬细胞功能缺陷性疾病，因呼吸爆发缺陷所致。遗传性血管神经性水肿为常见的补体缺陷，由 C1INH 基因缺陷所致。X 连锁无丙种球蛋白血症是以抗体缺陷为主的免疫缺陷病，为 X 连锁遗传，发病机制为 B 细胞的信号转导分子酪氨酸激酶基因缺陷。这些均为原发性免疫缺陷病。而艾滋病是由感染导致的获得性免疫缺陷病，主要由于 HIV 侵入机体，引起细胞免疫严重缺陷，导致以机会感染、恶性肿瘤和神经系统病变为特征的临床综合征。而系统性红斑狼疮为自身免疫性疾病，并非免疫缺陷性疾病。

18.【答案】B（16）

【解析】同种异体移植指同种内遗传基因不同的个体间移植，临床移植多属此类型，一般均发生排斥反应。

19.【答案】D（16）

【解析】I 型超敏反应包括过敏型休克、皮肤过敏反应、呼吸道过敏反应等过敏反应；II 型超敏反应包括输血反应、新生儿溶血症、自身免疫性溶血性贫血等；III 型超敏反应包括血清病、Arthus 反应、系统性红斑、类风湿性关节炎等；IV 类超敏反应包括接触性皮炎。

20.【答案】D（15）

【解析】诱发自身免疫的抗原机制包括免疫隔离部位抗原的释放、自身抗原的改变、分子模拟和表位扩展等。其中自身抗原的改变是指一些因素导致自身抗原发生改变，从而产生针对改变自身抗原的自身抗体和 T 细胞，这些抗体和 T 细胞直接对这些自身组织产生损伤，引起自身免疫病。

21.【答案】D（15）

【解析】突变细胞部分可通过机体免疫系统识别和杀伤，部分可通过多种机制逃避免疫系统的识别和清除，导致肿瘤的形成。这些逃避免疫系统的机制包括：肿瘤细胞的抗原缺失和抗原调变，肿瘤细胞表达的抗原与正常蛋白差别很小，故免疫原性弱，无法诱发机体产生足够强度的抗肿瘤免疫应答清除肿瘤细胞（E 选项）；肿瘤细胞 MHC I 类分子表达低下（C 选项）；肿瘤细胞共刺激信号异常（A 选项）；肿瘤细胞表达或分泌免疫抑制分子（B 选项）；肿瘤细胞的抗凋亡作用；某些肿瘤细胞表面可表达 FasL 和抑制性分子，诱导肿瘤特异性 T 细胞凋亡和抑制 T 细胞的活化与增殖；肿瘤细胞通过主动诱导荷瘤机体产生 Treg 和髓源性抑制细胞抑制机体的免疫应答。

22.【答案】B（15）

【解析】诱发获得性免疫缺陷病的因素包括非感染性因素和感染性因素。非感染性因素包括营养不良、恶性肿瘤、医源性免疫缺陷（长期大量使用激素、抗肿瘤药等免疫抑制剂，或者受到放射性损伤等）；感染性因素包括某些病毒、细菌和寄生虫感染，均可不同程度影响机体免疫系统，导致获得性免疫缺陷。

23.【答案】A（15）

【解析】器官移植成败主要取决于供受者间的组织相容性，因此，术前须进行一系列检测，以尽可能选择较理想的供者。包括：红细胞血型检查、检测受者血清中预存的细胞毒性 HLA 抗体、HLA 分型和交叉配型，其中 HLA 型别匹配程度是决定供受者间组织相容性的关键因素。

24.【答案】E（15）

25.【答案】B（15）

【解题思路】Ⅰ～Ⅳ型超敏反应，每年必考。颐恒老师在每年"最后的晚餐"课堂上总结口诀："Ⅰ快Ⅱ血，Ⅲ复合，Ⅳ结麻皮排"。

26.【答案】C（14）

【解析】HIV 感染可以损伤多种细胞，但 CD4$^+$T 细胞是 HIV 在体内感染的主要靶细胞，可通过直接及间接杀伤、诱导细胞凋亡等方式损伤 CD4$^+$T 细胞。

27.【答案】D（14）

【解析】癌胚抗原是指在胚胎发育阶段由胚胎组织产生的正常成分，在胚胎后期减少，出生后逐渐消失。但当细胞癌变时，此类抗原可重新合成而大量表达癌胚抗原。AFP 是肝癌细胞产生的，CEA 是结肠癌细胞表达的癌胚抗原，其含量的上升可作为肿瘤诊断、复发和预后判断的辅助性指标。

28.【答案】E（14）

【解析】自身免疫疾病的发病机制包括自身抗体介导的自身免疫病和自身反应性 T 淋巴细胞介导的自身免疫病。自身抗体介导的自身免疫病主要通过产生针对自身抗原的抗体，通过抗体直接介导细胞破坏、自身抗体介导细胞功能异常以及自身抗体与自身抗原形成免疫复合物介导组织损伤等方式产生。自身反应性 T 细胞介导的自身免疫病为活化的 CD4$^+$Th1 和 CD8$^+$CTL 通过Ⅳ型超敏反应，杀伤自身细胞。胰岛素依赖性糖尿病为患者体内存在的自身反应性 CD8$^+$CTL 可持续杀伤胰岛中的 B 细胞，致使胰岛素的分泌严重不足。

【解题思路】本题需要区分抗体介导和自身反应性 T 细胞介导的自身免疫性疾病。其中很多疾病为两种机制都存在，如桥本甲状腺炎，重症肌无力等。而胰岛素依赖性糖尿病主要机制为 T 细胞介导。

29.【答案】B（14）

【解析】病人红细胞、白细胞和血小板均较低，考虑再生障碍性贫血。再障是一种 T 细胞异常活化，以骨髓为靶组织的自身免疫性疾病。再障的免疫发病机制主要涉及机体的细胞免疫而非体液免疫。再障时 CD8$^+$T 细胞比例增加，导致 CD4$^+$T 细胞/CD8$^+$T 细胞比值降低甚至倒置为其显著特点。

30.【答案】A（14）

31.【答案】E（14）

【解题思路】Ⅰ～Ⅳ型超敏反应，每年必考。颐恒老师在每年"最后的晚餐"课堂上总结口诀："Ⅰ快Ⅱ血，Ⅲ复合，Ⅳ结麻皮排"。

32.【答案】D（13）

【解析】佩戴金属首饰局部出现皮疹为接触性皮炎，是典型的接触性迟发型超敏反应（Ⅳ型超敏反应），通常是由于接触小分子半抗原物质，如油漆、燃料、农药、化妆品和某些药物等引起。

33.【答案】B（13）

【解析】AFP 为甲胎抗原，为肝癌细胞产生的一种胚胎抗原。癌胚抗原（CEA）是大肠癌组织产生的一种糖蛋白，作为抗原可引起患者的免疫反应，对大肠癌、乳腺癌和肺癌的疗效判断、病情发展、监测和预后估计是一个较好的肿瘤标志物。肿瘤特异性抗原（TSA）指肿瘤细胞特有的或只存在于某种肿瘤细胞而不存在于正常细胞的一类抗原。CTA 为人肿瘤睾丸抗原；PSA 为前列腺特异性抗原。

34.【答案】D（13）

【解析】DiGeorge 综合征即先天性胸腺发育不良综合征，是一种以 T 淋巴细胞缺陷为主的原发性免疫缺陷病。

35.【答案】C（13）

【解析】分子模拟是指某些微生物与人的细胞或细胞外成分具有相同或类似的抗原表位，在感染人体后激发的针对微生物抗原的免疫应答，也能攻击含有相同或类似表位的人体细胞或细胞外成分，这种现象称为分子模拟。如 EB 病毒等编码的蛋白和髓磷脂蛋白具有较高的同源性，可引起多发硬化症状；柯萨奇病毒感染激发的免疫应答可攻击人胰岛 B 细胞，引发糖尿病。

36.【答案】D（13）

【解析】自身免疫性疾病的发生与抗原相关的因素包括：免疫隔离部位抗原的释放、自身抗原的改变和分子模拟。免疫隔离部位抗原的释放是指在手术、外伤、感染等情况下，隐蔽抗原释放入血液或淋巴液，得以与免疫系统接触，从而引发自身免疫性疾病。

自身抗原的改变是指一些生物、物理、化学以及药物等因素可以使自身抗原发生改变，引起自身免疫疾病，吸附到红细胞上的小分子药物，如青霉素、头孢菌素可获得免疫原性，刺激人体产生自身抗体，引起药物诱导的溶血性贫血。

第二部分 人文医学

第九篇 医学心理学答案与解析

第一章 绪 论

1.【答案】A（21）

【解析】根据研究手段分为观察、实验、调查、心理测量、个案和相关六种。

①观察法 在完全自然的情况下，对人可观察到的行为进行观测和记录。优点：直接源于生活实际；缺点：易受主观因素及时间短暂的偶然性影响。

②实验法 在控制条件下观测、记录个体行为。常被用于实验室中。优点是所测数据精确、可信；缺点是不接近自然生活。

③调查法 借助于会见或各种调查表了解一组人的态度、意见和行为。

④测验法 利用心理测量来检测和评定个体能力、态度、性格、成就和情绪状态等心理方面问题。

⑤个案法 对某现象的一个特例进行详细深入调查研究的方法。

⑥相关法 是通过测量来发现事物之间关系的方法。

2.【答案】E（18、21）

【解析】医学模式是指一定时期内人们对疾病和健康的总体认识，是该时期医学发展的指导思想。医学模式发展至今经历了以下几个阶段：

神灵主义医学模式：原始社会。人们对健康和疾病的理解都是超自然的，相信"万物有灵"，人类的生命和健康由神灵主宰，疾病和灾祸是天谴神罚。

自然哲学模式：中医的"天人合一""天人相应"，西方希波克拉底"治病先治人""一是语言，二是药物"的治疗观，都是自然哲学医学模式的观点。

生物医学模式：哈维等人提出的血液循环学说，把

医学推到了一个新的时期——以生物躯体为中心的生物医学观的时期。但是其忽略了人具有整体性和社会性。

生物－心理－社会医学模式：这一模式要求面对疾病和健康问题，无论是致病、治病、预防及康复，都应将人看作一个整体，充分考虑心理因素和社会因素的作用，综合考虑各方面因素的交互作用。

3.【答案】B（17）

【解析】（1）1977年，美国医生恩格尔在美国《科学》杂志上著文《需要新的医学模式》，批评了生物医学模式的"还原论""心身二元论"，并提出了生物－心理－社会医学模式。此模式认为，在思考人类的疾病和健康问题的时候，无论是致病、治病、预防及康复，都应将人视为一个整体，充分考虑到心理因素和社会因素的作用，综合考虑各方面因素的交互作用，而不能机械地将它们分割开。

（2）自然哲学模式：中医著作中的"天人合一""天人相应"观点。西方希波克拉底指出"治病先治人""一是语言，二是药物"等治疗观点。至今仍有一定的指导意义，但属于朴素的唯物主义，有局限性。

（3）机械论医学模式：笛卡尔等人把人看作一台机械，医病就是维修机器，完全忽视人体生命的生物复杂性，更忽视人的复杂心理和社会性。

（4）生物医学模式：哈维等人提出血液循环学说，以生物躯体为中心的医学整体观。但忽略了人体具有整体性和社会性特点。

（5）神灵主义医学模式：相信"万物有灵"，认为人类的生命和健康由上帝神灵主宰，疾病和灾祸是神灵

惩罚。

4.【答案】D（20、16）

【解析】医学心理学的基本观点有：心身统一的观点、社会影响的观点、认知评价的观点、主动调节的观点、情绪作用的观点、个性特征的观点。

5.【答案】E（14、15）

【解析】医学心理学的基本观点包括：①心身统一的观点：一个完整的个体应包括心、身即精神与躯体两个部分，两者相互影响。对外界环境的刺激，心、身是作为一个整体来反应的。②社会影响的观点：一个完整的个体不仅是生物的人，而且是社会的人。他生活在特定的环境之内，生活在不同层次的人际关系网中，即人生活在一个多层次多等级的系统中。各层次之间既有纵向的相互作用，又有横向的相互影响。③认知评价的观点：心理社会因素能否影响健康或导致疾病，不完全取决于该因素的性质和意义，还取决于个体对外界刺激怎样认知和评价，有时后者占主导地位。④主动适应与调节的观点：个体在成长发育过程中，逐渐对外界事物形成了一个特定的反应模式，构成了相对稳定的个性特点。这些模式和特点使个体在与周围人和事的交往中，保持着动态平衡。其中心理的主动适应和调节是使个体行为与外界保持相对和谐一致的主要因素，是个体保持健康和抵御疾病的重要力量。⑤情绪作用的观点：情绪与健康有着十分密切的关系。良好的情绪是健康的基础，不良的情绪是疾病的原因。在临床心理学中，情绪是十分重要的研究课题。⑥个性特征的观点：面对同样的社会应激，有的人得病，难以适应，有的人则"游刃有余"，很快度过"难关"，这之中与个性特征有着十分密切的关系。

医学心理学基本观点不包括道德约束，遗传决定论等观点。

第二章　医学心理学基础

1.【答案】E（21）

【解析】记忆是人脑对过去经验的保持和再现（回忆和再认），根据记忆的内容分为形象记忆、运动记忆、逻辑记忆、情绪记忆。其中，以身体的运动状态或动作形象为内容的记忆称为运动记忆；以词语、概念、原理为内容的记忆称为逻辑记忆；以体验过的某种情绪或情感为内容的记忆是情绪记忆；以感知过的事物形象为内容的记忆称为形象记忆。人出游返家后记忆的风景或者幼儿参观动物园记住的猴子大象等都属于形象记忆。

2.【答案】E（20）

【解析】心理是人脑对客观现实主观能动的反映，包括：（1）心理活动是对现实外界刺激的反映活动；（2）人脑对现实的反映具有主观性（经历不同）、能动性（即有选择地反映外界事物），不是对所有外界事物都反映。

3.【答案】B（20）

【解析】感觉适应：是由于刺激物对感受器的持续作用从而使感受性发生改变的现象。适应的规律是，持续作用的强刺激会使感受性降低，而持续作用的弱刺激会使感受性增高。"入芝兰之室，久而不闻其香"正是其写照。

感觉对比：同一刺激因背景不同而产生感觉差异的现象。如同一种颜色把它放在较暗的背景上看起来明亮些，放在较亮的背景上看起来暗些。

感觉后像：当刺激物对感受器的作用停止以后，人们的感觉并不立即消失，并能保留一个短暂的时间，这种现象称为后像。

联觉：指一种感觉兼有另一种感觉的心理现象。如红色、黄色看上去使人温暖，故称为"暖色"，而蓝色、紫色则被人称为"冷色"。

4.【答案】D（19）

【解析】美国人本主义心理学家马斯洛将需要从低到高分为5个层次：生理的需要，如空气、食物、水和性等；安全的需要，如回避危险和恐惧等；归属与爱的需要，如社交、归属、爱等；尊重的需要，如成就、权力和名誉；自我实现的需要，如理想和抱负。本例未满足的属于安全的需要。

5.【答案】A（19）

【解析】认知是人们获得知识和运用知识的过程，认知水平决定了对客观事物的态度。本例中学生因为一次考试中成绩很差，很受打击、情绪低落，是对考试成绩的认知局限于分数，老师通过引导，改变认知后情绪迅速改善，说明认知的重要性。其他选项对该学生情绪的改善并无实际意义。

6.【答案】C（18）

【解析】恐惧是一种企图摆脱已经明确而特定危险的逃避情绪。焦虑是预期发生某种灾难后果时的一种紧张情绪。愤怒是在追求目标上遇到障碍、受到挫折时出现的一种情绪反应。悲哀是个体失去某种他所重视的事物时产生的情绪。苦闷不属于基本情绪。

7.【答案】B（18）

【解析】沙赫特和辛格通过实验提出：情绪的产生是环境刺激、认知过程和生理变化三者相互作用的结果，其中认知过程起关键作用。

8.【答案】E（18）

【解析】此题考查的是意志品质：自觉性：是指能主动支配自己的行动，使其达到既定目标的心理过程。与之相反的有意志的动摇性、受暗示性、盲从、随波逐流、刚愎自用和独断性等。

果断性：指人善于明辨是非，迅速合理的采取决断，并实现目的的品质。与之对立的是优柔寡断，患得患失和草率从事。

坚韧性：指一个人能长期保持充沛的精力，战胜各种困难，不屈不挠地向既定目标前进的品质。与之相反的是做事虎头蛇尾、见异思迁、急躁、轻浮、疑虑和执拗。

自制性：指一种能够自觉、灵活控制自己的情绪和动机，约束自己的行动和语言的品质。这种人具有克服懒惰、恐惧、愤怒和失望等抗内、外诱因的干扰能力。与之相反的是任性和怯懦。易冲动、易激惹、感情用事都是自制性差的表现。

9.【答案】E（18）

【解析】E选项正确的说法是：适当宣泄。情绪调节的方法主要有：①改变认知方式：对客观事物不同的认知评价方式决定了个体情绪的性质和程度。现实生活中，消极情绪的产生往往是个体对事物的错误认识评价方式所造成。②调整期望目标：期望目标没有达到将产生消极情绪。个体应当根据自身情况和外在因素适时调整目标。③改变环境：适当改变或转换生活环境，加强人际交往，可以有效防止消极情绪产生。④心理应对与防御。⑤求助和咨询。⑥适当宣泄、增加正性生活的体验均有较好的情绪调节效果。

10.【答案】A（17）

【解析】希波克拉底提出盖仑整理，他们认为人有四种体液——血液、黏液、黄胆汁和黑胆汁，这四种体液在体内所占比例不同，从而确定了四种气质类型。

（1）胆汁质：表现为精力旺盛、不易疲劳，但具有易于冲动、自制力差、性情急躁、办事粗心等行为特点。

（2）多血质：表现为动作言语敏捷迅速、活泼好动，待人热情亲切，但又显得有些粗心浮躁、注意力和情感都易转移或发生变化。

（3）黏液质：表现为情绪较稳定、心平气和、不易激动，也不外露；行动稳定迟缓，说话缓慢且言语不多；处事冷静而踏实；自制力强但也易于固执拘谨。

（4）抑郁质：表现为对事物和人际关系观察细致、敏感；情绪体验深刻稳定，不外露；行动缓慢、不活泼；学习和工作易感疲劳。工作中常表现出多虑、不果断；生活中常有孤独、胆怯的表现。

11.【答案】C（16）

【解析】人的需要分为生物性需要（空气、食物、水、休息、配偶）和社会性需要（交往、求知、劳动、尊重）。

12.【答案】B（16）

【解析】（1）根据思维过程中凭借物的不同，可以分为动作思维、形象思维和抽象思维。

动作思维：以实际行为为支柱的思维。特点是以实际行动来解决问题。

形象思维：以具体形象和表象为支柱的思维，文学家、艺术家经常用形象思考。

抽象思维：运用概念进行判断、推理的思维活动。往往借助于语词、符号来思考。如学生运用数学符号进行数学运算和推导。

（2）根据探索答案的方向分为聚合思维和发散思维。

聚合思维：把各种信息聚合起来，得出一个正确或最好的答案。如医生根据临床表现和检查结果诊断疾病的过程。也称作求同思维。

发散思维：根据已有信息从不同角度、不同方向思考，寻求多样性答案，如医生对病人寻求不同的治疗方案。也称作求异思维。

（3）根据思维的主动性和独创性分为习惯性思维和创造性思维。

本例中外科医生在手术前用大脑想象手术过程属于形象思维。

13.【答案】D（15）

【解析】此题易错选功能固着。

功能固着是一种思维定势，是指人们以其主观经验与习惯方式处理问题，即某一物品原来用来做什么，以后也一直用来做什么，没有创新。

迁移是指根据已经获得的知识、技能和方法解决新问题。可以产生积极、有用的作用，叫做正迁移，如举一反三、触类旁通；产生消极、不利影响的叫做负迁移，比如方言太浓影响普通话发音。

14.【答案】A（14）

15.【答案】B（14）

16【答案】A（13）

【解析】注意是心理活动对一定对象的指向和集中，是心理过程的动力特征之一。它是人们获得知识、掌握技能、完成各种智力活动和实际操作的重要心理条件。

记忆是指对过去已感知的事物、思考过的问题其印象仍保留在脑中，在一定条件下能重现的心理过程。

想象是对表象进行加工改造，重新组合形成新形象的过程，是一种创造性反应客观现实的形式。

17.【答案】C（13）

【解析】学习是指学习者因经验而引起的行为和心理倾向的比较持久的变化。这些变化不是因成熟、疾病或药物引起的，而且也不一定表现出外显的行为。记忆是指对过去已感知的事物、思考过的问题其印象仍保留在脑中，在一定条件下能重现的心理过程。思维是人脑借助于语言而实现的，以已有知识为中介的，对客观现实的对象和现象概括的、间接的反映，是一种高级的认识过程。

18.【答案】A（13）

【解析】意志的四个特征不仅在考试中会出现，而且对我们个人的成长发展也是有现实指导意义的。

自觉性是指意志的自觉性是指能主动地支配自己的行动，使其能达到既定目标的心理过程。

坚韧性是指在意志行动中能否坚持决定，百折不挠地克服困难和障碍，完成既定目标方面的意志品质。

自制力是指能自觉地、灵活地控制自己的情绪和动机，约束自己的行动和语言的品质。

果断性是指一个人是否善于明辨是非，迅速而合理地采取决定和执行决定方面的意志品质。

意志力是指一个人自觉地确定目的，并根据目的来支配、调节自己的行动，克服各种困难，从而实现目的的品质。

19.【答案】A（13）

【解析】美国人本主义心理学家马斯洛将需要从低到高分为五个层次：生理的需要，如空气、食物水和性等；安全的需要，如回避危险和恐惧等；归属与爱的需要，如社交、归属、爱等；尊重的需要，如成就、权利和名誉；自我实现的需要，如理想和抱负。

20.【答案】E（13）

21.【答案】C（13）

【解析】社会影响的观点：一个完整的个体不仅是生物的人，而且是社会的人。他生活在特定的环境之内，生活在不同层次的人际关系网中，即人生活在一个多层次多等级的系统中。

心身统一的观点：一个完整的个体应包括心、身即精神与躯体两个部分，两者相互影响。

认知评价的观点：心理社会因素能否影响健康或导致疾病，不完全取决于该因素的性质和意义，个体对外界的刺激有怎样的认知和评价，会影响该刺激对个体的作用结果，有时后者占主导地位。

主动调节的观点：个体在成长发育过程中，逐渐对外界事物形成了一个特定的反应模式，构成了相对稳定的个性特点。

情绪作用的观点：情绪与健康有着十分密切的关系。良好的情绪是健康的基础，不良的情绪易诱发疾病产生。

第三章 心理健康

1.【答案】C（13、14、20）

【解析】心理健康的标准有5条：

（1）智力正常：是人正常生活的最基本的心理条件，是心理健康的首要标准。

（2）情绪良好：情绪在心理健康中起着核心的作用。每个人都有喜怒哀乐的情绪变化，当出现负性情绪时，能善于调整，保持乐观稳定，是心理健康的重要标准。

（3）人际和谐：是心理健康必不可少的条件，也是获得心理健康的重要途径。主要表现在乐于与人交往，在交往中可以保持独立而完整的人格，能客观评价别人，在交往中积极态度多于消极态度。

（4）社会适应：能否适应变化的社会环境是判断一个人心理是否健康的重要基础。

（5）人格完整：主要体现在，人格的各个结构不存在明显的偏差与缺陷，具有清醒的自我意识，不产生自我同一性混乱，积极进取的人生观，有相对完整统一的心理特征。

2.【答案】D（20）

【解析】心理健康的标准有5条，其中智力正常是人正常生活的最基本的心理条件，是心理健康的首要标准。

3.【答案】B（20）

【解析】心理学家研究心理健康与否常常从以下几

个方面观察。

（1）病理学角度：例如出现幻觉、妄想等症状，可认定有心理异常存在。

（2）统计学角度：许多在变态心理学看来是属于异常的现象，在正常人身上也会或多或少地有所表现，与心理异常患者之间的差别只是程度上差异而已。智商的高低有具体的量化标准，如：90～120为正常。

（3）文化学角度：人总是在一定的社会文化环境中生活。因此，可以从人的心理和行为是否符合其生活环境所提出的要求，是否符合社会行为规范、道德准则等方面来判断。

4.【答案】B（18）

【解析】心理健康的标准有5条：智力正常、情绪良好、人际和谐、社会适应、人格完整。其中，智力正常是人正常生活的最基本的心理条件，是心理健康的首要标准。

5.【答案】E（17）

【解析】青少年阶段心理健康的常见问题包括：①学习问题；②情绪、情感问题；③恋爱与性的问题。其中，由于情感丰富，情绪不稳定，容易冲动、情绪心境化、长时间郁闷不乐等。

6.【答案】D（16）

【解析】统计学角度是指许多在变态心理学看来是属于异常的现象，在正常人身上也会或多或少地有所表现，与心理异常患者之间的差别只是程度上差异而已。

可以用统计学的方法，把大多数在统计坐标上居中者视为正常，分布于两端者视为异常。本例符合。病理学角度指大脑结构或生理变化引起心理异常，如感染、颅脑损伤、中毒后出现神经精神症状；或者受到强烈的心理刺激后出现大脑功能失调，如出现幻觉、妄想等症状，可认定有心理异常存在。"文化学"角度指人在一定的社会文化环境中生活，可以从人的心理和行为是否符合其生活环境所提出的要求，是否符合社会行为规范、道德准则等方面来判断。

7.【答案】C（15）

【解析】心理学家研究心理健康与否常常从以下几个方面观察。①病理学角度：例如，出现幻觉、妄想等症状，可认定有心理异常存在。②统计学角度：许多在变态心理学看来是属于异常的现象，在正常人身上也会或多或少地有所表现，与心理异常患者之间的差别只是程度上差异而已。③文化学角度：人总是在一定的社会文化环境中生活。因此，可以从人的心理和行为是否符合其生活环境所提出的要求，是否符合社会行为规范、道德准则等方面来判断。

8.【答案】D（19）

【解析】人际和谐是心理健康必不可少的条件，也是获得心理健康的重要途径。主要表现在乐于与人交往，在交往中可以保持独立而完整的人格，能客观评价别人，在交往中积极态度多于消极态度。不包括自我完善。

第四章　心理应激与心身疾病

1.【答案】C（21）

【解析】A型行为类型的特点为：争强好胜、雄心勃勃、积极工作而又急躁易怒，即具有时间紧迫感、竞争、敌对倾向等特征。A型行为类型与冠心病有关。

相反，悠然自得、容易满足、随遇而安、无时间紧迫感、不争强好胜属B型行为类型。

2.【答案】A（20）

【解析】心身疾病是指心理社会因素在疾病的发生、发展过程中起重要作用的躯体器质性疾病和躯体功能性疾病。精神分裂症不会导致躯体气质性疾病，故不属于身心疾病。

3.【答案】B（20）

【解析】应对心理应激的方法有：

（1）逃避或回避应激源。

（2）调整认知，改变对刺激事件的认识态度。

（3）了解刺激事件相关资料，增加对其的可控性和可预测性。

（4）完善自我，提高自身应对能力与经验。

（5）采用自我防御机制：人们在面对挫折和焦虑时启动的自我保护机制，它主要通过对现实的歪曲来维持心理平衡。

（6）学会放松和自我调节。

（7）取得社会支持和安慰，利用各种有效的应对资源。

（8）请心理治疗师帮助，必要时选用适当药物。

患者应通过改变认知方式调节心理。改变对癌症的认知，来调整心理和生活方式。因为人们对客观事物的不同认知评价方式决定了个体情绪的性质和程度，现实生活中，消极情绪的产生往往是个体对事物的错误认知评价方式所造成。本例患者癌肿已经切除了，坦然面对生活，对提高机体免疫力是大有益处的。

采用自我防御机制是通过对现实的歪曲来维持心理平衡。故本例不符合。提高自身应对能力与经验。

4.【答案】D（19）

【解析】心身疾病是指心理社会因素在疾病的发生、发展过程中起重要作用的躯体器质性疾病和躯体功能性疾病，即精神刺激引起的器质性病变。而心理疾病只有心理和精神变化，无器质性病变。

神经症旧称神经官能症，主要表现为焦虑、抑郁、恐惧、强迫、疑病症状或神经衰弱症状的精神障碍。症状没有相应的器质性病变为基础，与病人的现实处境不相称。转换性障碍是指精神刺激引起的情绪反应以躯体症状的形式表现出来。其特点是多种检查均无异常。躯体疾病，不伴有精神症状。

5.【答案】C（17）

【解析】本题易误选 B 或 A。原因是想当然。心理应激是指个体面临或察觉到环境变化对机体有威胁或挑战时做出的适应性和应对性反应的过程。应激导致的心理反应主要有情绪反应、行为反应、认知反应和心理防御反应。

（1）自我防御反应：借助于自我防御机制，个体面对环境的挑战时，对自己的应对效果做出新的解释，以减轻应激所引起的紧张和内心痛苦。

（2）行为反应：表现积极和消极，即"战""逃"两种类型。"战"，即接近应激源，分析现实，研究问题，寻求解决途径；"逃"，即远离应激源。还有一种不战也不逃的行为，称为退缩性反应，表现为顺从、依附和讨好。

（3）认知反应：应激情境中，个体心理的内稳态受到破坏，应激源可以直接或间接地降低认知能力。如意识障碍，意识范围缩小，注意力集中困难，注意范围狭窄，记忆、思维、想象力减退等。认知能力下降又会促使个体产生动机冲突，并使挫折增多，激发不良情绪，形成不良情绪产生与认知能力下降的恶性循环。例如：偏执：个体在应激后变得认知狭窄、偏激、钻牛角尖、固执、蛮不讲理。过分的自我关注，注意自身的感受、想法、信念等内部世界。

灾难化：个体经历应激事件后，过分强调事件的潜在消极后果，引发了整日惴惴不安的消极情绪及行为障碍。

强迫回忆，不由自主地对应激事件反复思考。

闪回与闯入性思维：创伤后应激障碍的重要症状特点。

（4）情绪反应：有焦虑、恐惧、愤怒、敌意、抑郁、无助等。

6.【答案】B（16）

【解析】腹股沟斜疝属于躯体疾病，与心理因素关系不大。原发性高血压、冠心病、支气管哮喘属于内科心身疾病，神经性皮炎属于皮肤科心身疾病。心身疾病的诊断标准包括以下三点：①有明确的临床症状、体征和病理学改变；②有明确的心理社会因素，并且与上述改变构成因果关系，如时间紧迫感与血压波动有关；③排除神经症、精神病及理化、生物学因素引起的疾病，神经症以心理症状为主，无实质性病理生理过程和组织损害，临床检查多无阳性结果。

7.【答案】C（16）

【解析】心理治疗可以广泛地应用于临床与心理的许多疾病与问题。最常应用在：神经症、儿童与成人的行为障碍，包括性心理障碍；应激或挫折后的情绪反应；重型精神病的恢复期；心身疾病的辅助治疗；学习问题；个性问题；社会适应不良以及某些慢性病患者的康复治疗等。精神分裂症急性发作往往需要药物治疗，心理治疗只是辅助作用。

8.【答案】D（16）

【解析】行为反应可表现积极和消极，即"战""逃"两种类型。"战"，即接近应激源，分析现实，研究问题，寻求解决途径；"逃"，即远离应激源。本例患者面对挫折采取逃避行为，符合行为反应中的"逃"。

认知反应：应激情境中，个体心理的内稳态受到破坏，应激源可以直接或间接地降低认知能力。认知能力下降又会促使个体产生动机冲突，并使挫折增多，激发不良情绪，形成不良情绪产生与认知能力下降的恶性循环。如偏执：固执、蛮不讲理。过分地自我关注，注意自身的感受、想法、信念等内部世界。

防御反应指借助于自我防御机制，个体面对环境的挑战时，对自己的应对效果做出新的解释，以减轻应激所引起的紧张和内心痛苦。

应激可导致焦虑、恐惧、愤怒、敌意、抑郁和无助等情绪反应。

本题需要与防御反应鉴别，防御反应没有发生逃避事实的行为，只是找一些解释的理由。网上及其他参考书答案选 E 无疑是错误的。

9.【答案】E（15）

【解析】应对心理应激的方法包括：

（1）逃避或回避应激源。

（2）调整认知，改变对刺激事件的认识态度。

（3）了解刺激事件相关资料，增加对其的可控性和可预测性。

（4）完善自我，提高自身应对能力与经验。

（5）采用自我防御机制：①在无意识水平进行的，

因为具有自欺性质，是一种潜意识层的自卫；②自我防御机制往往具有伪装或者歪曲事实的特点，其作用在于保护自我。

（6）学会放松和自我调节。

（7）取得社会支持和安慰，利用各种有效的应对资源。

（8）请心理治疗师帮助，必要时选用适当药物。

本例患者采用冥想深呼吸放松情绪属于自我调节。

10. 【答案】E（14）

【解析】本题考查应对心理应激的方法，具体方法参考9题解析。本题患者大一新生由于不适应新环境产生的焦虑等，老师同学等给予了支持与安慰，帮助其走出不良情绪状态，属于心理应激应对方法中的取得社会支持。

11. 【答案】E（14）

扫描二维码查看本题考点更多讲解微视频——7-7心理应激反应。

12. 【答案】D（13）

【解析】心身疾病的诊断标准为：①有明确的器质性病变，如胃溃疡、动脉硬化和糖尿病；②疾病的发生有明确的心理社会因素，如情绪障碍、生活事件、A型行为和心理紧张；③排除神经症、精神病和心因性精神障碍；④用单纯的生物医学治疗收效甚微。

第五章 心理评估

1. 【答案】C（21）

【解析】本题是颐恒网校原创试题，2021年考到原题。心理评估的方法有：①调查法：有些资料不能从当事人那里获得时，则需要从相关人或资料那里得到。②观察法：对被评估者行为表现直接或间接地观察或观测的方法。③会谈法：面对面的语言交流的方法。④作品分析法：对被评估者的日记、书信、图画、工艺等文化性创作的分析方法。⑤心理测验法及临床评定量表：对心理现象的某些特定方面进行系统评定的方法。

2. 【答案】B（21）

【解析】流体智力指在信息加工和问题解决过程中所表现出来的能力。如对关系的认识、类比、演绎推理能力，形成抽象概念的能力等。它较少依赖于文化和知识的内容，主要取决于个人的禀赋。流体智力的发展与年龄有密切关系。一般人在20岁以后，流体智力的发展达到顶峰，30岁以后将随年龄的增长而降低。

晶体智力指获得语言、数学等知识的能力，它取决于后天的学习，与社会文化有密切的关系。晶体智力在人的一生中一直在发展，但25岁以后，发展的速度渐趋于平缓。

总之，随着年龄的增长，流体智力逐渐下降，但晶体智力仍可保持。

3. 【答案】D（21）

【解析】应激源是指引起应激的刺激，也就是应激的原因。常见的应激源有：

①躯体性应激源：指人体直接产生刺激作用的刺激物包括各种物理的、化学的和生物的刺激物，如过高或过低的温度、强烈的噪声、酸碱刺激、不良食物、微生物（如新冠病毒）等。

②心理性应激源：主要指自身紧张信息，如挫折与心理冲突。不切实际的期望、不祥预感、以及与工作有关的压力和紧张。未通过考试精神受到打击即心理性应激源。

③社会性应激源：指造成个人生活式样或风格的变化，并要求人们对其做出调整或适应的事件或刺激。社会应激源包括重大的应激性生活事件、日常困扰、工作相关应激源和环境应激源（自然环境的突然变故）。

④文化性应激源：文化冲突等。

4. 【答案】C（19）

【解析】本例患者萌生了悲观厌世的想法，考虑抑郁症，可采用SDS（自评抑郁量表）评估，能直观地反映患者的抑郁主观感受及严重程度。罗夏测验、主题统觉试验（TAT）是受试者根据自己的理解和感受对一些意义不明的图像、墨迹等做出回答，借以诱导出受试者的经验、情绪或内心冲突。明尼苏达多相人格调查表（MMPI）、罗夏墨迹测验，以及艾森克人格问卷（EPQ），多用于某些心理障碍病人的诊断和病情预后的参考、科研和心理咨询对人格评价的常用工具。

5. 【答案】B（19）

【解析】本题有超纲嫌疑。心理测验根据测验材料的性质分类包括言语测验和非言语（或称操作）测验。操作测验是对图片、实物、工具、模型的辨认和操作，被试者通过指认、手工操作提供答案，无须使用文字作答。相比书面测验，操作测验更加现实，强调一个人会做什么，所评估的行为通常是现实行为。如果在现实情境中测量，可能会得到一个以上的正确答案。

言语测验为书面做答的测验。其中，问卷测验多采用结构式问题的方式，让被试者以"是"或"否"或在有限的几种选择上做出回答，如 MMPI、EPQ 及评定量表等。投射测试是受试者根据自己的理解和感受对一些意义不明的图像、墨迹等做出回答，借以诱导出受试者的经验、情绪或内心冲突，如罗夏测验、主题统觉试验（TAT）等（注：与之相关 MMPI、EPQ、TAT 等都是出题的题眼）。

6.【答案】D（17）

【解析】投射法是受试者根据自己的理解和感受对一些意义不明的图像、墨迹等做出回答，借以诱导出受试者的经验、情绪或内心冲突，如罗夏测验、主题统觉试验（TAT）等。

问卷法，多采用结构式问题的方式，让被试者以"是""否"或在有限的几种选择上做出回答，如 MMPI、EPQ 及评定量表等。作业法，指用非文字的方式，让受试者进行实际操作，如测量感知觉和运动的测验。用于婴幼儿及受文化教育受限制者（如文盲、语言不通或语残等）。

调查法和观察法在心理测验中不常用。

7.【答案】A（16）

【解析】心理测量需要遵循三项原则：①标准化原则：测量应采用公认的标准化的工具，施测方法要严格根据测验指导手册的规定进行。②保密原则：测验的内容、答案及记分方法只有此项工作的有关人员才能够掌握，不允许随意扩散，以免影响测验结果的真实性。另一方面对受试者测验的结果保密，是对受试者隐私权的保护。③客观性原则：对测验结果的解释要符合受试者的实际情况，评价应结合受试者的生活经历、家庭、社会环境以及通过会谈、观察获得的其他资料全面参考。也就是"实事求是"。本例中大学教授如果不受外界干扰（外伤），客观评定智力分数不应为85。

8.【答案】E（15）

【解析】心理评估常用的方法主要包括观察法、会谈法调查法、作品分析法和心理测验法。其中心理测验根据测验方法分类包括：

①问卷法：多采用结构式问题的方式，让被试者以"是"或"否"或在有限的几种选择上作出回答，如 MMPI、EPQ 及评定量表等。

②作业法：非文字的，让受试者进行实际操作，如测量感知觉和运动的测验。用于婴幼儿及受文化教育受限制者（如文盲、语言不通或语残等）。

③投射法：受试者根据自己的理解和感受对一些意义不明的图像、墨迹等作出回答，借以诱导出受试者的经验、情绪或内心冲突，如罗夏测验、主题统觉试验（TAT）等。也可用于异常思维的发现，如自由联想测验、填词测验、绘画测验等。

9.【答案】A（15）

【解析】应用心理测验时，应坚持标准化原则、保密原则和客观性原则。其中保密原则是心理测验的一条道德标准。关于测验的内容、答案及记分方法只有作此项工作的有关人员才能掌握，决不允许随意扩散，更不允许在出版物上公开发表，否则必然会影响测验结果的真实性。保密原则的另一个方面是对受试者测验结果的保护，这涉及个人的隐私权。有关工作人员应尊重受试者的利益。

10.【答案】E（14）

【解析】实验法是心理研究方法，在控制条件下观测、记录个体行为，常被用于实验室中。心理评估是依据心理学的理论和方法对人的心理品质及水平所做出的鉴定，需客观准确地反映被试者的情况。

11.【答案】A（13）

【解析】根据患儿表现考虑智力障碍。韦氏智力量表（WISC）首选。

12.【答案】C（13）

13.【答案】A（19）

【解析】360 度评估最常采用的方式是问卷调查，基本形式是评价人通过纸笔作答。

14.【答案】A（20）

【解析】本题易误选为面谈法。属于不认真复习想当然做答的结果。

第六章　心理治疗

1.【答案】A（21）

【解析】心理咨询的工作对象是来访者，工作者是咨询心理学家，其工作范围关于人际关系、学习、升学以及婚姻等问题，工作方式主要是教育和发展。精神疾病专科诊疗属于精神科医生治疗的范围。

2.【答案】A（13）

【解析】投射：是指个体依据其需要、情绪的主观指向，将自己的特征转移到他人身上的现象。

释义是心理咨询中的重要的参与性技术，也称为"内容反应技术"是指咨询师把来访者陈述的主要内容经过概括、综合和整理，用自己的话反馈给求助者，以达到加强理解、促进沟通的目的。

移情：病人将过去对其有重要影响的人物情绪在与治疗者关系中重现出来。

3.【答案】A（19、20）

【解析】心理治疗中往往要涉及个人的隐私，交谈是十分深入的。因此不宜在熟人之间做此项工作。亲人与熟人均应在治疗中回避。

中立原则：心理治疗的目的是要帮助患者自我成长，心理治疗师不是"救世主"，因此在心理治疗过程中，不能替患者作任何选择，而应保持某种程度的"中立"。

真诚原则：信任是医患双方的相互信任，要求患者要对医生信任，坦诚自己的问题，接受医生的治疗；同时，医生也要对患者信任，积极主动的建立良好的医患关系。

保密原则：医生不得将患者的具体材料公布于众。即使在学术交流中不得不详细介绍患者的材料时，也应隐去其真实姓名。

4.【答案】E（19）

【解析】冲击疗法，又名满灌法。它与脱敏法虽都是将患者置于（暴露于）他所惧怕的情境中，但前者采取缓和的、逐步消除恐惧的方法，而本法是治疗开始即将患者处于他最怕的情境中，如果并没有真正可怕的事情发生，那么紧张、焦虑不安便会明显减轻。针对本例患者。心理治疗师布置了一个面试的现场，让其直接面对"面试官"陈述自己的职业倾向和胜任能力。并没有真正可怕的事情发生，从而达到治疗恐惧和焦虑的目的。

系统脱敏法是通过渐进性暴露于日益恐惧的刺激情境以逐步消除恐惧反应的治疗方法，由轻到重、有顺序（系统）的进行。

厌恶疗法是通过提供令人不愉快的或惩罚性的刺激，并把它与某种要戒除的不良行为结合在一起，从而达到戒除不良行为。

催眠疗法的心理基础是暗示作用，主要适应证有：神经症、心身疾病、人格障碍、性变异、戒烟酒、开发智力以及防治考试紧张等。

5.【答案】D（20）

【解析】心理治疗中往往要涉及个人的隐私，交谈是十分深入的。因此不宜在熟人之间做此项工作。亲人与熟人均应在治疗中回避。

中立原则：心理治疗的目的是要帮助患者自我成长，心理治疗师不是"救世主"，因此在心理治疗过程中，不能替患者作任何选择，而应保持某种程度的"中立"。

真诚原则：信任是医患双方的相互信任，要求患者要对医生信任，坦诚自己的问题，接受医生的治疗；同时，医生也要对患者信任，积极主动的建立良好的医患关系。

保密原则：医生不得将患者的具体材料公布于众。即使在学术交流中不得不详细介绍患者的材料时，也应隐去其真实姓名。

6.【答案】E（19）

7.【答案】E（19）

8.【答案】B（19）

【解析】（1）松弛疗法或放松训练是通过一定的程式训练学会精神上及躯体上的放松的一种行为治疗方法。学习有意识的控制或调节自身的心理生理活动，以达到降低机体唤醒水平，调整因紧张刺激而紊乱了的功能。对焦虑症有良好效果。本例患者因害怕手术导致严重后果而出现焦虑，针对焦虑症患者，心理治疗技术采用肌肉放松训练技术、生物反馈训练技术、系统脱敏治疗、暴露治疗、认知治疗技术等。故选E。

（2）最优化原则是指在选择诊疗方案时以最小的代价获得最大效果的决策。具体地说，医务人员在选择诊疗方案时，在当时的医学科学发展水平和允许的客观条件下，而采取的诊疗措施使患者痛苦最小、耗费最少、安全度最高和效果最好。本例患者进行专家会诊后决定采用保守治疗，既避免手术治疗造成软组织的进一步损伤，又能节约费用。达到了以最小的代价获得最大效果的目的，即最优化原则。知情同意原则指医务人员在选择和确定疾病的诊疗方案时要取得患者的知情和自由选择与决定，本例不符。患者利益至上，一切为了病人的利益是医务人员诊疗疾病的出发点和归宿，是取得最佳诊疗效果的重要保证。医务人员在诊疗过程中，坚持"以人为本"和人文关怀，既要诊疗疾病又要重视患者。不仅要做到无伤、有利、自主和公正，而且还要重视、尊重患者，一视同仁对待患者。既要发挥医务人员的主导性，又要充分调动患者的主体性。

（3）患者本身并无精神障碍，故无须进行精神障碍的检查、诊断和治疗。只需要针对目前出现的焦虑情绪急性心理健康指导即可。

9.【答案】C（18）

【解析】意识是心理结构的表层，是当前注意到的感知外界各种刺激的心理活动。潜意识，又名无意识，是人的心理活动的深层结构，不能被人意识到。潜意识，当前未曾注意到，一经他人提醒或自己集中注意，努力回忆即可进入意识的心理活动，介于意识和潜意识之间。想象是人在头脑里对已储存的表象进行加工改造形成新形象的心理过程。它是一种特殊的思维形式。表象是客观对象不在主体面前呈现时，在观念中所保持的客观对象的形象和客体形象在观念中复现的过程。

10.【答案】B（18）

【解析】心理治疗的过程中往往涉及个人隐私，交谈十分深入，因此不宜在熟人之间做此项工作，亲人与熟人均应在治疗中回避。同时也正是心理治疗往往涉及患者的各种隐私，故也要坚持保密原则，但本题不适用。"中立"原则指咨询师在心理治疗过程中，不能替患者作任何选择。

11.【答案】D（18）

【解析】冲击疗法与脱敏法虽都是将患者置于（暴露于）他所惧怕的情境中，但后者是采取缓和的、逐步消除恐惧的方法，而冲击疗法是治疗开始即将患者置于他最怕的情境中，如果并没有真正可怕的事情发生，那么紧张、焦虑不安便会明显减轻。行为塑造法是根据斯金纳的操作条件反射，以逐步晋级的行为塑造为主要特点的心理治疗方法。

12.【答案】B（16、17）

扫描二维码查看本题考点更多讲解微视频——7-4心理治疗原则。

13.【答案】B（17）

【解析】行为治疗的具体方法有系统脱敏法、冲击疗法、厌恶疗法、放松训练等方法。

（1）冲击疗法，又名满灌法。它与系统脱敏法虽都是将患者置于（暴露于）他所惧怕的情境中，但后者是采取缓和的、逐步消除恐惧的方法。而冲击疗法是治疗开始即将患者处于他最怕的情境中，如果并没有真正可怕的事情发生，那么紧张、焦虑不安便会明显减轻。

本例患者符合冲击疗法。

（2）系统脱敏法：又名对抗条件疗法、交互抑制法等。先在门诊脱敏，再到现实中去脱敏。根据两种相反的情绪或行为不能同时并存，且可相互抵消的交互抑制论点，学习用放松的心身状态去克服恐惧、焦虑。关键是由轻到重、有顺序（系统）地进行。

（3）厌恶疗法：是将令患者厌恶的刺激与对患者有吸引力的不良刺激相结合形成条件反射，以消退不良刺激对患者的吸引力，使症状消退。常用的有电击法、橡皮筋法、氨水法、阿扑吗啡法、厌恶想象法等。

（4）放松训练：又称松弛训练，按照一定的练习程序，学习有意识的控制或调节自身的心理生理活动，以达到降低机体唤醒水平，调整因紧张刺激而紊乱了的功能。

认知疗法则属于另外一种心理治疗方法。其基本观点是认知过程及导致的错误观念是行为和情感的中介，适应不良行为和情绪与适应不良认知有关。

14.【答案】B（17）

【解析】移情是心理咨询过程中经常出现的问题，此案例中来访者对咨询师产生的正面移情，即对咨询师过分关心，热情。

其他选项排除理由：首先排除选项D，阻抗一般患者会出现回避行为，拒绝暴露内心问题，咨询过程中也会出现一些来访者过分配合咨询师，其目的也是为了避免暴露，也是一种阻抗。选项A，常用的绘画疗法、房树人、释梦，都是利用了象征。选项C，认可赞同，来访者会模仿咨询师的言行。选项E，即认为他人也有和自己一样的行为和态度，比如自己爱撒谎，就认为其他人也总是骗自己。前两年考过一道题，一来访者约定咨询时间却迟到，咨询师语带责备，来访者大发雷霆，这个是投射。

移情在精神分析理论中十分重要，认为移情再现了求助者以前尤其是儿童时期生活的某种情感，这种情感长期被压抑着而无处释放，甚至成为了心理问题的一个"情结"。求助者把咨询师当作以往生活环境中和他有重要关系的人，把曾经给予这些人的感情（不管是积极的还是消极的）置换给了咨询师，借咨询师宣泄了积压的心理能量，从而有助于心理平衡。

15.【答案】A（17）

【解析】家庭治疗是以家庭为对象实施的团体心理治疗模式，其目标是协助家庭消除异常、病态情况，以执行健康的家庭功能。家庭治疗的特点：不着重于家庭成员个人的内在心理构造与状态的分析，而将焦点放在家庭成员的互动与关系上；从家庭系统角度去解释个人的行为与问题；个人的改变有赖于家庭整体的改变。循环提问是家庭治疗中重要的提问技术，就是轮流、反复地请每一位成员表达他对另外一个成员行为的观察，并讲出对另外两个家庭成员之间的看法，或者是探问一个人的行为与另外一个人的行为之间的关系。

16.【答案】E（16）

【解析】此题的难点在于区分精神分析与认知疗法。精神分析疗法认为人之所以会出现心理问题是因为

"压抑"造成的,通过了解来访者潜意识里的欲望和动机来解释目前的症状,并进行解释,让来访者对问题领悟。

认知疗法的基本观点:认知过程及其导致的错误观念是行为和情感的中介,适应不良行为和情感与适应不良认知有关。认知疗法的观点是人的"认知"出现了问题,通过改变不良认知来改变不良思维和行为,达到消除不良情绪和行为的短程的心理治疗方法。

题目中咨询师要求来访者分享人际关系的体验和自己的经验,这种"体验""经验"就是患者的不良认知。咨询师的目的是同来访者一同分析来访者出现人际关系问题的原因——来访者的错误认知造成的,从而帮助来访者进行认知重建,解决人际关系问题。

精神分析和认知疗法都是帮助来访者分析自身问题,然后解决问题。但精神分析更注重过去的事情形成的情感记忆对现在的影响。认知疗法更注重一般的生活经验造成的错误认知的影响。

17.【答案】E(16)

18.【答案】D(16)

19.【答案】B(16)

【解析】这是一道伦理、心理、法规综合性考题。

17题——法规题:预防接种异常反应,是指合格的疫苗在实施规范接种过程中或者实施规范接种后造成受种者机体组织器官、功能损害,相关各方均无过错的药品不良反应。5名学生发生恶心并伴有焦虑,明显为心因性反应,属于Ⅲ级突发公共卫生事件。因心理因素发生的个体或者群体的心因性反应,不属于预防接种异常反应。类似不属于预防接种异常反应的情形还有:①因疫苗本身特性引起的接种后一般反应;②因疫苗质量不合格给受种者造成的损害;③因接种单位违反预防接种工作规范、免疫程序、疫苗使用指导原则、接种方案给受种者造成的损害;④受种者在接种时正处于某种疾病的潜伏期或者前驱期,接种后偶尔发病;⑤受种者有疫苗说明书规定的接种禁忌,在接种前受种者或者其监护人未如实提供受种者的健康状况和接种禁忌等情况,接种后受种者原有疾病急性复发或者病情加重;⑥因心理因素发生的个体或者群体的心因性反应。

18题——伦理题:按《突发公共卫生事件应急条例》规定,突发公共卫生事件必须及时上报,故首诊医师及时处置并报告医院有关部门所遵循的伦理要求是恪尽职责。信息公开是指在公共卫生行动过程中保持公共卫生信息和公共卫生行动政策与决策的公开与透明。耐心倾听是指认真仔细地倾听病人对病情的陈述。保守医密是指保守病人的秘密(病人不愿意公开透露的信息)以及对病人保守秘密(不良的诊断、进展、预后等)。

知情同意指患者对自己的病情和医生据此作出的诊断与治疗方案明了和认可。

19题——心理题:行为疗法有系统脱敏法、冲击疗法和厌恶疗法三种。放松训练属于系统脱敏法的一部分,这种方法对缓解恐惧症、焦虑症和癔症有良好效果。厌恶疗法主要适应于恋物癖、窥阴癖、酒精依赖及强迫症。

冲击疗法更适合于恐惧症,但轻易不使用。行为塑造法主要用于纠正不良行为习惯。

20.【答案】A(15)

扫描二维码查看本题考点更多讲解微视频——7-6心理治疗方法。

21.【答案】B(14)

【解析】心理治疗方法为近年来考试重点,掌握一些关键词有助于做出区别,记住心理治疗一些核心关键词,如倾听——人本主义理论;潜意识、梦,自由联想——精神分析;条件反射——行为主义疗法。

行为疗法的具体类型包括:应答性行为疗法:系统脱敏、满贯(冲击)疗法等,多用于治疗恐怖症。操作性行为疗法:奖励法用于强化患者良好表现,使得不良行为消退;惩罚法多用于改善习得性不良行为,其中厌恶疗法多用于治疗各种性行为异常。替代学习疗法:示范法、自信训练法等。自我调节技术:瑜伽、坐禅、渐进性放松训练。

22.【答案】E(14)

23.【答案】C(14)

【解析】心理治疗中,治疗关系的建立,一切都是为了患者的利益,不同于友谊的双向互利关系。

24.【答案】E(14)

【解析】心理治疗中医患双方应遵守的原则是:信任真诚原则,信任是医患双方的相互信任。保密原则,心理咨询往往涉及患者的个人隐私,医生不得将患者的具体材料公布于众,这就意味着不能对患者之外的人泄露患者心理咨询情况及相关测评结果等。中立原则,心理治疗目的是帮助患者自我成长,在心理治疗的过程中,不能替患者做任何选择,应保持某种程度的"中立"。回避原则,心理咨询不宜在熟人之间进行,亲人与熟人均应回避。近几年心理咨询原则为考试重点,考生不仅仅要了解咨询原则的几个类型,还要区分清楚各个原则的含义。

第七章　医患关系与医患沟通

1.【答案】B（20）

【解析】医患沟通的技巧包括言语沟通和非言语沟通。其中非言语沟通的的方式有：

（1）面部表情：医生要善于表达，也要善于观察。

（2）身段表情：即身体各部分的姿势动作。

（3）目光接触。

（4）人际距离：医患之间的距离一般在 0.5 ～ 1.2 米。

（5）语调表情：通过语音的高低快慢等了解对方心理状态，传达关注、同情等信息。

2.【答案】C（18）

【解析】本题易误选 E。实际上，给患者提供的信息并不是越多越好，应根据实际情况，提供有用的信息。用问句引导就是引出一些有用的信息。

3.【答案】E（14）

【解析】本题考查医患交谈的技巧中的注意倾听：有人认为交谈应该以"说"为主，而忽视了"听"的过程。实际上，在医患交流中，"听"往往比说更重要。倾听也有一定的技巧和要求，比如，应与患者有一定的目光接触，而不能边做其他事边听。而且倾听的过程也是让患者表达自己思想感情的过程，患者向医务人员的"倾诉"可以起到消除心理紧张的作用。在医患交流过程中其他选项都属于不适宜方式。

4.【答案】A（13）

【解析】导致医患沟通不良的因素可来自于医患双方。对患者来说，主要是认为自己获得的信息不足、听不懂医生的术语、医生同情心差、记不住医嘱等，医生方面则认为患者的依从性差提供信息不足或有误等。因此用专业术语的方式交流不恰当。

5.【答案】B（13）

【解析】医患关系模式是医学模式在人际关系中的具体体现。主动 - 被动型是其中的一种。这种模式是反映患者处于被动地位，而医生处于主动的主导地位的一种模式，常用于手术、麻醉、抗感染治疗等技术。对休克、昏迷、某些精神疾病、智力严重低下等病，这种模式是适合的。在这种模式之下，医生为患者做某事，患者就好像是不能自理的婴幼儿，医生则形同他们的父母。

6.【答案】A（17）

【解析】医生采用以下措施有助于患者记忆：①将医嘱内容进行归纳；②指导力求具体；③重要的医嘱首先提出；④语句表达通俗易懂；⑤复述可以增强记忆。

注意题目问不包括，答案应该选 A。

7.【答案】B（17）

【解析】导致医患沟通不良的因素来自于医患双方。

医生方面认为病人依从性差，提供信息有误。病人方面则认为，自己获得的信息不够、听不懂医生的术语、医生同情心差、记不住医嘱等。故医生与患者沟通时要注意：交谈过程中要尊重患者，谈话有针对性，对患者的谈话要及时反馈。注意倾听；体会患者的感受；善用问句，引导谈话；及时和恰当的反应；抓住主要问题。在医疗活动中，医生只看到"病"，而没有看到"病人"，由于患者过多使用方言，医生过多使用术语，导致双方不能理解沟通的信息，医生认为患者依从性差。医生不注意体会患者的感受，会让患者认为医生同情心差。这些都会影响医患的沟通。

8.【答案】C（15）

【解析】非言语沟通在人际沟通中亦占有重要地位，因为沟通的内容或内涵在许多情况下不可能全部以言语的方式来表达，但可以通过表情、动作、目光接触周围环境信息等手段来表达，从而达到沟通的目的非言语沟通可分为动态与静态两种：动态主要包括面部表情、身段表情和人际距离等；静态包括衣着打扮、环境信息等。引导话题依然是语言引导。

9.【答案】E（15）

【解析】医患言语沟通过程中，交谈的原则包括：

①尊重患者：交谈要在平等和谐的医患关系中进行。

②有针对性：医患沟通以医疗活动为中心交谈应该有目的有计划地进行。在交谈之前，医护人员应做充分的准备，明确交谈的目的、步骤、方式。

③及时反馈：在交谈过程中应及时反馈，采用插话、点头肯定、表情等手段对患者的谈话进行应答。

第八章 患者的心理问题

1.【答案】A（20）

【解析】①角色行为适应：患者基本上已与患者角色的"指定心理活动和行为模式"相符合。

②角色行为缺如：患者未能进入角色。虽然医生诊断为有病，但本人否认自己有病，根本没有或不愿意识到自己是患者。

③角色行为冲突：同一个体常常承担着多种社会角色。当患病并需要从其他角色转化为患者角色时，患者一时难以实现角色适应。

④角色行为减退：已进入角色的患者，由于更强烈的情感需要，不顾病情而从事力所不及的活动，表现出对病、伤的考虑不充分或不够重视，而影响到疾病的治疗。

⑤角色行为强化：由于依赖性加强和自信心减弱，患者对自己的能力表示怀疑，对承担原来的社会角色恐慌不安，安心于已适应的患者角色现状。或者自觉病情严重程度超过实际情况，小病大养。

⑥角色行为异常：患者受病痛折磨感到悲观、失望等不良心境的影响导致行为异常，如对医务人员的攻击性言行，病态固执、抑郁、厌世、以至自杀等。

2.【答案】E（18）

3.【答案】D（18）

4.【答案】D（18）

【解析】患者角色转换是指个体承担并进入一个新角色的过程。主要有以下几种类型：角色行为适应：患者基本上与患者角色的心理活动和行为模式相符合。有利于疾病的康复。

角色行为缺如：患者意识不到自己有病，或否认病情的严重程度。这种行为的后果往往是疾病因治疗被延误而加重。

角色行为冲突：患者角色与其他角色发生心理冲突，使患者焦虑不安、烦恼，甚至痛苦。

角色行为强化：患者产生了对疾病的习惯心理，或是因患病前后的环境或生活差别较大，患者不愿意甚至惧怕回到日常生活中。患者表现为虽然已经康复，但是依赖性加强和自信心减弱，对原来承担的社会角色惶恐不安，安心于已适应的患者模式。

角色行为减退：已经进入患者角色，由于强烈的感情需要，或因其他原因，对正常社会角色的责任、义务不能放下，可使患者角色减退。

角色行为异常：异常类型。患者无法承受患病或患不治之症的挫折和压力，悲观、绝望、冷漠、拒绝治疗，甚至出现极端的自杀行为或对医务人员的攻击行为。

5.【答案】C（20）

【解析】角色行为异常指患者受病痛折磨感到悲观、失望等不良心境的影响导致行为异常，如对医务人员的攻击性言行，病态固执、抑郁、厌世、以至自杀等。

角色行为缺如，患者未能进入角色。角色行为冲突指患者一时难以实现角色适应。角色行为减退是不顾病情而从事力所不及的活动，表现出对病、伤的考虑不充分或不够重视，而影响到疾病的治疗。角色行为强化安心于已适应的患者角色现状。或者自觉病情严重程度超过实际情况，小病大养。

6.【答案】A（19）

【解析】有助于患者记忆的解决办法包括：

（1）尽量避免使用医学术语，表达通俗易懂。

（2）归纳医嘱内容：病名、病情变化、进一步检查、生活方式改变。

（3）指导力求具体明确——如题。

（4）重要的医嘱首先提出——首因效应。

（5）运用复述增强记忆——纠正不准确的地方。

（6）尽可能使用书面形式，还可以借助图片漫画、多媒体。

7.【答案】D（18）

【解析】患者角色转换是指个体承担并进入一个新角色的过程。主要有以下几种类型：角色行为适应：患者基本上与患者角色的心理活动和行为模式相符合。有利于疾病的康复。

角色行为缺如：患者意识不到自己有病，或否认病情的严重程度。这种行为的后果往往是疾病因治疗被延误而加重。

角色行为冲突：患者角色与其他角色发生心理冲突，使患者焦虑不安、烦恼，甚至痛苦。

角色行为强化：患者产生了对疾病的习惯心理，或是因患病前后的环境或生活差别较大，患者不愿意甚至惧怕回到日常生活中。患者表现为，虽然已经康复，但是依赖性加强和自信心减弱，对原来承担的社会角色惶恐不安，安心于已适应的患者模式。

角色行为减退：已经进入患者角色，由于强烈的感情需要，或因其他原因，对正常社会角色的责任、义务不能放下，可使患者角色减退。

角色行为异常：异常类型。患者无法承受患病或患不治之症的挫折和压力，悲观、绝望、冷漠、拒绝治疗，甚至出现极端的自杀行为或对医务人员的攻击行为。

8.【答案】E（16）

扫描二维码查看本题考点更多讲解微视频——7-2角色行为改变。

9.【答案】B（15）

【解析】此题考查的是患者一般心理问题中的意志行为变化，患者常见心理问题包括以下几方面：

（1）患者的认知活动：感知觉异常，记忆和思维能力受损。

（2）患者的情绪与情感：焦虑、抑郁、愤怒。

（3）患者的意志行为：患者患病以后主要表现为意志活动的主动性降低，对他人的依赖性增强，许多患者用幼稚的行为来解决当前的问题，是一种退行性行为的表现，具体有以下特征：以自我为中心，兴趣变得狭窄，情感的依赖性增强，全神贯注于自己的身体机能。

（4）患者的个性：一般来说个性是比较稳定的，但在患病情况下，部分患者的人格会发生一些变化，往往独立性降低而依赖性增强，被动、顺从、缺乏自尊、自卑、退缩甚至孤僻、冷漠等。

本题如考虑应激反应，则属于心理应激的认知反应，参考2017年（2017年考题）第7题。

10.【答案】B（15）

【解析】本题考点新大纲已经删除，属于超纲题的范例。

11.【答案】E（15）

12.【答案】D（14）

【解析】角色行为异常是指患者受病痛折磨感到悲观、失望、不良心境导致行为异常；角色行为缺如是指患者否认自己有病，未能进入角色；角色行为冲突是指患者角色与其他角色发生心理冲突；角色行为减退是指因其他角色冲击患者角色，从事了不该承担的活动；角色行为强化是指安于患者角色现状，期望继续享有患者角色所获得的利益。

13.【答案】B（13）

【解析】患者角色转化是指个体承担并进入一个新角色的过程。通常患者角色转变有以下几种类型：

（1）角色行为适应：患者基本上与患者角色的"指定心理活动和行为模式"相符合。

（2）角色行为缺如：多发生在常态角色向患者角色转化时，或发生在疾病突然加重时。

（3）角色行为冲突：是指个体的患者角色与其病前的各种角色发生心理冲突，使患者在适应患者角色的过程中感到焦虑不安、烦恼，甚至痛苦。

（4）角色行为强化：角色强化多发生在由患者角色向常态角色转化时。

（5）角色行为减退：已进入病人角色的患者，由于强烈的感情需要，或因环境、家庭、工作等因素，或由于正常社会角色的责任、义务的吸引，可使患者角色行为减退。

（6）角色行为异常：患者角色适应中的一种异常类型。患者无法承受患病或患不治之症的挫折和压力，表现出悲观、绝望、冷漠，拒绝治疗，对周围环境无动于衷。

角色转化异常始终指的是患者本身的角色。

第十篇　医学伦理学答案与解析

第一章　绪　论

1.【答案】C（19）

【解析】隋唐时期杰出医学家孙思邈有《备急千金要方·论大医精诚》，提出："人命至重，有贵千金，一方济之，德逾于此。"其中《大医习业》和《大医精诚》篇，是中国医德史上的光辉文献，对后世医学道德发展产生了深远的影响。

张仲景代表作《伤寒杂病论》；陈实功《外科正宗·医家五戒十要》；扁鹊"六不治"；董奉"杏林春暖"。

2.【答案】C（18）

【解析】医学伦理学以医学职业领域中的道德现象、道德关系为研究对象，是研究医学道德关系的一门学科。具体地说，其主要研究医学职业中的四种基本道德关系：医务人员与患者（包括患者家属）的关系；医务人员之间的相互关系；医务人员与社会的关系；医务人员与医学科学发展的关系。不包括 C 选项医务人员与其家庭成员之间的关系。

3.【答案】C（16）

【解析】医学人道观是指在医学活动中，特别是在医患关系中表现出来的同情和关心患者、尊重患者的人格与权利、维护患者利益、珍视人的生命价值和质量的伦理思想和权利观念。医学人道观、人权观的核心内容：尊重患者生命、尊重患者的人格、尊重患者平等的医疗权利、尊重患者的生命价值。对患者尽量使用高新技术，表面上看是对患者做到了"负责"，然而这也走向了另一个极端"过度医疗"，这也是目前我国医疗市场中存在的一个"弊端"。要知道，这样的做法是违背医学人道观的，故答案选 C。

4.【答案】A（15）

【解析】孙思邈的《备急千金药方·论大医精诚》提出"人命至重，有贵千金，一方济之，德逾于此"；张仲景《伤寒杂病论》提出"精研方术""知人爱人"；杨泉《物理论》指出"夫医者，非仁爱之士不可托也；非聪明理达不可任也；非廉洁淳良不可信也"。

5.【答案】A（13）

【解析】"最大多数人的最大幸福"盛起于边沁，其将"最大多数人的最大幸福"作为其功利主义的目的和终结。随后，密尔在边沁古典功利主义的语境的基础上，将功利主义人性化，同样提出功利主义即最大幸福原则当作道德基础的信条主张。

6.【答案】E（13）

【解析】以伦理学研究类型、方法以及研究内容、理论体系的不同，当代学者将其划分为不同类型的伦理学，包括：描述性伦理学、元伦理学、规范伦理学、美德伦理学。医学伦理学属于规范应用伦理学。

第二章　医学伦理学的规范体系

1.【答案】A（21）

【解析】道德的特殊本质是指道德作为人类社会一种特定的、具体的意识形态所具有的不同于其他社会意识形态的特殊性质。主要表现有：

首先，道德是特殊的规范调解方式。道德是一种由原则、规范、意识、信念和行为习惯构成的特殊的调解规范体系，具有特殊的规范性。

（1）道德是一种非制度化的规范。

（2）道德是一种非权利规范。

（3）道德是一种内化的规范。

其次，道德是一种实践精神。道德不仅是一种社会意识，是一种特殊的调解规范体系，而且是人类掌握世界的特殊方式，是人类完善发展自身的活动道德作为实践精神是一种价值，是道德主体的需要同满足这种需要的对象之间的价值关系。

2. 【答案】A（19）

【解析】尊重原则、不伤害原则、有利原则和公正原则是由美国学者比彻姆和丘卓斯在《生物医学伦理学原则》一书中提出的、指导医学实践的四个基本原则。在医护实践中，尊重原则是指对患者的人格尊严及其自主性的尊重。

3. 【答案】B（19）

【解析】第2、3两道题违背的都是尊重原则，在床头卡以病代人，是对患者人格尊严的极度不尊重，而女性臀部注射应注意遮挡，注射护士的作法同样违背了尊重原则。

4. 【答案】B（16）

【解析】尊重原则指对患者的人格尊严和自主性的尊重。人格尊严是与生俱有的，首先必须得到保护。而自主性指患者对有关自己医护问题，经过深思熟虑后做出的理性决定，如知情同意、知情选择、要求保密等。当然，患者的自主性不是绝对的，而是有前提条件的。

5. 【答案】C（13）

【解析】公正有程序性公正、回报性公正和分配性公正等，在医学伦理学的公正原则主要是指分配性的公正，它是指收益和负担的合理分配，并且又包括形式上的公正和实质上的公正。在医护实践中，形式上的公正是指类似的个案分配收益与负担时以同样的准则处理，不同的个案以不同的准则处理，这在我国仅限于基本的医疗和护理。

第三章　医疗活动中的人际关系道德

1. 【答案】C（13）

【解析】医患双方在医学知识和能力的占有上具有不对称性，用专业术语交流显然是不恰当的。

2. 【答案】C（17）

3. 【答案】A（19）

【解析】新世纪医师职业精神的核心内容是：将患者的利益置于医师的利益之上，并在医师和全行业正直的基础上得到公众对医师的信任。这一精神表现为三项基本原则和十项职业责任。十项职业责任曾在考研题中出现过，此次主要考查医患关系，即便没有医师宣言的背景，考生也应该能答出医患关系的性质是信托关系。

医师宣言基本原则中，第一条即将患者利益放在首位的原则。这一原则建立在为患者利益服务的基础上。信任是医患关系的核心，而利他主义是这种信任的基础。市场力量、社会压力以及管理的迫切需要都绝不能影响这一原则。

4. 【答案】B（18）

【解析】维护患者的健康和生命，捍卫患者的正当权益，这是医务人员的共同义务和天职，也是协调医务人员之间关系的思想基础和道德要求。

易误选A，医务人员之间的彼此信任是互相协作的基础和前提，而协作是医疗、教学、科研的客观需要。

但是，医务人员之间的协作是相互的、互利的，要采取积极主动的态度，这样才能达到实质上的协作而不是表面上、形式上的协作，相互间才能建立良好的关系。

5. 【答案】E（18）

【解析】知情同意权包括知情权和同意权两个方面，单纯的知情或单纯的同意都不能称为知情同意。题干所述实际属于知情权。知情权是指患者有权了解和认识自己所患疾病，包括检查、诊断、治疗、处理及预后等方面的情况，并有权要求医师做出通俗易懂的解释；有权查阅医疗记录，知悉病历中的信息，并有权复印病历等。

6. 【答案】E（18）

【解析】为了诊治的需要，患者有义务将自己与疾病有关的隐私如实地告知医务人员，但患者也有权维护自己的隐私权不受侵害，对于医务人员已经了解的患者隐私，患者享有不被擅自公开的权利。

《艾滋病防治条例》第三十九条　疾病预防控制机构和出入境检验检疫机构进行艾滋病流行病学调查时，被调查单位和个人应当如实提供有关情况。

未经本人或者其监护人同意，任何单位或者个人不得公开艾滋病病毒感染者、艾滋病病人及其家属的姓名、住址、工作单位、肖像、病史资料以及其他可能推断出其具体身份的信息。

医师贾某未经患者同意公开了患者的工作单位等隐私，侵犯了患者的隐私权。

7. 【答案】A（17）

【解析】医患关系从法律上说，是一种医疗契约关系。

系。不过，这种契约关系与一般的契约关系不完全相同，如这种契约没有订立一般契约的相关程序和条款、承诺内容未必与契约内容完全一致、医方负有更重的义务（如注意、忠实、披露、保密义务，以及急危重症时强制的缔约义务等），对患者一方没有严格的约束力等。

8.【答案】 B（13、17）

【解析】 从法律上说，医患关系是一种具有医疗契约性质的关系：医疗契约又称医疗合同，是指平等主体的患者与医疗机构之间设立、变更、终止民事权利与义务关系的协议。从伦理上说，医患关系是一种信托关系：医患信托关系是医务人员和医疗机构受患者的信任和委托，保障患者在诊治、护理过程中的健康利益不受损害并有所促进的一种关系。

总之，医患关系是以诚信为基础、具有契约性质的信托关系。

9.【答案】 D（16）

10.【答案】 A（16）

11.【答案】 B（16）

【解析】 E项，提高道德修养的目的在于不断地提高医学道德境界和解决医学实践中的伦理问题。C选项是公正原则。

12.【答案】 D（15）

【解析】 医务人员之间关系具有其自身的特殊性：①协作性；②平等性；③同一性；④竞争性。竞争的目的是为了形成比、学、赶、帮、超的人际关系环境，以取得良好医学角色地位。

13.【答案】 D（14）

【解析】 医务人员拥有医学知识和能力，而患者却不懂或一知半解。因此，医患双方在医学知识和能力的占有上具有不对称性。由于社会对医疗卫生保健的支持力度不够、医疗卫生保健单位的管理不善以及医患双方

的自律欠缺等诸方面的原因，特别是医患双方的地位、利益、文化和思想道德修养以及法律意识等方面存在差异，对医疗卫生保健活动及其行为方式、效果的理解不同等常常发生相互间的矛盾或冲突，即医患矛盾存在是必然的。

14.【答案】 D（14）

【解析】 本题涉及到保密原则和知情同意原则，医务人员就医疗行为进行说明的对象首先应是患者本人，且不能告知其朋友、同事、领导等此为保密原则。如患者无行为能力，或者病情严重对病人说出后会影响病情发展的可以先告知家属或监护人。

15.【答案】 C（15、21）

【解析】 《精神卫生法》第四十条 精神障碍患者在医疗机构内发生或者将要发生伤害自身、危害他人安全、扰乱医疗秩序的行为，医疗机构及其医务人员在没有其他可替代措施的情况下，可以实施约束、隔离等保护性医疗措施。实施保护性医疗措施应当遵循诊断标准和治疗规范，并在实施后告知患者的监护人。

禁止利用约束、隔离等保护性医疗措施惩罚精神障碍患者。

16.【答案】 D（15、21）

17.【答案】 A（15、21）

【解析】 医患关系模式是医学模式在人际关系中的具体体现。主动－被动型是其中的一种。这种模式是反映患者处于被动地位，而医生处于主动的主导地位的一种模式，常用于手术、麻醉、抗感染治疗等技术。对休克、昏迷、某些精神疾病、智力严重低下等病，这种模式是适合的。在这种模式之下，医生为患者做某事，患者就好像是不能自理的婴幼儿，医生则形同他们的父母。

医患关系模式类型	医务人员的作用	病人的作用	临床应用	模式的原型
主动－被动型	叫病人做某事	接受（不能反对或无作用）	麻醉、严重外伤、昏迷、谵妄等	父母－婴儿
指导－合作型	告诉病人做什么	合作者（服从）	急性感染过程等	父母－儿童
共同参与型	帮助病人自助	合作关系的参加者（利用专家的帮助）	大多数慢性病患者	成人－成人

第四章 临床诊疗实践道德

1.【答案】 E（21）

【解析】 本题考查知情同意原则，法律和道德都要求在手术前，医务人员必须客观地向患者或患者家属（或监护人）介绍手术的必要性、手术方式、可能发生

的不良情况或意外、术前注意事项等，让其充分理解后自主地做出是否手术的决定。然而，在患者不能表达、病情危急而找不到患者家属或家属不能及时赶到抢救现场的情况下，医务人员出于高度的责任感，在没有患者或家属知情同意情况下征得院领导批准后的手术是合乎伦理要求的。本例患者老年人急性肠梗阻，属于紧急手术情况，其家属同样是老年人的妻子，而且神志恍惚，不具有知情同意的能力。因此，医生经院领导同意后可以手术。

2.【答案】C（20）

【解析】考查知情同意原则，伦理上的知情同意要求医务人员优先考虑患者的生命健康权利，当患者或其家属的知情选择对其生命健康不利，危及患者的生命安危时，医务人员需要勇于承担风险，充分发挥医务人员的特殊干涉权，竭力捍卫患者的生命健康权利。本题A、B、D选项均损害患者的生命健康权利，而E选项不考虑患者家属意见，直接手术损害了其知情同意权。

3.【答案】D（19）

【解析】临床诊疗的伦理原则包括患者至上原则、最优化原则、知情同意原则和保密守信原则。

知情同意原则是指医务人员在选择和确定疾病的诊疗方案时要取得患者的知情和自由选择与决定，对于一些特殊检查、特殊治疗和手术，还要以患者或患者家属（无家属由监护人）签字为据。

4.【答案】C（19）

【解析】本题易错选A，原因是将知情同意原则与知情同意手续相混淆。"主治医师称，产妇本不该手术自然分娩该病发生的概率较低，这些信息已告知且产妇及家属已签字。"说明医师履行了知情同意的手续，患者签署了知情同意书，因此医师并没有违背知情同意手续。

知情同意原则是医务人员对患者或患者家属自主权利的尊重，而患者家属称"如果医生讲清楚剖宫产会导致新生儿湿肺，我们不会再坚持。"说明家属并没有完全理解知情同意的内容，没有自主选择的能力，因此医生违背了知情同意原则。

在手术治疗的伦理要求中，第一条是严格掌握指征，手术动机纯正。剖宫产属于手术，在手术之前，医务人员必须判断手术对患者的疾病治疗在当时的条件下是最理想的。"无剖宫产适应证，但产妇及家属坚决要求剖宫产。"由此可见，剖宫产并不是最理想的方式，因此即使家属要求剖宫产，也不应当实施手术。违背了严格掌握适应证的伦理要求，是违背患者根本利益和伦理要求。答案选C。

5.【答案】A（19）

6.【答案】A（19）

7.【答案】A（19）

【解析】在医疗活动中，患者应履行某些道德义务，主要有：配合医者诊疗的义务；遵守医院规章制度、尊重医务人员及其劳动的义务；给付医疗费用的义务；保持和恢复健康的义务；支持临床实习和医学发展的义务。

医学科学的发展和医学生的培养离不开患者的配合和支持，支持医学生临床实习和医学人体试验，是提高医学生培养质量、促进医学进步的需要，应成为每一个患者的道德义务。但是，作为一种道德义务必须以患者的知情同意为前提。

8.【答案】E（18）

【解析】《执业医师法》第二十二条 医师在执业活动中履行下列义务：

（一）遵守法律、法规，遵守技术操作规范；

（二）树立敬业精神，遵守职业道德，履行医师职责，尽职尽责为患者服务；

（三）关心、爱护、尊重患者，保护患者的隐私；

（四）努力钻研业务，更新知识，提高专业技术水平；

（五）宣传卫生保健知识，对患者进行健康教育。

"医师在旅游途中救治了一位突发心脏病的旅客"不属于医师的法律义务，却是医师的道德义务。医师的法律义务，也是医师的道德义务。除此之外，医师的道德义务还要求对患者尽义务与对他人、社会尽义务统一起来，并且把维护和促进患者权利的实现也视为应尽的义务。

9.【答案】C（18）

【解析】医生应该尊重患者的个人信仰，不可随意批评导致医患关系紧张，选项B不正确；王某的个人行为并未危害其他人，报告派出所也正确，选项E不正确；救治患者是医生的义务，患者做出不利健康的决定，必要时应行使家长权，选项A放弃诊治不正确；强制诊治适用范围是某些传染病和精神病，本例不符合不选D。只有C选项正确，符合常规。

10.【答案】D（18）

【解析】医师下错医嘱后是否告知患者真相，可有三种选择：①不告知真相，也不补用正确药物，可能避免医患纠纷，但对患者的治疗有一定影响，如果患者知道真相后，纠纷不可避免，且严重影响医患信任，不可取；②不告知真相，补用正确药物，这样患者容易产生疑问，为此医生就要说假话，违背诚实的道德原则，也不可取；③告知患者，并补用正确药物，虽然有可能发生医患纠纷，但可避免更大的损失，可取。前两种做法不可取，最主要的是侵犯了患者的知情同意权；第三种虽然有可能发生医患纠纷，但长远来看医生维护了职业道德，维护了患者知情权，有助于医患信任，是可取的。

11.【答案】A（18）

12.【答案】D（18）

【解析】询问病史的伦理要求：举止端庄，态度热情；全神贯注，语言得当；耐心倾听，正确引导。11题选项中符合问病史伦理要求的是A项。

体格检查的伦理要求：全面系统，认真细致；关心体贴，减少痛苦；尊重患者，心正无私。12题男医师给女患者进行妇科检查时要有护士或第三者在场符合尊重患者，心正无私的伦理要求。

13.【答案】E（17）

14.【答案】B（17）

扫描二维码查看本题考点更多讲解微视频——7-5趋避冲突。

15.【答案】B（17）

【解析】淋病属于乙类传染病，根据《中华人民共和国执业医师法》第二十二条规定："医师应当关心、爱护、尊重患者，保护患者的隐私。"然而，如果患者的"隐私"涉及他人或社会的利益，对他人或者社会具有一定的危害性，如本患者患淋病，属于乙类传染病，则医务人员有疫情报告的义务，应当如实上报，但应对无关人员保密。患者妻子属于密切接触者，故应当告知其妻，但是由于患者要求不告诉，所以医师应当尊重患者的权利，劝说患者亲自告知其妻子。

16.【答案】E（17）

17.【答案】D（17）

18.【答案】C（17）

19.【答案】A（16）

【解析】知情同意原则，也是近年考试的一个热点，可能与我们现在比较紧张的医患关系有关。在此要提醒各位医务工作者，在实际工作中要谨记知情同意原则，有特殊检查或者治疗方案时，一定要有"签字"的环节，而非口头协议。

20.【答案】B（15）

21.【答案】E（15）

22.【答案】C（15）

23.【答案】A（15）

【解析】B选项是手术前的伦理要求；D选项是药物治疗的伦理要求。

24.【答案】B（14）

【解析】最优化原则指在选择诊疗方案时以最小的代价获得最大效果的决策。具体地说，医务人员在选择诊疗方案时，在当时的医学科学发展水平和允许的客观条件下，采取的诊疗措施应使患者痛苦最小、耗费最少、安全度最高和效果最好。

25.【答案】E（14）

【解析】本题考查的是知情同意原则，手术治疗要求患方知情同意。

26.【答案】C（13）

【解析】从医学伦理学基本范畴看，护士打错针，违背了审慎；A项不告诉患者，从医学伦理学基本范畴看，违背了良心；正确的做法是立即报告护士长，并告知值班医师和科主任，采取补救措施，确保患者生命安全；待患者病情稳定后告知真相，承认过错。

27.【答案】A（13）

【解析】精神药品处方的开具有法律规定，具有开具精神药品处方权力的医师，在开具精神此类处方时应严守法规。

28.【答案】E（13）

【解析】医生使用药物治疗时应遵循对症下药，剂量安全是指医生在对症下药的前提下，要因人而异地掌握药物剂量。

29.【答案】D（13）

【解析】药物治疗对医生的道德要求：①"对症"下药，剂量安全。②合理配伍，细致观察。③节约费用，公正分配。④严守法规，接受监督。

30.【答案】A（16）

【解析】临床诊疗的首先原则——最优化原则指在选择诊疗方案时以最小的代价获得最大效果的决策。具体地说，医务人员在选择诊疗方案时，在当时的医学科学发展水平和允许的客观条件下，而采取的诊疗措施使患者痛苦最小、耗费最少、安全度最高和效果最好。

第五章　临终关怀和死亡伦理

1.【答案】D（21）

【解析】患者属于晚期恶性肿瘤，属于临终关怀的对象，其本身遭受难以忍受的痛苦折磨。同时，患者的老伴也属于临终关怀的服务对象。一方面，家属能够影响临床关怀的效果；另一方面，家庭经历丧失亲人的痛苦，身心受到影响也需要临床关怀工作者的帮助。

临床关怀不以治疗疾病为主，而是提供包括生活照顾、心理疏导、姑息治疗等全面临床照顾，患者唯一的陪护是年老的老伴，同时都需要临床关怀工作者的照顾。

本例患者及家属均未体现安乐死的要求，其他四项都不合理。

2.【答案】D（20）

【解析】临终关怀把临终患者作为其工作的对象，不以延长患者的痛苦生命为目标，而主要是满足临终患者的生理、心理、伦理和社会等方面的需要，使患者在一个舒适的环境中有尊严地、无忧无虑地离开人间。

3.【答案】D（19）

【解析】安乐死的前提是患有"不治之症"，死亡已经无法避免，并且患者非常痛苦，使用药物或其他方式以实现尽可能无痛苦状态下满足其结束生命愿望的一种临终处置方式。

按照执行方式，安乐死可以分为主动安乐死和被动安乐死；按照同意方式，安乐死又可以分为自愿安乐死和非自愿安乐死。本题考查被动安乐死，又称为消极安乐死。

4.【答案】E（18）

【解析】①我国临床医生判断患者是否已经死亡以及司法实践中认定故意杀人罪是否有罪所依据的仍主要是传统的心肺死亡标准，故 B、C、D 的做法不能得到伦理辩护，并且 C 选项直接撤呼吸机的做法违背了尊重原则。②A 选项做法虽然尊重了患方，先进的生物医学技术可以延长其"生命"，但单纯的延长生命的结果往往等于延长痛苦和死亡。如果延长的是一种无意识的"植物性"生命状态，实际上也失去了延长生命的意义，从而也等同于浪费了更多更好的医疗资源，而相对于我国的医疗需求，医疗资源极其有限，也就意味着变相剥夺了其他人享受医疗资源的机会。因此不选 A。③1968 年哈佛大学医学院特设委员会提出了脑死亡标准，即病人自主呼吸停止，无感受性和反应性，诱导反射消失，脑电波平坦，进入不可逆转的深度昏迷，并在 24 小时内反复测试结果无变化者，就可宣布死亡。该患者已经脑死亡，因此，医护人员如实告诉家属不能再改善其生命质量，取得家属知情同意，仅采取支持或撤掉救护措施而放弃对患者的抢救，符合生命伦理学的观点。但在谈话中应注意方式，切忌简单、生硬。

如果医护人员向患者家属讲明真实病情，表明态度后，家属仍执意坚持继续抢救，医护人员应以认真负责的态度对待，因为人们的传统习俗和心理状态不是一朝一夕能改变的，仍需要长期努力。

5.【答案】C（17）

【解析】患者家属要求的"听任其死亡"属于消极安乐死的一种，安乐死在我国是违法的，听从家属意见是错误的。

6.【答案】B（17）

【解析】根据保密守信原则，对不宜透露给患者的不良诊断和预后等信息，以及发生在其他患者身上的医护差错事故要保密，免得给患者带来恶性刺激或挫伤患者的治疗信心等。本例患者心理状态较差且预后不良，所以需要对患者保密，可依据患者的接受程度适度告知；而治疗过程中需要家属的积极配合，故应该对家属说出实情。

7.【答案】B（16）

【解析】书上原话：首要的社会条件当然是要"合法"了，不"合法"的事情，哪怕患者自己主动要求"安乐死"也是不行的。

8.【答案】C（15）

【解析】脑死亡标准的伦理意义包括：①更科学地判定人的死亡；②维护了死者的尊严；③有利于节约卫生资源和减轻家属的负担；④有利于器官移植。①②为执行脑死亡标准的动机和直接目的，而③④是实行脑死亡标准的间接效果。

9.【答案】B（13）

【解析】临终关怀是一种特殊服务，即对临终患者及其家属所提供的一种全面照护，包括医疗、护理、心理、伦理和社会等方面。目的在于提高临终患者的生存质量，使之能够在舒适和安宁中走完人生的最后旅程，并使其家属得到慰藉和居丧照护，也即对临终病人和家属提供姑息性和支持性的医护措施。

第六章 公共卫生道德与健康伦理

1.【答案】D（21）

【解析】研究显示诸多社会因素在影响人群健康方面起着决定性作用，贫困、性别或种族歧视、城乡差别等社会不公正现象往往是造成人群健康不良的重要原因。因此，在公共卫生工作中，无论是公共卫生政策制定、资金的筹措、资源的分配以及公共卫生相关信息的公开都要坚持社会公正原则。公共卫生应当提倡和努力赋予每一个社会成员基本的健康资源和必要的健康条件，西藏农牧地区由于缺乏碘盐给当地群众带来不良后果，政策上、经济给予支持体现的是社会公正原则。

2.【答案】E（19）

【解析】公共卫生伦理学者一般认为功利主义、自由主义和社群主义可以作为思考、分析和判断公共卫生领域中各类政策、制度等好坏与否的理论基础。

功利主义源自边沁，"最大多数人的最大幸福"，这种理论认为社会应该通过结果来判断一种政策或制度的好坏，这种观点是当前世界上诸多卫生政策改革努力的动力源泉。

自由主义的核心概念是权利，认为健康是个人的权利，但该观点否定了个人对健康的责任问题，更主要的是由于社会资源是有限的，社会对公民健康的责任也是有界限的。

社群主义提出的观点是善优先于权利，主张社群是构成个人的基本因素即人首先是社会的人，公共利益优先于个人权利，国家应在伦理和道德问题上负起责任。对产生工业污染的企业采取限制政策是对"个人"权利的限制，防治雾霾有益于全人群，因此限制企业权利体现的是社群主义。

3.【答案】C（19）

【解析】五个选项为公共卫生的五条公共卫生伦理原则，在公共卫生工作中，为了维护人群健康，公共卫生从业人员常常遇到公民个人权利、健康福利以及经济利益与社会或集体利益冲突问题。个人权利包括自主性、隐私、自由等；集体利益一般是指人群健康、社会安全和保障等。苯厂车间发生连续爆炸，自来水被污染，人喝之后身体健康受损害，而市政府停止供应污染的自来水，虽然导致市民暂时没有自来水喝、生活不便，但也使市民免于受伤害，长远来看维护了集体利益，遵循了社会公益原则。

4.【答案】A（17）

【解析】对疑似甲类传染病患者予以隔离，从个人角度而言，这一法规限制了公民的自由；从社会角度而言，该措施控制了烈性传染病的传染源，可以预防传染病的传播。有许多预防干预对个人提供的效益可能很小，但对整个社会、集体或者人群的健康却有很大好处。所以隔离体现的是社会公益原则。

大家易选全社会参与和信息公开原则，传染病的预防需要会社会参与与信息公开，公共卫生工作政策的实施、疾病预防、健康促进和提高生活质量都需要全社会的参与。但此题隔离体现的却不是全社会参与原则。

2014年一道考题同样是隔离，考查点不同，考生可对比理解，近年考查公共卫生伦理原则容易丢分。

5.【答案】A（14）

【解析】此题是2014年考题中争论较多的一道题，选哪一项的都有。选A的理由是《传染病防治法》第三十九条规定：医疗机构发现甲类传染病时拒绝隔离治疗或者隔离期未满擅自脱离隔离治疗的，可以由公安机关协助医疗机构采取强制隔离治疗措施。本题正确做答的关键词是"强制"，公共卫生伦理五条原则中遵循的正是与公安机关互助协同实施强制隔离。

6.【答案】D（14）

【解析】传染病具有传染性，走访患者家庭可能引起疾病的感染、流行，故D项说法是错误的。

7.【答案】E（13）

【解析】公共卫生伦理原则：①全社会参与原则；②社会公益原则；③社会公正原则；④互助协同原则；⑤信息公开原则。

8.【答案】C（14，17，18）

【解析】心血管等慢性病防治的原则。

（1）强调在社区及家庭水平上降低最常见慢性非传染性疾病的4种共同的危险因素（吸烟、饮酒、不健康饮食、静坐生活方式），进行生命全程预防；

（2）三级预防并重，采取以健康教育、健康促进为主要手段的综合措施，把慢性病作为一类疾病来进行共同的防治；

（3）全人群策略和高危人群策略并重；

（4）传统卫生保健服务内容、方式包括鼓励患者共同参与，促进和支持患者自我管理，加强患者定期随访，加强与社区、家庭合作等内容的创新性慢性病保健模式发展；

（5）加强社区慢性病防治的行动；

（6）改变行为危险因素预防慢性病时，应以生态健康促进模式及科学的行为改变理论为指导，建立以政策及环境改变为主要策略的综合性社区行为危险因素干预项目。

第七章　医学科研道德

1.【答案】D（19）

【解析】医学科研伦理要求包括：动机纯正、诚实严谨、敢于怀疑、公正无私、团结协作、知识公开。

案例中医学科研人员将处于试验阶段的药物用于临床并向患者收取费用，其研究动机势必引起人们的质疑，甚至存在为经济利益而研究之嫌。一般来说，尚处于研究阶段的试验项目，在受试者使用时应当是免费的，研究者不能以研究成本较高为由而要求受试者承担试验费用。因此本题选D。

2.【答案】B（18）

【解析】尽管使用动物实验"无罪"，但我们也应当尽可能尊重和关爱动物（选项A错）。①尽可能用没有知觉的实验材料代替活体动物，或使用低等动物替代高等动物（选项D、E错）；②尽可能使用最少量的动物获取同样多的试验数据或使用一定数量的动物获得更多的实验数据；③尽量减少非人道程序，以缩小对动物的影响范围和减轻程度。即替代、减少和优化——"3R"原则。

"3R"原则是在不影响实验要求和实验结果的前提下而言的，如果违背了科学研究的规律和目的，过分强调"3R"原则，反对使用动物进行实验，"3R"原则也就失去了它的价值和意义。

3.【答案】E（15）

【解析】选项A、B、C属于知情同意的原则：供精者应是完全自愿地参加供精，并有权知道其精液的用途及限制供精次数的必要性（防止后代血亲通婚），应签署书面知情同意书；供精者在心理、生理不适或其他情况下有权终止供精，同时在适当补偿精子库筛查和冷冻费用后，有权要求终止使用已被冷冻保存的精液。选项D属于社会公益的原则。保密原则：为保护供精者和受者夫妇及所出生后代的权益，供者和受者夫妇应保持互盲，供者和实施人类辅助生殖技术的医务人员应保持互盲，供者和后代应保持互盲；而不包括供精者与精子库医务人员互盲。

4.【答案】E（16）

扫描二维码查看本题考点更多讲解微视频——8-3人体实验的道德原则。

5.【答案】A（15）

6.【答案】C（13）

【解析】多中心研究的伦理审查属于特殊伦理审查的要求，应由项目总负责人单位的伦理委员会进行科学和伦理的审查，参加项目的单位伦理委员会只审查在本单位的可行性。

第八章　医学高科技伦理

1.【答案】D（20、21）

【解析】根据社会公益原则，医务人员必须严格贯彻国家人口和计划生育法律法规，不得对不符合国家人口和计划生育法规和条例规定的夫妇和单身妇女实施人类辅助生殖技术。案例中女性为单身，不符合辅助生殖的要求，该工作人员拒绝遵循的是社会公益原则。因此

答案选D。

2.【答案】D（19）

【解析】人类辅助生殖技术的伦理原则：有利于患者的原则、知情同意原则、保护后代原则、社会公益原则、保密原则、严防商业化原则、伦理监督的原则。

医务人员对符合人类辅助生殖技术适应证的夫妇，

须使其了解：实施该技术的必要性、实施程序、可能承受的风险以及为降低这些风险所采取的措施、该机构的成功率、每周期大致的总费用及进口、国产药物选择等，给患者做出合理选择相关的实质性信息，属于知情同意原则。答案选D。

3. 【答案】A（19）

【解析】我国人体器官移植的伦理准则按照《人体器官移植条例》，可将我国人体器官移植的伦理准则概括如下：①患者健康利益至上原则；②唯一性原则；③自愿、无偿与禁止商业化原则；④知情同意原则；⑤尊重和保护供者原则；⑥保密原则；⑦公正原则；⑧伦理审查原则。

自愿、无偿与禁止商业化原则要求外科医生在器官的捐献中应该尊重供体的自主意愿，保证用于移植的器官必须以无偿捐献方式供应，不得买卖器官。

此外，公正原则要求对于人体器官移植捐献者的公平与公正需要考虑的因素有："尊重和保护患者""给予捐献者合理补偿"等。

题干中，供者为患者姐姐的儿子、待业，患者承诺术后病退给供者提供工作机会，属于利益交换，违反了无偿原则。

4. 【答案】D（19）

【解析】诚实是医学科研的灵魂和医学科研人员良心。对同事、合作者和其他人的直接或间接帮助应当予以承认和致谢，正确估计自己和充分尊重他人的劳动等。因此，该研究员的做法违背的科研伦理要求是诚实严谨。

《医疗机构从业人员行为规范》第九条明确要求："严谨求实，精益求精。热爱学习，钻研业务，努力提高专业素养，诚实守信，抑制学术不端行为。"

5. 【答案】B（18）

【解析】2003年6月原卫生部公布了修订后的《人类辅助生殖技术和人类精子库伦理原则》，规定从事人类辅助生殖技术和人类精子库的医务人员应该遵照执行。

根据保护后代的原则：医务人员不得实施代孕技术（E项不允许）；医务人员不得实施胚胎赠送助孕技术（C项不允许）；在尚未解决人卵胞浆移植和人卵核移植技术安全性问题之前，医务人员不得实施以治疗不育为目的的人卵胞浆移植（A项不允许）和人卵核移植技术（D项不允许）。只有B选项允许实施。

6. 【答案】A（14）

【解析】《人类辅助生殖技术和人类精子库的伦理原则》中提出：医务人员不得对近亲间及任何不符合伦理、道德原则的精子和卵子实施人类辅助生殖技术。此外，医务人员不得实施代孕技术。

7. 【答案】C（13）

【解析】我国卫生部2001年发布的《人类辅助生殖技术管理办法》明确规定，医疗机构和医务人员不得实施任何形式的代孕；并且辅助生殖伦理原则要求严防商业化。故答案为C。

扫描二维码查看本题考点更多讲解微视频——8 - 5 伦理学分类。

第九章 医务人员的医学伦理素质的养成与行为规范

1. 【答案】A（19）

【解析】医学道德评价标准是判断医学道德行为善恶以及行为者品德优劣的价值尺度。医学道德评价可参考以下具体标准：①是否有利于患者疾病的缓解和康复；②是否有利于人类生存环境的保护和改善；③是否有利于优生和人群健康、长寿；④是否有利于医学科学的发展和社会的进步。其中"是否有利于患者的疾病缓解和康复"是医学道德评价的首要标准。

2. 【答案】A（17）

【解析】依据《医疗机械从业人员行为规范》"为人民健康服务"是医疗机构从业人员的执业价值目标；

"救死扶伤，防病治病"是医疗机构从业人员的执业道德手段；"以人为本、人道行医，以患者为中心、全心全意"是根本性的执业道德要求；"大医精诚"是医疗机构从业人员理想的人格形象。

3. 【答案】B（17）

【解析】医学道德评价的方式包括：社会舆论、传统习俗和内心信念，其中内心信念是医务人员发自内心的对医学道德义务的真诚信仰和强烈的责任感，是对自己行为进行善恶评价的精神力量，是自我的力量，具有深刻性。

4. 【答案】A（16）

【解析】《医疗机构从业人员行为规范》近 3 年来，每年都出了考点，前两年是共用备选答案的试题，今年是一道 A 型题。在今年的复习过程中，要求考生熟读该规范，篇幅不长，对我们行医和考试都大有裨益。

5. 【答案】A（15）

【解析】医学道德评价是以医学道德原则和相应的医学道德规范或准则的要求作为标准。一般来说，医学道德评价可参考以下标准：①是否有利于患者疾病的缓解和康复；②是否有利于人类生存和环境的保护和改善；③是否有利于优生和人群的健康、长寿；④是否有利于医学科学的发展和社会进步。其中①是医学道德评价的首要、至上标准。

6. 【答案】A（15）

扫描二维码查看本题考点更多讲解微视频——8-4《医疗机构从业人员行为规范》。

7. 【答案】D（14）

8. 【答案】E（14）

9. 【答案】B（14）

【解析】《医疗机构从业人员行为规范》第四条提出了医疗机构从业人员的形象、目标与手段等："为人民健康服务"是医疗机构从业人员的职业价值目标；"救死扶伤，防病治病"是医疗机构从业人员的职业道德手段；"以人为本、人道行医，以患者为中心、全心全意"是根本性的职业道德要求，"全心全意""为人民健康服务"的最高医院道德要求和最高职业道德境界；"大医精诚"是医疗机构从业人员理想的人格形象。

第十一篇　卫生法规答案与解析

第一章　绪　论

1.【答案】D（19）

【解析】根据《行政处罚法》第8条规定：行政处罚的种类：①警告；②罚款；③没收违法所得、没收非法财物；④责令停产停业；⑤暂扣或者吊销许可证、暂扣或者吊销执照；⑥行政拘留；⑦法律、行政法规规定的其他行政处罚。这称为行政处罚的法定种类。值得注意的是，这里的"其他行政处罚"，限于法律、行政法规规定的这一范围。

选项D查封场所、设施、财物，扣押财物等属于行政强制。

第二章　公共卫生法

1.【答案】B（21）

【解析】《疫苗管理法》第四十五条：医疗卫生人员实施接种，应当告知受种者或者其监护人所接种疫苗的品种、作用、禁忌、不良反应以及现场留观等注意事项，询问受种者的健康状况以及是否有接种禁忌等情况，并如实记录告知和询问情况。

受种者或者其监护人应当如实提供受种者的健康状况和接种禁忌等情况。有接种禁忌不能接种的，医疗卫生人员应当向受种者或者其监护人提出医学建议，并如实记录提出医学建议情况。

医疗卫生人员在实施接种前，应当按照预防接种工作规范的要求，检查受种者健康状况、核查接种禁忌，查对预防接种证，检查疫苗、注射器的外观、批号、有效期，核对受种者的姓名、年龄和疫苗的品名、规格、剂量、接种部位、接种途径，做到受种者、预防接种证和疫苗信息相一致，确认无误后方可实施接种。

医疗卫生人员应当对符合接种条件的受种者实施接种。受种者在现场留观期间出现不良反应的，医疗卫生人员应当按照预防接种工作规范的要求，及时采取救治等措施。

《疫苗流通和预防接种管理条例》医疗卫生人员应当对符合接种条件的受种者实施接种，并依照国务院卫生主管部门的规定，记录疫苗的品种、生产企业、最小包装单位的识别信息、有效期、接种时间、实施接种的医疗卫生人员、受种者等内容。接种记录保存时间不得少于5年。

2.【答案】B（20）

【解析】《传染病防治法》第四条　对乙类传染病中传染性非典型肺炎、炭疽中的肺炭疽，采取本法所称甲类传染病的预防、控制措施。其他乙类传染病和突发原因不明的传染病需要采取本法所称甲类传染病的预防、控制措施的，由国务院卫生行政部门及时报经国务院批准后予以公布、实施。

2020年新冠肺炎为乙类传染病按甲类管理。

3.【答案】B（20）

【解析】第四十六条职业病诊断，应当综合分析下列因素：

（一）病人的职业史；

（二）职业病危害接触史和工作场所职业病危害因素情况；

（三）临床表现以及辅助检查结果等。

没有证据否定职业病危害因素与病人临床表现之间的必然联系的，应当诊断为职业病。

职业病诊断证明书应当由参与诊断的取得职业病诊断资格的执业医师签署，并经承担职业病诊断的医疗卫生机构审核盖章。

4.【答案】E (19)

【解析】根据《艾滋病防治条例》第四十一条：医疗机构应当为艾滋病病毒感染者和艾滋病病人提供艾滋病防治咨询、诊断和治疗服务。

医疗机构不得因就诊的病人是艾滋病病毒感染者或者艾滋病病人，推诿或者拒绝对其其他疾病进行治疗。

第四十二条：对确诊的艾滋病病毒感染者和艾滋病病人，医疗卫生机构的工作人员应当将其感染或者发病的事实告知本人；本人为无行为能力人或者限制行为能力人的，应当告知其监护人。

第四十三条：医疗卫生机构应当按照国务院卫生主管部门制定的预防艾滋病母婴传播技术指导方案的规定，对孕产妇提供艾滋病防治咨询和检测，对感染艾滋病病毒的孕产妇及其婴儿，提供预防艾滋病母婴传播的咨询、产前指导、阻断、治疗、产后访视、婴儿随访和检测等服务。

5.【答案】B (19)

【解析】根据《疫苗流通和预防接种管理条例》2016 修订版第二十五条：医疗卫生人员在实施接种前，应当告知受种者或者其监护人所接种疫苗的品种、作用、禁忌、不良反应以及注意事项，询问受种者的健康状况以及是否有接种禁忌等情况，并如实记录告知和询问情况。受种者或者其监护人应当了解预防接种的相关知识，并如实提供受种者的健康状况和接种禁忌等情况。

医疗卫生人员应当对符合接种条件的受种者实施接种，并依照国务院卫生主管部门的规定，记录疫苗的品种、生产企业、最小包装单位的识别信息、有效期、接种时间、实施接种的医疗卫生人员、受种者等内容。接种记录保存时间不得少于 5 年。

6.【答案】E (19)

【解析】根据《突发公共卫生事件应急条例》第五十条：医疗卫生机构有下列行为之一的，由卫生行政主管部门责令改正、通报批评、给予警告；情节严重的，吊销《医疗机构执业许可证》；对主要负责人、负有责任的主管人员和其他直接责任人员依法给予降级或者撤职的纪律处分；造成传染病传播、流行或者对社会公众健康造成其他严重危害后果的，构成犯罪的，依法追究刑事责任：

（一）未依照本条例的规定履行报告职责，隐瞒、缓报或者谎报的；

（二）未依照本条例的规定及时采取控制措施的；

（三）未依照本条例的规定履行突发事件监测职责的；

（四）拒绝接诊病人的；

（五）拒不服从突发事件应急处理指挥部调度的。

7.【答案】A (19)

【解析】根据《传染病防治法》第二十六条：国家建立传染病菌种、毒种库。

对传染病菌种、毒种和传染病检测样本的采集、保藏、携带、运输和使用实行分类管理，建立健全严格的管理制度。

对可能导致甲类传染病传播的以及国务院卫生行政部门规定的菌种、毒种和传染病检测样本，确需采集、保藏、携带、运输和使用的，须经省级以上人民政府卫生行政部门批准。具体办法由国务院制定。

8.【答案】C (18)

【解析】《疫苗流通和预防接种管理条列》第四十条　预防接种异常反应，是指合格的疫苗在实施规范接种过程中或者实施规范接种后造成受种者机体组织器官、功能损害，相关各方均无过错的药品不良反应。

第四十一条　下列情形不属于预防接种异常反应：

（一）因疫苗本身特性引起的接种后一般反应；

（二）因疫苗质量不合格给受种者造成的损害；

（三）因接种单位违反预防接种工作规范、免疫程序、疫苗使用指导原则、接种方案给受种者造成的损害；

（四）受种者在接种时正处于某种疾病的潜伏期或者前驱期，接种后偶合发病；

（五）受种者有疫苗说明书规定的接种禁忌，在接种前受种者或者其监护人未如实提供受种者的健康状况和接种禁忌等情况，接种后受种者原有疾病急性复发或者病情加重；

（六）因心理因素发生的个体或者群体的心因性反应。

9.【答案】D (18)

【解析】《传染病信息报告管理规范》规定各级各类医疗机构、疾病预防控制机构、采供血机构均为责任报告单位；其执行职务的人员和乡村医生、个体开业医生均为责任疫情报告人。

《艾滋病防治条例》二十二条规定：出入境检验检疫机构负责对出入境人员进行艾滋病监测，并将监测结果及时向卫生主管部门报告。

除此之外的任何单位和个人为义务疫情报告人。

本题的考点是法定传染病的责任疫情报告人。

10.【答案】C (18)

【解析】根据《突发公共卫生事件应急条例》第五十条　医疗卫生机构有下列行为之一的，由卫生行政主管部门责令改正、通报批评、给予警告；情节严重的，吊销《医疗机构执业许可证》；对主要负责人、负有责任的主管人员和其他直接责任人员依法给予降级或者撤职的纪律处分；造成传染病传播、流行或者对社会公众健康造成其他严重危害后果，构成犯罪的，依法追究刑事责任：

（一）未依照本条例的规定履行报告职责，隐瞒、缓报或者谎报的；

（二）未依照本条例的规定及时采取控制措施的；

（三）未依照本条例的规定履行突发事件监测职责的；

（四）拒绝接诊病人的；

（五）拒不服从突发事件应急处理指挥部调度的。

11.【答案】C（17）

【解析】根据《突发公共卫生事件应急条例》第二十五条：国家建立突发事件的信息发布制度。

国务院卫生行政主管部门负责向社会发布突发事件的信息。必要时，可以授权省、自治区、直辖市人民政府卫生行政主管部门向社会发布本行政区域内突发事件的信息。信息发布应当及时、准确、全面。

12.【答案】A（17）

扫描二维码查看本题考点更多讲解微视频——9-6 传染病防治任务。

13.【答案】E（16）

【解析】本题很容易错选 A，由于想当然。根据《传染病防治法》第二十一条：医疗机构必须严格执行国务院卫生行政部门规定的管理制度、操作规范，防止传染病的医源性感染和医院感染。

医疗机构应当确定专门的部门或者人员，承担传染病疫情报告、本单位的传染病预防、控制以及责任区域内的传染病预防工作；承担医疗活动中与医院感染有关的危险因素监测、安全防护、消毒、隔离和医疗废物处置工作。

疾病预防控制机构应当指定专门人员负责对医疗机构内传染病预防工作进行指导、考核，开展流行病学调查。

选项 A、B、C、D 都是疾控的工作内容，只有选项 E 属于医疗机构应承担的工作。所以再次提醒各位考生，在复习医学人文学科时，要大声地读出来，有助于理解记忆，只凭猜测是不行的。

14.【答案】A（15）

扫描二维码查看本题考点更多讲解微视频——9-4 突发公共卫生事件报告。

15.【答案】B（15）

【解析】现在国家法定传染病共 39 种，甲类为鼠疫、霍乱。丙类为：麻包丝感腮风，结膜黑伤手足口；其余为乙类，其中非典型肺炎、肺炭疽采取甲类传染病预防、控制措施。

16.【答案】E（14）

扫描二维码查看本题考点更多讲解微视频——9-3 传染病的管理。

17.【答案】E（14）

【解析】根据《传染病信息报告管理规范》要求，责任报告单位和责任疫情报告人发现甲类传染病和乙类传染病中的肺炭疽、传染性非典型肺炎等按照甲类管理的传染病人或疑似病人时，或发现其他传染病和不明原因疾病暴发时，应于 2 小时内将传染病报告卡通过网络报告。

18.【答案】D（13）

【解析】《艾滋病防治条例》第二十三条规定国家实行艾滋病自愿咨询和自愿检测制度。县级以上地方人民政府卫生主管部门指定的医疗卫生机构，应当按照国务院卫生主管部门会同国务院其他有关部门制定的艾滋病自愿咨询和检测办法，为自愿接受艾滋病咨询、检测的人员免费提供咨询和初筛检测。

19.【答案】B（13）

【解析】《突发公共卫生事件应急条例》第五十条：医疗卫生机构有下列行为之一的，由卫生行政主管部门责令改正、通报批评、给予警告；情节严重的，吊销《医疗机构执业许可证》；对主要负责人、负有责任的主管人员和其他直接责任人员依法给予降级或者撤职的纪律处分；造成传染病传播、流行或者对社会公众健康造成其他严重危害后果，构成犯罪的，依法追究刑事责任：①未依照本条例的规定履行报告职责，隐瞒、缓报或者谎报的；②未依照本条例的规定及时采取控制措施的；③未依照本条例的规定履行突发事件监测职责的；④拒绝接诊病人的；⑤拒不服从突发事件应急处理指挥部调度的。

第三章 医疗法

1.【答案】 E（21）

【解析】 根据《母婴保健法》第八条 婚前医学检查包括对下列疾病的检查：

（一）严重遗传性疾病；

（二）指定传染病；

（三）有关精神病。

经婚前医学检查，医疗保健机构应当出具婚前医学检查证明。

2.【答案】 E（13、21）

【解析】《放射诊疗管理规定》第十条规定医疗机构应当对下列设备和场所设置醒目的警示标志：①装有放射性同位素和放射性废物的设备、容器，设有电离辐射标志；②放射性同位素和放射性废物储存场所，设有电离辐射警告标志及必要的文字说明；③放射诊疗工作场所的入口处，设有电离辐射警告标志；④放射诊疗工作场所应当按照有关标准的要求分为控制区、监督区，在控制区进出口及其他适当位置，设有电离辐射警告标志和工作指示灯。

办公室、病房等家属都可以去的地方，不会有放射物，不用放警示牌。

3.【答案】 C（21）

【解析】《抗菌药物临床应用管理办法》第四十五条 医疗机构应当对出现抗菌药物超常处方3次以上且无正当理由的医师提出警告，限制其特殊使用级和限制使用级抗菌药物处方权。

第四十六条 医师出现下列情形之一的，医疗机构应当取消其处方权：

（一）抗菌药物考核不合格的；

（二）限制处方权后，仍出现超常处方且无正当理由的；

（三）未按照规定开具抗菌药物处方，造成严重后果的；

（四）未按照规定使用抗菌药物，造成严重后果的；

（五）开具抗菌药物处方牟取不正当利益的。

4.【答案】 E（21）

【解析】 依据《处方管理办法》第二十三条，为门（急）诊患者开具的麻醉药品注射剂，每张处方为一次常用量；控缓释制剂，每张处方不得超过7日常用量；其他剂型，每张处方不得超过3日常用量。第一类精神药品注射剂，每张处方为一次常用量；控缓释制剂，每

张处方不得超过7日常用量；其他剂型，每张处方不得超过3日常用量。哌醋甲酯用于治疗儿童多动症时，每张处方不得超过15日常用量。第二类精神药品一般每张处方不得超过7日常用量；对于慢性病或某些特殊情况的患者，处方用量可以适当延长，医师应当注明理由。

5.【答案】 E（20）

【解析】《医疗纠纷预防和处理条例》第十五条：医疗机构及其医务人员应当按照国务院卫生主管部门的规定，填写并妥善保管病历资料。因紧急抢救未能及时填写病历的，医务人员应当在抢救结束后6小时内据实补记，并加以注明。任何单位和个人不得篡改、伪造、隐匿、毁灭或者抢夺病历资料。

6.【答案】 C（20）

【解析】《执业医师法》第三十七条医师在执业活动中，违反本法规定，有下列行为之一的，由县级以上人民政府卫生行政部门给予警告或者责令暂停六个月以上一年以下执业活动；情节严重的，吊销其执业证书；构成犯罪的，依法追究刑事责任：

（一）违反卫生行政规章制度或者技术操作规范，造成严重后果的；

（二）由于不负责任延误急危患者的抢救和诊治，造成严重后果的；

（三）造成医疗责任事故的；

（四）未经亲自诊查、调查，签署诊断、治疗、流行病学等证明文件或者有关出生、死亡等证明文件的；

（五）隐匿、伪造或者擅自销毁医学文书及有关资料的；

（六）使用未经批准使用的药品、消毒药剂和医疗器械的；

（七）不按照规定使用麻醉药品、医疗用毒性药品、精神药品和放射性药品的；

（八）未经患者或者其家属同意，对患者进行实验性临床医疗的；

（九）泄露患者隐私，造成严重后果的；

（十）利用职务之便，索取、非法收受患者财物或者牟取其他不正当利益的；

（十一）发生自然灾害、传染病流行、突发重大伤亡事故以及其他严重威胁人民生命健康的紧急情况时，不服从卫生行政部门调遣的；

（十二）发生医疗事故或者发现传染病疫情，患者涉嫌伤害事件或者非正常死亡，不按照规定报告的。

7.【答案】A（20）

【解析】根据《母婴保健法实施办法》第十四条 经婚前医学检查，医疗、保健机构应当向接受婚前医学检查的当事人出具婚前医学检查证明。

婚前医学检查证明应当列明是否发现下列疾病：

（一）在传染期内的指定传染病；

（二）在发病期内的有关精神病；

（三）不宜生育的严重遗传性疾病；

（四）医学上认为不宜结婚的其他疾病。

发现前款第（一）项、第（二）项、第（三）项疾病的，医师应当向当事人说明情况，提出预防、治疗以及采取相应医学措施的建议。当事人依据医生的医学意见，可以暂缓结婚，也可以自愿采用长效避孕措施或者结扎手术；医疗、保健机构应当为其治疗提供医学咨询和医疗服务。

指定传染病包括艾滋病、麻风、梅毒、淋病，该患者为淋病，应提出暂缓结婚的建议。

8.【答案】A（20）

【解析】《医疗机构临床用血管理办法》第二十条 医疗机构应当建立临床用血申请管理制度。

同一患者一天申请备血量少于800毫升的，由具有中级以上专业技术职务任职资格的医师提出申请，上级医师核准签发后，方可备血。

同一患者一天申请备血量在800毫升至1600毫升的，由具有中级以上专业技术职务任职资格的医师提出申请，经上级医师审核，科室主任核准签发后，方可备血。

同一患者一天申请备血量达到或超过1600毫升的，由具有中级以上专业技术职务任职资格的医师提出申请，科室主任核准签发后，报医务部门批准，方可备血。

以上第二款、第三款和第四款规定不适用于急救用血。

9.【答案】C（20）

【解析】《执业医师法》第九条：具有下列条件之一的，可以参加执业医师资格考试：

（一）具有高等学校医学专业本科以上学历，在执业医师指导下，在医疗、预防、保健机构中试用期满一年的；

（二）取得执业助理医师执业证书后，具有高等学校医学专科学历，在医疗、预防、保健机构中工作满二年的；具有中等专业学校医学专业学历，在医疗、预防、保健机构中工作满五年的。

10.【答案】C（20）

11.【答案】D（20）

【解析】《麻醉药品和精神药品管理条例》第四十一条 医疗机构应当对麻醉药品和精神药品处方进行专册登记，加强管理。麻醉药品处方至少保存3年，精神药品处方至少保存2年。

12.【答案】A（19）

【解析】根据《中华人民共和国侵权责任法》第五十四条：患者在诊疗活动中受到损害，医疗机构及其医务人员有过错的，由医疗机构承担赔偿责任。

第六十条：患者有损害，因下列情形之一的，医疗机构不承担赔偿责任：

（一）患者或者其近亲属不配合医疗机构进行符合诊疗规范的诊疗；

（二）医务人员在抢救生命垂危的患者等紧急情况下已经尽到合理诊疗义务；

（三）限于当时的医疗水平难以诊疗。

前款第一项情形中，医疗机构及其医务人员也有错的，应当承担相应的赔偿责任。

未经患者同意公共其病历资料属于医疗机构及其医务人员有过错，医疗机构应承担赔偿责任。其他三项属于医疗机构不承担赔偿责任的情形。

13.【答案】E（19）

【解析】根据《处方管理办法》第四十五条：医疗机构应当对出现超常处方3次以上且无正当理由的医师提出警告，限制其处方权；限制处方权后，仍连续2次以上出现超常处方且无正当理由的，取消其处方权。

14.【答案】C（19）

【解析】根据《中华人民共和国精神卫生法》第七十三条：具有麻醉药品和第一类精神药品处方资格的执业医师，违反本条例的规定开具麻醉药品和第一类精神药品处方，或者未按照临床应用指导原则的要求使用麻醉药品和第一类精神药品的，由其所在医疗机构取消其麻醉药品和第一类精神药品处方资格；造成严重后果的，由原发证部门吊销其执业证书。执业医师未按照临床应用指导原则的要求使用第二类精神药品或者未使用专用处方开具第二类精神药品，造成严重后果的，由原发证部门吊销其执业证书。

未取得麻醉药品和第一类精神药品处方资格的执业医师擅自开具麻醉药品和第一类精神药品处方，由县级以上人民政府卫生主管部门给予警告，暂停其执业活动；造成严重后果的，吊销其执业证书；构成犯罪的，依法追究刑事责任。

处方的调配人、核对人违反本条例的规定未对麻醉药品和第一类精神药品处方进行核对，造成严重后果的，由原发证部门吊销其执业证书。

15.【答案】D（19）

【解析】根据《医疗机构管理条例实施细则》第三十五条：床位在一百张以上的综合医院、中医医院、中西医结合医院、民族医院以及专科医院、疗养院、康复医院、妇幼保健院、急救中心、临床检验中心和专科疾病防治机构的校验期为三年；其他医疗机构的校验期为一年。

医疗机构应当于校验期满前三个月向登记机关申请办理校验手续。

16.【答案】B（19）

【解析】根据《医疗事故处理条例》第三十三条有下列情形之一的，不属于医疗事故：

（一）在紧急情况下为抢救垂危患者生命而采取紧急医学措施造成不良后果的；

（二）在医疗活动中由于患者病情异常或者患者体质特殊而发生医疗意外的；

（三）在现有医学科学技术条件下，发生无法预料或者不能防范的不良后果的；

（四）无过错输血感染造成不良后果的；

（五）因患方原因延误诊疗导致不良后果的；

（六）因不可抗力造成不良后果的。

第四十九条　医疗事故赔偿，应当考虑下列因素，确定具体赔偿数额：

（一）医疗事故等级；

（二）医疗过失行为在医疗事故损害后果中的责任程度；

（三）医疗事故损害后果与患者原有疾病状况之间的关系。

不属于医疗事故的，医疗机构不承担赔偿责任。

该患者因体质特殊而发生的医疗意外，不属于医疗事故，医疗机构不承担赔偿责任。

17.【答案】D（19）

【解析】根据《医疗机构临床用血管理办法》第二十七条：省、自治区、直辖市人民政府卫生行政部门应当加强边远地区医疗机构临床用血保障工作，科学规划和建设中心血库与储血点。

医疗机构应当制订应急用血工作预案。为保证应急用血，医疗机构可以临时采集血液，但必须同时符合以下条件：

（一）危及患者生命，急需输血；

（二）所在地血站无法及时提供血液，且无法及时从其他医疗机构调剂血液，而其他医疗措施不能替代输血治疗的；

（三）具备开展交叉配血及乙型肝炎病毒表面抗原、丙型肝炎病毒抗体、艾滋病病毒抗体和梅毒螺旋体抗体的检测能力；

（四）遵守采供血相关操作规程和技术标准。

医疗机构应当在临时采集血液后 10 日内将情况报告县级以上人民政府卫生行政部门。

18.【答案】B（18）

【解析】《侵权责任法》第五十八条　患者有损害，因下列情形之一的，推定医疗机构有过错：

（一）违反法律、行政法规、规章以及其他有关诊疗规范的规定；

（二）隐匿或者拒绝提供与纠纷有关的病历资料；

（三）伪造、篡改或者销毁病历资料。

第六十条患者有损害，因下列情形之一的，医疗机构不承担赔偿责任：

（一）患者或者其近亲属不配合医疗机构进行符合诊疗规范的诊疗；

（二）医务人员在抢救生命垂危的患者等紧急情况下已经尽到合理诊疗义务；

（三）限于当时的医疗水平难以诊疗。

前款第一项情形中，医疗机构及其医务人员也有过错的，应当承担相应的赔偿责任。

19.【答案】E（18）

【解析】《医疗机构临床用血管理办法》第二十条　医疗机构应当建立临床用血申请管理制度。

同一患者一天申请备血量少于 800 毫升的，由具有中级以上专业技术职务任职资格的医师提出申请，上级医师核准签发后，方可备血。

同一患者一天申请备血量在 800 毫升至 1600 毫升的，由具有中级以上专业技术职务任职资格的医师提出申请，经上级医师审核，科室主任核准签发后，方可备血。

同一患者一天申请备血量达到或超过 1600 毫升的，由具有中级以上专业技术职务任职资格的医师提出申请，科室主任核准签发后，报医务部门批准，方可备血。

以上第二款、第三款和第四款规定不适用于急救用血。

20.【答案】A（18）

【解析】《精神卫生法》第三十二条　精神障碍患者有本法第三十条第二款第二项情形，患者或者其监护人对需要住院治疗的诊断结论有异议，不同意对患者实施住院治疗的，可以要求再次诊断和鉴定。

依照前款规定要求再次诊断的，应当自收到诊断结论之日起三日内向原医疗机构或者其他具有合法资质的医疗机构提出。承担再次诊断的医疗机构应当在接到再次诊断要求后指派二名初次诊断医师以外的精神科执业医师进行再次诊断，并及时出具再次诊断结论。承担再次诊断的执业医师应当到收治患者的医疗机构面见、询问患者，该医疗机构应当予以配合。

对再次诊断结论有异议的，可以自主委托依法取得执业资质的鉴定机构进行精神障碍医学鉴定；医疗机构应当公示经公告的鉴定机构名单和联系方式。接受委托的鉴定机构应当指定本机构具有该鉴定事项执业资格的二名以上鉴定人共同进行鉴定，并及时出具鉴定报告。

第三十三条 鉴定人应当到收治精神障碍患者的医疗机构面见、询问患者，该医疗机构应当予以配合（排除 E）。

第三十四条 鉴定机构、鉴定人应当遵守有关法律、法规、规章的规定，尊重科学，恪守职业道德，按照精神障碍鉴定的实施程序、技术方法和操作规范，依法独立进行鉴定，出具客观、公正的鉴定报告。

鉴定人应当对鉴定过程进行实时记录并签名（选项 A 正确）。记录的内容应当真实、客观、准确、完整，记录的文本或者声像载体应当妥善保存。

第三十五条 再次诊断结论或者鉴定报告表明，不能确定就诊者为严重精神障碍患者，或者患者不需要住院治疗的，医疗机构不得对其实施住院治疗（选项 B、C 不正确）。

再次诊断结论或者鉴定报告表明，精神障碍患者有本法第三十条第二款第二项情形的，其监护人应当同意对患者实施住院治疗。监护人阻碍实施住院治疗或者患者擅自脱离住院治疗的，可以由公安机关协助医疗机构采取措施对患者实施住院治疗。

21.【答案】E（18）

【解析】根据《母婴保健法实施办法》第三十五条从事遗传病诊断、产前诊断的医疗、保健机构和人员，须经省、自治区、直辖市人民政府卫生行政部门许可。

从事婚前医学检查的医疗、保健机构和人员，须经设区的市级人民政府卫生行政部门许可。

从事助产技术服务、结扎手术和终止妊娠手术的医疗、保健机构和人员以及从事家庭接生的人员，须经县级人民政府卫生行政部门许可，并取得相应的合格证书。

22.【答案】A（16、18）

23.【答案】E（16、18）

【解析】根据《处方管理办法》第十八条 处方开具当日有效。特殊情况下需延长有效期的，由开具处方的医师注明有效期限，但有效期最长不得超过 3 天。

第十九条 处方一般不得超过 7 日用量；急诊处方一般不得超过 3 日用量；对于某些慢性病、老年病或特殊情况，处方用量可适当延长，但医师应当注明理由。

医疗用毒性药品、放射性药品的处方用量应当严格按照国家有关规定执行。

24.【答案】C（17）

【解析】根据《中华人民共和国精神卫生法》第七十五条规定，医疗机构及其工作人员有下列行为之一的，由县级以上人民政府卫生行政部门责令改正，对直接负责的主管人员和其他直接责任人员依法给予或者责令给予降低岗位等级或者撤职的处分；对有关医务人员，暂停六个月以上一年以下执业活动；情节严重的，给予或者责令给予开除的处分，并吊销有关医务人员的执业证书：

（一）违反本法规定实施约束、隔离等保护性医疗措施的；

（二）违反本法规定，强迫精神障碍患者劳动的；

（三）违反本法规定对精神障碍患者实施外科手术或者实验性临床医疗的；

（四）违反本法规定，侵害精神障碍患者的通讯和会见探访者等权利的；

（五）违反精神障碍诊断标准，将非精神障碍患者诊断为精神障碍患者的。

第七十四条规定，医疗机构及其工作人员有下列行为之一的，由县级以上人民政府卫生行政部门责令改正，给予警告；情节严重的，对直接负责的主管人员和其他直接责任人员依法给予或者责令给予降低岗位等级或者撤职、开除的处分，并可以责令有关医务人员暂停一个月以上六个月以下执业活动：

（一）拒绝对送诊的疑似精神障碍患者做出诊断的；

（二）对依照本法第三十条第二款规定实施住院治疗的患者未及时进行检查评估或者未根据评估结果做出处理的。

第三十二条规定，精神障碍患者有本法第三十条第二款第二项情形，患者或者其监护人对需要住院治疗的诊断结论有异议，不同意对患者实施住院治疗的，可以要求再次诊断和鉴定。

依照前款规定要求再次诊断的，应当自收到诊断结论之日起三日内向原医疗机构或者其他具有合法资质的医疗机构提出。承担再次诊断的医疗机构应当在接到再次诊断要求后指派二名初次诊断医师以外的精神科执业医师进行再次诊断，并及时出具再次诊断结论。承担再次诊断的执业医师应当到收治患者的医疗机构面见、询问患者，该医疗机构应当予以配合。

对再次诊断结论有异议的，可以自主委托依法取得执业资质的鉴定机构进行精神障碍医学鉴定；医疗机构应当公示经公告的鉴定机构名单和联系方式。接受委托的鉴定机构应当指定本机构具有该鉴定事项执业资格的二名以上鉴定人共同进行鉴定，并及时出具鉴定报告。

25.【答案】E（17）

【解析】根据《医疗机构临床用血管理办法》第七条：医疗机构应当加强组织管理，明确岗位职责，健全管理制度。

医疗机构法定代表人为临床用血管理第一责任人。

26.【答案】A（17）

【解析】根据《医疗机构管理条例实施细则》第八十一条：任用非卫生技术人员从事医疗卫生技术工作的，责令其立即改正，并可处以三千元以下的罚款；有下列情形之一的，处以三千元以上五千元以下罚款，并可以吊销其《医疗机构执业许可证》：

（一）任用两名以上非卫生技术人员从事诊疗活动；

（二）任用的非卫生技术人员给患者造成伤害。

医疗机构使用卫生技术人员从事本专业以外的诊疗活动的，按使用非卫生技术人员处理。

27.【答案】C（17）

【解析】根据《母婴保健法》第三十三条：从事本法规定的遗传病诊断、产前诊断的人员，必须经过省、自治区、直辖市人民政府卫生行政部门的考核，并取得相应的合格证书。

从事本法规定的婚前医学检查、施行结扎手术和终止妊娠手术的人员以及从事家庭接生的人员，必须经过县级以上地方人民政府卫生行政部门的考核，并取得相应的合格证书。

A、B、D、E选项内容需要经过县级以上地方人民政府卫生计生行政部门的考核。

28.【答案】C（17）

扫描二维码查看本题考点更多讲解微视频——9-5知情同意内容。

29.【答案】C（17）

【解析】根据《人体器官移植条例》第七条：人体器官捐献应当遵循自愿、无偿的原则。

公民享有捐献或者不捐献其人体器官的权利；任何组织或者个人不得强迫、欺骗或者利诱他人捐献人体器官。

30.【答案】B（17）

【解析】根据《处方管理办法》第四十五条：医疗机构应当对出现超常处方3次以上且无正当理由的医师提出警告，限制其处方权；限制处方权后，仍连续2次以上出现超常处方且无正当理由的，取消其处方权。

31.【答案】B（17）

【解析】根据《执业医师法》第三十一条：受县级以上人民政府卫生行政部门委托的机构或者组织应当按照医师执业标准，对医师的业务水平、工作成绩和职业道德状况进行定期考核。

对医师的考核结果，考核机构应当报告准予注册的卫生行政部门备案。

对考核不合格的医师，县级以上人民政府卫生行政部门可以责令其暂停执业活动三个月至六个月，并接受培训和继续医学教育。暂停执业活动期满，再次进行考核，对考核合格的，允许其继续执业；对考核不合格的，由县级以上人民政府卫生行政部门注销注册，收回医师执业证书。

全书中考查法规中3~6个月的处罚。

32.【答案】A（17）

【解析】《中华人民共和国执业医师法》第十六条

医师注册后有下列情形之一的，其所在的医疗、预防、保健机构应当在三十日内报告准予注册的卫生行政部门，卫生行政部门应当注销注册，收回医师执业证书：

（一）死亡或者被宣告失踪的；

（二）受刑事处罚的；

（三）受吊销医师执业证书行政处罚的；

（四）依照本法第三十一条规定暂停执业活动期满，再次考核仍不合格的；

（五）中止医师执业活动满二年的；

（六）有国务院卫生行政部门规定不宜从事医疗、预防、保健业务的其他情形的。

被注销注册的当事人有异议的，可以自收到注销注册通知之日起十五日内，依法申请复议或者向人民法院提起诉讼。

33.【答案】C（17）

【解析】根据《处方管理办法》第五十条　处方由调剂处方药品的医疗机构妥善保存。普通处方、急诊处方、儿科处方保存期限为1年，医疗用毒性药品、第二类精神药品处方保存期限为2年，麻醉药品和第一类精神药品处方保存期限为3年。

处方保存期满后，经医疗机构主要负责人批准、登记备案，方可销毁。

34.【答案】B（16）

【解析】根据《精神卫生法》第三十二条：精神障

碍患者有本法第三十条第二款第二项情形，患者或者其监护人对需要住院治疗的诊断结论有异议，不同意对患者实施住院治疗的，可以要求再次诊断和鉴定。

依照前款规定要求再次诊断的，应当自收到诊断结论之日起3日内向原医疗机构或者其他具有合法资质的医疗机构提出。承担再次诊断的医疗机构应当在接到再次诊断要求后指派2名初次诊断医师以外的精神科执业医师进行再次诊断，并及时出具再次诊断结论。承担再次诊断的执业医师应当到收治患者的医疗机构面见、询问患者，该医疗机构应当予以配合。

对再次诊断结论有异议的，可以自主委托依法取得执业资质的鉴定机构进行精神障碍医学鉴定；医疗机构应当公示经公告的鉴定机构名单和联系方式。接受委托的鉴定机构应当指定本机构具有该鉴定事项执业资格的2名以上鉴定人共同进行鉴定，并及时出具鉴定报告。

35.【答案】C（16）

【解析】根据《放射治疗管理规定》第二十六条：医疗机构在实施放射诊断检查前应当对不同检查方法进行利弊分析，在保证诊断效果的前提下，优先采用对人体健康影响较小的诊断技术。

实施检查应当遵守下列规定：①严格执行检查资料的登记、保存、提取和借阅制度，不得因资料管理、受检者转诊等原因使受检者接受不必要的重复照射。②不得将核素显像检查和X射线胸部检查列入对婴幼儿及少年儿童体检的常规检查项目。③对育龄妇女腹部或骨盆进行核素显像检查或X射线检查前，应问明是否怀孕；非特殊需要，对受孕后八至十五周的育龄妇女，不得进行下腹部放射影像检查。④应当尽量以胸部X线摄影代替胸部荧光透视检查。⑤实施放射性药物给药和X射线照射操作时，应当禁止非受检者进入操作现场；因患者病情需要其他人员陪检时，应当对陪检者采取防护措施。怀孕2~3个半月，是比较危险的时期，因而不能行放射影像检查。

36.【答案】A（16）

【解析】根据《医疗机构管理条例实施细则》第五十三条：医疗机构的门诊病历的保存期不得少于15年；住院病历的保存期不得少于30年。

37.【答案】B（16）

【解析】根据《执业医师法》第五十五条：违反本法规定，医师在执业活动中有下列行为之一的，由县级以上人民政府卫生健康主管部门责令改正，给予警告；情节严重的，责令暂停六个月以上一年以下执业活动直至吊销医师执业证书：

（一）在提供医疗卫生服务或者开展医学临床研究中，未按照规定履行告知义务或者取得知情同意；

（二）对需要紧急救治的患者，拒绝急救处置，或者由于不负责任延误诊治；

（三）遇有自然灾害、事故灾难、公共卫生事件和社会安全事件等严重威胁人民生命健康的突发事件时，不服从卫生健康主管部门调遣；

（四）未按照规定报告有关情形；

（五）违反法律、法规、规章或者执业规范，造成医疗事故或者其他严重后果。

38.【答案】A（16）

【解析】根据《人体器官移植条例》第九条：任何组织或者个人不得摘取未满18周岁公民的活体器官用于移植。

第十条：活体器官的接受人限于活体器官捐献人的配偶、直系血亲或者三代以内旁系血亲，或者有证据证明与活体器官捐献人存在因帮扶等形成亲情关系的人员。

选项B、D、E中的人都患有疾病，不适合做器官捐献人员，而C项违反了第九条规定，答案选A。注意在题干中提到的"为其直系血亲"一点，正是近年新变化的一个考点内容，即第十条内容。

39.【答案】B（16）

【解析】根据《母婴保健法》第三十七条：从事母婴保健工作的人员违反本法规定，出具有关虚假医学证明或者进行胎儿性别鉴定的，由医疗保健机构或者卫生行政部门根据情节给予行政处分；情节严重的，依法取消执业资格。

40.【答案】A（16）

【解析】根据《执业医师法》第十七条：医师注册后有下列情形之一的，注销注册，废止医师执业证书：

（一）死亡；

（二）受刑事处罚；

（三）被吊销医师执业证书；

（四）医师定期考核不合格，暂停执业活动期满，再次考核仍不合格；

（五）中止医师执业活动满二年；

（六）法律、行政法规规定不得从事医疗卫生服务或者应当办理注销手续的其他情形。

有前款规定情形的，医师所在医疗卫生机构应当在三十日内报告准予注册的卫生健康主管部门；卫生健康主管部门依职权发现医师有前款规定情形的，应当及时通报准予注册的卫生健康主管部门。准予注册的卫生健康主管部门应当及时注销注册，废止医师执业证书。

41.【答案】D（16）

扫描二维码查看本题考点更多讲解微视频——9-8知情同意责任人。

42.【答案】B（15）

【解析】根据《医疗机构管理条例》第十三条：医疗机构施行手术、特殊检查或者特殊治疗时，必须征得患者同意，并应当取得其家属或者关系人同意并签字；无法取得患者意见时，应当取得家属或者关系人同意并签字；无法取得患者意见又无家属或者关系人在场，或者遇到其他特殊情况时，经治医师应当提出医疗处置方案，在取得医疗机构负责人或者被授权负责人员的批准后实施。

43.【答案】A（15）

【解析】根据《执业医师法》第二十二条 医师在执业活动中享有下列权利：

（一）在注册的执业范围内，按照有关规范进行医学诊查、疾病调查、医学处置、出具相应的医学证明文件，选择合理的医疗、预防、保健方案；

（二）获取劳动报酬，享受国家规定的福利待遇，按照规定参加社会保险并享受相应待遇；

（三）获得符合国家规定标准的执业基本条件和职业防护装备；

（四）从事医学教育、研究、学术交流；

（五）参加专业培训，接受继续医学教育；

（六）对所在医疗卫生机构和卫生健康主管部门的工作提出意见和建议，依法参与所在机构的民主管理；

（七）法律、法规规定的其他权利。

B、C、D、E属于义务。

44.【答案】A（13、15）

【解析】根据《处方管理办法》第六条：处方书写应当符合下列规则：①患者一般情况、临床诊断填写清晰、完整，并与病历记载相一致。②每张处方限于一名患者的用药。③字迹清楚，不得涂改；如需修改，应当在修改处签名并注明修改日期。④药品名称应当使用规范的中文名称书写，没有中文名称的可以使用规范的英文名称书写；医疗机构或者医师、药师不得自行编制药品缩写名称或者使用代号；书写药品名称、剂量、规格、用法、用量要准确规范，药品用法可用规范的中文、英文、拉丁文或者缩写体书写，但不得使用"遵医嘱""自用"等含糊不清字句。⑤患者年龄应当填写实足年龄，新生儿、婴幼儿写日、月龄，必要时要注明体重。⑥西药和中成药可以分别开具处方，也可以开具一张处方，中药饮片应当单独开具处方。

开具西药、中成药处方，每一种药品应当另起一行，每张处方不得超过5种药品。

45.【答案】A（15）

扫描二维码查看本题考点更多讲解微视频——9-10医师违反规章制度的处罚。

46.【答案】C（15）

【解析】根据《中华人民共和国侵权责任法》第五十八条，患者有损害，因下列情形之一的，推定医疗机构有过错：①违反法律、行政法规、规章以及其他有关诊疗规范的规定；②隐匿或者拒绝提供与纠纷有关的病历资料；③伪造、篡改或者销毁病历资料。A、B情形造成患者损害的，医疗机构应承担赔偿责任，E项则不承担。而D项造成损害，医疗机构承担侵权责任。

47.【答案】D（13、15）

【解析】《医疗机构临床用血管理办法》第二十条规定医疗机构应当建立临床用血申请管理制度。同一患者一天申请备血量、申请人、审核和核准签发人总结如下表。

血量（ml）	申请人	审核人	核准签发人
少于800	中级以上医师（主治医师、副主任医师、主任医师）	—	上级医师
800~1600	同上	上级医师	科室主任
达到或超过1600	同上		科室主任签发并报医务部批准

以上规定不适用于急救用血

48.【答案】B（14）

【解析】根据《母婴保健法》第三十七条：从事母婴保健工作的人员违反本法规定，出具有关虚假医学证明或者进行胎儿性别鉴定的，由医疗保健机构或者卫生行政部门根据情节给予行政处分；情节严重的，依法取消执业资格。

49.【答案】B（14）

扫描二维码查看本题考点更多讲解微视频——9－7病历资料复印。

50.【答案】E（14）

【解析】根据《处方管理办法》第二十七条：医疗机构应当要求长期使用麻醉药品和第一类精神药品的门（急）诊癌症患者和中、重度慢性疼痛患者，每3个月复诊或者随诊一次。

卫生法规中只有这一条涉及复诊要求为3个月。

51.【答案】D（14）

【解析】根据《献血法》第十四条：公民临床用血时只交付用于血液的采集、储存、分离、检验等费用；具体收费标准由国务院卫生行政部门会同国务院价格主管部门制定。

无偿献血人人都知道，所以关于献血员营养费用、补偿费都是不需交的。

52.【答案】A（14）

【解析】根据《临床机构用血管理办法》第二十八条：医疗机构应当建立临床用血医学文书管理制度，确保临床用血信息客观真实、完整、可追溯。医师应当将患者输血适应证的评估、输血过程和输血后疗效评价情况记入病历；临床输血治疗知情同意书、输血记录单等随病历保存。医疗机构用血是对患者进行的，故其文书也是针对患者疾病的。

53.【答案】B（14）

【解析】《医疗机构管理条例》第二十七条：医疗机构必须按照核准登记的诊疗科目开展诊疗活动。

54.【答案】C（14）

55.【答案】A（14）

【解析】根据《执业医师法》第三十七条医师在执业活动中，违反本法规定，有下列行为之一的，由县级以上人民政府卫生行政部门给予警告或者责令暂停六个月以上一年以下执业活动；情节严重的，吊销其执业证书；构成犯罪的，依法追究刑事责任：

（一）违反卫生行政规章制度或者技术操作规范，造成严重后果的；

（二）由于不负责任延误急危患者的抢救和诊治，造成严重后果的；

（三）造成医疗责任事故的；

（四）未经亲自诊查、调查，签署诊断、治疗、流行病学等证明文件或者有关出生、死亡等证明文件的；

（五）隐匿、伪造或者擅自销毁医学文书及有关资料的；

（六）使用未经批准使用的药品、消毒药剂和医疗器械的；

（七）不按照规定使用麻醉药品、医疗用毒性药品、精神药品和放射性药品的；

（八）未经患者或者其家属同意，对患者进行实验性临床医疗的；

（九）泄露患者隐私，造成严重后果的；

（十）利用职务之便，索取、非法收受患者财物或者牟取其他不正当利益的；

（十一）发生自然灾害、传染病流行、突发重大伤亡事故以及其他严重威胁人民生命健康的紧急情况时，不服从卫生行政部门调遣的；

（十二）发生医疗事故或者发现传染病疫情，患者涉嫌伤害事件或者非正常死亡，不按照规定报告的。

56.【答案】B（13）

【解析】《医疗事故处理条例》第八条规定，医疗机构应当按照国务院卫生行政部门规定的要求，书写并妥善保管病历资料。因抢救急危患者，未能及时书写病历的，有关医务人员应当在抢救结束后6小时内据实补记，并加以注明。题干中医疗机构未在规定时间内补记抢救工作病历内容，违反上述规定，由卫生行政部门责令改正；情节严重的，对负有责任的主管人员和其他直接责任人员依法给予行政处分或者纪律处分。

57.【答案】D（13）

【解析】《医疗机构管理条例》第三十二条规定未经医师（士）亲自诊查病人，医疗机构不得出具疾病诊断书、健康证明书或者死亡证明书等证明文件；未经医师（士）、助产人员亲自接产，医疗机构不得出具出生证明书或者死产报告书。

58.【答案】E（13）

【解析】《中华人民共和国民法典》第七编　侵权责任损害：医务人员在诊疗活动中未尽到与当时的医疗水平相应的诊疗义务，造成患者损害的，医疗机构应当承担赔偿责任。

59.【答案】E（13）

60.【答案】C（13）

【解析】《执业医师法》第九条　具有下列条件之一的，可以参加执业医师资格考试：

（一）具有高等学校相关医学专业本科以上学历，在执业医师指导下，在医疗卫生机构中参加医学专业工作实践满一年；

（二）具有高等学校相关医学专业专科学历，取得执业助理医师执业证书后，在医疗卫生机构中执业满二年。

第十条　具有高等学校相关医学专业专科以上学

历，在执业医师指导下，在医疗卫生机构中参加医学专业工作实践满一年的，可以参加执业助理医师资格

考试。

具有高等学校医学专业学历	考执业助理医师条件	考执业医师条件
中等专业	试用期满一年	助理证＋工作五年
高等学校医学专科	试用期满一年	助理证＋工作二年
高等学校医学专业本科以上学历（注意包括研究生）	不考助理医师	试用期满一年

61.【答案】B（21）

【解析】《基本医疗卫生与健康促进法》第三条：医疗卫生与健康事业应当坚持以人民为中心，为人民健康服务。医疗卫生事业应当坚持公益性原则。

62.【答案】A（21）

【解析】《医疗事故处理条例》第四条 根据对患者人身造成的损害程度，医疗事故分为四级：一级医疗事故：造成患者死亡、重度残疾的。

第五十五条：医疗机构发生医疗事故的，由卫生行政部门根据医疗事故等级和情节，给予警告；情节严重的，责令限期停业整顿直至由原发证部门吊销执业许可证，对负有责任的医务人员依照刑法关于医疗事故罪的规定，依法追究刑事责任；尚不够刑事处罚的，依法给予行政处分或者纪律处分。

对发生医疗事故的有关医务人员，除依照前款处罚外，卫生行政部门并可以责令暂停 6 个月以上 1 年以下执业活动；情节严重的，吊销其执业证书。

第四章　药事法

1.【答案】C（21）

2.【答案】B（21）

【解析】根据《处方管理办法》第五十条处方由调剂处方药品的医疗机构妥善保存。普通处方、急诊处方、儿科处方保存期限为 1 年，医疗用毒性药品、第二类精神药品处方保存期限为 2 年，麻醉药品和第一类精神药品处方保存期限为 3 年。

3.【答案】C（20）

【解析】《麻醉药品和精神药品管理条例》七十三条：未取得麻醉药品和第一类精神药品处方资格的执业医师擅自开具麻醉药品和第一类精神药品处方，由上级以上人民政府卫生主管部门给予警告，暂停执业活动；造成严重后果的，吊销其执业证书，构成犯罪的，依法追究刑事责任。故答案选 C。

4.【答案】B（19）

【解析】根据新版《药品管理法》第九十八条：禁止生产（包括配制，下同）、销售、使用假药、劣药。

有下列情形之一的，为假药：

（一）药品所含成份与国家药品标准规定的成份不符；

（二）以非药品冒充药品或者以他种药品冒充此种药品；

（三）变质的药品；

（四）药品所标明的适应症或者功能主治超出规定范围。

有下列情形之一的，为劣药：

（一）药品成份的含量不符合国家药品标准；

（二）被污染的药品；

（三）未标明或者更改有效期的药品；

（四）未注明或者更改产品批号的药品；

（五）超过有效期的药品；

（六）擅自添加防腐剂、辅料的药品；

（七）其他不符合药品标准的药品。

禁止未取得药品批准证明文件生产、进口药品；禁止使用未按照规定审评、审批的原料药、包装材料和容器生产药品。

5.【答案】C（19）

【解析】根据《抗菌药物临床应用管理办法》第四十六条：医师出现下列情形之一的，医疗机构应当取消其处方权：

（一）抗菌药物考核不合格的；

（二）限制处方权后，仍出现超常处方且无正当理由的；

（三）未按照规定开具抗菌药物处方，造成严重后果的；

（四）未按照规定使用抗菌药物，造成严重后果的；

（五）开具抗菌药物处方牟取不正当利益的。

6. 【答案】E (18)

【解析】依照旧版药品管理法本题答案为 E，但 2019 年 12 月 1 日生效的新版《药品管理法》无正确答案。

根据新版《药品管理法》第九十八条：禁止生产（包括配制，下同）、销售、使用假药、劣药。

有下列情形之一的，为假药：

（一）药品所含成份与国家药品标准规定的成份不符；

（二）以非药品冒充药品或者以他种药品冒充此种药品；

（三）变质的药品；

（四）药品所标明的适应症或者功能主治超出规定范围。

有下列情形之一的，为劣药：

（一）药品成份的含量不符合国家药品标准；

（二）被污染的药品；

（三）未标明或者更改有效期的药品；

（四）未注明或者更改产品批号的药品；

（五）超过有效期的药品；

（六）擅自添加防腐剂、辅料的药品；

（七）其他不符合药品标准的药品。

禁止未取得药品批准证明文件生产、进口药品；禁止使用未按照规定审评、审批的原料药、包装材料和容器生产药品。

7. 【答案】A (18)

【解析】根据新版《药品管理法》第一百四十一条：药品上市许可持有人、药品生产企业、药品经营企业或者医疗机构在药品购销中给予、收受回扣或者其他不正当利益的，药品上市许可持有人、药品生产企业、药品经营企业或者代理人给予使用其药品的医疗机构的负责人、药品采购人员、医师、药师等有关人员财物或者其他不正当利益的，由市场监督管理部门没收违法所得，并处三十万元以上三百万元以下的罚款；情节严重的，吊销药品上市许可持有人、药品生产企业、药品经

营企业营业执照，并由药品监督管理部门吊销药品批准证明文件、药品生产许可证、药品经营许可证。

药品上市许可持有人、药品生产企业、药品经营企业在药品研制、生产、经营中向国家工作人员行贿的，对法定代表人、主要负责人、直接负责的主管人员和其他责任人员终身禁止从事药品生产经营活动。

8. 【答案】C (18)

【解析】根据《抗菌药物临床应用管理办法》第二十八条因抢救生命垂危的患者等紧急情况，医师可以越级使用抗菌药物。越级使用抗菌药物应当详细记录用药指征，并应当于 24 小时内补办越级使用抗菌药物的必要手续。

9. 【答案】A (17)

【解析】根据《药品管理法》第八十九条：药品的生产企业、经营企业、医疗机构在药品购销中暗中给予、收受回扣或者其他利益的，药品的生产企业、经营企业或者其代理人给予使用其药品的医疗机构的负责人、药品采购人员、医师等有关人员以财物或者其他利益的，由工商行政管理部门处一万元以上二十万元以下的罚款，有违法所得的，予以没收；情节严重的，由工商行政管理部门吊销药品生产企业、药品经营企业的营业执照，并通知药品监督管理部门，由药品监督管理部门吊销其《药品生产许可证》《药品经营许可证》；构成犯罪的，依法追究刑事责任。

第九十条药品的生产企业、经营企业的负责人、采购人员等有关人员在药品购销中收受其他生产企业、经营企业或者其代理人给予的财物或者其他利益的，依法给予处分，没收违法所得；构成犯罪的，依法追究刑事责任。

医疗机构的负责人、药品采购人员、医师等有关人员收受药品生产企业、药品经营企业或者其代理人给予的财物或者其他利益的，由卫生行政部门或者本单位给予处分，没收违法所得；对违法行为情节严重的执业医师，由卫生行政部门吊销其执业证书；构成犯罪的，依法追究刑事责任。

犯错主体	错误行为	处罚单位	处罚
药品生产、经营企业或其代理人	给予回扣或其他利益	工商行政管理部门	处 1 万~20 万罚款，没收违法所得
	情节严重	工商行政管理部门	吊销营业执照
		药品监督管理部门	吊销《许可证》
医疗机构负责人、药品采购人员、医师等	收受回扣或者其他利益	卫生计生行政部门	没收违法所得 吊销执业证书

本题考查医务人员收受财物，应由卫生计生行政部门或本单位没收违法所得。

10.【答案】D (17)

【解析】根据《抗菌药物临床应用管理办法》第三十二条：医疗机构应当开展细菌耐药监测工作，建立细菌耐药预警机制，并采取下列相应措施。

（一）主要目标细菌耐药率超过30%的抗菌药物，应当及时将预警信息通报本机构医务人员；

（二）主要目标细菌耐药率超过40%的抗菌药物，应当慎重经验用药；

（三）主要目标细菌耐药率超过50%的抗菌药物，应当参照药敏试验结果选用；

（四）主要目标细菌耐药率超过75%的抗菌药物，应当暂停针对此目标细菌的临床应用，根据追踪细菌耐药监测结果，再决定是否恢复临床应用。

11.【答案】C (16)

【解析】根据新版《药品管理法》第一百四十一条：药品上市许可持有人、药品生产企业、药品经营企业或者医疗机构在药品购销中给予、收受回扣或者其他不正当利益的，药品上市许可持有人、药品生产企业、药品经营企业或者代理人给予使用其药品的医疗机构的负责人、药品采购人员、医师、药师等有关人员财物或者其他不正当利益的，由市场监督管理部门没收违法所得，并处三十万元以上三百万元以下的罚款；情节严重的，吊销药品上市许可持有人、药品生产企业、药品经营企业营业执照，并由药品监督管理部门吊销药品批准证明文件、药品生产许可证、药品经营许可证。

药品上市许可持有人、药品生产企业、药品经营企业在药品研制、生产、经营中向国家工作人员行贿的，对法定代表人、主要负责人、直接负责的主管人员和其他责任人员终身禁止从事药品生产经营活动。

12.【答案】E (16)

【解析】根据《麻醉药品和精神药品管理条例》第七十三条：具有麻醉药品和第一类精神药品处方资格的执业医师，违反本条例的规定开具麻醉药品和第一类精神药品处方，或者未按照临床应用指导原则的要求使用麻醉药品和第一类精神药品的，由其所在医疗机构取消其麻醉药品和第一类精神药品处方资格；造成严重后果的，由原发证部门吊销其执业证书。执业医师未按照临床应用指导原则的要求使用第二类精神药品或者未使用专用处方开具第二类精神药品，造成严重后果的，由原发证部门吊销其执业证书。

未取得麻醉药品和第一类精神药品处方资格的执业医师擅自开具麻醉药品和第一类精神药品处方，由县级以上人民政府卫生主管部门给予警告，暂停其执业活动；造成严重后果的，吊销其执业证书；构成犯罪的，依法追究刑事责任。

处方的调配人、核对人违反本条例的规定未对麻醉药品和第一类精神药品处方进行核对，造成严重后果的，由原发证部门吊销其执业证书。

选项A、B、C、D属于医疗机构的责任。

13.【答案】D (16)

【解析】根据《抗菌药物临床应用管理办法》第四十五条：医疗机构应当对出现抗菌药物超常处方3次以上且无正当理由的医师提出警告，限制其特殊使用级和限制使用级抗菌药物处方权。

14.【答案】B (15)

【解析】根据《疫苗流通和预防接种管理条例》第四十条：预防接种异常反应，是指合格的疫苗在实施规范接种过程中或者实施规范接种后造成受种者机体组织器官、功能损害，相关各方均无过错的药品不良反应。

15.【答案】B (15)

【解析】根据《麻醉药品和精神药品管理条例》第七十三条：具有麻醉药品和第一类精神药品处方资格的执业医师，违反本条例的规定开具麻醉药品和第一类精神药品处方，或者未按照临床应用指导原则的要求使用麻醉药品和第一类精神药品的，由其所在医疗机构取消其麻醉药品和第一类精神药品处方资格；造成严重后果的，由原发证部门吊销其执业证书。执业医师未按照临床应用指导原则的要求使用第二类精神药品或者未使用专用处方开具第二类精神药品，造成严重后果的，由原发证部门吊销其执业证书。

未取得麻醉药品和第一类精神药品处方资格的执业医师擅自开具麻醉药品和第一类精神药品处方，由县级以上人民政府卫生主管部门给予警告，暂停其执业活动；造成严重后果的，吊销其执业证书；构成犯罪的，依法追究刑事责任。

处方的调配人、核对人违反本条例的规定未对麻醉药品和第一类精神药品处方进行核对，造成严重后果的，由原发证部门吊销其执业证书。

16.【答案】E (15)

【解析】根据新版《药品管理法》第九十八条：禁止生产（包括配制，下同）、销售、使用假药、劣药。

有下列情形之一的，为假药：

（一）药品所含成份与国家药品标准规定的成份不符；

（二）以非药品冒充药品或者以他种药品冒充此种药品；

（三）变质的药品；

（四）药品所标明的适应症或者功能主治超出规定范围。

有下列情形之一的，为劣药：

（一）药品成份的含量不符合国家药品标准；

（二）被污染的药品；

（三）未标明或者更改有效期的药品；

（四）未注明或者更改产品批号的药品；

（五）超过有效期的药品；

（六）擅自添加防腐剂、辅料的药品；

（七）其他不符合药品标准的药品。

禁止未取得药品批准证明文件生产、进口药品；禁止使用未按照规定审评、审批的原料药、包装材料和容器生产药品。

17.【答案】 C（15）

18.【答案】 A（15）

【解析】《抗菌药物临床应用管理办法》第四十五条：医疗机构应当对出现抗菌药物超常处方3次以上且无正当理由的医师提出警告，限制其特殊使用级和限制使用级抗菌药物处方权。

第四十六条：医师出现下列情形之一的，医疗机构应当取消其处方权：①抗菌药物考核不合格的；②限制处方权后，仍出现超常处方且无正当理由的；③未按照规定开具抗菌药物处方，造成严重后果的；④未按照规定使用抗菌药物，造成严重后果的；⑤开具抗菌药物处方牟取不正当利益的。

19.【答案】 D（14）

【解析】根据《抗菌药物临床应用管理办法》第四十五条：医疗机构应当对出现抗菌药物超过处方3次以上且无正当理由的医师提出警告，限制其特殊使用级和限制使用级抗菌药物处方权。

事不过三，超过3次以上当然是不行的。

20.【答案】 E（14）

【解析】根据《药品管理法》第八十一条：药品上市许可持有人、药品生产企业、药品经营企业和医疗机构应当经常考查本单位所生产、经营、使用的药品质量、疗效和不良反应。发现疑似不良反应的，应当及时向药品监督管理部门和卫生健康主管部门报告。具体办法由国务院药品监督管理部门会同国务院卫生健康主管部门制定。对已确认发生严重不良反应的药品，由国务院药品监督管理部门或者省、自治区、直辖市人民政府药品监督管理部门根据实际情况采取停止生产、销售、使用等紧急控制措施，并应当在五日内组织鉴定，自鉴定结论做出之日起十五日内依法做出行政处理决定。

21.【答案】 C（14）

【解析】《疫苗流通和预防接种管理条列》第四十条：预防接种异常反应，是指合格的疫苗在实施规范接种过程中或者实施规范接种后造成受种者机体组织器官、功能损害，相关各方均无过错的药品不良反应。

22.【答案】 D（13）

【解析】《抗菌药物临床应用管理办法》第六条规定，抗菌药物临床应用实行分级管理。根据安全性、疗效、细菌耐药性、价格等因素，将抗菌药物分为三级：非限制使用级、限制使用级与特殊使用级。

第二十四条规定，具有高级专业技术职务任职资格的医师，可授予特殊使用级抗菌药物处方权；具有中级以上专业技术职务任职资格的医师，可授予限制使用级抗菌药物处方权；具有初级专业技术职务任职资格的医师，在乡、民族乡、镇、村的医疗机构独立从事一般执业活动的执业助理医师以及乡村医生，可授予非限制使用级抗菌药物处方权。药师经培训并考核合格后，方可获得抗菌药物调剂资格。

医师为初级职称，主治医师为中级职称，（副）主任医师为高级职称，故答案为D。

23.【答案】 D（13）

【解析】依照旧版药品管理法本题答案为C，但2019年12月1日生效的新版《药品管理法》答案为D（注：本题有改动）。

根据新版《药品管理法》第九十八条：禁止生产（包括配制，下同）、销售、使用假药、劣药。

有下列情形之一的，为假药：

（一）药品所含成份与国家药品标准规定的成份不符；

（二）以非药品冒充药品或者以他种药品冒充此种药品；

（三）变质的药品；

（四）药品所标明的适应症或者功能主治超出规定范围。

有下列情形之一的，为劣药：

（一）药品成份的含量不符合国家药品标准；

（二）被污染的药品；

（三）未标明或者更改有效期的药品；

（四）未注明或者更改产品批号的药品；

（五）超过有效期的药品；

（六）擅自添加防腐剂、辅料的药品；

（七）其他不符合药品标准的药品。

禁止未取得药品批准证明文件生产、进口药品；禁止使用未按照规定审评、审批的原料药、包装材料和容器生产药品。

【解题思路】假药、劣药是常考点，速记口诀：张冠李戴为假药，缺斤短两为劣药。

第三部分　预防医学

第十二篇　预防医学答案与解析

第一章　绪　论

1.【答案】E（20）

【解析】定期对工人进行体检属于二级预防。其他都属于一级预防。

2.【答案】D（18）

【解析】所谓高血压管理就是实现高血压的防治目标，包括三个方面：

（1）基本目标：提高高血压知晓率、治疗率和控制率。

（2）追加目标：控制高血压的同时，减少心血管疾病的其他危险因素。

（3）根本目标：尽快控制不断上升的高血压患病率。预防和控制高血压并发症，降低致残率和死亡率。提高患者生活质量。

尽快控制不断上升的高血压患病率，更多的是针对高血压病的高危因素进行预防，如高盐饮食、蔬菜和水果摄入量少（钾、镁离子摄入少）的饮食、肥胖、体力活动过少、过量饮酒、精神高度紧张等，这属于第一级预防。

减少心血管疾病的其他危险因素；预防和控制高血压并发症，降低致残率和死亡率；提高患者生活质量，这属于第三级预防。

A、B、E属于一级预防，C属于二级预防。

3.【答案】B（16）

【解析】第二级预防也称临床前期预防，即在疾病的临床前期做好早期发现、早期诊断、早期治疗的"三早"预防措施，以预防疾病的发展和恶化，防止复发和转为慢性病等。措施有普查、筛检、定期健康检查、高危人群重点项目检查以及设立专科门诊等。遗传咨询、疫苗接种属于第一级预防。病后康复属于第三级预防。

4.【答案】E（15）

【解析】第一级预防也称病因预防，是在无病期针对病因或致病因素所采取的预防措施职业病，病因不明的疾病因为病因不明确，故不适合于第一级预防。职业病病因明确，最适合一级预防。脑卒中、心血管疾病、糖尿病应采取一、二、三级预防相结合的措施进行预防。

5.【答案】A（14）

【解析】把疾病按照等级分类称为三级预防策略。

（1）第一级预防，也称病因预防，是在无病期针对病因或致病因素所采取的预防措施，主要是消除或减少控制各种危害健康的因素，并采取增进健康的各种措施，以防止健康人群发病。

（2）第二级预防，也称临床前期预防，即在疾病的临床前期做好早期发现、早期诊断、早期治疗的"三早"预防措施，以预防疾病的发展和恶化，防止复发和转为慢性病等。

（3）第三级预防，又称临床期预防，主要是对已患病者采取各种积极有效的治疗和康复措施，终止疾病的发展，以防止病情恶化，预防并发症和伤残；对已丧失劳动力或残疾者，主要促使功能恢复、心理康复，进行家庭护理指导，使病人尽早恢复生活和劳动能力，能参加社会活动并延长寿命。

碘缺乏病就是机体因缺乏微量元素碘而引起一系列疾病或危害的总称。在防治碘缺乏病的措施中，补碘是最有效、最简单、最经济的方法。补碘的方法很多，各国采取的措施也不尽相同，包括碘盐的使用、碘油剂的注射、口服碘油丸、碘强化食品（牛奶、面包、油以及 鱼子酱等调味品）、饮用水补碘等。

第二章　医学统计学方法

1.【答案】B (21)

【解析】构成图常用于描述构成比资料。分为圆图和百分条图。百分条图适宜于表示事物内部各部分所占比重或比例（构成比资料）。

直条图：适用于不同事物间某个指标进行比较。

直方图：适用于表示连续变量频数分布情况。

线图：是用线段的升降来表示指标（变量）的连续变化情况（趋势与速率）。

散点图：适用于描述两个变量间的相互关系。

【口诀】圆条构成为定性——圆图、直条图、构成图用于定性数据，余为定量。

绝对平均对比条——绝对数、平均数、率，用直条图表示对比关系。

比重构成同组圆——圆图：各组成部分在全体中的比重。

连续分布方面积——直方图连续相关

点密集——散点图：变化趋势线速率

2.【答案】C (20)

【解析】标准差的用途：①反映一组观察值的离散程度，标准差小，离散程度小，均数的代表性好；②用于计算变异系数；③计算标准误；④结合均值与正态分布的规律估计医学参考值的范围。

3.【答案】B (20)

【解析】见 1 题解析。

直条图：适用于不同事物间某个指标进行比较。

直方图：适用于表示连续变量频数分布情况。

线图：是用线段的升降来表示指标（变量）的连续变化情况（趋势与速率）。

散点图：适用于描述两个变量间的相互关系。

4.【答案】E (17、20、13)

【解析】①临床试验中，若疗效评定为"很有效，较有效，效果一般，基本无效"，比较两种药物的治疗效果是否有差别——秩和检验。

②研究二分类因变量（如患病与未患病、阳性与阴性），或者，多分类类因变量（如治愈、好转、显效、无效）与另一组变量（X1、X2、X3）的关系——Logistic 回归分析方法、多重线性回归。

③研究两个随机变量 X 和 Y 之间的线性关系（如血压和血糖之间、基础代谢率和体重之间、吸烟和糖尿病

之间是否存在线性关系、关系是否密切以及正相关还是负相关）——直线回归分析，用散点图。

④两个及两个以上率或者构成比的比较，或者，两个分类变量间的相关关系（用两种疗法治疗直肠癌，通过随访比较 5 年生存率的差别）——卡方检验。

5.【答案】D (20)

6.【答案】C (20)

【解析】自由度是指当以样本的统计量来估计总体的参数时，样本中独立或能自由变化的数据的个数，称为该统计量的自由度。

7.【答案】E (20)

8.【答案】A (20)

【解析】医学参考值：是指包括绝大多数正常人的人体形态、功能和代谢产物等各种生理及生化指标常数，也称正常值。常用 95% 范围，即绝大多数人正常观察值均在 95% 的范围内。正态分布资料常用正态分布法，偏态分布资料常用百分位数法。

百分位数法的计算公式为：

双侧：95% 范围，计算 $P_{2.5} \sim P_{97.5}$ 范围；

99% 范围，计算 $P_{0.5} \sim P_{99.5}$ 范围；

单侧：上限，95%——P_{95}；99%——P_{99}；

下限，5%——P_5；1%——P_1；

9.【答案】E (19)

【解析】圆图：把圆的总面积作为 100%，表示事物的全部，而圆内各扇形面积用来表示各部分所占的比例。如下图：

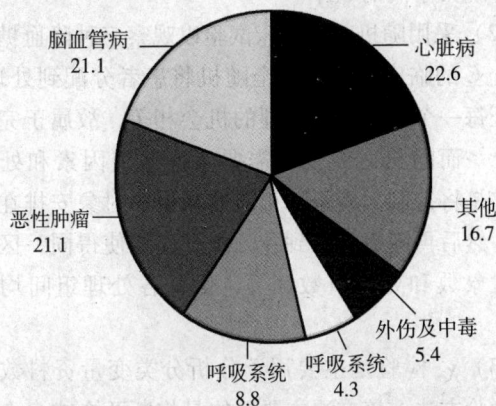

直条图：用等宽直条的长短来表示相互独立的统计指标数值大小和它们之间的对比关系。适用于不同事物

间某个指标进行比较。比较组标志为相互独立。

直方图：用直条矩形面积代表各组数据，各矩形面积和代表频数的总和。适用于表示连续变量频数分布情况。

线图：是用线段的升降来表示指标（变量）的连续变化情况（趋势与速率）。适用于描述一个变量随另一个变量变化的趋势。

10.【答案】D（19）

【解析】本例符合正态分布，95% 的参考值范围为 69.62～81.78g/L。在此范围内包括了 95% 的人群，即下图 95% 的区间。还剩下 5%。双侧检验，小于 69.62 占 2.5%，大于 81.78 也是 2.5%。如下图所示：

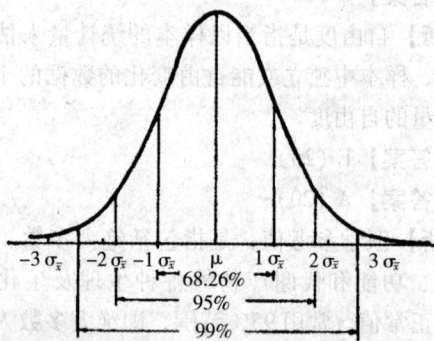

11.【答案】C（19）

12.【答案】E（19）

13.【答案】E（19）

【解析】（1）变量分为定量数据、定性数据和有序数据。有序数据，也称半定量数据或等级资料。变量的观测值是定性的，但各类别（属性）之间有程度或顺序上的差别，如尿糖的化验结果分为 -、+、++、+++，药物的治疗效果按照显效、有效、好转、无效分类等。一般无度量单位。本例分为有效和无效两个等级，故属于等级资料。二项分类资料也属于计数资料，但不体现大小间的顺序。

（2）采用随机对照临床试验以观察三种降血糖药物 A、B、C 的临床疗效，完全随机将患者分配到处理组，以保证每一个病人接受处理的机会相等，故属于完全随机设计。而随机区组设计需要考虑区组因素和处理因素，它是将控制因素条件相同或相似的对象安排在同一区组，然后再随机分派到各区组，这样使得同一区组的受试对象数和处理组数相等，保证各处理组间均衡性较好。

（3）χ^2 检验是主要用于分析分类变量资料数据的假设检验方法，该方法主要目的是推断两个或多个总体率或构成比之间有无差别。t 检验和方差分析用于数值变量的统计分析；秩和检验用于比较两种药物的治疗效

果是否有差别。直线回归分析用于研究两个随机变量 X 和 Y 之间的线性关系（如血压和血糖之间、基础代谢率和体重之间、吸烟和糖尿病之间是否存在线性关系，关系是否密切以及正相关还是负相关）。

14.【答案】B（17、18）

【解析】将样本统计量的标准差称为标准误。样本均数的标准差也称均数的标准误，它反映样本均数间的离散程度，也反映样本均数与相应总体均数间的差异，说明了均数抽样误差的大小。

全距又称极差，是一组观察值中最大值与最小值之差。用于说明传染病、食物中毒的最短、最长潜伏期等。仅用于粗略地说明变量的波动范围。

均数适用于正态分布或近似正态分布资料，大多数正常生物的生理、生化指标都宜用均数表达其集中趋势。均数位于分布的中心，能反映全部观察值的平均数量水平。

为了使观察值、平均水平指标与变异程度指标有相同的单位，通常将方差的算术平方根作为反映变异程度的一个重要指标，称为标准差。用途概括：①反映一组观察值的离散程度，标准差小，离散程度小，均数的代表性好；②用于计算变异系数；③计算标准误；④结合均值与正态分布的规律估计医学参考值的范围。

变异系数是将标准差转化为算术均数的倍数，以百分数的形式表示。常用于比较度量单位不同和均数相差悬殊的两组或多组资料的变异程度。

15.【答案】D（18）

【解析】当样本量一定时，第 I 类错误的概率 α 变小，第 II 类错误的概率 β 就变大。反之亦然。增加样本量则可以减低 I 类和 II 类错误的概率。

16.【答案】D（18）

【解析】（1）数字：即表的格子中填写的数字。表内数字必须准确无误，一律用阿拉伯数字，同一指标的小数位数要一致，上下要对齐，表内不留空格。缺省数据用"…"表示，不存在数据用"-"表示，数值零用"0"表示（A、B、E 正确）。

（2）标题：它位于表的正上方，概括地说明表中所列出的内容，必要时注明资料的时间及地点。一般情况下，标题应包含表的编号，以便在文字说明时使用方便（C 正确）。

（3）线条：统计表仅使用横线，不使用竖线和斜线。用于说明表内纵横方向的内容，线条不宜过多，常常仅包括三条基本线，即略粗的顶线与底线、纵标目线，故有时把统计表称为"三线表"。目前学术论文发表统一要求采用"三线表"（D 错误）。

（4）标目：用简单的文字来说明表格内的项目，纵

标目说明列的内容；横标目位于表的左侧，说明行的内容。

（5）备注：为列出表中需要解释的内容，它不属于统计表所固有的组成部分，不列入表内。如需对某个数字或指标加以说明，可在该数字或指标右上用"×"标注，并在统计表的下方用文字加以说明。

17.【答案】B（18）

【解析】标准差的用途：①反映一组观察值的离散程度，标准差小，离散程度小，均数的代表性好；②用于计算变异系数；③计算标准误；④结合均值与正态分布的规律估计医学参考值的范围。

四分位数间距通常用于描述偏态分布资料的离散程度。极差（全距）常用于说明传染病、食物中毒的最短、最长潜伏期等。百分位数（Px）是一种位置指标，用于描述一组观察值在某百分位置上的水平。离均差平方和是统计中离散趋势的重要指标之一，适应于偏态资料的统计分析。

18.【答案】D（18）

【解析】医学参考值范围是指"正常"人的解剖、生理、生化指标等数据大多数个体值的波动范围。通常使用的是95%参考值范围。其方法有正态分布法和百分位数法。即一般以所选择相对健康的正常人群测定值中的95%划定正常值的界限。其后果是可能有约5%的健康人的结果分布在异常区域内。

19.【答案】D（13）

20.【答案】A（17）

【解析】集中趋势是指一个计量资料的大多数观察值所在的中心位置。描述同质的一组观察值集中趋势的统计指标常用的有均数、几何均数和中位数。

算术均数：适用于对称分布资料特别是正态分布资料或近似正态分布资料，大多数正常生物的生理、生化指标都宜用均数表达其集中趋势。均数位于分布的中心，能反映全部观察值的平均数量水平。

几何均数：对数正态分布资料（频率图一般呈正偏峰分布）、等比数列。

中位数：适用于各种分布的资料，特别是偏峰分布资料，也可用于分布末端无确定值的资料。

众数：样本观测值在频数分布表中频数最多的那一组的组中值，主要应用于大面积普查研究之中。一组数据中的众数不止一个，如数据2、3、-1、2、1、3中，2、3都出现了两次，它们都是这组数据中的众数。

调和均数：是总体各统计变量倒数的算术平均数的倒数，应用的范围较小。

21.【答案】A（13）

22.【答案】A（17）

23.【答案】E（17）

【解析】（1）集中趋势只是数据分布的特征之一，数据的分散程度是数据分布的另一个重要特征，它所反映的是各变量值远离其中心值的程度，因此也称为离散趋势。集中趋势的指标是对数据一般水平的一个概括性度量，它对一组数据的代表程度取决于该组数据的离散程度，数据的离散程度越大，集中趋势的指标对该组数据的代表性就越差；离散程度越小，其代表性就越好。而离散趋势的指标就是对数据离散程度所作的描述。常用的反映变异程度的指标有极差、四分位间距、标准差、变异系数等。标准差的用途概括：①反映一组观察值的离散程度，标准差小，离散程度小，均数的代表性好；②用于计算变异系数；③计算标准误；④结合均值与正态分布的规律估计医学参考值的范围。

（2）集中趋势是指一个计量资料的大多数观察值所在的中心位置。描述同质的一组观察值集中趋势的统计指标常用的有均数、几何均数和中位数。中位数可用于描述任何分布。中位数是一个位次上的平均指标，以中位数为界，将观察值分为左右两半。其适用情况有：①当资料呈明显的偏态分布；②资料一端或两端无确定数值（如大于或小于某数值）；③资料的分布情况不清楚，在这些情况下多选用中位数。

算术均数适用于正态分布或近似正态分布资料，大多数正常生物的生理、生化指标都宜用均数表达其集中趋势。几何均数常用于原始数据呈倍数关系或偏态分布，对其取对数后呈近似正态分布的资料，也可用于观察值之间呈倍数或近似倍数变化（等比关系）的资料。

24.【答案】E（16）

【解析】t检验目的是检验两样本所属的总体均数是否相等。$P \leq \alpha$，拒绝 H_0，接受 H_1，说明差异有统计学意义（统计结论），可认为……不同或不相等（专业结论）。$P > \alpha$，尚不拒绝 H_0，说明差异没有统计学意义（统计结论），可还不能认为……不同或不相等（专业结论）。

25.【答案】D（16）

26.【答案】B（16）

【解析】疫苗的效果评价是通过测定接种后人群抗体阳转率、抗体平均滴度和抗体持续时间来评价疫苗的效果。还可用随机对照双盲的现场试验结果来计算疫苗保护率和效果指数。效果指数是鉴定疫苗保护效果的一个指标，计算方法是对照组的发病率÷接种组的发病率，一般大于1。因为对照组的发病率是比较高的，除了效果指数外，还有保护指数，计算方法为（对照组发病率－接种组发病率）/对照组发病率。

27【答案】C（16）

【解析】线图是用线段的升降来表示指标（变量）的连续变化情况（趋势与速率）。横轴为时间变量（时间、年龄、年份等），纵轴为统计指标。直条图又称条图，用等宽直条的长短来表示相互独立的统计指标数值大小和它们之间的对比关系。横轴为分类轴（比较的对象或特征），纵轴（条的高度）为比较的指标（绝对数、率、平均数）。直方图是用直条矩形面积代表各组数据，各矩形面积和代表频数的总和，适用于表示连续变量频数分布情况。散点图是用点的密集程度和变化趋势表示两指标之间的直线或曲线关系，适用于描述两个变量间的相互关系。

28.【答案】B（16）

29.【答案】A（15）

【解析】χ^2 检验主要用于分析分类变量资料数据的假设检验方法，该方法主要目的是推断两个或多个总体率或构成比之间有无差别。t 检验是用于数值变量数据的假设检验方法。

30.【答案】A（15）

【解析】病例对照研究，若假设检验中两组差异没有统计学意义，说明该暴露因素与疾病的关联很可能是由抽样误差造成的。

31.【答案】D（15）

32.【答案】A（15）

33.【答案】E（15）

扫描二维码查看本题考点更多讲解微视频——10 - 11 统计图。

34.【答案】C（14）

【解析】本题属于统计学中难点，建议放弃。详情参见《临床执业辅导讲义》第二章节中总结。

35.【答案】A（14）

【解析】构成比和率是两种不同性质的指标，不能混淆。构成比说明事物内部各组成部分的比例或分布，而率说明某现象发生的频率或强度。统计分析时常见的错误时以构成比代替率来说明问题，比如肿瘤死亡构成比和发病率统计。

36.【答案】B（14）

【解析】标化率全称标准化率，是寻找一个统一的分布作为标准组，然后每个比较组均按该分布标准计算相应的率，所得到的率是相对于标准组的。常见的是年龄调整标准化率，是把两个或几个不同人群、不同时间的年龄结构放在相同的结构上进行比较，目的是排除不同人群间相互比较时年龄构成对人群患、发病率和/或死亡率的影响，使得比较结果更为客观。这是因为，癌症等疾病的发生率在不同的年龄阶段存在很大的差别，一般情况下发病率或死亡率都是随着年龄的增加而增加。

37.【答案】C（14）

【解析】中位数是一个位次上的平均指标，以中位数为界，将观察值分为左右两半。其适用情况有：①当资料呈明显的偏态分布；②资料一端或两端无确定数值（如大于或小于某数值）；③资料的分布情况不清楚，在这些情况下多选用中位数。四分位数通常用于描述偏态分布资料的离散程度。

38.【答案】D（14）

【解析】t 检验的推断结论是判断其有无统计学意义 $P \leqslant \alpha$，拒绝 H_0，接受 H_1，说明差异有统计学意义（统计结论），可认为……不同或不相等（专业结论）。$P > \alpha$，尚不拒绝 H_0，说明差异没有统计学意义（统计结论），可还不能认为……不同或不相等（专业结论）。

39.【答案】D（13）

【解析】本考点历年常考，故详细解释每个概念。

（1）均数：算术均数的简称，总体均数用希腊字母 μ 表示，样本均数用 $\overline{X}$ 表示。适用于正态分布或近似正态分布资料，大多数正常生物的生理、生化指标都宜用均数表达其集中趋势。均数位于分布的中心，能反映全部观察值的平均数量水平。均数的计算方法有直接法和加权法。

（2）几何均数（简记为 G）：常用于原始数据呈倍数关系或偏态分布，对其取对数后呈近似正态分布的资料，也可用于观察值之间呈倍数或近似倍数变化（等比关系）的资料，如抗体的平均滴度、药物的平均效价等。本例符合。

（3）中位数和百分位数

中位数（简记为 M）：是将一组观察值按从小到大的顺序排列，位置居中的变量值（n 为奇数）或位置居中的两个变量值的均值（n 为偶数）就是中位数，可用于描述任何分布。中位数是一个位次上的平均指标，以中位数为界，将观察值分为左右两半。其适用情况有：①当资料呈明显的偏态分布；②资料一端或两端无确定数值（如大于或小于某数值）；③资料的分布情况不清楚，在这些情况下多选用中位数。例如，某些传染病或食物中毒的潜伏期、人体的某些特殊测定指标（如发汞、尿汞等），其集中趋势多用中位数来表示。

百分位数（P_x）：是一种位置指标，用于描述一组观察值在某百分位置上的水平。第 x 百分位数以 P_x 表示。P_x 是一个数，是把一组数据由小到大排列，分成 100 等份，各等份含 1% 的观察值，分割界限上的数值就是百分位数。取任意一个百分位数 Px 可以把全部数值分为左右两半。中位数就是第 50 百分位数，用 P_{50} 表示。第 5，第 25，第 75，第 95 百分位数分别记为 P_5、P_{25}、P_{75}、P_{95}，是统计学上常用的指标。

40.【答案】B（13）

【解析】样本标准误是样本平均数 1，2，……k 的标准差，它是抽样误差的估计值，其大小说明了样本间变异程度的大小及精确性的高低。

41.【答案】B（13）

【解析】t 检验目的是检验两样本所属的总体均数是否相等，其假设检验里建立假设有两种。一是无效假设，符号为 H_0，假设两总体均数相等（$\mu = \mu_0$），即样本均数 x 所代表的总体均数 μ 与假设和总体均数 μ_0 相等，x 和 μ_0 差别仅由抽样误差所致；二是备择假设，符号为 H_1，二者都是根据推断的目的提出的对总体特征的假设。这里还有双侧检验和单侧检验之分，需根据研究目的和专业知识而定。

第三章　流行病学原理与方法

1.【答案】E（16、21）

【解析】疾病的分布即疾病的群体现象，指疾病在时间、空间和人间的存在方式及其发生、发展规律，又称疾病的三间分布。研究三间分布是研究流行病学的起点和基础。

2.【答案】E（15、21）

【解析】灵敏度指"金标准"确诊的病例中被评试验也判断为阳性者所占的百分比。本例中分母为"金标准"确诊乳腺癌的患者 100 名，分子为通过钼靶 X 线摄片检查得到阳性结果的 64 名。

3.【答案】B（15、21）

【解析】特异度：指"金标准"确诊的非病例中被评试验也判断为阴性者所占的百分比。本例中分母为"金标准"确诊为非乳腺癌者 100 人，分子为通过钼靶 X 线摄片检查得到阴性结果的 84 人。

4.【答案】A（15、21）

【解析】粗一致性是试验所检出的真阳性和真阴性例数之和占受试人数的百分比，又称符合率，反映试验结果与"金标准"诊断结果的符合诊断。本例分母为两组合计 200 人，分子为病例组阳性结果 64 人加上对照组阴性结果 84 人。

5.【答案】B（21）

【解析】该筛检试验测出患病率增加 1 倍，导致上述指标也增加的是阳性预测值。

试验	有病	无病	合计
阳性	真阳性（a）	假阳性（b）	总阳性人数（a＋b）
阴性	假阳性（c）	真阴性（d）	总阴性人数（c＋d）
合计	患者总数（a＋c）	正常人总数（b＋d）	受检总人数（a＋b＋c＋d）

①患病率：亦称现患率或流行率，是指在特定时间内，一定人群中某病新旧病例数所占的比例。公式为：

患病率＝某特定时间内一定人群中现患某病的新、旧病例数/同期平均人口数×k

　　＝（a＋c）／（a＋b＋c＋d）

k＝100%，1000/千，10000/万……

②灵敏度：指金标准确诊的病例中被评试验也判断为阳性者所占的百分比。

③特异度：指金标准确诊的非病例中被评试验也判断为阴性者所占的百分比。

④粗一致性：是试验所检出的真阳性和真阴性例数之和占受试人数的百分比。

⑤预测值：表示试验结果判断正确的概率，它表明试验结果的实际临床意义。包括：

阳性预测值＝a/a＋b（×100%）

阴性预测值＝d/c＋d（×100%）

患病率增加 1 倍，其中分母不变，说明患病人数增加 1 倍，a＋c 增加，并且 a 是增加的，因此阳性预测值是增加的。

6.【答案】C（20）

【解析】病死率表示一定时期内，患某病的全部患者中因该病死亡者所占的比例。表示确诊病人的死亡概率，反映疾病严重程度和医疗诊断水平，主要用于病程短且容易引起死亡的疾病，多用于急性传染病。

死亡率指在一定期间（通常为 1 年）内，某人群中死于某病（或死于所有原因）的频率。用于衡量某时期、某人群死亡危险大小的一个指标。是一个国家或地区卫生、经济和文化水平的综合反映。

患病率是由横断面调查获得的疾病频率，是衡量疾病的存在或流行情况的静态指标，而发病率是由发病报告或队列研究获得的疾病频率，是衡量疾病发生情况的动态指标。

7.【答案】C（20）

【解析】病死率＝某时期因某病死亡的人数/同期患该病人数×100%。反映疾病严重程度和医疗诊断水平，主要用于病程短且容易引起死亡的疾病，多用于急性传染病。

死亡率＝某时期内某人群死亡的总人数/同期平均人口数×k，是一个国家或地区卫生、经济和文化水平的综合反映。

8.【答案】C（20）

扫描二维码查看本题考点更多讲解微视频——10－8 抽样调查方法分类。

9.【答案】D（20）

【解析】分层抽样是先将研究对象按主要特征（性别、年龄、职业、教育程度、疾病严重程度等）分为几层，然后再在各层中进行随机抽样，用以组成调查的样本。

系统抽样是按照一定顺序，机械地每隔一定数量的单位抽取一个单位，又称间隔抽样或机械抽样。

整群抽样可抽到的不是个体，而是由个体组成的集体（即群体）。这些群体是从相同类型的群体中随机抽出的，被抽取的群中的所有观察单位都是调查对象。

单纯随机抽样是先将被研究的对象编号，再用随机数字表或抽签、摸球、计算机抽取等进行抽样。只能用于数目不大的情况下。它的重要原则是总体中每个对象被抽到的概率相等。

本例抽样方法为多级抽样，在大型流行病学调查中，常结合使用几种抽样方法。先从总体中抽取范围较大的章，称为一级抽样单位（如省），再从每个抽得的一级章中抽取范围较小的二级章（县），依次类推，最后抽取其中范围更小的章（如村）作为调查单位。

10.【答案】A（20）

【解析】本例分组方法按照有无疾病进行分组进行对照，其研究方法为病例对照研究。通常计算比值比（OR）和对 OR 进行假设检验，用来估计暴露因素与疾病的关联强度。相对危险度是队列研究计算的指标。

11.【答案】A（20）

【解析】队列研究：是将一个范围明确人群按是否暴露于某可疑因素或暴露程度分为不同的亚组，追踪各组的结局并比较其差异，从而判定暴露因素与结局之间有无关联及关联程度大小的一种观察性研究方法。本例就是将高脂肪和低脂肪摄入者分为两组，然后追踪其结局，探索胰腺癌与脂肪摄入的关系。

病例对照研究：是选择患有和未患有某特定疾病的人群分别作为病例组和对照组，调查各组人群过去暴露于某种或某些可疑危险因素的比例或水平，通过比较各组之间暴露比例或水平的差异，判断暴露因素是否与研究的疾病有关联及其关联程度大小的一种观察性研究方法。

现况调查研究：是在某一人群中应用普查或抽样调查的方法收集特定时间内、特定人群中疾病、健康状况及有关因素的资料，并对资料的分布状况、疾病与因素的关系加以描述。又因它得到的率是特定时间、特定人群中的患病率，故又称为患病率研究。可以采用普查，也可以采用抽样调查。

临床试验研究：是将临床患者随机分为试验组与对照组，试验组给予某临床干预措施，对照组不给予该措施，通过比较各组效应的差别判断临床干预措施效果的一种前瞻性研究。

12.【答案】D（20）

【解析】本题答案网上多选 A 罹患率。其理由是罹患率适用于食物中毒的统计。错误的原因在于没有搞清楚感染率和罹患率的区别。

罹患率：观察期间某病新病例数，与发病率相比，适用于小范围、短时间内疾病频率的测量，以月、周、日或一个流行期为时间单位。如传染病、食物中毒及职业中毒。

感染率：是指在某个时间内（局限于某次/段时间）能检查的整个人群样本中，某病现有感染人数所占比例，是评价人群健康状况常用指标之一。

发病率：是在一定期间内（一般为 1 年）、特定人群中某病新病例出现的频率。患病率是指在特定时间内，一定人群中某病新旧病例数所占的比例。与罹患率比较，发病率没有一个每天/周/月新增的时间连续的概念。

13.【答案】A（19）

【解析】疾病监测是指连续地、系统地收集疾病的资料，经过分析、解释后及时将信息反馈给所有应该知道的人，并且利用监测信息的过程。验证病因假设属于分析流行病学的研究目的。

14.【答案】A（19）

【解析】队列研究的观察终点是观察对象出现了预期的结果，可不再随访。研究对象未出现预期结果，但无法随访，则认为失访。本题超纲。

15.【答案】B（19）

【解析】筛查试验评价主要从真实性、可靠性和收益三方面进行。其中，真实性的评价：也称效度或准确性，是指测量值与实际值（金标准的测量值）符合的程度，即正确地判定受试者有病与无病的能力。评价试验真实性的指标有灵敏度、特异度、假阳性率、假阴性率、约登指数和粗一致性。

可靠性评价：亦称信度或重复性、精确性，是指一项试验在相同条件下重复检测获得相同结果的稳定程度。评价试验可靠性的指标有：变异系数、符合率、Kappa值。

评价试验的收益：试验收益的评价可从个体效益和社会效益的生物学、社会经济学效益等方面进行评价。间接反映试验收益的主要指标有：预测值、似然比。

16.【答案】C（19）

【解析】流行病学三角模式指致病因素、宿主和环境。疾病是由来自环境和宿主本身多方面的因素综合作用所致。来自环境的因素主要包括生态环境、理化环境和社会环境。宿主主要包括肉体和精神两个方面。宿主的核心是遗传，同时也受环境因素的影响。宿主的状态是遗传和环境因素相互作用的结果，而宿主的状态与疾病的发生有密切的关系。宿主的其他特征如年龄、性别、性格、适应能力以及免疫状态等也与疾病的发生有密切的关系。环境和宿主的相互作用，形成了一个决定疾病发生与否的动态体系。

17.【答案】D（19）

【解析】罹患率适用于小范围、短时间内疾病频率的测量，以月、周、日或一个流行期为时间单位。如传染病、食物中毒及职业中毒。故属于描述暴发疫情严重性的最佳指标。

死亡率指在一定期间（通常为1年）内，某人群中死于某病（或死于所有原因）的频率。用于衡量某时期、某人群死亡危险大小的一个指标。是一个国家或地区卫生、经济和文化水平的综合反映。而续发人数、发病人数、患病人数只是统计指标的分子部分，并不能反映严重程度。

18.【答案】B（19）

【解析】系统抽样：又称机械抽样，是按照一定顺序，机械地每隔一定数量的单位抽取一个单位，又称间隔抽样或机械抽样。本例每间隔10户再抽取1户，符合系统抽样的方法。

单纯随机抽样：是其他抽样方法的基础。即先将被研究的对象编号，再用随机数字表或抽签、摸球、计算机抽取等进行抽样。

分层抽样：先将研究对象按主要特征（性别、年龄、职业、教育程度、疾病严重程度等）分为几层，然后再在各层中进行随机抽样，用以组成调查的样本。

整群抽样：将总体分为若干"群"，每一群中包括若干观察对象，如班级、连队、居民小组等，这些群体是从相同类型的群体中随机抽出的，被抽取的群中的所有观察单位都是调查对象。

多级抽样：在大型流行病学调查中，常结合使用几种抽样方法。

19.【答案】C（19）

【解析】病例对照研究是选择患有和未患有某特定疾病的人群分别作为病例组和对照组，调查各组人群过去暴露于某种或某些可疑危险因素的比例或水平，通过比较各组之间暴露比例或水平的差异，判断暴露因素是否与研究的疾病有关联及其关联程度大小。本例就是选择确诊的胃癌患者206例为病例组，与病例同性别、年龄相近、居住在同村的非肿瘤居民206名为对照组，研究其发病因素，故属于病例对照研究。

队列研究是将一个范围明确人群按是否暴露于某可疑因素或暴露程度分为不同的亚组，追踪各组的结局并比较其差异，从而判定暴露因素与结局之间有无关联及关联程度大小。病例组全部与假设病因有关；而对照组与假设病因无关。

临床试验研究：是将临床患者随机分为试验组与对照组，试验组给予某临床干预措施，对照组不给予该措施，通过比较各组效应的差别判断临床干预措施效果的一种前瞻性研究。

现况调查：是描述性研究中应用最为广泛的一种方法。

20.【答案】D（18）

【解析】设立对照组的意义在于：（1）消除或减少非处理因素的影响；（2）通过对照消除或减少试验误差；（3）衡量一项科研设计是否有科学性、严密性；（4）校正观察数据（如试剂空白对照）。

21.【答案】D（18）

【解析】灵敏度：指金标准确诊的病例中被评试验也判断为阳性者所占的百分比。它可以反映被评试验能将实际患病的病例正确地判断为患某病的能力。故在制订筛选方法标准过程中，为尽量发现病人，往往需要提高筛检方法的灵敏度。

特异度：指金标准确诊的非病例中被评试验也判断为阴性者所占的百分比。它可以反映被评试验能将实际未患病的病例正确地判断为未患某病的能力。我们希望诊断试验或筛检试验的特异度和灵敏度都能令人满意，即尽可能没有漏诊和误诊，但多数情况下难以达到。特异度和灵敏度往往顾此失彼，提高了灵敏度就降低了特异度，同样，提高了特异度就降低了灵敏度。假阴性率（漏诊率）和假阳性率（误诊率）理想为0（这样才能相等，但不可能做到），故不能选A、B、E。

22.【答案】A（18）

【解析】相对数是两个有联系指标的比，是事物相对关系的指标，常用的有率、构成比和相对比。

率又称频率指标，是某现象在某时期实际发生数与可能发生某现象的总数之比，用以说明全体观察单位中某现象发生的频率或强度，常用百分率（%）、千分率（‰）、万分率（1/万）、十万分率（1/10万）等表示，如发病率、患病率等。

构成比又称百分比，是指事物内部各组成部分所占的比重或分布，常以百分数表示。如人口年龄别构成、死亡原因构成比、门诊病例中内科病例的百分比。

构成比说明事物内部各组成部分的比重或分布，而率说明某现象发生的频率或强度。

相对比是指甲乙两个有关指标之比，说明一个指标是另外一个指标的几倍或百分之几。以倍数或百分数表示。如抚养比、性别比。

23.【答案】E（18）

【解析】本题为2015年考题重复。队列研究是将一个范围明确人群按是否暴露于某可疑因素或暴露程度分为不同的亚组，追踪各组的结局并比较其差异，从而判定暴露因素与结局之间有无关联及关联程度大小的一种观察性研究方法，又称前瞻性研究。本题按照饮酒与非饮酒分组（按照病因分组），追踪解决，故属于队列研究。病例对照研究是按照患者和非患者分组，与本例不同。临床试验是比较治疗方案的差异。横断面研究属于描述性研究的方法。生态学研究也是描述性研究的一种类型。

24.【答案】D（18）

【解析】流行病学方法总体分为观察法（包括描述流行病学和分析流行病学）、试验法（也称试验流行病学）、数理法（也称理论流行病学）。

25.【答案】C（18）

【解析】OR值计算步骤：

第一步，病例组：300/500＝0.6

第二步，对照组：100/700＝0.143

第三步，计算OR值：0.6/0.143＝4.20

温馨提示：只要认真听网校预防医学视频课程，这类看似不摸门的题，实际都是小菜一碟。

26.【答案】A（14、20）

【解析】队列研究是将一个范围明确人群按是否暴露于某可疑因素或暴露程度分为不同的亚组，追踪各组的结局并比较其差异，从而判定暴露因素与结局之间有无关联及关联程度大小的一种观察性研究方法。又称前瞻性研究。研究方向是由"因"至"果"的。

病例对照研究是选择患有和未患有某特定疾病的人群分别作为病例组和对照组，调查各组人群过去暴露于某种或某些可疑危险因素的比例或水平，通过比较各组

之间暴露比例或水平的差异，判断暴露因素是否与研究的疾病有关联及其关联程度大小的一种观察性研究方法。研究方向是回顾性的，是由"果"至"因"的。

27.【答案】D（18）

28.【答案】D（18）

29.【答案】C（18）

【解析】"有有灵，没没特"，口诀一套，答案即跃然纸上，看半天课本还不知所云。

阳性似然比：试验结果真阳性率与假阳性率之比，说明患者中出现某种试验结果阳性的概率是非患者的多少倍。本例的计算：真阳率（灵敏度）20%除以假阳率（误诊率）10%，结果就是2.0。

30.【答案】A（17）

【解析】甲型肝炎病后可获得稳固的免疫力。近期曾有甲肝暴发地区的人群使用甲肝疫苗保护，不能看到效果（E）。甲型肝炎通过消化道传播，与医院中血制品接触者无关（D）。选择甲肝低发区无免疫人群，效度无法保证（C）。对医院中非肝病区患者实施免疫保护，获得的信息往往不够准确或者不真实（B）。只有选择甲肝高发区无免疫人群，可以获得较为全面而真实的信息（A）。本题为2016年助理考题。

31.【答案】C（17）

扫描二维码查看本题考点更多讲解微视频——10-5发病率与患病率鉴别。

【解析】传染病、食物中毒及职业中毒等疾病的监测多采用罹患率指标。与发病率相比，罹患率适用于小范围、短时间内疾病频率的测量，以月、周、日或一个流行期为时间单位。而发病率指在一定期间内（一般为1年）、特定人群中某病新病例出现的频率。多用于描述疾病的分布，通过比较不同人群的某病发病率来帮助确定可能的病因，探讨发病因素，提出病因假说，评价防治措施的效果。患病率主要用来描述病程较长的慢性病的发生或流行情况，对慢性病进行现况调查，最适宜计算的指标为患病率，如冠心病、高血压、糖尿病、肺结核等。普查经常是要得到患病率指标。患病率可按观察时间的不同分为期间患病率和时点患病率两种。时点患病率是某一时间横断面上某病患者数占受检人数的比例，观察期一般不超过1个月；期间患病率指观察期在1个月以上，适用于病程长的慢性病。

32.【答案】B（17）

【解析】流行病学方法分类：总体分为观察法（包括描述流行病学和分析流行病学）、试验法（也称试验

流行病学）、数理法（也称理论流行病学）。其中，试验法设置对照组和病例组，病例组即需要进行人为干预措施：将来自同一总体的研究对象随机分为试验组和对照组，试验组给予试验因素，对照组不给予该因素，然后前瞻性地随访各组的结局并比较其差别的程度，从而判断给予试验因素的效果。本题易误选 D 或 E。

33. 【答案】C（17）

【解析】（1）队列研究又称前瞻性研究，是将一个范围明确人群按是否暴露于某可疑因素或暴露程度分为不同的亚组，追踪各组的结局并比较其差异，从而判定暴露因素与结局之间有无关联及关联程度大小的一种观察性研究方法。

（2）病例对照研究：又称回溯性研究。是选择患有和未患有某特定疾病的人群分别作为病例组和对照组，调查各组人群过去暴露于某种或某些可疑危险因素的比例或水平，通过比较各组之间暴露比例或水平的差异，判断暴露因素是否与研究的疾病有关联及其关联程度大小的一种观察性研究方法。其研究方向是回顾性的，是由"果""因"的。

（3）试验流行病学分为现场试验和临床试验两类。两者最大的不同就是前者以未患病的人群为研究对象，后者以临床病人为研究对象。临床试验是将临床患者随机分为试验组与对照组，试验组给予某临床干预措施，对照组不给予该措施，通过比较各组效应的差别判断临床干预措施效果的一种前瞻性研究。现场试验又称干预试验。

（4）现况研究又称横断面研究：它是在某一人群中应用普查或抽样调查的方法收集特定时间内、特定人群中疾病、健康状况及有关因素的资料，并对资料的分布状况、疾病与因素的关系加以描述。又因它得到的率是特定时间、特定人群中的患病率，故又称为患病率研究。

34. 【答案】B（17）

【解析】患病率，亦称现患率或流行率，是指在特定时间内，一定人群中某病新旧病例数所占的比例。公式为：患病率＝某特定时间内一定人群中现患某病的新、旧病例数/同期平均人口数×k。患病率的分子包括调查期间被观察人群中所有的病例，分母为被观察人群的总人口数或该人群的平均人口数（A）。患病率主要用来描述病程较长的慢性病的发生或流行情况，如冠心病、高血压、糖尿病、肺结核等。普查经常是要得到患病率指标。分子为观察期间某病的新发病例数（C）用于计算发病率或罹患率。

35. 【答案】C（17）

【解析】流行病学是研究人群中疾病与健康状况的分布及其影响因素，并研究防治疾病及促进健康的策略和措施的科学。研究对象是人群。研究内容主要包括揭示现象、找出原因、提供措施、评价效果四个方面：①揭示现象，即描述疾病及健康状况的分布；②探讨原因，即什么因素导致某些事件在人群中呈如此分布；研究疾病自然史，提高临床诊断、治疗水平和预后评估；③提供措施，即用什么策略和措施可以改变这种分布；④评价效果，即评价策略和措施的效果。流行病学关注的事件包括健康状况和疾病。研究和实践的目的是防治疾病、促进健康。研究疾病的防治措施属于临床医学范畴（D）。

36. 【答案】B（17）

【解析】疾病普查或机会性筛检均称为筛检，它是运用快速、简便的检验、检查或其他措施，在健康的人群中，发现那些表面健康，但可疑有病或有缺陷的人的一种方法。因为筛检在人群中发现的可疑有病或有缺陷者（试验阳性者）不能诊断为疾病，所以筛检后必须诊断试验进行确诊。

如果是对健康人进行身体的全面检查，即应用体检手段对健康人群的体格检查，则称为健康体检。按一定时间间隔进行的健康检查称为定期健康检查。把以疾病诊治为目的的体检，称为"医疗性体检"；在办理入职、入学、入伍、驾照、出国、结婚、保险等手续时的体检，是以某项特定工作或行为的体检，称为"社会性体检"。

37. 【答案】B（17）

38. 【答案】A（17）

39. 【答案】C（17）

【解析】观察者与患者均不知道两组接受的措施，属于双盲研究方法。单盲是研究对象不知道被分在哪组和干预措施的具体内容；三盲是研究对象和观察者、资料分析者三方均不知道患者分组情况和接受治疗措施的具体内容。

40. 【答案】E（16）

【解析】筛检是为了区别无症状的早期病人、病人及健康人。诊断试验是对可疑病人进行确诊。

41. 【答案】B（16）

【解析】疾病监测是指连续地、系统地收集疾病的资料，经过分析、解释后及时将信息反馈给所有应该知道的人，并且利用监测信息的过程。最重要的目的是及时掌握疾病的变化趋势，采取控制措施。

42. 【答案】A（16）

扫描二维码查看本题考点更多讲解微视频——10-8 抽样调查方法分类。

43.【答案】C（16）

【解析】评定药物疗效必须经过临床实验，设置对照组和病例组进行对照观察，数据经统计学处理。否则不能下结论。本题为2014年助理考题，2015年执业也有类似考题。

44.【答案】B（15）

【解析】患病率是反映人群中现患病数的指标。罹患率是人群新增病例数的指标。死亡率、续发率、病死率、流行率与发病率无关。

45.【答案】B（15）

【解析】疾病的流行强度指标包括散发、流行、大流行、暴发。短期波动指在一个地区或一个集体的人群中，短时间内某病的发病数明显增多的现象，属于疾病三间分布中时间分布范畴，与疾病流行强度不是一个范畴。

46.【答案】A（15）

【解析】抽样调查不可避免产生误差，以较合作的人代替，可能影响调查结果信度。

47.【答案】C（14、17）

【解析】影响健康的主要因素有社会经济环境、物质环境、个人因素和卫生服务。

经济因素对健康影响包括个人收入和社会地位、文化背景和社会支持网络、教育、就业和工作条件；经济的发展应与社会发展及促进人群健康水平同步；反过来，人群的健康水平影响经济的发展，不能单纯注重经济增长。

48.【答案】C（14）

【解析】我国主要的疾病监测方法如下。

（1）主动监测和被动监测：主动监测是指根据特殊需要，由上级监测单位专门组织调查或者要求下级监测单位严格按照规定收集资料的监测。传染病漏报调查以及对性病门诊就诊者、暗娼、吸毒者等艾滋病高危行为人群的监测属于主动监测。被动监测是指由下级监测单位按照常规上报监测资料，而上级监测单位被动接受的一种监测方法。我国法定传染病报告属于此类监测。主动监测的质量明显优于被动监测。

（2）哨点监测：对能够反映总人群中某种疾病流行状况的有代表性特定人群（哨点人群）进行监测，了解疾病的流行趋势，属于哨点监测。它具有耗费低、效率高、报告质量有保证的特点。

（3）常规报告：国家法定传染病报告系统，由法定报告人上报传染病病例，属于常规报告。

（4）症状监测：又称症候群监测，是指系统、持续地收集、分析临床明确诊断且能够指示疾病暴发的相关资料并作出合理解释，以便据此开展公共卫生调查。包括实验室送检、急诊科主述、救护车反应记录、处方及非处方药物销售等。

49.【答案】B（13）

50.【答案】B（14）

【解析】本题属于统计学中难点，建议放弃。详情参见《临床执业辅导讲义》第三章节中总结。

51.【答案】D（14）

【解析】普查通常采用患病率指标，为历年必考点。

52.【答案】C（14）

【解析】现患病例－新发病例偏倚：如果调查对象选自现患病例，即存活病例，所得到的信息中，很多信息可能只与存活有关，而未必与该病的发病有关，从而高估了某些暴露因素的病因作用。

53.【答案】D（14）

【解析】入院率偏倚属于流行病学中病例对照研究的一种选择偏倚。指以医院为基础的病例对照研究中，目标疾病的入院率因待研究的暴露因素的存在与否或暴露水平的不同而存在差异，由此而引起的误差。

54.【答案】E（13）

【解析】队列研究主要用于验证病因假设、确定病因。通过实验研究来研究疾病的发病机制，当病因不明时，采用描述性研究揭示人群中疾病或健康状况的分布现象，描述某些因素与疾病或健康状况之间的关联，以逐步建立病因假设。

55.【答案】D（13）

56.【答案】D（13）

57.【答案】E（13）

【解析】队列研究是指根据是否暴露于所研究的因素，将研究对象分组，前瞻性观察它们的发病水平有无差别。本研究按有无高脂肪饮食分为高脂肪摄入组和低脂肪摄入组，前瞻性观察10年，判断两组之间发病率有无差别，属于队列研究（由因及果）。

相对危险度（RR）：亦称危险度比，是暴露组的危险度（测量指标是累积发病率）与对照组的危险度之比。暴露组与对照组的发病密度之比称为率比。危险度比与率比都是反映暴露于发病（死亡）关联强度的指标。相对危险度 =（20/200）÷（10/200）= 2.0。

特异危险度也称归因危险度，是指暴露组发病率与对照组发病率的差值。AR =（20/200）－（10/200）= 5/100。

第四章　临床预防服务

1. 【答案】E (13)

【解析】健康危险因素评价是指研究危险因素与慢性病的发病率及死亡率之间的数量依存关系及其规律性的一种技术。它研究人们生活在有危险因素的环境中发生死亡的概率，以及当改变不良行为，消除或降低危险因素时，死亡及危险改变的情况、可能延长的寿命。其目的是促进人们改变不良行为，减少危险因素，提高健康水平。

2. 【答案】D (21)

【解析】首先，本题铁蛋白数据正常，白蛋白低，而且临床症状是水肿（无蛋白明显缺乏症状），患者贫困、食品缺乏，但是青菜并不会缺乏，所以诊断为蛋白质摄入不足。

维生素 B_{12} 对神经系统及造血功能十分重要。主要食物来源为动物肝脏、奶、肉、鱼、蛋等，植物性食物一般不含维生素 B_{12}。长期素食者容易缺乏维生素 B_{12}。

3. 【答案】E (15、20、21)

【解析】健康管理是指对服务对象的健康危险因素进行全面、系统和针对性的评估并对整个生命全程进行干预，减少健康危险因素的威胁，早期发现并及时治疗疾病，对所患的疾病进行有效的治疗和预防并发症的发生，从而经济有效地避免早亡和提高生活质量的过程。

健康管理既针对个体，也针对群体；服务提供者主要是健康管理师。其基本策略是通过评估和控制健康风险，达到维护健康的目的。首要的步骤是收集健康信息，也是临床预防服务的第一步。

4. 【答案】B (20)

【解析】健康筛检：指运用快速、简便的体格检查或实验室检查以及危险因素监测与评估等手段，在健康人群中发现未被识别的患者或有健康缺陷的人。

5. 【答案】C (20)

【解析】化学预防：指对无症状者使用药物、营养素（包括矿物质）、生物制剂或其他天然物质作为第一级预防措施，提高人群抵抗疾病的能力，防止某些疾病的发生。常用的化学预防方法有：对育龄或怀孕的妇女和幼儿补充含铁物质来降低罹患缺铁性贫血的危险；补充氟化物降低龋齿患病率；孕期妇女补充叶酸降低神经管缺陷婴儿出生的危险；绝经后妇女使用雌激素预防骨质疏松和心脏病；用阿司匹林预防心脏病、脑卒中等。

6. 【答案】A (20)

【解析】18～64 岁年龄组身体活动推荐：成年人每周至少 150 分钟中等强度有氧身体活动，或每周至少 75 分钟高强度有氧身体活动，或中等和高强度两种活动相当量的组合。

7. 【答案】B (20)

【解析】维生素根据其溶解性分为脂溶性维生素和水溶性维生素两大类。脂溶性维生素有维生素 A、D、E 和 K 四大类。水溶性维生素有维生素 B 族和维生素 C 两大类。而富含维生素 B 和维生素 C 的营养物质为豆类及绿叶蔬菜。脂溶性维生素主要存在于动物性食品中，如肉、动物内脏、蛋、乳等。

8. 【答案】D (20)

【解析】维生素 K 参与血液的凝固过程，对孕晚期及哺乳期作用尤为重要。维生素 K 为促凝血药物，可影响凝血因子 II、VII、IX、X 的活化生成，维生素 K 缺乏时可导致凝血异常。维生素 K 缺乏时，凝血酶原时间（PT）、凝血时间（CT）、INR（凝血酶原时间国际正常化比值）、激活的部分凝血活酶时间（APTT）都延长（A、B、C、E 对），纤维蛋白降解产物（FDP）不变。FDPs 阳性或增高见于原发性纤溶和继发性纤溶，后者如 DIC、恶性肿瘤、急性早幼粒细胞白血病、肺血栓栓塞等（D 错）。

9. 【答案】A (15、16、20)

【解析】自我效能是指一个人对自己实施或放弃某一行为的能力的自信，相信自己一定能通过努力成功地采取一个导致期望结果（如戒烟）的行动。自我效能的重要作用在于当认识到采取某种行动会面临的障碍时，需要有克服障碍的信心，才能完成这种行动。本例患者在减肥过程中遇到挫折时需要增强克服困难的信心，就属于提高自我效能的范畴。本题网上答案都选 B（培养行为能力）明显是错误的，因为社会认知理论和健康信念模式中，没有这一选项。

10. 【答案】B (19)

【解析】曲霉属于真菌，某些曲霉产生的毒素可引起人或动物的急、慢性中毒，损伤肝、肾、神经等组织器官。曲霉主要的靶器官是肝脏，造成肝脏的损伤。特别是黄曲霉毒素与人类肝癌的发生有密切关系。在湿热地区食品和饲料中出现黄曲霉毒素的几率最高。它们存在于土壤、动植物、各种坚果中，特别是容易污染花生、玉米、稻米、大豆、小麦等粮油产品，是霉菌毒素中毒性最大、对人类健康危害极为突出的一类霉菌毒素。

11.【答案】E（19）

【解析】烟瘾，学名是尼古丁上瘾症或尼古丁依赖症，是指长期吸烟的人对烟草中所含主要物质尼古丁产生上瘾的症状，所以戒烟也叫戒除尼古丁依赖症或戒除尼古丁上瘾症。

12.【答案】A（19）

【解析】单纯性肥胖患者躯体活动量宜逐渐增加，不宜起始运动强度就保持在高强度运动水平。其躯体活动应达到一般成年的活动量：18～64岁成年人每周至少150分钟中等强度有氧身体活动，或每周至少75分钟高强度有氧身体活动，或中等和高强度两种活动相当量的组合。

13.【答案】D（19）

【解析】强化因素，指对象实施某一行为后所得到的加强或减弱该行为的因素。这类因素来自行为近旁的人，如配偶、亲属、医生、教师、同伴及长辈等；当然也包括行为者自己对行为后果的感受，如社会效益（比如得到尊重）、生理效益（比如通过锻炼后感到舒展有力、治疗后痛苦减轻）、经济效益（比如得到经济奖励或节省开支）、心理收益（比如感到充实愉快）等。患者在按医嘱服药后血压得到有效控制，相当于让患者本人直接看到行为后效果，故属于强化因素。

14.【答案】D（19）

【解析】对疾病易感性的认识：指个体对自己罹患某疾病或陷入某种疾病状态的可能性的认识，包括对医生判断的接受程度和自己对疾病发生、复发可能性的判断等（D）。

对疾病严重性的认识：指个体对罹患某疾病的严重性的看法，包括人们对疾病引起的临床后果的判断，如死亡、伤残、疼痛等；对疾病引起的社会后果的判断，如工作烦恼、失业、家庭矛盾、社会关系受影响等（C）。

自我效能：指一个人对自己实施或放弃某一行为的能力的自信，相信自己一定能通过努力成功地采取一个导致期望结果（如戒烟）的行动。自我效能的重要作用在于当认识到采取某种行动会面临的障碍时，需要有克服障碍的信心，才能完成这种行动（E）。

对实施或放弃行为的障碍的认识：指人们对采取该行动的困难的认识。如有些预防措施花费太大、可能带来痛苦、与日常生活的时间安排有冲突、不方便等。对这些困难的足够认识，是行为巩固能否持久的必要前提（A）。

15.【答案】D（19）

【解析】碘缺乏病（地方性甲状腺肿，地方性克汀病）是一种生物地球化学性疾病，俗称大脖子病。早期无明显临床症状，甲状腺轻、中度弥漫性肿大，质软，无压痛。甲状腺功能基本正常，有的患者由于甲状腺代偿功能不足出现甲状腺功能减低，影响智力及生长发育。

硒缺乏症的临床表现主要是心律失常、心动过缓或心动过速，心脏扩大，心力衰竭，还有心源性休克；地方性大骨节病主要病变在骨端软骨细胞，青少年多见。

砷中毒：急性胃肠炎表现食管烧灼感，口内有金属异味，恶心、呕吐、腹痛、腹泻、米泔样粪便（有时带血），可致失水、电解质紊乱、肾前性肾功能不全甚至循环衰竭等。神经系统表现有头痛、头昏、乏力、口周围麻木、全身酸痛，重症患者烦躁不安、谵妄、妄想、四肢肌肉痉挛，意识模糊以至昏迷、呼吸中枢麻痹死亡。

铅中毒：可导致贫血，与血红蛋白合成障碍及溶血有关。铅对发育中的中枢神经系统的损害尤其明显，影响脑的发育。对肾脏、心脏也有影响。

16.【答案】D（19）

【解析】打算转变阶段：处于该阶段的人，打算在未来6个月内采取行动改变疾病危险行为。已经意识到自己的行为问题，也已经意识到行为改变后的好处，但同时也会意识到会有一些困难和阻碍，在好处与困难之间权衡，处于一种矛盾心理，对象常常停留在这个阶段，不再继续前进。本例患者打算通过运动控制体重，但总是觉得没有适合自己的运动方式，迟迟没有开始行动。符合这一阶段的表现。

本题最需要鉴别的是转变准备阶段：进入该阶段的人将于未来1个月内改变行为。往往在过去1年中有所行动，并对所采取的行动已有打算，例如参加一些课程或者购买需要的资料等。

行动阶段：处于此阶段的人在过去的6个月中目标行为有所改变。

行为维持阶段：处于此阶段的人已经维持新行为状态长达6个月以上，已经达到预期目的。

无转变打算阶段：处于该阶段的人，没有在未来6个月中改变自己行为的考虑，或者有意坚持不改行为，对象可能还没有意识到自己的行为存在问题。也可能是以前尝试过改变，但因为失败而觉得没能力改变。这两种情况下，对象可能避免想到或提到所具有的疾病危险行为。

17.【答案】A（19）

【解析】患者血压150/95mmHg，属于二级高血压，但自测血压有时增高，有时正常，故应以调整生活方式、控制体重、调整饮食、进行适度体育锻炼为主。具体措施为：①限制钠盐摄入量。WHO建议每人每日摄入量应在6g以下，从我国居民饮食习惯考虑，应努力控制在10g以下（B错）。②增加新鲜蔬菜、瓜果的摄入，补充钾、镁离子。③限制饮酒及戒酒。建议将饮酒量控制在30ml/d以下（相当于1瓶啤酒或2两40度白酒）。④减轻体重。适当限制脂肪和胆固醇。脂肪摄入量应低于总热量的30%（C错），限制饱和脂肪酸（S），适当增加不饱和脂肪酸（P）的摄入，将体质指数（BMI）争取控制在正常范围内（18.5~23.9kg/m²）（D错）。⑤适度的体力活动和体育运动。进行低或中等强度的有氧耐力运动（A对）。⑥其他：戒烟及保持良好的心理状态。

18.【答案】E（18）

【解析】筛检不是诊断，其目的为：①早期发现可疑患者，做到早诊断、早治疗，提高治愈率，实现疾病的二级预防。如乳腺癌、宫颈癌的筛检。②发现高危人群，以便实施相应的干预，降低人群的发病率，实现疾病的第一级预防。如筛检高血压预防脑卒中。③识别疾病的早期阶段。④合理分配卫生资源。

19.【答案】B（18）

【解析】膳食中铁的良好来源为动物肝、全血和肉类，海带、木耳中含量较高，绿色蔬菜含铁量也较多。

蛋黄含铁较高，但吸收率低。一般动物性食品铁利用率高于植物性食品。

20.【答案】C（18）

【解析】临床预防服务的内容包括：（1）对求医者的健康咨询；（2）健康筛检；（3）免疫接种；（4）化学预防；（5）预防性治疗。本题出自《5400题》。

21.【答案】E（18）

【解析】行动阶段：处于此阶段的人在过去的6个月中目标行为有所改变。但不是所有的行为都可以看成行为改变，必须符合专家的判断，已经达到足以降低疾病风险的程度。比如吸烟，减少吸烟量只属于行动阶段，完全不吸烟才意味着改变了行为。本例患者已经开始戒烟，说明已经进入行动阶段，但没有达到维持阶段。因为行为维持阶段要求处于此阶段的人已经维持新行为状态长达6个月以上。

而打算转变阶段的人，则是打算在未来6个月内采取行动改变疾病危险行为。已经意识到自己的行为问题，也已经意识到行为改变后的好处。但同时也会意识到会有一些困难和阻碍，在好处与困难之间权衡，处于一种矛盾心理，对象常常停留在这个阶段，不再继续前进。

22.【答案】A（17）

【解析】（1）倾向因素：指为行为改变提供理由或动机的先行因素。它通常先于行为，是产生某种行为的动机或愿望，或者诱发产生某种行为的因素。包括知识、信念、价值观、态度及自信心，以及现有技能、自我效能等。（2）促成因素：指允许行为动机或愿望得以实现的先行因素，即实现或达到某行为所必需的技术和资源，包括干预项目、服务、行为和环境改变的必需资源，行为改变所需的新技能等。如健康食品供应情况、保健设施、医务人员、诊所等资源；医疗费用、诊所距离、交通工具、个人保健技术；政府的重视与支持、法律、政策等。（3）强化因素：指对象实施某行为后所得到的加强或减弱该行为的因素。这类因素来自行为近旁的人，如配偶、亲属、医生、教师、同伴及长辈等；当然也包括行为自己对行为后果的感受，如社会效益（比如得到尊重）、生理效益（比如通过锻炼后感到舒展有力、治疗后痛苦减轻）、经济效益（比如得到经济奖励或节省开支）、心理收益（比如感到充实愉快）等。

故A选项为倾向因素，其他都是促成因素。

23.【答案】C（17）

【解析】健康促进的三项基本策略：

（1）倡导：是形成或捍卫一个理由的过程。健康促进中主要是要倡导政策支持、社会各界对健康措施的认同和卫生部门调整服务方向，激发社会关注和群众参与，从而创造有利健康的社会经济、文化与环境条件。

（2）促成：是指健康促进工作者以增权的方式与服务对象个体或群组一起共同采取行动的过程。

（3）协调：是指让利益冲突各方围绕促进和保护健康而妥协的过程。

24.【答案】E（17）

【解析】临床预防服务的内容包括五个方面的内容：①对求医者的健康咨询；②健康筛检；③免疫接种；④化学预防；⑤预防性治疗。

25.【答案】C（17）

扫描二维码查看本题考点更多讲解微视频——10-6戒烟步骤。

26.【答案】D（16）

【解析】本题为2014年助理考题。大豆富含蛋白质。《中国居民膳食指南》基本原则第三条为每天吃奶类、大豆或其制品。

27.【答案】B（16）

【解析】社会认知理论是健康行为改变理论的一种，属于人际水平的行为改变理论，可以用来解释广泛的人类行为，包括健康行为的综合行为理论，也是为设计行为干预措施的指导。

28.【答案】C（16）

【解析】两种或两种以上食物蛋白质混合食用，其中所含有的必需氨基酸取长补短，相互补充，达到较好的比例，从而提高蛋白质利用率的作用，称为蛋白质互补作用。

29.【答案】D（16）

【解析】健康信念模式认为人们要接受医生的建议而采取某种有益健康的行为或放弃某种危害健康的行为，需要具有以下几方面的认识：

（1）知觉到某种疾病或危险因素的威胁，并进一步认识到问题的严重性。只有对疾病的严重性具有中等程度的判断，才能够促进个体采纳健康行为。当个体认识到疾病的易感性和严重性之后，会感到疾病对自身的威胁，从而促使其摒弃不健康的行为，采取健康的行为。

（2）对采取某种行为或放弃某种行为的结果的估计。

（3）自我效能：指一个人对自己实施或放弃某一行为的能力的自信，相信自己一定能通过努力成功地采取一个导致期望结果（如戒烟）的行动。

（4）行为线索：指的是诱发健康行为发生的因素，是导致个体行为改变的"最后推动力"。

30.【答案】D（16）

【解析】患者为老年人，文化程度较低，故交代患者的言语应通俗易懂。E选项易懂，内容不够具体，无法执行。B、C不够通俗。

31.【答案】B（15）

【解析】常用戒烟药物：①NRT类药物。②盐酸安非他酮（缓释片）。③伐尼克兰：一种新型非尼古丁类戒烟药物。联合用药原则：联合使用一线药物已被证实是一种有效的戒烟治疗方法，可提高戒断率。包括：长程尼古丁贴片（＞14周）＋其他NRT类药物（如咀嚼胶和鼻喷剂）；尼古丁贴片＋盐酸安非他酮。

32.【答案】E（14）

【解析】（1）有氧运动是指躯干、四肢等大肌肉群参与为主的、有节律，时间较长，能够维持在一个稳定状态的身体活动（如长跑、步行、骑车、游泳等）。

（2）无氧运动是指以无氧代谢为主要供能途径的身体活动形式，一半为肌肉的强力收缩活动。

33.【答案】C（14）

【解析】健康维护计划制定的原则包括：①健康为向导的原则，临床预防服务的核心思想是以健康为中心；②个性化原则；③综合性利用的原则；④动态性原则；⑤个人积极参与的原则。

34.【答案】D（14）

【解析】为了帮助居民在日常生活中实践《中国居民膳食指南》，专家委员会进一步提出了食物定量指导方案，并以宝塔图形表示。它直观地告诉居民食物分类的概念及每天各类食物的合理摄入范围，也就是它告诉消费者每日应吃食物的种类及相应的数量，对合理调配平衡膳食进行具体指导，故称为"中国居民膳食宝塔"。为居民提供了理想的膳食模式。

35.【答案】E（14）

【解析】疾病普查或机会性筛检均称为筛检，它是运用快速、简便的检验、检查或其他措施，在健康的人群中，发现那些表面健康，但可疑有病或有缺陷的人的一种方法。机会性筛检是指利用人们（往往是一些高危人群）就医的机会，进行某些针对性的检查，以早期发现可疑疾病。

36.【答案】C（14）

扫描二维码查看本题考点更多讲解微视频——10-13 倾向因素、促进因素、强化因素。

37.【答案】C（14）

扫描二维码查看本题考点更多讲解微视频——10-12 行为改变六阶段。

38.【答案】C（14）

39.【答案】D（13）

【解析】健康信念模式的核心是个人对疾病易感性和严重性的认识、对预防性行为的相对益处和障碍的认识。包括以下两方面：

（1）知觉到某种疾病或危险因素的威胁，并进一步认识到问题的严重性。

①对疾病严重性的认识：指个体对罹患某疾病的严重性的看法，包括人们对疾病引起的临床后果的判断，如死亡、伤残、疼痛等；对疾病引起的社会后果的判断，如工作烦恼、失业、家庭矛盾、社会关系受影响等。②对疾病易感性的认识：指个体对自己罹患某疾病或陷入某种疾病状态的可能性的认识，包括对医生判断的接受程度和自己对疾病发生、复发可能性的判断等。

（2）对采取某种行为或放弃某种行为的结果的估计，相信这种行为与上述疾病或危险因素有密切联系，包括认识到该行为可能带来的好处，同时也认识到采取行动可能遇到的困难。

针对本例患者，首先应指出吸烟导致肺癌的严重后果，引起其重视，从而达到建立戒烟意识的目的。如果首先指出易感性，患者不仅无动于衷，而且可能造成交流不畅。

40.【答案】D（13）

【解析】依据健康信念模式，该患者认为吸烟就咳嗽几声，不会得严重疾病（肺癌等疾病），也没有认识到会给家人带来痛苦，应该增加其对可能患某病的后果的认知。

41.【答案】A（13）

扫描二维码查看本题考点更多讲解微视频——10－14筛检。

42.【答案】E（13）

【解析】首先，本题铁蛋白数据正常，白蛋白低，而且临床症状是水肿（无蛋白明显缺乏症状），患者贫困、食品缺乏，但是青菜并不会缺乏，所以诊断为蛋白摄入不足，因此应补充蛋白，豆类相关食品富含蛋白，故选E。

43.【答案】A（13）

44.【答案】C（13）

【解析】（1）适宜摄入量（AI）：指通过观察或实验获得的健康人群某种营养素的摄入量。AI与RNI的区别在于前者的准确性远不如后者，可能高于RNI。AI主要用个体营养素的摄入目标，同时也用作限制过多摄入的标准，但健康人摄入量超过AI时，则有可能产生毒副作用。

（2）可耐受最高摄入量（UL）：指平均每日摄入营养素的最高限量。UL并不是一个建议的摄入水平，是指这一剂量是可以耐受的，但并不表示可能是有益的，健康个体摄入量超过RNI或AI是没有明显益处的。需要制定UL来指导安全消费。RNI和UL之间是一个"安全摄入范围"。

（3）推荐摄入量（RNI）：指可满足某一特定性别、年龄及生理状况群体中97%~98%个体需要量的摄入水平，相当于传统的每日膳食中营养素供给量（RDA）。

主要用途为个体每日摄入该营养素的目标值，个体摄入量低于RNI时并不一定代表未达到适宜营养状态。

（4）平均需要量（EAR）：指某一特定性别、年龄及生理状况群体中个体对某营养素需要量的平均值。摄入量达到EAR水平时可以满足50%个体对该营养素的需要。

第五章 社区公共卫生

1.【答案】D（21）

【解析】生物地球化学性疾病是指由于地球地壳表面化学元素分布不均匀，使某些地区的水和/或土壤中某些元素过多或过少而引起的某些特异性疾病。常见疾病有碘缺乏病、地方性克汀病、地方性氟中毒、地方性砷中毒（乌脚病）、克山病、大骨节病等。由于未见过容易误选乌脚病，是1968年台湾发现饮水型慢性砷中毒，导致的末梢血管阻塞导致的足部病变。

常考易混的还有水俣病，为有机汞的中毒，痛痛病为慢性镉中毒（D项），这两种病主要是由于环境污染引起的，属于公害病。

2.【答案】C（21）

【解析】水体富营养化（eutrophication）指的是水体中N、P等营养盐含量过多而引起的水质污染现象。

3.【答案】B（15、19、21）

【解析】①限制热能，以维持理想体重，最好少量多餐，每天4~5餐。②限制脂肪摄入。③限制胆固醇

摄入。④碳水化合物占总热能的65%左右为宜，高甘油三酯血症者应控制在55%左右；宜选用多糖类碳水化物，多选粗粮、蔬菜、水果等含纤维素高的食物，应限制含单糖和双糖高的食品。⑤冠心病膳食蛋白质占总热能13%~15%，或按2g/kg供给，动物蛋白占蛋白总量的20%~30%，不宜超过50%；宜多选黄豆及其制品。⑥供给充足维生素和矿物质，多食用新鲜蔬菜和水果、海带、紫菜、发菜及黑木耳等食物，富含蛋氨酸、钾、镁、铜、碘，均有利于冠心病治疗。⑦禁烟、禁酒。对控制盐的摄入并无严格要求，中国居民膳食指南推荐每天摄入食盐不超过6g。

4.【答案】C（21）

5.【答案】A（21）

【解析】急性苯中毒可导致中枢神经系统受损，导致精神错乱、休克、恶心和呕吐。慢性苯中毒可影响骨髓造血功能，导致血液白细胞减少。慢性苯中毒如果不及时治疗，可能导致再生障碍性贫血或白血病等疾病。

6.【答案】E（20）

【解析】污染环境对健康人群危害久远，消除污染后健康损害也不能马上消失。

7.【答案】A（20）

【解析】铅中毒可造成消化、神经、血液、免疫和生殖系统损害。通常导致肠绞痛、贫血和肌肉瘫痪等病症。儿童更敏感。本例患者符合上述症状。

痛痛病是人们长期食用受镉污染的大米、水而引起的慢性镉中毒，主要损害肾脏、骨骼（可导致病理性骨折）和生殖系统等（E）；长期食用受甲基汞污染的鱼贝类而引起的慢性汞中毒性疾病，主要表现为神经系统损害（B）；苯中毒导致中枢神经系统损伤。砷中毒要原因是含砷化合物农药污染、用砒霜投毒或误将其作为调味品加入食物、违法使用含砷化合物的食品非法添加物等。临床表现为潜伏期短（15分钟~5小时），口咽部有烧灼感，口中有金属异味，口渴及吞咽困难（C）。

8.【答案】C（13）

【解析】慢性病自我管理的任务（特征）：①所患疾病的医疗和行为管理（如按时服药、加强锻炼、就诊、改变不良饮食习惯）；②角色管理（维持日常角色，做家务、工作、社会交往）；③情绪的管理（愤怒、对未来担心、挫折感和偶尔的情绪低落）。

9.【答案】A（20）

【解析】亚硝酸盐中毒原因有：一是储存过久的新鲜蔬菜、腐烂蔬菜及放置过久的煮熟蔬菜；二是刚腌制不久的蔬菜；三是苦井水含有较多的硝酸盐，当用该水煮粥或食物，再在不洁的锅内放置过夜后，硝酸盐则易还原成亚硝酸盐；四是食用蔬菜过多时；五是腌肉制品加入过量硝酸盐及亚硝酸盐；六是误将亚硝酸盐当做食盐加入食品。症状主要有口唇、指甲及全身的皮肤出现青紫等组织缺氧的表现。自觉症状有头晕、头痛、无力、烦躁不安、呼吸急促，严重者出现昏迷、惊厥。本例符合这一特点。副溶血性弧菌食物中毒与食用海产品有关；沙门菌食物中毒与食用畜肉类及其制品，禽肉、蛋类、乳类有关；葡萄球菌肠毒素食物中毒与食用乳及乳制品、肉类、剩饭等有关。肉毒梭菌毒素食物中毒与食用动物性食品，特别是熟肉以及内脏的熟制品有关。

10.【答案】C（20）

【解析】砷中毒主要原因是含砷化合物农药污染、用砒霜投毒或误将其作为调味品加入食物、违法使用含砷化合物的食品非法添加物等。临床表现为潜伏期短（15分钟~5小时），口咽部有烧灼感，口中有金属异味，口渴及吞咽困难。

亚硝酸盐中毒症状主要有口唇、指甲及全身的皮肤出现青紫等组织缺氧的表现。汞中毒以慢性为多见，主

要发生在生产活动中，长期吸入汞蒸气和汞化合物粉尘所致。以精神 - 神经异常、齿龈炎、震颤为主要症状。苯中毒以中枢神经系统麻醉作用为主要表现。磷化锌中毒多见于服毒自杀或误服，多于摄入毒物后15分钟至4小时出现症状。呼吸急促，呼吸困难，厌食，昏迷，腹痛，呕吐物中带血为常见症状，有时出现尖叫、狂奔、共济失调。

11.【答案】A（20）

【解析】慢性铅中毒主要表现为神经衰弱、多发性神经病和脑病。神衰，是铅中毒早期和较常见的症状之一，表现为头昏、头痛、全身无力、记忆力减退、睡眠障碍、多梦昏迷病人等，其中以头昏、全身无力最为明显。消化道症状包括口内金属味，食欲不振，上腹部胀闷、不适，腹隐痛和便秘，大便干结呈算盘珠状，铅绞痛发作前常有顽固性便秘作为先兆。腹绞痛为突然发作，多在脐周，呈持续性痛阵发性加重，血液系统主要是铅干扰血红蛋白合成过程而引起其代谢产物变化，最后导致贫血，多为低色素正常红细胞型贫血。

慢性苯中毒主要发生在生产活动中，长期吸入汞蒸气和汞化合物粉尘所致。汞中毒以慢性为多见，主要发生在生产活动中，长期吸入汞蒸气和汞化合物粉尘所致。慢性氰化物中毒表现为患者的口唇、皮肤和静脉血呈鲜红色，呼出气有苦杏仁味。慢性硫化氢中毒的患者的衣着和呼气有臭蛋气味可作为接触指标，表现为流泪、眼刺痛、流涕、咽喉部灼热感，或伴有头痛、头晕、乏力、恶心等症状。

12.【答案】A（19）

【解析】潜伏期：指从病原体侵入人体到出现临床症状的一段时间。潜伏期的长短一般与病原体感染的量或其毒力的强弱成反比，如细菌性食物中毒多因感染致病菌量大或毒素毒力强，其潜伏期可短至数小时。而狂犬病的潜伏期取决于病毒进入人体部位，与其至中枢神经系统的距离成正比。潜伏期短的传染病，流行时往往呈暴发。有些传染病在潜伏末期已具有传染性，是确定对某传染病接触者留验、检疫或医学观察期限的主要依据。

恢复期：指经过治疗或机体免疫力增长到一定程度，各项异常的功能逐渐恢复正常直至完全康复。

临床症状期：症状明显期指病情发展已达高峰，传染病所特有的症状、体征可完全出现，如发热的热型、特征性的皮疹、黄疸、肝脾大及脑膜刺激征等。本期表现对该病的临床诊断最为重要。

急性传染病通常可分为潜伏期、前驱期、症状明显期及恢复期4个阶段，无传染期和病原携带期这两个概念。

13.【答案】 A (19)

【解析】 由污染源直接排入环境，其物理和化学性状都未发生改变的污染物，称为一次污染物，如汞、SO_2、可吸入颗粒物、NOx、CO、CO_2 等。如果一次污染物，在物理、化学、生物等因素作用下发生变化，或与环境中的其他物质发生反应，形成物理、化学性状与一次污染物不同的新污染物称为二次污染物，也称继发性污染物，如光化学烟雾、酸雨、甲基汞、过氧乙酰硝酸酯等。

14.【答案】 A (19)

【解析】 职业人群健康监护，是以预防为目的，通过对职业人群健康状况的各种检查以及系统、定期地收集、整理、分析和评价有关健康资料，掌握职业人群健康状况，及时发现健康损害征象，并连续性地监控职业病、工作有关疾病等的分布和发展趋势，以便适时地采取相应的预防措施，防止有害因素所致疾患的发生和发展。内容包括接触控制（职业性有害因素的环境监测、接触评定）、医学监护和信息管理。

预防性职业卫生监督属于卫生行政部门对职业病防治监督管理的职能。职业卫生学现场调查是现场对可能产生的职业病危害因素，为企业提出控制职业病危害的防护对策。

15.【答案】 C (19)

【解析】 ①副溶血性弧菌食物中毒：引起溶血性弧菌食物中毒的食品主要是海产品，其中以墨鱼、带鱼、虾、蟹最为多见。临床表现特点：初期为腹部不适，尤其是上腹部疼痛或痉挛（阵发性绞痛），继而腹泻，每天 5~10 次，粪便为水样、血水样、黏液或脓血便，里急后重不明显。

②沙门菌食物中毒：引起沙门菌食物中毒的食品主要为动物性食品，特别是畜肉类及其制品，其次为禽肉、蛋类、乳类，由植物性食物引起者很少。临床表现的特点：开始表现为头痛、恶心、食欲缺乏，继而出现腹泻、腹痛。腹泻一日可数次至十余次，主要为水样便，少数带有黏液或血。体温 38~40℃。

③葡萄球菌肠毒素食物中毒：主要是食用乳及乳制品、肉类、剩饭等。临床表现特点为起病急骤，以呕吐为其主要特征，一般不发烧。呕吐物可呈胆汁性或含血黏液。

④变形杆菌食物中毒：引起中毒的食品主要是动物性食品，特别是熟肉以及内脏的熟制品。食品受其污染的机会较多。临床表现特点为脐周阵发性剧烈绞痛，腹泻为水样便，伴有黏液，恶臭，一日数次。

⑤肉毒梭菌食物中毒：该类毒素是一种强烈的神经毒素，毒性比氰化钾强 1 万倍，对人的致死量约为 10mg/kg。中毒食品主要是家庭自制豆类制品、肉类和罐头食品。中毒原因主要是被污染了肉毒素的食品在食用前未进行彻底的加热处理。中毒表现：潜伏期数小时至数天不等，一般为 12~48 小时。主要表现为运动神经麻痹症状，如头晕、无力、视物模糊、眼睑下垂、复视、咀嚼无力、步态不稳、咽喉阻塞感、吞咽困难、呼吸困难、头颈无力等。病人症状的轻重程度可有所不同，病死率较高。

⑥蜡样芽胞杆菌食物中毒：主要是食用了剩饭、剩面类食物。症状为骤起腹痛、腹泻、水样便，恶心，呕吐。多为自限性，持续 4~24 小时恢复。

16.【答案】 E (18)

【解析】 适度增加身体活动量（时间、频度、强度）可以获得更大的健康效益，鼓励高血压患者参加中低强度、持续 10 分钟以上的的身体活动，以有氧活动为主，60%~70% 最大心率为宜，不适宜参加高强度的运动。

17.【答案】 D (18)

【解析】 职业性有害因素包括：①物理性有害因素；②化学性有害因素；③生物性有害因素；④不良生理、心理性有害因素。职业病是指与工作有关并直接与职业性有害因素有因果关系的疾病。即当职业性有害因素作用于人体的强度与时间超过机体所能代偿的限度时，其所造成的功能性或器质性病理改变，并出现相应的临床征象，影响劳动能力。

18.【答案】 D (20)

【解析】 本题为 2015 年助理考题，2016、2020 年原封不动变成执业考题。

19.【答案】 B (18)

【解析】 TAT（破伤风抗毒素）皮试阳性，临床首选破伤风人体免疫球蛋白。破伤风抗毒素（脱敏注射）适用于 TAT（破伤风抗毒素）皮试弱阳性患者。本题答案似乎有争议，但不妨问问急诊科医师自然知晓准确答案。本题为 2017 年考题重复。

20.【答案】 E (17)

【解析】 有害物质的危险度评价通常如下。

（1）危害鉴定：是确定在一定的条件下，被评价的化学物是否对机体健康产生有害效应。

（2）暴露评价：是估计人群对某化学物暴露的强度、频率和持续时间。

（3）剂量-反应关系评定。

（4）危险度特征分析：是确定有害物质暴露人群中有害效应发生率的估计值（即危险度）及其可信程度或不确定性程度。

（5）危险度管理：是根据危险度评定结果综合考虑

社会发展的实际需要、经济和技术水平，对危险度进行利弊权衡和决策分析，提出可接受水平和相应的控制、管理措施。

21.【答案】E（17）

【解析】食物中毒是指一些动植物本身含有某种天然有毒成分，或由于贮存条件不当形成某种有毒物质被人食用后引起的中毒。常见的有河豚中毒、含高组胺鱼类中毒、毒蕈中毒、含氰苷植物中毒、发芽马铃薯中毒、四季豆中毒、生豆浆中毒等，称为有毒动植物食物中毒。

22.【答案】C（17）

【解析】光化学烟雾是以汽油作为动力燃料后出现的一种新型大气污染物。它是大气中存在的碳氢化物和氮氧化物等在强烈日光紫外线作用下，经过一系列光化学反应而生成的浅蓝色烟雾。光化学烟雾是一种二次污染物，成分极为复杂。可导致人们出现不同程度的眼睛红肿、流泪、咽痛、喘息、咳嗽、呼吸困难、头痛、胸闷等症状。

23.【答案】E（17）

【解析】比较公认的导致高血压的危险因素有高盐饮食、蔬菜和水果摄入量少（钾、镁离子摄入少）的饮食、肥胖、体力活动过少、过量饮酒、精神高度紧张等，所以高血压的预防及健康教育应针对上述危险因素而展开。包括以下 6 个方面：

①限制钠盐摄入量。WHO 建议每人每日摄入量应在 6g 以下，从我国居民饮食习惯考虑，应努力控制在 10g 以下，可以通过少食较咸食品、改善烹调方法、改变饮食习惯（如只吃面不喝面汤）来限制钠盐的摄入。

②增加新鲜蔬菜、瓜果的摄入，补充钾、镁离子。有调查表明，素食者血压通常比一般人低。

③限制饮酒及戒酒。长期大量饮酒是脑卒中的独立危险因素。一般建议将饮酒量控制在 30ml/d 以下（相当于 1 瓶啤酒或 2 两 40 度白酒）。

④减轻体重。肥胖是引起血压升高的重要危险因素，尤其是中心性肥胖。饮食过量和缺乏体育锻炼是造成肥胖的主要原因。解决饮食过量首先应改变饮食习惯，如吃零食的习惯，吃夜宵，喜欢吃肥肉、甜点，吃饭快，吃饭过量过饱等。

⑤适度的体力活动和体育运动。

⑥其他：戒烟及保持良好的心理状态。吸烟是心血管疾病三大危险因素之一（高血压、高胆固醇、吸烟），因此要提倡全人群不吸烟、戒烟，减少被动吸烟。

24.【答案】D（17）

【解析】职业人群健康监护是以预防为目的，通过对职业人群健康状况的各种检查以及系统、定期地收集、整理、分析和评价有关健康资料，掌握职业人群健康状况，及时发现健康损害征象，并连续性地监控职业病、工作有关疾病等的分布和发展趋势，以便适时地采取相应的预防措施，防止有害因素所致疾患的发生和发展。内容包括接触控制（职业性有害因素的环境监测、接触评定）、医学监护和信息管理。医学监护是对职业人群进行医学检查和医学实验以确定其处在职业危害中是否出现职业性疾患，包括：①就业前健康检查（用人单位对从事某种有害作业前的人员进行的健康检查，以便发现就业禁忌）；②定期健康检查；③离岗或转岗时体格检查；④职业病的健康筛检。

25.【答案】B（17）

【解析】突发公共卫生事件指突然发生，造成或者可能造成社会公众健康严重损害的重大传染病疫情、群体性不明原因疾病、重大食物和职业中毒以及其他严重影响公众健康的事件。特点包括：①突发性；②普遍性；③非常规性。

26.【答案】C（16）

【解析】空气动力学直径（AED）小于 15μm 的尘粒可进入呼吸道，称为可吸入性粉尘；AED 在 5μm 以下的粒子可到达呼吸道深部和肺泡区，称之为呼吸性粉尘。注意两者概念的差异。生产性粉尘根据其理化特性和作用特点不同，对机体的损害也不同，引起不同疾病，其中尘肺最为常见。

27.【答案】B（16）

28.【答案】A（16）

【解析】食物中毒发病的特点有四条。①季节性：细菌性中毒夏季多发，化学性食物中毒则全年可发；②暴发性：潜伏期短，来势急剧，发病曲线呈突然上升趋势；③相似性：有食用同一食物史，临床表现基本相似，以恶心、呕吐、腹痛、腹泻为主；④非传染性：停止污染食物后，流行即告终止，人与人之间无直接传染。本题符合第三条。

29.【答案】B（16）

【解析】易误选 E。通过控制有关职业因素，改善生产劳动环境，可使所患疾病得到控制或缓解，这类疾病称为工作有关疾病。常见的工作相关疾病有：

（1）行为（精神）和身心的疾病，如精神焦虑、忧郁、神经衰弱症候群，常由于工作繁重、夜班工作，饮食失调、过量饮酒、吸烟等因素。有时由于对某一职业危害因素产生恐惧心理，而致精神紧张，脏器功能失调。

（2）慢性非特异性呼吸道疾患，包括慢性支气管炎、肺气肿和支气管哮喘，是多因素的疾病。吸烟、空气污染、呼吸道反复感染常是主要病因。患病者即使空气中污染物在最高容许浓度以下，仍可发生较重的慢性非特异性呼吸道疾患。

（3）其他，高血压、消化性溃疡、腰背痛等疾患，常与某些工作有关，如二硫化碳接触与动脉硬化的关系，以及部分伤害等健康问题。如职工夜班后回家途中发生交通意外等。

30.【答案】E（16）

【解析】剂量－效应关系表示化学物的剂量与个体或群体中发生的量效应强度之间的关系。

剂量－反应关系表示化学物的剂量与某一群体中质效应的发生率之间的关系。

31.【答案】D（16）

32.【答案】B（16）

33.【答案】D（16）

扫描二维码查看本题考点更多讲解微视频——10－9运动处方。

34.【答案】B（16）

35.【答案】E（16）

【解析】由污染源直接排入环境，其物理和化学性状都未发生改变的污染物，称为一次污染物，如汞、SO_2、可吸入颗粒物、NOx、CO、CO_2 等。由一次污染物造成的环境污染称一次污染。如果一次污染物，在物理、化学、生物等因素作用下发生变化，或与环境中的其他物质发生反应，形成物理、化学性状与一次污染物不同的新污染物称为二次污染物，也称继发性污染物，如光化学烟雾、酸雨、甲基汞、过氧乙酰硝酸酯等。

光化学烟雾，以汽油作为动力燃料后出现的一种新型大气污染物。它是大气中存在的碳氢化物和氮氧化物等在强烈日光紫外线作用下，经过一系列光化学反应而生成的浅蓝色烟雾。光化学烟雾是一种二次污染物，成分极为复杂。

酸雨，通常是指 pH 值小于 5.65 的酸性降水，包括雨、雪、雹和雾。影响降水酸度的物质主要是 H_2SO_4、HNO_3，此外 SO_2 和 NOx 等酸性污染物溶于大气的水汽中，经过氧化也可形成酸雨。

【提示】本考点几乎每年必考，故需熟练掌握。速记口诀：二甲算（酸）过光。参见《临床执业医师资格考试辅导讲义》一书，相关辅导书对该部分内容未做详细描述。

36.【答案】E（15）

【解析】本题考查食物中毒特点中的相似性：有食用同一食物史，临床表现基本相似（排除D），以恶心、呕吐、腹痛、腹泻为主。

【解题思路】食物中毒发病特点：①季节性：细菌性中毒夏季多发，化学性食物中毒则全年可发；②暴发性：潜伏期短（排除A），来势急剧，发病曲线呈突然上升趋势（排除B）；③相似性；④非传染性：停止污染食物后，流行即告终止，人与人之间无直接传染（排除C）。

37.【答案】D（15）

38.【答案】B（15）

【解析】医院常见的有害因素及来源包括4个方面：①医院专业因素，也称医源性因素，指医务人员在操作过程中的不当或过失行为，给患者造成不安全感或不安全结果。分为药物有害和技术有害因素2个方面。医务人员的医疗水平属于专业因素。②医院环境因素，医院的消毒隔离、作业劳动卫生等环境卫生学因素造成患者和医务人员安全受到威胁。③医院管理因素，医院各项管理措施不到位或运行机制不畅等造成患者和医务人员安全受到威胁。④医院社会因素，引发患者和医务人员健康危害、与医院相关的外界社会因素。

39.【答案】C（15）

【解析】矽尘引起的肺部疾患属于工业生产所致职业危害。其他四项均与农业生产有关。

40.【答案】A（15）

【解析】一次污染物又称"原生污染物"是由污染源直接或间接排入环境的污染物。二次污染物是由一次污染物发生化学反应，形成与第一次污染物不同的新污染物。沉降的污染物因刮风再次进入大气，没有发生理化性质的变化。

41.【答案】B（15）

【解析】花生和玉米是最容易被黄曲霉污染的食物，曲霉毒素是剧毒物质，仅次于肉毒毒素，是目前已知霉菌中毒性最强的。毒害器官主要是肝脏，呈急性肝炎、出血性坏死、肝细胞脂肪变性和胆管增生。居民出现呕吐、黄疸、腹水浮肿，以肝功能急剧损害表现为主，可诊断为黄曲霉毒素急性中毒。其他选项也可导致中毒，但均与肝脏无关，比如镉超标损害神经系统，多环芳烃污染导致多种肿瘤。

42.【答案】E（13）

【解析】职业病特点：①病因明确；②病因与疾病之间一般存在接触水平（剂量）－效应（反应）关系，所接触的病因大多是可检测和识别的；③群体发病，在接触同种职业性有害因素的人群中常有一定的发病率，很少只出现个别患者；④早期诊断、及时合理处理，预后康复效果较好。大多数职业病目前尚无特殊治疗方法，发现愈晚，疗效也愈差；⑤重在预防，除职业性传染病外，治疗个体无助于控制人群发病。

43.【答案】A（15）

【解析】亚硝酸盐在酸性条件下为强氧化剂，进入人体后，可使血中亚铁血红蛋白氧化成高铁血红蛋白，出现发绀症状。河豚中毒表现为口唇、舌尖及肢端麻木、四肢无力或肌肉麻痹、共济失调等神经系统症状。高组胺鱼类中毒表现为局部或全身毛细血管扩张，主要症状为皮肤潮红，结膜充血，似醉酒样，头晕，剧烈头痛，心悸，有时出现荨麻疹。瘦肉精中毒表现为肌肉震颤、心慌、战栗、头疼、恶心、呕吐等症状。毒蕈中毒，即食用毒蘑菇出现四种类型症状：①胃肠炎型；②神经精神型；③溶血型；④中毒性肝炎型。

44.【答案】C（14）

【解析】窒息性气体包括一氧化碳、氢氰酸、硫化氢和甲烷等。

45.【答案】D（14）

【解析】发生突发公共卫生事件时，在应急处置的组织及职责中，医疗机构主要负责病例（疫情）的诊断和报告，并开展临床接诊、收治和转运工作。其他选项属于疾病预防控制机构的工作范围。

46.【答案】E（14）

【解析】实施职业卫生服务的原则：①保护职工健康，预防工作中的危害（保护和预防原则）；②使工作和环境适应于人的能力（适应原则）；③增进职工的躯体和心理健康以及社会适应能力（健康促进原则）；④使职业危害、事故损伤、职业病和工作有关疾病的影响减少到最小程度（治疗与康复原则）；⑤为职工和家属提供全面的卫生保健服务（全面的初级卫生保健原则）。

47.【答案】D（13、14）

【解析】由污染源直接排入环境，其物理和化学性状都未发生改变的污染物，称为一次污染物，如汞、SO_2、可吸入颗粒物、NOx、CO、CO_2等。由一次污染物造成的环境污染称一次污染。如果一次污染物，在物理、化学、生物等因素作用下发生变化，或与环境中的其他物质发生反应，形成物理、化学性状与一次污染物不同的新污染物称为二次污染物，也称继发性污染物，如光化学烟雾、酸雨、甲基汞、过氧乙酰硝酸酯等。由二次污染物造成的环境污染称为二次污染。二次污染物对健康的危害通常比一次污染物严重。

48.【答案】D（14）

【解析】职业性有害因素中，非电离辐射对从业者危害甚大，微波对人体健康的作用是类神经症和自主神经功能紊乱，还可引起眼睛和血液系统等改变。红外、紫外辐射和激光均主要是对皮肤和眼睛的损伤作用。

49.【答案】D（14）

【解析】鱼类引起的组胺中毒是指摄入含大量组胺的鱼类所引起的以急性过敏性反应为主的食物中毒。潜伏期10分钟至2小时，面部、胸部或全身皮肤潮红，眼结膜充血，头晕头痛、心慌胸闷、呼吸加快。部分患者出现口唇肿或口舌、四肢发麻，以及恶心、呕吐、腹痛、腹泻、荨麻疹等。体温一般正常，病程多为1~2天，预后良好。因为进食海鲜，易误选E。但E项症状应以腹痛腹泻为主，故排除。

50.【答案】E（13）

【解析】生物地球化学性疾病指由地球地壳表而化学元素分布不均匀，使某此地区的水和/或土壤中某些元素过多成过少或比例失常，通过食物和/或水使人体内某此元素过多或过少而引起的某些特异性疾病。

51.【答案】B（13）

【解析】由污染源直接排入环境，其物理和化学性状都未发生改变的污染物，称为一次污染物，如汞、SO_2、可吸入颗粒物、NOx、CO、CO_2等。由一次污染物造成的环境污染称一次污染。如果一次污染物，在物理、化学、生物等因素作用下发生变化，或与环境中的其他物质发生反应，形成物理、化学性状与一次污染物不同的新污染物称为二次污染物，也称继发性污染物，如光化学烟雾、酸雨、甲基汞、过氧乙酰硝酸酯等。由二次污染物造成的环境污染称为二次污染。二次污染物对健康的危害通常比一次污染物严重。

52.【答案】B（13）

【解析】指摄入含有生物性、化学性有毒有害物质的食品或把有毒有害物质当作食品摄入后所出现的非传染性的急性、亚急性疾病。

53.【答案】C（13）

【解析】副溶血性弧菌食物中毒是由海产品，其中以墨鱼、带鱼、虾、蟹最为多见。临床表现特点：初期为腹部不适，尤其是上腹部疼痛或痉挛（阵发性绞痛），继而腹泻，每天5~10次，粪便为水样、血水样、黏液或脓血便。

剩米饭主要是金葡菌中毒。家禽类及制品主要是沙门菌中毒。

54.【答案】C（13）

【解析】对职业人群进行医学检查和医学试验以确定其处在职业危害中是否出现职业性疾患，称为医学监护。包括：就业前健康检查、定期健康检查、离岗或转岗时体格检查、职业病的健康筛检。

55.【答案】D（20）

56.【答案】A（20）

【解析】气味与常见中毒种类的对应关系：
花生味——毒鼠药

胡萝卜味——毒芹中毒

胶味——甲苯中毒

酒味——乙醇中毒

苦杏仁味——氰化物中毒

金属味——重金属中毒

鞋油味——硝基苯中毒

鱼腥味——锌或磷化铝中毒

大蒜味——有机磷农药中毒

鹿蹄草味——水杨酸甲酯中毒

梨味——水合氯醛、副醛中毒

臭鸡蛋味——硫化氢中毒

水果香味——丙酮、异丙醇、卤代烃水合氯醛、副醛中毒

第六章 卫生服务体系与卫生管理

1. 【答案】E（15、21）

【解析】疾病管理是一种国际通行的医疗干预和沟通辅助系统，通过改善医生和患者之间的关系，建立详细的医疗保健计划，以循证医学方法为基础，对于疾病相关服务（含诊疗）提出各种针对性的建议、策略来改善病情或预防病情加重，并在临床和经济结果评价的基础上力争达到不断改善目标人群健康的目的。它是以疾病发展的自然过程为基础的、综合的、一体化的保健和费用支付体系。

2. 【答案】D（21）

【解析】卫生服务需要：主要取决于居民的自身健康状况，是依据人们的实际健康状况与"理想健康状态"之间存在差距而提出的对预防、保健、医疗、康复等服务的客观要求。其包括：个体察觉到的需要和由医疗卫生专业人员判定的需要。

3. 【答案】E（19）

【解析】易误选D。卫生领域中的公平性是指生存机会的分配应以需要为导向，而不是取决于社会特权或者收入差异。卫生保健公平性和健康公平性要求努力降低社会各类人群之间在健康和卫生服务利用上的不公正和不应有的社会差距，力求使每个社会成员能够达到基本生存标准。要达到卫生服务公平性，就是要在卫生服务资源的分布、卫生服务的利用以及卫生费用的筹资方面实现公平，最终追求健康水平的公平分布。

4. 【答案】A（19）

【解析】医疗费用控制措施包括控制医疗服务供方的措施、医疗服务需方的措施和第三方（医疗保险管理方）的管理措施。

控制医疗服务供方的措施主要在改变费用支付方式，包括：按病种给付方式、总额预付制、按人头预付方式、按服务单元付费。

控制医疗服务需方的措施主要是通过费用分担的方式，促使需方增加费用意识，主动控制医疗费用的不合理利用。主要的共付措施包括起付线、共付比例以及封顶线。

5. 【答案】B（18）

【解析】城镇职工基本医疗保险：参保范围涵盖城镇所有用人单位和职工。基本医疗保险费由用人单位和职工个人双方共同缴纳。基本医疗保险的资金使用管理实行社会统筹和个人账户相结合的管理模式。保障范围是基本医疗，根据"以收定支，收支平衡"的原则，确定基本医疗保险可以支付的医疗服务范围和支付标准。

本题为2016年考题重复。

6. 【答案】A（18）

【解析】健康促进指一切能促使行为和生活条件向有益于健康改变的教育和环境支持的综合体。即"健康教育＋环境支持"。本题改善环境则属于健康促进的五个活动领域中的"创造健康支持环境"。健康教育是指在帮助对象人群或个体改善健康相关行为的系统社会活动。

7. 【答案】C（20）

8. 【答案】A（20）

【解析】（1）起付线：又称扣除保险，是指医疗保险开始支付医疗费用的最低标准，低于起付线的医疗费用由被保险人自负，超过起付线以上的医疗费用由医疗保险按规定支付。

（2）封顶线：也叫最高支付限额，低于封顶线的医疗费用由医疗保险支付，超出封顶线的医疗费用由被保险人自己负担。

共同付费：又称按比例分担，是指医疗保险机构按照合同或政府的规定对被保险人的医疗费用按一定的比例进行补偿，剩余比例的费用由个人自己负担。

9. 【答案】D（18）

10. 【答案】B（18）

11. 【答案】C（18）

【解析】卫生服务需要：主要取决于居民的自身健

康状况，是依据人们的实际健康状况与"理想健康状态"之间存在差距而提出的对预防、保健、医疗、康复等服务的客观要求。其包括：个体察觉到的需要和由医疗卫生专业人员判定的需要。

卫生服务需求：是从经济和价值观念出发，在一定时期内和一定价格水平上，人们愿意而且有能力消费的卫生服务量。

卫生服务利用：是需求者实际利用卫生服务的数量（即有效需求量），是由人群卫生服务需要量和卫生资源供给量相互制约的结果。

12.【答案】D（17）

【解析】我国的卫生事业的性质是包括两方面：一定福利政策和社会公益事业。

13.【答案】B（17）

【解析】医疗保险制度通常由国家立法，强制实施，建立基金制度，作为社会保障的一个重要组成部分，基金由国家、集体和个人三方面共同筹集，医疗保险费则由医疗保险机构支付。简而言之，保险公司本身并不提供资金支持，故A、C、D、E选项均可排除。

14.【答案】A（16）

【解析】反应性：指卫生系统在多大的程度上满足了人们对卫生系统中改善非健康方面的普遍的、合理的期望。反应性测量分为"对人的尊重""以服务对象为中心"两个部分，共7个领域。对"人的尊重"包括尊严、自主性、保密性、交流；"以服务对象为中心"包括及时性、基础设施质量、选择卫生机构和人员、社会支持网络。

【颐恒老师提示】预防医学近3年有将近1/3的考题属于考点比较偏的内容。故只依赖历年考题的复习方法在本学科中是不够的。具体学习方法请参阅颐恒网校视频课程。

15.【答案】B（16）

【解析】社区卫生服务站属于一级医疗服务单位，是直接向一定人口的社区提供预防、医疗、保健、康复服务的基层医院、卫生院。大型综合性医院面向全市或全省，违背了协调推进社区卫生服务发展，建立分级医疗、双向转诊等制度的建设原则。

16.【答案】A（15）

【解析】①社会医疗保险是国家通过立法形式强制实施，由雇主和个人按一定比例缴纳保险费，建立社会医疗保险基金，支付雇员医疗费用的一种医疗保险制度（A）。②商业医疗保险是由商业保险公司开办，以营利为目的，参保人员自愿参加的一种医疗保险制度（E）。③补充医疗保险是由单位、企业或特定人群，根据自己的经济承担能力，在基本医疗保险制度基础上自愿参加

的各种辅助性的医疗保险，其主要解决参保人员基本医疗保险支付范围以外的医疗费用，是对基本医疗保险制度的补充（B）。④国家医疗保险指医疗保险基金由国家财政预算支出，通过各级政府将医疗保险基金有计划地拨给有关部门或直接拨给医疗服务提供方，医疗卫生机构以公有制为主，医务人员为国家公职人员。提供的医疗服务基本上是免费的，其保险对象为全体公民（D）。⑤储蓄医疗保险是一种通过立法，强制劳方或劳资双方缴费，以雇员或家庭的名义建立保健储蓄账户，并逐步积累，用以支付个人及家庭成员日后患病所需医疗费用的一种医疗保险制度，是强制储蓄保险的一种形式（C）。

17.【答案】A（15）

扫描二维码查看本题考点更多讲解微视频——10-10卫生服务需要与需求，并非文字游戏。

18.【答案】C（15）

【解析】共同付费也叫按比例分担，指医疗保险机构按合同或规定进行一定比例补偿，剩余比例自付。起付线就是最低标准，低于要自付，超过的医疗费由医疗保险按规定支付。没有起付比例之说。封顶线：也叫最高支付限额，低于封顶线的医疗费用由医疗保险支付，超出封顶线的医疗费用由被保险人自己负担。

19.【答案】E（14）

扫描二维码查看本题考点更多讲解微视频——10-10卫生服务需要与需求。

20.【答案】C（14）

【解析】初级卫生保健又称基层卫生保健，它是最基本的、人人都能得到的、体现社会平等权利的、人民群众和政府都能负担得起的基本卫生保健服务。核心是人人公平享有，手段是适宜技术和基本药物，筹资是以公共财政为主，受益对象是社会全体成员。初级卫生保健是实现"2000年人人享有卫生保健"全球卫生战略目标的疾病策略和途径。

21.【答案】C（13）

【解析】实施初级卫生保健的基本原则：①合理分配资源；②社区参与；③预防为主；④适宜技术；⑤综合利用；⑥合理转诊。

22.【答案】A（13）

【解析】我国医疗保障体系主要包括：

（1）城镇职工基本医疗保险：参保范围涵盖城镇所有用人单位和职工。基本医疗保险费由用人单位和职工个人双方共同缴纳。基本医疗保险的资金使用管理实行社会统筹和个人账户相结合的管理模式。保障范围是基本医疗，根据"以收定支，收支平衡"的原则，确定基本医疗保险可以支付的医疗服务范围和支付标准。

（2）城镇居民基本医疗保险：参保范围涵盖不属于城镇职工基本医疗保险制度覆盖范围的中小学阶段的学生（包括职业高中、中专、技校学生）、少年儿童和其他非从业城镇居民。

（3）社会医疗救助：是在政府支持下，依靠社会力量建立的针对特殊困难群体的医疗费用实施补助的制度。

（4）新型农村合作医疗：是由政府组织、引导、支持，农民自愿参加，个人、集体和政府多方筹资，以大病统筹为主的农民医疗互助共济制度。

（5）商业医疗保险：是由商业保险公司开办，以营利为目的，参保人员自愿参加的一种医疗保险制度。

（6）补充医疗保险：是由单位、企业或特定人群，根据自己的经济承担能力，在基本医疗保险制度基础上自愿参加的各种辅助性的医疗保险，其主要解决参保人员基本医疗保险支付范围以外的医疗费用，是对基本医疗保险制度的补充。

23.【答案】D（13）

扫描二维码查看本题考点更多讲解微视频——10-10卫生服务需要与需求。

第四部分　临床医学

第十三篇　呼吸系统答案与解析

第一章　肺炎、肺结核、肺脓肿、支气管扩张症

1.【答案】D（20）

【解析】本题易误选 A 或 B，其原因时没有注意到考题中的"早期"二字。慢性支气管炎早期 X 线可以没有任何异常，因为慢性支气管炎的诊断主要是通过临床症状来诊断，是支气管和气管黏膜的慢性炎症。临床上如果咳嗽、咳痰或者喘息的症状每年发病持续 3 个月以上，连续 2 年或 2 年以上，并且排除了其他的可以引起咳嗽、咳痰、喘息的疾病，就可以诊断为慢性支气管炎。但如果患者反复的发作、反复的感染，在 X 线上可以表现为肺纹理的增粗、紊乱，可以呈条索状、网状等等。

2.【答案】D（20）

【解析】肺炎链球菌肺炎治疗首选青霉素 G。对青霉素过敏者，或耐青霉素或多重耐药菌株感染者，可用氟喹诺酮类、头孢噻肟或头孢曲松等药物。多重耐药菌株感染者可用万古霉素、替考拉宁等。因链球菌为革兰阳性菌，故窄谱抗生素氨基糖苷类药物无效。

3.【答案】C（20）

【解析】本题原来选 D，但根据最新版《内科学》教材答案观点已经改为 C。医院获得性肺炎感染途径包括：（1）误吸胃肠道的定植菌（胃食管反流）；（2）人工气道吸入环境中的致病菌（如口咽部分泌物吸入）。

4.【答案】C（20）

【解析】大叶性肺炎实变期触觉语颤增强，叩诊呈浊音，可闻及支气管呼吸音。病变累及胸膜时可有胸膜炎（胸膜摩擦音）或胸腔积液体征。气管向健侧移位常见的原因是患侧大量胸腔积液、气胸等，或者支气管阻塞、肺不张、肺叶切除、广泛胸膜粘连等。

5.【答案】C（20）

【解析】慢性支气管炎主要是指呼吸系统气管、气管黏膜及周围组织的慢性非特异性炎症。最主要的症状是咳嗽和咳痰，它的发病时间，是每年发病要持续 3 个月，连续 2 年或 2 年以上。后期 X 线的表现主要是肺纹增多，支气管阴影增强。本例符合这一特点。

肺结节病：属于一种非干酪性肉芽肿，早期无症状，多由 X 线发现。X 线表现为双侧肺门淋巴结或合并纵隔淋巴结肿大，肺实质受累则主要表现为弥漫性网格状及粟粒结节状浸润。

支气管肺癌：有刺激性咳嗽。患者可出现血痰，通常为痰中带血点、血丝或断续地少量咯血。中心型肺癌早期 X 线胸片表现为肺门阴影；周围型肺癌 X 线最常见的是肺野周围孤立性圆形或椭圆形块影。

肺结核：主要呼吸道症状为咳嗽、咳痰和咯血。以干咳为主，X 线胸片表现为肺尖斑片状影。

气胸：胸痛、呼吸困难。X 线表现为肺被压缩，气管及纵隔移位。

6.【答案】B（20）

【解析】通过这道题可以看出，2020 年考题比往年真题难度明显加大，要求掌握各类型肺结核的 X 线改变：

浸润性肺结核 X 线表现为小斑片状、云絮状边缘模糊渗出病灶、增殖球形病灶及纤维化钙化多性质病灶，病灶密度多种多样。好发于肺尖部。

慢性纤维空洞性肺结核 X 线表现为病灶呈纤维厚壁

空洞、肺纹理呈垂柳样和肺门抬高，纵隔向患侧移位，胸膜粘连和代偿性肺气肿。

结核球性肺结核X线表现为病灶直径多小于3cm，内有钙化灶或液化坏死形成空洞，伴有卫星灶。

结核性胸膜炎X线表现为胸腔积液表现，如肋膈角变钝，上窄下宽直至膈面的弧形密度增高阴影，凹面面向肺门等。

干酪性肺炎X线表现为：大叶性干酪样肺炎呈大叶性密度均匀磨玻璃状阴影，逐渐出现溶解区，呈虫蚀样空洞；小叶性干酪样肺炎呈小叶斑片状播散病灶，多发生在双肺中下部。

7.【答案】A（20）

【解析】患者2年前患胸膜炎（多数为结核感染所致），近来发病出现低热、咳痰带血，红细胞沉降率加快，考虑结核胸膜炎未完全治愈而引发肺结核，其治疗方案为初治涂阴肺结核，即每日用药方案2HRZ/4HR或者间歇用药方案2H3R3Z3/4H3R3。故答案选A。

8.【答案】E（20）

【解析】肺炎支原体肺炎是由肺炎支原体（MP）引起的呼吸道和肺部的急性炎症改变，儿童及青少年患病较多，常在学校、幼儿园等小范围内流行。症状为乏力、咽痛、咳嗽、发热等，多为阵发刺激性呛咳。胸部X线表现为肺间质性改变；肺部多种形态的浸润影，呈节段性分布，均匀一致影或云雾状的淡薄影，以肺下野多见。

肺炎链球菌肺炎X线表现为大片炎症浸润阴影或实变影，实变阴影中可见支气管充气征。金黄色葡萄球菌肺炎起病急骤，寒战、高热，体温高达39~40℃，胸痛，痰脓性、量多、带血丝或呈脓血状。毒血症状明显，胸部X线显示肺段或肺叶实变，或形成空洞，或呈小叶状浸润，浸润灶内可有液气囊腔。合胞病毒肺炎胸部X线表现为斑片状影或条索状影。

9.【答案】D（20）

【解析】见8题解析。

10.【答案】D（20）

【解析】肺炎支原体肺炎是由肺炎支原体（MP）引起的呼吸道和肺部的急性炎症改变，症状乏力、咽痛、咳嗽、发热等，多为阵发刺激性呛咳。胸部X线表现为肺间质性改变；肺部多种形态的浸润影，呈节段性分布，多见于肺下野。血白细胞总数正常或略增高，以中性粒细胞为主。本例患者符合这一特点。肺结核X线也呈点片状浸润影，但白细胞不会增高，不会发生于双下肺，故不选。本题易误选A，但肺炎链球菌肺炎X线呈大片状浸润影，故不选。

11.【答案】D（20）

【解析】血源性肺脓肿最常见的病原菌是金黄色葡萄球菌；吸入性肺脓肿最常见的病原菌是厌氧菌。铜绿假单胞菌多见于反复感染后。

12.【答案】D（19）

【解析】维生素B_6片用于预防及治疗维生素B_6缺乏症。由于其结构和异烟肼的化学结构相似，在治疗结核病的时候容易引起维生素B_6的缺乏，而引起周围神经病变，因此需要大量补充维生素B_6来预防缺乏。其他维生素无效。比如，维生素A具有促进生长的作用，对能够保持皮肤、角膜、结膜的正常功能。维生素B_2对口角炎、唇干裂、舌炎、阴囊炎、结膜炎、脂溢性皮炎等有效。

13.【答案】B（19）

【解析】本例患者产后出现无阴道流血等妇科症状，故除外绒癌肺转移；分娩后，产妇抵抗力低下，高热，白细胞正常，抗生素治疗无效，结合胸片双肺弥漫分布直径约2mm的小结节影，考虑为血行播散型肺结核。过敏性肺炎的胸部X线检查可能正常，也可能有弥漫性间质纤维化。故不选。

14.【答案】D（19）

【解析】本例患者乏力伴刺激性干咳、咽痛，胸部X线片示两肺下野不规则片状浸润影，血清中支原体IgM抗体1:640阳性，考虑支原体肺炎，治疗首选大环内酯类抗生素。碳青霉烯类同属于β-内酰胺类，用于治疗严重细菌感染，代表药物有亚胺培南。

15.【答案】A（19）

【解析】患者受凉后发热、咳黄脓痰，X线右下肺大片实变影，提示细菌性肺炎，肢冷、气促、血压下降，提示病情严重，故应诊断为重症肺炎。其他选项症状均极少有上述严重症状。

16.【答案】C（19）

【解析】克雷伯杆菌肺炎好发于老年人，咳砖红色胶冻状痰、叶间裂下坠为其特征性表现。肺炎链球菌肺炎咳铁锈色痰。干酪样肺炎（肺结核），X线呈大叶性密度均匀磨玻璃状阴影，逐渐出现溶解区，呈虫蚀样空洞。

17.【答案】C（19）

18.【答案】C（19）

【解析】病毒性肺炎起病急，发热、头痛、全身酸痛、倦怠等全身症状较突出，小儿或老年人易发生重症肺炎，表现为呼吸困难、发绀、嗜睡、精神萎靡，甚至发生休克、心衰和呼衰。胸片示肺纹理增多，磨玻璃样改变。本患者符合病毒性肺炎的表现。两题中ABDE选项对应的都是细菌感染的病原体和用药方案，故不选。

19.【答案】B（19）

20.【答案】D（19）

【解析】19题易误选A，但COPD典型表现为咳痰喘，可见杵状指，但X线不会呈液平面；支扩典型表现为咳嗽、咳大量脓痰、咯血；慢性肺脓肿表现为脓臭痰；慢性纤维空洞性肺结核表现为咳嗽、咳脓痰，X线呈双侧肺门上提，垂柳样改变。

21.【答案】D（18）

【解析】社区获得性肺炎常见病原体包括肺炎链球菌、流感嗜血杆菌、卡他莫拉菌和非典型病原体。

医院获得性肺炎：①有感染高危因素（有基础疾病、前期使用过抗生素，住院时间长等）的病原体为金黄色葡萄球菌、铜绿假单胞菌、肠杆菌属、肺炎克雷伯杆菌等。②无感染高危因素（无基础病、无前期使用抗生素；住院时间短等）的病原体为肺炎链球菌、流感嗜血杆菌、金黄色葡萄球菌、大肠埃希菌、肺炎克雷伯杆菌、不动杆菌属等。注意本题的提问是"不包括"。

22.【答案】E（18）

【解析】致病因素总结：肺炎链球菌—夹膜侵袭。

阴性杆菌—内毒素。金葡菌—蛋白水解酶。

23.【答案】C（18）

【解析】肺脓肿分为吸入性肺脓肿（厌氧菌感染多见）和血源性肺脓肿（金黄色葡萄球菌感染多见）。金葡菌易并发脓胸、脓气胸、肺脓肿。

24.【答案】D（18）

【解析】支气管扩张诱发因素包括：①感染（细菌：铜绿假单胞菌、流感嗜血杆菌、肺炎克雷伯杆菌、金黄色葡萄球菌、卡他莫拉菌；真菌：荚膜组织胞浆菌；分枝杆菌：非结核分枝杆菌；病毒：腺病毒、流感病毒、单纯疱疹病毒、麻疹病毒）；②免疫缺陷；③先天性疾病；④先天性结构缺损；⑤其他。

25.【答案】A（18）

【解析】根据典型症状，发热、咳嗽、咳痰2周及典型部位如右肺下叶背段结合胸片表现为薄壁空洞，首先考虑诊断为肺结核。应注意在临床实际中患者56岁，不能轻易放弃肺癌的诊断。

26.【答案】D（18）

【解析】有基础疾病或需要住院的社区获得性肺炎患者及老年人，常用氟喹诺酮类、第二代头孢菌素、三代头孢菌素、β-内酰胺类/β-内酰胺酶抑制剂，或厄他培南，可联合大环内酯类。医院获得性肺炎常用第二代头孢菌素、三代头孢菌素、β-内酰胺类/β-内酰胺酶抑制剂、氟喹诺酮类或碳青霉烯类。

本患者诊断为社区获得性肺炎，且为老年人，故可用氟喹诺酮类、第二代头孢菌素、三代头孢菌素、β-内酰胺类/β-内酰胺酶抑制剂，或厄他培南，可联合大

环内酯类。患者双肺感染，SaO_2下降，存在低氧血症，病情严重，故需要联合用药，所以首选的是β-内酰胺/β-内酰胺酶制剂＋喹诺酮类。

27.【答案】B（18）

【解析】患者发热伴刺激性干咳，血常规正常，胸部X线片示右下肺少许薄片状阴影，考虑支原体感染，治疗药物首选大环内酯类药物，如阿奇霉素、红霉素等。

28.【答案】A（18）

【解析】多个透亮区提示低密度影（水或气体），结合革兰染色阳性球菌，成簇分布，为金黄色葡萄球菌感染的典型特点。溶血性链球菌和肺炎链球菌感染时，胸部X线也可以出现肺大片状影，但不会出现多个透亮区，痰涂片革兰染色同样属于阳性球菌，但不会成簇分布，故不选。卡他莫拉菌肺炎时，X线胸片可无明显变化，仅见支气管周围明显肥厚。厌氧菌肺炎时，胸部X线可见沿肺段分布均匀、浓密的实变影。

29.【答案】A（17）

【解析】活动性肺结核的患者为本病主要传染源，针对我国结核病疫情需要首先控制传染源。而全程督导化疗的实质是医务人员承担规律用药的责任，是解决当前结核由于不能坚持规律用药所导致的低治愈率、高复发率和高耐多药率等严重后果的最佳途径。

30.【答案】E（17）

【解析】叩诊实音，呼吸音消失考虑出现了胸水，结合患者低热、抗感染治疗欠佳考虑结核性胸膜炎所致胸水。脓胸导致的胸水往往抗感染治疗有效，故不选A。其他三个选项一般不会导致胸腔积液。

31.【答案】C（16）

【解析】该患者1周前曾因面部疖挤压排脓，现寒战、发热、咳嗽；白细胞及中性粒细胞比例显著升高，胸部X线片示两肺多发性圆形密度增高影，表明肺部存在感染，结合病史考虑最可能的诊断为肺脓肿（血源性）。吸入性肺脓肿有齿、口、咽喉的感染灶，或手术、酗酒、劳累、受凉等病史。血源性肺脓肿因皮肤外伤感染、疖、痈、中耳炎或骨髓炎等引起。

32.【答案】B（16）

【解析】肺炎链球菌肺炎——铁锈色痰；克雷伯杆菌肺炎——砖红色胶冻痰；葡萄球菌肺炎——脓性痰；支原体肺炎——无痰（阵发性、刺激性干咳）。肺炎克雷伯杆菌肺炎胸部X线表现有肺叶实变，多为右肺上叶、双肺下叶，可有多发性蜂窝状脓肿，可见叶间隙下坠，其中叶间隙下坠有诊断意义。

33.【答案】B（16）

【解析】青年女性，低热伴有关节、皮肤症状，X

线片示右上肺斑片状影伴空洞形成，应考虑空洞型肺结核。肺脓肿时，不会出现关节和皮肤症状，并且极少发生于肺上叶，故不选。细菌性肺炎形成空洞见于葡萄球菌肺炎，但伴有液气囊形成，故不选。

34. 【答案】B（16）

35. 【答案】C（16）

【解析】肺炎链球菌肺炎X线征象为肺叶或肺段实变，无空洞，可伴胸腔积液。葡萄球菌肺炎X线检查显示肺叶或肺段实变，或呈多发性、周围性肺浸润，可伴有肺脓肿、肺气囊肿、脓胸和脓气胸等征象。病变发展极为迅速。可形成空洞，或小叶状浸润，其中有单个或多发的液气囊腔。肺炎克雷伯杆菌肺炎胸部X线表现有肺叶实变，多为右肺上叶、双肺下叶，可有多发性蜂窝状脓肿，可见叶间隙下坠。肺炎支原体肺炎胸部X线表现为肺间质性改变；肺部多种形态的浸润影，呈节段性分布，多见于肺下野。铜绿假单胞菌肺炎X线表现常见为弥漫性双侧支气管肺炎，可累及多个肺叶，以下叶常见。病变为小脓肿，可融合大片浸润，有多发性小脓肿，也可伴少量胸腔积液。

36. 【答案】E（15）

【解析】金黄色葡萄球菌感染出现高热、寒战、胸痛、咳脓性痰；胸部X线表现为肺段或肺叶实变，可形成空洞，或呈小叶状浸润，其中有单个或多个的液气囊腔是其重要特征。肺炎克雷伯杆菌感染咳砖红色胶冻状痰；肺炎链球菌感染咳痰少，或咳铁锈色痰。本例高龄，高热、咳嗽、咳脓血痰，有糖尿病史，双肺湿啰音，胸部X线片见双下肺斑片状影，多发小气囊腔；白细胞升高，符合金黄色葡萄球菌感染。

37. 【答案】E（15）

【解析】肺炎克雷伯杆菌肺炎多见于老年、营养不良、慢阻肺及全身衰竭患者，表现为：高热、咳嗽、胸痛、咳砖红色胶冻状痰；胸部X线表现为右上肺、双肺下叶实变，可有多发性蜂窝状脓肿。本例符合此诊断。肺炎链球菌肺炎典型咳痰为铁锈色痰；厌氧菌肺炎咳脓臭痰。

38. 【答案】E（15）

【解析】本例年轻女性，发热，干咳，消瘦，双侧颈部可触及多个成串小淋巴结，胸部X线片示双肺弥漫分布小结节影，使用"青霉素""头孢菌素"无效，首先考虑为急性粟粒性肺结核。急性粟粒性肺结核起病急，持续高热，中毒症状严重，全身浅表淋巴结肿大，可见由肺尖至肺底的粟粒状结节阴影，直径2mm左右，检查PPD试验多为阴性。本例符合此诊断。细菌性肺炎一般对青霉素及头孢菌素有效。

39. 【答案】D（15）

【解析】本例发热、咳嗽、咳黄痰、胸闷、胸痛，经抗炎治疗好转，考虑为急性肺部炎症反应；继而出现高热，咳嗽无痰，胸闷，气管明显左移，右肺语颤减弱、叩诊呈实音、呼吸音消失，白细胞及中性粒细胞比例明显升高，考虑为脓胸。脓胸是指脓性渗出液积聚于胸膜腔内的化脓性感染，其致病菌多来自肺内感染灶，多与未能有效控制肺部感染有关。主要表现为：高热、脉快、呼吸急促、胸痛、白细胞增高等；查体因胸膜腔有脓液相隔，患侧语颤减弱，气管被推向健侧，叩诊呈实音或浊音，听诊呼吸音减弱或消失。肺脓肿是指肺组织坏死形成的脓腔。临床特征为：高热、咳嗽和咳大量脓臭痰。其体征为患侧可闻及湿啰音及支气管呼吸音，肺脓肿增大时，可出现空瓮音。

40. 【答案】C（15、21）

【解析】患者糖尿病病20年，提示免疫力低，易罹患感染，背部可见多个疖肿，提示有外源性感染，以葡萄球菌多见。咳嗽、咳脓血痰伴高热2天，X线片示双肺多发团片状阴影，有空洞形成，提示肺脓肿形成，且为血源性。肺炎克雷白杆菌肺炎X线为叶间裂下坠（E）；大肠埃希菌肺炎X线表现为多叶弥漫性斑片状浸润阴影，以两下肺为主（A）。军团菌肺炎以中老年人以及有慢性心、肺、肾病，糖尿病，血液病，恶性肿瘤，艾滋病或接受免疫抑制剂者易发本病，X线显示片状肺泡浸润，继而肺实变，多数见于下叶，单侧或双侧。病变进展迅速，还可伴有胸腔积液。进展迅速，但一般无空洞（B）。肺结核X线表现为肺尖部斑片状影，也不会发生高热（D）。

41. 【答案】B（15、16）

【解析】年轻女性，受凉后出现寒战、发热，咳嗽，查体肺实变（呼吸音减弱，语音震颤增强），X线片示右下肺实变，初步诊断为大叶性肺炎，首选青霉素G。对青霉素过敏者，或耐青霉素或多重耐药菌株感染者，可用氟喹诺酮类、头孢噻肟或头孢曲松等药物。多重耐药菌株感染者可用万古霉素、替考拉宁等。因链球菌为革兰阳性菌，故窄谱抗生素氨基糖苷类药物无效。

42. 【答案】A（15）

【解析】青壮年男性，痰中带血，上肺病变伴有空洞（不规则透亮区），故首选考虑为肺结核。首选痰结核杆菌培养，其次选择痰涂片抗酸染色，再次典型X线胸片也有诊断价值。本题选项中只有A符合条件。

43. 【答案】E（14）

【解析】吸入性肺脓肿：病原体经口、鼻、咽腔吸入致病。当全身免疫力与气道防御清除功能降低，吸入病原菌致病。脓肿常为单发，其部位与支气管解剖和体位有关。由于右主支气管较陡直，且管径较粗大，吸入物易进入右肺,仰卧位时,好发于上叶后段或下叶背段,坐位时好发于下叶后基底段;右侧卧位时,则好发于右上叶前段或后段。病原体多为厌氧菌。血源性肺脓肿最常见的病原体为金黄色葡萄球菌。

44. 【答案】D (14)

【解析】痰中找到结核菌是确诊肺结核的主要方法,此方法说明病灶开放排菌,有传染性。胸部 X 线片显示空洞性病变,则提示活动性肺结核。

45. 【答案】E (14)

【解析】青年男性,低热、咳嗽、咳白痰;抗生素治疗无效;胸片示:右下叶背段斑片状影,有多个不规则空洞,无液平面,符合肺结核的临床诊断,故为明确肺结核的诊断,首先进行的检查为痰涂片抗酸染色。因其为简单、快速、易行和可靠的方法。

46. 【答案】E (14)

【解析】本例患者外伤史(1 周前脚趾曾划伤而致化脓感染),肺部感染征象(双肺可闻及湿啰音),白细胞显著增高,胸部 X 线片示两肺多发性团块状密度增高影,部分有空洞形成,符合血源性肺脓肿的诊断。白细胞显著增高,排除肺结核和肺血管炎。真菌性肺炎 X 线表现为大片状阴影,多见肺底和中部。

47. 【答案】D (14)

【解析】该患者 5 个月前被诊断为"右下肺脓肿",但 4 个月的治疗仍然反复感染(发热)、咯血,复查胸片:右下肺可见空洞,内有液平,未见好转。此时,应采取的最佳治疗是手术切除病变组织。

【解题思路】肺脓肿的手术适应证为:①肺脓肿病程超过 3 个月,经内科治疗脓腔不缩小,或脓腔过大(5cm 以上)估计不易闭合者;②大咯血经内科治疗无效或危及生命;③伴有支气管胸膜瘘或脓胸经抽吸和冲洗疗效不佳者;④支气管阻塞,如肺癌。

48. 【答案】B (14)

【解析】①阴性常见于未曾感染过结核分枝杆菌;假阴性见于:还处于结核感染早期(4~8 周)或急性粟粒型肺结核等重症结核患者、HIV(+)、使用免疫抑制剂或糖皮质激素者或恶性肿瘤者以及结节病者等。

49. 【答案】A (14)

50. 【答案】B (14)

【解析】有发热、干咳伴全身肌痛 2 天,胸部 X 片示间质性肺炎,同班同学有类似发作,提示支原体肺炎,首选大环内酯类药物,如阿奇霉素、罗红霉素等。

51. 【答案】D (13)

【解析】年轻患者,受凉后寒战、发热、咳嗽、咳脓痰,胸部 X 线示右肺下叶实变影,白细胞增高,为典型的肺炎链球菌感染征象。肺炎克雷伯杆菌肺炎为砖红色痰,X 线为叶间裂下坠。金黄色葡萄球菌肺炎白细胞显著增高,X 线片为液气囊影;肺炎支原体肺炎以刺激性咳嗽为主,X 线为均匀一致影;结核分枝杆菌感染提示肺结核,X 线为肺尖部斑片状影。

52. 【答案】A (13)

【解析】抗结核治疗 1 个月余,出现巩膜稍黄染,总胆红素升高(正常 3.4~17.1μmol/L),直接胆红素升高(正常 0~7μmol/L),提示肝损害,由于利福平对肝损害较大,故此时应选择停用。抗结核药物的主要不良反应有:异烟肼——周围神经炎;链霉素——耳毒性;乙胺丁醇——视力下降;吡嗪酰胺——痛风性关节炎;利福平——肝毒性。

53. 【答案】A (13)

【解析】由于结核性胸膜炎胸水蛋白含量高,容易引起胸膜粘连。积极的胸腔穿刺抽液有助于缩短病程、防止胸膜肥厚、促进肺功能的恢复。原则上应反复胸腔穿刺,尽快抽尽胸腔内积液或肋间插细管引流,以减轻胸膜肥厚。胸腔内注入纤溶酶制剂链激酶(SK)、尿激酶(UK),能有效地降低结核性胸膜炎较薄的纤维蛋白粘连,对较厚的纤维素层或已机化的纤维板效果欠佳。肾上腺皮质激素不作为结核性胸膜炎的常规用药。

54. 【答案】E (13)

【解析】链霉素(SM)、吡嗪酰胺(PZA),均为半杀菌剂;链霉素仅对细胞外碱性环境中的结核菌有杀菌作用;吡嗪酰胺主要杀灭巨噬细胞内酸性环境中的 B 群。异烟肼(INH)、利福平(RFP),均为全效杀菌,对巨噬细胞内外的结核分枝杆菌均具有杀菌作用。乙胺丁醇(EMB)、对氨水杨酸(PAS),均为抑菌药。

55. 【答案】A (13)

【解析】该患者 2 周前存在右小腿外伤史,结合该患者此时肺部感染的体征和实验室检查:高热、精神差,白细胞及中性粒细胞比例显著升高,胸部 X 线片发现右下肺、左上肺类圆型阴影,最可能的诊断是血源性肺脓肿。吸入性肺脓肿病原体经口、鼻、咽腔吸入致病。当全身免疫力与气道防御清除功能降低,吸入病原菌致病。另外,还可由于鼻窦炎、牙槽脓肿等脓性分泌物被吸入致病。

56. 【答案】E (13)

【解析】本例半个月前颈部皮肤疖肿,自行结痂;1 周来咳嗽、寒战、高热,白细胞及中性粒细胞比例显著升高,胸部 X 线片示双肺边缘模糊的类圆形阴影,其内可见空洞,首先考虑为血源性肺脓肿。为明确诊断,意义最大的是血培养,进而选择敏感的抗生素进行治疗。

57. 【答案】D (13)

【解析】本例患者为肺脓肿患者伴有咳嗽、咯血、发热，首先考虑的基础疾病为支扩。患者吸烟30年，尚需排除支气管肺癌，支气管肺癌很少以肺脓肿形式表现，多表现为大量胸腔积液。

58.【答案】 B（13）

【解析】 年轻男性，咳嗽、低热，体重下降，抗生素治疗未见好转，考虑肺结核，结合胸部X线片：右肺门处可见密度增高的团块影，进一步确定患者最可能的诊断为肺门淋巴结结核。

59.【答案】 E（13）

【解析】 青年女性，低热、咳嗽咳痰，2个月来四肢关节疼痛，伴皮肤结节、红斑，胸部X线片示右上肺斑片状影伴空洞形成，诊断为肺结核。

【解题思路】 在结核病中，少数患者可有类风湿热样表现，称为结核性风湿症。多见于青年女性，常累及四肢大关节。在受累的关节附近可见结节性红斑或环形红斑，间歇出现。

60.【答案】 B（13）

【解析】 临床上最常见到的肺部空洞的原因有肺癌、肺结核和肺脓肿。肺炎支原体肺炎不会发生空洞。

61.【答案】 C（13）

62.【答案】 B（13）

【解析】 ①该患者发热、咳脓痰，胸部X线片示右下叶背段浸润阴影，痰为脓血痰，有臭味，1周后胸片示大片浸润阴影中出现空洞，首先考虑为吸入性肺脓肿，多为厌氧菌感染。其治疗为：一般对青霉素敏感，对青霉素不敏感，对林可霉素、克林霉素和甲硝唑敏感。②抗菌药物疗程6～8周，或直至X线胸片脓腔和炎症消失。

63.【答案】 E（13）

64.【答案】 D（13）

【解析】 社区获得性肺炎即医院外感染，是指在医院外罹患的感染性肺实质炎症，包括具有明确潜伏期的病原体感染而在入院后平均潜伏期内发病的肺炎，致病菌以肺炎链球菌最为常见。其次为流感嗜血杆菌、肺炎支原体、葡萄球菌、肺炎克雷伯杆菌、肺炎军团菌等。

选项中流感嗜血杆菌是社区获得性肺炎中最常见的致病菌，金黄色葡萄球菌肺炎血浆凝固酶阳性。致病性葡萄球菌可产生两种凝固酶，一种是与细胞壁结合的凝聚因子，称结合凝固酶，它直接作用于血浆中纤维蛋白原，使发生沉淀；另一种凝固酶是分泌至菌体外，称为游离凝固酶，它能使凝血酶原变成凝血酶类产物，使纤维蛋白原变为纤维蛋白，从而使血浆凝固。凝固酶试验是鉴定葡萄球菌致病性的重要试验。

65.【答案】 D（13）

【解析】 原发病灶扩大，产生空洞，含有大量结核

分枝杆菌的液化物可经支气管播散到对侧肺或同侧肺其他部位引起新病灶，提示结核病情恶化。

66.【答案】 B（13）

【解析】 活动性肺结核的巩固维持治疗一般多选用异烟肼（INH）和利福平（RFP）。通常在强化期选用吡嗪酰胺（PZA），在巩固期多不选用。其余均为活动性原发型肺结核的治疗原则。

67.【答案】 D（16）

【解析】 纤维支气管镜（纤支镜）：可发现弹坑样改变，可明确出血、扩张或阻塞的部位。

【错误解题思路】 直接选择支气管动脉造影，但是支气管动脉造影为有创检查，已很少用。肺动脉造影为诊断PTE的经典与参比方法，也是一种有创检查技术，有发生致命性或严重并发症的可能性，应严格掌握适应证。

68.【答案】 B（17）

【解析】 脓臭痰=吸入性肺脓肿。大叶性肺炎和真菌性肺炎不会出现空洞（A、E），支气管扩张X线为卷发样或轨道征（D），肺结核X线为肺尖斑片状影（C）。

69.【答案】 B（17）

【解析】 左下肺叩诊呈浊音，可闻及支气管呼吸音，为肺实变表现，能引起肺实变的有肺炎链球菌、金黄色葡萄球菌、铜绿假单胞菌。葡萄球菌肺炎常发生于糖尿病、血液病、艾滋病、肝病、营养不良、酒精中毒、静脉吸毒或原有支气管肺疾病等有基础疾病者；铜绿假单胞菌为医院获得性肺炎的常见病原菌。本患者为年轻患者、既往体健，首先考虑为肺炎链球菌感染。

70.【答案】 C（17）

【解析】 低热、咳嗽2周以上，抗生素治疗无效，痰涂片抗酸染色可疑，高度怀疑肺结核，明确诊断有赖于痰结核分枝杆菌培养。B项诊断性抗结核治疗适用于高度怀疑而实验室检查找不到确切证据的方法。

71.【答案】 C（17）

【解析】 支气管扩张感染可见于各种细菌，如铜绿假单胞菌、流感嗜血杆菌、肺炎克雷伯杆菌、金黄色葡萄球菌、卡他莫拉菌；真菌：荚膜组织胞浆菌；分枝菌：非结核分枝杆菌；病毒：腺病毒、流感病毒、单纯疱疹病毒、麻疹病毒等。但反复感染，多见于有铜绿假单胞菌长期定植者。

72.【答案】 B（17）

【解析】 低热、乏力、咳血，抗生素无效，WBC不高，左上肺斑片状影，典型的肺TB表现。肺癌也可为低热、乏力、咳血，抗生素无效，WBC不高，但根据发生部位因考虑周围型，X线表现为边缘不整齐的类圆形影，故不选。

73.【答案】D（15、16）

【解析】肺脓肿是肺组织坏死形成的脓腔。临床以高热、咳嗽和咳大量脓臭痰为主要特征。分为吸入性、血源性和继发性三种，其中吸入性肺脓肿是指病原体经口、鼻、咽腔吸入致病。治疗上，吸入性肺脓肿多为厌氧菌感染，一般均对青霉素敏感，仅脆弱拟杆菌对青霉素不敏感，但对林可霉素、克林霉素和甲硝唑敏感。

74.【答案】E（17）

75.【答案】B（17）

【解析】肺炎多有发热咳嗽、咳痰症状，X线片示右肺下叶实变影，其内可见多发气囊，见于金黄色葡萄球菌肺炎；X线片示双肺弥漫磨玻璃影，见于病毒肺炎；X线片示肺叶实变影，支气管充气征，见于肺炎链球菌肺炎；X线片示叶间隙下坠，见于肺炎克雷伯杆菌肺炎；X线片示均匀一致影，见于支原体肺炎。

76.【答案】C（19）

【解析】患者既往洗胃病史，具有呛咳及误吸高危因素，目前出现高热，咳脓痰，胸片所见提示形成脓肿，考虑吸入导致的肺脓肿可能性大。肺结核患者多有结核中毒症状，胸片可见肺尖部浸润性阴影，与该患者不符，故A错误。金黄色葡萄球菌肺炎虽然也能导致患者出现肺部化脓性炎症，但多出现在具有基础疾病的患者，故B错误。军团菌肺炎可见斑片状浸润，少见空洞形成，故D错误。克雷伯杆菌肺炎患者多咳砖红色胶冻状痰，与本例不符。

77.【答案】D（16）

【解析】社区获得性肺炎的病原体包括肺炎链球菌、支原体、衣原体、流感嗜血杆菌和呼吸道病毒等。

78.【答案】D（16）

【解析】传染病的防治措施包括控制传染源，切断传播途径，保护易感人群，最主要的为控制传染源。而对于肺结核患者来说，痰涂阳性患者为最主要的传染源，治愈涂阳肺结核患者可大大减少传染源，从而降低肺结核的传染。而全程督导化疗是解决当前结核由于不能坚持规律用药所导致的低治愈率、高复发率和高耐多药率等严重后果的最佳途径。

79.【答案】A（16）

扫描二维码查看本题考点更多讲解微视频——11-21抗结核药物副作用及处理。

80.【答案】D（16）

【解析】支气管扩张的外科治疗：对于反复呼吸道急性感染或大咯血，病变范围局限在一叶或一侧肺组织，经充分的内科治疗无效者，可考虑外科手术治疗；大出血多见于支气管破裂，经药物治疗不能缓解，反复发作，威胁生命的大咯血，可考虑外科手术或支气管动脉栓塞术治疗。本患者反复咯血，病变仅局限在左肺下叶，最佳治疗方案为手术切除。

81.【答案】C（16）

【解析】咳嗽、咳痰、咯血且X线片示左下肺纹理粗乱，初步诊断为支气管扩张，为明确诊断首选的检查为高分辨CT（HRCT），较常规CT具有更高的空间和密度分辨力，它能够显示次级肺小叶为基本单位的肺内细微结构。由于兼具无创、易重复、易接受的特点，现已成为支气管扩张的主要诊断方法。

【错误解题思路】还是按旧版本选择支气管碘油造影。

82.【答案】B（15）

【解析】支气管扩张咯血治疗顺序如下：先用止血药物，首选垂体后叶素；药物无效，考虑手术；不能耐受手术者和病变不适宜手术者选择支气管动脉栓塞。手术具体适应证：①局限于1~2个肺叶的支气管扩张或局限有解剖的因素，如肺隔离症；②局限有阻塞的因素。支气管动脉栓塞具体适应证：①肺部病变广泛，无法行肺切除；②需手术治疗，暂不具备手术条件，先控制出血；③经手术治疗后复发。本题患者为双侧支气管扩张，病变范围广泛，故本题选择B较适宜。

83.【答案】A（13）

【解析】老年女性，咳嗽、咳脓痰、咯血病史30年，再发用头孢菌素无效，查体肺可闻及湿啰音，杵状指，诊断支气管扩张。肺结核及支气管肺癌也可出现咯血，需与之鉴别：患者病史30年，不考虑支气管肺癌；肺结核咳痰量少，一般不出现杵状指。

84.【答案】E（13）

【解析】本例提示胸部高分辨CT（HRCT）检查示右中叶支气管囊状扩张，为支气管扩张症的典型表现。

如果支气管扩张出现反复大咯血，病变局限，经内科治疗仍反复发作者，可考虑外科手术，切除病变肺组织。

如果病变广泛需采用支气管动脉栓塞术治疗。本例反复咯血20年，再次大量咯血，经静脉点滴垂体后叶素治疗效果欠佳，CT显示右肺中叶局限性扩张，其余肺叶未见异常，则首选手术切除病变肺叶。

85.【答案】D（15）

【解析】本例为青壮年男性，咯鲜血，咳嗽不显著，无咳痰及呼吸困难，自行停止。否认慢性心肺疾病史，双肺呼吸音清晰，患者已查胸部X线片未见异常，考虑支气管扩张症的可能性大。为明确诊断，首选胸部CT检查。支气管扩张症是指各种原因导致的支气管结构破坏，引起支气管异常和持久性扩张。一般情况下表现为：慢性咳嗽、大量脓痰；临床上也有以反复咯血为唯一症状的干性支气管扩张症。X线检查常无特殊发现；胸部 CT 可显示管壁增厚的柱状扩张或成串成簇的囊状改变。高分辨 CT 可显示次级肺小叶为基本单位的肺内细微结构，已基本取代支气管造影，作为确诊支气管扩张诊断的重要依据。

86.【答案】E（14）

【解析】支气管扩张临床表现为咳嗽、咳痰、咯血及固定啰音、杵状指，本例符合。肺结核不出现缺氧代偿所致的杵状指。

87.【答案】D（14）

【解析】反复咳嗽、咳脓痰，杵状指，胸部 X 线片示右下肺纹理增粗、紊乱，符合支气管扩张的诊断，而查体：右下肺可闻及较多湿啰音及少量哮鸣音为支扩伴有感染且分泌物较多所引起。

88.【答案】C（14）

【解析】56 岁男性，反复咳嗽伴间断咯血 30 年，查体可见：左下肺可闻及湿性啰音，胸部 X 线片示左下肺纹理增粗、紊乱，首先考虑为支扩患者，而发作时使用"头孢菌素"及止血治疗可缓解，恰恰说明伴有感染。故为明确咯血的病因首选的检查为胸部高分辨 CT（HRCT）。

89.【答案】B（13）

【解析】既往明确支气管扩张的影像学检查为支气管造影，可直接显像扩张的支气管，但由于这一技术为

创伤性检查，现在被胸部高分辨 CT（HRCT）取代，成为目前支气管扩张首选的检查。

90.【答案】E（21）

【解析】烧伤以葡萄球菌感染多见。葡萄球菌为革兰染色阳性球菌，其致病物质主要是毒素与酶，具有溶血、坏死、杀白细胞及血管痉挛等作用。葡萄球菌致病力可用血浆凝固酶来测定，阳性者致病力较强。金葡菌凝固酶为阳性，是化脓性感染的主要原因。肺炎链球菌为革兰染色阳性的带有荚膜的球菌。荚膜具有抗吞噬作用，且是主要的致病因素。溶血性链球菌致病物质包括细胞壁成分、外毒素和侵袭性酶。厌氧芽胞菌产生两种外毒素，即破伤风溶血素和破伤风痉挛毒素。本题为基础与临床融合的典型范例，代表了医考命题方向。

91.【答案】E（19）

【解析】肺炎链球菌肺炎伴发胸腔积液，胸水细菌培养阳性，提示急性脓胸，故应酌情取胸液检查及培养以确定性质，若伴发脓胸，应积极引流排脓。

92.【答案】E（19）

【解析】肺脓肿是肺组织坏死形成的脓腔。肺脓肿分为吸入性肺脓肿和血源性肺脓肿、继发性肺脓肿。其中吸入性肺脓肿的临床特征以高热、咳嗽和咳大量脓臭痰为主。

93.【答案】E（21）

【解析】初治涂阳肺结核为每日用药方案 2HRZE/4HR。肺结核治疗方案总结：

初治涂阳肺结核	每日用药方案 2HRZE/4HR	间歇用药方案	$2H_3R_3Z_3E_3/4H_3R_3$
复治涂阳肺结核	每日用药方案 2HRZSE/4~6HRE	间歇用药方案	$2H_3R_3Z_3S_3E_3/6H_3R_3E_3$
初治涂阴肺结核	每日用药方案 2HRZ/4HR	间歇用药方案	$2H_3R_3Z_3/4H_3R_3$

初治涂阳肺结核患者的每日用药方案为 2HRZE/4HR。每日用药方案 2HRZSE/4~6HRE。

94.【答案】B（21）

【解析】阻塞性通气功能障碍，指气道开放不足或提前关闭引起的通气功能障碍。主要见于支气管及其各级分支阻塞、肺弹性功能减退，也见于上呼吸道阻塞。本例患者咳嗽、咳痰 10 余年，双下肺大小不等的多发性薄壁囊腔，其内可见液平，考虑肺脓肿。其黏液痰、黏液脓痰可阻塞气道，导致阻塞性通气功能障碍。

95.【答案】E（21）

【解析】本例患者为老年人，间断咳嗽、咳痰 10 余年，进行性呼吸困难，X 线示双下肺纹理增粗紊乱，考虑慢性阻塞性肺疾病，其阻塞性通气功能障碍的发生机制为气道的炎症和高反应性导致管腔狭窄。

96.【答案】A（18）

【解析】患者心率快，血压下降，提示重症肺炎伴休克，故首先应行液体复苏，补充血容量，同步联合应用抗生素治疗。胸腹部 CT、急诊腹部 B 超检查，为必要时的后续检查，非本例患者的紧急处理措施。没有发绀等需要机械通气治疗的指标，故不选。静脉注射碳酸氢钠用于纠正酸中毒。

97.【答案】D（17）

【解析】青年男性，受凉后发热、咳嗽、咳痰，肺实变，初步诊断为肺炎链球菌肺炎。肺炎克雷伯杆菌肺炎多见于老年人，X 线见叶间隙下坠。金黄色葡萄球菌肺炎时，白细胞增高明显。

98.【答案】B（17）

【解析】肺炎克雷伯杆菌肺炎痰液为砖红色胶冻状

痰，渗出物黏稠而重，故形成肺叶间隙下坠。

99.【答案】B（17）

【解析】吸入性肺脓肿：病原体经口、鼻、咽腔吸入致病。当全身免疫力与气道防御清除功能降低，吸入病原菌致病。另外，还可由于鼻窦炎、牙槽脓肿等脓性分泌物被吸入致病。吸入性肺脓肿致病菌为厌氧菌。

血源性肺脓肿：因皮肤外伤感染、疖、痈、中耳炎或骨髓炎等所致的菌血症，菌栓经血行播散到肺，引起小血管栓塞、炎症和坏死而形成肺脓肿。致病菌以金黄色葡萄球菌、表皮葡萄球菌及链球菌为常见。

膈下脓肿、食管裂孔是由肺部邻近器官的化脓性病变波及肺引起的继发性肺脓肿。

第二章　支气管哮喘、慢性阻塞性肺疾病

1.【答案】A（20）

【解析】患者外祖父患有支气管哮喘，提示有疾病遗传史；目前呼吸困难，轻度三凹征，呼气相延长，双肺满布哮鸣音，考虑病情比较严重，此时应吸入沙丁胺醇，扩张支气管，通畅呼吸道，缓解呼吸困难。口服白三烯调节剂尽管也是治疗支气管哮喘的药物，但急症状态时已经来不及。西替利嗪用于季节性鼻炎、常年性过敏性鼻炎、过敏性结膜炎及过敏引起的瘙痒和荨麻疹的对症治疗。地塞米松和青霉素不属于哮喘用药。

2.【答案】E（20）

【解析】糖皮质激素是当前控制哮喘发作最有效的药物。主要作用机制是抑制炎症细胞的迁移和活化；抑制细胞因子的生成；抑制炎症介质的释放；增强平滑肌细胞 β_2 受体的反应性。可以吸入、口服和静脉用药。吸入治疗是目前推荐长期抗炎治疗哮喘的最常用方法。

全身糖皮质激素主要用于重症哮喘的治疗。白三烯（LT）调节剂用于轻度哮喘的一种控制药物选择，适用于合并过敏性鼻炎及阿司匹林过敏所致支气管哮喘。β_2 受体激动剂是控制哮喘急性发作的首选药物，常用短效 β_2 受体激动剂有沙丁胺醇、特布他林和非诺特罗。

3.【答案】C（20）

【解析】支气管哮喘发作主要表现为呼气性呼吸困难。尽管也可表现为吸气性呼吸困难，但不是主要表现。

4.【答案】C（20）

【解析】本题答案网上和同类参考书均选 A，显然从目前的观点看，是不妥的。患者既往哮喘病史，入院出现口唇发绀，端坐呼吸，双肺布满哮鸣音，考虑哮喘重度急性发作，全身糖皮质激素应尽早使用。当然，根据 2020 版《哮喘防治指南》的观点，重度患者经全身糖皮质激素、联合雾化吸入、纠酸治疗后，如果病情无改善或继续恶化，则应及时给予无创通气或插管机械通气。故本题答案选 C 并不充分。但选 A 也是不妥的，因为根据哮喘危重状态急救程序，只有在药物治疗无效时才行机械通气，尤其是气管插管，有严格的指征。

5.【答案】B（19）

【解析】本题极易误选 C，理由是心音遥远是心包积液的体征。但实际上，COPD 也可以出现心音遥远征，但支气管呼吸音属于正常呼吸音。在肺泡呼吸音听诊区听到支气管呼吸音则见于肺实变。故答案应选 B。除此外，COPD 还有以下体征：①视诊：可见桶状胸，部分患者呼吸变浅，频率增快，严重者可有缩唇呼吸等；②触诊：双侧语音震颤减弱；③叩诊：肺部过清音，肺下界和肝浊音界下降，心浊音界缩小；④听诊：两肺呼吸音减弱，呼气延长，可闻及干、湿性啰音。

6.【答案】B（19）

【解析】PaO_2 降低伴 $PaCO_2$ 升高，为 Ⅱ 型呼吸衰竭，其发生机制最主要的阻塞性通气功能障碍，即由于气道狭窄或阻塞所致通气受阻（内径变小、痉挛），如：COPD、哮喘。限制性通气功能障碍则由于吸气时肺泡的扩张受限所引起的肺泡通气不足。原因有：（1）呼吸肌活动障碍，如：①中枢或周围神经的器质性病变；②由过量镇静药，安眠药、麻醉药引起的呼吸中枢抑制；③呼吸肌本身的收缩功能障碍；（2）胸廓的顺应性降低，如 扩张。（3）肺的顺应性降低，如严重肺纤维化或肺泡表面活性物质减少（ARDS）。（4）胸腔积液和气胸。不选 A 的理由是：肺泡通气量下降包括阻塞性通气障碍和限制性通气障碍，不够准确。D 弥散功能障碍和 E 肺脏生理死腔减少则属于换气功能障碍。

7.【答案】E（19）

【解析】Ⅰ 型呼吸衰竭即低氧性呼吸衰竭，主要见于肺换气功能障碍（通气/血流比例失调、弥散功能障碍、肺动 - 静脉分流等）。

慢阻肺时，肺气肿加重导致大量肺泡周围的毛细血管受肺泡膨胀的挤压而退化，致使肺毛细血管大量减少，肺泡间质的血流量减少，此时肺泡虽有通气，但肺泡壁无血流灌注，导致生理无效腔气量增大；也有部分肺区虽有血液灌流，但肺泡通气不良，不能参与气体交换，导致功能性分流增加，从而产生通气与血流比例失

调，同时肺泡及毛细血管大量丧失，弥散面积减少，进而导致换气功能障碍。

8.【答案】E (19)

【解析】哮喘急性发作时严重程度分为轻度、中度、重度和危重4级：

①轻度：步行、上楼时气短；呼吸频率轻度增加；可平卧；讲话可连续成句；无奇脉；常无辅助呼吸肌活动及三凹征；在呼吸末期散在哮鸣音；脉率正常；使用β受体激动剂后PEF预计值或个人最佳值>80%；PaO_2正常；$PaCO_2$<45mmHg；SaO_2>95%。

②中度：稍事活动即有气短；喜坐位；讲话常有中断；时有焦虑或烦躁；出汗；呼吸增快；有奇脉；哮鸣音响亮、弥漫；可有辅助呼吸肌活动及三凹征；脉率100~120次/分；使用β受体激动剂后PEF预计值或个人最佳值在60%~80%之间；PaO_2≥60mmHg；$PaCO_2$≤45mmHg；$SaO_2$91%~95%。

③重度：休息时也可出现气短；端坐呼吸；只能说出单个字；常有焦虑、烦躁嗜睡、意识清楚；大汗淋漓；哮鸣音响亮、弥漫；脉率>120次/分；常有奇脉；呼吸常>30次/分；常有辅助呼吸肌活动及三凹征；使用β受体激动剂后PEF预计值或个人最佳值<60%或<100L/min或作用时间<2小时；PaO_2<60mmHg；$PaCO_2$>45mmHg；SaO_2≤90%。

④危重：不能讲话；胸腹矛盾运动；哮鸣音减弱乃至无；脉率变慢或不规则；无奇脉；pH降低。

$PaCO_2$增高提示病情严重。呼气峰流速（PEF）显著下降，提示气道通气功能的变化。三凹征仅提示病情加重。

9.【答案】B (19)

【解析】根据患者临床表现可初步诊断为支气管哮喘急性发作。哮喘用药分为两大类药物（提示：哮喘用药是历年考试热点）。

药物分类

缓解性药物	控制性药物
全身用糖皮质激素	吸入型糖皮质激素
短效吸入型抗胆碱能药物	白三烯调节剂
短效 β_2 受体激动剂	长效 β_2 受体激动剂
短效茶碱	缓释茶碱
	色甘酸钠
	抗 IgE 抗体
	吸入型糖皮质激素和长效 β_2 受体激动剂联合药物

缓解哮喘发作：此类药物主要作用为舒张支气管，故也称支气管舒张药。故A、E选项正确。静脉补液纠正水、电解质紊乱及酸碱失衡（C），吸氧使 SaO_2 维持在90%以上（D）为常规处理；如果经过上述治疗，临床症状和肺功能无改善甚至继续恶化，应及时给予机械通气治疗（B不妥），其指征主要包括：呼吸肌疲劳、$PaCO_2$≥45mmHg，意识改变（需要进行有创机械通气）。

10.【答案】E (19)

【解析】青年女性患者，有过敏史，突发呼吸困难2天，呼气相略延长，考虑为支气管哮喘急性发作。支气管哮喘为可逆性气流受限，通气功能表现为 FEV_1、FEV_1/FVC%、FVC、MMEF、MEF50%、PEF 等下降。而 RV、功能残气量、TLC、RV/TLC 等上升。故答案选E。

11.【答案】D (19)

【解析】慢性阻塞性肺疾病（COPD），常见于老年人，多有吸烟史，起病缓慢、病程较长。主要症状有：①慢性咳嗽：常晨间咳嗽明显，夜间有阵咳或排痰。可终身不愈。②咳痰：一般为白色黏液或浆液性泡沫性痰，急性发作期痰量增多，可有脓性痰。③逐渐加重的气短或呼吸困难：是COPD标志性症状。早期在劳力时出现，后逐渐加重，以致在日常活动甚至休息时也感到气短。④喘息和胸闷，重度患者或急性加重时出现喘息。

体征：早期可无异常体征，随疾病进展出现以下肺气肿体征：①视诊：可见桶状胸，部分患者呼吸变浅，频率增快，严重者可有缩唇呼吸等；②触诊：双侧语音震颤减弱；③叩诊：肺部过清音，肺下界和肝浊音界下降，心浊音界缩小；④听诊：两肺呼吸音减弱，呼气相延长，可闻及干、湿性啰音。胸部X线检查，早期胸片可无变化，以后可出现肺纹理增粗、紊乱等非特异性改变，也可出现肺气肿改变。第一秒用力呼气容积（FEV_1）占用力肺活量（FVC）百分比（FEV_1/FVC），是评价气流受限的一项敏感指标，吸入支气管扩张药后一秒率（FEV_1/FVC）<70%及 FEV_1% <80%预计值者，可确定为不能完全可逆的气流受限，是诊断COPD的必备条件。本例患者符合上述诊断标准，故考虑COPD。

需要鉴别的主要是支气管哮喘，同样是气道阻塞性疾病，但抗感染治疗往往无效，故不选。

12.【答案】A (19)

【解析】患者反复干咳，夜间凌晨加重，可自行缓解，首先考虑支气管哮喘，确诊有赖于肺功能及支气管激发试验、支气管舒张试验。支气管激发试验气道反应性 FEV_1 下降≥20%为阳性；支气管舒张试验气道可逆性 FEV_1 较用药前增加12%或以上，且绝对值增加≥200ml 为阳性。IgE检测用于检测过敏原，非首选检查。

13.【答案】A (19)

【解析】本题易错选 D，其错误思路为：支气管哮喘发作，应该是呼气性呼吸困难，缺氧了，氧分压当然下降，二氧化碳呼出来的减少，应该有二氧化碳潴留，呼吸性酸中毒了，pH 值应该下降，所以选 D。

正确思路是：哮喘在"发作时"是过度通气，二氧化碳呼出是增多的，导致呼吸性碱中毒。

14.【答案】E（18）

【解析】β_2 肾上腺素受体激动剂（简称 β_2 激动剂），主要通过激动呼吸道的 β_2 受体，激活腺苷酸环化酶，使细胞内的环磷腺苷（cAMP）含量增加，游离 Ca^{2+} 减少，从而松弛支气管平滑肌，是控制哮喘急性发作的首选药物。常用短效 β_2 受体激动剂有沙丁胺醇、特布他林和非诺特罗，作用时间为 4~6 小时。

抗胆碱药：吸入抗胆碱药如异丙托溴铵，为胆碱能受体（M 受体）拮抗剂，可以阻断节后迷走神经通路，降低迷走神经兴奋性而起舒张支气管作用，并有减少痰液分泌的作用。与 β_2 受体激动剂联合吸入有协同作用，尤其适用于夜间哮喘及多痰的患者。

茶碱类：茶碱类除能抑制磷酸二酯酶，提高平滑肌细胞内的 cAMP 浓度外，还能拮抗腺苷受体；刺激肾上腺分泌肾上腺素，增强呼吸肌的收缩；增强气道纤毛清除功能和抗感染作用，是目前治疗哮喘的有效药物。茶碱与糖皮质激素合用具有协同作用。

糖皮质激素：由于哮喘的病理基础是慢性非特异性炎症，从而控制气道高反应性，糖皮质激素是当前控制哮喘发作最有效的药物。

白三烯（LT）调节剂：通过调节 LT 的生物活性而发挥抗炎作用，同时也具有舒张支气管平滑肌的作用。适用于轻度哮喘的控制。

15.【答案】A（18）

【解析】慢性阻塞性肺疾病（COPD）简称慢阻肺，是以持续气流受限为特征的疾病。肺功能检查对确定气流受限有重要意义。在吸入支气管扩张剂后，第一秒用力呼气容积（FEV_1）/用力肺活量（FVC）<0.70，提示存在持续气流受限即阻塞性通气功能障碍不能完全恢复。支气管舒张试验阳性提示阻塞性通气功能障碍可以恢复为可逆性表现，如支气管哮喘。

16.【答案】E（17）

【解析】肺气肿时，由于蛋白酶与抗蛋白酶失衡，如炎症细胞释放的蛋白酶过多或抗胰蛋白酶不足，可导致细支气管与肺泡壁中的弹性纤维降解，肺泡弹性回缩力下降。弥漫性泛细支气管炎是一种弥漫存在于两肺呼吸性细支气管的气道慢性炎症性疾病，受累部位主要是呼吸性细支气管以远的终末气道。支气管扩张是指反复发生支气管炎症，致使支气管壁结构破坏，引起支气管

异常和持久性扩张。慢性支气管炎主要侵犯小气道。慢性纤维空洞性肺结核病灶出现广泛纤维化，使肺泡扩张的弹性阻力增大而导致限制性通气功能不足。

17.【答案】C（17）

【解析】长效 β_2 受体激动剂有福莫特罗、沙美特罗及丙卡特罗，作用时间为 10~12 小时。长效 β_2 受体激动剂尚具有一定的抗气道炎症，增强黏液-纤毛运输功能的作用。不主张长效 β_2 受体激动剂单独使用，须与吸入激素联合应用。但福莫特罗可作为应急缓解气道痉挛的药物。其他选项都是正确的。

18.【答案】D（17）

【解析】很多研究显示，慢阻肺气道壁和肺实质内存在以中性粒细胞、巨噬细胞和 $CD8^+T$ 淋巴细胞浸润为主的不同程度的慢性炎症，急性发作期较稳定期更为明显。其机制尚不十分清楚，可能与激活的巨噬细胞、上皮细胞或 $CD8^+T$ 淋巴细胞释放的化学趋化因子有关，其中主要的中性粒细胞趋化因子有 IL-8、白三烯 B4（LTB4）和肿瘤坏死因子（TNF-α）与炎症细胞之间存在复杂的相互作用，引起慢性气道炎症。

19.【答案】A（17）

【解析】慢阻肺在很大程度上是不可逆的，因此，支气管舒张剂的疗效不如哮喘明显；然而，大多数慢阻肺患者的气道阻塞和气流受限还不是完全不可逆的，尽管支气管舒张剂的疗效不够显著，但气道阻塞很小程度的减轻有时就可以使患者的气短症状明显缓解，生活质量明显提高。因此，支气管舒张剂是慢阻肺稳定期患者最主要的治疗药物。

20.【答案】D（17）

【解析】支气管哮喘患者如果治疗效果欠佳，尤其是在控制性药物治疗的基础上发生的急性发作，应尽早口服激素，推荐用法为泼尼松龙 30~50mg/d 或等效的其他激素。B 选项没有调整治疗方案，不能改善症状。E 选项口服无效，应为联合静注。

21.【答案】D（17）

【解析】支气管哮喘和 COPD 都是气流受限性疾病，支气管哮喘为可逆性的呼气气流受限，即吸入支气管舒张剂后 FEV_1/FVC>70%。FEV_1 较用药前增加 12% 或以上，且绝对值 ≥200ml 或以上为阳性；COPD 为不可逆性的呼气气流受限，吸入支气管扩张剂后一秒率（FEV_1/FVC）<70% 及 FEV_1%<80% 预计值者，可确定为不能完全可逆的气流受限，是诊断 COPD 的必备条件。

22.【答案】D（17）

【解析】年轻患者，间断咳嗽、胸闷，无明显异常体征，首先考虑支气管哮喘，明确诊断首选肺功能，可

检测气道的反应性和可逆性。E 项为了解病情严重程度的检查，为进一步检查项目。胸部 X 线片对于哮喘患者而言，往往无改变。动脉血气分析用于判定呼吸系统病情的严重情况，不用于定性诊断。血 D - 二聚体和胸部 B 超对诊断该病无价值。

23.【答案】B（16）

【解析】本题考到了特发性肺纤维化，并不超纲，属于症状体征的考核内容。爆裂音为特发性肺纤维化的特征性表现，肺纤维化导致出现限制性通气功能障碍、弥散功能障碍及低氧血症。限制性通气功能障碍导致肺容量下降尤其是 TLC 减低；DLco 反映弥散功能；FEV_1/FVC 减低为阻塞性通气功能障碍的表现。

24.【答案】B（17）

【解析】胸腹矛盾运动提示患者处于急性发作的危重期，由于机体缺氧，CO_2 潴留，导致患者 PaO_2 降低、$PaCO_2$ 升高，患者出现呼吸性酸中毒和代谢性酸中毒导致 pH 下降。注意：如果为哮喘的早期急性发作，CO_2 大量呼出，则 $PaCO_2$ 降低，发生呼吸性碱中毒，pH 值升高，故答案不选 A。

25.【答案】A（17）

【解析】本题答案网上和同类参考书均选 B，理由是本例患者符合机械通气指征：①$PaCO_2$ 进行性升高、pH 进行性下降；②氧疗后 $PaO_2 < 50mmHg$；③呼吸 > 35 次/分或 < 6 次/分；④肺性脑病。若病人出现嗜睡，意识模糊，说明病情恶化，出现肺性脑病指征。

但从最新 2020 版《哮喘防治指南》，选择本答案是不妥的。患者既往哮喘病史，入院出现口唇发绀，可见胸腹矛盾运动，双肺呼吸音低，可闻及低调哮鸣音，考虑哮喘急性重度发作，全身糖皮质激素应尽早使用。根据 2020 版《哮喘防治指南》的观点，重度患者经全身糖皮质激素、联合雾化吸入、纠酸治疗后，如果病情无改善或继续恶化，则应及时给予无创通气或插管机械通气。根据上述，本题答案选 A 也并不充分。选 B 则更不妥，因为根据哮喘危重状态急救程序，只有在药物治疗无效时才行机械通气，尤其是气管插管，属于有创操作，更有严格的指征。

26.【答案】B（17）

【解析】茶碱类不良反应有：胃肠道反应，如上腹部疼痛、恶心、呕吐、胃食管反流、食欲减退等；中枢兴奋，主要有失眠、震颤、激动等症状，可用镇静治疗；急性中毒，常见于静脉注射过快或剂量过大，出现心动过速、心律失常、血压骤降、谵妄、惊厥和昏迷，严重者可导致呼吸、心脏骤停。β_2 受体激动剂不良反应如下：①心脏反应：β_2 受体激动药对心脏的作用较轻，但在大剂量或注射给药时，仍可引起心脏反应，特别是

原有心律失常的病人。②肌肉震颤：本类药物可激动骨骼肌慢收缩纤维的 β_2 受体，引起肌肉震颤，好发部位在四肢与面颈部，轻者感到不舒服，重者影响生活与工作。气雾吸入时发生率较全身给药为低。部分病人可随着用药时间延长，肌肉震颤逐渐减轻或消失。③代谢紊乱：β_2 受体激动药增加肌糖原分解，引起血乳酸、丙酮酸升高，并产生酮体。糖尿病患者应用时应注意引起酮中毒或乳酸中毒。由于 β_2 受体激动药兴奋骨骼肌细胞膜上 Na^+-K^+-ATP 酶，使 K^+ 进入细胞内而引起血钾降低，过量应用时或与糖皮质激素合用时，可能引起低钾血症。糖皮质激素长期大量应用引起的不良反应：①皮质功能亢进综合征。满月脸、水牛背、高血压、多毛、糖尿、皮肤变薄等。为 GCS 使代谢紊乱所致。②诱发或加重感染。主要原因为激素降低机体对病原微生物的抵抗力。③诱发或加重溃疡病。④诱发高血压和动脉硬化。⑤骨质疏松、肌肉萎缩、伤口愈合延缓。⑥诱发精神病和癫痫。⑦抑制儿童生长发育。⑧其他：负氮平衡，食欲增加，低血钙，高血糖倾向，消化性溃疡，欣快。⑨股骨头坏死以及停药反应。M 受体拮抗剂，对膀胱收缩有抑制作用，可出现排尿困难，故前列腺肥大患者禁用。

27.【答案】D（16）

【解析】患者诊断为 COPD 不难，COPD 引起 $PaCO_2$ 增高的机制包括：早期病变局限于细小气道，仅闭合容积增大，反映肺组织弹性阻力及小气道阻力的动态肺顺应性降低。病变侵入大气道时，通气功能障碍，最大通气量降低。随着病情的发展，肺组织弹性日益减退，肺泡持续扩大，回缩障碍，则残气量及残气量占肺总量的百分比增加。肺气肿加重导致大量肺泡周围的毛细血管受膨胀肺泡的挤压而退化，致使肺毛细血管大量减少，肺泡间的血流量减少，此时肺泡虽有通气，但肺泡壁无血液灌流，导致生理无效腔气量增大；也有部分肺区虽有血液灌流，但肺泡通气不良，不能参与气体交换，导致功能性分流增加，从而产生通气/血流比例失衡；同时，肺泡以及毛细血管大量丧失，弥散面积减少，通气/血流比例失衡与弥散功能障碍，共同导致换气功能障碍引起缺氧和二氧化碳潴留。限制性通气障碍多出现于肺部无病变而胸廓活动度受限的病例，肺间质纤维化、胸廓畸形、胸腔积液、胸膜增厚或肺切除术后均示限制性通气功能障碍。

28.【答案】B

【解析】本题答案易误选 D。详细理由请扫描二维码听老师讲解。

扫描二维码查看本题考点更多讲解微视频——11-20 支气管哮喘血气分析的变化过程。

29.【答案】A（16）

【解析】支气管哮喘发作时需要使用支气管舒张剂以解除支气管痉挛，如 β₂肾上腺素受体激动剂（沙丁胺醇、特布他林），抗胆碱药（异丙托溴铵），茶碱类（氨茶碱）；也可使用抗炎药如糖皮质激素（泼尼松、倍氯米松、布地奈德等），白三烯调节剂（如孟鲁司特）。

肾上腺素也可舒张支气管，故在支气管哮喘时可以使用，但不能用于心源性哮喘。吗啡抑制呼吸中枢，导致气量下降，加重患者呼吸衰竭，甚至可能导致肺性脑病等严重的并发症，故支气管哮喘发作时禁忌使用。

30.【答案】B（16）

【解析】肺功能检查示 $FEV_1/FVC<70\%$，存在气流受限，考虑为 COPD 或支气管哮喘；COPD 为不可逆性呼气气流受限，而支气管哮喘为可逆性呼气气流受限，可通过支气管舒张试验判定：如果吸入支气管舒张剂以后，FEV_1 较用药前增加 ≥12%，且其绝对值增加 ≥200ml，诊断为支气管舒张试验阳性，为可逆性呼气气流受限，支持支气管哮喘。本例患者支气管舒张试验 FEV_1 改善 2.5%（30ml），为不可逆性呼气气流受限，支持 COPD 的诊断。

31.【答案】B（16）

【解析】参见 30 题解析。

32.【答案】B（16）

【解析】患者有过敏史，现干咳、胸闷，X 线未见异常，首先考虑为支气管哮喘，明确诊断首选肺功能检查。

33.【答案】A（16）

【解析】患者咳嗽、咳痰 10 年，活动后气短半年，首先考虑为 COPD，但是 X 线未见明显异常，需要与支气管哮喘鉴别，首选肺功能检查。参见 30 题解析。

34.【答案】A（13）

【解析】使用支气管扩张剂后，FEV_1/FVC（一秒率）<0.70，可确诊为慢性阻塞性肺气肿。据其 FEV_1 下降程度进行气流受限的严重程度分级，即 FEV_1 占预计值百分比（$FEV_1\%$ pred），轻度：≥80%；中度：≥50%，<80%；重度：≥30%，<50%；极重度：<30%。

35.【答案】B（13）

【解析】气道高反应性（AHR）是指气道对各种刺激因子如变应原、理化因素、运动、药物等呈现的高度

敏感状态，表现为患者接触这些刺激因子时气道出现过强或过早的收缩反应。目前普遍认为气道炎症是导致气道高反应性的重要机制之一。

36.【答案】D（15）

扫描二维码查看本题考点更多讲解微视频——11-23 肺功能。

37.【答案】C（21）

【解析】呼吸困难，轻度桶状胸，双肺野透亮度轻度增高（低密度影），符合 COPD 的临床表现。右肺野可见轻微模糊片状影，提示轻度感染。哮喘、过敏性肺炎、肺栓塞、肺癌不会出现桶状胸。X 线表现也不是轻微模糊片状影，故都不选。

38.【答案】C（13）

扫描二维码查看本题考点更多讲解微视频——11-30 哮喘的用药。

39.【答案】D（13）

【解析】该患者间断咳嗽 2 年，特点为：每年均于秋季出现，干咳为主，夜重昼轻，抗感染无效，可自行缓解，查体及胸片未见异常，通气功能正常，支持诊断咳嗽变异性哮喘。对于此类哮喘的诊断，宜采取支气管激发试验进行诊断。

40.【答案】C（13）

【解析】本例老年男性，慢性咳嗽、咳痰伴肺气肿（语音震颤减弱，叩诊呈过清音），呼吸音减弱，最可能的诊断是 COPD。支气管扩张症典型表现为肺部固定湿啰音，与本例不符。

41.【答案】C（13）

【解析】本题原来选 A 机械通气。理由是具有了机械辅助通气的指征。但是，根据最新《哮喘防治指南》，答案已经更改。本例患者支气管哮喘持续发作，端坐呼吸，大汗淋漓，发绀，双肺布满哮鸣音，血气分析为 Ⅱ型呼衰伴呼吸性酸中毒，说明患者为支气管哮喘急性发作危重度，根据最新《哮喘防治指南》，其治疗措施为：重度应先及早使用全身糖皮质激素，并联合雾化吸入、纠酸，经上述治疗后，如果病情无改善或继续恶化，则应及时给予无创通气或插管机械通气。故本题答案选 A，理由并不充分。当然，选 C 也不够完整，因为根据哮喘危重状态急救程序，只有在药物治疗无效时才行机

械通气，尤其是气管插管，有严格的指征，本例患者尽管符合插管指征（血气分析指标），但也应在药物治疗无效后再进行。故答案选 A 不妥。

【补充】机械辅助通气的指征为：①呼吸表浅有暂停现象；②神志不清或昏迷；③充分氧疗后，$PaO_2 < 60mmHg$；④$PaCO_2 > 50mmHg$。

42.【答案】E（13）

【解析】本例老年男性，有常年吸烟史，慢性反复咳嗽、咳痰，桶状胸，考虑为慢性肺部疾病；近 2 天喘息加重，呼吸急促，端坐位，口唇发绀，左下肺呼吸音减弱，右肺哮鸣音和湿啰音，提示为肺部感染。首选检查胸部 X 线片。了解本次疾病是慢性肺部疾病加重，还是合并肺部感染，以及除外肺部占位性病变。

43.【答案】D（13）

44.【答案】B（13）

【解析】①本例老年男性，慢性间断咳嗽，桶状胸，双肺干湿性啰音，考虑为慢性阻塞性肺疾病。近 2 天出现发热、意识障碍、烦躁不安、球结膜充血水肿、口唇发绀，提示出现精神神经症状，说明患者发展为肺性脑病。慢阻肺合并肺性脑病的诊断首选动脉血气分析。②肺性脑病时禁忌使用镇静催眠药物（地西泮），以防加重肺部呼吸功能障碍，导致 CO_2 潴留，进一步加重肺性脑病。

45.【答案】D（14）

【解析】本题哮喘诊断毫无疑问，而哮喘的发病机制可概括为免疫 - 炎症机制、神经机制和气道高反应性及其相互作用。而其中气道高反应性（AHR）是指气道对各种刺激因子如变应原、理化因素、运动、药物等呈现的高度敏感状态，表现为患者接触这些刺激因子时气道出现过强或过早的收缩反应。

本题中青年男性因 1 小时前参加篮球比赛后出现哮喘发作，故该患者发病最可能的机制是气道高反应性。

【解题思路】本题充分体现出了今年来的"活题"作风，不会单纯的考你发病机制，而是将机制中的一些重要点穿插到病例中，单纯的知道哮喘的发病机制中有气道高反应性，慢性炎症是不足以做对题的，倘若本题选项中加入"免疫 - 炎症机制"这一选项，相信很多考生会毫不犹豫地掉进坑里。

46.【答案】C（14）

【解析】气道、肺实质及肺血管的慢性炎症是 COPD 特征性改变，中性粒细胞、巨噬细胞、T 淋巴细胞等炎症细胞均参与 COPD 发病过程。中性粒细胞的活化和聚集是 COPD 炎症过程的一个重要环节，通过释放中性粒细胞弹性蛋白酶引起慢性黏液高分泌状态并破坏肺实质。

【解题思路】本题《内科学》观点与《病理学》观点存在差异，以上解析为内科学观点，病理学观点为：淋巴细胞。故在考场上做题时看清楚属于内科学部分还是属于基础病理学部分。

47.【答案】C（14）

【解析】以反复发作干咳、胸闷为主要症状的疾病是支气管哮喘；此类型哮喘为不典型哮喘，此外还需要了解，对以咳嗽为唯一症状的不典型哮喘称为咳嗽变异性哮喘，对以胸闷为唯一症状的不典型哮喘称为胸闷变异性哮喘。

48.【答案】D（14）

【解析】对于本题的考查，首先考生应该明确什么是气道高反应性。气道高反应性（AHR）是指气道对各种刺激因子如变应原、理化因素、运动、药物等呈现的高度敏感状态，表现为患者接触这些刺激因子时气道出现过强或过早的收缩反应。目前普遍认为气道炎症是导致气道高反应性的重要机制之一。当气道受到变应原或其他刺激后，由于多种炎症细胞、炎症介质和细胞因子的参与，气道上皮的损害和上皮下神经末梢的裸露等而导致气道高反应性。

【解题思路】治疗哮喘的各种药物的用药机制。

采用特异性变应原（如螨、花粉、猫毛等）作定期反复皮下注射，剂量由低至高，以产生免疫耐受性，使患者脱（减）敏。故用于控制支气管哮喘患者气道高反应性最主要的措施是为吸入糖皮质激素治疗。

（1）支气管舒张剂：分为三类。①β_2肾上腺素受体激动剂（简称β_2激动剂）：主要通过激动呼吸道的β_2受体，激活腺苷酸环化酶，使细胞内的环磷腺苷（cAMP）含量增加，游离 Ca^{2+} 减少，从而松弛支气管平滑肌。②抗胆碱药：吸入抗胆碱药如异丙托溴铵，为胆碱能受体（M 受体）拮抗剂，可以阻断节后迷走神经通路，降低迷走神经兴奋性而起舒张支气管作用。③茶碱类：茶碱类除能抑制磷酸二酯酶，提高平滑肌细胞内的 cAMP 浓度外，还能拮抗腺苷受体；刺激肾上腺分泌肾上腺素，增强呼吸肌的收缩；增强气道纤毛清除功能和抗感染作用。此类三类支气管舒张剂都是通过受体、酶的活性来调节支气管舒张的。

（2）H_1 受体拮抗剂：以其对细胞上组胺受体位点的可逆性竞争作用而阻止组胺作用于靶细胞，通过阻滞和拮抗 H_1 受体而发挥抗过敏作用，以达到防止一系列生理反应的发生。

（3）抗炎药：①糖皮质激素：由于哮喘的病理基础是慢性非特异性炎症，糖皮质激素是当前控制哮喘发作最有效的药物。主要作用机制是抑制炎症细胞的迁移和活化；抑制细胞因子的生成；抑制炎症介质的释放；增

强平滑肌细胞 β_2 受体的反应性。②白三烯调节剂通过调节 LT 的生物活性而发挥抗炎作用，同时也具有舒张支气管平滑肌的作用。

（4）特异性治疗也称为脱敏疗法（或减敏疗法）。

49. 【答案】E（14）

【解析】本题考查吸气性呼吸困难与呼气性呼困难的鉴别。呼气性呼吸困难特点是：呼气费力，呼气时间延长而缓慢，常伴有哮鸣音。发生机制是肺泡弹性减弱和/或小支气管狭窄阻塞。常见于支气管哮喘、喘息型慢性支气管炎、慢性阻塞性肺气肿、弥漫性泛细支气管炎等。吸气性呼吸困难特点是：吸气费力，重者由于呼吸肌极度用力，胸腔负压增大，吸气时胸骨上窝、锁骨上窝和肋间隙明显凹陷，称"三凹征"。发生机制是各种原因引起的喉、气管、大支气管的狭窄与梗阻，如急性喉炎、喉水肿、喉痉挛、喉癌、气管肿瘤、气管异物等。

50. 【答案】C（15）

【解析】慢性阻塞性肺疾病，简称慢阻肺，是以持续气流受限为特征的可以预防和治疗的疾病。

51. 【答案】E（15）

【解析】本例老年男性，有吸烟史，慢性反复咳嗽、咳痰，桶状胸，提示有慢性肺部疾病；近 3 天发热，口唇发绀，双肺可闻及哮鸣音和湿啰音，白细胞及中性粒细胞比例升高，考虑为慢性阻塞性肺疾病急性感染。患者老年，有吸烟史，需与支气管肺癌相鉴别。支气管肺癌为刺激性干咳，多伴有持续性咯血，一般不引起发热，与本例不符。

52. 【答案】D（15）

【解析】本例年轻患者，发作性胸闷，以凌晨为著，发作时不经药物治疗可逐渐缓解，最可能的诊断是支气管哮喘（胸闷变异性哮喘）。支气管哮喘是气道慢性炎症性疾病，通常出现可逆性气流受限，引起反复发作性的喘息、气急、胸闷或咳嗽等症状，常在夜间和/或清晨发作、加剧。一般哮喘发作时查体可闻及哮鸣音，但在轻度哮喘或非常严重哮喘发作，哮鸣音可不出现。多数患者可自行缓解或经治疗缓解。慢性支气管炎及过敏性肺炎查体肺内有干湿性啰音等变化，与本题不符。

53. 【答案】C（14）

【解析】年轻男性，发作性喘息，发作时查体：端坐呼吸，口唇发绀，双肺广泛哮鸣音，心率加快为典型的哮喘发作。

54. 【答案】E（15）

55. 【答案】E（15）

56. 【答案】B（15）

57. 【答案】D（15）

【解析】（1）本题涉及的知识点有以下两个：①支气管哮喘患者因过度通气，存在呼吸性碱中毒。根据此项知识点，排除 B、C、D。②混合型酸碱失衡的计算方法：此点难度很大，具体方法有两个，分别如下：

A. 根据酸碱平衡公式 $pH = 6.1 + \log [HCO_3^- / (0.03 \times PaCO_2)]$ 计算：$10^{(pH-6.1)} = HCO_3^- / (0.03 \times PaCO_2)$ 支气管哮喘患者必有呼吸性碱中毒，依据 $PaCO_2$ 32mmHg 计算出 HCO_3^- 此时应该是多少。

$10^{(7.46-6.1)} = HCO_3^- / (0.03 \times 32)$，$101.36 \times 0.96 = HCO_3^- = 21.984$，由计算得知，当 $PaCO_2$ 32mmHg、pH 7.46 时 HCO_3^- 应该为 21.984，本题患者为 19.3mmol/L，故还存在代谢性酸中毒。

B. 根据代偿公式计算计算所用标准值：HCO_3^- 24mmol/L；PCO_2 40mmHg。

口诀：代酸 125 代碱点 75，1 呼酸 2 呼碱，慢性均为 4。

患者支气管哮喘多年，应属于慢性呼碱，PCO_2 每 ↓ 10mmHg，HCO_3^- 应 ↓ 4mmol/L；本题患者 $PaCO_2$ 32mmHg，较标准值 40 降低 8，HCO_3^- 应下降 3.2mmol/L，即 HCO_3^- 应为 20.8mmol/L，而本患者 HCO_3^- 19.3mmol/L，故还存在代谢性酸中毒。

类型		预计值	最大变化值
代 酸		HCO_3^- ↓1mmol/L，PCO_2 ↓1.25mmHg	12 ~ 14mmHg
代碱		HCO_3^- ↑1mmol/L，PCO_2 ↑0.75mmHg	55mmHg
呼酸	急性	PCO_2 ↑10mmHg，HCO_3^- ↑1mmol/L	38mmol/L
	慢性	PCO_2 ↑10mmHg，HCO_3^- ↑4mmol/L	45mmol/L
呼碱	急性	PCO_2 ↓10mmHg，HCO_3^- ↓2mmol/L	12 ~ 20mmol/L
	慢性	PCO_2 ↓10mmHg，HCO_3^- ↓4mmol/L	12 ~ 15mmol/L

（2）知识点：SABA（短效吸入 β_2 激动剂）是治疗哮喘急性发作的首选药物；LABA（长效吸入 β_2 激动剂）联合 ICS 是目前最常用的哮喘控制性药物。首先需要判断本患者属于上述哪种情况，由题干"反复咳嗽、胸闷、气喘 30 年，近 1 周来症状再次出现"可得知，本患者应属于慢性持续期，此期治疗方案共 5 级，第 1 级为按需使用短效 β_2 受体激动剂，不用控制性药物；此后几级均需要给予控制性药物。未经治疗的持续性哮喘患者，初始治疗应从第 2 级方案开始；如果初始评估提示哮喘处于严重未控制，应从第 3 级方案开始。本题患者"平素口服茶碱等药，症状控制不理想，近 1 周来症状再次出现，存在缺氧、二氧化碳潴留"，提示哮喘处于严重未控制，应从第 3 级方案开始。

（3）呼气峰流速（PEF）可通过袖珍式峰速仪来测定，峰速仪价格便宜、便于携带，适用于患者在家每日客观监测气流受限情况。

（4）由"2 小时前突发呼吸困难加重"得知，患者处于哮喘急性加重状态，经过高流量吸氧（5L/min）仍存在严重呼衰，再联合激素及长效 β₂ 受体激动剂，加上全身糖皮质激素的情况下，如果症状不缓解，可选择机械通气。吸氧只是辅助治疗措施，继续加大吸氧量（A）无效。静脉滴注碳酸氢钠（B）用于危重症状改善后的常规处理；静脉滴注氨茶碱适用于轻中度哮喘。使用呼吸兴奋剂适用于中枢抑制为主、通气量不足引起的呼吸衰竭。

机械通气目的：提高 PO_2，改善通气，减轻呼吸性酸中毒，缓解呼吸肌疲劳，防止肺不张。机械通气指征：①意识障碍；②呼吸频率 > 35 ~ 40 次/分或 < 6 ~ 8 次/分、呼吸节律异常、自主呼吸微弱或消失；③PaO_2 < 50mmHg，尤其是吸氧后仍 < 50mmHg；

④$PaCO_2$ 进行性增高，pH 进行性下降；⑤呼吸衰竭经常规治疗效果不佳。机械通气并发症：气压伤或容积伤、呼吸机相关肺炎。

58.【答案】D（14）

【解析】年轻女性，发作性干咳、胸闷，夜间明显，每年发作 2 ~ 3 次，可自行缓解；无咯血、发热；查体：心肺未见异常；胸片、肺通气功能亦未见异常；初步诊断为咳嗽变异性哮喘。而为了明确哮喘的诊断，进一步检查应首选支气管激发试验。而其余选项对于哮喘的诊断没有特异性。

59.【答案】E（13）

【解析】COPD 和哮喘的区别为：COPD 为不可逆性呼气气流受限，支气管哮喘为可逆性气流受限，而判断可逆性的试验为支气管扩张试验；支气管激发试验用于判断气道的高反应性。

第三章　肺动脉高压与肺源性心脏病、肺血栓栓塞症

1.【答案】B（20）

【解析】导致慢性肺心病的病因有支气管/肺疾病，包括慢性阻塞性肺疾病（COPD）、支气管哮喘、支气管扩张、重症肺结核、特发性肺间质纤维化、嗜酸性肉芽肿、结节病、过敏性肺泡炎、药物相关性肺疾病等。其中以 COPD 最为多见。其他还有胸廓运动障碍性疾病，如严重的脊柱后凸、侧凸、胸膜广泛粘连及胸廓成形术后造成的严重胸廓或脊柱畸形；肺血管疾病，如慢性血栓栓塞性肺动脉高压，肺小动脉炎，累及肺动脉的过敏性肉芽肿。

2.【答案】E（20）

【解析】患者考虑为 COPD 患者，吸氧应采用低浓度，一般吸入氧浓度应为 25% ~ 30%，应避免吸入氧浓度过高，以防引起二氧化碳潴留，导致二氧化碳麻醉（呼吸中枢抑制），加重缺氧。本例患者出现意识障碍，就是由于家属提高吸氧浓度、延长吸氧时间所致。

3.【答案】C（20）

【解析】呼吸系统的任何主要部分如气道、肺实质、胸廓和神经肌肉病变，都可能导致肺动脉高压。低氧血症所致的 COPD 是导致肺动脉高压和肺源性心脏病最常见的原因，其机制为，肺小动脉痉挛持续发作时，由于低氧血症和高碳酸血症，导致肺小动脉痉挛，可形成急性肺动脉高压，反复发作可使其慢性化。肺血栓栓塞症是肺血管病变产生肺动脉高压最常见的原因。慢性持续性肺动脉高压是形成肺心病的重要原因。特发性肺动脉高压病因目前不

明。心源性肺水肿不会导致肺动脉高压。

4.【答案】C（19）

【解析】急性肺血栓栓塞患者，确定是否采用溶栓治疗的主要依据为是否伴有休克，即血压状况。右心功能不全者不一定溶栓，如果溶栓，还需要结合患者心肌酶指标。

5.【答案】C（19）

【解析】慢阻肺可导致肺心病，可因急性感染而突然加重，出现右心衰竭表现。该患者半卧位、球结膜水肿、下肢水肿，考虑右心衰症状。CO_2 潴留可导致肺性脑病，表现为意识障碍。深静脉血栓形成合并肺栓塞则表现为突发加重的呼吸困难。

6.【答案】B（19）

【解析】患者术后卧床制动（肺栓塞诱因）出现胸痛、呼吸困难、SaO_2 下降，考虑为肺栓塞。

左心衰竭由左心室代偿功能不全所致，以肺循环淤血为特征，临床上较常见。单纯的右心衰竭主要见于肺源性心脏病及某些先天性心脏病，以体循环淤血为主要表现。常见诱因有感染、心律失常（房颤）、血容量增加、过度体力消耗或情绪激动、治疗不当、原有心脏病变加重或并发其他疾病。

7.【答案】B（18）

【解析】COPD 病史，急性加重期时出现意识障碍，应首先考虑并发了肺性脑病的并发症。B、C、E 项应有相应既往病史，故不选。

8. 【答案】E（18）

【解析】患者有手术病史，突发晕厥、胸闷，P_2 亢进（肺动脉高压体征），初步诊断为肺血栓栓塞，CT 肺动脉造影（CTPA）能够发现段以上肺动脉内的血栓，可用于确诊。

①直接征象：肺动脉内的低密度充盈缺损，部分或完全包围在不透光的血流之间（轨道征）。

②间接征象：肺野楔形密度增高影，条带状高密度区或盘状肺不张。

动脉血气分析、超声心动图、血 D - 二聚体有辅助诊断价值，但不能确诊。

9. 【答案】D（18）

【解析】本题难度较大，要特别关注"动脉性"三个字，否则错了还浑然不觉。关于肺动脉高压的分类，2015 年欧洲心脏病学会（ESC）与欧洲呼吸病学会（ERS）以 WHO 的分类为基础，考虑病因或发病机制、病理与病理生理学特点，对肺动脉高压分类进行了更新（见下表），具有指导制定治疗方案的作用，获得国外学者的认可。

2015 年 ESC 与 ERS 修订的肺动脉高压的分类

1	动脉性肺动脉高压
1.1	特发性
1.2	遗传性
1.3	药物所致和毒物所致肺动脉高压
1.4	疾病相关肺动脉高压
2	左心疾病所致肺动脉高压
2.1	左心室收缩性功能不全
2.2	左心室舒张性功能不全
2.3	心脏瓣膜病
2.4	先天性/获得性左心流入道/流出道梗阻和先天性心肌病
2.5	先天性/获得性肺静脉狭窄
3	肺部疾病和/或低氧所致肺动脉高压
3.1	慢性阻塞性肺疾病
3.2	间质性肺疾病
3.3	其他限制性与阻塞性通气功能并存的肺部疾病
3.4	睡眠呼吸障碍
3.5	肺泡低通气
3.6	长期居住高原环境
3.7	肺发育异常
4	慢性血栓栓塞性肺动脉高压和其他动脉阻塞性疾病
4.1	慢性血栓栓塞性肺动脉高压（CTEPH）
4.2	其他肺动脉梗阻性疾病
5	未明和/或多因素所致肺动脉高压

动脉性肺动脉高压、肺部疾病或低氧所致肺动脉高压、CTEPH 及未明因素机制所致肺动脉高压都属于毛细血管前性高血压，血流动力学特征为 mPAP≥25mmHg，肺毛细血管楔压（PCWP）或左心室舒张压 < 15mmHg。左心疾病所致肺动脉高压属于毛细血管后性肺动脉高压，血流动力学特征为 mPAP≥25mmHg，肺毛细血管楔压（PCWP）或左心室舒张压 > 15mmHg。肺动脉高压的严重程度应根据症状、6 分钟步行距离、脑钠肽前体水平、心脏彩超、血流动力学等进行综合分析，可根据静息状态下 mPAP 水平分为"轻"（26 ~ 35mmHg）、"中"（36 ~ 45mmHg）、"重"（>45mmHg）三度。

故主要引起动脉性肺动脉高压的疾病为特发性肺动脉高压；睡眠呼吸障碍和慢阻肺为肺部疾病和/或低氧所致的肺动脉高压；二尖瓣狭窄为左心疾病引起的肺动脉高压。

10. 【答案】A（13、18）

【解析】CT 肺动脉造影（CTPA）是目前最常用的 PTE 确诊手段。能够发现段以上肺动脉内的血栓。

①直接征象：肺动脉内的低密度充盈缺损，部分或完全包围在不透光的血流之间（轨道征）；②间接征象：肺野楔形密度增高影，条带状高密度区或盘状肺不张。

11. 【答案】D/A（18）

【解析】本题答案不选 BCE，没有争议。但网上答案和同类参考书多选 D，理由是：活动后气短，查体未见阳性体征，X 线片未见异常，可初步诊断为支气管哮喘，但患者 56 岁，吸烟史，不能排除 COPD，故需要做肺功能进行鉴别诊断。持续性气流受限考虑 COPD，可逆性气流受限应考虑支气管哮喘。

但是本题并不能排除为特发性肺动脉高压（IPAH）。IPAH 早期常无症状，仅在剧烈活动后感到不适。后期出现的常见症状为呼吸困难，且多为首发症状，主要表现为活动后呼吸困难，进行性加重。本例患者尽管既往吸烟 30 年，但 X 线片未见异常，可以考虑为 COPD 早期。但活动后气短、乏力更符合特发性肺动脉高压的表现。并且必须说明，呼吸困难伴间断咳嗽，恰恰是开始出现心功能不全的表现。行超声心动图可初步明确诊断。

需要注意的是，COPD 早期胸片可无异常变化，症状也只是活动后呼吸困难。以后可出现慢支和肺气肿的影像学改变。咳少量白黏痰更支持 COPD 早期的诊断。但是本例患者吸烟史 30 年，已经出现呼吸困难、咳嗽、咳痰，显然，不属于 COPD 早期 X 线无异常的表现。加上前面不能排除 IPAH 的分析，故行肺功能只能鉴别 COPD 和支气管哮喘，对 IPAH 的诊断并无意义。行超声心动图则更有价值。综上所述，本题设计不严密。遇到这样的考题，能否选对，只能看运气。

12. **【答案】C (18)**

【解析】 逐渐出现活动力下降，P_2 亢进（肺动脉高压体征），结合选项引起肺动脉高压体征的有肺血栓栓塞症、肺动脉高压，但是患者没有形成肺血栓栓塞的诱因，故最可能的情况为肺动脉高压。

13. **【答案】C (18)**

【解析】 本题答案同类参考书多选 D。可以认定，这是缺乏临床思维的典型表现。题干没给出更多的信息，只有老年男性，突发呼吸困难、胸闷，提示不明原因，故应全面考虑：呼吸系统和循环系统疾病，如肺栓塞、冠心病、急性左心衰、胸腔积液、自发性气胸等。急性左心衰患者，往往采取强迫坐位，不能平卧，暂不考虑。双肺可闻及湿啰音，暂不考虑自发性气胸（无湿啰音）和胸腔积液（不会突发）。故只考虑肺栓塞、冠心病。对于临床而言，针对突发胸闷、气短、呼吸困难的患者往往是先排除心脏疾患，再考虑其他。故首先行心电图检查，有条件者同步行心肌酶和 D - 二聚体检查。因心电图检查简便易行，根据冠心病的心电图即可诊断。同时，肺栓塞行心电图检查也有助于诊断，其特点多表现为窦性心动过速，或者表现为典型的 $S_I Q_{III} T_{III}$ 征。

本题网上答案多为 D（超声心动图），其理由是考虑心衰，心脏超声可方便快捷评估心功能。也有相关真题解析类参考书答案选 A（B 型钠尿肽），其理由也是考虑急性心衰，如果考虑慢性心衰就查超声心动图。显然，以上观点都是不妥的——忽视了平卧位这一关键点。

实际上，超声心动图对于提示 PTE 和排除心脏疾病以及进行 PTE 危险度分层有重要价值。但临床上由于操作有一定难度，以及费用因素，故不是首先进行的检查。故答案不选 D。

胸部 X 线片，主要针对肺部感染或气胸、积液价值较大，对冠心病和肺栓塞诊断无特异性。

动脉血气分析：为入院后考察病情严重程度的检查，不是首先必做的检查。

14. **【答案】A (18)**

【解析】 P_2 亢进（肺动脉高压）、三尖瓣区可触及抬举样搏动（右心室肥厚）、颈静脉怒张、双下肢轻度水肿（右心衰竭），可出现这些变化的疾病为慢性肺源性心脏病。导致慢性肺源心脏病的病因最常见的为 COPD，但患者无咳、痰、喘的表现，故排除；慢性肺血栓栓塞也可引起，但患者无咳嗽、咯血及胸痛故排除；特发性肺动脉高压也可引起慢性肺源性心脏病，且临床表现特点为进行性呼吸困难。故本患者最可能的原

发病为特发性肺动脉高压，可进行超声心动图检查：通过测定右心室流出道内径（≥30mm）、右心室内径（≥20mm）、右心室前壁的厚度≥5mm、左右心室内径比值（<2）、右肺动脉内径或肺动脉干及右心房增大等指标，诊断慢性肺心病。

15. **【答案】C (17)**

【解析】 急性肺心病常见于急性大面积肺栓塞；慢性肺源性心脏病是我国呼吸系统的一种常见病，多数继发于慢性支气管、肺疾病，尤其是慢阻肺。

16. **【答案】C (17)**

【解析】 咳、痰、喘 40 余年，初步诊断为 COPD，患者发热 3 天，出现意识障碍（昏睡），考虑并发了肺性脑病，应首先进行动脉血气分析，了解 PaO_2、$PaCO_2$ 的情况，判断病情严重程度。

17. **【答案】D (17)**

【解析】 患者突发胸痛、咯血，且右下肢轻度肿胀高度怀疑为肺血栓栓塞症。肺血栓栓塞症多在血栓的同侧出现胸腔积液，一般以血性、渗出液为主，积液量多以少到中等量为主，罕见大量，这也就解释了患者胸部 X 线片显示右侧少量胸腔积液。患者两次自然流产可能与抗心磷脂抗体有关，而此抗体与血栓形成有关。

18. **【答案】A (17)**

【解析】 P_2 亢进为肺动脉高压体征，结合患者突发呼吸困难伴短暂意识丧失，初步诊断为急性肺血栓栓塞，CT 肺动脉造影（CTPA）能够发现段以上肺动脉内的血栓，是目前最常用的 PTE 确诊手段。①直接征象：肺动脉内的低密度充盈缺损，部分或完全包围在不透光的血流之间（轨道征）；②间接征象：肺野楔形密度增高影，条带状高密度区或盘状肺不张。血 D - 二聚体，急性 PTE 时升高。若其含量低于 500μg/L，有重要的排除诊断价值。

19. **【答案】A (17)**

【解析】 本题网上和同类辅导书答案均选 E 肺功能，理由是患者间断咳嗽，查体及辅助检查都大致正常，考虑 COPD 的存在，故应首先进行肺功能检查以进行排除。其错误思路是因为：本例患者间断咳嗽多年，且否认心脏病史，查体以及胸片大致正常，故应排除支气管哮喘，至于 COPD，更不应考虑，因为患者否认呼吸系统疾病。而题干中提示的"近 1 年来自觉长距离行走时感气短，休息后可好转"应考虑特发性肺动脉高压，行 UCG（超声心动图）检查，可以明确诊断。因为超声心动图和多普勒超声是筛查肺动脉高压的最重要的无创性检查方法。动脉血气分析用于检查病情严重度的，故不选。

20. **【答案】D (17)**

【解析】患者间断咳嗽、咳痰 15 年考虑 COPD，气短、双下肢水肿结合心电图表现考虑并发了肺源性心脏病，诊断肺心病的心电图表现主要条件有：①电轴右偏、额面平均电轴 ≥ +90°；②肺型 P 波；③$RV_1 + SV_5$ ≥1.05mV；④重度顺钟向转位；⑤$V_1 \sim V_3$ 导联 QRS 波群呈 qR、QS、QR（需除外心肌梗死）；⑥V_1 R/S≥1。次要条件：①右束支传导阻滞；②肢体导联低电压。符合 1 个主要条件或 2 个次要条件可以诊断为慢性肺心病。

21.【答案】C（16）

【解析】本例突出表现为呼吸困难；查体 $P_2 > A_2$，且有卧床病史及肺动脉高压，考虑为肺动脉栓塞。肺动脉栓塞典型三联征：呼吸困难、胸痛、咯血。其余疾病均不符。

22.【答案】D（16）

【解析】本例老年男性，有慢性咳嗽、咳痰、活动后气促多年，考虑为慢性阻塞性肺疾病，加重 1 周入院，给予面罩吸氧后出现意识障碍，$PaCO_2$ 显著增高，考虑二氧化碳潴留引发肺性脑病。

23.【答案】A（16）

【解析】患者胸痛、胸闷、气促，$P_2 > A_2$，胸部 X 线片示左下肺透亮度增加，高度怀疑肺血栓栓塞。CT 肺动脉造影（CTPA）能够发现段以上肺动脉内的血栓，是常用的 PTE 确诊手段之一。①直接征象：肺动脉内的低密度充盈缺损，部分或完全包围在不透光的血流之间（轨道征）。②间接征象：肺野楔形密度增高影，条带状高密度区或盘状肺不张。

24.【答案】A（16）

【解析】进行呼吸困难的症状，行 CTPA 示双肺动脉分支可见多处充盈缺损，即可确诊肺血栓栓塞。其他选项均无此征象。

25.【答案】D（16、18）

26.【答案】B（16、18）

【解析】COPD 多年，现出现意识模糊，考虑并发了肺性脑病，肺性脑病为二氧化碳潴留引起。经吸氧后二氧化碳潴留进一步加重，此时应进行机械通气。机械通气指征为：①$PaCO_2$ 进行性升高、pH 进行性下降；②氧疗后 $PaO_2 < 50$mmHg；③呼吸 >35 次/分或 <6 次/分；④肺性脑病。

27.【答案】D（16、18）

28.【答案】B（16）

【解析】患者有 COPD 病史以及高血压病史，双肺闻及哮鸣音及湿啰音，不能排除是左心功能不全所致肺淤血表现，还是慢性肺源性心脏病合并肺部感染。因肺部疾病所致肺动脉高压，可出现右心改变；而左心功能

不全表现为左心改变，首选超声心动图检查，可明确左右心腔大小、压力、射血分数等，对鉴别左右心功能不全为首选。

本患者 $P_2 > A_2$，剑突下可闻及 3/6 级收缩期杂音，为肺动脉高压表现，且已出现右心功能不全征象，如颈静脉怒张、肝大、肝颈静脉回流征阳性、双下肢水肿，高度提示肺心病的可能。

胸部 X 线片的肺动脉高压征象：①右下肺动脉干扩张，其横径≥15mm；②肺动脉段明显突出或其高度≥3mm；③中央动脉扩张，外周血管纤细，形成"残根"样表现；④右心室增大征；⑤圆锥部显著凸出（右前斜位 45°）或其高度≥7mm。具有上述任何一条均可诊断。但是胸部 X 线片对于鉴别左右心功能不全意义不大。

29.【答案】D（15、16）

【解析】肺栓塞溶栓治疗主要适用于急性大面积肺栓塞，即出现因栓塞所致休克或低血压病例。对于次大面积栓塞是否需要溶栓，目前存在争论。但抗凝治疗则是首先需要采取的措施。

30.【答案】E（15）

【解析】继发性肺动脉高压远比特发性肺动脉高压常见，其基础疾病常为心脏和呼吸性疾病。慢性阻塞性肺疾病是导致肺动脉高压和肺源性心脏病最常见的原因。

31.【答案】B（15）

【解析】重组组织型纤溶酶原激活剂（rt - PA）治疗肺栓塞应每 2 ~ 4 小时测定一次 ATPP，当其水平降至正常值的 2 倍（≤60 秒）时，即应启动规范的肝素治疗。而尿激酶、链激酶溶栓期间不同时使用肝素治疗。肺栓塞至少需要抗凝治疗 3 个月，而非抗血小板（氯吡格雷、阿司匹林，C 和 D 选项）治疗。华法林是长期抗凝药物（A），但其起效慢，不适用于肺栓塞急性期，而低分子肝素起效快（B）。

32.【答案】A

扫描二维码查看本题考点更多讲解微视频——11 - 24 肺栓塞和左心衰竭的鉴别。

33.【答案】B（15）

【解析】本例中年男性，有扩张型心肌病史，长期卧床，下床排便后喘憋突然加重，呼吸增快，口唇紫绀，P_2 亢进，右下肺湿性啰音，血气分析示低氧血症（$PaO_2 < 60$mmHg），该患者喘憋突然加重最可能的原因是肺血栓栓塞。心界向左扩大，心电图示右束支传导阻滞，提示右心功能不全。血压偏低，提示因肺动脉栓塞

出现休克表现。长期卧床，是血栓形成的诱因。肺栓塞是指某种物质进入肺动脉及其分支，阻断肺组织血液供应所引起的病理和临床状态。常见的栓子是血栓。肺栓塞三联征为：呼吸困难、胸痛、咯血。肺栓塞时因 V/Q 比例失调及过度通气，常伴有低氧血症和低二氧化碳血症。栓塞两个肺叶以上的急性肺栓塞，可突然发生呼吸困难，濒死感、发绀、右心衰竭、低血压、肢端湿冷。

34.【答案】C（15）

【解析】本例老年女性，接受结肠癌术后化疗，呼吸困难伴左胸痛，口唇发绀，左下肺可闻及少许细湿啰音，$P_2 > A_2$，首先考虑为肺血栓栓塞。三尖瓣听诊区（胸骨左缘第5肋间）可闻及2/6级收缩期杂音，提示右心扩大，三尖瓣关闭不全，进一步证实肺栓塞。本例需与急性左心衰相鉴别。急性左心衰多有诱发因素，如血压过高、心率过快、快速补液、急性心肌坏死等。本例无急性左心衰诱发因素，不首先考虑此病。

35.【答案】E（14）

【解析】骨折术后出现气短、咯血考虑为肺血栓栓塞症或 ARDS，ARDS 最早出现呼吸加快，并呈进行性加重的呼吸困难、发绀，常伴有烦躁、焦虑、出汗等。在起病后5天内出现，多发生于24小时内。其呼吸困难的特点是呼吸深快、费力，患者常感到胸廓紧束、严重憋气，即呼吸窘迫，不能用通常的吸氧疗法改善，亦不能用其他原发心肺疾病解释。早期体征可无异常，或仅在双肺闻及少量细湿啰音；后期多可闻及水泡音，可有管状呼吸音。本患者双肺未闻及干湿性啰音，首先考虑为肺血栓栓塞症。

36.【答案】B（14）

【解析】老年女性患者，因呼吸困难来诊，查体：呼吸加快，血压略高，皮肤潮湿、口唇发绀，双下肺可闻及细湿啰音和哮鸣音，可判断为慢阻肺急性发作；心率加快，双下肢水肿（伴有心衰）；嗜睡、球结膜水肿，神经、精神系统改变，故应考虑已发展为肺性脑病；由于肺性脑病对患者的危害极大，故此时应进行动脉血气分析，以明确肺性脑病。

37.【答案】C（14）

【解析】本题答案易误选 E。原因是没有分清急性肺栓塞的分组，决定了治疗方案的不同。对于肺栓塞而言，溶栓时是最重要的治疗方法。但应严格掌握适应证，因有并发出血风险，故应慎重进行。对于血压和右心室运动功能均正常的患者，不宜溶栓（只抗凝）。

抗凝属于基础治疗，在抗凝的基础上，是否溶栓取决于两种情况：一是低血压（休克，血流动力学不稳定），二是右心衰＋肌钙蛋白增高（必须伴心肌标志物增高，否则不宜溶栓）。

对于低危患者（血压正常，右心功能正常），只需要抗凝治疗，根据2019版肺栓塞指南观点：抗凝药物能够溶解血栓，重新打开阻塞的血管。对于血流动力学恶化的患者，才建议进行血栓溶解治疗。

对于中危组患者（血压正常，但右心功能不全），是否溶栓尚有争议，目前公认的观点是伴有心肌标志物指标增高，可以溶栓。

本例患者，虽然提示右心功能不全但血压正常，显然属于中危组，故首先应抗凝治疗。是否溶栓还进一步看相关指标。故答案选 C。

不选 A 口服华法林，是因为华法林往往和低分子肝素联合应用，单用华法林起效慢。不选 B 手术取栓则属于应急措施，死亡率高。

对于高危组患者（低血压＋右心功能不全）应首先溶栓再抗凝（实用内科学观点），溶栓药物：常用的有尿激酶（UK）、链激酶（SK）和重组组织型纤溶酶原激活剂（rt-PA）。目前临床多用 rt-PA（rt-PA 注射结束后，可应继续使用肝素，而尿激酶和链激酶不能）。

38.【答案】E（14）

【解析】该患者存在危险因素：老年女性、乳腺癌术后、大便后立起，临床表现：突感呼吸困难，意识丧失、呼吸停止、大动脉搏动消失、呼吸道吸出血性液体，最可能的情况为肺血栓栓塞症。

39.【答案】C（13）

【解析】咳粉红色泡沫痰为急性肺水肿最特异的临床特征。急性左心衰引起肺静脉压力增高，肺泡毛细血管内血浆渗出增加，甚至出现毛细血管破裂，形成急性肺水肿，这水肿液是含有蛋白质的，呈浆液或粉红，在气流的作用下，就会形成泡沫状。

40.【答案】A（13）

【解析】本题诊断肺心病不难，肺心病肺动脉高压形成中，缺氧是其形成的最重要的因素。缺氧、高碳酸血症（CO_2 潴留）和呼吸性酸中毒使肺血管收缩、痉挛，导致肺动脉高压。

41.【答案】A（13）

【解析】本例患者胸痛、进行性活动后呼吸困难，$P_2 > A_2$（肺动脉高压），三尖瓣区可闻及3/6级收缩期杂音，剑突下可见心脏搏动，初步诊断为肺源性心脏病。但是我们需要找到肺心病的病因，引起肺心病最常见的病因为 COPD，很显然患者不符合。患者胸痛、呼吸困难，肺动脉高压，右侧脚水肿，很有可能存在肺血栓栓塞，明确诊断最有意义的为 CT 肺动脉造影，CT 肺动脉造影（CTPA）能够发现段以上肺动脉内的血栓。

而超声心动图检查只能评价心脏大小变化及其心瓣膜结构和功能，进一步评估心功能和判断有关心脏病病因，是诊断心衰最主要的仪器检查，但是不能诊断肺栓塞，故本题最佳答案应为 A，CT 肺动脉造影。

42.【答案】B (19)

【解析】肺血栓栓塞症（PTE）是指由来自静脉系统或右心的血栓阻塞肺动脉或其分支而引起的疾病，是

肺栓塞的最常见的类型。主要表现为以肺循环和呼吸功能障碍为主要特征。引起 PTE 的血栓主要来源于深静脉血栓（DVT）。DVT 与 PTE 实质上为一种疾病过程在不同部位、不同阶段的表现，两者合称为静脉血栓栓塞症（VTE）。

第四章　支气管肺癌、原发性纵隔肿瘤

1.【答案】B (20)

【解析】血性胸水中发现癌细胞主要见于肺癌，肺癌起源于支气管黏膜上皮或肺泡上皮，传统上把起源肺段支气管开口以近，位置靠近肺门的肺癌称为中心性肺癌；起源于肺段开口以远（下），位于肺周围部分的肺癌称为周围性肺癌，常累及胸膜，引起胸水，所以答案选 B。

2.【答案】E (20)

【解析】X 线片显示右上肺胸壁下肿块，考虑周围型肺癌，CT 引导下经皮肺组织穿刺可以明确诊断。支气管镜检查用于中心型肺癌的诊断。胸腔镜属于微创胸外科新技术，一般不用于肺癌诊断。PET - CT 临床主要应用于肿瘤、脑和心脏等领域重大疾病的早期发现和诊断，其费用高，一般不作为首选检查。痰细胞学检查准确性低，也不作为确诊首选检查。

3.【答案】A (20)

【解析】胸骨角与第 4 胸椎下缘的水平连线为界，把纵隔分成上、下两部。畸胎瘤与皮样囊肿多位于前纵隔，接近心底部的心脏大血管前方。胸腺瘤多位于前上纵隔。神经源性肿瘤、淋巴源性瘤多位于后纵隔。

4.【答案】B (17、20)

【解析】患者低热、咳嗽，并且使用抗生素治疗无效，X 线示右下叶背段斑片状影，有多个不规则空洞，无液平面，高度怀疑肺结核，为了明确诊断应首选痰涂片抗酸染色，查找结核杆菌。痰涂片革兰染色常作革兰染色和抗酸染色，是呼吸道疾病细菌检查重要的手段，检出肺炎链球菌、葡萄球菌、肺炎杆菌或抗酸杆菌，对诊断相应的疾病较有意义。

5.【答案】A (17、20)

【解析】胸腺瘤多位于前上纵隔，呈椭圆形阴影或分叶状，边缘界限清楚，多为良性，包膜完整。本例患者符合。胸骨后甲状腺肿属于胸内异位组织肿瘤，可随吞咽运动上下移动。支气管囊肿和食管囊肿位于中纵隔。神经源性肿瘤位于后纵隔脊柱旁肋脊区内。

6.【答案】C (20)

7.【答案】B (20)

【解析】(1) 老年人，咳嗽，痰中带血，有吸烟史，胸部 X 线见右上肺门肿大影，纵隔明显增宽，多考虑肺癌。肺结核 X 线不会出现上肺门肿大影，纵隔明显增宽。纵隔肿瘤常见的症状有胸痛、胸闷，刺激或压迫呼吸系统、神经系统、大血管、食管的症状；此外还可出现一些与肿瘤性质相关的特异性症状；X 线不会发生右上肺门肿大影，故不选。

(2) 压迫上腔静脉，引起面部、颈部、上肢和上胸部静脉怒张，皮下组织水肿，上肢静脉压升高，甚至出现晕厥，称为上腔静脉阻塞综合征。淋巴回流梗阻可形成淋巴性水肿，其机制为含蛋白的体液在组织间隙中积聚。

8.【答案】D (19、20)

9.【答案】A (19、20)

【解析】患者为老年女性，有吸烟史，激性咳嗽，痰中带血丝，胸部 X 线片示右肺上叶周围型结节影，边界不清，有短毛刺，应考虑为周围型肺癌。其他选项的 X 线表现均与之不符。

为明确肺癌的诊断，应首先行 CT 检查，然后在 CT 引导下经胸壁肺穿刺或组织检查，其阳性率较高。本例患者行胸部 CT 检查还可以鉴别中央型与周围性肺癌。支气管镜用于中心型肺癌的确诊。纵隔镜检查用于明确肺癌是否已转移到肺门和纵隔淋巴结。

10.【答案】D (20)

【解析】咳嗽是肺癌最常见的症状，患者可出现血痰，通常为痰中带血点、血丝或断续地少量咯血。本例患者既往有肺结核病史为高发人群，X 线示：右肺上叶前段有 2cm×2.5cm 的块状阴影，边缘不整呈分叶状，符合周围型肺癌的征象。痰查脱落细胞 3 次均阴性，不能排除肺癌。肺结核的 X 线表现为斑片状影。肺脓肿以咳血痰或脓臭痰为主，X 线表现为液气囊影。肺囊肿胸片上可见多个大小不一的液、气腔。

11.【答案】C (20)

【解析】肺癌患者出现"杵状指"提示副癌综合征。是指由于癌肿产生内分泌物质，出现非转移性的全

身症状：如 Cushing 综合征、重症肌无力、男性乳腺增大、骨关节病综合征、多发性肌肉神经痛等，这些症状在切除肺癌后可能消失。近期出现头痛、恶心、眩晕或视物不清等，考虑脑转移；右上腹痛、肝大、碱性磷酸酶、谷草转氨酶、乳酸脱氢酶或胆红素升高，考虑肝转移；持续固定部位的骨痛、血浆碱性磷酸酶或血钙升高，考虑骨转移；远处转移时，可有锁骨上窝淋巴结或其他部位淋巴结肿大，或者皮下触及结节。

12.【答案】C（19）

【解析】此题考查纵隔的解剖知识。前纵隔位于胸骨体与心包之间，容纳胸腺或胸腺遗迹、纵隔前淋巴结、胸廓内动脉纵隔支、疏松结缔组织和胸骨心包韧带等；中纵隔位于前后纵隔之间，容纳心及出入心的大血管，如升主动脉、肺动脉干、上腔静脉根部、左、右肺动脉，左、右肺静脉，奇静脉末端，心包、心包膈动脉、膈神经和淋巴结；后纵隔位于心包与脊柱胸部之间，容纳气管杈及左、右主支气管、食管、胸主动脉、奇静脉、半奇静脉、胸导管、交感干胸段和淋巴结等。

13.【答案】E（18）

【解析】一侧眼睑下垂、瞳孔缩小——Horner 综合征，压迫交感神经引起；声音嘶哑——侵犯喉返神经引起；胸壁静脉曲张——压迫上腔静脉引起；吞咽困难——压迫或侵犯食管引起。副癌综合征指肺癌非转移性胸外表现，可为局部或全身病变，如杵状指、分泌抗利尿激素。

14.【答案】D【18】

【解析】老年女性，体检发现结节影，需要进一步进行胸部 CT 检查进行确诊。A 项阳性率低，B 项无特异性，C 项针对中央型肺癌或支气管扩张价值大，E 项可能会延误病情。

15.【答案】A（17）

【解析】老年男性痰中带血，无发热，抗菌药物治疗无效，首先考虑肺癌。肺结核可痰中带血，抗菌药物治疗无效，但往往有低热、盗汗症状，故不选。而支气管扩张时抗菌治疗往往有效。支气管哮喘出现咳嗽时不会发生痰中带血。

16.【答案】B（17）

扫描二维码查看本题考点更多讲解微视频——11-16 支气管镜检查。

17.【答案】D（17）

【解析】健康体检胸部 X 线片发现占位性病变，为

进一步确诊首选胸部 CT，可显示薄层横断面结构图像，避免病变与正常组织互相重叠，密度分辨率很高，可清楚显示肺野中 1cm 以上的肿块阴影；还可发现一般 X 线检查的隐藏区（如肺尖、膈穹隆旁、脊柱旁、心影后、纵隔等处）的早期肺癌病变，对于中心型肺癌、周围型肺癌的诊断均有重要价值。CT 还可以显示肺门及纵隔淋巴结转移的情况，是否侵犯胸膜、胸壁及其他脏器，少量的胸膜腔积液，癌肿空洞内部情况以及对肺血管和纵隔内器官组织侵犯的程度等，都可提供详细的信息，可作为制定手术或非手术治疗方案的重要依据。

18.【答案】E（17）

19.【答案】A（17）

【解析】老年人，咳嗽，痰中带血，有吸烟史，结合 X 线片和 CT 征象，考虑中心型肺癌的诊断。行纤维支气管镜可明确诊断。临床表现与后纵隔肿瘤不符，故不选。X 线片和 CT 征象，不符合肺结核，故不选。

20.【答案】D（17）

【解析】肺癌患者可出现抗利尿激素分泌异常综合征，SCLC（小细胞肺癌）患者中的发生率为 7%～12%。常表现为低钠血症和低渗透压血症，可出现倦睡、易激动、定向障碍、癫痫样发作或昏迷。本患者血钠降低，补钠治疗效果欠佳，考虑小细胞癌的可能性大。

21.【答案】E（17）

【解析】小细胞肺癌对化疗非常敏感，对于所有 SCLC 患者，化疗是基本的方案。

22.【答案】B（16）

【解析】肿瘤侵犯上腔静脉患者表现为上腔静脉阻塞综合征，压迫上腔静脉，引起面部、颈部、上肢和上胸部静脉怒张，皮下组织水肿，上肢静脉压升高；侵犯喉返神经出现声音嘶哑；侵犯颈交感神经节出现 Horner 综合征，表现为同侧上眼睑下垂、眼球内陷、瞳孔缩小、面部无汗；侵犯膈神经引起同侧膈肌麻痹。

23.【答案】D（16）

【解析】小细胞肺癌大多数为中心型肺癌，早期多已转移到肺门和纵隔淋巴结，并易侵犯血管，引起血行转移。

【错误解题思路】出现肺门及纵隔多发淋巴结转移的肺癌类型为中央型肺癌，而鳞癌多引起中央型肺癌，故错选了鳞癌。注意小细胞癌也是中央型肺癌，且早期出现肺门及纵隔多发淋巴结转移。此题关键在于"早期"。

24.【答案】C（16）

【解析】患者吸烟史，干咳，X 线发现右上肺近胸膜处结节，高度怀疑肺癌，可进一步行胸部 CT 检查，胸部 CT 为鉴别中央型与周围型肺癌的首选检查。可显示薄层横断面结构图像，避免病变与正常组织互相重叠，密度分辨率很高，可清楚显示肺野中 1cm 以上的肿块阴影，还可发现一般 X 线检查的隐藏区（如肺尖、膈穹隆旁、脊柱旁、心影后、纵隔等处）的早期肺癌病变，对于中心型肺癌、周围型肺癌的诊断均有重要价值。CT 还可以显示肺门及纵隔淋巴结转移的情况，是否侵犯胸膜、胸壁及其他脏器，少量的胸膜腔积液，癌肿空洞内部情况以及对肺血管和纵隔内器官组织侵犯的程度等，都可提供详细的信息，可作为制订手术或非手术治疗方案的重要依据。

25. 【答案】C（16）

26. 【答案】E（16）

【解析】患者老年男性，吸烟史多年，刺激性咳嗽以及痰中带血，X 线检查右肺门团块影，高度怀疑中心性肺癌，纤维支气管镜检查对中心型肺癌诊断的阳性率较高，可在支气管腔内直接看到肿瘤，并可采取小块组织（或穿刺病变组织）做病理切片检查，亦可经支气管刷取肿瘤表面组织或吸取支气管内分泌物进行细胞学检查。而周围型肺癌确诊有赖于经胸壁穿刺活组织检查。

27. 【答案】C（15）

【解析】由胸腔占位性病变（积液或肿物），造成胸腔两侧压力不平衡，使纵隔向健侧移位；常见的疾病有：急性脓胸、张力性气胸、血气胸、血胸、肺部占位性病变。当肺不张或广泛胸膜增厚时，肺组织收缩，使纵隔向患侧移位，常见于慢性脓胸。慢性脓胸为脏、壁胸膜纤维性增厚，肺不能膨胀，脓腔壁收缩使纵隔向患侧移位。

28. 【答案】E（15）

【解析】本例老年男性，胸痛，胸部 X 线片发现右上肺外周阴影，考虑周围型肺癌的可能性大。CT 或超声引导下经胸壁活检是肺癌的重要诊断技术，对周围型肺癌阳性率较高。纤维支气管镜及支气管造影检查对中央型肺癌诊断的阳性率较高。

29. 【答案】D（15）

【解析】本例为老年男性，咳嗽半年，声音嘶哑 1 个月，胸部 X 线片示左肺门增大，胸部 CT 示左肺上叶可见直径 4cm 的块状影，为肺部占位性病变；主动脉弓下及弓旁淋巴结明显肿大、融合，表明病变出现淋巴结转移，该患者最可能的诊断是肺癌。纵隔淋巴瘤是指原发于纵隔淋巴结或淋巴组织的恶性肿瘤，临床以无痛性、进行性淋巴结肿大为主要表现。

30. 【答案】A（14）

【解析】对于中央型肺癌与周围型肺癌的鉴别最有价值的为胸部 CT，CT 可发现段支气管以上管腔内的肿瘤或狭窄。此外高分辨 CT 可清晰显示肿瘤的分叶、边缘毛刺、胸膜凹陷征、支气管充气征和肺泡征，甚至钙质分布的类型。磁共振相比 CT，虽然在明确肿瘤与大血管之间的关系上有优越性，而在发现小病灶（<5mm）方面不如 CT 敏感，且价格较 CT 昂贵。

31. 【答案】D（13）

【解析】肺癌空洞的典型 X 线表现是厚壁空洞，内壁凹凸不平。肺癌组织坏死与支气管相通后，表现为厚壁、偏心、内缘凹凸不平的癌性空洞；继发感染时，洞内可出现液平。肺内空洞性病变分为三种：①虫蚀样空洞，又称无壁空洞：是单纯的组织坏死与缺损，如虫蚀状，见于干酪性肺炎；②厚壁空洞：洞壁厚度超过 3mm，空洞周围有密度增高的渗出性阴影，内壁凹凸不平，见于肺脓肿、纤维空洞型肺结核及肺癌；③薄壁空洞：洞壁在 2～3mm 以下，见于空洞型肺结核。

32. 【答案】C（13）

【解析】小细胞癌发生于较大支气管，大多数为中心型肺癌。早期多已转移到肺门和纵隔淋巴结，并易侵犯血管，引起血行转移。鳞癌发生于较大的支气管，通常经淋巴转移，血行转移较晚。

33. 【答案】B（13）

34. 【答案】E（13）

【解析】①本例前上纵隔阴影，首先考虑疾病为胸腺瘤及胸内甲状腺肿。进行性四肢无力，进一步提示本例为胸腺瘤。胸腺是人体重要的免疫器官，因胸腺受某种刺激发生突变，不能控制某些禁忌细胞株而任其分化增殖，对自身成分（横纹肌）发生免疫反应，出现肌无力。胸内甲状腺肿不引起肌无力。②当胸腺瘤患者出现声嘶、膈麻痹时，多提示恶性扩散可能，故发现胸腺瘤，首选的治疗措施是手术切除。

35. 【答案】C（19）

【解析】患者中年女性，"骨盆粉碎性骨折"术后（肺栓塞诱因）突发胸痛、呼吸困难、P_2 亢进（肺动脉高压）、D - 二聚体升高（血浆 D - 二聚体急性 PTE 时升高，若其含量低于 500μg/L，有重要的排除诊断价值），考虑患者为肺栓塞，肺动脉 CT 是肺栓塞的确诊检查。CT 肺动脉造影（CTPA）能够发现段以上肺动脉内的血栓。

超声心动图可以在右心房或右心室发现血栓，同时患者的临床表现符合 PTE，即可作出诊断。超声检查偶可因发现肺动脉近端的血栓而直接确诊。但临床首选 CTPA。

第五章 呼吸衰竭、急性呼吸窘迫综合征与多器官功能障碍综合征

1.【答案】E (15)

2.【答案】B (15)

【解析】COPD 患者一般吸入氧浓度应为 25% ~ 30%，应避免吸入氧浓度过高，以防引起二氧化碳潴留，导致二氧化碳麻醉（呼吸中枢抑制），加重缺氧。COPD 急性加重伴呼吸功能不全早期，为防止气道受损，导致呼吸功能不全加重，故最常用的是无创机械通气。

3.【答案】B (15)

【解析】慢阻肺发生 II 型呼吸衰竭，即低氧伴 CO_2 潴留，氧疗时需注意保持低浓度吸氧，防止血氧含量过高。慢性高碳酸血症患者呼吸中枢的化学感受器对 CO_2 反应性差，呼吸主要靠低氧血症对颈动脉体、主动脉体化学感受器的刺激来维持。若吸入高浓度氧，使血氧迅速上升，解除了低氧对外周化学感受器的刺激，抑制患者呼吸，造成病情恶化，导致 CO_2 上升，陷入 CO_2 麻醉状态，容易引起肺性脑病，其余选项均为常规治疗。

4.【答案】A (15)

【解析】患者老年男性，反复咳嗽、咳痰、喘息，嗜睡，口唇发绀，两肺哮鸣音和湿性啰音，考虑为慢性阻塞性肺疾病。动脉血气分析示：pH 7.10，PaO_2 54mmHg，$PaCO_2$ 103mmHg，为 II 型呼衰。呼吸衰竭分为 I 型呼衰，即缺氧性呼吸衰竭，$PaO_2 < 60$mmHg，$PaCO_2$ 正常；II 型呼衰，即缺氧性呼衰和高碳酸性呼衰，$PaO_2 < 60$mmHg 伴 $PaCO_2 > 50$mmHg。II 型呼衰主要发病机制是肺泡通气不足。常见于慢阻肺、上呼吸道阻塞、呼吸肌功能障碍等。

5.【答案】E (13)

【解析】老年男性，咳嗽、咳痰 30 年，加重伴气短 10 天，双肺闻及少许干湿性啰音，胸部 X 线片示双肺纹理增粗、絮乱，提示 COPD 为急性加重期；血气分析示：PaO_2 55mmHg，$PaCO_2$ 39mmHg，提示 I 型呼吸衰竭，故发生呼吸衰竭的机制是通气/血流比例失调。如果提示 II 型呼吸衰竭，则发生机制为肺通气不足。

6.【答案】C (13)

【解析】本题 X 线示大量胸腔积液。胸腔积液是指由于某种原因液体积聚于胸膜脏层和壁层之间，胸腔积液时可将肺组织压缩，出现限制性通气功能障碍。肺通气功能障碍包括：①限制性通气功能不足，见于呼吸肌活动障碍（脑外伤、脑血管意外）、胸廓的顺应性降低（胸廓畸形、胸膜纤维化）、肺的顺应性降低（肺纤维

化）和胸腔积液和气胸。助记：限制性通气功能障碍概括：即呼吸肌的问题、胸廓胸膜的问题、肺本身的问题、胸腔积液、积气的问题。②阻塞性通气功能障碍，见于气管痉挛、管壁肿胀或纤维化、管腔被黏液、渗出物、异物等阻塞。③肺泡通气不足。

7.【答案】C (20)

【解析】慢性呼吸衰竭患者可服用呼吸兴奋剂。其主要通过刺激颈动脉体和主动脉体的化学感受器兴奋呼吸中枢，增加通气量，改善缺氧症状。而气道分泌物较多时发生气道阻塞，此时呼吸功的增加，患者的氧耗量和 CO_2 产生量亦相应增加，同时呼吸肌的疲劳导致病情进一步加重。

8.【答案】A (20)

【解析】本例患者为老年人，咳嗽、喘息 30 余年，可诊断 COPD；PaO_2 51mmHg，$PaCO_2$ 78mmHg 提示为 II 型呼吸衰竭。治疗原则主要是控制感染、低流量吸氧、平喘、解痉，根据病情使用糖皮质激素。呼吸衰竭患者如出现呼吸抑制，才考虑使用呼吸兴奋剂，且要保持气道通畅的条件下应用，否则会促发呼吸肌疲劳，并进而加重 CO_2 潴留；脑缺氧、水肿未纠正而出现频繁抽搐者慎用；本例患者出现水肿，故不符合使用呼吸兴奋剂的指征。

9.【答案】C (20)

10.【答案】D (20)

【解析】（1）急性 ARDS 除原发病的相应症状和体征外，最早出现呼吸加快，并呈进行性加重的呼吸困难、发绀，常伴有烦躁、焦虑、出汗等。在起病后 5 天内出现，多发生在 24 小时内。其呼吸困难的特点是呼吸深快、费力，患者常感到胸廓紧束、严重憋气，即呼吸窘迫，不能用通常的吸氧疗法改善，亦不能用其他原发心肺疾病解释。

呼吸深大，见于代谢性酸中毒。呼吸浅快见于癔病。呼吸浅慢见于某些药物如吗啡类、巴比妥类等中枢药物和有机磷杀虫药中毒。

（2）神经精神性（呼吸中枢性）呼吸困难常见于重症颅脑疾病，如颅脑外伤、脑出血、脑炎、脑膜炎、脑脓肿及脑肿瘤等，呼吸中枢因受增高的颅内压和供血减少的刺激，使呼吸变慢而深，并常伴有呼吸节律的异常，如呼吸遏制、双吸气等。

11.【答案】B (19)

【解析】PEEP 的调节：给予适当水平的呼气末正压，可促进萎陷的小气道和肺泡再开放，使呼气末肺容量增加，并可减轻肺损伤和肺泡水肿，从而改善肺泡弥散功能和通气/血流比例，减少肺内分流，达到改善氧合和肺顺应性的目的。但 PEEP 可增加胸内正压，减少回心血量，从而降低心排出量，并有加重肺损伤的潜在危险。因此在应用 PEEP 时应注意：①从低水平开始，逐渐增加至合适的水平，争取维持 $PaO_2 > 60mmHg$ 而 $FiO_2 < 0.6$。一般 PEEP 水平为 $8 \sim 18cmH_2O$。②对血容量不足的患者，应补充足够的血容量以代偿回心血量的不足；同时不能过量，以免加重肺水肿。

小潮气量：采用小潮气量 $6 \sim 8ml/kg$，将吸气平台压控制在 $30 \sim 35cmH_2O$ 以下，防止肺泡过度扩张。为保证小潮气量，可允许一定程度的 CO_2 潴留和呼吸性酸中毒（pH $7.25 \sim 7.30$）。合并代谢性酸中毒时需适当补碱。

12.【答案】A（19）

【解析】PEEP 的调节：给予适当水平的呼气末正压，可促进萎陷的小气道和肺泡再开放，使呼气末肺容量增加，并可减轻肺损伤和肺泡水肿，从而改善肺泡弥散功能和通气/血流比例，减少肺内分流，达到改善氧合和肺顺应性的目的。但 PEEP 可增加胸内正压，减少回心血量，从而降低心排出量，并有加重肺损伤的潜在危险。因此在应用 PEEP 时应注意：从低水平开始，逐渐增加至合适的水平，争取维持 $PaO_2 > 60mmHg$ 而 $FiO_2 < 0.6$。一般 PEEP 水平为 $8 \sim 18cmH_2O$。目前患者 PEEP $5cmH_2O$，而 PaO_2 仍低于 $50mmHg$，故需要增加 PEEP 水平。

13.【答案】B（17）

【解析】Ⅰ型呼吸衰竭 $PaO_2 < 60mmHg$，$PaCO_2$ 正常或下降，主要由各种导致急性换气功能障碍的疾病所致，比如急性重症肺炎、肺水肿、肺血管疾病（肺栓塞）、胸壁和胸膜疾病（大量胸腔积液、自发性气胸）；Ⅱ型呼吸衰竭 $PaO_2 < 60mmHg$ 和 $PaCO_2 > 50mmHg$，主要由急性通气功能障碍所致疾病所致，如 COPD、呼吸肌功能障碍（膈肌瘫痪）。哮喘急性发作轻度时引起Ⅰ型呼吸衰竭，重度及危重度时发展为Ⅱ型呼吸衰竭。

Ⅰ型呼吸衰竭晚期严重阶段可出现Ⅱ型呼吸衰竭，而Ⅱ型呼吸衰竭经治疗好转后，可经Ⅰ型呼吸衰竭阶段最终治愈。COPD 为不可逆性呼气气流受限，支气管哮喘为可逆性，故 COPD 更容易引起缺氧及 CO_2 潴留。

14.【答案】E（18）

15.【答案】C（18）

【解析】本题网上答案及同类参考书答案均选 D. 肺内分流显著增加。其理由是有一道基本类似的 2010 年考研题，答案选肺内分流。殊不知，答案是依照第 6 版《内科学》观点：肺内分流为首要来编写的，已经是过时的观点。

而当前根据第 9 版《内科学》和《病理生理学》的观点，溺水患者出现低氧血症最主要的机制为通气/血流比例失调，而不是肺内分流。本题的难度远超乎考生想象。故本题答案选 D（肺内分流）是错误的。根据最新版《溺水心肺复苏指南》，溺水最关键的病理生理特征是心脏骤停前因低氧血症而出现心动过缓，故通过给予通气的复苏以纠正低氧血症至关重要。本题考核溺水的病理生理机制及改善低氧血症的方法。

溺水导致呼吸衰竭的机制，即急性呼吸窘迫综合征的发生机制（见第 15 版《实用内科学》）。

ARDS 是指由心源性以外的各种肺内、肺外致病因素导致的急性、进行性呼吸衰竭。其主要病理特征是肺水肿及透明膜形成，可伴有肺间质纤维化。其病理和形态改变可引起严重通气/血流比例失调、肺内分流和弥散障碍，造成顽固性低氧血症和呼吸窘迫。临床表现为呼吸窘迫和顽固性低氧血症，肺部影像学表现为非均一性的渗出性病变。引起发病的因素很多，分为肺内因素和肺外因素，国内以重症肺炎为主要原因，其中肺外因素包括严重休克、感染中毒症、严重非胸部创伤、大面积烧伤、大量输血、急性胰腺炎、药物或麻醉品中毒、溺水等。参见 8 年制《病理生理学》ARDS 治疗：治疗原则与一般急性呼吸衰竭相同。

主要治疗措施包括：积极治疗原发病、氧疗、机械通气以及调节液体平衡等。治疗原发病是基础；纠正缺氧，一般需高浓度给氧，但多数需要机械通气；一旦诊断为 ARDS 应尽早行机械通气，首选 PEEP。

本例患者发生溺水后，出现低氧血症，氧合指数（$PaO_2/FiO_2 = 60/50\% = 120$）符合 ARDS 诊断，故出现低氧血症最主要的机制为通气/血流比例失调。针对 ARDS 的治疗，最关键的是通过纠正分流改善患者的低氧血症，常常需要机械通气，其中 PEEP 为首选。

16.【答案】E（16）

【解析】中华医学会呼吸病学分会 1999 年制定的诊断标准（同时符合下列 5 项条件者，可以诊断 ALI 或 ARDS）。

（1）有 ALI/ARDS 的高危因素；

（2）急性起病、呼吸频数和/或呼吸窘迫；

（3）PAWP ≤ 18mmHg 或临床上能除外心源性肺水肿；

（4）低氧血症：ALI 时 $PaO_2/FiO_2 \leq 300mmHg$；ARDS 时 $PaO_2/FiO_2 \leq 200mmHg$。

（5）胸部 X 线检查显示两肺浸润阴影。

根据 PaO_2/FiO_2，确定 ARDS 诊断，并将其严重程度分为轻度、中度、重度 3 种：①轻度：$200mmHg < PaO_2/FiO_2 \leq 300mmHg$；②中度：$100mmHg < PaO_2/FiO_2 \leq 200mmHg$；③$PaO_2/FiO_2 \leq 100mmHg$。

其中肺动脉楔压（PAWP）是反映左心房压较可靠的指标。而置入 Swan-Ganz 导管可测定 PAWP，PAWP 通常 $<12mmHg$，若 $>18mmHg$ 则支持左心衰竭（心源性肺水肿）的诊断。

17.【答案】A（15）

【解析】一旦诊断为急性呼吸窘迫综合征（ARDS），应尽早进行机械通气。目前，ARDS 的机械通气推荐采用肺保护性通气策略，主要包括呼气末正压和小潮气量。适当水平的呼气末正压通气，可使萎陷的小气道和肺泡再开放，防止肺泡随呼吸周期反复开闭，使呼气末肺容量增加，并可减轻肺损伤和肺泡水肿，从而改善肺泡弥散功能和通气血流比例，达到改善氧合和肺顺应性的目的。

18.【答案】A（14）

【解析】表格对比如下。

气道阻塞性病变	气管-支气管的炎症、痉挛、肿瘤、异物等，其中 COPD 最常见	—Ⅱ型呼吸衰竭
肺组织病变	肺炎、肺气肿、肺水肿、严重肺结核、硅肺、弥漫性肺纤维化等	—Ⅰ型呼吸衰竭
肺血管病变	肺栓塞、肺血管炎	—Ⅰ型呼吸衰竭
神经肌肉疾病	脊髓灰质炎、重症肌无力、呼吸肌无力、疲劳、麻痹	—Ⅱ型呼吸衰竭

19.【答案】B（14）

【解析】本例诊断为 ARDS 不难。男，16 岁，溺水（ARDS 常见危险因素），经急救后送诊，查体：脉搏加快、呼吸加快，血压 95/65mmHg（降低，已发展为休克），发绀，双肺可闻及湿啰音，但面罩吸氧后氧饱和度监测显示为 85%（未纠正缺氧），故此时应尽快给予机械通气。

【解题思路】针对 ARDS 患者纠正缺氧的治疗，应采取有效措施尽快提高 PaO_2。一般需要高浓度吸氧，使 $PaO_2 \geq 60mmHg$ 或 $SaO_2 \geq 90\%$ 方视为有效。若未纠正者应尽早行机械通气。

20.【答案】B（14）

【解析】该患者有四肢广泛挤压伤 3 小时病史，入院查体：呼吸急促、口唇发绀、心率加快、双肺可闻及湿啰音、血压 85/65mmHg 表明此时已经存在创伤性休克，此外血气分析：PaO_2 50mmHg，$PaCO_2$ 30mmHg 即伴有Ⅰ型呼吸衰竭，故对患者的诊断应为急性呼吸窘迫综合征、创伤性休克、同时伴有Ⅰ型呼吸衰竭。此时对于该患者首先应将积极抗休克放在首位，其次应纠正缺氧，即采取有效措施尽快提高 PaO_2，一般需要高浓度给氧，使 $PaO_2 \geq 60mmHg$ 或 $SaO_2 \geq 90\%$。轻症可给予面罩给氧，但该患者缺氧，呼吸困难较重，故应及早给予机械通气。

【解题思路】本题容易混淆的选项为 C，只因看到题干中"未吸氧"，但没有整体评估患者的目前状况。该患者应诊断为 ARDS 伴有呼吸衰竭，故应及早机械通气。

21.【答案】A（14）

扫描二维码查看本题考点更多讲解微视频——11-26 氧疗方式。

22.【答案】D（14）

【解析】中年男性，重症胰腺炎发病入院，给予禁食、补液及抗感染治疗，2 天后出逐渐出现气短、双肺呼吸音清，$P_2 < A_2$，可排除肺栓塞，因肺栓塞为突然发病，且呼吸困难急骤，双肺可闻及湿性啰音，$P_2 > A_2$。

该患者重症胰腺炎，2 天后出现气短，腹部压痛阳性，经皮氧饱和度 SaO_2 由 95% 下降至 88%，表明患者缺氧，最先应考虑急性呼吸窘迫综合征。

【解题思路】本题由于对 ARDS 没有确切的实验室指标诊断，故采用排除法来进行分析，最难鉴别的应为肺栓塞（鉴别思路如上所述）。此外由于该患者双肺呼吸音清，入院后给予禁食，体温38.3℃，故可排除阻塞性肺不张与医院获得性肺炎。该患者血压正常、心率正常，心脏未闻及杂音及附加音，仅 $P_2 < A_2$ 排除心力衰竭。故本题综合考虑只能首先考虑 ARDS。

23.【答案】E（21）

【解析】"重症急性胰腺炎"可导致 ARDS 出现顽固性低氧血症。其发生机制为：除有些致病因素对肺泡膜的直接损伤外，更重要的是多种炎症细胞（巨噬细胞、中性粒细胞、血小板）及其释放的炎性介质和细胞因子间接介导的肺脏炎症反应，最终引起肺泡膜损伤、毛细血管通透性增加和微血栓形成；并可造成肺泡上皮损伤，表面活性物质减少或消失，加重肺水肿和肺不张，从而引起肺的氧合功能障碍，导致顽固性低氧血症。

24.【答案】C（13）

【解析】ARDS 的病理改变为弥漫性肺损伤，主要表现为肺广泛性充血水肿和肺泡腔内透明膜形成。可引起严重的通气/血流比例失调、肺内分流和弥散障碍，造成顽固性低氧血症和呼吸窘迫。通气/血流比例失调是导致顽固性低氧血症的最主要机制。

【解题思路】本题老版本教材观点为弥散功能障碍，但根据最新的大纲和最新教材观点已经变为通气/血流比例失调。

25.【答案】E（13）

【解析】患者外伤后出现呼吸困难、低氧血症最可能的病因为肺血栓栓塞和 ARDS。本患者吸氧后症状缓解不明显，根据公式氧合指数 = PaO_2/FiO_2，$FiO_2 = 21 + 4 \times 5 = 41\%$，患者 SaO_2 为 89% 大约相当于 PaO_2 为

60mmHg，故氧合指数 = 60/41% ≈ 150，氧合指数降低是诊断 ARDS 的必要条件。正常值为 400～500，在 ALI 时≤300，ARDS 时≤200，故本患者最可能的诊断为 ARDS；肺血栓栓塞症时患者出现胸痛、咯血、晕厥，$P_2 > A_2$ 等肺动脉高压体征与本患者表现不符。

26.【答案】B（19）

【解析】无创正压通气已从传统的主要治疗阻塞性睡眠呼吸暂停低通气综合征扩展为治疗多种急、慢性呼吸衰竭，其在慢阻肺急性加重早期、慢阻肺有创—无创序贯通气、急性心源性肺水肿、免疫力低下病人、术后预防呼吸衰竭及家庭康复治疗等方面均有良好的治疗效果。

经鼻/面罩行无创正压通气（NIPPV）用于急性呼吸衰竭，无须建立有创人工气道，简便易行，与机械通气相关的严重并发症的发生率低。

第六章　胸腔积液、脓胸、气胸、血胸、肋骨骨折

1.【答案】E（20）

【解析】结核性胸膜炎患者积极的胸腔穿刺抽液有助于缩短病程、防止胸膜肥厚、促进肺功能的恢复。在充分化疗基础上加积极抽液近期治愈率达 100%，而单纯化疗即使是十分充分的化疗其治愈率也只达 80%。积极抽液必然减少胸膜肥厚的发生，胸膜肥厚的发生除了与是否积极抽液有关外，还决定于胸腔积液存在的时间和发病后开始治疗时间，病程长，胸腔积液存在时间过久，胸膜肥厚发生率必然增高。肾上腺皮质激素不作为结核性胸膜炎的常规用药（B）。胸腔内注入纤溶酶制剂链激酶（SK）、尿激酶（UK），能有效地降低结核性胸膜炎较薄的纤维蛋白粘连，对较厚的纤维素层或已机化的纤维板效果欠佳。

2.【答案】C（20）

【解析】当闭式胸腔引流量每小时超过 200ml，持续 3 小时即可以考虑进行性血胸，但凡进行性血胸应及时开胸探查手术。本例患者血压下降，心率快，引流超过 200ml，经输血不见回升，所以要剖胸探查止血。大血管破裂所致，行继续输血补液和给止血药均无法达到止血目的，给血管活性药和闭式引流加负压吸引反而会加重病情。

3.【答案】C（19）

【解析】判断内出血可以引流血液量来确定闭式胸腔引流量每小时超过 200ml，持续 3 小时。

【提示】注意"外总－围手术期处理"的观点为胸腔 100ml，腹腔 200ml。故答案有争议。

4.【答案】A（19）

【解析】青年女性患者查体气管右移，左侧语颤减弱，叩诊实音及胸片左侧外高内低阴影，发热及白细胞显著增考，应诊断为左侧急性脓胸（胸腔积液）。其治疗原则为：（1）依据致病菌对药物的敏感性，选用有效抗生素，足量使用，至体温正常后 2 周以上。（2）彻底排净脓液，使肺早日复张。（3）控制原发感染，全身支持治疗，给予高热量、高蛋白及富含维生素的饮食，注意水和电解质的平衡、矫正贫血等。其中，排净脓液的方法有：①反复胸腔穿刺，并向胸膜腔内注入抗生素。②胸膜腔闭式引流术。本例患者首要的治疗措施应该是排净脓液，促进肺复张，缓解患者症状。故答案选 A。静脉点滴广谱抗生素属于抗感染措施，不能排脓液，故不选。胸廓成形术，适应于粘连时间长的重症患者。胸膜纤维板剥除术：最大限度地恢复肺功能，是治疗慢性脓胸的理想手术，适应于轻症患者。

5.【答案】C（19）

【解析】老年女性患者，右侧胸部闭合性损伤，胸部 X 线片示右侧第 6 肋骨单处骨折，右侧气胸压缩 15%，提示为小量闭合性气胸，不需特殊处理，处理的原则是镇痛，酌情使用镇痛剂或镇静剂。可采用多带条胸布或弹性胸带固定胸廓，其目的主要为减少肋骨断端活动，减轻疼痛。

6.【答案】C（19）

【解析】自发性气胸是因肺部疾病使肺组织和脏层胸膜破裂，或靠近肺表面的肺大疱、细微气肿疱自行破

裂，使肺和支气管内空气逸入胸膜腔。多见于男性青壮年或患有慢性支气管炎、肺气肿、肺结核者。情绪烦躁、剧烈咳嗽、剧烈运动、用力解大便、手提重物、吸烟也可诱发。临床表现为呼吸困难，突然出现患侧尖锐性刺痛和刀割痛，大量气胸时气管向健侧移位，患侧胸部膨隆，肋间隙增宽，呼吸运动和语颤减弱，叩诊呈过清音或鼓音。本例患者右肺叩诊鼓音，听诊呼吸音消失，急性病容，呼吸浅快，符合自发性气胸的体征。

肺栓塞可有呼吸困难等症状，同时常伴有低热、咯血、休克、白细胞数增高等，一般多有下肢反复发作的静脉血栓形成史或长期卧床史，X线胸片无气胸征象。胸腔积液也可有胸痛和呼吸困难的表现，但叩诊为浊音或实音。

7. 【答案】A（19）

8. 【答案】D（19）

【解析】对于胸腔积液的患者，首先判断是漏出液还是渗出液，漏出液外观清澈透明，无色或浅黄色，不凝固，而渗出液外观颜色深，呈透明的草黄或棕黄色，或血性，可自行凝固，两者划分标准多根据比重（以1.018为界）、蛋白质含量（以30g/L为界）、白细胞数（以500×10^6/L为界）小于以上界限为漏出液，反之为渗出液。

据此（细胞1200×10^6/L，总蛋白45g/L）本患者胸腔积液为渗出液。

其次寻找胸腔积液的病因（见下表）。

胸腔积液的病因

胸水的病因及发病机制	临床常见疾病
胸膜毛细血管内静水压升高	充血性心衰、缩窄性心包炎、上腔静脉或奇静脉阻塞、血容量增加
胸膜通透性增加	胸膜炎、结缔组织病、胸膜肿瘤、肺梗死、膈下感染等
胸膜毛细血管内胶体渗透压降低	低蛋白血症、肝硬化、肾病综合征、急性肾炎、黏液性水肿
壁层胸膜淋巴引流障碍	癌性淋巴管阻塞、发育性淋巴管引流异常
损伤	主动脉瘤破裂、食管破裂、胸导管破裂等产生的血胸、脓胸、乳糜胸

其中胸膜通透性增加导致的胸腔积液为渗出液。这时需要区别良恶性胸水，恶性胸水一般LDH＞500U/L，ADA＜45U/L。据此判断患者为良性胸水。结核性胸腔积液以淋巴细胞为主，ADA＞45；类肺炎性胸腔积液以中性粒细胞为主；结缔组织病所致胸腔积液嗜酸性粒细胞常增多。故本患者诊断为结核性胸腔积液，产生机制为胸膜毛细血管通透性增加。

9. 【答案】A（19）

【解析】若抽液时发生头晕，冷汗，心悸，面色苍白，脉细等临床表现，应考虑胸腔穿刺术中出现的胸膜反应，应立即停止抽液使患者平卧，必要时皮下注射0.1%肾上腺素0.5ml，密切观察病情，注意血压变化，防止休克。

低血容量性休克为失血或失液后发生血压下降，表现为心率加快，呼吸加速，面色苍白等。并发气胸时表现为胸痛和呼吸困难；低血糖反应表现为心慌，出汗，面色苍白，双手颤抖等。本题应重点与复张性肺水肿鉴别，其表现为大量、快速抽液以后，气急、咳嗽、咳泡沫痰等。

10. 【答案】B（18）

11. 【答案】A（18）

【解析】患者外伤后多根肋骨骨折，左侧血气胸，引起呼吸困难，应立即进行胸腔闭式引流解除肺压缩。

（1）气胸分为闭合性气胸、张力性气胸及开放性气胸。

闭合性气胸也称为单纯性气胸，由于肋骨骨折断端刺破肺组织，使空气进入胸膜腔后，肺裂口迅速封闭，空气不再进入胸膜腔。临床表现：胸痛、呼吸困难，一般比较轻。

张力性气胸也称高压性气胸，由于气体只进不出，最为危险。多因肺裂伤、较大支气管破裂或胸壁穿透伤。一般有明显的气胸体征（皮下气肿、纵隔气肿）。

开放性气胸又称为交通性气胸，多因锐器损伤。气量与伤口的大小有关。胸腔与外界相通，空气随呼吸自由出入胸腔。胸内压＝大气压。

开放性气胸临床表现与诊断：胸膜腔与外界持续相通导致：①呼吸困难：气促、烦躁、胸痛、缺氧、紫绀。②循环障碍：负压消失、纵隔扑动、BP下降，重者有休克。③体格检查：胸壁伤口与胸膜腔相通，气胸体征。④X线检查：气胸、肺压缩，气管及纵隔移位。

患者无皮下气肿排除张力性气胸；临床表现重，肺组织压缩约70%，排除闭合性气胸。

（2）创伤性窒息是钝性暴力作用于胸部所致的上半身广泛皮肤、黏膜、末梢毛细血管淤血及出血性损害，是闭合性胸部伤中一种较为少见的综合征。其发生率约占胸部伤的2%～8%，多见于胸廓弹性较好的青少年和儿童，多数不伴胸壁骨折。但当外力过强时，除可伴有胸骨和肋骨骨折，尚可伴有胸内或腹内脏器损伤，以及脊柱和四肢损伤，亦可发生呼吸困难或休克。临床表现为面、颈、上胸部皮肤出现针尖大小的紫蓝色瘀斑，以面部与眼眶部为明显；口腔、球结膜、鼻腔黏膜瘀斑，甚至出血；视网膜或视神经出血可以产生暂时性或永久性视力障碍；鼓膜破裂可致外耳道出血、耳鸣，甚至听力障碍。伤后多数病人有暂时性意识障碍、烦躁不安、头昏、谵妄，甚至四肢痉挛性抽搐，瞳孔可扩大或极度缩小。上述表现可能与脑内轻微点状出血和脑水肿有关。若有颅内静脉破裂，病人可发生昏迷或死亡。与本例患者临床表现不符，排除。

本患者多根肋骨骨折，最可能存在连枷胸，即吸气时软化的胸壁内陷（负压增大）；呼气时软化的胸壁向外突出，同时胸廓变形。

12.【答案】 B（18）

【解析】 开放性气胸时，患侧胸膜腔压力等于大气压，出现纵隔摆动（A错）；吸气时，患侧胸膜腔压力高于大气压，纵隔移向健侧（C错、D错）；引起纵隔摆动，反常呼吸运动是多根多处肋骨骨折的表现（E错）。患侧有空气进入，导致肺萎缩，呼吸功能减退（B对）。

13.【答案】 B（18）

【解析】 自发性气胸是指因肺部疾病使肺组织和脏层胸膜破裂，或靠近肺表面的肺大疱、细微气肿疱自行破裂，使肺和支气管内空气逸入胸膜腔。多见于男性青壮年或患有慢性支气管炎、肺气肿、肺结核者。发病机制为：当某种诱因（如搬重物）引起肺泡内压剧烈升高，病损的肺-胸膜发生破裂，胸膜腔与大气相通，气流进入胸膜腔所致。主要表现为呼吸困难、胸痛（尖锐刺痛或刀割痛）、刺激性咳嗽等典型症状。X线检查是可靠方法。本例患者符合这一典型特点。肺栓塞也有突发胸痛和呼吸困难这一特点，但往往有手术或栓子来源病史（如房颤）。肋间神经痛也发生胸痛，但无呼吸困难症状。主动脉夹层也发生胸痛，但与搬动重物无关。

14.【答案】 C（17）

【解析】 胸腔积液的病因见下表。

胸水的病因及发病机制	临床常见疾病
胸膜毛细血管内静水压升高	充血性心衰、缩窄性心包炎、上腔静脉或奇静脉阻塞、血容量增加
胸膜通透性增加	胸膜炎、结缔组织病、胸膜肿瘤、肺梗死、膈下感染等
胸膜毛细血管内胶体渗透压降低	低蛋白血症、肝硬化、肾病综合征、急性肾炎、黏液性水肿
壁层胸膜淋巴引流障碍	癌性淋巴管阻塞、发育性淋巴管引流异常
损伤	主动脉瘤破裂、食管破裂、胸导管破裂等产生的血胸、脓胸、乳糜胸

15.【答案】 B（17）

【解析】 本例患者X线片示右下肺大片状密度增高影，上缘呈外高内低弧形为胸腔积液表现，明确诊断需要进行胸腔穿刺抽液，以明确病因。胸部CT为影像学检查，不能确定病因。故不选。

16.【答案】 E（17）

【解析】 结核性胸膜炎行胸腔穿刺抽液有助于缩短病程、防止胸膜肥厚、促进肺功能的恢复。其他选项属于辅助治疗。

17.【答案】 D（16）

【解析】 开放性气胸又称为交通性气胸，多因锐器损伤所致。气量与伤口的大小有关。胸腔与外界相通，空气随呼吸自由出入胸腔。胸内压＝大气压。所以关键在于胸部伤口与胸膜腔相通，空气随呼吸自由进入胸腔。

18.【答案】 B（16）

【解析】 患者肺炎并发胸腔积液，头孢曲松治疗效果不明显，需要进一步胸腔穿刺抽液，以明确胸水的性质，并且可进行细菌培养及药敏试验，指导治疗。

19.【答案】 C（16）

扫描二维码查看本题考点更多讲解微视频——11-22气胸or胸水。

20.【答案】 B（16）

【解析】 支气管胸膜瘘是支气管与胸膜间形成的异常通道。可由多种原因引起，如结核性脓胸、大叶性肺炎、肺脓肿及术后感染等。其形成是由于慢性脓胸的脓液腐蚀邻近肺组织后穿破支气管，或因肺内病灶直接侵袭胸腔或破溃至胸膜腔形成瘘管，也有因胸腔穿刺或手术切除脓腔感染造成。脓液可从支气管咳出，严重时大量脓液被吸进支气管，可使患者窒息而死。

支气管胸膜瘘的临床表现，主要是胸膜腔脓液经支气管瘘口进入呼吸道，引起频发性咳嗽、咳脓性痰，其程度除了与瘘口的大小和胸膜腔脓液量的多寡有关外，体位改变常影响症状的轻重。凡促使脓液经瘘口流入支气管的体位，均使咳嗽及咳脓性痰的症状加重。然而由于脓液外排，使发热等全身性感染症状会相应减轻。胸部 X 线检查可发现液、气胸征象。本例患者右上肺癌根治术后第 5 天突发高热，胸腔闭式引流管内持续大量气体溢出，胸部 X 线片示右侧液气胸，最可能的原因为支气管胸膜瘘。

食管破裂可发生于钝性损伤、锐器伤及火器伤，也可因剧烈呕吐致自发性食管破裂。由于含有各种细菌的食物及反流胃内消化液溢入纵隔内，可引起严重纵隔感染。多因外伤、异物或腹内压骤然增高（如剧烈呕吐或分娩等）引起，亦有因医源性损伤如做食管镜、胃镜时操作不当所致。早期可有突发性胸痛或上腹部疼痛，且向肩背部放射，并有发热、气促及呼吸困难等。食管损伤后症状与损伤部位有关：颈段食管破裂时主要表现为颈部疼痛、吞咽困难及声音嘶哑。

胸段食管破裂时主要表现为胸骨后或上胸部剧烈疼痛。

食管穿孔进入胸膜腔时，可引起液气胸，因而可有患侧胸痛、呼吸困难及发绀等症状。腹段食管破裂时可出现上腹部腹膜炎症状。诊断要点：有外伤、呕吐或食管镜检查等可致食管破裂病史，早期可有突发性胸痛或上腹部疼痛，且向肩背部放射，并有发热、气促及呼吸困难，颈部可扪及皮下气肿等食管破裂穿孔后症状。

自发性气胸为 COPD 的并发症，表现为突然加重的呼吸困难，伴发绀，患侧肺部叩诊为鼓音，听诊呼吸音减弱或消失。

21.【答案】A（16）

【解析】气管向健侧移位，叩诊实音，呼吸音消失，最可能的诊断是胸腔积液。

22.【答案】A（16）

【解析】患者胸腔积液的性质为渗出性，渗出性胸腔积液除病因治疗外，胸腔反复抽液是其重要的治疗之一，漏出液常在纠正病因后可吸收。渗出液主要由炎症或癌症引起，破坏组织细胞，为血性、混浊液，可以找到病原菌，细胞破坏后蛋白释放增多，血中各种物质比例增多；因由炎症引起，中性粒细胞及淋巴细胞增多，因炎症或癌症消耗能量，所以葡萄糖降低。漏出性胸水和渗出性胸水的鉴别见下表。

鉴别要点	漏出性胸水	渗出性胸水
原因	液体漏出所致	炎症所致液体渗出
外观	淡黄色，透明清亮，静止后不凝固	草黄色，稍混浊，易有凝块
比重	1.018	>1.018
Rivalta 试验	阴性	阳性
蛋白定性（定量）	阴性（<25g/L）	阳性（>30g/L）

续表

鉴别要点	漏出性胸水	渗出性胸水
细胞计数	细胞数 <100×10^6/L（以淋巴细胞和间皮细胞为主）	白细胞数 >500×10^6/L
胸水蛋白/血清蛋白	<0.5	>0.5
胸水 LDH/血清 LDH	<0.6	>0.6
LDH（IU/L）	<200	>200

23.【答案】C（15）

【解析】本例持续性咳嗽、胸闷、憋气不缓解，左侧呼吸运动减低，叩诊呈鼓音，呼吸音明显减低，胸部 X 线片示左肺萎陷，压缩约 90%，为典型气胸表现。最有效的治疗措施是胸腔闭式引流。其适应证为：①不稳定型气胸，呼吸困难明显、肺压缩程度较重；②交通性开放性气胸或张力性气胸；③反复发生气胸、胸腔穿刺术治疗后气胸无改善的患者；④需使用机械通气或人工通气的气胸或血气胸患者；⑤拔除胸腔引流管后气胸或血胸复发患者。胸腔穿刺排气适用于呼吸困难较轻，心肺功能尚好的闭合性气胸。

24.【答案】D（15）

【解析】本例中年男性，发热、胸闷，右下肺呼吸音消失，语音共振减弱，胸部 X 线片示右下肺大片状密度增高影，上缘呈外高内低弧形，为典型胸腔积液表现。为明确积液性质及病因诊断，需行诊断性胸腔穿刺抽液。

25.【答案】E（15）

【解析】本例闭合性胸外伤，口唇发绀，端坐呼吸，左侧胸壁触及皮下气肿，气管右偏，左侧呼吸音消失，诊断为左侧气胸。正确的急救措施是左胸腔穿刺排气。

胸腔穿刺排气适用于闭合性气胸，可加速肺复张，迅速缓解症状。张力性气胸病情危急，紧急时也需立即胸腔穿刺排气，抢救患者生命。

26.【答案】E（15）

27.【答案】B（15）

【解析】胸腔闭式引流血性液量每小时超过 200ml，持续 3 小时，称为进行性血胸。本患者 3 小时内引流出 900ml 血性液体，为进行性血胸。进行性血胸应及早开胸探查，是最有效的处置措施。

28.【答案】A（15）

29.【答案】E（15）

【解析】①本题考查考生对渗出液及漏出液的鉴别，详见下表。根据下表所述，胸水总蛋白 15g/L，LDH 56U/L，Glu 5.4mmol/L，ADA 23U/L，符合漏出液，最常见的病因为心衰。②根据下表所述，有核细胞 2000×10^6/L，总蛋白 40g/L，LDH 457U/L，Glu 2.4mmol/L，

ADA 12U/L，符合渗出液。ADA ＜45U/L，最可能的病因是恶性胸水。

漏出液与渗出液的鉴别

鉴别要点	漏出液	渗出液
原因	心衰、肝硬化	炎症、恶性肿瘤
外观	淡黄色、透明	草黄色、血性、混浊
比重	＜1.018	＞1.018
Rivalta 试验	阴性	阳性
蛋白定量	＜25g/L	＞30g/L
葡萄糖定量	与血糖相近	低于血糖
细胞计数	$＜100 \times 10^6/L$	$＞500 \times 10^6/L$
细胞分类	淋巴、间皮细胞	中性、淋巴细胞
病原菌	阴性	可找到病原菌
积液总蛋白/血清总蛋白	＜0.5	＞0.5
积液 LDH/血清 LDH	＜0.6	＞0.6
血清 LDH	＜200IU/L	＞200IU/L

良、恶性胸水的鉴别见下表。

	良性胸水	恶性胸水
胸水 LDH（U/L）	＞200	＞500
胸水 LDH/血清 LDH	＜2.0	＜3.0
腺苷脱氨酶（ADA）（U/L）	＞45	＜45
胸水癌胚抗原（CEA）（μg/L）	＜20	＞20（伴血 CEA 增高）
肿瘤标志物	—	胸水 CEA 升高或胸水/血清 CEA ＞1

【解题思路】 渗出液主要由炎症或癌症引起，破坏组织细胞，为血性、混浊液，可以找到病原菌，细胞破坏后蛋白释放增多，血中各种物质比例增多；因由炎症引起，中性粒细胞及淋巴细胞增多，因炎症或癌症消耗能量，所以葡萄糖降低。

30.**【答案】** D（14）

【解析】 54 岁女性，发热（有感染）咳嗽 2 天，查体（坐位）：T 37.8℃，右侧胸廓略饱满，右下肺第 4 前肋间以下叩诊呈实音，呼吸音明显减弱支持大量胸腔积液的诊断，而右侧大量胸腔积液可导致气管向左侧移位，右下肺语音共振减弱。

31.**【答案】** A（14）

32.**【答案】** D（14）

扫描二维码查看本题考点更多讲解微视频——11-27 症状与体征的辨别。

33.**【答案】** A（13）

【解析】 该患者 2 周前有抗炎治疗发热、咳嗽、咳黄痰病史。再次出现上述症状，查体：高热、脉搏加快、呼吸加快，白细胞升高明显，表明存在感染；气管右移，左侧语颤减弱，叩诊肺实音，呼吸音消失考虑大量胸腔积液。对于大量胸腔积液的治疗，在积极抗感染的同时应胸腔闭式引流。

34.**【答案】** E（13）

【解析】 本例胸痛、胸膜摩擦音（双相摩擦音）伴低热、呼吸音减弱，首先考虑为胸膜炎。胸膜摩擦音是指胸膜炎症后脏壁两层胸膜粘连在一起，随呼吸运动，出现脏壁两侧胸膜被迫分开，出现胸痛及摩擦音，是干性胸膜炎特征性表现。其余疾病均无胸膜摩擦音。

35.**【答案】** B（13）

【解析】 本例年轻男性，突发右侧胸痛伴气短，叩诊呈鼓音，诊断气胸。正常肺组织除心区及肝区外叩诊呈浊音，其余位置均为清音。在正常肺的清音区范围内，如出现浊音、实音、过清音或鼓音即为异常叩诊音。包括：①异常浊音或实音：见于不含气的肺病变、胸膜病变，或胸壁组织局限性肿胀所致；②过清音：见于肺气肿；③鼓音：见于肺大疱和大空洞或气胸；④浊鼓音：见于肺不张、肺炎充血期或消散期、肺水肿等。

肺大疱一般继发于小支气管炎症病变，巨大肺大疱可出现气短不适，一般无胸痛，与本例不符。

36.**【答案】** E（13）

【解析】 大量胸腔积液的诊断方法中包括：诊断性胸腔穿刺和胸水检查、X 线和核素检查、超声检查、胸膜活检、胸腔镜或开胸活检、支气管镜检查。肺功能检查可早期检出肺、气道病变，评估疾病的病情严重程度及预后，鉴别呼吸困难的原因等；但对确定有无胸腔积液，区别漏出液和渗出液，寻找胸腔积液病因等无帮助，不能作为诊断胸腔积液的依据。

37.**【答案】** C（13）

【解析】 老年男性，肺癌根治术后 1 天，胸腔引流 1.5 小时出血 500ml，属于术后大出血，且伴有休克指征（脉搏加快、血压降低），故此时最重要的处理方法为开胸止血。

【解题思路】 对术后出血的治疗视出血量而定。出血量较小时可静脉用止血剂，同时补充血容量。但对较大出血则应在诊断明确后立即手术探查，可直接控制出血点而达到止血的目的。有时也可酌情选择性动脉造影，既可对出血点定位，还可行血管栓塞治疗。

第十四篇 心血管系统答案与解析

第一章 心包炎、心肌疾病、感染性心内膜炎

1.【答案】C（21）

【解析】缩窄性心包炎时由于心包增厚，在心室快速充盈时，心室舒张受限，被迫骤然停止，使室壁机械波动产生较响而短促的额外心音称为心包叩击音。在心尖部和胸骨下段左缘听诊最清楚，是缩窄性心包炎最有特异性的体征。

由于某种病因导致心脏搏动受限，出现吸气时左心室搏出量不足，表现为吸气时脉搏明显减弱甚至消失；呼气时不受影响，故呼气时恢复原状的现象，称为奇脉。常见原因有大量心包积液伴有心包填塞、缩窄性心包炎、限制性心肌病、肺气肿、大量胸腔积液等。颈静脉怒张是指由于上腔静脉压增高导致颈静脉充盈，常见于心力衰竭、缩窄性心包炎、心包积液或上腔静脉回流受阻等。肝大及水肿无特异性，可见于多种疾病。

2.【答案】B（20）

【解析】扩张型心肌病典型的特征性表现为一大二小三薄四弱，即：①左心室增大；②二尖瓣开放幅度相对变小；③室壁变薄；④室壁运动弥漫性减弱。

3.【答案】D（20）

【解析】梗阻性肥厚型心肌病如下图所示。主要以室间隔肥厚为主，伴有左室后壁增厚。主要为左室流出道梗阻。凡增加心肌收缩力或减少回心血量，如洋地黄类、硝酸酯类、屏气、运动等均可使左室流出道进一步狭窄，出现杂音增强；凡减弱心肌收缩力或增加回心血量，如β受体阻滞剂（心得安）、下蹲等时均可使左室流出道扩大，致使杂音减弱。

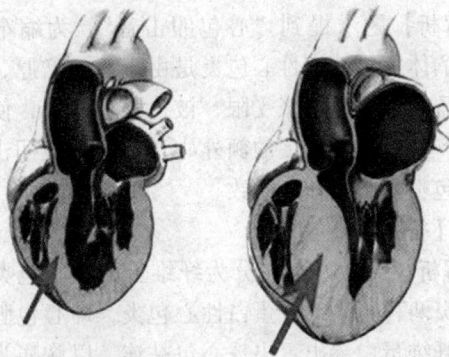

正常心脏心肌结构   肥厚型心肌病心肌结构

4.【答案】B（20）

【解析】在执业医师考试中，出现ST段抬高见于三种情况：①年轻＋持续性ST段抬高＝急性心包炎；②老年＋持续性ST段抬高＝急性心肌梗死；③老年＋间断ST段抬高＝变异型心绞痛。本例为年轻女性，有发热等感染史，考虑为急性心包炎。

5.【答案】B（20）

【解析】解答本题的突破点是"心界向两侧扩大"，CDE选项均不出现心脏扩大，故排除诊断；心包炎中渗出性心包炎及扩张型心肌病均可出现心界扩大、劳累后心悸、气促、下肢水肿，二者的鉴别在于，心包炎的心界扩大实质上是心包扩大，而扩张型心肌病的心界扩大是心室扩大，故超声心动图可明确诊断。本题提示超声左室腔增大，故诊断为扩张型心肌病。

6.【答案】D（19）

【解析】执业考试涉及心肌酶（血 cTnI）阳性的有两个疾病：急性心肌炎、急性心肌梗死。年轻人有感染前驱史，心肌酶升高，首先考虑为心肌炎。当心肌发生急性炎症时，大量心肌细胞破坏，细胞内的肌钙蛋白释放入血，血中查肌钙蛋白增高。急性心肌梗死常见老年人，本例不首先考虑。

7.【答案】C（19）

【解析】肥厚型心肌病是以心室非对称性肥厚为特点的遗传性疾病，多见于年轻人突然出现意识丧失或猝死。超声心动图可确诊。提示：舒张期室间隔厚度与左室后壁厚度之比≥1.3 即可确诊。

8.【答案】E（19）

【解析】题干提到"心包叩击音"，为缩窄性心包炎特有的体征。缩窄性心包炎是由于心包增厚，在心室快速充盈时，心室舒张受限，被迫骤然停止，使室壁机械波动产生较响而短促的额外心音称为心包叩击音。缩窄性心包炎多由结核病所致。

9.【答案】E（18）

【解析】急性心包炎分为纤维蛋白性心包炎和渗出性心包炎两种：①纤维蛋白性心包炎，即心包脏壁两层之间有纤维蛋白渗出，出现心包粘连，以胸痛为主要症状，疼痛与呼吸运动有关，常因吞咽动作、咳嗽、深呼吸或变换体位而加重；位于心前区，可放射到颈部、左肩、左臂及左肩胛区，也可达上腹部。②渗出性心包炎，即心包内有液体渗出，出现心包积液，主要症状为呼吸困难，其严重程度随渗液量的增多而加重。

10.【答案】D（18）

【解析】感染性心内膜炎主要诊断标准为：（1）血培养阳性；（2）心内膜受损证据：①超声心动图异常（赘生物、脓肿、人工瓣膜裂开）；②新出现的瓣膜反流。

11.【答案】E（18）

【解析】梗阻性肥厚型心肌病其杂音产生的原因是室间隔与左室后壁增厚，导致左室流出道狭窄（见图），出现杂音。应用 β 受体阻滞剂或取下蹲位后，心肌收缩力下降或使左心室容量增加，左室流出道相对增宽，杂音可减轻；而含服硝酸甘油片、应用强心药或取站立位，使左心室容量减少或增加心肌收缩力，左室流出道进一步变窄，杂音可增强。

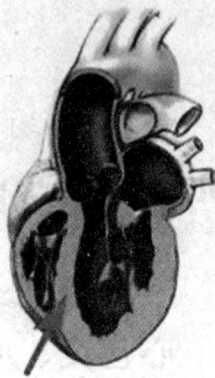

正常心脏心肌结构   肥厚型心肌病心机结构

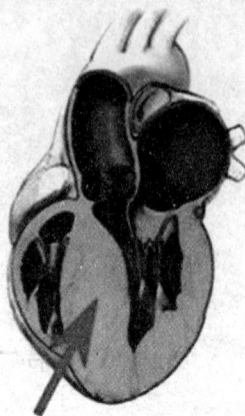

12.【答案】A（18）

【解析】执业考试涉及心肌坏死标记物（肌钙蛋白）升高的，有两个疾病：急性心肌炎、急性心肌梗死。当心肌发生急性炎症时，大量心肌细胞破坏，细胞内的肌钙蛋白释放入血，血中肌钙蛋白增高。年轻人有感染前驱史，心肌酶升高，首先考虑为心肌炎。急性心肌梗死常见于老年男性，本例不首先考虑。

13.【答案】E（18）

【解析】本题切入点为：心脏浊音界向两侧扩大，常见于扩张型心肌病和心包积液。心音遥远，奇脉，各导联 QRS 波低电压，则要以心包积液解释，故本例首先考虑的是心包积液。其治疗是：少量积液，可以使用利尿剂或白蛋白，使其慢慢消退；大量心包积液，出现心包压塞时，需要紧急做心包穿刺放液。本例患者出现血流动力学异常，血压低，端坐位，颈静脉怒张，考虑为心包压塞所致，此时最关键的治疗是心包穿刺。

14.【答案】D（17）

【解析】本例突出特点是发热，心前区疼痛，胸骨左缘第 3 肋间粗糙的双相性搔刮样声音，而搔刮样声音为典型胸膜摩擦音，具有特异性，是急性纤维蛋白性心包炎的典型表现，其他疾病不出现此杂音。

15.【答案】D（17）

【解析】本题解题思路是：这是一个先天性心脏病人，发热、血常规高、尿中可见红细胞，出现心脏杂音；当一个先心病患者出现发热，第一考虑的疾病就是感染性心内膜炎。临床上能用一种疾病解释所有症状、体征的尽量不用两种疾病来解释。所以，急性心包炎、心肌炎、风湿热可以出现发热、气短等不适，但不能解释尿中红细胞；而急性肾小球肾炎，可以出现尿中红细胞，但心脏杂音不能解释；只有感染性心内膜炎都可以出现。

16.【答案】C（17）

【解析】本例提示：心音低、奇脉，考虑为心包积液导致心包压塞；颈静脉怒张为上腔回流受阻表现，口唇无发绀，支持心包积液，排除右心衰，这是导管介入治疗过程出现的并发症。出现心包压塞必须紧急处理：行心包穿刺抽液。其余选项均不符合。

17.【答案】C（17）

【解析】本例突出特点是年轻患者、有家族猝死病史、胸骨左缘第4肋间收缩期杂音，为肥厚型心肌病表现。其他疾病鉴别为：①患者年轻，不首选冠心病诊断；②限制性心肌病是以舒张功能异常为特征，X线可见到心房扩大和心包积液导致的心影扩大，与本例不符；③患者心脏杂音，需要鉴别风心病及房间隔缺损，此两种疾病在X线片上均有异常表现，与本病不符。

18.【答案】A（17）

【解析】本例提示为：心肌损伤标记物（血清肌钙蛋白I）升高，执业医考中涉及此项的只有急性心梗及急性心肌炎。本患者年轻，不首先考虑急性心梗；患者心悸、伴有感染前驱症状、心肌损伤标记物升高诊断为病毒性心肌炎。

19.【答案】D（20）

【解析】病毒性心肌炎以感染为前提，有发热等感染病史，特征性表现为与发热程度不平行的心动过速，各种心律失常。

20.【答案】E（19）

【解析】心脏压塞是指大量心包积液导致血流动力学异常，主要表现为：低血压、心音遥远以及颈静脉怒张三大主征。选项C为心包摩擦音，是纤维性心包炎表现。其余选项均为渗出性心包炎表现。

21.【答案】A（18）

【解析】本题解题的突破点是心脏杂音，胸骨左缘第3~4肋间收缩期伴震颤的杂音，常见疾病有肥厚型心肌病、室间隔缺损、主动脉瓣狭窄。室间隔缺损为先天性心脏病，多幼年时期出现症状，本患者平素无不适，不首先考虑；主动脉瓣狭窄首先出现左室肥厚，而

不会单以右室肥厚为主；肥厚型心肌病是以室壁不对称肥厚为特征，常侵及室间隔；其杂音产生的原因是室间隔与左室后壁增厚，导致左室流出道狭窄。治疗上给予β受体阻滞剂（比索洛尔、美托洛尔、阿替洛尔）、钙离子拮抗剂（地尔硫草）或取下蹲位后，心肌收缩力下降或使左心室容量增加，左室流出道相对增宽，症状缓解；而含服硝酸甘油片、应用强心药或取站立位，使左心室容量减少或增加心肌收缩力，左室流出道进一步变窄，症状加重。

22.【答案】B（17）

【解析】心界向两侧扩大常见于两种疾病：扩张型心肌病和伴有大量心包积液的心炎。至于活动时气短、双下肢水肿、颈静脉怒张、双肺可闻及湿性啰音、心率快，两者均可出现。心包炎顾名思义，就是心包的炎症，其瓣膜不受影响，且由于心包内有积液才会出现心界扩大，其实质心脏结构并非增大，故不能解释心尖部杂音。扩张型心肌病为心室腔扩大，主要表现为：心界扩大＋心功能不全。心尖部可闻及舒张早期奔马律提示左心室心功能不全；心尖部收缩期杂音为左心室扩大致相对性二尖瓣关闭不全。

23.【答案】A（19）

24.【答案】E

25.【答案】E

【解析】（1）患者中年男性，既往有心脏音，提示瓣膜病或先心病可能；1周前咽痛、发热，T 38.2℃，提示有前驱感染史；间断喘憋，活动量多时明显，出现夜间憋醒，高枕卧位，双肺细湿啰音，心界向左下扩大，提示存在心功能不全；结合患者镜下血尿，考虑感染性心内膜炎可能性大。根据选项提示，除选项A以外，其余均为感染性心内膜炎的表现，进一步证实诊断思路。由于微血管或微血栓，可出现非特异性周围体征：甲床线状出血、睑结膜出血点；一部分人可出现感染的非特异性症状，如脾大、贫血、杵状指。而奇脉是指吸气时脉搏明显减弱甚至消失，呼气时又出现或恢复原状的现象，常见于大量心包积液伴有心包填塞、缩窄性心包炎、限制性心肌病、肺气肿、大量胸腔积液。（2）血培养是诊断感染性心内膜炎的重要方法。（3）治疗上：抗生素治疗是最重要的治疗措施，原则是：早期、充分、静脉。

第二章 心脏瓣膜病

1.【答案】D（21）

【解析】患者心界向两侧扩大，二尖瓣区（心尖部）

可闻及收缩期及舒张期双期杂音，主动脉瓣区（胸骨左缘第3肋间）可闻及舒张期杂音。对于这类题目的解答，首先要了解杂音提示的瓣膜病变。心尖部有隆隆样舒张中晚期杂音，提示二尖瓣狭窄；心尖部收缩期3/6级吹风样杂音，提示二尖瓣关闭不全；胸骨左缘第3肋间有哈气样舒张期杂音，提示主动脉瓣关闭不全。从目前来看，考生会错误的认为选项E是正确的。这里面还有一个知识点：Austin - Flint杂音是指中重度主动脉瓣关闭不全患者，由于舒张期血流由主动脉反流入左心室，使左心室充盈过度，二尖瓣瓣叶处于高位，造成相对性二尖瓣狭窄的舒张期隆隆样杂音。也就是说，心尖部及主动脉瓣都出现舒张期杂音，考虑根本原因是主动脉瓣关闭不全。

2.【答案】E（20）

【解析】M型超声提示：二尖瓣前叶曲线呈城墙样改变，为风湿性瓣膜病二尖瓣狭窄的典型表现。其余均无特异性。

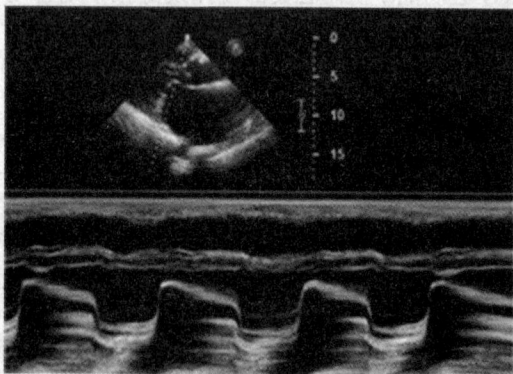

3.【答案】B（20）

【解析】左心室流入道和流出道的分界标志是二尖瓣前瓣。

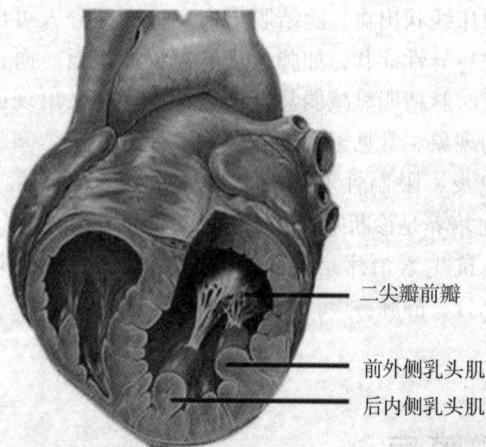

二尖瓣前瓣
前外侧乳头肌
后内侧乳头肌

4.【答案】B（19）

【解析】二尖瓣是左房和左室之间的瓣膜。二尖瓣狭窄时，左房血液排入左室受阻，左室的血容量减少。当活动时肢体需要量增加，一方面左室不能相应地增加排血量，则通过增加心率来代偿，此时出现心悸；另一方面，左房的血液不能顺畅地流入左室，淤积在左房，继而血液淤积至肺动脉，出现肺淤血（呼吸困难）。血液流动方向：肺动脉→左房→左室→主动脉。

5.【答案】E（19）

【解析】首先要区分何谓前后负荷。前负荷即容量负荷，也就是血容量所导致的负荷；后负荷即压力负荷，也就是阻力负荷。本题左室前负荷增加就是指左室的血容量增加。很多考生一下就选C，高血压是左室的压力负荷增加，是后负荷增加，故排除。二尖瓣瓣狭窄时，血液流入左室受阻，此时左室前负荷减少，故排除。在主动脉瓣关闭不全时，心室舒张期，主动脉的血流反流入左室，导致左室血容量增加，即前负荷增加。

6.【答案】A（18）

【解析】心尖部收缩期喀喇音是指各种原因使得二尖瓣叶在心脏收缩时向左心房脱垂，导致二尖瓣关闭不全的一系列临床表现，又被称为二尖瓣脱垂综合征。

7.【答案】C（17）

【解析】二尖瓣关闭不全的典型体征是心尖部粗糙的收缩期杂音。此题的解题方法是：一看部位，二看时相。二尖瓣为心尖部杂音；二尖瓣在心室收缩向主动脉射血时关闭，防止血液逆流回左房，此时出现的杂音为关闭不全，最后导出二尖瓣关闭不全为心尖部收缩期杂音。右心房增大，多为三尖瓣病变所致。S_1是二尖瓣和三尖瓣关闭时瓣叶振动所致，是心室收缩开始的标志。S_1增强见于：①二尖瓣从开放到关闭时间缩短，如二尖瓣狭窄；②心肌收缩力增强：贫血、甲亢等。二尖瓣关闭不全时二尖瓣关闭障碍，从开放到关闭的时间延长，出现S_1减弱。P_2降低为肺动脉内压力降低及其瓣膜受损所致，主要见于肺动脉瓣狭窄、肺动脉瓣关闭不全等，与二尖瓣无关。左心室增大原因很多，常见的有主动脉瓣狭窄及高血压性心脏病时左心室负荷增加，导致左心室肥厚扩张，其不是二尖瓣关闭不全的典型表现。

8.【答案】B（17）

【解析】左心衰为肺淤血表现，本例劳累后心悸、气短、咳粉红色泡沫样痰、心界扩大为急性左心衰诊断，其原因为重度二尖瓣狭窄所致。严重的二尖瓣狭窄需行二尖瓣置换术，目前修补术很少应用。此时患者急性左心衰，不能耐受手术，需待纠正心衰后再择期行手术治疗。

9.【答案】E（17）

【解析】心房颤动最常见于二尖瓣狭窄，二尖瓣狭窄最常出现的心律失常是心房颤动。心房颤动产生的基础是左房增大。当二尖瓣狭窄时，左房向左室射血明显受阻，此时血液容易淤积在左房，导致左房增大，出现心房颤动。简而言之，二尖瓣狭窄容易导致左房大，而左房大是房颤的发病基础。而其他选项，在二尖瓣狭窄中不常见。

10.【答案】D（20）

【解析】本例为需掌握一定的临床知识方可做对。首先患者有劳累时胸痛，冠状动脉造影检查提示右冠远端50%狭窄，诊断冠心病成立。但冠脉支架及搭桥术的指征是冠脉的重度狭窄，即狭窄至少达到70%以上，故排除AC选项。患者主动脉瓣重度狭窄，EF值低于正常（正常>50%），双肺可闻及干湿性啰音，考虑重度主动脉瓣狭窄导致心衰。故要解决心衰问题，首先要解决主动脉瓣狭窄问题。目前开胸主动脉瓣修补术为治疗主动脉瓣狭窄的首选方法，但对于高危患者（如极高龄、慢性肺部疾病、肾衰竭、贫血、肿瘤）则不适用，经皮主

动脉瓣置换术为首选。

11.【答案】C（20）

【解析】本题主要特点是心脏杂音，胸骨右缘第2肋间为主动脉瓣听诊区，心脏收缩期为左心室向主动脉瓣射血，此时主动脉瓣开放，出现杂音为主动脉瓣狭窄所致。当主动脉瓣狭窄严重时向头部供血减少，导致头晕、晕厥；向冠状动脉供血减少，导致胸痛。二尖瓣狭窄杂音部位在心尖部。肥厚型心肌病杂音部位在胸骨左缘3、4肋间。

12.【答案】E（19）

【解析】根据心脏杂音部位，胸骨右缘第2肋间为主动脉瓣听诊区；在此区出现收缩期杂音，为主动脉瓣狭窄所致。由于主动脉瓣狭窄，心脏收缩射血受阻，外周血供减少，出现心绞痛、晕厥、呼吸困难等症状。在治疗上，对无症状者一般不主张药物治疗，一旦出现症状建议行主动脉瓣置换术。

第三章　冠状动脉粥样硬化性心脏病

1.【答案】A（21）

【解析】溶栓剂与纤维蛋白结合，激活纤溶酶原，起到溶解血栓的目的。溶栓的前提是有纤维蛋白的存在。只有急性ST段抬高型心肌梗死的血栓的主要成分是富含纤维蛋白的红血栓，可进行急性溶栓治疗。其他各选项中的血栓均为富含血小板的白血栓，主要治疗是抗凝、抗血小板。

2.【答案】D（21）

【解析】患者55岁男性，突发胸痛伴大汗，有吸烟史（心血管疾病的危险因素），需紧急除外急性冠脉综合征，首选的检查是心电图。心肌核素显像可了解坏死心肌内存活心肌及心功能情况；冠状动脉CT检查是评估冠状动脉狭窄程度；超声心动图了解心脏结构及功能，这些检查需待患者病情平稳后进行。

3.【答案】A（21）

【解析】心绞痛分为稳定型和不稳定型两种类型。稳定型心绞痛是指病程在1个月以上，心绞痛发生的频率、持续的时间、诱因及缓解方式均相当固定，其病理基础是冠状动脉粥样硬化斑块所致的固定性狭窄。除此之外，其余类型均属于不稳定型。稳定型心绞痛的治疗主要两方面：①改善心绞痛症状：包括β受体阻滞剂（美托洛尔）、硝酸酯类药物（硝酸异山梨酯）、钙通道阻滞剂（硝苯地平）；②改善预后：抗血小板（阿司匹林、氯吡格雷）、β受体阻滞剂、他汀类、ACEI（卡托

普利）/ARB（缬沙坦）。

4.【答案】D（20）

【解析】急性心肌梗死时特异性高的血清标志物依次为：TnI、TnT、CK-MB。

5.【答案】E（20）

【解析】患者持续性胸骨后疼痛，含服硝酸甘油无效，考虑为急性心梗可能性大。心房率明显大于心室率，即房室分离，心室率明显减低，且规整，为三度房室传导阻滞表现。病变部位在房室结。

6.【答案】A（20）

【解析】本题考查的是急性心肌梗死的并发症，常见的有：乳头肌功能失调或断裂、心脏破裂、栓塞、心室壁瘤、心肌梗死后综合征。无二尖瓣穿孔并发症。本例心尖部出现的杂音，为二尖瓣乳头肌病变，经抗缺血治疗后杂音消失，考虑为可逆性病变，即为乳头肌功能失调，而非乳头肌断裂。心脏游离壁破裂，可于胸骨左缘第3~4肋间出现响亮收缩期杂音伴震颤，与本例不符。心室壁瘤一般无心脏杂音。其典型表现为心肌梗死后数周仍存在ST段抬高，与本例不符。

7.【答案】D（20）

【解析】本题的解题思路是心脏器质性病变，使用何种药物可降低恶性心血管事件发生。主要包括：抗血小板、他汀类、β受体阻断剂、ACEI类，可降低心源性猝死的发生率。

8.【答案】C（20）

【解析】中年女性，胸闷不适，间断发作，心电图正常，活动不受限，首先考虑为心脏神经官能症。但在诊断前，需先除外心脏器质性病变，即心肌缺血。所列选项中只有心电图运动负荷试验检查最有意义。如果在增加运动负荷后出现心电图 ST 段水平型或下斜型压低 ≥0.1mV，持续 2 分钟为阳性，即心肌缺血；阴性则考虑心脏神经官能症。

9.【答案】B（20）

【解析】首先考虑诊断何种疾病：老年男性，持续胸痛，心电图为广泛前壁导联 ST 段抬高，出现病理性 Q 波，考虑为急性广泛前壁心肌梗死。此时该患者慎用的药物是什么？在急性心肌梗死发生 24 小时内禁用洋地黄类药物（毛花苷丙），易发生室颤。其余药物可用。

10.【答案】C（20）

【解析】心绞痛分为劳力性和自发性。劳力性分为：初发劳力性、稳定劳力性、恶化劳力性；其特点分别为：①初发劳力性心绞痛：最近 1 个月内新出现的劳力性心绞痛；②稳定型劳力性心绞痛：最近 3 个月内症状发作的频率、强度、持续时间、诱发发作的活动量、缓解方式基本不变；③恶化劳力性心绞痛：最近 1～3 个月内症状发作频繁、程度加重、持续时间延长、诱发发作的活动量减小、需要用药或用药量增大才能缓解；④变异型心绞痛为特殊类型心绞痛，其与劳力无关，夜间发作，持续时间较长，药物缓解效果不明显，发作时心电图出现相应导联 ST 段抬高。

11.【答案】A（19）

【解析】首先要了解尿激酶，尿激酶为纤维蛋白原溶解剂，用于溶解红血栓所致的 ST 段抬高型心肌梗死，其主要成分为纤维蛋白原；不能用于白血栓所致的不稳定型心绞痛，其主要成分为血小板，此时使用尿激酶有可能加重病情；其余各项均为不稳定型心绞痛的基础用药。

12.【答案】C（19）

【解析】冠心病的主要危险因素为：高脂/高胆固醇饮食、吸烟、高血压、糖尿病、肥胖、高同型半胱氨酸血症。

13.【答案】C（19）

【解析】右室梗死与左室梗死在治疗上有明显的不同，因右室靠近膈面，受迷走神经支配，且右室由右冠状动脉供血，右冠状动脉同时供应窦房结、房室结，故右室梗死的患者容易出现血压低、心率慢，最关键的治疗措施是补充足够的血容量。扩张冠状动脉药物、利尿剂均有降压作用，慎用；控制心室率药物根据心率情况，一般也要慎用；在心肌梗死的急性期强心药物为

禁忌。

14.【答案】E（19）

【解析】心肌坏死标记物时间变化：

标记物	改变规律及评价
肌红蛋白	↑2 小时内，12 小时达峰，24～48 小时恢复
肌钙蛋白 I	↑3～4 小时后，11～24 小时达峰，7～10 天恢复
肌钙蛋白 T	↑3～4 小时后，24～4 小时达峰，10～14 天恢复
CM－MB	↑4 小时内，16～24 小时达高峰，3～4 天恢复
肌酸激酶	↑6～10 小时，12 小时达峰，3～4 天恢复

本患者胸痛时间为 2.5 小时，只有肌红蛋白升高。

15.【答案】B（19）

【解析】对于急性心肌梗死的介入评估分为极高危组、高危组、中危组、低危组。极高危组应争取 2 小时内介入评估；高危组 24 小时内介入评估；中低危组在 72 小时内评估。其中，极高危组包括：①血流动力学不稳定或心源性休克；②药物治疗无效的反复或持续性胸痛；③危及生命的心律失常或心搏骤停；④合并心肌梗死的机械并发症；⑤急性心肌衰竭；⑥反复出现 ST－T 动态变化，尤其是间断出现 ST 段抬高。本例患者胸痛 1 周，加重 2 天，心电图提示广泛前壁 ST 段压低，化验检查为肌钙蛋白明显升高，故诊断为急性广泛前壁非 ST 段抬高型心肌梗死；血压降低，呼吸困难，不能平卧，提示血流动力学不稳定、心源性休克、心力衰竭，为极高危组，需 2 小时内进行介入评估。

16.【答案】D（19）

【解析】患者急性心梗后出现室颤，行电除颤一次，为避免再次发生室颤建议植入心脏转复除颤器，即 ICD。其余选项没有植入指征：①LVEF 30%，提示心功能不全，主要治疗是强心、利尿，可使用主动脉内球囊起搏治疗；②不完全性右束支传导阻滞，无须干预；③室壁瘤形成的治疗主要是减弱心肌收缩力，必要时可行手术切除；④仍有心肌缺血，可行 PCI 治疗。

17.【答案】A（19）

【解析】本例冠脉造影示：左冠状动脉回旋支近段狭窄 80%，超过 50% 诊断冠心病，为血脂的危险分层极高危，LDL－C 目标值为 <1.8mmol/L。

LDL－C 治疗目标值（mmol/L）

低危	中危	高危	极高危
<3.4	<3.4	<2.6	<1.8

血脂的危险分层中极高危组为 ASCVD 患者，即动

脉粥样硬化性心血管疾病，如冠心病、其他外周动脉疾病或动脉样硬化性脑卒中等。

18.【答案】E（19）

【解析】回答本题首先明确诊断，本例老年女性，持续性胸痛，心肌坏死标记物升高，血 cTnI（+），诊断为急性心肌梗死，心电图提示 $V_1 \sim V_6$ 导联 ST 段压低，为急性广泛前壁非 ST 段抬高型心肌梗死。尿激酶为纤维蛋白原溶解剂，用于溶解红血栓所致的 ST 段抬高型心肌梗死，其血栓主要成分为纤维蛋白原；不能用于白血栓所致的非 ST 段抬高型心肌梗死，其血栓主要成分为血小板，此时使用尿激酶有可能加重病情。其余各选项均为适应证。

19.【答案】B（19）

【解析】高龄老人，持续胸痛，心电图示 $V_1 \sim V_6$ 导联 QS 型、ST 段抬高 0.3mV，考虑为急性广泛前壁 ST 段抬高型心肌梗死。近 2 小时逐渐出现呼吸困难，咳少量泡沫样痰，查体：端坐位，口唇轻度发绀，考虑出现急性左心衰、肺淤血，此时可出现双肺湿啰音。其余选项均为右心衰表现，常见于肺部疾病所致。

20.【答案】B（19）

【解析】稳定型心绞痛，又称劳力性心绞痛，是指病程在 1 个月以上，发作的诱因、疼痛程度、持续时间、发作的次数和硝酸甘油用量均稳定不变。故本例属于稳定型心绞痛。

21.【答案】C（18）

【解析】变异型心绞痛为冠脉痉挛所致。钙通道阻滞剂降低细胞内钙，缓解冠脉痉挛，减弱心肌收缩力，降低心肌氧耗量，为血管痉挛性心绞痛的首选药物，能有效降低心绞痛的发生率。

22.【答案】A（18）

【解析】首先患者每次发作时间短暂，小于半小时，不考虑心肌梗死。那就涉及各类心绞痛的特点：①稳定型心绞痛，指 1 ~ 3 个月内发作症状无明显改变。②初发型心绞痛，指在 1 ~ 2 个月内新发生由心肌缺血缺氧引起的心绞痛。③恶化型心绞痛，指原有稳定型心绞痛的病人，在 3 个月内疼痛的频率、程度、诱发因素经常变动，进行性恶化。④静息型心绞痛，指在休息时或熟睡时发生的心绞痛。⑤变异型心绞痛，也常在夜间发作，但发作时心电图显示有关导联的 ST 段抬高。本患者活动时心前区闷痛病史 2 年，症状相对稳定，近 3 天症状加重，频率增加，发作时间延长，诊断为恶化型心绞痛。

23.【答案】E（18）

【解析】本患者间断劳累性胸痛，数分钟缓解，考虑为心绞痛。患者血压、心率偏高，心肌耗氧量增加，

可加重心绞痛症状，此时首选美托洛尔，既有减慢心率作用，又有降低血压作用。其余各药：①普罗帕酮，不用于器质性心脏病患者，本患者考虑心绞痛，不为首选；②美西律，用于室性心律失常，对窦性心动过速无效；③维拉帕米，可用于窦性心动过速，多在合并冠状动脉痉挛因素时使用；④胺碘酮，为广谱抗心律失常药物，因其严重的心外副作用，在本例不作为首选。

24.【答案】C（18）

【解析】老年男性，持续性胸痛，肌钙蛋白升高，首先考虑为急性心肌梗死。急性心肌梗死根据心电图表现分为：ST 段抬高型和非 ST 段抬高型。两者在治疗上的区别就是溶栓剂的使用，溶栓剂的作用是溶解已经形成血栓的纤维蛋白。ST 段抬高型心梗，其血栓考虑为富含纤维蛋白的红血栓，溶栓为适应证；而非 ST 段抬高型心梗，其血栓为富含血小板的白血栓，主要治疗是抗凝、抗血小板聚集，此时溶栓有可能将白血栓变成红血栓，加重病情，故不宜使用。其他选项均为急性心梗的常规治疗方案。

25.【答案】B（18）

【解析】本患者剧烈胸痛，伴心电图 Ⅱ、Ⅲ、aVF 导联 ST 段抬高，提示为急性下壁心肌梗死，考虑为右冠状动脉病变所致。右冠脉同时还是右心室的主要供给血管，当冠脉出现病变时，易发生下壁、右室及后壁梗死，当合并右心室梗死时，右室排血减少致左室充盈减少，导致血压低、心率慢。因右冠脉同时供应窦房结、房室结的血液，当右冠脉出现病变时可出现房室传导阻滞，植入临时起搏器确保介入过程中心脏不出现停跳。其植入方法为：从股动脉进入，最后置于右心室心尖部，对心房收缩没有影响；且不增加外周血管阻力，也不会引起心肌收缩力减弱，以 60 次/分的频率调控起搏器，不会引起心率增快；故血压降低与起搏器的植入无关。

26.【答案】D（17）

【解析】本例患者老年男性，有糖尿病病史，新发胸痛，含服硝酸甘油有效，发作频繁，首先考虑为不稳定型心绞痛，此时不宜行心电图负荷试验，以免加重心肌缺血坏死，出现急性心梗。心电图负荷试验只适用于稳定型心绞痛患者。动态心电图了解患者发作时心电图变化；做静息心电图，与发作时做对比，出现动态改变，意义更大；冠状动脉造影是检查冠心病的金指标，可明确诊断，并通过植入支架，治疗冠心病；超声心动图了解心脏大小及功能，均为不稳定型心绞痛患者的适应证。

27.【答案】D（17）

【解析】急性心肌梗死后的并发症是每年必考。心

梗后的并发症有：乳头肌功能不全、心脏破裂（包括心室游离壁破裂、室间隔穿孔）、栓塞、室壁瘤、心肌梗死后综合征。①栓塞为血栓脱落所致，可引起脑、肾、脾、四肢的动脉栓塞，出现相应的症状，无心脏杂音。②室壁瘤形成，表现为心电图 ST 段持续抬高，一般无心脏杂音。③乳头肌功能不全，可出现杂音，为心尖区收缩中晚期喀喇音。本患者杂音部位在胸骨左缘第 3 肋间，故除外。④心室游离壁及室间隔穿孔均为心脏破裂，但心室游离壁程度较重，一旦发生很快出现心源性休克（血压低），心电图显示无脉电活动。本例患者出现急性心力衰竭表现（突然喘憋，不能平卧），为室间隔穿孔、左室收缩力减弱所致。主动脉瓣狭窄不属于心梗后并发症。

28.【答案】E（20）

【解析】冠状动脉造影，是冠心病诊断的金指标。为稳定型心绞痛确诊首选。心电图运动负荷试验具有一定比例的假阴性和假阳性，不能作为诊断或排除冠心病的依据。

29.【答案】B（19）

【解析】患者 TC（总胆固醇）正常，TG（甘油三酯）高，诊断为高甘油三酯血症，高脂血症主要由遗传、营养性因素、代谢性疾病等引起，另外年龄、不健康的生活方式如缺乏运动和酗酒也可影响高脂血症的发生。神经性厌食症、甲状腺功能亢进病史可导致血脂降低，甲状腺功能减退是继发性高胆固醇血症的常见原因，排除 A、E；肾病综合征大量蛋白尿导致低蛋白血症，可以促进脂蛋白增多，原发性胆汁性肝硬化是由于自身免疫系统出现问题引起胆汁淤积造成肝细胞损伤，可以出现高甘油三酯血症，伴有瘙痒、皮肤、巩膜黄染，但是该患者是体检时发现，说明患者体检前没有肾病和原发性胆汁性肝硬化的相关临床体征，排除 C、D。患者 30 岁，应该重点关注饮酒史，酒精可以增加体内脂质合成率，降低 LPL 活性，使甘油三酯分解代谢减慢，导致高甘油三酯血症。

30.【答案】A（19）

【解析】本例老年男性，阵发性胸痛，阵发性心尖部出现杂音，选项 B、C、D、E 为不可逆病变，杂音一旦出现，则为持续性的。本例考虑为严重的心肌缺血所致乳头肌功能不全。症状发作时，二尖瓣乳头肌缺血加重使收缩功能发生障碍，造成二尖瓣关闭不全，心尖区出现收缩期杂音，心肌缺血症状缓解后，二尖瓣乳头肌供血恢复，杂音消失。

31.【答案】D（19）

32.【答案】B（19）

【解析】（1）本例老年女性，持续性胸痛 5 小时，

心电图示：Ⅱ、Ⅲ、aVF 导联 ST 段弓背向上抬高伴 T 波倒置，考虑为急性下壁心梗。为明确诊断需要检查心肌坏死标记物，特异性强的主要是肌钙蛋白和 CK－MB，如果患者疼痛时间短在 2 小时左右，此时只有肌红蛋白升高，肌钙蛋白和 CK－MB 均在 3～4 小时开始升高。（2）下壁心梗容易出现房室传导阻滞，本例患者出现头晕、黑矇，血压低、心率慢，阿托品无效，需立即给予植入临时心脏起搏器。先安装临时起搏器，待心肌水肿消退后观察心率情况，判断是否安装永久起搏器，药物治疗不能从根本上解决问题。

33.【答案】E（18）

34.【答案】B（18）

35.【答案】E（18）

【解析】①老年女性，持续性胸痛，心电图广泛前壁导联 ST 段抬高，首先考虑为急性广泛前壁心肌梗死，最有价值的实验室检查是查心肌坏死标记物（肌钙蛋白）。②患者 ST 段抬高型，治疗上最有效的就是再灌注治疗（溶栓或介入），阿替普酶（rt－PA）是目前临床常用的溶栓剂，出血的不良反应相对减少。③患者住院 1 周，突发心衰（呼吸困难，不能平卧，双肺闻及细湿啰音），出现心脏杂音，最有意义的检查是超声心动图，除外室间隔穿孔，其余选项不能明确诊断。

36.【答案】C（17）

37.【答案】D（17）

38.【答案】B（17）

【解析】（1）患者男性，持续胸痛，心电图提示高侧壁、广泛前壁导联 ST 段抬高、病理性 Q 波，为典型急性心肌梗死表现。与其他疾病的鉴别为：①患者血压轻度升高，不能诊断为高血压急症；②肥厚型心肌病心电图不出现 ST 段抬高、病理性 Q 波，其 Q 波可出现窄而深，但不增宽；③急性心肌炎及心包炎，有前驱感染病史，两者的心电图均不出现病理性 Q 波。（2）急性心梗的心功能分级使用 Killip 分级法，Killip 分级为：Ⅰ级，无心衰；Ⅱ级，肺部啰音 < 50% 肺野；Ⅲ级，全肺大、小、干、湿啰音 > 50% 肺野；Ⅳ级，心源性休克。本患者急性心梗后、双肺底少许细湿啰音，为 Killip 分级Ⅱ级。除心肌梗死外的其他原因所致的心功能异常均使用 NYHA 分级。（3）在心梗的急性期洋地黄制剂（毛花苷丙）是使用禁忌证，因其正性肌力作用，即让生病的心肌再努力工作，此时容易导致心力衰竭或使原有心衰加重。在急性心梗时因为疼痛，可以使用吗啡镇痛；使用阿司匹林抗血小板聚集，防止血栓进一步扩大；使用硝酸甘油扩张冠状动脉，改善冠脉血供；患者合并心功能不全，肺水肿（喘憋、双肺底细湿啰音），此时首选利尿剂，可减少循环血量，减轻心脏前负荷。

39.【答案】C (21)

40.【答案】B (21)

【解析】(1) 恶化型心绞痛是指原有稳定型心绞痛的病人,在3个月内疼痛的频率、程度、诱发因素经常变动,进行性恶化。稳定型心绞痛是指病程在1个月以上,心绞痛发生的频率、持续的时间、诱因及缓解方式均相当固定,其病理基础是冠状动脉粥样硬化斑块所致的固定性狭窄。静息型心绞痛是指静息状态下发生的不稳定型心绞痛,是比较严重的一种心绞痛,发作的时间比较长,如不及时治疗,可能发展为急性心肌梗死。

(2) 前面已经讲解过溶栓相关知识,急性溶栓的适应证为急性ST段抬高型心肌梗死;溶栓剂溶解的是富含纤维蛋白的红血栓;而急性非ST段抬高型心肌梗死其血栓的主要成分是富含血小板的白血栓,此时溶栓有可能加重病情。

第四章 高血压

1.【答案】B (20)

【解析】本题是一道临床思维题:题干提示患者经常头痛、头晕10年,近两日头痛加重,测量血压升高,考虑头部不适为高血压所致可能性大。提示尿糖阳性,未提示有尿酮体,不支持糖尿病酮症酸中毒诊断;肾性高血压是指先有肾脏疾病,再有的高血压,本题未提示既往有肾脏病史,且一般来说慢性肾病,多伴有大量蛋白尿或伴有血尿,本例不首先考虑此病;剩下3个选项考生多鉴别困难,主要区别为:①恶性高血压是指血压突然升高,一般舒张压>130mmHg,伴有视盘水肿、严重肾功能损害;②高血压脑病是指血压急剧升高导致的剧烈头痛与神志改变等急性脑循环障碍综合征;③高血压危象是指周围小动脉发生暂时性强烈痉挛,引起血压急剧升高,引起的心、脑、肾等主要靶器官功能严重受损。这三个选项的关键点是:恶性高血压——舒张压明显升高;脑血压脑病——只有脑部的表现;高血压危象——存在心脑肾表现。本例主要以头痛、头晕、神志模糊急性脑循环障碍为表现,考虑为高血压脑病。至于尿蛋白(++),考虑患者长期的高血压导致的肾功能损害。如何鉴别是血压升高导致的肾损害,还是肾脏损害导致的血压升高,主要是看患者是先有的高血压还是先有的肾脏病。

2.【答案】C (20)

【解析】本题考查的是继发性高血压,特点分别为:①肾动脉狭窄——高血压+腹部血管杂音;②嗜铬细胞瘤——发作性血压升高+面色苍白、出汗、心悸;③原发性醛固酮增多症——低血钾+高血压;④肾实质性高血压——先有肾损害再有高血压;⑤主动脉缩窄——上肢血压高、下肢血压不高或降低的反常现象。嗜铬细胞瘤是起源于嗜铬细胞的肿瘤,它间断或持续地释放过多的儿茶酚胺,儿茶酚胺包括肾上腺素、去甲肾上腺素和多巴胺,其作用是使血压升高,心率增快,出汗等。

3.【答案】B (19)

【解析】这道题主要考查β受体阻断剂的禁忌证:支气管痉挛性哮喘、症状性低血压、心动过缓或二度Ⅱ型以上房室传导阻滞等。本例患者心率慢,出现间断黑矇,心电图出现二度Ⅰ型房室传导阻滞(PR间期逐渐延长直至QRS波群脱落),需将美托洛尔逐渐减量,先减单次剂量,然后再减次数。

4.【答案】D (19)

【解析】对于降压药物的适应证、禁忌证,是每年必考题目。本例为高血压伴左室肥厚,首选ACEI类药物,如依那普利。ACEI或ARB通过抑制RAAS及缓激肽,使血管扩张,改善血流动力学,改善心室重塑,逆转心室肥厚。

5.【答案】B (18)

【解析】患者年轻,出现严重高血压,首先考虑为继发性高血压可能。常见继发性高血压有:①肾实质性高血压——先有肾损害再有高血压;②肾血管性高血压——高血压+血管杂音;③原发性醛固酮增多症——低血钾+高血压;④嗜铬细胞瘤——血压突升突降+心动过速;⑤主动脉缩窄——上肢血压高、下肢血压不高或降低的反常现象。本患者血压突然升高,伴心动过速,首先考虑为嗜铬细胞瘤,是起源于嗜铬细胞的肿瘤,它间断或持续地释放过多的α受体激动剂儿茶酚胺,而儿茶酚胺的作用是升高血压、提高心率;使用α受体阻断剂酚妥拉明可拮抗该作用,使血压降至正常,临床多用此进行诊断性治疗。

6.【答案】C (18)

【解析】各类降压药的适应证及禁忌证:①利尿剂:适应证——轻中度高血压,尤伴心力衰竭;禁忌证——痛风。②α受体拮抗剂:适应证——合并前列腺增生的高血压、嗜铬细胞瘤患者。③血管紧张素转换酶抑制剂/血管紧张素Ⅱ受体拮抗剂:适应证——伴糖尿病、蛋白尿的高血压；禁忌证——妊娠。④CCB：适应证——伴妊娠的高血压；禁忌证——房室传导阻滞。⑤β受体拮抗剂：适应证——心率快的青年高血压；禁忌证——周围血管病、急性心衰、病窦、房室传导阻滞、慢阻肺。本患者糖尿病、蛋白尿首选血管紧张素Ⅱ受体拮抗剂。

7.【答案】E（18）

【解析】根据上题解析所述，患者有痛风病史，禁用利尿剂（氢氯噻嗪），除外 C、D 选项；心率慢，禁用美托洛尔，除外 A、B 选项。本患者没有使用缬沙坦与氨氯地平的禁忌，为最适宜治疗方案。

8.【答案】E（17）

【解析】血管紧张素转换酶抑制剂（ACEI）的禁忌证为：双侧肾动脉狭窄、高钾血症、妊娠。血肌酐超过 3mg/dl（265.2μmol/L）使用时需谨慎。记住 3 或 265 即可，其他选项纯属凑数。

9.【答案】C（17）

【解析】ACEI（XX 普利）及 ARB（XX 沙坦）类药物具有改善胰岛素抵抗和减少尿蛋白作用，对于糖尿病及肾脏靶器官受损的高血压患者具有相对良好的疗效，特别适用于糖尿病肾病的高血压患者。普萘洛尔主要用于减慢心率；氢氯噻嗪为噻嗪类利尿剂，主要用于心功能不全伴高血压者；硝苯地平及维拉帕米为钙离子拮抗剂，可用于高血压合并糖尿病的患者，但其无延缓糖尿病肾病进展作用。

10.【答案】A（17）

【解析】降压药的选择首先是使用禁忌证进行排除

法：①β受体阻滞剂（美托洛尔）可减慢心率，诱发支气管哮喘，患者心率慢、有支气管哮喘，为禁忌；②卡维地洛为α-β受体阻断剂，此患者心率慢，也为禁忌；③氢氯噻嗪为噻嗪类利尿剂，可以导致尿酸升高、痛风禁忌；④氨氯地平、维拉帕米为钙离子拮抗剂，具有解除血管痉挛作用；两者的区别是：氨氯地平是二氢吡啶类钙离子拮抗剂，不减慢心率；维拉帕米为非二氢吡啶类钙离子拮抗剂，可减慢心率，本例患者心率慢，不选用维拉帕米；本患者头痛、头晕考虑为血管痉挛所致，使用氨氯地平扩张血管，降低血压，缓解头痛、头晕症状，为首选。

扫描二维码查看本题考点更多讲解微视频——12-3降压药的选择。

11.【答案】D（17）

【解析】本患者血压高、尿蛋白阳性、肾功能轻度受损、血钾偏低，首选 ACEI 类药物。血管紧张素转换酶抑制剂（ACEI）具有减少尿蛋白、降压、保护肾脏作用，且具有升高血钾作用。也可用钙通道阻滞剂，但其无改善尿蛋白、升高血钾作用，故不为首选；噻嗪类利尿剂具有排钾作用，故不宜选用；β受体拮抗剂主要用于心率快的年轻的高血压患者；α受体拮抗剂主要用于嗜铬细胞瘤及合并前列腺肥大的高血压患者。

第五章 周围血管疾病

1.【答案】C（20）

【解析】处理下肢大隐静脉曲张的根本办法是高位结扎和抽剥大隐静脉，并结扎功能不全的交通静脉。

2.【答案】C（20）

【解析】患者左大隐静脉曲张明显，大隐静脉瓣膜功能不全，应诊断为单纯性下肢静脉曲张，在行大隐静脉结扎术之前，必须确认下肢深静脉通畅，即 Perthes 试验阴性。否则，大隐静脉结扎后，远端肢体的静脉血不能经深静脉回流，将导致严重后果。其他均属于一般性检查。

3.【答案】C（20）

【解析】本题考查的是涉及到静脉曲张的三个非常重要的试验：（1）大隐静脉瓣膜功能试验（Trendelen-

burg 试验）：抬高下肢，扎止血带，站立 30 秒，①未松止血带，静脉充盈提示交通静脉瓣膜功能不全；②松止血带，血流自上而下提示大隐静脉瓣膜功能不全。（2）深静脉通畅试验（Perthes 试验）：止血带系大隐静脉干，活动膝关节，曲张的静脉排空为阴性，提示深静脉通畅。（3）交通静脉瓣膜功能试验（Pratt 试验）：仰卧，抬高受检下肢，在大腿根部扎止血带。然后从足趾向上至腘窝缚缠第一根弹力绷带，再自止血带处向下，缠绕第二根弹力绷带。站立，一边向下解开第一根弹力绷带，一边向下继续缚缠第二根弹力绷带，如果在两根绷带之间的间隙内出现曲张静脉，即意味着该处有功能不全的交通静脉。

4.【答案】C（19）

【解析】下肢静脉曲张是指病变仅局限于下肢浅静脉，浅静脉表现为伸长、扩张和蜿蜒屈曲。多发生于持久从事站立工作和体力劳动的人群。

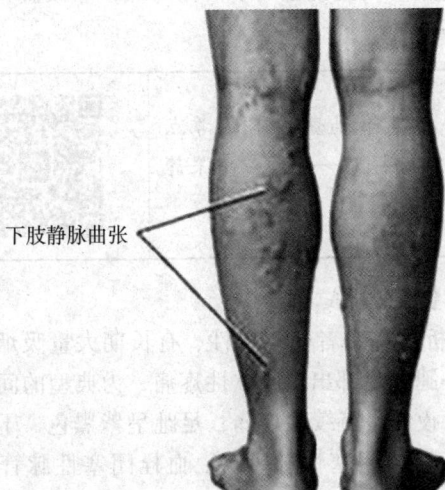

下肢静脉曲张

5.【答案】A（19）

【解析】患者老年人，长期卧床，血液流动缓慢；此次突然出现右小腿疼痛、肿胀，且超声明确诊断为腘静脉血栓形成，诊断明确。解答本题需了解下肢静脉回流途径，如下图。

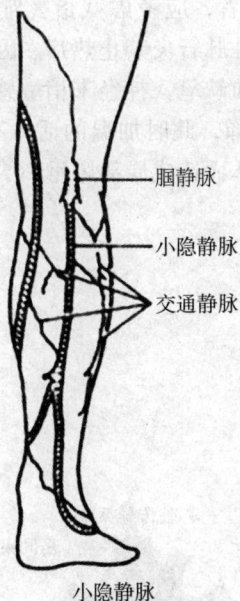

腘静脉
小隐静脉
交通静脉

小隐静脉

小隐静脉→腘静脉，大隐静脉→股静脉。旋髂浅静脉、股内侧浅静脉、股外侧浅静脉是大隐静脉的属支。本例提示为腘静脉内血栓形成，血液回流受阻可能性最大的血管是其下游静脉，也就是小隐静脉。

6.【答案】D（19）

【解析】血栓闭塞性脉管炎又称 Buerger 病，主要见于中青年男性，与长期吸烟有关，临床上分为 4 期：Ⅰ期：无明显临床症状；Ⅱ期：以间歇性跛行为主要症状；Ⅲ期：以缺血性静息痛为主要症状；Ⅳ期：出现坏疽或缺血性溃疡。本患者夜间安静休息时也出现疼痛，为Ⅲ期。

7.【答案】D（19）

【解析】本题切入点为：间歇性跛行，常见疾病有两个：动脉硬化性闭塞症和血栓闭塞性脉管炎。其二者区别如下：

鉴别点	动脉硬化性闭塞症	血栓闭塞性脉管炎
年龄	老年	中青年
高血压、糖尿病、心脑血管病、血脂异常	有	无
吸烟	有/无	长期吸烟

本例为老年患者，有高血压、血脂异常病史，出现间歇性跛行，考虑为动脉硬化性闭塞症。

8.【答案】D（19）

【解析】原发性下肢静脉曲张与长期站立、重体力劳动、妊娠、慢性咳嗽、习惯性便秘等密切相关。主要临床表现为下肢浅静脉扩张、伸长、迂曲。病程进展、交通静脉瓣膜破坏后可出现踝部轻度肿胀和足靴区皮肤营养性变化，包括皮肤萎缩、脱屑、瘙痒、色素沉着、皮肤和皮下组织硬结、湿疹和溃疡形成。以大隐静脉曲张为多见，大隐静脉瓣膜功能试验（Trendelenburg 试验）阳性。本例符合。原发性深静脉瓣膜功能不全症状相对严重，表现为深静脉通畅试验（Perthes 试验）阳性，与本例不符。动静脉瘘：在先天性动静脉瘘，患肢常比健肢长且增粗。患肢皮肤温度升高，局部有时可扪及震颤或有血管杂音，浅静脉压力明显上升，静脉血的含氧量增高，与本例不符。下肢血栓性浅静脉炎：急性期时，静脉局部疼痛，发红呈条状或网状，沿静脉走向有压痛性索条，1～2周后红肿消退，代之以色素沉着，及硬如绳的索条。部分病人可伴有全身不适。反复发作的静脉炎，伴皮肤色素沉着，血栓机化后变硬，与本例不符。动脉硬化性闭塞症：主要发生在大、中动脉，典型的症状是间歇性跛行和静息痛，与本例不符。

9.【答案】E（18）

【解析】Buerger 试验：患者平卧，患肢抬高45°，3分钟后观察足部颜色变化。试验阳性者，足部皮肤呈苍白或蜡黄色，特别是足趾和足掌部分，指压时愈加明显，自觉麻木和疼痛。然后让患者坐起来，下肢自然下垂于床边，足部皮肤色泽逐渐出现潮红、斑块状或发绀。试验阳性者提示患肢有严重供血不足，见于血栓闭塞性脉管炎。

10.【答案】A（18）

【解析】本题切入点第一为：皮温降低，左腘动脉、足背动脉搏动消失，提示为动脉系统疾病；如为静脉系统疾病，则为皮温升高。故除外 B、C 选项。第二点：间歇性跛行（疼痛于较长时间行走后加重，休息后可好转），常见疾病有两个：动脉硬化性闭塞症和血栓闭塞性脉管炎。其二者区别如下：

疾病	年龄	病史	吸烟史
动脉硬化性闭塞症	老年	有高血压、糖尿病、心脑血管病、血脂异常	吸烟有/无
血栓闭塞性脉管炎	青中年	无	长期吸烟

本例为老年患者，有高血压、血脂异常病史，出现间歇性跛行，考虑为动脉硬化性闭塞症。

11.【答案】E（18）

【解析】将上一题和本题放在一起来看，近年考官有意混淆考生，这两道题是考查动脉硬化性闭塞症和血栓闭塞性脉管炎的鉴别，在作答此类题时须掌握以上知识。

12.【答案】E（17）

【解析】本例为癌症术后出现左小腿疼痛、肿胀，左踝关节过度背屈试验可致小腿剧痛，即 Homans 征阳性，是指嘱患者下肢伸直，将踝关节背屈时，由于腓肠肌和比目鱼肌被动拉长而刺激小腿肌肉内病变的静脉，引起小腿肌肉深部疼痛，阳性提示小腿深静脉血栓形成。深静脉血栓形成的三大因素：静脉损伤、血流缓慢和血液高凝状态。其中血液高凝状态见于：妊娠、术后、创伤、肿瘤组织裂解产物等，使血小板增高，凝血因子含量增加而抗凝血因子活性降低，导致血管内异常凝结形成血栓。

扫描二维码查看本题考点更多讲解微视频——12-8 深静脉血栓形成。

13.【答案】A（17）

【解析】本患者中年男性、有长期大量吸烟史，行走时右小腿和足部出现间歇性疼痛，为典型的间歇性跛行表现；夜间呈持续性疼痛，足趾呈紫黑色，干冷，首先考虑为血栓闭塞性脉管炎。血栓闭塞性脉管炎特点为：年轻，有吸烟史，间歇性跛行，足背动脉搏动消失。本病首先需要彻底戒烟，在疼痛明显者可选用各种镇痛药或镇静药物；可使用高压氧，增加末梢血供；经非手术方法治疗无效者，可行腰交感神经切除术、大隐静脉移植转流术或动脉血栓内膜剥离术。肢端坏死边界局限后，在无菌情况下扩创，清除坏死组织。对已形成指（趾）端坏疽者，应考虑截指（趾）术。值得注意的是：血栓闭塞性脉管炎禁止热疗。因为血栓闭塞性脉管炎患者肢端缺血缺氧，神经末梢敏感度降低，对外界温度感知能力下降，此时加温的话，不但易引起烫伤，还易引起血管痉挛而造成局部坏死。

第六章 心律失常

1.【答案】C（20）

【解析】房室传导阻滞分为三度：①一度：PR 间期延长，≥200ms；②二度，Ⅰ型：PR 间期逐渐延长，偶有 QRS 波群脱落，呈周期性变化；二度Ⅱ型：PR 间期固定，时有 QRS 波群脱落；③三度：P 波与 QRS 群无关，房室分离。

2.【答案】B（20）

【解析】窦房结（正常起搏点）→房室结→左右束支→浦肯野纤维（激活心室肌）。三度房室传导阻滞，关键在"房室"两字，顾名思义，阻滞部位在房室结。

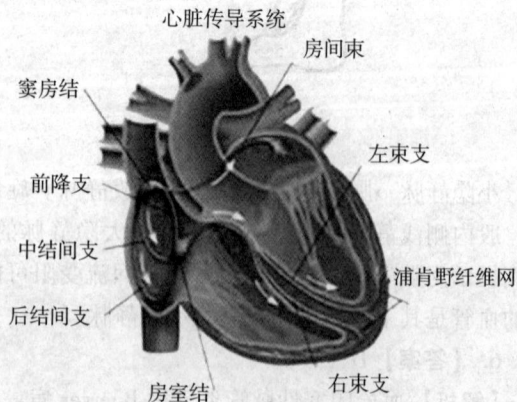

心脏传导系统
房间束
窦房结
左束支
前降支
中结间支
浦肯野纤维网
后结间支
房室结
右束支

3.【答案】D（20）

【解析】本例考查临床思维及心电图知识：①心率67次/分，不属于心动过缓，排除C；②一度窦房传导阻滞心电图不显示，除外A；③二度窦房传导阻滞长的P-P间期为短P-P间期的整倍数，排除B；④窦性心律不齐，为正常的生理表现，一般不出现黑矇、活动后胸闷等心脑缺血缺氧的表现，排除E；⑤窦性停搏是长的PP间期内没有P-QRS-T波；长的PP间期与短PP间期不成整倍数关系，这是诊断窦性停搏的两个标准。长时间的窦性停搏（本例3.6秒）会导致患者出现意识丧失，或者是头晕，眼前发黑等。

4.【答案】E（20）

【解析】在室性心动过速时，室上性激动可下传到心室，引起一次提早的正常的QRS波群，称为心室夺获；室性融合波是指在室性心动过速时出现介于正常和室早之间的QRS波形。此二者均为室性心动过速的特征性表现。本题容易选错的原因是看到"第一心音强弱不等"，就想到了房颤，房颤是P波消失，即看不到心房波，故没法计算心房率，本题还提示心房率慢于心室率，所以本例不是房颤。

5.【答案】D（20）

【解析】本题涉及到四个知识点：①前壁心梗最常见的心律失常是室性心律失常；②下壁心梗最常见的心律失常是房室传导阻滞；③因右冠状动脉供应心脏下壁，故当出现下壁心梗时，提示患者右冠状动脉出现病变，同时右冠状动脉还供应窦房结、房室结的血液，右冠出现病变，窦房结、房室结均受累，出现房室传导阻滞；④房室传导阻滞分三度，一度、二度均不出现心率减慢；只有三度房室传导阻滞心率慢、且律齐。

6.【答案】E（19）

【解析】心房向心室传导正常路径是房室结，阵发性室上速多有房室旁路形成，也就是说在心房和心室之间存在一条非正常路径，称旁路；如果心脏激动选择旁路传导，则出现室上速。治疗上，可以使用药物抑制旁路传导，如β受体拮抗剂、钙离子拮抗剂（维拉帕米）；发作时也可以使用经食道超速起搏，必要时还可以直流电复律，快速复律。但根治需要去除这条旁路，射频消融术就是通过释放射频电流打掉这条旁路。

7.【答案】C（18）

【解析】根据临床情况及室性心动过速分类（持续性、非持续性）的不同给予相应的治疗，其原则：（1）非器质性心脏病患者：非持续性室性心动过速，如无晕厥及其他症状发作时无须治疗。持续性室性心动过速，无论有无症状，均应积极治疗。（2）器质性心脏病患者：无论是持续性，还是非持续性均需治疗，终止发

作，预防复发。终止室性心动过速发作的治疗：①血流动力学不稳定的患者，立即同步直流电复律和/或心室起搏治疗；②血流动力学稳定的患者，可使用利多卡因、胺碘酮。其余药物可用于室上性心律失常。

8.【答案】D（18）

【解析】三度房室传导阻滞，心率慢，为避免出现心脏停跳，首选植入心脏起搏器；因其病因为急性心肌梗死，待心肌供血好转后心脏传导系统有望恢复正常，故植入临时起搏器；药物（异丙肾上腺素）为植入起搏器前的临时用药。多巴酚丁胺主要用于血压低、心功能不全时。肾上腺素用于心脏骤停时。

9.【答案】A（18）

【解析】心室夺获和室性融合波是室性心动过速的特征性表现。见到两者任何一个，首先考虑室性心动过速。心室夺获是指室上性激动可下传到心室，引起一次提早的正常的QRS波群；室性融合波的QRS波群形态介于窦性与异位心室搏动之间，也就是介于正常和室早之间的QRS波形。

10.【答案】B（17）

【解析】心室夺获是指室性心动过速发作时少数室上性冲动可下传心室，产生心室夺获，表现为P波之后有一提前发生的正常QRS波群。心室夺获的存在是确立室速诊断的最重要依据。QRS波群宽大畸形还可见于完全性束支传导阻滞。A、C、D选项可见于完全性束支传导阻滞；E选项见于房室传导阻滞。

11.【答案】D（17）

【解析】当心脏骤停时多为心室颤动所致，此时时间就是生命，无须心电监测，无须提前注射镇静药物（安定）；采用非同步电除颤，电击能量给予360J（单相波除颤器），双相波除颤器给予200J；一次除颤失败后给予心脏按压，按压后可反复多次除颤。

12.【答案】A（17）

【解析】室性期前收缩的心电图特点是：P波消失，或房室分离（即P波与提前出现的QRS波群无相关性）。除A项外的其他选项均为室性期前收缩的心电图表现。

13.【答案】A（17）

【解析】本例为年轻患者，偶发室性期前收缩，无不适主诉，心脏超声正常，此时仅需随访，无须药物治疗。

14.【答案】C（17）

【解析】本患者突发持续性胸痛，心电图为下壁导联心肌梗死表现，故考虑为急性下壁心肌梗死，突出特点为三度房室传导阻滞、心率慢。阿托品可解除副交感神经对心脏的抑制，使心率加快。异丙肾上腺素可提高

心率，用于房室传导阻滞，但禁用于器质性心脏病患者。多巴酚丁胺增加心肌收缩力，增加心排血量，可降低外周血管阻力，临床用于治疗器质性心脏病心肌收缩力下降引起的心力衰竭、心肌梗死所致的心源性休克及术后低血压。去甲肾上腺素可引起血管极度收缩，使血压升高，用于治疗急性心肌梗死、体外循环、嗜铬细胞瘤切除等引起的低血压。肾上腺素作用于传导系统和窦房结的 β_1 受体，加强心肌收缩性，加速传导，加速心率，提高心肌的兴奋性，主要用于心脏骤停的抢救。

扫描二维码查看本题考点更多讲解微视频——12-5 心肌梗死用药。

15.【答案】E (17)

【解析】患者主要表现为消化道症状，无明显的心悸等不适，心电图提示为轻度窦性心动过缓，最恰当处理是治疗胃炎，继续观察，无须使用起搏器及抗心律常药物，以免矫枉过正。

16.【答案】B (17)

【解析】病态窦房结综合征是指窦房结冲动形成障碍和冲动传出障碍而产生的心律失常，主要表现为窦性心动过缓、窦房传导阻滞、窦性停搏，也可出现心动过缓-心动过速综合征。本例患者 R-R 长间歇，提示窦性停搏，房室交界性逸搏，进一步提示窦房结出现病变。一度房室传导阻滞、房性期前收缩、短阵房性心动过速可见于正常人；窦性心律为主，平均心率 56 次/分，为轻度窦性心动过缓，也可见于正常人。

17.【答案】C (17)

【解析】心房颤动患者多为左房增大，血液在左房中回旋瘀滞，容易产生血栓，患者突发左腹痛考虑为内脏动脉栓塞所致。肝淤血腹痛在右上腹；肾结石疼痛在腰部两侧；急性下壁心肌梗死腹痛可在剑突下。主动脉夹层多见于血压突然升高时，疼痛在胸腹部大动脉走行部位，患者血压正常，疼痛部位为左腹部，故不考虑。

18.【答案】E (19)

【解析】本例为青少年，平素无不适，体检时发现心律不齐，首先排除器质性疾病，故除外选项 ACD；其次，心电图提示窦性心律，PP 间期不等，最长 PP 间期与最短 PP 间期之差大于 0.12 秒，为窦性心律不齐表现。窦性心律不齐常见于年轻人，多由心率较慢或迷走神经张力增高有关。无病理意义，一般不需特殊治疗。

19.【答案】E (19)

【解析】首先明确心律失常诊断：脉短绌（心率 > 脉率），心律绝对不齐，S_1 强弱不等，为心房颤动表现。控制房颤的治疗，除选项 B 用于室性心律失常，其余均可。本患者提示陈旧性心肌梗死病史，活动后气短伴喘憋，考虑合并心力衰竭可能，目前患者心室率较快，加重了心肌耗氧量。胺碘酮具有抗心绞痛作用，可降低外周阻力，减慢心率，减少摄氧量，为器质性心脏病首选，尤其是伴有心功能不全时。

20.【答案】B (18)

【解析】在执业医师考试中，凡涉及房颤患者抗凝治疗用药方面，有"华法林"不选其他。房颤患者栓塞发生率较高。过去有栓塞病史、瓣膜病、高血压、糖尿病、老年患者、左心房扩大、冠心病等使发生栓塞的危险性更大。存在任何一种情况，均应接受长期抗凝治疗。血流动力学稳定的患者，房颤持续不超过 48 小时，复律前无须抗凝治疗；发作 48 小时以上复律前应持续抗凝 3 周。用华法林，使凝血酶原时间国际标准化比值（INR）达到 2~3，转复成功后再持续抗凝 4 周。

21.【答案】E (17)

22.【答案】C

【解析】本例特点：阵发性心悸、突发突止、心律齐为典型阵发性室上性心动过速，其他选项无突发突止表现。腺苷能使房室结传导减慢，阻断房室结折返途径，有效地终止阵发性室上性心动过速。西地兰、地高辛为洋地黄制剂，目前已少用。利多卡因主要用于室性心律失常，不用于室上性心律失常。β 受体拮抗剂可以选用，但不是首选。

23.【答案】C (17)

24.【答案】E

【解析】（1）二度房室传导阻滞可分为两型。Ⅰ型又称文氏现象，或称莫氏Ⅰ型，Ⅱ型又称莫氏Ⅱ型。二度Ⅰ型房室传导阻滞的特点为：①PR 间期逐渐延长，直至一个 P 波受阻不能下传心室，QRS 波周期性脱落；②相邻 RR 间期呈进行性缩短，直至一个 P 波不能下传心室；③包含受阻 P 波在内的 RR 间期，小于正常窦性 PP 间期的两倍。（2）典型房扑心电图特点：①P 波消失，被 F 波取代，扑动波之间的等电线消失，在Ⅱ、Ⅲ、aVF、V_1 导联最为明显，典型房扑的频率为 250~300 次/分；②心室律规则或不规则，取决于房室传导比例是否恒定，当心房率为 300 次/分，未经药物治疗时，心室率通常为 150 次/分（2:1 房室传导）；③QRS 波形态正常。

第七章　心脏骤停

1. 【答案】C（20）

【解析】心脏骤停的识别：①大动脉搏动（颈动脉、股动脉）消失——首要；②心音消失——次要；③意识丧失——再次要。桡动脉属于周围动脉，不属于大动脉。

2. 【答案】A（20）

【解析】心脏骤停最重要的判断依据先后为：①大动脉搏动消失；②心音消失；③意识丧失。值得注意的是，桡动脉为周围动脉，非大动脉。

3. 【答案】D（20）

【解析】诊断心脏骤停的表现最主要的是大动脉搏动消失，其次是心音消失，最后是意识丧失。

4. 【答案】E（19）

【解析】心肺复苏程序第一步是确认所处环境安全，第二步是判断意识是否清楚，第三步是呼叫救援（120）；第四步是实施胸外按压和人工呼吸。

5. 【答案】A（18）

【解析】心脏猝死是指急性症状发作后1小时内发生的以意识丧失为特征的、由心脏原因引起的自然死亡。各种心肌病引起的心脏性猝死占5%～15%，是冠心病易患年龄前（<35岁）心脏性猝死的主要原因，如梗阻性肥厚型心肌病、致心律失常型右室心肌病。

第八章　心力衰竭与心源性休克

1. 【答案】C（20）

【解析】心力衰竭是指心室泵血功能下降，血液不能被泵出，淤积在心室内导致的一系列临床表现。心衰分为左心衰（肺淤血）、右心衰（体循环淤血）。讲一下右心衰，右心室功能衰竭时，血液淤积在右心室，可出现颈静脉怒张、双下肢水肿、肝颈静脉回流征阳性、三尖瓣关闭不全等表现。其中肝颈静脉回流征阳性更具特征性。

2. 【答案】B（20）

【解析】评价心功能最常见的检查方法是超声心动图中的左室射血分数（LVEF），即心室搏出量占心室舒张末容积的百分比，正常值50%～70%，当射血分数降低，提示出现心功能不全。其余选项主要用于心律失常及冠心病的检查。

3. 【答案】D（18、20）

【解析】心功能分级常用有两种：急性心梗时使用Killip分级，其余均使用NYHA分级。Killip分级法根据肺部啰音分为：Ⅰ级：无肺部啰音；Ⅱ级：湿啰音<50%肺野；Ⅲ级：湿啰音>50%肺野；Ⅳ级：心源性休克。本例为急性心梗，使用Killip分级法分级，本患者双肺底少量湿啰音，为Killip分级Ⅱ级。NYHA心功能分级法根据活动耐量分为：Ⅰ级：有心脏病，但日常活动不受限。Ⅱ级：心脏病患者的体力活动轻度受限制。Ⅲ级：有心脏病，以致体力活动明显受限制。Ⅳ级：心脏病患者休息状态下也有心衰症状。

4. 【答案】E（20）

【解析】本例患者突然呼吸困难，咯粉红色泡沫样痰，两肺散在干、湿啰音，考虑为急性左心衰。心尖部闻及隆隆样舒张中晚期杂音，为二尖瓣狭窄所致。心率明显增快，心律绝对不整，心电图示：心房颤动，考虑本患者的基础病是二尖瓣狭窄，由于快速房颤导致急性左心衰。此时抢救措施首选洋地黄类药物（静脉注射毛花苷丙）。毛花苷丙具有正性肌力、负性频率作用。正性肌力，即增加心肌收缩力，改善心衰；负性频率，即减慢心率，对心衰伴快速心房颤动为首选药物。

5. 【答案】C（19）

【解析】心力衰竭的基本病因主要分为：心肌收缩力减弱（冠心病、心肌炎）、后负荷增加（高血压）、前负荷增加（主A关闭不全）。其中冠心病是75岁以下人群心力衰竭的主要病因。

6. 【答案】D（18）

【解析】心力衰竭是指由于心脏功能异常，不能维持足够的心排出量满足组织代谢需求的一种病理生理状态。冠心病已成为心力衰竭患者的主要病因，居各种病因之首。感染，尤其呼吸道感染，是最常见、最重要的诱因。病因和诱因要注意区分。

7. 【答案】E（18）

【解析】慢性左心功能衰竭急性加重最常见的诱因

为感染，特别是呼吸道感染。

8.【答案】B (18)

【解析】本患者考虑为情绪激动后出现的血压急剧升高，出现急性肺水肿、左心衰（不能平卧、双肺可闻及喘鸣音及湿啰音）。治疗原则：①吸氧；②端坐位、下垂腿；③强心、利尿（静脉使用呋塞米）、扩血管（静脉注射硝普钠）；④镇静（吗啡）。而美托洛尔属于抑制心肌收缩力药物，在急性左心衰时，即左心室收缩射血能力衰竭的急性期时，使用本类药物可加重病情。

9.【答案】A (17)

【解析】顽固性心力衰竭，又称难治性心力衰竭，是指经各种治疗，心衰不见好转，甚至进展者，但并非指心脏情况已至终末期不可逆转者。其最关键治疗是寻找并纠正可能的原因，针对病因进行针对性治疗，才能达到最满意的疗效。

10.【答案】E (17)

【解析】本例突出特点为左心功能不全表现（劳力性呼吸困难），近2天加重（夜间不能平卧、端坐呼吸、双肺底可闻及湿啰音、P_2亢进可闻及S_3、奔马律）。在左心衰急性期β受体阻滞剂慎用。因β受体阻滞剂有明显的负性肌力作用，即减弱心肌收缩力，当急性左心衰时，由于左心室收缩力减弱导致向主动脉射血减少，血液淤积于左心室，此时再使用β受体阻滞剂，进一步减弱心肌收缩力，可导致心源性休克发生。呋塞米为袢利尿剂，通过减少循环血量，减轻心肌耗氧量，缓解心衰症状；患者劳力性呼吸困难，不能除外心肌缺血可能，给予硝酸甘油扩张冠脉，增加冠脉血供，缓解心肌缺血；患者血压高，出现心衰表现，首选硝普钠，扩张小动静脉，降压、缓解心衰症状；吗啡反射性地降低外周血管阻力，扩张容量血管，导致回心血量减少，心脏前负荷降低；同时扩张小动脉，降低心脏的后负荷，减轻

心衰症状。

扫描二维码查看本题考点更多讲解微视频——12-4心功能不全用药。

11.【答案】B (19)

【解析】本例老年患者，既往有心肌梗死、高血压病史，由于术后大量输液导致突发喘憋、不能平卧，双肺可闻及湿啰音及哮鸣音，结合患者有基础心脏病，考虑快速输液导致急性左心衰。患者血气分析正常，不首先考虑肺部疾病，进一步支持急性左心衰诊断。急性左心衰，左心射血减少，血液淤积在左房，继而出现急性肺水肿，患者喘憋的原因为肺水肿。

12.【答案】E (19)

13.【答案】D

【解析】(1)心功能分级常用有两种：急性心梗时使用Killip分级，其余均使用NYHA分级。Killip分级法根据肺部啰音分为：Ⅰ级：无肺部啰音；Ⅱ级：湿啰音<50%肺野；Ⅲ级：湿啰音>50%肺野；Ⅳ级：心源性休克。本例为老年女性，持续性胸痛，心电图ST段持续性抬高，诊断为急性心梗，使用Killip分级法分级，本患者双肺底少量湿啰音，为Killip分级Ⅱ级。(2)NYHA心功能分级法根据活动耐量分为：Ⅰ级：有心脏病，但日常活动不受限。Ⅱ级：心脏病患者的体力活动轻度受限制。Ⅲ级：有心脏病，以致体力活动明显受限制。Ⅳ级：心脏病患者休息状态下也有心衰症状。本例时间为6个月，除外急性心梗，使用NYHA分级法分级，患者稍活动即感气喘，提示安静休息时不喘，为NYHA分级Ⅲ级。

第十五篇 消化系统答案与解析

第一章 腹部损伤(肝胆损伤、脾损伤、胰腺损伤、小肠损伤、直肠损伤)

1.【答案】C(20)

【解析】患者受伤部位位于腹部,结合其表现,排除肾破裂(肾损伤多为腰部受伤史)。肝脏损伤及胰腺损伤后,中途不会出现腹痛缓解症状,对于脾破裂(迟发性)不会出现腹膜刺激征及粪便带血情况,故该患者最可能损伤的部位是结肠。患者中途出现腹痛缓解的原因是左侧结肠突发破裂时出现疼痛,因内容物多为固体故而短时间缓解,但左半结肠的内容物虽然液体少但细菌较多,故随着时间推移再次出现腹痛加重、腹膜炎等表现。

2.【答案】C(19)

【解析】肝破裂多需手术治疗,基本要求是彻底清创、确切止血、消除胆漏并建立通畅的引流。生命体征经补充血容量后仍有活动性出血,应尽早行剖腹探查手术,主要包括:①暂时控制出血,尽快查明伤情:开腹后发现肝破裂并有凶猛出血时,可用纱布压迫创面暂时止血。②清创缝合术:探明肝破裂伤情后,应对损伤的肝进行清创。对于裂口不深、出血不多、创缘比较整齐者,在清创后可将裂口直接予以缝合。③肝动脉结扎术:有不易控制的动脉性出血时可考虑行肝动脉结扎(存在危险应慎用)。④肝切除术:对于有大块肝组织破损,特别是粉碎性肝破裂或肝组织挫伤严重的患者应施行肝切除术。⑤纱布块填塞法:用于对裂口较深或肝组织已有大块缺损而止血不满意、又无条件进行较大手术的患者。⑥肝损伤累及肝静脉主干或肝后段下腔静脉破裂时:出血多而猛,且有并发空气栓塞的可能,通常需扩大为胸腹联合切口以改善显露,采用带蒂大网膜填塞后,用粗针线将肝破裂伤缝合、靠拢。如此法无效,则需实行全肝血流阻断(包括腹主动脉、肝门和肝上下端的下腔静脉)后,缝补静脉破裂口。不论采用以上何种手术方式,外伤性肝破裂手术后,在创面或肝周留置多孔硅胶双套管行负压吸引以引流出渗出的血液和胆汁。

维生素 K 主要用于因致凝血酶原过低而引起出血的患者,也可用于预防长期应用广谱抗菌药继发的维生素 K 缺乏症。

3.【答案】B(19)

【解析】胃肠道、胆道、膀胱等空腔脏器破裂的主要临床表现是弥漫性腹膜炎。除胃肠道症状(恶心、呕吐、便血、呕血等)及稍后出现的全身性感染的表现外,最为突出的是腹部有腹膜刺激征。

4.【答案】D(19)

【解析】从该患者外伤史、查体和抽出不凝血表现,可考虑为腹腔实质脏器损伤,本题易错选 E 肝破裂,但肝破裂多为开放性损伤,短时间即可有休克表现,同时因肝破裂多有胆汁外溢情况发生,还可出现较为明显的腹膜刺激征,故脾破裂的可能性大。

5.【答案】E(19)

【解析】对未能排除腹内脏器损伤或在观察期间出现以下情况时,应终止观察,及时进行手术探查:①腹痛和腹膜刺激征有进行性加重或范围扩大者;②肠蠕动音逐渐减弱、消失或出现明显腹胀者;③全身情况有恶化趋势,出现口渴、烦躁、脉率增快或体温及白细胞计数上升者;④红细胞计数进行性下降者;⑤血压由稳定转为不稳定甚至下降者;⑥胃肠出血者;⑦积极救治休克而情况不见好转或继续恶化者。故选项 E 不属于剖腹探查的手术原则。

6.【答案】C(18)

【解析】肠损伤但未出现破裂时,膈下不会出现游离气体。

7.【答案】B(18)

【解析】该患者外伤部位位于右上腹,结合腹膜刺激征、肝区叩诊阳性及休克表现,可诊断为肝损伤。

8.【答案】B(17)

【解析】结肠和直肠破裂,发病率较小肠为低;因结肠内容物液体成分少而细菌含量多，故腹膜炎出现得较晚，但较严重。小肠破裂发生概率较高，可在早期即产生明显的腹膜炎。

9.【答案】C (17)

【解析】"左上腹被撞伤后钝痛"，根据外伤发生的部位，即可基本确定为脾破裂，结合移动性浊音（+）、血压下降，提示大量出血，腹腔穿刺抽出不凝血，均符合脾破裂的征象。根据受伤部位可以排除以下脏器损伤：胃破裂为中上腹部、小肠破裂为中腹或中下腹部、结肠破裂为下腹部、肝破裂为右上腹多见。

10.【答案】E (16)

【解析】小肠占据中下腹部大部分空间，故发生损伤机会比较多，结肠损伤发病率仅次于小肠，胃很少受累，约占腹部创伤的3.16%，十二指肠的大部分位于腹膜后，损伤的发病率比胃低，约占整个腹部损伤的1.16%（参见颐恒网校《临床执业医师综合笔试辅导讲义》腹部损伤一章）。

【颐恒老师提示】消化外科部分考题近两年都不难（2021年消化系统考题有题干超长、机制考核更多、更灵活、跟贴近临床的特点），但类似这种综合性考题，需要前后综合才能找到准确答案，否则考试只能靠蒙答案。当然，如果有临床经验的话，答这道题很轻松。

11.【答案】D (16)

【解析】了解受伤过程和检查体征是诊断腹部损伤的主要依据，在实质器官损伤中，肝脏受损伤几率仅次于脾脏，结合受伤部位，患者右上腹被汽车撞伤，肝脏位于右上腹，故D选项正确，而脾脏位于左上腹。同时，结合患者休克（血压、血红蛋白降低）及白细胞不高表现，也可进一步排除小肠、胃、结肠、十二指肠和胰腺损伤。

12.【答案】E (16)

【解析】

```
扫描二维码查看本题考点
更多讲解微视频——13-25 腹
部损伤（临床思维）。
```

【颐恒老师提示】曾在历年冲刺押题课中，老师就已反复强调：体现临床思维是当前命题的趋势，具体内容在本书前言中有详细描述，尤其是书中展示的那段微视频（扫描上面的二维码）一定要认真体会。

13.【答案】B (16)

【解析】骑电动车或开小汽车时发生上腹部被车把撞伤，往往是胰腺损伤。B超检查主要用于诊断肝、脾、胰、肾等实质性脏器的损伤，能根据脏器的形状和

大小提示损伤的有无、部位和程度，以及周围积血、积液情况。临床往往以B超为首选检查。腹部CT检查对脏器损伤有重要价值，假阳性率低。

14.【答案】D (16)

【解析】患者腹部外伤史，上腹部包块，高度怀疑胰腺假性囊肿。由于外伤致胰腺破损后，外渗的胰液局限在网膜内，日久可形成胰腺假性囊肿，B超可确诊。

15.【答案】D (16)

【解析】一旦诊断胰腺损伤后，应立即手术治疗。术后放置引流管，维持10天以上。

16.【答案】D (15)

【解析】实质性脏器破裂后，腹痛呈持续性，脾损伤的腹痛和腹膜刺激征一般不严重，但肝内外胆管、胆囊、胰腺损伤则不然，其腹痛与腹膜刺激征较严重；尤其胰腺破损或断裂，胰液可积聚于网膜囊内而表现为上腹部明显压痛和肌紧张，还可因膈肌受刺激而出现肩部疼痛。外渗的胰液经网膜孔或破裂的小网膜进入腹腔后，可很快引起弥漫性腹膜炎。肝脏和脾脏破裂后往往为大出血。肝破裂后可能有胆汁溢入腹腔，腹痛和腹膜刺激征较为明显，但胰液刺激比胆汁更为明显和严重，故选D。

17.【答案】D (15)

【解析】闭合性腹部损伤后，诊断性腹腔穿刺术是比较理想的辅助检查，通过观察穿刺抽到的液体，分辨血液、胃肠内容物、胆汁和尿液，来推断哪类脏器受损，阳性率可达90%以上。

18.【答案】E (15)

【解析】患者腹部闭合性损伤后出现弥漫性腹膜炎，E选项白细胞升高只是支持感染诊断，对判断有无腹部脏器损伤没有帮助。而A选项可提示肠损伤，B、D可提示内脏损伤出血，C选项可提示肾脏损伤。

19.【答案】B (15)

【解析】患者心率增快、血压降低，考虑肝脾损伤后内脏出血导致血容量不足所致。腹部探查先探查肝脾等实质性器官。

20.【答案】E (15)

【解析】患者目前失血性休克可能性大，所以急救手段为补充血容量。

21.【答案】D (14)

【解析】对疑有腹腔内空腔脏器破裂的腹部闭合性损伤患者，在观察期内应随时掌握伤情变化外，做到：①不随便搬动伤者，以免加重伤情；②不注射止痛剂，以免掩盖伤情；③禁食，以免万一有胃肠道穿孔而加重腹腔污染。

22.【答案】D (14)

【解析】上腹部外伤史高度怀疑肝破裂、胰腺损伤和胃十二指肠破裂。通过该患者受伤史及表现，尤其是X线表现"腹膜后"、"有气体征象"说明为腹膜外位的空腔器官损伤（腹膜外位器官有肾、肾上腺、胰腺、输尿管、十二指肠–降部、水平部或升部、直肠中下段），故受伤器官最可能是十二指肠。

23.【答案】B（13）

【解析】患者外伤史＋腹膜刺激征＋移动性浊音（＋）＋BP 90/60mmHg，诊断为腹部脏器损伤并发腹膜炎、休克。目前的治疗方案首先应为补充血容量抗休克，同时急症剖腹探查。患者目前具备了剖腹探查的指征："腹部移动性浊音（＋），肠鸣音消失"，但是应该将收缩压恢复到90mmHg以上（提请注意：90mmHg以上，见9版《外科学》原话）后再进行手术。而且伤后3小时未排尿，提示有血容量不足的可能。

【解题思路】剖腹探查指征：①腹痛和腹膜刺激征有进行性加重或范围扩大者；②肠蠕动音逐渐减弱、消失或出现明显腹胀者；③全身情况有恶化趋势，出现口渴、烦躁、脉率增快或体温及白细胞计数上升者；④红细胞计数进行性下降者；⑤血压由稳定转为不稳定甚至下降者；⑥胃肠出血者；⑦积极救治休克而情况不见好转或继续恶化者。本例患者"腹部移动性浊音（＋），肠鸣音消失"的体征，可以考虑急症剖腹探查，也应该在抗休克的前提下进行。所以本题B选项也有瑕疵。当然，A选项表述也不对，抗休克补充血容量是必需的，但补液后只观察是不对的，因为本例患者无疑必须紧急手术。所以本例患者最佳的治疗方案应为"抗休克同时行剖腹探查"。

24.【答案】A（13）

【解析】联合损伤的处理原则：对于已确诊或高度怀疑腹内脏器损伤者的处理原则是做好紧急术前准备，力争早期手术。如腹部以外另有伴发损伤，应全面权衡轻重缓急，首先处理对生命威胁最大的损伤。最危急的

病例，心肺复苏是压倒一切的任务，其中解除气道梗阻是首要一环。其次要迅速控制明显的外出血，处理开放性气胸或张力性气胸，尽快恢复循环血容量，控制休克和进展迅速的颅脑外伤。如无上述情况，腹部创伤的救治就应当放在优先的地位。对于腹内脏器损伤本身，实质性脏器损伤常可发生威胁生命的大出血，故比空腔脏器损伤更为紧急，而腹膜炎尚不致在同样的短时间内发生生命危险。

25.【答案】E（13）

【解析】患者外伤史后出现左上腹剧痛，腹部叩诊移动性浊音（＋），腹腔穿刺抽出不凝固血液，血压60/45mmHg，考虑腹部脏器损伤并发大出血。受伤部位为左上腹，最可能的是脾破裂。胃破裂尽管也是左上腹，一般不并发大出血，抽出的液体以食物残渣和胃内容物为主。肝破裂也会发生大出血，但应发生于右上腹。结肠和小肠破裂后以腹膜刺激征为主要表现。

26.【答案】B（13）

【解析】脾破裂出血量大，患者可迅速出现休克，治疗应坚持"抢救生命第一，保留脾第二"的原则。补充血容量为最重要的治疗措施，既防治休克，又能给手术治疗创造条件。

27.【答案】E（13）

【解析】十二指肠降段为腹膜外位器官，故属于腹膜后部分，当发生外伤性破裂时，肠管内容物不会进入腹膜腔，故没有明显腹膜刺激征。

【解题思路】十二指肠分为上部、降部、水平部和升部4部。上部被腹膜包裹，位于腹腔内，破裂后肠内容物及肠腔内气体可进入游离腹腔，形成膈下游离气体（或肝浊音界消失）。降部、水平部和升部属于腹膜外位器官（位于腹膜后），破裂后肠腔内气体沿腹膜后、右肾前间隙、肠系膜根部等部位扩散。因此，腹部探查时若发现横结肠系膜根部有较多气泡，应高度怀疑十二指肠降部和水平部破裂。

第二章 腹外疝

1.【答案】E（21）

【解析】在成人发生的腹股沟疝中，对于绞窄性疝一般需选用单纯疝囊高位结扎，不选用修补术以防止出现失败。

2.【答案】D（18、20）

【解析】发生于腹股沟区的疝称为腹股沟疝。依据

疝出途径不同分为：腹股沟直疝和腹股沟斜疝。腹股沟直疝的特点：多见于老年人，外观呈半球形，疝囊颈在腹壁下动脉内侧，极少发生嵌顿。腹股沟斜疝的特点：多见于儿童、青壮年；疝囊颈在腹壁下动脉外侧；外观呈椭圆或梨形；极易发生嵌顿。关于二者的各自特点参照下表：

要点	斜疝	直疝
发病年龄	多见儿童、青壮年	多见于老年
突出途径	经腹股沟管，可进阴囊	经直疝三角，很少进入阴囊
疝块外形	椭圆或梨形、上部呈蒂柄状	半球形，底宽
回纳疝块后压住深环	疝块不再突出	疝块仍突出
精索与疝囊关系	精索在疝囊后方	精索在疝囊前外方
疝囊颈与腹壁下动脉的关系	疝囊颈在腹壁下动脉外侧	疝囊颈在腹壁下动脉内侧
嵌顿机会	较多	极少

3.【答案】E（20）

【解析】本题易错选其他选项。该患者斜疝发生嵌顿6小时，术中发现疝内容物坏死，说明该患者情况已经出现绞窄，对于绞窄性疝一般需选用单纯疝囊高位结扎，不选用修补术以防止出现失败。

4.【答案】C（19）

【解析】嵌顿性疝是指当疝环狭小而腹内压突然增高时，疝内容物强行扩张疝囊颈进入疝囊，随后因疝囊颈的弹性收缩，将内容物卡住不能回纳的情况。绞窄性疝是指发生的嵌顿未及时解除，肠管及其系膜受压不断加重导致动脉血流减少直至完全阻断。故嵌顿性疝发展为绞窄性疝最重要的依据是判断疝内容物有无缺血坏死。

5.【答案】C（19）

【解析】本题不难诊断为腹股沟疝，结合患者查体表现腹股沟区梨形包块，按压深环不再复出可考虑腹股沟斜疝。关于腹股沟直疝和腹股沟斜疝的鉴别可见2题表格。

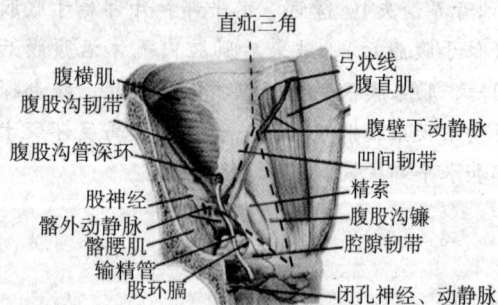

6.【答案】B（18）

【解析】本题患者为中年女性，有长久站立史，结合查体体征可诊断为股疝。股疝容易发生嵌顿，确诊后应及时手术。手术方法一般用疝囊高位结扎加修补术。修补方法最常用的是 McVay 法，可很好地堵住股环。疝修补术小结：Shouldice 法是加强腹横筋膜的手术方式。Bassini 法是加强腹股沟管后壁的经典术式，适用于腹横筋膜已移开、松弛，腹股沟管后壁较为薄弱者，尤其适

用于青壮年斜疝和老年人直疝。Halsted 法：在 Bassini 法的基础上，再把腹外斜肌腱膜在精索后方缝合，从而把精索移至腹壁皮下层与腹外斜肌腱膜之间。Ferguson 法是修补加强腹股沟管前壁最常用的方法。适用于腹横筋膜无明显缺损、腹股沟管后壁尚可的患者。其他术式都是加强后壁。

7.【答案】C（17）

【解析】中年女性，突发右下腹痛伴呕吐，停止排气排便，右侧腹股沟韧带下方卵圆窝处可触及半球形包块，压痛明显，不能还纳，为典型的股疝表现。因股疝较易嵌顿和绞窄，如嵌顿的内容物是肠管则出现机械性肠梗阻，确诊后应及时手术。手术方法一般用疝囊高位结扎加修补术，修补方法最常用的是 McVay 法。其他选项均不符合股疝的处理原则。

8.【答案】C（15）

【解析】腹股沟管深环是腹股沟管的内口，是由腹横筋膜外突形成的卵圆形间隙，位于腹股沟韧带中点上方约一横指处（2cm），C 选项较符合。其临床意义是用于鉴别斜疝和直疝：腹股沟管深环是斜疝的进出口，疝回纳后压住深环，增高腹内压疝块不再突出；直疝是由 Hesselbach 三角突出，疝回纳后压住深环，增高腹内压疝块仍会突出。

9.【答案】E（15）

【解析】在腹外疝中，股疝发生嵌顿最多，约占60%。由于股管几乎是垂直的，疝块在卵圆窝处向前转折时形成一个锐角，并且股环本身较小，周围又多为坚韧的韧带所致。腹股沟斜疝也较容易发生嵌顿，直疝因为直接从直疝三角区突出故极少发生嵌顿。

10.【答案】B（15）

【解析】老年人，直疝多见。McVay 法多适用于后壁薄弱严重的患者。

11.【答案】E（14）

【解析】在胚胎发育过程中，睾丸由腹膜后第 2～3 腰椎旁开始逐渐下降，并依次带动腹膜、腹横筋膜及腹前外侧壁经腹股沟管逐渐下移，最终推动皮肤形成阴

囊。随之下移的腹膜形成一鞘突，睾丸则紧贴在其后壁。鞘突下段在婴儿出生后不久成为睾丸固有鞘膜，其余部分即自行萎缩闭锁而遗留一纤维索带。如鞘突不闭锁或闭锁不完全，就成为先天性斜疝的疝囊，构成斜疝或鞘膜积液，或同时存在。右侧睾丸下降比左侧略晚，鞘突闭锁也较迟，故右侧发生疝的机会更多。

12.【答案】E（14）

【解析】股疝多见于40岁以上妇女，常在腹股沟韧带下方卵圆窝处表现为一半球形的突起。平卧回纳内容物后，疝块有时并不完全消失，是因为疝囊外有很多脂肪堆积的缘故。本例患者中年女性出现典型的股疝症状，因易嵌顿，应确诊后及时手术。手术方法一般用疝囊高位结扎加修补术。修补方法最常用的是McVay法，可很好堵住股环。其他四个选项手术方式均为治疗斜疝和直疝的手术方式。

13.【答案】A（13）

【解析】患者为中年女性，右侧腹股沟韧带下方呈半球形隆起，考虑发生股疝。因出现机械性肠梗阻征象，且有压痛，故考虑发生嵌顿，确诊后应及时手术。手术方法一般用疝囊高位结扎加修补术。修补方法最常用的是McVay法，可很好堵住股环。Ferguson修补属于加强腹股沟管前壁最常用的方法，无法堵住股环。

14.【答案】D（13）

15.【答案】A（13）

【解析】本例患者中年妇女，右腹股沟下方包块，明显触痛，平卧无法还纳，结合右下腹阵发性绞痛及肠鸣音亢进，诊断为股疝并发嵌顿。手术方法一般用疝囊高位结扎加修补术。修补方法最常用的是McVay法（在精索后方把腹内斜肌下缘和联合腱缝至耻骨梳韧带上），以加强腹股沟管后壁，可很好堵住股环。而本例患者采用的手术是另外一种方法封闭股环，即在腹股沟韧带下方把腹股沟韧带、腔隙韧带和耻骨肌筋膜缝合在一起。

【解题思路】本题两个问题是独立的。股疝的手术方法一般用疝囊高位结扎加修补术。第一个问题问的是，疝囊高位结扎后，常用的McVay法是如何修补的；后一个问题问的是，疝囊高位结扎后，另外一种手术修补方法是如何关闭股环的。本题难度似乎远超考生之想象——考研西综都没这难度！本来直疝和斜疝的六种手术方法就已经是一团乱麻了，再加上股疝的两种手术方式，难道这医考试题难度要和考研PK？这个时候，如果走不出来，无疑就走进了死胡同。如果对此问题的深度还有兴趣，建议关注颐恒老师的微课堂。

16.【答案】A（13）

【解析】股疝多见于40岁以上妇女。疝块往往不大，常在腹股沟韧带下方卵圆窝处表现为一半球形的突起。本例症状符合。股疝由于囊颈较狭小，咳嗽冲击感不明显，股疝较易嵌顿和绞窄，确诊后应及时手术。手术方法一般用疝囊高位结扎加修补术。

第三章 急腹症：腹膜炎、肠梗阻、阑尾炎

1.【答案】C（21）

【解析】本题看似考查引起腹水的形成因素，实则考查的是胰腺解剖。通过胰腺CT示：胰腺的增大部位为胰腺头部及体部，结合该部位的解剖位置及毗邻关系：因胰腺钩突与胰头、胰颈之间夹有肝门静脉的起始部和肠系膜上动静脉，故此处发生肿大时，可压迫肝门静脉的起始部使回流受阻，出现腹水、脾肿大等症状。

2.【答案】B（13、20）

【解析】继发性腹膜炎的病因常见于腹腔内空腔脏器穿孔、外伤引起的腹壁或内脏破裂，由于细菌释放的毒素持续刺激腹膜，所以其腹痛特点为持续性、剧烈，可局限或弥漫至全腹。逐渐加重阵发性腹痛为机械性肠梗阻的特点，阵发性全腹绞痛见于结石或急性阑尾炎。

3.【答案】D（20）

【解析】绞窄性肠梗阻是按照肠壁有无血运障碍的标准进行分类的类型之一，是指肠内容物通过障碍和肠壁血运障碍同时存在；该分类下对应的另一种类型是单纯性肠梗阻，是指仅存在肠内容物的通过障碍而不存在肠壁血运障碍。

4.【答案】E（20）

【答案】急性腹膜炎可分为原发性和继发性腹膜炎。原发性腹膜炎又称为自发性腹膜炎，腹腔内无原发性病灶，致病菌多为溶血性链球菌、肺炎双球菌或大肠埃希菌。继发性腹膜炎是最常见的腹膜炎，引起继发性腹膜炎的细菌主要是胃肠道内的常驻菌群，其中以大肠杆菌（大肠埃希菌）最为多见，其次为厌氧拟杆菌、链球菌、变形杆菌等。

5.【答案】D（21、20）

【解析】继发性腹膜炎在少数情况下，如病情较轻，或病程较长超过24小时，且腹部体征已减轻或有减轻趋势者，或伴有严重心肺等脏器疾患不能耐受手术者，可行非手术治疗。在多数情况下，需采用手术治疗。

6.【答案】A（20）

【解析】腹膜炎在多数情况下需手术治疗，其手术处理的原则是：①积极处理原发病灶，手术切口应根据原发病的器官所在部位而定（选项C、E正确）；②彻底清洁腹腔，可用生理盐水灌洗腹腔至清洁（选项B正确）；③充分引流，防止发生腹腔脓肿（选项D正确）；④术后继续禁食、胃肠减压、补液、应用抗生素和营养支持治疗，保证引流管通畅。

7.【答案】A（20）

【解析】在普外科手术切口及手术路径的设计中，应该满足以下要求：①切口应充分显露并接近病变部位；②术者进入及关闭缝合时应方便、简单且愈合牢固、不易裂开；③应尽量减少对组织器官的损伤；④对患者而言，应痛苦小、瘢痕细、比较美观；⑤遇特殊情况时，方便延长扩大切口。对阑尾炎最佳的切口位置是麦氏切口，其优点为：该切口是顺纤维方向分开肌肉而不是切开，对组织损伤最小，而且遇特殊情况需延长扩大切口时，也极其简便的就可暴露更多组织器官。对经白线的正中切口（含上腹正中、下腹正中切口），虽然术者进入腹腔快捷且损伤出血少，但白线血运差、愈合慢、易裂开，故一般仅适用于腹部创伤时的紧急切口。经腹直肌切口及腹直肌旁切口二者并无显著区别，虽然对术者视野暴露较好，但易损伤肌肉、神经，现多数情况下一般不做选用。

8.【答案】C（19）

【解析】肠梗阻表现为：疼、吐、胀、闭（停止排气排便）和腹部体征。①腹痛：机械性肠梗阻表现为阵发性绞痛；绞窄性肠梗阻呈剧烈的持续性腹痛；麻痹性肠梗阻为持续性胀痛。②呕吐：梗阻部位愈高，呕吐出现愈早、愈频繁，吐出物量少，多为胃、十二指肠内容物；低位梗阻时呕吐出现迟、次数少、吐出物量多，可为粪性。结、直肠梗阻很晚才出现呕吐。麻痹性肠梗阻呈溢出性呕吐。③腹胀：高位肠梗阻腹胀不明显，低位及麻痹性肠梗阻腹胀显著；肠扭转为闭袢性肠梗阻，腹胀不均匀。④停止排便排气：低位、完全性肠梗阻患者多停止排气排便。高位梗阻与肠套叠、肠系膜血管栓塞可有少量排便，甚至血便。

9.【答案】C（19）

【解析】急性尿潴留的治疗原则是去除病因，恢复排尿。任何情况的急性尿潴留均应立即（首选）进行导尿，以免膀胱过度膨胀导致无张力性膀胱，如估计排尿功能一时难以恢复，应留置导尿管。对腰麻和肛管直肠手术后的尿潴留，若导尿失败可用针灸治疗，亦可用穴位注射新斯的明。耻骨上膀胱穿刺造瘘或耻骨上膀胱切开造瘘术一般用于导尿失败者，不作为首选治疗措施。

患者术后出现尿潴留，是由于麻醉药物未完全代谢，膀胱括约肌仍被麻痹，排尿反射不敏感导致，自行排尿并不能解决尿潴留表现，应给予留置导尿（为防止膀胱内压快速降低诱发膀胱出血，可采取每间隔20～30分钟放尿液200ml直至膀胱排空）。

10.【答案】C（19）

【解析】急性阑尾炎手术并发症（术后并发症）包括：切口感染（最常见）、出血、粘连性肠梗阻、阑尾残株炎、粪瘘（很少见）。阑尾炎的并发症包括：腹腔脓肿；内、外瘘形成和化脓性门静脉炎。

11.【答案】A（15、19）

【解析】本病例"转移性右下腹痛""麦氏点压痛"，并出现腹膜刺激征，考虑为急性阑尾炎继发的腹膜炎，致病菌主要是胃肠道内的常驻菌群，以大肠埃希菌最为多见，其次为厌氧拟杆菌、链球菌和变形杆菌等。

12.【答案】A（19）

【解析】麻痹性肠梗阻在动力性肠梗阻中较为常见，多发生在腹腔手术后、腹部创伤或弥漫性腹膜炎病人，由于严重的神经、体液及代谢（如低钾血症）改变所致。机械性肠梗阻系机械性因素引起肠腔变狭小或不通，使肠内容不能通过。血运性肠梗阻是由于肠系膜血管栓塞或血栓形成，使肠管血运障碍，肠失去蠕动能力。假性肠梗阻多表现有反复发作的肠梗阻症状，一般无明显的病因，属慢性疾病，假性肠梗阻的治疗主要是非手术方法，仅在并症穿孔、坏死等情况才进行手术处理。

13.【答案】E（19）

【解析】盆腔脓肿常发生于急性腹膜炎治疗过程中、阑尾穿孔或结直肠手术后；常出现直肠或膀胱刺激症状，如里急后重、大便频繁、黏液便、尿频、排尿困难等；直肠指检可发现肛管括约肌松弛，在直肠前壁可触及肿物膨起，伴触痛及波动感；B超（下腹部、经直肠或阴道等）及CT检查有助于明确诊断。

14.【答案】D（18）

【解析】对肠梗阻患者，无论非手术还是手术治疗均需进行以下基本处理：①胃肠减压；②纠正水、电解质紊乱和酸碱失衡（肠梗阻最突出的生理紊乱，应及早给予纠正）；③防治感染和中毒；④对症处理：给氧、解痉、营养支持等。

15.【答案】C（18）

【解析】阑尾管腔阻塞是诱发急性阑尾炎的最常见原因。造成阑尾管腔阻塞最常见的病因是淋巴滤泡增生（占所有阻塞病因的60%，年轻人多见），其次是粪石（占35%）。

16. 【答案】A (18)

【解析】患者术后出现血压80/60mmHg，面色苍白，皮肤湿冷等休克表现，本着"救伤先救命"的原则，应首先排除出血导致低血压现象。

17. 【答案】D (18)

【解析】患者存在转移性右下腹痛，考虑为阑尾炎。结合右下腹压痛、反跳痛阳性表现，提示该患者阑尾炎已发展到化脓、坏疽或穿孔的阶段。

18. 【答案】E (18)

【解析】通过该患者午后低热及胸片检查，同时结合其症状与体征，可考虑该患者为结核性腹膜炎。

19. 【答案】D (18)

【解析】为确诊可首先行腹腔穿刺并进行腹水检验（总蛋白 > 25g/L，SAAG < 11g/L；白细胞 > 500 × 10⁶/L，以淋巴细胞为主，ADA 活性增高，普通细菌培养阴性）。除腹膜有广泛粘连者外，对诊断困难者可采用腹腔镜进行确诊。

20. 【答案】D (18)

21. 【答案】C (18)

【解析】肠梗阻多表现为：①腹痛：机械性肠梗阻表现为阵发性绞痛；绞窄性肠梗阻则呈剧烈的持续性腹痛；麻痹性肠梗阻为持续性胀痛。②呕吐：早期呕吐为反射性，吐出物为食物或胃液，进食即吐。梗阻部位愈高，呕吐出现愈早、愈频繁，吐出物量少，多为胃十二指肠内容物；低位梗阻时呕吐出现迟、次数少、吐出物量多，可为粪性。结、直肠梗阻出现呕吐的症状较晚。麻痹性肠梗阻则呈溢出性呕吐。③腹胀：高位肠梗阻的腹胀不明显，低位及麻痹性肠梗阻腹胀显著。肠扭转为闭袢性肠梗阻，腹胀不均匀。④停止排气排便。

22. 【答案】D (17)

【解析】急性单纯性阑尾炎属于病变早期，多限于黏膜和黏膜下层，阑尾管腔出现梗阻，表现为：①上腹部和脐部隐痛（B、E错）。②全身症状多不严重，表现早期乏力，炎症加重时可有出汗、口渴、脉速、发热等全身感染中毒症状（A错）。③早期炎症不明显时，可无明显体征，及至炎症明显并出现转移性腹痛时，局部可触到压痛。典型的压痛较为局限，位于阑尾点或附近，发病早期腹痛尚未转移时，右下腹可出现固定压痛（B错）。④反跳痛、肌紧张和肠鸣音减弱或消失是腹膜炎后受到刺激的防卫性反应（D对）。⑤大多数患者有白细胞计数及中性粒细胞比例增高，如升高不明显，则应复查，逐渐升高则有诊断价值（C错）。（编者注：以上解析依据为9版《外科学》和颐恒网校编写《临床执业笔试辅导讲义》）。

23. 【答案】A (17)

【解析】阑尾炎时典型的腹痛发作始于上腹，逐渐移向脐周，开始多为隐痛，6~8 小时后转移并固定在右下腹部，疼痛呈持续性加重，70%~80%的患者具有这种典型的转移性右下腹痛。炎症加重时可有出汗、口渴、脉速、发热等全身感染中毒症状。当阑尾化脓坏疽穿孔并腹腔广泛感染时可并发弥漫性腹膜炎。右下腹肌紧张、反跳痛（Blumberg 征）和肠鸣音减弱或消失等，常提示阑尾炎已发展到化脓、坏疽或穿孔的阶段。本例患者完全符合这些特点，右下腹穿刺抽出黄色混浊液体 2ml，镜检脓细胞（++），进一步得到证实（A对）。

消化性溃疡穿孔时，开始为中上腹痛，并发弥漫性腹膜炎后，扩散到全腹痛，与本例"右下腹痛阵发加剧"不符（B）。伤寒主要为稽留热，消化系统症状为下腹轻压痛，可并发肠穿孔而发生腹膜炎，但多发生于病程第 3~4 周，与本例患者不符（C）。绞窄性肠梗阻时，腹腔穿刺可抽出血性液体。但应有典型的"痛吐胀闭"等表现，腹膜症状表现为持续性绞痛，与本例患者不符（D）。重症急性胰腺炎时，可出现腹痛腹胀等症状，也有腹膜炎体征，腹水常呈血性，但是疼痛部位多位于中上腹，可向腰背部呈带状放射，与本例患者不符（E）。

24. 【答案】B (17)

【解析】固定肠袢 = 绞窄性肠梗阻，故必须手术。其他均为保守治疗。

25. 【答案】E (17)

【解析】切口全层裂开，指有肠管或网膜脱出者，为完全裂开。本例患者更换敷料发现小肠自伤口膨出，故符合切口全层裂开。处理原则是应立即用无菌敷料覆盖切口，在良好的麻醉条件下重予缝合，同时加用减张缝合，再缝合后可有肠麻痹，故术后应放置胃肠减压管。

26. 【答案】B (17)

【解析】患者腹痛腹胀，夜间盗汗，腹部呈揉面感，可见肠型及蠕动波，肠鸣音亢进，符合结核性腹膜炎粘连型，并发肠梗阻的表现。结肠癌并发肠梗阻，以左半结肠多见，表现为肠梗阻、便秘、腹泻、便血等症状。溃疡性结肠炎不会梗阻性发生绞痛。家族性息肉病表现为腹泻或排便次数增多、便血等，并发梗阻时以盲肠息肉多见。淋巴瘤并肠梗阻以无痛性淋巴结肿大为主要表现。

27. 【答案】E (17)

【解析】发生梗阻时，行立位腹部 X 线平片可定位梗阻部位，为手术解除梗阻提供帮助。即可谓"治病先救急"！腹部B超检查也可以定位，但B超对液体更敏感，结核性腹膜炎发生梗阻时，肿块多由肿大的肠系膜淋巴结、增厚的大网膜、粘连成团的肠曲或干酪样坏死脓性物积聚而成，B超不及X线显影效果清晰。

28.【答案】E（17）

【解析】急性小肠扭转多见于青壮年。常有饱食后剧烈活动等诱发因素，发生于儿童者则常与先天性肠旋转不良等有关。表现为突然发作剧烈腹部绞痛，多在脐周围，常为持续性疼痛阵发性加重；常可在短时期内发生肠绞窄、坏死，死亡率较高，死亡的主要原因常为就诊过晚或治疗延误，一般应及时手术治疗。

29.【答案】A（17）

【解析】外伤性腹膜后血肿多系高处坠落、挤压、车祸等所致腹膜后脏器（胰、肾、十二指肠）损伤、骨盆或下段脊柱骨折和腹膜后血管损伤引起。出血后，血液可在腹膜后间隙广泛扩散形成巨大血肿，并可渗入肠系膜间。巨大血肿的失血量多达3000~4000ml，可引起严重的失血性休克。突出的表现是内出血征象、腰背痛和肠麻痹，伴尿路损伤者则常有血尿。血肿进入盆腔者可有里急后重感，并可借直肠指诊触及骶前区有伴波动感的隆起。总之，麻痹性肠梗阻的发生机制主要是由于局部大量失血后肠系膜血供不足而导致。而痉挛性肠梗阻较为少见，可发生于急性肠炎、肠道功能紊乱或慢性铅中毒病人。

30.【答案】E（17）

【解析】患者3天无肛门排气、排便，符合完全梗阻，呕吐物有粪便臭味符合低位肠梗阻。高位肠梗阻，呕吐多频繁，呕吐物无粪便臭味。

31.【答案】E（17）

【解析】老年人，大便次数增多，肠梗阻伴乏力、低热，多考虑肠道肿瘤所致。粪块、粘连带和炎性狭窄一般不会发生低热症状。肠系膜血栓则为腹部缺血性持续剧烈疼痛。

32.【答案】A（17）

【解析】肠梗阻和胃肠穿孔为行消化道X线钡剂造影剂检查的禁忌证（前者加重梗阻，后者可导致腹膜炎加重）。其他检查均可施行。

33.【答案】E（17）

【解析】患者阵发性腹痛、腹胀、停止排气排便2天后，出现腹肌紧张，压痛明显，反跳痛阳性，移动性浊音阳性，提示机械性肠梗阻进一步恶化为绞窄性肠梗阻。腹膜刺激征和移动性浊音，为绞窄性肠梗阻的典型表现。其他选项均不符合这一特点。

34.【答案】C（16）

【解析】继发性腹膜炎历年考查内容：以大肠埃希菌最多见，且大多为混合感染（考点1）。疼痛性质为持续性腹痛，弥漫到全腹，原发部位疼痛最显著（考点

2）。标志性体征：压痛、反跳痛、肌紧张（考点3，助理常考）。腹胀加重是病情恶化的重要标志（考点4）。

35.【答案】C（16）

【解析】腹膜炎手术探查适应证：①经治疗6~8小时病情加重者。②原发病病情严重者。③腹腔炎症重，有中毒、肠麻痹、休克。④病因不明。

36.【答案】A（16）

【解析】急性肠梗阻手术探查最重要指征就是发生了绞窄，绞窄性肠梗阻预后严重，必须及早进行手术治疗。一旦发生绞窄，肠壁失去血供，坏死即不可避免。此题易误选D。

37.【答案】E（16）

【解析】"痛、吐、胀、闭"（停止排便排气）是典型肠梗阻的临床表现。

38.【答案】A（16）

【解析】此病人腹部损伤以腹膜刺激征为主，血压无明显下降，考虑为腹部空腔脏器损伤，如为胃十二指肠损伤，手术探查必须切开胃结肠韧带探查后壁，并非分离粘连带。其他选项都是常规处理。

39.【答案】D（16）

【解析】本题答案易误选B（胃肠减压），可以看到，考后各大网站公布的答案均选B，显然是错误的。其原因还是缺乏临床思维。概而言之，消化道穿孔引起急性腹膜炎的术前处理，可以概括为三个方面：一卧（半卧体位，引流内容物入腹腔最低处，便于炎症局限），二减（禁食、胃肠减压），三观察（密切观察病情变化：抗感染、补液等）。

【颐恒老师提示】本题属于网校网络冲刺班、特训营课堂反复强调的一个考点：消化道穿孔患者的体位是被动的半卧位，保持这一体位的目的不只是缓解疼痛，还包括促使腹腔内渗出液流向盆腔，减轻中毒症状，有利于局限和引流。相关视频请扫描以下二维码聆听老师讲解。

扫描二维码查看本题考点更多讲解微视频——15－2腹膜炎处理。

40.【答案】D（16）

【解析】送分题。腹水的鉴别看似复杂，其实就本题而言关键在于低热，抽出草黄色微混浊的液体和单核细胞比例升高更进一步确定答案。

41.【答案】D（16）

【解析】转移性右下腹疼痛，阑尾炎典型表现。其他选项均不符合。

42.【答案】D（16）

【解析】为了明确诊断，CT敏感性优于B超。B超易受肠道气体干扰，只有阑尾明显肿大时方可看清楚（9版《外科学》观点）。

43.【答案】D（16）

【解析】手术后出现血压下降，面色苍白，皮肤湿冷，肠鸣音减弱等休克征象，为典型的腹腔内出血表现。

44.【答案】C（16）

【解析】阑尾炎未及时治疗所致，常在盆腔、膈下或肠间隙发生腹腔脓肿，表现为腹胀、压痛性包块及全身中毒症状。盲肠后位阑尾炎症状不典型，容易误诊。

45.【答案】D（16）

【解析】阑尾炎时感染栓子脱落回流入阑尾静脉，沿肠系膜上静脉入门静脉导致门静脉炎。故出现寒战、高热及巩膜黄染症状。阑尾炎出现坏疽穿孔是由于阑尾周围脓肿引流不及时，脓肿可向小肠、大肠、膀胱、阴道或腹壁穿破，形成各种内、外瘘，脓液得以经瘘管排出。

46.【答案】C（15）

【解析】肠梗阻后，即出现不能进食和频繁呕吐（反射性），胃肠道液体大量丢失，因此而引起水、电解质紊乱与酸碱平衡失调，故C选项是肠梗阻首要的病理生理改变。胃肠道每日约有8000ml分泌液，正常时绝大部分被再吸收。肠梗阻后，因不能进食及频繁呕吐，使胃肠道液体大量丢失，导致血容量减少、浓缩、酸碱平衡失调，表现为缺水、休克。毒素中毒是肠内容物从肠内渗透至腹腔，毒素被吸收而引起严重化脓性腹膜炎和全身中毒症状。早期体液丢失引起低血容量性休克。梗阻导致肠膨胀时腹压增高，横膈上升，影响肺内气体交换。

47.【答案】B（15）

【解析】分析各选项内容：急性胰腺炎、消化道穿孔和肠梗阻均属于急腹症，但不是所有的急腹症都需要手术，比如消化性溃疡穿孔症状体征较轻者、穿孔超过24小时腹膜炎已局限者和穿孔已封闭者，均无须手术，采用胃肠减压等非手术疗法即可。由上述可见，B选项描述是恰当的。而A选项：血淀粉酶只是诊断急性胰腺炎的条件之一，与手术指征无关，故描述不恰当；C、D选项描述的观点过于绝对，更容易推翻：比如癌症引起的梗阻即使不绞窄也手术，粘连引起机械的梗阻也可能手术等。

48.【答案】B（15）

49.【答案】E（15）

50.【答案】B（15）

51.【答案】A（14）

【解析】结核性腹膜炎可以分为渗出、粘连、干酪样变三型，以前两型为多见。临床表现因病理类型和机体反应性的不同而异。一般有腹痛（多位于脐周、下腹），全身症状主要是发热与盗汗，触诊腹壁柔韧感是结核性腹膜炎的常见体征，腹部肿块多见于粘连型或干酪型。本例患者症状均符合结核性腹膜炎并发粘连性肠梗阻。

52.【答案】B（14）

【解析】结核性腹膜炎患者少量腹水需靠B型超声检查，并且可提示穿刺抽腹水的准确位置，对腹部包块性质鉴别有一定帮助，但不能确定包块的性质和腹水的性质。本例患者由于并发了急性肠梗阻，当前急需处理的是解除梗阻，缓解症状，故首先要明确梗阻的位置和包块的性质，为下一步治疗做准备（即内科治疗还是手术处理，临床中该类患者多需手术）。结核性腹膜炎患者白细胞多正常，有腹腔结核病灶急性扩散或在干酪型患者，白细胞可增高。病变活动时红细胞沉降率增快，病变趋于静止时逐渐正常。可见血常规检查并无鉴别意义。而PPD试验阳性率为30%～100%，呈强阳性有助于本病诊断。本例患者并发粘连性肠梗阻，腹部绞痛，最需要和其他类型肠梗阻所致的急腹症鉴别，其他类型的肠梗阻，明确为结核性腹膜炎是必需的，故有考生认为答案应选E，其错误就在于没理解，作为一名医生，该患者首先要解决的问题是什么——剧烈腹痛，针对这个首选要解决的问题开展检查。抗结核治疗也需要放在解除梗阻之后进行。腔镜检查在腹膜有广泛粘连者属禁忌，多用于诊断有困难者，尤其是组织活检可确诊。穿刺抽取腹水有重要价值，但是结核分枝杆菌培养的阳性率很低。为排除癌性腹水，腹水的细胞学检查目前已经作为本病的常规检查，因为本题问的是首选的检查而不是最重要的检查，加之本例患者为粘连型，腹水量极小，不一定能抽到腹水，甚至有可能导致结核菌扩散，故不选C。X线立位平片检查可显示气胀肠袢和液平面，X线钡餐造影可发现肠粘连、肠结核、腹腔外肿块等，对本病诊断有辅助价值，且优于B超，但本题未提供该选项（往年考题的答案即为X线）。

【解题思路】注意：本题和历年考题的题干相同，因选项不同，故答案不同，但解题思路是完全一致的。关键是要明确，首选的检查是为了解决什么问题——肠梗阻。这就是临床思维，治病应该先缓解患者难以忍受的痛苦。

53.【答案】C（14）

【解析】 阑尾神经来自交感神经丛，传入脊髓第10、11胸节，故当急性阑尾炎发作时，常表现为脐周牵涉痛（迟钝、模糊、定位不明确），属内脏性疼痛，当炎症累及腹膜时则表现为躯体感觉性痛（敏感、定位准确），临床表现为转移性右下腹痛。

54.【答案】B（14）

【解析】 阑尾炎手术后易并发盆腔脓肿，表现为体温升高，但全身中毒症状较轻。常出现直肠或膀胱刺激症状，如里急后重、大便频繁、黏液便、尿频、排尿困难等。肛周脓肿也会出现直肠或膀胱刺激症状，但以局部疼痛症状为主，全身感染症状不明显，且与阑尾手术后无关，故排除。阑尾残株炎为阑尾手术时残端超过1cm，残株发生复发炎症。其症状与阑尾炎相似。

55.【答案】C（14）

【解析】 上腹胀痛伴恶心、呕吐2天后出现右下腹痛阵发加剧，为典型的转移性右下腹疼痛，可诊断为阑尾炎。全腹压痛（＋）、肌紧张为腹膜刺激征，结合穿刺抽出黄色混浊液体，可证实为阑尾炎穿孔所致。消化性溃疡穿孔时，肠鸣音消失，肝浊音界缩小或消失，抽出的液不会是黄色混浊液体，故排除。

56.【答案】D（14）

【解析】 十二指溃疡病史＋腹膜刺激征＋膈下游离气体＝腹膜炎。腹腔内空腔脏器穿孔、外伤引起的腹壁或内脏破裂，引起继发性腹膜炎，其导致感染的细菌主要是胃肠道内的常驻菌群，其中以大肠埃希菌最为多见；其次为厌氧拟杆菌、链球菌、变形杆菌等。一般都是混合性感染，故毒性较强。

57.【答案】E（13）

【解析】 机械性肠梗阻表现为阵发性绞痛，其原因是梗阻部分以上肠管蠕动加快加强呈现剧烈腹痛，随着肠管疲劳腹痛暂时缓解，故为阵发性。发展为绞窄性肠梗阻则呈剧烈的持续性腹痛。麻痹性肠梗阻因为肠蠕动减弱或消失，肠管胀气后出现持续性胀痛。

【解题思路】 肠梗阻导致的疼痛要么是绞痛，要么是胀痛，不会隐痛，故排除A、C。D选项（麻痹性肠梗阻）为胀痛也可以排除。持续和阵发性的区别在于肠梗阻是否发生绞窄。所以解答本题还在于掌握肠梗阻的发生机制。我们网校老师一直强调发病机制的原因就在于此，这些知识靠死记硬背是不可能做到的。无论多么巧妙的口诀，在复杂知识面前都显得无比苍白。

58.【答案】C（13）

【解析】 绞窄性肠梗阻指征：①腹痛发作急骤，起始即为持续性剧烈疼痛，或在阵发性加重之间仍有持续性疼痛。有时出现腰背部痛。②病情发展迅速，早期出现休克，抗休克治疗后改善不显著。③有腹膜炎的表现，体温上升、脉率增快、白细胞计数增高。④腹胀不对称，腹部有局部隆起或触及有压痛的肿块（孤立胀大的肠袢）。⑤呕吐出现早而频繁，呕吐物、胃肠减压抽出液、肛门排出物为血性。腹腔穿刺抽出血性液体。⑥经积极非手术治疗而症状体征无明显改善。⑦腹部X线检查见孤立扩大的肠袢。本例患者有典型肠梗阻的表现，且查体有腹膜炎、移动性浊音阳性，符合绞窄性肠梗阻的诊断。腹部阵发性疼痛排除麻痹性肠梗阻（A），停止排气排便排除不全性肠梗阻（B）。腹肌紧张，压痛明显，反跳痛阳性，出现腹膜炎体征，排除单纯性机械性肠梗阻（E）。腹胀排除高位肠梗阻（D）。

59.【答案】C（13）

【解析】 阑尾动脉为回结肠动脉的分支，是一种无侧支的终末动脉，所以血运障碍时易发生阑尾坏死。

60.【答案】A（13）

【解析】 右下腹肌紧张、反跳痛（Blumberg征）和肠鸣音减弱或消失等，常提示阑尾炎已发展到化脓、坏疽或穿孔的阶段，故急性单纯性阑尾炎不会均有局部腹肌紧张。

61.【答案】B（13）

【解析】 小儿急性阑尾炎临床特点：①病情发展较快且较重，早期即出现高热、呕吐等症状；②右下腹体征不明显、不典型，但有局部压痛和肌紧张，是小儿阑尾炎的重要体征；③穿孔率较高，并发症和死亡率也较高。治疗原则是早期手术。

62.【答案】A（13）

63.【答案】E（13）

【解析】 本例患者急性腹膜炎术后7天出现发热、深呼吸及咳嗽时疼痛加重。腹部B超及CT示肝右叶上方、膈肌下见6cm×4cm液气平面，提示患者出现膈下脓肿。主要方法有：①经皮穿刺置管引流术，是膈下脓肿治疗的主要方法。②切开引流术：适用于肝右叶上、肝右叶下位置靠前及膈左下靠前的脓肿。本例患者采用切开引流手术，手术操作是应切开腹壁各层至腹膜外，沿腹膜外层向上分离，接近脓肿，用注射器试穿，抽取脓液留做细菌培养和药敏试验。切开脓腔用手指探查脓腔分开间隔、吸净脓液，置入多孔引流管或双套管引流管，并用负压吸引。要特别注意不要破坏粘连层，以免脓液流入腹腔再次引起弥漫性腹膜炎。其他选项属于常规处理，不是主要的措施。经前腹壁肋缘下切口适用于肝右叶上、肝右叶下位置靠前及膈左下靠前的脓肿，本例患者符合。腹腔以大肠埃希菌最为多见，尚无细菌报告时的经验用药应选用广谱抗生素，如第三代头孢菌素。

64.【答案】A（13）

【解析】本例患者腹膜刺激征明显，突发持续性中上腹痛，移动性浊音阳性，考虑急性肠梗阻并发弥漫性腹膜炎、腹水。ECG 显示心房颤动，考虑血栓栓子形成

导致肠系膜血栓栓塞。故本例患者肠梗阻为动力性肠梗阻。为明确诊断，应行诊断性腹腔穿刺，抽出血性液体即可明确。尿三胆（尿胆原、胆红素及尿胆素）用于诊断胆道梗阻性黄疸。腹部 X 线平片用于诊断有无膈下游离气体。B 超虽然可以确定腹腔有无液体及液体的量、部位，但不能确定液体的性质。

第四章　食管疾病：食管炎、食管癌

1.【答案】B（20）

【解析】反流性食管炎的发病机制主要包括：抗反流防御机制减弱、反流物对食管黏膜的损伤作用加强导致。故其治疗药物可应用促胃肠动力药（增加 LES 压力、改善食管蠕动功能、促进胃排空）、抑酸药（包括 H_2 受体拮抗剂和质子泵抑制剂）及抗酸药（起中和胃酸作用）。因胃酸、胃蛋白酶以及胆汁等反流物是食管黏膜的直接损伤因素，故抑酸药最为主要，而质子泵抑制剂的抑酸作用最强，故选项 B 正确。

2.【答案】D（20）

【解析】该患者"老年 + 吞咽困难"，结合钡餐表现可诊断为食管癌，其余几项无 X 线钡餐黏膜紊乱，管壁僵硬，管腔狭窄的表现。

3.【答案】E（19）

【解析】胃镜检查是诊断反流性食管炎最准确的方法，并能判断反流性食管炎的程度和有无并发症。结合活检病理学检查可与其他原因引起的食管炎和食管病变（如食管良、恶性肿瘤）进行鉴别。正常食管黏膜在胃镜下呈均匀粉红色，当其被化生的柱状上皮替代后呈橘红色，此为 Barrett 食管，多发生于胃食管连接处的齿状线近端，可为环形、舌形或岛状。24 小时食管 pH 监测为有无食管内过度酸暴露提供客观证据，是诊断胃食管反流病的重要方法。

4.【答案】E（19）

【解析】老年患者，进行性吞咽困难，结合胃镜所见，考虑为食管癌。食管癌中，胸中段食管癌较多见，以鳞癌为主。如为胃食管反流病并发 Barrett 食管后形成的食管癌则为腺癌。

5.【答案】D（19）

【解析】本题诊断是关键，咽部不适、声音嘶哑，偶有干咳很容易被带到呼吸系统疾病，但是呼吸系统疾病不会出现反酸、烧心。患者反酸、烧心需要考虑到胃食管反流病的诊断，而胃食管反流病的食管外症状可表现为咽部不适、声音嘶哑。故本患者最可能的诊断为胃

食管反流病，最适当的治疗即抑制胃酸作用最强的质子泵抑制剂。

6.【答案】C（19）

7.【答案】C（18）

【解析】对于胃食管反流病人需要改变生活方式：避免饱餐及睡前 2 小时内进食，可将床头抬高 15 ~ 20cm；餐后不宜立即卧床；减少引起腹压增高的因素（如肥胖、便秘等）；尽量避免使用能降低 LES 压力的食物和药物；戒烟及禁酒。治疗最主要的是抗酸治疗，亦可用促胃肠动力药。

8.【答案】E（18）

【解析】根据患者典型临床表现可诊断为胃食管反流病，故其治疗药物可应用促胃肠动力药（增加 LES 压力、改善食管蠕动功能、促进胃排空）、抑酸药（包括 H_2 受体拮抗剂和质子泵抑制剂）及抗酸药（起中和胃酸作用）。因胃酸、胃蛋白酶以及胆汁等反流物是食管黏膜的直接损伤因素，故抑酸药最为主要，而质子泵抑制剂的抑酸作用最强。

9.【答案】B（17）

【解析】根据患者典型临床表现可诊断为胃食管反流病，通常选用 H_2 受体拮抗剂和质子泵抑制剂。其中以 PPI 效果最好。PPI（xx 拉唑）特别适合症状重、严重食管炎及合并上消化道出血者，对个别疗效不佳者可加倍剂量或与促胃肠动力剂联合使用，并可适当延长疗程。

10.【答案】A（17）

【解析】食管癌的明确诊断有赖于胃镜病理活组织检查。

11.【答案】C（16）

【解析】进食哽噎 1 个月有余，诊断为食管癌，不难。治疗的选择要看肿块的位置，中下段食管癌首选手术，颈段和上段食管癌手术难度较大，临床多用放射治疗。因为食管全长 25cm，上段（食管入口处至气管交叉点）距门齿 24cm，中段距门齿 24 ~ 32cm，下段距门

齿 32～40cm，本例患者食管癌处距门齿 30～32cm 处和 38～40cm 处，故为中段和下食管癌，且两处活检均为高分化鳞癌，心、肺及肝功能正常，未见其他部位转移征象，所以首选食管癌根治术。

【错误思路分析】 两个部位肿块，想当然认为不能切除，而误选放疗，仔细分析两处肿块分别位于中段和下段，且为高分化，无转移，全身情况佳，应首选食管癌根治术。

12.**【答案】** E（16、21）

13.**【答案】** C（16）

【解析】 胃食管反流病的临床表现多样，烧心和反流是本病最典型的症状。非典型症状：胸痛是由反流物刺激食管引起，发生在胸骨后。严重时为剧烈刺痛，可放射至后背、胸部、肩部、颈部、耳后，有时酷似心绞痛，可伴或者不伴烧心、反流。吞咽困难或胸骨后异物感，见于部分患者。食管外症状，由反流物刺激或者损伤食管以外的组织或器官引起，如咽喉炎、慢性咳嗽和哮喘。本患者以胸痛为主，而口服奥美拉唑治疗 2 周后疼痛缓解，可初步诊断为胃食管反流病，胃镜检查为首选检查，不仅直观观察食管黏膜的病变情况，且可发现并发症以及和其他疾病进行鉴别。

14.**【答案】** E（16）

【解析】 患者反酸、烧心多年，服用质子泵抑制剂有效提示胃食管反流病史，且病变部位为食管下段及贲门区，为胃食管反流病并发症 Barrett 食管好发部位，Barrett 食管为正常食管黏膜被化生的柱状上皮替代，其容易发生腺癌。故最有可能的活组织检查为腺癌。

【错误思路分析】 食管癌症，最常见的是鳞癌，没有考虑到基础疾病。

15.**【答案】** C（15）

【解析】 进食哽噎、胸痛，服"救心丸"无效，可初步诊断为食管癌，胃镜检查是发现与诊断食管癌的首选方法。

16.**【答案】** A（15）

【解析】 胃食管反流病的临床表现多样，轻重不一。①典型症状：烧心和反流是本病最典型的症状。烧心是指胸骨后或剑突下烧灼感，常有胸骨下段向上延伸。反流是指胃内容物在无恶心和不用力的情况下涌入咽部或口腔的感觉，含酸味或仅为酸水时称反酸。烧心和反流多在餐后 1 小时出现，卧位、弯腰或腹压增高时可加重。②非典型症状：胸痛是由反流物刺激食管引起，发生在胸骨后。严重时为剧烈刺痛，可放射至后背、胸部、肩部、颈部、耳后，有时酷似心绞痛，可伴或者不伴烧心、反流。吞咽困难或胸骨后异物感，见于部分患者。

17.**【答案】** A（15）

【解析】 患者烧心半年，应考虑胃食管反流病的可能。胃镜检查是诊断反流性食管炎最准确的方法；24 小时食管 pH 监测：为有无食管内过度酸暴露提供客观证据，是诊断胃食管反流病的重要方法；食管 X 线钡餐：对 GERD 诊断的敏感性较低，其目的主要是排除食管癌等其他食管疾病；食管测压：当胃食管反流病内科治疗效果不好时，可作为辅助性诊断方法。

18.**【答案】** D（14）

【解析】 质子泵抑制剂（PPI—XX 拉唑）试验治疗，如奥美拉唑 20mg，每日 2 次，连续应用 7～14 天，若症状得到明显改善则支持 GERD 的诊断。

19.**【答案】** B（14）

【解析】 胃镜检查是诊断反流性食管炎最准确的方法，并能判断反流性食管炎的程度和有无并发症。结合活检病理学检查可与其他原因引起的食管炎和食管病变（如食管良、恶性肿瘤）进行鉴别。

20.**【答案】** B（14）

【解析】 食管镜检查是发现与诊断食管癌的首选方法。在直视下钳取多块组织做病理组织学检查。还可同时做染色检查，用甲苯胺蓝染色，食管黏膜不着色，但癌组织可染成蓝色；碘液染色，正常鳞状细胞因含糖原而着棕褐色，病变黏膜则不着色。

21.**【答案】** D（13）

22.**【答案】** E（13）

【解析】 食管下段呈鸟嘴状改变—贲门失弛缓症；食管中段局限性充盈缺损—食管癌；食管大部分呈线性狭窄—腐蚀性食管灼伤。

23.**【答案】** C（13）

【解析】 反流性食管炎最主要的治疗措施为抑制胃酸，减少对食管的刺激，故首选的是抑制胃酸作用最强的质子泵抑制剂（XX 拉唑）。

24.**【答案】** E（13）

【解析】 进行性吞咽困难，诊断为食管癌，不难。于是很多考生认为本题可轻松解答 A（食管癌根治术），但是本例患者食管癌位于食管上段。因为食管全长 25cm，上段（食管入口处至气管交叉点），距门齿 24cm，中段距门齿 24～32cm，下段距门齿 32～40cm。本例患者食管癌处距门齿 20cm 处，故为上段食管癌。颈段和上段食管癌手术难度较大，临床多用放射治疗，且实践证明疗效肯定。

25.**【答案】** D（13）

26.**【答案】** E（13）

27.**【答案】** D（13）

【解析】 胃镜检查：是诊断反流性食管炎最准确的

方法；24 小时食管 pH 监测：为有无食管内过度酸暴露提供客观证据，是诊断胃食管反流病的重要方法；食管 X 线钡餐：对 GERD 诊断的敏感性较低，其目的主要是排除食管癌等其他食管疾病；食管测压：当胃食管反流病内科治疗效果不好时，可作为辅助性诊断方法。

第五章　胃、十二指肠疾病：胃炎、胃及十二指肠溃疡、胃癌、上消化道出血

1.【答案】D（13）

【解析】幽门区环形肌增厚，在浆膜面可见环形凹陷形成浅沟，其表面有胃前静脉（幽门前静脉）通过，是区分幽门与十二指肠的标志。

2.【答案】D（13）

> 扫描二维码查看本题考点更多讲解微视频——13 - 28 迷走神经切断术。

3.【答案】E（13）

> 扫描二维码查看本题考点更多讲解微视频——13 - 20 胃癌的治疗。

4.【答案】B（16）

【解析】与幽门杆菌感染关系密切的疾病有消化性溃疡、多灶萎缩性胃炎（B 型胃炎）、胃癌以及胃黏膜相关淋巴组织（MALT）淋巴瘤。

5.【答案】E（16）

【解析】根据患者胃镜检查所见受累部位为胃体部，故可初步诊断为慢性胃体炎，也就是自身免疫型胃炎，累及胃体，导致壁细胞分泌胃酸及内因子减少，且存在 PCA 及 IFA，故患者表现为胃酸分泌缺乏，内因子减少导致维生素 B_{12} 水平降低，患者出现巨幼红细胞性贫血（大细胞性贫血）；胃酸分泌缺乏会反馈使血促胃液素分泌增多。

6.【答案】A（16）

【解析】消化性溃疡穿孔早期主要是胃肠道的症状：突然发生的剧烈腹痛，呈刀割样，从上腹部开始，很快扩散到全腹；与原有的症状不同使患者非常清楚地记得此次发病的明确时间；常伴有恶心、呕吐。体格检查：患者腹肌紧张，呈“板状腹”，全腹有压痛和反跳痛，肠鸣音消失，肝浊音界缩小或消失。全身症状主要是脉率增快、多汗、烦躁，出现寒战、高热的几率比较小。

7.【答案】B（17）

【解析】患者上腹痛、口服阿司匹林病史，查体：上消化道 X 线钡剂造影显示胃角切迹壁外龛影，初步诊断胃溃疡，胃溃疡发病机制“无酸无溃疡、无 Hp 无溃疡”，且患者 ^{13}C 尿素呼气试验阴性说明无 Hp 感染，故目前适宜的治疗为抑制胃酸，抑制胃酸作用效果最好的药物为质子泵抑制剂（XX 拉唑）。

8.【答案】C（17）

【解析】根据胃镜检查胃黏膜菲薄，可见血管显露提示为慢性萎缩性胃炎。慢性萎缩性胃炎分慢性萎缩性胃体炎，即自身免疫性胃炎（A 型），产生自身抗体 PCA、IFA，从而导致胃酸分泌缺乏、内因子缺乏、维生素 B_{12} 吸收减少，导致巨幼红细胞性贫血，本例患者符合；而慢性萎缩性胃窦炎，即多灶萎缩性胃炎（B 型），与 Hp 感染有关，不影响维生素 B_{12} 吸收，很少出现巨幼红细胞性贫血。

9.【答案】C（17）

【解析】慢性胃炎胃镜及活组织检查　胃镜检查并同时活检做组织病理学检查是最可靠的诊断方法；尤其出现癌前病变时必须胃镜随访，以便早期发现胃癌。

10.【答案】B（17）

【解析】剧烈呕吐引起的上消化道出血即食管贲门黏膜撕裂综合征（Mallory - Weiss 综合征）。

11.【答案】A（16）

【解析】患者在中枢神经系统病变的基础出现了上消化道出血，考虑为中枢神经系统病变引起的 Cushing 溃疡，即急性胃黏膜病变。

12.【答案】C（18）

【解析】消化系统空腔脏器病变首选内镜检查。

13.【答案】B（19）

【解析】患者间断上腹痛多年，服用非甾类抗炎药病史，饱餐后突发全腹剧痛，腹肌紧张，考虑在胃溃疡的基础上出现了急性胃穿孔，故最可能的病变部位为胃。

14.【答案】D（17）

【解析】中枢神经系统病变引起的急性胃黏膜病变，即 Cushing 溃疡。

15.**【答案】**E（20）

	检测方法	意义
非侵入性检测方法	^{13}C 或 ^{14}C 呼气试验	最常用。阳性表示正在感染，阳性率高，结果准确。
	粪便 Hp 抗原检测	阳性表示现正感染 Hp，阳性率不如呼气试验高。
	血清抗 Hp 抗体测定	阳性表示感染了 Hp，但不确定目前胃内有无 Hp 存在。
侵入性检测方法	胃黏膜组织切片染色	可确定 Hp 现正感染，阳性率高，结果准确。
	快速尿素酶试验	阳性可初步判定胃黏膜中有 Hp。
	Hp 培养	阳性为 Hp 现正感染。主要用于科研或药物敏感性判断。

16.**【答案】**A（20）

【解析】消化性溃疡的主要原因是 Hp 感染，故对胃溃疡和十二指肠溃疡患者来讲，均要采取抗 Hp 治疗。再从消化性溃疡的发病机制来说，对胃溃疡来说其发病机制以黏膜屏障功能降低为主，而十二指肠溃疡则以高胃酸分泌起主导作用。故选项 A 正确。

17.**【答案】**B（20）

【解析】瘢痕性幽门梗阻的突出症状是腹痛与反复发作的呕吐，常定时发生在下午或晚间，呕吐量大，可达1000～2000ml，呕吐物多为宿食，呕吐后患者自觉胃部舒适，因幽门部已发生梗阻，故呕吐物不含胆汁（选项 B 是错误的说法）。该类型患者在查体可见上腹部膨隆，有时可见胃蠕动波，可闻"振水音"，梗阻严重者可出现脱水征及严重营养不良，还出现低血钾和低氯性碱中毒。

18.**【答案】**D（18）

【解析】见 17 题。

19.**【答案】**E（13、20）

【解析】胃癌按照组织病理学可分为普通型和特殊型。普通型可分为：①管状腺癌；②黏液腺癌；③乳头状癌；④低分化腺癌；⑤印戒细胞癌。特殊型可分为：①腺鳞癌；②鳞状细胞癌；③类癌；④未分化癌。对特殊型胃癌的巧记：临（鳞状细胞癌）县（腺鳞癌）的胃癌较特殊（特殊型），因为未分（未分化）类（类癌）。

【解题思路】胃癌常见的病理类型为腺癌，所以腺癌为普通型，其余的都属于特殊类型。印戒细胞癌为特殊的黏液腺癌。

20.**【答案】**B（16）

【解析】消化性溃疡手术治疗指征：①多年病史、发作频繁、经短期（4～6周）内科治疗无效（A）或愈合后复发者，应在第 2 次复发前手术；②X 线钡餐检查

有球后严重变形、龛影较大、有穿透至十二指肠外者或溃疡位于球后部者；或胃镜证实溃疡巨大（直径 2.5cm 以上）（E）或高位溃疡；③不能排除或已证实有恶变者；④合并严重并发症如急性穿孔（D）、大出血和瘢痕性幽门梗阻（C）。而常于夜间发作腹痛仅提示患者为十二指肠溃疡。

21.**【答案】**B（17）

扫描二维码查看本题考点更多讲解微视频——13－20 胃癌的治疗。

22.**【答案】**E（17）

【解析】根据患者临床表现及辅助检查可诊断为胃癌，胃癌的扩散和转移包括：直接浸润、淋巴转移、血行转移及种植转移，其中淋巴转移是胃癌的主要转移途径。

23.**【答案】**B（20）

【解析】消化性溃疡外科手术治疗的方法有：①胃溃疡首选毕Ⅰ式胃大部切除；②十二指肠可选择毕Ⅱ式胃大部切除术、高选择性迷走神经切断术或选择性迷走神经切断加引流手术。因选项 D、E 不能解决患者幽门梗阻问题，故排除。胃空肠吻合术多在胆胰液流入残胃导致的反流性胃炎时采用，故也排除。

24.**【答案】**A（16）

【解析】①毕Ⅰ式胃大部切除术：该方法在胃大部切除后，将残留胃直接和十二指肠吻合；比较符合生理，并发症较少，胃溃疡患者多采用此法，由于所分泌胃酸仍能进入十二指肠，故十二指肠溃疡不宜选择此法。②毕Ⅱ式胃大部切除术：该方法在胃大部切除后，将残留胃和上端空肠吻合，十二指肠残端缝合；相比毕Ⅰ式，并发症较多，但是此法优点在于胃酸不再进入十

二指肠，可用于治疗十二指肠溃疡。

25.【答案】C（17）

【解析】参见24题解析。

26.【答案】B（16）

【解析】本题考查胃大部切除术后的并发症，早期并发症包括术后胃出血、术后胃瘫、术后胃及十二指肠残端破裂、术后梗阻；胃大部切除术后晚期并发症包括倾倒综合征、碱性反流性胃炎、溃疡复发、营养性并发症、残胃癌。其中倾倒综合征为胃大部切除术后，由于失去了幽门的节制功能，导致胃内容物排空过快，产生一系列临床症状。早期倾倒综合征：是由于高渗性食物过快进入空肠，将大量细胞外液吸入到肠腔，使循环血容量骤减所致，表现为进食后半小时出现心悸、恶心、呕吐、乏力、出汗、腹泻等。晚期倾倒综合征：是由于食物过快进入空肠，血糖一时性增高，致胰岛素分泌增多，而发生反应性低血糖所致，又称为低血糖综合征，多发生在进食后2~4小时。2年以上治疗仍未改善症状，应手术治疗。

27.【答案】B（17）

【解析】根除幽门螺杆菌治疗：对幽门螺杆菌感染引起的消化性溃疡，根除幽门螺杆菌不但可促进溃疡愈合，而且可预防溃疡复发，从而彻底治愈溃疡。因此，凡有幽门螺杆菌感染的消化性溃疡，无论初发或复发、活动或静止、有无并发症，均应予以根除幽门螺杆菌治疗。目前推荐以PPI或胶体铋为基础加上两种抗生素的三联治疗方案治疗，抗生素可选择克拉霉素、阿莫西林或者甲硝唑。失败后的再治疗比较困难，可换用另外两种抗生素，或采用PPI、胶体铋合用两种抗生素的四联疗法。

28.【答案】C（19）

【解析】胃溃疡手术首选毕Ⅰ式胃大部切除术，十二指肠溃疡手术首选毕Ⅱ式胃大部切除术。

29.【答案】D（18）

【解析】胃大部切除毕Ⅰ式吻合术后6天，考查近期并发症，患者腹胀、呕吐考虑梗阻，无蠕动波即动力性梗阻也就是残胃蠕动功能障碍。

30.【答案】A（18）

【解析】（1）胃大部切除术后早期并发症：①术后胃出血。②术后胃瘫。③术后胃肠壁缺血坏死、吻合口破裂或瘘。④十二指肠残端破裂：表现酷似溃疡穿孔，需立即手术治疗。⑤术后梗阻。

（2）胃大部切除术后晚期并发症：①倾倒综合征：胃大部切除术后，由于失去了幽门的节制功能，导致胃内容物排空过快，产生一系列临床症状。早期倾倒综合征：是由于高渗性食物过快进入空肠，将大量细胞外液

吸入肠腔，使循环血容量骤减所致，表现为进食后半小时出现心悸、恶心、呕吐、乏力、出汗、腹泻等。晚期倾倒综合征：是由于食物过快进入空肠，血糖一过性增高，致胰岛素分泌增多，而发生反应性低血糖所致，又称为低血糖综合征，多发生在进食后2~4小时。2年以上治疗仍未改善症状，应手术治疗。②碱性反流性胃炎。③溃疡复发。④营养性并发症。⑤残胃癌。

本题易错选为早期倾倒综合征，早期倾倒综合征的"早期"指的是餐后早期发生的病理情况，属于胃大部切除术后晚期并发症。

31.【答案】A（18）

【解析】此题考查毕Ⅱ式胃大部切除术后近期并发症，查体腹膜刺激征阳性，考虑并发症为十二指肠残端破溃或者胃肠吻合口瘘，但是患者右侧显著，所以考虑为十二指肠残端破溃。

32.【答案】D（17）

【解析】胃大部切除使壁细胞减少，分泌盐酸和内因子减少，胃酸不足导致铁吸收减少，内因子不足导致维生素B_{12}吸收减少；胃大切还会使主细胞减少，其分泌的胃蛋白酶也减少。而胃大切对叶酸的影响不大。

33.【答案】D（17）

扫描二维码查看本题考点更多讲解微视频——13-15碱性反流性胃炎的治疗。

34.【答案】A（20）

35.【答案】C（20）

36.【答案】A（20）

【解析】该患者反复身上腹部隐痛，饥饿时明显，在饮酒后出现黑便并呕吐咖啡色液体，考虑诊断为消化性溃疡（十二指肠溃疡）出血。该患者无肝脏疾病病史、剧烈咳嗽或呕吐病史，排除食管胃底静脉曲张及食管贲门黏膜撕裂症。对上消化道出血的药物治疗，如果为食管胃底静脉曲张可选用血管加压素、生长抑素或内镜直视下注射硬化药物等进行治疗。对于消化性溃疡引起的出血，应选用抑制胃酸分泌等药物以在提高胃内pH值后达到止血作用，在临床上首选质子泵抑制剂。对消化性溃疡的手术治疗，可选用毕Ⅰ及毕Ⅱ式手术，术后的并发症包括：术后胃出血、术后胃瘫、术后胃肠壁缺血坏死、十二指肠残端破裂及术后梗阻。该患者术后5天突发刀割样剧烈腹痛，考虑出现了十二指肠残端破裂，其余几个并发症不会出现剧烈的突发腹痛。

37.【答案】A（19）

【解析】胃大部切除术后早期并发症包括术后出血、

术后胃瘫、胃肠壁缺血坏死、吻合口破裂或瘘、十二指肠残端破裂、术后梗阻。患者术后突发右上腹剧痛、腹膜刺激征，考虑为十二指肠残端破裂。输入段肠祥梗阻表现为上腹部剧痛伴呕吐，呕吐物不含胆汁。胃肠吻合口出血，无突发腹痛和弥漫性腹膜炎的表现。

38.【答案】A（20）

【解析】患者间断上腹痛病史病史 2 年，余无不适，^{13}C 呼气试验阳性，说明有幽门螺杆菌感染，考虑为慢性胃炎（B 型胃炎）。根除幽门螺杆菌的治疗，现多选用四联疗法：PPI + 胶体铋剂 + 两种抗生素（克拉霉素、阿莫西林或甲硝唑），疗程一般为 2 周左右。

39.【答案】A（20）

【解析】患者进食后有饱胀症状且病程超过半年，属于功能性消化不良的表现。肠易激综合征多表现为腹部疼痛或不适感 + 排便习惯改变。十二指肠溃疡多表现为夜间上腹痛，和该患者现有症状及体征不符。肠梗阻一般会出现"痛、吐、胀、闭"的表现，也可排除。

40.【答案】E（20）

【解析】慢性萎缩性胃炎可以分为自身免疫性胃炎（也叫 A 型胃炎、发生于胃窦部）和多灶萎缩性胃炎（也称 B 型胃炎、好发在胃体）。A 型胃炎多因患者血液中存在自身抗体，而 B 型胃炎的主要病因是 Hp 感染。

41.【答案】A（19）

42.【答案】A（19）

【解析】十二指肠溃疡穿孔多发生在球部前壁；胃溃疡穿孔多见于胃小弯。

43.【答案】C（19）

【解析】早期胃癌指病灶仅限于深度不超过黏膜下层者，不论局部有无淋巴结转移。小胃癌：癌灶直径在10mm 以下。微小胃癌：癌灶直径在 5mm 以下。

44.【答案】C（16）

45.【答案】D（16）

【解析】早期胃癌指病灶仅限于深度不超过黏膜下层者，不论局部有无淋巴结转移。

小胃癌：癌灶直径在 10mm 以下。

微小胃癌：癌灶直径在 5mm 以下。

一点癌：胃镜黏膜活检组织中查见癌，但切除后的胃标本虽经全黏膜取材未见癌组织。

46.【答案】C（19）

47.【答案】C（19）

【解析】胃癌的转移途径有四种，包括：①直接浸润：直接侵袭至相邻器官如网膜、结肠、肝、脾、胰腺等邻近器官，胃底贲门癌侵犯食管下端；胃窦癌可向十二指肠浸润。②淋巴结转移：是胃癌的主要转移途径，一般先转移到局部淋巴结，再转移至远处淋巴结。终末

期胃癌可经胸导管向左锁骨上淋巴结转移称为 Virchow 淋巴结，或经肝圆韧带转移至脐部。③血行播散：发生在晚期，最常转移至肝脏，其次为肺、腹膜及肾上腺，也可转移到肾、脑、骨髓等。④种植转移：当胃癌组织浸润至浆膜层脱落入腹腔，种植于肠壁和盆腔，如种植于卵巢，称为 Krukenberg 瘤；也可在直肠周围形成一明显结节状板样肿块。

48.【答案】D（19）

【解析】胃镜检查并同时活检做组织病理学检查是慢性胃炎最可靠的诊断方法。内镜下萎缩性胃炎有两种类型，即单纯萎缩性胃炎和萎缩性胃炎伴增生。前者主要表现为黏膜红白相间/白相为主、血管显露、色泽灰暗、皱襞变平甚至消失；后者主要表现为黏膜呈颗粒状或结节状。内镜下两种胃炎皆可伴有糜烂、出血、胆汁反流。

49.【答案】A（19）

【解析】患者既往十二指肠球部溃疡病史明确，结合目前临床表现，考虑为幽门梗阻。治疗时先行非手术治疗，放置胃管，进行胃肠减压和引流；高渗温盐水洗胃，以减轻胃壁水肿，同时补充液体、电解质，维持酸碱平衡和营养。如非手术治疗症状未能缓解，可考虑行手术治疗，术前需进行准备，全身情况如脱水、贫血需要纠正。胃壁水肿需要改善。故首选的治疗方案是胃肠减压，温盐水洗胃。

50.【答案】E（18）

【解析】患者十二指肠溃疡引起的幽门梗阻，呕吐大量盐酸，导致低氯性碱中毒，碱中毒引起低钾血症。

51.【答案】A（19）

【解析】胃镜检查：胃体部黏膜灰白色，血管透见；胃黏膜活组织病理检查：胃体腺体明显减少，即可诊断为慢性萎缩性胃体炎（自身免疫性胃炎）。对于自身免疫胃炎需进行血清抗壁细胞抗体、内因子抗体、血胃泌素及维生素 B_{12} 水平测定，自身免疫胃炎胃酸明显减少，导致血胃泌素明显升高。

52.【答案】E（19）

【解析】本题考查胃癌的 TNM 分期：

T 代表原发肿瘤浸润胃壁的深度。

T_1：肿瘤侵及固有层、黏膜肌层或黏膜下层；

T_2：肿瘤浸润至固有肌层；

T_3：肿瘤穿透浆膜下结缔组织而未侵犯脏腹膜或邻近结构；

T_{4a}：肿瘤侵犯浆膜；

T_{4b}：肿瘤侵犯邻近组织或脏器。

N 表示局部淋巴结转移情况。

N_0：无淋巴结转移。

N_1：1~2个区域淋巴结转移；

N_2：3~6个区域淋巴结转移；

N_3：7个以上区域淋巴结转移。

M 则代表肿瘤远处转移的情况。

M_0：无远处转移；

M_1：有远处转移。

53.【答案】C（19）

【解析】剧烈呕吐后呕血，诊断为食管贲门黏膜撕裂综合征。

54.【答案】D（19）

55.【答案】C（19）

【解析】突发上腹痛并扩展至全腹剧痛，腹肌紧张、全腹压痛、反跳痛——提示消化性溃疡穿孔；心率快、面色苍白、尿少、血压降低——提示出血；反酸、烧心——提示胃食管反流病。

56.【答案】D（18）

【解析】间质中见散在印戒细胞，诊断为印戒细胞癌，印戒细胞癌又称黏液细胞癌。印戒细胞是一种含有大量黏液的癌细胞，由于细胞中充满了黏液，把细胞核挤向了细胞的一侧，使其外形酷似一枚戒指，故其得名。

57.【答案】A（18）

【解析】DU 多发生在球部，前壁比较常见；GU 多发生在胃角和胃窦、胃小弯。

58.【答案】E（18）

【解析】胃癌组织病理学分类：普通型可分为：①管状腺癌；②黏液腺癌；③乳头状癌；④低分化腺癌；⑤印戒细胞癌。特殊型可分为：①腺鳞癌；②鳞状细胞癌；③类癌；④未分化癌。其中普通型为常见类型，即腺癌。

59.【答案】C（18）

【解析】①多灶萎缩性胃炎（B型胃炎、慢性萎缩性胃窦炎）：最主要病因是幽门螺杆菌感染。②自身免疫性胃炎（A型胃炎、慢性萎缩性胃体炎）：患者血液中存在自身抗体如壁细胞抗体（PCA），伴恶性贫血者还可查到内因子抗体（IFA）。自身抗体攻击壁细胞，使壁细胞总数减少，导致胃酸分泌减少或丧失；由壁细胞分泌的内因子丧失，引起维生素 B_{12} 吸收不良而导致恶性贫血。可出现血液中抗壁细胞抗体阳性的疾病是慢性萎缩性胃体炎。

60.【答案】D（18）

【解析】胃癌的扩散与转移：①直接浸润：直接侵袭至相邻器官，如胃底贲门癌侵犯食管、肝及大网膜；胃体癌侵犯大网膜、肝及胰腺。②血行播散：发生在晚期，最常转移至肝脏，其次为肺、腹膜及肾上腺，也可

转移到肾、脑、骨髓等。③种植转移：当胃癌组织浸润至浆膜层脱落入腹腔，种植于肠壁和盆腔，如种植于卵巢，称为 Krukenberg 瘤；也可在直肠周围形成一明显结节状板样肿块。④淋巴结转移：是胃癌的主要转移途径，一般先转移到局部淋巴结，再转移至远处淋巴结。终末期胃癌可经胸导管向左锁骨上淋巴结转移称为 Virchow 淋巴结，或经肝圆韧带转移至脐部。

61.【答案】C（18）

【解析】患者可初步诊断为十二指肠溃疡穿孔并发弥漫性腹膜炎，A、B、D 选项描述都没有异议，容易出错的是 C 和 E。C 常常伴有代谢性碱中毒是幽门梗阻，大量呕吐盐酸以后出现低钾低氯性碱中毒。该患者尚未大量呕吐，因此答案选 C。E 选项中，麻痹性肠梗阻多发生在腹腔手术后、腹部创伤或弥漫性腹膜炎病人，所以患者会出现麻痹性肠梗阻，表现为肠鸣音消失或减弱。

62.【答案】B（18）

【解析】空腹痛、夜间痛——十二指肠溃疡；餐后痛——胃溃疡。

63.【答案】D（16）

【解析】老年男性，腹痛、消瘦、粪隐血（＋）首先考虑胃癌。

64.【答案】B（18）

【解析】消化系统空腔脏器疾病确诊首选内镜。

65.【答案】D（18）

【解析】黏膜下血管透见为慢性萎缩性胃炎的表现，首选治疗抑制胃酸，即应用质子泵抑制剂。

66.【答案】C（17）

【解析】幽门螺杆菌检测方法：

（1）非侵入性检测方法：①常用 ^{13}C 或 ^{14}C 尿素呼气试验，口服 ^{13}C 或 ^{14}C 标记的尿素，被胃黏膜内幽门螺杆菌产生的尿素酶水解成 $^{13}CO_2$ 或 $^{14}CO_2$，从肺排出，阳性表示幽门螺杆菌现正感染，阳性率高，结果准确。②粪便幽门螺杆菌抗原检测：阳性表示幽门螺杆菌现正感染，准确性与呼气试验相近。③血清抗幽门螺杆菌抗体测定：为非侵入性间接检查幽门螺杆菌感染的方法，阳性表明受试者感染了幽门螺杆菌，但不表示目前胃内仍有幽门螺杆菌存在。

（2）侵入性检测方法：①胃黏膜组织染色：胃黏膜组织切片后行 Warthin-Starry 法染色或 Giemsa 染色，也可 HE 染色，此法可确定幽门螺杆菌现正感染，阳性率高，结果准确。②快速尿素酶试验：将胃黏膜活检组织投入加指示剂酚红的尿素液中，若有幽门螺杆菌存在，则其分泌的尿素酶分解尿素，产生 NH_3，使酚红变成红色，此法简单，阳性则初步判定胃黏膜中有幽门螺杆

菌。与胃黏膜组织染色结合，可提高诊断准确率。③幽门螺杆菌培养：阳性为幽门螺杆菌现正感染。技术要求高，主要用于科研或药物敏感性判断。故根除幽门螺杆菌治疗后，不宜选用血清抗幽门螺杆菌抗体检查来复查，宜首选患者痛苦小、阳性率高的^{13}C或^{14}C尿素呼气试验。

67.【答案】B（17）

【解析】糖皮质激素可诱发或加重溃疡病，不宜应用。

68.【答案】E（16）

【解析】幽门梗阻治疗的目的是解除梗阻，使食物和胃液进入小肠，从而改善营养和纠正水、电解质的紊乱。应充分做好术前准备，术前2~3天行胃肠减压，并每日用高渗温盐水洗胃，以减轻胃壁水肿。

69.【答案】E（13、16）

【解析】胃癌根治术后因咳嗽导致切口出血，考虑为咳嗽引起腹内压增高，而使切口裂开所致。

70.【答案】B（16）

【解析】患者反复上腹痛2年提示有胃病史，现黑便、呕血说明上消化道出血的原因为非曲张静脉上消化道出血，治疗首选抑制胃酸分泌的药物，其次可在内镜下进行止血。而静脉应用血管加压素为食管胃底静脉曲张破裂出血的治疗，目前患者无手术指征不宜手术，冰盐水胃腔灌洗、口服凝血酶为一般止血措施都不能从根本上止血。故此题最适宜的治疗方法为经胃镜止血，不仅可以止血，还可以进一步明确出血的原因及部位。

71.【答案】E（16）

72.【答案】B（16）

【解析】吞咽困难为中晚期食管癌的典型表现；反复反酸、烧心伴胸痛为胃食管反流病的典型症状；突发上腹刀割样疼痛向腰背部放射为消化性溃疡穿孔的症状。

73.【答案】D（16）

74.【答案】A（16）

【解析】胃食管反流病——Barrett食管——食管腺癌；而胃癌病理改变为胃黏膜上皮细胞异型增生。

75.【答案】B（16）

【解析】患者为口服阿司匹林引起的急性胃黏膜病变造成的上消化道出血，治疗首选抑制胃酸分泌的药物：血小板聚集及血浆凝血功能所诱导的止血作用需要在$pH > 6.0$时才能有效发挥，而且新形成的凝血块在$pH < 5.0$的胃液中会迅速被消化。所以，抑制胃酸分泌，提高胃内pH值具有止血作用。临床上，对消化性溃疡和急性胃黏膜损害所引起的出血，常规给予H_2受体拮抗剂或质子泵抑制剂，但质子泵抑制剂提高及维持胃内pH值的作用优于H_2受体拮抗剂。故首选质子泵抑制剂（奥美拉唑）。

76.【答案】E（15）

【解析】慢性胃炎时，当体内出现针对壁细胞或内因子的自身抗体时，自身抗体攻击壁细胞，使壁细胞总数减少，导致胃酸分泌减少或丧失；由壁细胞分泌的内因子丧失，引起维生素B_{12}吸收不良而导致恶性贫血。

77.【答案】D（15）

【解析】根据患者表现，可诊断为慢性萎缩性胃炎并发胃癌，慢性萎缩性胃炎的病理特征呈炎症、化生、萎缩和异型增生。炎症：表现为黏膜层以淋巴细胞和浆细胞为主的慢性炎症细胞浸润，当见有中性粒细胞浸润时显示有活动性炎症；化生：长期慢性炎症使胃黏膜表层上皮和腺上皮被杯状细胞和幽门腺细胞所取代。胃腺化生分为两种：肠上皮化生（E）和假幽门腺化生。萎缩：病变扩展至腺体深部，腺体破坏、数量减少，固有层纤维化，黏膜变薄，主细胞减少（C）、壁细胞减少。异型增生（B）：异型增生是胃癌的癌前病变。胃癌最常见的病理类型为胃腺癌（A）。

78.【答案】C（15）

【解析】老年人溃疡，临床表现多不典型，常无症状或症状不明显，疼痛多无规律，较易出现体重减轻或贫血。多位于胃体上部，溃疡常较大。易误认为胃癌。

由于NSAIDs在老年人使用广泛，老年人溃疡有增加的趋势。由于溃疡多位于胃体上部故不易合并幽门梗阻。

79.【答案】E（15）

80.【答案】A（15）

【解析】（1）胃溃疡外科治疗的适应证：①胃溃疡经短期（4~6周）内科治疗无效或愈合后复发者，应在第2次复发前手术（A对）；②不能排除或已证实有恶变者；③经X线或胃镜证实溃疡巨大（直径2.5cm以上）或高位溃疡（D不符）；④以往有一次急性穿孔或大出血病史者。（2）十二指肠溃疡外科治疗的适应证：①多年病史、发作频繁、病情进行性加重，至少经1次严格的内科治疗未能使症状减轻，也不能控制复发，以致影响身体营养状况、不能维持工作与正常生活者；②X线钡餐检查有球后严重变形、龛影较大有穿透至十二指肠外者或溃疡位于球后部者；③过去有过穿孔史或反复多次大出血史，而溃疡仍呈活动性者；④十二指肠溃疡出现严重并发症：急性穿孔、大出血和瘢痕性幽门梗阻。

81.【答案】E（15）

【解析】消化道肿瘤的"报警症状和体征"：45岁以上，近期出现消化不良症状；有消瘦、贫血、呕血、黑粪、吞咽困难、腹部肿块、黄疸等；消化不良症状进行性加重。

82.【答案】A（15）

【解析】引起血清壁细胞抗体升高的疾病是自身免疫性胃炎，又称 A 型萎缩性胃炎。

83.【答案】C（15）

【解析】内镜或 X 线检查见到胃的溃疡，必须进行良性溃疡（胃溃疡）与恶性溃疡（胃癌）的鉴别。恶性溃疡的内镜特点为：（1）溃疡形状不规则，一般较大；（2）底凹凸不平、苔污秽；（3）边缘呈结节状隆起；(4）周围皱襞中断；（5）胃壁僵硬、蠕动减弱（X线钡餐检查亦可见上述相应的 X 线征）。

根据患者胃镜检查边缘不规则，胃壁僵硬，初步诊断为胃癌，故最佳手术方式为根治性胃大部切除术。

84.【答案】E（15）

【解析】根据患者临床表现及辅助检查可初步诊断为功能性消化不良，治疗主要是以缓解症状、提高患者的生活质量为主要目的，目前最主要的症状为餐后上腹胀，应给予促胃肠动力药，如多潘立酮（10mg/次、3次/日）、莫沙必利（5mg/次、3 次/日）或依托必利（50mg/次、3 次/日）均可选用；注意根据患者不同特点进行心理治疗。失眠、焦虑者可适当予以镇静药。铝碳酸镁、氢氧化铝（抗酸药）、西咪替丁（抑酸药）一般适用于以上腹痛、上腹灼热感为主要症状的患者；硫糖铝为胃黏膜保护剂。

85.【答案】D（15）

【解析】患者为应用阿司匹林后引起的应激性溃疡，主要用抑制胃酸分泌最强的质子泵抑制剂（奥美拉唑）进行治疗。

86.【答案】E（15）

87.【答案】B（15）

88.【答案】A（15）

89.【答案】B（15）

【解析】患者突发上腹痛，板状腹，压痛、反跳痛（＋），肝浊音界消失，既往胃病史，初步诊断为消化性溃疡穿孔，首选立位腹部 X 线平片检查。如发现有膈下游离气体可确诊。急性穿孔非手术治疗适应证是发生穿孔前未进食、症状轻、腹部体征较轻且一直局限在上腹部者。以胃肠减压和禁食为主，配合输液和全身抗感染综合治疗。如治疗 6～8 小时后，症状加重，腹膜刺激征由上腹部扩散到全腹，肠鸣音消失且腹胀加重者，应及早进行手术治疗。非手术治疗措施有胃肠减压、输液维持水电解质平衡、全身应用抗生素控制感染以及经静脉给予 H_2 受体阻断剂或质子泵拮抗剂等综合治疗，其中胃肠减压最为重要，以防止胃内容物继续进入腹腔刺激腹膜。

90.【答案】D（15）

91.【答案】C（15）

【解析】胃癌根治术后第 5 天，腹腔引流管引出咖啡色混浊液体，腹膜刺激征（＋），提示发生手术后严重并发症——吻合口瘘。该并发症如处理不当，死亡率较高。吻合口张力过大是发生原因，再使用吗啡提高胃肠道平滑肌的张力，会加重病情。

【补充知识】（1）胃癌手术发生吻合口瘘的原因：①胃肠吻合操作技术缺陷或胃十二指肠吻合术吻合口张力过大；②吻合口血肿继发感染或吻合口脓肿形成后发生穿破；③严重贫血和低蛋白血症导致吻合口愈合不良；④胃下部癌根部结扎胃左动脉时，同时切断全部胃短动脉或做脾切除术，胃供血不足，残胃有坏死可能导致吻合口瘘；⑤适应证选择欠妥等。（2）吗啡对消化系统的作用：对胃肠道平滑肌、括约肌有兴奋作用，使其张力提高，蠕动减弱。

92.【答案】D（15）

93.【答案】A（15）

【解析】老年男性，上腹不适（剑突下压痛）＋消瘦＋粪隐血（＋），首先考虑胃癌，确诊有赖于胃镜及活检。

94.【答案】C（14）

95.【答案】A（14）

【解析】幽门螺杆菌检测方法：

（1）非侵入性检测方法：①常用 ^{13}C 或 ^{14}C 尿素呼气试验，口服 ^{13}C 或 ^{14}C 标记的尿素，被胃黏膜内幽门螺杆菌产生的尿素酶水解成 $^{13}CO_2$ 或 $^{14}CO_2$，从肺排出，阳性表示幽门螺杆菌现正感染，阳性率高，结果准确。②粪便幽门螺杆菌抗原检测：阳性表示幽门螺杆菌现正感染，准确性与呼气试验相近。③血清抗幽门螺杆菌抗体测定：为非侵入性间接检查幽门螺杆菌感染的方法，阳性表明受试者感染了幽门螺杆菌，但不表示目前胃内仍有幽门螺杆菌存在。

（2）侵入性检测方法：①胃黏膜组织染色：胃黏膜组织切片后行 Warthin - Starry 法染色或 Giemsa 染色，也可 HE 染色，此法可确定幽门螺杆菌现正感染，阳性率高，结果准确。②快速尿素酶试验：将胃黏膜活检组织投入加指示剂酚红的尿素液中，若有幽门螺杆菌存在，则其分泌的尿素酶分解尿素，产生 NH_3 使酚红变成红色，此法简单，阳性则初步判定胃黏膜中有幽门螺杆菌。与胃黏膜组织染色结合，可提高诊断准确率。③幽门螺杆菌培养：阳性为幽门螺杆菌现正感染。技术要求高，主要用于科研或药物敏感性判断。

故根除幽门螺杆菌治疗后，不宜选用血清抗幽门螺杆菌抗体检测来复查。

96.【答案】C (14)

【解析】根据患者典型胃镜所见，可诊断为慢性萎缩性胃炎（A 型胃炎），A 型胃炎可伴有内因子抗体阳性，导致维生素 B_{12} 吸收减少；壁细胞抗体阳性，胃酸分泌减少，导致铁吸收减少；胃酸减少后，刺激促胃液素，导致血清促胃液素增多。

【解题思路】易误选 B（胃蛋白酶分泌减少），因为没有提及胃蛋白酶的变化，但是根据解剖及生理，主细胞分泌胃蛋白酶原，而主细胞主要分布在胃体和胃底，胃体萎缩后，胃蛋白酶原分泌减少。

97.【答案】E (14)

【解析】消化性溃疡发病机制是胃酸、胃蛋白酶的侵袭作用与黏膜的防御能力间失去平衡。

98.【答案】B (14)

99.【答案】E (14)

【解析】烧伤所致者称 Curling 溃疡；胃溃疡最易引起癌变。

【解题思路】Curling 溃疡和 Cushing 溃疡的记忆点，Curling 溃疡有"r"像个小火苗，故为烧伤引起的溃疡；Cushing 溃疡—ush—shu—中枢—中枢病变引起的溃疡。

100.【答案】A (14)

【解析】对幽门螺杆菌感染引起的消化性溃疡，根除幽门螺杆菌不但可促进溃疡愈合，而且可预防溃疡复发，从而彻底治愈溃疡。因此，凡有幽门螺杆菌感染的消化性溃疡，无论初发或复发、活动或静止、有无并发症，均应予以根除幽门螺杆菌治疗。但目前由于幽门螺杆菌的耐药问题的普遍存在，原本推荐以 PPI 或胶体铋为基础加上两种抗生素的三联治疗方案根除率下降，治疗失败后的再治疗比较困难，建议首先采用 PPI、胶体铋合用两种抗生素的四联疗法。其中抗生素可选择克拉霉素、阿莫西林或者甲硝唑。疗程一般为 7～14 天。

101.【答案】D (14)

【解析】切断迷走神经，阻断支配胃壁细胞、主细胞分泌胃酸和胃蛋白酶的传入冲动，从而减少胃酸分泌。

102.【答案】B (14)

【解析】①毕Ⅰ式胃大部切除术：该方法在胃大部切除后，将残留胃直接和十二指肠吻合；比较符合生理，并发症较少，胃溃疡患者多采用此法，由于所分泌胃酸仍能进入十二指肠，故十二指肠溃疡不宜选择此法。②毕Ⅱ式胃大部切除术：该方法在胃大部切除后，将残留胃和上端空肠吻合，十二指肠残端缝合；相比毕Ⅰ式，并发症较多，但是此法优点在于胃酸不再进入十二指肠，可用于治疗十二指肠溃疡。

103.【答案】E (14)

【解析】胃大部切除术术后胃出血：包括胃肠道腔内和腹腔内出血。主要为吻合口出血，若发生于术后 24 小时内，多系术中止血不确切；若发生于术后 4～6 天，多由于吻合口黏膜坏死脱落所致；术后 10～20 天，多由缝线处感染、黏膜下脓肿腐蚀血管所致。绝大多数非手术疗法即可止血，保守疗法无效的猛烈大出血需再次手术止血。

104.【答案】B (14)

【解析】残胃癌：指因良性病变施行胃大部切除术至少 5 年后发生在残胃的原发性癌。

105.【答案】E (14)

【解析】早期倾倒综合征：是由于高渗性食物过快进入空肠，将大量细胞外液吸入到肠腔，使循环血容量骤减所致，表现为进食后半小时出现心悸、恶心、呕吐、乏力、出汗、腹泻等。

106.【答案】B (14)

【解析】根据患者病史及临床表现上腹部及胸骨后烧灼样疼痛、胆汁性呕吐、体重减轻，可诊断为碱性反流性胃炎，患者贫血、消瘦症状严重应行手术治疗，胃空肠 Roux-en-Y 术式是胃大部切除后，十二指肠断端关闭，取 Treitz 韧带以远 10～15cm 空肠横断，远断端与残胃吻合，近断端与距前胃肠吻合口 45～60cm 的远断端空肠行端侧吻合。此术式可防止胆胰液流入残胃导致的反流性胃炎。

107.【答案】E (14)

108.【答案】B (14)

【解析】胃溃疡患者上消化道出血，脉搏增快，血压下降 <90/60mmHg，烦躁，手足湿冷，说明患者已经合并失血性休克，故首先需要补充血容量抢救休克，首选平衡盐溶液。冰盐水 200ml + 去甲肾上腺素 8mg 胃内灌注（D）为上消化道出血的处理措施，静注止血药物（B）为对症处理，但救伤先救命，必须先抢救休克。静滴垂体后叶素（C）为肝硬化引起食管胃底静脉曲张破裂出血的药物治疗。输注浓缩红细胞（A）只有在大量输液后出现相应指征后应用。胃溃疡分为四型：Ⅰ型最常见，位于小弯侧胃切迹附近；Ⅱ型复合溃疡，GU 合并 DU；Ⅲ型幽门管溃疡或近幽门 2cm 以内；Ⅳ型高位 GU，较少见，溃疡多位于胃上部 1/3，距食管胃连接处 4cm 以内。胃镜发现胃角切迹大溃疡符合Ⅰ型，Ⅰ型胃溃疡伴出血首选术式为远端 50% 胃切除。

109.【答案】D (14)

【解析】病理可见印戒细胞诊断为胃癌（印戒细胞癌），首选根治性胃大部切除术。

110.【答案】B (14)

111.【答案】E（13）

【解析】烧伤以后出现上消化道出血，考虑为应激性溃疡引起，烧伤引起者称之为 Curling 溃疡；中枢神经病变引起者称之为 Cushing 溃疡。

112.【答案】A（13）

113.【答案】D（13）

【解析】年轻患者，饥饿性上腹痛伴反酸可得出初步诊断为十二指肠溃疡，空腔脏器疾病明确诊断有赖于内镜检查。

114.【答案】C（13）

【解析】患者为非食管胃底静脉曲破裂引起的上消化道出血，治疗首选抑制胃酸分泌的药物：血小板聚集及血浆凝血功能所诱导的止血作用需要在 pH > 6.0 时才能有效发挥，而且新形成的凝血块在 pH < 5.0 的胃液中会迅速被消化。所以，抑制胃酸分泌，提高胃内 pH 值具有止血作用。临床上，对消化性溃疡和急性胃黏膜损害所引起的出血，常规给予 H_2 受体拮抗剂或质子泵抑制剂，但质子泵抑制剂提高及维持胃内 pH 值的作用优于 H_2 受体拮抗剂。故首选质子泵抑制剂（奥美拉唑）。

115.【答案】A（13）

【解析】自身免疫性胃炎和自身免疫有关，存在自身抗体血壁细胞抗体 PCA 和内因子抗体 IFA。

116.【答案】C（13）

【解析】血小板聚集及血浆凝血功能所诱导的止血作用需要在 pH > 6.0 时才能有效发挥，而且新形成的凝血块在 pH < 5.0 的胃液中会迅速被消化。所以，抑制胃酸分泌，提高胃内 pH 值具有止血作用。临床上，对消化性溃疡和急性胃黏膜损害所引起的出血，常规给予 H_2 受体拮抗剂或质子泵抑制剂，但质子泵抑制剂提高及维持胃内 pH 值的作用优于 H_2 受体拮抗剂。故首选质子泵抑制剂（奥美拉唑）。

117.【答案】A（13）

【解析】患者在中枢神经系统病变的基础出现了上消化道出血，考虑为中枢神经系统病变引起的 Cushing 溃疡，即急性胃黏膜病变。

118.【答案】B（13）

119.【答案】D（13）

120.【答案】E（13）

【解析】胃镜检查示胃体皱襞稀疏，黏膜血管透见可诊断为慢性萎缩性胃炎，慢性萎缩性胃炎包括多灶萎缩性胃炎（B 型胃炎）——最主要病因是幽门螺杆菌感染和自身免疫性胃炎（A 型胃炎）——患者血液中存在自身抗体如壁细胞抗体（PCA），伴恶性贫血者还可查到内因子抗体（IFA）。自身抗体攻击壁细胞，使壁细胞总数减少，导致胃酸分泌减少或丧失；由壁细胞分泌的

内因子丧失，引起维生素 B_{12} 吸收不良而导致恶性贫血。本患者贫血且 MCV 升高为大细胞性贫血，考虑为自身免疫性贫血，故最有意义的检查为 PCA 和 IFA，引起贫血的原因为内因子缺乏。

121.【答案】E（20）

【解析】本题属于送分题。消化性溃疡的并发症包含出血、穿孔、幽门梗阻及癌变，其中，最常见的并发症是出血。

122.【答案】D（20）

【解析】关于幽门螺杆菌的检测方法，目前有两类：非侵入性和侵入性检查。非侵入性检查中最常用的是 $^{13}C/^{14}C$ 尿素呼气试验；侵入式检查中最常用的是快速尿激酶试验。

123.【答案】D（18）

【解析】结合患者慢性乙肝病史 + 脾大 + 进食粗糙食物后引起的呕血，该患者不难诊断为肝硬化导致的门静脉高压合并上消化道出血（食管胃底曲张静脉出血）。

124.【答案】A（18）

【解析】食管下段胃底切除术以及贲门周围血管离断术是急诊治疗门静脉高压症的首选方法。理由：该种手术治疗最为有效，对患者打击较小，既能达到止血目的，同时又能维持入肝血流，对肝功能影响较小，手术死亡率及并发症发生率较低，术后生存质量高，且操作较简单。

125.【答案】A（18）

【解析】结合患者慢性乙肝病史 + 进食粗糙食物后引起的呕血，不难诊断为肝硬化导致门静脉高压合并上消化道出血（食管胃底曲张静脉出血）。

126.【答案】C（18）

【解析】本患者为服用非甾体药物引发急性胃炎（也称出血性胃炎），进而导致了急性溃疡合并大量出血。确诊依赖于胃镜检查发现糜烂及出血病灶。应当给予质子泵抑制剂降低胃内酸度，其作用机制为该药物作用于胃酸分泌的最后一个环节，抑制胃酸的作用强而持久，同时可以使胃蛋白酶的分泌减少。临床上该药可以用于治疗消化性溃疡、胃食管反流性疾病、卓 - 艾综合征以及上消化道出血，现已成为胃酸分泌异常及相关疾病的一线药物。

127.【答案】C（18）

【解析】消化性溃疡急性穿孔常发生在十二指肠前壁或胃前壁，穿孔后胃内容物进入腹腔引起弥漫性腹膜炎，呈突发剧烈腹痛，波及全腹；体征有板状腹，压痛、反跳痛，肝浊音界消失；慢性穿孔常发生在十二指肠或胃后壁，疼痛常放射至背部，又称穿透性溃疡。

128.【答案】B（18）

【解析】局部疼痛、压痛和反射性的腹肌紧张，是诊断腹膜炎的主要临床依据，压痛最显著的部位是判断弥漫性腹膜炎病因最有意义的指标。

129.【答案】D（14）

【解析】患者既往胃十二指肠溃疡病史10年出现大出血，经输血和胃镜治疗仍未能止血，说明病情危急，应不失时机行手术治疗。当然，不同病因所致的上消化道大出血的手术方式各有不同，故先行手术探查。其他四项均为内科治疗，故排除。

【解题思路】本题考点延伸，即大出血手术指征如下：

①出血甚剧，短期内即出现休克，说明出血来自较大血管，难以自止。

②经短期（6～8小时）输血（600～900ml）后，血压、脉搏及一般情况仍未好转；或虽一度好转，但停止输血或输血速度减慢后，症状又迅速恶化；或在24小时内需要输血量超过1000ml才能维持血压和血细胞

比容，均说明出血仍在继续，应迅速手术。

③不久前曾经发生过类似的大出血。

④正在进行胃、十二指肠溃疡药物治疗的患者发生大出血，表示溃疡侵蚀性很大，非手术治疗不易止血。

⑤年龄在60岁以上或伴有动脉硬化症的患者发生胃、十二指肠溃疡大出血。

⑥同时存在瘢痕性幽门梗阻或并发急性穿孔者。

130.【答案】E（14）

【解析】很多考生选A（门脉高压症），其原因似乎是想当然，其实是早前的教材的确是这样写的。我们在课堂上、易错题提高班上反复强调过这一考点，希望考生一定要关注知识更新。

131.【答案】D（17）

【解析】本题考查胃大部切除术后并发症，进食后腹胀并呕吐，X线平片示残胃内大量胃液潴留，说明出现梗阻，无蠕动波提示梗阻原因为动力性，故选择残胃蠕动功能障碍。

第六章　肠道疾病：克罗恩病、溃疡性结肠炎、肠结核、肠易激、消化不良、下消化道出血

1.【答案】A（21、16）

【解析】肠易激综合征（IBS）是一种以腹痛或腹部不适伴排便习惯改变为特征而无器质性病变的功能性肠病，病因和发病机制至今尚未清楚，可能与多种因素有关，如：胃肠动力障碍、食物、精神等。肠易激综合征，诊断标准：（1）病程半年以上且近3个月来持续出现腹部不适或腹痛，并伴有下列特点中至少2项：①症状在排便后改善；②症状发生伴随排便次数改变；③症状发生伴随粪便性状改变。

（2）以下症状不是诊断所必备，但属常见症状，这些症状越多越支持IBS的诊断：①排便频且异常（每天排便＞3次或每周＜3次）；②粪便性状异常（块状/硬便或稀水样便）；③粪便排出过程异常（费力、急迫感、排便不尽感）；④黏液便；⑤胃肠胀气或腹部膨胀感。

2.【答案】D（13）

【解析】回盲部环形溃疡为肠结核的表现，结合低热、乏力、盗汗等结核中毒症状，可确诊。本病要注意和CD、UC进行鉴别。CD结肠镜表现为节段性病变、鹅卵石样改变，纵行溃疡；UC好发于直肠、乙状结肠，为多发浅表溃疡。

3.【答案】A（20）

4.【答案】C（20）

【解析】克罗恩病的病变成节段性、跳跃性，多见于回肠末端及右侧结肠，在早期可见鹅口疮样溃疡；随后为纵行溃疡；黏膜呈鹅卵石样外观，可出现肠腔狭窄。溃疡性结肠炎主要累及直肠、降结肠和乙状结肠，病变表现为黏膜粗乱、弥漫性糜烂或多发性浅表溃疡或呈颗粒状改变。

5.【答案】A（19）

【解析】一段肠管套入与其相连的肠管腔内称为肠套叠，按照发生的部位可分为回盲部套叠（回肠套入结肠）、小肠套叠（小肠套入小肠）与结肠套叠（结肠套入结肠）等型。肠套叠是小儿肠梗阻的常见病因，多发生于2岁以下的儿童。最多见的为回肠末端套入结肠。肠套叠的三大典型症状是腹痛、血便和腹部肿块。腹部检查可在腹部扪及腊肠型、表面光滑、稍可活动、具有一定压痛的肿块，常位于脐右上方，而右下腹扪诊有空虚感。空气或钡剂灌肠X线检查，可见空气或钡剂在结肠受阻，受阻端钡影呈"杯口"状，甚至呈"弹簧状"阴影。老年人（选项B）易发生乙状结肠扭转，青年人（选项D）易发生小肠扭转。

6.【答案】B（19）

【解析】该患者老年女性，出现排便习惯与粪便性状改变、消瘦、腹痛等，可诊断为结肠癌。

患者包块位于左下腹，故考虑为乙状结肠癌（选项B）。不同部位的结肠癌有不同的临床特点：右半结肠主要功能是吸收水分及少量葡萄糖、电解质等，肠内容物主要为液体或半流体，不易引起肠腔狭窄，肿瘤类型多为肿块型或溃疡型，故右侧结肠癌多以全身症状、贫血、腹部肿块为主要表现；左半结肠肠内容物多为成形大便，肿瘤类型以浸润型多见，易致肠腔狭窄，故左半结肠癌以肠梗阻、便秘、腹泻、便血等症状为主；乙状结肠系膜长且宽，肠管短，故较容易出现肠扭转、梗阻的表现。

7.【答案】C（19）

【解析】该患者诊断为乙状结肠癌，通过该患者超声内镜所示病灶侵犯肠壁浆膜，肠周无肿大淋巴结，可考虑癌症属于 TNM 分期（见下表）中的 T_3 期。

TNM	病变范围
T_{is}	原位癌
T_0	临床未发现肿瘤
T_1	肿瘤局限于黏膜或黏膜下层（包括腺瘤癌变）
T_2	癌肿侵犯肌层或浆膜层，但未超越肠壁
T_3	癌肿穿透肠壁侵及邻近组织器官
T_4	癌肿穿透肠壁侵入邻近器官形成瘘管者
N_0	淋巴结无转移
N_1	1～3 个淋巴结有转移
N_2	≥4 个淋巴结有转移
M_0	无远处转移
M_1	有远处转移

8.【答案】B（19）

9.【答案】D（19）

10.【答案】C（19）

【解析】老年女性，有排便习惯与粪便性状改变，存在上腹部疼痛及包块，考虑为横结肠癌。关于结肠癌的检查：早期诊断或筛选可用粪便潜血；确诊需纤维结肠镜检查，还可判断肿瘤的浸润深度、周围淋巴结转移情况及术前的肿瘤分期；CEA 主要用于手术效果的判断及术后复发的检测。对结肠癌的治疗以手术切除为主。

11.【答案】A（18）

【解析】乙状结肠扭转者多有慢性便秘史。以腹痛和进行性腹胀为主要的临床表现。乙状结肠扭转多见于老年患者。主要症状为中下腹部阵发性加剧的持续性胀痛，无排便排气；恶心、呕吐，但呕吐量少，晚期呕吐有粪臭味。除肠坏死外，腹部仅有轻度压痛，无显著腹膜刺激征。进一步可做乙状结肠低压钡剂灌肠检查，可

发现钡头停止于直肠上端，局部呈鸟嘴样螺旋形狭窄，这是乙状结肠扭转的典型表现。如果腹痛加重或转为持续性，伴有体温升高和脉率加快，腹部出现腹膜刺激征，则表明已存在肠绞窄。

12.【答案】D（18）

【解析】结肠癌最早出现排便习惯与粪便性状改变（表现为腹泻或腹泻与便秘交替，或黏液血便）、定位不确切的持续性腹部隐痛、腹部肿块，晚期可出现肠梗阻症状。也可因慢性失血、癌肿破溃、毒素吸收等，出现贫血、消瘦、乏力、低热等。不同部位的结肠癌有不同的临床特点：右半结肠（升结肠）主要功能是吸收水分及少量葡萄糖、电解质等，肠内容物主要为液体或半流体，肿瘤类型多为肿块型或溃疡型，不易引起肠腔狭窄，故右侧结肠癌多以全身症状、贫血、腹部肿块为主要表现；左半结肠（降结肠）主要分泌碱性黏液润滑肠黏膜，减少粪便储存和运转对肠黏膜的擦伤，肠内容物多为成形大便，肿瘤类型以浸润型多见，易致肠腔狭窄，故左半结肠癌以肠梗阻、便秘、腹泻、便血等症状为主；乙状结肠因系膜长且宽，肠管短，较容易出现肠扭转、梗阻的表现。

13.【答案】C（18）

【解析】该患者有肺结核病史，存在低热，实验室检查红细胞沉降率增快，PPD（＋＋＋），高度提示为肠结核。

14.【答案】D（17）

扫描二维码查看本题考点更多讲解微视频——13－23 腹泻的鉴别。

15.【答案】B（17）

【解析】老年人，腹部绞痛，消化道 X 线钡剂造影见直肠上段钡剂受阻，钡影尖端呈"鸟嘴"形，为典型的乙状结肠扭转表现。乙状结肠癌和直肠癌时，X 线气钡灌肠对比造影可发现充盈缺损、肠腔狭窄、黏膜皱襞破坏等征象。肠套叠时，空气或钡剂灌肠 X 线检查，可见空气或钡剂在结肠受阻，受阻端钡影呈"杯口"状，甚至呈"弹簧状"阴影。急性小肠扭转多见于青壮年。常有饱食后剧烈活动等诱发因素，发生于儿童者则常与先天性肠旋转不良等有关，腹部 X 线检查符合绞窄性肠梗阻的表现；另外，还可见空肠和回肠换位，或排列成多种形态的小跨度卷曲肠袢等特有的征象。

16.【答案】D（16）

【解析】升结肠癌（右侧结肠癌）多以全身症状、贫血、腹部肿块为主要表现。此患者右侧腹部包块，有

贫血表现，提示升结肠癌。左半结肠癌以腹泻、脓液脓血便为主要表现。

17.【答案】E（16）

【解析】腹痛伴低烧、腹泻便秘交替、边界不清的包块，活动度差，考虑肠结核，故行结肠镜检查最有价值。不过，本题答案有争议的是，本例患者并不能排除结核性腹膜炎，行结肠镜价值并不大，B超引导下腹部包块穿刺才有价值。更何况，目前临床中，B超引导下腹部包块穿刺已经是一种比较简便的方法。

18.【答案】C（15）

【解析】乙状结肠扭转，好发于老年人，行钡剂灌肠，钡剂在扭转部位受阻，所以钡影尖端呈现"鸟嘴"形。由于梗阻部位低，且梗阻时间尚短，故尚未出现呕吐症状。肠套叠好发于2岁以下的儿童。三大典型症状是腹痛、血便和腹部肿块，表现为突然发作剧烈的阵发性腹痛。急性小肠扭转多见于青壮年，常有饱食后剧烈活动等诱发因素，发生于儿童者则常与先天性肠旋转不良等有关，表现为突然发作剧烈腹部绞痛，多在脐周围，常为持续性疼痛阵发性加重。

19.【答案】A（15）

20.【答案】D（15）

【解析】肠息肉分为腺瘤性息肉和非肿瘤性息肉：（1）腺瘤性息肉属于癌前病变，又称为新生物性息肉（即E选项），包括管状腺瘤（最常见）绒毛状腺瘤等，即B、C选项。（2）非肿瘤性息肉有两种：①幼年型息肉，属于一种错构瘤；②炎性息肉，由溃疡性结肠炎、克罗恩病、阿米巴痢疾、血吸虫病等慢性炎症刺激所形成的炎性息肉。

21.【答案】B（14）

【解析】结肠损伤的治疗原则：①部分裂口小、腹腔污染轻、全身情况良好的患者可以考虑一期修补或一期切除吻合（限于右半结肠）；②对比较严重的损伤一期修复后，可加做近端结肠造口术，确保肠内容物不再进入远端。③大部分结肠破裂损伤的患者多采用肠造口术或肠外置术，待3~4个月后患者情况好转时再行关闭瘘口。近年来随着急救措施、感染控制等条件的进步，实行一期修补或切除吻合的病例有增加的趋势。本例患者左下腹外伤（降结肠处），出现穿孔，并发弥漫性腹膜炎，说明污染严重，不能行一期修补或一期切除吻合（C、D、E选项），应行穿孔处修补，横结肠造口术。

22.【答案】B（13）

23.【答案】A（13）

【解析】根据患者半年来排便习惯改变及便中带血及黏液，可诊断为结肠癌。结合突发腹胀、肛门停止排便排气、X线透视全腹多个气液平，考虑并发肠梗阻。包块位于左侧腹部平脐处，故最可能的诊断为降结肠癌。其他选项均与部位不符。纤维结肠镜具确诊价值。其他选项均为影像学检查，只有辅助诊断价值。

24.【答案】D（16）

25.【答案】B（16）

【解析】患者为肠道疾病，脓血便以及抗生素治疗无效提示溃疡性结肠炎的可能性大，但是尚需和其他肠道疾病鉴别，首选检查结肠镜，不仅可观察病灶形态，且可取活组织进行病理检查。

26.【答案】A（18）

27.【答案】A（18）

28.【答案】A（18）

【解析】患者腹泻多年，与精神因素有关，睡眠差，初步诊断为肠易激综合征，此病为功能性肠道疾病，诊断需要排除其他器质性肠道疾病，故首选检查为结肠镜，镜下无器质病变方可确诊。

治疗以对症治疗为主：

（1）止泻药：洛哌丁胺或地芬诺酯止泻效果好，适用于腹泻症状较重者，但不应长期服用。轻症患者应使用吸附止泻药如蒙脱石、药用炭等。

（2）泻药：对便秘型患者可酌情使用泻药，应使用作用温和的轻泻剂以减少不良反应和药物依赖性。常用的有渗透性轻泻剂如聚乙二醇或山梨醇，容积性泻药如欧车前制剂和甲基纤维素等也可选用。

（3）胃肠解痉药：抗胆碱药物可作为缓解腹痛的短期对症治疗。匹维溴胺是选择性作用于胃肠道平滑肌的钙通道阻滞剂，对腹痛也有一定疗效并且不良反应少。

（4）抗抑郁药：对腹痛症状重，上述治疗无效并且精神症状明显者可试用。临床研究表明此类药物对不伴有明显精神症状者也有一定疗效。

（5）肠道微生态制剂：乳酸杆菌、双歧杆菌、酪酸菌等制剂，可纠正肠道菌群失调，对腹泻、腹胀有一定疗效。

手术、抗生素、激素、抗结核药均无效。

29.【答案】C（18）

【解析】患者腹泻，肺结核病史，右下腹包块最可能的诊断是肠结核。

30.【答案】D（19）

【解析】肠易激综合征是一种以腹痛伴排便习惯改变为特征而无器质性病变的常见功能性肠病，起病隐匿，症状反复发作或慢性迁延，病程长达数年至数十年，但全身健康状况却不受影响，精神、饮食等因素常诱使症状复发或加重，最主要的临床表现是腹痛、排便习惯和粪便性状改变。

31.【答案】A（19）

【解析】患者腹痛＋结核中毒症状（低热、盗汗、体重减轻）＋右下腹包块及腹水化验为渗出液，故最可能的诊断为肠结核，应给予抗结核治疗。

32.【答案】A（19）

【解析】脐周及右下腹痛，伴有结核中毒症状，钡剂造影提示回盲部跳跃征，为典型肠结核表现。答题公式：结核中毒症状＋结肠镜环形溃疡（X 钡剂造影跳跃征）＝肠结核。

33.【答案】A（17）

34.【答案】B（17）

【解析】腹泻无黏液及脓血，伴有结核中毒症状，为肠结核表现。消化系统空腔脏器疾病确诊首选内镜，肠结核确诊为结肠镜及黏膜或组织病理检查。

35.【答案】D（17）

扫描二维码查看本题考点更多讲解微视频——13 - 19 肠道疾病的鉴别。

36.【答案】D（19）

【解析】黏液脓血便，应用抗生素无效，考虑为溃疡性结肠炎。

37.【答案】E（18）

【解析】患者腹痛、腹泻，粪镜检红细胞及白细胞满视野结合应用抗生素无效，首先考虑自身免疫性肠道疾病（溃疡性结肠炎）。

38.【答案】D（17）

【解析】患者腹痛、腹泻（黏液血便），结肠镜显示直肠、乙状结肠黏膜弥漫充血、水肿，粗粒样改变，多发糜烂及浅溃疡，符合溃疡性结肠炎的诊断。

39.【答案】E（19）

40.【答案】A（19）

41.【答案】D（19）

【解析】中年男性，慢性腹泻，瘘管形成，结肠镜病变在回肠末端和邻近结肠，病变分布呈节段性，病变之间的黏膜正常，符合克罗恩的典型特点。克罗恩病组织学特点是：非干酪性肉芽肿，裂隙溃疡，肠壁各层炎症。近年来抗 TNF - α 的单克隆抗体，如英夫利昔单抗在克罗恩病治疗中证实有良好效果。该题目主要应鉴别肠结核，肠结核也是多见于回盲部，但是病变很少合并肛周病变、瘘管。瘘管是克罗恩病的特征性临床表现。

42.【答案】D（18）

43.【答案】C（18）

【解析】肠结核的好发部位为回盲部；溃疡性结肠炎的好发部位为直肠和乙状结肠；克罗恩病好发部位为回肠末端、邻近结肠。

44.【答案】C（15、17）

45.【答案】B（15、17）

【解析】克罗恩病—纵行溃疡；溃疡性结肠炎—多发浅溃疡；肠结核—环形溃疡；阿米巴痢疾—烧瓶样溃疡。常见肠道疾病溃疡特点比较见下表。

类型	溃疡特点	好发部位
肠结核	因肠壁淋巴管环肠管行走，病变沿淋巴管扩散，故典型的肠结核溃疡呈环形腰带状，其长轴与肠腔长轴垂直	回盲部
肠伤寒	在集合淋巴小结发生的溃疡，其长轴与肠的长轴平行。孤立淋巴小结处的溃疡小而圆。因此肠伤寒溃疡的形态取决于肠黏膜淋巴小结的形态	回肠下段集合和孤立淋巴小结的病变最为常见和明显
细菌性痢疾	形状不一的"地图状"溃疡	大肠尤以乙状结肠和直肠为重
克罗恩病	早期呈鹅口疮样溃疡；随后溃疡增大、融合，形成纵行溃疡和裂隙溃疡，将黏膜分割呈鹅卵石样外观	末段回肠和邻近结肠
肠阿米巴病	烧瓶状溃疡	主要在盲肠、升结肠，其次为乙状结肠和直肠
溃疡性结肠炎	黏膜可出现大片坏死并形成大的溃疡	直肠和结肠
癌性溃疡	火山口状	如胃癌

46.【答案】C（17）

【解析】克罗恩病具有复发倾向，手术后复发率高，故手术适应证主要是针对并发症，包括完全性肠梗阻、瘘管与腹腔脓肿、急性穿孔或不能控制的大量出血、癌变等。

47.【答案】E（17）

【解析】根据患者低热、腹痛、腹泻及B超检查初步诊断为肠结核，结肠镜可直观溃疡或者增生的形态，尤其可以取活组织进行病理检查，如为干酪样增生即可确诊。

48.【答案】B（17）

49.【答案】B（17）

【解析】肠易激综合征（IBS）是一种以腹痛或腹部不适伴排便习惯改变为特征而无器质性病变的常见功能性肠病。最主要的临床表现是腹痛或腹部不适、排便习惯和粪便性状的改变。几乎所有IBS都有不同程度的腹痛，部位不定，以下腹和左下腹多见，大多于排便或排气后缓解。腹泻一般每日3～5次，少数严重发作可达十余次。大便多呈稀糊状，也可为成形软便或稀水样便。多带有黏液，部分患者粪质少而黏液量很多，无脓血等，且与精神因素有关。根据患者临床表现初步诊断为IBS，IBS为排除性诊断，故首选结肠镜检查，如镜检未见异常，即可诊断本病。

50.【答案】B（17）

【解析】氨基水杨酸制剂：柳氮磺吡啶（简称SASP）是治疗本病的常用药物。适用于轻、中型患者或重型经糖皮质激素治疗已有缓解者。糖皮质激素：对急性发作期有较好疗效。适用于对氨基水杨酸制剂疗效不佳的轻、中型患者，特别适用于重度患者。一般予口服泼尼松。

病情严重程度：①轻度：腹泻每日4次以下，便血轻或无，无发热、脉速，贫血无或轻，红细胞沉降率正常；②重度：腹泻>6次/日，并有明显黏液脓血便，体温>37.5℃、脉搏>90次/分，血红蛋白<100g/L，红细胞沉降率>30mm/h。③中度：介于轻度与重度之间。

51.【答案】A（16）

【解析】中毒性巨结肠多发生在暴发型或重症溃疡性结肠炎患者。此时结肠病变广泛而严重，累及肌层与肠肌神经丛，肠壁张力减退，结肠蠕动消失，肠内容物与气体大量积聚，引起急性结肠扩张，一般以横结肠为最严重。常因低钾、钡剂灌肠、使用抗胆碱能药物或阿片类制剂而诱发。低钾血症时使肠道麻痹，蠕动减弱易诱发中毒性巨结肠。

52.【答案】E（16）

【解析】柏油样便多见于上消化道或者小肠出血；陶土样便见于梗阻性黄疸；鲜血便多见于下消化道出血；稀水样便见于霍乱；黏液脓血便见于溃疡性结肠炎和细菌性痢疾。

53.【答案】B（16）

54.【答案】E（16）

【解析】充盈缺损为肿块的X线征象；"杯口征"为肠套叠的X线征象；"铅管征"为慢性溃疡性结肠炎的X线征象；"鸟嘴征"除了见于乙状结肠扭转还见于贲门失弛缓征。

55.【答案】A（16）

【解析】患者腹痛、脓血便且抗生素治疗无效可诊断为溃疡性结肠炎，根据病情严重程度分为：①轻度：腹泻每日4次以下，便血轻或无，无发热、脉速，贫血无或轻，红细胞沉降率正常。②重度：腹泻>6次/d，并有明显黏液脓血便，体温>37.5℃、脉搏>90次/分，血红蛋白<100g/L，红细胞沉降率>30mm/h。③中度：介于轻度与重度之间。患者大便10次/天，体温39℃说明患者为重度溃疡性结肠炎，而糖皮质激素对急性发作期有较好疗效。适用于对氨基水杨酸制剂疗效不佳的轻、中型患者，特别适用于重度患者。一般予口服泼尼松；氨基水杨酸制剂：柳氮磺吡啶（简称SASP）是治疗本病的常用药物。适用于轻、中型患者或重型经糖皮质激素治疗已有缓解者。

【错误思路分析】没有考虑溃疡结肠炎的分型，而直接选了柳氮磺吡啶。

56.【答案】D（16）

【解析】根据患者临床表现很难与克罗恩病相鉴别，但是克罗恩病的镜下表现为裂隙样溃疡、纵行溃疡、鹅卵石征，而肠结核镜下表现为环形溃疡。

57.【答案】C（15）

【解析】肠易激综合征（IBS）是一种以腹痛或腹部不适伴排便习惯改变为特征而无器质性病变的常见功能性肠病。患者以中青年居多（E不符），老年人初次发病者少见，男女比例约1:2；目前认为是多种因素和发病机制共同作用的结果，包括：①胃肠动力学异常；②内脏感觉异常；③肠道感染治愈后；④胃肠因素；⑤精神心理障碍。IBS起病隐匿，症状反复发作或慢性迁延（B不符），病程长达数年至数十年，但全身健康状况却不受影响。精神、饮食等因素往往可诱使症状复发或加重（A不符）。最主要的临床表现是腹痛或腹部不适、排便习惯和粪便性状的改变。一般不会出现明显的体重下降（D不符）。

58.【答案】E（15）

【解析】肠结核是结核杆菌侵犯肠道引起的慢性特异性感染，绝大多数继发于肺结核，特别是开放型肺结核。

右下腹或脐周隐痛及钝痛，多在进食后诱发，伴不全性肠梗阻者，腹痛呈持续性，阵发性加剧。大便习惯改变，腹泻，粪便呈糊状，可含黏液，不伴里急后重，便血少见，或腹泻与便秘交替出现。增殖型肠结核，多以便秘为主，多伴有发热、盗汗、消瘦、全身乏力、恶心、呕吐、腹胀、食欲减退等症状。根据本患者临床表现，最可能诊断为肠结核。肠易激综合征不会出现乏力、低热、盗汗等全身症状；结肠癌一般多见于 41~65 岁，且常有便血；溃疡性结肠炎常有黏液脓血便且有里急后重。

59.【答案】D（15）

【解析】肠易激综合征（IBS）是一种以腹痛或腹部不适伴排便习惯改变为特征而无器质性病变的功能性肠病，病因和发病机制至今尚未清楚，可能与多种因素有关，如：胃肠动力障碍、食物、精神等。肠易激综合征，诊断标准：（1）病程半年以上且近 3 个月来持续出现腹部不适或腹痛，并伴有下列特点中至少 2 项：①症状在排便后改善；②症状发生伴随排便次数改变；③症状发生伴随粪便性状改变。

（2）以下症状不是诊断所必备，但属常见症状，这些症状越多越支持 IBS 的诊断：①排便频且异常（每天排便 >3 次或每周 <3 次）；②粪便性状异常（块状/硬

便或稀水样便）；③粪便排出过程异常（费力、急迫感、排便不尽感）；④黏液便；⑤胃肠胀气或腹部膨胀感。

　　患者结肠镜检查无异常，故最可能的诊断为肠易激综合征。

60.【答案】E（14）

【解析】克罗恩病起病大多隐匿、缓进，从发病至确诊往往需数月至数年。病程呈慢性，长短不等的活动期与缓解期交替，腹痛、腹泻和体重下降三大症状是本病的主要临床表现，亦有发热等全身的表现，结肠镜下可见阿弗他溃疡或纵行溃疡，黏膜鹅卵石样改变，肠腔狭窄或肠壁僵硬，炎性息肉等，病变之间黏膜外观正常，病变呈节段性、对称性分布。克罗恩病的组织学特点为非干酪样肉芽肿。

61.【答案】C（14）

【解析】溃疡性结肠炎的临床表现及与结肠克罗恩病、肠结核的鉴别见下表。

鉴别要点	结肠克罗恩病	肠结核	溃疡性结肠炎
腹痛	最常见，位于右下腹或脐周	右下腹或脐周	左下腹或下腹痛
腹泻	常见	腹泻便秘交替	多见
大便性状	糊状，无脓血和黏液	糊状，无脓血和黏液	黏液脓血便（活动期）
里急后重	无（累及直肠、肛管时可有）	无	可见（病变在直肠者可有）
腹部包块	见于 10%~20% 的患者	增生型肠结核可有	无
瘘管	多见（为特征性临床表现）	少见	罕见
直肠肛管病变	见于部分患者	无	见于大多数患者
全身症状	发热、营养障碍	低热、盗汗	发热、消瘦、贫血
镜下表现	见阿弗他溃疡或纵行溃疡，黏膜鹅卵石样改变，肠腔狭窄或肠壁僵硬，炎性息肉等，病变之间黏膜外观正常，病变呈节段性、对称性分布	内镜下见回盲部等处黏膜充血、水肿，溃疡形成（常呈环形，边缘呈鼠咬状），大小及形态各异的炎性息肉，肠腔变窄等。病灶处活检发现肉芽肿、干酪坏死或抗酸杆菌时，可以确诊	①黏膜血管纹理模糊、紊乱或消失、充血、水肿、易脆、出血及脓性分泌物附着；②病变明显处见弥漫性糜烂或多发性浅溃疡；③慢性病变见黏膜粗糙，呈细颗粒状，炎性息肉及桥状黏膜，在反复溃疡愈合、瘢痕形成过程中，结肠变形缩短、结肠袋变浅、变钝或消失
X 线表现	可见黏膜皱襞粗乱、纵行性溃疡或裂沟、鹅卵石征、假息肉、多发性狭窄、瘘管形成、跳跃征、线样征	溃疡型肠结核，钡剂于病变肠段呈现激惹征象，充盈不佳，排空很快，而在病变的上、下肠段则钡剂充盈良好，称为 X 线钡影跳跃征。增生型者，肠黏膜呈结节状改变，肠腔变窄、肠段缩短变形、回肠和盲肠的正常角度消失	①黏膜粗乱和/或颗粒样改变；②多发性浅溃疡，表现为管壁边缘毛糙呈毛刺状或锯齿状以及见小龛影，亦可有炎症性息肉而表现为多个小的圆或卵圆形充盈缺损；③结肠袋消失，肠壁变硬，肠管缩短、变细，可呈铅管状

【解题思路】溃疡性结肠炎、克罗恩病、肠结核为肠道疾病中容易混淆的疾病，根据上表记住重要鉴别点，再做此类题目时即可迎刃而解。

62.【答案】B（14）

【解析】根据第 61 题解析表，初步诊断为溃疡性结肠炎，中毒性巨结肠为溃疡性结肠炎常见的并发症，多发生在暴发型或重症溃疡性结肠炎患者。常因低钾、钡剂灌肠、使用抗胆碱能药物或阿片类制剂而诱发。临床

表现为病情急剧恶化，毒血症明显，有脱水与电解质平衡紊乱，出现鼓肠、腹部压痛，肠鸣音消失。本患者在应用阿托品后出现腹胀及休克症状，故最可能出现了中毒性巨结肠。

63.【答案】B（14）

【解析】参见第61题解析表。

64.【答案】E（14）

【解析】肠易激综合征，诊断标准如下。（1）病程半年以上且近3个月来持续出现腹部不适或腹痛，并伴有下列特点中至少两项：①症状在排便后改善；②症状发生伴随排便次数改变；③症状发生伴随粪便性状改变。（2）以下症状不是诊断所必备，但属常见症状，这些症状越多越支持IBS的诊断：①排便频且异常（每天排便>3次或每周<3次）；②粪便性状异常（块状/硬便或稀水样便）；③粪便排出过程异常（费力、急迫感、排便不尽感）；④黏液便；⑤胃肠胀气或腹部膨胀感。

【解题思路】肠易激综合征及功能性消化不良发病率越来越高，执业医师考试也越来越多地考查，望广大考生引起重视。

65.【答案】E（13）

【解析】氨基水杨酸制剂：柳氮磺吡啶（简称SASP）是治疗本病的常用药物。适用于轻、中型患者或重型经糖皮质激素治疗已有缓解者。糖皮质激素：对急

性发作期有较好疗效。适用于对氨基水杨酸制剂疗效不佳的轻、中型患者，特别适用于重度患者。一般予口服泼尼松。

病情严重程度：①轻度：腹泻每日4次以下，便血轻或无，无发热、脉速，贫血无或轻，红细胞沉降率正常；②重度：腹泻>6次/日，并有明显黏液脓血便，体温>37.5℃、脉搏>90次/分，血红蛋白<100g/L，红细胞沉降率>30mm/h。③中度：介于轻度与重度之间。

66.【答案】C（13）

【解析】左下腹痛，结肠镜显示直肠、乙状结肠糜烂及浅溃疡，大范围充血、水肿，符合溃疡性结肠炎的诊断。

67.【答案】E（13）

【解析】参见61题解析表。

68.【答案】A（13）

69.【答案】E（13）

【解析】腹痛、腹泻和情绪有关，且粪便隐血试验阴性，初步考虑为功能性肠道疾病即肠易激综合征，但对功能性疾病的诊断，需要排除肠道的器质性病变比如CD、UC、肠结核等，而要想排除这些疾病，需要进行结肠镜检查，不仅可以直接观察病变形态，且可取活组织进行病理检查。

第七章　直肠疾病、肛管疾病

1.【答案】A（21）

2.【答案】D（21）

【解析】指诊触及"高低不平"、"质硬"肿物，且指套有脓血及黏液，可考虑为直肠癌。直肠息肉指诊时多为圆形、实质、有蒂且可活动；内痔则可触及圆形柔软的肿块（血管团）。

3.【答案】E（21）

【解析】本题属于送分题。内痔的好发部位为截石位的3、7、11点。主要表现为出血和脱出，其常见的症状是无痛性间歇性便后鲜血。

4.【答案】B（20）

【解析】该患者"便时出鲜血＋便时疼痛"，考虑诊断为肛裂。肛裂的疼痛规律及特点是：排便时疼痛（排便时烧灼样或刀割样疼痛）、间歇期（便后数分钟缓解期）、括约肌挛缩痛（肛管括约肌收缩痉挛，可持续数小时）。故便后肛门疼痛加重的机制是肛门括约肌痉挛，选项B正确。

5.【答案】D（20、21）

【解析】直肠肛管周围脓肿的类型有多种，最常见的类型及各自的特点见下表：

常见类型	特点及临床表现
肛门周围脓肿 （肛周皮下间隙脓肿）	①位置相对表浅、最常见； ②肛周持续性胀痛或跳痛（排便、咳嗽加重），全身症状不明显； ③病变处明显红肿，有硬结和压痛，脓肿形成可有波动感，穿刺抽液可确诊。
坐骨直肠窝脓肿 （坐骨直肠间隙脓肿）	①位置较深、脓肿大（60~90ml）； ②局部症状（持续性胀痛→持续性跳痛）和全身症状都较为明显。

续表

常见类型	特点及临床表现
骨盆直肠窝脓肿 （骨盆直肠间隙脓肿）	①位置深，少见，脓肿大（300～500ml）； ②局部症状不明显，全身症状重； ③确诊需诊断性穿刺。
肛管括约肌间隙脓肿、 直肠后间隙脓肿等	位置深，局部症状不明显，主要表现为会阴、直肠坠胀感、排便时疼痛加重，可有不同程度的全身中毒症状。直肠指检可触及痛性包块。

该患者查体时为直肠指诊深压痛，可考虑为坐骨直肠间隙脓肿。选项 A 骨盆间隙直肠脓肿位置深，一般选用 CT 协助诊断、不采用直肠指诊，故排除。选项 B、E 多表现为会阴、直肠坠胀感、排便时疼痛加重及不同程度的全身中毒症状。选项 C 肛门周围脓肿多表现为病变处明显的红肿且全身感染症状不明显，也可排除。

6.【答案】B（20）

【解析】对结肠癌的治疗，一般选用手术切除为主。根治性手术的切除范围及适应证见下表：

手术方式	适应证
右半结肠切除术	盲肠癌、升结肠癌、结肠肝曲癌。
横结肠切除术	横结肠癌、结肠肝曲癌、结肠脾曲癌。
左半结肠切除术	结肠脾曲癌、降结肠癌。
乙状结肠切除术	适用于乙状结肠癌。

7.【答案】E（20）

【解析】除选项 E 外，其余几项均为直肠癌或癌前病变的表现。

8.【答案】A（14、20）

【解析】直肠肛管的淋巴引流方向是以齿状线为界分为上下两组。齿状线以上的淋巴管引流有 4 个方向：①沿直肠上血管上行，注入直肠上淋巴结，是最主要的引流途径；②沿直肠下血管行向两侧，注入髂内淋巴结；③沿肛血管和阴部内血管进入盆腔，注入髂内淋巴结；④少数淋巴管沿骶外侧血管走行，注入骶淋巴结。齿状线以下的淋巴管注入腹股沟浅淋巴结。位于腹膜反折以上的是向直肠上动脉旁淋巴结转移，故选项 A 正确。

9.【答案】C（20）

【解析】见 5 题解析表。

10.【答案】B（20）

【解析】本题属于送分题。肛裂的多发生在胸膝位的 6 点及 12 点，典型表现为疼痛、便秘和出血。查体可见肛裂"三联征"：肛裂、前哨痔、肛乳头肥大。

11.【答案】D（20）

【解析】选项 A 可能为肛周脓肿破溃或肛瘘表现，选项 B 为肛裂的典型表现；选项 C 为内痔的常见表现；选项 E 为多为肛周脓肿的表现。在外痔中，以血栓性外痔最为常见，主要表现为肛周有压痛的暗紫色圆形肿块。

12.【答案】A（21、20）

【解析】肛瘘由内口、瘘管及外口组成。查体可在肛周皮肤发现有分泌物排出的外口，触诊可触及单根或多根条索状的硬物（瘘管）。

13.【答案】A（21、20）

【解析】本题属于送分题。内痔的好发部位是截石位的 3、7、11 点。主要表现为出血和脱出，其常见的症状是无痛性间歇性便后鲜血。

14.【答案】B（19）

【解析】右半结肠（升结肠）主要功能是吸收水分及少量葡萄糖、电解质等，肠内容物主要为液体或半流体，不易引起肠腔狭窄，故右侧结肠癌多以全身症状、贫血、腹部肿块为主要表现，肿瘤类型多为肿块型或溃疡型；左半结肠（降结肠）主要分泌碱性黏液润滑肠黏膜，减少粪便储存和运转对肠黏膜的擦伤，肠内容物多为成形大便，肿瘤类型以浸润型多见，易致肠腔狭窄，故左半结肠癌以肠梗阻、便秘、腹泻、便血等症状为主；乙状结肠因系膜长且宽，肠管短，故较容易出现肠扭转、梗阻的表现。

15.【答案】C（21、19）

【解析】肛瘘极少自愈，应行手术治疗（包括挂线疗法、肛瘘切开术、肛瘘切除术等）。治疗原则是将瘘管切开，形成敞开的创面，促使愈合。手术成功的关键是要确定内口的位置（可减少复发）、瘘管与肛门括约肌的关系（可降低肛门失禁并发症）。本题易误选 B。

16.【答案】D（19）

【解析】直肠癌（选项 A）最重要的诊断方法是直肠指诊，一般可触及质硬、活动度较差的肿物，指套可有鲜血或脓血（故排除），直肠癌患者多有排便习惯和大便性状改变表现，当肿物发生破溃感染时可出现大便表面带血或脓血便。外痔（选项 B）主要表现为肛门不适、潮湿不洁、瘙痒，若为血栓性外痔可出现皮下暗紫色肿块及剧痛表现。内痔（选项 C）的主要临床表现为出血和脱出，其常见症状是无痛性间歇性便后鲜血。直肠息肉（选项 E）可分为炎性息肉和增生性息肉，直肠指检均可触及质软、光滑肿物，患者多无症状。肛瘘是肛管或直肠与会阴皮肤相通的慢性感染性管道，其主要原因是肛周脓肿。瘘管位置低者，自外口向肛门方向可触及索条样瘘管（故选项 D 正确）。肛瘘极少自愈，应行手术治疗（包括挂线疗法、肛瘘切开术、肛瘘切除术等）。治疗原则是将瘘管切开，形成敞开的创面，促使愈合。

17.【答案】C（19）

【解析】关于直肠癌的检查方法：①CEA（选项 A）对术前诊断和术后预后估计有参考价值。大便潜血检查：可发现早期直肠癌。②钡剂灌肠检查（选项 B）多用于排除结、直肠多发癌及息肉病。③CT、MRI、PET/CT（选项 C）：术前评估直肠肿瘤大小、周围脏器受累及淋巴结转移情况，也可明确术后盆腔、会阴部有无复发。④直肠镜、乙状结肠镜检查：可进行活组织检查，明确病变性质，同时可准确测量病变下缘距齿状线的距离，为保肛手术提供重要依据。⑤直肠指检：为简单而重要的检查方法。⑥纤维结肠镜检查：可直视下作出诊断并同时进行活组织病理检查，对合并结肠息肉的患者，还可行镜下息肉摘除术；其他影像学检查还有腔内超声（可探查肿瘤浸润层次，肠周淋巴结转移情况及邻近脏器受累情况）和腹部超声（判断是否存在肝转移）。

18.【答案】A（19）

【解析】直肠癌是指齿状线以上至乙状结肠与直肠移行部之间的癌。直肠癌早期多无明显症状，仅有少量便血或排便习惯改变。随着肿瘤不断生长可出现糜烂、坏死、形成溃疡、便血量增大，并出现便频、排便不尽感、里急后重等症状，排出物多为黏液脓血状。肿瘤进一步增大到浸润肠壁周径较大时，引起肠腔狭窄，出现腹痛、腹胀、大便变细、变形等表现，晚期为排便困难。男性直肠癌患者，当肿瘤侵犯到前列腺、膀胱时，可出现尿频、尿急、尿痛及血尿，排尿困难或淋漓不尽。女性直肠癌患者，肿瘤可侵犯阴道后壁，引起白带增多。直肠癌的分型包括溃疡性、浸润性和隆起型。结合本题临床表现及结肠镜表现，可诊断为直肠癌。

19.【答案】B（19）

【解析】结肠癌（选项 A）因发生位置较高，不能直肠指诊触及肿物。血栓性外痔（选项 C）可出现皮下暗紫色肿块及剧痛表现。肛窦炎（选项 D）是指肛门齿线部的肛隐窝炎症性病变，直肠指诊可有括约肌紧张，肛窦及乳头硬结及触痛表现。直肠癌（选项 E）最重要的诊断方法是直肠指诊，一般可触及质硬、活动度较差的肿物，指套可有鲜血或脓血，直肠癌患者多有排便习惯和大便性状改变表现，当肿物发生破溃感染时可出现大便表面带血或脓血便。直肠息肉约半数无临床症状，当发生并发症时才被发现，其表现为：①肠道刺激症状：腹泻或排便次数增多，继发感染均可出现黏液脓血便；②便血：可因部位及出血量而表现不一，高位者粪便中混有血，直肠下段者粪便外附有血，出血量多者为鲜血或血块；③发生在盲肠的息肉可出现肠梗阻及肠套叠。

20.【答案】E（19）

【解析】直肠肛管周围脓肿指直肠肛管周围软组织内或其周围间隙内的急性化脓性感染，并形成脓肿。该患者存在肛周发红、压痛明显可诊断为肛周皮下脓肿。直肠后间隙脓肿（选项 A）、高位肌间脓肿、直肠黏膜下脓肿（选项 B）、肛管括约肌间隙脓肿（选项 D）等由于位置深，局部症状不明显，主要表现为会阴、直肠坠胀感，排便时疼痛加重，可有不同程度的全身中毒症状。直肠指检可触及痛性包块。骨盆直肠间隙脓肿（选项 C）的全身感染中毒症状非常明显，而局部症状不显著，通过病史、CT 检查可发现脓腔。

21.【答案】C（18）

【解析】肛裂"三联征"：肛裂、前哨痔和齿状线上相应的乳头肥大。肛裂典型的临床表现为疼痛、便秘和出血。典型肛裂疼痛存在周期性：排便时 - 间歇期 - 括约肌挛缩痛。便后可有少量出血。本病不宜行指诊检查。

22.【答案】E（18）

【解析】肛门持续剧痛，暗紫色、质硬，触痛明显，考虑诊断为外痔。

23.【答案】B（18）

24.【答案】C（18）

25.【答案】B（18）

【解析】该患者老年男性，结合其症状、体征应诊断为直肠癌。在直肠癌的相关检查中，直肠指诊是最简单、重要且有效的首选检查方式。直肠镜、乙状结肠镜检查对确诊有重要意义。手术切除是直肠癌主要的治疗方法，可根据癌肿下缘距离齿状线或肛门的距离（距齿状线以 5cm 为界，距肛门以 7cm 为界）来选择不同的手术方式：癌肿距齿状线 5cm 以上可选用腹会阴联合直肠癌根治术（Miles 手术）；癌肿距齿状线 5cm 以上、远端切缘距癌肿下缘 2cm 以上可选用经腹腔直肠癌切除术（Dixon 手术）。对判断直肠癌预后及复发的监测可选择癌胚抗原（CEA）和 CA19 - 9。直肠癌最常见的远处转移部位是肝脏，此时可出现肝大、腹水、黄疸、贫血、消瘦、水肿等恶病质表现。

26.【答案】E（17）

【解析】患者里急后重伴排便不尽感 5 个月，大便带血，直肠指诊触及柔软光滑有蒂包块，高度怀疑直肠癌，故行肠镜检查可明确诊断。直肠癌患者行直肠镜、乙状结肠镜检查，可直视乙状结肠、直肠病变并可进行活组织检查，明确病变性质，同时可准确测量病变下缘距齿状线的距离，为保肛手术提供重要依据；纤维结肠镜不仅可直视下作出诊断，同时可进行活组织病理检查，对合并结肠息肉的患者，还可行镜下息肉摘除术。钡剂灌肠检查尽管是结肠癌的重要检查方法，但用以排除结、直肠多发癌及息肉病（A）。腔内超声可探查肿瘤浸润层次、肠周淋巴结转移情况及邻近脏器受累情况（D、C）；CT、MRI、PET/CT：评估直肠肿瘤大小、周围脏器受累及淋巴结转移情况，明确术后盆腔、会阴部有无复发（B）。

27.【答案】D（17）

【解析】肛周脓肿，临床最常见，全身感染症状不明显，肛周持续、跳动性疼痛，排便、受压及咳嗽时加重。病变处明显红肿、硬结、压痛，有波动感，可穿刺出脓液，本例符合。骨盆直肠间隙脓肿：全身感染中毒症状非常明显，而局部症状不显著（B）。肛管括约肌间隙脓肿、直肠后间隙脓肿、高位肌间脓肿、直肠壁内脓肿（黏膜下脓肿）等由于位置深，局部症状不明显，主要表现为会阴、直肠坠胀感，排便时疼痛加重，可有不同程度的全身中毒症状，直肠指检可触及痛性包块，均与本例患者不符，故不选。

28.【答案】B（17）

【解析】本例患者肛门胀痛伴畏寒、发热，肛门旁出现局部红肿疼痛，继之破溃流出脓液，考虑肛瘘。其治疗原则是将瘘管切开，形成敞开的创面，促使愈合。确定内口的位置、瘘管与肛门括约肌的关系，是手术成功的关键。其他选项属于常规处理措施。

29.【答案】E（17）

【解析】本题与 2013 年考题基本重复。肛门局部胀痛、红肿、发热，符合肛周脓肿的表现。其治疗原则是脓肿未完全形成应以非手术治疗为主，包括联合应用抗生素、温水坐浴、局部理疗、口服缓泻剂或石蜡油以减轻患者排便时疼痛。一旦明确脓肿形成，则手术治疗，需手术切开引流，引流要充分、通畅。最后冲刺押题课原题。

30.【答案】A（16）

【解析】直肠癌手术方式是选择 D（经腹）式或者 M（经会阴）式，最重要的因素是肿瘤下缘距齿状线的距离，5cm 是分界线。注意：距肛缘则为 7cm。

【提示】本题与网上发布的考题有差异，其原因是网上提供的考题并非出自真正原始考卷。有关答案解析

的更多详细内容请参见《临床执业医师资格考试辅导讲义》相关章节，其他相关辅导书对该部分内容未做详细描述也是答案易错的原因。

31.【答案】E（16）

【解析】CEA 对结肠癌、直肠癌和胰腺癌诊断及术后预后估计有参考价值。CA19－9 是胰腺癌首选的标志物。AFP 是肝癌首选的标志物。CA125 用于检测卵巢癌。

32.【答案】A（16）

【解析】此题答案有争议，9 版《外科学》强调的是影像学检查（盆腔增强 MRI 可评估肿瘤浸润肠壁深度、是否发生淋巴结转移及直肠系膜筋膜受累情况；胸腹盆增强 CT 对软组织分辨能力弱于 MRI，主要用于评估多发于肝、肺的远处转移），9 版《内科学》强调的为结肠镜检查。

两种检查均为结肠癌的术前必做检查。本题属于内科题，故采用内科学教材的观点作为答案。

33.【答案】E（16）

【解析】直肠癌早期无明显症状，发展到溃疡或感染时才出现症状，癌肿破溃感染的症状是：大便表面带血，故大便潜血检查是发现早期直肠癌的有效措施。其他选项均为干扰项。

34.【答案】E（16）

35.【答案】A（16）

【解析】肛周脓肿经久不愈或反复发作，易形成慢性肉芽肿性管道，即肛瘘。肛管外伤感染也可以引起肛瘘，但少见。肛周脓肿往往由肛腺感染引起。肛裂多由肛管皮肤层裂伤所致。

36.【答案】D（16）

37.【答案】C（16）

【解析】肛门剧烈疼痛，肛门肿物稍硬，呈暗紫色，触痛，典型血栓性外痔。肛裂典型临床表现为疼痛、便秘和出血。直肠息肉最常见的症状为便血，多发生在排便后，间歇性出血。

38.【答案】B（15）

【解析】直肠肛管周围脓肿有多种类型，最常见的是肛周脓肿，常位于肛门后方或侧方，属于皮下脓肿，部位较浅；其他类型脓肿部位深且位于脏器或组织间隙，如坐骨肛管间隙脓肿、骨盆直肠间隙脓肿、肛门括约肌间隙脓肿等。

39.【答案】A（15）

【解析】从发病部位来看，肛裂是齿状线下的肛管皮肤裂伤并形成小溃疡，未涉及直肠，无须直肠指诊。进行直肠指诊可刺激肛裂病灶，加重病情和患者的痛苦，不宜行直肠指诊。

40. 【答案】B（15）

【解析】里急后重伴排便不尽感，指诊于直肠侧壁触及柔软光滑有蒂包块，考虑直肠息肉，故行结肠镜确诊。同时镜下取组织做病理检查，以确定息肉性质，决定治疗方式。其他检查均为影像学检查，不能确诊。

41. 【答案】D（15）

【解析】考虑直肠病变时，直肠指诊是简单而重要的检查方法，而且是门诊首选的检查方法；内镜检查是明确肿瘤位置、大小，并可取组织活检以明确病变性质的重要方法，是最有确诊意义的检查。

42. 【答案】B（14）

【解析】内痔的主要临床表现为出血和脱出，无痛性间歇性便后鲜血是其常见症状。本题因为是 7 岁儿童易与直肠息肉混淆。直肠息肉最常见的症状也是便血，多发生在排便后，为鲜红血液，不与粪便相混。但是因为息肉生长于直肠处，常导致大便变形（表面凹槽）。

43. 【答案】D（14）

【解析】老年人＋排便习惯改变＋直肠前壁距肛缘 4cm 菜花状肿物＋指套染血高度怀疑直肠癌，最有效的检查为内镜＋活检。门诊常规检查为肛门镜和乙状结肠镜。本例患者为低位直肠癌，选择手术方式为腹会阴联合直肠癌根治术（Miles 手术），直肠镜可以明确肿块大小形态距齿状线及肛缘的距离，并且能够取活检明确病理类型及分型。结肠镜适合于怀疑结肠远端有病变者，或者年老体弱不宜行乙状结肠镜检查者。（参见《黄家驷外科学》P1463）

44. 【答案】E（14）

45. 【答案】D（14）

【解析】直肠指诊可以发现常见病变：①内痔，多柔软不易扪及；②肛瘘，可扪及条索状或瘘内口处的小硬结；③直肠息肉，可扪及可推动的圆形肿块，多发息肉则可扪及大小不等的质软肿块，移动度大的息肉可扪及蒂部；④肛管和直肠癌，可扪及高低不平的硬结、溃疡、菜花状肿物，肠腔可有狭窄，指套上常有脓血和黏液。

46. 【答案】C（14）

47. 【答案】B（14）

【解析】纯粹记忆题。

48. 【答案】D（13）

【解析】肛周脓肿是最常见的直肠肛管周围炎症，全身感染症状明显，肛周持续、跳动性疼痛，排便、受压及咳嗽时加重。病变处明显红肿、硬结、压痛，有波动感，可穿刺出脓液。A、B、E 选项〔直肠后间隙脓肿、肛管括约肌间隙脓肿、直肠壁内脓肿、高位肌间脓肿（黏膜下脓肿）等〕由于位置深，局部症状不明显，主要表现为会阴、直肠坠胀感、排便时疼痛加重。C 选项（骨盆直肠间隙脓肿）同样也是局部症状不明显。

49. 【答案】B（13）

【解析】患者肛门持续性胀痛，排便和行走为加重因素，有里急后重的症状，肛门左侧红肿并有明显压痛，肛诊压痛（＋），有波动感，考虑直肠肛管周围脓肿形成。治疗原则为手术切开引流，引流要充分、通畅。

50. 【答案】E（13）

【解析】直肠下段在直肠手术时应予以足够的重视，因直肠下端是排便反射的主要发生部位，是排便功能中的重要环节。

51. 【答案】E/C（13）

【解析】经腹腔直肠癌切除术（Dixon 手术），又称直肠前切除术，是目前应用最多的直肠癌根治术，一般要求癌肿距齿状线 5cm 以上，远端切缘距癌肿下缘 2cm 以上，以能根治、切除癌肿为原则。因直肠下段是排便反射的主要发生部位，所以术后吻合口位于齿状线上 1cm，患者术后最可能出现的情况是排便前有便意，但不能控制排便。本题答案存在争议，因为根据《黄家驷外科学》P1593 观点：齿状线及以上 1cm 的神经分布是粪便刺激最敏感的区域，也就是说，只要保留 1cm 的直肠即可基本保证排便功能正常。对早年此类超纲题，考生不可深究答案。

52. 【答案】C（13）

【解析】肛瘘治疗原则是将瘘管切开，形成敞开的创面，促使愈合。确定内口的位置、瘘管与肛门括约肌的关系，是手术成功的关键。否则从肛门上端流过来的粪便易污染伤口，导致伤口不能愈合。肛瘘有几个内口和外口，也属于必须明确的内容，但不是决定手术是否成功的关键。

53. 【答案】E（13）

【解析】直肠息肉最常见的症状为便血，多发生在排便后，为鲜红血液，不与粪便相混。多为间歇性出血，且出血量较少，很少引起贫血。直肠息肉并发感染时，可出现黏液脓血便，大便频繁，里急后重，有排便不尽感。指检时在直肠内可触到质软、有或无蒂、活动、外表光滑的球形肿物。直肠癌触诊时为质硬、表面粗糙不平的包块；肛窦炎触诊为条索状肿物；肛周脓肿和血栓性外痔以局部剧烈疼痛为特点。

第八章 肝脏疾病：肝硬化、肝脓肿、肝癌、门脉高压、酒精性肝病

1.【答案】C（18）

【解析】该患者不难诊断出肝硬化，慢性肝炎病史＋反复牙龈出血及皮肤出血提示该患者由于肝硬化导致血浆凝血因子减少，肝素样物质增多，而血小板减少及毛细血管通透性增加，这些原因导致了患者出现凝血障碍，引起了慢性出血。而长期肝硬化患者因门静脉血流受阻，出现门静脉高压，由于脾静脉直接流入门静脉，因此门静脉高压可使脾静脉回流受阻，网状内皮细胞和纤维组织增生，脾脏淤血，从而出现脾脏的肿大。

2.【答案】D（20）

【解析】患者有慢性肝炎病史，已出现脾大、腹水等失代偿期表现，说明已发生门静脉高压，而门脉高压导致的出血中，最易发生食管胃底静脉曲张导致的上消化道出血。

3.【答案】C（13）

4.【答案】A（13）

【解析】肝硬化腹水多为漏出液；结核性腹膜炎腹水比重一般超过 1.018，蛋白蛋白 > 30g/L，白细胞计数超过 500×10^6/L，以淋巴细胞或单核细胞为主。

漏出液及渗出液鉴别要点见下表。

漏出液及渗出液鉴别要点

鉴别要点	漏出液	渗出液
原因	非炎症所致	炎症、肿瘤、化学或物理性刺激
外观	淡黄色，浆液性	不定，可为血性、脓性、乳糜性等
透明度	透明或微混	多混浊
比重	低于 1.018	高于 1.018
凝固	不自凝	能自凝
黏蛋白定性	阴性	阳性
蛋白定量（g/L）	<25	>30
葡萄糖定量	与血糖相近	常低于血糖水平
细胞计数（$\times 10^6$/L）	常 <100	常 >500
细胞分类	以淋巴细胞、间皮细胞为主	根据不同病因
细菌学检测	阴性	可找到病原菌
积液/血清总蛋白	<0.5	>0.5
积液/血清 LDH 比值	<0.6	>0.6
LDH（IU/L）	<200	>200

5.【答案】A（13）

【解析】北京特训营学员笔记精华：

（1）腹水为肝硬化肝功能失代偿时最突出的临床表现；

（2）上消化道出血是肝硬化最常见的并发症；

（3）上消化道出血是消化性溃疡最常见的并发症；

（4）上消化道出血最常见的病因是消化性溃疡；

（5）肝性脑病是肝硬化最严重的并发症、最常见的死亡原因。

6.【答案】A（13）

【解析】患者为肝硬化，门腔静脉分流术后发生了肝性脑病，应避免高蛋白饮食。因高蛋白饮食可增加氨的生成加重肝性脑病。

7.【答案】A（13）

【解析】患者肝掌、蜘蛛痣、脾大，呕血黑便诊断为食管胃底静脉曲张破裂出血，药物止血：首选血管收缩药或与血管扩张药硝酸酯类合用，常用药物包括垂体后叶素、血管加压素和生长抑素类药物等。其中生长抑素类药物目前认为是首选药物。垂体后叶素、血管加压素可引起全身血管收缩，不良反应较多，有心脑血管疾病者慎用。质子泵抑制剂应用于非食管胃底静脉曲张破裂出血引起的消化道出血的治疗。

8.【答案】E（13）

【解析】原发性肝癌最早在肝内转移，极易侵犯门静脉及分支并形成癌栓，脱落后在肝内引起多发性转移灶；肝外血行转移最多见于肺，其次为骨、脑等。淋巴

转移至肝门淋巴结最多，其次为胰周、腹膜后、主动脉旁及锁骨上淋巴结。种植转移少见。

9.【答案】D（13）

【解析】患者肝炎病史20年出现呕血、黑便诊断为食管胃底静脉曲张破裂出血，常用药物包括垂体后叶素、血管加压素和生长抑素类药物等；首选治疗措施为胃镜止血（血流动力学稳定时应用）；目前患者脾大、腹水、黄疸肝功能差不适宜进行手术。

10.【答案】D（13）

【解析】患者乙肝病史多年，出现低热、消瘦首先考虑并发的原发性肝癌，血清甲胎蛋白（AFP）测定本法对诊断肝细胞癌有相对的专一性。目前多用放射免疫法（RIA）或AFP单克隆抗体酶免疫（EIA）快速测定法检测。放射性免疫法测定持续血清AFP≥400μg/L，并能排除妊娠、活动性肝病、生殖腺胚胎源性肿瘤等，即可考虑肝癌的诊断。阳性率约为70%，现已广泛用于肝癌的普查、诊断、判断治疗效果及预测复发。

11.【答案】A（13）

【解析】门静脉血流受阻后可引起（1）门-体侧支循环开放：门静脉系统与腔静脉之间存在许多交通支，门静脉高压时门静脉回流受阻导致这些交通支开放（D）。主要侧支循环有：①食管和胃底静脉曲张，为门静脉系的胃左、胃短静脉与腔静脉系的奇静脉之间，胃底和食管黏膜下静脉开放，食管下段、胃底形成曲张静脉最具有临床意义。门脉高压导致食管胃底静脉曲张和/或门脉高压性胃病（C），是肝硬化合并上消化道出血的重要原因。②腹壁静脉曲张，门静脉高压时脐静脉重新开放，通过腹壁静脉进入腔静脉，而形成腹壁静脉曲张。③痔静脉扩张，为门静脉系的直肠上静脉与下腔静脉系的直肠中、下静脉交通，可扩张为痔核。④腹膜后吻合支曲张。⑤脾肾分流。侧支循环开放不仅可引起消化道出血，而且可因大量门静脉血流不经肝脏而直接流入体循环，而致肠内吸收的有毒物质不经肝脏解毒进入体循环，是参与肝性脑病发病的重要因素。（2）脾肿大（B）：脾脏因长期淤血而肿大，可发生脾功能亢进，表现为外周血白细胞、红细胞和血小板减少。（3）腹水形成（E）：急性肝性脑病多因急性肝功能衰竭后肝脏的解毒功能发生严重障碍所致；而慢性肝性脑病多见于慢性肝功能衰竭和门体侧支循环形成或分流术后，来自肠道的有害物质，如氨、硫醇、胺、芳香族氨基酸等直接进入体循环至脑部而发病。

12.【答案】C（13）

【解析】肝脏可以合成多种凝血因子，肝硬化时由于肝细胞损伤，肝脏合成凝血因子减少，但FⅧ例外。

FⅧ不仅由肝细胞合成，而且窦内皮细胞与库普弗细胞及其他组织如肾脏可合成。肝病时虽然肝细胞功能损伤，但库普弗细胞功能亢进，合成FⅧ增加；同时肝脏清除FⅧ的能力减弱，故肝病FⅧ增高。而弥散性血管内凝血（DIC）时，由于大量凝血因子消耗，导致FⅧ水平下降。

因此，FⅧ活性高低是鉴别严重肝病出血与DIC出血最有价值的实验室检查项目。FⅧ：C活性测定称为FⅧ促凝活性测定。凝血酶原时间反映的是外源性凝血系统的功能，纤维蛋白原定量检测主要反映共同凝血途径的功能。

13.【答案】A（14）

【解析】患者肝炎肝硬化病史多年，出现腹胀、腹痛、发热且腹水检查为渗出液，最可能的诊断为自发性腹膜炎。

14.【答案】E（13）

【解析】乙型肝炎病史12年，蜘蛛痣、腹水考虑已经形成了肝硬化，目前腹痛伴腹膜刺激征考虑出现了并发症即自发性腹膜炎。

15.【答案】E（14、19）

16.【答案】D（14、19）

【解析】肝脏合成白蛋白和凝血因子，肝功能减退时白蛋白合成下降；原发性肝癌甲胎蛋白升高，而继发性肝癌一般不会发生变化。

17.【答案】A（14）

【解析】肝硬化代偿期早期的突出表现是乏力、食欲不振，失代偿期可出现肝功能减退症状（乏力、恶心、呕吐、出血倾向、内分泌紊乱出现蜘蛛痣和肝掌等）以及门脉高压症表现（胃底食管静脉曲张、脾亢等），目前患者呕血黑便（上消化道出血）、嗜睡行为改变（肝性脑病）、脾大（门脉高压）故最可能的为肝硬化失代偿期。

18.【答案】D（14）

【解析】门静脉系统与腔静脉之间存在许多交通支，门静脉高压时门静脉回流受阻导致这些交通支开放。主要侧支循环有：①食管和胃底静脉曲张，为门静脉系的胃左、胃短静脉与腔静脉系的奇静脉之间，胃底和食管黏膜下静脉开放，食管下端、胃底形成曲张静脉最具有临床意义。

19.【答案】E（15）

【解析】患者乙肝病史24年，出现上消化道出血，考虑为门脉高压导致食管胃底静脉曲张破裂出血。

20.【答案】E（15）

21.【答案】A（15）

22.【答案】A（15）

【解析】门静脉高压症手术方式包括断流术和分流

术。其中断流手术：即脾切除，同时阻断门奇静脉间的反常血流，达到止血的目的。常用的断流手术术式有：食管下端横断术、胃底横断术、食管下段胃底切除术以及贲门周围血管离断术等。贲门周围血管离断术最为有效，对患者打击较小，能达到止血目的，同时又能维持入肝血流，对肝功能影响较小，手术死亡率及并发症发生率较低，术后生存质量高，且操作较简单，故急诊手术时应为首选。而食管下端胃底切除术的手术范围大、并发症多、死亡率较高。

门体分流术：可分为非选择性分流、选择性分流（包括限制性分流）两类。支架留置在肝右静脉和门脉右干之间，分流道通畅。①非选择性门体分流术：将入肝的门静脉血完全转流入体静脉，主要包括门静脉与下腔静脉端侧分流术、门静脉与下腔静脉侧侧分流术、肠系膜上静脉与下腔静脉"桥式"分流术和中心性脾－肾静脉分流术等。非选择性门体分流术治疗食管胃底曲张静脉破裂出血效果好，但肝性脑病发生率高达30%～50%，易引起肝衰竭。②选择性门体分流术：代表术式是远端脾－肾静脉分流术，此术式可以降低食管胃底曲张静脉的压力，同时保存门静脉的入肝血流，所以肝性脑病的发生率低。但有大量腹水及脾静脉口径较小的患者，一般不选择这一术式。

限制性门－腔静脉分流（侧侧吻合口直径控制在10mm）和门－腔静脉"桥式"分流（桥式人造血管口径8～10mm）属于限制性门体分流术，其目的是充分降低门静脉压力，制止食管胃底曲张静脉出血，同时保证部分入肝血流。

限制性门体分流、远端脾－肾静脉分流术、贲门周围血管离断术都保证了入肝血流，肝性脑病发生率较低。

非选择性门体分流术与食管下端胃底切除术相比，是将入肝的门静脉血完全转流入体静脉，更容易引起肝性脑病。

23.【答案】A（16）
【解析】外科治疗门静脉高压症主要是预防和控制食管胃底曲张静脉破裂出血。

24.【答案】A（16）
【解析】蜘蛛痣常见于上腔静脉分布区域，如头、面、上胸部、上臂等。

25.【答案】A（17）
26.【答案】D（17）

27.【答案】A（15）
28.【答案】B（15）
【解析】根据口诀"红军要耿（梗）直"即可得出答案。

29.【答案】D（17）
【解析】肝脏血液供应非常丰富，肝脏的血容量相当于人体总量的14%，成人肝每分钟血流量有1500～2000ml。肝的血管分入肝血管和出肝血管两组。入肝血管包括肝固有动脉和门静脉，属双重血管供应。出肝血管是肝静脉系。肝动脉是肝的营养血管，肝血供的1/4来自肝动脉，肝动脉进入肝脏后分为各级分支到小叶间动脉，将直接来自心脏的动脉血输入肝脏，主要供给氧气。门静脉是肝的功能血管，肝血供的3/4来自门静脉，门静脉进入肝脏后分为各级分支到小叶间静脉，把来自消化道含有营养的血液送至肝脏"加工"。肝血管受交感神经支配以调节血量。

30.【答案】C（17）
【解析】（1）腹水为肝硬化肝功能失代偿时最突出的临床表现；（2）上消化道出血是肝硬化最常见的并发症；（3）上消化道出血是消化性溃疡最常见的并发症；（4）上消化道出血最常见的病因是消化性溃疡；（5）肝性脑病是肝硬化最常见的死亡原因。

31.【答案】D（20）
【解析】血氨主要来自肠道、肾脏和骨骼肌，胃肠道是氨进入身体的主要门户。蛋白质在肠道产氨酶的细菌分解作用下产生氨，故高蛋白饮食及肠道内细菌活动增强为血氨增高的诱因。

32.【答案】A（20）
【解析】肝硬化代偿期早期的突出表现是乏力、食欲不振，失代偿期可出现肝功能减退症状（乏力、恶心、呕吐、出血倾向、内分泌紊乱出现蜘蛛痣和肝掌等）以及门脉高压症表现（胃底食管静脉曲张、脾亢等），其中腹水伴或不伴下肢水肿是肝硬化失代偿期最常见也是最突出的表现。

33.【答案】A（19）
【解析】肝硬化腹水形成是门静脉高压和肝功能减退共同作用的结果，为肝硬化肝功能失代偿时最突出的临床表现。

小贴士北京特训营学员笔记精华：
（1）腹水为肝硬化肝功能失代偿时最突出的临床表现；
（2）上消化道出血是肝硬化最常见的并发症；
（3）上消化道出血是消化性溃疡最常见的并发症；
（4）上消化道出血最常见的病因是消化性溃疡；
（5）肝性脑病是肝硬化最常见的死亡原因。

34.【答案】 D（18）

【解析】 参见《考点速记·精华笔记》。

35.【答案】 E（17）

【解析】 患者在肝硬化的基础上出现腹痛、低热，且腹水检查白细胞增高，初步考虑并发了自发性腹膜炎。

36.【答案】 B（15）

【解析】 本题诊断为肝硬化并发腹水不难。腹水时可出现腹部膨隆、腹式呼吸减弱；当腹水 >1000ml 时可出现移动性浊音阳性，腹水 >3000～4000ml 时，可出现液波震颤。而尺压试验是检查病人是否出现异常病症的辅助诊断方式（方法：病人仰卧位，用一硬尺横置于腹壁上，医生两手将尺下压，如为卵巢囊肿，则主动脉腹部的搏动可经囊肿传到硬尺，使尺发生节奏性跳动；如为腹水，则压尺不跳动）。主要是用于区分卵巢囊肿及腹水两种病症，腹水时不会出现尺压试验阳性。

【解题思路】 即便是对于尺压试验不熟悉，也完全可以用排除法做对此题：大量腹水时，A、C、D、E 项的情况都可能出现，故只能选 B。

37.【答案】 C（13）

【解析】 腹水时可出现腹部膨隆、腹式呼吸减弱；当腹水 >1000ml 时可出现移动性浊音阳性，腹水 >3000～4000ml 时，可出现液波震颤。当腹腔内有大量积液称腹水时，平卧位时腹壁松弛，液体下沉于腹腔两侧，导致腹部扁而宽，称为蛙状腹。

【解题思路】 振水音阳性见于幽门梗阻、胃潴留。

38.【答案】 A（15）

【解析】 肝硬化患者免疫功能低下，常并发感染，有腹水的患者常并发自发性细菌性腹膜炎（SBP），是肝硬化常见的一种严重的并发症，其发病率颇高，临床表现为发热、腹痛、短期内腹水迅速增加，体检发现轻重不等的全腹压痛和腹膜刺激征。该患者肝硬化病史 1 年，低热、腹水，考虑肝硬化并发自发性腹膜炎。目前对病情判断最有意义的是全腹压痛及反跳痛，当出现此体征后说明在腹水的基础上并发了自发性腹膜炎，腹部明显膨胀已经说明了有腹水，而腹部移动性浊音阳性同样是证明了有腹水，并不能进一步判断病情。

39.【答案】 A（15）

【解析】 患者慢性乙型肝炎病史 15 年，反复腹胀、尿少，上下肢水肿 2 年，加重伴腹痛 1 周，腹水检查白细胞 >500×10⁶/L 或中性粒细胞 >250×10⁶/L，均提示肝硬化并发自发性腹膜炎。腹水的治疗包括：①限制钠和水的摄入。②利尿剂：上述基础治疗无效或腹水较大量者应使用利尿剂。临床常用的利尿剂为螺内酯＋呋塞米。③经颈静脉肝内门腔分流术（TIPS）：当利尿剂辅

以静脉输注白蛋白利尿效果不佳时，肝功能为 B 级，TIPS 可有效缓解门脉高压，显著减少甚至消除腹水。④放腹水加输白蛋白：提高血浆胶体渗透压，对低蛋白血症患者，每周定期输注白蛋白或血浆，可通过提高胶体渗透压促进腹水消退。⑤自发性腹膜炎选用毒性小、主要针对革兰阴性杆菌并兼顾革兰阳性球菌的抗生素，如头孢哌酮或喹诺酮类药物，用药时间不得少于 2 周。目前患者可能有腹膜炎，腹水不能回输入体内。

40.【答案】 B（15）

【解析】 根据患者临床表现诊断为食管胃底静脉曲张破裂出血，现患者已经出现了休克，应首先抗休克治疗，即救人先救命。

【错误思路分析】 食管胃底静脉曲张破裂出血首选内镜止血，但是内镜止血必须在血流动力学稳定时才能使用，即需要先处理休克状态，待患者基本情况稳定时才能进行内镜检查及止血。

41.【答案】 D（16）

42.【答案】 D（16）

【解析】 慢性乙型肝炎病史 15 年，乏力、下肢水肿 5 年，说明已经进展为肝硬化，要高度警惕肝硬化并发症的发生，现患者发热、腹胀且腹水、腹部疼痛最可能已经并发了自发性腹膜炎，最有帮助的检查为腹腔穿刺抽液检查，以进一步明确腹水的性质，且可以和结核性腹膜炎以及肝癌引起的腹水进行鉴别。

43.【答案】 A（16）

【解析】 自发性腹膜炎选用毒性小、主要针对革兰阴性杆菌并兼顾革兰阳性球菌的抗生素，如头孢哌酮或喹诺酮类药物，用药时间不得少于 2 周。

44.【答案】 E（17）

45.【答案】 C（17）

【解析】 乙型肝炎病史多年，食用坚果后呕血，诊断为食管胃底静脉曲张破裂出血，药物止血：首选血管收缩药或与血管扩张药硝酸酯类合用，常用药物包括垂体后叶素、血管加压素和生长抑素类药物等。其中生长抑素类药物目前认为是首选药物。垂体后叶素、血管加压素可引起全身血管收缩，不良反应较多，有心脑血管疾病者慎用。

46.【答案】 D（18）

【解析】 患者肝硬化基础上出现意识障碍，考虑出现了肝性脑病的并发症。氨是促发肝性脑病最主要的神经毒素，慢性肝性脑病、门体分流性肝性脑病患者多半有血氨升高。

47.【答案】 D（17）

【解析】 患者为肝硬化，门腔静脉分流术后发生了肝性脑病，应避免高蛋白饮食。因高蛋白饮食可增加氨

的生成加重肝性脑病。

48.【答案】B（16）

【解析】乙肝肝硬化患者黑便后出现意识障碍，初步考虑并发了肝性脑病，肝性脑病患者禁用苯二氮䓬及苯巴比妥类镇静、催眠药物以免加重意识障碍。原因为大脑神经元表面GABA受体与BZ受体及巴比妥受体紧密相连，组成GABA/BZ复合物。复合物中任何一个受体被激活均可使神经传导被抑制。门体分流或肝衰竭时，在氨的作用下BZ受体表达上调，当使用苯二氮䓬及苯巴比妥类镇静、催眠药物可使GABA受体与BZ受体及巴比妥受体激活加重神经传导抑制。而应用奥美拉唑以及生长抑素均可以治疗消化道出血从而减轻肝性脑病症状。乳果糖是一种合成双糖，口服到达结肠后被分解为乳酸、乙酸而降低肠道pH值，使肠道细菌产氨减少，氨的吸收减少，并促进血液中的氨渗入肠道排出。利福昔明可抑制肠道产尿素酶的细菌，减少氨的生成。

49.【答案】E（21）

50.【答案】B（21）

【解析】根据肝性脑病的发病机制，对于肝性脑病的治疗包括：①减少氨的形成和吸收：乳果糖或乳梨醇：乳果糖是一种合成双糖，口服到达结肠后被分解为乳酸、乙酸而降低肠道pH值，使肠道细菌产氨减少，氨的吸收减少，并促进血液中的氨渗入肠道排出；口服抗生素：可抑制肠道产尿素酶的细菌，减少氨的生成，常用的抗生素有新霉素、甲硝唑、利福昔明等；益生菌制剂：口服某些不产尿素酶的有益菌（如双歧杆菌、乳酸杆菌）可抑制有害菌生长，对减少氨的生成可能有一定的作用。②促进体内氨的代谢：L-鸟氨酸-L-门冬氨酸：通过促进体内尿素循环而降低血氨；鸟氨酸-α-酮戊二酸：降氨机制同OA；谷氨酸钠或钾、精氨酸等药物理论上具降血氨作用。③调节神经递质：GABA/BZ复合受体拮抗剂：如氟马西尼，对部分3～4期患者具有促醒作用；减少或拮抗假性神经递质：支链氨基酸的作用机制是竞争性抑制芳香族氨基酸进入大脑，减少假性神经递质的形成。此外，对于不能耐受蛋白质的营养不良者，补充支链氨基酸还有助于调节氮平衡。

51.【答案】C（14）

52.【答案】E（14）

【解析】精氨酸、谷氨酸促进氨的代谢；氟马西尼为GABA受体拮抗剂。

53.【答案】E（16）

【解析】见50题解析。

54.【答案】C（19）

【解析】患者HBV-DNA增高，肝功能下降（白蛋白降低、黄疸）、门脉高压（脾大、腹水）初步诊断为

慢性乙肝肝硬化。

治疗：抗HBV治疗：对于HBV肝硬化失代偿，不论ALT水平如何，当HBV-DNA阳性时，均应给予抗HBV治疗。常用药物有阿德福韦、恩替卡韦及拉夫米定等口服核苷类似物，无固定疗程，需长期应用。保护肝细胞如熊去氧胆酸、多烯磷脂酰胆碱、水飞蓟宾、还原型谷胱甘肽、甘草酸二铵等。地西泮可激活GABA/BZ复合物可使神经传导被抑制。在肝功能障碍时可诱发肝性脑病，故不宜使用。

【补充】肝性脑病诱因：

（1）高蛋白饮食；

（2）上消化道出血；

（3）便秘；

（4）感染；

（5）低钾性碱中毒；

（6）门体分流；

（7）低血糖：可使脑内去氨活动停滞，氨毒性增加；

（8）低血容量与缺氧；

（9）应用苯二氮䓬及苯巴比妥类镇静、催眠药物。

55.【答案】C（18）

【解析】患者乙型肝炎病史多年，现出现意识障碍，考虑可能并发了肝性脑病的并发症，其诱因包括：①高蛋白饮食；②上消化道出血；③便秘；④感染；⑤低钾性碱中毒；⑥门体分流；⑦低血糖：可使脑内去氨活动停滞，氨毒性增加；⑧低血容量与缺氧；⑨应用苯二氮䓬及苯巴比妥类镇静、催眠药物。不包括摄入大剂量维生素C。

56.【答案】A（19）

【解析】患者既往长期大量饮酒史，具有牙龈出血等出血征象，伴有腹胀，提示肝功能异常，存在肝硬化，且处于失代偿期（肝硬化失代偿期典型改变为腹水）。进食肉食后出现精神症状及行为异常，考虑出现肝性脑病。肝性脑病多由高蛋白饮食、消化道出血等诱发，与本例相符。

57.【答案】B（18）

58.【答案】C（18）

59.【答案】A（18）

【解析】患者HBsAg阳性20年，腹水现出现呕血考虑为肝硬化引起的食管胃底静脉曲张破裂出血，术前检查包括血常规、肝肾功、凝血功能、血清电解质测定、血型等，而不包括腹水常规检查。此题需结合临床。

60.【答案】B（20）

61.【答案】C（20）

【解析】原发性腹膜炎致病菌侵入腹腔的途径包含：

①血行播散：多见于婴儿和儿童的原发性腹膜炎，致病菌从呼吸道或泌尿系感染灶通过血行进行播散；②上行感染：多见于女性的淋病性腹膜炎，致病菌通过输卵管直接向上扩散导致；③直接扩散：多见有泌尿系感染，致病菌通过腹膜层直接扩散引起；④透壁性感染：多在肝硬化并发腹水、肾病、猩红热等营养不良导致机体抵抗力较低时发生，因肠腔内致病菌直接透过肠壁扩散到腹腔导致。

62.【答案】D（20）

【解析】在肝硬化患者出现门-体侧支循环开放时，可出现：①食管和胃底静脉曲张；②腹壁静脉曲张；③痔静脉扩张；④腹膜后吻合支曲张；⑤脾肾分流。在开放的侧支循环中，因食管胃底的曲张静脉具有薄弱、压力高、出血量大、再出血率高、死亡率高的特点，故可导致致命性的出血。同时，食管下段及胃底形成的曲张静脉也最具有临床意义。

63.【答案】E（19）

64.【答案】A（20）

【解析】肝硬化腹水形成是门静脉高压和肝功能减退共同作用的结果，是肝硬化肝功能失代偿时最突出的临床表现。其形成的机制主要有以下几点：门静脉压力升高；有效血容量不足；低蛋白血症；肝脏对醛固酮和抗利尿激素灭活作用减弱；肝淋巴量超过了淋巴循环引流的能力。故对肝硬化腹水的治疗应结合其形成机制处理：①限制钠和水的摄入（限钠饮食和卧床休息是腹水的基础治疗）；②利尿剂（螺内酯+呋塞米，两种药合用既可加强疗效，又可减少高钾血症等不良反应）；③经颈静脉肝内门腔分流术（TIPS）；④放腹水加输白蛋白（本方法缓解症状时间短，易诱发肝肾综合征、肝性脑病等并发症）；⑤应用抗生素（主要用于其并发症自发性腹膜炎的治疗，一般选用毒性小、主要针对革兰阴性杆菌并兼顾革兰阳性球菌的抗生素，用药时间不得少于2周）。在利尿时，注意不能快速利尿，应保持每天减轻体重不超过0.5kg为宜，以免诱发肝性脑病、肝肾综合征。故选项A的描述错误。

65.【答案】E（19）

【解析】患者既往长期饮酒史，结合实验室检查（AST、ALT及γ-GT）及腹部超声检查（后部衰弱），初步诊断为酒精性肝病。对于酒精性肝病患者而言，戒酒是治疗酒精性肝病最重要的措施。戒酒能显著改善各个阶段病人的组织学改变和生存率，并可减轻门静脉压及减缓向肝硬化发展的进程。因此，对酒精性肝病病人，应劝其及早戒酒。

66.【答案】E（16）

【解析】根据患者临床表现可诊断为非酒精性脂肪肝，如能控制引起NAFLD的病因，单纯性脂肪性肝病和脂肪性肝炎可以逆转乃至完全恢复，是治疗NAFLD的最重要措施。减肥和运动可改善胰岛素抵抗，是治疗肥胖相关NAFLD的最佳措施。

67.【答案】D（20）

【解析】该患者长期肝炎病史且发生"突发、大量出血"，考虑诊断为门脉高压引起的食管胃底静脉曲张破裂出血。对门脉高压导致出血的治疗，分为药物治疗和手术治疗。①药物治疗：急性出血首选生长抑素等；控制急性出血首选内镜；②手术治疗：包括断流手术及门体分流术。在断流手术中，贲门周围血管离断术是急诊首选的术式也是目前最常用的手术方式；食管胃底切除术因手术范围大、并发症多及死亡率高，现已较少应用。在门体分流术中，非选择性门体分流术是治疗食管胃底静脉出血效果最好的术式，但易导致肝脑及肝衰竭。选择性门体分流及限制性分流手术目的是充分降低门静脉压力，制止食管胃底曲张静脉出血，同时保证部分入肝血流。综上，该患者可接受急诊手术的方式是贲门周围血管断流术。如果选项改为"脾切+贲门周围血管断流术"则更为完美。

68.【答案】D（20）

【解析】原发性肝癌患者出现神经反射异常，结合肝性脑病主要的诊断依据（①严重肝病或/和广泛门体侧支循环形成；②出现精神紊乱、昏迷或昏睡，可引出扑翼样震颤；③有肝性脑病的诱因；④反映肝功能的血生化指标明显异常及/或血氨增高；⑤脑电图异常），说明已经出现原发性肝癌终末期最严重的并发症——肝性脑病。选项A中脑水肿多为急性肝性脑病的表现，慢性肝脑表现为脑萎缩。患者无"氨中毒"的相关因素，如低钾性碱中毒、低血容量与缺氧、摄入过多的含氮食物、药物或上消化道出血、便秘、低血糖、感染、应用镇静催眠药物、麻醉及手术，再同时结合患者病史，故也排除选项B、C、E。

69.【答案】C（20）

【解析】青年男性，有肥胖及转氨酶升高，同时肝/脾CT平扫密度比值≤1，均可明确为脂肪性肝病，该患者无饮酒病史考虑为非酒精性脂肪肝病。对于非酒精性脂肪肝病最主要的治疗措施是控制引起NAFLD的病因，因临床中治疗NAFLD的药物疗效多不肯定，故应以休息、减肥和运动为主。

70.【答案】E（20）

【解析】该患者有慢性乙肝病史，已出现脾亢（血细胞计数减少）及肝功能下降表现，同时有呕血与黑便出现，考虑为门静脉高压-食管胃底出血。选项A腹部B超、选项C上消化道钡餐造影及选项D血管造影均可用于协助诊断门静脉高压（食管胃底静脉曲张），但同胃镜相较，胃镜不仅可以直视观察确定曲张的程度及范围，还是目前确定上消化道出血病因的首选检查方法。

71.【答案】C（20）

【解析】该患者有饮酒史20年，并出现脾大、腹水等肝功能不全的表现，结合B超征象，符合酒精性肝硬化的表现。

72.【答案】E（19）

【解析】轻微肝性脑病患者无行为、性格异常，无神经系统病理征，脑电图正常，只在心理测试或智力测试时有轻微异常。心理智能测验就是将木块图试验、数字连接试验以及数字符号试验联合应用，用于筛选轻微肝性脑病。

73.【答案】A（19）

【解析】原发性肝癌起病隐匿，早期缺乏典型症状。临床症状明显者，病情大多已进入中、晚期。常在肝硬化的基础上发生，或者以转移病灶症状为首发表现，此时临床容易漏诊或误诊。常见临床表现：肝区疼痛是肝癌最常见的症状，半数以上患者以此为首发症状；肝脏肿大，肝脏呈进行性增大，质地坚硬，表面凹凸不平，常有大小不等的结节；黄疸一般出现在肝癌晚期，多为阻塞性黄疸，少数为肝细胞性黄疸。肝硬化征象；恶性肿瘤的全身性表现，如进行性消瘦、发热、食欲不振、乏力、营养不良和恶病质等。

74.【答案】E（14）

【解析】胆管结石等并发化脓性胆管炎时，细菌沿着胆管上行，是引起细菌性肝脓肿的主要原因。

75.【答案】B（14）

【解析】该患者急性起病，全身中毒症状明显，结合超声及腹部X线，符合细菌性肝脓肿表现。

76.【答案】D（19）

【解析】胆管炎有典型的黄疸体征。

77.【答案】B（15）

78.【答案】C（19）

【解析】该患者急性起病，全身中毒症状明显，结合超声及腹部X线，符合细菌性肝脓肿表现。急性肝炎为变质性炎，与该患者超声不符；急性胆管炎多伴有黄疸，与该患者不符；患者既往无肝炎病史，故除外肝癌破裂；阿米巴肝脓肿多病程较长，故除外阿米巴肝脓肿。

79.【答案】B（17）

扫描二维码查看本题考点更多讲解微视频——13-16 肝脓肿的治疗。

80.【答案】C（17）

扫描二维码查看本题考点更多讲解微视频——13-18 肝脓肿的感染途径。

81.【答案】E（15）

【解析】根据患者临床表现右上腹胀痛伴间断发热3个月 + 1年前腹泻 + 肝右叶单发直径1.5cm囊肿 + 粪便中发现有叶状伪足的滋养体，可诊断为阿米巴肝脓肿，且本患者为肠阿米巴感染引起阿米巴肝脓肿，肠阿米巴病是由溶组织内阿米巴寄生于结肠引起的疾病，结肠内阿米巴经过门静脉进入肝脏引起阿米巴肝脓肿。

82.【答案】A（16）

【解析】根据患者临床表现持续性右上腹痛伴寒战、高热、恶心、呕吐；肝大有压痛，以及右侧第7~8肋间腋中线皮肤水肿和压痛加实验室检查白细胞升高以中性粒细胞为主，腹部B超见肝右叶液性暗区，可初步诊断为细菌性肝脓肿。

【错误思路分析】因X线示右膈肌升高，运动受限，就直接选了右膈下脓肿，但是膈下脓肿一般有急性腹膜炎病史或者腹部手术史。

83.【答案】B（15）

【解析】本题诊断为细菌性肝脓肿不难，细菌性肝脓肿是一种严重的疾病，必须早诊断，积极治疗。治疗措施包括全身支持治疗、抗生素治疗、经皮肝穿刺脓肿置管引流术及切开引流，其中经皮肝穿刺脓肿置管引流术适合于单个较大的脓肿。切开引流适应证为：①胆源性肝脓肿；②较大脓肿，有穿破可能或已经穿破的；③位于肝左外叶脓肿，穿刺易污染腹腔；④慢性肝脓肿。

患者肝内多发脓肿，且最大直径为1.5cm，故目前最主要的治疗为抗生素治疗，抗生素应使用较大剂量。可先选用针对大肠埃希菌、金黄色葡萄球菌、厌氧性细菌有作用的抗生素，如青霉素、头孢菌素类、甲硝唑等药物。然后根据细菌培养及药敏试验结果选用有针对性的抗生素。

84.【答案】A（18）

【解析】根据患者临床表现患者右上腹胀痛，寒战、发热及B超右肝内多个液性暗区，可初步诊断为细菌性肝脓肿，细菌性肝脓肿的致病菌多为大肠埃希菌、金黄色葡萄球菌、厌氧链球菌、类杆菌属等。

85.【答案】D（18）

【解析】寒战、高热、肝区压痛、叩击痛初步诊断为肝脓肿，B型超声波检查可明确其部位和大小，为首选的检查方法。

86.【答案】A（19）

【解析】上消化道出血后使肠道产氨增加，易并发肝性脑病。

87.【答案】E（19）

【解析】患者既往乙肝病史，结合患者临床表现及辅助检查，右肝后低回声结节，初步诊断为原发性肝癌。对于肝癌诊断最有意义的实验室检查为甲胎蛋白（AFP）。

88.【答案】C（13）

89.【答案】A（13）

【解析】细菌性肝脓肿：全身细菌感染，特别是腹腔内感染时，细菌可侵入肝，途径如下：

（1）胆道：胆道蛔虫、胆管结石等并发化脓性胆管炎时，细菌沿着胆管上行，是引起细菌性肝脓肿的主要原因。此种情况常见致病菌为大肠埃希菌。

（2）肝动脉：体内任何部位的化脓性病变，细菌可经肝动脉入肝。此种情况常见致病菌为金黄色葡萄球菌。

（3）门静脉：如坏疽性阑尾炎、痔核感染等，细菌可经门静脉入肝。

（4）肝毗邻感染病灶的细菌可循淋巴系统侵入。

（5）开放性肝损伤细菌可直接经伤口入肝。

90.【答案】C（15）

【解析】患者慢性肝炎病史多年，现乏力、腹胀、肝大质硬，应考虑原发性肝癌，AFP测定对诊断肝细胞癌有相对的专一性。癌胚抗原（CEA）能反映出多种肿瘤的存在，对大肠癌、乳腺癌和肺癌的疗效判断、病情发展、监测和预后估计是一个较好的肿瘤标志物；CA125为卵巢癌的肿瘤标志物；腹水腺苷脱氨酶（ADA）用于结核性和非结核性的判断，>40U/L多提示为结核性。

91.【答案】A（18）

【解析】磁共振成像（MRI）适用于微小病变的观察以及病变定性诊断，特别是对鉴别肝内肝门部病变组织学来源和诊断胆道、胰腺病变具有很大价值；对良、恶性肝内占位病变，特别与血管瘤的鉴别优于CT，并可进行血管和胆道的重建成像，可显示出这些管腔内有无癌栓。

92.【答案】C（17）

扫描二维码查看本题考点更多讲解微视频——13－17原发性肝癌的治疗。

93.【答案】D（18）

【解析】急性肝衰竭多是由药物、肝毒性物质、病毒、酒精等因素诱发的一组临床综合征，病人肝功能急剧恶化，表现为意识障碍和凝血功能紊乱等，多见于中青年人，发病迅速、病死率高。在我国，引起肝衰竭的首要因素是乙型肝炎病毒，其引起的慢加急性（亚急性）肝衰竭最为常见，其他病因包括药物性肝损伤、病毒性肝炎、自身免疫性肝病及休克或低血压引起的缺血性肝损伤。

非酒精性脂肪性肝病是指除外酒精和其他明确的肝损害因素所致的，以肝脏脂肪变性为主要特征的临床病理综合征，包括非酒精性脂肪肝，以及由其演变的脂肪性肝炎、脂肪性肝纤维化、肝硬化性肝癌，很少引起急性肝衰竭。

94.【答案】B（18）

【解析】肝硬化腹水形成是门静脉高压和肝功能减退共同作用的结果，为肝硬化肝功能失代偿时最突出的临床表现，涉及多种因素，主要有：①门静脉压力升高：门静脉压增高时内脏血管床静水压增高，促使液体进入组织间隙，是腹水形成的决定性因素。②有效血容量不足：如前述，肝硬化时机体呈高心输出量、低外周阻力的高动力循环状态，此时内脏动脉扩张，大量血液滞留于扩张的血管内，导致有效循环血容量下降（腹水形成后进一步加重），从而激活交感神经系统、肾素－血管紧张素－醛固酮系统等，导致肾小球滤过率下降及水钠重吸收增加，发生水钠潴留。③低蛋白血症：白蛋白<30g/L时，血浆胶体渗透压下降，血管内液体进入组织间隙，在腹腔可形成腹水。④肝脏对醛固酮和抗利尿激素灭活作用减弱。⑤肝淋巴量超过了淋巴循环引流的能力。

95.【答案】D（18）

【解析】患者黄疸及大便陶土色为梗阻性黄疸，胆总管下段癌及胆总管结石可出现梗阻性黄疸，结合触及肿大的无痛胆囊、腹痛、消瘦，最可能诊断为胆总管下段癌。

96.【答案】A（18）

【解析】患者肝总管部占位性病变，结合患者黄疸、无发热、肝大、胆囊不大考虑为肝总管部癌。选项中只有A选项切除了肝总管及其周围。胰腺癌及壶腹周围癌，可行胰头十二指肠切除术（Whipple手术），切除范围包括胰头（含钩突）、远端胃、十二指肠、上段空肠、胆囊和胆总管，尚需同时清除相关的淋巴结。

97.【答案】A（18）

【解析】CT检查具有较高的分辨率，可检出直径1.0cm左右的微小癌灶，是诊断及确定治疗策略的重要手段。应用动态增强扫描可提高分辨率并有助于鉴别血管瘤。应用CT动态扫描与动脉造影相结合的CT血管造影（CTA），可提高小肝癌的检出率，同时对手术方案设计有一定的帮助。

MRCP（磁共振胰胆管造影）适应证：

（1）了解胰胆管系统的解剖变异。

（2）胆道系统梗阻性疾病，了解梗阻部位及原因。

（3）胆石症，包括胆管结石、胆囊结石等。

（4）急性、慢性胰腺炎。

（5）胆囊或胆道术后复查。

98.【答案】E（16）

【解析】直接胆红素（DBil）又称结合胆红素。未结合胆红素在肝细胞内转化，与葡糖醛酸结合形成结合胆红素，增高见于梗阻性黄疸以及肝细胞性黄疸，在肝硬化时反映肝功能障碍。白蛋白在肝细胞合成，肝硬化时肝功能障碍导致肝细胞合成白蛋白减少。胆碱酯酶是一类糖蛋白，以多种同工酶形式存在于体内。增高：见于神经系统疾病、甲状腺功能亢进、糖尿病、高血压、支气管哮喘、肾功能衰竭等；减低：见于有机磷中毒、肝炎、肝硬化、营养不良、恶性贫血等。丙氨酸氨基转移酶反映肝功能。肝脏纤维组织增生可引起血清Ⅲ型前胶原肽（PⅢP）、Ⅳ型胶原、透明质酸、板层素浓度明显增高，故可很好地反映肝纤维化。

99.【答案】D（16）

【解析】慢性乙型肝炎病史患者要警惕肝硬化以及肝癌的发生，肝硬化为肝功能障碍以及门脉高压相关表现，肝癌为肝区疼痛，肝脏进行性增大以及发现肝结节，且血清甲胎蛋白（AFP）升高。AFP对诊断肝细胞癌有相对的专一性。放射性免疫法测定持续血清AFP≥

400μg/L，并能排除妊娠、活动性肝病、生殖腺胎胚源性肿瘤等，即可考虑肝癌的诊断。阳性率约为70%，现已广泛用于肝癌的普查、诊断、判断治疗效果及预测复发。

100.【答案】E（14）

【解析】原发性肝癌起病隐匿，早期缺乏典型症状。临床症状明显者，病情大多已进入中、晚期。常在肝硬化的基础上发生，或者以转移病灶症状为首发表现，此时临床容易漏诊或误诊。肝区疼痛是肝癌最常见的症状，半数以上患者以此为首发症状，多呈持续性胀痛或钝痛。

101.【答案】C（14）

【解析】肝区疼痛、AFP增高、B超肝右叶占位性病变，诊断为肝癌，且为单发的大肝癌，向外生长。根治性肝切除手术适应证：①单发的微小肝癌；②单发的小肝癌；③单发向肝外生长的大肝癌或巨大肝癌，表面较光滑，界限清楚，受肿瘤破坏的组织少于30%；④多发肿瘤，肿瘤结节少于3个，局限在肝的一段或一叶内。故最理想的术式为根治性肝切除手术。

102.【答案】C（13）

103.【答案】C（13）

扫描二维码查看本题考点更多讲解微视频——13-17原发性肝癌的治疗。

第九章　胆道疾病

1.【答案】E（13、20）

2.【答案】C（13、20）

【解析】肝外胆管结石需以手术治疗为主。手术原则是：①术中尽可能取尽结石；②解除胆道狭窄和梗阻，去除感染病灶；③术后保持胆汁引流通畅，预防胆石再发。常用的术式及适应证见下表：

常用术式	适应证
十二指肠内镜	单发或少发、直径<1.5cm的单纯性肝外胆管结石。
胆总管切开，T管引流术	单纯性胆总管结石：胆管上下两端通畅、无狭窄或其他病变。
胆肠吻合术（合并胆囊切除）	①胆总管远端炎症狭窄造成的梗阻无法解除，胆总管扩张；②胆胰汇合部异常，胰液直接流入胆管；③胆管因病变而部分切除无法再吻合。
内镜下或手术行Oddi括约肌切开	结石位于胆总管开口且已经发生嵌顿。

胆总管远端1.0cm的结石已经出现嵌顿，故应该选用Oddi括约肌切开成形术，选项E正确。结合上表，胆总管泥沙样结石伴远端狭窄可选用胆肠吻合术，故选项C正确。

【解题思路】 第1题，有的考生认为应选A，理由是：奥狄（Oddi）括约肌切开成形术易损伤括约肌，术后并发症多，目前临床很少采用，故直接切口胆总管取石、T管引流即可。但实际上，1cm左右的结石属于体积较大结石，容易在胆囊漏斗部形成结石嵌顿。结石继续下行，排入胆总管后，往往引起远端梗阻，导致化脓性胆管炎等一系列并发症。而胆总管远端结石患者多伴有Oddi括约肌狭窄或Vater狭窄，即使较小的结石嵌顿在此，也会引发严重症状，行Oddi括约肌切开成形术治疗胆总管下段嵌顿性结石比较安全，也符合生理的胆汁引流，可预防术后结石复发，一劳永逸地解决梗阻问题。但需要严格掌握适应证。（参见《黄家驷外科学》P1797）

3. **【答案】** E（20）

【解析】 本题属于送分题。Reynolds五联征="Charcot三联征（腹痛、寒战高热、黄疸）+休克+神经系统抑制"表现。

4. **【答案】** D（20）

【解析】 该患者考虑诊断为肝外胆管结石并发胆道梗阻，应选用手术进行处理。不少考生误选答案E，属于死记硬背的方式，并没有充分掌握适应证，单纯应用胆总管切开取石T管引流术会因远端的狭窄导致梗阻无法完全解除。该患者不仅多年存在胆囊结石、而且有胆总管扩张及远端狭窄表现，故应选用胆总管空肠吻合术+胆囊切除术。

5. **【答案】** B（19）

【解析】 腹腔镜胆囊切除术适用于无手术禁忌证的所有胆囊良性疾病。其禁忌证包括：疑有胆囊癌者；合并原发性胆管结石及胆道狭窄者；肝硬化并门静脉高压者；有凝血机制障碍及出血倾向者；腹腔内严重感染及腹膜炎者；妊娠合并胆石症者；Mirizzi综合征；合并胆肠瘘；严重心肺功能障碍及不能耐受气管插管全身麻醉者；腹腔内广泛而严重粘连者；不宜建立人工气腹者。

6. **【答案】** C（19）

【解析】 胆囊结石（选项A）一般在饱餐或进食油腻食物后发生，典型表现为胆绞痛，一般无黄疸表现，故排除。急性化脓性胆管炎（选项B）的典型表现为高热寒战、剧烈腹痛和黄疸，该患者体温正常，故也可排除。胆总管结石（选项D）的主要临床症状是胆管梗阻（胆绞痛、常有恶心、呕吐）和胆管炎（寒战、发热、腹痛等，有胆道感染的表现，黄疸多在24小时后出现）。在我国，最常见的急性肝炎是急性病毒性肝炎（尤其是急性乙型肝炎），可表现为低热、全身疲乏无力、食欲减退，伴有恶心、呕吐、厌油腻、肝区不适及尿黄等症状且休息后不好转，其诊断需依靠"病史+血清胆红素指标/病原学病毒阳性指标"。该患者可扪及囊性、无压痛、光滑并可推移的肿大胆囊，称为Courvoisier征，可诊断为胰腺癌。进行性加重的黄疸是胰头癌最主要的临床表现。体格检查可见巩膜及皮肤黄染，肝大，多数病人可触及肿大的胆囊。症状：最常见的症状表现为腹痛、黄疸和消瘦。胰头癌以腹痛、黄疸和上腹胀不适为主，胰体尾则以腹痛、上腹胀不适和腰背痛为多见。

7. **【答案】** B（19）

【解析】 腹腔镜胆囊切除是治疗胆囊结石的首选方法。对于无症状的胆囊结石，一般只需观察和随诊。胆囊切除术适用于：①口服胆囊造影胆囊不显影；②结石数量多（多于4个）及结石直径超过3cm；③合并瓷化胆囊；④合并糖尿病者在糖尿病已控制时；⑤有心肺功能障碍者。行胆囊切除时，有下列情况应同时行胆总管探查术：①术前已证实或高度怀疑有胆总管梗阻，包括有梗阻性黄疸、胆总管结石，反复发作胆绞痛、胆管炎、胰腺炎病史；②术中证实胆总管有病变，如术中胆道造影证实或扪及胆总管内有结石、蛔虫或肿块；③胆总管扩张，直径>1cm，胆管壁明显增厚；发现胰腺炎或胰头肿物，或行胆管穿刺抽出脓性、血性胆汁或泥沙样胆色素颗粒；④胆囊结石小（如泥沙样结石），可通过胆囊管进入胆总管；有条件者应术中胆管造影或胆道镜检查，以减少不必要的胆总管探查和提高探查阳性率。胆总管探查后一般需置T管引流。

8. **【答案】** A（18）

【解析】 通过该患者的B超提示"强回声团+声影"，可初步诊断为胆囊结石。本题错误选D，是因为不少同学看到符合胆囊切除术的适应证：①口服胆囊造影胆囊不显影；②结石数量多（多于4个）及结石直径超过3cm；③合并瓷化胆囊；④合并糖尿病者在糖尿病已控制时；⑤心肺功能障碍者。殊不知治疗胆囊结石的首选方法是腹腔镜胆囊切除。该患者无腹腔镜胆囊切除禁忌证，并且与开腹胆囊切除相比同样有效，还具有恢复快、损伤小、疼痛轻、瘢痕不易发现等优点。

9. **【答案】** A（18）

【解析】 根据该患者查体体征存在腹痛、寒战高热、黄疸、休克的表现，考虑诊断为急性梗阻性化脓性胆管炎。其治疗原则是紧急手术解除胆道梗阻并引流，及早而有效地降低胆管内压力。只有解除胆管梗阻才能控制胆道感染，阻止病情进展。

10. **【答案】** D（18）

【解析】该患者 B 超提示胆囊存在强回声伴声影，可考虑有胆囊结石。治疗胆囊结石的首选方法虽是腹腔镜胆囊切除。但该患者为无症状的胆囊结石，一般只需观察和随诊。

11.【答案】C（17）

【解析】急性梗阻性化脓性胆管炎典型临床表现 "Reynolds 五联征"，即具有一般胆道感染的 Charcot 三联征（腹痛、寒战高热、黄疸）外，还可出现休克、中枢神经系统受抑制的表现。患者可伴恶心、呕吐，但不属于 "Reynolds 五联征" 范畴。

12.【答案】E（17）

【解析】患者进食油腻食物后突发腹痛，以中上腹为剧，右上腹部可触及表面光滑的包块，有压痛，考虑胆囊炎发作，故首选腹部 B 超检查。可显示胆囊增大，囊壁增厚，甚至有 "双边" 征，以及胆囊内结石回声，其对急性胆囊炎诊断的准确率为 65% ~ 90%。需要注意的是，有些胆囊炎患者可扪及肿大而无触痛的胆囊。如胆囊病变发展较慢，大网膜可粘连包裹胆囊，形成边界不清、固定的压痛性包块；如病变发展快，胆囊发生坏死、穿孔，可出现弥漫性腹膜炎表现。另外，腹部 B 超为急性胰腺炎的常规初筛检查，急性胰腺炎时 B 超发现胰腺肿大，胰内及胰周围回声异常，可初步除外胰腺炎。X 线及造影对诊断胆囊炎价值有限（A、B）。ERCP（内镜逆行胰胆管造影）过去为诊断胰胆管疾病的 "金标准"，但易导致胆源性胰腺炎发生（胆汁逆流感染胰管），目前临床少用。

13.【答案】B（17）

【解析】患者聚餐后出现右上腹疼痛 2 天，向右肩区放射、Murphy 征（＋），为急性胆囊炎的典型表现。本题最需要鉴别的是急性胰腺炎，同样可以因油腻食物诱发，出现右上腹疼痛，腹肌紧张，压痛（＋），但腹痛往往向腰背部放射，也不会发生 Murphy 征（＋），故不选。本例患者出现的症状明显与 C、D、E 选项不符。

14.【答案】A（17）

【解析】本例患者餐后突发右上腹阵发性绞痛，有黄疸表现，符合胆总管结石的表现。最需要鉴别的是急性胰腺炎，餐后出现腹痛（含绞痛），可发生黄疸，急性病容均与之相似，但是，腹痛呈持续性，可有阵发性加剧，疼痛部位多位于中上腹，可向腰背部呈带状放射，轻症腹痛 3 ~ 5 天即缓解，重症病情发展较快，腹部剧痛持续较长，因为渗液扩散，可引起全腹痛，与本例不符，故不选 B。急性胆囊炎一般无黄疸，排除。胆道蛔虫病为剑突下钻顶样痛，排除。胆总管囊肿往往有腹痛、黄疸及腹部包块 3 个典型症状，其中黄疸为间歇性，故不考虑。

15.【答案】D（16）

16.【答案】C（16）

【解析】行胆囊切除时，有下列情况应同时行胆总管探查术：①术前已证实或高度怀疑有胆总管梗阻，包括有梗阻性黄疸、胆总管结石，反复发作胆绞痛、胆管炎、胰腺炎病史；②术中证实胆总管有病变，如术中胆道造影证实或扪及胆总管内有结石、蛔虫或肿块；③胆总管扩张，直径 >1cm，胆管壁明显增厚；发现胰腺炎或胰头肿物，或行胆管穿刺抽出脓性、血性胆汁或泥沙样胆色素颗粒；④胆囊结石小，可通过胆囊管进入胆总管。

17.【答案】B（16）

【解析】巩膜黄染、尿色深黄以及肿大胆囊，说明梗阻位于胆总管或胆囊管。无腹痛、发热排除胆总管结石。胆囊结石一般无黄疸。急性肝炎可有黄疸，但胆囊不会肿大。

18.【答案】C（16）

【解析】患者腹痛伴寒战、发热，黄疸，伴血压下降，为典型的急性梗阻性化脓性胆管炎表现，故手术治疗首先选择胆总管切开引流术。胆囊造瘘术适用于急性化脓性胆囊炎的治疗。注意与 2015 年考题的差异。

19.【答案】B（16）

【解析】胆系疾病，首选 B 超。

20.【答案】B（15）

【解析】患者有胆囊炎临床表现，且 "畏寒、高热（39℃）" 和白细胞计数增高，考虑诊断为急性梗阻性化脓性胆管炎。其常见致病菌：革兰阴性菌（主要为大肠埃希菌）、克雷伯杆菌、变形杆菌、假单胞菌、革兰阳性菌（主要为粪链球菌）、肠球菌，常合并厌氧菌感染；排在首位的大肠埃希菌，故选之。另外，9 版《内科学》：致病菌主要是革兰阴性菌，其中以大肠埃希菌、克雷伯菌最常见。

21.【答案】B（15）

【解析】急性结石性胆囊炎的致病菌多由胆道逆行进入胆囊，主要是革兰阴性菌，以大肠埃希菌最常见。

22.【答案】E（15）

【解析】本例患者无胆绞痛、触痛，故除外结石（B、C）；有体重减轻，考虑恶性病变，结合黄疸、总胆红素升高（171 ~ 342μmol/L 为中度黄疸，梗阻性可能性大）、肝不大、胆囊大，故选 E。

23.【答案】C（15）

【解析】饮酒后出现右上腹疼痛，向右肩部放射，典型的胆囊炎症状。急性胰腺炎也可以在饮酒后出现腹痛，但疼痛向腰背部放射。

24.【答案】A（15）

【解析】根据题干提供信息，考虑肝胆病变为主。

要了解肝胆情况，无论是结石还是炎症，最实用和首选的检查均为 B 超。

25.【答案】A（15）

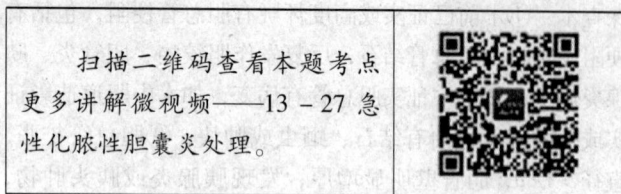

扫描二维码查看本题考点更多讲解微视频——13 - 27 急性化脓性胆囊炎处理。

26.【答案】B（15）

【解析】在选择观察肝脏情况的影像学检查时，B 超是最实用和首选的检查。

27.【答案】C（15）

【解析】患者目前发热、黄疸、白细胞高，可能是诊断胆道感染，而胆道感染的细菌多为胃肠道细菌逆行感染所致，主要是革兰阴性菌，最常见的是大肠埃希菌。

28.【答案】B（15）

【解析】患者目前考虑诊断为胆道感染，致病菌主要是革兰阴性菌，革兰阳性菌的粪链球菌、肠球菌也可出现，合并厌氧菌者也常见，故应给予广谱抗生素治疗。

29.【答案】B（15）

【解析】患者右上腹疼痛，右上腹有压痛及反跳痛，发病前有饮酒史以及进食油腻食物，可初步诊断为急性胆囊炎，首选 B 超检查以明确诊断。

【错误思路分析】看到饮酒史，以及进食油腻食物就锁定了急性胰腺炎的诊断，未注意到急性胰腺腹痛位置是左上腹部。

30.【答案】D（14）

【解析】三种黄疸的胆色素代谢检查结果见下表：

三种黄疸的胆色素代谢检查结果表

鉴别内容	血清胆红素（μmol/L）		尿胆红素（μmol/L）	
	结合胆红素	非结合胆红素	尿胆红素	尿胆原
正常	0~6.8	1.7~10.2	阴性	阴性
胆汁淤积性	明显增加	轻度增加	强阳性	减少或缺如
溶血性	轻度增加	明显增加	阴性	明显增加
肝细胞性	中度增加	中度增加	阳性	正常或轻度增加

【解题思路】本题应从黄疸的发生机制切入，绝非死记硬背表格中的内容。如结合胆红素变化，肝细胞性黄疸是由于未受损的肝细胞仍能将部分非结合胆红素（UCB）转换为结合胆红素（CB），CB 一部分经胆管排出，另一部分由于肿胀的肝细胞压迫胆小管致使排出受阻而反流入血，导致血中的 CB 增高。胆汁淤积性同样也是 CB 排出受阻而反流入血致血中的 CB 增高。

鉴于本题难度可谓消化系统的最高峰，郭雅卿老师专门录制了一段"胆红素代谢"的免费视频课程，建议考生们登录颐恒网校官网聆听郭老师的独门绝技。

31.【答案】A（14）

【解析】患者上腹部阵发性绞痛，寒战高热，巩膜黄染，符合典型的 Charcot 三联征，再加上血压下降，神志不清，符合 Reynolds 五联征，可诊断为急性化脓性梗阻性胆管炎，其病因多为胆道结石。

32.【答案】C（14）

【解析】急性化脓性梗阻性胆管炎首先可采用非手术治疗，既是治疗手段，又可作为术前准备。主要包括：①维持有效的输液通道，尽快恢复血容量，除用晶体液扩容外，应加入胶体液；②联合使用足量有效的广谱抗生素；③补液纠正水、电解质紊乱；④对症治疗：如使用维生素和支持治疗；⑤如经短时间治疗后病人仍不好转，应考虑应用血管活性药物、肾上腺皮质激素及吸氧。禁食、胃肠减压无意义。术前准备中不能采用输入 2 个单位红细胞的理由是：患者高热时，再输入含有白细胞成分红细胞，将会加重病情，故错误。

33.【答案】A（14）

【解析】经内科治疗病情仍未改善，应在抗休克的同时紧急行胆道引流治疗。一般采用胆总管切开减压、T 管引流。胆总管结石的手术治疗主要有：①胆总管切开取石、T 管引流术，适用于单纯胆总管结石，胆管上、下端通畅，无狭窄或其他病变者。②胆肠吻合术，现在常用的吻合方式为胆管空肠 Roux - en - Y 吻合（见下图）：适用于胆总管炎症狭窄造成的梗阻无法解除，胆总管扩张；胆胰汇合部异常，胰液直接流入胆管；胆管因病变而部分切除无法再吻合。③内镜下或手术行 Oddi 括约肌切开：适用于嵌顿在胆总管开口结石不能去除者。

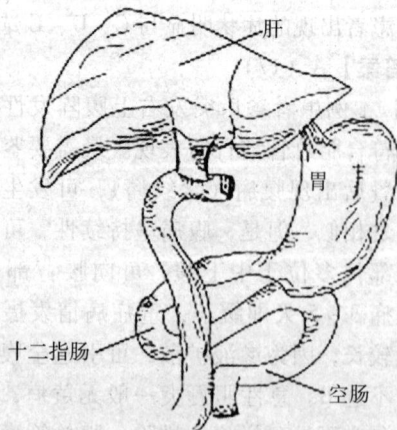

胆管空肠 Roux - en - Y 吻合

34.【答案】A（14）

【解析】胆总管结石梗阻—Charcot 三联征，胆囊炎—Murphy 征阳性，宫外孕破裂或急性出血坏死型胰腺炎—Cullen 征，重症胰腺炎—Grey - Turner 征，低血糖症—Whipple 三联征。

35.【答案】A（13）

【解析】胆囊切除术适应证：①口服胆囊造影胆囊不显影；②结石数量多及结石直径超过 3cm；③合并瓷化胆囊；④合并糖尿病者在糖尿病已控制时；⑤有心肺功能障碍者。A 选项的结石直径小于 1cm，且无症状，故无须切除胆囊，观察随诊即可。

36.【答案】B（13）

37.【答案】E（13）

【解析】①该患者具有典型的 Charcot 三联征（腹痛、寒战高热、黄疸），再加上血压偏低，WBC 增高，腹膜刺激征表现，诊断为急性梗阻性化脓性胆管炎。为明确诊断，B 超检查最为实用，可在床旁进行，能及时了解胆道梗阻部位和胆管扩张情况、病变性质，故作为首选的检查。ERCP 因为易引发胰腺感染，目前已很少采用。②手术治疗原则是紧急手术解除胆道梗阻并引流，及早而有效地降低胆管内压力。

【解题思路】因为 ALT、AST、TBil、DBil 等一系列检验值指标，就给很多考生绕晕了。其实，血、尿淀粉酶正常范围就已经排除了胰腺炎，再找出"五联征"＝急梗化，解答本题还有何难？不过，需要提醒考生注意的是，非典型的急梗化不一定有"五联征"。这一点，颐恒老师在技能课堂上讲过一句话："白地板热得快"，

希望引起考生的重视。

38.【答案】E（13）

【解析】T 管引流（如图）胆汁量一般每天 200 ~ 400ml。超过 400ml/d，表示胆总管下端有梗阻。该患者引流量为 400 ~ 600ml，故最可能的原因为胆总管下端不通畅。

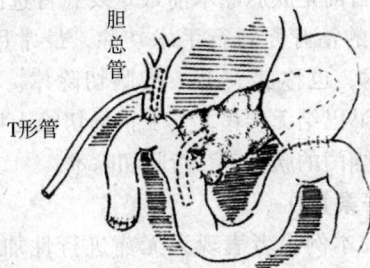

T 管引流术

39.【答案】D（13）

【解析】该患者腹痛、高热、黄疸，加休克征象，结合腹膜刺激征诊断为急性梗阻性化脓性胆管炎，故首选的治疗方案为急症胆管减压，T 管引流。

40.【答案】A（13）

【解析】该患者为聚餐后突发右上腹疼痛，伴恶心，呕吐物为胃内容物，查体所见发热、右上腹压痛（＋），Murphy 征阳性，血 WBC 偏高，考虑急性胆囊炎，进一步检查首选腹部 B 超。总结：胆管疾病首选的影像学检查均为 B 超。

第十章 胰腺疾病

1.【答案】D（21）

【解析】胰腺炎手术适应证：①急性腹膜炎不能排除其他急腹症时；②胰腺和胰周坏死组织继发感染；③胆源性胰腺炎；④病程后期合并肠穿孔、大出血、肠瘘或胰腺假性囊肿；⑤暴发性胰腺炎经短期（24 小时）非手术治疗多器官功能障碍仍不能得到纠正；⑥虽经合理支持治疗，而临床症状继续恶化；⑦胰腺间隔室综合征，即出现腹部严重膨隆、腹壁高度紧张，伴有心、肺、肾功能衰竭，经内科治疗无效。

2.【答案】A（20）

【解析】根据患者突发绞痛及巩膜黄染表现，排除选项 B、C、E 表现。急性胰腺炎的腹痛也会突发，但多数还伴有腹胀及恶心、呕吐、发热等的表现，故也

排除。

3.【答案】E（19）

4.【答案】B（19）

5.【答案】E（19）

6.【答案】D（19）

【解析】①患者饮酒后出现疼痛向背部放射提示胆囊炎或胰腺炎，墨菲征阴性排除胆囊炎。本例患者考虑胆源性胰腺炎。②胰腺炎做血淀粉酶检查，指标升高 3 倍以上有诊断价值。③出现腹部包块，合并发热，提示胰腺炎假性囊肿合并感染。④针对假性囊肿合并感染，应行穿刺引流。发热患者不宜手术。

7.【答案】A（19）

8.【答案】B（19）

9. 【答案】C（19）

【解析】该患者老年女性，存在无痛性进行性加重性黄疸、无痛性肿大胆囊、腰背部胀痛及体重明显下降情况，可诊断为胰头癌。B、C、D 项均无黄疸发生故不选。肝癌疼痛明显，也不选。因 CT 对胰腺形态变异、胰管扩张或狭窄、大血管受压、淋巴结和肝转移等有重要意义，故目前是胰腺癌术前最重要、首选的检查。胰头癌最有效的治疗是进行手术切除，最常用的手术是 Whipple 手术，也称胰头十二指肠切除术。除此之外，对幽门上下淋巴结无转移，十二指肠切缘无癌细胞残留者可行保留幽门的胰头十二指肠切除术。

10. 【答案】D（16）

【解析】本例患者表现为无痛进行性加重的黄疸，胆囊肿大（右上腹肋缘下可触及囊性包块），考虑胰胆管肿瘤，故首选 CT 检查。因为 CT 可显示 >2cm 的肿瘤，可见胰腺形态变异、局限性肿大、胰周脂肪消失、胰管扩张或狭窄、大血管受压、淋巴结和肝转移等，诊断准确率可达 80% 以上，目前可作为胰腺肿瘤病人的首选影像学检查。胰腺区动态薄层增强效果较好，对判定肿瘤是否侵犯大血管，是否可切除有重要意义。PET - CT 用于诊断早期胰腺癌。腹部 B 超检查不优于 CT。

11. 【答案】B（16）

【解析】进行性的黄疸，右上腹无痛性包块（无痛性肿大的胆囊），首先考虑胰头癌，CT 目前可作为胰腺肿瘤病人的首选影像学检查。参见《临床执业医师综合笔试辅导讲义》"胰头癌"一节。注意与早年考题的差异。

12. 【答案】C（13）

【解析】胰头癌的临床表现包括上腹痛、黄疸、消瘦，查体可扪及囊状、无压痛表面光滑并可推移的肿大胆囊，称 Courvoisier 征，故本题患者初步诊断为胰头癌。

首选腹部超声：可显示肝内、外胆管扩张，胆囊胀大，胰管扩张（正常直径≤3mm），胰头部占位病变，同时可观察有无肝转移和淋巴结转移。

【解题思路】本题已过时，对于胰腺癌的患者 CT 可显示 >2cm 的肿瘤，可见胰腺形态变异、局限性肿大、胰周脂肪消失、胰管扩张或狭窄、大血管受压、淋巴结和肝转移等，诊断准确率可达 80% 以上，目前可作为胰腺肿瘤病人的首选影像学检查。胰腺区动态薄层增强效果较好，对判定肿瘤是否侵犯大血管，是否可切除有重要意义；还可发现腹膜后淋巴结转移和肝内转移。

13. 【答案】C（14）

【解析】内镜逆行胰胆管造影（ERCP）时扩张胰管，导致感染。

14. 【答案】B（15）

【解析】急性胰腺炎腹痛为主要表现和首发症状，突然起病，程度轻重不一，可为刀割样痛、钝痛、钻痛或绞痛，呈持续性，可有阵发性加剧，不能为胃肠解痉药缓解，进食可加重。疼痛部位多位于中上腹，可向腰背部呈带状放射，取弯腰抱膝位可缓解疼痛。轻症腹痛 3~5 天即缓解。重症病情发展较快，腹部剧痛持续较长，因为渗液扩散，可引起全腹痛。少数年老体弱患者可无腹痛或轻微腹痛。

15. 【答案】D（17、16）

【解析】参见 14 题解析。

16. 【答案】C（20）

【解析】在急性胰腺炎的实验室检查中，常见的有：①血淀粉酶：2~12 小时开始升高，24 小时达高峰，48 小时开始下降，持续 3~5 天，超过正常值 3 倍可确诊本病，是最常用的诊断方法。②尿淀粉酶：12~14 小时开始升高，持续 1~2 周。③血脂肪酶：24~72 小时开始上升，持续 7~10 天（就诊晚的胰腺炎首选）。④C 反应蛋白：CRP 是反映组织损伤和炎症的非特异性标志物，有助于监测与评估急性胰腺炎的严重程度，发病 48 小时 >150mg/ml 提示病情较重。

17. 【答案】E（19）

【解析】患者持续性上腹痛，血淀粉酶升高，初步诊断为急性胰腺炎，CT 根据胰腺组织的影像改变进行分级，对急性胰腺炎的诊断和鉴别诊断、评估其严重程度，尤其是对鉴别轻症和重症胰腺炎具有重要价值。轻症可见胰腺非特异性增大和增厚，胰腺边缘不规则；重症可见胰腺周围区消失，网膜脂肪和网膜囊变性，密度增加，胸腹膜腔积液。增强 CT 是诊断胰腺坏死的最佳检查方法。

18. 【答案】E（18）

【解析】参见 14 题解析。

19. 【答案】E（18）

【解析】诊断疾病一元论，有什么原发病就要考虑什么样的并发症，患者急性胰腺炎内科正规治疗 2 周后仍发热，且左上腹压痛，白细胞增高考虑出现了急性胰腺脓肿的并发症。胰腺脓肿：起病 2~3 周后，由于胰腺及胰周坏死继发感染而形成脓肿。此时腹痛、高热、出现上腹肿块和中毒症状。胰腺假性囊肿往往在起病后 3~4 周形成。

20. 【答案】C（18）

【解析】患者饮酒后上腹痛，立位腹部 X 线平片未见明显异常排除穿孔和急性肠梗阻，胆囊炎、胆囊结石病人常在饱餐、进食油腻食物后出现右上腹疼痛。饮酒后出现上腹痛、肠鸣音减弱，最可能的诊断考虑急性胰腺炎。血、尿常规及尿淀粉酶检查正常，是由于发病时间短。血清（胰）淀粉酶一般在起病后 2 ~ 12 小时开始升高，24 小时达高峰，48 小时开始下降，持续 3 ~ 5 天。

血清淀粉酶超过正常值 3 倍以上可确诊。淀粉酶的高低不反映病情轻重，重症急性胰腺炎淀粉酶值可正常或低于正常。其他急腹症如胆石症、消化性溃疡穿孔、胆囊炎、肠梗阻等都有血清淀粉酶升高，但一般不超过正常值 2 倍。尿淀粉酶升高较晚，在发病后 12 ~ 14 小时开始升高，持续 1 ~ 2 周，下降缓慢，但尿淀粉酶水平可受患者尿量的影响。

21. 【答案】C （13）

22. 【答案】C （13）

【解析】血尿淀粉酶、脂肪酶只是定性检查，但是其高低并不能反映病情的轻重。腹部 B 超：为常规初筛检查。急性胰腺炎 B 超发现胰腺肿大，胰内及胰周围回声异常；也可了解胆囊和胆道情况；后期对假性囊肿和脓肿有诊断意义。CT：根据胰腺组织的影像改变进行分级，对急性胰腺炎的诊断和鉴别诊断、评估其严重程度，尤其是对鉴别轻症和重症胰腺炎具有重要价值。轻症可见胰腺非特异性增大和增厚，胰腺边缘不规则；重症可见胰腺周围区消失，网膜脂肪和网膜囊变性，密度增加，胸腹膜腔积液。增强 CT 是诊断胰腺坏死的最佳检查方法。

23. 【答案】B （18）

24. 【答案】B （18）

【解析】血清（胰）淀粉酶一般在起病后 2 ~ 12 小时开始升高，24 小时达高峰，48 小时开始下降，持续 3 ~ 5 天。血清淀粉酶超过正常值 3 倍以上可确诊。淀粉酶的高低不反映病情轻重，重症急性胰腺炎淀粉酶值可正常或低于正常。其他急腹症如胆石症、消化性溃疡穿孔、胆囊炎、肠梗阻等都有血清淀粉酶升高，但一般不超过正常值 2 倍。血清脂肪酶多在起病 24 ~ 72 小时后开始上升，持续 7 ~ 10 天，对就诊较晚的急性胰腺炎患者有诊断价值，并且特异性也较高。

25. 【答案】D （17）

扫描二维码查看本题考点更多讲解微视频——13 - 14 淀粉酶变化。

【解析】血清（胰）淀粉酶一般在起病后 2 ~ 12 小时开始升高，24 小时达高峰，48 小时开始下降，持续 3 ~ 5 天。血清淀粉酶超过正常值 3 倍以上可确诊。

26. 【答案】E （17）

【解析】血尿淀粉酶虽然是最常用的诊断方法，但是消化道穿孔、肠梗阻、胆囊炎等疾病也可升高，有些

重症急性胰腺炎水平也可能正常过低于正常。而 CT 是最有诊断价值的影像学检查，不仅能诊断急性胰腺炎，而且能鉴别是否合并胰腺组织坏死。

27. 【答案】B （15）

【解析】进大量肉食后上腹痛伴呕吐向腰背部放射，初步诊断为急性胰腺炎；血尿淀粉酶是最常用的诊断方法。血清（胰）淀粉酶一般在起病后 2 ~ 12 小时开始升高，24 小时达高峰，48 小时开始下降，持续 3 ~ 5 天。血清淀粉酶超过正常值 3 倍以上可确诊。淀粉酶的高低不反映病情轻重，重症急性胰腺炎淀粉酶值可正常或低于正常。

其他急腹症如胆石症、消化性溃疡穿孔、胆囊炎、肠梗阻等都有血清淀粉酶升高，但一般不超过正常值 2 倍。

尿淀粉酶升高较晚，在发病后 12 ~ 14 小时开始升高，持续 1 ~ 2 周，下降缓慢，但尿淀粉酶水平可受患者尿量的影响。根据患者上腹疼痛时间，首选血清淀粉酶。

28. 【答案】E （13、17）

29. 【答案】B （13、17）

30. 【答案】E （13、17）

【解题思路】本题诊断为急性胰腺炎不难，最有意义的检查方法为血淀粉酶也不难，容易出错的为最后一问。重症胰腺炎应常规使用抗生素，有预防胰腺坏死合并感染的作用。抗生素选用应考虑：①对胰腺有较好渗透性的抗生素，如亚胺培南或喹诺酮类等，并联合应用对厌氧菌有效的药物（如甲硝唑）；②对肠道异位细菌（大肠埃希菌、假单胞菌、金葡菌等）敏感的抗生素，第二、三代头孢菌素也可考虑应用。

31. 【答案】C （16）

【解析】本患者初步诊断为急性胰腺炎，其首要治疗措施为禁食、胃肠减压以减少胰液的分泌。

32. 【答案】B （16）

【解析】根据临床表现可初步诊断为急性胰腺炎，其影像学检查如下。①腹部平片：可用来排除其他急腹症，如内脏穿孔等，还可发现肠麻痹或麻痹性肠梗阻征。②腹部 B 超：为常规初筛检查。急性胰腺炎 B 超发现胰腺肿大，胰内及胰周围回声异常；也可了解胆囊和胆道情况；后期对假性囊肿和脓肿有诊断意义。③CT：根据胰腺组织的影像改变进行分级，对急性胰腺炎的诊断和鉴别诊断、评估其严重程度，尤其是对鉴别轻症和重症胰腺炎具有重要价值。轻症可见胰腺非特异性增大和增厚，胰腺边缘不规则；重症可见胰腺周围区消失，网膜脂肪和网膜囊变性，密度增加，胸腹膜腔积液。增强 CT 是诊断胰腺坏死的最佳检查方法。故最有帮助的

辅助检查为腹部 CT。

33.【答案】A（16）

34.【答案】B（16）

【解析】饮酒后腹部疼痛向腰背部放射，初步诊断为急性胰腺炎；血尿淀粉酶是最常用的诊断方法。血清（胰）淀粉酶一般在起病后 2～12 小时开始升高，24 小时达高峰，48 小时开始下降，持续 3～5 天。血清淀粉酶超过正常值 3 倍以上可确诊。淀粉酶的高低不反映病情轻重，重症急性胰腺炎淀粉酶值可正常或低于正常。其他急腹症如胆石症、消化性溃疡穿孔、胆囊炎、肠梗阻等都有血清淀粉酶升高，但一般不超过正常值 2 倍。

尿淀粉酶升高较晚，在发病后 12～14 小时开始升高，持续 1～2 周，下降缓慢，但尿淀粉酶水平可受患者尿量的影响。根据患者上腹疼痛时间，首选血清淀粉酶。

十二指肠溃疡穿孔：多有较长的溃疡病病史，且近期症状加重，发作前常有暴食、进刺激性食物、情绪激动、过度劳累等诱因。主要症状是：突然发生的剧烈腹痛，呈刀割样，从上腹部开始，很快扩散到全腹；与原有的症状不同使患者非常清楚地记得此次发病的明确时间；常伴有恶心、呕吐。体格检查：患者腹肌紧张，呈"板状腹"，全腹有压痛和反跳痛，肠鸣音消失，肝浊音界缩小或消失。

急性胆囊炎：典型发病过程表现为突发右上腹阵发性绞痛，常在饱餐、进油腻食物后，或在夜间发作。疼痛常放射至右肩部、肩胛部和背部。

急性胃肠炎：多表现为上腹痛、恶心、呕吐、食欲不振、腹泻等。

急性胆管炎：典型的临床表现为 Charcot 三联征，即腹痛、寒战高热和黄疸。

35.【答案】C（20）

【解析】本题采用排除法可快速做出正确答案。结合本题 X 线对部位的描述"左上腹"，可涉及的器官有胃及胰腺（排除选项 B、D），再结合"钙化"表现，排除选项 A 慢性胃炎及选项 E 胃溃疡。慢性胰腺炎的病因在我国多为胆道疾病导致，其次是长期酗酒，其临床表现可出现五联征"腹痛＋钙化＋假囊肿＋脂肪泻＋糖尿病"。

36.【答案】A

【解析】患者腹痛，脂肪泻及 B 超显示胰腺多发钙化灶，诊断为慢性胰腺炎，腹痛、脂肪泻说明外分泌功能不足，可给予胰酶制剂缓解症状。

37.【答案】B（20）

【解析】本题的五个选项均可导致急性胰腺炎，但胆石症和胆道感染是我国引起急性胰腺炎的主要病因。

38.【答案】A（20）

【解析】对于选项 B、C、D 的患者需要适当调整饮食，选项 E 需要限制蛋白质饮食。而对于急性胰腺炎早期患者，必须采取禁食及胃肠减压，以减少胰液分泌、减少胃酸及减轻肠胀气，最主要的是防止进一步发展为重症急性胰腺炎而危害患者生命。

39.【答案】C（20）

40.【答案】B（20）

【解析】我们考试中常考的肿瘤标志物有：CA19-9：胰腺癌首选的标志物；CA153：乳腺癌；AFP：肝癌；CA242：胰腺癌、结肠癌；CEA：结肠癌、直肠癌和胰腺癌术后诊断和预后；CA125：用于检测卵巢癌。

41.【答案】A（19）

42.【答案】A（18）

【解析】患者初步诊断为胰头癌，手术切除是胰头癌有效的治疗方法。胰头十二指肠切除术（Whipple 手术）切除范围包括胰头（含钩突）、远端胃、十二指肠、上段空肠、胆囊和胆总管。尚需同时清除相关的淋巴结。

43.【答案】D（17）

【解析】上腹痛伴进行性黄疸、CA19-9 和 CEA 升高可初步诊断为胰头癌，CT 可显示 >2cm 的肿瘤，可见胰腺形态变异、局限性肿大、胰周脂肪消失、胰管扩张或狭窄、大血管受压、淋巴结和肝转移等，诊断准确率可达 80% 以上，目前可作为胰腺肿瘤病人的首选影像学检查。胰腺区动态薄层增强效果较好，对判定肿瘤是否侵犯大血管，是否可切除有重要意义，还可发现腹膜后淋巴结转移和肝内转移。

44.【答案】A（15）

45.【答案】E（15）

46.【答案】E（14）

【解题思路】黄疸、无痛性胆囊肿大为胰头癌或者壶腹周围癌的典型表现，考生也不必纠结于胰头癌和壶腹周围癌的鉴别，考试中考到此两种病时，选项中一般不会同时出现。

47.【答案】C（15）

48.【答案】B（15）

【解析】急性胰腺炎的发病机制中，胆汁、十二指肠液反流或肠液进入组织间隙均可激活胰蛋白酶，进而激活胰腺其他酶类如脂肪酶、弹力蛋白酶、磷脂酶 A、血管舒缓素等，脂肪酶的激活可造成胰腺内外甚至身体其他部位的脂肪坏死；弹力蛋白酶的激活可造成血管壁的破坏而出血，严重的出血可引起腹腔出血，故 47 题选 C。激活的磷脂酶 A 使卵磷脂变成溶血卵磷脂，后者对细胞膜有强烈的破坏作用而引起细胞坏死，故 48 题选 B。激活的血管舒缓素可影响全身的血管舒缩功能，引起组织水肿，严重时可引起休克等严重并发症。

49.【答案】E（13）

【解析】对于癌症患者，提高生存率最好的办法就是早发现、早诊断、早治疗。所有癌症患者预后差的主要原因都是发现和确诊晚，失去了最佳治疗时机。

50.【答案】A（13）

第十六篇 泌尿系统（含男性生殖系统）答案与解析

第一章 泌尿系统症状和体征

1.【答案】A（21）

【解析】管型尿是蛋白质在肾小管腔中凝聚而形成的一种圆柱状物。透明管型是由T-H蛋白组成，正常人可见，也见于各种肾小球肾炎；颗粒管型是血浆蛋白成分，非细胞崩解产物，见于急、慢性肾炎，肾盂肾炎，肾移植排异反应。细胞管型：①红细胞管型——急性肾炎等；②白细胞管型——急性肾盂肾炎等；③上皮细胞管型，见于肾小球肾炎，常与颗粒、透明或红、白细胞管型并存。蜡样管型见于肾功能不全。此患者病史11年，贫血，尿比重低，双肾缩小，为慢性肾功能不全，可能出现蜡样管型。

2.【答案】B（14、20）

【解析】蛋白尿可分为生理性、肾小球性、肾小管性、溢出性和组织性蛋白尿5类。肾小球性蛋白尿分为选择性（白蛋白为主）和非选择性蛋白尿（白蛋白＋球蛋白），主要为大分子蛋白质。正常肾小球滤过的原尿中主要为小分子蛋白质（如溶菌酶、β_2微球蛋白），如果肾小管受损重吸收障碍，导致尿中出现小分子蛋白质，为肾小管性蛋白尿，但尿蛋白总量一般小于2g/L。如果血中小分子蛋白异常增多，如本周蛋白、肌红蛋白等，超出肾小管重吸收能力，尿中出现大量小分子蛋白尿，称为溢出性蛋白尿，故选B。分泌性蛋白尿也指组织性蛋白尿，是由肾小管分泌的T-H蛋白增多所致。

3.【答案】B（19）

【解析】非肾小球源性血尿的特征是尿红细胞大小一致，形态相似，血红蛋白分布均匀；肾小球源性血尿的特征是：可见红细胞管型、变形红细胞为主（＞70%）。

4.【答案】B（19）

【解析】溢出性蛋白尿是指血中的小分子蛋白（如本周蛋白、血红蛋白、肌红蛋白）超过肾阈值时，从尿中排出。见于多发性骨髓瘤患者排出的轻链尿、血管内溶血等；β_2微球蛋白属于肾小管性蛋白尿；IgG和白蛋白属于肾小球性蛋白尿成分；Tamm-Horsfall为肾小管上皮细胞分泌，属于组织性蛋白尿。

5.【答案】D（19）

6.【答案】C（19）

【解析】根据尿红细胞形态鉴别血尿的来源，推测血尿是肾小球性或非肾小球性。患者新鲜尿液中，易找到脱落的肿瘤细胞，简便易行，故可作为血尿的初步筛选。

7.【答案】C（18）

【解析】血红蛋白尿：正常血浆中的血红蛋白低于50mg/L，而且与肝珠蛋白形成大分子化合物，不能从肾小球滤过。当发生血管内溶血，血红蛋白超过肝珠蛋白的结合能力时，游离的血红蛋白就从肾小球滤出，形成不同程度的血红蛋白尿。血尿是指尿内含有一定量的红细胞。每升尿内含血量超过1ml为肉眼血尿。每高倍镜视野均见3个以上红细胞时则可确定为镜下血尿。

血尿与血红蛋白尿最根本的区别是血尿中有相当数量的红细胞，而血红蛋白尿则否，因此通过尿沉渣镜检发现红细胞者则为血尿，否则即为血红蛋白尿。所以做尿沉渣镜检是区别二者的主要方法。

8.【答案】B（17）

扫描二维码查看本题考点更多讲解微视频——14-13蛋白尿。

【解析】肾小管性蛋白尿是以小分子蛋白为主，补体、IgG、IgM均为大分子蛋白，故除外。β_2微球蛋白、本-周蛋白均是小分子蛋白，但本-周蛋白的临床意义是多发性骨髓瘤所导致的溢出性蛋白尿，故选B为宜。

9.【答案】A（16）

【解析】管型的分类和临床意义是经典考点：白细胞管型，提示上尿路感染，如急性肾盂肾炎、急性间质性肾炎；红细胞管型，常见于有血尿症状的肾小球疾病，如急性肾炎和 IgA 肾病；而微小病变型肾病可见脂肪管型，急性肾小管坏死（ATN）可见上皮细胞管型，慢性肾衰可见蜡样管型。

10.【答案】A（15）

【解析】泌尿系统任何部位的出血均可造成血尿，临床可分为肾小球源性和非肾小球源性血尿。①肾小球源性血尿：由于肾小球基底膜断裂，红细胞通过该裂缝时受到挤压损伤，在肾小管中受到不同渗透压和 pH 作用，呈现变形红细胞血尿；②非肾小球源性血尿：提示肾小球以下部位出血，红细胞未受到挤压损伤，一般不出现变形。其他选项：①终末血尿：为第 1 杯尿和第 2 杯尿清晰，第 3 杯尿出现红细胞和脓细胞，出血部位为膀胱三角区、后尿道或前列腺病变；②初始血尿：为第 1 杯尿（+），后两杯清晰，出血部位为前尿道病变；③尿痛伴血尿多见于泌尿系结石；④有凝血块的尿多见于膀胱病变。

11.【答案】C（14）

【解析】患者考虑急性肾盂肾炎，所以管型最可能是白细胞管型。

12.【答案】B（13）

13.【答案】D（13）

【解析】急性肾盂肾炎常出现白细胞管型，急性肾小球肾炎出现血尿，所以常出现红细胞管型。

14.【答案】D（17）

【解析】患者以血尿为主，全程血尿见于膀胱以上的疾病，故应首先进行尿相差显微镜检查，判断肾小球源性血尿与非肾小球源性血尿。若以变形红细胞为主，则提示肾小球疾病；若未见变形红细胞，则为上尿路或膀胱出血。其他选项：膀胱镜检查用于膀胱肿瘤的诊断，本患者有蛋白尿，考虑肾小球疾病可能性大，故除外；清洁中段尿培养用于尿路感染的诊断，本患者无尿路刺激征、无发热，可除外；静脉肾盂造影、同位素肾动态扫描，可以观察肾功能，但本例不作为首选。

第二章　肾小球疾病

1.【答案】B（21）

【解析】此患者扁桃体炎，血尿蛋白尿，考虑急性肾小球肾炎，补体 C3 在 8 周恢复正常，经典考点。

2.【答案】B（21）

3.【答案】C（21）

【解析】导致继发性肾病综合征的常见原因儿童是过敏性紫癜肾炎，青少年是狼疮肾炎，老年人是糖尿病肾病。导致慢性肾衰竭常见的继发性肾脏病是糖尿病肾病。

4.【答案】E（20）

【解析】微小病变肾病也称轻微病变性肾病综合征，是引起儿童肾病综合征最常见的病因。光镜下肾小球基本正常，但近曲小管内有大量脂质沉积（故本病也称脂性肾病），是由近曲小管上皮细胞对脂蛋白重吸收引起的。免疫荧光检查无免疫球蛋白或补体沉积。电镜观察无沉积物，但肾小球上皮细胞足突广泛融合，此为本病的病变特点，故选 E。

5.【答案】A（20）

【解析】Ⅱ型称免疫复合物型，血中存在循环免疫复合物。Ⅲ型称寡免疫复合物型，80% 患者血中抗中性粒细胞胞质抗体（ANCA）阳性。故选 A。

6.【答案】C（20）

【解析】肾病综合征常见的并发症有感染、血栓及栓塞并发症、急性肾损伤、蛋白质及脂肪代谢紊乱。由于低蛋白血症、激素应用等，导致患者免疫力低下，容易导致感染，呼吸道感染最常见。

7.【答案】D（14）

【解析】由于 NS 患者大量利尿时水分与蛋白质丢失过多，造成血浆胶体渗透压降低、血容量不足，以及有关凝血及纤溶因子的丢失和高脂血症等不利因素，血栓和栓塞也是 NS 常见并发症之一，以肾静脉血栓最为常见，系统性血管血栓与栓塞也多见。5 个选项均为肾病综合征常见病理类型，其中膜性肾病极易发生血栓栓塞并发症，肾静脉血栓发生率可高达 40% ~50% 。

8.【答案】B（17、20）

【解析】毛细血管内增生性肾小球肾炎即急性肾小球肾炎，为自限性疾病，治疗以休息和对症治疗为主，血清 C3 在 8 周内恢复正常。故选 B 项。

9.【答案】B（20）

【解析】患者进行性少尿、咯血 10 天，高血压，蛋白尿，血尿，血肌酐 455μmol/L，诊断为急进性肾小球肾炎，抗中性粒细胞胞浆抗体（+），则为Ⅲ型急进性肾炎，故选 B 项。

10.【答案】D（18、20）

【解析】急进性肾小球肾炎是以急性肾炎综合征、肾功能急剧恶化、多在早期出现少尿性急性肾衰竭为临床特征的一组疾病。该患者急性起病、血尿、蛋白尿、水肿、高血压和肌酐 450μmol/L，提示为急进性肾小球肾炎。分为 3 型：Ⅰ 型和 Ⅲ 型存在特异抗体，Ⅰ 型的血中存在抗肾小球基底膜抗体（抗 GBM 抗体）（答案选 D），Ⅲ 型的血中存在抗中性粒细胞胞浆抗体（ANCA 抗体）；若某急进性肾炎患者的血清中抗 GBM 抗体、AN-CA 抗体均阴性，则考虑 Ⅱ 型，其血中的循环免疫复合物及冷蛋白可呈阳性反应（特异性差），并可伴血清 C3 降低。急性肾小管坏死肾小管丧失重吸收功能，肾小球滤过的原尿无法浓缩，尿液被稀释，所以尿比重、尿渗透压均降低。

11. 【答案】E（20）

【解析】急进性肾小球肾炎 Ⅰ 型的首选治疗方法是血浆置换。故选 E 项。

12. 【答案】B（19）

【解析】肾病综合征的诊断标准是：①大量蛋白尿（>3.5g/d）；②低蛋白血症（<30g/L）；③水肿；④高脂血症。其中前两项为诊断的必备条件。

13. 【答案】D（19）

【解析】患者 20 天前有皮肤脓疱疮感染史，出现了血尿、蛋白尿、水肿和高血压，C3 降低，考虑是急性肾小球肾炎。

14. 【答案】B（19）

【解析】患者出现贫血、血肌酐升高、尿比重低及双肾萎缩，考虑为慢性肾功能衰竭。由于患者服用"龙胆泻肝丸"病史，考虑为慢性间质性肾炎，其是一组以肾小管萎缩、间质纤维化和不同程度细胞浸润为主要表现的疾病。

15. 【答案】C（19）

16. 【答案】E（19）

【解析】根据患者年轻女性，有面部皮疹、发热、腹部移动性浊音（+）、肾炎、补体下降等表现高度怀疑患者为狼疮性肾炎。最有价值的就是抗核抗体的检查和自身特异性抗体的检查。

17. 【答案】D（19）

18. 【答案】D（19）

【解析】糖尿病肾病好发于中老年，微小病变型肾病好发于儿童，临床表现均表现为肾病综合征，均多为白蛋白尿，选择性蛋白尿，答案选 D。

19. 【答案】E（19）

【解析】一般认为，免疫反应是肾小球疾病的始动机制，在此基础上炎症介质参与，最后导致肾小球损伤并产生临床症状，同时也有非免疫、非炎症机制参与。综上答案选 E。

20. 【答案】A（14）

【解析】急进性肾小球肾炎根据免疫病理分为三型：Ⅰ 型是抗肾小球基底膜型，免疫学检查抗 GBM 抗体（+）；Ⅱ 型是免疫复合物型，患者的血循环免疫复合物及冷球蛋白可呈阳性，并可伴血清 C3 降低；Ⅲ 型为少免疫复合物型，50%～80% 为原发性小血管炎所致肾损害，故提示血管炎病变的 ANCA（抗中性粒细胞胞浆抗体）常阳性。病理特点为新月体肾小球肾炎。光镜下通常以广泛（50% 以上）的肾小球囊腔内有大新月体形成（壁层上皮细胞增生 + 纤维蛋白沉积 ≈ 新月体）。

21. 【答案】D（17、18）

【解析】微小病变型肾病综合征的治疗，首选糖皮质激素，起始即应足量，足量给药疗程为 8 周，必要时可延长至 12 周。本例患者目前已应用激素 8 周，仍为大量蛋白尿，提示激素疗效差，结合临床实际，故应联合免疫抑制剂。

22. 【答案】C（18）

【解析】患者诊断为肾病综合征，应用白蛋白的目的主要是增加血浆胶体渗透压，减轻水肿。

23. 【答案】C（18）

【解析】患者大量蛋白尿，低蛋白血症，活检膜性肾病，诊断为肾病综合征。用糖皮质激素治疗，白蛋白低于 20g/L，提示高凝状态。由于蛋白丢失，肝脏代偿性合成蛋白增加，引起凝血、抗凝和纤溶系统失衡，加上肾病综合征时血小板过度激活和应用激素，导致血液高凝，容易发生血栓和栓塞，以肾静脉血栓多见，最常见于膜性肾病。患者突发腰痛，伴血尿蛋白尿加重，考虑肾静脉血栓形成，肾血管彩超是最有价值的检查手段。

24. 【答案】E（18）

【解析】由于患者考虑肾静脉血栓形成，发病 6 小时内给予尿激酶和链激酶全身或局部溶栓，第九版内科教材提到 3 天内应用溶栓仍可有效，同时配合抗凝治疗。患者发病 1 天，根据选项，答案选 E。

25. 【答案】E（18）

26. 【答案】A（18）

【解析】患者感染后出现肉眼血尿，伴蛋白尿，血肌酐正常，考虑 IgA 肾病。IgA 肾病是最常见的原发性肾小球疾病，也是肾小球源性血尿最常见的病因；多有呼吸道或消化道感染的前驱病史，其确诊需要肾活检免疫病理学检查见肾小球系膜区以 IgA 为主的免疫球蛋白颗粒样或团块样沉积。

27. 【答案】A（17）

扫描二维码查看本题考点更多讲解微视频——14-12 急进性肾小球肾炎分型。

28.【答案】 B（17）

【解析】 原发性肾小球疾病属于免疫介导性炎症疾病，其病理改变在双侧肾小球，以血尿、蛋白尿、水肿、高血压为主要临床表现，具体可分为急性肾小球肾炎、急进性肾小球肾炎、慢性肾小球肾炎、无症状性血尿和/或蛋白尿（即隐匿性肾炎）和肾病综合征。而肾盂肾炎，属于上尿路感染性疾病，与肾小球无关。

29.【答案】 E（17）

【解析】 常见的继发性肾小球疾病中，只有乙肝性肾炎的病理类型明确提出以膜性肾病最常见。其他选项：A 系统性红斑狼疮肾炎的病理类型多种多样，包括膜性肾病（但不是最常见的），特点是多种免疫复合物广泛沉积呈"满堂亮"现象，且 SLE 的好发人群为育龄女性，与本例不符。D 过敏性紫癜性肾炎的病理表现类似 IgA 肾病，光镜表现为系膜增生性肾小球肾炎。B 恶性肿瘤，虽然常见于老年人，但是继发肾脏损害并不多见。C 系统性血管炎的肾脏损害主要在肾小球的毛细血管，会有 ANCA（抗中性粒细胞胞浆抗体）阳性等，不会有免疫复合物沉积在基底膜。

30.【答案】 C（17）

【解析】 IgA 肾病是我国最常见的肾小球疾病，也是肾小球源性血尿最常见的病因。其临床表现为反复发作的肉眼血尿或镜下血尿，可伴有不同程度蛋白尿，部分患者可以出现严重高血压或者肾功能不全。

31.【答案】 D（17）

【解析】 本题的关键是隐匿性肾炎（无症状性血尿和蛋白尿）与慢性肾小球肾炎的鉴别。①无症状性血尿和/或蛋白尿：是患者无水肿、高血压及肾功能损害，而仅表现为肾小球源性血尿和/或蛋白尿的一组肾小球病。②慢性肾小球肾炎诊断标准（人卫版《指南》）：蛋白尿和/或血尿，伴水肿、高血压、肾功能不全一种情况者；若单纯蛋白尿，蛋白尿 >1g/d 者，除外继发性和遗传性肾小球肾炎后，即可诊断。本例患者，除了血尿和蛋白尿外，已经出现高血压（BP 150/80mmHg），即使没有水肿和肾损害，也应考虑诊断为慢性肾小球肾炎。

32.【答案】 A（17）

扫描二维码查看本题考点更多讲解微视频——14 – 14 无症状血尿。

33.【答案】 B（14）

【解析】 第 9 版《内科学》中慢性肾小球肾炎的诊断标准是：凡尿化验异常（蛋白尿、血尿），伴水肿、

高血压病史 3 个月以上（7 版《内科学》为 1 年以上），无论有无肾功能损害，均应考虑慢性肾小球肾炎。本例患者水肿半年，伴有血尿、蛋白尿，符合慢性肾小球肾炎的表现。主要是能除外其他诊断：病程 6 个月，缺乏链球菌感染前驱病史，故除外急性肾小球肾炎；血肌酐轻度升高，除外急进性肾炎；有水肿表现，除外无症状性蛋白尿和/或血尿；24 小时尿蛋白定量、血白蛋白测定，均不符合肾病综合征。

34.【答案】 D（17）

【解析】 患者前驱感染 2 周后出现肾炎综合征（尿异常、水肿、高血压），且补体 C3 降低，故考虑诊断急性肾小球肾炎。

35.【答案】 C（17）

【解析】 急性肾小球肾炎患者，100% 有血尿，且为肾小球源性血尿，尿中的红细胞在肾小管部位形成管型，故最可能出现的是红细胞管型。

36.【答案】 A（17）

【解析】 急性肾小球肾炎是一种自限性疾病，治疗以休息（D 选项）与对症治疗（B、C、E 选项）为主，无须应用激素。

37.【答案】 B（17）

【解析】 患者急性肾炎综合征起病，若出现尿量进行性减少且肾功能进行性恶化（肌酐进行性升高），则考虑急进性肾炎，应进行肾活检观察有无新月体形成。

其他选项：（1）泌尿系 B 超，可以观察肾脏外形与质地的变化，无法鉴别急性肾小球肾炎与急进性肾小球肾炎。（2）清洁中段尿培养＋药敏，为尿路感染的辅助检查，对本患者的诊断无意义。（3）同位素肾动脉显像，是通过静脉注射显像剂后，连续动态采集和观察双肾动脉和肾脏的血流灌注影像，以此判定双肾动脉的通畅、血液供应等情况。其临床应用，一是了解肾脏血供情况，协助诊断肾血管性高血压和估价肾动脉病变；二是观察肾内占位性病变血运情况，用于良、恶性病变的鉴别；三是了解慢性肾实质性病变肾血管床的受损程度。（4）静脉肾盂造影（IVU），又称静脉尿路造影、排泄性尿路造影，目的是了解肾脏、输尿管的位置和肾脏的分泌功能，如泌尿系肿瘤与结石的部位及其对尿路的影响。

38.【答案】 A（16）

【解析】 关于肾小球疾病的病理分型的考题，有时极其简单。本题的关键在于分清两个"膜"：基底膜和系膜。基底膜增厚的是常见于中老年人的膜性肾病，随着基底膜样物质增多呈现为"钉突→梳齿→虫蚀样"改变；系膜区重度增生，增生的系膜细胞和基质插入到"基底膜和毛细血管内皮之间"，形成"双轨征"，是常见于青壮年男性的系膜毛细血管型。其他选项：IgA 肾病是最常见的原发性肾小球疾病，也是肾小球源性血尿最常见的病因；多有呼吸道或消化道感染的前驱病史，其确诊需要肾活检的免疫病理学检查见肾小球系膜区以 IgA 为主的免疫球蛋白颗粒样或团块样沉积。局灶节段性肾小球硬化，好发于青少年男性，肾活检特点是病变（肾小球硬化 = 系膜基质增多 + 毛细血管闭塞 + 球囊粘连）呈局灶、节段分布。微小病变型常见于儿童，光镜下肾小球基本正常，电镜下广泛肾小球脏层上皮细胞足突融合。

39.【答案】C（16）

【解析】 肾小球疾病的治疗方案选择与其病理类型息息相关，所以肾活检是治疗前最重要的措施。对于微小病变型、局灶节段性肾小球硬化型，首选激素；而对于"膜"型——膜性肾病、系膜增生型、系膜毛细血管型，均选用激素 + 细胞毒药物，其中最常用的细胞毒药物是环磷酰胺。而环孢素属于免疫抑制剂，为二线治疗药物，用于治疗激素和细胞毒药物无效的难治性肾小球疾病。

40.【答案】A（16）

【解析】 新月体肾炎又称为急进性肾炎，分为 3 型：Ⅰ 型和 Ⅲ 型存在特异抗体——Ⅰ 型的血中存在抗肾小球基底膜抗体（抗 GBM 抗体），Ⅲ 型的血中存在抗中性粒细胞胞浆抗体（ANCA 抗体）；若某急进性肾炎患者的血清中抗 GBM 抗体、ANCA 抗体均阴性，则考虑 Ⅱ 型，其血中的循环免疫复合物及冷蛋白可呈阳性反应（特异性差），并可伴血清 C3 降低。至于"单克隆免疫球蛋白"，即指"M 蛋白"，常见于多发性骨髓瘤。

41.【答案】D（16）

【解析】 IgA 肾病是是目前世界范围内最常见的原发性肾小球疾病。典型的 IgA 肾病临床特点是反复发作性肉眼或镜下血尿，伴或不伴轻度蛋白尿，无水肿、高血压和肾功能减退；30%~50% 病人伴有血中 IgA 增高，但与疾病的严重程度及病程不相关。疾病预后不良的指标包括持续难以控制的高血压和蛋白尿（尤其是蛋白尿持续 >1g/d）；肾功能损害；肾活检病理表现为肾小球硬化、间质纤维化和肾小管萎缩等。

42.【答案】C（16）

【解析】 分析题干信息：（1）咽痛 + ASO 阳性 = 呼吸道链球菌感染前驱病史；（2）急性起病；（3）尿异常（血尿、蛋白尿）+ 水肿 + 高血压 = 肾炎综合征；所以本例患者应诊断为急性肾小球肾炎，是一种自限性疾病，故治疗以休息和对症治疗为主（C 选项），一般不需给予糖皮质激素和免疫抑制剂（除外 B、D 选项）。至于 A、E 选项，属于一般治疗和辅助治疗，与题干

"最主要"不符。

43.【答案】E（16）

【解析】 根据题干信息：慢性病程（2 年），尿异常（肾小球源性血尿、蛋白尿）+ 水肿 + 高血压 = 肾炎综合征，而且有贫血与肾脏缩小证据，故考虑诊断为慢性肾小球肾炎。其他选项：①肾病综合征的诊断，需要大量蛋白尿（>3.5g/d）与低蛋白血症，与本题不符。②IgA 肾病，是反复发作的、呼吸道或消化道感染后的肾小球源性血尿，可出现蛋白尿，但一般不出现高血压、水肿等，本病例无反复发作的特点，且以水肿为主诉，伴高血压，故与本题不符。③高血压肾损害的诊断，主要是高血压病要出现在肾损害之前，与本题不符。④慢性间质性肾炎是以肾间质纤维化和肾小管萎缩为主要病理改变的疾病，临床表现：一是近端肾小管重吸收功能障碍，出现肾性糖尿；二是远端肾小管浓缩功能障碍而出现夜尿增多、低比重尿、低渗透压尿等；三是肾小管酸化功能障碍导致的肾小管性酸中毒，均与本题不符。

44.【答案】D（16）

【解析】 患者目前表现为肾炎综合征（肾小球源性血尿、蛋白尿、水肿、高血压），提示病变部位在肾小球。抗中性粒细胞浆抗体（-），除外 A 选项；肾淀粉样变性多表现为肾病综合征（大量蛋白尿、低蛋白血症、高度水肿和高脂血症），与本题不符；就剩下 C、D、E 选项的犹豫和抉择——本题的坑，就在于"视网膜动脉硬化"，很多考生看到这个就选择了糖尿病肾病；因为糖尿病肾病的诊断条件中有"糖尿病性视网膜改变"这一条。但是要注意：高血压病、糖尿病均有眼底血管的改变，两者是不相同的："视网膜动脉硬化"是高血压病引起的眼底血管改变，而糖尿病性视网膜病变为非增殖性渗出和血管增殖性改变。其实，本题除外高血压肾损伤、糖尿病肾病的关键，是"年轻时曾有尿常规异常"提示肾损伤的存在的可能，一下子就明确了肾损伤与高血压、糖尿病出现的前后次序，故选 D 为宜。

45.【答案】A（16）

46.【答案】D（16）

【解析】 急性肾小球肾炎是链球菌感染后免疫介导的炎症反应，属于自限性疾病，可自行好转和痊愈，故治疗以休息和对症治疗为主，无须使用糖皮质激素和细胞毒药物、免疫抑制剂等。新月体肾炎即是急进性肾炎，分为三型。Ⅰ 型的治疗首选血浆置换，肺出血、ANCA 相关血管炎所致的急性肾衰竭也适用于血浆置换。Ⅱ 型和 Ⅲ 型的治疗可选择激素冲击疗法和细胞毒药物。

47.【答案】C（14、15）

【解析】 过敏性紫癜肾炎：①好发于少年儿童；②有典型的皮肤紫癜（四肢对称），伴关节症状、腹部

症状（腹痛及黑便）；③常在皮疹出现后 1～4 周出现肾损害，仅少数病人出现肾病综合征；④肾活检病理检查以 IgA 沉积为主。其他选项：（1）IgA 肾病，一般没有双下肢出血点伴关节痛；（2）狼疮肾炎，是系统性红斑狼疮的肾脏损害，应该有 SLE 的表现和诊断指标；（3）乙肝病毒相关性肾炎，①见于任何年龄，年轻人多见；②有乙型肝炎的血清学异常，但临床可无乙肝的症状；③有肾小球受损表现，可表现为 NS；④确诊需靠肾活检，在肾组织内找到乙肝的抗原抗体复合物沉积；⑤常见病理类型为膜性肾病，其次为系膜毛细血管性肾小球肾炎。

48.【答案】E（15）

【解析】急性肾衰竭和慢性肾衰竭要注意鉴别，当存在贫血、低钙血症、高磷血症、血 PTH 升高及肾脏缩小等有助于鉴别，病史欠详细时，可借助影像学检查（如 B 超、CT 等）或肾图检查结果进行分析，如双肾明显缩小或肾图提示慢性病变，则支持慢性肾衰竭诊断。

肾动态显像可以了解肾脏的功能情况以及肾功能受损的程度，也可以判断尿路是否存在梗阻。肾动态显像还能够计算出肾小球滤过率（GFR）和肾有效血浆流量（ERPF）。GFR 和 ERPF 是两个很重要的判断肾功能的参数值。内生肌酐清除率反映肾功能受损情况；尿钠排泄分数 <1 为肾前性急性肾损伤；>1 为急性肾小管坏死；尿沉渣镜检对于鉴别急性和慢性肾损伤无特异性；结合病史及 B 超显示可鉴别急性和慢性肾衰竭。

49.【答案】C（15）

【解析】肾病综合征诊断标准是：①尿蛋白超过 3.5g/d；②血浆白蛋白低于 30g/L；③水肿；④血脂升高。其中①、②两项为诊断所必需。

50.【答案】A（15）

【解析】无症状性血尿和/或蛋白尿也称隐匿型肾小球肾炎，患者无水肿、高血压及肾功能损害，而仅表现为肾小球源性血尿和/或蛋白尿的一组肾小球病。患者为肾小球源性血尿，且无水肿、高血压及肾功能减退，应诊断为无症状性血尿和/或蛋白尿。其他选项：①急性肾小球肾炎，一般有前驱感染史，出现蛋白尿、血尿、高血压、水肿为基本临床表现；②泌尿系肿瘤，一般为血尿，且多为无痛性肉眼血尿；③慢性肾小球肾炎，简称慢性肾炎，系指蛋白尿、血尿、高血压、水肿为基本临床表现，起病方式各有不同，病情迁延，病变缓慢进展，可有不同程度的肾功能减退，最终发展为慢性肾衰竭的一组肾小球病；④尿路结石为疼痛伴血尿。

51.【答案】E（15）

【解析】患者大量蛋白尿、低蛋白血症及水肿诊断为肾病综合征；抗核抗体阴性可排除由 SLE 引起的肾病

综合征，故治疗措施应选择泼尼松足量足疗程。

52.【答案】C（15）

【解析】患者糖尿病病史 10 年，现出现水肿，血浆白蛋白下降，应考虑是否并发糖尿病肾病，为明确"水肿原因"应检查尿蛋白定量，如尿蛋白 >3.5g/L，考虑水肿的原因为继发性肾病综合征。

53.【答案】E（15）

【解析】本例患者以肾炎综合征（血尿、蛋白尿、水肿、高血压）为主要临床表现，无白细胞尿、发热、腰痛等表现，故除外 A 选项。无夜尿增多等肾小管损害表现故除外 D，答案应在 B、C、E 中产生。病程 2 周，双肾增大，除外慢性肾小球肾炎；无前驱感染史，除外急性肾小球肾炎；而"进行性"尿量减少，以及血肌酐升高等，提示为急进性肾炎。

54.【答案】C（15）

【解析】慢性肾小球肾炎属于临床诊断，需符合以下诊断指标：凡尿化验异常（蛋白尿、血尿）、伴水肿、高血压肾功能不全至少一种情况者达 3 个月以上；若为单纯性蛋白尿，尿蛋白大于 1g/L 者；在除外继发性肾小球肾炎及遗传性肾小球肾炎后，临床上可诊断为慢性肾炎。本患者血尿、蛋白尿 5 年，血压升高、肾功能轻度损害，无其他疾病史，故诊断为慢性肾小球肾炎。

55.【答案】A（15）

【解析】对于肾小球疾病，肾穿刺活检可以明确肾脏病理类型，也有指导治疗的意义。

56.【答案】B（15）

【解析】由于本例患者蛋白尿 ≥1g/d，血压应控制在 125/75mmHg 以下。ACEI 和 ARB 为慢性肾炎患者控制高血压的首选药物，除具有降低血压作用外，还有减少尿蛋白和延缓肾功能恶化的肾保护作用；但是，血肌酐 >264μmol/L（3mg/dl）时，要慎用 ACEI 和 ARB，以防止高血钾。

57.【答案】C（15）

【解析】慢性肾小球肾炎的治疗，以防止或延缓肾功能进行性恶化、改善或缓解临床症状及防治严重合并症为主要目的，而不以消除尿红细胞或轻微尿蛋白为目标。控制血压等均是减轻或延缓肾脏病进程的必要手段。

58.【答案】A（14）

【解析】患者蛋白尿、血尿为主要表现，且尿红细胞为"异型红细胞"，提示为肾小球疾病，考虑为慢性肾小球肾炎，故进一步检查选肾活检为宜。而 ANCA 则是急进性肾小球肾炎Ⅲ型的检查项目。其他选项：尿培养用于尿路感染；肾盂造影用于慢性肾盂肾炎、肾结核等；腹部平片则用于尿路结石。

59. 【答案】E（14）

【解析】急性肾小球肾炎不属于感染性疾病，而是由"感染所诱发的免疫反应"所引起，故通常于前驱感染后 1~3 周发病；多见于 β 溶血性链球菌所致的扁桃体炎、猩红热、脓疱疮等疾病后。其他为干扰选项。

60. 【答案】A（14）

【解析】急性链球菌感染后肾小球肾炎，病变类型为"毛细血管内增生性"肾小球肾炎，光镜下以内皮细胞及系膜细胞增生为主要表现。免疫复合物（IgG 及 C3）呈粗颗粒状，沉积部位主要在毛细血管壁，有时系膜区也可见 IC 沉积；电镜检查可见肾小球上皮细胞下有驼峰状电子致密物沉积。而 B 选项，则是"光镜"所见。其他选项：C 选项，是微小病变性肾病的电镜表现；D 选项，是系膜增生性肾小球肾炎的电镜表现；E 选项则是膜性肾病的电镜表现。

61. 【答案】B（14）

【解析】乙肝病毒相关性肾炎：①见于任何年龄，年轻人多见；②有乙型肝炎的血清血异常，但临床可无乙肝的症状；③有肾小球受损表现，可表现为 NS；④确诊需靠肾活检，在肾组织内找到乙肝的抗原抗体复合物沉积；⑤常见病理类型为膜性肾病，其次为系膜毛细血管性肾小球肾炎。

62. 【答案】A（14）

【解析】根据患者典型临床表现初步诊断为急进性肾小球肾炎，血清抗肾小球基底膜抗体阳性，故为 I 型 RPGN。血浆置换疗法三型均可用，是 I 型 RPGN 的首选治疗；尤其对于伴有威胁生命的肺出血患者，血浆置换疗效较为肯定、迅速，应首选。

63. 【答案】B（14）

【解析】根据题干信息：急性肾炎综合征（尿异常 + 高血压 + 水肿）伴"进行性少尿"，血肌酐、尿素氮增高，故考虑诊断急进性肾炎，除外 C、D 选项。急进性肾小球肾炎的分型口诀为"1 抗基，3 抗中"，故诊断为III型。

64. 【答案】D（14）

65. 【答案】D（14）

66. 【答案】A（14）

67. 【答案】D（14）

【解析】慢性肾小球肾炎属于临床诊断，需符合以下诊断指标：凡尿化验异常（蛋白尿、血尿）、伴水肿、高血压肾功能不全至少一种情况者达 3 个月以上；若为单纯性蛋白尿，尿蛋白大于 1g/L 者；在除外继发性肾小球肾炎及遗传性肾小球肾炎后，临床上可诊断为慢性肾炎。本患者血尿、蛋白尿 2 年，血压升高、肾功能轻度损害，无其他疾病史，故诊断为慢性肾小球肾炎。肾穿刺活检可以明确肾脏病理类型，指导治疗。本病的治疗以防止或延缓肾功能进行性恶化、改善或缓解临床症状及防治严重合并症为主要目的，而不以消除尿红细胞或轻微尿蛋白为目标，要积极控制高血压。ACEI 和 ARB 为慢性肾炎患者控制高血压的首选药物，除具有降低血压作用外，还有减少尿蛋白和延缓肾功能恶化的肾保护作用。

68. 【答案】B（13）

【解析】微小病变肾病其发病机制与 T 细胞有关，糖皮质激素有抑制细胞免疫的作用，故糖皮质激素治疗的最主要机制应为抑制细胞免疫。其他类型的肾病综合征，多为体液免疫。

69. 【答案】E（14）

【解析】患者大量蛋白尿、低蛋白血症、水肿，诊断为肾病综合征；肾活检示肾小球系膜轻度增生，系膜区可见免疫复合物沉积，应考虑系膜增生性肾炎。而 B 选项的病例特点是系膜区"弥漫重度增生"，毛细血管壁呈"双轨征"，故除外。

70. 【答案】A（14）

【解析】系膜增生性肾小球肾炎对糖皮质激素及细胞毒药物的治疗反应，与其病理改变轻重相关。本例肾活检示：肾小球系膜轻度增生，可先应用糖皮质激素治疗，若"激素依赖""激素无效"再联合细胞毒药物（环磷酰胺）。其他选项：B、C 选项，均为免疫抑制作用，均为二线药物；D 选项的 ACEI，是为保护肾功能、减少蛋白尿的对症治疗。

71. 【答案】A（14）

【解析】肾病性水肿与肾炎性水肿的区别见下表。

	肾病性水肿	肾炎性水肿
常见疾病	肾病综合征	急性肾小球肾炎
主要机制	①由于长期、大量蛋白尿造成低蛋白血症，血浆胶体渗透压下降，液体从血管内渗入组织间隙，产生水肿，是其发病的中心环节。②部分患者因有效血容量减少，刺激 RAS 系统活性增加和抗利尿激素分泌增加，进一步加重水钠潴留	①肾小球滤过率明显下降的同时，肾小管的重吸收正常，因而发生严重的球 - 管失衡，肾小球滤过分数下降，导致钠水潴留。②此时，血容量常为扩张，伴肾素 - 血管紧张素 - 醛固酮系统活性抑制、抗利尿激素分泌减少，因高血压、毛细血管通透性增加等因素而使水肿持续和加重
水肿特点	组织间隙蛋白含量低，水肿多从下肢部位开始	组织间隙蛋白含量高，水肿多从眼睑、颜面部开始

72.【答案】A（14）

73.【答案】C（14）

【解析】患者大量蛋白尿、低蛋白血症符合肾病综合征的诊断标准，儿童最常见的肾病综合征类型为微小病变肾病，且题干中C3正常，也符合微小病变肾病的表现。

74.【答案】B（14）

75.【答案】A（14）

【解析】患者尿蛋白5g/d，血白蛋白20g/L，可诊断为肾病综合征，肾病综合征患者血液高凝容易发生血栓，尤其以肾静脉血栓常见。患者在肾病综合征的基础上出现了血尿、腰疼故要考虑肾静脉血栓的形成。若为明确肾病综合征的病理类型，则需要进行肾活检检查；但本题问的是确定肾静脉血栓形成的诊断，故应选肾血管彩超检查。

第三章 肾功能不全

1.【答案】B（20）

【解析】血液透析禁忌证为：休克或收缩压低于80mmHg；有严重出血或出血倾向；严重心肺功能不全；严重感染如败血症等。综上，新发脑出血为其禁忌证，答案选B。

2.【答案】B（20）

【解析】该患者行盆腔术后12天发生尿少、血肌酐升高，多因术中由各种原因导致肾脏血流动力学变化，肾小球滤过率减少，为肾前性肾损伤，故选B项。题干中一般有尿Na^+的值帮助区分肾前性和肾性。

3.【答案】D（20）

【解析】肾前性氮质血症是由于各种病因引起肾缺血导致肾功能急骤、进行性减退而出现的临床综合征。血BUN/CR>20，尿比重1.025均提示肾前性氮质血症，故选D。

4.【答案】A（20）

【解析】患者青年男性，血尿，IgA沉积，诊断为IgA肾病。IgA肾病是指肾小球系膜区以IgA或IgA沉积为主的肾小球疾病，是目前世界范围内最常见的原发性肾小球疾病，是我国肾小球性血尿最常见的病因。IgA肾病的发病机制不完全清楚，由于IgA在系膜区沉积为主，提示本病可能是由于循环中的免疫复合物在肾脏沉积激活补体而致肾损害。IgA主要是由B细胞分泌，所以答案选A。

5.【答案】A（17）

【解析】根据题干出现贫血、电解质紊乱和继发性甲旁亢信息，考虑诊断为慢性肾衰的尿毒症期。就目前指标来说，需要紧急处理的是高钾血症，以免出现致命性心脏抑制。

6.【答案】B（17）

7.【答案】E（17）

【解析】本组试题是鉴别肾前性少尿与肾性少尿。

（1）肾性少尿，常见的病理改变即是急性肾小管坏死，会出现尿比重↓、尿钠↑（>40）、BUN和SCr均↑；

（2）肾前性少尿，则是尿比重↑、尿钠↓（<20）、BUN↓和SCr↑。详见下表：

肾前性少尿与ATN少尿期的尿液鉴别

鉴别指标	肾前性	肾性
尿比重	>1.020	<1.010
尿渗透压（mmol/L）	>500	<350
尿钠浓度（mmol/L）	<20	>40
血尿素氮/血肌酐	>20	<10～15
尿肌酐/血肌酐	>40	<20
肾衰指数	<1	>1
滤过钠分数	<1	>1
尿沉渣	透明管型	棕色颗粒管型

8.【答案】B（16）

【解析】肾移植术，是将健康者的肾脏移植给有肾脏病变并丧失肾脏功能的患者。通常，一个肾脏就可以支持机体正常的代谢需求；当双侧肾脏功能均丧失时，肾移植是最理想的治疗方法。所以，当慢性肾功能不全发展至终末期，可用肾移植方法治疗。肾移植因其供肾来源不同，分为自体肾移植、同种异体肾移植和异种肾移植。习惯上，"同种异体肾移植"简称为肾移植，是指同种不同基因型个体之间的移植，是临床最常见的移植类型，也是移植免疫学研究的重点所在；其他两种肾移植则冠以"自体""异种"以资区别。

9.【答案】A（16）

【解析】慢性肾衰患者的水、电解质、酸碱平衡紊乱，除最常见的代谢性酸中毒和水、钠代谢紊乱外，尚有钾代谢、镁代谢和钙磷代谢紊乱。由于肾脏的排泄与代谢能力下降，排钾减少导致高钾血症（除外 E），排镁减少导致高镁血症（除外 B），排磷减少导致高磷血症（除外 C、D），但血钙浓度却是降低的（高磷低钙，故选 A）。高磷低钙的原因：①高磷血症，是由于肾小球滤过率下降，尿磷排出减少，导致血磷升高；②低钙血症，主要与钙摄入不足、活性维生素 D 缺乏、高磷血症、代谢性酸中毒等因素有关；其中钙磷代谢紊乱是由于血磷与血钙合成磷酸钙沉积于软组织，导致血钙降低。注意：高磷血症、低钙血症、活性维生素 D 缺乏等，可继发甲状旁腺功能亢进，引起肾性骨营养不良。

10.【答案】B（16）

【解析】CKD（慢性肾脏病）可根据其 GFR 水平，临床分为五期，由重到轻为：5 期的 GFR 值 <15，4 期为 14~29，3 期为 30~59，2 期为 60~89，1 期≥90。本例患者虽然双肾均 <15，但总的 GFR 为 10.2+11.5=21.7，位于 15~29 区间，故属于 CKD 4 期。

11.【答案】D（16）

【解析】本例患者有服用"龙胆泻肝丸"多年的用药史，其组成中的木通含马兜铃酸，属于肾毒性药物，是慢性间质性肾炎的常见病因；夜尿增多，是肾小管 - 间质受损后浓缩功能下降的表现；血糖不高而尿糖阳性，提示近端肾小管重吸收功能受损的"肾性糖尿"。

12.【答案】E（15）

【解析】ACEI 和 ARB 为慢性肾炎患者控制高血压的首选药物，除具有降低血压作用外，还有减少尿蛋白和延缓肾功能恶化的肾保护作用。其保护肾脏的机制是：①通过对肾小球血流动力学的特殊调节作用（扩张入球和出球小动脉，但对出球小动脉的扩张强于入球小动脉），从而降低肾小球内"三高"状态——高压力、高灌注、高滤过；②非血流动力学作用，即通过抑制细胞因子、减少蛋白尿和细胞外基质的蓄积，起到减缓肾小球硬化的发展。ACEI 类的禁忌证是：①无尿性肾功能衰竭；②血肌酐水平明显升高；③高血钾；④双侧肾动脉狭窄或单侧肾动脉狭窄伴孤立肾患者；⑤妊娠妇女（致畸胎）；⑥ACEI 过敏的患者。对于慢性肾功能不全患者，应用 ACEI 或 ARB 要防止高血钾，血肌酐 >264μmol/L（3mg/dl）时要慎用。

13.【答案】B（15）

【解析】慢性肾功能衰竭开始透析的指征有：①肌酐清除率 <10ml/min；②血肌酐≥707μmol/L（8mg/dl）；③血尿素氮≥28.5mmol/L（80mg/dl）；④血钾≥6.5mmol/L；⑤代谢性酸中毒；⑥明显水潴留症状；⑦尿毒症症状明显；⑧出现贫血、心包炎、消化道出血等严重并发症。

【提示】急性肾衰竭时，Scr≥442μmol/L 即是透析

的指征；慢性肾功能衰竭时，血肌酐≥707μmol/L 才是透析的指征。

14.【答案】D（15）

15.【答案】D（14）

【解析】5 个选项均为慢性肾衰的主要病因。在我国（以及其他发展中国家），最常见的病因为原发性肾小球肾炎；而在发达国家，最常见的是糖尿病肾病、高血压肾小球动脉硬化。

16.【答案】E（14）

CKD 的临床分期

分期	特征	GFR 水平 [ml/（min·1.73m²）]
1	GFR 正常或升高	≥90
2	GFR 轻度降低	60~89
3	GFR 中度降低	30~59
4	GFR 重度降低	15~29
5	ESRD（肾衰竭）	<15

【解析】"要和 369"，知道什么意思吗？有兴趣考生可以登陆网校官方网站 www.yihengwangxiao.com 了解网校独家记忆口诀，轻轻松松拿分过医考。

17.【答案】A（14）

【解析】根据题干信息，患者目前属于慢性肾脏病急性加重。1 周前上感为诱发因素，长期服用 ACEI 属于危险因素。"近 2 天尿量约 100ml/d"可判断为"无尿"，肾脏排泄功能减低，会出现"3 高 2 低"，即可除外 B、C、D、E 选项。

18.【答案】E（14）

【解析】ACEI 具有减少尿蛋白和延缓肾功能恶化的肾保护作用。

19.【答案】A（14）

【解析】本例患者急性病程，考虑为急性肾衰，血肌酐、pH 值均符合透析指征。急性肾功能衰竭透析指征有：①急性肺水肿；②血钾≥6.5mmol/L；③BUN≥21.4mmol/L 或 Scr≥442μmol/L；④高分解状态（Scr 每日升高≥176.8μmol/L 或 BUN 每日升高≥8.9mmol/L，血钾每日上升 1mmol/L）；⑤无尿 2 天或少尿 4 天；⑥酸中毒，pH<7.15 或二氧化碳结合力 <13mmol/L；⑦尿毒症症状严重，如嗜睡、昏迷、抽搐、癫痫发作等。

20.【答案】B（14）

【解析】患者乏力、血压升高、贫血及颗粒管型可诊断为慢性肾脏病；Scr 276.8μmol/L 可诊断为肾功能不全失代偿期。治疗应低盐饮食，肾功能不全者应限制食物中蛋白及磷的入量；积极控制高血压和减少尿蛋白；慢性肾炎常有水、钠潴留，可根据尿量适当限水。故

"不应采取的措施"是高蛋白饮食，否则会增加肾脏负担，进一步损害肾功能。

第四章 男性生殖系统感染及尿路感染

1.【答案】 D（20）

【解析】 男性青年患者，尿常规中白细胞正常，排除慢性膀胱炎；前列腺液常规结果出现白细胞增高、卵磷脂小体减少，考虑诊断慢性前列腺炎；前列腺液培养阴性，除外支原体或衣原体感染（排除非淋菌性尿道炎）。泌尿系结核患者的尿液多发现较多的红细胞和白细胞，患者除表现为慢性膀胱刺激症状外，还可出现脓尿、血尿、腰痛等症状，故也除外。

2.【答案】 C（20）

【解析】 五个选项中的致病菌均是导致尿路感染的致病菌。变形杆菌多见于伴尿路结石者；铜绿假单胞菌多见于尿路器械检查之后；金黄色葡萄球菌常见于血源性尿路感染；大肠埃希菌是最主要、也是最常见的尿路感染致病菌。链球菌多和不洁性生活有关，多见于上行感染。

3.【答案】 A（20）

【解析】 肾病综合征患者机体促凝集和促凝血因子增高、抗凝集和抗凝血因子下降及纤维蛋白溶解机制损害等诸多凝血因子改变因素可促使机体处于高凝状态，易形成静脉血栓。同时，肾病综合征患者因长期使用免疫抑制剂导致机体免疫发生损害，还可因血中各种蛋白浓度变化、严重水肿导致局部体液因子稀释及防御功能减弱等而发生感染（感染是肾病综合征患者最常见且严重的并发症）。此外，肾病综合征患者还可发生急性肾损伤（最严重的并发症）、肾小管功能减退（儿童多见）、骨钙代谢异常（低钙血症）、内分泌及代谢异常等并发症。

4.【答案】 C（20）

【解析】 急性肾盂肾炎的并发症有肾乳头坏死和肾周围脓肿。肾乳头坏死是其最严重的并发症，静脉肾盂造影可见肾乳头区出现特征性"环形征"。并发肾周围脓肿的致病菌多为大肠埃希菌，多属于严重的肾盂肾炎直接扩展导致，且患者一般有糖尿病或尿路结石等易感因素。

5.【答案】 C（20）

【解析】 育龄女性，出现膀胱刺激征、发热、肾区叩击痛，尿白细胞增高并出现白细胞管型，属于急性肾盂肾炎的典型表现。选项 A 急性膀胱炎不会出现肾区叩击痛，故排除。尿路结石（B）多表现为血尿及腰部的绞痛，和该患者表现不符合，排除。急性肾小球肾炎（D）的好发人群为儿童多见且多有前驱感染史，虽有蛋白尿及管型尿，但还会出现肾小球源性血尿。故也可以排除。尿路综合征（E）属于非特异性的一组排尿症状，主要表现为"膀胱刺激征＋耻骨上不适"，但泌尿系检查多为正常或仅有少量的白细胞或者红细胞，故可以排除。

6.【答案】 D（19）

【解析】 目前患者是泌尿系感染——急性肾盂肾炎，这种情况下最有意义的检查应该是尿培养＋药敏。

7.【答案】 E（19）

【解析】 该患者诊断亚急性感染性心内膜炎后未能控制，说明仍有致病菌"链球菌"存在，此刻出现突发腰痛及肉眼血尿，说明已出现肾损害。肾梗死（选项 A）需有"栓子或形成条件"且会有 B 超表现（多为低回声楔形病变），通过该患者 B 超未见异常可排除。选项 B 泌尿系感染多以膀胱刺激症表现为主，选项 C 局灶性肾炎则多以非选择性蛋白尿为表现，故均可排除。

8.【答案】 C（19）

【解析】 患者存在尿路刺激征，无肾区叩击痛，结合实验室检验指标，可诊断为急性膀胱炎。对急性膀胱炎患者的治疗，除休息、多饮水、碱化尿液外，应首选 3 日疗法，以避免长期用药产生耐药性或增加副作用，常用的药物为：复方磺胺甲基异噁唑或氧氟沙星。

9.【答案】 D（19）

10.【答案】 E（19）

【解析】 膀胱炎可分为急性和慢性，急性膀胱炎的特点为发病急、全身反应轻微伴严重膀胱刺激征（尿频、尿急、尿痛）而无尿道"滴白"表现；慢性膀胱炎多由肾结核引起，除膀胱刺激症外还会有低热盗汗等结核中毒症状。尿路结石一般可出现腰部绞痛、尿痛、血尿表现。肾结核的特点是"病理变化在肾脏，临床表现在膀胱"，其最常见的症状是脓尿，终末血尿及尿频、尿急、尿痛的典型表现。通过该患者主诉、临床表现和 EPS 检查结果，可诊断为慢性前列腺炎。关于慢性前列腺炎，除 E 项外，其余四项均为前列腺炎的治疗方法。

11.【答案】 E（18）

【解析】 尿路感染的易感因素包括尿路梗阻、膀胱输尿管反流、神经源性膀胱、机体免疫力低下（使用免疫抑制剂、糖尿病、长期卧床、严重的慢性病等)、医源性因素(留置导尿管)、性别(女性尿道短,距离肛门较近,容易发生尿路感染,中老年男性前列腺增生也是易感因素,而青年男性不易感,所以答案选E)、结构异常和遗传因素等。

12. 【答案】D (17)

【解析】由于女性尿道短而直,病原菌经由尿道上行至膀胱,甚至输尿管、肾盂引起感染。所以上行感染是女性尿感的最常见途径。

13. 【答案】D (17)

【解析】根据题干信息,尿路刺激征 + 排尿时下腹痛,故考虑诊断急性膀胱炎。A、B、E 选项有助于膀胱炎的确诊与指导治疗;静脉尿路造影(IVU),主要观察的是肾盏、肾盂、输尿管等上尿路是否有梗阻,以及了解分肾功能,可以寻找引起膀胱炎的尿路结构异常。而膀胱镜检查可以观察到膀胱内情况,主要用于诊断与治疗膀胱肿瘤,其禁忌证:①尿道、膀胱处于急性炎症期不宜进行检查,因可导致炎症扩散,而且膀胱的急性炎症充血,还可使病变分辨不清;②膀胱容量过小(< 60ml 者),多不能耐受本检查,也易导致膀胱破裂;③包茎、尿道狭窄、尿道内结石嵌顿等,无法插入膀胱镜者;④骨关节畸形不能采取截石体位者;⑤妇女月经期或妊娠 3 个月以上;⑥肾功能严重减退而有尿毒症征象、高血压而且心脏功能不佳者。本例患者符合膀胱镜检查禁忌证的第①条,故不宜采用的是膀胱镜检查。

14. 【答案】D (16)

【解析】尿路感染的致病菌,若出题者想白给分,就考最主要、最常见的革兰阴性杆菌——大肠埃希菌;若想提高难度,就会考变形杆菌(多见于尿路结石伴发感染者)、铜绿假单胞菌(常见于尿路器械检查后)、金葡菌(常见于血源性感染)或革兰阳性菌与耐药菌(常见于糖尿病、长期应用免疫抑制剂等免疫低下者)。

15. 【答案】C (16)

【解析】分析题干信息,有 2 组:①病程短,发热 + 腰痛和右肾区叩击痛 + 白细胞尿 + 血常规升高,提示急性上尿路感染,若要确诊需要发现真性菌尿,故选C。②糖尿病病史 + 蛋白尿、血尿,考虑糖尿病肾病,根据病史和持续性蛋白尿即可诊断,其病理类型并无特异

性,所以无须肾活检来明确诊断。其他选项:肾活检和尿找病理细胞属于泌尿系肿瘤的诊断方式,其主要临床特点是无痛性全程血尿,与本题不符,故除外;泌尿系B超主要用于泌尿系结石的检查,与本题不符,故除外;尿相差显微镜检查,即是观察尿中是否有变形红细胞,以鉴别肾小球源性血尿和非肾小球源性血尿,与本题不符,故除外。

16. 【答案】B (16)

【解析】本题网上其他机构的答案误选C,真是不可思议。无论是淋菌性还是非淋菌性急性尿道炎而言,都会出现尿道口分泌物,与本题不符。患者有尿路刺激征,有发热等全身症状,故急性膀胱炎可除外,且急性膀胱炎的排尿性疼痛部位在耻骨上;膀胱结石的典型症状是突然的排尿中断,尿痛的特点是放射至远端尿道及阴茎头部,故除外;急性附睾炎,会有阴囊的肿胀疼痛沿精索向下腹部和会阴部放射,也与本题不符。只有急性前列腺炎符合题意,其疼痛特点是会阴部胀痛。

17. 【答案】D (15)

【解析】该患者有膀胱刺激症及高热、寒战、腰痛等表现,考虑为泌尿系感染症状,可排除肾肿瘤。肾结核患者除膀胱刺激症外,还可表现为血尿(重要症状,多为终末血尿)、脓尿(常见症状),且一般不会出现明显腰痛,全身症状一般也不明显;而急性膀胱炎一般无腰痛表现,体温多正常,均可排除。慢性肾盂肾炎患者病程一般较长(多超过半年)故也可排除。

18. 【答案】D (14)

【解析】慢性肾盂肾炎的诊断标准十分明确:在易感因素基础上,反复尿路感染病史超过半年,并有以下 3 条中的 1 条者,即可诊为慢性肾盂肾炎:①静脉肾盂造影:发现有肾盂肾盏狭窄变形,但阳性率偏低;②肾外形:表面凹凸不平、两个肾脏大小不等;③持续性肾小管功能受损:如尿浓缩功能减退、夜尿增多、晨尿比重和渗透压降低、肾小管酸化功能减退等。

19. 【答案】D (13)

【解析】起病急骤,畏寒发热,恶心、呕吐,腰痛,并伴有尿频、尿急等尿路刺激征;尿液呈脓性或血尿,肾区叩击痛,为急性肾盂肾炎的临床表现。急性膀胱炎一般不会出现腰痛以及发热等全身感染症状。

第五章 泌尿、男性生殖系统结核

1. 【答案】E (20)

【解析】本题易误选C,理由则是未充分理解"可

决定肾结核治疗方法的检查"。在肾结核的检查中,最可靠、首选的检查是尿培养出结核杆菌。但在肾结核的

治疗中除必须应用抗结核药物外，在治疗 6～9 个月治疗无效后，还应在充分了解结核病灶的位置、同肾盂的关系以及肾脏的破坏情况等情况之外以制定进一步的手术治疗方案，故应该选用静脉尿路造影或逆行肾盂造影（选项 E 正确）。静脉尿路造影早期表现为肾盏边缘不光滑如虫蛀状；随着病变进展，肾盏失去杯形，不规则扩大或模糊变形，甚至形成空洞；逆行尿路造影可显示病肾空洞性破坏、输尿管僵硬、管腔节段性狭窄且边缘不整。除此之外，当静脉尿路造影显影不良时，CT、MRI 可有助于确定诊断。CT 对中晚期肾结核能清楚显示扩大的肾盏肾盂、皮质空洞及钙化灶。MRI 成像对诊断肾结核合并对侧肾积水也有独特的意义。

2. 【答案】E（20）

【解析】肾结核的症状特点较多，需要广大考生重点记忆：①肾结核的典型症状是膀胱刺激征（尿频、尿急、尿痛）；②肾结核的重要症状是终末血尿；③肾结核的常见症状是脓尿；④肾结核最早出现的症状是尿频。

3. 【答案】E（20）

【解析】肾结核患者无论采用哪一种手术，均需要进行抗结核治疗。目前该患者右肾已丧失功能，左侧重度肾积水且有膀胱挛缩、尿毒症存在，符合肾造瘘的手术适应证，应先进行左肾造瘘，待患者肾功能稍恢复、病情缓解后再行右肾切除。肾结核的手术治疗及适应证请参考下表：

手术方法	适应证
病灶清除术	适于与肾盂不相通的肾结核闭合性脓肿，抗结核药物治疗 3～6 个月无效者，可手术清除肾结核病变组织。
肾部分切除术	适于与肾盂相通，但病灶局限在病肾一极的结核病灶，经抗结核治疗 3～6 个月后，可行部分切除。
肾切除术	一侧肾广泛破坏，而对侧肾正常，应切除患肾。
	若双侧肾结核，应先积极抗结核药物治疗后，择期切除"无功能"肾。
	一侧肾已无功能，对侧肾重度积水：①若积水肾功能代偿尚好，可先切除无功能肾，再设法解除积水肾的梗阻原因；②若积水肾功能代偿不良，应先引流肾积水，保护肾功能，再切除无功能的患肾。
肾造瘘术	适于晚期肾结核，膀胱挛缩合并对侧肾严重积水且有尿毒症，不能接受肾切除者。应先做积水侧肾造瘘，待肾功能有所恢复，病情缓解后再做结核肾切除术。

4. 【答案】D（19）

【解析】该患者有既往肺结核病史，结合尿结核涂片结果，考虑为肾结核。其病理变化的特点是"病理变化在肾脏，临床表现在膀胱"，最常见的症状是脓尿，膀胱黏膜受脓尿刺激后在早期即可出现膀胱刺激症状（也是肾结核的典型症状），继而出现终末血尿表现。肾结核患者一般无明显腰痛（选项 A 错误）。仅少数肾结核病变破坏严重，或梗阻而发生结核性脓肾或继发肾周感染，或输尿管被血块、干酪样物质堵塞时，可引起腰部钝痛或绞痛。肾结核的全身症状常不明显，当晚期合并其他器官活动性结核时，可以有发热、盗汗、消瘦、贫血等典型结核中毒症状，故选项 B、C、E 为肾结核晚期表现。

5. 【答案】C（17）

【解析】肾结核多继发于肺结核。结核杆菌自原发病灶经血行播散至肾脏，引起肾的慢性、进行性、破坏性病变。少数肾结核继发于骨结核或消化道结核。

6. 【答案】B（16）

【解析】本题的难点在于对抗酸杆菌和结核杆菌区别的理解。肾结核时，尿沉淀涂片抗酸染色有 50%～70% 的病例可找到抗酸杆菌，以清晨第一次尿液检查阳

性率最高。但抗酸杆菌并不等同于结核杆菌，尿中可见的包皮垢杆菌、枯草杆菌也是抗酸杆菌，所以尿中找到抗酸杆菌不应作为诊断肾结核的"最可靠"依据。只有尿结核杆菌培养阳性，才对肾结核的诊断有决定性意义。

7. 【答案】A（14）

【解析】5 个选项均可出现慢性膀胱刺激征，但是尿路平片与造影所见，主要考虑肾结核诊断。肾结核泌尿系统平片（KUB），可见到病肾局灶或斑点状钙化影或全肾广泛钙化；静脉尿路造影（IVU）了解分侧肾功能、病变程度与范围和全尿路形态变化，IVU 不显影则提示该侧肾脏"无功能"。右肾结石虽然在 KUB 可见局限性钙化灶，但不会出现该侧肾脏无功能。

8. 【答案】C（14）

【解析】诊断肾结核，尿中找到结核杆菌的阳性率可达 90%，对肾结核的诊断有决定性意义。其他选项：尿三杯试验用于非肾小球源性血尿的来源判断；尿蛋白测定用于判断肾小球疾病；尿普通细菌培养用于尿路感染；尿常规的特异性差，均可除外。

9. 【答案】E（13）

10. 【答案】E（13）

【解析】男性肾结核病人中有50%～70%合并生殖系统结核。临床上表现最明显是附睾结核，附睾可触及不规则硬块。输精管结核时，可变得粗硬并呈"串珠"样改变。根据此即能诊断为生殖系结核，生殖系结核大多继发于肾结核，故最重要的要询问结核病史。

第六章　尿路结石与泌尿系统梗阻

1.【答案】B（21）

【解析】本题易错选A、D。错误思路：审题马虎导致跳坑：看到结石在直径1cm范围，直接就选择了体外碎石（其实感染也是体外结石的禁忌证），根本没考虑这是上尿路结石还是下尿路结石。部分还会错误选择膀胱镜，忽略了尿中白细胞的情况。

正确思路：下尿路结石包括膀胱结石、尿道结石。膀胱结石<3cm者，通过膀胱镜应用碎石钳进行机械碎石，并将结石取出；若患者为小儿，或结石过大或过硬，或合并膀胱严重感染及有膀胱憩室时，应行耻骨上膀胱切开取石术。本患者为儿童且"尿检白细胞（＋＋＋＋）"，膀胱已出现严重感染，故选B为宜。

2.【答案】C（20）

【解析】在泌尿系常见的结石中，有两种成分的结石在X线下不显影，分别为尿酸结石和胱氨酸结石。除此之外，对"泌尿系常见结石成分"的考核还会有：草酸钙结石为最常见的结石，多呈桑葚状；磷酸钙结石多和感染、尿路梗阻有关，外观一般为鹿角样且可见多层或分层现象。颐恒网校对该部分的考核速记口诀为"桑葚草酸最常见，尿胱光滑不显影，鹿角磷酸感梗又多层"。

3.【答案】C（20）

【解析】前列腺增生的手术适应证：①药物治疗无效，最大尿流率<15ml/s，残余尿>50ml/s者；②发生过尿潴留者；③反复尿路感染合并膀胱结石者；④引起肾功能损害者；⑤并发膀胱壁疝、脱肛及内痔者；⑥一般情况尚可，心、肺、肾功能能耐受手术者。该患者尿流率为9ml/s，说明梗阻严重，最适宜选用经尿道前列腺切除。若本题问"首选治疗"则应选择5α还原酶抑制剂（适用于症状中、体积大、需长期服药）且最好同α1受体阻滞剂（适用于症状较轻、体积较小）合用，方可发挥最大效果。

4.【答案】C（20）

【解析】该患者为上尿路结石，对上尿路结石常用的检查方法有：B超、KUB、IVU、逆行肾盂造影、放射性核素肾显像及泌尿系内镜检查等。B超一般为上尿路结石的首选检查；KUB可发现绝大多数结石及腹腔内的其他钙化影；KUB可显示出结石的具体位置，一般用于评价肾结构、肾功能改变情况及有无尿路异常等，但可出现有充盈缺损但不能确诊的情况；放射性核素肾显像则用于评价治疗前肾功能受损程度和治疗后肾功能的恢复情况，对双侧尿路梗阻患者还可以确定分肾功能。双肾CT可以明确结石的部位及其他钙化灶，但一般不用于肾功能检查。选项B血尿素氮及血肌酐也可用于评价肾功能，但是同放射性核素肾显像相比，后者在肾功能受损的早期就会出现异常改变，能更早地反映肾小球的滤过功能和分肾功能，故本题的正确答案为选项C。本题有部分考生可能会选择"B"，说明只是注意到"首选"，但没有明白"明确"二字。

5.【答案】E（20）

【解析】该患者属于双侧上尿路结石，其处理原则为：首先处理梗阻较重、肾功能易于恢复及较易处理结石的一侧：①双侧输尿管结石：一般先处理梗阻严重侧。②一侧肾结石＋对侧输尿管结石：先处理输尿管结石。③双侧肾结石：应先处理易于取出结石且安全的一侧。④双侧上尿路结石或孤立肾上尿路结石，致急性完全性梗阻无尿者，全身情况好的手术，情况不好先引流或经皮肾造瘘。综上，患者右肾＋左侧输尿管结石，且出现了"左肾盂分离（说明已经出现肾积水）"，故应该先处理左侧输尿管结石。左侧输尿管结石位于上段且大小<2cm，故选用冲击波碎石。

6.【答案】C（19）

【解析】青年男性患者，超声提示"右肾积水、右输尿管上段扩张"，说明存在上尿路梗阻，结合尿常规及"右腰部疼痛＋恶心呕吐"症状，高度怀疑为右侧输尿管结石。关于本题对肾积水及输尿管结石有诊断意义的影像学检查中：①放射性核素肾显像（选项A）：多用于评价肾积水或尿路结石在治疗前肾功能受损情况和治疗后肾功能的恢复情况，但对梗阻的原因不能做出诊断，故A项错误；②MRU（选项B）在泌尿系统可以清楚显示肾及输尿管积水情况但易受到患者体质或肾功能影响，一般达不到诊断意义，现多用于胰胆管系统影像学检查或脑脊液鼻漏的诊断，所以B项错误；③尿培养（选项D）：多用于协助诊断感染性疾病，与本题不符，排除；④逆行肾盂造影（选项E）：多用于静脉尿路造影肾显影不清晰时以获得较清晰的肾积水影像，但易引起严重感染，故一般不作为首选；因该患者B超提示右输尿管上段扩张，说明尿路存在尿路狭窄或梗阻，属于逆行肾盂造影的禁忌证，故排除E选项；⑤平扫CT（选项C）：CT不仅可以确定梗阻的部位及病因，且能清楚地显示肾积水程度和肾实质萎缩情况，故C为正确选项。

7.【答案】 C（19）

【解析】 通过该患者B超多发结石及KUB（-）表现，可判断该患者尿路结石的成分是尿酸结石。尿酸结石的形成机制多和尿酸代谢异常有关，故C项正确。动物蛋白摄入过多（选项A）形成的结石多为肾结石，其成分为草酸钙（KUB可显影）或磷酸钙（KUB可有分层现象）；选项B过量饮酒一般引起的是不可逆的内脏功能障碍和智力损伤，与肾结石关系不大，故排除。肿瘤溶解综合征（选项D）虽有高尿酸血症表现，但还存在低钙血症（高磷血症导致）和高钾血症表现，而且一般多见于急性白血病或高度恶性淋巴瘤的患者，和本题不符。选项E药物抑制尿酸排泄，可导致药源性高尿酸血症，其出现肾结石或痛风的病程一般较长。

8.【答案】 A（18）

【解析】 老年男性排尿障碍应首先考虑出现良性前列腺增生，是因前列腺体积增大压迫尿道，使尿道狭窄从而出现尿路梗阻症状。

9.【答案】 A（18）

【解析】 进行性排尿困难是前列腺增生最重要的症状，该患者已出现"不能自行排尿2小时"，应首选留置导尿。

10.【答案】 A（18）

【解析】 对于直径<0.4cm、光滑的结石，90%能自行排出，无须用药；直径<0.6cm、光滑且无尿路梗阻及感染合并症者，以及较小的尿酸、胱氨酸结石者，应试行药物排石及溶石治疗；直径≤2cm的肾结石及输尿管上段结石可采用体外冲击波、输尿管镜取石或碎石术；输尿管镜取石或碎石术适用于中下段输尿管结石；经皮肾镜取石或碎石术多适用于>2cm的肾盂结石、部分肾盏结石或鹿角形结石；对于输尿管结石>2cm或经体外冲击波、输尿管镜手术治疗失败者可采用腹腔镜输尿管取石术，但一般不作为首选方案。

11.【答案】 E（17）

【解析】 上尿路结石的治疗方法选择与结石的部位、大小、形状等有关。直径<0.6cm、光滑的结石，首选药物排石及溶石（除外B）；直径≤2cm的肾结石及输尿管上段结石首选体外冲击波碎石（除外C）；直径>

2cm的肾盂结石、部分肾盏结石以及鹿角形结石，首选经皮肾镜取石或碎石术。本例患者肾盂结石2.8cm，故选E。

12.【答案】 A（17）

【解析】 对前列腺增生患者，尿流动力学检查可得出"最大尿流率""平均尿流率"，若最大尿流率<15ml/s，表明排尿不畅，<10ml/s则表明梗阻严重，常是手术指征之一。残余尿测定也可以了解尿路梗阻的程度，但不如尿流率检查有明确的数值性判断。其他选项均非前列腺疾病的常用辅助检查，为干扰选项。

13.【答案】 E（17）

14.【答案】 A（17）

15.【答案】 B（16）

【解析】 尿频是前列腺增生患者最常见的早期症状，是由于增生的前列腺充血刺激引起；随着病情进展与梗阻情况加重，出现排尿困难和尿潴留，其中"排尿困难"是前列腺增生"最重要"的症状。

16.【答案】 D（16）

【解析】 膀胱结石属于下尿路结石，最典型的症状为排尿突然中断，多是由于结石堵塞尿道内口或尿道某一部位所致，通过跑跳、改变体位等措施后可继续排尿。其他选项也可见，但是特异性较差。

17.【答案】 C（16）

【解析】 直径≤2cm的肾结石及输尿管上段结石首选体外冲击波碎石。

18.【答案】 D（16）

扫描二维码查看本题考点更多讲解微视频——14-19肾积水检查。

【解析】 根据题干信息，本病例考虑诊断为肾积水。考查的重点是泌尿系的辅助检查，其各自的特点与侧重，需要考生明确和掌握。B选项是双肾排泄功能的指标，故首先除外；KUB（泌尿系平片）只能看到肾积水的轮廓，并可发现导致尿路梗阻的结石影，对"肾实质"无法判断，更不要提"分肾功能"，故除外；E选项可以获得清晰的肾积水影像，但只能观察尿路梗阻的部位、范围、程度，对"肾实质""分肾功能"无法判断，故除外。CT可清楚地显示肾积水的程度和肾实质的萎缩情况，对"分肾功能"仍无法判断，故除外。只有放射性核素肾显像，不但可以区分肾囊肿与肾积水，其肾图检查更可了解肾实质的损害程度以及对分侧肾功能的测定。

19.【答案】 B（15）

【解析】肾绞痛是泌尿外科的常见急症，需要紧急处理，应用药物前注意与其他急腹症鉴别。肾绞痛的治疗以解痉止痛为主，常用的止痛药物包括非甾体镇痛抗炎药如双氯芬酸、吲哚美辛及阿片类镇痛药如哌替啶、曲马多等，解痉药如 M 型胆碱受体阻断剂、钙通道阻滞剂等。肾绞痛的特异性强，一般均由肾盂或输尿管结石引起，其疼痛机制是：上尿路急性梗阻→管腔内壁张力增加→疼痛感受器受到牵拉→剧烈疼痛。由于疼痛特别剧烈，所以治疗时首选镇痛＋解除平滑肌痉挛。

20. 【答案】E（15）

【解析】膀胱结石典型症状为排尿突然中断，疼痛放射至远端尿道及阴茎头部，伴排尿困难和膀胱刺激症状。小儿常用手搓拉阴茎，跑跳或改变排尿姿势后能缓解疼痛，继续排尿。

21. 【答案】C（15）

【解析】间断活动后尿色加深 1 周，且有痛风病史，应考虑泌尿系结石——尿酸结石。其主诉和尿常规均以"血尿"为主，故应先进行尿红细胞形态检查，根据红细胞是否变形，判断其属于肾小球源性，还是非肾小球源性血尿——若为非肾小球源性血尿，则支持泌尿系结石诊断；故本题选 C 为宜。由于尿酸结石在 X 线下一般不显影，可选择 B 超或平扫 CT，可以观察结石的大小、部位等，但无相关备选项。而肾脏增强 CT 的主要观察目标是肾脏而不是尿路，可用于确诊肾癌，还可鉴别肾内其他病变，如血管平滑肌脂肪瘤和肾囊肿；在上尿路结石时能够显示肾脏积水的程度和肾实质的厚度，从而反映了肾功能的改变情况。其他选项：尿脱落细胞检查，可以发现癌细胞辅助诊断泌尿系肿瘤；清洁中段尿培养，用于诊断尿路感染；肾穿刺活检，可明确肾小球疾病的病理类型；均与题干不符。

22. 【答案】B（14）

【解析】前列腺增生是老年人最常见的排尿障碍性疾病，导致尿液在膀胱的滞留以及尿液性质异常，属于继发性膀胱结石的诱因。其他选项，一则发病人群并非老年人多见，二则多不是继发性膀胱结石的病因。

【知识扩充】膀胱结石分为原发性和继发性。原发性膀胱结石，多发于男孩，与营养不良和低蛋白饮食有关，近年来发病率已明显降低；继发性膀胱结石，常见于良性前列腺增生、膀胱憩室、膀胱异物、神经源性膀胱，以及肾、输尿管结石排入膀胱。

23. 【答案】D（14）

24. 【答案】A（14）

【解析】手术切除增生的前列腺组织是治疗前列腺增生最理想的方法。适应证：①药物治疗无效，最大尿流率＜15ml/s，残余尿＞50ml/s 者；②发生过尿潴留者；③反复尿路感染合并膀胱结石者；④引起肾功能损害者；⑤并发腹壁疝、脱肛及内痔者；⑥一般情况尚可，心、肺、肾功能能耐受手术者。经尿道前列腺电切术（TURP），效果较确切，是标准的手术方法。

25. 【答案】A（14）

26. 【答案】D（14）

27. 【答案】D（14）

28. 【答案】A（14）

【解析】"相差显微镜红细胞为正常形态"提示为非肾小球源性血尿，即能导致腰痛"突发"且伴血尿的疾病，最常见的是上尿路结石。上感前驱病史后 2 周出现急性肾炎综合征，提示"感染诱发免疫反应"所引起的急性肾小球肾炎。选项 B 左肾静脉压迫综合征，又称胡桃夹现象，是基于解剖因素，左肾静脉在腹主动脉和肠系膜上动脉间受机械性挤压后肾静脉血液回流受阻引起的左肾静脉高压现象，临床表现主要为血尿和/或蛋白尿，伴或不伴精索静脉曲张。选项 C 泌尿系肿瘤，多为无痛性、全程肉眼血尿。选项 E 尿路感染，则是尿路刺激征。

29. 【答案】C（13）

【解析】鹿角形肾结石是指充满肾盂和至少 1 个肾盏的结石，部分性鹿角状结石仅仅填充部分集合系统，而完全性鹿角状结石则填充整个肾集合系统；这些鹿角形结石，可以直接损伤局部的肾盂、肾盏，引起完全或不完全梗阻，肾实质萎缩或肾皮质瘢痕形成，以及感染、恶性变。题干的关键词是"最严重"，故选 C 为宜。

30. 【答案】B（13）

【解析】尿频是前列腺增生病人最早出现的症状，夜间更为明显；进行性排尿困难是前列腺增生最重要的症状，表现为排尿等待、费力，尿线变细无力、射程变短，排尿时间延长，尿后滴沥等；尿潴留则是梗阻进一步加重，残余尿逐渐增多，过多的残余尿使膀胱失去收缩能力，继而出现完全不能排尿发生尿潴留。其他选项，临床中少见。

31. 【答案】B（20）

【解析】发生肾积水的病因有很多，主要是有尿路梗阻存在。对于小儿来说，最常见的是的肾盂输尿管连接处的先天性狭窄；青壮年以结石、损伤、炎症多见；老年男性以前列腺增生最常见；妇女多与盆腔疾病有关。

32. 【答案】A（13）

【解析】根据题干信息，本例肾结石最大直径为 2cm，明显不适于药物排石（＜0.6cm），故除外 C、E 选项；对于≤2cm 的肾结石及输尿管上段结石结石，在无禁忌证的情况下，首选体外冲击波碎石术。

33.【答案】D（13）

34.【答案】C（13）

【解析】根据患者典型临床表现及 B 超检查诊断前列腺增生不难，但是对于首选的治疗方法分歧比较大，手术切除增生的前列腺组织仍是最理想的方法。适应证为：①药物治疗无效，最大尿流率 <15ml/s，残余尿 >50ml/s 者；②发生过尿潴留者；③反复尿路感染合并膀胱结石者；④引起肾功能损害者；⑤并发腹壁疝、脱肛及内痔者；⑥一般情况尚可，心、肺、肾功能能耐受手术者。本患者最大尿流率 10ml/s，手术切除，似乎理所当然。但是只要用临床思维分析，就会发现手术切除并不妥当：患者老年男性，从未药物治疗，双肾无积水，应该先试用药物治疗（α1 受体阻滞剂 +5α 还原酶抑制剂）。并且仔细体会手术适应证第一条是"药物治疗无效，最大尿流率 <15ml/s，残余尿 >50ml/s 者"，要在药物治疗无效的前提下，最大尿流率 <15ml/s，残余尿 >50ml/s，才选手术。

35.【答案】B（13）

36.【答案】E（13）

【解析】尿路结石记忆口诀："桑葚草酸最常见，尿胱光滑不显影，感梗磷又多层"（见于《考点速记·精华笔记》），轻松拿下 2 分。各种成分的泌尿系结石特点，详见笔试讲义表格归纳与总结。

第七章　泌尿、男性生殖系统肿瘤

1.【答案】D（21）

2.【答案】B（20）

【解析】患者已经诊断为阴茎癌，故采取"控烟"及"注意卫生"已没有太大意义，应采取手术治疗。阴茎部分切除适用于瘤体较大者，而该患者肿物约米粒样，故也排除。阴茎癌手术的原则是在最大程度保留局部器官的前提下行肿瘤根治术，患者的肿物及湿疹仅限于包皮，故行包皮环切术既可以解决反复发作的湿疹问题还可以切掉包皮米粒样肿物，选项 B 正确。

3.【答案】C（20）

【解析】阴茎癌的发生和包皮过长或包茎、吸烟、HPV 感染都有关系。预防阴茎癌的措施应该需要：①保持局部卫生，注意清洁；②避免 HPV 感染，控制吸烟；③尽早行包皮环切术。因多数观点认为包皮垢和炎症的长期刺激是导致癌变的主要因素，故最好的措施应选择在早期行包皮环切术，以减少包皮垢形成及炎症的发生。

4.【答案】E（20）

【解析】关于膀胱肿瘤的分期及浸润深度，基本每年都有考核，大家需要熟练掌握下表：

浸润深度	T_{is} 原位癌，局限在黏膜内，无乳头，亦无浸润现象		非肌层浸润膀胱癌（表浅癌）
	T_a 无浸润的乳头状癌		
	T_1 浸润黏膜固有层		
	T_2 浸润肌层	T_{2a} 浸润浅肌层（肌层内 1/2）	肌层浸润膀胱癌
		T_{2b} 浸润深肌层（肌层外 1/2）	
	T_3 浸润膀胱周围脂肪组织	T_{3a} 显微镜下发现肿瘤侵犯膀胱周围组织	
		T_{3b} 肉眼可见肿瘤侵犯膀胱周围组织	
	T_4 浸润前列腺、子宫、阴道及盆壁等邻近器官		

5.【答案】E（19）

【解析】肾结核（选项 A）易发生在 20~40 岁的青中年，多表现为尿路刺激症状、脓尿、血尿，多数无腰痛及腰部肿块。神经母细胞瘤（选项 B）多数发生在 2 岁以下婴幼儿，其体征和症状因起源或扩散部位而异，常见症状有腹胀、腹痛、腹泻或便秘、呕吐、呼吸困难、皮肤肿块及骨痛等。多囊肾（选项 C）患者在幼时肾大小及形态正常或略大，一般无明显症状，后期随年龄增长囊肿数目及大小逐渐地增多和增大，当肾体积增长到一定程度时可表现为两侧肾肿大、肾区疼痛、血尿及高血压等。肾积水（选项 D）一般可触及腹部包块，其表面光滑、质软且有波动感。肾母细胞瘤最常见和最重要的症状是腹部包块，包块特点为质硬、表面光滑无压痛，可应用手术 + 化疗 + 放疗进行治疗。

6. 【答案】A (19)

【解析】老年男性 + 间歇性无痛性肉眼血尿 + IVU 肾盏肾盂缺损，考虑诊断为肾盂癌。选项 B 肾盂肾炎可分为急性和慢性，急性肾盂肾炎多见于育龄妇女，起病急，有全身感染性症状和泌尿系症状，常伴腰痛，查体有肋脊角压痛和/或叩痛体征；慢性肾盂肾炎以肾小管功能损害表现为主，如肾小管重吸收能力下降可表现为低钠、低钾血症，肾小管酸中毒等，静脉肾盂造影可发现有肾盂肾盏狭窄变形。选项 D 肾盏结石表现为活动后出现上腹或腰部钝痛，多为镜下血尿。E 项肾结核易发生在 20 ~ 40 岁的青中年，多表现为尿路刺激症状、脓尿、血尿，多数无腰痛及腰部肿块。

7. 【答案】A (18)

【解析】间歇性无痛性全程肉眼血尿是膀胱癌最常见和最早出现的症状。

8. 【答案】E (18)

9. 【答案】A (18)

【解析】单发 T_a 期和 T_1 期膀胱尿路上皮癌可采用经尿道膀胱肿瘤电切术，但该种手术方法保留了膀胱，2 年内复发率较高，所以 T_a、T_1 期膀胱肿瘤虽以经尿道膀胱肿瘤电切术（TURBt）为主要治疗方法，但术后 24 小时内应给予膀胱内药物灌注治疗预防术后肿瘤复发。T_2 ~ T_4 期为肌层浸润性膀胱癌，根治性膀胱切除术 + 盆腔淋巴结清扫术为治疗的标准方法。

10. 【答案】E (14、17)

【解析】此考点为 2014 年考题的重复。肾细胞癌主要由肾小管上皮发生，肾组织和细胞形态多样，但以透明细胞癌最为典型和多见，占肾癌的 70% ~ 80%。其他选项，均属于肾细胞癌的少见类型。其中嫌色细胞癌，起源于集合管皮质，预后比透明细胞癌好。

11. 【答案】C (17)

【解析】本例膀胱肿瘤的诊断有 2 个要点：①膀胱肿瘤的分期是根据浸润深度而不是大小，本例患者的肿瘤"乳头状""有蒂"，提示本例分期是未侵及黏膜固有层和肌层的 T_a 期；②其分化程度为 I 级，提示分化良好，属低度恶性。在治疗方案的选择上，原位癌（Tis）位于膀胱黏膜层内，可行化疗药物或卡介苗（BCG）膀胱灌注治疗；T_a、T_1 期肿瘤，以经尿道膀胱肿瘤电切术（TURBt）为主要治疗方法，故本题选 C；T_2 期分化良好、局限的肿瘤可经尿道切除或膀胱部分切除术；而膀胱浸润性癌的标准治疗方法是膀胱全切术加盆腔淋巴结清扫术。

12. 【答案】A (17)

【解析】血清前列腺特异抗原（PSA）正常值一般 < 4ng/ml；当 PSA > 10ng/ml 时，对前列腺癌有显著诊断意义。本例老年男性患者，PSA 为 30ng/ml，故考虑诊断前列腺癌。直肠指检、经直肠超声检查和血清前列腺特异性抗原（PSA）测定是临床诊断前列腺癌的三个基本方法。但是确诊，仍要依靠经直肠针吸细胞学或超声引导下经会阴前列腺穿刺活组织检查。

13. 【答案】B (17)

【解析】对前列腺癌患者而言，前列腺 MRI 有助于临床分期的判断，尤其对 T_3 期、T_4 期肿瘤，可显示其侵犯及包膜外、精囊、膀胱颈以及盆腔肿大的淋巴结。因前列腺癌最常转移的部位是淋巴与骨骼，进行放射性核素骨扫描可早期发现骨转移病灶，X 线胸片也有助于进行病情的评估。膀胱尿道造影可发现晚期前列腺癌浸润膀胱、压迫输尿管引起肾积水等并发症的状态评价。直肠 B 超在诊断上具有一定的价值，可显示前列腺内低回声病灶、初步判断其大小与侵及范围，但其检查的敏感性相对较低（泌尿系 B 超的敏感性更低），临床多用于进行配合引导穿刺。

14. 【答案】D (16)

【解析】癌术前诊断依赖于医学影像学检查结果，能提供最直接的诊断依据。本题 B、C、D、E 选项均为影像学检查。其中，CT 能显示肿瘤大小、部位、邻近器官有无受累，对肾癌的确诊率高，是目前诊断肾癌"最可靠"的影像学方法（这个考点近年重复率很高）；CT 表现为肾实质内不均质肿块，平扫 CT 值略低于或与肾实质相似；增强 CT 扫描后，肿瘤不如正常肾实质增强明显；还可鉴别肾内其他病变，如血管平滑肌脂肪瘤和肾囊肿；MRI 与 CT 相仿。其他选项：KUB 是泌尿系统平片，可见肾外形增大、不规则，偶见肿瘤散在钙化；IVU 是静脉尿路造影，主要是观察因肿瘤挤压或侵犯使肾盏肾盂受压变形、狭窄、拉长、移位或充盈缺损；逆行性肾盂造影也是观察尿路，主要用于肿瘤较大、破坏严重时行 IVU 患肾不显影者，以观察与了解患肾情况。

15. 【答案】C (14、16)

【解析】中老年患者出现无痛性肉眼血尿，首先应想到泌尿系肿瘤可能，其中膀胱肿瘤最常见。题干信息"双肾未触及"，又可进一步除外肾肿瘤，故选 C 为宜。"偶发"尿频、尿急，再加上"轻度贫血貌"提示膀胱肿瘤属于晚期的可能，而不是尿路感染；前列腺增生的主要症状是排尿困难，且无直肠指诊等信息，可除外；膀胱结石的典型症状是排尿突然中断，且血尿均伴疼痛，可除外；慢性前列腺炎的特征表现是排尿异常 + 尿道后"滴白"，很少出现血尿，可除外。

16. 【答案】A (16)

【解析】前列腺癌治疗方法的选择，主要是基于其

TNM 临床分期。①本例患者直肠指诊阳性，且 Gleason 分级评分为中等分化（2~4 分为分化良好，5~7 分为中等分化，8~10 分为分化不良），故不属于 T_1 期；故可除外 E 选项，因为只有 T_{1a} 期才能"严密观察随诊"，而不予治疗。②本例患者有"1 枚硬结"侵犯左侧叶外周带，"精囊形态正常"，提示癌肿未侵犯精囊，故不属于 T_3 期，而是属于 T_2 期；对于癌肿局限于前列腺包膜内的 T_{1b}、T_2 期，最佳的治疗方法是"根治性前列腺切除术"，适于年龄较轻、能耐受手术的患者；本例患者无相关提示，故本题选 A 为宜。③T_3、T_4 期患者，以内分泌治疗（D 选项）为主，全身化疗则适于局部扩散和内分泌治疗无效的病例。④前列腺冷冻治疗，是在超声引导下，将液氮通过电子探针直接输入到前列腺癌变的部位，对其进行冷冻，适于前列腺疾病的高危患者。

17.【答案】E（15）

【解析】膀胱肿瘤的浸润深度，是肿瘤临床和病理分期的依据。根据癌浸润膀胱壁的深度（乳头状瘤除外），多采用 TNM 分期标准。具体分期标准见下表。

分期	浸润深度		
Tis	原位癌——局限在黏膜内，无乳头，亦无浸润现象		表浅癌
Ta	无浸润的乳头状癌		
T_1	浸润黏膜固有层		
T_2	浸润肌层	T_{2a}	浸润浅肌层（肌层内 1/2）
		T_{2b}	浸润深肌层（肌层外 1/2）
T_3	浸润膀胱周围脂肪组织	T_{3a}	显微镜下发现肿瘤侵犯膀胱周围组织
		T_{3b}	肉眼可见肿瘤侵犯膀胱周围组织
T_4	浸润前列腺、子宫、阴道及盆壁等邻近器官		

注：新版《人卫指南》将 T_{2b} 划分到 T_3 期。

18.【答案】D（15）

扫描二维码查看本题考点更多讲解微视频——14-22 膀胱肿瘤治疗。

19.【答案】C（15）

【解析】血清前列腺特异抗原（PSA）正常值一般 <4ng/ml；当 PSA >10ng/ml 时，对前列腺癌有显著诊断意义。本患者血清 PSA 3.1ng/ml，所以诊断为良性前列腺增生；手术切除增生的前列腺组织是最理想的方法。其适应证：①药物治疗无效，最大尿流率 <15ml/s，残余尿 >50ml/s 者；②发生过尿潴留者；③反复尿路感染合并膀胱结石者；④引起肾功能损害者；⑤并发腹壁疝、脱肛及内痔者；⑥一般情况尚可，心、肺、肾功能能耐受手术者。手术方法：经尿道前列腺电切术（TURP），效果较确切，是标准的手术方法。

20.【答案】E（15）

【解析】上尿路肿瘤早期即可出现间歇性全程无痛肉眼血尿，静脉尿路造影可见右肾盂充盈缺损，考虑肾盂癌。其他选项：肾结石一般为镜下血尿，常伴有疼痛；肾盂肾炎一般不会出现无痛性血尿，常伴有发热和腰痛。肾结核常为终末血尿，常有尿急、尿痛和尿频。血尿、疼痛和肿块是肾癌的主要症状，静脉尿路造影虽然晚期肾盏肾盂也可出现充盈缺损，但一般伴有变形、狭窄、拉长。

21.【答案】E（15）

22.【答案】E（15）

23.【答案】A（15）

24.【答案】C（15）

扫描二维码查看本题考点更多讲解微视频——14-23 前列腺癌检查方法。

25.【答案】D（14）

【解析】对于肾癌的诊断，CT 是目前最可靠的影像学方法。肾癌的 CT 表现为肾实质内不均质肿块，平扫 CT 值略低于或与肾实质相似；而增强 CT 扫描后，CT 值数倍于平扫 CT 值，而肿瘤不如正常肾实质增强明显，故本题选 D 更佳。其他选项：①B 超，是最简便无创伤的检查方法，发现肾癌的敏感性高。可发现临床无症状、尿路造影无改变的早期肿瘤。②尿路平片 + 静脉尿路造影，泌尿系统平片（KUB）可见肾外形增大，不规则，偶见肿瘤散在钙化；静脉尿路造影（IVU）可见因肿瘤挤压或侵犯使肾盏肾盂受压变形、狭窄、拉长、移位或充盈缺损。③肾动脉造影，多用于 B 超、CT 不能确诊的肾癌患者，可以显示肿瘤内有病理性新生血管、动-静脉瘘、造影剂池样聚集与包膜血管增多等。必要时注入肾上腺素，正常肾实质血管收缩而肿瘤内血管无反应。

26.【答案】A（13）

【解析】老年患者出现无痛性肉眼血尿，应首先考虑泌尿系肿瘤，其中以膀胱肿瘤多见。

27.【答案】C（13）

【解析】直肠指诊、血清前列腺特异性抗原（PSA）测定和超声引导下前列腺穿刺活检是诊断前列腺癌的三个主要方法。其中，血清前列腺特异性抗原（PSA）属于前列腺癌的筛选检查，前列腺穿刺活检属于确诊检查。其他选项：CT 对早期前列腺癌的诊断意义不大；MRI 检查优于其他影像学方法，可对肿瘤形态、体积及周围组织浸润情况进行评价，有利于 TNM 临床分期。

28.【答案】C（13）

【解析】前列腺癌的 TNM 分期为 4 期，T_1、T_2 期的肿瘤局限在前列腺内，T_3 期突破前列腺包膜，T_4 期则侵犯至膀胱、直肠等部位。对于局限在前列腺包膜以内（T_{1b}、T_2）的肿瘤，可以行根治性前列腺切除术，也是治疗前列腺癌的最佳方法，但仅适于年龄较轻，能耐受手术的病人。T_3、T_4 期，则以内分泌治疗为主，可行睾丸切除术，配合非类固醇类抗雄激素制剂或促黄体释放激素类似物（LHRH-A）缓释剂。

29.【答案】D（13）

【解析】根据题干信息，无痛性全程肉眼血尿＋左肾肿块，考虑肾癌。对于肾癌的诊断，目前最可靠的影像学方法是 CT 平扫与增强，能显示肿瘤大小、部位、邻近器官有无受累，还可鉴别肾内其他病变，如血管平滑肌脂肪瘤和肾囊肿。

第八章 泌尿系统损伤

1.【答案】E（21）

2.【答案】B（21）

【解析】怀疑肾挫伤需绝对卧床休息 2~4 周（肾挫裂伤通常 4~6 周才愈合），恢复后 2~3 个月内不参加体力劳动。对多发的肾全层裂伤，因其无法修补且患者已经血压不稳定，故应进行肾切除术。肾部分切除适用于肾一极出现严重损伤和缺血者；肾修补术适用于肾裂伤范围局限者；肾动脉栓塞术则主要用于肾损伤后出现持久性血尿等并发症者。

3.【答案】C（20）

【解析】在尿道损伤中，常考查两种损伤方式，分别为：前尿道损伤和后尿道损伤。前尿道损伤的病因多为骑跨伤，一般由作用于会阴部的外力与耻骨联合相互挤压导致球部断裂，尿外渗的范围多为会阴、阴囊及阴茎周围。后尿道的损伤病因多见于骨盆骨折，因尿道膜部相对薄弱，在受到较大横贯外力作用时发生断裂，尿外渗的范围多在前列腺及膀胱周围。

4.【答案】D（20）

【解析】急性肾损伤按病因发生的部位可分为肾前性、肾实质性和肾后性损伤。各自的常见病因为：①肾前性：血容量不足、心输出量减少、全身血管扩张等；②肾实质性：多见于急性肾小管坏死、急性肾间质病变、肾小球和小管的某些病变等；③肾后性：多见于结石、膀胱及盆腔脏器肿瘤、前列腺疾病引起的各类型急性尿路梗阻。故选项 A、C 属于肾后性的病因，选项 B、E 易引起急性肾小管坏死，属于肾实质性损伤的病因，故正确答案为 D。

5.【答案】C（20）

【解析】肾损伤的病因多为腰部受伤，该患者是在骨盆骨折后出现下腹部疼痛、不能排尿及叩诊浊音，排除选项 A。前尿路损伤多和骑跨伤有关，外渗范围多在会阴、阴囊及阴茎部位且多表现为尿道流血，故也可排除。骨盆骨折多合并后尿路损伤及膀胱损伤，但结合该患者直肠指检可触及直肠前方饱满，前列腺尖端浮动感，可确定为后尿道损伤。

6.【答案】C（20）

【解析】对后尿道损伤有诊断意义的检查是逆行尿道造影，可显示损伤部位及程度，尿道挫伤无造影剂外渗；如有外渗则提示部分裂伤；如造影剂未能进入后尿道而大量外渗，提示尿道有严重裂伤或断裂。静脉尿路造影主要用于泌尿系结石、结核、梗阻或先天畸形等的检查，尿常规、B 超及膀胱造影对尿道损伤患者而言无特异性。

7.【答案】E（19）

【解析】精囊损伤（A）和输尿管损伤（D）多为医源性引起；膀胱损伤（B）多在膀胱充盈状态下受外力打击所致，多数情况下为钝性伤，钝性伤多伴有骨盆骨折但极少的骨盆骨折可以引起膀胱损伤。尿道球部损伤（C）的主要病因为骑跨伤。因男性膜部尿道穿过尿生殖膈，当骨盆骨折时，附着于耻骨下支的尿生殖膈可发生突然移位，产生剪切样暴力使薄弱的尿道膜部撕裂或骨折断端碎片刺破或撕裂尿生殖膈，故骨盆骨折最易引起的损伤为后尿道损伤。

8.【答案】E（19）

【解析】肾损伤可分为肾挫伤、肾部分裂伤、肾全层裂伤和肾蒂损伤，各自的表现及临床处理见下表：

病理类型	病理表现	临床处理
肾挫伤	损伤仅限于部分肾实质，形成肾瘀斑和/或包膜下血肿，肾包膜及肾盂肾盏黏膜完整，如涉及肾集合系统可有轻微血尿	一般症状轻，可以自愈
肾部分裂伤	多伴有肾包膜破裂，可致肾周血肿。如肾盂肾盏黏膜破裂，则可有明显血尿	通常不需手术治疗，应绝对卧床，止血抗感染，观察患者生命体征，经积极治疗多能自行愈合
肾全层裂伤	肾实质深度裂伤，外及肾包膜，内达肾盂肾盏黏膜，常引起广泛的肾周血肿、血尿和尿外渗。肾横断或碎裂时，可导致肾组织缺血	这类肾损伤症状明显，后果严重，均需手术治疗
肾蒂损伤	肾蒂血管损伤比较少见。肾蒂或肾段血管的部分或全部撕裂时可引起大出血、休克	需及时诊治，否则会危及生命

9.【答案】E（19）

10.【答案】C（19）

【解析】患者腰部外伤史后血压暂时正常，可基本考虑为肾损伤。选项B、C项均可出现较为明显的腹膜刺激征，选项A、D会因大出血引起血压短时间下降导致休克并出现轻度的腹膜炎体征，故应考虑为开放性肾损伤。开放性肾损伤为肾损伤的手术适应证，应尽快手术。

11.【答案】D（18）

【解析】骑跨伤最易出现尿道球部（前尿道）损伤，题干已提示出现"尿道断裂"。对球部尿道严重撕裂或断裂，会阴及阴囊有血肿者，应立即经会阴做尿道断端吻合术，并引流血肿及尿外渗，保留导尿2周左右后，适当作尿道扩张。故答案选D。选项A保留导尿管适合于尿道部分裂伤并有排尿困难，但能经尿道插入导尿管者；选项B耻骨上膀胱造瘘多用于尿道部分裂伤后尿道口流血较多、排尿困难、尿道插导尿管较困难者；选项C应在进行会阴尿道修补术后同时进行，以防止血液、尿液向上蔓延至腹壁后引起广泛皮肤及皮下组织坏死、感染及脓毒血症。选项E多适用于尿道球部挫伤或轻微裂伤，一般排尿不受影响的患者。

12.【答案】A（17）

【解析】本题的关键是了解男性尿道的解剖部位（见下图）。球部损伤最常见，多为骑跨伤引起；膜部损伤多因骨盆骨折引起；阴茎部尿道损伤少见。

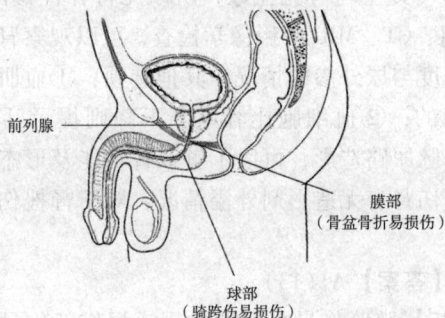

前列腺

膜部
（骨盆骨折易损伤）

球部
（骑跨伤易损伤）

13.【答案】E（17）

【解析】根据题干信息，考虑骨盆骨折合并后尿道损伤。骨盆骨折时，附着于耻骨下支的尿生殖膈突然移位，使薄弱的膜部尿道撕裂，甚至在前列腺尖处撕裂。尿道断裂后，尿液可沿前列腺尖处外渗到耻骨后间隙和膀胱周围（见下图）。因尿液外渗主要在盆腔，故查体时腹部移动性浊音（在脐水平叩诊）为阴性，但直肠指诊可触到"前列腺尖端可浮动"。此时进行导尿，导尿管不能插入膀胱而无法引流出尿液。若为骨盆骨折合并膀胱损伤，会因尿液流入腹腔出现腹部移动性浊音阳性和急性腹膜炎体征。

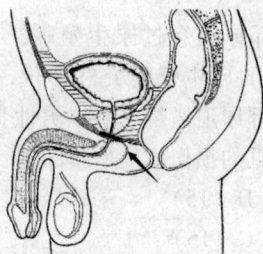

14.【答案】D（17）

【解析】由于解剖因素，后尿道损伤多见于骨盆骨折，尤其是耻骨支骨折。后尿道损伤后，尿液不能排除而外渗入耻骨下间隙及膀胱周围，出现题干所述"腹部叩诊呈浊音，直肠指检可触及直肠前方饱满，前列腺尖端浮动感"等体征。

15.【答案】B（17）

【解析】对于尿路损伤患者，应行逆行尿路造影，以显示损伤部位、程度和有无造影剂外渗及范围，指导进一步治疗。其他选项均不符合。

16.【答案】C（16）

【解析】男性尿道分为三部：①前列腺部，即穿过前列腺的部分；②膜部，即穿过尿生殖膈的部分，长约1.2cm；③海绵体部，即穿过尿道海绵体的部分。临床上将前列腺部和膜部全称为后尿道，海绵体部称为前尿道。后尿道损伤主要见于骨盆骨折，伤及的是尿道膜部；前尿道损伤主要是骑跨伤，伤及的是尿道球部。尿道"球部"，是海绵体后端的尿道膨大部分，位于两侧阴茎脚之间，固定在尿生殖膈的下面，为尿道全长最宽的部分，并有尿道球腺开口于此；发生骑跨伤时，会将尿道挤向耻骨联合下方而引起球部损伤。

17. 【答案】B（16）

18. 【答案】E（16）

【解析】肾损伤的病理类型，由轻至重为肾挫伤、肾裂伤（包括肾部分裂伤、肾全层裂伤）、肾蒂血管损伤（见下图）。本例患者有血尿提示伤及集合管、肾盂肾盏，"右肾影增大"提示肾实质也有裂伤后出血，故判断为肾全层裂伤，选 B 为宜。其他选项：肾挫伤的临床表现是肾瘀斑和包膜下血肿，血尿症状轻微，与本题

肉眼血尿、休克、贫血不符，故除外；肾盂裂伤属于肾部分裂伤范畴，主要表现是血尿，不会出现包膜下血肿（B 超示右肾影增大），故除外；肾蒂损伤主要是血管损伤，以出血为主，可出现休克——由于出血部位在肾包膜外，故不会出现包膜下血肿（B 超示右肾影增大）；且损伤并不与集合管、肾盂肾盏相通，故也不出现血尿。

有的培训机构选 D 为正确答案，估计只是看到"休克"就选择了，一知半解的关键词复习法、口诀记忆法等是误人子弟、谋财害命，只有从解剖从病理机制上建立的临床思维，是应对考题以及复杂临床病症的"金刚钻"。

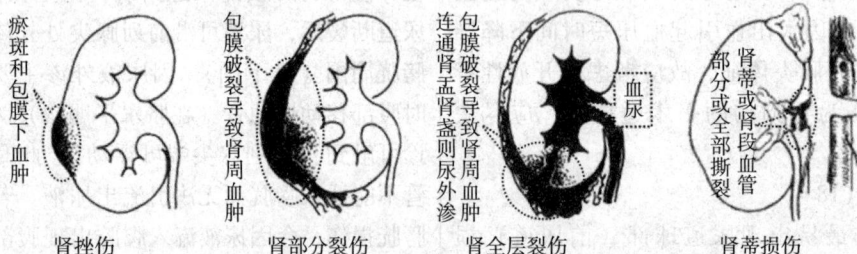

肾挫伤　肾部分裂伤　肾全层裂伤　肾蒂损伤

19. 【答案】B（15）

【解析】膜部尿道穿过尿生殖膈，当骨盆骨折时，附着于耻骨下支的尿生殖膈突然移位，产生剪切样暴力，使薄弱的膜部尿道撕裂。所以男性骨盆骨折合并泌尿系损伤，最常见的损伤部位是膜部。

20. 【答案】D（15）

21. 【答案】C（15）

【解析】男性前尿道损伤中最常见的是球部尿道损伤，骑跨伤是其典型的致伤因素，即从高处跌下骑跨在硬物上将球部尿道挤压在硬物与耻骨之间，而导致的该段尿道损伤（而尿道膜部损伤，多见于骨盆骨折）。对于本例患者的治疗：由于目前患者排尿时疼痛加重，可试插导尿管引流尿液，如能顺利插入导尿管，则说明尿道连续而完整。能经尿道插入导尿管者，应留置导尿管2 周左右，拔管后适当做尿道扩张。

22. 【答案】E（14）

23. 【答案】B（14）

【解析】根据受伤史及典型临床表现，可初步诊断为肾损伤，应绝对卧床休息 2~4 周。此患者住院 5 日后下床活动，右腰部疼痛加剧并出现腰部包块，考虑可能再度出血，B 超能提示肾损伤的部位和程度，有无包膜下和肾周血肿及尿外渗等。患者出现休克的症状，此时最重要的治疗为抗休克的同时积极准备手术。

24. 【答案】B（14）

【解析】根据题干"从脚手架跌下伤及会阴"，推断为骑跨性损伤，一般为前尿道的球部损伤。其血肿及尿外渗范围：①阴茎筋膜未破时则血肿及尿外渗仅局限于阴茎筋膜内，表现为阴茎肿胀；②阴茎筋膜破裂则血肿及尿外渗入会阴浅筋膜包绕的会阴浅袋，使会阴、阴囊、阴茎肿胀，有时向上扩展至下腹壁。如延误治疗，会发生广泛皮肤及皮下组织坏死、感染及脓毒血症。

25. 【答案】D（13）

【解析】本题易误选"B 尿常规"，是由于把题干中的"首要"当成了"首先"。肾挫伤是肾损伤最轻的病理类型，损伤仅限于部分肾实质，形成肾瘀斑和/或包膜下血肿，肾包膜及肾盏肾盂黏膜完整，如涉及肾集合系统可有轻微血尿。尿常规只能判断有无血尿，肾损伤的各种病理类型均可见血尿，所以无特异性诊断意义。只有 B 超、CT、MRI 等影像学检查，可以观察肾损伤的部位、程度与尿外渗的情况。其他选项：①血肌酐是检测肾功能的；②血细胞比容不断下降则提示活动性出血；③静脉尿路造影，可以了解双肾功能及形态有无改变，以及伤肾有无造影剂外溢情况，对于肾挫伤基本不会显影。

26. 【答案】A（13）

【解析】骑跨伤最易导致的尿道损伤部位是球部尿

道。骨盆骨折则多损伤膜部尿道（后尿道损伤）。

第九章　泌尿、男性生殖系统先天性畸形及其他疾病

1.【答案】B（20）

【解析】 在执业医师考试大纲中，阴囊内的肿物共考核两个疾病：睾丸鞘膜积液和睾丸肿瘤，故答案在A、B、C中产生。该患者透光试验（＋），排除A项。选项B的特点为透光试验（＋）＋触不到睾丸，选项C的特点是透光试验（＋）＋分界清楚、可触及睾丸。故本题选择B项。

2.【答案】D（19）

【解析】 隐睾可导致的后果有：睾丸萎缩、睾丸异常发育、生精功能障碍或丧失、癌变等，最为严重的后果是癌变。故隐睾治疗须在2岁以前完成。1岁内儿童可采用内分泌治疗，若内分泌无效可在2岁内行睾丸下降固定术，对发生睾丸萎缩、手术不能将睾丸下降入阴囊内或已有癌变可能、对侧睾丸未见明显异常者，可行病睾切除术。

3.【答案】D（17）

【解析】 男性阴囊肿物，考虑鞘膜积液和肿瘤。若肿块触诊为囊性，B超示液性暗区且透光试验阳性，考虑鞘膜积液。其分类诊断要点是：睾丸鞘膜积液触不到睾丸，而精索鞘膜积液可以触到睾丸；交通性鞘膜积液则是平卧位消失。睾丸肿瘤则是睾丸肿大，质地坚硬（不会是囊性），透光试验阴性，故除外。而腹股沟斜疝，虽然也可以进入阴囊，但仍要以"腹股沟区有突出的肿块"且病人咳嗽时有"膨胀性冲击感"为基本临床表现。

4.【答案】E（16）

5.【答案】B（16）

【解析】 阴囊内发现肿块，若触诊为实性，且透光试验阴性，则考虑肿瘤的可能；若为囊性，且透光试验阳性，则考虑为积液，A、B、C三项的区别是：①是否能触及睾丸——睾丸鞘膜积液时，触不到睾丸；精索鞘膜积液和交通性鞘膜积液，可以触及睾丸。②交通性鞘膜积液的特点是站立时肿大，平卧时消失，积液流入腹腔，而肿块缩小或消失。

6.【答案】D（15）

【解析】 患者右腹股沟包块，卧位可消失，提示有腹股沟斜疝；右侧阴囊内未触及睾丸，B超示右侧睾丸位于右腹股沟，提示有隐睾症。隐睾症的治疗：①内分泌治疗：适于1岁以后睾丸仍未下降者，可短期应用绒毛膜促性腺激素（hCG）肌注。②睾丸下降固定术：若内分泌治疗无效，应在2岁以内行睾丸下降固定术，以防睾丸萎缩——本患儿目前2岁，故应选择本方法治疗；③睾丸切除术：如睾丸萎缩、手术不能将睾丸下降入阴囊内或已有癌变可能，对侧睾丸未见明显异常者，可行病睾切除术。A选项，是治疗腹股沟疝的方法，B、C、E是治疗隐睾症的方法，只有D选项可以解决这两个病症。

7.【答案】A（14）

8.【答案】D（14）

【解析】 睾丸鞘膜积液，阴囊呈圆形或梨形肿大，触不到睾丸；而精索鞘膜积液，囊腔位于睾丸上方，可扪及睾丸；交通性鞘膜积液，可扪及睾丸，且肿块可随体位变化——站立时阴囊肿大，平卧后因积液流入腹腔，肿块缩小或消失。本例患者不能触及睾丸，故诊断为睾丸鞘膜积液。至于其他选项：隐睾确实在阴囊内触不到睾丸，但也不会有肿块，应为阴囊内空虚；腹股沟疝（腹股沟斜疝）与鞘膜积液的鉴别点，一是简单直接的"透光试验阴性"，二是腹股沟区肿块且咳嗽时内环处有冲击感等特异性临床表现。

9.【答案】D（14）

【解析】 睾丸肿瘤典型表现是睾丸肿胀或变硬。睾丸肿瘤较小时，临床症状不明显，肿瘤逐渐增大，表面光滑，质硬而沉重，有轻微坠胀或钝痛。

10.【答案】E（13）

【解析】 根据题干信息，以阴囊肿大为主要表现，除外B选项；透光试验阳性，除外A、C、D；且不能触到睾丸，故诊断为睾丸鞘膜积液。

第十七篇　女性生殖系统答案与解析

第一章　解剖、生理

1.【答案】E（16、20）

【解析】阴道穹隆由4部分组成，即前、后、左、右部，其中后穹隆最深，后穹隆顶端为直肠子宫陷凹，为盆腔最低点；子宫的韧带共有4对，即圆韧带、阔韧带、主韧带、宫骶韧带；子宫峡部非孕状态是1cm，到妊娠末期逐渐拉伸至7～10cm形成子宫下段；子宫内膜分为致密层、海绵层和基底层，表面2/3为致密层和海绵层，称为功能层，受卵巢激素的影响发生周期性变化而剥脱，下1/3为基底层，不受激素影响，不发生周期性变化。

2.【答案】E（20）

【解析】卵巢是否有排卵主要看是否有孕激素的作用表现。因为只有卵巢排卵后，才会形成黄体，黄体可以产生雌、孕激素，主要为孕激素，孕激素可以使宫颈黏液呈现黏稠，涂片表现为椭圆体，可以使子宫内膜呈现分泌期表现，可以使基础体温呈现双相，可以加快阴道上皮脱落。本题A、B、C、D均为雌激素作用结果，而E为孕激素作用表现。

3.【答案】B（20）

【解析】本题主要考查骨盆径线。

骶耻外径反映骨盆入口前后径，正常值为18～20cm。

髂棘间径正常值为23～26cm，髂嵴间径正常值为25～28cm，均反映入口的横径。

坐骨棘间径反映中骨盆横径，正常值为10cm。

坐骨结节间径正常值为8.5～9.5cm，反映出口的横径。

本题骨盆入口在正常范围内，但中骨盆和出口均小于正常值，此为漏斗骨盆的典型表现。

4.【答案】A（20）

5.【答案】C（20）

【解析】A卵泡刺激素主要作用为：促进卵泡生长发育；调节优势卵泡的选择和非优势卵泡的闭锁和退

化；促进雌二醇的和合成与分泌；为排卵及黄素化做准备。B人绒毛膜促性腺激素的生理作用为：促进妊娠黄体的产生；促进雌、孕激素的合成；促进男胎性分化；刺激甲状腺活性。C黄体生成素生理作用为：促进卵泡最终成熟与排卵，排卵后维持黄体功能，合成与分泌雌、孕激素。因此月经周期中，促进卵泡发育成熟的主要激素是卵泡刺激素；促进排卵产生黄体的激素是黄体生成素。

6.【答案】E（16、19）

【解析】本题主要考核卵巢激素的作用。A选项孕激素使宫颈黏液分泌减少，性状变黏稠；B选项女性雄激素主要是来源于肾上腺，卵巢间质细胞和门细胞也可部分产生，主要是对女性生殖系统和代谢功能的影响；C孕激素促进水钠排泄，雌激素促进水钠潴留；D选项雌激素使子宫内膜增生和修复，孕激素使子宫内膜由增生期转化为分泌期；E选项描述是正确的。

【解题思路】雌、孕激素的作用基本每年都会涉及，因此是必须掌握的内容，但内容比较多，又容易混淆，在此提供一种帮助记忆的方法，即掌握原则逐个推理，也就是说需要掌握雌激素的作用基础为发育和受孕，孕激素作用基础为保胎，在此基础上推理生殖系统相应部位的变化；另外记忆需要一定的顺序，也就是按照生殖器由外向内的顺序记忆，内容即可化繁为简。

7.【答案】D（19）

【解析】雌激素通过对下丘脑和垂体的正、负反馈调节，控制促性腺激素的分泌；孕激素在月经中期具有增强雌激素对垂体LH排卵峰释放的正反馈作用，在黄体期对下丘脑、垂体有负反馈作用，抑制促性腺激素分泌。

8.【答案】E（19、21）

【解析】与子宫不相连接的韧带是骨盆漏斗韧带，其位于卵巢与骨盆壁之间。其余均与子宫相连。

9.【答案】B（18）

【解析】雌孕激素作用属于生理部分内容，是妇产科学习的基础，从机制上把握记忆更深刻：即雌激素促进女性生殖系统发育，同时为受孕做准备；孕激素作用主要是保胎。具体生理作用见下表。

作用部位	雌激素生理作用	孕激素生理作用
阴道上皮	黏膜变厚，增加细胞内糖原，维持阴道酸性环境	加快阴道上皮脱落
宫颈	宫颈口松弛，黏液分泌增加，稀薄拉丝	宫颈口闭合，黏液减少、变稠
子宫内膜	内膜腺体和间质增生、修复	增生期内膜转化为分泌期内膜
子宫肌	促使发育，基层变厚，使子宫收缩力增强以及增加子宫平滑肌对催产素的敏感性	降低子宫平滑肌兴奋性及对缩宫素的敏感性，抑制子宫收缩，利于胚胎及胎儿宫内生长发育
输卵管	促进发育，加强输卵管节律性收缩的振幅	抑制输卵管节律性收缩的振幅
性腺轴	正负反馈调节，控制脑垂体促性腺激素的分泌	负反馈调节，影响脑垂体促性腺激素的分泌
乳房	促乳管增生，乳头、乳晕着色	促乳房腺泡发育
代谢	促进钠水潴留，促进肝脏 HDL 合成，抑制 LDL 合成，降低循环血中胆固醇，维持和促进骨代谢	促进钠水排出；对中枢神经有升温作用

10.【答案】C（17）

【解析】子宫下段是由子宫峡部延伸而来，子宫峡部为宫体与宫颈之间最狭窄部分，其上端为解剖学内口，下端为组织学内口，非孕状态下长约1cm，妊娠期子宫峡部逐渐伸展变长，妊娠末期可达7～10cm，形成子宫下段，成为软产道的一部分。宫颈内口与外口之间的是宫颈管，而非子宫峡部或子宫下段。

11.【答案】C（17、20）

【解析】骨盆底是由多层肌肉和筋膜构成的。外层肌肉包括：球海绵体肌、坐骨海绵体肌、会阴浅横肌和肛门外括约肌；中层肌肉包括会阴深横肌和尿道括约肌；内层肌肉为肛提肌。

12.【答案】B（17）

13.【答案】D（17）

【解析】在整个月经周期中激素分泌规律为：卵泡刺激素和黄体生成素在卵泡期分泌逐渐增加，在排卵前达到高峰，排卵后急剧下降，维持低水平；雌激素在卵泡期随着卵泡的发育逐渐增多，至排卵前达峰，排卵后下降，进入黄体期后，随着黄体的成熟，于排卵后7～8天再次出现高峰，但相对于排卵前高峰要平缓，之后逐渐下降；孕激素主要是由黄体产生，卵泡期孕激素水平极低，排卵后水平迅速上升，于排卵后7～8天出现峰值，之后逐渐下降，雌孕激素在月经来潮前降至最低点；催乳素是腺垂体分泌的一种多肽蛋白激素，主要功能为促进乳房发育及泌乳。

14.【答案】C（16、21）

【解析】本题主要考查子宫韧带的解剖。在此主要强调固定卵巢的两条韧带，卵巢外侧卵巢漏斗韧带（也叫卵巢悬韧带），内侧为卵巢固有韧带，将卵巢固定于盆壁与子宫之间。全子宫切除术，需要切断固定子宫的四对韧带，即圆韧带、阔韧带、主韧带、宫骶韧带，不需要切除卵巢，因此还要切断卵巢与子宫之间的卵巢固有韧带，保留卵巢与盆壁之间的卵巢漏斗韧带。

15.【答案】A（16）

【解析】本题是关于子宫峡部的考查。子宫下段是由非孕状态下长约1cm的子宫峡部伸展形成。妊娠12周后的子宫峡部扩展成为宫腔的一部分，至妊娠末期逐渐拉长形成子宫下段，临产后规律宫缩使子宫下段快速拉长达7～10cm，成为软产道的一部分。

16.【答案】A（15）

【解析】本题是外生殖器解剖的考查，考点细化。

阴道前庭有尿道外口和阴道口，不包括肛门（B）；处女膜为阴道口周缘的一层较薄的黏膜皱襞，膜的两面均为鳞状上皮覆盖，内含结缔组织、血管及神经末梢（C）；阴蒂分为3部分，前为阴蒂头，中为阴蒂体，后为两阴蒂脚（D）；大阴唇为两股内侧一对纵行隆起的皮肤皱襞（E）。

17.【答案】E（14）

【解析】月经是指伴随卵巢周期性变化而出现的子宫内膜周期性脱落及出血。子宫内膜受卵巢激素影响发生周期性增殖期、分泌期、月经期变化，当卵巢雌孕激素水平均降低时，子宫内膜无激素支持出现血管壁及组织的坏死、剥脱，脱落的内膜碎片及血液一起从阴道流出，即为月经来潮。

18.【答案】C（14）

【解析】性激素的生物合成途径见下图。

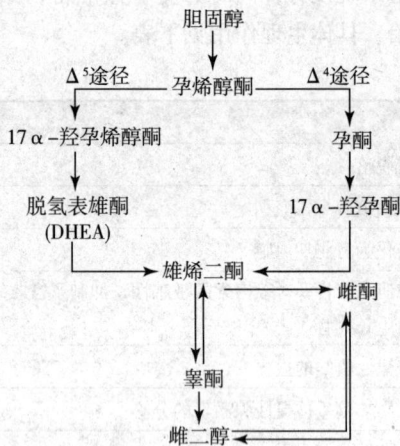

胆固醇

Δ^5途径 —— 孕烯醇酮 —— Δ^4途径

17α-羟孕烯醇酮　　　　孕酮

脱氢表雄酮
(DHEA)　　　　17α-羟孕酮

雄烯二酮 —— 雌酮

睾酮

雌二醇

19.【答案】C（14）

【解析】在雌、孕激素作用下卵巢、输卵管、子宫、阴道均会发生周期性变化，其中变化最显著的是子宫，在雌激素作用下子宫内膜出现增殖期变化，在雌、孕激素共同作用下增殖期内膜出现分泌期变化，雌、孕激素撤退后分泌期子宫内膜脱落形成月经。

20.【答案】D（13）

【解析】孕激素具有中枢性升温作用，在孕激素作用下体温可升高$0.3\sim0.5℃$。

21.【答案】E（13）

【解析】卵巢白膜是一层致密的纤维组织，成年女性卵巢重$5\sim6g$，卵巢表面无腹膜，而是一层生发上皮，卵巢实质分为皮质和髓质，皮质由大小不等的各级发育的卵泡、黄体以及它们退化后的残余组织组成，髓质由疏松结缔组织及丰富的血管、神经、淋巴管等组成。

22.【答案】D（13）

【解析】阴道内正常微环境为酸性，主要是乳酸杆菌；阴道黏膜为鳞状上皮，可抵御外界有害物质的侵犯；正常月经来潮，子宫内膜分泌液含有乳铁蛋白、溶菌酶等，有助于消除宫腔感染；正常情况下两侧大阴唇自然合拢，防止外界污染。

23.【答案】E（13）

【解析】骶尾关节活动度是反映出口的指标。其余均为反映中骨盆指标。

24.【答案】C（13）

【解析】雌激素水平下降可出现月经紊乱；精神神经症状，如情绪烦躁、失眠、易激动、情绪低落等；血管舒缩症状，如潮热；自主神经失调症状；心血管疾病，如动脉硬化、冠心病等；泌尿生殖道症状，如阴道干燥、盆腔脏器脱垂、反复尿路感染等；骨质疏松等。但最常见症状为潮热。

第二章　正常妊娠：妊娠生理妊娠诊断产前检查与孕期保健

1.【答案】C（21）

2.【答案】A（21）

【解析】晚期减速是胎盘功能不良，胎儿宫内缺氧的表现；早期减速是宫缩是胎头受压所致，一般发生在第一产程后期，不受孕妇体位或吸氧影响。

3.【答案】B（20）

【解析】正常脐带内有一条静脉两条动脉。

4.【答案】C（20）

【解析】产前诊断又称为宫内诊断，它是为了了解胎儿在宫内的健康情况、有无先天性畸形或遗传病，用某些特殊的方法在子宫内对胎儿进行诊断。方式有：利用超声、磁共振等观察胎儿的结构是否存在畸形；利用羊水、绒毛、胎儿细胞培养，获得胎儿染色体疾病的诊断；利用染色体核型分析和分子生物学方法对染色体和基因疾病做出诊断；利用羊水、羊水细胞、绒毛细胞或胎儿血液，进行蛋白质、酶和代谢产物检测进行代谢性疾病的诊断。胎儿染色体和基因疾病的产前诊断，均可以通过绒毛穿刺取样、羊膜腔穿刺术或脐血管穿刺取样等介入性方法获得绒毛或胎儿细胞。本题脐血流不属于产前诊断的方法。

5.【答案】D（19）

【解析】提示胎盘功能的指标有：①胎动减少；②孕妇尿中雌三醇的值，24小时$>15mg$为正常；$10\sim15mg$为警戒值，$<10mg$为危险值。或者尿中雌激素/肌酐，>15为正常，$10\sim15$为警戒值，<10为危险值；③孕妇血清人胎盘生乳素，足月正常值为$4\sim11mg/L$，足月妊娠时$<4mg/L$，或突然降低50%，提示胎盘功能低下；④缩宫素激惹试验（OCT），OCT阳性提示胎盘功能低下。NST即无应激试验，反应型说明胎儿储备能良好。综上本题提示胎盘功能低下的情况为OCT阳性。

6.【答案】D（19）

【解析】基础体温出现高温相，宫颈黏液涂片出现椭圆体均为孕激素特征，说明有排卵。对于育龄期女性，高温相持续18日以上，早期妊娠可能性大。因此本患者首先考虑为早期妊娠。

7.【答案】E（19）

【解析】育龄期女性，平素月经规律，出现停经史，首先考虑妊娠。早孕时，孕妇出现厌油腻、恶心，晨起呕吐，称为早孕反应。多在停经12周左右自行消失。尿频是由前倾增大的子宫压迫膀胱所致，子宫超出盆腔后，压迫解除尿频改善。本题容易误诊为胃肠炎，但胃肠炎不会出现停经史；妊娠剧吐表现为频繁的恶心呕吐，不能进食，并发生体液失衡及新陈代谢障碍，甚至危及孕妇生命。

8.【答案】C（18）

【解析】胎产式：胎体纵轴与母体纵轴的关系；胎先露：最先进入骨盆入口的胎儿部分；胎姿势：胎儿在子宫内的姿势；胎方位：胎儿先露部指示点与母体骨盆的关系。

9.【答案】E（18）

【解析】近年来的考题越来越偏向临床思维，这道题就是典型的在临床接诊病人时需要注意的容易漏的问诊内容。育龄期女性必须问月经史和性生活史，特别是患者出现恶心、食欲减退等症状时要首先排除妊娠。

10.【答案】D（18、20）

【解析】提示胎盘功能下降的指标如下：

检查项目	正常值	异常值
胎动	>10 次/12 小时	<10 次/12 小时
孕妇尿中雌三醇值	>15mg/24h	10~15mg/24h 为警戒值，<10mg/24h 为危险值
尿雌激素/肌酐比值	>15 为正常值	10~15 为警戒值，<10 为危险值
孕妇血清人胎盘生乳素（HPL）值	足月 HPL 值为 4~11mg/L	足月 <4mg/L 或突然降低 50%，提示胎盘功能减退
缩宫素激惹试验（OCT）	阴性	无应激试验无反应型须做 OCT，阳性提示胎盘功能减退

11.【答案】E（18）

【解析】妊娠后随着子宫增大，挤压膈肌使其升高，导致心脏向左、上、前方移位，同时血流量增加，血流速度加快，心浊音界稍扩大，心尖向左移位，部分孕妇在心尖区可闻及 1/6~2/6 级柔和的吹风样收缩期杂音。本例患者血压正常，排除妊娠期高血压疾病，且心脏检查均为正常表现。

12.【答案】C（17）

【解析】妊娠早期羊水主要来源于母体的血清透析液，妊娠中期以后，尿液成为羊水的主要来源，妊娠晚期胎儿的肺参与羊水的生成，通过胎儿吞咽羊水使羊水量趋于平衡。

13.【答案】B（17）

【解析】用于胎儿染色体病的产前诊断方法有：绒毛穿刺取样、胚胎植入前遗传诊断、羊膜腔穿刺术、经皮脐血穿刺技术、胎儿组织活检为获取胎儿细胞和染色体的方法。血清学测甲胎蛋白是用于神经管畸形筛查的指标。

14.【答案】A（16）

【解析】产前检查从确诊早孕开始，妊娠20~36周，每4周检查一次，妊娠36周以后至40周每周检查1次，共9次。高危孕妇酌情增加产检次数。

15.【答案】B（16）

【解析】孕12周之前是胚胎、胎儿各器官高度分化、迅速发育的重要时期，容易受到外界有害物质侵犯，干扰胚胎、胎儿组织细胞的正常分化，是容易致畸、发生夭折的时期；孕12周之后胎儿生长和各器官逐渐发育成熟，受外界影响作用明显减弱。

16.【答案】C（16）

【解析】妊娠后黄体在胚胎滋养细胞分泌的人绒毛膜促性腺激素的作用下转变为妊娠黄体，于妊娠6~7周前产生大量的雌、孕激素维持妊娠，妊娠10周后胎盘形成取代黄体功能，雌激素主要由胎儿–胎盘单位合成。

17.【答案】C（16）

【解析】妊娠早期表现有停经史、早孕反应，妊娠早期增大、前倾的子宫压迫膀胱可出现尿频，12周之后子宫出盆腔解除压迫，症状改善，生殖器的变化可见阴道壁及宫颈充血，呈紫蓝色，双合诊检查宫颈变软，黑加征阳性，乳房可出现肿胀、触痛，出现蒙氏结节等。随妊娠进展，宫体增大变软。

18.【答案】B（16）

【解析】能够通过胎盘影响胎儿的药物受到其本身理化性质的影响，分子量小、脂溶性高、血浆蛋白结合率低、非极性的药物容易通过胎盘而影响胎儿。

19.【答案】B（15）

扫描二维码查看本题考点更多讲解微视频——15-26 胎儿宫内窘迫。

20.【答案】E（15）

妊娠 7 周开始增多，直至分娩前达到高峰；肾上腺皮质受妊娠期雌激素大量分泌的影响，皮质醇分泌增加；妊娠期甲状腺在 TSH 和 hCG 的作用下，中度增大，血中甲状腺素水平增加，但是由于雌激素刺激肝脏产生的甲状腺素结合球蛋白同样增加，因此血中的游离甲状腺素并不增加。

扫描二维码查看本题考点更多讲解微视频——15 - 27 胎儿成熟度。

21.【答案】B（15）

【解析】妊娠后，由于黄体及胎盘产生大量的雌、孕激素，对下丘脑及垂体产生负反馈作用，导致黄体生成素（LH）、卵泡刺激素（FSH）分泌减少；催乳素于

22.【答案】D（15）

23.【答案】C（15）

【解析】见下表：

变异减速	胎心减速与宫缩无固定关系，下降迅速且幅度大，持续时间长短不一，恢复迅速，为宫缩时脐带受压
晚期减速	胎心率减速多在宫缩高峰后开始出现，时间较长，下降幅度小，恢复时间长，为胎盘功能不良，胎儿缺氧的表现
早期减速	胎心率曲线下降几乎与宫缩曲线上升同时开始，胎心率曲线最低点与宫缩曲线高峰一致，下降幅度小，持续时间短，恢复快，为宫缩时胎头受压引起
加速	宫缩时胎心率基线暂时增加 15 次/分以上，持续时间 >15 秒，是胎儿良好的表现

24.【答案】B（14）

【解析】妊娠早期超声检查的主要目的是确定宫内妊娠，排除异位妊娠和滋养细胞疾病，排除盆腔肿块或子宫异常。

25.【答案】B（14）

【解析】我国现阶段采用的围产期是指从妊娠满 28 周至生产后 1 周。

26.【答案】B（14）

【解析】孕妇系统管理是指从确诊妊娠开始，到产后 42 日之内，以母儿共同为监护对象，以确保母婴安全与健康。现在我国城市开展医院三级管理（市、区、街道），妇幼保健机构三级管理（市、区、基层卫生院），农村也开展三级管理（县医院和县妇幼保健院、乡卫生院、村妇幼保健人员）。保健手册需从确诊早孕时开始建册，系统管理直至产褥期结束（产后满 6 周），出院时将住院分娩及产后母婴情况填写完整后将手册交还给产妇。

27.【答案】E（14）

【解析】妊娠期生殖系统变化最为明显：子宫随妊娠进展逐渐增大，但各部分增长速度不一，宫底于妊娠后期增长最快，子宫下段次之，宫颈最少。子宫峡部妊娠后变软，逐渐伸展拉长变薄，扩张成宫颈的一部分，临产后伸展至 7 ~ 10cm，称为子宫下段。妊娠期在激素

作用下，宫颈管内腺体增生、肥大，宫颈黏液增多，形成黏稠黏液栓，富含免疫球蛋白及细胞因子，具有保护宫腔免受感染侵袭的作用。妊娠期卵巢排卵和新卵泡发育均停止。阴道皱襞增多，周围结缔组织变疏松，伸展性增加，有利于分娩时胎儿通过。

28.【答案】A（13）

【解析】产前诊断胎儿畸形最常用手段为 B 超检查，妊娠 18 ~ 24 周通过超声对胎儿各器官进行系统检查，可发现严重致死畸形。羊膜腔穿刺羊水检查用于胎儿染色体病的产前诊断；羊膜镜检查是在妊娠晚期或分娩期通过宫颈透过羊膜观察羊水情况，以判断胎儿宫内安危情况；胎儿头皮血 pH 检查用以判断胎儿宫内缺氧情况。

29.【答案】A（13）

【解析】妊娠后乳房体积逐渐增大，乳头增大，乳头乳晕着色加深，并出现蒙氏结节。孕激素可以促进乳腺腺泡的发育，雌激素促进乳腺腺管的发育。

30.【答案】D（13）

【解析】高危孕妇应于妊娠 32 ~ 34 周开始胎儿健康状况评估，合并严重并发症孕妇应于妊娠 26 ~ 28 周开始监测。本患者孕 24 周，Hb 80g/L，可诊断为妊娠期贫血，妊娠期贫血属高危妊娠范畴，因此开始进行胎儿健康状况评估的时间为孕 32 ~ 34 周。

第三章　异常妊娠：妊娠病理、妊娠合并内外科疾病

1.【答案】B（21）

2.【答案】C（21）

【解析】本题主要考查不同流产类型的鉴别。先兆流产表现为少量阴道流血，腹痛轻微，宫口关闭，无妊娠物排出，子宫大小与实际孕周相符。难免流产是在先兆流产基础上继续发展的一种表现，阴道流血在先兆流产基础上增多，腹痛加剧，宫口已经扩张，子宫大小与实际孕周相符；不全流产是在难免流产基础上继续发展的一种表现，较难免流产阴道流血更多，宫口已经扩张，子宫大小明显小于实际孕周，因部分妊娠物排出宫腔外，部分仍然残留在宫腔内或者嵌顿在宫颈口，影响子宫收缩，导致大出血，甚至发生休克。稽留流产由于胚胎组织或者胎儿已经死亡，稽留于宫腔未能及时排出，临床表现为早孕反应消失，可有先兆流产表现或无任何症状，宫口未开，子宫大小明显小于实际孕周，因宫腔内容物稽留时间较长可导致胎盘组织机化与宫壁粘连，同时可导致凝血功能障碍，因此处理时需多加注意。

3. 【答案】D（20）

【解析】缺氧初期胎动频繁，继而减弱及次数减少，最终消失。

4. 【答案】B（20）

【解析】妊娠12周前终止称为早期流产。晚期流产是指妊娠12周至不足28周终止者。早期流产临床表现为先出现阴道流血，后出现阵发性下腹痛；晚期流产表现为先出现腹痛，而后出现阴道流血。A 稽留流产子宫明显小于实际孕周；D 难免流产，宫口已经扩张，子宫大小与停经周数基本相符或略小；E 不全流产，宫口已经扩张，部分妊娠物排出宫腔，部分残留于宫腔内，因此子宫明显小于实际停经周数。

5. 【答案】E（20）

【解析】妊娠34周孕妇，因腹部被撞击后出现腹痛，阴道流血，首先考虑为胎盘早剥。此时胎心103次/分，说明伴有胎儿宫内窘迫，因此恰当的处理是立即剖宫产终止妊娠。

6. 【答案】E（20）

【解析】中期孕妇，出现胎膜早破，体温升高，呼吸加快，结合实验室检查，初步诊断为绒毛膜羊膜炎。其诊断依据包括：母体心率≥100次/分；胎儿心率≥160次/分；母体发热≥37.8℃；宫体有压痛；羊水恶臭；母血白细胞计数≥15×10⁹/L或核左移，阴道分泌物异味。孕妇体温升高的同时伴有上述2个或2个以上的症状或体征可以诊断为临床绒毛膜羊膜炎。

7. 【答案】D（20）

【解析】患者已经确诊为输卵管妊娠破裂，失血性休克。当血压下降、血红蛋白低时，需要立即抢救病人生命，必须立即开放静脉、配血、准备输血、术前准备，向家属交代病情，急诊手术。

8. 【答案】B（20）

【解析】对于妊娠合并重型肝炎的治疗措施包括：保肝治疗、防治肝性脑病、防治凝血功能障碍、防治肾衰竭、防止感染，产科处理主要为积极控制病情，待凝血功能、白蛋白、胆红素、转氨酶等重要指标改善并稳定，24小时后尽快终止妊娠，分娩方式以剖宫产为宜。

9. 【答案】A（20）

【解析】产妇出现头痛、视物模糊，血压升高，首先考虑为妊娠期高血压疾病，根据血压值进一步诊断为重度子痫前期。妊娠期高血压疾病的病理生理基础为全身小血管痉挛，因此治疗首先给予解痉药，硫酸镁为首选。

10. 【答案】B（20）

11. 【答案】C（20）

12. 【答案】E（20）

【解析】妊娠32周，腹部撞击后出现持续性腹痛及少量阴道出血，宫底升高，血压降低，首先考虑为胎盘早剥。为明确诊断首选的辅助检查为超声，超声下可了解胎盘的部位及胎盘早剥类型，同时明确胎儿大小及存活情况。胎盘早剥的并发症包括：DIC、产后出血、急性肾功能衰竭、羊水栓塞、胎儿宫内死亡。目前已经出现胎心率异常，因此此时最容易发生的并发症为胎儿宫内死亡。当出现重型胎盘早剥特别是胎死宫内者，易发生DIC，并且胎盘早剥是妊娠期发生凝血功能障碍最常见的原因。

13. 【答案】C（20）

【解析】心脏病人是否能够平稳度过妊娠期、分娩期、产褥期，主要取决于心脏代偿能力、心功能，以及既往是否有心衰史、肺动脉高压、严重心律失常等。对于本患者2年前发生过心力衰竭，因此不宜继续妊娠。目前妊娠8周，终止妊娠的方法为负压吸引术。药物流产适用于妊娠7周以内的。

14. 【答案】D（19）

【解析】本题可用排除法。患者无咽痛，提示无链球菌感染病史，可排除A风湿性心脏病；血压120/73mmHg，可排除B妊娠期高血压心脏病；根据超声结果未提示先心病表现，可排除C先天性心脏病；本患者无病毒感染的前驱表现，可排除E病毒性心肌炎。因此最可能的诊断为围产期心肌病。围产期心肌病是发生在妊娠晚期至产后6个月以内的扩张性心肌病，以心肌病变为基本特征、以充血性心力衰竭为主要表现的心脏病变。临床表现为：①心脏扩大，主要以左室扩大为主；②心力衰竭，表现为进行性加重的劳力性呼吸困难和体循环淤血体征；③各种心律常；④栓塞：脑、肺、肾动脉栓塞最常见。本例产妇既往体健，孕晚期出现扩张型心肌病表现，因此最可能的诊断为围产期心肌病。

15. 【答案】C（19）

【解析】胎膜早破的常见原因有：①生殖道感染；②羊膜腔压力升高，比如双胎、羊水过多等；③胎膜受力不均，比如头盆不称、胎位异常、宫颈机能不全等；④创伤；⑤其他，包括维生素C、锌和铜的缺乏，以及曾有未足月胎膜早破病史等。前置胎盘是引起孕晚期阴道流血常见原因，不会引起胎膜早破。

16. 【答案】C（19）

【解析】妊娠早期出现少量阴道出血，宫口未开，子宫大小与实际孕周相符，首先考虑先兆流产。12周之前终止妊娠为早期流产。难免流产和不全流产，宫口均扩张，且出血量增多，腹痛加重。稽留流产，宫口未开，但由于胚胎已经死亡，子宫大小小于实际孕周。

17. 【答案】C（19）

【解析】妊娠期高血压疾病是指妊娠20周以后出现高血压、蛋白尿。严重时出现抽搐、昏迷，甚至母婴死亡。分为5个类型，即妊娠期高血压、子痫前期、子痫、慢性高血压并发子痫前期、妊娠合并慢性高血压。妊娠期高血压是指妊娠期首次出现收缩压≥140mmHg或舒张压≥90mmHg，并于产后12周恢复正常，尿蛋白（-）。轻度子痫前期是指妊娠20周以后出现收缩压≥140mmHg或舒张压≥90mmHg，尿蛋白≥0.3g/24h或随机尿蛋白（+）。重度子痫前期是指收缩压≥160mmHg或舒张压≥110mmHg，尿蛋白≥5.0g/24h或随机尿蛋白（+++），并且出现全身表现。子痫是指在子痫前期的基础上发生抽搐，且不能用其他原因解释。本产妇妊娠晚期出现高血压、蛋白尿，首先考虑为妊娠期高血压疾病，结合血压160/105mmHg，尿蛋白定量2g/24h，并且出现了视物模糊，可初步诊断为重度子痫前期。

18. 【答案】A（19）

【解析】双胎妊娠常见并发症有：①妊娠期高血压疾病，是最重要的并发症；②胎盘早剥，主要由于第一胎娩出后，宫腔容积骤然缩小引起；③产后出血，与子宫过度膨大及胎盘附着面积增大影响子宫收缩有关；④宫缩乏力，多为原发性宫缩乏力；⑤贫血、羊水过多、胎膜早破、流产等。本产妇足月双胎妊娠，第一胎顺利分娩，但是第二胎突然胎心消失，腹部检查宫底升高，并且伴有多量阴道流血，首先考虑胎盘早剥。子宫轮廓清可以排除B子宫破裂；另外子宫破裂多继发于先兆子宫破裂，典型表现为下腹部撕裂样疼痛，子宫收缩骤停，继而出现全腹弥漫性疼痛，腹壁下触及胎体；先兆子宫破裂典型体征为病理性缩复环，本题未出现，可以排除；前置胎盘，是指胎盘的位置低于胎先露，根据第

一个胎儿顺利娩出，可以排除；羊水栓塞，产妇典型表现为分娩过程中突然出现寒战、呛咳、发绀、血压急降、烦躁不安、呼吸困难、心率加快，甚至惊叫一声后呼吸、心搏骤停，数分钟内死亡。综合分析，本例产妇第2个胎儿最可能发生的情况为胎盘早剥。

19. 【答案】A（19）

【解析】根据题意，初产妇，血压升高，子痫前期诊断明确，"妊娠32周，宫高脐上1指"，正常妊娠32周，宫高应位于脐与剑突之间，此孕妇宫高明显低于正常。妊娠高血压疾病基本病理生理改变为全身小血管痉挛，引起全身各系统各脏器灌流减少，同样可影响胎盘的血供，使胎盘灌注下降，导致胎儿生长受限，胎儿窘迫。因此本例孕妇，宫高低于正常，正是由于子痫前期导致。

20. 【答案】E（19）

21. 【答案】E（19）

22. 【答案】D（19）

【解析】孕20周以后出现高血压、蛋白尿，首先考虑为妊娠期高血压疾病。本病病理生理基础为全身小血管痉挛，导致全身各系统各脏器灌流减少，同样影响胎盘的血供，使胎盘灌注下降，胎盘血管动脉硬化，甚至破裂导致胎盘早剥发生。本患者妊娠期高血压疾病，子宫张力大，宫底前壁压痛明显，首先考虑为胎盘早剥。前置胎盘典型临床表现为无痛、无诱因、反复阴道流血；早产临产是指满28周不足37周之间，出现规律宫缩，伴有宫颈管展平和宫颈扩张；先兆子宫破裂表现为下腹部压痛，尤其出现病理性缩复环。胎心100次/分，是由于胎盘剥离，导致胎儿出现严重缺氧，因此最适宜的处理是剖宫产终止妊娠。胎盘早剥并发症有：DIC、产后出血、急性肾功能衰竭、羊水栓塞、胎死宫内。胎盘早剥是妊娠期发生凝血功能障碍最常见的原因。

23. 【答案】D（19）

24. 【答案】B（19）

25. 【答案】E（19）

【解析】孕晚期出现阴道流血，主要考虑胎盘因素，胎盘早剥、前置胎盘，胎盘早剥阴道流血伴有腹痛，前置胎盘表现为无痛、无诱因的反复阴道流血。先兆流产是28周前出现，先有少量阴道流血，随后出现阵发性下腹痛。本患者妊娠晚期，反复无痛性阴道出血，且曾人工流产4次，首先考虑的诊断为前置胎盘。生理性子宫收缩是妊娠12~14周出现的不规则的无痛性收缩，随着妊娠进展，宫缩的频率和强度有所增加，但没有规律性，且不会出现阴道流血现象。先兆早产是满28周不足37周之间出现的，伴有宫颈管缩短的不规则宫缩。早产临产是出现规律宫缩，同时伴有宫颈管展平和宫口

扩张。胎盘早剥表现为腹痛、阴道流血。

本例妊娠 33 周，前置胎盘，但胎心正常，出血量少于月经量，由于孕周小，一般情况良好，因此目前处理是一般处理，同时抑制宫缩，尽量延长孕周。

临产后规律宫缩使宫颈管消失成为软产道的一部分，宫颈口扩张时，附着于子宫下段及宫颈口的胎盘前置部分伸展能力差与其附着处发生错位分离，血窦破裂出血。因此前置胎盘者，临产后容易发生出血。

26.【答案】A（18）

【解析】胎儿生长受限是指胎儿应有的生长潜力受损。A 妊娠高血压疾病对胎儿的影响：高血压导致血管痉挛、内皮损伤，致胎盘供血、供氧不足，胎盘功能减退，导致胎儿生长受限，结合备选答案为最常见原因；羊水过多对胎儿的影响：胎位异常、胎儿窘迫、早产增多，排除 B；多次刮宫致宫腔粘连易导致不孕或影响胚胎着床发育而导致流产，排除 C；D 妊娠期糖尿病对胎儿的影响：胎儿长期处于母体高血糖所致的高胰岛素血症环境中，促进蛋白、脂肪合成和抑制脂解作用，导致巨大胎儿，妊娠早期高血糖可抑制胚胎发育导致胎儿生长受限，但不是最常见原因；妊娠合并卵巢小囊肿一般对胎儿影响不大，随时监测囊肿变化即可，排除 E。

27.【答案】C（18）

【解析】Wernicke 综合征，是指妊娠剧吐可导致维生素 B₁ 缺乏，临床表现为眼球震颤、视力障碍、共济失调，急性期言语增多，以后逐渐精神迟钝、嗜睡，个别发生木僵或昏迷。故治疗时应补充维生素 B₁。

28.【答案】A（18）

【解析】本题孕妇妊娠 42^{+5} 周为过期妊娠。过期妊娠对母儿的影响：①胎盘、胎儿：若胎盘功能正常，能够维持胎儿继续生长，可导致巨大儿；若胎盘功能减退，可导致胎儿过熟综合征、胎儿生长受限。②羊水：正常妊娠至 38 周，羊水量随妊娠周数的延长而逐渐减少，至 42 周后羊水量迅速减少，羊水粪染率明显高于足月妊娠。因此本题过期妊娠患者不会出现羊水增多情况。

29.【答案】B（18）

【解析】早产是指妊娠满 28 周不足 37 周之间终止者。诱发早产的常见病因有胎膜早破、下生殖道及泌尿道感染、妊娠合并症与并发症（如妊娠高血压疾病、妊娠内肝内胆汁淤积症，妊娠合并心脏病、慢性肾炎、病毒性肝炎等）、子宫过度膨胀及胎盘因素、子宫畸形、宫颈内口松弛、每日吸烟≥10 支、酗酒等。

30.【答案】E（18）

【解析】输卵管炎症是异位妊娠的主要病因，可分为输卵管黏膜炎和输卵管周围炎。

31.【答案】D（18）

【解析】妊娠期高血压疾病分类为：①妊娠期高血压——妊娠期出现高血压，收缩压≥140mmHg 和/或舒张压≥90mmHg，并于产后 12 周恢复正常；尿蛋白（－）。②轻度子痫前期——妊娠 20 周后出现收缩压≥140mmHg 和/或舒张压≥90mmHg，伴尿蛋白≥0.3g/24h 或随机尿蛋白（＋）。③重度子痫前期——血压持续升高收缩压≥160mmHg 和/或舒张压≥110mmHg；尿蛋白≥5.0g/24h 或随机尿蛋白（＋＋＋）；持续性头痛或其他脑神经或视觉障碍；持续性上腹疼痛；肝功能异常；肾功能异常；低蛋白血症；血液系统异常；心力衰竭、肺水肿；胎儿生长受限或羊水过少；早发型即妊娠 34 周前发病。④子痫——在子痫前期的基础上发生不能用其他原因解释的抽搐。本题妊娠晚期孕妇，剧烈头痛并抽搐，BP 180/120mmHg，全身水肿，可初步诊断为妊娠期高血压疾病中的子痫。子痫的治疗原则为：控制抽搐，纠正缺氧和酸中毒，控制血压，抽搐控制后终止妊娠。因此首选的处理为控制抽搐，硫酸镁是子痫治疗的一线用药。

32.【答案】A（18）

【解析】妊娠 35^{+2} 周，2 周前血压升高至 160/100mmHg，未治疗，首先考虑妊娠期高血压疾病中的重度子痫前期，现突然出现腹痛，但阴道流血不多，结合查体和产科检查，可初步诊断为胎盘早剥；尤其本患者呈板状腹，胎位不清，胎心未闻及，进一步诊断为重度胎盘早剥。由于妊娠期高血压疾病的病理基础为全身小血管痉挛，影响胎盘时可致胎盘早剥。本题主要需与先兆子宫破裂鉴别，先兆子宫破裂典型表现为：病理性缩复环形成、下腹部压痛、胎心率异常和肉眼血尿。掌握疾病特点即可鉴别。

33.【答案】D（18）

34.【答案】C（18）

35.【答案】D（18）

【解析】本题孕妇妊娠晚期出现无诱因、无痛性阴道流血，是前置胎盘典型的临床表现；无宫缩、腹痛可排除先兆早产、先兆临产、子宫破裂、胎盘早剥。前置胎盘首选 B 型超声检查，可清楚显示子宫壁、胎盘、胎先露部及宫颈的位置，并根据胎盘下缘与宫颈口的关系，确定前置胎盘的类型。本题孕妇耻骨联合上可闻及血管音，同样说明子宫下段有胎盘占据，且孕妇妊娠 >36 周，出血量多，胎先露高浮，应行剖宫产结束妊娠。

36.【答案】D（18）

37.【答案】C（18）

【解析】本题考查流产的类型及处置，具体见下表：

流产类型	下腹痛	阴道出血	子宫大小	宫颈口	处理方法
先兆流产	无或轻微	少量	与妊娠周数相符	闭合	卧床休息，保胎治疗
难免流产	加重	增多	与妊娠周数相符或略小	扩张，可见组织物堵塞	使胚胎及胎盘组织完全排出，必要时清宫
不全流产	减轻	大量出血	小于妊娠周数	扩张	尽快清宫
完全流产	无	少量或无	接近正常大小	闭合	无须特殊处理
稽留流产	无或轻	少量或无	小于妊娠周数	闭合	备血、抗感染后清宫

"停经+中等量出血+宫口组织物堵塞+子宫稍大且软"可诊断为难免流产，处理方法为：使组织物排出，必要时清宫。"停经+阴道少量出血+下腹隐痛+宫口闭合+子宫与妊娠周数相符"可诊断为先兆流产，处理方法为：卧床休息，保胎治疗。

38.【答案】D (17)

【解析】 双胎妊娠的并发症包括：孕妇可出现妊娠期高血压疾病、胎盘早剥、胎膜早破、流产、羊水过多、宫缩乏力、产后出血；围生儿并发症包括早产、脐带异常、胎头交锁及胎头碰撞、胎儿畸形。

39.【答案】D (17)

【解析】 先兆早产是指妊娠满28周至不足37周出现的规则或不规则宫缩，伴宫颈管进行性缩短。而早产临产是指出现规律宫缩（20分钟≥4次，或60分钟≥8次），伴有宫颈管进行性改变；宫颈扩张在1cm以上；宫颈展平≥80%。

40.【答案】B (17)

【解析】 无痛、无诱因的反复阴道出血是前置胎盘典型临床表现。完全性前置胎盘初次出血时间早，多在妊娠28周左右；边缘性前置胎盘出血晚，多发生在妊娠晚期或临产后，出血量少。本例患者妊娠29周，反复出血，因此考虑前置胎盘的类型为完全性前置胎盘。

41.【答案】D (17)

扫描二维码查看本题考点更多讲解微视频——15 – 21 死胎。

42.【答案】A (17)

【解析】 患者孕龄期女性，出现停经史、腹痛、阴道流血首先考虑流产，测定血β–hCG可了解妊娠预后情况。妇科检查见宫口有组织排出，且子宫大小和实际停经月份相符，主要考虑为难免流产。对于难免流产的处理原则是一旦确诊，应尽早使胚胎及胎盘组织完全排出。黄体酮可用于先兆流产保胎。

43.【答案】D (17)

【解析】 妊娠期出现早期心力衰竭表现为：①轻微活动后即出现胸闷、心悸、气短；②休息时心率超过110次/分，呼吸超过20次/分；③夜间常因胸闷而坐起呼吸，或到窗口呼吸新鲜空气；④肺底部出现少量持续性湿啰音，咳嗽后不消失。根据患者临床表现首先考虑为妊娠合并心脏病，并且出现心衰表现：心慌、不能平卧，P 120次/分，R 30次/分，心界向右下扩大，双肺满布湿啰音。患者目前妊娠34周，对于妊娠晚期发生心力衰竭的患者，治疗原则是待心力衰竭控制后再行产科处理，并应放宽剖宫产手术指征。

44.【答案】B (17)

【解析】 妊娠期糖尿病（GDM）的诊断：75g OGTT诊断标准：空腹血糖值5.1mmol/L；服糖后1小时血糖值10.0mmol/L；服糖后2小时血糖值8.5mmol/L。任何一点血糖值达到或超过以上标准即诊断为GDM。根据患者的临床表现及实验室检查，初步诊断为妊娠期糖尿病。由于患者临床表现轻微，因此控制血糖首选的措施是控制饮食，大多数孕妇通过改变生活方式可使血糖达标，如果不能达标的患者首选的是通过胰岛素控制血糖。

45.【答案】A (17)

【解析】 患者妊娠42周，属于过期妊娠，OCT试验阳性说明胎盘功能不良，胎儿宫内缺氧，羊水深度3.0cm，说明羊水过少，胎头双顶径10cm，说明胎头较大，考虑巨大儿，综上目前最恰当的处理措施为剖宫产终止妊娠。过期妊娠的处理关键是核实孕周继而判断胎盘功能。

46.【答案】C (17)

【解析】 过期妊娠引产指征为：宫颈已经成熟，胎头已经衔接。胎儿体重大于4500g，属于巨大儿，根据产妇情况可试产，但需放宽剖宫产指征；高龄初产妇应适当放宽剖宫产指征；CST或OCT评估Ⅲ类说明胎儿缺氧，需紧急终止妊娠。

47.【答案】B (17)

【解析】 妊娠期出现高血压、蛋白尿首先应考虑为妊娠期高血压疾病；患者出现头痛，BP 170/110mmHg，尿蛋白（＋＋＋），因此进一步诊断为重度子痫前期。本例患者妊娠34^{+1}周，但实际评估胎儿大小相当于32周，出现了胎儿宫内发育迟缓，羊水深度2.0cm，说明出现了羊水过少，综合分析，目前的处理是首先给予硫酸镁解痉，后行剖宫产终止妊娠。

48.【答案】B（17）

49.【答案】D（17）

50.【答案】D（17）

【解析】对于妊娠期出现血压升高，应高度警惕妊娠期高血压疾病的发生。妊娠期高血压疾病典型临床表现为高血压、蛋白尿、水肿，病理基础是全身小血管的痉挛，同样可以影响胎盘血供导致胎盘血管痉挛，甚至胎盘血管床破裂，结合患者临床表现：持续腹痛伴阴道少量流血3小时，BP 90/60mmHg，子宫硬如板状，胎方位不清，胎心未闻及，因此首先考虑的诊断为妊娠高血压疾病合并胎盘早剥，并且为Ⅲ度胎盘早剥。

胎盘早剥剖宫产指征为：①Ⅰ度胎盘早剥，出现胎儿窘迫征象，需抢救胎儿者；②Ⅱ度胎盘早剥：特别是初产妇，不能在短时间内结束分娩者；③Ⅲ度胎盘早剥，产妇病情恶化，胎儿已死，不能立即分娩者；④破膜后产程无进展者。因此目前最有效的处理措施为及时剖宫产终止妊娠。

胎盘早剥容易并发症DIC、产后出血、急性肾功能衰竭、羊水栓塞等，尤其患者合并有妊娠期高血压疾病，因此最可能出现的是DIC。

51.【答案】B（17）

52.【答案】C（17）

53.【答案】B（17）

【解析】育龄期女性有停经史首先应考虑妊娠的可能；本患者停经45天，出现阴道少量出血，并且尿hCG（+），无腹痛，因此初步诊断为先兆流产。为明确诊断最有帮助的辅助检查为B超，通过B超可以了解妊娠囊形态、位置，原始心管是否搏动等，用于判断胎儿宫内情况，协助确诊。对于育龄期女性出现停经后阴道流血首先应想到三个疾病：流产、异位妊娠、葡萄胎，需彼此之间进行鉴别：异位妊娠典型临床表现为停经后腹痛、阴道流血，尤其出现一侧下腹疼痛；而葡萄胎典型临床表现为停经后阴道流血和子宫异常增大。因此本病

最需要鉴别的疾病是异位妊娠。其余选型均不会出现停经史。

54.【答案】C（16）

【解析】异位妊娠最常发生的部位是输卵管，输卵管最常异位的部位为壶腹部，其次为峡部、伞端，间质部最少见。

55.【答案】E（16）

【解析】导致胎儿生长受限的主要危险因素包括：母亲营养供应、胎盘因素、胎儿遗传潜能等。母亲营养供应方面主要包括母亲营养不良；妊娠并发症（如妊娠合并高血压疾病、前置胎盘、胎盘早剥、过期妊娠等）；妊娠合并症（如心脏病、慢性高血压、肾炎、严重贫血等）；其他（如子宫畸形、吸烟、酗酒、宫内感染等）。胎盘因素包括各种原因导致的子宫胎盘血流减少，导致胎儿血供不足。胎儿因素包括胎儿基因或染色体异常、先天发育异常、内分泌代谢异常等均可导致胎儿生长受限。脐带因素，如脐带过长、过细、打结等。

56.【答案】E（16）

【解析】妊娠合并心脏病患者，适合妊娠的情况为：心脏病变较轻，心功能Ⅰ~Ⅱ级，既往无心衰史。不宜妊娠的情况为：心脏病变较重，心功能Ⅲ~Ⅴ级，既往有心衰病史、有肺动脉高压、右向左分流型先心病、严重心律失常、风湿热活动期、心脏病并发细菌性心内膜炎、急性心肌炎、年龄大于35岁、心脏病病史较长，发生心力衰竭可能性极大，均不宜妊娠。二尖瓣狭窄行人工球囊扩张术后、二尖瓣关闭不全，一般情况下能较好地耐受妊娠；动脉导管未闭，未闭动脉导管口径较小，肺动脉压正常者，妊娠期一般无症状，可继续妊娠；室间隔缺损面积<1.25cm²，无并发症，既往无心衰史，一般能顺利度过妊娠和分娩期。

57.【答案】A（16）

【解析】患者妊娠34周出现高血压、蛋白尿，首先考虑妊娠期高血压疾病。妊娠期高血压疾病分5类，即妊娠期高血压、子痫前期、子痫、慢性高血压并发子痫前期、妊娠合并慢性高血压，具体分期及临床表现详见下表。

分类	临床表现
妊娠期高血压	妊娠期出现高血压（BP≥140/90mmHg），于产后12周内恢复正常；尿蛋白（−）；产后方可确诊。少数可伴有上腹部不适或血小板减少
子痫前期	轻度：妊娠20周后出现BP≥140/90mmHg，且蛋白≥0.3g/24h或随机蛋白尿（+）。重度：①BP≥160/110mmHg；②蛋白尿≥5.0g/24h或随机蛋白尿（+++）；③持续头痛或脑神经或视觉障碍等；④持续上腹痛，肝包膜下血肿或肝破裂症状；⑤肝功能异常：肝酶ALT或AST升高；⑥肾功能异常：少尿（<400ml/24h）或血肌酐>106μmol/L；⑦低蛋白血症伴胸腹水；⑧血液系统异常：血小板低于100×10⁹/L，贫血、黄疸或血LDH升高；⑨心力衰竭、肺水肿；⑩胎儿生长受限或羊水过少
子痫	子痫前期基础上发生不能用其他原因解释的抽搐

续表

分类	临床表现
慢性高血压并发子痫前期	高血压孕妇于妊娠前无蛋白尿，新近发现蛋白≥0.3g/24h 或妊娠前有蛋白尿，妊娠后蛋白尿加剧，血压升高或血小板＜100×10^9/L
妊娠合并慢性高血压	妊娠 20 周前血压≥140/90mmHg，但妊娠期无明显加重或妊娠 20 周后首次诊断高血压并持续至产后 12 周以后

本患者在高血压、蛋白尿的基础上出现了头痛 1 周，抽搐、昏迷 3 小时，因此首先考虑的诊断为子痫。

58.【答案】D（16）

【解析】育龄期妇女出现停经后阴道出血，首先要想到 3 种疾病，即先兆流产、异位妊娠、葡萄胎。子宫肌瘤、子宫内膜炎、功能失调性子宫出血均不会出现停经史，可排除。异位妊娠破裂一般发生在妊娠 6 周左右，并且临床症状明显，典型表现为一侧下腹部撕裂样疼痛，常伴有恶心、呕吐，盆腔检查可见后穹隆饱满、宫颈举痛等。先兆流产主要临床表现为停经后阴道流血伴有腹痛，妇科检查宫口未开，胎膜未破，子宫大小与实际孕周相符。葡萄胎虽不在备选答案中，在此需进行鉴别诊断，葡萄胎同样会出现停经之后阴道出血，出血时间一般在停经 8～12 周，特点是子宫异常增大，双侧卵巢出现黄素化囊肿，典型的超声检查为"落雪征"。

因此根据本例患者临床表现：有停经史，阴道少量出血，偶有腹痛，子宫稍大，附件无异常，最可能的诊断为先兆流产。

59.【答案】B（16）

【解析】对于妊娠期糖尿病孕妇，合理地控制饮食和适当的运动均可控制血糖在理想范围之内，而且控制饮食至关重要，当妊娠期糖尿病患者经生活方式干预不能够达到血糖控制满意范围时，首选的药物治疗为胰岛素。本患者经饮食调整，血糖控制良好，胎儿发育正常，因此需继续控制饮食，控制血糖。

60.【答案】E（16）

【解析】患者出现停经之后阴道流血，且 BP 96/60mmHg，结合左下腹胀痛 2 天，肛门坠胀 1 天，考虑内出血比较严重，因此初步考虑为异位妊娠流产或破裂。当发生异位妊娠流产或破裂时，血液局限于病变区，会出现下腹部疼痛，血液积聚于直肠子宫陷凹时，可出现肛门坠胀。盆腔检查会发现阴道后穹隆饱满，宫颈举痛或摇摆痛，子宫略大，变软，有漂浮感，子宫一侧或后方可触及肿块。妊娠后由于宫颈充血，可呈蓝紫色。因此与本诊断无关的是宫颈光滑，E 选项。

61.【答案】C（16）

【解析】对于妊娠合并乙肝的治疗，在积极保肝的同时，产科处理原则是：适时终止妊娠，即凝血功能、白蛋白、胆红素、转氨酶等重要指标改善并稳定 24 小时左右，或出现胎儿窘迫、胎盘早剥或临产时立即终止妊娠，妊娠合并肝炎不是剖宫产指征，但本病易发生胎儿急性缺氧及死胎，另外阴道分娩可导致母婴垂直传播，因此推荐分娩方式为剖宫产。本患者属于妊娠合并乙肝（重型），因此需尽快结束妊娠。

62.【答案】A（16）

63.【答案】D（16）

【解析】本患者有性生活史，出现停经之后，阴道不规则出血，首先考虑流产，5 天前似有组织块自阴道排出，近 3 天下腰疼痛加重，阴道流血量较月经多，尿 hCG（±），应该考虑的流产类型为不全流产；目前出现有出现体温升高，白细胞升高，中性粒细胞升高，结合妇科检查：阴道多量血液，有臭味，宫体稍大，触痛明显，附件略增厚，有压缩，考虑为流产合并感染。宫外孕合并感染（B）不会出现阴道妊娠组织排出，急性盆腔炎（C）无停经史，因此都可以排除。难免流产是由先兆流产发展而来，不全流产是难免流产的一种结局，二者的主要区别在于子宫大小，难免流产子宫大小与实际孕周相符或略小，不全流产子宫小于实际孕周，另外不全流产出血量更大，出血时间更长，因此更容易合并感染，因此本患者的诊断为流产合并感染。

流产合并感染的治疗原则是：控制感染，同时尽快清除宫腔内残留物。

对于本例患者阴道流血较多，Hb 85g/L，且自述"5 天前似有组织块排出"，因此具体处理为先钳夹出宫腔内残留的大块组织，后用抗生素，待感染控制后再行清宫术，切不可此时刮宫，以免炎症扩散。

64.【答案】D（16）

65.【答案】A（16）

【解析】子痫是妊娠期高血压疾病的一个类型，是在子痫前期的基础上，也就是说在高血压、蛋白尿基础上出现的抽搐。妊娠期高血压疾病的共同病理基础为全身小血管的痉挛，若发生在胎盘部位，由于子宫胎盘血流灌注下降，容易引起胎盘早剥。

对于妊娠晚期出现的阴道出血，首先应考虑两种情况，一是前置胎盘，二是胎盘早剥。前置胎盘典型的临床表现为妊娠晚期或临产时，出现无痛、无诱因的反复的阴道流血。胎盘早剥：轻度胎盘早剥症状不明显；重度胎盘早剥则可出现腹痛、宫底升高、子宫硬如板状、胎位、胎心不清等严重表现，二者超声可鉴别。

66.【答案】 B（15）

【解析】 对于妊娠期糖尿病患者分娩时机的选择，如果不需要胰岛素治疗的孕妇，无母儿并发症的条件下，应严密监测病情变化，直到预产期；妊娠前糖尿病及需要胰岛素治疗的孕妇，如血糖控制良好，严密监测下，妊娠38~39周终止妊娠；血糖控制不满意者应及时收住院。

67.【答案】 A（15）

【解析】 缩宫素激惹试验阳性提示胎盘功能不良，

胎儿宫内缺氧（A）；无应激试验反应性说明胎儿宫内健康（B）；12小时胎动小于10次为宫内缺氧表现，C选项12小时胎动18次为正常（此为8版教材参考指标）；胎儿监护表现为早期减速为胎头受压表现（D）；B超检查羊水暗区<3cm提示胎盘功能减退（E）。综上所述本题选项为A。

68.【答案】 B（15）

【解析】 胚胎及胎儿染色体异常为早期流产的最常见原因。

69.【答案】 A（15）

【解析】 胎膜早破的病因包括生殖道感染，如病原微生物上行性感染；羊膜腔压力增高；胎膜受力不均；营养因素，如缺乏维生素C、铜、锌；其他原因，如细胞因子IL-6、IL-8、TNF-α升高等。

70.【答案】 B（15）

【解析】 胎盘早剥分度及临床表现见下表。

项目	Ⅰ度	Ⅱ度	Ⅲ度
剥离面积	胎盘剥离面积小，<1/3	1/3	1/2，患者无凝血功能障碍属Ⅲa，有凝血功能障碍属Ⅲb
腹痛	常无腹痛或腹痛轻微	突然发生持续性腹痛、腰酸或腰背痛	腹痛持续性加重
贫血体征	不明显	贫血程度与阴道流血量不相符	明显
休克	无	无	可出现
子宫	子宫软，大小与妊娠周数相符	子宫大于妊娠周数，宫底随胎盘后血肿增大而升高。宫缩有间歇	子宫硬如板状，子宫缩间歇时不能松弛
胎位	胎位清楚	胎位可触清	胎位扪不清
胎心	胎心率正常	胎儿存活	胎心消失

71.【答案】 D（15）

【解析】 妊娠后随着子宫增大，挤压膈肌使其升高，导致心脏向左、上、前方移位，同时血流量增加，血流速度加快，心浊音界稍扩大，心尖向左移位，部分孕妇在心尖区可闻及1~2级柔和的吹风样收缩期杂音。本例患者血压正常，排除妊娠期高血压疾病，心脏检查均为正常表现。

72.【答案】 A（15）

【解析】 根据患者临床表现初步诊断为重度子痫前期。对本病的处理是首先给予硫酸镁解痉，以预防重度子痫前期发展为子痫。

73.【答案】 A（15）

74.【答案】 E（15）

75.【答案】 B（15）

【解析】 本患者空腹血糖6.2mmol/L，尿糖（+），首先考虑的妊娠期糖尿病，因此对本患者最有意义的辅

助检查应是葡萄糖耐量试验，任何一点血糖值达到或超过75g OGTT诊断标准即可诊断为妊娠期糖尿病。控制饮食后血糖无明显变化，但胎心监护出现无应激试验无反应型，则应行胎儿生物物理评分，进行综合判断胎儿宫内情况。对于新生儿的处理应留取脐血，进行血糖、胰岛素、胆红素、血细胞比容、血红蛋白、钙、磷、镁的测定，出生无论体重大小均按照高危儿处理，需给予监护、保暖、吸氧，提早喂糖水预防低血糖。

76.【答案】 D（15）

77.【答案】 E（15）

78.【答案】 A（15）

【解析】 停经后下腹痛、阴道流血，伴有休克症状，结合体格检查初步诊断为输卵管妊娠破裂，后穹隆穿刺是一种简单可靠的诊断方法。对于异位妊娠破裂首选手术治疗。

79.【答案】 E（14）

【解析】妊娠早期是胚胎器官分化和形成的时期，容易受到各种因素的影响，凡是影响到胚胎发育均有可能造成流产、死胎、畸形、甚至死亡，因此孕早期保健尤为重要。尖锐湿疣有垂直传播的危险，宫内感染极少见。目前尚无证据表明孕妇生殖道沙眼衣原体（CT）感染与绒毛膜羊膜炎和剖宫产后盆腔感染有关，胎儿经污染产道感染 CT，主要引起新生儿肺炎和眼炎。巨细胞病毒感染可能导致流产、死胎、新生儿死亡等，即使存活，也常有智力低下、听力丧失、神经系统损害等后遗症。念珠菌病及细菌性阴道炎局部表现比较明显，对胎儿发育影响甚微。因此选择 E。

80.【答案】D（14）

【解析】前置胎盘高危因素：多次流产或刮宫、高危初产妇（＞35 岁）、产褥感染、剖宫产、子宫手术史、多孕产次、孕妇不良生活习惯、辅助生殖技术受孕、胎盘大小和形状异常及受精卵滋养层发育迟缓。

81.【答案】C（14）

【解析】孕妇年龄≥40 岁、多胎妊娠、妊娠期高血压病史及家族史、慢性高血压、慢性肾炎、抗磷脂抗体综合征、糖尿病、肥胖、营养不良、低社会经济状况，均与子痫前期、子痫发病风险增加密切相关。

82.【答案】B（14）

【解析】急性胎儿窘迫征象包括：胎心率在缺氧早期出现代偿性加快、晚期减速或重度变异减速，随产程进展，胎心率可减慢；缺氧初期胎动频繁，继而减弱或次数减少；胎儿头皮血气分析：pH ＜ 7.20（正常值 7.25 ~ 7.35），PO_2 ＜ 10mmHg（正常值为 15 ~ 30mmHg），PCO_2 ＞60mmHg（正常值为 35 ~ 55mmHg），可诊断为胎儿酸中毒。羊水中胎粪污染不是胎儿窘迫的征象，10% ~20%的分娩中会出现羊水胎粪污染。当同时出现宫内缺氧时，会导致胎粪吸入综合征，对胎儿造成不良影响。

83.【答案】E（14）

【解析】羊膜腔内压力升高、胎膜破裂、宫颈或宫体损伤处有开放的静脉或血窦，是导致羊水栓塞发生的基本条件。结合本患者静脉滴注缩宫素促进产程进展，破膜 1 分钟患者即出现烦躁不安、呛咳、呼吸困难、发绀，数分钟后死亡，病情进展迅速，来势凶猛，最可能出现的是羊水栓塞。子痫及重度子痫前期则会出现高血压、蛋白尿等相应的临床表现，子宫破裂及胎盘早剥均可诱发羊水栓塞。

84.【答案】D（14）

【解析】患者停经、下腹痛、阴道流血，典型的先兆流产表现。判断能否继续妊娠首选 B 超检查。B 超可根据妊娠囊的形态、有无胎心搏动确定胚胎或胎儿是否存活，以指导正确的治疗方法。

85.【答案】E（14）

【解析】患者妊娠 35 周，自觉头痛、视物模糊，首先考虑妊娠期高血压疾病所致。本病基本病理生理变化为全身小血管痉挛。病变同样可以累及子宫胎盘，出现胎盘血流灌注不足，导致胎盘血管急性动脉粥样硬化，胎盘床血管破裂致胎盘早剥，结合本患者临床表现及腹部检查可作出诊断。先兆子宫破裂患者常出现烦躁不安，下腹部剧痛难忍，腹部出现病理性缩复环，肉眼血尿以及胎心率的改变等。先兆早产患者会出现规则或不规则宫缩，并且伴有宫颈管进行性缩短。前置胎盘典型临床表现为孕晚期出现无痛、无诱因的反复阴道出血。

86.【答案】D（14）

87.【答案】B（14）

88.【答案】C（14）

【解析】患者停经后出现少量阴道出血，首先考虑流产可能，因此首先应行 B 超检查，根据妊娠囊的大小、有无胎心搏动确定胚胎或胎儿存活与否。结合患者临床表现——停经 3 个月后阴道流血，早孕反应消失，妇科检查宫口闭合，子宫大小明显小于妊娠月份，因此考虑为稽留流产。其处理首先应检查血常规、血小板计数、凝血功能，并做好输血准备，若凝血功能正常，应在雌激素治疗提高子宫肌对缩宫素的敏感性后，结束妊娠。子宫 ＜12 孕周者，可行刮宫术，＞12 周者，可使用米非司酮加米索前列醇，促使胎儿、胎盘排出。

89.【答案】B（13）

【解析】对于心脏病患者是否能够妊娠需根据心脏病类型、病变程度和心功能分级进行综合评估，其中主要判断依据为心功能分级。对于心脏病变轻，心功能 I ~ II 级，既往无心衰史者，可以妊娠；心脏病变重，心功能Ⅲ ~ Ⅳ级，既往有心衰史，以及有肺动脉高压、右向左分流型先心病、严重心律失常等情况不宜妊娠。

90.【答案】A（13）

【解析】过期妊娠首先应考虑胎盘功能，胎盘功能下降常导致胎儿成熟障碍。慢性羊水过多对胎儿影响主要是胎位异常、胎儿窘迫、早产增多；妊娠期糖尿病对胎儿影响主要是可引起巨大儿、胎儿生长受限、流产、早产、胎儿畸形等。

91.【答案】E（13）

【解析】导致胎儿生长受限的原因有：（1）孕妇原因，主要有①营养不良；②妊娠并发症，如妊娠期高血压疾病、前置胎盘、胎盘早剥、过期妊娠等；③妊娠合并症，如心脏病、慢性高血压、重度贫血等；④其他，如孕妇年龄过大过小、经济状况差、子宫畸形、母体接触有害物质等。（2）胎儿因素，如胎儿基因或染色体异常、先天发育异常等。（3）胎盘因素，如各种导致胎盘供血较少、胎儿供血不足等情况。（4）脐带因素，如脐带扭转、打结等。备选答案 A、B、D、E 均可导致胎儿生长受限，但最常见是重度子痫前期，因为本病病理基础是全身小血管痉挛，影响胎盘血供，可致胎儿生长受限。

92.【答案】B（13）

【解析】患者妊娠晚期出现高血压、蛋白尿、水肿，首先应考虑为妊娠期高血压疾病，结合患者血压水平及蛋白尿程度，初步诊断为重度子痫前期。对于子痫前期治疗原则是镇静、解痉，有指征的降压、利尿，密切监测母胎情况，适时终止妊娠。本患者在高血压、蛋白尿基础上又出现了剧烈头痛并呕吐，因此立即采取的措施为用硫酸镁解痉，甘露醇降颅压。

93.【答案】B（13）

【解析】患者孕期出现糖尿病，并且应用胰岛素治疗，晨起出现心慌、出汗，主要考虑为胰岛素引起的低血糖，因此最有效的处理措施为进食。

94.【答案】D（13）

95.【答案】E（13）

96.【答案】A（13）

【解析】妊娠满 28 周至不足 37 周之间，出现规律宫缩，伴宫颈管展平＞80%，宫颈扩张 1cm 以上，诊断为早产临产。其处理措施有一般处理，如卧床休息，左侧卧位；抑制子宫收缩药物治疗，如肾上腺素能受体激动剂（利托君）、硫酸镁、钙通道阻滞剂、前列腺素合成酶抑制剂等；抗生素控制感染；促胎肺成熟（地塞米松）等。

97.【答案】C（13）

98.【答案】A（13）

【解析】最易与输卵管妊娠破裂相混淆的疾病是黄体破裂，均会出现一侧下腹部突发剧烈疼痛，短期内腹腔内出血严重，但鉴别点在于是否有停经史。最易与陈旧性宫外孕相混淆的疾病是输卵管卵巢囊肿，均会出现盆腔肿块，陈旧性宫外孕是由于输卵管妊娠流产或破裂，长期反复内出血形成盆腔血肿，与周围组织粘连形成机化，体检时子宫一侧可触及肿物，质软，有压痛。而输卵管卵巢囊肿同样自附件区可触及质软肿物，因此二者易混淆。

第四章 正常分娩、异常分娩及分娩期并发症

1.【答案】C（21）

2.【答案】C（21）

【解析】在产程观察过程中，宫口开大≥3cm 后，内诊时应了解胎方位，矢状缝及前囟、后囟是判断胎方位的重要指示，后囟所在方位标示着胎儿枕部所在的位置。该产妇矢状缝位于骨盆横径上，说明是枕横位，后囟位于右侧，所以该产妇为右枕横位。随着产程进展，胎先露不能随产道做相应的旋转而持续维持在一个方位时，常常会带来宫颈水肿，过早出现排便感等。经阴道分娩的胎位为枕左前位和枕右前位，该产妇为右枕横位，需将胎头顺时针旋转 45°转为枕右前位，可经阴道分娩。

3.【答案】C（20）

【解析】瘢痕子宫是导致子宫破裂的常见原因。临床表现分为先兆子宫破裂和子宫破裂。先兆子宫破裂四大主要表现为：病理性缩复环形成、下腹部压痛、胎心率异常和血尿。因此单纯血尿不能诊断先兆子宫破裂。先兆子宫破裂应立即肌注哌替啶或静脉全麻抑制子宫收缩，立即行剖宫产术。子宫破裂在积极抢救休克的同时，无论胎儿是否存活均应尽快手术。

4.【答案】A（20）

【解析】根据患者临床表现以及"血涂片见羊水有形物质"，首先诊断为羊水栓塞。羊水栓塞的治疗原则为：纠正呼吸循环衰竭、抗过敏、抗休克、防治 DIC 及肾衰竭、预防感染，首先需要纠正呼吸循环衰竭：纠正缺氧——立即保持呼吸道通畅，给予正压给氧。

5.【答案】B（20）

【解析】初产妇，足月分娩，宫口开全，说明已经进入第二产程，目前宫缩良好，胎心正常，骨盆测量正常，但是胎位为枕左横位。对于枕横位，一般能够经阴道分娩，进入第二产程后，需行阴道检查确定胎方位，若 S≥+3 时，可先徒手将胎头转向前方，或用胎头吸引器（或产钳）辅助将胎头转至枕前位，再阴道助产或者自然分娩。因此本题正确的处理是徒手旋转胎头后自然分娩。

6.【答案】C（20）

7.【答案】A（20）

【解析】从临产规律宫缩开始至宫口扩张 4~6cm 为潜伏期。初产妇超过 20 小时，经产妇超过 14 小时为潜伏期延长。从宫口扩张 4~6cm 开始至宫口开全为活跃

期，宫颈口扩张速度 <0.5cm/h 为活跃期延长。活跃期停滞是指进入活跃期后，宫口不再扩张达 4 小时以上。第二产程延长是指初产妇超过 3 小时、经产妇超过 2 小时尚未分娩。滞产是指总产程超过 3 小时。第 6 题初产妇临产 8 小时，宫颈口开大 6cm，已经进入活跃期，但 4 小时后宫口扩张无进展，因此可诊断为活跃期停滞。第 7 题初产妇，临产 22 小时，宫口开大 2cm，尚处于潜伏期，同时超过 20 小时，因此诊断为潜伏期延长。

8.【答案】C (19)

【解析】根据备选答案分析，可经阴道正常分娩的胎方位为枕左前位和枕右前位，可以经阴道试产的胎位为枕左后位、枕右横位。不能经阴道分娩的胎位为肩左前位。

9.【答案】B (19)

【解析】本例产妇顺产一体重 4200g 男婴，属于巨大儿，胎盘娩出后随继出现阴道大量出血，首先考虑为产后出血。导致产后出血的原因主要包括四个方面：①子宫收缩乏力；②软产道裂伤；③胎盘因素；④凝血机制障碍。结合题目所提供信息"阴道大量流血，暗红色，子宫轮廓不清"，首先考虑为子宫收缩乏力导致产后出血。正常情况下，当胎儿、胎盘娩出后子宫收缩良好，表现为轮廓清楚，质硬，并且阴道出血少。软产道裂伤表现为胎儿娩出后立即出现阴道流血、色鲜红、能凝固；凝血功能障碍时表现为阴道持续流血，且血液不凝固；胎膜残留常是引起晚期产后出血的主要原因。子宫破裂多是由先兆子宫破裂进展而来，本题未涉及可直接排除。

10.【答案】B (19)

【解析】本例孕妇，妊娠 40 周，已经足月，阵发性下腹痛 6 小时，宫口开大 2cm，属于正常潜伏期；破膜后羊水清亮，胎心正常，但胎心监护出现多个晚期减速，说明胎盘功能不良，胎儿宫内缺氧，因此目前最恰当的处理是立即剖宫产终止妊娠。

11.【答案】E (19)

【解析】足月产妇，分娩过程中有使用缩宫素史，且使用后出现病理性缩复环，病理性缩复环是先兆子宫破裂特征性表现，结合产妇烦躁不安，腹痛加重，腹部拒按，胎心率的改变，进一步明确诊断为先兆子宫破裂。先兆子宫破裂四大主要表现：子宫病理性缩复环形成、下腹部压痛、胎心率异常和血尿。子宫破裂常发生在先兆子宫破裂基础上，表现为下腹部撕裂样疼痛，子宫收缩骤然停止，随后出现弥漫性全腹痛，腹壁下可扪及胎体。羊水栓塞表现为分娩过程中产妇突发气急、烦躁不安、呼吸困难、发绀、呼吸循环衰竭。重度胎盘早剥多表现为子宫硬如板状，胎位不清，胎心不清。

12.【答案】E (19)

【解析】本例初产妇，妊娠 39 周，已经足月，规律宫缩 8 小时，宫口开大 3cm，属于正常潜伏期，无头盆不称，胎心 148 次/分，正常，S +1 说明胎头已经达到棘下。综合分析，该产妇产程进展顺利，只需继续观察，无须干涉。人工破膜、静点缩宫素常用于协调性子宫收缩乏力的处理；硫酸镁可用于解痉、抑制宫缩。

13.【答案】E (19)

14.【答案】A (19)

【解析】活跃期停滞：进入活跃期后，宫口不再扩张达 4 小时以上。

活跃期延长：活跃期超过 8 小时为活跃期延长。

潜伏期延长：潜伏期超过 16 小时为潜伏期延长。

第二产程延长：初产妇超过 2 小时（硬膜外麻醉无痛分娩时超过 3 小时）、经产妇超过 1 小时尚未分娩。13 题，初产妇已经足月，宫口开全，已经进入第二产程，3 小时后尚未分娩，为第二产程延长。

14 题，足月，临产 10 小时后宫口开大 6cm，说明已经进入活跃期，5 小时后，宫口仍为 6cm，因此为活跃期停滞。（以上为 8 版教材参考指标）

15.【答案】E (18)

【解析】足月妊娠孕妇，产妇生命体征平稳，规律宫缩 8 小时，宫口开大 7cm，先露 S = +1，胎心正常，是正常的第一产程，10 分钟后胎膜破裂，流出清亮的羊水，说明自然破膜且无羊水污染，此时应立即听胎心并记录破膜时间。

16.【答案】D (18)

【解析】本题为双胎分娩，第一胎儿顺利头位娩出，产妇第二胎儿单臀先露，且先露已衔接，胎心正常，因此目前处理为等待臀位助娩（胎臀自然娩出至脐部后，胎肩及后出胎头由接产者协助娩出）即可。外转胎位术应用于妊娠 32～34 周时，排除 A；内转胎位术主要用于持续性枕后位、枕横位，排除 C；臀牵引术指胎儿全部由接产者牵拉娩出，此种方式对胎儿损伤大，一般情况下禁止使用，排除 B；足月臀先露选择剖宫产的指征：狭窄骨盆、软产道异常、胎儿体重大于 3500g、胎儿窘迫、妊娠合并症、高龄初产、胎头过度仰伸、有脐带先露或膝先露、有难产史、不完全臀先露、瘢痕子宫等，本题无剖宫产指征，故排除 E。

17.【答案】A (18)

【解析】本题孕妇足月妊娠娩出一活女婴 35 分钟，胎盘未娩出，因此目前主要任务为协助胎盘娩出；而判断胎盘剥离的征象有：①宫体变硬呈球形，下段被扩张，宫体升高达脐上；②剥离的胎盘降至子宫下段，阴道口外露的一段脐带自行延长；③阴道少量流血；④接产者用手掌尺侧在产妇耻骨联合上方轻压子宫下段时，宫体上升而外露的脐带不再回缩。本题患者子宫轮廓清，无阴道流血，说明胎盘尚未完全剥离，此时接产者不可用力按揉、下压宫底或牵拉脐带，以免引起胎盘部分剥离或拉断脐带，甚至造成子宫内翻。而建立静脉通给予缩宫素、按摩子宫、探查宫腔和胎盘都是正确的处置方法。

18.【答案】A（18）

【解析】瘢痕子宫，在产程中突然出现腹痛加剧，首先考虑是先兆子宫破裂或者子宫破裂；鉴别：（1）先兆子宫破裂：四大主要表现为子宫病理性缩复环形成、下腹部压痛、胎心率异常和血尿。（2）子宫破裂可分为不完全性子宫破裂和完全性子宫破裂：①不完全性子宫破裂：宫腔与腹腔不相通，胎儿及其附属物仍在宫腔内，仅在破裂处有压痛，在宫体一侧可扪及逐渐增大且有压痛的包块，多有胎心率异常；②完全性子宫破裂：腹腔与宫腔相通，产妇突感下腹撕裂样剧痛，子宫收缩骤然停止，腹痛稍缓解，又出现全腹持续性疼痛，伴有休克征象，腹壁下清楚扪及胎体，子宫缩小位于胎儿侧方，胎心消失，阴道有鲜血流出，胎先露部升高，开大的宫颈口回缩。题中产妇，瘢痕子宫，分娩过程中突然腹痛加剧，有休克体征，胎先露部升高，胎心消失，可诊断为完全性子宫破裂。

19.【答案】D（18）

【解析】产妇"妊娠39周"已足月，"规律宫缩10小时，宫口扩张至6cm"说明产程进展顺利，在正常时间内宫口扩张至正常范围，已经进入活跃期，"LOA"枕左前位，胎位正常，"先露S＝+1"说明随着产程进展胎头下降正常，"胎心140次/分"说明胎心正常（正常胎心率为110~160次/分），"胎儿监护NST有反应型"说明胎儿在宫内安全。综合分析目前足月产妇，产程进展顺利，未发现异常，因此目前的处理是严密观察产程，无须干涉。

20.【答案】E（18）

【解析】本题易错选D，足月妊娠孕妇，第一产程，宫口近开全，胎位、胎心率、羊水均正常，先露高，故选择胎头吸引，误选的原因为没有认真看题。本题看似产程一切正常，却忽视了最关键的坐骨棘间径（中骨盆最短径线）正常值是10cm，而本题产妇身材矮小且中骨盆径线过小，不支持阴道分娩，需行剖宫产术终止妊娠。

21.【答案】C（18）

22.【答案】B（18）

23.【答案】E（18）

【解析】本题足月妊娠孕妇，自觉胎动减少，检查：

宫颈管未消失、宫口未开，此时应进行胎儿宫内监护，评估胎儿在宫内的情况，包含：①产科检查：测宫底高度、腹围、判断胎儿大小等；②胎动计数；③B超检查；④胎儿血流动力学监测；⑤胎儿电子监护：监测胎心率（早期减速、变异减速、晚期减速）、预测胎儿宫内储备能力［无应激试验（NST）、缩宫素激惹试验（OCT）］、胎儿生物物理监测。故本题孕妇应进行的检查中不包括MRI。此时首先应该进行OCT试验，了解胎盘于宫缩时一过性缺氧的负荷变化，测定胎儿在宫内的储备能力。

若孕妇临产后胎心检测显示晚期减速，则说明胎盘功能不良、胎儿宫内缺氧，应立刻行剖宫产术终止妊娠。

24.【答案】E（18）

【解析】哌替啶又名度冷丁，是目前临床常用的人工合成镇痛药，其药理作用基本上与吗啡相同，但是镇痛作用较吗啡弱，成瘾性也较吗啡轻，现已取代吗啡用于创伤、手术后及晚期癌症等各种原因引起的剧痛；由于新生儿对哌替啶的呼吸抑制作用极为敏感，因此产妇临产前2~4小时不宜使用。

25.【答案】E（17）

【解析】产后出血、羊水栓塞、子宫破裂等分娩期并发症是导致孕产妇死亡的主要原因。其中产后出血居于首位，但临床少见且病死率极高的是羊水栓塞，死亡率高达60%以上。

26.【答案】A（17）

【解析】产后出血的原因包括：子宫收缩乏力、软产道损伤、胎盘因素以及凝血功能障碍，其中子宫收缩乏力是导致产后出血的最常见原因。

27.【答案】C（17）

【解析】下腹部压痛、病理性缩复环、肉眼血尿、胎心率改变是先兆子宫破裂征象。B重型胎盘早剥患者由于剥离面积大，患者出现恶心、呕吐、面色苍白、四肢湿冷、血压下降等休克表现，子宫硬如板状，胎心、胎位不清；D子宫一旦破裂产妇会突感下腹撕裂样剧痛，子宫收缩停止，腹痛稍缓解，随后出现全腹持续性疼痛，伴有休克征象，腹膜刺激征阳性，腹壁下可扪及胎体，胎心消失；E羊水栓塞起病急骤以骤然血压下降、组织缺氧和消耗性凝血病为特征。

28.【答案】D（17）

【解析】本例为初产妇，足月妊娠临产，规律宫缩12小时，宫口开大7cm，说明已经进入活跃期，先露棘下1cm，产程进展顺利，因此本例患者诊断为正常活跃期。

29.【答案】E（16）

【解析】产力包括子宫收缩力、腹壁肌和膈肌收缩力（腹压）、肛提肌收缩力，其中子宫收缩力是临产后的主要力量，贯穿于整合分娩过程，腹肌和膈肌的收缩力是第二产程的重要辅助力量，可协助胎儿娩出，肛提肌有协助胎先露在骨盆腔内进行内旋转的作用；子宫收缩力的特点为节律性、对称性、极性和缩复作用。

30.【答案】B（16）

【解析】在做产程题的时候需要对题干中的每一个信息进行分析。本患者"初产妇，妊娠38周"，说明已经足月，"规律宫缩8小时，宫口开大6cm"，说明进入活跃期，宫口扩张进展顺利（宫口扩张潜伏期是指从规律宫缩开始至宫口扩张3cm，需要8小时，最长不超过16小时，超过16小时为潜伏期延长，活跃期是指宫口扩张3~10cm，时间是4小时，最长不超过8小时，超过8小时为活跃期延长（此为8版教材参考指标），因此需根据宫口扩张情况及时限两方面来观察产程进展是否顺利。"胎膜破裂"，正常情况临产后随产程进展，前羊膜腔内压力增大到一定程度，胎膜发生自然破裂，称为破膜，一般发生在宫口近开全时。本患者规律宫缩8

小时，宫口开大6cm时破膜是正常的，"骨盆外侧量正常""枕左前位"胎位正常，"胎心146次/分"正常，"S = +1"，代表胎头下降情况，提示已经到棘下1cm，正常。综合分析产妇产程进展顺利，只需密切观察，无须干涉。

31.【答案】B（16）

扫描二维码查看本题考点更多讲解微视频——15 – 24 胎儿宫内窘迫的处理。

32.【答案】D（16）
33.【答案】E（16）
34.【答案】E（16）
35.【答案】D（16）

【解析】本题主要考查产后出血。关于产后出血原因的确定以及临床表现见下表。

原因	临床表现
子宫收缩乏力	胎儿胎盘娩出后阴道多量出血，多为间歇性，有血凝块。子宫软，轮廓不清，按摩推压宫底有积血流出，使用宫缩剂后子宫变硬，流血减少
软产道损伤	胎儿娩出后立即发生持续性阴道出血，色鲜红，能自凝
胎盘因素	胎儿娩出后数分钟出现阴道流血，色暗红
凝血功能障碍	胎儿娩出后阴道持续流血且血液不凝，常伴有全身出血倾向

本患者分娩巨大儿，在胎儿胎盘娩出后出现阴道大量出血，因此考虑为子宫收缩乏力导致的产后出血。宫缩乏力导致的产后出血，加强宫缩是最有效的止血方法。方法有：①按摩子宫；②静点缩宫素，或麦角新碱，注意心脏病产妇慎用；③宫腔纱布填塞，压迫止血；④髂内动脉或子宫动脉栓塞；⑤结扎子宫动脉；⑥子宫压缩缝合术；⑦切除子宫。通过以上方法处理之后患者生命体征逐渐平稳，表现为阴道出血量逐渐减少，子宫逐渐变硬、尿量增加、血压上升。为预防产后出血的发生，分娩过程中要正确处理第二、第三产程，尽早使用缩宫素，在胎肩娩出后，给予缩宫素。

36.【答案】C（15）

【解析】协调性宫缩乏力人工破膜的指征为宫口扩张≥3cm，无头盆不称、胎头已衔接而产程延缓者。

37.【答案】D（15）

【解析】根据题意，阴道口见胎儿上肢，可判断为肩先露，胎心率异常、下腹部拒按，血尿，初步诊断为先兆子宫破裂，因此首选的处理措施为立即剖宫产。

38.【答案】D（15）

【解析】正常情况下，胎儿娩出后5~15分钟，最长不超过30分钟胎盘娩出，本患者胎儿娩出30分钟阴道流血，应考虑胎盘因素导致的产后出血，结合病史"用手在产妇耻骨联合上方轻压子宫下段时，外露脐带回缩"，说明胎盘尚未剥离，因此需徒手剥离胎盘协助胎盘娩出。

39.【答案】D（15）

【解析】本例患者孕足月，胎位正常，骨盆测量值正常，宫口开全，胎头S＋3，说明位置比较低，但是胎心出现异常（正常胎心率为110~160次/分），说明胎儿出现缺氧征象，因此需尽快结束分娩，方法为产钳助娩。

40.【答案】B（15）

【解析】本患者孕足月，胎头高浮，胎头枕骨靠近骶骨岬，首先考虑为高直后位。高直后位处理原则为：已经确诊应行剖宫产结束分娩。

41.【答案】A（15）

扫描二维码查看本题考点更多讲解微视频——15-29 前置胎盘。

42.【答案】A（15）

【解析】妊娠合并心脏病的孕产妇，如果心功能Ⅰ～Ⅱ级、胎儿不大、胎位正常、宫颈条件良好者，可考虑在严密监护下经阴道分娩；如果有产科指征及心功能Ⅲ～Ⅳ级，均应择期剖宫产。经阴道分娩者第一产程，安慰及鼓励产妇，尽量消除紧张情绪，适当使用地西泮、哌替啶等镇静剂，一旦出现心力衰竭征象，应取半卧位，高浓度面罩吸氧，并且同时给予去乙酰毛花苷，必要时4～6小时重复给药。第二产程，避免用力屏气加腹压，行会阴侧切术、胎头吸引术或产钳助娩术，尽量缩短第二产程。第三产程，胎儿娩出后，腹部放置沙袋，以防腹压骤降诱发心力衰竭，可以给予缩宫素，但禁用麦角新碱。本病例患者符合阴道分娩条件，规律宫缩7小时，宫口开大4cm，目前处于第一产程，正确处理为适当使用镇静剂，阴道助娩。

43.【答案】B（14）

【解析】第一产程活跃期分为3期，即加速期、最大加速期、减速期。加速期是指宫口扩张3～4cm，约需1.5小时；最大加速期是指宫口扩张4～9cm，约需2小时；减速期是指宫口扩张9～10cm，约需30分钟。（此为8版教材参考指标）

44.【答案】D（14）

【解析】当宫口扩张≥3cm、无头盆不称、胎头已衔接而产程进展缓慢者，可行人工破膜。结合本患者产程进展缓慢，并且前羊膜囊饱满，因此可给予人工破膜加速产程进展。如果行人工破膜后产程无明显进展，可通过给予缩宫素加强宫缩，加快产程。肥皂水灌肠适用于初产妇宫口扩张<4cm，经产妇<2cm时，本患者已不适用。

45.【答案】E（14）

【解析】本患者产程进展顺利，胎心率在正常范围之内，但胎心监护出现频繁晚期减速，提示胎盘功能不良、胎儿宫内缺氧。故考虑母儿安危需尽快行剖宫产结束分娩。

46.【答案】B（14）

47.【答案】A（14）

扫描二维码查看本题考点更多讲解微视频——15-31子宫收缩乏力。

48.【答案】C（13）

【解析】对围生儿预后较好的臀先露是单臀先露，即胎儿双髋关节屈曲，双膝关节伸直，亦是可经阴道分娩的臀先露，选项中其余臀先露方式在分娩过程中均不能很好地扩张宫颈，均应行剖宫产。

49.【答案】D（13）

【解析】正常骶耻外径值为18～20cm，反映骨盆入口前后径，小于18cm为入口狭窄，题目中骶耻外径15.5cm，明显小于正常，入口小，胎儿衔接受阻，因此为剖宫产绝对指征，而其余选项为剖宫产相对指征。

50.【答案】D（13）

【解析】本例患者孕37周，已经足月，规律宫缩3小时，宫口开大2cm，产程尚处于潜伏期，先露为臀，当破膜后出现胎心率90次/分，说明胎儿出现严重缺氧表现，阴道内诊触及搏动条索状物说明出现了脐带脱垂，此时处理方法为：产妇立即取头低臀高位，将胎先露上推，应用抑制宫缩的药物，以减轻和缓解脐带受压情况，密切监护胎心的同时，尽快行剖宫产术终止分娩。

51.【答案】D（13）

扫描二维码查看本题考点更多讲解微视频——15-32正常产程。

52.【答案】C（13）

扫描二维码查看本题考点更多讲解微视频——15-33骨盆狭窄。

53.【答案】D（13）

【解析】孕晚期出现无痛、无诱因反复阴道流血，首先应考虑的疾病为前置胎盘。本患者妊娠37⁺²周，已经足月，查体：BP 80/60mmHg，妇科检查，胎位正常，但胎心已经出现缺氧表现，因此此时最佳处理措施为输血抗休克的同时剖宫产终止妊娠。

54.【答案】C（13）

【解析】产妇分娩过程中，尤其是胎膜破裂时，出现烦躁不安、呼吸困难、呛咳、血压下降、抽搐等，应诊断为羊水栓塞，是羊水突然进入母体血液循环引起急性肺栓塞、过敏性休克、DIC、肾衰甚至是猝死等严重的分娩期并发症。胎盘早剥典型症状为妊娠中期突发持续性腹痛，伴或不伴阴道流血，严重时出现休克、DIC。

胎膜早破是指临产前胎膜破裂，主要症状为临产前突感较多液体从阴道流出；子宫破裂继发于先兆子宫破裂症状后，产妇突感下腹部一阵撕裂样剧痛，子宫收缩骤停，腹痛稍缓解后，待羊水、血液进入腹腔又出现全腹持续性疼痛；前置胎盘典型症状为妊娠晚期无痛性阴道流血。

第五章　正常产褥与异常产褥期

1. 【答案】A（19）

【解析】本例产妇，自然分娩后 1 天，下腹阵发性疼痛是产褥早期宫缩引起的，为产后宫缩痛，属于正常表现。体温略有升高，但尚未超过 38℃，属于正常。产后第 1 日宫底平脐，质硬，无压痛，也是正常子宫复旧表现。阴道少量暗红色血液也属于正常情况。因此本例产妇首先考虑的诊断为正常产褥。

2. 【答案】D（19）

【解析】产褥感染是指分娩时及产褥期生殖道受到病原体侵袭，引起局部或全身感染。产褥病率是指分娩 24 小时以后的 10 日内，每日口表测量体温 4 次，间隔 4 小时，有 2 次体温≥38℃。产褥病率由产褥感染引起，也可由生殖道以外感染引起。本例产妇产后 8 天，出现腹痛，体温升高，有异味的血性恶露，子宫复旧不良，血常规为感染表现，因此本题首先考虑为产褥感染。正常产褥体温不会超过 38℃，恶露有血腥味，但无臭味，子宫产后 1 周在耻骨联合上方可触及，产后 10 日降至盆腔。

3. 【答案】D（18）

【解析】产后 3~4 日出现乳房血管、淋巴管极度充盈，乳房胀大，伴低于 39℃ 的发热，都是正常的产褥期妇女生理变化，称为泌乳热；根据题意可诊断本题产褥期妇女出现了乳胀，其处理方式是：哺乳前热敷 3~5 分钟，并按摩、拍打抖动乳房，频发哺乳，排空乳房。产后阵发宫缩痛伴少量出血是正常产褥期症状，可排除感染，排除 A、B、C 选项；下腹阵痛说明有宫缩，排除 E 选项。

4. 【答案】D（17）

【解析】产褥期产妇体温 24 小时内略有升高，但不会超过 38℃。胎盘娩出后，子宫底脐下一指，产后第 1 日略上升至平脐，以后每日下降 1~2cm，至产后 10 日降入盆腔内。产后宫缩痛多见于经产妇。产后 1 周内皮肤排泄旺盛，排出大量汗液，称为褥汗，夜间睡眠和初醒时明显，不属于病态。

5. 【答案】B（16）

【解析】本产妇孕 35 周自然分娩属于早产，母儿分离后，由于未给新生儿及时哺乳，导致乳房胀痛，目前要求继续母乳喂养，因此需及时排出乳房内积奶，以防发生急性乳腺炎。

6. 【答案】D（16）

扫描二维码查看本题考点更多讲解微视频——15－23 晚期产后出血

7. 【答案】A（15、18）

【解析】晚期产后出血是指分娩 24 小时后，产褥期发生的子宫大量出血。晚期产后出血的原因包括：①胎盘、胎膜残留：是阴道分娩最常见的原因，多发生于产后 10 日左右，临床表现为血性恶露持续时间延长，以后反复出血或突然大量流血，检查发现子宫复旧不全，宫口松弛，有时可见残留组织；②子宫胎盘附着面复旧不全：常发生在产后 2 周左右，表现为突然大量阴道流血，检查子宫大而软，宫口松弛，阴道及宫口有血块阻塞；③感染：子宫内膜炎症多见，感染致胎盘附着面复旧不良、宫缩欠佳、血窦关闭不全致子宫出血；④剖宫产术子宫伤口裂开：多在术后 2~3 周，常是子宫突然大出血导致失血性休克。本例患者自然分娩 15 天后出现阴道大量出血，诊断为晚期产后出血。患者为家中自然分娩，结合妇科检查，最有可能的原因为胎盘、胎膜残留。

8. 【答案】A（14）

【解析】正常情况下血性恶露持续 3~4 天，而本患者产后 10 天，出现脓性血性恶露，并且产褥期出现下腹痛、发热，白细胞增高，因此可初步诊断为产褥感染。本题主要与备选答案中晚期产后出血相鉴别，晚期产后出血是指分娩 24 小时后，在产褥期发生的子宫大量出血，称为晚期产后出血。

9. 【答案】D（14）

10. 【答案】C（14）

【解析】每次哺乳，婴儿最先吸入的乳汁叫前乳，后吸入的乳汁叫后乳。前乳淡蓝色，蛋白质、乳糖含量多，含水分也多，所以以母乳喂养的孩子，不需另外给水喝。后乳色发白，脂肪含量高，能为婴儿提供能量。这就要求婴儿先吸空一侧乳房，再吸另一侧，这样才能得到全程乳汁。

11.【答案】A（13）

【解析】正常恶露持续时间为 4～6 周，血性恶露持续 3～4 日，含大量血液，色鲜红，量多，有少量蜕膜及坏死组织；浆液性恶露持续时间为 10 日左右，色淡红，有较多坏死蜕膜组织、宫颈黏液、少量红细胞和白细胞，且有细菌；白色恶露持续时间为 3 周，含大量白细胞、坏死蜕膜组织、表皮细胞及细菌。

12.【答案】C（13）

13.【答案】E（13）

14.【答案】A（13）

【解析】患者剖宫产术后 16 天，突然出现大量阴道流血，首先考虑为晚期产后出血。引起晚期产后出血的原因有：①胎盘胎膜残留，多发生在产后 10 日左右，为阴道分娩最常见原因，检查可见子宫复旧不全，宫口松弛；②蜕膜残留，蜕膜多在产后 1 周内脱落，蜕膜残留则影响子宫复旧，继发子宫内膜炎，引起晚期产后出血；③子宫胎盘附着面复旧不全，出血多发生在产后 2 周左右，检查可见子宫大而软；④子宫内膜炎；⑤剖宫产术后切口裂开，出血多发生在术后 2～3 周，常表现为子宫突然大量出血。结合本例患者病史及临床表现，导致晚期产后出血的原因为剖宫产术后切口裂开。在完善辅助检查如 B 超、血常规等之后输液、备血，剖腹探查，清创缝合。

第六章　阴道流血：月经失调、妊娠滋养细胞疾病

1.【答案】D（21）

【解析】老年女性，闭经一年，结合激素检查结果首先考虑的诊断为绝经综合征。绝经综合征是女性在绝经前后因性激素波动或减少而出现的一系列躯体及精神经心理症状。当 FSH 10U/L，提示卵巢储备功能下降；闭经、FSH > 40 IU/L 且 E2 < 10～20 pg/ml，提示卵巢功能衰竭。

2.【答案】D（20）

【解析】对于滋养细胞肿瘤治疗原则是化疗为主，手术和放疗为辅。低危患者首选单药化疗，常用一线化疗药物有甲氨蝶呤（MTX）、放线菌素 D（Act - D）、环磷酰胺（CTX）、长春新碱（VCR）等。高危患者首选 EMA - CO。

3.【答案】D（20）

【解析】本例 2 年前有分娩出血史，目前出现"闭经、目光呆滞，畏寒，嗜睡，性欲低下"，首先考虑为席汉综合征。主要是由于产后大出血导致垂体的缺血坏死，因此闭经的病变部位在垂体。

4.【答案】B（20）

【解析】青春期出现月经紊乱首先考虑为无排卵性功血，主要由于性腺轴功能尚未完善造成。对于青春期功血治疗原则为止血、调节月经周期、促排卵为主。青春期功血主要表现为内源性雌激素不足，特别是大量出血时，因此止血给予大剂量雌激素，促使内膜迅速生长，短期内修复创面以达到止血的目的。

5.【答案】B（20）

【解析】本例月经表现为经期正常，周期缩短，基础体温呈双相，说明有排卵，但是高温相持续时间短，因此本患者首先考虑为黄体功能不足。根据"输卵管碘油造影：未见异常，TSH 2.98mU/L"排除输卵管因素以及甲状腺因素导致的不孕。正常情况下，有排卵有黄体，黄体产生雌、孕激素，主要为孕激素，可使基础体温呈现双相，黄体功能维持 14 天。无排卵性功血表现为月经紊乱，基础体温为单相，与本病很好鉴别。

6.【答案】D（20）

7.【答案】E（20）

8.【答案】A（20）

【解析】青春期女性，出现不规则阴道流血，首先考虑为无排卵性功血，主要原因为青春期，下丘脑 - 垂体 - 卵巢轴激素间的反馈调节尚未成熟，大脑中枢对雌激素的正反馈存在缺陷，性腺轴之间尚未建立稳定的周期性调节，导致无排卵性功血的发生。青春期功血的治疗原则以止血、调整月经周期为主。对于无性生活史的青少年不宜行诊刮术。止血以性激素为首选药物：大剂量雌激素，促使内膜生长，短期内修复创面而止血，适用于 Hb 低于 80g/L 的青春期患者。孕激素适用于体内已有一定水平的雌激素患者，且 Hb 高于 80g/L、生命体征稳定者。一般不推荐使用口服避孕药。

9.【答案】A（19）

【解析】卵巢早衰时，卵巢分泌的性激素水平低下，子宫内膜不发生周期性变化而导致闭经，以低雌激素及高促性腺激素为特征。当卵巢衰竭时，卵泡分泌雌激素减少，当雌激素降到最低时对下丘脑及垂体的抑制解除，下丘脑又开始分泌 GnRH，使垂体分泌 FSH 增加，

FSH＞40U/L时，提示卵巢功能衰竭。

10.【答案】E（19）

【解析】 多囊卵巢综合征的内分泌特征是：①LH和FSH异常分泌，表现为LH/FSH比值升高≥2；②高雄激素；③胰岛素抵抗和高胰岛素血症；④雌激素分泌过多，表现为雌酮和雌二醇分泌增加，但雌酮分泌明显增加，导致雌酮/雌二醇＞1，高于正常周期。由于没有成熟卵泡出现，没有排卵，因此不会出现孕酮过多表现。

11.【答案】B（19）

【解析】 育龄期女性出现停经史，尿妊娠试验阳性，首先考虑为妊娠。因此可以排除A黏膜下子宫肌瘤、C妊娠滋养细胞肿瘤、E子宫内膜癌。盆腔超声示宫腔内"落雪状"回声为葡萄胎特征性影像，因此本例最可能的诊断为葡萄胎。先兆流产表现为宫口未开，子宫大小与实际孕周相符，超声检查可见原始心管搏动。

12.【答案】A（19）

【解析】 Asherman综合征多为人工流产刮宫过度，或者产后、流产后出血刮宫损伤子宫内膜，导致宫腔粘连而闭经。Sheehan综合征是由于产后大出血，导致腺垂体缺血坏死，引起腺垂体功能低下而出现的一系列症状。闭经－溢乳综合征典型表现为PRL分泌增加出现闭经，同时泌乳。空蝶鞍综合征是由于鞍膈先天发育不全、肿瘤或手术破坏，脑脊液流入蝶鞍的垂体窝，蝶鞍扩大，垂体受压缩小，垂体柄受脑脊液压迫，导致下丘脑与垂体间的门脉系统受阻，出现闭经和高泌乳素血症。多囊卵巢综合征是以持续无排卵、高雄激素和高胰岛素血症和胰岛素抵抗为特征的内分泌异常综合征。本患者育龄期女性，既往月经规律，出现闭经首先考虑妊娠，但尿妊娠试验阴性可排除，基础体温双相说明月经规律，且有排卵，可排除多囊卵巢综合征。人工流产后出现闭经，首先考虑为由于过度刮宫导致的闭经，因此最可能的诊断为Asherman综合征。

13.【答案】D（19）

14.【答案】A（19）

15.【答案】E（19）

【解析】 患者人工流产后出现不规则阴道流血、子宫增大、双附件区肿物、肺部转移灶，首先考虑为绒癌。绒癌可继发于葡萄胎也可继发于非葡萄胎，侵蚀性葡萄胎只继发于葡萄胎。为明确诊断，首选血β－hCG测定，β－hCG测定是诊断滋养细胞肿瘤的主要依据。流产、足月产、异位妊娠后4周以上，血hCG持续高水平，或一度下降后又升高，排除再次妊娠或妊娠物残留，结合临床表现可诊断为滋养细胞肿瘤。滋养细胞肿瘤的治疗原则为化疗为主，手术和放疗为辅。

16.【答案】E（19）

17.【答案】C（19）

【解析】 青春期少女，月经不规律，首先考虑为无排卵性功血，主要是由于性腺轴反馈调节不成熟，FSH呈低水平，无促排卵性LH峰的形成，虽有卵泡发育，但无排卵，因此体温表现为单相。育龄期女性平素月经规律，现出现周期正常，但经期延长，首先考虑为黄体萎缩不全，因此体温表现为双相，但高温下降缓慢。

18.【答案】B（18）

【解析】 本题易错选E，育龄期女性，停经伴阴道不规则流血，血hCG升高，没有仔细审题就选了先兆流产。本题育龄期女性，停经85天，可推算为妊娠12⁺¹周，宫底应在耻骨联合上2～3横指；而本题妇检示宫底平脐，则子宫大小约22周，说明子宫明显大于停经时间；而血hCG于妊娠8～10周达峰值（50000～100000U/L），以后迅速下降，在妊娠中晚期hCG仅为高峰时的10%，本题患者血hCG异常增高；根据停经后腹痛伴阴道不规则流血、子宫大小异常增大、血hCG异常增高等临床症状可诊断为葡萄胎。侵蚀性葡萄胎全部继发于葡萄胎妊娠，检查可见子宫肌壁大小不等的水泡状组织，排除A；本题患者无咳嗽、咯血，排除C；死胎和先兆流产子宫大小与停经时间相符或略小，排除D、E。

19.【答案】D（18）

20.【答案】B（18）

【解析】 患者育龄期女性，突出表现为不孕、月经周期延长、量少、肥胖、多毛，妇科检查双侧卵巢稍大，基础体温单相。而多囊卵巢综合征以高雄激素、持续无排卵、卵巢多囊改变为特征。本例患者符合多囊卵巢综合征表现。黄体功能不足最常见症状为子宫不规则出血，表现为月经周期缩短，月经频发，体温为双相；子宫内膜异位症典型临床表现为继发性痛经进行性加重；生殖器结核常见临床表现为不孕、月经失调、下腹坠痛及发热、盗汗等结核中毒表现；卵巢早衰以低雌激素和高促性腺激素为特征，表现为继发性闭经。本病治疗原则是对抗雄激素、纠正代谢紊乱、促进排卵、减轻体重等。而用氯米芬诱发排卵时易发生卵巢过度刺激综合征，需密切监测。

21.【答案】E（18）

22.【答案】D（18）

23.【答案】D（18）

【解析】 患者为哺乳期，阴道不规则流血伴咳嗽、胸闷，检查子宫增大，双侧附件包块，双肺中下部有棉絮状阴影，考虑妊娠滋养细胞肿瘤，即侵蚀性葡萄胎或绒癌；而侵蚀性葡萄胎全部继发于葡萄胎妊娠，绒癌可继发于葡萄胎妊娠也可继发于非葡萄胎妊娠，且绒癌恶性度高，很早即可血行转移，本患者足月分娩后，胸X线片示双肺中下部多发棉絮状阴影，说明已发生肺部转移，因此诊断为绒癌。血清hCG测定是妊娠滋养细胞肿瘤的主要诊断依据。绒癌治疗原则为化疗为主，手术和放疗为辅综合治疗。

24.【答案】C（18）

【解析】侵蚀性葡萄胎大体可见子宫肌壁内有大小不等的水泡状组织，宫腔内可有原发病灶，也可没有原发病灶，病灶可穿透子宫浆膜层或侵入阔韧带内；侵蚀性葡萄胎镜下见水泡状组织侵入子宫肌层，有绒毛结构及滋养细胞增生和异型性。葡萄胎分为完全性和部分性：所有绒毛均呈葡萄状称为完全性葡萄胎；部分绒毛呈葡萄状，仍保留部分正常绒毛称为不完全性或部分性葡萄胎。葡萄胎肉眼观病变局限于宫腔内，不侵入肌层，胎盘绒毛高度水肿，形成透明或半透明的薄壁水泡，内含清凉液体，有蒂相连，形似葡萄；镜下葡萄胎特点：绒毛因间质高度疏松水肿黏液变性而增大，绒毛间质内血管消失，滋养层细胞有不同程度增生并有轻度异型性。故侵蚀性葡萄胎与葡萄胎病理的主要区别点是子宫深肌层见水泡状绒毛，侵蚀性葡萄胎肌层可见绒毛，且葡萄胎不侵入肌层。

25.【答案】D（17）

【解析】引起原发性闭经的疾病：米勒管发育不全综合征、雄激素不敏感综合征、卵巢不敏感综合征、生殖道闭锁、低促性腺激素性腺功能减退、特纳综合征（Turner综合征）、46，XX单纯性腺发育不全、46，XY单纯性腺发育不全。特纳综合征患者临床表现为：原发性闭经，卵巢不发育，身材矮小，第二性征发育不良，常有颈蹼、盾胸、后发际低、腭高耳低、鱼样嘴、肘外翻等临床特征。A、B、C、E均可引起继发性闭经。空蝶鞍综合征是指蝶鞍膈因先天发育不全、肿瘤或手术破坏，使脑脊液流入蝶鞍的垂体窝，使蝶鞍扩大，垂体受压缩小，从而导致垂体性闭经；Asherman综合征是指因人工流产过度刮宫或产后、流产后刮宫损伤子宫内膜，导致宫腔粘连而引起闭经，是子宫性闭经最常见原因。神经性厌食、颅咽管瘤都是导致下丘脑性闭经的原因。

26.【答案】D（17）

　　扫描二维码查看本题考点更多讲解微视频——15–20无排卵功血。

27.【答案】C（17）

【解析】患者典型的外貌特征：肥胖（身高158cm、体重76kg）、毛发浓密、痤疮、不孕、月经失调，因此

首先考虑的诊断为多囊卵巢综合征。Asherman综合征（A）是指因多次人工流产刮宫过度或产后、流产后出血刮宫损伤子宫内膜，导致宫腔粘连而引起闭经，是子宫性闭经的最常见原因；闭经泌乳综合征（B）患者典型临床表现为闭经、泌乳，多见于垂体泌乳素瘤；对抗性卵巢综合征（D）属于第二性征存在的原发性闭经病因之一；特纳综合征（E）属于性腺先天发育不全，表现为原发性闭经，患者临床特征是身材矮小，第二性征发育不良，常有颈蹼、后发际低、腭高耳低、鱼样嘴、肘外翻等。

28.【答案】D（17）

29.【答案】B（17）

30.【答案】E（17）

【解析】育龄期女性出现停经史首先应排除妊娠可能。本例患者停经80天，尿hCG（+），因此首先考虑妊娠。但患者妊娠反应较重，并且出现阴道出血，腹痛，结合患者的妇科检查：子宫异常增大，未触及胎体，未闻及胎心，初步诊断为葡萄胎。葡萄胎典型的临床表现为停经后出现腹痛，及子宫异常增大。目前患者首选的辅助检查为盆腔B超，超声显示子宫明显大于实际孕周，无孕囊，或无胎体或胎心搏动，宫腔内充满不均质密集状或短条状回声，呈"落雪状"。对于葡萄胎的治疗原则是：一经确诊，应在输液、备血的情况下及时清宫。

葡萄胎治疗后8周出现已经降至正常的hCG升高，结合超声检查结果，初步诊断为侵蚀性葡萄胎，对于滋养细胞肿瘤的治疗，原则是以化疗为主，手术和放疗为辅，因此目前的治疗方法为化疗。

31.【答案】C（16）

【解析】多囊卵巢综合征是以持续无排卵、高雄激素、高胰岛素血症及胰岛素抵抗为特征的内分泌异常的综合征，其内分泌特点是：①血清LH升高，FSH正常或偏低，LH/FSH≥2；②高雄激素，表现为多毛、痤疮，皮脂腺分泌过多，高雄激素可抑制优势卵泡的发育和成熟；③胰岛素抵抗，可出现空腹血糖升高，高胰岛素血症可影响卵泡的发育，导致循环中游离睾酮升高；④雌酮过多。正常情况下排卵期FSH值为6～26U/L，若FSH>40U/L，伴有雌激素下降，需考虑卵巢早衰的可能。另外，部分多囊卵巢综合征患者可伴有血清PRL轻度增高。

32.【答案】A（16）

【解析】本患者婚后8年未孕，为原发性不孕，基础体温双相说明有排卵（因为排卵后黄体产生孕激素，孕激素可以使基础体温升高0.3～0.5℃），但月经周期短，22天，经期5～6天正常，无痛经，因此首先考虑黄体功能不足。黄体功能不足时由于各种原因导致黄体功能减弱,从而临床表现为:因有排卵,基础体温为双相,但高温相持续时间短,小于 11 日;月经表现为周期缩短,经期正常;病理表现为子宫内膜分泌不良。

33.【答案】C (16、18)

【解析】患者突出表现为闭经 7 个月、溢乳 2 个月,首先考虑为闭经溢乳综合征,因此辅助诊断最有价值的激素测定为泌乳素。

34.【答案】D (16)

35.【答案】B (16)

扫描二维码查看本题考点更多讲解微视频——15 – 25 滋养细胞肿瘤。

36.【答案】E (16)

37.【答案】D (16)

38.【答案】E (16)

【解析】根据年龄 48 岁,症状表现为"月经周期紊乱伴潮热 1 年",可知其为围绝经期妇女,妇科检查宫颈轻度糜烂,双附件未触及异常,子宫大小形态正常,但阴道流血 35 天,内膜仍厚 0.8cm,因此首先考虑子宫内膜的病变。对于围绝经期妇女出现不规则阴道流血,首先要排除内膜病变,因此首选辅助检查为诊断性刮宫,取内膜送病理,以明确诊断。

本患者宫颈只是有轻微的宫颈糜烂,触之无出血,可排除宫颈的病变,(A)子宫颈鳞癌,早期多表现为接触性出血,而宫颈上皮内瘤样病变无特殊症状,需病理可确诊,在本题中未提及,因此可排除。异位妊娠(C)有停经史,同时伴有阴道出血等,而本患者无停经史,因此可排除;子宫内膜炎(E)为炎症性表现,本题未涉及,可排除。因此可诊断为功能失调性子宫出血,本病好发于青春期和绝经过渡期女性,青春期主要是由于性腺轴发育不完善而导致功血,绝经过渡期是由于卵巢功能衰竭,卵泡不能够发育成熟,导致体内雌激素波动,但不会形成排卵高峰,因此不会出现排卵,没有排卵,就没有孕激素,导致子宫内膜长期暴露在单一雌激素的作用下,则会出现不同程度的增生期变化,临床表现可出现月经紊乱。因此本患者由于雌激素低,表现为潮热,月经紊乱,内膜增厚。

对于绝经过渡期无排卵性子宫出血的治疗原则为止血、调周、减少经量,防止内膜病变。由于本病是激素发生变化导致的,因此治疗方面主要是应用激素止血和调周期。可选择的药物有雌激素、孕激素、雌孕激素联合治疗等。

【解题思路】关于功血部分的内容比较难理解,重点是妇产科内分泌基础的掌握,详细内容请参见网站相关内容(www.yihengwangxiao.com),或者《考点解析》《执业 5400》《助理 3600》相关试题微视频也有讲解。

39.【答案】E (15)

【解析】多囊卵巢综合征以高雄激素、持续无排卵、卵巢多囊为特征,同时常伴有胰岛素抵抗和肥胖。其内分泌特点为:雄激素过高、雌酮过多、LH/FSH 比值增大、胰岛素过高。因此决定其临床表现为月经失调,主要表现为月经稀发甚至闭经,不孕、多毛、痤疮、肥胖等。

40.【答案】E (15)

【解析】本题主要是对侵蚀性葡萄胎及绒癌来源的考查。两者均可继发于葡萄胎,但是发生于葡萄胎清宫后半年之内的多为侵蚀性葡萄胎,1 年以上的多为绒癌,半年至 1 年之间两者均有可能。而足月妊娠、异位妊娠、流产后多继发绒癌。侵蚀性葡萄胎恶性度不高,仅 4% 患者并发远处转移。绝经后妇女易患卵巢绒癌。

41.【答案】D (15)

【解析】对于妊娠早期阴道不规则出血,首先要想到三种疾病,即先兆流产、异位妊娠及葡萄胎。结合本例患者临床表现,停经 3 个月,但妇科检查宫高明显高于实际孕周,子宫异常增大,并且未触及胎体,未闻及胎心,则首先考虑为葡萄胎。先兆流产子宫大小和实际孕周相符,且超声检查于妊娠 6 周即可见胚芽和原始心管搏动,可与本例鉴别。稽留流产和死胎子宫大小明显小于实际孕周。羊水过多子宫大小可大于实际孕周,但同时为宫内活胎,可闻及胎心。

42.【答案】D (15)

43.【答案】B (15)

【解析】青春期少女由于性腺轴发育不完全,常出现不规则阴道出血,因此主要考虑为无排卵性功能失调性子宫出血。对于青春期功血的治疗原则是止血、调周、促排卵。止血可用大剂量雌激素,调周可选用雌孕激素序贯疗法,促排卵可用氯米芬。本患者治疗后止血,下一步必须调节月经周期,方法有雌孕激素序贯疗法、雌孕激素联合疗法、孕激素疗法等。青春期一般不提倡使用促排卵药。

44.【答案】A (14)

【解析】葡萄胎一经确诊,应及时清宫。由于葡萄胎清宫时出血较多,子宫大而软,容易穿孔,所以清宫时应在手术室进行,在输液、备血准备下,充分扩张宫颈管,选用大号吸管吸引。

45.【答案】B (14)

【解析】正常情况下黄体在排卵后 9 ~ 10 天开始萎缩,功能维持 14 日,之后雌孕激素水平下降,子宫内膜脱落，月经来潮。黄体萎缩不全是指在月经周期中有排卵，并且黄体发育良好，但萎缩过程延长，从而导致子宫内膜不规则脱落。正常情况下月经第 3～4 日，分泌期子宫内膜会全部脱落，由新生的增生期内膜取代，黄体萎缩不全时，子宫内膜不规则脱落，于月经第 5～6 天，取内膜可见尚未脱落完的分泌期内膜和新生的增生期子宫内膜，表现为混合型的子宫内膜病理。

46.【答案】 D（14）

【解析】 继发性闭经指正常月经经历后，月经停止 6 个月，或按照自身原有月经周期计算，停止 3 个周期以上者。而闭经、FSH > 40U/L，且 E_2 10～20pg/ml，提示卵巢功能衰退，结合本例患者临床表现诊断最可能的是卵巢早衰。本题主要鉴别诊断为多囊卵巢综合征，其主要内分泌特征是：雄激素过多；雌酮过多；LH/FSH 比值增加；胰岛素过多。

47.【答案】 D（14）

【解析】 患者清宫术后 13 个月，阴道流出血，结合患者临床表现及辅助检查可以初步诊断为妊娠滋养细胞肿瘤，因病理检查发现成堆高度增生滋养细胞，且无绒毛结构，可以诊断为绒癌。绒癌可继发于葡萄胎也可继发于非葡萄胎妊娠，临床表现为阴道流血，可表现为一段时间的正常月经后再停经，然后又出现阴道流血；子宫复旧不良或不均匀增大；腹痛；卵巢黄素化囊肿；假孕症状等，本患者假孕症状明显，确诊主要依据病理检查。而侵蚀性葡萄胎病理有绒毛结构可鉴别。

48.【答案】 A（14）

49.【答案】 E（14）

【解析】 因孕激素具有兴奋下丘脑体温调节中枢的作用，因此排卵后基础体温升高 0.3～0.5℃，正常情况下体温呈双相即低温相和高温相。青春期无排卵性功血，因无排卵即无孕激素作用，因此体温曲线不会出现高温相，表现为单相体温。黄体功能不足，是指各种原因导致孕激素不足，黄体维持时间较正常缩短，体温曲线表现为双相，但高温相持续时间较短。

50.【答案】 D（13）

【解析】 对于绒癌和侵葡的鉴别可通过以下几个方面：（1）绒癌和侵葡均可继发于葡萄胎，但绒癌还可以继发于流产、足月产和异位妊娠；（2）侵葡恶性度低，很少发生远处转移，而绒癌恶性度高，很早即可通过血行转移，最早转移至肺；（3）从病理来看，侵葡镜下可见绒毛结构，而绒癌无绒毛结构。

51.【答案】 E（13）

【解析】 患者人工流产术后，出现阴道流血，咳血丝痰，并且血 β-hCG 持续高水平，因此首先应考虑的疾病为滋养细胞肿瘤，结合胸部 X 线片示肺部多个结节，初步诊断为绒癌。绒癌可继发于葡萄胎，也可继发于非葡萄胎，恶性度高，很早可通过血行转移，最早转移部位为肺。绒癌对化疗很敏感，因此治疗首选的方法为化疗。

52.【答案】 E（13）

【解析】 本患者处于青春期，根据其临床表现首先应考虑为无排卵性功能失调性子宫出血。对于青春期功血治疗原则为止血、调整周期、促排卵为主。止血主要应用的是激素。青春期由于内源性雌激素不足，因此止血首选大剂量雌激素，以促进内膜迅速生长，短期内修复创面，达到止血的目的。诊断性刮宫适用于绝经过渡期功血的治疗。

53.【答案】 E（13）

54.【答案】 E（13）

【解析】 无排卵性功血最常见症状为子宫不规则出血，表现为月经周期紊乱，经期长短不一，经量不定。子宫内膜异位症典型临床表现为继发性痛经，进行性加重；生殖器结核常见临床表现为不孕、月经失调、下腹坠痛及发热、盗汗等结核中毒表现；卵巢早衰以低雌激素和高促性腺激素为特征，表现为继发性闭经；多囊卵巢综合征以高雄激素、持续无排卵、卵巢多囊改变为特征。本例患者突出表现为不孕、月经失调、肥胖、多毛，妇科检查双侧卵巢稍大，基础体温单相，符合多囊卵巢综合征表现。本病治疗原则是对抗雄激素、纠正代谢紊乱、促进排卵减轻体重等。诱发排卵时易发生卵巢过度刺激综合征，需密切监测。

第七章 白带异常：女性生殖系统炎症

1.【答案】 B（21）

【解析】 根据患者妇科检查，初步诊断为外阴阴道假丝酵母菌病（VVC）。为假丝酵母菌内源性传染，治疗可采用局部或（和）全身抗真菌治疗，以局部治疗为主。常用药物有克霉唑、咪康唑、制霉菌素等。复发性外阴阴道假丝酵母菌病是指 1 年内有症状并经真菌学证实的 VVC 发作 4 次或以上，称为复发性 VVC。因此其治疗在单纯性 VVC 上强化治疗延长 1～2 个疗程，巩固治疗需维持 6 个月。

2.【答案】B（20）

【解析】哺乳期妇女患有滴虫性阴道炎禁全身给药，可局部应用甲硝唑。

3.【答案】A（15、20）

【解析】滴虫性阴道炎的主要传播途径为经性交直接传播。

4.【答案】E（18、20）

【解析】外阴阴道假丝酵母菌病是由假丝酵母菌引起的常见外阴阴道炎症。假丝酵母菌为条件致病，主要为内源性感染。

5.【答案】E（20）

【解析】几种阴道炎分泌物鉴别：

阴道炎类型	滴虫性阴道炎	细菌性阴道炎	萎缩性阴道炎	假丝酵母菌性阴道炎
分泌物	稀薄、脓性、泡沫状	灰白色、匀质、腥臭味	稀薄，淡黄色	白色豆腐渣样

对于本题阴道内见豆腐渣样分泌物为假丝酵母菌性阴道炎的表现。

6.【答案】A（20）

7.【答案】B（20）

8.【答案】A（20）

【解析】盆腔炎性疾病常见症状为下腹痛、发热、阴道分泌物增多且为脓性臭味，宫体稍大，有压痛，活动受限，附件区有压痛。常见诱因为宫腔内手术操作后感染、下生殖道感染、性生活及性卫生不良等。盆腔炎性疾病主要以抗生素治疗为主，必要时手术治疗。

9.【答案】B（19、21）

【解析】盆腔炎的治疗以抗生素药物治疗为主，必要时手术治疗。抗生素治疗原则是经验性、广谱、及时及个体化。初始治疗往往根据经验选择抗生素，抗生素首选头孢类。目前由于耐喹诺酮类药物淋病奈瑟菌株出现，喹诺酮类药物不作为盆腔炎性疾病的首选。手术主要用于治疗抗生素控制不满意的输卵管卵巢脓肿或盆腔脓肿。对于抗生素治疗者应在使用药物 72 小时内进行疗效评估。对于盆腔脓肿，经药物治疗病情好转，但包块仍未消失者应手术治疗，以免日后再次急性发作。

10.【答案】D（19）

【解析】根据患者白带特点首先考虑为细菌性阴道炎。细菌性阴道炎诊断标准为：①匀质、稀薄、白色阴道分泌物，可有臭味或鱼腥味；②阴道 pH > 4.5；③胺臭味试验阳性；④线索细胞阳性。

11.【答案】B（19）

12.【答案】C（19）

【解析】细菌性阴道炎为均质、稀薄、灰白色分泌

物；滴虫性阴道炎为稀薄脓性、黄绿色、泡沫状、有臭味的分泌物；萎缩性阴道炎为稀薄、淡黄色分泌物；外阴阴道假丝酵母菌病为白色稠厚、凝乳状或豆渣样分泌物。本例符合滴虫性阴道炎的白带特点。滴虫性阴道炎可合并其他性传播疾病，因此需排除其他性传播疾病。治疗需全身用药，主要药物为甲硝唑及替硝唑；滴虫性阴道炎主要由于性行为传播，因此需要性伴侣同时进行治疗；由于其传播方式可通过公共浴池、浴巾、衣物等间接传播，因此治疗过程中为避免重复感染，对密切接触的用品如内裤、毛巾等应高温消毒。

13.【答案】E（17、21）

扫描二维码查看本题考点更多讲解微视频——15 - 19 盆腔炎。

14.【答案】A（17）

【解析】在维持阴道生态平衡中，乳酸杆菌、雌激素和阴道 pH 值起到重要作用。

15.【答案】D（17）

【解析】根据患者的临床表现，结合分泌物检查，首先诊断为外阴阴道假丝酵母菌病，本病主要是由真菌感染引起，因此治疗首选的是抗真菌药物，如咪康唑、克霉唑、制霉菌素和伊曲康唑等。

16.【答案】A（16）

【解析】本题主要考查各种阴道炎之间的鉴别。详见下表。

类型	滴虫阴道炎	假丝酵母菌病	萎缩性阴道炎	细菌性阴道病
病因诱因	阴道毛滴虫	假丝酵母菌 妊娠、糖尿病、长期应用抗生素或雌激素及免疫抑制剂	卵巢功能减退，雌激素减少 致病菌过度繁殖	阴道菌群失调，乳杆菌 频繁性交、多性伴侣、过度阴道盥洗

续表

类型	滴虫阴道炎	假丝酵母菌病	萎缩性阴道炎	细菌性阴道病
阴道pH	pH >5	pH <4.5	pH >5	pH > 4.5
传播途径	直接、间接	自身	自身	自身
白带	稀薄、脓性、泡沫状	白色凝乳状或豆腐渣样	淡黄色或血性白带	白色、匀质、腥臭味
阴道黏膜	"草莓状宫颈"	白色膜状物	外阴萎缩状	正常
分泌物检查	阴道毛滴虫	芽生孢子及假菌丝	大量基底层细胞及白细胞	胺臭试验阳性 线索细胞阳性
治疗	弱酸性溶液 甲硝唑	碱性溶液冲洗 抗真菌药（局部）	弱酸溶液冲洗 雌激素、甲硝唑	弱酸溶液冲洗 甲硝唑

17.【答案】B（13、15）

【解析】细菌性阴道炎诊断标准为：①均质、稀薄、白色阴道分泌物，可有臭味或鱼腥味；②阴道pH >4.5；③胺臭味试验阳性；④线索细胞阳性。以上4项中有3项阳性即可诊断。

18.【答案】C（15）

【解析】根据典型的白带特点——豆腐渣样，可诊断为念珠菌性阴道炎，因其由假丝酵母菌引起，所以治疗主要为抗真菌治疗。

19.【答案】B（15）

20.【答案】B（15）

【解析】根据患者的病史及临床表现，初步诊断为人工流产术后并发急性盆腔炎，其治疗以抗生素治疗为主，必要时手术治疗。因此对治疗最后价值的辅助检查为病原体检查，根据药敏试验合理选用抗生素。

21.【答案】B（14）

【解析】细菌性阴道炎多为阴道内乳杆菌减少、加德纳菌及厌氧菌等增加所致的内源性混合感染，因此其治疗主要是选择抗厌氧菌药物，如甲硝唑、替硝唑、克林霉素等。

22.【答案】D（14）

【解析】一年内有症状并经真菌学证实的VVC发作4次或以上，称为RVVC即复发性外阴阴道假丝酵母菌病。初始治疗局部治疗延长治疗时间为7~14天，巩固治疗连续用药6个月。

23.【答案】E（14）

24.【答案】E（14）

25.【答案】B（14）

【解析】根据患者临床表现及妇科检查诊断萎缩性阴道炎比较容易，其病因为绝经后妇女卵巢功能衰退，雌激素水平降低，阴道壁萎缩，黏膜变薄，上皮细胞糖原减少，阴道内pH值增高，局部抵抗力降低，而引发一系列临床表现。治疗原则是补充雌激素，增加阴道抵抗力。

26.【答案】C（13）

【解析】滴虫性阴道炎白带特点是：黄白稀薄脓性泡沫状白带。

27.【答案】A（13）

【解析】外阴阴道假丝酵母菌病典型临床表现为白带增多，呈白色豆渣样或凝乳状，外阴瘙痒，伴外阴、阴道烧灼感。妇科检查可见外阴局部充血、肿胀，小阴唇内侧及阴道黏膜表面有白色片状薄膜或凝乳状物覆盖。滴虫性阴道炎白带特点为脓性泡沫状；细菌性阴道炎白带特点为白色、稀薄、腥臭味。

28.【答案】E（13）

【解析】根据患者临床表现及盆腔超声检查首先应考虑的诊断为急性盆腔炎。人工流产可并发急性盆腔炎。盆腔结核多为慢性起病，有结核中毒症状；急性阑尾炎出现典型的转移性右下腹痛；卵巢囊肿蒂扭转多出现下腹一侧疼痛，宫颈举痛，卵巢肿块边缘清晰，蒂扭转部位触痛明显；黄体破裂盆腔检查无肿块触及，一侧附件压痛。

第八章 下腹部肿块：女性生殖器肿瘤、女性盆底功能障碍性及生殖器损伤性疾病

1.【答案】C（20）

【解析】分娩损伤是造成子宫脱垂的主要原因。

2.【答案】C（13、20）

【解析】子宫颈原位癌是指异型增生的细胞累及子

宫颈黏膜上皮全层，但病变局限于上皮层内，未突破基底膜。

3. 【答案】C（20、21）

【解析】本患者宫颈癌诊断明确。根据肿物大小及三合诊检查结果，本例宫颈癌分期为ⅠB2，详细分期见下表：

子宫颈癌临床分期（FIGO，2018）

期别	肿瘤范围
Ⅰ期	肿瘤局限在子宫颈（扩展至子宫体应被忽略）
ⅠA	镜下浸润癌浸润深度<5mm
ⅠA1	间质浸润深度<3mm
ⅠA2	间质浸润深度≥3mm且<5mm
ⅠB	肿瘤局限于宫颈，镜下最大浸润深度≥5mm
ⅠB1	癌灶浸润深度≥5mm，最大直径<2cm
ⅠB2	癌灶最大直径≥2cm，<4cm
ⅠB3	癌灶最大直径≥4cm
Ⅱ期	肿瘤超越子宫，但未达阴道下1/3或未达骨盆壁
ⅡA	侵犯阴道上2/3，无宫旁浸润
ⅡA1	肉眼可见癌灶<4cm
ⅡA2	肉眼可见癌灶≥4cm
ⅡB	有宫旁浸润，但未达盆壁
Ⅲ期	肿瘤累及阴道下1/3和/或扩散到骨盆壁和/或引起肾盂积水或肾无功能和/或累及盆腔和/或主动脉旁淋巴结
ⅢA	肿瘤累及阴道下1/3，没有扩展到骨盆壁
ⅢB	肿瘤扩展到骨盆壁和/或引起肾盂积水或肾无功能（除非已知由其他原因引起）
ⅢC	不论肿瘤大小和扩散程度，累及盆腔和/或主动脉旁淋巴结
ⅢC1	仅累及盆腔淋巴结
ⅢC2	主动脉旁淋巴结转移
Ⅳ期	肿瘤侵犯膀胱黏膜或直肠黏膜和/或超出真骨盆
ⅣA	癌侵犯盆腔邻近器官
ⅣB	远处转移

宫颈治疗手术和放疗为主，化疗为辅，手术治疗适用于ⅠA～ⅡA期患者。本患者宫颈癌分期为ⅠB2，应行广泛子宫切除＋盆腔淋巴结切除＋选择性腹主动脉旁淋巴结取样。

4. 【答案】C（20）

5. 【答案】A（20）

【解析】来源于卵巢性索间质的肿瘤常见有颗粒细胞瘤、卵泡膜细胞瘤、纤维瘤；来源于卵巢生殖细胞的肿瘤常见有无性细胞瘤、内胚窦瘤（卵黄囊瘤）、畸胎瘤等，其中最常见的生殖细胞肿瘤为畸胎瘤，卵黄囊瘤较罕见。卵巢黏液性囊腺瘤属于上皮性卵巢肿瘤。

6. 【答案】D（19）

【解析】本题主要考查卵巢肿瘤。能够引起子宫内膜增生的卵巢肿瘤，即可产生雌激素的肿瘤，称为功能性肿瘤，主要包括颗粒细胞瘤和卵泡膜细胞瘤。

7. 【答案】C（19）

【解析】卵巢上皮性肿瘤主要包括黏液性、浆液性和子宫内膜样肿瘤。畸胎瘤、卵黄囊瘤属于生殖细胞肿瘤，纤维瘤和颗粒细胞瘤属于性索间质肿瘤。

8. 【答案】B（19）

【解析】子宫主韧带在阔韧带的下部，横行于宫颈两侧和骨盆侧壁之间，为一对坚韧的平滑肌与结缔组织纤维束。主要作用是固定宫颈位置，是防止子宫脱垂的主要结构。圆韧带主要维持子宫呈前倾位置。阔韧带限制子宫向两侧倾倒。卵巢内侧与宫角之间的阔韧带稍增厚称卵巢固有韧带或卵巢韧带。两条韧带将卵巢固定于盆腔内。宫骶韧带主要维持子宫处于前倾位置。

9. 【答案】E（19）

【解析】本题表现看似病理题目，实则考核妇产科子宫肌瘤变性。根据题意，患者出现经量增多，子宫增大，表面凹凸不平，首先考虑为多发性子宫肌瘤。子宫肌瘤变性包括玻璃样变（最常见）、囊性变、红色变、脂肪变、钙化、肉瘤变。A 红色变性，主要是肌瘤间质血管血栓形成，局部梗死伴出血，肉眼观呈暗红色，多发生于妊娠或产褥期，为肌瘤的一种特殊性坏死。剧烈腹痛伴恶心呕吐，白细胞升高，肌瘤迅速增大压痛。肌瘤剖面呈暗红色。镜检瘤组织水肿和广泛出血，有小血栓形成。B 钙化，继发于脂肪变性，脂肪分解为三酰甘油，与血液中的磷酸盐、碳酸盐结合，形成钙化。C 肉瘤样变，表现为肿瘤组织坏死，边界不清，细胞异型，核分裂象增多，即肌瘤恶性变，多见于年龄较大患者。肌瘤在短期内增长迅速，绝经后腹痛出血。镜检见平滑肌细胞增生，排列紊乱，旋涡状结构消失，细胞有异型性。D 囊性变，常继发于玻璃样变，由肌细胞组织液化所形成。肌瘤内出现大小不等的囊腔，腔内含液体或胶冻状物。镜下见囊腔为玻璃样变的肌瘤组织构成，内皮无上皮覆盖。E 玻璃样变，表现为切面旋涡状结构消失，代之以均质透明状物，镜下表现为变性区域平滑肌细胞消失，为透明的无结构区。脂肪变，多见于绝经后患者，肌瘤剖面呈黄色，旋涡状结构消失。根据题目病理组织学描述为典型的子宫平滑肌瘤，子宫肌瘤最常见的变性为玻璃样变。

10.【答案】D（19）

【解析】本例患者宫颈癌诊断明确。宫颈癌转移主要途径为直接蔓延和淋巴转移，极少血行转移。其中直接蔓延最常见，癌组织向下累及阴道壁，向上累及宫体，向两侧扩散可累及主韧带、阴道旁组织甚至延伸至盆壁，晚期可累及直肠和膀胱。本例宫颈癌患者，阴道左后侧穹隆部触及界限不清的质硬结节，为病灶直接蔓延的结果。

11.【答案】D（19）

【解析】本题子宫脱垂诊断明确。子宫脱垂分 3 度：Ⅰ度——轻型：宫颈外口距处女膜缘 <4cm，尚未达到处女膜；重型宫颈外口已达处女膜缘，在阴道口可见宫颈。Ⅱ度——轻型：宫颈已脱出阴道口，宫体仍在阴道内；重型：宫颈与部分宫体已脱出阴道口外。Ⅲ度——宫颈与宫体全部脱出至阴道口外。本题"宫颈脱出阴道口，宫体仍在阴道内"为子宫脱垂Ⅱ度轻型。

12.【答案】D（19）

【解析】卵巢肿瘤中能够分泌甲胎蛋白的是卵黄囊瘤，且具有特异性诊断价值。因此本题最可能的诊断为 D 卵巢卵黄囊瘤。颗粒细胞瘤可产生雌激素，卵巢浆液性囊腺瘤 CA125 可升高。

13.【答案】A（19）

【解析】本例患者宫颈糜烂样改变，触血（+），

首先考虑为宫颈癌。HPV33（+），为高危型，与癌及癌前病变相关。宫颈细胞学检查结果为 HSIL（为高级别鳞状上皮内病变，包括 CIN2、CIN3 和原位癌），进一步处理为宫颈活检，可明确病变性质，同时是诊断子宫颈癌前病变和宫颈癌的必需步骤；宫颈锥切是对宫颈活检诊断不足或有怀疑时，实施的补充诊断手段，不是宫颈癌及癌前病变诊断的必需步骤。

14.【答案】E（19）

15.【答案】B（19）

【解析】绝经后女性出现不规则阴道流血，首先考虑为子宫内膜癌。本患者高血压、糖尿病病史，为内膜癌的高危因素。且超声示子宫内膜 0.8cm，回声不均匀，内膜血流较丰富，均为异常表现，综合分析本患者最可能的诊断为子宫内膜癌。老年性阴道炎主要表现为血性白带；子宫内膜息肉可表现为月经过多或不规则阴道流血；内生性宫颈癌可有接触性出血，阴道排液增多或不规则出血，因此为明确诊断，应采取的方法为分段诊刮。先刮宫颈管，再刮宫腔，刮出的组织分别送病理检查，可确定为宫颈病变还是内膜病变。

16.【答案】B（18）

【解析】本题可采用排除法：①子宫内膜癌早期患者以手术为主，术后根据高危因素选择辅助治疗——A 错。②子宫内膜癌最常见的病理类型是内膜样腺癌——C 错。③子宫内膜癌最常见的转移途径是直接蔓延、淋巴转移——D 错。④肿瘤侵及膀胱和/或直肠黏膜是ⅣA 期——E 错。⑤子宫内膜癌有两种发病类型，Ⅰ型是雌激素依赖型：占子宫内膜癌大多数，均为子宫内膜样腺癌，肿瘤分化好，雌孕激素受体阳性率高，预后好；Ⅱ型是非雌激素依赖型：发病与雌激素无明确关系，多见于老年体瘦妇女，癌灶周围是萎缩的子宫内膜，肿瘤恶性程度高，分化差，雌激素受体多阴性，预后不良——B 对。

17.【答案】D（18）

【解析】卵黄囊瘤多见于儿童及青少年，产生甲胎蛋白，故患者血清 AFP 浓度较高，是诊断及治疗监护时的重要标志。

18.【答案】A（18）

【解析】本题患者胃腺癌根治术后 3 年发现双侧附件区包块，首先考虑肿瘤转移。库肯勃瘤即印戒细胞瘤，是一种特殊的卵巢转移性腺癌，原发部位多在胃肠道、乳腺及其他生殖器官，肿瘤为双侧性，镜下见典型印戒细胞。因此本题首先考虑为库肯勃瘤。卵巢上皮性癌属于上皮性卵巢肿瘤，纤维瘤属于性索间质肿瘤，无性细胞瘤和畸胎瘤属于生殖细胞肿瘤。

19.【答案】C（18）

【解析】本题主要考查的是子宫内膜癌术后的治疗

方案，术后放疗是Ⅰ期高危和Ⅱ期内膜癌最主要的术后辅助治疗，可降低局部复发，改善无瘤生存期。用于低分化、深肌层浸润、淋巴结转移等高危因素患者。

20.【答案】C（17、18、19）

【解析】子宫肌瘤常见变性有玻璃样变、囊性变、红色样变、肉瘤样变、钙化。其中最常见的变性为玻璃样变，妊娠期或产褥期多见红色样变。本例患者妊娠21周，合并子宫肌瘤最可能的变性为红色样变。

21.【答案】D（18）

【解析】本题可用排除法进行解题。患者未婚女性，突发下腹痛伴恶心、呕吐，结合直肠-腹部检查可初步诊断为卵巢肿瘤蒂扭转。A黄体破裂，可表现为一侧附件压痛，但盆腔检查无肿块触及；B输卵管妊娠破裂，

首先患者有停经史，本题为未婚女性可排除；C急性阑尾炎，一般会出现典型的转移性右下腹痛；E浆膜下子宫肌瘤，多有月经的改变，与本题亦可鉴别。因此最可能的诊断为卵巢肿瘤蒂扭转。

22.【答案】D（18）

【解析】本题很容易诊断出是子宫脱垂。子宫脱垂的主要考点有两个：一是子宫脱垂的分度，另外一个是根据分度选择手术/治疗方式。

Ⅰ度：轻型→宫颈外口距处女膜缘<4cm，未达处女膜缘；重型→宫颈已达处女膜缘，阴道口可见宫颈。Ⅱ度：轻型→宫颈已脱出阴道口，宫体仍在阴道内；重型→宫颈及部分宫体已脱出阴道口。Ⅲ度：宫颈及宫体全部脱出至阴道口外。子宫脱垂术式见下表：

手术方式	适应证
阴道前后壁修补术、主韧带短缩及宫颈部分切除术	又称Manchester手术，适用于年轻、宫颈延长、希望保留子宫的Ⅱ度、Ⅲ度子宫脱垂伴阴道前后壁膨出患者
经阴道子宫全切除及阴道前后壁（盆底）修补术	适用于Ⅱ度、Ⅲ度子宫脱垂伴阴道前后壁膨出，年龄较大，不需保留子宫者。此类患者也可用生物网片加强盆底组织支持，保留子宫
阴道前后壁修补术	适用于Ⅰ度、Ⅱ度阴道前后壁膨出患者
阴道封闭术	又称阴道纵隔成形术，分阴道半封闭术（LeFort手术）和阴道全封闭术。该手术将阴道前后壁分别剥离长方形黏膜面，然后将阴道前后壁剥离面相对缝合以部分或完全封闭阴道。适用于年老体弱不能耐受较大手术、不需保留性交功能者
阴道、子宫悬吊术	可采用手术短缩圆韧带，或利用生物材料制成各种吊带，达到悬吊子宫和阴道的目的

本题中老年女性患者，妇检见宫颈及部分宫体已脱出阴道口外，可诊断为子宫脱垂Ⅱ度重型，适宜的术式是盆底修复及子宫切除术。（以上为8版教材参考指标）

23.【答案】B（18）

24.【答案】D（18）

25.【答案】A（18）

【解析】本题考查的是宫颈癌的分期和治疗，宫颈癌分期是个难点，几乎每年都考，看似繁多难记，只要记得咱们颐恒网校的口诀即可轻松答题。

口诀："ⅠA镜下3、5界，ⅠB肉眼4为限；ⅡA阴道上2/3，ⅡB横走宫旁边；ⅢA阴道下1/3，ⅢB继续横走至盆壁；ⅣA直肠膀胱犯，ⅣB远处遥无边"。宫颈癌分期见下表。

宫颈癌的临床分期（FIGO，2009）

Ⅰ期	肿瘤局限在子宫颈（扩张至宫体将被忽略）
ⅠA	镜下浸润癌（所有肉眼可见病灶，包括表浅浸润，均为ⅠB） 间质浸润深度<5mm，宽度≤7mm
ⅠA1	间质浸润深度≤3mm，宽度≤7mm

续表

ⅠA2	间质浸润深度>3mm，宽度≤7mm
ⅠB	临床癌灶局限于宫颈，或镜下病灶>ⅠA
ⅠB1	临床癌灶≤4cm
ⅠB2	临床癌灶>4cm
Ⅱ期	肿瘤超越子宫，但未达骨盆壁或未达阴道下1/3
ⅡA	肿瘤侵犯阴道上2/3，无明显宫旁浸润
ⅡA1	临床可见癌灶≤4cm
ⅡA2	临床可见癌灶>4cm
ⅡB	有明显宫旁浸润，但未到盆壁
Ⅲ期	肿瘤已扩散到骨盆壁，在进行直肠指诊时，在肿瘤和盆壁之间无间隙。肿瘤累及阴道下1/3，由肿瘤引起的肾盂积水或肾无功能的所有病例，除非已知道由其他原因引起
ⅢA	肿瘤累及阴道下1/3，没有扩展到骨盆壁
ⅢB	肿瘤扩展到骨盆壁，或引起肾盂积水或肾无功能
Ⅳ期	肿瘤超出真骨盆范围，或侵犯膀胱和/或直肠黏膜
ⅣA	肿瘤侵犯邻近的盆腔器官
ⅣB	远处转移

本题患者宫颈癌诊断明确，病灶浸润深度为 7mm，分期为 I B1 期。I B1 期首选手术治疗，术式为广泛子宫切除术 + 盆腔淋巴结切除术。术后组织病理学证实右侧外淋巴结转移，最恰当的处理为放化疗。（以上为 8 版教材参考指标）

26.【答案】C（17）

【解析】子宫内膜癌主要转移途径为直接蔓延和淋巴转移，晚期可出现血行转移。其中最常见的是直接蔓延，可沿子宫内膜向上至输卵管，向下至宫颈管、阴道，浸润肌层达浆膜面蔓延至输卵管、卵巢，种植于盆腹腔腹膜、大网膜，形成广泛转移。淋巴转移途径为：宫底部癌灶经阔韧带上部和骨盆漏斗韧带向上至腹主动脉旁淋巴结；子宫角部癌灶沿圆韧带至腹股沟淋巴结；下段及宫颈管癌灶与宫颈癌淋巴转移途径相同，可至宫旁、闭孔、髂内、髂外和髂总淋巴结；后壁癌灶可沿骶韧带至直肠淋巴结；前壁癌灶向前至膀胱、阴道前壁。

27.【答案】C（17）

【解析】宫颈管内鳞柱交界区域是宫颈癌好发部位。

28.【答案】E（17）

【解析】45 岁女性，出现不规则阴道流血，首先应排除宫颈及子宫病变。本次出血时间较长，因此为明确诊断首选的检查为分段诊刮，既可以起到止血作用，又可以取活检送病理。分段诊刮适用于绝经后子宫出血或老年患者怀疑有子宫内膜癌，或需要了解宫颈管是否被累及时，多在出血时进行。液基细胞学检查用于宫颈癌普查；阴道镜检查用于提高宫颈病变的确诊率；尿 hCG 主要用于排除妊娠；盆腔 CT 可用于盆腔肿瘤的诊断。

29.【答案】E（17）

30.【答案】E（17）

31.【答案】A（17）

【解析】患者出现右下腹痛，并且出现包块，需排除子宫和左附件的情况，首先应考虑为右侧附件区肿物，结合血清 AFP 900μg/L，初步诊断为卵巢生殖细胞肿瘤中的内胚窦瘤。卵巢肿瘤标记物为：卵巢上皮性癌——CA125；卵黄囊瘤——AFP；卵巢绒癌——hCG；雌激素——颗粒细胞瘤、卵泡膜细胞瘤。恶性生殖细胞肿瘤，对年轻并希望保留生育功能者，无论期别早晚，只要对侧卵巢和子宫未被肿瘤浸润，均可行保留生育功能手术。根据题目中术中探查结果，结合患者实际情况：23 岁，G$_0$P$_0$，所制定的手术方案为保留生育功能的手术，即切除患侧附件，同时行全面分期手术。

恶性生殖细胞肿瘤对化疗敏感，术后应首选化疗，常用的化疗方案为 BEP（博来霉素 + 依托泊苷 + 顺铂）、BVP（博来霉素 + 长春新碱 + 顺铂）、VAC（长春新碱 + 放线菌素 D + 环磷酰胺）。

32.【答案】B（16）

【解析】造成子宫脱垂的主要原因是分娩损伤、盆底组织发育不良或退行性变及长期负压增加，均可导致子宫脱垂。

33.【答案】D（16）

【解析】本患者明显临床表现为接触性出血，宫颈下唇赘生物病理回报为宫颈鳞癌，诊断明确，根据赘生物直径 2cm，宫旁组织无异常，按照子宫颈癌临床分期为 I B1（此为 8 版教材参考指标）。对于 I B1 宫颈癌的治疗为手术，术式为广泛性子宫切除加盆腔淋巴结切除术。

34.【答案】C（16）

【解析】根据患者的临床表现进行性加重的痛经，子宫均匀性增大，质硬，首先考虑为子宫腺肌病。对于子宫腺肌病的治疗目前尚无根治的有效药物，症状比较轻的可给予 GnRH - a、达那唑、米非司酮试用；症状比较重，年龄较大、无生育要求或药物治疗无效者可行全子宫切除术。本患者年龄较大，G$_2$P$_1$，且渐进性痛经，经量增多，因此可行全子宫切除术以达治疗目的。卵巢的去留取决于卵巢有无病变和患者的年龄。

35.【答案】D（16）

【解析】B 超在妇科中应用主要用于子宫肌瘤、子宫腺肌病、子宫内膜异位症、盆腔包块、卵巢肿瘤等，以了解盆腔脏器及其病变情况；盆腔 MRI 主要适用于盆腔病灶定位及病灶与相邻结构关系的确定，广泛应用于妇科肿瘤的诊断及术前评估；TCT 是薄层液基细胞学检查，主要用于宫颈的普查；分段诊刮是指用刮匙分别取宫颈管黏膜及宫腔内膜，分装、固定、送病理，用于区分子宫内膜癌和子宫颈管癌；阴道镜主要用于发现与癌变有关的异型上皮、异型血管，对可疑部位行定位活检，以提高宫颈疾病的确诊率。本患者 45 岁，有高血压病史，出现不规则阴道出血，结合年龄及妇科检查首先考虑的是内膜病变，因此首选的检查为分段诊刮取内膜，排除癌变。

36.【答案】D（16）

37.【答案】D（16）

【解析】根据备选答案，结合患者的妇科检查："阴道后穹隆触及结节，无触痛，子宫后位，大小正常，子宫左后方可触及质硬包块，边界及大小欠缺"可排除 A 盆腔炎性包块及 C 子宫内膜异位症。盆腔炎性包块一般多有急性盆腔感染和反复感染发作史，可伴有发热、白细胞增高等表现；子宫内膜异位症育龄期妇女高发（本患者已经 58 岁），属于激素依赖性疾病，疼痛是主要症状，典型表现为继发性痛经，进行性加重，盆腔双合诊可发现子宫后倾固定，直肠子宫陷凹、宫骶韧带或子宫后壁下方扪及痛性结节，一侧或双侧可触及囊性包块，活动度差。因此根据题意可初步诊断为卵巢恶性肿瘤。因卵巢良性肿瘤多为囊性，边界清楚，活动度好，而卵巢恶性肿瘤包块多为实性或囊实性，不规则，固定，后穹隆可触及实性结节或包块，常伴有腹水，本患者"阴道后穹隆可触及结节，无触痛，子宫后位，大小正常，子宫左后方可触及质硬包块，边界及大小欠缺"，且腹部膨隆移动性浊音（+），因此可判断为卵巢恶性肿瘤。

无性细胞瘤属于卵巢生殖细胞肿瘤，好发于青春期及生育期妇女，从发病年龄可排除；卵巢转移性肿瘤可来自体内任何部位，但转移性的卵巢肿瘤多为双侧，表面光滑，活动；因此本题首先应考虑的诊断为卵巢上皮性肿瘤。卵巢上皮性肿瘤是最常见的卵巢肿瘤，多见于中老年，并且本题中 CA125 明显升高，因此诊断成立。

卵巢恶性肿瘤的治疗原则是以手术和化疗为主，放疗和其他综合治疗为辅。

38. 【答案】E（16）

39. 【答案】B（16）

【解析】子宫肌瘤根据其与子宫肌壁之间的关系分为 3 种：肌壁间肌瘤，最常见，可使子宫均匀性增大；浆膜下肌瘤，突出于子宫表面，可使子宫表面凹凸不平；黏膜下肌瘤，肌瘤突向宫腔，表面覆盖子宫黏膜，因此，肌壁间肌瘤和黏膜下肌瘤可导致月经的改变，尤其黏膜下肌瘤可影响受精卵着床。

40. 【答案】C（15）

【解析】卵巢恶性肿瘤晚期主要症状为腹胀、腹部包块、腹腔积液及其他消化道症状。

41. 【答案】C（15）

【解析】宫颈癌的相关危险因素包括过早性生活、早婚；多个性伴侣、性生活活跃、性生活不洁；早生育、多产、密产；吸烟；经济状况低下等。

42. 【答案】D（15）

【解析】绝经之后接触性出血，主要考虑萎缩性阴道炎、急性宫颈炎、宫颈息肉、宫颈癌、内膜癌等。而接触性出血多为外生性宫颈癌的早期症状，结合本题妇科检查结果："宫颈后唇有一菜花样新生物，接触性出血阳性"可初步诊断为宫颈癌。子宫内膜癌主要表现为停经后阴道不规则出血，妇科检查早期可无异常发现（A）；宫颈肌瘤妇科检查可见宫颈口处有肿物，粉红色，表面光滑，宫颈四周边缘清楚，另外可有子宫肌瘤的临床表现——经量增多经期延长（C）；萎缩性阴道炎一般出血量少，历时 2～3 日即干净，妇科检查宫颈无异常表现；急性宫颈炎主要症状为阴道分泌物增多，局部不适，妇科检查可见宫颈充血、水肿，有黏液脓性分泌物附着甚至可从宫颈管流出（B）。

43. 【答案】C（15）

【解析】根据题目所提供信息为胃癌术后，转移至卵巢，发生的卵巢转移性肿瘤。库肯勃瘤也称为印戒细胞瘤，是一种特殊类型的卵巢转移性腺癌，原发部位在胃肠道，多为双侧，中等大小。

44. 【答案】B（15）

【解析】绝经后不规则阴道流血首先考虑子宫内膜癌的可能性最大，本例患者高血压、糖尿病、肥胖，此为子宫内膜癌三联征。结合超声检查可以明确诊断为子宫内膜癌。其治疗首选手术。

45. 【答案】C（15）

扫描二维码查看本题考点更多讲解微视频——15-28 宫颈癌诊断。

46. 【答案】C（15）

47. 【答案】C（15）

48. 【答案】D（15）

【解析】根据患者临床表现初步诊断为附件区的肿瘤，虽伴有消化系统的症状，但并非消化系统病变，所以诊断价值最小的辅助检查为消化道内镜。CA125 是卵巢上皮性癌的肿瘤标记物，其治疗原则是手术为主，辅以化疗，且化疗方案以铂类联合紫杉醇为一线化疗"金标准"。

49. 【答案】D（15）

50. 【答案】C（15）

【解析】绒癌对化疗敏感，卵巢无性细胞瘤对放疗敏感。

51. 【答案】D（14）

【解析】本题解题需牢记宫颈癌的临床分期，详见下表。

子宫颈癌的临床分期（FIGO，2009）

I 期	肿瘤局限在子宫颈（扩张至宫体将被忽略）
I A	镜下浸润癌（所有肉眼可见病灶，包括表浅浸润，均为 I B） 间质浸润深度 <5mm，宽度 ≤7mm
I A1	间质浸润深度 ≤3mm，宽度 ≤7mm
I A2	间质浸润深度 >3mm，宽度 ≤7mm
I B	临床癌灶局限于宫颈，或镜下病灶 > I A
I B1	临床癌灶 ≤4cm
I B2	临床癌灶 >4cm
II 期	肿瘤超越子宫，但未达骨盆壁或未达阴道下 1/3

续表

Ⅰ期	肿瘤局限在子宫颈（扩张至宫体将被忽略）
ⅡA	肿瘤侵犯阴道上2/3，无明显宫旁浸润
ⅡA1	临床可见癌灶≤4cm
ⅡA2	临床可见癌灶>4cm
ⅡB	有明显宫旁浸润，但未到达盆壁
Ⅲ期	肿瘤已扩散到骨盆壁，在进行直肠指诊时，在肿瘤和盆壁之间无间隙。肿瘤累及阴道下1/3，由肿瘤引起的肾盂积水或肾无功能的所有病例，除非已知道由其他原因引起
ⅢA	肿瘤累及阴道下1/3，没有扩展到骨盆壁
ⅢB	肿瘤扩展到骨盆壁，或引起肾盂积水或肾无功能
Ⅳ期	肿瘤超出真骨盆范围，或侵犯膀胱和/或直肠黏膜
ⅣA	肿瘤侵犯邻近的盆腔器官
ⅣB	远处转移

52.【答案】E（14）

【解析】卵巢肿瘤并发症有：蒂扭转、破裂、感染、恶变。其中最常见的是蒂扭转。

53.【答案】A（14）

【解析】本题为卵巢肿瘤鉴别诊断，需掌握各个肿瘤特点。其中成熟畸胎瘤X线检查可见肿瘤腔内充满油脂和毛发，有时可见牙齿和骨骼；内胚窦瘤可产生AFP，故患者血清AFP升高，是诊断该病及病情监测的重要指标；纤维瘤常伴有腹腔或胸腔积液，手术切除肿瘤后，胸、腹腔积液自行消失；卵泡膜细胞瘤常合并子宫内膜增生甚至子宫内膜癌；颗粒细胞瘤能分泌雌激素。由此可见了解了各个肿瘤特点后，问题就会迎刃而解。

54.【答案】C（14）

【解析】根据患者临床表现首先应考虑附件问题，因此排除子宫病变。输卵管妊娠破裂典型临床表现是停经后出现阴道出血，并且一侧下腹部撕裂样疼痛；急性阑尾炎典型临床表现为转移性右下腹痛，盆腔检查无肿块触及，直肠指检右侧高位压痛；卵巢黄体破裂，常出现在黄体期，无肿块触及，一侧附件压痛明显；卵巢囊肿蒂扭转，盆腔检查可触及卵巢肿块，边缘清晰，尤其是蒂部触痛明显，并且常伴有恶心、呕吐甚至休克。综上所述，结合本例患者临床表现首先考虑最可能的诊断为卵巢肿物蒂扭转。

55.【答案】B（14）

56.【答案】E（14）

扫描二维码查看本题考点更多讲解微视频——15-30子宫脱垂。

57.【答案】A（14）

58.【答案】B（14）

【解析】库肯勃瘤即印戒细胞癌，为体内任何部位的原发癌转移至卵巢而形成的一种特殊性的卵巢转移性腺癌。纤维瘤常伴有腹腔或胸腔积液，手术切除肿瘤后，胸、腹腔积液自行消失。

59.【答案】D（14）

60.【答案】E（14）

61.【答案】C（14）

【解析】患者已婚妇女，有停经史及腹痛，且右下腹最为明显，因此首先考虑输卵管妊娠破裂。其鉴别诊断详见下表。

	输卵管妊娠	流产	急性输卵管炎	急性阑尾炎	黄体破裂	卵巢囊肿蒂扭转
停经	多有	有	无	无	多无	无
腹痛	突然撕裂样剧痛，自下腹一侧开始向全腹扩散	下腹中央阵发性坠痛	两下腹持续性疼痛	持续性疼痛，从上腹部开始经脐周转至右下腹	下腹一侧突发性疼痛	下腹一侧突发性疼痛
阴道出血	量少，暗红色，可有蜕膜组织或管型排出	先量少，后增多，鲜红色，有小血块或绒毛排出	无	无	无或有如月经量出血	无
休克	多有	无	无	无	无或有轻度休克	无
体温	正常有时稍高	正常	升高	升高	正常	稍高

续表

	输卵管妊娠	流产	急性输卵管炎	急性阑尾炎	黄体破裂	卵巢囊肿蒂扭转
盆腔检查	举宫颈时一侧下腹疼痛,宫旁或子宫直肠陷凹有肿块	宫口稍开,子宫增大变软	举宫颈时两侧下腹疼痛,仅在输卵管积液时触及肿块	无肿块,直肠指检右侧高位压痛	无肿块,一侧附件压痛	宫颈举痛,卵巢肿块边缘清晰,蒂部触痛明显
白细胞计数	正常或稍高	正常	增高	增高	正常或稍高	稍高
血红蛋白	下降	正常	正常	正常	下降	正常
后穹隆穿刺	可抽出不凝血液	阴性	可抽出渗出液或脓液	阴性	可抽出血液	阴性
妊娠试验	多为阳性	多为阳性	阴性	阴性	阴性	阴性
超声显像	一侧附件低声区,其内或有妊娠囊	宫内可见妊娠囊	两侧附件低回声区	子宫附件区无异常图像	一侧附件低回声	一侧附件低回声区,边缘清晰,有条索状蒂

输卵管妊娠破裂最简单可靠的辅助检查为阴道后穹隆穿刺,抽出暗红色不凝血液,说明有血腹征存在。治疗首选手术治疗。

62.【答案】A (13)

【解析】根据题意患者小阴唇内侧见多个小菜花状赘生物,因此为明确诊断,首先应进行的辅助检查方法是赘生物活检。

63.【答案】D (13)

【解析】根据患者临床表现首先诊断为子宫脱垂,结合妇科检查可确定为Ⅲ度子宫脱垂。患者51岁,因此目前治疗方法为经阴道子宫全切及阴道前后壁修补。

64.【答案】A (13)

65.【答案】A (13)

66.【答案】C (13)

【解析】根据患者临床表现及妇科检查首先应排除宫颈癌可能。对于早期宫颈癌的诊断采用三阶梯技术,即细胞学检查→阴道镜检查→病理学检查。对本患者宫颈病变首选的检查方法是宫颈细胞学检查,是 CIN 及早期宫颈癌筛查的基本方法,也是诊断的必需步骤。当细胞学检查为不典型鳞状细胞并高危 HPVDNA 检测阳性,或低度鳞状上皮内病变及以上者,应做阴道镜检查,在镜下可直接观察病变部位血管形态和上皮结构,以发现与癌变有关的异型上皮、异型血管,并对可疑部位定位活检,以提高宫颈疾病的确诊率。组织学检查是确诊依据。CINⅢ处理方法是子宫锥形切除术。子宫切除适用于经子宫锥切确诊、年龄较大、无生育要求者。

67.【答案】B (13)

68.【答案】C (13)

【解析】卵巢内胚窦瘤标记物是 AFP。卵巢浆液性囊腺癌属于卵巢上皮性癌,其肿瘤标记物为 CA125。

69.【答案】B (13)

70.【答案】E (13)

【解析】上皮性卵巢癌的治疗首选的化疗方案是以铂类为主的联合化疗:TC(紫杉醇 + 卡铂)、TP(紫杉醇 + 顺铂)、PC(顺铂 + 环磷酰胺)。卵巢恶性生殖细胞肿瘤化疗方案为 BEP(博来霉素 + 依托泊苷 + 顺铂)、BVP(博来霉素 + 长春新碱 + 顺铂)。

第九章 下腹痛(子宫内膜异位症、子宫腺肌病)

1.【答案】B (20)

【解析】子宫腺肌病主要症状为月经改变和进行痛经,表现为月经量过多、经期延长和逐渐加重的进行性痛经,妇科检查可见子宫均匀性增大,但是一般不超过12周妊娠子宫大小。子宫内膜异位症和腺肌病虽然都是内膜异位,但其在组织发生学与临床表现上是有差别的。

2.【答案】E (19)

【解析】根据题意及备选答案,最主要需要鉴别的是子宫黏膜下肌瘤与子宫腺肌病。子宫黏膜下肌瘤主要临床表现为经量增多,经期延长,黏膜下肌瘤位于宫腔内者可使子宫均匀性增大,但痛经不明显。子宫腺肌病可有子宫增大,经量增多,但腺肌病继发性痛经明显,由于子宫内膜及间质侵入至子宫肌层,导致子宫均匀性增大。其典型临床表现为继发性痛经进行性加重,以及子宫均匀性增大。本患者典型表现为渐进性痛经,子宫后倾,子宫增大如8周妊娠大小,球状,质硬,因此首先考虑的诊断为子宫腺肌病。

3.【答案】C(20)

【解析】育龄期女性继发性痛经伴不孕,附件区出现囊性肿物,血清CA125轻度升高,首先考虑为子宫内膜异位症。子宫内膜异位症典型临床表现为继发性痛经进行性加重,同时伴有不孕,最常异位的部位为卵巢,本例卵巢囊肿即为异位的卵巢巧克力囊肿。对于内异症的治疗首先考虑药物治疗,药物主要为激素类,通过对性腺轴各个层面的抑制作用而达到控制症状的作用。药物治疗适用于有慢性盆腔痛、经期痛经症状明显、有生育要求及无卵巢囊肿形成者。当药物治疗症状不能够缓解、局部病变加重或生育功能未能恢复、较大卵巢异位囊肿者,可行手术治疗。手术方式包括保留生育功能手术、保留卵巢功能手术、根治术。针对本患者,痛经、不孕,左附件区包块,因此首先考虑保留生育功能的手术治疗,方法为切除左侧附件肿块。

4.【答案】B(19)

【解析】本患者典型表现为继发性痛经进行性加重,不孕,左附件区囊性肿物,CA125轻度升高,首先考虑为子宫内膜异位症。右侧囊肿为卵巢异位囊肿。内异症的治疗原则是减轻及控制疼痛,治疗不孕和促进生育,减缩或去除病灶,预防及减少复发。期待治疗主要用于无明显症状的轻度患者或近绝经患者。药物治疗用于慢性盆腔痛、痛经症状明显,无生育要求及无卵巢异位囊肿形成的患者。内异症手术适应证为:①卵巢异位囊肿;②盆腔疼痛;③不孕;④生殖系统外内异症。本例患者异位囊肿直径6cm,因此最佳的处理方法是手术。本患者尚未生育,因此首选的是保留生育功能的手术。GnRH-a、避孕药、孕三烯酮均为药物治疗。

5.【答案】C(18)

6.【答案】E(18)

【解析】本题主要考查疾病的鉴别诊断,首先要了解其主要临床表现。输卵管妊娠的典型症状为停经后腹痛与阴道流血;生殖器结核常见临床表现为不孕、月经失调、下腹坠痛及发热、盗汗等结核中毒表现;盆腔炎性疾病常见症状为下腹痛、发热、阴道分泌物增多,患者体质差异较大,轻者无明显异常发现或妇科检查仅发现宫颈举痛或宫体压痛或附件区压痛,严重患者呈急性病容,体温升高,心率加快,下腹部有压痛、反跳痛及肌紧张,甚至出现腹胀、肠鸣音减弱或消失;卵巢上皮

性癌早期常无症状,不易发现,妇科检查盆腔肿块多为双侧,实性或囊实性,表面凹凸不平,不活动,无特异性症状,主要表现为腹胀、腹部肿块及腹水,晚期可出现恶病质征象;子宫内膜异位症典型症状为继发性痛经、进行性加重、不孕、性交不适、月经异常,双合诊可发现子宫后倾固定,直肠子宫陷凹、宫骶韧带或子宫后壁下方可扪及触痛性结节,一侧或双侧附件处触及囊实性包块,活动度差。5题根据题意取环后发热+宫颈举痛+子宫压痛+活动度差,符合盆腔炎性疾病诊断。6题痛经+子宫后倾活动度差+后穹隆触痛结节+附件包块,符合子宫内膜异位症的诊断。

7.【答案】C(17)

【解析】患者典型的临床表现为继发性痛经进行性加重,同时伴有子宫均匀性增大,质硬,有压痛,因此首先考虑为子宫腺肌病。子宫肥大症是指子宫均匀性增大,一般为6周妊娠大小,主要症状为月经过多;子宫肉瘤属于子宫恶性肿瘤,最常见症状为阴道不规则出血,腹痛,腹部包块,晚期出现压迫症状等;子宫肌瘤最常见的症状为经期延长,经量增多。

8.【答案】D(17)

9.【答案】D(17)

【解析】患者出现典型的临床表现为继发性痛经进行性加重,并且子宫左后、右后均出现痛性结节,以及CA125轻度升高,抗子宫内膜抗体(+),因此首先考虑诊断为子宫内膜异位症。鉴别诊断中卵巢恶性肿瘤(C转移性卵巢肿瘤、E卵巢上皮癌),早期无症状,有症状时多表现为持续性腹痛、腹胀,病情发展快,一般情况差,超声检查可见包块为混合性或实性,CA125升高显著,多大于100U/ml;盆腔炎性包块(B)多有盆腔炎病史,疼痛无周期性,同时伴有发热、白细胞升高等炎症表现,抗生素治疗有效。盆腔结核(A)患者多有结核病史及结核临床表现,盆腔检查腹部有柔韧感,子宫两侧触及条索状输卵管或输卵管与卵巢粘连形成大小不等及形状不规则肿块,质硬,表面不平,呈结节状突起。本例内异症患者由于子宫后方包块较大,因此首先进行保留生育功能的手术治疗,术后给予药物治疗缓解症状,药物包括促性腺激素释放激素激动剂(GnRH-a)、达那唑、雌激素、孕激素等。

10.【答案】D(15)

【解析】子宫内膜异位症的典型症状为继发性痛经、进行性加重。

11.【答案】B(15)

【解析】根据患者临床表现痛经,且进行性加重,以及CA125值增高,对诊断子宫腺肌病及子宫内膜异位症没有特异性,需结合妇科检查及各自特征进行鉴别。

子宫内膜异位症典型的体征为：双合诊可发现子宫后倾固定，由于异位部位不同，可在直肠子宫陷凹、宫骶韧带或子宫后壁下方及阴道后穹隆触及痛性结节，一侧或双侧附件区可触及囊实性包块，而子宫腺肌症则是由于子宫内膜及腺体侵及子宫肌层，妇科检查可见子宫呈均匀增大或有局限性结节隆起，质硬有压痛，经期更明显。因此结合本题提供信息，诊断子宫腺肌症可能性比较大。

12.【答案】B（14）

【解析】患者出现继发性痛经，不孕，妇科检查：子宫后位、固定，左附件触及囊性包块，CA125 升高，初步诊断为子宫内膜异位症。内异症的治疗强调个体化，药物治疗适用于慢性盆腔痛，经期痛经症状明显、有生育要求及无卵巢囊肿形成者。保留生育功能手术适用于药物治疗无效、年轻和有生育要求的患者。保留卵巢功能手术适用于中重型异位症、症状明显且无生育要求的 45 岁以下患者。对于本患者有生育要求，并且附件区出现较大囊肿，因此选用治疗方法为手术，且为保留生育功能的手术治疗。

13.【答案】B（14）

【解析】内异症根治性手术适用于 45 岁以上重症患者。

14.【答案】B（14）

【解析】根据患者临床表现及妇科检查可初步诊断为子宫腺肌病。其治疗主要根据患者症状、年龄和生育要求而定。本患者 G_2P_1，且药物治疗无效，其手术治疗方案为全子宫切除术。对于是否切除双附件需结合病情及患者年龄而定。

15.【答案】E（13）

【解析】子宫内膜异位症典型临床表现为继发性痛经，进行性加重。

16.【答案】C（13）

【解析】继发性痛经，进行性加重首先应考虑子宫内膜异位症和子宫腺肌病。子宫腺肌病是有活性的子宫内膜侵入子宫肌层所致，因此表现为子宫均匀性增大，质硬有压痛。本患者人流后出现痛经，进行性加重，结合妇科检查及 B 超结果，初步诊断为子宫腺肌病。子宫肌瘤最常见症状为月经改变，但多无症状。慢性盆腔炎多有盆腔感染史，疼痛无周期性，可伴有炎症表现，抗生素治疗有效。

第十章　不孕和计划生育

1.【答案】E（21）

【解析】阴茎套、阴道隔膜避孕机制主要为阻止精子进入阴道而达到避孕目的；口服避孕药的避孕机制为抑制排卵、改变宫颈黏液性状、改变子宫内膜形态与功能、改变输卵管功能；宫内节育器避孕机制为杀精、毒胚、干扰着床；对于月经规律的女性，排卵通常发生在下次月经前 14 日左右，排卵前后 4～5 天为易受孕期，其余时间均视为安全期。安全期由于受到情绪、疾病、环境变化的影响而变化，因此避孕失败率高，不推荐使用。

2.【答案】C（19）

【解析】本患者为育龄期女性，出现阴道不规则流血，首先应排除妊娠，抽血查 hCG 即可排除。患者带器 10 年，要求取环，但外阴阴道充血，伴异味，说明局部存在炎症。因此目前首先应治疗炎症，且急性炎症期禁止取环，待感染治愈后再取环。取环前应行超声检查以了解环的位置及类型。一般取环时间为月经干净后 3～7 日。

3.【答案】C（19）

【解析】人工流产综合征指手术过程中由于疼痛或局部刺激引起迷走神经兴奋的一系列临床表现，受术者可出现恶心呕吐、面色苍白、心律不齐、头晕、胸闷、大汗淋漓，严重者血压下降、晕厥、抽搐等。根据题目所提供信息，本患者最可能出现的并发症为人工流产综合征。子宫穿孔常表现为术者术中出现无底感，或手术器械进入深度超过原来所测得的深度。羊水栓塞，早期妊娠人工流产过程发生羊水栓塞少见。患者虽有血压降低，但心率缓慢，不能诊断为失血性休克。

4.【答案】B（18）

【解析】含铜宫内节育器的避孕机制：①节育器由于压迫局部产生炎症反应，分泌的炎细胞对胚胎有毒性作用——E 对；②铜离子具有使精子头尾分离的毒性作用，使精子不能获能——C 对；③长期异物刺激导致子宫内膜损伤及慢性炎症反应，产生前列腺素，改变输卵管蠕动，使受精卵运行速度与子宫内膜发育不同步，受精卵着床受阻——D 对；④子宫内膜受压缺血及吞噬细胞的作用，激活纤溶酶原，局部纤溶酶活性增强，致使囊胚溶解吸收；⑤铜离子进入细胞，影响锌酶系统如碱性磷酸酶和碳酸酐酶，阻碍受精卵着床及胚胎发育，并影响糖原代谢、雌激素摄入及 DNA 合成，使内膜细胞代谢受到干扰，使受精卵着床及囊胚发育受到影响——A对。B选项使宫颈黏液稠厚，不利于精子穿透是左炔诺孕酮IUD的避孕作用。故本题答案是B。

5.【答案】E（18）

【解析】近年来随着国家辅助生殖技术的迅猛发展，执业医师考试几乎每年都会考，需了解各种辅助生殖技术的临床应用：①体外受精-胚胎移植技术，指从妇女卵巢内取出卵子，在体外与精子发生受精并培养，再将胚胎移植到宫腔内，俗称"试管婴儿"；临床上适应证为输卵管性不孕症、原因不明的不孕症、子宫内膜异位症、男性因素不育症、排卵异常等。②人工授精，是将精子通过非性交方式注入女性生殖道内，目前临床上用于具备正常发育的卵泡、正常范围的活动精子数目、健全的女性生殖道结构，至少有一条通畅的输卵管的不孕（育）夫妇。③植入前遗传学诊断，应用于X-性连锁疾病的胚胎性别选择，主要解决遗传学疾病风险和染色体异常夫妇的生育问题。④配子输卵管内移植，是将成熟的卵子及活跃的精子，通过腹腔镜或腹部小切口直接放进输卵管的壶腹部，使其在输卵管内受精，然后通过输卵管壁的纤毛运动移行到子宫内着床发育，要求至少有一侧输卵管通畅。⑤胞浆内单精子注射，指将精子直接注射到卵细胞质内，主要用于治疗重度少、弱、畸形精子症的男性不育患者。本题是双侧输卵管堵塞导致的女性不孕患者，A、C选项均要求至少一侧输卵管通畅，可排除；B选项是胚胎植入前的诊断，排除；D选项主要针对男性不育，排除；故答案选E。

6.【答案】E（18）

【解析】本题易错选B；中年女性，经量增多，可排除A；体外排精避孕不可靠，可排除C；紧急避孕药用于事后紧急避孕，排除D；考生会在避孕套和短效避孕药两者之间纠结，本题患者经量多，妇科检查未发现阳性体征，避孕药有减少经量的作用，而避孕套无此作用。故应推荐患者的最佳避孕方法是短效口服避孕药。

7.【答案】A（18）

【解析】人工流产综合征是吸宫术近期并发症，主要由于宫颈和子宫受到机械性刺激引起迷走神经反射所致，并与孕妇精神紧张，不能耐受宫颈扩张、牵拉和过高的负压有关。受术者在人流术中或结束时出现心动过缓、心律失常、血压下降、面色苍白、出汗、头晕、胸闷等症状。题中患者吸宫术中突然出现胸闷头晕、心动过缓、血压下降等症状，符合人工流产综合征的诊断，故选A。羊水栓塞是指分娩过程中羊水突然进入母体血循环引起急性肺栓塞、过敏性休克、弥散性血管内凝血、肾衰竭等严重分娩并发症，排除B；子宫穿孔是手术时突然感到无宫底的感觉，或手术器械进入深度超过

原来所测深度，排除C；题中患者术中突然出现休克症状，无出血来源和腹膜炎体征，排除D、E。

8.【答案】A（17）

【解析】药物流产的禁忌证包括：①有米非司酮禁忌证，如肾上腺及其他内分泌疾病、妊娠期皮肤瘙痒、血液病、血栓栓塞等病史；②有前列腺素药物禁忌证，如心血管疾病、青光眼、哮喘、癫痫、结肠炎等；③其他：过敏体质、带器妊娠、宫外孕、妊娠剧吐、长期服用抗结核、抗癫痫、抗抑郁、抗前列腺素药等。

9.【答案】D（17）

扫描二维码查看本题考点更多讲解微视频——15-22辅助生殖。

10.【答案】A（17）

【解析】对于新婚夫妇首选的避孕方法为复方短效口服避孕药。

11.【答案】D（17）

12.【答案】A（17）

13.【答案】C（17）

【解析】IUD取出时间为月经干净后3~7日；了解黄体功能诊刮的时间应在月经来潮前6小时内；子宫内膜不规则脱落诊刮时间应选在月经期5~6日。

14.【答案】E（16）

【解析】导致女性不孕的因素中输卵管因素和排卵障碍常见，其中输卵管因素导致不孕最常见，占女性不孕因素的1/3。

15.【答案】E（16）

【解析】IUD取出是时间：月经干净后3~7日；带器早期妊娠行人工流产同时取器；带器异位妊娠术前行诊断性刮宫，或在术后出院前取出IUD；出现子宫不规则出血，随时可以取出IUD，同时行诊断性刮宫取病理，以排除内膜病变。

16.【答案】D（16）

【解析】患者婚后8年，5年前曾人工流产，后出现不孕，为继发性不孕，经检查出现的问题是女方输卵管双侧近端阻塞。腹腔镜可用于明确或排除引起不孕的盆腔疾病；人工授精要求具备正常发育的卵泡、正常范围的活动精子数目、健全的女性生殖道结构、至少一条通常的输卵管，不适用于本患者；卵细胞之内单精子注射适用于男性重度少、弱精者、阻塞性无精者和以往的IVF-ET不能正常受精者；体外受精-胚胎移植（IVF-ET）适用于：输卵管性不孕、子宫内膜异位症经药物和手术治疗无效者、免疫性不孕、重度多囊卵巢综合

征、男性因素不孕症等。因此针对本患者的情况，宜采用体外受精－胚胎移植（IVF－ET）技术，辅助生殖。

17.【答案】C（16）

18.【答案】B（16）

【解析】要达到避孕的目的，主要从三方面进行控制：①抑制精子和卵子的产生；②阻止精子和卵子的结合；③通过改变局部环境，不利于精子获能、生存，或不适宜于受精卵着床和发育。安全期避孕（A）主要是指排卵前后 4~5 日为容易受孕的时间，其余时间视为安全期，但是安全期并不安全；IUD（B）适用于育龄妇女无禁忌证者，但未生育者一般不选用宫内节育器；复方短效口服避孕药（C），生育期健康女性均可服用；紧急避孕药（D）属于一种补救避孕方法，由于药物中激素含量大，副作用明显，因此不能替代常规避孕；长效避孕注射剂（E），尤其适用于对口服避孕药有明显胃肠道反应者。本题 24 岁女性，未育，半年之内无生育计划，首选的是复方短效口服避孕药；对于哺乳期妇女首选的避孕方法为安全套，也可选用 IUD，但注意放置宫内节育器时，动作要轻柔，防止损伤子宫，不宜使用雌、孕激素复合避孕药或避孕针以及安全期避孕。

19.【答案】D（15）

【解析】甾体激素避孕机制为抑制排卵、改变宫颈黏液性状，改变子宫内膜形态与功能，改变输卵管的功能。

20.【答案】A（15）

21.【答案】B（15）

【解析】关于避孕方法的选择，首先应该明确各种避孕方法的避孕机制，及其适应证和禁忌证。主要需要掌握的避孕药、宫内节育器的适应证和禁忌证见下表。

比较项目	避孕机制	适应证	禁忌证
口服避孕药	抑制排卵，改变宫颈黏液性状，改变子宫内膜形态与功能，改变输卵管功能	生育年龄的健康妇女均可用	①严重心血管疾病、血栓性疾病不宜应用，如心脏病、高血压、血栓病等；②急、慢性肝炎或肾炎；③恶性肿瘤、癌前病变；④内分泌疾病：如糖尿病、甲亢；⑤哺乳期不宜使用复方口服避孕药；⑥年龄大于 35 岁吸烟妇女服用避孕药，增加心血管疾病发病率，不宜长期服用，严重吸烟者不宜服用；⑦精神病长期服药；⑧有严重偏头痛，反复发作
宫内节育器	杀精、毒胚、干扰着床	凡育龄妇女要求放置宫内节育器而无禁忌证者均可给予放置	①妊娠或可疑妊娠；②生殖道急性炎症；③严重全身性疾患；④生殖器官肿瘤；⑤生殖器官畸形；⑥宫颈内口过松、重度陈旧性宫颈裂伤或子宫脱垂；⑦有铜过敏史；⑧宫腔 <5.5cm 或 >9.0cm；⑨近 3 个月内有月经失调、阴道不规则流血

排卵前后 4~5 日为易受孕期，其余时间视为安全期。但是安全期并不安全。阴茎套可有效阻断精子进入阴道内，达到避孕目的，而且还可以防止性病的传播，但是对于有宫颈糜烂的妇女，阴茎套可加重病情。

22.【答案】D（14）

【解析】不规则阴道流血是放置 IUD 常见副作用，一般不需处理，3~6 个月后逐渐恢复。而本例患者 IUD 放置 10 年，近 3 个月出现不规则出血，并且宫颈无异常，首先考虑内膜病变，处理方法首先应取出 IUD，然后进行内膜诊刮病理检查，作出进一步诊断。

23.【答案】B（14）

【解析】心脏病患者可以妊娠的条件是：心脏病变较轻，心功能Ⅰ~Ⅱ级，既往无心力衰竭史，亦无其他并发症者可以妊娠；不宜妊娠条件为：心脏病变较重、心功能Ⅲ~Ⅳ级、既往有心力衰竭史、有肺动脉高压、右向左分流型先心病、严重心律失常、风湿热活动期、心脏病并发细菌性心内膜炎、急性心肌炎等，妊娠期极易发生心力衰竭，不宜妊娠。本患者既往有过心力衰竭史，并且出现心尖部闻及舒张期杂音，肝肋下可触及，不宜妊娠，需终止妊娠。钳刮术一般适用于妊娠 11~14 周，负压吸引术适用于孕 10 周以内者，本患者妊娠 9 周，因此选择方式为负压吸引术。

24.【答案】D（14）

25.【答案】C（14）

【解析】本患者在人工流术操作过程中出现探不到宫底，提示子宫穿孔，因出血不多其处理应立即停止操作，密切观察病情变化。

26.【答案】B（13）

27.【答案】A（13）

【解析】本题中已婚妇女，身体健康，月经规律，月经量少，要求避孕，宫内节育器是最佳方法。长效口服避孕药含激素量大，副作用较多，现已少用。紧急避孕药是避孕失败的补救措施，不作为常规避孕使用方法。安全期避孕并不安全；体外杀精子剂，失败率较高，不作为首选。宫内节育器避孕机制为杀精、毒胚、干扰着床。

第十八篇 血液系统答案与解析

第一章 贫血性疾病

1.【答案】D（20）

2.【答案】A（20、18）

【解析】本组题考查的是贫血的细胞形态学分类，为经典考点。贫血按照红细胞形态的 MCV、MCH、MCHC 值，分为小细胞、正细胞和大细胞三种（详见下表）。五个选项中，A 为正细胞性贫血，B、C、E 为大细胞贫血，D 为小细胞贫血。"慢性失血所致贫血"又称慢性失血性贫血，是由于长期中度出血所致的小细胞性贫血，常见于慢性胃肠道疾病（消化性溃疡或痔疮等）、泌尿系或妇科的慢性出血性疾病，导致内源性铁来源减少，故最常见的类型是缺铁性贫血。

类型	诊断值	常见疾病
正细胞性贫血	MCV、MCH、MCHC 均在正常范围内	再障、急性失血贫
大细胞性贫血	MCV↑、MCH↑、MCHC 正常	巨幼贫、MDS
小细胞正色素性贫血	MCV↓、MCH↓、MCHC 正常	慢性病贫血
小细胞低色素性贫血	MCV↓、MCH↓、MCHC↓	缺铁贫、铁粒幼贫、海洋贫

3.【答案】E（18）

【解析】贫血按照红细胞形态的 MCV、MCH、MCHC 值，分为小细胞、正细胞和大细胞三种，具体见上表。了解本知识点，即使不晓得"恶性贫血"为何物也能用排除法答对。恶性贫血，是因胃黏膜萎缩和胃液中缺乏内因子，导致维生素 B_{12} 吸收障碍，从而发生的巨幼贫，可见于甲亢、类风关等疾病。

4.【答案】C（15）

【解析】溶血即是指红细胞遭到破坏，病因有红细胞自身异常和外部因素两方面，其中红细胞自身异常所导致的 HA 见下表。

病因		疾病名称
红细胞膜异常	遗传性	遗传性球形细胞增多症
	获得性	阵发性睡眠性血红蛋白尿
红细胞酶缺陷	磷酸戊糖途径	葡萄糖-6-磷酸脱氢酶（G6PD）缺乏症，包括蚕豆病
	无氧糖酵解途径	丙酮酸激酶缺乏症等
血红蛋白异常	珠蛋白肽链结构	不稳定血红蛋白病、镰状细胞贫血
	珠蛋白肽链数量	地中海贫血

扫描二维码查看本题考点更多讲解微视频——16－10贫血。

5.【答案】E（13）

【解析】本例患者贫血、Coombs试验阳性，诊断为温抗体型AIHA（自身免疫性溶血性贫血）；对于AIHA的治疗要点：（1）最重要的治疗是针对原发病的病因治疗；（2）首选治疗是糖皮质激素；（3）脾切除是二线治疗，用于激素治疗无效或效果不佳或有禁忌证时；（4）免疫抑制剂治疗（B、C）为三线治疗，用于激素和脾切除无效或效果不佳或有禁忌证时；（5）输注洗涤红细胞，属于对症支持治疗。

6.【答案】D（16）

【解析】铁的吸收部位，主要在十二指肠及空肠上段，所以胃大部切除术并不影响铁的吸收。铁的吸收状态是二价铁，可以被肠黏膜直接吸收入血（所以补铁治疗药物为硫酸亚铁、葡萄糖酸亚铁、富马酸亚铁等）；而三价铁，必须在酸性环境中，或有还原剂（如维生素C）存在下，还原成二价铁才便于吸收（故D选项正确）。动物食品中的铁以二价铁为主，植物食品以三价铁为主，所以动物食品的铁吸收率高于植物食品。至于大量饮茶，以及进食谷类、乳类等会抑制铁的吸收；进食鱼类、肉类、维生素C等则可加强铁剂的吸收。

7.【答案】D（19）

【解析】缺铁性贫血的临床表现可分为3组：（1）导致缺铁的原发病表现，如消化性溃疡出血、月经过多等；（2）贫血表现，即由于组织缺氧导致的一些症状，如苍白、乏力、头晕、心悸、气短等，此类表现缺乏特异性；（3）组织缺铁表现，是缺铁性贫血的特异性表现，是由于含铁酶和铁依赖酶活性降低而引起的一系列临床表现：①精神行为异常，如烦躁易怒、注意力不集中、异食癖等；②黏膜损害，如口炎、舌炎、舌乳头萎缩、吞咽困难等；③外胚叶组织营养缺乏，如皮肤干燥、毛发无泽、指（趾）甲脆薄易裂，重者呈匙状甲（反甲）等。本题5个备选项中，"心悸、气短"属于贫血的临床表现，其余4个备选项均为组织缺铁表现。

8.【答案】D（15）

【解析】见7题解析。

9.【答案】B（13）

【解析】先分析血常规：（1）Hb 60g/L提示重度贫血，MCV（红细胞体积）＜80fl提示小细胞、MCHC（血红蛋白浓度）＜32%提示低色素性，三项信息合并得出"小细胞低色素性贫血"；（2）网织红明显增高（正常值0.005～0.015），提示骨髓红系代偿性增生，且患者有慢性失血史，基本诊断为缺铁性贫血。但是这并不是本题考查的终点，还需要了解缺铁贫的临床表现：组织缺氧的贫血表现和组织缺铁表现，故选B。其他选项：皮肤瘀斑属于出血，本题患者血小板计数正常，故除外；酱油色尿、巩膜黄染、肝脾肿大均属于溶血表现，故除外。

10.【答案】B（13）

【解析】按照红细胞破坏发生的场所，分为血管内溶血和血管外溶血。血管外溶血由脾脏等单核-巨噬细胞系统破坏红细胞所致，起病较慢，可引起脾大、血清游离胆红素增高，多无血红蛋白尿。而血管内溶血则有血红蛋白尿（急性）或含铁血黄素尿（慢性）。

扫描二维码查看本题考点更多讲解微视频——16－13红细胞的破坏。

11.【答案】B（16）

【解析】根据题干信息，贫血＋黄疸＋脾大＝血管外溶血性贫血，"Rtc 0.14"提示骨髓红系代偿性增生（Rtc正常值为0.005～0.015），再加上SLE的免疫性疾病诊断，故考虑为自身免疫性溶血性贫血（AIHA），特异性检查为Coombs试验（＋）。其他选项：Ham试验，又叫酸溶血试验，是PNH（阵发性睡眠性血红蛋白尿）的特异性试验；尿Rous试验，又叫含铁血黄素试验，阳性则提示慢性血管内溶血，如PNH时可以阳性；红细胞渗透脆性试验，是遗传性球形细胞增多症的特异试验；异丙醇试验见于G6PD缺乏症。

12.【答案】E（16）

扫描二维码查看本题考点更多讲解微视频——16－8巨幼细胞贫血实验室检查。

【解析】巨幼细胞贫血是由于叶酸和维生素B_{12}的缺乏，细胞核内的DNA合成受到影响导致细胞核成熟障碍，但细胞质内的RNA不受影响，所以出现细胞体积大、"核幼浆老"的核质发育不平衡现象。E项的"核老浆幼"见于缺铁性贫血。

13.【答案】E（15）

【解析】根据题干临床表现，初步诊断贫血；再分析血常规："Hb 80g/L↓"提示中度贫血，"MCV 108fl

↑（正常值80~100），MCH 35pg↑（正常值26~32），MCHC 33%（正常值32%~35%）"，提示大细胞、正色素贫血；"网织红细胞0.02↑（正常值0.005~0.015）"提示骨髓骨髓造血活跃。综合以上信息，考虑巨幼贫，故明确诊断需要进行叶酸和维生素 B_{12} 测定。注意巨幼贫时，白细胞和血小板也是减少的。其他选项：尿 Rous 试验（尿含铁血黄素试验）提示慢性血管内溶血（如阵发性睡眠性血红蛋白尿），粪隐血试验提示消化道少量出血，血清铁、铁蛋白测定提示缺铁性贫血，Coombs 试验提示自身免疫性溶血性贫血。

14.【答案】D（20）

【解析】确定有无溶血的外周血检查项目中，"见到破碎红细胞"或"破碎红细胞增多"是直接提示溶血（红细胞破坏）的发生。而网织红细胞增多、见到晚幼红细胞，属于红细胞代偿性增生的检查结果；靶形红细胞增多，是地中海贫血的特点；至于"见到晚幼粒细胞"，属于粒细胞系的问题，与溶血关系不大。

15.【答案】D（15）

【解析】阵发性睡眠性血红蛋白尿（PNH）是由于红细胞膜的获得性缺陷对激活补体异常敏感的慢性血管内溶血，特征性表现是与睡眠有关的、反复发作的血红

蛋白尿。Ham 试验（酸溶血试验）、糖水试验、蛇毒因子溶血试验、尿含铁血黄素试验（Rous 试验）均可呈现阳性，但"流式细胞术"是诊断 PNH 的金标准——用抗 CD55 及 CD59 抗体加入流式细胞仪后，可以与细胞表面 CD55 及 CD59 特异性的结合；而未被 CD55、CD59 结合的细胞即为 PNH 细胞。

16.【答案】B（14）

17.【答案】C（14）

【解析】MCV、MCH 和 MCHC 是红细胞的3个参数：MCV 称为"平均红细胞比容"，表述的是每个红细胞平均体积；MCH 称为"平均血红蛋白量"，表述每个红细胞所含血红蛋白的平均量；MCHC 称为"平均血红蛋白浓度"，表述每升血液平均所含血红蛋白浓度。（1）大细胞贫血时，MCV、MCH 均↑，但 MCHC 正常；巨幼贫属大细胞贫血，故 B 选项符合。（2）小细胞贫血时，MCV、MCH 均↓，但 MCHC 正常；（3）小细胞低色素贫血时，不仅 MCV、MCH 均↓，MCHC 也↓。缺铁性贫血是小细胞低色素贫血，故 C 选项符合。临床判断贫血类型，主要是根据 MCV、MCHC 的变化（因为 MCH 的变化与 MCV 一致），详见下表：

贫血的细胞学分类

类型	MCV（fl）	MCHC（%）	常见疾病
正常细胞性贫血	80~100		再障、溶贫、急性失血性贫血、骨髓病性贫血
大细胞性贫血	>100	32~35	巨幼贫、MDS
小细胞性贫血	<80		慢性病贫血
小细胞低色素性贫血	<80	<32	缺铁性贫血、铁粒幼细胞贫血、珠蛋白生成障碍贫血

18.【答案】C（14）

【解析】缺铁性贫血血清铁降低（<500μg/L）、总铁结合力升高。地中海贫血时珠蛋白生成障碍，血清铁及铁蛋白不降低，总铁结合力正常，骨髓细胞外铁及铁粒幼细胞数不降低；巨幼细胞性贫血是因叶酸和维生素 B_{12} 缺乏引起的大细胞性贫血，血清铁无降低；骨髓增生异常综合征出现病态造血，外周血全血细胞减少。

慢性病贫血时单核巨噬细胞系统对铁的摄取速度增加而使释放到血循环的铁减少，故表现为血清铁蛋白和骨髓细胞外铁增高，而血清铁和骨髓细胞内铁减少，总铁结合力降低。本题患者中度贫血、血清铁降低、RBC、WBC、Plt 正常，可能为缺铁性贫血和慢性病性贫血。慢性病性贫血通常继发于其他系统疾病，如慢性感染、恶性肿瘤等，本例并未继发于其他疾病，故而最有可能的诊断为缺铁性贫血。

19.【答案】D（18）

【解析】首先，根据题干"MCV 122fl"提示大细胞贫血，即可考虑诊断巨幼贫。而 A、B 选项为小细胞贫血，C、E 选项为正细胞贫血，故均可除外。其次，通过本题还要了解的是：Ret 为网织红细胞计数，是反映骨髓红系造血的指标，正常值是 0.005~0.015。Ret 增多表示骨髓红系增生旺盛，常见于溶贫、急性失血、缺铁贫、巨幼贫等；减少表示骨髓造血功能减低，常见于再障、骨髓病性贫血。

20.【答案】E（18、21）

【解析】本题5个选项均可出现全血细胞减少，鉴别的关键点是骨髓细胞的增生程度：除再障外，其余4个选项的骨髓细胞增生程度多为明显活跃或极度活跃，故可除外。

21.【答案】E（16）

【解析】根据题干信息，以出血为主诉，化验见全血细胞减少、网织红细胞减低（正常值0.005~0.015），

故考虑再障的可能。重要的是除外其他诊断：特发性血小板减少性紫癜，多为血小板一系减低，WBC、RBC正常，不符合题意；阵发性睡眠性血红蛋白尿，也可见全血细胞减少，但网织红细胞应代偿性增高，且应有血红蛋白尿、Ham试验和/或Rous试验阳性，才能诊断；MDS（骨髓增生异常综合征）的FAB分型中，难治性贫血（MDS-RA）可出现全血细胞减少，易与再障混淆，其鉴别点是骨髓增生活跃，且有病态造血现象；Evans综合征，是温抗体型AIHA（自身免疫性溶血性贫血），同时伴有血小板减少并能引起紫癜等出血性倾向的一种病症，特点是自身抗体的存在（Coombs试验阳性），导致红细胞以及血小板的破坏过多，而造成溶血性贫血以及血小板减少性紫癜。

22.【答案】C（20、15）

【解析】分析题干信息：贫血、黄疸、脾大是血管外溶血三联征，最特异的信息"Coombs试验（+）"提示为自身免疫性溶血性贫血，且患者既往有风湿性疾病史。网织红细胞正常值为0.005~0.015，该患者"Ret 0.12"，只是提示溶血性贫血后骨髓红系代偿性增生，对具体疾病没有诊断意义。

23.【答案】D（17）

【解析】根据题干信息：贫血+脾大+黄疸，考虑血管外溶血，且Coombs试验阳性，提示为AIHA（自身免疫性溶血性贫血）。关键是本题易被"茶色尿"误导而选择PNH（阵发型睡眠性血红蛋白尿），PNH属于血管内溶血，Ham试验应阳性，也不会出现脾大。

24.【答案】B（19）

【解析】根据本题题干贫血、黄疸、脾大、Coombs试验（+），可以考虑自身免疫性溶血性贫血（AIHA）；根据题干皮肤出血、血小板减少及骨髓活检结果，可以考虑血小板减少性紫癜（ITP）。但是5个备选项均未出现这两个疾病的字眼。因此严格来说，本题有超纲嫌疑；Evans综合征是由于自身抗体的存在，导致红细胞以及血小板的破坏过多，表现为AIHA同时伴有ITP的一种病症。

25.【答案】E（14）

【解析】再生障碍性贫血（AA）为获得性的骨髓造血功能衰竭，由于造血干细胞的数量减少和/或功能障碍，使骨髓造血功能低下，表现为全血细胞减少和贫血、出血、感染综合征。AA患者的红细胞膜并无异常，不会出现溶血，所以酸溶血及糖水溶血试验均为阴性（E选项是错误的）。而PNH（阵发性睡眠性血红蛋白尿）是一种获得性红细胞膜缺陷，红细胞对激活补体异常敏感，导致血管内溶血，临床上表现为与睡眠有关的、间歇发作的慢性血管内溶血和血红蛋白尿，可伴有

全血细胞减少或反复血栓形成。

26.【答案】D（18）

【解析】贫血的治疗原则主要有3点：（1）针对原发病进行病因治疗，是最根本的治疗（符合题干"首要"的要求）。（2）根据发病机制的治疗，即A、B、C、E选项。（3）输血治疗，当Hb<60g/L时输注浓缩红细胞等。

27.【答案】A（14）

【解析】患者轻度贫血，红细胞中心淡染区扩大且有慢性失血史，可诊断为缺铁性贫血；本题问的是最根本的治疗措施即病因治疗，患者因近1年来月经量过多引起的贫血，故应先治疗妇科疾病。

28.【答案】B（20）

【解析】该患者有贫血的实验室检查指标和临床症状，最重要的诊断线索是慢性失血史、血涂片和骨髓象，均是典型的缺铁性贫血诊断要点，故首选的治疗是补充铁剂（铁剂治疗有效也是IDA的诊断要点之一）。

29.【答案】C（17、14）

【解析】缺铁性贫血给予口服铁剂治疗后，外周血网织红细胞最先上升，5~10天达高峰，其后开始下降；2周后，血红蛋白浓度上升，一般2个月左右恢复正常；血红蛋白恢复正常后，继续补铁治疗至少持续4~6个月，待铁蛋白正常后方可停药。

30.【答案】E（20、19）

【解析】患者有慢性失血病史（平素月经量多），出现乏力症状，血常规示血红蛋白浓度降低，考虑缺铁性贫血诊断。口服铁剂后，骨髓造血原料得到补充，外周血的网织红细胞最先上升，5~10天达高峰，其后开始下降；2周后血红蛋白浓度才上升，一般2个月左右恢复正常。

31.【答案】E（13）

【解析】缺铁性贫血的治疗原则是根除病因、补足贮铁，所以补铁治疗应在血红蛋白恢复正常后，再服铁剂4~6个月，待铁蛋白（贮存铁）正常后停药。酸性环境、维生素C、鱼类等会促进铁的吸收（B、D选项错误），而谷类、乳类、茶水等会抑制铁剂的吸收（C选项也错误）。

32.【答案】A（14）

【解析】重型再障的治疗，用抗胸腺细胞球蛋白（ATG）或抗淋巴细胞球蛋白（ALG）15mg/（kg·d）加氢化可的松或地塞米松同时静脉滴注，疗程5天，可通过抑制T淋巴细胞或非特异性自身免疫反应，使造血功能恢复正常，不良反应有超敏反应、血清病以及中性粒细胞和血小板减少引起的感染和出血。

第二章　骨髓增生异常综合征

1.【答案】E（17）

【解析】本题考查 MDS（骨髓增生异常综合征）的

WHO 分型，MDS－RCMD 是难治性血细胞减少伴多系发育障碍，此型已出现原始细胞，但＜5%。详见下表。

MDS 的 WHO 分型及骨髓象特征

WHO 分型		骨髓象特征
难治性血细胞减少伴单系病态造血（RCUD）	难治性贫血（RA）	仅红系出现病态造血
	难治性中性粒细胞减少（RN）	仅中性粒细胞出现病态造血
	难治性血小板减少（RT）	仅巨核系出现病态造血
难治性血细胞减少伴多系发育异常（RCMD）		原始细胞＜5%
环形铁粒幼细胞性贫血（RAS）和 RCMD－RS		伴有环形铁粒幼细胞
难治性贫血伴原始细胞增多（RAEB）	RAEB－Ⅰ	原始细胞 5%～9%
	RAEB－Ⅱ	原始细胞 10%～19%
5q－综合征		仅有 5 号染色体长臂缺失的 RA

2.【答案】A（18）

【解析】MDS（骨髓增生异常综合征）的分型，与急性白血病一样，有两种：FAB 分型（法英美协作组分型）、WHO 分型（世卫组织分型）。（1）FAB 分型：主要根据 MDS 患者外周血和骨髓细胞病态造血，特别是原始细胞比例、环形铁粒幼细胞数、Auer 小体及外周血单核细胞数量，将 MDS 分为 5 型。（2）WHO 分型：除了 FAB 分型的细胞形态学标准外，增加了更为精确的骨髓细胞染色体核型分析。本题易误选 B，骨髓活检只能发现细胞形态学异常。C 选项主要是针对细胞表面的免疫表达，以确定异常细胞的来源。只有 A 选项才是检测细胞染色体的核型分析。

3.【答案】E（21、20）

【解析】骨髓"病态造血"与骨髓增生异常综合征（MDS）基本上是一一对应关系。MDS 是一种起源于造血干细胞，以病态造血、外周血细胞减少、高风险向急性白血病转化为特征的难治性异质性疾病。其骨髓象"病态造血"特点为：（1）红系：过度增生（＞60%），出现环形铁粒幼细胞，或幼红细胞核破裂、核分叶、多核、巨幼样变，胞浆多嗜性及点彩红细胞；（2）粒－单核系：原幼粒细胞比例增高，成熟细胞的胞质嗜碱性、颗粒减少或无、过大或多，核分叶过多或过少或有环形核；（3）巨核系：巨核细胞数量多呈增多或正常，少数病例可减少。主要是巨核细胞形态异常：出现淋巴样小巨核细胞、单圆核小巨核细胞、多个圆核或大单核的巨核细胞。

第三章　白血病

1.【答案】D（21）

2.【答案】D（21）

【解析】脑睾选急淋（中枢神经系统转移、睾丸转移多为急性淋巴细胞白血病）。中枢神经系统白血病（CNSL）和睾丸浸润，是白血病髓外复发的主要根源，可发生在白血病各个时期，但常发生在治疗后缓解期，这是由于化疗药物难以通过血脑屏障、血睾屏障，隐藏

在中枢神经系统或睾丸内的白血病细胞不能被有效杀灭，因而缓解期可能会出现髓外复发。以 ALL 最常见，儿童尤甚；其次为 M_4（急性粒－单核细胞白血病）、M_5（急性单核细胞白血病）和 M_2（急性粒细胞白血病部分分化型）。

3.【答案】B（19）

4.【答案】C（19）

【解析】急性白血病的细胞化学染色，是鉴别其分型的重要手段，考试时只要能记起郭老师口诀中的"过氧要看 3，非特异是 5，氟化钠抑制"（可登陆 www.yihengwangxiao.com 免费观看），可轻松收取 2 分。

5.【答案】B（17）

【解析】APL 即急性早幼粒细胞白血病，又称 M3。白血病常伴有特异的细胞遗传学（染色体核型）和分子生物学改变（如融合基因、基因突变），99% 的 APL 有 t（15；17）（q22；q12），该易位使 15 号染色体上的 PML（早幼粒白血病基因）与 17 号染色体上的 RARA（维 A 酸受体基因）形成 PML - RARA 融合基因，也是其应用全反式维 A 酸及砷剂治疗有效的分子基础。

6.【答案】C（19）

【解析】白血病细胞的免疫表型仍是近年考试的出题点。白血病免疫学积分系统分为髓系、B 系、T 系 3 类，可以归纳为：（1）B 系，表达 CD10、CD19（即 C 选项）、CD20、CD22、CD24；（2）T 系，表达 CD2（即 A 选项）、CD3、CD5、CD7（即 E 选项）、CD8、CD10；（3）髓系，表达 CD13、CD14、CD15、CD33、CD64、CD65、CD117。至于 B 选项的 CD34，属于造血干/祖细胞的表达；D 选项的 CD38，不在本知识点涉及范围，属干扰选项。

7.【答案】D（20）

【解析】本题明显超纲，与血液科医师的临床实践密切相关，非血液专业的并不了解该方面内容。骨髓象主要是观察有核细胞的增生程度，所以需要进行 B、C 选项；A 选项的意义则是观察粒系、红系、巨核系"原始→幼稚→成熟"各阶段的分布情况；巨核细胞应单独计数并描述血小板的分布形态。而 D 选项，是观察到的其他细胞，报告时仅报告"可见退化或破碎细胞"即可，无须计数。

8.【答案】E（17、21）

扫描二维码查看本题考点更多讲解微视频——16 - 6 急性淋巴细胞白血病。

9.【答案】D（18）

【解析】根据题干"原始细胞占 0.80"，除外 M3（骨髓以早幼粒细胞应≥30%，其他细胞则 <70%，且 M3 不表达 CD34）、M4（骨髓中各阶段粒细胞应≥20%）、M6（骨髓中幼红细胞≥50%）；"NSE 染色（+），且不被 NaF 抑制"，除外 M5（郭老师口诀：非特异是 5，氟化钠抑制）。故答案仅剩 M2，骨髓中原始细胞占 30% ~89%。

【知识拓展】CD34 是造血干细胞的主要标志，随着血细胞的成熟逐渐减弱至消失，所以急性白血病除 M3 外，其他分型都表达 CD34。

10.【答案】A（16）

【解析】本例患者骨髓中可见原始细胞超过 30%，且外周血 WBC 升高、贫血，以及胸骨压痛、脾大等体征，考虑急性白血病。至于其具体分型判断：骨髓中见 Auer 小体，且 MPO（过氧化物酶染色）弱阳性，除外急淋（急淋的 MPO 为阴性）；急性红白血病（M6），除了骨髓原始细胞≥30% 外，幼红细胞应≥50%，不符合题意；急性巨核细胞白血病（M7），骨髓中的原始巨核细胞应≥30%，不符合题意；急性早幼粒细胞白血病（M3）骨髓以多颗粒的早幼粒为主，不符合题意。只有急性单核细胞白血病（M5），MPO 为（±），且可见牙龈增生，故选 A 为宜。

11.【答案】D（14）

【解析】骨髓象是诊断急性白血病的主要依据和必要检查。FAB 分型将原始细胞≥骨髓有核细胞的 30% 定义为急性白血病的诊断标准。本题中骨髓原始细胞占 0.65 则提示为急性白血病，且患者胸骨压痛、全身浅表淋巴结肿大，故而为急性淋巴细胞白血病。另外，根据口诀"过氧要看 3，非特异是 5"可轻易排除 A、C。建议考生登录颐恒网校官网 www.yihengwangxiao.com 认真聆听郭雅卿老师的经典授课视频，掌握口诀，此部分将不再是难点。

12.【答案】D（14）

【解析】急性髓细胞白血病（AML）标准诱导缓解方案为 DA（柔红霉素 + 阿糖胞苷），此外还有 HA（三尖杉酯碱 + 阿糖胞苷）。M3 型使用全反维甲酸和/或砷剂治疗。

13.【答案】A（14）

14.【答案】E（14）

【解析】本组题为常识性考点，正好对应郭老师白血病口诀中"3 最易出血，全反维甲酸"、"慢粒染色体，首选马替尼，降白羟基脲"两句（可登陆 www.yihengwangxiao.com 免费观看），可轻松收取 2 分。

15.【答案】A（17）

【解析】本例患者发热、贫血、出血临床表现，加上胸骨压痛阳性，骨髓象原始细胞 90%，考虑诊断急性白血病。急性白血病的 3 个细胞染色：PAS 即糖原染色，阳性提示急淋；MPO 即过氧化物酶染色，阳性提示急粒的 M3；NSE 即非特异性酯酶染色，阳性提示急单。故本例患者考虑为急淋，化疗首选 VDLP 方案。

16.【答案】C（18）

【解析】中枢神经系统白血病的防治，多采用大剂量甲氨蝶呤、阿糖胞苷、糖皮质激素行鞘内注射。其他选项：柔红霉素，是治疗 ALL 的 VDLP 方案、治疗 AML 的 DA 方案中的"D"；长春新碱，是 VDLP 方案中的"V"；左旋门冬酰胺酶是 VDLP 方案中的"L"；全反式维 A 酸，是治疗 M3（APL）的药物。

17.【答案】B（15）

【解析】根据题干贫血、出血、感染症状，全血细胞减少，尤其是骨髓象的原始细胞比例高达 85% 的信息，本病例为急性白血病。难点是根据"过氧化物酶染色（-），非特异性酯酶染色（-）"进行急淋、急粒、急单的判断：过氧化物酶染色（-），除外急粒；非特异性酯酶染色（-），除外急单；故本病例诊断为急性淋巴细胞白血病，化疗方案为 VP、VDP 或 VDLP。而 VAD 方案用于多骨瘤，ABVD 方案用于霍奇金淋巴瘤，DA 方案用于急粒、急单，CHOP 方案用于非霍奇金淋巴瘤。关于如何应用细胞化学染色鉴别各类白血病，请关注网校 www.yihengwangxiao.com《易错题》和冲刺课程。

18.【答案】E（16）

【解析】本题打破了白血病治疗只靠化疗方案的规矩，需要提起注意。本题患者诊断明确后给予化疗，根据用药史和血常规不难判断出目前处于化疗后骨髓抑制期。考查重点是化疗后骨髓抑制期的支持治疗：（1）当 Hb < 60g/L 时，输注浓缩红细胞以纠正贫血——本病例"Hb 75g/L"，故无须输注；当 Plt < 20 × 10^9/L 时，输注浓缩血小板——本病例"Plt 30 × 10^9/L"，故无须输注；当中性粒细胞绝对值 < 0.5 × 10^9/L 时（即"粒缺"），应用促白细胞生成药物，即 G - CSF（粒细胞集落刺激因子）——本病例粒细胞绝对值为：0.14 × 10^9/L（白

细胞计数×粒细胞百分比），属于粒缺状态，故需皮下注射 G - CSF。其他选项：患者目前无高热和咳嗽等感染信息，故无须抗感染治疗；其"牙龈出血"是由于血小板减少，而不是凝血因子缺乏，故无须输注新鲜血浆。

19.【答案】B（20）

20.【答案】E（20）

21.【答案】B（20）

【解析】本组题的解答关键是"PAS 呈块状阳性"：PAS 是骨髓细胞染色的糖原染色，急淋时阳性，呈块状或粗颗粒状；而急粒、急单时，多阴性，即使阳性也不是呈块状，而是呈弥漫性淡红色或细颗粒状。所以该患者考虑诊断急性淋巴细胞白血病，其查体时应注意是否有淋巴结肿大，首选治疗为 VDLP 方案。

22.【答案】C（13）

23.【答案】A（13）

24.【答案】A（13、21）

【解析】患者白细胞显著升高、巨脾、分子生物学检查可见 bcr/abl 融合基因，诊断为慢粒，明确诊断后首选伊马替尼；90% 以上的慢性患者白血病细胞中有 Ph 染色体易位，t（9；22）（q34；q11），9 号染色体长臂上 cabl 原癌基因易位到 22 号染色体长臂的断裂集中区 bcr，形成 bcr/abl 融合基因。

【解题思路】"巨脾是慢粒……慢粒染色体，首选马替尼"——白血病是血液系统中较难掌握的部分，建议考生登录颐恒网校官网 www.yihengwangxiao.com 认真聆听郭雅卿老师的经典授课视频，掌握口诀，此部分将不再是难点。

第四章　淋巴瘤

1.【答案】B（16）

【解析】非霍奇金淋巴瘤（NHL）的分类，从来源分为 B 细胞淋巴瘤和 T/NK 细胞淋巴瘤，2008 年 WHO 分型列出了 9 种常见的淋巴瘤亚型：（1）B 细胞淋巴瘤有 5 个，包括弥漫性大 B 细胞淋巴瘤、边缘区淋巴瘤、滤泡性淋巴瘤、套细胞淋巴瘤、Burkitt 淋巴瘤/白血病；（2）T/NK 细胞淋巴瘤有 4 个，包括血管免疫母细胞性 T 细胞淋巴瘤、外周 T 细胞淋巴瘤、间变性大细胞淋巴瘤、蕈样肉芽肿/Sezary 综合征。故 5 个选项，除 B 选项外，均为 B 细胞淋巴瘤。

2.【答案】A（16）

【解析】NHL 治疗策略的制定，可因其分型属于惰

性淋巴瘤和侵袭性淋巴瘤的不同而不同：（1）惰性淋巴瘤，即低度恶性淋巴瘤，B 细胞惰性 NHL 包括小淋巴细胞淋巴瘤、边缘区淋巴瘤（即 A 选项）和滤泡性淋巴瘤等，T 细胞惰性 NHL 指蕈样肉芽肿/Sezary 综合征，这些类型可选择姑息治疗、生物治疗或 COP、CHOP 方案化疗；（2）侵袭性淋巴瘤的治疗以化疗为主，B 细胞侵袭性 NHL 包括套细胞淋巴瘤（E 选项）、大 B 细胞淋巴瘤（D 选项）和 Burkitt 淋巴瘤（C 选项）等；T 细胞侵袭性 NHL 包括血管免疫母细胞性 T 细胞淋巴瘤、间变性大细胞淋巴瘤（B 选项）和周围性 T 细胞淋巴瘤等。

3.【答案】A（18、17）

【解析】本考点从 2014 年开始考查，除 2015 年未

考外，历年均有考题，只是选项略有差异。所以建议学员牢固记忆此考点：T 细胞来源淋巴瘤常见的有 5 个，即蕈、间、母、皮、曲。

4.【答案】C（17）

【解析】往年考题主要是考淋巴瘤的分期，而今年考的是分期的标准。淋巴瘤分期主要指标是被侵犯的淋巴结区的数目，以及受累的组织或脏器：A 选项可判定骨髓是否受累，B 选项可判定肝脾及深部淋巴结是否受累，D、E 选项同样是观察深部淋巴结；而浅表淋巴结，直接触诊即可，无须行 B 超检查。

5.【答案】A（13、21）

【解析】本例患者颈部淋巴结无痛性肿大，淋巴结活检可见里－斯（R－S）细胞，考虑为霍奇金淋巴瘤。

淋巴瘤的确诊主要是依靠病理组织学检查结果：病理检查中 R－S 细胞是诊断 HL 的必要条件，但不是 HL 所特有，它也可见于传染性单核细胞增多症（本题无此备选项）、结缔组织病、转移性肿瘤、黑色素瘤及病毒性淋巴结炎等。

6.【答案】B（13、20、21）

【解析】本例患者虽然不是淋巴瘤最常见"颈部淋巴结进行性无痛性肿大"为首发症状，但其疾病诊断在题干中已经明确，考查的是淋巴瘤的临床分期、分组。根据网校口诀"肝和骨髓是 4 期"，除外 C、D、E；患者有临床症状（低热、盗汗、体重减轻），故属于 B 组。

7.【答案】B（15）

扫描二维码查看本题考点更多讲解微视频——16－11 淋巴瘤分期。

8.【答案】D（15、19）

【解析】淋巴瘤的确诊主要依靠病理组织学检查：霍奇金淋巴瘤（HL）的必要条件是病理见"R－S 细胞"；非霍奇金淋巴瘤的病理特点是：①无"R－S 细胞"；②淋巴结正常结构消失，被肿瘤组织所取代；③恶性增生的淋巴细胞形态呈异型性，淋巴结包膜被侵犯。本题题干中未提及"R－S 细胞"，故除外 E。其他四个选项均是 NHL 的常见亚型，A、C、D 属于 B 细胞来源，B 选项属于 T 细胞来源。结合免疫组化结果（病理学知识点：CD2、CD3、CD4、CD7、CD8 是 T 细胞及其肿瘤的标志，CD10、CD19、CD20 是 B 细胞及其肿瘤的标志），所以源于 B 细胞的 NHL 90% 表达 CD20（+），排除 B 选项；A、C、D 选项中，弥漫性大 B 细胞淋巴瘤是 NHL 最常见的亚型，再结合题干淋巴活检信息中"弥漫性大细胞浸润"描述，故选 D。

9.【答案】A（19）

【解析】首先要掌握的知识点，是"血管免疫母细胞 T 细胞淋巴瘤"属于侵袭性 NHL；其次，对于侵袭性 NHL，不论分期均应以化疗为主，对于化疗残留肿块、局部巨大肿块或中枢神经系统累及者，可联合局部放疗。本例患者目前"血管免疫母细胞 T 细胞淋巴瘤"诊断明确，局部多发肿块，故首选治疗应为强烈的化疗方案联合局部放疗为宜。

【知识点扩展】常见侵袭性 NHL：（1）B 细胞来源的包括原始 B 淋巴细胞淋巴瘤、原始免疫细胞淋巴瘤、套细胞淋巴瘤、弥漫性大 B 细胞淋巴瘤和 Burkitt 淋巴瘤等；（2）T 细胞来源的包括原始 T 淋巴细胞淋巴瘤、血管免疫母细胞性 T 细胞淋巴瘤、间变性大细胞淋巴瘤和周围性 T 细胞淋巴瘤等。

10.【答案】D（17）

【解析】HL 的 I A 和 II A 期，是病变只累及一个淋巴区或横膈同侧的多个淋巴区，且均未伴随全身症状，其治疗主要是采用扩大照射治疗（故选 D 为宜），膈上用斗篷式，膈下用"Y"字式。对于 I B、II B 和 III～IV 期的 HL，才首选化疗，方案有 MOPP 和 ABVD；若其纵隔有大肿块等，可联合局部放疗。

11.【答案】C（16）

【解析】淋巴瘤或 MDS 的临床分期，是每年必考的重点。但是 2016 年的命题方式转变为临床分期和分组的标准，但是"汤换了，药没换"。淋巴瘤的分组是按照全身症状，要素有三：发热 >38℃ 且 3 天以上（题干信息为"发热 2 周""T 38.7℃"）、6 个月内体重减轻 >10%（题干信息为"2 个月""14kg"）、盗汗（题干无相关信息，故选之）。

12.【答案】A（16）

【解析】淋巴瘤的分期则是先看是否侵犯横膈两侧的淋巴结，再看脾、肝、肺和骨髓是否受累，所以胸、腹部 CT 检查可囊括这些部位。而其余四项，即使出现异常，也不能判断是否被淋巴瘤累及。

13.【答案】B（16、21）

【解析】至于弥漫性大 B 细胞淋巴瘤的化疗方案为 R－CHOP 的理解：CHOP 方案是中高恶度非霍奇金淋巴瘤的标准方案；而"R""抗 CD20 单克隆抗体"，又名"美罗华"，是针对 CD20 + 淋巴瘤的特效靶向制剂，对 CD20 - 的淋巴瘤无效。弥漫性大 B 细胞淋巴瘤就是临床最常见的、来源于 B 细胞、CD20 + 的 NHL，所以 R－CHOP 是其标准化疗方案。其他选项：ABVD、MOPP 是治疗霍奇金淋巴瘤的常用化疗方案，DA 是急粒的标准诱导缓解方案，VDLP 是成人急淋的常用方案（儿童选用 VP 方案即可，缓解率可达 80%～90%；但成人的 VP

方案缓解率较低，约50%，故成人常选择VDLP方案）。

14.【答案】B（14）

【解析】本例患者各处淋巴结无痛性肿大，胸骨无压痛，白细胞、血小板正常可考虑为淋巴瘤。白血病有大量白血病大量增殖聚集；骨髓增生异常综合征骨髓可出现病态造血，外周血血细胞减少；淋巴结炎有局部的红肿压痛，由此进一步确定为淋巴瘤。

15.【答案】E（14）

【解析】血液系统疾病的首选检查，大部分是骨髓检查，但是，唯有淋巴瘤例外，首选淋巴结活检。

16.【答案】A（14）

【解析】本例患者Coombs试验、尿胆原阳性，提示出现自身免疫性溶血性贫血（AIHA常见的继发病因有系统性红斑狼疮、淋巴瘤、溃疡性结肠炎等），因此治疗的首选药物为泼尼松（糖皮质激素）。

第五章 多发性骨髓瘤

1.【答案】D（16）

【解析】多发性骨髓瘤患者，可以根据分泌异常单株免疫球蛋白类型的不同进行分型，临床发病情况多少依次是IgG型、IgA型、轻链型、IgD型、IgM型、IgE型等。

2.【答案】B（16）

【解析】多发性骨髓瘤患者，因M蛋白引起的临床表现主要有5点：（1）感染；（2）高黏滞综合征，以IgA型多见；（3）出血倾向；（4）淀粉样变，以IgD型多见；（5）高钙血症。

3.【答案】C（20，17）

【解析】本题正确解答有两个关键：首先，要根据贫血、骨痛、肾损害、球蛋白增高（100－27＝73，正常值为20～30）和幼浆细胞达45%等信息，考虑诊断为多发性骨髓瘤。多发性骨髓瘤起源于骨髓中的异常浆细胞，其特征为骨髓浆细胞异常增生伴有单克隆免疫球蛋白或轻链（M蛋白）过度生成，常伴有多发性溶骨性损害、高钙血症、贫血、肾脏损害。其次，要掌握活动性（有症状）多发性骨髓瘤的诊断标准有三条：（1）骨髓单克隆浆细胞≥10%和/或组织活检证明有浆细胞瘤；（2）血清和/或尿发现单克隆M蛋白；（3）有骨髓瘤引起的相关表现，如贫血、肾损害、血钙增高等。分析本题的5个选项，其考查目的是选择能发现M蛋白的检查项目，最常用的是血清蛋白电泳，可见一染色浓而密集、单峰突起的M蛋白，而正常免疫球蛋白减少。但"血清蛋白电泳"未出现在备选项中，经过比较5个选项，只有C选项（血尿免疫固定电泳）是可以确定M蛋白的存在并可确定M蛋白的种类，不仅可用于明确诊断，还可以明确分型。至于排除A选项的理由：尿本－周蛋白检测属于尿常规化验项目之一，正常条件下显示阴性；若出现阳性，多见于多发性骨髓瘤、慢性白血病、骨髓瘤有转移时、巨球蛋白血症、肾脏淀粉样变、

慢性肾盂肾炎、恶性淋巴瘤等。其诊断多发性骨髓瘤的特异性不如蛋白电泳发现M蛋白特异性高。

4.【答案】B（18）

【解析】由题干"血清蛋白电泳见M蛋白带""幼稚浆细胞占0.42"信息，提示诊断MM（多发性骨髓瘤）。多发性骨髓瘤（MM）的特征为骨髓浆细胞异常增生伴有单克隆免疫球蛋白或轻链（M蛋白）过度生成。临床表现为贫血、多发性溶骨性损害（骨痛）、高钙血症、肾脏损害、本周蛋白尿等。其他选项中，比较难鉴别的有二：反应性浆细胞增多症，多继发于慢性炎症、伤寒、SLE、肝硬化、转移癌等疾病，骨髓细胞学是成熟的浆细胞增多，不符合题干"幼稚浆细胞占0.42"，可除外；骨转移瘤会造成贫血、骨痛、溶骨改变，但不会出现M蛋白，骨髓检查会发现成堆癌细胞，而不是"幼稚浆细胞"，最重要的是需要查到原发肿瘤的证据才能诊断骨转移瘤，故除外。

5.【答案】A（19）

【解析】患者表现为水肿、蛋白尿、贫血，血生化示白蛋白降低、球蛋白升高。5个备选项，均有肾损害，但是同时导致球蛋白异常升高的疾病，首先考虑多发性骨髓瘤。另外"尿蛋白定量7.6g/24h，尿蛋白分析提示以小分子蛋白为主"提示蛋白尿为溢出性，也支持多发性骨髓瘤的诊断。而其他选项，蛋白尿多为肾小球性或肾小管性，不会出现溢出性蛋白尿。

6.【答案】B（19）

【解析】本题的正确作答，依赖于上一题的正确选择：多发性骨髓瘤属于浆细胞疾病，行骨穿观察骨髓象可发现浆细胞＞15%；由于骨髓瘤细胞分泌大量的异常单株免疫球蛋白，血清和尿液在免疫固定电泳时可见单峰突起的M蛋白。

7.【答案】B（15）

【解析】多发性骨髓瘤是浆细胞（骨髓瘤细胞）克

隆性异常增生的恶性肿瘤，一方面由于骨髓瘤细胞的大量增生导致骨质破坏和影响造血，出现骨痛、骨质疏松或病理性骨折、高钙血症、贫血等临床表现；另一方面，骨髓瘤细胞分泌大量异常单株免疫球蛋白（M 蛋白）而出现易感染、高黏综合征及肾功能不全等。本例患者有重度贫血、骨痛、骨折，血清总蛋白增高（正常值 60 ~ 80g/L）、白蛋白降低（正常值 40 ~ 55g/L）、球蛋白增高（108 - 30 = 78，正常值为 20 ~ 30g/L），肾功能异常（血肌酐正常值 88.4 ~ 176.8μmol/L），再结合骨髓象，可考虑本诊断。但若想明确诊断，尚缺乏一个特异性的血清 M 蛋白测定（不同于血免疫蛋白测定）或尿本 - 周蛋白测定（不同于尿免疫蛋白测定），5 个备选项中无 M 蛋白测定，故选 B。

8.【答案】A（15）

【解析】本题先做肾功能分组，再做临床分期。按照肾功能分组，本病例有肾损害（血肌酐 > 176.8μmol/L），故属于 B 组，除外 B、E 选项。再说临床分期，多

骨瘤的临床分期有两种，以血清 β_2 微球蛋白为标准的称为国际分期（ISS），本病例题干无 β_2 微球蛋白值，故不适用；另一种以 Hb、血钙、尿本 - 周蛋白、骨损害等为指标的称为 Durie 和 Salmon 标准分期，适用于本题："Hb 50g/L"符合Ⅲ期 Hb < 85g/L 的标准，故判断为Ⅲ期 B 组，正确答案为 A。

9.【答案】B（15）

【解析】准确的多骨瘤的分型，需要根据固定免疫电泳结果，按照 M 蛋白的种类进行分型：IgG > 35g/L、IgA > 20g/L、IgD > 2g/L、IgE > 2g/L、IgM > 15 g/L。但本病例无 M 蛋白定量分析，只能进行概率性推断：①本例患者球蛋白量为 78g/L，高出正常值（20 ~ 30g/L）48 ~ 58g/L，比较符合 IgG 型；②临床上多骨瘤的各型由多到少依次是：IgG 型（50%）→IgA 型（15% ~ 20%）→轻链型（15% ~ 20%）→IgD 型（8% ~ 10%），IgE 型、IgM 型和不分泌型罕见；故最可能的选最常见的 IgG 型。

第六章　白细胞减少和粒细胞缺乏症

1.【答案】D（19）

【解析】白细胞减少的发病机制有四：生成减少、破坏过多、分布异常、释放障碍。5 个备选项中，脾功能亢进，可导致中性粒细胞在脾内滞留、破坏增多；类风湿关节炎、系统性红斑狼疮属于自身免疫性疾病，其中性粒细胞与抗粒细胞抗体或抗原抗体复合物结合而被免疫细胞或免疫器官破坏；败血症时，中性粒细胞在血液或炎症部位消耗增多。故 ABCE 均属于粒细胞破坏或消耗的疾病。而巨幼细胞贫血，是由于维生素 B_{12}、叶酸缺乏，骨髓造血细胞分化成熟障碍（核幼浆老），其发病机制属于生成减少。

2.【答案】C（15）

3.【答案】E（13、15、21）

【解析】白细胞减少，是指外周血白细胞计数低于 4.0×10^9/L；粒细胞缺乏症，是指外周血中性粒细胞绝

对计数低于 0.5×10^9/L。

4.【答案】A（17）

5.【答案】C（17）

【解析】中性粒细胞减少的病因有 3 方面：中性粒细胞生成缺陷、破坏或消耗过多、分布异常。A 选项的 Felty 综合征，又称为"关节炎 - 粒细胞减少 - 脾大综合征"，属于免疫机制引起中性粒细胞减少，是由于中性粒细胞与抗粒细胞抗体或抗原抗体复合物结合而被免疫细胞或免疫器官破坏，还见于自身免疫性粒细胞减少、各种自身免疫性疾病（如系统性红斑狼疮、类风湿关节炎）及同种免疫性新生儿中性粒细胞减少。C 选项的假性粒细胞减少，是指中性粒细胞转移至边缘池导致循环池的粒细胞相对减少，但粒细胞总数并不减少，可见于异体蛋白反应、内毒素血症。其他选项，均属于中性粒细胞生成缺陷。

第七章　出血性疾病

1.【答案】D（18）

【解析】血友病为一组遗传性凝血功能障碍的出血性疾病，血友病 A 是凝血因子Ⅷ缺乏，血友病 B 是凝血

因子Ⅸ缺乏，其共同的特征是活性凝血活酶生成障碍，凝血时间延长，终身具有轻微创伤后出血倾向，重症患者可发生"自发性"出血。

2.【答案】A（18）

【解析】肠切除术后肠瘘长期禁食患者，会影响维生素K的吸收，导致维生素K依赖的Ⅱ、Ⅶ、Ⅸ、Ⅹ凝血因子缺乏。

3.【答案】E（16）

扫描二维码查看本题考点更多讲解微视频——16-9凝血因子缺乏。

4.【答案】E（15）

【解析】过敏性紫癜是免疫因素介导的全身血管炎症性疾病，是由于机体对某些致敏物质发生变态反应，导致毛细血管脆性及通透性增加、血液外渗，表现为皮肤紫癜、黏膜及某些器官出血，可同时伴发血管神经性水肿、荨麻疹等其他过敏表现。其血小板计数及功能正常、凝血功能均正常，骨髓增生程度也是正常的。

5.【答案】C（21）

【解析】ITP是免疫介导的血小板过度破坏（血小板寿命缩短）所致的出血性疾病，急性型ITP半数以上发生于儿童，80%以上发病前1~2周有上感史。临床占出血性疾病总数的30%。而骨髓象表现为：巨核细胞总数正常或增加，但巨核细胞成熟障碍，"产板型"巨核细胞显著减少；粒系、红系：基本正常。

6.【答案】B（13）

【解析】血友病是一组因遗传性凝血活酶生成障碍引起的出血性疾病，包括血友病A（FⅧ缺乏）和血友病B（FⅨ缺乏）。凝血活酶生成纠正试验主要用于检查内源性凝血系统有无障碍，当凝血活酶生成试验结果大于15秒时，用正常人硫酸钡吸附血浆和正常人血清，来纠正患者的简易凝血活酶生成不良。如用含有因子Ⅶ、Ⅷ、Ⅺ的正常吸附血浆，或含有因子Ⅸ、Ⅺ、Ⅻ的正常血清，或含有因子Ⅺ、Ⅻ的正常吸附血浆及正常新鲜血浆作纠正试验，以判断缺乏的是什么凝血因子。当加入正常人硫酸钡吸附血浆，使患者简易凝血活酶得以纠正者，提示因子Ⅷ缺乏，见于血友病A。当加入正常人血清，使患者简易凝血活酶生成得以纠正者，则表示因子Ⅸ缺乏，见于血友病B。

7.【答案】C（13）

【解析】D-二聚体是交联纤维蛋白降解的特异性分子标志物，即只有在血栓形成后才会在血浆增高。D-二聚体增高见于深静脉血栓形成、肺梗死、心肌梗死、脑梗死等血栓性疾病。DIC患者的血浆D-二聚体显著增高，而原发性纤溶亢进患者正常，故D-二聚体检测常用于两者的鉴别。

8.【答案】D（14）

【解析】APTT即激活的部分凝血活酶时间，为内源性凝血系统的筛选试验之一。当抗凝物质增多时，APTT延长，所以APTT是肝素抗凝治疗的一项重要监测指标。其他选项：血小板计数，与凝血功能关系不大；3P试验（血浆鱼精蛋白副凝固试验）是诊断DIC筛选试验之一；出血时间（BT）的特异性差，血小板异常、血管异常、凝血机制异常均可导致BT变化；纤维蛋白原定量，一是辅助诊断先天性或后天性纤维蛋白原缺乏，二是用于溶栓治疗、蛇毒治疗（如用抗栓酶、去纤酶）的监测。

9.【答案】B（18）

【解析】维生素K依赖性凝血因子为Ⅱ、Ⅶ、Ⅸ、Ⅹ，其中凝血因子Ⅱ和Ⅹ属于凝血过程的共同途径阶段，所以维生素K缺乏时，内源性和外源性凝血途径均出现异常，检验见PT（外源性凝血途径的筛选试验）、APTT（内源性凝血途径的筛选试验）均延长，CT（凝血时间）也会延长。而INR（国际标准化比值），是用所测PT秒数除以正常PT秒数，所以当PT升高时，INR值也升高。至于FDP，是纤溶亢进的指标，是纤维蛋白或纤维蛋白原（凝血因子Ⅰ）被纤溶酶分解后的降解产物的总称，与维生素K无关。

10.【答案】A（16）

【解析】出血性疾病时，D-二聚体测定是纤溶异常的检查项目之一，主要反映纤维蛋白溶解功能，只要机体血管内有活化的血栓形成及纤维溶解活动，D-二聚体就会升高，即只有在血栓后才会在血浆中增高。所以DIC高凝期后继发纤溶亢进时，D-二聚体显著增高；心肌梗死、脑梗死、肺栓塞、静脉血栓形成等血栓性疾病发病后，均可出现D-二聚体升高，溶栓治疗时增高更明显，血栓完全溶解后降至正常。而原发性纤溶亢进是在无异常凝血的情况下，由于纤溶系统活性异常增强，导致纤维蛋白过早、过度破坏和/或纤维蛋白原等凝血因子大量降解并引起出血的疾病；由于没有血栓形成的因素，没有病理性凝血酶的生成，所以3P试验、D-二聚体测定均正常。

11.【答案】B（21）

【解析】过敏性紫癜是一种常见的血管变态反应性疾病。临床表现多样，多有皮肤的出血性紫癜（单纯型）、腹痛（腹型）、关节肿痛（关节型）及血尿、蛋白尿等肾损伤（肾型）表现。本题题干信息包括下肢对称性出血点、腹痛，同时有血尿，故考虑为过敏性紫癜肾炎（混合型）。其他选项：肾血管畸形、肾绞痛、急性肾盂肾炎、肾下垂均不会同时引起腹痛、出血及肾脏病变，故除外。

12.【答案】A（14）

【解析】患者有出血的表现，血小板计数减少（<100×10^9/L）、巨核细胞数量增高、产板型巨核细胞减少（巨核细胞发育成熟障碍，幼稚型增加，以急性型更明显，产板型巨核细胞减少），故而诊断为特发性血小板减少性紫癜。

13.【答案】C（14）

【解析】DIC与重症肝炎的鉴别要点见下表。

	DIC	重症肝炎
循环衰竭	早、多见	晚、少见
黄疸	轻、少见	重、极常见
肾功能损伤	早、多见	晚、少见
红细胞破坏	多见	罕见
FⅧ：C	降低	正常
D-二聚体	增加	正常或轻度增加

扫描二维码查看本题考点更多讲解微视频——16-12 DIC与肝炎鉴别要点。

14.【答案】D（14）

【解析】人体正常的止血机制包括：血管因素、血小板因素、凝血因素。血小板因素：当血管受损时，血小板参与止血的作用是：①血小板膜糖蛋白Ⅰb（GPⅠb）使血小板黏附，GPⅡb和GPⅢa可使血小板聚集，形成血小板血栓，从而暂时止血；②聚集后的血小板活化，分泌和释放血栓烷A2促进血管收缩和血小板聚集，分泌和释放5羟色胺促进血管收缩，产生血小板第3因子参与凝血。

15.【答案】D（19）

【解析】根据题干青少年、呼吸道感染前驱病史、双下肢对称性紫癜，血小板计数正常，考虑诊断过敏性紫癜；伴有腹痛、便血、关节痛，故属于混合型。血小板计数正常，除外A选项；凝血时间正常，除外E选

项；无胸骨压痛、1~3系血细胞减少、血涂片和骨髓涂片原始细胞等信息，除外C选项的急性白血病；而血小板无力症，属于常染色体隐性遗传性疾病，多自幼就有出血症状，也与本题信息不符。

16.【答案】E（19）

【解析】本题的正确作答，取决于上一题：若考虑为过敏性紫癜，毛细血管脆性试验会呈阳性，其他选项的检查项目多无异常。若误选"免疫性血小板减少症"，骨髓细胞学检查会出现异常；误选"血小板无力症"，则血小板聚集试验异常；误选"急性白血病"，则骨髓细胞学检查、骨髓细胞染色体检查会出现异常；若误选"血友病"，则APTT（A选项）会出现异常。

17.【答案】A（19）

【解析】过敏性紫癜属于免疫因素介导的全身血管炎症性疾病，是由于机体对某些致敏物质发生变态反应，导致毛细血管脆性及通透性增加、血液外渗等表现，所以治疗首选激素。

18.【答案】B（17）

【解析】过敏性紫癜临床表现分为5型：单纯型、腹型（Henoch型）、关节型（Schonlein型）、肾型和混合型。本例患者紫癜伴腹痛，无关节疼痛、无尿异常，故属于腹型，即Henoch型。

19.【答案】C（17）

【解析】过敏性紫癜属于全身血管炎症性疾病。腹型则是消化道黏膜及腹膜脏层毛细血管受累，除产生腹部阵发性绞痛外，消化道也会出现出血，表现为粪常规发现红细胞、潜血阳性。其他选项：A选项见于关节型，B选项则5型均可阳性，E选项见于肾型，D选项属于混合型（紫癜+腹型+肾型）。

20.【答案】A（17）

【解析】紫癜属于出血性疾病，若应用低分子肝素，会加重出血。其他选项：泼尼松属于糖皮质激素，具有抑制抗原-抗体反应、减轻炎症渗出、改善血管通透性等作用，是过敏性紫癜的首选治疗；维生素C、芦丁片，可以改善毛细血管的通透性；山莨菪碱属于抗胆碱药，用以解除胃肠道平滑肌痉挛，缓解腹痛。

第十九篇 内分泌系统答案与解析

第一章 内分泌代谢性疾病诊疗概述

1.【答案】B (21)

【解析】胰岛素对三大物质的作用表现为：促进脂肪合成，抑制脂肪分解；促进糖原的合成和贮存，抑制糖原分解和糖异生；促进蛋白质的合成，抑制蛋白质的分解。胰岛素还可促进细胞摄取葡萄糖，当血糖升高促进胰岛素分泌时，全身各个组织会加速摄取和储存葡萄糖，尤其加速肝细胞和肌细胞摄取葡萄糖，促进肝糖原和肌糖原合成。糖尿病病人使用胰岛素出现作用减弱，机体代谢障碍，主要表现为胰岛素抵抗。胰岛素抵抗是指机体的胰岛素靶组织（肝脏、骨骼肌及脂肪组织）对胰岛素的敏感性下降，导致胰岛素介导的葡萄糖利用减少。葡萄糖不能有效进入靶细胞，导致三大物质合成减少，肌糖原、肝糖原合成减少。由于葡萄糖的循环浓度升高，刺激胰岛 β 细胞产生更多的胰岛素。代偿性高胰岛素血症可使血糖维持在正常水平。随着 β 细胞功能的衰竭，其生成的胰岛素不足以代偿高血糖时即表现为临床糖尿病。

2.【答案】A (20)

【解析】激素功能试验包括兴奋试验和抑制试验。兴奋试验目的为检测内分泌腺的激素储备量；抑制试验目的是检测内分泌腺合成和释放激素的自主性。本例怀疑腺体功能低下，无须做功能抑制试验。

3.【答案】B (18)

【解析】内分泌腺功能减退的原因有：①内分泌腺被破坏，如肿瘤、炎症、出血、梗死、手术等；②内分泌腺先天发育障碍；③激素合成障碍；④激素不能正常发挥效应；⑤激素代谢异常；⑥医源性内分泌异常，如药物、放疗等。而增生可导致内分泌腺功能亢进。

4.【答案】A (16)

5.【答案】B (16)

【解析】本题属于内分泌的基础性考题。下丘脑产生的激素包括：促甲状腺激素释放激素（TRH）、促肾上腺皮激素释放激素（CRH）、促性腺激素释放激素

（GnRH）、生长激素释放激素（GHRH）、生长激素释放抑制激素（GHIH）、泌乳素释放因子（PRF）、泌乳素释放抑制因子（PIF）、黑色素细胞刺激素释放因子（MRF）和黑色素细胞刺激素抑制因子（MIF）。垂体前叶也叫腺垂体，产生的激素包括促甲状腺激素（TSH）、促肾上腺皮质激素（ACTH）、促性腺激素（FSH、LH）、生长激素（GH）、泌乳素（PRL）、黑色素细胞刺激素（MSH）。垂体后叶也叫神经垂体，储存来自下丘脑视上核和室旁核分泌的血管加压素（VP）也称为抗利尿激素（ADH）和催产素（OT）。

6.【答案】E (15)

【解析】下丘脑产生的激素包括 9 种：促甲状腺激素释放激素（TRH）、促性腺激素释放激素（GnRH）、促肾上腺皮质激素释放激素（CRH）、生长激素释放激素（GHRH）、生长激素抑制激素（GHIH）、催乳素释放因子（PRF）、催乳素抑制因子（PIF）、血管加压素（VP）和催产素（OT）。泌乳素（A）、促肾上腺皮质激素（B）、生长激素（D）均为垂体产生的激素。而血管紧张素的前体是由肝脏合成的一种血清球蛋白。

7.【答案】A (15)

8.【答案】B (15)

【解析】TSH 为促甲状腺激素；ACTH 为促肾上腺皮质激素；LH 为黄体生成素；FSH 为卵泡刺激素；GH 为生长激素。

9.【答案】C (13)

【解析】放射治疗是利用射线破坏引起功能亢进的内分泌肿瘤和内分泌组织。肾上腺皮质功能减退症（A）是由于双侧肾上腺的大部分被毁损所致，治疗需终生糖皮质激素替代；原发性甲状旁腺功能亢进症（B）是由于甲状旁腺瘤、增生及腺瘤分泌过多的甲状旁腺所致，治疗主要采用手术治疗；原发性甲状腺功能亢进症（C）是指各种原因导致血循环中甲状腺素水平过多引起的一系列临床综合征，其治疗包括抗甲状腺药物治疗、

核素¹³¹I治疗、手术治疗等，其中核素¹³¹I治疗则是利用甲状腺浓集碘的特性，通过释放β射线，破坏甲状腺组织细胞，从而达到治疗甲亢的目的；原发性甲状腺功能减退症（D）是由各种原因引起的甲状腺素合成、分泌或作用障碍所致的内分泌疾病，其治疗主要是激素替代；特发性中枢性尿崩症（E）是由于抗利尿激素缺乏而引起的临床症状，治疗主要是给予激素替代。

10.【答案】B（13）

11.【答案】D（13）

【解析】垂体前叶也叫腺垂体，产生的激素包括促甲状腺激素（TSH）、促肾上腺皮质激素（ACTH）、促性腺激素（FSH、LH）、生长激素（GH）、泌乳素（PRL）、黑色素细胞刺激素（MSH）。垂体后叶也叫神经垂体，储存来自下丘脑视上核和室旁核分泌的血管加压素（VP）或抗利尿激素（ADH）和催产素（OT）。

第二章　下丘脑－垂体疾病

1.【答案】D（20）

【解析】中枢性尿崩症是由于抗利尿激素缺乏，从而使受抗利尿激素调节的肾小管和集合管对水的通透性降低，尿液的回收和浓缩障碍，导致机体排出大量低渗、低比重尿，病人同时出现烦渴、多饮等表现。肾性尿崩是由于肾脏本身病变导致尿液浓缩障碍，而出现大量排尿。因此鉴别可用加压素试验（抗利尿激素也称为垂体加压素）。皮下注射加压素后，出现尿量减少、尿渗透压升高，即为中枢性尿崩症；若无明显改善则为肾性尿崩。禁水试验用于鉴别是否为尿崩症。

2.【答案】B（20）

【解析】中枢性尿崩症是由于抗利尿激素的缺乏引起，因此治疗给予激素替代，首选去氨加压素。

3.【答案】D（20）

4.【答案】A（20）

【解析】年轻女性患者，产后无乳、闭经，结合查体结果首先考虑为腺垂体功能减退所致的席汉综合征。但目前出现昏迷，进一步诊断为垂体危象。严重的腺垂体功能减退者，在应激情况下，使腺垂体功能减退病情急骤加重，出现垂体危象。其中席汉综合征最容易发生垂体危象。对于垂体危象的治疗主要是：①纠正低血糖，立即给予50%葡萄糖溶液40～80ml静脉注射，之后给予5%葡萄糖氯化钠溶液持续静脉滴注，纠正低血糖同时纠正失水；②补充肾上腺皮质激素；③纠正水、电解质紊乱；④纠正休克；⑤去除和治疗诱因。垂体危象发生主要是应激状态下激素严重缺乏，尤其是肾上腺糖皮质激素和甲状腺激素缺乏，因此目前紧急治疗措施为补充糖皮质激素。

5.【答案】B（19）

6.【答案】D（19）

【解析】根据题意本患者出现甲状腺功能减退、肾上腺皮质功能减退，结合选项首先应考虑的诊断为腺垂体功能减退。肾上腺肿瘤不会引起甲状腺功能低下，甲状腺癌不会出现肾上腺皮质功能减退。艾迪生病是指原发性慢性肾上腺皮质功能减退症，引起皮质醇和醛固酮分泌减少，不会出现甲状腺功能减退表现。库欣病是肾上腺皮质长期过量分泌皮质醇引起的综合征。垂体肿瘤是引起腺垂体功能减退最常见的原因，腺垂体功能减退主要表现在靶腺功能减退，最早出现的是性腺功能减退，出现甲状腺和肾上腺皮质功能减退时说明病情比较严重。本患者"T₃、T₄、TSH降低，血ACTH、皮质醇降低"为甲状腺和肾上腺皮质功能减退的表现，出现"视力明显减退，视野缺损"为肿瘤压迫症状。进一步的检查为垂体MRI以了解病变占位情况。

7.【答案】D（18）

【解析】本患者Sheehan综合征15年，根据症状和体征，诊断垂体危象不难。本题主要考查垂体危象的抢救。9版教材中指出具体抢救措施包括：纠正低血糖，补充肾上腺皮质激素，纠正休克和水、电解质紊乱，去除和治疗病因。本题容易错选B和C选项。首先来看B选项。低血糖昏迷是垂体危象中最为常见的昏迷类型，给予高渗糖主要用于防止低血糖的发生，本例患者血糖3.3mmol/L，血糖偏低，尚可。另外，依照15版《实用内科学》的观点：大剂量糖皮质激素是治疗垂体危象的首要治疗，因此目前最有效的治疗为给予糖皮质激素。

再来看选项C，本患者"BP 82/40mmHg，神志淡漠"，已经出现休克表现，一般情况下对于休克的处理是迅速扩容的同时给予升压药物。必须明确，垂体危象患者的休克原因主要是低血糖和血容量不足，但根本原因还是激素分泌不足所致，同时对于腺垂体危象的患者抢救过程中，在经补液、补充糖皮质激素及纠正水电解质紊乱后，休克基本可以得到纠正，无需用升压药物，若经上述治疗血压恢复不满意，再考虑使用升压药物。

垂体危象的发生是在腺垂体功能不全的基础上，在各种诱因如：感染、创伤、饥饿、寒冷、手术、外伤、麻醉等诱发下，病情进一步恶化而导致危象的发生。其根本原因是腺垂体激素不足，而低血糖及休克的出现均由于糖皮质激素不足所致。垂体危象需要解决的根本问题为急需解除急性肾上腺功能减退危象，因此抢救最有效的治疗措施为补充足量的糖皮质激素。同时 15 版《实用内科学》给出的垂体危象的抢救措施中明确指出：大剂量糖皮质激素为首要治疗，其次为纠正低血糖、扩容、诱因治疗等对症治疗。因此本题最佳答案为：静脉给予糖皮质激素。至于给药途径方面，从广义的静脉注射的定义看，包括推注和滴注。因此本题给药途径是没有问题的。

8.【答案】C（17）

【解析】希恩综合征是由于产后大出血休克，导致垂体尤其是腺垂体缺血坏死，引起腺垂体功能低下而出现的一系列症状：闭经、无泌乳、性欲减退、毛发脱落、第二性征衰退、生殖器官萎缩，以及肾上腺皮质、甲状腺功能减退等。反映性腺功能的激素为 FSH、LH，若 LH/FSH≥2（A），考虑多囊卵巢综合征；若 PRL 正常，FSH > 40U/L（B），提示卵巢功能障碍；若 FSH、LH 均 < 5U/L（C），提示下丘脑 – 垂体功能障碍；若 PRL > 25μg/L（D），提示高泌乳素血症；LH、FSH 均 > 10U/L（E），多考虑卵巢病变。

9.【答案】E（17）

【解析】女性患者典型表现为闭经、溢乳，首先考虑为闭经 – 溢乳综合征，其主要病因为泌乳素瘤，由 PRL 分泌过多引起。

10.【答案】A（17）

【解析】对于巨大生长激素瘤手术治疗是首选治疗手段，手术的方法是经鼻 – 蝶窦途径。

11.【答案】E（17）

【解析】泌乳素瘤的治疗可选择手术、放疗、药物，其中以多巴胺激动剂治疗为首选，常用药物为溴隐亭。

12.【答案】E（18）

13.【答案】C（18）

【解析】本题可以归结到诊断的内容，考查一般检查。苦笑面容见于破伤风；黏液性水肿面容见于甲状腺功能减退症；满月脸见于库欣综合征或者长期使用糖皮质激素者；惊恐面容见于甲亢患者；丑陋面容见于肢端肥大症。

14.【答案】D（17）

扫描二维码查看本题考点更多讲解微视频——17 – 9 肢端肥大症。

15.【答案】C（16）

16.【答案】C（16）

扫描二维码查看本题考点更多讲解微视频——17 – 11 腺垂体功能减退症。

17.【答案】B（15）

【解析】结合患者的临床表现，典型的实验室检查：泌乳素增高，MRI 发现蝶鞍部占位，初步诊断为泌乳素瘤。其治疗可选择手术、放疗、药物，而以多巴胺激动剂类药物为首选，其中多巴胺激动剂溴隐亭治疗适合 90% 的患者，可降低血 PRL 水平，减少泌乳，缩小肿瘤体积等。

18.【答案】E（14）

【解析】PRL 分泌过多的女性典型临床表现是闭经 – 泌乳综合征，表现为月经稀少、大多数闭经、不育、持续触发泌乳、性欲减退、体重增加，可有糖耐量减低，病程长久者骨质疏松。本例患者月经稀发，近 2 年闭经，体重增加，双乳有触发泌乳，考虑诊断为垂体泌乳素瘤。

根据选项需与卵巢早衰相鉴别。卵巢早衰会出现月经量减少甚至闭经，但不会出现泌乳；希恩综合征有产后大出血史，是由于出血导致垂体缺血坏死而出现的垂体功能减退表现；腺垂体功能减退最早影响的是性腺功能，不会出现泌乳；多囊卵巢综合征是一组以持续无排卵、高雄激素和高胰岛素血症和胰岛素抵抗为特征的内分泌疾病。

19.【答案】A（14）

【解析】患者有蝶鞍区放疗史，患者性腺功能减低：性欲减退、阴毛、腋毛稀疏、睾丸小；肾上腺功能减退表现：多次低血压、低血钠，血、尿渗透压降低，因此，可诊断为腺垂体功能减退症。本病主要与原发性肾上腺皮质功能减退症及原发性甲减相鉴别。原发性肾上腺皮质功能减退症，由于肾上腺皮质全层受损，可出现皮质醇缺乏和醛固酮缺乏引起的多系统症状和代谢紊乱。原发性甲减，由于甲状腺激素减少所引起的全身及多系统功能异常。

20.【答案】E（14）

【解析】本患者继发性闭经并溢乳，且 PRL 升高，结合 MRI 结果，本题很容易诊断为泌乳素瘤，对此病可选择的治疗方法有手术、放疗、药物，而以多巴胺激动剂药物治疗为首选。多巴胺激动剂溴隐亭治疗适合于 90% 的患者，不论 PRL 微腺瘤还是大腺瘤，可降低血 PRL 水平、减少泌乳、缩小肿瘤体积，尤其是大腺瘤往往缩小更明显，可恢复月经和生育。

21.【答案】A（13）

【解析】无功能垂体腺瘤不分泌具有生物活性的激素，但可合成和分泌糖蛋白激素的 α 亚单位，可作为肿瘤标记物。

22.【答案】A（13）

【解析】女性患者出现闭经、溢乳表现首先应考虑为 PRL 分泌过多所致的闭经－泌乳综合征，因此首选检测指标为泌乳素（PRL）。

23.【答案】D（13）

【解析】根据患者磁共振结果首先考虑垂体肿瘤，因此激素检查首先应检查垂体产生的激素，泌乳素、生长激素、促肾上腺皮质激素、促甲状腺激素均为垂体产生的激素，而血管加压素是下丘脑视上核和室旁核合成的储存于神经垂体的激素，因此对本病诊断无帮助。另外女性患者出现闭经、溢乳表现，结合垂体肿瘤，首先应考虑的疾病为泌乳素瘤。

第三章　甲状腺疾病、甲状旁腺功能亢进

1.【答案】E（21）

2.【答案】D（21）

【解析】单纯性甲状腺是指非炎症、肺肿瘤引起的甲状腺肿大，不伴有甲状腺功能异常，因此甲功表现为 T_3 正常，T_4 正常，TSH 正常；甲状腺功能减退症是由于各种原因引起甲状腺激素合成、分泌或作用障碍的内分泌疾病，主要表现为甲状腺激素缺乏的症候群，甲功表现为 T_3 降低，T_4 减低，TSH 增高。

3.【答案】E（20）

【解析】术后甲状腺危象的发生多由于术前准备不够、甲亢症状未能很好的控制及手术应激有关。

4.【答案】C（20）

【解析】神经垂体主要是贮存来自下丘脑的抗利尿激素和催产素；甲状旁腺分泌甲状旁腺素；甲状腺滤泡旁细胞分泌降钙素；甲状腺滤泡上皮细胞分泌甲状腺素；腺垂体可分泌促甲状腺激素、促肾上腺皮质激素、促性腺激素、生长激素、泌乳素及黑色素细胞刺激素等。

5.【答案】D（20）

【解析】甲状腺激素对于三大物质代谢影响为：对于蛋白质合成和代谢存在双相调节作用，生理状态下促进结构蛋白和功能蛋白的合成，分泌过多可以促进蛋白质的分解；对于脂肪的合成和分解均有调节作用，但是促分解作用＞促合成作用；对于糖具有升高血糖的作用。

6.【答案】E（20）

【解析】Graves 病的诊断是在甲亢诊断的基础上＋甲状腺弥漫性肿大＋甲亢眼征＋胫前黏液性水肿＋TRAb、TPOAb 阳性。因此诊断 Graves 病最有价值的体征为甲状腺弥漫性肿大，甲状腺上下极触及震颤、闻及血管杂音。

7.【答案】C（17、20）

【解析】甲状腺肿瘤中髓样癌来源于甲状腺滤泡旁细胞，可以产生降钙素。降钙素升高是诊断甲状腺髓样癌的指标之一。

8.【答案】E（20）

【解析】甲状腺内单个结节、质地硬、无痛、表面不平是各型癌的共同表现。结合超声结果首先考虑为甲状腺癌。

本例降钙素轻度升高，进一步诊断为甲状腺髓样癌，因髓样癌来源甲状腺滤泡旁细胞。单纯性甲状腺肿，甲功正常，甲状腺多为弥漫性对称性肿大。

9.【答案】B（20）

【解析】本题甲状腺肿大，无结节，并且甲状腺功能正常，因此首先考虑为单纯性甲状腺肿。甲亢时甲功表现为 T_3、T_4 升高，TSH 降低；单纯性甲状腺肿，仅表现为甲状腺不同程度弥漫性肿大，甲功是正常的；桥本甲状腺炎甲功可表现为正常，甲状腺呈弥漫性肿大，特别是伴峡部锥体叶肿大，同时 TPOAb 和 TgAb 显著升高；甲减时甲功表现为 T_3、T_4 降低，TSH 升高；亚急炎有全身症状，甲状腺突然肿大和疼痛，T_3、T_4 升高，摄碘率反而降低。

10.【答案】E（20）

11.【答案】C（20）

12.【答案】A（20）

【解析】①青年男性患者，甲亢诊断明确，因饮酒出现双下肢不能活动，首先考虑为甲亢性周期性瘫痪，其发生主要原因为低钾，因此为明确诊断，应首先测定血钾浓度。②针对低钾紧急处理措施为静脉补钾。③甲亢性周期性瘫痪为自限性疾病，甲亢控制后周期性瘫痪在 2~3 个月内可以自愈，因此控制甲亢是治疗的关键。甲亢治疗首选抗甲状腺药物治疗。

13.【答案】D (19)

【解析】甲状腺激素不足时，蛋白质合成减少，组织间黏蛋白沉积，可结合大量阳离子和水分子，引起黏液性水肿。单纯性甲状腺肿主要病因为缺碘，导致甲状腺激素合成原料不足，导致甲状腺代偿性增大，甲状腺功能正常。当生长激素分泌过多，起病于青春期前为巨人症，起病于成人期为肢端肥大症。生长激素分泌过少则会引起矮小症。

14.【答案】B (19)

【解析】甲状腺破坏所致甲状腺毒症，是甲状腺滤泡由于不同原因遭到破坏，使滤泡内储存的甲状腺激素释放入血，导致血中甲状腺激素水平升高，表现为各系统兴奋性增高和代谢亢进。因此最有意义的实验室检查为血 T_3、$T_4 \uparrow$，但由于滤泡被破坏，导致甲状腺摄^{131}I率明显 $\downarrow$。

15.【答案】E (19)

【解析】先天性甲减时，T_4 降低，TSH 升高可确诊。T_3 可正常或降低。

16.【答案】C (19)

【解析】喉返神经多在甲状腺下动脉的分支间穿过，喉上神经内支分布在喉黏膜上，外支与甲状腺上动脉贴近，因此甲状腺手术过程中最易损伤。一侧喉返神经损伤后可引起声音嘶哑，双侧喉返神经损伤后出现呼吸困难，甚至窒息。喉上神经外支损伤可引起声带松弛、音调降低，内支损伤可发生饮水呛咳。

17.【答案】E (19)

【解析】患者甲状腺 Ⅱ 度肿大，心悸、多汗、消瘦 2 年，初步诊断为甲亢。近 1 周由于感染，出现恶心、呕吐、腹泻，体温 39℃ 以上，脉率 180 次/分，大汗淋漓，此为甲状腺危象期。对于甲状腺危象的治疗：①针对诱因治疗；②给予抗甲状腺药物 PTU，主要是抑制甲状腺激素合成以及外周 T_4 向 T_3 转化；③碘剂，抑制甲状腺激素的释放；④β 受体阻断剂，阻止甲状腺激素对心脏的刺激和抑制外周 T_4 向 T_3 转化；⑤糖皮质激素，防止和纠正肾上腺皮质功能减退；⑥必要时透析或血浆置换以迅速降低血中甲状腺激素的浓度；⑦降温，高温者给予物理降温，避免使用乙酰水杨酸类药物，因乙酰水杨酸类降温药物可抑制 T_3、T_4 与 TBG 结合，导致 FT_3、FT_4 增加，加重危象。

18.【答案】C (19)

【解析】甲状旁腺激素作用为升高血钙降低血磷，当其分泌过多时，钙自骨动员至血循环，引起血钙过高，而对无机磷吸收减少，尿磷排出增多，血磷降低（正常人血钙为 2.1 ~ 2.5mmol/L，血磷 < 0.65 ~ 0.97mmol/L）。根据患者实验室检查首先考虑的诊断为甲状旁腺功能亢进。对于甲旁亢的诊断有特异性的影像学检查为颈部^{99m}TcMIBI。^{99m}TcMIBI 双时相显像可发现85% ~ 100% 甲状旁腺腺瘤（引起甲旁亢的主要原因为甲状旁腺腺瘤、增生或腺癌）。CT、MRI、B 超虽有助于甲状旁腺腺瘤的定位，但敏感性均低于^{99m}TcMIBI 双时相显像。

19.【答案】D (19)

【解析】根据甲状腺癌 TMN 分期，本例患者乳头状癌，出现骨转移，为 M_1；年龄在 44 岁以下的任何 TNM_1 均为 Ⅱ 期，年龄 44 岁以下的任何 TNM_0 均为 Ⅰ 期。

20.【答案】B (19)

【解析】超声发现甲状腺结节为实质性、低回声伴有钙化、边缘不规则、颈部淋巴结肿大等征象时首先考虑为恶性结节。本患者甲状腺包块 3 年，结合查体及超声检查，首先考虑恶变可能，恶性结节手术为首选治疗。

21.【答案】D (18)

【解析】Graves 病非浸润性突眼即单纯性突眼，与甲状腺毒症所致的交感神经兴奋性增高有关，主要表现为眼球轻度突出、眼裂增宽，瞬目减少，突眼程度超过正常值 3mm 以下（正常男性突眼度 18.6mm，女性16mm）。其他选项的描述为浸润性突眼的表现。

22.【答案】D (18)

【解析】不论任何原因的甲减，均需甲状腺激素的替代治疗，治疗的目标为甲减症状和体征消失，血清 TSH、TT_4、TT_3 达正常水平，治疗剂量应从小剂量开始，逐渐增加至合适剂量，且用量应个体化，甲减越严重，起始剂量越小。

23.【答案】E (18)

【解析】颈部淋巴结分六区：Ⅰ 区为颏下和颌下淋巴结；Ⅱ 区为颈内静脉上群淋巴结；Ⅲ 区为颈内静脉中群淋巴结；Ⅳ 区为颈内静脉下群淋巴结；Ⅴ 区为颈后三角淋巴结；Ⅵ 区为颈总动脉内缘至气管旁淋巴结。

24.【答案】A (18)

【解析】甲状腺高功能腺瘤又称毒性腺瘤、自主性功能亢进性甲状腺腺瘤，是指甲状腺内单发或多发的高功能的腺瘤而引起甲状腺功能亢进症状的一类疾病。切除腺瘤是首选的方法，切除自主性高功能性甲状腺腺瘤后，往往能迅速解除 TSH 对周围正常甲状腺组织的抑制作用，从而恢复正常功能。青少年甲亢主要采取药物治疗。亚急性甲状腺炎与病毒感染有关，病情轻者只需要休息，病情中等程度可加用非甾体抗炎药，病情重者、疼痛剧烈者给予泼尼松治疗。甲状腺功能减退症给予激素替代治疗。甲状腺1cm囊性肿物应进一步检查，之后再确定治疗方法，并非直接手术治疗。

25.【答案】A（18）

【解析】甲亢手术适应证为：①结节性甲状腺肿伴甲亢；②高功能腺瘤；③中度以上 GD 病；④腺体较大有压迫症状，或胸骨后甲状腺肿等；⑤抗甲状腺药物或^{131}I 治疗后反复发作或坚持长期用药有困难者；⑥妊娠早、中期甲亢患者具有以上指征者。

禁忌证为：①青少年患者；②甲亢症状轻者；③老年人或有严重器质性病变不能耐受手术者；④妊娠后期。

26.【答案】C（18）

【解析】Graves 病患者甲状腺表现为：甲状腺弥漫性、对称性肿大，质地软，表面光滑，无触痛，可随吞咽上下移动；慢性淋巴细胞性甲状腺炎，早期临床症状不明显，甚者无症状，晚期出现甲减的表现；亚急性甲状腺炎表现为：甲状腺突然肿胀、质地硬、疼痛，吞咽困难，患者可出现发热、红细胞沉降率加快等感染表现；单纯性甲状腺肿早期无明显症状，主要表现为不同程度的甲状腺肿，多为弥漫性对称性，肿大加重会出现压迫症状。甲状腺癌表现为单个结节，质地硬，无痛，表面不平。结合本患者临床表现，首先应考虑为亚急性甲状腺炎。

27.【答案】B（18）

【解析】患者甲状腺术后 6 小时出现自觉憋气，烦躁，且迅速加重，颈部肿胀，口唇发绀，无声音嘶哑，呼吸急促，首先应考虑切口内出血，因此紧急处理为及时剪开缝线，敞开切口，去除血肿，如呼吸困难尚未改善，需气管插管甚至气管切开供氧。

28.【答案】D（18）

【解析】本患者颈部包块，甲状腺左叶可触及直径 1cm 质硬肿物，表面不光滑，甲状腺肿物明确，但无多食、易饥、怕热、消瘦，呼吸、血压正常，基本排除甲亢可能。因此，对于甲状腺肿瘤的确诊的实验室检查，应为甲状腺细针抽吸细胞学检查，目前超声引导下的细针穿刺细胞学检查是鉴别甲状腺肿瘤良恶性的"金标准"。A 颈部增强 CT 可显示甲状腺和周围组织器官的关系，在甲状腺癌时用于了解病变范围、对周围邻近器官的侵犯及淋巴结转移情况；B 甲状腺核素静态显影，对甲状腺高功能腺瘤的诊断有意义；C 颈部彩色多普勒超声，是甲状腺结节确诊的首选检查；E 甲状腺激素检查可直接反映甲状腺功能。

29.【答案】B（17）

【解析】患者心悸、多汗、食欲亢进、体重下降，大便 2 次/日，糊状，应考虑甲状腺功能亢进的可能。患者为青壮年，在大量饮用可乐后出现下肢无法活动，结合实验室检查血钾 2.8mmol/L，应考虑到甲亢造成的

低血钾性周期性瘫痪。因此，为明确诊断，应测定甲状腺功能。（A）肾上腺皮质可分泌醛固酮、皮质醇和性激素，主要作用为升高血糖，保钠排钾，对器官的影响以及参与应激反应等。若醛固酮、皮质醇分泌增加时会出现高血压低血钾，但均会出现各自特征性表现，与本题描述不符；（C）血儿茶酚胺过高可引发高血压和心肌梗死，含量过低则通常导致低血压，消化系统可表现为顽固性便秘，与本题描述不符；（D）OGTT 试验，用以了解胰岛 β 细胞功能和机体对血糖的调节能力，是诊断糖尿病的确诊试验。

30.【答案】B（17）

【解析】甲状腺手术适应证为：①结节性甲状腺肿伴甲亢；②高功能腺瘤；③中度以上 Graves 病；④腺体较大伴有压迫症状，或胸骨后甲状腺肿等类型甲亢；⑤抗甲状腺药物或^{131}I 治疗后复发者或坚持长期用药有困难者；⑥妊娠早、中期甲亢患者凡具有以上指征者。

31.【答案】D（14、17）

【解析】患者甲状腺癌术后出现感觉面部针刺样麻木，手足抽搐，主要是因手术时误伤甲状旁腺或其血液供给受累所致，血钙浓度下降，表现为神经肌肉的应激性显著增高，多在术后 1～3 天出现手足抽搐。多数患者只有面部、唇部或手足部的针刺样麻木感。症状轻者口服葡萄糖酸钙或乳酸钙。抽搐发作时，立即静脉注射 10% 葡萄糖酸钙或氯化钙。

32.【答案】E（17）

【解析】患者颈前肿块，甲状腺触及多个结节，中等硬度，表面光滑，随吞咽可上下移动，初步考虑为结节性甲状腺肿；患者心慌、气短、怕热、多汗，无突眼，结合实验室检查 T_3、T_4 增高，TSH 降低，可初步诊断为结节性甲状腺肿继发甲亢。TPOAb 及 TGAb 均阴性排除自身免疫性甲状腺疾病，而在慢性淋巴细胞性甲状腺炎（D）和 GD 时，抗体都会升高。单纯甲状腺肿（C）T_3、T_4、TSH 水平正常。甲状腺高功能腺瘤（A）常表现为单个甲状腺肿瘤伴高代谢症候群。

33.【答案】E（16）

34.【答案】A（16）

【解析】根据患者临床表现可以诊断为甲亢，经药物治疗后，目前甲状腺Ⅲ度肿大，气管右偏，因此符合甲状腺手术适应证，可行手术治疗。术前准备中包括：①一般准备，主要为消除患者紧张恐惧心理，适当给予镇静、安眠等药物；②术前准备，包括颈部摄片，以了解气管情况；喉镜检查，以了解声带功能；心电图及基础代谢率的测定等；③药物准备，包括硫脲类＋碘剂，硫脲类主要作用为控制甲亢症状，碘剂主要作用是抑制甲状腺素的释放，同时可减少甲状腺血流，使腺体缩小

变硬；还可单纯使用碘剂，主要适用于高功能腺瘤的病人。常用的碘剂为复方碘化钾溶液。

患者甲状腺术后半年出现乏力，便秘，怕冷，体重增加，为甲状腺功能减退表现，因此需要补充左甲状腺素治疗。

35.【答案】B（16）

【解析】本题主要考查甲状腺手术指征。适应证为：①结节性甲状腺肿伴甲亢；②高功能腺瘤；③中度以上Graves病；④腺体较大伴有压迫症状，或胸骨后甲状腺肿等类型甲亢；⑤抗甲状腺药物或^{131}I治疗后复发者或坚持长期用药有困难者；⑥妊娠早、中期甲亢患者具备上述指征者，应考虑手术治疗。因此不包括甲状腺结节数量增加。

36.【答案】E（16）

【解析】本患者中期妊娠，出现甲状腺肿大，并且出现了压迫症状，结合实验室检查可诊断为妊娠合并甲亢，且患者临床症状明显，符合手术指征，因此首选的治疗方法为手术。

37.【答案】D（15）

【解析】甲状旁腺功能亢进时，由于甲状旁腺分泌大量的甲状旁腺激素（PTH），使骨钙溶解释放入血，导致血钙升高，肾小球滤过的钙增多，尿钙排出增加，导致高尿钙，同时肾小管对无机磷再吸收减少，尿磷排出增多，导致血磷降低。

38.【答案】C（15）

【解析】根据患者临床表现甲状腺突然肿大，有硬结，疼痛，4周前有上感史（咳嗽、咽痛），结合实验室检查：FT$_3$升高，FT$_4$升高，TSH降低，^{131}I摄取率降低，甲状腺激素水平与甲状腺摄碘能力的"分离现象"，此为亚急性甲状腺炎的特征性表现。慢性淋巴细胞性甲状腺炎又称为自身免疫甲状腺炎，属于自身免疫甲状腺病，若血清TPOAb和TgAb显著增高，即可诊断成立（A）；甲亢时患者会出现高代谢症状和体征，甲状腺肿大，激素检查表现为TT$_4$、FT$_4$增高，TSH降低，^{131}I摄取率增加并且高峰前移（B）；单纯性甲状腺肿仅表现为甲状腺不同程度的肿大，甲功是正常的（E）。

39.【答案】D（15）

40.【答案】C（15）

【解析】根据患者临床表现：多食、易饥，但体重下降，大便次数增多，皮肤潮湿，心率增快，脉压较大，结合血钾较低，初步诊断为甲亢并发周期性麻痹。正因为细胞内外血钾分布异常，才导致低血钾，诱发周期性麻痹。

41.【答案】D（15）

【解析】甲状腺术后48小时内发生的呼吸困难和窒息是术后最危急的并发症。主要原因为：切口内出血压迫切口、喉头水肿、气管塌陷、双侧喉返神经损伤声带闭合以及黏痰阻塞气道。

42.【答案】E（15）

【解析】青春期由于合成甲状腺激素原料缺乏，体内甲状腺激素需要量增加，容易导致单纯性甲状腺肿。青春期生理性甲状腺肿可不给予药物治疗，多食含碘食物；对20岁以下弥漫性单纯性肿，其治疗最佳方案为给予小剂量的甲状腺素片，抑制TSH分泌，缓解甲状腺的增生和肿大。

43.【答案】E（15）

【解析】甲状腺超声可以测定甲状腺的大小和组织回声性质，确定结节数量、大小和部位，了解结节是囊性还是实性、有无完整包膜。若结节内有微小的钙化点和丰富的血流提示结节为恶性。可疑恶性结节可在超声引导下细针穿刺检查。

44.【答案】C（15）

【解析】甲状腺手术术前药物准备中，硫脲类药物作用机制为抑制甲状腺素的合成；普萘洛尔主要为减轻甲亢的一些症状、减慢心率，但是有哮喘及严重心脏病患者禁用；复方碘剂可减少甲状腺充血、阻止甲状腺素释放与合成，但是暂时性的，因此仅用于甲亢术前准备及甲状腺危象时。术前药物准备措施应首选的是先用硫脲类药物，通过降低甲状腺激素的合成，从而控制甲状腺素升高所引起的甲亢症状，待症状得到基本控制后加用复方碘剂，抑制甲状腺激素的释放，同时减少血流，使腺体充血减少，体积缩小变硬，以便手术操作。

45.【答案】D（14）

【解析】碘剂的作用在于抑制蛋白水解酶，减少甲状腺球蛋白的分解，从而抑制甲状腺素释放；碘剂还能减少甲状腺的血流量，使腺体充血减少，因而缩小变硬，以利于手术的进行。

46.【答案】E（14）

【解析】甲亢手术治疗的禁忌证：①青少年患者；②甲亢症状轻者；③老年患者或有严重器质性疾病不能耐受手术；④妊娠后期者。

47.【答案】E（14）

【解析】患者甲亢术后呼吸困难，颈部肿胀，多为切口内出血压迫气管所致，若发生此种情况，必须立即行床旁抢救，及时剪开缝线，敞开切口，迅速去除血肿。手术切除甲状腺肿块后，受压迫而软化的气管失去支撑作用或因搬动、牵拉肿物使软化气管扭曲、受压，造成气管塌陷，可立即出现窒息，而不是在术后1小时；甲状腺危象主要表现为高热、脉快，同时合并神经、循环及消化系统严重功能紊乱；喉上神经内支损伤，可致喉部黏膜感觉丧失，饮食时易发生呛咳，喉上神经外支支配环甲肌，损伤后使环甲肌瘫痪，音调降低；双侧喉返神经损伤可导致失音或严重的呼吸困难，甚至窒息，但无颈部的肿大。

48.【答案】E（14）

49.【答案】E（14）

50.【答案】B（14）

【解析】患者甲状腺肿大，代谢亢进及循环、消化系统兴奋性增高，很容易诊断为甲状腺功能亢进症，确诊需甲状腺功能测定，常用抗甲状腺药物为甲基硫氧嘧啶和甲巯咪唑及卡比马唑。

51.【答案】B（13）

【解析】甲状腺癌类型主要包括乳头状癌、滤泡状癌、未分化癌、髓样癌，其中乳头状癌恶性度低，发展缓慢，虽早期出现颈淋巴结转移，但预后较好；滤泡状癌中度恶性，预后不如乳头状癌；未分化癌高度恶性，预后很差；髓样癌恶性度较高，预后较差。

52.【答案】B（13）

【解析】直接调节甲状腺素产生与分泌的激素是垂体产生的促甲状腺激素。

53.【答案】D（13）

【解析】患者甲状腺术后出现呼吸困难，多为切口

内出血压迫气管所致，若发生此种情况，必须立即行床旁抢救，及时剪开缝线，敞开切口，迅速去除血肿。甲状腺危象主要表现为高热、脉快，同时合并神经、循环及消化系统严重功能紊乱。喉上神经内支损伤，可致喉部黏膜感觉丧失，饮食时易发生呛咳。喉上神经外支支配环甲肌，损伤后使环甲肌瘫痪，音调降低。双侧喉返神经损伤可导致失音或严重的呼吸困难，甚至窒息。甲状旁腺损伤，由于血钙降低，易出现手足抽搐。

54.【答案】B（13）

【解析】单纯性甲状腺肿，是不伴有甲状腺功能异常的甲状腺肿大，实验室检查 T_3、T_4、TSH 正常。慢性淋巴细胞性甲状腺肿，表现为弥漫性甲状腺肿大，尤其是伴有峡部锥体叶肿大，实验室检查 TPOAb 及 TgAb 均显著增高。结节性毒性甲状腺肿、甲状腺自主高功能腺瘤、弥漫性毒性甲状腺肿均可出现甲亢，结合弥漫性甲状腺肿伴血管杂音和震颤、有眼征，可诊断为弥漫性毒性甲状腺肿。有多个结节时为结节性毒性甲状腺肿，而甲状腺自主高功能腺瘤主要依靠放射性核素扫描和甲状腺 B 超进行鉴别。本患者出现甲状腺临床表现，并且查体甲状腺可触及多个结节，因此诊断为结节性毒性甲状腺肿。

第四章　肾上腺疾病

1.【答案】A（20）

【解析】皮质醇增多症主要是由于促肾上腺皮质激素分泌过多导致肾上腺皮质增生或肾上腺皮质腺瘤，引起糖皮质激素过多所致，患者有高血压，同时满月脸、水牛背、皮肤紫纹、毛发增多，地塞米松抑制试验和肾上腺皮质激素兴奋试验有助于诊断。

2.【答案】B（16、20）

【解析】本题初步诊断为库欣综合征，为明确诊断通常使用地塞米松抑制试验。本试验是库欣综合征必需的确诊试验。

①库欣综合征的典型临床表现：向心性肥胖、多血质、高血压、痤疮、男性化等；②实验室检查血皮质醇水平增高，昼夜节律消失；③24 小时尿游离皮质醇排出量增高，多在 304nmol/24h（正常为 130 ~ 304nmol/24h）；④小剂量地塞米松抑制试验或者过夜地塞米松抑制试验时增高的尿或血皮质醇水平不被抑制。口服葡萄糖耐量试验是一种葡萄糖负荷试验，用以了解胰岛 β 细胞功能和机体对血糖的调节能力，是诊断糖尿病的确诊

试验。ACTH 兴奋试验用于肾上腺皮质功能检测；螺内酯试验是一项用于检查排尿功能是否正常的辅助检查方法。酚妥拉明抑制试验可用于鉴别高血压综合征是否因嗜铬细胞瘤分泌过多的儿茶酚胺所致。

3.【答案】E（20）

【解析】对于原发性慢性肾上腺皮质功能减退症的治疗需要终身糖皮质激素替代，当出现发热、感冒或劳累等应激情况时，剂量应增加 2 ~ 3 倍。

4.【答案】E（19）

【解析】患者平素血压正常，阵发性高血压，且发作时血压高达 230/130mmHg，首先考虑为嗜铬细胞瘤。嗜铬细胞瘤起源于肾上腺髓质、交感神经结或其他部位的嗜铬组织，特点为持续或间断释放大量儿茶酚胺，引起持续或阵发性高血压和多个器官功能及代谢紊乱。因此 24 小时尿儿茶酚胺、儿茶酚胺的中间代谢产物甲氧基肾上腺素、甲氧基去甲肾上腺素及最终代谢产物香草扁桃酸升高，对有诊断意义。

5.【答案】B（19）

【解析】根据患者临床表现及全身皮肤色素沉着现象，首先考虑为原发性慢性肾上腺皮质功能减退症。感冒后出现纳差、呕吐，腹泻，神志淡漠，考虑为肾上腺危象。原发性慢性肾上腺皮质功能减退症患者不治疗或者治疗中断，在遇到感染、劳累、创伤、手术等应激情况下，肾上腺皮质功能储备不足表现更加突出，功能减退症状急剧加重，出现肾上腺危象，表现为虚弱无力，恶心呕吐、腹痛腹泻、精神萎靡、嗜睡、躁狂等。

6. 【答案】E （19）

【解析】患者脸变圆、向心性肥胖，皮肤紫纹，首先考虑的诊断为库欣综合征。原发性醛固酮增多症常表现为高血压、低血钾。肾上腺皮质功能减退症特征性表现为全身皮肤色素加深，低血压、低血糖等。单纯性肥胖、糖尿病不会出现向心性肥胖及皮肤紫纹。库欣综合征是肾上腺皮质长期过量分泌皮质醇引起的综合征，典型临床表现为向心性肥胖、满月脸、多血质等。

7. 【答案】C （19）

8. 【答案】A （19）

【解析】患者典型表现为高血压、低血钾，血肾素活性和血管紧张素降低，醛固酮水平增高，且右肾上腺有占位，因此首先考虑的诊断为醛固酮瘤。库欣病是肾上腺皮质长期过量分泌皮质醇引起的综合征。嗜铬细胞瘤特征性表现为阵发性高血压。本病拟行手术治疗，术前控制血压的最佳药物是螺内酯，以纠正低血钾，降低高血压。

9. 【答案】B （18）

【解析】患者出现阵发性高血压，发作时血压高达 220/110mmHg，发作同时伴有面色苍白，多汗，且酚妥拉明治疗有效，即静注酚妥拉明后 1 分钟血压可降至 150/100mmHg，结合患者肾上腺 CT 结果，可初步诊断为嗜铬细胞瘤，阵发性高血压为本病特征性表现。肾病综合征典型表现：蛋白尿、低蛋白血症、水肿、高脂血症。库欣综合征可出现血压增高，但血压不会表现为阵发性，而且数值不会特别高；甲亢常表现为收缩压增高，舒张压降低，脉压增大，且收缩压增高不显著，且不伴有面色苍白等症状；原醛症典型表现为高血压低血钾，而本例无低钾表现。

10. 【答案】A （18）

【解析】本患者明显特征为皮肤颜色变黑，1 周前受凉后出现恶心、呕吐，且出现低血钠高血钾表现，因此首先应考虑为原发性慢性肾上腺皮质功能减退症。本病主要是由于肾上腺本身出现问题，导致其产生的激素缺乏，如皮质醇缺乏和醛固酮缺乏等，引起的多系统症状和代谢紊乱。肤色变黑主要是由于肾上腺皮质对上级垂体的反馈抑制作用减弱，使 ACTH、黑色素细胞刺激

素分泌增加所致。

11. 【答案】B （17）

【解析】地塞米松试验通过地塞米松对垂体、下丘脑分泌的促肾上腺皮质激素和促肾上腺皮质激素释放激素的抑制作用，及由此引起肾上腺皮质激素分泌减少的程度，来了解下丘脑－垂体－肾上腺轴功能是否高于正常，其可能的病变在哪个器官。小剂量地塞米松抑制试验临床意义是：给予小剂量地塞米松后测得血皮质醇、尿游离皮质醇不被抑制，提示存在皮质醇增多症，因此主要用于肾上腺皮质增多症的定性诊断。MRI、CT、B 超等多用于定位诊断。

12. 【答案】C （17）

扫描二维码查看本题考点更多讲解微视频——17 - 8 原发性慢性肾上腺皮质功能减退症。

13. 【答案】D （16）

【解析】患者高血压（150/120mmHg）、低血钾（2.8mmol/L），且右肾上腺出现占位，首先考虑为醛固酮瘤。醛固酮瘤的手术治疗是唯一有效的根治方法，术前需用螺内酯做准备，以纠正低血钾、高血压。待血钾正常，血压下降后可行手术。

14. 【答案】B （16）

扫描二维码查看本题考点更多讲解微视频——17 - 10 嗜铬细胞瘤。

15. 【答案】C （16）

16. 【答案】D （16）

【解析】患者出现典型的临床表现：向心性肥胖，满月脸，水牛背，腹部见宽大紫纹，仅从外观即可初步诊断为库欣综合征。库欣综合征是由于各种原因导致肾上腺皮质产生过多的糖皮质激素所致。原发性醛固酮增多症是由于肾上腺皮质醛固酮分泌增多，出现高血压、低血钾的特征性表现，但不会出现本题中所描述的外貌特征；嗜铬细胞瘤是由于肾上腺髓质异常产生大量的儿茶酚胺，出现阵发性或持续性高血压，并且发作时收缩压可达 200～300mmHg，舒张压可达 130～180mmHg，甚至 240mmHg。实验室检查主要检查肾上腺皮质产生的激素，即皮质醇。肾素是肾小球旁器（也称球旁复合体）的球旁细胞释放的一种蛋白水解酶；泌乳素是腺垂体产生的；绒毛膜促性腺激素是妊娠之后产生的；肾上腺素

是肾上腺髓质的主要激素。

17.【答案】 C（15）

【解析】 库欣综合征是肾上腺皮质过量分泌皮质醇引起的综合征。

18.【答案】 D（15）

扫描二维码查看本题考点更多讲解微视频——17-12 库欣综合征。	

19.【答案】 D（15）

20.【答案】 E（15）

扫描二维码查看本题考点更多讲解微视频——17-13 原发性醛固酮增多症。	

21.【答案】 C（14）

【解析】 患者平素血压正常，发作时高血压，表现为阵发性高血压，考虑为嗜铬细胞瘤。嗜铬细胞瘤起源于肾上腺髓质、交感神经节或其他部位的嗜铬组织，这种肿瘤持续或间断释放大量儿茶酚胺，引起持续性或阵发性高血压和多个器官功能及代谢紊乱。24 小时尿儿茶酚胺、儿茶酚胺的中间代谢产物甲氧基肾上腺素（MN）和甲氧基去甲肾上腺素（NMN）及最终代谢产物香草扁桃酸（VMA）升高，有诊断意义。因此，对诊断最有帮助的是在血压升高时检查尿中的儿茶酚胺。

22.【答案】 A（14）

【解析】 患者向心性肥胖、满月脸、多血质、紫纹等为典型库欣综合征的表现，尿皮质醇增高，小剂量地塞米松试验不能抑制，但大剂量地塞米松试验能抑制，可进一步诊断为垂体性 Cushing 病，肾上腺 CT 可排除非依赖 ACTH 综合征的疾病，但是不能排除依赖 ACTH 综合征的疾病，比如垂体 ACTH 分泌过量的疾病以及异位 ACTH 分泌综合征等。其中垂体病变最多见于 ACTH 微腺瘤，而鞍区 MRI 可确定此处有无异常。

23.【答案】 C（14）

【解析】 原发性慢性肾上腺皮质功能减退症最具特征者为全身皮肤色素加深，暴露处、摩擦处、乳晕、瘢痕等处尤为明显，黏膜色素沉着见于齿龈、舌部、颊黏膜等处，系垂体 ACTH、黑素细胞刺激素分泌增多所致。其他系统症状包括：乏力、疲劳；血压降低；食欲减

退、呕吐；糖异生作用减低，可发生低血糖症状等。本例患者皮肤黑、低血压、低血钠、高钾、血糖低，可诊断为原发性慢性肾上腺皮质功能减退症。

24.【答案】 A（13）

【解析】 原发性慢性肾上腺皮质功能减退症，是由于双侧肾上腺的大部分被毁损所致，因此出现皮质醇缺乏和醛固酮缺乏的多种临床表现。患者神经精神症状，如疲劳、淡漠、意识模糊，精神失常；胃肠道表现，如食欲减退、消化不良、恶心、呕吐、体重减轻等；代谢障碍，如低血糖；肾脏表现为低钠血症；心血管表现为低血压等。由于激素对垂体的反馈抑制作用减弱，导致垂体的 ACTH、MSH 分泌明显增加，因此，患者表现出皮肤、黏膜色素沉着。结合本患者临床表现：消瘦、乏力、头晕、食欲减退，出现精神症状，血压降低、心率减慢、色素沉着、低血糖、低血钠、高血钾，可诊断为原发性慢性肾上腺皮质功能减退症。胰岛素瘤典型临床表现为：①清晨、空腹时发作性低血糖伴有精神神经症状或昏迷；②发作时血糖低于 2.8mmol/L；③口服或静脉注射葡萄糖后，症状立即消失。多数患者由于易饥或低血糖而过量进食，导致体重增加，可与本病鉴别。其余为干扰选项。

25.【答案】 C（13）

【解析】 本患者平素血压正常，出现发作性高血压，首先考虑的疾病为嗜铬细胞瘤。本病特征性表现即为阵发性高血压，发作时血压骤升，收缩压可高达 200～300mmHg，舒张压可达 130～180mmHg，伴有剧烈头痛、大汗、面色苍白、心律失常，发作时间几秒、几分钟，发作时间逐渐延长，主要是由于大量的儿茶酚胺间歇地分泌入血导致。因此，为明确诊断，发作时需检测血儿茶酚胺。

26.【答案】 D（13）

27.【答案】 C（13）

28.【答案】 A（13）

【解析】 根据患者典型外貌特征，初步诊断为库欣综合征。原发性醛固酮增多症会出现高血压、低血钾，同时伴有醛固酮增高、肾素活性降低。原发性高血压会出现血压增高。糖尿病会出现血糖升高，但以上疾病患者不会出现向心性肥胖，痤疮，腹部、大腿根部可见宽大紫纹等本患者外形特征，因此均可排除。小剂量地塞米松抑制试验用于定性诊断，确定是否为库欣综合征，即小剂量地塞米松抑制试验不能被抑制的是库欣综合征，大剂量地塞米松抑制试验用于病因诊断，即大剂量地塞米松抑制试验能被抑制的是库欣病。

第五章 糖尿病与低血糖症

1.【答案】B（20）

【解析】尿糖阳性只能提示血糖值超过肾糖阈；糖化血红蛋白反映病人8~12周平均血糖水平；胰岛素释放试验反映基础和葡萄糖介导的胰岛素释放功能；口服葡萄糖耐量试验用以了解胰岛β细胞功能和机体对血糖的调节能力。

2.【答案】A（20）

【解析】1型糖尿病早期为非特异性胰岛炎，继而胰岛B细胞颗粒脱失、空泡变性、坏死、消失，胰岛变小、数目减少，纤维组织增生、玻璃样变。

3.【答案】E（18、20）

【解析】糖尿病30年患者，出现"双足趾针扎样刺痛，双足有穿着袜子的异常感觉"主要考虑的并发症为周围神经炎。周围神经炎为糖尿病神经病变最常见类型，主要表现为远端对称性多发性神经病变，以手足远端感觉运动神经受累最多见，下肢较上肢严重。

4.【答案】C（20）

5.【答案】A（20）

6.【答案】D（20）

【解析】本患者出现烦渴、多食、多饮、多尿，疲倦无力，注意力不集中，失眠，情绪低落，主动性差，反应迟钝3年，近1周出现精神异常，根据备选答案需要鉴别甲状腺、肾上腺皮质及血糖异常均可出现的临床表现。①甲状腺功能亢进时，患者表现为代谢亢进及多系统兴奋性增高，如易激动、烦躁、失眠、心悸、怕热多汗，易饿多食，体重下降，一般不会出现精神障碍，当并发甲亢危象时患者可出现精神异常；甲状腺功能减退时患者临床表现为畏寒、乏力、黏液性非凹陷性水肿，体重增加等，从一般表现可以与本题鉴别。②肾上腺皮质功能亢进者，肾上腺皮质所产生的激素增加，如库欣综合征患者典型体型为向心性肥胖，原发性醛固酮增多症则表现为高血压低血钾症候群，一般也不会出现精神异常；肾上腺皮质功能减退，特征性表现为全身皮肤色素加深，会出现精神异常，但胃肠道表现为：食欲减退，消化不良等。与本题描述不符，可鉴别。③糖尿病患者一般症状为"三多一少"，即多饮、多尿、多食和体重减轻，常伴有软弱、乏力，当糖尿病并发酮症酸中毒或高渗高血糖综合征时，三多一少症状会不同程度加重，随着病情进展可出现不同程度的精神神经症状，如反应迟钝、烦躁淡漠、意识障碍，甚至昏迷等。综上

所述，结合本题所提供信息，首先应考虑糖尿病所致精神障碍可能性大，因此最有价值检查为血糖测定，治疗主要为控制血糖。

【解题思路】本题题干所提供信息很简单，但是需要透过表象看到实质。本题临床思维较强，要求学员不仅要有扎实的理论知识，而且同样需要具备临床思维，能够尽量抓住主要线索，通过鉴别诊断，得出最终诊断并给予治疗。

7.【答案】C（20）

8.【答案】B（20）

【解析】本例1型糖尿病5年，胰岛素规律治疗，近3天因腹泻而停用，结合体征及实验室检查首先考虑并发糖尿病酮症酸中毒。当糖尿病病情加重时，加速脂肪分解，产生大量乙酰乙酸、β-羟丁酸和丙酮，统称为酮体。乙酰乙酸、β-羟丁酸均为强酸，大量消耗体内储备碱，导致酸碱失衡，刺激呼吸中枢出现深大呼吸。呼气中有烂苹果味为丙酮。

9.【答案】D（20）

10.【答案】C（20）

【解析】血糖反映的是瞬间血糖状态；糖化血红蛋白反映病人近8~12周平均血糖水平；糖化血浆白蛋白反映病人2~3周内平均血糖水平，为糖尿病病人近期病情监测的指标。胰岛素为胰腺β细胞分泌，在血液中以结合型和游离型两种形式存在，只有游离型具有生物活性，半衰期只有5~8分钟，被肝、肾及外周组织灭活。而C肽是胰岛素产生过程中裂解出来的多肽，它的合成与释放与胰岛素同步，不受肝酶灭活，不受胰岛素抗体干扰，不受外来胰岛素注射的影响，因此通过测定C肽的含量的测定，间接反映胰岛β细胞分泌功能。

11.【答案】A（15、19）

【解析】本患者为老年女性，2型糖尿病25年，高血压病史20年，3年前发现颈动脉狭窄（75%），说明糖尿病并发大血管病变比较严重。今晨不能唤醒，查体：皮肤湿冷，综合分析首先考虑的诊断为高渗高血糖综合征。本病主要见于老年T₂DM，起病缓慢，逐渐出现脱水和神经症状。实验室检查血糖达到或超过33.3mmol/L，有效渗透压超过320mOsm/L诊断本病。因此为明确诊断，首先进行的检查为快速血糖测定。

12.【答案】D（19）

【解析】本患者1型糖尿病病史10年，胰岛素治

疗，因感染停止使用胰岛素，结合临床表现及实验室检查，首先考虑的诊断为糖尿病酮症酸中毒。其治疗的关键是补液，迅速恢复血容量，纠正失水状态，给予胰岛素降低血糖，纠正电解质酸碱平衡失调，同时去除病因，防治并发症。胰岛素的治疗一般采用小剂量短效胰岛素，以达到降低血糖的目的。方法为将短效胰岛素加入生理盐水中持续静脉滴注或间歇静脉滴注，当血糖降至13.9mmol/L时开始输入5%葡萄糖溶液，并按比例加入胰岛素，需4~6小时复查血糖，调节输液中胰岛素的比例及每4~6小时皮下注射一次短效胰岛素，使血糖稳定在较安全的范围内。病情稳定后过渡到胰岛素常规皮下注射。

13.【答案】E（15、19）

【解析】糖尿病酮症酸中毒（DKA）主要由酮体中酸性代谢产物引起，经输液和胰岛素治疗之后，酮体水平下降，酸中毒可自行纠正，一般不必补碱。补碱指征为血 pH < 7.1，HCO_3^- < 5mmol/L。本题患者血 pH 7.25，因此不需要补碱。DKA患者有不同程度失钾，补钾需根据血钾和尿量：治疗前血钾低于正常，在开始开始胰岛素和补液同时立即开始补钾；血钾正常，尿量 > 40ml/h，也立即开始补钾；血钾正常，尿量 < 30ml/h，暂缓补钾，待尿量增加后再开始补钾；血钾高于正常，暂缓补钾。本患者治疗前血钾正常，治疗后尿量增加至40~50ml/h，此时应立即开始补钾。

14.【答案】E（19）

15.【答案】C（19）

【解析】糖尿病自主神经病变主要影响胃肠、心血管、泌尿系统和性器官，其中对心血管的影响主要表现为休息时心动过速、直立性低血压、QT 间期延长等，严重者可发生心脏性猝死。甲状腺毒症对心脏的影响有①增强心脏 β 受体对儿茶酚胺的敏感性；②直接作用于心肌收缩蛋白，增强心肌的正性肌力作用；③继发于甲状腺激素导致的外周血管扩张，阻力下降，心输出量代偿性增加。最终导致心动过速，心脏排出量增加、心房颤动和心力衰竭。

16.【答案】C（18）

【解析】低血糖是指血浆血糖<2.8mmol/L。

17.【答案】C（14、18）

【解析】患者有 2 型糖尿病病史 20 年，实验室检查血肌酐升高、尿蛋白阳性，患者为 2 型糖尿病伴有肾脏损害，早期肾病应用血管紧张素转化酶抑制剂（ACEI）和血管紧张素受体阻断剂（ARB）有利于保护肾脏，减轻蛋白尿。

18.【答案】B（18）

19.【答案】E（18）

【解析】本例患者 2 型糖尿病 15 年，合并高血压，降压可选择血管紧张素转换酶抑制剂（ACEI）、血管紧张素Ⅱ受体拮抗剂（ARB）、钙通道抑制剂（CCB）、利尿剂、β 受体拮抗剂等，但首选药物为 ACEI 或 ARB 类。

糖尿病肾病分为 5 期，Ⅰ期：无肾小球结构和功能的改变，肾小球滤过率增高；Ⅱ期：肾小球基底膜增厚，出现间断性微量白蛋白尿，尿白蛋白排泄率（UAER）多正常；Ⅲ期：早期糖尿病肾病，出现持续微量白蛋白尿，UAER 持续在 20 ~ 200μg/min（正常 < 10μg/min）；Ⅳ期：尿蛋白增多，UAER > 200μg/min，尿蛋白>0.5g/d，可有水肿、高血压、肾功能减退；Ⅴ期为尿毒症期，UAER 降低，血肌酐增高，血压增高。

本患者 24 小时尿蛋白定量 2.3g，GFR 降低，且出现水肿、高血压、肾功能减退，因此为糖尿病肾病Ⅳ期。2 型糖尿病合并糖尿病肾病，应改用胰岛素治疗，不能再继续使用口服药物降糖，加之本患者 HbA1c 7.0%，亦是胰岛素使用指征。

20.【答案】B（18）

21.【答案】C（18）

【解析】本患者 2 型糖尿病 1 年，经饮食控制后血糖控制不佳，体型偏胖（身高160cm，体重70kg，体重指数27.3kg/m²），因此需要药物进行血糖控制。对于肥胖的 2 型糖尿病患者首选双胍类降糖药，格列本脲、格列吡嗪均为磺脲类降糖药，适用于非超重的 2 型糖尿病患者，阿卡波糖用于降低餐后低血糖，目前患者状态尚未达到使用胰岛素的程度。

患者服药后 2 个月复诊，糖化血红蛋白6.3%，说明药物作用明显，因此目前需继续使用双胍类降糖药，调节血糖。

22.【答案】B（13）

23.【答案】A（13）

24.【答案】E（13）

【解析】本题诊断明确，为 2 型糖尿病，对 2 型糖尿病患者控制目标为 HbA1c < 7.0%。本患者为体检时发现，且 BMI 28kg/m²，属于肥胖［BMI（kg/m²）18.5 ~ 23.9 为正常；24 ~ 27.9 超重；≥28 为肥胖］，因此对于首发病例首选口服降糖药物治疗，并且双胍类降糖药是肥胖 2 型糖尿病患者首选。糖尿病合并高血压首选降压药物为 ACEI 或 ARB 类。

25.【答案】E（17）

【解析】糖尿病高渗高血糖综合征多见于 50 ~ 70 岁的中、老年人，多数患者无糖尿病史或仅有轻度糖尿病症状。

26.【答案】B（17）

【解析】腺垂体功能减退症，多表现为空腹血糖降低或容易发生低血糖症。2 型糖尿病早期患者可出现进食后胰岛素分泌高峰延迟，餐后 3 ~ 5 小时血浆胰岛素水平不适当的升高，引起反应性低血糖。胰岛素瘤为胰岛 β 细胞瘤，典型的临床表现为：①清晨、空腹时发作性低血糖伴有精神神经症状或昏迷；②发作时血糖低于 2.8mmol/L；③口服或静脉注射葡萄糖后，症状立刻消失，称为 Whipple 三联征。糖原累积症系遗传性糖原代谢紊乱，通常 1 岁内发病，常表现为空腹诱发严重低血糖。肝硬化可致肾上腺皮质激素合成原料不足，导致低血糖。本题主要表现为餐前（午、晚）低血糖的疾病为 2 型糖尿病早期。其余选项可出现低血糖但不是主要表现在餐前。

27. 【答案】D（17）

【解析】根据本患者 75g 葡萄糖耐量试验结果：空腹血糖、餐后 2 小时血糖值均已达到诊断糖尿病标准。

胰岛素释放试验是通过口服 75g 无水葡萄糖后，观察胰岛素的分泌与基础值之间的关系，从而反映基础和葡萄糖介导的胰岛素释放功能。正常人空腹基础血浆胰岛素为 35 ~ 145pmol/L（5 ~ 20mU/L），口服 75g 无水葡萄糖后，血浆胰岛素在 30 ~ 60 分钟上升至高峰，峰值为基础值的 5 ~ 10 倍，3 ~ 4 小时恢复至基础水平。而本例患者胰岛素释放试验正常。根据患者实验室及超声结果提示患者中度脂肪肝，肾功无异常。本患者为体检时发现血糖升高，对于早期糖尿病患者首选口服降糖药物治疗。BMI 29kg/m²，腹型肥胖，因此对于肥胖的 2 型糖尿病患者首选双胍类降糖药，通过减少肝脏葡萄糖输出而达到降糖目的。阿卡波糖（A）、那格列奈（B）主要用于降低餐后高血糖；罗格列酮（E）用于胰岛素抵抗为主的 2 型糖尿病。本例患者糖化血红蛋白 7.9%，但为首发病例，之前尚未进行任何治疗，因此不作为胰岛素使用指征。综合分析本患者首选的降糖药物为二甲双胍。

28. 【答案】A（17）

29. 【答案】E（17）

30. 【答案】D（17）

【解析】患者有多饮症状，结合空腹血糖及餐后血糖值初步诊断为糖尿病，由于既往无糖尿病病史，因此治疗首先应通过控制饮食，适当运动，调整生活方式来控制血糖。

治疗 3 个月后，空腹血糖 5.5mmol/L，餐后血糖 7.5mmol/L，控制良好，但目前主张对新诊断的 2 型糖尿病首先应用双胍类药物，因此此时治疗改为二甲双胍。格列齐特（B）属于磺脲类降糖药物，是非肥胖的 2 型糖尿病患者的第一线用药。阿卡波糖（C）、那格列奈（D）均是用于降低餐后血糖。

当患者 4 年后发现浸润型肺结核，此时降糖应选用胰岛素。胰岛素使用的适应证是：①1 型糖尿病；②2 型糖尿病经生活方式调整及口服降糖药物治疗未达到控制目标，HbAc1 仍大于 7.0%；③无明显原因体重下降或消瘦；④任何类型糖尿病发生酮症酸中毒或高渗性非酮症性昏迷等急性并发症者；⑤妊娠期糖尿病和糖尿病合并妊娠、分娩；⑥合并重症感染、消耗性疾病、视网膜病变、肾病变、神经病变、急性心肌梗死、脑血管意外；⑦外科围手术期；⑧全胰腺切除引起的继发性糖尿病。因此此时降糖治疗宜选用胰岛素。

31. 【答案】E（17）

32. 【答案】A（17）

33. 【答案】C（17）

【解析】年轻的 1 型糖尿病患者，使用胰岛素治疗：R – R – R – N 即短效胰岛素 – 短效胰岛素 – 短效胰岛素 – 中效胰岛素，每日 4 次，自行停用胰岛素后现恶心、食欲不振，呕吐少量胃内容物，尿中有异味，随机血糖 26.5mmol/L，尿糖（＋＋＋＋），尿酮体（＋＋＋），首先诊断为糖尿病酮症酸中毒，属于糖尿病急性并发症。其治疗关键是补液，其次给予胰岛素治疗。胰岛素治疗方案为短效胰岛素 0.1U/（kg·h）。本病酸中毒主要是由酮体中酸性代谢产物引起，经补液和胰岛素治疗后，酮体水平下降，酸中毒可自行纠正，一般不必补碱。当 pH < 7.1，HCO_3^- < 5mmol/L 开始补碱。本例 pH 值 7.25，因此目前无需补碱，给予生理盐水即可。是否补钾取决于血钾水平和尿量，治疗前当血钾正常，尿量 > 40ml/h，立即开始补钾；血钾正常，尿量 < 30ml/h，暂缓补钾，待尿量增加后再开始补钾；治疗前血钾低于正常，在开始胰岛素和补液治疗的同时立即开始补钾；血钾高于正常，暂缓补钾。本患者尿量约 50ml/h，血钾 4.0mmol/L，目前应立即补钾。

34. 【答案】A（16）

【解析】根据患者的临床表现多饮、多尿、体重减轻 1 个月，结合实验室检查空腹血糖 9.2mmol/L，尿糖（＋＋），以及 BMI 27.5kg/m²，超重［BMI（kg/m²）18.5 ~ 23.9 为正常；24 ~ 27.9 超重；≥28 为肥胖］，可诊断为糖尿病。患者目前出现颈后溃疡，因此控制血糖首选胰岛素。胰岛素使用适应证为：①1 型糖尿病；②2 型糖尿病经生活方式调整及口服降糖药物治疗未达到控制目标，HbA1c≥7.0%；③无明显原因体重下降或消瘦；④任何类型糖尿病发生酮症酸中毒或高渗性非酮症昏迷等急性并发症；⑤妊娠期糖尿病或糖尿病合并妊娠、分娩；⑥合并重症感染、消耗性疾病、视网膜病变、肾病变、神经病变、急性心肌梗死、脑血管意外等；⑦外科围手术期；⑧全胰腺切除引起的继发性糖尿病。磺脲类降糖药（B）是非肥胖的2型糖尿病的第一线用药，不适用于1型糖尿病和2型糖尿病合并严重感染、酮症酸中毒、高渗昏迷、进行大手术、妊娠、伴有肝肾功能不全者；双胍类降糖药（C）适用于肥胖超重的2型糖尿病患者；α-葡萄糖苷酶抑制剂（D）适用于餐后高血糖患者。

35.【答案】D（16）

【解析】根据题目所提供信息：乏力、口干、多饮、多尿4个月，判断为糖尿病患者，结合身高、体重可知患者体重指数约为31kg/m² [BMI（kg/m²）18.5~23.9为正常；24~27.9超重；≥28为肥胖]，属于超重，患者经运动、饮食及服用二甲双胍后，空腹血糖尚可，但餐后血糖仍比较高，因此主要选择控制餐后血糖的药物，首选α-糖苷酶抑制剂，主要用于降低餐后高血糖；噻唑烷二酮类属于胰岛素增敏剂，适用于胰岛素抵抗为主的2型糖尿病患者；磺脲类降糖药是非肥胖的2型糖尿病的第一线用药。餐时胰岛素是伴随进餐分泌的胰岛素。餐时胰岛素的早时相分泌控制了餐后血糖升高的幅度和持续时间，其主要的作用是抑制肝脏内源性葡萄糖的生成。患者无胰岛素使用指征，因此不考虑使用胰岛素。

36.【答案】C（16）

37.【答案】D（16）

【解析】本题主要的鉴别在于糖尿病酮症酸中毒（DKA）和糖尿病高渗高血糖综合征（HHS），具体鉴别如下表。

	糖尿病酮症酸中毒	糖尿病高渗高血糖综合征
病史	多有糖尿病病史，胰岛素治疗中断史	患者多无糖尿病病史，或仅有轻微糖尿病症状
血糖	增高（16.7~33.3mmol/L）	增高（33.3mmol/L以上）
尿糖	强阳性	强阳性
尿酮体	阳性	阴性或弱阳性
酸中毒	明显酸中毒	无酸中毒
血浆渗透压	正常或稍高（290~310mmol/L）	显著增高≥320mmol/L
血钠	正常或降低	正常或增高
呼吸	深快呼吸，有烂苹果味	无酸中毒样大呼吸

本患者为老年患者，2型糖尿病病史，有感染史，且自行停药，之后出现糖尿病症状加重，以及神经系统表现，结合实验室检查，首先考虑的诊断为糖尿病高渗高血糖综合征。其治疗关键环节为补液，原则为先快后慢，先盐后糖。补液首选生理盐水，之后给予小剂量胰岛素，以及后续纠正电解质及酸碱平衡失调等治疗。

38.【答案】B（15）

【解析】二甲双胍属于双胍类降糖药，主要通过减少肝脏葡萄糖的输出降糖（A）；西格列汀属于DPP-Ⅳ抑制剂，通过抑制DPP-Ⅳ而减少GLP-1的失活，提高内源性GLP-1水平（B），主要用于降低餐后高血糖。格列美脲属于磺脲类降糖药，降糖机制为与胰岛素β细胞表面受体结合，促进胰岛素分泌，起到降糖作用（C）；阿卡波糖属于α-糖苷酶抑制剂，通过抑制小肠黏膜上皮细胞表面的α-糖苷酶而延缓碳水化合物的吸收，以到达降低餐后高血糖的作用（D）；吡格列酮属于噻唑烷二酮类，主要是作用于过氧化物酶增殖体，使胰岛素受体增加，促进葡萄糖的摄取、转运和利用（E）；因此本题在了解各种降糖药物降糖机制后，答案自然得出。

39.【答案】A（15）

【解析】本例老年患者，晨起不能唤醒，急查血糖2.1mmol/L，首先考虑为低血糖所致昏迷。结合备选答案：胰岛素为降糖激素可降低血糖；生长激素、糖皮质激素、胰高糖素属升糖激素可以升高血糖；甲状腺激素可促进生长发育，糖代谢具有双重作用，可升高血糖，也可降低血糖。因此本例患者造成低血糖的激素首先考虑为胰岛素。

40.【答案】D（15）

41.【答案】E（15）

【解析】根据题意患者为2型糖尿病，但无明显"三多一少"症状。本患者BMI 31.1kg/m²，提示肥胖 [BMI（kg/m²）18.5~23.9为正常；24~27.9超重；≥28为肥胖]，对于新发现、肥胖或超重的2型糖尿病患者治疗首选二甲双胍。HbA1c 7.8%高于正常的3%~6%，但为首次体检发现血糖升高，因此不属于胰岛素使用指征。罗格列酮属于噻唑烷二酮类，适用于胰岛素抵抗为主的2型糖尿病；阿卡波糖属于α-糖苷酶抑制剂，适用于餐后高血糖为主要表现的糖尿病患者；格列本脲属于磺脲类降糖药，是非肥胖的2型糖尿病的一线药物。结合本患者临床表现药物治疗 2 个月后，空腹血糖降至 6.2mmol/L，餐后 2 小时血糖 9 ~ 10mmol/L，餐后血糖控制不好，因此应联合阿卡波糖降糖。

42. 【答案】B（14）

【解析】当糖尿病患者伴有肾损害时首选胰岛素。胰岛素治疗的适应证：（1）1 型糖尿病；（2）2 型糖尿病经生活方式调整及口服降糖药物治疗未达到控制目标，HbA1c 仍大于 7.0%；（3）无明显原因体重下降或消瘦；（4）任何糖尿病并发酮症酸中毒或高渗非酮性昏迷等急性并发症；（5）妊娠期糖尿病和糖尿病合并妊娠、分娩；（6）合并感染、消耗性疾病、视网膜病变、肾病变、神经病变、急性心梗、脑血管意外等；（7）外科围手术期；（8）全胰腺切除术引起的继发性糖尿病。

43. 【答案】E（14）

【解析】低血糖常见原因为胰岛素瘤，腺垂体、肾上腺皮质功能减退，严重肝病，应用胰岛素或降糖药物过量或用药后进食过少，酒精中毒等。部分 2 型糖尿病可表现为餐后低血糖。腺垂体功能减退时肾上腺皮质功能减退与生长激素缺乏共同作用的结果导致空腹血糖降低或容易发生低血糖症，并非胰岛素分泌增多所致。α葡萄糖苷酶抑制剂单用本药一般不引起低血糖，如与磺脲类降糖药或胰岛素合用时，可发生低血糖。低血糖症常呈发作性，发作时间及频度随病因不同而异。发作时的症状可分二类：①交感神经过度兴奋症状：因交感神经兴奋，释放大量肾上腺素，临床上多表现为心慌、软弱、饥饿、脉快、苍白、出冷汗、手足震颤。②神经低糖症状：因神经低糖症可引起各种脑功能障碍表现，例如精神不集中、言语迟钝、头晕、视矇、步态不稳、幻觉、躁动、行为怪癖，严重者瘫痪、昏迷、抽搐。

44. 【答案】A（14）

45. 【答案】D（14）

【解析】患者具有糖尿病病史，服用磺脲类药物格列奇特，其主要不良反应为低血糖，且患者餐前心慌、出汗，可进一步确定患者出现了低血糖。该患者经过药物调整血糖并未得到控制，并且 HbA1c 7.5%（大于 7.0%），目前该患者需要进行胰岛素的治疗。

【解题思路】胰岛素治疗的适应证为：（1）T1DM；（2）2 型糖尿病经生活方式调整及口服降糖药物治疗未达到控制目标，HbA1c 仍大于 7.0%；（3）无明显原因体重下降或消瘦；（4）任何糖尿病并发酮症酸中毒或高渗非酮性昏迷等急性并发症；（5）妊娠期糖尿病和糖尿病合并妊娠、分娩；（6）合并感染、消耗性疾病、视网膜病变、肾病变、神经病变、急性心梗、脑血管意外等；（7）外科围手术期；（8）全胰腺切除术引起的继发性糖尿病。

46. 【答案】D（14）

47. 【答案】E（14）

48. 【答案】A（14）

【解析】患者近 1 个月来可见视网膜新生血管形成和玻璃体积血，由此可看出为Ⅳ期。考生此处需要注意：题干为目前该患者视网膜病变的分期，而非 8 个月前眼底检查可见微血管瘤、出血和硬性渗出。该患者合并视网膜的病变需调整为胰岛素的治疗。应用口服降糖药的患者，若视网膜病变进展迅速或已进入增殖期，应及早改用胰岛素治疗。对视网膜血管渗漏及视乳头出现新生血管者应尽早激光治疗，争取保存视力。视网膜病变分期见下表。

糖尿病视网膜病变

发病状况	多发生在病程超过 10 年的患者，是失明的主要原因之一
分期	Ⅰ期——微血管瘤、小出血点；Ⅱ期——出现硬性渗出；Ⅲ期——出现棉絮状软性渗出；Ⅳ期——新生血管形成，玻璃体积血；Ⅴ期——机化物增生；Ⅵ期——牵拉性视网膜脱离、失明
特点	当出现增殖性视网膜病变（PDR）时（Ⅳ ~ Ⅵ期），常合并糖尿病肾病和神经病变

49. 【答案】A（13）

【解析】血糖升高是诊断糖尿病的主要依据，单纯空腹血糖正常并不能排除糖尿病可能，应加测餐后血糖。尿糖阳性是诊断糖尿病的重要线索，但不作为糖尿病诊断指标。糖耐量减低不作为糖尿病一个亚型，而是糖尿病发展过程中的一个阶段。对于症状不典型者，需另一天再次证实，不主张做第三次 OGTT。

50. 【答案】D（13）

【解析】糖尿病微血管病变主要表现在视网膜、肾、神经和心肌组织，其中以糖尿病肾病和视网膜病变最为重要。

51. 【答案】A（13）

【解析】糖尿病肾病分为五期。

Ⅰ期	为糖尿病初期，表现为肾脏体积增大，肾小球滤过率升高，肾小球入球小动脉扩张，肾小球内压力增加
Ⅱ期	肾小球毛细血管基底膜增厚，尿白蛋白排泄率（AER）多在正常范围，或呈间歇性增高
Ⅲ期	为早期肾病，出现微量白蛋白尿，AER 持续在 20～200μg/min（正常人 <10μg/min）
Ⅳ期	为临床肾病，尿蛋白逐渐增多，AER >2000μg/min，即尿白蛋白排出量 >0.3g/24h，相当于尿蛋白总量 >0.5g/24h，肾小球滤过率下降，可伴有高血压和水肿，肾功能逐渐减退
Ⅴ期	为尿毒症，多数肾单位闭锁，AER 降低，血清肌酐、尿素氮升高，血压升高

　　本题根据患者临床表现及实验室检查可诊断为糖尿病肾病Ⅳ期。

52.【答案】B（13）

　　【解析】糖尿病肾病伴高血压，治疗重点是：矫正高血压、减慢 GFR 下降速度，宜选用血管紧张素转换酶抑制剂（ACEI）或血管紧张素Ⅱ受体拮抗剂（ARB）。

第二十篇　精神神经系统答案与解析

上篇　精神病学

第一章　精神疾病总论

1.【答案】E（20）

【解析】错觉是对客观事物歪曲的知觉。临床上多见错听和错视。而病理性错觉常在意识障碍时出现，带有恐怖色彩，如把输液管看成一条蛇。幻觉是没有现实刺激作用于感觉器官时出现的知觉体验，是一种虚幻的知觉。

2.【答案】C（20）

【解析】感知觉障碍综合征指患者对客观事物整体属性能正确感知，但对某些个别属性如大小、形状、颜色、距离、空间位置等产生错误的感知。包括：

①视物变形症：如看到父亲的脸变长，眼睛变小，鼻子却变得很大，多见于癫痫。

②空间知觉障碍：比如汽车已开进站台，患者却觉得离自己很远。

③非真实感：患者感觉周围事物变得不真实，像是一个舞台布景，恍惚如梦中的感觉。

④时间知觉改变：感觉时间过得特别缓慢或特别迅速。如旧事如新感或似曾相识。

⑤自身感知综合障碍：感到自己身体变化，如感觉自己的鼻子像大蒜，因而反复照镜子。

C选项（听到公交车的声音就听到自己被骂）属于幻觉中的功能性幻觉，即某一感官处于功能活动状态时，出现涉及另一感官的幻觉。

3.【答案】B（20）

【解析】错觉指对客观事物歪曲的知觉。正常人可以在光线暗淡、恐惧或紧张心理状态下出现错觉，但经验证后可以纠正和消除，临床上多见错听和错视。而病理性错觉常在意识障碍时出现，带有恐怖色彩，如把输液管看成一条蛇。

看见面前的高楼变矮和感觉周围的事物变大为视物变形症；听见汽车喇叭里有骂她的声为幻听；感觉皮肤上有蚂蚁为内感性不适（体感异常）。

4.【答案】A（20）

【解析】躁狂发作以心境高涨为主，与其处境不相称，可以从高兴愉快到欣喜若狂，某些病例仅以易激惹为主。其主要表现为情绪高涨、思维奔逸、精神运动性兴奋。思维奔逸可见于躁狂发作，但其特征为讲话速度快、滔滔不绝、联想快，常出现音联、意联，言语表达可能远跟不上思潮，导致言语衔接不连贯。很易因偶然因素或无明显理由转移注意力，随境转移是很突出的伴随特征之一。

5.【答案】E（19）

【解析】谵妄是一组综合征，表现为急性、一过性、广泛性的认知障碍，尤以意识障碍为主要特征。在住院病人中，特别是在老年病房、急诊室和重症监护病房中，谵妄很常见。意识障碍有明显的昼夜节律变化，表现为昼轻夜重。在意识清晰度降低的同时，出现大量的错觉、幻觉，幻视多见，视幻觉及视错觉的内容多为生动而鲜明的形象性的情境，如见到昆虫、猛兽等。有的内容具有恐怖性，患者常产生紧张、恐惧情绪反应，出现不协调性精神运动性兴奋。本例患者在手术后发生昼轻夜重的精神障碍，符合谵妄的特点。

痴呆状态以缓慢出现的智能减退为主要特征，伴有不同程度的人格改变，但没有意识障碍。起病缓慢，病程较长。应激状态，是对某种意外的紧张性环境刺激所做的适应性反应。应激的产生与人面临的情景及对自己能力估计有关。当意识到自己无力应对当前情景的过高要求时，就会体验到紧张而处于应激状态。躁狂状态以情绪高涨、思维奔逸、活动增多的"三高"症状为主要临床表现。抑郁状态表现为情绪低落、早醒等，而躯体症状不明显。

6.【答案】 E (13、19)

【解析】 随境转移指说话的主题极易随环境而改变，多见于躁狂症。

7.【答案】 C (19)

【解析】 遗忘综合征又称柯萨可夫综合征（Korsa-koff's syndrome），以近事记忆障碍为主要特征，无意识障碍，智能相对完好。遗忘障碍的主要临床表现是近事记忆障碍、定向力障碍和虚构。另外，患者因为近记忆缺损，常捏造生动和详细的情节来弥补。其他认知功能和技能则保持相对完好。因此，患者可进行正常对话，显得较理智。

急性脑综合征（谵妄）是一组综合征，表现为急性、一过性、广泛性的认知障碍，尤以意识障碍为主要特征。急性起病、病程短暂、病变发展迅速。

脑衰弱综合征，临床以精神活动的易兴奋易疲劳为主要特点，情绪不稳或情感脆弱、心情紧张、烦恼、易激惹、感觉过敏、注意涣散、思维迟钝及睡眠障碍等。是最缺乏特异性的综合征。

紧张综合征，患者全身肌张力增高，包括紧张性木僵和紧张性兴奋两种状态，两者可交替出现，多见于精神分裂症紧张型。

8.【答案】 D (19)

【解析】 假性幻觉产生于患者的主观空间如脑内、体内，而不是通过感觉器官获得。本例符合。而真性幻觉是通过感觉器官获得的，但缺乏相应的客观刺激于感官。错觉是指对客观事物歪曲的知觉。正常人可以在光线暗淡、恐惧或紧张心理状态下出现错觉，但经验证后可以纠正和消除。

人格解体的特征为自我关注增强，感到自我的全部或部分似乎不真实、遥远或虚假。

9.【答案】 E (18)

【解析】 兴奋状态多指情绪状态，躁狂时可出现。

精神病性症状是指部分患者可在疾病的某一时期，特别是疾病的早期或中期出现幻觉妄想、思维逻辑障碍等精神病性症状。如阿尔茨海默病最常见的是幻听。血管性痴呆可出现视幻觉和听幻觉，双相障碍可出现谵妄状态，强迫障碍属于神经症。

10.【答案】 A (18)

【解析】 虚构指由于遗忘，患者以想象的、未曾经历过的事件来填补自身经历的记忆缺损，虚构患者常有严重的记忆障碍，虚构的内容自己也不能再记住，因此其叙述的内容常常变化，且容易受暗示影响。

感知综合障碍指患者对客观事物能感知，但对某些个别属性如大小、形状、颜色、距离、空间等感知错误。常见有视物变形症、空间知觉障碍、时间感知综合障碍，非真实感。

幻觉是指虚幻的知觉，没有现实刺激作用于感觉器官时出现的知觉体验。

错觉是对客观事物歪曲的知觉。

11.【答案】 D (17)

【解析】 5 – 羟色胺（5 – HT）功能活动缺乏可能是双相障碍的基础，是易患双相障碍的素质标志；焦虑障碍目前病因尚不明确，可能与遗传因素、个性特点、认知过程、不良生活事件、生活状态、躯体疾病等均有关系。急剧、严重的精神创伤性事件是急性应激障碍（ASD）发生的直接原因。

12.【答案】 E (14、16)

【解析】 常见临床综合征与慢性酒精中毒所出现的精神障碍表现为鉴别重点。

急性脑综合征（谵妄）：意识障碍为主要特征，昼轻夜重，出现大量的错觉、幻觉，幻视多见，视幻觉及视错觉的内容多有恐怖性。

慢性脑综合征（痴呆）：严重的持续的认知障碍。缓慢出现的智能减退为主要特征。

脑衰弱综合征：精神易兴奋，易疲劳，情绪不稳，注意涣散，睡眠障碍，易激惹。缺乏特异性的综合征。

遗忘综合征：近记忆障碍、虚构、定向障碍为主要特征。

韦尼克脑病：眼球震颤、定向障碍、记忆障碍、震颤谵妄。

酒精性痴呆：持续性智力减退，记忆障碍，人格改变，皮层功能受损表现（失语、失认）等。

相关性幻觉妄想：持续的幻觉，多以听幻觉为主。患者对幻觉有部分或全部的自知力。

相关性妄想综合征：最典型的是嫉妒妄想综合征，认为配偶跟异性有染。多伴有长期饮酒导致性功能障碍。

相关人格障碍：出现各类人格障碍的表现。

13.【答案】 C (16)

【解析】 自知力又称领悟力或内省力，是指患者对自己精神疾病的认识和判断能力。在临床上一般精神症状消失，并认识自己的精神症状是病态的，即为自知力恢复。

14.【答案】 A (15、16)

【解析】 精神检查的一般原则包括：（1）建立良好医患关系是精神检查的基础。（2）检查时先问一般性问题，后问特殊性问题。（3）先提开放式问题，后提封闭式问题。（4）在检查过程中除了言语性交流外还注意非言语性交流，如眼神、身体的姿态等。（5）把握好交谈的节奏和主导谈话内容。(6) 在与患者交谈过程中对患者的症状不要纠正或反驳，因此答案为 A。

15.【答案】A (16)

【解析】急性脑综合征在意识清晰度降低的时候会出现大量的错觉、幻觉，以幻视最多见。

16.【答案】A (16)

【解析】轻度木僵称作亚木僵状态，表现为问之不答、推之不动、表情呆滞，但在无人时能自动进食，能自动大小便。严重的木僵见于精神分裂症，称为紧张性木僵。较轻的木僵可见于严重抑郁症、反应性精神障碍及脑器质性精神障碍。本例症状符合亚木僵状态。谵妄状态以意识障碍为主要特征，包括意识障碍、神志恍惚、注意力不能集中以及对周围环境与事物的清晰度降低等。

17.【答案】C (15)

【解析】幻觉是一种很常见的知觉异常，是没有现实刺激作用于感觉器官时出现的知觉体验，是一种虚幻的知觉。各种不同的幻觉经常作为诊断某些疾病的特征性表现，是临床上最常见而且重要的精神病性症状，常与妄想合并存在。

18.【答案】C (15)

【解析】谵妄状态在意识清晰度降低的同时，出现大量的错觉、幻觉，幻视多见，视幻觉及视错觉的内容多为生动而鲜明的形象性的情境，如见到昆虫、猛兽等。往往发生于躯体症状之后。而幻觉状态是感觉器官缺乏客观刺激时的知觉体验，即无躯体前驱症状，故不选 B。昏迷状态是一种无意识状态。

19.【答案】E (15)

【解析】此题考查的还是精神障碍症状鉴别。A 思维云集即强制性思维，是指患者感觉大量的、不属于自己的联想像云层一样聚集在一起，突然出现，突然消失，内容多变。B 音联意联即思维奔逸，患者联想速度加快、数量增多，患者说话语速快、语量多，主题随境转移。与思维破裂相比，后者表现为言语或书写内容有结构完整的句子，但句与句之间互不相关。思维插入指患者感觉某种不属于自己的思想被强行塞入，不受个人意志支配。

20.【答案】E (15)

【解析】被害妄想是最常见的一种妄想。患者坚信某人对他有不利的活动，如对他进行打击、陷害和迫害，如放毒、跟踪、监视等。受妄想的支配可出现控告、逃跑或自卫、自伤、伤人等行为。主要见于精神分裂症和偏执性精神病。

21.【答案】E (14)

【解析】非真实感：患者感觉周围事物变得不真实，像是一个舞台布景，恍惚如梦中的感觉。

朦胧状态：是一种意识受损的状态，此时可发生复杂的非理性行为，事后完全遗忘。

22.【答案】B (13, 14)

【解析】幻觉指没有现实刺激作用于感觉器官时出现的知觉体验，是一种虚幻的知觉。错觉是对客观事物歪曲的知觉。

23.【答案】C (13)

【解析】此题需要明确的是功能性幻听和反射性幻听的区别。功能性幻觉：是一种伴随现实刺激而出现的幻觉。例如，患者在听到脚步声的同时听到议论自己的声音。前者是真实存在的声音，后者是幻觉。反射性幻觉：当某一感官处于功能活动状态时，出现涉及另一感官的幻觉。如听到广播声音的同时就看到播音员的人像站在面前等。可以说，功能性幻听涉及一个感觉器官，反射性幻听涉及两个或多个感觉器官。速记：一功二反。

24.【答案】A (13)

【解析】C 项是错觉。B 项是幻觉。A 项是妄想。妄想是一种病理性的歪曲信念，是病态推理和判断，有以下特征：信念的内容与事实不符，没有客观现实基础，但患者坚信不移；妄想内容均涉及患者本人，总是与个人利害有关；妄想具有个人独特性；妄想内容因文化背景和个人经历而有所差异，但常有浓厚的时代色彩。

25.【答案】D (13)

【解析】情感障碍分情感性质的改变、情感波动性的改变和情感协调性的改变。其中情感波动性的改变又有：

(1) 情感不稳：表现为情感反应（喜、怒、哀、愁等）极易变化，从一个极端波动至另一极端，显得喜怒无常，变幻莫测。与外界环境有关的轻度的情感不稳可以是一种性格的表现；与外界环境无相应关系的情感不稳则是精神疾病的表现，常见于脑器质性精神障碍。

(2) 情感淡漠：指对外界刺激缺乏相应的情感反应，即使对自身有密切利害关系的事情也如此。患者对周围发生的事物漠不关心，面部表情呆板，内心体验贫乏。可见于单纯型及慢性精神分裂症。

(3) 易激惹：表现为极易因小事而引起较强烈的情感反应，持续时间一般较短暂。常见于疲劳状态、人格障碍、神经症或偏执型精神病患者。

(4) 情感脆弱：指患者极易伤感，因微不足道的小事而哭泣或兴奋激动，难以自我克制。

情感协调性的改变包括：

(1) 情感倒错：指情感表现与其内心体验或处境不相协调。如听到令人高兴的事时，反而表现伤感；或在描述他自己遭受迫害时，却表现愉快。多见于精神分裂症。

（2）情感幼稚：指成人的情感反应如同小孩，变得幼稚，缺乏理性控制，反应迅速而强烈，没有节制和遮掩。见于癔症或痴呆患者。

26.【答案】C（13）

【解析】自知力又称领悟力或内省力，是指患者对自己精神疾病的认识和判断能力（A错）。精神病患者一般均有不同程度的自知力缺失，他们不认为有病，更不承认有精神病，因而拒绝治疗。临床上将有无自知力及自知力恢复的程度作为判定病情轻重和疾病好转程度的重要指标（C对）。自知力完整是精神病病情痊愈的重要指标之一，自知力缺乏是精神病特有的表现（D错，精神病性症状完全缓解后自知力不一定完全恢复）。

癔症性精神病为最严重的表现形式。在有意识朦胧或漫游症的背景下出现行为紊乱、思维联想障碍或片断幻觉妄想以及人格解体症状。故E错。重度精神病患者大都没有自知力，但神经症患者有自知力，主动就医诉说病情。故B错。

27.【答案】E（13）

【解析】智力的高低可以从实际解决问题中反映出来，临床上常常通过了解患者的理解能力、分析概括能力、判断力、一般常识的保持、计算能力、记忆力等，判断其智能是否有损害及对损害程度作出粗略判断。另外，可通过智力测验方法得出智商（IQ），对智能进行定量评价。智能障碍可分为精神发育迟滞及痴呆两大类。

精神发育迟滞是先天围生期，或在生长发育成熟以前（18岁以前），由于各种致病因素，使大脑发育不良或受阻，导致智能发育停留在一定的阶段，随着年龄增长其智能明显低于正常的同龄人。智商（IQ）是评定精神发育迟滞分级的指标。IQ = 智龄/实际年龄×100，85～115为正常范围，70以下为智力低下。临床将精神发育迟滞分为4级：智商50～70为轻度；智商35～49为中度；智商20～34为重度；智商20以下为极重度。本患儿IQ为60，属于轻度精神发育迟滞。

第二章　脑器质性疾病、躯体疾病、精神活性物质所致精神障碍

1.【答案】A（20）

【解析】阿尔茨海默病的病变部位是大脑皮质，CT、MRI检查显示皮质性脑萎缩和脑室扩大，伴脑沟裂增宽。

2.【答案】D（20）

【解析】本例患者似乎应考虑躯体疾病所致精神障碍，故有人选C选项脑器质性疾病疾病所致精神障碍。但是脑器质性疾病所致精神障碍的准确定义为：大脑的炎症、感染、出血、外伤、肿瘤等原因导致大脑的实质性损害，并且引起相应的临床症状。可能出现的症状有头痛、头晕、恶心、意识障碍、记忆力以及认知功能障碍，有一些患者还会引起精神方面的症状。大部分情况下，脑器质性精神障碍都是短暂的、暂时的。显然，本例患者不符合这一定义。故网上答案选C是不妥的。

本例患者5年前有脑卒中，左侧偏瘫，说明有脑血管病史，而近1个月来情绪低落，睡眠增多，食欲减退伴体重减轻，觉无望有绝望感。提示精神症状明显，可以考虑血管性痴呆。因为VD患者可伴有抑郁情绪或情感不稳。还可以可出现意志活动减退、冲动行为（有时可出现突然伤人或自伤行为）、本能行为亢进（食欲和性欲的亢进）。其病程一般以急性或亚急性形式起病，病情波动，渐进发展。

3.【答案】B（20）
4.【答案】B（20）

【解析】（1）本例患者在精神刺激（发生争执）后出现幻觉——言语性幻听，符合精神分裂症的诊断。妄想性障碍是以长期（1个月及以上）持续性、系统性妄想为最主要临床特征的一组精神障碍。患者除了妄想症状外，少有其他精神病症状，其人格和智能通常可保持完整。本例不符合。创伤后应激综合征往往发生在恶性事件后，如地震、车祸后出现的病理性回忆。

（2）针对有自杀倾向的精神病患者，可行电抽搐治疗，同时配合抗精神药物治疗。

5.【答案】C（20）

【解析】本题易误选D精神分裂症，错误的原因是没有关注到本例患者主要症状是近2年记忆力下降，而这一症状是阿尔茨海默症的首发症状。容易发脾气，提示人格改变。经常说有人偷自己东西，是提示伴随幻觉症状而已，并不能诊断为精神分裂。

6.【答案】C（19）

【解析】感知异常包括器质性障碍所致感知异常（如皮质盲、先天性视网膜色素变性所致色盲、错觉（如草木皆兵）、幻觉（视幻觉、听幻觉等）、感知综合障碍（如视物变形症、空间知觉障碍、非真实感、时间

知觉改变)。

7.【答案】B (19)

【解析】戒断综合征主要表现为:①意识障碍;②短暂的幻觉,特别是视幻觉;③情绪障碍,出现焦虑和易激惹;④兴奋;⑤睡眠障碍;⑥自主神经症状,流涕、恶心、呕吐、发热出汗、瞳孔扩大、肌肉抽搐;⑦躯体个别部位的疼痛。临床以阿片类物质所致多见。

8.【答案】E (18)

【解析】患者中老年,近记忆障碍,人格改变,情绪不稳,首先考虑阿尔茨海默病。患者喝了50ml啤酒而露宿街头,是否可能考虑急性酒精中毒——病理性醉酒呢?病理性醉酒患者是指饮用不会导致常人出现中毒剂量的酒精后出现精神障碍的情况,表现为意识障碍、情绪障碍、行为冲动,与题目中患者表现相似,但无法解释本题患者之前的症状表现,故可排除此诊断。

9.【答案】A (18)

10.【答案】C (18)

11.【答案】D (18)

【解析】患者2年前开始表现为烦渴、多食、多饮、多尿、体重下降——三多一少,初步考虑为糖尿病患者。

糖尿病患者中常见的精神障碍是抑郁和焦虑状态。

慢性糖尿病患者还可出现轻度的认知障碍或轻度痴呆。

在发生糖尿病严重并发症(如糖尿病酮症酸中毒等)的前驱期(高血糖阶段),患者可出现急性认知损害,临床表现为行为紊乱,可以突然发生也可以隐匿起病,病情加重后,患者可出现意识障碍,包括谵妄状态。患者疲倦无力,注意力不集中,失眠,情绪低落,主动性差,反应迟钝,1周前出现兴奋不安,言语紊乱而住院。

初步考虑为由糖尿病引起,为明确诊断,应首先做血糖测定。治疗应先做病因治疗,控制血糖。本题欠严谨,并不能完全排除甲亢。

12.【答案】B (18)

13.【答案】B (18)

【解析】酒精震颤性谵妄出现幻觉、妄想等症状是由谵妄等原因引起,首先应控制谵妄,可用地西泮。但不能用大剂量抗精神病药控制谵妄引起的精神病症状。一般应用抗精神病药时也要适量。

14.【答案】A (17)

【解析】躯体疾病所致精神障碍使用精神药物要慎重,起始剂量要低,剂量逐渐增加,症状稳定时,应逐渐减少剂量。

15.【答案】A (17)

【解析】戒酒综合征发生于停酒或突然减少酒用量的6~28小时内。

轻度症状:情绪障碍和睡眠障碍。可出现舌震颤和四肢肌肉的震颤。

中度症状:除轻度症状外,还出现幻觉和妄想,幻觉以听幻觉为主,最常见的妄想为被害妄想、关系妄想。

重度症状:意识障碍为主,表现为震颤谵妄,一般发生于停酒后的48~96小时,具体表现为在意识清晰度改变的情况下,出现手、面、舌的粗大震颤,定向障碍,幻觉和妄想,同时可出现癫痫发作和合并躯体症状。

其他选项属于慢性酒精中毒精神障碍表现。

16.【答案】A (17)

扫描二维码查看本题考点更多讲解微视频——18-20幻触(幻觉)。

17.【答案】A (17)

【解析】阿尔茨海默症临床上以智能损害为主,随着病程进展,患者可逐渐出现智能的全面减退,患者的记忆力、注意力、理解判断能力、计算能力、概括能力、逻辑推理能力均受到明显影响。部分患者可在疾病的某一时期,特别是疾病的早期或中期出现幻觉妄想、思维逻辑障碍等精神病性症状。影像学变化为轻度、中度或重度脑萎缩。

血管性痴呆患者往往有卒中或短暂性脑缺血发作(TIA)的病史或有其他类型脑血管障碍病史,记忆障碍和智能障碍,可出现意识障碍,以急性脑综合征为主要表现,一般发生在夜间。影像学变化为单处或多处梗死、腔隙和软化灶。

18.【答案】B (17)

【解析】精神活性物质被摄入体内,作用于中枢神经系统,产生中毒、依赖、戒断,从而导致各种精神症状产生的情况称为精神活性物质所致精神障碍。本例患者服用中枢神经兴奋剂(包括苯丙胺类,如冰毒、摇头丸、可卡因,含咖啡因饮料),出现精神症状,符合精神活性物质所致精神障碍。精神分裂症与遗传、心理、社会因素相关。应激相关障碍与恶性生活事件相关。显然不符。

19.【答案】D (16)

【解析】患者长期饮酒并自行戒酒,出现震颤、谵妄为典型的戒酒综合征。治疗上应镇静、控制精神症状、加强护理及对症支持治疗。饮酒缓解症状是不可取的，不但不会缓解，反而会使症状更严重，难以戒酒。

20.【答案】C（16）

【解析】患者有长期饮酒史，与酒相关的遗忘综合征称为科萨可夫综合征，是特有症状之一。主要表现为近记忆障碍、虚构、定向障碍三大特征，患者还可能有幻觉、夜间谵妄等表现。Wernicke 脑病表现为眼球震颤、眼球不能外展和明显的意识障碍，伴定向障碍、记忆障碍、震颤、谵妄等。酒精性痴呆是在长期、大量饮酒后出现的持续性智力减退，表现为短期、长期记忆障碍，抽象思维及理解判断障碍，人格改变，部分患者有皮层功能受损表现，如失语、失认、失用等。相关性幻觉症：在长期饮酒后可出现持续的幻觉，多数患者以听幻觉为主，多为单调的威胁性的声音如枪声、刀砍声或辱骂声。

21.【答案】B（16）

【解析】老年患者，记忆力下降，行为改变，无脑血管病史，可诊断为阿尔茨海默病。血管性痴呆多有脑血管病史，故排除。精神分裂症无明显记忆力下降特点。

22.【答案】E（16）

【解析】病史中未提及强制性思维，指患者体验到强制性地涌现大量无现实意义的联想。

23.【答案】C（16）

【解析】此时控制幻觉症状应首选利培酮。阿普唑仑和丁螺环酮为镇静和抗焦虑药。曲唑酮为其他类抗抑郁药。丙戊酸钠为广谱抗癫痫药。

24.【答案】A（16）

【解析】依赖是指带有强制性的渴求、追求与不间断地使用某种药物或物质，以取得特定的心理效应，并借以避免断药时的戒断综合征的行为障碍。

耐药指在反复使用某种药物或物质的情况下，其效应逐步降低，如果要得到与用药初期同等的效应，则需加大剂量的情况。

戒断状态指停止使用精神活性物质或减少使用剂量或使用拮抗剂后出现的特殊生理症状群，一般表现为与所使用物质的药理作用相反的症状。

25.【答案】C（14）

【解析】女性患者，食欲增加，出汗增多，怕热，体重下降并伴有易激惹，活动增加，提示甲状腺功能亢进症。独处时偶尔可听到有人议论她或觉得一些行人对她吐痰等，提示出现幻觉，为甲亢患者易并发的精神症状。

26.【答案】B（14）

【解析】老年人记忆力明显减退，出现意识障碍，头颅 MRI 示大脑多发性腔隙性梗死，为典型血管性痴呆。阿尔茨海默症也有记忆力障碍，但影像学变化为轻度、中度或重度脑萎缩。

27.【答案】B（14）

【解析】大量饮酒多年后出现震颤和幻觉（看到床上有鱼、虾在跳为视幻觉），为典型戒酒综合征。其重度症状表现为震颤谵妄。一般发生于停酒后的 48～96 小时，具体表现为在意识清晰度改变的情况下，出现手、面、舌的粗大震颤，定向障碍，幻觉和妄想，同时可出现癫痫发作和合并躯体症状。酒精性痴呆指在长期、大量饮酒后出现的持续性智力减退，表现为短期、长期记忆障碍，抽象思维及理解判断障碍，人格改变，部分患者有皮层功能受损表现，如失语、失认、失用等。本例不符合。

28.【答案】E（13）

【解析】患者中老年，近记忆障碍，人格改变，情绪不稳，首先考虑阿尔茨海默病。患者喝了 50ml 啤酒而露宿街头，是否可能考虑急性酒精中毒——病理性醉酒呢？病理性醉酒患者是指饮用不会导致常人出现中毒剂量的酒精后出现精神障碍的情况，表现为意识障碍、情绪障碍、行为冲动，与题目中患者表现相似，但无法解释本题患者之前的症状表现，可排除此诊断。

第三章　精神分裂症

1.【答案】E（19）

2.【答案】E（19）

3.【答案】B（19）

【解析】（1）妄想是一种病理性的歪曲信念。是病态推理和判断，信念的内容与事实不符，没有客观现实基础，但患者坚信不移。A、B、C、D 均属于记忆障碍。

（2）精神分裂症患者出现妄想，且妄想的荒谬性往往显而易见。疾病的初期，患者对自己的某些明显不合常理的想法持将信将疑的态度，但随着疾病的进展，患者逐渐与病态的信念融为一体。其他选项均无妄想症状，故不选。

（3）第二代抗精神病药物除能够拮抗中枢神经系统多巴胺 D_2 受体外，还同时具有拮抗中枢 5 - 羟色胺 2（5 - HT_2）受体的作用。既能有效改善精神分裂症的阳性症状，又能有效改善精神分裂症的阴性症状。副作用相对较少，特别是锥体外系副作用、过度的镇静作用等均明显轻于第一代抗精神病药物。代表药物主要包括利培酮、奥氮平、喹硫平、氯氮平、阿立哌唑、齐拉西酮等。

4.【答案】D（17）

【解析】 独自发笑，有时对空谩骂，感觉被人监视和跟踪，思想和行为会被某种外力控制，说明患者出现明显的幻觉、妄想等精神症状，诊断精神分裂症毫无疑问。

分裂情感性障碍是一组精神分裂症和躁狂症两种病同时存在或交替发生，症状又同样典型，常有反复发作的精神病，此型患者同时具有精神分裂症和情感障碍如抑郁症、双相情感障碍或混合型躁狂症的症状，特征为显著的心境症状（抑郁或躁狂）和精神分裂症症状，同时出现或至多相差几天，具反复发作特点。

5.【答案】A（17）

【解析】 第二代抗精神病药物除能够拮抗中枢神经系统多巴胺 D_2 受体外，还同时具有拮抗中枢 5-羟色胺 2（5-HT_2）受体的作用。既能有效改善精神分裂症的阳性症状，又能有效改善精神分裂症的阴性症状。副作用相对较少，特别是锥体外系副作用、过度的镇静作用等均明显轻于第一代抗精神病药物。代表药物主要包括利培酮、奥氮平、喹硫平、氯氮平、阿立哌唑、齐拉西酮等。其中利培酮的副作用一般较小，临床应用较为广泛，主要常见不良反应为与剂量相关的锥体外系症状，因泌乳素水平升高引发的闭经、溢乳和性功能障碍。

6.【答案】E（17）

【解析】 主要有 4 条多巴胺能通路，一是中脑-边缘通路，二是中脑-皮质通路，三是黑质-纹状体通路，四是下丘脑-漏斗通路。药物治疗机制：①典型抗精神病药阻断中脑-边缘通路的多巴胺 D_2 受体，治疗阳性症状；②不典型抗精神病药不但阻断中脑-边缘通路的多巴胺 D_2 受体，治疗阳性症状，而且阻断中脑-皮质通路突触前膜上的 5-羟色胺（5-HT）2a 受体，该受体兴奋时能抑制多巴胺释放，当被阻断时，导致多巴胺脱抑制性释放增加，激动前额皮质的多巴胺 D_1 受体，改善阴性、认知和心境症状。

利培酮不良反应有关的多巴胺通路则是下丘脑结节漏斗通路。

7.【答案】C（16）

【解析】 单纯型阴性症状为主，发病缓慢。青春期发病，发病急，为青春型。

8.【答案】A（15）

扫描二维码查看本题考点更多讲解微视频——18-24 癔症性精神病。

9.【答案】A（15）

【解析】 患者不食、不语伴行为异常 6 个月，头颈悬空不动、无自发言语、面无表情等症状符合精神分裂症，除药物治疗外，对精神分裂症的治疗还包括电抽搐治疗、心理治疗等其他治疗方法。其中电抽搐治疗可快速缓解症状。

10.【答案】A（14）

【解析】 觉得同学在背后议论和讥笑她，老师们上课时也对她指桑骂槐，在公共汽车上常觉得有人跟踪监视她，提示患者出现幻觉和妄想，为精神分裂症的典型表现。抑郁发作表现为情绪低落；躁狂症表现为情绪低落。分离（转换）性障碍是指精神刺激引起的情绪反应以躯体症状的形式表现出来。

11.【答案】E（13）

【解析】 非典型抗精神病药物又称第二代抗精神病药物，代表药物主要包括利培酮、奥氮平、喹硫平、氯氮平、阿立哌唑、齐拉西酮等。

12.【答案】E（13）

【解析】 病理性象征性思维是指患者以某一无关的具体概念来代替某一抽象概念，不经患者解释，旁人无法理解，如患者反穿衣服，表示自己"表里如一"。本例患者没有该症状。怀疑有人跟踪自己、被监视属于被害妄想；个人独处时听到有人议论他的衣着和打扮、不在单位食堂就餐，说是有人下毒，属于幻觉和关系妄想；睡眠差，疲乏无力，属于神经衰弱。

13.【答案】D（13）

【解析】 关系妄想、被害妄想常见于精神分裂症。

14.【答案】B（13、21）

【解析】 诊断正确，治疗用药顺理成章。考题设计没有明确指向药物，属于淘汰题型。心境稳定剂用于治疗躁狂症，选择性 5-羟色胺再摄取抑制剂为抗抑郁药。

15.【答案】E（13）

【解析】 在某些使用第一代抗精神病药物的患者，特别是在联合用药的情况下，可出现恶性综合征（NMS），表现为持续高热、肌张力明显增加、意识障碍、自主神经功能紊乱、粒细胞增多和血清肌酸激酶增多。抗精神病药物中几乎所有的药物均可引起 NMS，尤其是高效价低剂量的抗精神病药物，其中以氟哌啶醇居多。

16.【答案】E（13）

【解析】恶性综合征较少见，但是死亡率较高，应注意观察，及早发现并立即停药，给予补液、维持酸碱平衡等对症措施加以处理。

17. 【答案】C（13）

【解析】恶性综合征的治疗中，及时停用原药物、早期应用硝苯呋海因及溴隐亭、恰当及时的输液治疗、防治并发症是本症治疗成功、降低病死率的四大关键。其中硝苯呋海因及溴隐亭被认为是 NMS 的特效药物。电休克治疗、血液净化法等非药物治疗也可用于 NMS 的治疗。

第四章　心境障碍、神经症及分离（转换）性障碍

1. 【答案】C（20）

【解析】抑郁症最具特征性的睡眠障碍为早醒。入睡困难为神经衰弱的睡眠障碍主要表现。睡眠多梦往往见于夜惊或梦魇。

2. 【答案】C（20）

【解析】惊恐发作属于焦虑症的一种类型，归属于神经症的范畴，不属于心境障碍。

3. 【答案】A（20）

4. 【答案】B（20）

【解析】（1）急性焦虑发作又称为惊恐发作，是一种突然发作的、不可预测的强烈的焦虑、恐惧、濒死感或失控感，症状在发病后约 10 分钟达到高峰，持续时间短，一般每次发作持续的时间不会超过半小时，大部分患者体验到明显的躯体症状而情绪症状不突出。本例患者的症状典型，发作时间不超过半小时，符合惊恐发作。广泛焦虑障碍焦虑症状较长时间存在，患者的不安和不安全体验主要表现为毫无根据地感到担心、紧张和害怕，惶惶不可终日。患者虽然意识到这种担心没有依据，但没有办法克服这种情绪。本例不符合。

恐惧焦虑障碍也就是恐惧症，指对某些特定的对象产生强烈和不必要的恐惧，伴有回避行为。如动物、广场、闭室、登高或社交活动等。

（2）焦虑障碍的主要治疗药物包括抗焦虑药物、抗抑郁药物和 β - 受体阻断剂。临床上治疗惊恐障碍主要使用抗抑郁药物，特别是 SSRIs 类药物进行一线治疗，代表药物有氟伏沙明、氟西汀、舍曲林、西酞普兰、帕罗西汀等，而苯二氮䓬类药物只在治疗阶段短期使用。故答案选帕罗西汀。劳拉西泮用于焦虑障碍的治疗或用于缓解焦虑症状以及与抑郁症状相关的焦虑的短期治疗，非惊恐发作首选药物。阿立哌唑用于治疗精神分裂症、I 型双相障碍的急性躁狂发作或混合发作，辅助治疗重性抑郁障碍等。

5. 【答案】A（20、21）

【解析】本题易误选 B（劳拉西泮）。其理由是劳拉西泮属于镇静药，主要用于焦虑症的治疗。但是从本患者的症状看，患者晚间突然出现心悸，大汗，濒死感，持续 10 多分钟自行好转，应考虑惊恐障碍（急性焦虑）。对于惊恐障碍的药物长期维持治疗，要使用抗抑郁药物，特别是 SSRIs 类药物进行一线治疗。故答案选 A（帕罗西汀）。

6. 【答案】C（20）

【解析】本题易误选 A 早醒。抑郁症最具特征性的睡眠障碍为早醒，并非特征性表现，因为其他精神疾病也可有早醒症状，如失眠症、神经衰弱。抑郁症的核心症状包括情绪低落、兴趣缺乏、快感缺失和易疲乏，其中情绪低落最具有特征性。当然，本题如果没有情绪低落选项时则选早醒。

7. 【答案】D（19）

【解析】大多数的分离（转换）障碍患者多会自然缓解或经过行为治疗、暗示、环境支持缓解。

8. 【答案】B（19）

【解析】碳酸锂主要用于治疗躁狂症，对躁狂和抑郁交替发作的双相情感性精神障碍有很好的治疗和预防复发作用，对反复发作的抑郁症也有预防发作作用。

碳酸锂的早期副作用有口干、烦渴、多饮、多尿、便秘、腹泻、恶心、呕吐、上腹痛。神经系统不良反应有双手细震颤、萎靡、无力、嗜睡、视物模糊、腱反射亢进。可引起白细胞升高。上述不良反应加重可能是中毒的先兆，应密切观察。本例患者口服碳酸锂 2 天后出现恶心、呕吐和轻微手抖，无意识障碍。故应停药，检测锂浓度。卡马西平为抗抽搐剂，还包括丙戊酸钠、丙戊酸镁、拉莫三嗪等，不属于立即采取的措施。

9. 【答案】B（19）

【解析】强迫症状是指意识中的强迫与反强迫同时并存的情况，患者对这种矛盾的情况认识清楚，并感到非常痛苦，但无法摆脱。本例患者明知想法不合理，努力控制不去想，但无法摆脱。

本题主要需要鉴别的是恐惧性焦虑障碍，也称焦虑惊恐发作，也就是急性焦虑，是一种突然发作的、不可预测的强烈的焦虑、恐惧、濒死感或失控感，症状在发

病后约十分钟达到高峰，持续时间短，一般每次发作持续的时间不会超过半小时，大部分患者体验到明显的躯体症状而情绪症状不突出。患者的不安和不安全体验可表现为极度的惊恐，难以自控。患者的自主神经功能紊乱可表现为：心跳剧烈，心动过速，患者感到明显的胸闷和心前区严重不适；呼吸频率明显加快，出现呼吸急促，以至出现呼吸困难和濒死感；肌震颤明显，甚至出现四肢发抖的情况。本例明显不符合。

广泛性焦虑障碍，又称为慢性焦虑状态，焦虑症状较长时间存在，患者的不安和不安全体验主要表现为毫无根据地感到担心、紧张和害怕，惶惶不可终日。

10.【答案】A（19）

【解析】分离（转换）障碍，是癔症的一种类型，即癔症性躯体障碍。由于明显的心理因素，如生活事件、内心冲突或强烈的情绪体验、暗示或自我暗示等作用于易感个体引起的一组病症。是指精神刺激引起的情绪反应以躯体症状的形式表现出来。包括运动障碍或感觉障碍，其特点是多种检查均无异常。本例患者在遭遇生活事件后，出现一系列躯体症状，符合分离（转换）障碍。

恐惧性焦虑障碍，是一种突然发作的、不可预测的强烈的焦虑、恐惧、濒死感或失控感，症状在发病后约10分钟达到高峰，持续时间短，一般每次发作持续的时间不会超过半小时，大部分患者体验到明显的躯体症状而情绪症状不突出。

创伤后应激障碍是由于受到异乎寻常的威胁性、灾难性心理创伤，导致延迟出现和长期持续的精神障碍。患者在创伤性事件后，频频出现内容非常清晰的、与创伤性事件明确关联的梦境（梦魇）。

抑郁障碍，表现为情绪低落，早醒等，而躯体症状不明显。原发性癫痫有抽搐表现，但无情绪障碍。

11.【答案】B（19）

【解析】患者睡眠明显减少但无困倦感是躁狂发作特征之一。早醒是抑郁症的典型特点。

12.【答案】C（19）

13.【答案】E（19）

14.【答案】C（19）

【解析】（1）抑郁症的核心症状包括情绪低落、兴趣缺乏、快感缺失和易疲乏，多伴有三自、三无症状，最具特征性的睡眠障碍为早醒。患者出现焦虑症状相当普遍，是患者自杀的另一个重要原因。本例患者符合抑郁症的典型特征。无情绪高涨，故不选双相障碍。无幻觉和妄想，不选精神分裂症。

（2）抑郁发作的治疗以药物治疗为主，存在严重自杀企图，或抑郁性木僵，或严重拒食等情况下，电抽搐

治疗为首选的治疗方法。电抽搐治疗后应进行抗抑郁药物巩固和维持治疗。

（3）在治疗过程中患者出现好管闲事、兴奋话多、自我感觉良好，提示出现躁狂状态，即发生双相障碍，故以心境稳定剂治疗为主。心境稳定剂可以治疗和预防发作，在心境稳定剂基础上，根据病情需要联合其他药物。故其他选项均不妥。

15.【答案】C（18）

【解析】神经症性障碍一般以没有明显的器质性病变为基础；患者多无明显的或持续的精神病性症状；对疾病体验痛苦，在疾病的发作期均能保持较好的自知力；心理社会因素、病前性格对神经症的发生发展有一定作用，即患者有易感因素。

16.【答案】C（18）

【解析】心境障碍是指由各种原因引起的，以显著而持久的心境或情感改变为主要特征的一组疾病，包括躁狂发作、抑郁发作、双相障碍、持续性心境障碍（包括恶劣心境、环性心境障碍）等。惊恐发作是神经症的一种，也叫作急性焦虑发作。

17.【答案】A（18）

【解析】强迫障碍患者的焦虑是以强迫症状为主，具有明显的控制愿望和明显的强迫行为或动作，患者担心、害怕的对象是自己的强迫观念或行为，非客观现实中的客体或处境，同时具有强加的控制意愿，明显强迫观念或行为，但回避行为不明显。

恐惧的控制愿望并不强烈，回避行为比较突出，而本患者控制性地反复洗手、洗衣物又担心回避这种行为，因此排除D。疑病障碍存在以下两点：①长期（至少6个月）相信表现的症状隐含着至少一种严重的躯体疾病，尽管反复的检查不能找到充分的躯体解释；或存在持续性的先占观念，认为有畸形或变形。②总是拒绝接受多名不同医生对其躯体症状、躯体疾病或异常的忠告。患者并没有躯体疾病症状故排除B。

18.【答案】D（18）

【解析】突发事件后，突然出现精神症状，符合癔症。精神分裂症多有前驱症状。

19.【答案】C（18）

【解析】根据患者表现，心境高涨、易激惹，言语增多，自我评价过高夸大，睡眠减少，且症状表现持续超过1周，符合心境障碍——躁狂症的诊断。

躁狂发作的药物治疗，应以心境稳定剂为主——碳酸锂。锂盐是治疗躁狂发作的首选药物。

当碳酸锂治疗效果不佳或患者不能耐受碳酸锂治疗时可以选用抗癫痫药治疗（目前临床主要使用丙戊酸盐和卡马西平）。

严重兴奋、激惹、攻击或伴有精神病性症状的急性躁狂患者，治疗早期可短期联用抗精神病药物，伴有精神病性症状的急性躁狂患者，需要较长时间联用抗精神病药物。第一代抗精神病药物氯丙嗪和氟哌啶醇，能加快控制精神运动性兴奋和精神病性症状，但有诱发抑郁发作的可能，应尽量选择第二代抗精神病药。第二代抗精神病药物喹硫平、奥氮平、利培酮、氯氮平均能有效控制躁狂发作。

曲唑酮、米氮平、布普品多用于抗抑郁治疗。网上答案选 B 氯氮平是错误的。

20.【答案】A（18）

【解析】突发事件后出现精神症状，符合癔症，多用暗示治疗。

21.【答案】D（17）

【解析】急性焦虑发作又称为惊恐发作，是一种突然发作的、不可预测的强烈的焦虑、恐惧、濒死感或失控感，症状在发病后约十分钟达到高峰，持续时间短，一般每次发作持续的时间不会超过半小时，大部分患者体验到明显的躯体症状而情绪症状不突出，绝大多数患者首次就诊于急诊室。担心症状下次发作是本病的显著特点。

22.【答案】E（17）

扫描二维码查看本题考点更多讲解微视频——18-21 恶劣心境。

23.【答案】C（17）

【解析】强迫观念或强迫性思维指在患者脑中反复出现的某一概念或相同内容的思维，明知没有必要，但又无法摆脱。强迫性思维表现为对某些想法反复回忆（强迫性回忆）、反复思索毫无意义的问题（如天掉下来怎么办）、脑中总是出现一些对立性思想（强迫对立思维）、总是怀疑自己的行为是否正确（强迫怀疑）。

强迫性穷思竭虑指患者对日常生活中的一些事情或自然现象，寻根究底，反复思索，明知缺乏现实意义，没有必要，但又不能自我控制。例如，反复思索：为什么 1 加 1 等于 2 而不等于 3？树叶为什么是绿色的，而不是其他颜色？有时达到欲罢不能，以至食不甘味，卧不安眠，无法解脱。有的患者表现为与自己的头脑进行无休止的争辩，欲罢不能，分不清谁是谁非。

强迫意向和行为是指病人常为某种与正常相反的意向所纠缠。例如，走到河边或井边，老想往下跳，但又害怕真的会跳下去。有的患者有强迫行为，如离家后反复回来检查门窗是否关好或锁好，或书写后反复检查是

否写错字。有的患者常怀疑自己的手或衣服被玷污了，反复洗了几次，仍不放心。有的患者每当见到电线杆、台阶、柱子等，便不由自主地依次点数，明知毫无必要，但不数他就会感到心情不安甚至漏掉了又得从头数起。有的患者常重复某种动作，以解除内心的不安，如一个胳膊碰椅子，另一个胳膊也一定要碰一下椅子；进门一定要左脚先迈，否则要退回去再走一遍。

24.【答案】C（17）

扫描二维码查看本题考点更多讲解微视频——18-22 恐怖症。

25.【答案】B（17）

【解析】患者情绪低落，伴有多种焦虑，睡眠障碍，自杀观念等，符合抑郁症的特点。

焦虑状态表现为毫无根据地感到担心、紧张和害怕，惶惶不可终日。患者虽然意识到这种担心没有依据，但没有办法克服这种情绪。此外，有的患者同时还可出现易激惹的情况。出现自主神经功能紊乱，还可出现紧张性疼痛、不能静坐、坐立不安等。与本例不符，故不选。

分裂样人格障碍表现为内向、退缩、孤独、冷漠和疏离感。他们多半沉湎于自己的思想和感情之中，害怕与人亲近。他们沉默寡言，沉浸在白日梦中，喜欢理论推测而不爱实际行动。

适应障碍和妄想性障碍显然与本例不符。

26.【答案】D（17）

【解析】双相障碍指发病以来，既有躁狂或轻躁狂发作，又有抑郁发作，是一种常见的精神障碍。首次多为抑郁发作，躁狂发作需持续 1 周以上，抑郁发作需持续 2 周以上，躁狂和抑郁交替或循环出现。本例患者抑郁发作后，出现兴奋、容易激动，好管闲事，自我感觉良好，显然属于躁狂发作。

产后抑郁症患者最突出的症状是持久的情绪低落，表现为表情阴郁，无精打采、困倦、易流泪和哭泣。患者常用"郁郁寡欢""凄凉""沉闷""空虚""孤独""与他人好像隔了一堵墙"之类的词来描述自己的心情。患者经常感到心情压抑、郁闷，常因小事大发脾气。患者对日常活动缺乏兴趣，对各种娱乐或令人愉快的事情体验不到愉快，常常自卑、自责、内疚。常感到脑子反应迟钝，思考问题困难。遇事老向坏处想，对生活失去信心，自认为前途暗淡，毫无希望，感到生活没有意义，甚至企图自杀。患者意志活动减低，很难专心致志地工作，尽管他们可能有远大理想和抱负，但很少脚踏

实地去做。他们想参与社交，但又缺乏社交的勇气和信心。患者处处表现被动和过分依赖，心理上的症结在于不愿负责任。约80%的病例以失眠、头痛、身痛、头昏、眼花、耳鸣等躯体症状为主向医生求助。本例患者尚不能排除产后抑郁，但患者经治疗后出现躁狂的表现，则不符合。

精神分裂症、环性心境障碍、妄想性障碍显然不符。

27.【答案】D（17）

【解析】患者应采取综合治疗，包括药物治疗、物理治疗、心理社会干预和危机干预，以提高疗效。药物治疗方案应以心境稳定剂治疗为主（常用的有碳酸锂和抗抽搐剂两类）。出现躁狂状态：及时联合用药，联合另一种心境稳定剂，或抗精神病药，或苯二氮䓬类。

28.【答案】C（16）

【解析】抑郁症的核心症状包括情绪低落、兴趣缺乏、快感缺失和易疲乏，可伴有多种躯体不适症状，食欲减退，睡眠障碍，出现自杀观念和行为等。并表现出"三无"症状即无望、无助和无价值，及"三自"症状即自责、自罪和自杀。此题中该患者症状表现出的为"三无"症状。

29.【答案】C（16）

【解析】在多家医院就诊，符合疑病障碍的特点。考点回顾——疑病障碍确诊要点有：

（1）长期（至少6个月）相信表现的症状隐含着某种严重的躯体疾病，尽管反复的检查不能找到充分的躯体解释；或存在持续性的先占观念，认为有畸形或变形。

（2）总是拒绝接受多名不同医生关于其躯体症状并不意味着躯体疾病的忠告和保证。

30.【答案】C（16、21）

【解析】患者，女，明知不该为而为之，典型的强迫症表现。

31.【答案】D（16、21）

【解析】强迫症首选氯米帕明治疗。利培酮、奥氮平为抗精神病药。阿普唑仑和丁螺环酮为镇静和抗焦虑药。

32.【答案】E（16）

【解析】强迫症治疗的理想模式是同时提供药物治疗和心理治疗。最宜联合使用的方法是认知行为治疗。

目前认为，暴露与反应预防及认知重组是对强迫症的有效治疗方法。暴露于患者所担心的情景中，然后阻止患者强迫性行为的出现，同时对患者的认知缺陷或错误的病理信念进行纠正。其他选项均不是针对强迫症的治疗。

33.【答案】E（15）

【解析】抑郁症患者多数伴有自杀观念和行为，患者认为生活中的一切都没有意义，死是最好的归宿，甚至会出现扩大性自杀，即认为亲人也很痛苦，会在杀死亲人后自杀。故抑郁症的处理措施中，首先要评估自杀风险，以免造成严重后果。本题易误选进行心理治疗，然而心理治疗只是首选治疗方案，但本题问的是首要，并非首选。

34.【答案】D（14、15）

【解析】神经症障碍一般没有明显的器质性病变为基础；患者多无明显的或持续的精神病性症状；对疾病体验痛苦，他们在疾病的发作期均保持较好的自知力；心理社会因素、病前性格对神经症的发生发展有一定作用，即患者有易感因素。

35.【答案】E（15）

【解析】帕罗西汀停药反应指感觉头晕、感觉障碍（包括感觉异常、电休克感觉和耳鸣）、睡眠障碍（包括强烈的梦境）、兴奋或焦虑、恶心、震颤、意识模糊、出汗、头痛、腹泻等，症状一般为轻中度，但是部分病人的症状可能较重。这些情况一般发生在停药后的前几天，一般为自限性。儿童和青少年患者停药可能会出现情绪不稳定（包括自杀意念、自杀企图、情绪改变和流泪）、神经质、头晕、恶心和腹痛等情况。5-HT综合征（5-羟色胺综合征）是指神经系统5-羟色胺功能亢进所引起的一组症状和体征，表现为认知功能/行为改变、神经肌肉异常、自主神经功能不稳定三联征，包括激越、焦虑、轻躁狂、意识模糊、昏睡、大汗、腹泻、瞳孔扩大、发热、恶心、呕吐、心动过速、共济失调、反射亢进、肌肉强直、肌阵挛、震颤、寒战、静坐不能、牙关紧闭等。本例不符合。恶性综合征表现为持续高热、肌张力明显增加、意识障碍、自主神经功能紊乱、粒细胞增多和血清肌酸激酶增多。抗精神病药物中几乎所有的药物均可引起NMS，尤其是高效价低剂量的抗精神病药物，其中以氟哌啶醇居多。

36.【答案】C（15）

【解析】患者突然发病，表现为精神症状和躯体症状，且患者未作任何处理，自行缓解，体格检查正常，可排除A、B、E。分离（转换）障碍与惊恐发作，后者发作并不局限于任何特定情境，具有不可预测性，而前者多"事出有因"。

37.【答案】B（15）

【解析】做心电图（ECG）检查，排除心脏器质性病变。EEG为脑电图检查。

38.【答案】A（15）

【解析】需注意：苯二氮䓬类药物长期使用会出现

药物的耐受性和依赖性。故临床治疗惊恐障碍主要使用抗抑郁药物，特别是 SSRIs，苯二氮䓬类只在急性治疗阶段短期使用。

39.【答案】A（14）

【解析】分离（转换）性障碍是指精神刺激引起的情绪反应以躯体症状的形式表现出来的感觉障碍或运动障碍。本例患者诱因是不高兴的事情，表现出运动障碍。癫痫大发作时意识完全丧失，瞳孔多散大且对光反射消失，可于发病于间；发作有强直、痉挛和恢复三个阶段。创伤后应激障碍表现为强烈精神刺激后病理性再现受伤害的场景。癫痫大发作有意识障碍。

40.【答案】B（14）

【解析】急性焦虑发作是一种突然发作的、不可预测的强烈的焦虑、恐惧、濒死感或失控感，症状在发病后约十分钟达到高峰，持续时间短，一般每次发作持续的时间不会超过半小时，大部分患者体验到明显的躯体症状而情绪症状不突出，绝大多数患者首次就诊于急诊室。本例患者符合。慢性焦虑主要表现为毫无根据地感到担心、紧张和害怕，惶惶不可终日。

41.【答案】D（14）

【解析】急性焦虑发作又称为惊恐发作。慢性焦虑也称为广泛性焦虑。

42.【答案】C（14）

【解析】急性焦虑发作——惊恐障碍治疗使用的药物：苯二氮䓬类药物治疗惊恐障碍疗效好，显效快，无抗胆碱副作用，常常是迅速控制惊恐发作的有效治疗，但长期使用会出现药物的耐受性和依赖性。所以临床上治疗惊恐障碍主要使用抗抑郁药物，特别是 SSRIs 类药物进行一线治疗，如帕罗西汀，而苯二氮䓬类药物只在治疗初期阶段短期使用。甲巯咪唑为甲亢治疗药物，普萘洛尔和硝酸甘油治疗心血管疾病药物。

43.【答案】A（14）

【解析】患者出现情绪低落，兴趣缺乏，入睡困难，早醒，自杀想法，为典型的抑郁症表现。精神分裂症后抑郁以幻觉、妄想等精神分裂症症状为主。

44.【答案】A（14）

【解析】SSRIs 是目前抗抑郁治疗的一线药物，如帕罗西汀。具有其他类型抗抑郁剂所不具备的优点，基本上没有心脏毒性作用，没有或很少有抗胆碱副作用。

三环类抗抑郁剂有较大不良反应，故不作为首选。

45.【答案】E（14）

【解析】抑郁症患者存在严重自杀企图，或抑郁性木僵，或严重拒食等情况下，电抽搐治疗为首选的治疗方法。应注意，电抽搐治疗后应进行抗抑郁药物巩固和维持治疗。

46.【答案】E（13）

47.【答案】A（13）

48.【答案】E（13）

扫描二维码查看本题考点更多讲解微视频——18 – 25 双相障碍。

49.【答案】B（13）

【解析】广泛性焦虑又称为慢性焦虑状态，焦虑症状较长时间存在，患者的不安和不安全体验主要表现为毫无根据地感到担心、紧张和害怕，惶惶不可终日。患者虽然意识到这种担心没有依据，但没有办法克服这种情绪。本例患者符合这样特点。本题易误选 D（强迫症状），其原因是题干重点"自己不能控制"，但强迫症的特点是，有意识的自我强迫和反强迫并存，二者强烈冲突使病人感到焦虑和痛苦；病人体验到观念或冲动系来源于自我，但违反自己意愿，虽极力抵抗，却无法控制；病人也意识到强迫症状的异常性，但无法摆脱。

50.【答案】C（13）

【解析】本例患者因突发事件诱发神经精神症状，符合癔症（分离转换症状）表现。易误选 D，精神分裂症以幻觉、妄想为主要表现，本例不符合。急性应激障碍以急剧、严重的精神打击作为直接原因，如果应激源被消除，症状往往历时短暂，一般在几天至一周内完全恢复，预后良好，缓解完全。本例不符合。

51.【答案】A（13）

【解析】强迫观念或强迫性思维指在患者脑中反复出现的某一概念或相同内容的思维，明知没有必要，但又无法摆脱。强迫性思维表现为对某些想法反复回忆（强迫性回忆）、反复思索毫无意义的问题（如天掉下来怎么办）、脑中总是出现一些对立性思想（强迫对立思维）、总是怀疑自己的行为是否正确（强迫怀疑）。见于强迫症。

52.【答案】E（13）

【解析】广泛性焦虑又称为慢性焦虑状态，主要表现为毫无根据地感到担心、紧张和害怕，惶惶不可终日。患者虽然意识到这种担心没有依据，但没有办法克服这种情绪。患者可以出现自主神经功能紊乱，主要表现为交感神经系统活动过度，如口干、上腹不适、恶心、吞咽困难、腹胀气、心动过速、尿频、尿急、出汗、面色潮红等。患者的运动不安主要体现在肌紧张、肌震颤，由此可出现紧张性疼痛、不能静坐、坐立不安等。

53.【答案】D（13）

【解析】与路人争吵后四肢发抖，继而瘫坐地上不能行走，被送往医院检查未发现器质性病变。考虑出现分离转换症状（癔症），大多数的分离（转换）障碍患者通过心理治疗会自然缓解或经过行为治疗、暗示、环境支持缓解。口服抗焦虑药能够降低患者的焦虑，使其更好地接受心理治疗。故其他选项都不对。

第五章　应激相关障碍

1.【答案】C（20）

【解析】适应障碍是指在明显的生活改变或环境变化时所产生的短期和轻度的烦恼状态和情绪失调，常有一定程度的行为变化等，但并不出现精神病性症状。典型的生活事件包括居丧、离婚、失业、退学、退休等，发病往往与生活事件的严重程度、个体心理素质、心理应对方式等有关。发病多在应激性生活事件发生后的1~3个月内出现，本例患者1个月前发生精神症状，符合适应障碍的诊断。急性应激障碍是指以急剧、严重的精神打击作为直接原因，患者在受刺激后立即（通常在数分钟或数小时内）发病，如果应激源消除，症状往往历时短暂，一般在几天至1周内完全恢复。本例患者时间和应激事件刺激程度均不同。

重症抑郁障碍是以持久自发性的情绪低落为主的一系列抑郁症状。表现为社交能力障碍、不合群、离群、情绪低落、躯体不适、食欲不振等特点。严重可伴有自杀。

焦虑障碍表现为患者的不安和不安全体验，主要表现为毫无根据地感到担心、紧张和害怕，惶惶不可终日。分离转换障碍即癔症，往往在突发事件刺激后出现躯体症状为主。

2.【答案】E（19）

【解析】适应障碍是指在明显的生活改变或环境变化时所产生的短期和轻度的烦恼状态和情绪失调，常有一定程度的行为变化等，但并不出现精神病性症状。发病多在应激性生活事件发生后的1~3个月内出现，临床表现多种多样，包括抑郁心境、焦虑或烦恼，感到不能应对当前的生活或无从计划未来，失眠、应激相关的躯体功能障碍（头痛、腹部不适、胸闷、心慌），社会功能或工作受到损害。本例患者上大学2个月，因为环境改变出现郁郁寡欢，晚上常独自流泪等精神障碍，符合适应障碍的特点。

创伤后应激障碍是由于受到异乎寻常的威胁性、灾难性心理创伤，导致延迟出现和长期持续的精神障碍。患者在创伤性事件后，频频出现内容非常清晰的、与创伤性事件明确关联的梦境（梦魇）。急性应激障碍是指以急剧、严重的精神打击作为直接原因，患者在受刺激后立即（通常在数分钟或数小时内）发病，症状往往历时短暂，一般在几天至1周内完全恢复。焦虑障碍是一种以焦虑情绪为主的神经症。主要特点是：①内心的不安或不安全体验；②自主神经紊乱的表现；③运动不安的表现。

3.【答案】C（19）

【解析】朦胧状态是一种特殊类型的意识障碍，表现为意识清晰度下降或意识范围缩小，有明显的精神运动性迟滞，反应迟钝等。多见于癫痫、器质性精神障碍（如颅脑损伤）或急性应激障碍。本例患者在听到丈夫在车祸中去世的消息后出现意识障碍，符合急性应激障碍的特点。

幻觉妄想状态多见于精神分裂症或重度慢性酒精中毒。谵妄状态以意识障碍为主要特征。在住院病人中，特别是在老年病房、急诊室和重症监护病房中常见。意识障碍有明显的昼夜节律变化，表现为昼轻夜重。在意识清晰度降低的同时，出现大量的错觉、幻觉，幻视多见，视幻觉及视错觉的内容多为生动而鲜明的形象性的情境。抑郁状态表现为情绪低落、早醒等，而躯体症状不明显。

4.【答案】C（18）

【解析】急性应激障碍，指患者在受到刺激后立即（通常在数分钟或数小时内）发病，症状往往历时短暂，一般在几天至1周内完全恢复，预后良好，缓解完全。

分离（转换）性障碍，首次发病往往有明显的应激因素，不易与急性应激障碍区分，但了解患者过往，会发现患者有明显的性格特点。

创伤后应激障碍，患者在遭受创伤后数日至数月后，罕见延迟至半年以上才发病，患者出现病理性重现，持续性的警觉性增高，回避与刺激相似或相关的情景。

急性短暂性精神病性障碍，是一组起病急骤、缓解彻底、持续时间短暂的精神病障碍。患者通常在2周内或更短时间内出现急性的精神病状态，出现片段的妄想或幻觉，也可出现言语和行为紊乱。情绪可表现为淡漠、迷惑恍惚、焦虑激越等，病程一般不超过1个月，少数患者可达3个月。

适应障碍，是指在明显的生活改变或环境变化时产生的、短期的和轻度的烦恼状态和情绪失调，常有一定程度的行为变化等，但并不出现精神病性症状。

5.【答案】E (17)

【解析】创伤后应激障碍：（1）闯入性再体验：在重大创伤性事件发生后，患者有各种形式的反复发生的闯入性创伤性体验重现（病理性重现），叫作症状闪回。创伤性的反复重现是 PTSD 最常见也是最具特征性的症状。患者在创伤性事件后，频频出现内容非常清晰的、与创伤性事件明确关联的梦境（梦魇）。（2）警觉性增高：有些患者出现睡眠障碍、易激惹、容易受惊吓、做事不专心等警觉性过高的症状。（3）回避：患者对与创伤有关的事物采取持续回避的态度。回避的内容不仅包括具体的场景，还包括有关的想法、感受和话题。本例患者回顾性梦见类似情景。故答案选 E。

急性应激障碍临床表现为患者在急性阶段表现出意识障碍，以茫然、注意狭窄、意识清晰度下降、定向困难、不能理会外界的刺激为特点；随后，患者可以出现变化多端、形式丰富的症状，包括对周围环境的茫然、激越、愤怒、恐惧性焦虑、抑郁、绝望以及自主神经系统亢奋症状，如心动过速、震颤、出汗、面色潮红等。有时患者不能回忆应激性事件。这些症状往往在 24~48 小时后开始减轻，一般持续时间不超过 3 天。

适应障碍是指在明显的生活改变或环境变化时所产生的短期和轻度的烦恼状态和情绪失调，常有一定程度的行为变化等，但并不出现精神病性症状。典型的生活事件包括居丧、离婚、失业、退学、退休等，发病往往与生活事件的严重程度、个体心理素质、心理应对方式等有关。

人格解体障碍表现为病人对自己，包括他们的身体、生活有着扭曲的知觉，由此造成他们的不适感觉，病人感到自己像机器人，或者像生活在梦中。通常这些症状时间短暂，并同时伴发焦虑、惊恐，恐怖症状，但是有时症状可以变为慢性，持续或发作许多年，病人对自己的症状难以描述，并对自己是否会精神失常感到恐惧。病人有不真实感，觉得周围的世界不真实，如做梦一般。

6.【答案】B (15)

【解析】适应障碍是指在明显的生活改变或环境变化时所产生的短期和轻度的烦恼状态和情绪失调，常有一定程度的行为变化等，但并不出现精神病性症状。典型的生活事件有：居丧、离婚、失业或变换岗位、迁居、转学、患重病、经济危机、退休等，发病往往与生活事件的严重程度、个体的心理素质、心理应对方式、来自家庭和社会的支持等因素有关。本例符合适应障碍。而急性应激障碍（C）是指以急剧、严重的精神打

击作为直接原因，患者在受刺激后立即（通常在数分钟或数小时内）发病，表现有强烈恐惧体验的精神运动性兴奋，行为有一定的盲目性，或者为精神运动性抑制，甚至木僵。如果应激源消除，症状往往历时短暂，一般在几天至 1 周内完全恢复，预后良好，缓解完全。创伤后应激障碍（D）是由于受到异乎寻常的威胁性、灾难性心理创伤，导致延迟出现和长期持续的精神障碍。创伤性的反复重现是 PTSD 最常见也是最具特征性的症状。患者在创伤性事件后，频频出现内容非常清晰的、与创伤性事件明确关联的梦境。广泛性焦虑障碍（E）主要表现为毫无根据地感到担心、紧张和害怕，惶惶不可终日。

7.【答案】C (14)

【解析】急性应激障碍是指以急剧、严重的精神打击作为直接原因，患者在受刺激后立即（通常在数分钟或数小时内）发病，表现有强烈恐惧体验的精神运动性兴奋，行为有一定的盲目性，或者为精神运动性抑制，甚至木僵。如果应激源消除，症状往往历时短暂，一般在几天至 1 周内完全恢复。本例符合。分离性障碍即癔症，也有事件为诱因，但表现为躯体感觉或运动障碍。精神分裂症精神障碍的病期至少持续 1 个月。

8.【答案】C (13)

【解析】此题的难点在于 ASD（急性应激障碍）与 PTSD（创伤后应激障碍）的鉴别。

两者鉴别在于：创伤后应激障碍是由于受到异乎寻常的威胁性、灾难性心理创伤，导致延迟出现和长期持续的精神障碍。几乎所有经历这类事件的人都会感到巨大的痛苦，常引起个体极度恐惧、害怕、无助之感。重大创伤性事件发生后，患者有各种形式的反复发生的闯入性创伤性体验重现（病理性重现），叫作症状闪回。创伤性的反复重现是 PTSD 最常见也是最具特征性的症状。患者在创伤性事件后，频频出现内容非常清晰的、与创伤性事件明确关联的梦境（梦魇）。本例符合这一特征。

急性应激障碍也有急剧、严重的精神打击作为直接原因，但患者在受刺激后立即（通常在数分钟或数小时内）发病，表现有强烈恐惧体验的精神运动性兴奋，行为有一定的盲目性，或者为精神运动性抑制，甚至木僵。如果应激源消除，症状往往历时短暂，一般在几天至 1 周内完全恢复，预后良好，缓解完全。

适应障碍也有恶性事件诱因，指在明显的生活改变或环境变化时所产生的短期和轻度的烦恼状态和情绪失调，常有一定程度的行为变化等，但并不出现精神病性症状。典型的生活事件包括居丧、离婚、失业、退学、退休等。

第六章 心理生理障碍

1.【答案】D（20）

【解析】本题答案易误选 A 急性抑郁障碍，其错误在于患者症状已经持续 3 年，中间没有正常间歇期，只是近期才就诊，显然不符合急性抑郁障碍。本例患者考虑恶劣心境的理由在于：抑郁症状超过 2 年，并且症状持续未缓解，近 3 年来能完成学业，提示不影响日常生活和学习。很少参加社交活动，但没表现出有恐惧症，排除 B。心情压抑，烦闷，兴趣下降，排除 C。患者只表现抑郁症状，排除 E。网上答案选 A 的原因还是对恶劣心境没有准确把握。

2.【答案】E（19）

【解析】本例患者诊断为失眠症不难，临床上主要使用苯二氮䓬类药物，如地西泮。近年来，一些非苯二氮䓬类药物阿普唑仑、艾司唑仑等，迅速发展。但无论选择哪种药物，都要注意短期使用，足剂量，以免形成药物依赖。网上流传的答案多为小剂量按需服用，依据的是当前部分医院的临床用药方案。

3.【答案】E（15）

【解析】患者否认情绪低落和消极观念，排除抑郁症。患者主要表现为睡眠障碍，符合失眠症表现。而神经衰弱主要表现为易兴奋易疲劳，与本例不符。

4.【答案】B（15）

【解析】苯二氮䓬类药物使用方便、安全，是临床上最常用的一类抗焦虑药物。艾司唑仑有较强的抗焦虑和镇静催眠作用，诱导入睡快，作用时间长，作用持续时间较短，嗜睡、头晕副作用轻。苯巴比妥主要用于抗惊厥。氟西汀为抗抑郁的选择性 5 - 羟色胺再摄取抑制剂。奥氮平、喹硫平为新型非典型抗精神病药。

5.【答案】C（15、21）

【解析】失眠症患者用药应注意的问题是足剂量和短疗程。注意与精神分裂症用药原则相区别：早期、足量、足疗程、个体化、最好单一用药。

【提示】当前艾司唑仑临床用药原则是小剂量按需服用，与有关教科书观点不同。具体内容请参阅颐恒网校精神病学课程视频。

6.【答案】E（18）

7.【答案】B（18）

【解析】此题需要注意神经性厌食与神经性贪食的区别。两者有相同的心理因素：对形体过分关注，担心肥胖；相同的性别、年龄分布：多见于青少年女性。但前者不会出现暴饮暴食，且后者多为前者的延续。神经性贪食患者因为存在担心发胖的心理，为避免体重增加，在暴饮暴食后会采取不适当的代偿行为，如自我诱发呕吐、用泻药等。

神经性贪食患者多伴有抑郁情绪，题中患者并未达到抑郁症的诊断标准，故不做"抑郁症伴贪食"的诊断。

神经性呕吐，指患者进食后出现的自发地或故意诱发反复呕吐，不影响下次进食的食欲。呕吐常与心理社会因素有关，如心情不愉快、紧张等，患者无害怕发胖或减轻体重的想法，呕吐后可再次进食，且由于总的进食量不减少，体重无明显变化。

电抽搐治疗多用于有严重消极情绪如自杀言行及抑郁性木僵的患者，或对抗抑郁药物治疗无效的患者。

8.【答案】E（16）

【解析】根据患者临床表现诊断为失眠症，最常用的治疗药物是艾司唑仑。阿米替林为三环类抗抑郁剂。喹硫平为第二代抗精神病药物。曲唑酮为其他类抗抑郁药。

9.【答案】D（14）

【解析】夜惊临床表现为儿童在睡眠中发作性地惊叫一声从睡眠中醒来，伴有强烈的焦虑、躯体运动及植物神经功能亢进（如心动过速、呼吸急促及出汗等）。事后遗忘，即使能回忆，也极有限。梦魇指在睡眠中被噩梦突然惊醒，引起恐惧不安、心有余悸的睡眠行为障碍。从噩梦中醒后能迅速恢复定向及警觉达到完全清醒的程度，能清晰和详细地回忆起强烈恐惧的梦境，并仍处于惊恐之中。

10.【答案】B（13）

【解析】神经性贪食是指具有反复发作的不可抗拒的摄食欲望及多食或暴食行为，进食后又因担心发胖而采用各种方法以减轻体重，使得体重变化并不明显的一种疾病。本例患者担心发胖采用催吐的方法将食物全部吐出，符合神经性贪食的特征。

神经性厌食是指病人自己故意限制饮食，甚至极端限制饮食，尤其排斥高能量饮食，致使体重降到明显低于正常的标准也仍然认为自己瘦得不够，主动采用一些方式故意减轻体重。

11.【答案】A（19）

下篇　神经病学

第一章　神经病学概论

1.【答案】A（20）

【解析】Weber 综合征又称动眼神经交叉瘫综合征或大脑脚综合征。病变位于中脑的基底部大脑脚的髓内。表现为同侧动眼神经麻痹，对侧中枢性面瘫、舌瘫和肢体瘫。

2.【答案】C（20）

【解析】由于来自两眼视网膜鼻侧半的纤维在视交叉中央部交叉，故中央部损伤，双眼视野颞侧偏盲。故选 C。

3.【答案】E（19））

【解析】患者肌力正常，肌张力降低，指鼻试验阳性，轮替动作不能，醉酒步态，典型小脑症状。运动皮质、基底节、中脑和脑干病变往往出现肢体肌力障碍，同时病理征常为阳性。

4.【答案】E（19）

5.【答案】A（19）

6.【答案】D（19）

【解析】舌下神经损伤：伸舌向患侧歪，单侧舌肌萎缩，舌肌纤维震颤等。三叉神经损害：产生同侧面部感觉障碍和角膜反射消失。动眼神经麻痹可以出现上睑下垂，外斜视等。

7.【答案】E（18）

8.【答案】C（18）

9.【答案】D（18）

【解析】①动脉瘤性动眼神经麻痹出现眼睑下垂（眼裂变小）、复视、远近模糊、瞳孔扩大、斜视等症状。考虑为外伤、脑动脉瘤、脑出血、脑梗死、脑肿瘤、发热性疾病及糖尿病等引起从脑动眼神经核发出并终止于眼球的动眼神经某处障碍，直接对光反射消失。

②霍纳综合征（Horner 综合征），又称颈交感神经麻痹综合征，是由于交感神经中枢至眼部的通路上任何一段受到任何压迫和破坏，引起瞳孔缩小。由于交感神经没有参与对光反射，所以对光反射正常。病侧眼球内陷、上睑下垂及患侧面部少或无汗等表现的综合征。

③重症肌无力是一种神经肌肉接头部位出现传递障碍的自身免疫性疾病。眼肌型重症肌无力指肌无力症状局限于眼外肌，由于没有损伤影响瞳孔大小的动眼神经和交感神经，所以瞳孔正常和直接对光反射正常，主要表现为上睑下垂，睑裂变小，晨轻暮重。

10.【答案】D（17）

【解析】延髓背外侧综合征（Wallenberg syndrome）病变位于延髓上段的背外侧区。常见的原因为小脑后下动脉或椎动脉血栓形成。表现为：①眩晕、恶心、呕吐及眼震（前庭神经核损害）；②病灶侧软腭、咽喉肌瘫痪，表现为吞咽困难、构音障碍、同侧软腭低垂及咽反射消失（疑核及舌咽、迷走神经损害）；③病灶侧共济失调（绳状体损害）；④霍纳综合征（交感神经下行纤维损害）；⑤交叉性偏身感觉障碍，即同侧面部痛、温觉缺失（三叉神经脊束及脊束核损害），对侧偏身痛、温觉减退或丧失（脊髓丘脑侧束损害）。没有损伤锥体束，所以没有锥体束征。

11.【答案】C（17）

【解析】动眼神经自脚间窝出脑，紧贴小脑幕缘及后床突侧方前行，进入海绵窦侧壁上部，再经眶上裂支配上直肌、上睑提肌、下直肌、内直肌和下斜肌。同时发出分支支配瞳孔括约肌，参与瞳孔对光反射和调节反射。动眼神经麻痹时，出现上眼睑下垂，眼球向内、向上及向下活动受限而出现外斜视和复视，并有瞳孔散大，直接、间接对光反射均消失。

12.【答案】E（16）

【解析】三叉神经运动核位于脑桥，主要支配咀嚼肌。面神经核位于脑桥下部，支配面部表情肌为主。下泌涎核位于延髓上部，发出副交感纤维的节前纤维进入舌咽神经，经其分支岩小神经至耳神经元，节后纤维管理腮腺的分泌。迷走神经背核位于延髓，此核发出的副交感纤维参与组成迷走神经，支配颈部、胸部所有脏器和腹腔大部分脏器的平滑肌、心肌的活动和腺体的分泌。疑核位于延髓内，上部发出纤维进入舌咽神经，仅支配茎突咽肌；中部加入迷走神经，支配软腭为主；下部发出纤维进入副神经，出颅腔后加入迷走神经，最后经迷走神经的喉返神经，支配除环甲肌以外的喉肌。所以答案选 E。

13.【答案】B（15）

【解析】感觉障碍的临床表现多种多样，病变部位不同其临床表现各异。神经末梢损伤出现对称性完全性感觉缺失，呈手套、袜子形分布，可伴有相应区内运动及自主神经功能障碍，多见于多发性神经病。神经丛和神经干损伤应该为其支配的分布区感觉减退或消失。后角出现损伤节段分离性感觉障碍。后根损伤为单侧节段性感觉障碍。

14.【答案】C（13）

扫描二维码查看本题考点更多讲解微视频——18－4 神经传导。

15.【答案】A（13）

【解析】上运动神经元瘫痪典型体征是病理征阳性。

临床特点	中枢性瘫痪	周围性瘫痪
瘫痪分布	范围较广，偏瘫、单瘫、截瘫、四肢瘫	范围局限，以肌群为主
肌张力	增高	减弱
腱反射	腱反射亢进	腱反射减弱或消失
病理反射	阳性	阴性
肌萎缩	无或轻度废用性	明显且出现早
肌束震颤	无	可有
浊反射	减弱或消失	消失

16.【答案】B（13）

扫描二维码查看本题考点更多讲解微视频——18－6 脊髓半切。

17.【答案】D（14）

【解析】失语症是指在神志清楚，意识正常，发音和构音没有障碍的情况下，大脑皮质语言功能病变导致的言语交流能力障碍，表现为自发谈话、听理解、复述、命名、阅读和书写六个基本方面的能力残缺或丧失。常见类型有：①运动性失语症：发音与构音功能正常，而言语的表达发生困难或不能，但能听懂别人的讲话。见于优势半球额下回后部病变。②感觉性失语症：为接受和分析语言的功能发生障碍。轻者仅能听懂简单生活用语，重者对任何言语不能理解。由于患者不能听懂自己的话并及时纠正其错误，因此，虽能说话但多错乱，无法听懂。见于优势半球颞上回后部的病变。③命名性（失忆性）失语症：对人名或物名失去记忆，但对其用途和特点仍熟悉，并用描绘其特点的方式加以回答。④传导性失语：以复述不成比例受损突出为特点，患者言语流畅，用字发音不准，复述障碍与听理解障碍不成比例，患者能听懂的词和句却不能正确复述。本题患者表现为接受和分析语言的功能发生障碍，所以为感觉性失语。

18.【答案】A（14）

【解析】上运动神经元损害最有意义的体征是病理征阳性。

19.【答案】A（14）

【解析】脊髓横贯性损害：脊髓损伤常累及双侧锥体束，出现受损平面以下两侧肢体痉挛性瘫痪、完全性感觉障碍和括约肌功能障碍等。胸髓病变导致双下肢痉挛性截瘫，双上肢正常。

20.【答案】E（14）

【解析】马尾位于终池的脑脊液中。腰骶尾部的神经根几乎垂直向下，于终丝周围形成马尾，其受伤可引起双下肢周围性瘫痪。

21.【答案】D（14）

【解析】颈膨大水平以上（如脊髓高颈段）病变出现四肢上运动神经元瘫。

第二章　周围神经病

1.【答案】A（20）

【解析】腹泻病史，四肢无力，有手套、袜子样感觉，诊断为吉兰－巴雷综合征。本病多发于青壮年及儿童，男性略多，冬夏季稍多。约2/3的病人在发病前数日到数周有上呼吸道或消化道感染史。故选A。

2.【答案】D（19）

【解析】正常钾周期性瘫痪，多在10岁前发病。常于夜间或清晨醒来时发现四肢或部分肌肉瘫痪，甚至发音不清、呼吸因难等。发作常持续10天以上。运动后休息、寒冷、限制钠盐摄入或补充钾盐均可诱发，补钠后好转。治疗上可给予：①大量生理盐水静脉滴入；②10% 葡萄糖酸钙；③每天服食盐 10～15g，必要时用氯化钠静脉滴注；④乙酰唑胺 0.25g，2 次／日，所以治疗首选 D，补充钠。

3.【答案】B（18）

【解析】吉兰－巴雷综合征是一种自身免疫介导的周围神经病，主要损害多数脊神经根和周围神经，也常累及脑神经。脑脊液蛋白－细胞分离现象是其特征之一，表现为脑脊液蛋白含量增高而白细胞数正常，起病 2 周较为明显。所以答案选 B。

4.【答案】C（18）

【解析】此题 Miller－Fisher 综合征是一种罕见的、后天的多发性神经炎疾病，被认为是吉兰－巴雷综合征的变异型。其病因目前仍不甚明确，其病理现象为脑干之脑神经核体功能缺损。Miller－Fisher 综合征表现为眼外肌麻痹、共济失调、腱反射消失三联征，伴脑脊液蛋白－细胞分离。

5.【答案】C（17）

【解析】舌咽神经痛是一种出现于舌咽神经分部区域的阵发性剧痛。发生在一侧舌根、咽喉、扁桃体、耳根部及下颌后部，有时以耳根部疼痛为主要表现。疼痛性质与三叉神经痛很相似。两者的疼痛性质与发作情况完全相似，部位亦毗邻，第三支痛时易和舌咽神经痛相混淆。二者的鉴别点为：三叉神经痛位于三叉神经分布区，疼痛较浅表，"扳机点"在脸、唇或鼻翼，说话、洗脸、刮须可诱发疼痛发作；舌咽神经痛位于舌咽神经分布区，疼痛较深在，"扳机点"多在咽后扁桃体窝舌根，咀嚼吞咽常诱发疼痛发作。根据疼痛部位和诱发疼

痛原因，诊断为三叉神经痛。颞颌关节紊乱局限于颞颌关节腔，呈持续性，关节部位有压痛，关节运动障碍，疼痛与下颌动作关系密切。

6.【答案】A（17）

【解析】腹泻病史，四肢无力 3 天，病理征未引出，双侧手套、袜子样感觉，腓肠肌压痛（＋），诊断为吉兰－巴雷综合征。重症肌无力应该有晨轻暮重；周期性瘫痪应该有发作性特点；急性脊髓灰质炎只有运动障碍；多发性肌炎一般以肢体近端进行性肌无力，伴有发热、颜面尤其是眼睑红斑。

7.【答案】C（14）

【解析】"上感"史，对称性四肢肌无力，腱反射消失，考虑吉兰－巴雷综合征。

8.【答案】A（13）

> 扫描二维码查看本题考点更多讲解微视频——18－7 吉兰－巴雷综合征。

9.【答案】E（13）

【解析】左额纹消失，左眼闭合无力，左鼻唇沟浅，口角右歪为左侧周围性面瘫，排除 B；三叉神经病变不会出现面瘫，排除 A、D。吉兰－巴雷综合征往往是双侧同时受累，且伴有四肢无力和感觉障碍。

第三章　脊髓病变

1.【答案】B（20）

【解析】视神经脊髓炎也叫 Devic 病，是一种主要累及视神经和脊髓的中枢神经系统炎性脱髓鞘疾病。呈进行性或缓解与复发病程。血清 AQP4 抗体为本病特异性抗体。AQP4 是中枢神经系统主要的水通道蛋白，位于星形胶质细胞的足突上。故选 B。

2.【答案】A（20）

【解析】患者外伤史，四肢功障碍和小便失禁，考虑脊柱损伤，急救搬运至关重要。两人背离十分危险，由于此患者不排除有骨折碎片，这种方法会增加脊柱的弯曲，可能将碎骨片向后挤入椎管内，加重脊髓损伤。其他选项处理可以采取。

3.【答案】E（20）

【解析】该患者高位截瘫，且发热时间为伤后 6 小

时，暂不考虑感染，且发热为高热，常常为脊髓损伤导致其支配的交感神经（自主神经）功能障碍，汗腺分泌障碍，散热减少所致。

4.【答案】A（19）

【解析】马尾神经是脊髓圆锥下 10 对腰骶神经根的总称（L_{2-5}、S_{1-5} 及尾节），成人第 2 腰椎以下的腰骶神经根垂直向下行走，依次穿过相应的椎间隙，因其行程中无脊髓而状似马的尾巴，故称马尾。故选 A。

5.【答案】D（18）

【解析】本题易错选 A，青年患者，有感染病史，下肢麻木无力，没有仔细审题，很多人就直接选择了 A。急性脊髓炎是指各种感染后引起的自身免疫反应所致的急性横贯性脊髓炎性病变，急性起病，迅速进展，出现肢体瘫痪、肌张力降低、腱反射消失、病理反射阴

性、尿潴留；以胸段脊髓炎最为常见，而自主神经功能障碍早期即出现尿潴留（排尿困难）。患者胸壁背部痛提示患病部位是脊髓，且出现截瘫，伴有排尿困难，考虑为急性脊髓炎，故答案选 D。吉兰 - 巴雷综合征病变主要是手套、袜子样分布，且一般不出现尿潴留（排尿困难）或出现较晚，排除 A。髓内肿瘤和髓外肿瘤一般没有感染史，且症状往往是双侧不对称，排除 B、C。

6.【答案】A（17）

【解析】感冒后出现双下肢无力，感觉消失伴尿潴留 1 天，考虑急性脊髓炎可能性大。肌张力低，腱反射消失是脊休克的表现。其机制是脊髓突然失去高位中枢的调节，断面以下脊髓处于无反应状态。

7.【答案】A（16）

【解析】MRI 是目前检查椎管和脊髓的最佳手段。

在矢状面 MRI 图像上可直接观察椎骨骨质、椎间盘、韧带和脊髓，对脊髓损伤的定位和定性诊断有重要价值。

8.【答案】D（15）

【解析】患者有冶游史，很多人想到脊髓痨。脊髓痨是指在梅毒感染后 20 ~ 25 年，引起脊髓后根及脊髓后索发生变性所致，本病起病缓慢，以走路不稳、双下肢针刺样疼痛、深感觉障碍、排尿障碍及闭目难立征阳性为主要临床表现。此患者肌力 2 级，腱反射消失，Babinski 征阳性且发病较急，且 RPR 实验阴性，不考虑脊髓痨。患者有感冒病史，发病急，深浅感觉消失，双下肢肌力 2 级，腱反射消失，Babinski 征阳性，是脊髓横贯性损伤，考虑急性脊髓炎。血管畸形发病时间及MRI 表现与髓内肿瘤不符合。

第四章　颅脑损伤

1.【答案】B（20）

【解析】颅后窝骨折常累及岩骨和枕骨基底部。在乳突和枕下部可见皮下淤血（Battle 征）（B 对）。颅中窝骨折可见脑脊液鼻漏（A 错），骨折线居内侧可累及视神经、动眼神经等（C 错）。颅前窝骨折可见眼镜征或熊猫眼（D 错），常出现嗅神经损伤（E 错）。

部位	出血	脑脊液漏	脑神经损伤	记忆要点
颅前窝骨折	"熊猫眼"征，鼻出血	脑脊液鼻漏	Ⅰ 或 Ⅱ	"熊猫眼"征（眼在前）
颅中窝骨折	耳出血，鼻出血	耳出血，鼻出血	Ⅲ ~ Ⅷ 或垂体（搏动性突眼及颅内杂音）	耳出血（耳在中）
颅后窝骨折	Battle 征；迟发性乳突部皮下淤血；枕下部肿胀及皮下淤血斑	无脑脊液漏	Ⅸ ~ Ⅻ	Battle 征（乳头在后）

2.【答案】E（20）

【解析】慢性硬膜下血肿是指伤后 3 周以上颅内出血发生在硬脑膜下腔者，故选 E。

3.【答案】A（20）

4.【答案】C（20）

【解析】头颅 CT 为诊断颅脑损伤的首选检查。患者外伤史，神志不清 3 小时，左侧瞳孔散大，对光反射消失，考虑为硬膜下血肿，同时发生了颞叶沟回疝。最有效的治疗是开颅探查 + 血肿清除 + 去骨瓣减压术。

5.【答案】C（19）

【解析】头部遭受暴力的瞬间，脑与颅骨之间的相对运动造成的损伤，既可以发生在着力点，也可以发生在着力点的对侧脑组织，即对冲伤。

6.【答案】A（19）

【解析】头皮裂伤系头皮的开放伤，宜尽早进行清

创缝合术。如受伤时间达 24 小时，只要无明显感染征象，仍可彻底清创行一期缝合。

7.【答案】D（19）

【解析】外伤后形成血肿者 3 日内发生者为急性型；3 日后至 3 周内发生者为亚急性型；3 周后为慢性型，故选 D。

8.【答案】C（19）

【解析】该患者头部损伤，颅内可能存在病灶，头颅 CT 作为头颅检查的首选。

9.【答案】B（19）

【解析】减速性损伤：因跌倒或高处坠落头部触撞某物体时，伤员头部是在运动中突然撞击物体而停止，这种方式所造成的脑损伤，称为减速性脑损伤。故选 B。

10.【答案】C（19）

【解析】该患者头部损伤，涉及颅内病变，双侧瞳

孔不等大，且同侧对光反射消失，对侧运动障碍，系脑疝形成，需立即进行急诊开颅手术处理。故选 C。

11.【答案】B（19）

【解析】患者左眶青紫，左鼻孔流出血性液体（脑脊液漏），诊断为颅前窝骨折，禁止填塞鼻腔、冲洗、腰穿等。患者神志清，无颅压高表现，无须开颅，主要应用抗生素预防性治疗，答案为 B。

12.【答案】E（18）

【解析】脑出血是指原发性非外伤性脑实质内出血。多有高血压病史。首选的最快速、可靠的重要检查方法是 CT，因为 CT 可清楚显示出血部位、出血量大小、血肿形态，是否破入脑室及血肿周围有无低密度水肿带和占位效应等；脑出血患者一般无须进行血管造影，除非怀疑有血管畸形、血管炎等需要手术或介入治疗时才行此检查；MRI 对发现结构异常、明确脑出血病因很有帮助；脑出血患者一般无须进行腰椎穿刺，以免诱发脑疝，排除脑炎和蛛网膜下腔出血时可以谨慎进行；脑电图检查无特异性，一般也不行此检查。综上，故选 E。

13.【答案】A（18）

【解析】本题患者头部摔伤后出现"熊猫眼"征，是颅前窝底骨折典型的表现（参考第 1 题解析）。脑震荡主要症状为受伤当时立即出现短暂的意识障碍，常为神志不清或完全昏迷，常为数秒或数分钟，一般不超过半小时，此后可能出现头痛、头昏、恶心、呕吐等症状，短期内可自行好转，排除 B；双眼睑挫伤通常为钝性物打击或爆炸冲击波所致眼睑肌肉、神经、血管和骨膜的损伤，排除 C；视神经损伤最主要的临床表现是视力障碍，排除 D；眼结膜出血时眼结膜呈鲜红色，出血量多时呈黑红色，排除 E。

14.【答案】B（18）

【解析】青年患者，突发剧烈疼痛、呕吐，脑膜刺激征阳性，典型的蛛网膜下腔出血；脑栓塞、脑梗死多见于老年人，常有动脉硬化、冠心病、高血压等病史，排除 A、C；脑脓肿是指化脓性细菌感染引起的化脓性脑炎，多有原发病灶感染史，发病急，出现发热、畏寒、头痛、恶心、呕吐、乏力、嗜睡或躁动，克氏征及布氏征阳性、血常规增高等，排除 D；病毒性脑炎多发生于儿童，起病急，常有病毒感染史，出现发热、头痛、嗜睡、昏迷、惊厥以及进行性加重的神经精神症状，排除 E。

15.【答案】E（17）

【解析】头部受外力作用时，于着力处的对侧部位的脑组织发生损伤，称为对冲伤。

16.【答案】D（17）

【解析】患者外伤史，深昏迷，四肢强直，双侧

Babinski 征阳性，考虑病变部位在脑干，进一步的有效检查应该选 MRI。CT 对脑干部位显示不清。

17.【答案】C（16）

【解析】严重脑出血危及患者生命时内科治疗通常无效，外科治疗则有可能挽救生命。目前对于手术适应证没有一致性意见，通常下列情况选择手术：基底核区中等量以上出血（壳核出血 >30ml，丘脑出血 >15ml），小脑出血 >10ml 或直径 >3cm 合并明显脑积水，重症脑室出血。《外科学》给出手术适用于格拉斯哥评分 6～12 分，血肿部位浅，脑水肿和中线移位明显，神经系统功能损害进展者。一般脑干出血位置深，患者意识状态差，所以一般不手术。只有 C 不含脑干，所以选 C。

18.【答案】D（16）

【解析】损伤后出现意识障碍，一般不超过 30 分钟，神经系统无阳性体征，CT 无异常，考虑脑震荡。但此患者头颅 CT 检查示双额颞叶高低密度混杂影，排除 E，而且 CT 也不符合蛛网膜下腔出血，蛛网膜下腔出血应该是脑沟脑池高密度影。硬脑膜下血肿应为梭形高密度影。脑挫裂伤的典型 CT 表现是局部脑组织高低密度混杂影。高密度为出血灶，低密度是水肿区。所以此题选 D。

19.【答案】E（16）

【解析】颅内出血聚积在硬脑膜下腔，是最常见的颅内血肿。临床中根据血肿出现症状的时间分为急性（<3 天）、亚急性（3 天至 3 周）和慢性血肿（>3 周）3 种。患者 3 个月前外伤史，故诊断为慢性硬膜下血肿。

20.【答案】A（16）

【解析】此题易误选高血压脑出血。患者肢体无力，呕吐，双侧视神经乳头水肿，考虑有颅内高压；患者发病较缓慢，应该排除高血压脑出血。没有感染史也排除脑炎。患者肢体无力并逐渐加重，最重要的应该是对脑梗死和脑肿瘤鉴别，患者双侧视神经乳头水肿，颅内高压症状明显，而这是脑肿瘤常见的症状，所以选 A。

21.【答案】B（16）

【解析】其鉴别主要通过脑 CT，选择 B。

22.【答案】B（15）

【解析】急性硬膜外血肿的常见原因是颅骨骨折致脑膜中动脉或其分支撕裂出血，于颅骨内板和硬膜之间形成血肿。所以最常合并的是颅骨骨折。可以出现脑水肿、脑挫伤，甚至脑疝时可以引起脑干损伤，但不是最常合并的颅脑损伤。脑积水急性期少见。患者死亡的主要原因并非血肿本身，而是脑疝。

23.【答案】B（15）

【解析】熊猫眼征见于颅前窝骨折，熊猫眼征是指双侧眼睑皮下出血，结膜下出血从眼球的后方向前方蔓

延，形成眶周的淤血斑，像熊猫的眼一样，所以选 B。

24.【答案】A（15）

【解析】中间清醒期是硬膜外血肿的典型表现。

25.【答案】B（14）

【解析】脑损伤根据是否与外界相通，分为闭合性脑损伤和开放性脑损伤。凡硬脑膜完整的脑损伤均属于闭合伤，硬脑膜破裂与外界相通属于开放性脑损伤，可见脑脊液漏。

26.【答案】A（14）

【解析】头颅 CT 示新月形影结合临床表现属于硬膜

下出血。

27.【答案】E（14）

【解析】头部外伤史，CT 示散在高密度影，表明有出血，考虑脑挫裂伤。

28.【答案】B（13）

【解析】凹陷性骨折的手术指征：深度 >1cm；位于重要功能区；骨折片刺入脑内和骨折引起定位体征。本患者出现右侧肢体肌力 4 级，且骨折深度大于 1cm，需要手术摘除碎片。

第五章　脑血管疾病

1.【答案】C（20）

【解析】短暂性脑缺血发作（TIA）是由于局部脑组织一过性血液供应障碍而引起局灶性神经功能缺损。每次发作持续数分钟至 1 小时，症状在 24 小时内完全恢复，可反复发作。故选 C。

2.【答案】A（20）

【解析】动脉粥样硬化是脑血栓形成的最常见的基本病因，常伴高血压、高血脂、糖尿病等，脑动脉粥样硬化可发生于任何脑血管，但以动脉分叉处多见。故选 A。

3.【答案】A（19）

【解析】急性动脉硬化性血栓性脑梗死急性期的治疗为对症处理和超早期溶栓、抗血小板治疗、抗凝治疗、机械取栓和脑保护治疗，如果有脑疝形成，行外科治疗减压。应早期进行康复治疗，降低致残率。没有必要行血浆置换治疗。

4.【答案】D（19）

【解析】运动性语言中枢位于优势半球的外侧裂上方和额下回后部交界的三角区，与支配唇、舌、喉肌运动的皮质运动中枢相邻，管理语言运动。该患者表现为 Broca 失语，提示优势半球额下回后部病变，故答案为 D。

5.【答案】B（19）

【解析】短暂性脑缺血发作（TIA）是颈动脉或椎－基底动脉系统发生短暂性血液供应不足，引起局灶性脑缺血导致突发的、短暂性、可逆性神经功能障碍。发作持续数分钟，通常在 30 分钟内完全恢复。故选 B。

6.【答案】D（18）

【解析】脑血栓形成是脑梗死的常见类型，最常见病因是动脉粥样硬化。由于供应脑的动脉因动脉粥样硬化等自身病变使管腔狭窄、闭塞或在狭窄的基础上形成血栓，造成脑局部急性血流中断，缺血缺氧，软化坏

死，出现相应的神经系统症状体征。其他选项都是导致脑血栓形成的重要危险因素。所以选 D。

7.【答案】A（18）

【解析】患者头晕、眼震、小脑共济失调（行走步基宽大、不稳，直线行走不能），无瘫痪，考虑病变部位在小脑，脑膜刺激征阳性（颈有抵抗）提示血破入脑室，刺激脑脊髓膜，故选 A。

8.【答案】E（17）

【解析】右眼睑下垂，右瞳孔散大，对光反射消失，右眼向上、下、内活动受限，考虑动眼神经受损，加上颈强直同时剧烈头痛，考虑患者为蛛网膜下腔出血。诊断首选头颅 CT。

9.【答案】C（17）

【解析】突发剧烈头痛、呕吐 5 小时。查体：神志清楚，躁动，颈项强直，深反射亢进，克氏征阳性。头颅 CT 示侧裂池、环池内高密度影，首先考虑诊断蛛网膜下腔出血。

10.【答案】A（16）

【解析】此题很多机构给的答案是 C，事实答案选 A。腔隙性脑梗死是指大脑半球或脑干深部的小穿通动脉，在长期高血压的基础上，血管壁发生病变，导致管腔闭塞，形成小的梗死灶（直径小于 1.5 ~ 2.0cm）。缺血、坏死和液化的脑组织由吞噬细胞移走形成小空腔，故称为腔隙性脑梗死。部分病例的病灶位于脑的相对静区，无明显的神经缺损症状，放射学检查或尸体检查才得以证实，称为无症状性脑梗死。也就是说位于非功能区，无明显体征，但可以引起血管性认知障碍，此内容教材上没有，但临床上已经证实无症状性脑梗死是血管性认知障碍的独立危险因素，同时 MRI 可见脑室旁的白质高信号。导致无症状性脑梗死的病因多是高血压，而

不是动脉粥样硬化。此题答案选 A。

11.【答案】D（16）

【解析】患者突发，有脑膜刺激征（颈项强直），CT 显示侧脑室高密度影，所以诊断为脑室出血。蛛网膜下腔出血可有颈项强直，但 CT 不符。此题有 CT 图是近几年考试的一个变化，而这个 CT 图对诊断起到了决定性的作用。

12.【答案】B（16）

【解析】突发剧烈头痛，动眼神经受损（右眼睑下垂，右眼睑上下内收不能，右侧瞳孔直径 5mm，左侧瞳孔直径 3mm，右侧直接对光反射消失），脑膜刺激征阳性〔颈抵抗（+）〕，四肢正常，诊断为蛛网膜下腔出血，这是我们网校每年强调的考查重点。患者没有糖尿病史，且其他症状无法解释，排除 A。脑桥梗死、脑干脑炎应该有锥体束征，而此患者四肢肌力正常，且病理征阴性，排除 C 和 D。海绵窦血栓形成多见于眶部、鼻窦及上面部化脓性感染或全身性感染，主要表现为脑神经受损和眼静脉回流受阻征象。此患者没有感染史和眼静脉回流受阻征象，故排除 E。

13.【答案】C（16）

【解析】反复发作性 TIA 或椎基底动脉系统的 TIA，以及对抗血小板治疗无效的考虑抗凝治疗，选用低分子肝素。

14.【答案】D（16）

【解析】心源性脑栓塞急性期一般不推荐抗凝治疗，一般采用抗血小板治疗，所以选 D。

15.【答案】A（16）

【解析】急性缺血性脑卒中起病 3 小时内的治疗可选用 rt-PA，这是最有效的治疗方法。

16.【答案】E（15）

【解析】脑膜刺激征的出现要有对脑膜的刺激因素，蛛网膜下腔出现血液成分直接刺激脑膜，所以剧烈头痛，脑膜刺激征阳性。而其他几个病变只有损伤刺激脑膜时才可以出现脑膜刺激征。

17.【答案】C（15）

【解析】短暂性脑缺血发作（TIA）是指颈动脉或椎-基底动脉系统一过性供血不足，导致供血区的局灶性神经功能障碍，出现相应的症状及体征。临床症状一般不超过 1 小时，最长不超过 24 小时，且无责任病灶的证据。

18.【答案】B（15）

【解析】蛛网膜下腔出血是多种病因所致脑底部或脑及脊髓表面血管破裂的急性出血性脑血管病，血液直接流入蛛网膜下腔，又称原发性蛛网膜下腔出血（SAH）。因脑实质内、脑室出血、硬膜外或硬膜下血管破裂等血液穿破脑组织流入蛛网膜下腔者为继发性 SAH。动脉瘤破裂与血管畸形、血压上升程度和颅内压

变化及动脉瘤大小有关，是否破裂与性别无关。

19.【答案】E（15）

【解析】78 岁，发病缓慢，进行性加重，符合脑血栓形成的表现。蛛网膜下腔出血发病急且脑脊液检查有血细胞。脑出血和脑栓塞发病也急，尤其是脑栓塞，突然发病。TIA 症状一般在 1 小时内症状恢复，最长不超过 24 小时。

20.【答案】D（15）

【解析】剧烈头痛，脑沟与脑池高密度影，典型的蛛网膜下腔出血。

21.【答案】A（15）

【解析】水平眼震阳性、左侧指鼻试验和跟膝胫试验阳性、闭目直立试验阳性说明病变在小脑，但是不应轻易选梗死或出血，首先 CT 无异常肯定不是出血，考虑缺血性，发作 5 次，每次持续 10~15 分钟，应该诊断为 TIA。

22.【答案】A（14）

【解析】高血压脑出血最常见部位是基底节。

23.【答案】A（14）

【解析】附壁血栓脱落容易导致脑栓塞。

24.【答案】C（14）

【解析】发作性且可自行缓解右侧肢体无力伴言语不利符合 TIA。

25.【答案】A（14）

【解析】突然头痛、左侧肢体运动障碍，头颅 CT 示高密度灶，符合脑出血。

26.【答案】D（13）

【解析】短暂性脑缺血发作（TIA）是指颈动脉或椎-基底动脉系统发生短暂性血液供应不足，引起局灶性脑缺血导致突发的、短暂性、可逆性神经功能障碍。

TIA 发病突然，多在体位改变、活动过度、颈部突然转动或屈伸等情况下发病。发病无先兆，有一过性的神经系统定位体征，一般无意识障碍，历时 5~20 分钟，可反复发作，但一般在 24 小时内完全恢复，无后遗症。

分离（转换）性障碍是一般有精神诱因如重大生活事件、内心冲突、情绪激动、暗示或自我暗示，作用于易病个体所导致的以解离和转换症状为主的精神疾病。低血糖往往伴有出汗、饥饿、心慌、颤抖、面色苍白等。

迷走神经张力异常增高要有诱导迷走神经兴奋的诱因。综上选 D。

27.【答案】E（13）

【解析】脑血管畸形主要有四种类型：①动静脉畸形；②海绵状血管瘤；③毛细血管扩张；④静脉畸形。其中动静脉畸形最常见。

28.【答案】B（13）

【解析】剧烈疼痛，四肢正常，脑膜刺激征阳性，

为典型蛛网膜下腔出血症状。A、C往往出现偏瘫且一般没有脑膜刺激征。D、E不出现脑膜刺激征阳性。

29.【答案】D（13）

30.【答案】D（13）

31.【答案】E（13）

扫描二维码查看本题考点更多讲解微视频——18-9小脑出血。

32.【答案】A（13）

33.【答案】C（13）

34.【答案】E（13）

【解析】脑血栓形成占全部脑梗死的50%～60%；心源性脑栓塞是脑栓塞最常见原因，其中主要病因是心房颤动，因为房颤容易导致附壁血栓形成。分水岭梗死见于相邻两血管供血区分界处发生的脑梗死，多因血流动力学原因所致。

第六章　颅内肿瘤

1.【答案】A（20）

【解析】少突胶质细胞瘤好发于35～40岁。常见首发症状为局灶性癫痫，局部神经功能障碍则取决于病变部位。晚期常出现颅内高压，还可以出现精神症状。故选A。

2.【答案】A（20）

【解析】该患者头痛、呕吐，视神经乳头水肿，有喜食生肉的习惯，考虑脑囊尾蚴病。

3.【答案】C（18）

【解析】髓母细胞瘤属于胚胎性肿瘤，是儿童常见恶性肿瘤，多起自小脑蚓部，临床表现为颅内压增高和共济失调；本题中患儿有头痛、呕吐、双侧视乳头水肿等颅内压增高症状和站立不稳、行走摇晃等共济失调症状，符合小脑髓母细胞瘤的诊断，选C。星形细胞瘤主要发生于中青年，病情呈缓慢进行性发展，其首发症状多是癫痫，排除B。矢状窦旁脑膜瘤多发于蛛网膜粒，一般不侵入脑组织：矢状窦前1/3者头痛、人格改变、痴呆、木僵和感情淡漠，矢状窦中1/3者局限性癫痫发作，对侧肢体力弱，排除D。胶质母细胞瘤是星形细胞肿瘤中恶性程度最高的胶质瘤，肿瘤浸润性破坏脑组织，造成一系列的局灶症状，患者有不同程度的偏瘫、偏身感觉障碍、失语和偏盲等，排除E。神经系统恶性淋巴瘤主要是非霍奇金淋巴瘤，常为B细胞型，在免疫系统缺陷者中，青年患者多见，在免疫系统正常人群中，老年患者多见，排除A。

4.【答案】C（17）

【解析】脑干肿瘤（脑干胶质瘤）占颅内肿瘤的1.4%。多见于儿童。脑干胶质瘤的临床症状可分为一般症状和局灶性症状两类。一般症状以头痛最常见，多为后枕部痛；一个或多个脑神经麻痹常为脑干肿瘤的重要特征，首发症状为脑神经麻痹者占1/4，最常见的脑神经损害为外展神经。此题选项中，最早出现的临床表现应该为头痛，最典型的为颅神经麻痹。

5.【答案】C（17）

【解析】颅内肿瘤又称脑肿瘤、颅脑肿瘤，是指发生于颅腔内的神经系统肿瘤。患者出现典型的头痛、癫痫、非特异性的认知或人格改变，或出现典型的颅内压增高和定位体征时多为颅内肿瘤。额叶肿瘤常有精神症状，表现为思维、情感、智能、意识、人格和记忆力的改变。

6.【答案】A（17）

【解析】患儿头痛、呕吐、双侧视乳头水肿，考虑颅内高压，患者步行不稳，病变部位应该为小脑。综合之答案为A。

7.【答案】D（14）

【解析】椎管内肿瘤指生长于脊髓本身及椎管内与脊髓相邻近的组织结构（如神经根、硬脊膜、椎管内脂肪组织等）的原发性肿瘤及转移性肿瘤的统称。临床上根据肿瘤与脊髓、硬脊膜的位置关系，一般将椎管内肿瘤分为髓内、髓外硬膜内和硬膜外三类。硬膜外肿瘤最常见的是转移瘤。

8.【答案】B（14）

【解析】目前颅内动脉瘤主要的确诊检查是脑血管造影（DSA）。

9.【答案】A（13）

【解析】额叶中央区有感觉和运动中枢，所以受损后主要表现为运动障碍，答案选A。枕叶病变出现象限盲、失认。顶叶下部受损会出现命名性失语。

10.【答案】A（13）

【解析】此题考查大脑的功能，有感觉区，所以受损时可以出现进行性感觉障碍；枕叶是视觉中枢，所以受损后可以出现视野缺损；额叶肿瘤可以有精神症状；大脑皮层异常放电可以出现癫痫发作。多尿见于下丘脑受损。

11.【答案】C（13）

第七章　颅内压增高与脑疝

1.【答案】E（19）

【解析】头痛、呕吐、视神经乳头水肿为颅内高压的三主征，也可以出现癫痫发作和外展神经损伤。其中视神经乳头水肿最具有诊断价值。

2.【答案】C（19）

【解析】患儿头痛、偶伴呕吐，加重5小时，双侧视神经乳头水肿，四肢肌力3级，首先考虑颅内有占位，头颅CT是诊断颅内占位性病变的首选辅助检查措施。

3.【答案】D（18）

【解析】患者车祸头部受伤后出现剧烈头痛、呕吐等颅内压增高症状，瞳孔和呼吸改变，首先考虑脑疝，本题需鉴别的是小脑幕切迹疝和枕骨大孔疝。小脑幕切迹疝的主要临床表现是在颅内压增高的背景下出现进行性意识障碍，一侧瞳孔先是刺激性缩小，随即散大，对光反射由迟钝到消失，对侧锥体束征阳性。枕骨大孔疝的临床表现为在颅内压增高的背景下出现颈部强直和疼痛、强迫头位和某些生命体征的变化，双侧瞳孔大小多变，突然出现的呼吸骤停，意识障碍发生在呼吸骤停之后。与小脑幕切迹疝相比，枕骨大孔疝生命体征变化出现早，瞳孔改变和意识障碍出现较晚。故本题患者出现呼吸骤停的原因是枕骨大孔疝。

4.【答案】A（18）

【解析】本题青年患者，出现头痛+喷射性呕吐+视乳头水肿，是典型的颅内压增高的特征。蛛网膜下腔出血一般都有脑膜刺激征阳性，排除B；单纯脑血管畸形、脑软化和陈旧性脑梗死不会引起颅内压增高，故排除C、D、E。

5.【答案】B（18）

6.【答案】B（18）

7.【答案】B（18）

【解析】本题比较难，一看到选项中左左右右头都是大的，诊断急性硬脑膜下血肿伴小脑幕切迹疝不难，难的是判断病变在左侧还是右侧。错误思路：一看到车祸致左枕部着地，左枕部头皮血肿，就选择了左侧硬脑膜下血肿；而看到左侧瞳孔缩小，就直接选择了左小脑幕切迹疝。

先从脑疝的部位判断，患者右侧对光反射消失，而肌力下降在左侧，从而判断右侧小脑幕切迹疝。再看患者车祸后左枕部着地，可诊断为由对冲性脑挫裂伤引起的右侧急性硬膜下血肿伴小脑幕切迹疝。判断小脑幕切迹疝病变的位置主要依据是：①患侧瞳孔一过性缩小随即散大，主要表现为对光反射消失；②对侧肌力减退。

硬膜下血肿的出血主要是因为脑皮质血管破裂。脑膜中动脉是硬膜外血肿出血的主要来源。

处理原则是救急先救命，首先要给予脱水剂降低颅内压。

8.【答案】C（17）

【解析】小脑幕切迹疝是由于幕上一侧的病变，使颞叶内侧的海马沟回向下移位，挤入小脑幕裂孔，压迫小脑幕切迹内的中脑、动眼神经、大脑后动脉和中脑导水管，由此产生一系列临床症状、体征。

9.【答案】D（17）

【解析】外伤史，头颅CT：左颞叶脑内高密度影（脑内血肿），左额、颞底面广泛斑点状高密度（脑挫裂伤），选D。

10.【答案】E（17）

【解析】患者右侧顶枕部有头皮血肿，CT显示左颞叶脑内高密度影，为对冲伤。加速性损伤常见于头部静止时被运动的物体打击，着力点损伤为冲击点损伤，对侧产生对冲伤。减速性损伤为运动的头部突然撞击物体，引起冲击点损伤和对侧产生对冲伤。患者车祸致伤考虑为减速性损伤。

11.【答案】E（17）

【解析】患者左侧瞳孔对光反射消失，对侧偏瘫，中线移位，考虑脑疝形成，应该急诊开颅手术。

12.【答案】E（16）

【解析】颅内压增高近几年考查频率较高。频繁呕吐者予输液维持水电解质平衡；意识不清者应维持其呼吸通畅；病情稳定者应尽早查明病因明确诊断，尽快施

【解析】患者有蛛网膜下腔出血病史，蛛网膜下腔出血常导致动眼神经受损；蛛网膜下腔出血常见于先天性动脉瘤；患者右眼睑下垂伴复视及查体提示动眼神经受损，CT直径约0.5cm圆形高密度影，提示颈内动脉-后交通动脉瘤。

行去除病因的治疗。必要时进行颅内压监测。灌肠不可做，也不能让病人用力排便，以免颅内压骤然增高，可用轻泻剂来疏通大便。

13.【答案】A（16）

【解析】枕骨大孔疝又称小脑扁桃体疝，大多发生于颅后窝血肿或占位病变，直接引起幕下颅腔压力严重增高，使小脑扁桃体受挤压。所以答案选 A。枕骨大孔疝与小脑幕切迹疝相比，生命体征和循环障碍出现较早，而瞳孔变化和意识障碍在晚期才出现；而小脑幕切迹疝时，瞳孔和意识障碍出现较早，延髓生命中枢功能受累表现出现在后。

14.【答案】E（15）

【解析】影响颅内压的主要因素有：①颅腔内容物的体积：脑水肿，脑积水，脑血流量增加导致颅内压升高；②颅内占位性病变：颅内血肿、脑脓肿、脑肿瘤；③颅腔容积：狭颅症、颅底凹陷症。颅骨密度改变对颅腔内体积及颅腔容积均没有影响，所以不会影响颅内压的变化。

15.【答案】E（15）

16.【答案】A（15）

17.【答案】C（15）

【解析】外伤后昏迷，CT 示右额颞部骨板下新月形高密度影，诊断为硬脑膜下血肿，右侧瞳孔散大，对光反射消失，左侧肢体肌张力增高，病理反射阳性，已经发生小脑幕切迹疝，所以15题选 E。硬脑膜下血肿出血来源最可能来自于脑表面小血管，注意不是硬膜外出血，所以16题不能误选 B。需要立即采取的治疗措施是颅内血肿清除，解除脑疝。

18.【答案】A（14）

【解析】颅内压增高的原因可分为：①颅内占位性病变；②脑组织体积增大；③脑积水；④脑血流过度灌注或静脉回流受阻；⑤先天性畸形使颅腔的容积变小，如狭颅症。脑震荡神经系统检查无明显阳性体征，颅内压正常。

19.【答案】B（14）

【解析】患者双眼视力重度减退，应行急症手术视神经减压。

20.【答案】E（14）

21.【答案】C（14）

【解析】脑外伤后有中间清醒期考虑急性硬膜外出血，左侧瞳孔大，右肢体瘫痪，考虑已形成小脑幕切迹疝压迫脑干。

22.【答案】D（13）

【解析】枕骨大孔疝又称小脑扁桃体疝，大多发生于颅后窝血肿或占位病变，包括第四脑室肿瘤，直接引起幕下颅腔压力严重增高，使小脑扁桃体受挤压。其他都是幕上病变。

23.【答案】C（13）

扫描二维码查看本题考点更多讲解微视频——18－5 颅内压增高。

第八章　帕金森病

1.【答案】B（20）

【解析】帕金森病最主要的病理改变是中脑黑质多巴胺能神经元的变性死亡，由此而引起纹状体多巴胺含量显著减少而致病。故选 B。

2.【答案】E（19）

【解析】患者临床表现为左手静止时出现每秒4～6次的节律性颤动，随意运动时减轻，入睡后完全消失，符合静止性震颤的表现。意向性震颤是指出现于随意运动时的震颤，其特点是在有目的的运动中或将要达到目标时最为明显，常见于脊髓小脑及其传出通路病变时。动作性震颤：运动过度或不足、乏力、方向偏移、失去了运动的稳定性，特别是动作的开始、停止和改变方向更有障碍，表现出一种所谓共济失调性震颤。舞蹈样动作（chorea）为肢体快速、不规则、无目的、不对称的运动。手足徐动症又称指划运动，或易变性痉挛，特点为肢体远端游走性肌张力增高与减低动作，出现缓慢的如蚯蚓爬行的扭转样蠕动，与肌张力障碍类似，并非一个独立的疾病单元，是手指、足趾、舌或身体其他部位相对缓慢的、无目的、连续不自主运动临床综合征。故选 E。

3.【答案】B（18）

【解析】本题老年患者，出现静止性震颤、动作缓慢、四肢肌张力增高等症状，是典型的帕金森病。药物治疗是帕金森病的主要治疗手段，累及一侧肢体的早期帕金森病或年轻患者应用多巴胺受体激动剂＋单胺氧化酶抑制剂，尽量推迟应用左旋多巴。病情严重且进展快、年龄近于 70 岁者，则可应用左旋多巴制剂。安坦主要用于震颤明显且年轻的患者，闭角型青光眼及前列腺肥大患者禁用，排除 A；溴隐亭是麦角类多巴胺受体激动剂，会导致心脏瓣膜病变和肺胸膜纤维化，现已不主张使用，排除 E；丙炔苯丙胺（司来吉兰）多与复方左旋多巴合用增强疗效，单用有轻度的症状改善作用，一般不单独应用，排除 C；金刚烷胺对改善异动症有帮助，肾功能不全、癫痫、严重胃溃疡、肝病患者慎用，排除 D。

4.【答案】A（17）

【解析】帕金森病又名震颤麻痹，是一种中老年人常见的神经系统变性疾病，临床主要表现为静止性震颤、运动迟缓、肌强直和姿势平衡障碍。意向性震颤和运动共济失调常见于小脑病变。感觉障碍疾病早期可出现嗅觉减退，中晚期常有肢体麻木和疼痛。没有皮肤感觉迟钝出现。

5.【答案】C（17）

【解析】帕金森病患者服用复方左旋多巴时症状改善明善，疗效减退时建议加用司来吉兰，其为选择性和不可逆性单胺氧化酶抑制药（简称 MAOI），可降低脑内多巴胺的代谢，延长多巴胺的有效时间。有青光眼慎用抗胆碱药，苯海索和苯甲托品为抗胆碱药。溴隐亭为多巴胺受体激动剂，金刚烷胺可能与其促进纹状体内多巴胺能神经末梢释放多巴胺（DA）有关。

6.【答案】C（15）

【解析】慌张步态，手部震颤，面具脸，肌张力高，肌力正常，典型帕金森病临床表现，病变部位在黑质。

7.【答案】E（13）

【解析】帕金森病的病因是双侧黑质多巴胺能神经元变性受损，导致黑质 – 纹状体系统对大脑皮层的易化作用丧失，对运动的发动受到抑制，从而出现运动减少和动作缓慢的症状。纹状体受损出现舞蹈症；大脑皮层运动区受损可以出现对侧偏瘫。

第九章 偏头痛、紧张型头痛

1.【答案】C（18）

【解析】偏头痛是一种常见的慢性神经血管性疾病，是临床常见的原发性头痛。偏头痛可分为无先兆偏头痛和有先兆偏头痛。①无先兆偏头痛，临床表现为反复发作的一侧或双侧额颞部疼痛，呈搏动性，疼痛持续时伴颈肌收缩可使症状复杂化，常伴有恶心、呕吐、畏光、畏声、出汗、全身不适、头皮触痛等症状。②有先兆偏头痛，在头痛之前或头痛发生时，常以可逆的局灶性神经系统症状为先兆，表现为视觉、感觉、言语和运动的缺损或刺激症状，最常见的是视觉先兆，常为双眼同向症状，如视物模糊、暗点、闪光、亮点亮线或视物变形。

2.【答案】D（17）

【解析】发作时治疗：不太强烈的偏头痛可选用吲哚美辛（消炎痛）、甲灭酸。对不常发作但很强烈的偏头痛，可在发作早期给咖啡因麦角胺。对麦角胺制剂无效的偏头痛患者，可选用 5 – 羟色胺受体激动剂舒马曲普坦（英明格）治疗。预防治疗：对发作频繁，即每月发作 2 次者，可选用下列药物：①普萘洛尔（心得安）；②苯噻啶；③硝苯地平或选用其他钙离子通道阻滞剂。地西泮一般不用于偏头痛治疗。

3.【答案】A（16）

【解析】有先兆的偏头痛以往又称典型偏头痛。先兆期最常见为视觉先兆，如闪光、暗点、视野缺损、视物变形和物体颜色改变等；少数为躯体感觉性先兆、轻度偏瘫或言语障碍。先兆大多持续 5～60 分钟。感觉先兆为双侧麻木比较少见，先兆在头痛发作过程可持久存在。所以答案为 A。

4.【答案】C（15）

【解析】紧张型头痛又称为肌收缩性头痛，是最常见的一种头痛类型，一般认为其患病率高于偏头痛，约占头痛患者的 40%。此患者颈部和头面部肌肉持续性收缩而产生头部压迫感、沉重感，枕部紧箍样疼痛，双颞肌和枕肌明显压痛，神经系统检查无异常，考虑紧张型头痛。

第十章 单纯疱疹性脑炎

第十一章 癫 痫

1.【答案】E (19)

【解析】患者反复发作全身抽搐伴神志丧失 1 年，未见明显神经系统阳性体征，诊断为癫痫。癫痫的治疗原则是根据类型选药，尽可能单药治疗，小剂量开始，缓慢减量，综上选 E。

2.【答案】B (18)

【解析】青年患者，突然抽搐强直且事后无回忆，突发突止，发作间歇期无异常，符合癫痫的诊断。晕厥为脑血流灌注短暂全面下降，缺血缺氧所致意识瞬时丧失和跌倒。与癫痫发作相比，跌倒时比较缓慢，表现为面色苍白、出汗，有时脉搏不规则，晕厥引起的意识丧失极少超过 15 秒，以意识迅速恢复并完全清醒为特点，排除 A。假性癫痫发作（癔症）是由心理障碍而非脑电紊乱引起的脑部功能异常，有精神诱因，一般无尿失禁，锥体束征（－），可排除 D。脑血管意外多见于老年人，常有动脉硬化、冠心病、高血压等病史，排除 C。热射病（中暑）多在高温、湿度大和无风天气进行重体力劳动或剧烈体育运动时发病，有大量出汗，出现心率升高，脉压增大等生命体征异常现象，排除 E。

3.【答案】D (17)

4.【答案】A (17)

5.【答案】C (17)

【解析】癫痫复杂部分性发作的首选药物卡马西平，癫痫持续状态的首选药物是地西泮，癫痫失神发作的首选药物是乙琥胺或丙戊酸钠。

6.【答案】B (15)

7.【答案】A (15)

8.【答案】C (15)

【解析】三叉神经痛的治疗卡马西平为首选，有效率可达 70%～80%，最大剂量不超过 1.0g/d。偏头痛的预防治疗常用 β 受体阻断药如普萘洛尔，钙离子拮抗剂如氟桂利嗪，抗癫痫药托吡酯，抗抑郁药阿米替林，5 - HT 受体阻断剂苯噻啶等，选项中只有托吡酯。偏头痛预防用药知识点并不新，但是托吡酯是首次考查。失神发作的首选药物是乙琥胺，估计已经耳熟能详。

9.【答案】D (14)

【解析】吵架诱因。查体：对光反射存在，双侧 Babinski 征未引出。脑电图未见异常。考虑假性癫痫。

10.【答案】D (13)

扫描二维码查看本题考点更多讲解微视频——18 - 8 复杂部分性发作。

11.【答案】D (13)

【解析】发作性意识丧失伴四肢抽搐 8 年为癫痫病史，2 天前自行调整药物为诱因，出现频繁发作为癫痫持续状态，首选静脉注射地西泮。

第十二章 神经肌肉接头与肌肉疾病

1.【答案】C (14、20)

【解析】重症肌无力是一种神经 - 肌肉接头传递功能障碍的获得性自身免疫性疾病，80% 患者有胸腺肥大，10%～20% 的患者有胸腺瘤。结合 CT 发现的占位诊断为胸腺瘤。

2.【答案】D (19)

【解析】重症肌无力（MG）是一种由神经 - 肌肉接头处传递功能障碍所引起的自身免疫性疾病，临床主要表现为部分或全身骨骼肌无力和易疲劳，活动后症状加重，经休息后症状减轻。晨轻暮重是典型特点，故选 D。

3. 【答案】A（18）

【解析】重症肌无力的患者应注意避免使用氨基糖苷类药物（如链霉素、卡那霉素、新霉素）、万古霉素、多黏菌素和苯妥英钠等抑制神经兴奋传递的药物。

4. 【答案】D（17）

【解析】重症肌无力是一种由神经-肌肉接头处传递功能障碍所引起的获得性自身免疫性疾病，临床主要表现为部分或全身骨骼肌无力和易疲劳，活动后症状加重，经休息后症状减轻。儿童型约占10%。大多数病例局限于眼外肌麻痹，所以选D。约1/4病例可自然缓解。其他描述错误。

5. 【答案】C（17）

【解析】发作性肢体无力，无病理征；心电图出现U波，考虑周期性瘫痪。重症肌无力应该有晨轻暮重，多发性肌炎和吉兰-巴雷综合征没有发作性。

6. 【答案】D（16）

【解析】很多家机构给的答案是A，事实上应该选D。双眼睑下垂3天，晨起症状较轻、活动后加重，诊断为重症肌无力（MG）。MG是一种神经-肌肉接头（NMJ）传递障碍的自身免疫性疾病，临床特征为部分或全身骨骼肌易于疲劳，呈波动性肌无力，常具有活动后加重、休息减轻和晨轻暮重等特点。80%的MG患者胸腺增生，所以胸腺CT检查有必要。重复神经电刺激为常用的具有确诊价值的检查方法。MG典型表现是动作电位波幅第5波比第1波在低频时递减10%以上或高频刺激递减30%以上。常规肌电图检查一般基本正常，可以做单纤维肌电图，表现为神经肌肉接头处间隔时间延长。AChR抗体滴度检测具有特征性意义。可以测量甲状腺功能，因为5%患者有甲状腺功能亢进。此题选D，肌肉活检，对于MG诊断没有意义。

7. 【答案】E（15）

【解析】根据骨骼肌尤其是眼肌一天内波动性肌力，上午轻、下午重的特点可考虑诊断。对有疑问的病例可用下列检查进一步明确诊断。疲劳试验：使受累肌肉重复活动后症状明显加重，如连续举臂、眨眼、咀嚼等后无力症状不断加重，休息后肌力又恢复者为阳性；如休息后症状无改善不支持重症肌无力。低频刺激

（3Hz/s）后电位衰减10%以上者有诊断价值。

8. 【答案】A（14）

【解析】重症肌无力危象包括：①肌无力危象：最常见，常因抗胆碱酯酶药量不足引起，注射腾喜龙后症状减轻可证实。②胆碱能危象：抗胆碱酯酶药过量所致。患者肌无力加重，出现肌束震颤及毒蕈碱样反应。③反拗危象：抗胆碱酯酶药不敏感所致。腾喜龙试验无反应。

9. 【答案】B（14）

【解析】眼肌无力，四肢肌张力正常，肌力5级，眼轮匝肌低频重复电刺激示电位衰减25%，考虑重症肌无力。

10. 【答案】B（13）

【解析】因内脏疾病引起体表发生疼痛或痛觉过敏的现象称为牵涉痛，比如说心肌缺血时可发生心前区、左肩和左上臂疼痛；胆囊病变时，右肩区疼痛；阑尾炎时感到上腹部或脐区疼痛。放射性疼痛，即疼痛呈放射性传导，而且传导性的疼痛会从肢体的近心端（靠近心脏侧）向远心端发散，犹如串电感。如上肢放射性痛表明病变在颈部或肩部的神经丛。如腰间盘突出症、脊髓肿瘤、髋关节炎等使神经受到了压迫性的损伤或炎症侵袭，病人才有串电样的放射性疼痛。扩散性疼痛是指一个神经分支的疼痛，通过神经纤维的传导，扩散到另外一个神经分支的区域。痛觉过敏是指原来不引起疼痛的刺激现在引起了疼痛，或者说损伤性刺激引起的痛觉比一般情况下引发的疼痛更为剧烈，通常是因为神经或组织受损，导致伤害性的信息持续传入的结果。该病例因左上臂丛损伤，频发左上臂疼痛，符合痛觉过敏的发病。

11. 【答案】E（13）

【解析】类重症肌无力是一种免疫介导的副肿瘤综合征，其原发癌多为小细胞肺癌。确诊有赖于肌电图的特征表现，低频刺激电位衰减25%，高频刺激电位幅度增加200%，答案为E。

12. 【答案】A

【解析】从临床表现诊断为重症肌无力，血清铜检查没有诊断和鉴别诊断意义。

第二十一篇 运动系统答案与解析

第一章 骨折概述

1.【答案】E (20)

【解析】脂肪栓塞综合征是骨折最常见的早期并发症之一，常见于股骨干骨折。因骨折处髓腔内血肿张力过大，骨髓被破坏，脂肪滴进入破裂的静脉窦内，随着血液循环，引起肺部、脑部脂肪栓塞。肺栓塞表现为呼吸困难、发绀、心率加快和血压下降等，胸部 X 线可见广泛肺实变。

ARDS 也可以见于手术后，但表现为逐渐加重的呼吸困难。气胸和胸膜炎可有胸痛和呼吸困难，但不会发生咯血症状。

2.【答案】E (16、20)

【解析】骨折早期并发症有休克、内脏损伤、周围组织损伤、脂肪栓塞综合征和骨筋膜室综合征。A、B、C、D 四项为晚期并发症。

3.【答案】E (20)

【解析】横形骨折时，骨折的断面接触面小，愈合较慢，属于影响骨折愈合的局部因素。加上反复多次手法复位，尤其应用暴力或牵拉方向不当时，容易对局部软组织和骨外膜造成损伤，从而影响骨折的愈合，或引起骨化性肌炎等并发症。本例患者 X 线影像见骨折端有分离，提示手法和牵引治疗造成损伤，从而影响愈合。

损伤性骨化多见于肘关节——肱骨髁上骨折后反复暴力复位、牵拉所致的晚期并发症。

4.【答案】A (20)

5.【答案】D (20)

6.【答案】E (20)

【解析】儿童的青枝骨折及成人的无移位骨折，属于稳定性骨折，用三角巾悬吊患肢 3～6 周即可。桡骨下段骨折，首选的治疗方法是手法复位，外固定。神经根型颈椎病首选悬吊牵引治疗。本题综合性强，体现最新命题方向。

7.【答案】E (19)

【解析】患者车祸后发生小腿骨折，断端外露，创口出血，诊断为开放性骨折。现场治疗措施包括抢救休克、创伤包扎和妥善固定、迅速转运。其中，妥善固定是骨折急救的重要措施，其目的主要有：①避免骨折端在搬运过程中对周围重要组织的损伤，如血管、神经、内脏的损伤。②减少骨折断端的活动，减轻病人疼痛。③便于运送。故答案为 E。

8.【答案】C (18)

【解析】骨折特有体征包括：①畸形：骨折端移位可使患肢外形发生改变，主要表现为缩短、成角或旋转畸形。②异常活动：正常情况下肢体不能活动的部位，骨折后出现不正常的活动。③骨擦音或骨擦感：骨折后，两个骨折端相互摩擦时，可产生骨擦音或骨擦感。

具有以上三者之一即可诊断为骨折。局部肿胀、局部疼痛和功能障碍属于局部一般表现。

9.【答案】A (17)

【解析】在解剖层面上，胫骨平台是与股骨下端接触的关节面。一旦发生骨折，属于关节内骨折。若不能准确地解剖复位，会造成骨愈合后的关节面不平整，内、外平台受力不均，后期常遗留骨关节炎或关节不稳（创伤性关节炎）。

10.【答案】B (17)

【解析】关节内骨折，提示关节面破坏，愈合后会出现关节面不平整，而出现负重后活动疼痛。最常见于膝关节的胫骨平台骨折。

11.【答案】C (16)

【解析】骨折急救的程序为：抢救休克→创口包扎→妥善固定→迅速转运。而彻底清创是开放性骨折处理原则，多在入院后方能进行，通过正确地处理伤口，尽可能地防治感染，力争将开放性骨折转化为闭合性骨折。

12.【答案】B (21)

【解析】本题诊断踝部扭伤不难，关键在于了解踝关节关节囊纤维层增厚形成的三组韧带：

（1）内侧副韧带：又称三角韧带，是踝关节最坚强的韧带。主要功能是防止踝关节外翻。

（2）外侧副韧带：起自外踝分三束分别止于距骨前外侧、跟骨外侧和跟骨后方，是踝部最薄弱的韧带。

（3）下胫腓韧带：又称胫腓横韧带，有两条，分别于胫腓骨下端的前方和后方将胫骨、腓骨紧紧地连接在一起加深踝穴的前、后方，稳定踝关节。若内侧副韧带损伤将出现踝关节侧方不稳定；若外侧副韧带损伤，将出现踝关节各方向不稳定。本例患者拒绝跖屈内翻，提示外侧副韧带损伤而出现疼痛。

13.【答案】D（15）

【解析】5 个选项均是影响骨折的因素，其中选项 E 属于全身因素，A、B、C、D 属于局部因素。从重要性来说，骨折部（断端）的血液供应是最重要的因素，血运丰富则愈合快（如干骺端骨折），若其中一个断端血供差则愈合慢（如胫骨中下 1/3 骨折）。

14.【答案】A（14）

【解析】脂肪栓塞综合征：发生于成人，由于骨折处髓腔内血肿张力过大和骨髓被破坏，脂肪滴进入破裂的静脉窦内，可引起肺、脑脂肪栓塞。也有认为是由于创伤的应激作用，使得正常血液中的乳糜微粒失去了乳化稳定性，结合成直径达 $10 \sim 20 \mu m$ 的脂肪球而成为栓子，阻塞肺毛细血管导致。临床上出现呼吸功能不全、发绀，胸部拍片有广泛性肺实变。动脉低血氧可致烦躁不安、嗜睡，甚至昏迷和死亡。该患者为中年男性，左股骨干骨折内固定术后，突发右胸痛、咳嗽，故首先考虑的诊断是脂肪栓塞。ARDS 突发呼吸窘迫为主，故排除 B。

15.【答案】E（14）

【解析】骨折晚期并发症包括：①坠积性肺炎；②压疮；③下肢深静脉血栓形成；④感染；⑤损伤性骨化（也称骨化性肌炎）；⑥创伤性骨关节炎；⑦关节僵硬；⑧急性骨萎缩；⑨缺血性骨坏死；⑩缺血性肌挛缩。本题原题设计欠严谨，故改动。

16.【答案】D（14）

【解析】骨折的急救措施包括：①一般处理：问诊检查简明扼要，首先抢救生命。②伤口处理：用急救包包扎、止血。③妥善固定：闭合骨折可先复位，就地取材，妥善固定，污染的开放骨折一般不复位，以免将污染物带到伤口深处。④迅速搬运，并向接诊医师说明有关情况。因此，外露的骨折端不宜立即复位。

17.【答案】B（14）

【解析】参见下表。

移位类型	功能复位标准
旋转移位	完全矫正。
分离移位	完全矫正。
缩短移位	成人下肢骨折不超过 1cm； 儿童若无骨骺损伤，下肢缩短在 2cm 以内，在生长发育过程中可自行矫正。
成角移位	①下肢骨折：轻微的向前或向后成角，与关节活动方向一致，日后可在骨痂改造期内自行矫正。向侧方成角移位，与关节活动方向垂直，日后不能矫正，必须完全复位。 ②上肢骨折：肱骨干稍有畸形，对功能影响不大；前臂双骨折则要求对位、对线均好，否则影响前臂旋转功能。 ③长骨干横形骨折：复位如能端端对接，对位应至少达 1/3 左右，干骺端骨折侧方移位经复位后，至少应对位达 3/4 左右。

18.【答案】D（14）

19.【答案】B（13）

【解析】骨折愈合是一个复杂而连续的过程，从组织学和细胞学的变化，通常将其分为三个阶段，但三者之间又不可截然分开，而是相互交织逐渐演进。（1）血肿炎症机化期：骨折后断端及其周围形成血肿。伤后 $6 \sim 8$ 小时，由于内、外凝血系统的激活，骨折端血肿凝成血块，由于血供中断，致部分软组织和骨组织发生坏死，引起无菌性炎症反应。继而血肿机化形成肉芽组织，逐渐演变为纤维结缔组织，使骨折端成为纤维连接。（2）原始骨痂形成期：骨内、外膜增生，新生血管长入，成骨细胞大量增生，在骨折端内、外形成新骨（即膜内成骨），由骨内、外膜形成的新骨分别称内骨痂和外骨痂。骨折断端间及髓腔内纤维组织逐渐转化为软骨组织，继而钙化成骨，即软骨内化骨，并在骨折处形成环状骨痂和髓内骨痂。两种骨痂愈合后即为原始骨痂。这些骨痂不断钙化加强直至达到临床愈合。（3）骨板形成塑形期：原始骨痂中的新生骨小梁逐渐增粗，排列逐渐规则致密，骨折端的坏死骨不断被清除，新生骨形成，完成爬行替代过程，则骨折部位形成骨性连接。

五个备选项中，除 B 选项外均属于原始骨痂形成期的表现。

20.【答案】E（13）

【解析】Allen 试验主要用于检查桡尺动脉的通畅和相互吻合情况。①术者用双手同时按压桡动脉和尺动脉；②嘱患者反复用力握拳和张开手指 $5 \sim 7$ 次至手掌变白；③松开对尺动脉的压迫，继续保持压迫桡动脉，观察手掌颜色变化。若手掌颜色 10 秒之内迅速变红或恢复正常，表明尺动脉和桡动脉间存在良好的侧支循环，即 Allen 试验阴性，可以经桡动脉进行介入治疗，一旦桡动脉发生闭塞也不会出现缺血；相反，若 10 秒手掌颜色仍为苍白，Allen 试验阳性，这表明手掌侧支循环不良，不应选择桡动脉行介入治疗。

21.【答案】C

22.【答案】D

23.【答案】A

【解析】骨筋膜室综合征多因骨折创伤后出血、水肿，或包扎过紧所致。其症状为伤处剧痛、肿胀、坚硬，患肢桡动脉或足背动脉搏动↓、皮温↓、感觉异常，肌肉被动牵拉和主动屈曲均疼痛加重，本例病人符合这一特点。其发病机制为骨筋膜室容积↓，骨筋膜室内压力↑。临床治疗为早期广泛筋膜减压。已广泛坏死、全身中毒症状严重者截肢。故及早手术（切开减压）是本病治疗的关键。

24.【答案】D（14）

25.【答案】C（14）

26.【答案】D（14）

【解析】（1）高处跌落后出现疼痛、畸形、反常活动，考虑骨折，首先进行 X 线检查。（2）骨折的急救措施包括：①一般处理：问诊检查简明扼要，首先抢救生命。②伤口处理：用急救包包扎、止血。③妥善固定：闭合骨折可先复位，就地取材，妥善固定，污染的开放骨折一般不复位，以免将污染物带到伤口深处。④迅速搬运，并向接诊医师说明有关情况。若该患者生命体征平稳，现场急救则应首选临时固定。（3）切开复位的指征：①骨折端之间有肌肉或肌腱等软组织嵌入；②关节内骨折可能影响关节功能者；③手法复位未能达到功能复位的标准，将严重影响患肢功能者；④骨折并发主要血管、神经损伤，修复血管、神经的同时，应该骨折切开复位；⑤多处骨折，为了方便护理和治疗，防止并发症；⑥不稳定性骨折，如四肢斜形、螺旋形、粉碎性骨折及脊柱骨折合并脊髓损伤者。该患者粉碎性骨折 + 多段骨折，其首选的治疗方法是切开复位内固定。

27.【答案】B（17）

扫描二维码查看本题考点更多讲解微视频——19-8 骨折并发症。

【解析】A、D 选项属于骨折早期并发症，故除外；肱骨髁上骨折的部位有骨骺，血运丰富，极少出现骨折不愈合（除外 E 选项），多为畸形愈合，以肘内翻最常见。肘外翻畸形则多见于肱骨内外髁骨折。

28.【答案】B（21）

29.【答案】E（21）

30.【答案】A（21）

【解析】胫腓骨骨折的常见并发症见下表：

骨折类型	常见并发症	成因与机制
胫骨上 1/3 骨折	小腿下段严重缺血或坏死	损伤胫后动脉，导致出血和血液循环障碍
胫骨中 1/3 骨折	小腿下段缺血或坏死，严重者导致骨筋膜室综合征	骨折后髓腔出血、肌肉损伤出血或血管损伤出血等
胫骨下 1/3 骨折	延迟愈合或不愈合	远折端的血供中断
腓骨颈骨折	腓总神经损伤	腓总神经走行于此处

第二章　上肢骨折与脱位

1.【答案】C（20）

【解析】桡骨头半脱位发生机制为小儿桡骨头未发育好，桡骨颈部的环状韧带只是一片薄弱的纤维膜。一旦小儿的前臂被提拉，桡骨头即向远端滑移；恢复原位时，环状韧带的上半部可卡压在关节内。

2.【答案】E（20）

【解析】桡骨头半脱位多见于 5 岁以下的小儿，其桡骨头未发育好，桡骨颈部的环状韧带只是一片薄弱的纤维膜。一旦小儿的前臂被提拉，桡骨头即向远端滑移；恢复原位时，环状韧带的上半部可卡压在关节内，称为桡骨头半脱位。表现为小儿诉肘部疼痛，无肿胀和畸形。不肯用该手取物和活动肘部，拒绝别人触摸。体征很少，前臂呈半屈曲及旋前位，肘部外侧有压痛。

肘关节脱位表现为肘关节肿痛，关节置于半屈曲状，伸屈活动受限。肱骨内、外髁及鹰嘴构成的倒等腰三角形关系改变。肱骨髁上骨折表现为后肘关节局部不能活动，肿胀明显。肘部骨性三角关系存在。

3.【答案】B（20）

【解析】桡骨远端骨折伸直型（Colles 骨折），表现为受伤时腕关节处于背伸位、手掌着地、前臂旋前时受伤，局部疼痛、肿胀，典型畸形为侧面呈"银叉样"、正面呈"枪刺样"。本例患者符合。Smith 骨折为屈曲型，多为腕关节处于屈曲、手背着地受伤引起。Galeazzi 骨折（盖氏骨折）和 Monteggia 骨折（孟氏骨折）为前臂双骨折的表现。Chance 骨折为脊柱骨折的一种特殊类型，指骨折线穿越椎骨的牵张屈曲型骨折，这种骨折最多见于急刹车的时候，身体突然向前屈所致，一般见于车速较快的时候。

4.【答案】E（20）

【解析】桡骨颈部的环状韧带只是一片薄弱的纤维膜。一旦小儿的前臂被提拉，桡骨头即向远端滑移；恢复原位时，环状韧带的上半部可卡压在关节内，称为桡骨头半脱位。

5.【答案】B（20）

【解析】患者右肩部摔伤，头向右侧偏斜，右肩下沉，Dugas 征阴性，考虑锁骨骨折。正中神经损伤常表现为拇指对掌功能障碍、手的桡侧半感觉障碍。桡骨头半脱位主要发生于上肢突然受牵拉的小儿。肩关节脱位时 Dugas 征阳性。肘关节脱位常表现为肘部畸形，肘后三角关系改变。

6.【答案】C（19、21）

【解析】（1）孟氏（Monteggia）骨折：尺骨上 1/3 骨干骨折，合并桡骨小头脱位。（2）盖氏（Galeazzi）骨折：桡骨下 1/3 骨干骨折，合并尺骨小头脱位。

速记口诀：孟上尺，盖下桡。

7.【答案】B（19）

【解析】单纯肩关节前脱位时，最常用 Hippocrates 法（足蹬法）手法复位，复位成功后可用三角巾悬吊上肢，肘关节屈曲 90°，一般固定 3 周。固定期间，须活动腕部与手指；解除固定后，鼓励病人主动锻炼肩关节各个方向活动，最好配合理疗。如果复位失败，则需及时切开复位并修复关节囊。肩关节前脱位不能行牵引术和夹板固定。

8.【答案】E（19）

【解析】肩关节脱位的典型体征为 Dugas 征阳性，即搭肩试验阳性。将患肢肘关节屈曲，患肢手搭在对侧肩部肘关节能贴近胸壁为正常。若肘关节不能靠近胸壁，或肘关节贴近胸壁时患肢手不能搭在对侧肩部，或

两者均不能，为阳性征。如下图：

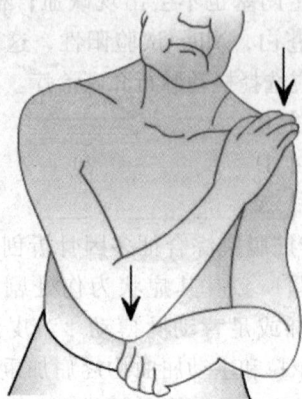

Finkelstein 征，见于桡骨茎突狭窄性腱鞘炎；Mills 征见于肱骨外上髁炎；Thomas 征见于髋关节结核；Froment 征见于尺神经损伤。

9.【解析】B（19）

【解析】患者外伤后出现疼痛、活动受限，X 线示左肱骨颈处数个骨碎块，可诊断为左肱骨外科颈粉碎性骨折。但患者为 80 岁老年人，应采用保守治疗。

10.【答案】A（19）

【解析】桡骨头半脱位多见于 5 岁以下的小儿，其桡骨头未发育好，桡骨颈部的环状韧带只是一片薄弱的纤维膜。一旦小儿的前臂被提拉，桡骨头即向远端滑移。小儿诉肘部疼痛，无肿胀和畸形，不肯用该手取物和活动肘部，拒绝别人触摸。体征很少，前臂呈半屈曲及旋前位，肘部外侧有压痛。尺骨骨折、肩关节脱位、肘关节脱位、肱骨髁上骨折均有脱位或骨折后的局部畸形，而本例患儿肩、肘关节未见明显畸形，故不选。

11.【答案】C

12.【答案】B

13.【答案】B

【解析】（1）患者弯腰活动后出现腰部、臀部疼痛，腰部活动受限，左小腿麻木，左下肢直腿抬高试验（±），应考虑腰椎间盘突出症。

腰椎管狭窄症，以神经源性间歇性跛行为主要特点，可伴有下腰痛、马尾神经或腰神经根受压。

腰肌劳损，无明显诱因出现慢性腰痛，休息可缓解，且有长期保持一种劳动姿势的病史。但直腿抬高试验阴性，也无下肢神经受累表现。

梨状肌综合征：以臀部和下肢痛为主要表现，活动加重，休息后缓解。体检可见臀肌萎缩，臀部深压痛及直腿抬高试验阳性，但神经的定位多不太明确。髋关节外展、外旋位抗阻力时（梨状肌强直性收缩）可诱发症

状，此在椎间盘突出症时较少见。

腰椎结核或肿瘤：疼痛与活动关系不大，常伴有夜间痛。

X 线平片：可见脊柱侧弯，椎体边缘增生及椎间隙变窄等，均提示退行性改变，并不能直接反映是否存在椎间盘突出。故 X 线平片主要在鉴别诊断方面有意义，即可发现有无结核、肿瘤等骨病。

14.【答案】A（18）

【解析】小儿被牵拉前臂后，出现肘部疼痛，不愿用手取物，桡骨近端压痛。考虑桡骨头半脱位，治疗采用手法复位，无须麻醉即可进行，复位后不必固定。外敷药物治疗无效，无须手术治疗和石膏固定。肩部固定带悬吊适用于锁骨骨折。

15.【答案】A（17）

【解析】粉碎性骨折的断端处理，既要彻底清理污染，又要尽量保持骨的完整性：（1）骨外膜：应尽量保留，以保证骨愈合。若已污染，可仔细将其表面切除。（2）小骨片：游离的小骨片可以去除；但与周围组织尚有联系的小骨片应予保留，并予复位。（3）大块的骨片：即使已完全游离也不能摘除，以免造成骨缺损，导致骨不连接。应将其用 0.1% 活力碘浸泡 5 分钟，然后用生理盐水冲洗后，重新放回原骨折处，以保持骨的连续性。本例患者在手术时"彻底清除骨折碎片"，破坏了骨的连续性，导致骨折未愈合。

16.【答案】E（17）

【解析】桡骨下端骨折，以手法复位、外固定治疗为主，部分需要手术治疗。手术指征：（1）严重粉碎性骨折，移位明显，桡骨下端关节面破坏；（2）手法复位失败，或复位成功但不能牢固外固定。根据题干信息，"骨皮质不连续"提示无粉碎性骨折，"对位对线良好"提示无明显移位，"嵌插"提示骨折部位在骨干部分，未提及关节面骨折，故不符合手术指征。

17.【答案】D（16）

【解析】桡骨下段骨折，即桡骨远端骨折，也就是 Colles 骨折（伸直型）和 Smith 骨折（屈曲型），其治疗以手法复位外固定为主（故选 D），只有部分需要手术治疗（除外 A 选项）。B 选项属对症治疗，C 选项属辅助治疗，E 选项多用于开放性骨折或闭合性骨折伴广泛软组织损伤等情况。

18.【答案】E（16）

【解析】在运动系统疾病中，大纲所涉及的肘部疾病有常见于小儿的桡骨小头半脱位和好发于运动员的"网球肘"——肱骨外上髁炎；Mills 征阳性，提示为肱骨外上髁炎，是由于前臂过度旋前或旋后位，被动牵拉伸肌（握拳、屈腕）和主动收缩伸肌（伸腕），对肱骨

外上髁处的伸肌总腱起点产生较大张力，这种动作长期反复即可引起该处的慢性损伤。其治疗和预防复发的关键是限制腕关节的活动，尤其是握拳、伸腕动作。因为本病的疼痛部位位于肘关节外侧，所以本题易误选 A，其原因是不了解上臂肌肉的解剖和本病的发病机制——"从机制上把握疾病，医学没有难点"，这句话是王宇老师的口头禅。

19.【答案】D（16）

【解析】发病年龄、受伤机制以及 X 线未见明显异常，诊断桡骨小头半脱位不难，治疗也很简单。

20.【答案】A（15）

【解析】根据肱骨近端骨折的 Neer 分型：患者仅有一处骨折且无移位，称为部分骨折，应选择非手术治疗：上肢三角巾悬吊 3~4 周。更何况患者 72 岁高龄，更应采取保守治疗为宜。

21.【答案】E（15）

【解析】根据外伤史、方肩（右侧肩胛盂处有空虚胀）、Dugas 征阳性，考虑肩关节脱位，复位手法为足蹬法，即 Hippocrates 法；复位后三角巾悬吊上肢 3 周。

22.【答案】A（15）

【解析】桡骨小头半脱位多见于 5 岁以下的小儿，多有手腕被向上牵拉旋转史。

23.【答案】D（13）

【解析】根据患者为 5 岁以下小儿，有前臂牵拉史，以及肘部疼痛症状、压痛，且 X 线片检查除外骨折，故考虑诊断为桡骨小头半脱位，其最适宜的治疗方法是手法复位，且复位后无须固定。

24.【答案】E（14）

【解析】根据该患者的外伤史以及 X 线检查所示左盂肱关节失去正常对应关系、未见骨折征象，可判定该患者为肩关节脱位，而 Dugas 征阳性，是肩关节脱位特有的临床体征。

25.【答案】D（14）

扫描二维码查看本题考点更多讲解微视频——19-17 Colles 骨折的表现。

【解析】Colles 骨折即伸直型骨折，多为腕关节处于背伸位、手掌着地、前臂旋前位受伤；伤后局部疼痛、肿胀，出现典型特点是侧面看呈"银叉"样畸形，正面看呈"枪刺"样畸形；X 线片可见骨折远端向桡侧、背侧移位，近端向掌侧移位，可同时伴有下尺桡关节脱位及尺骨茎突骨折。Colles 以老年人外伤多见。图示如下：

Colles骨折

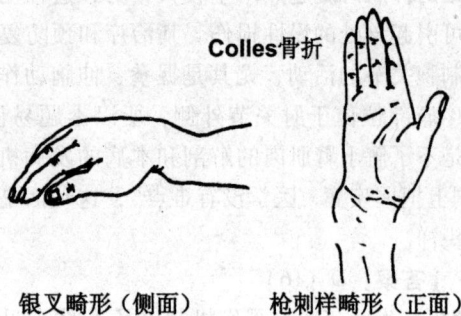

银叉畸形（侧面）　　枪刺样畸形（正面）

26.【答案】E (13)

【解析】根据患者外伤史和X线片检查示左肱骨大结节与肱骨干交界处可见多个骨碎块，诊断为肱骨外科颈粉碎性骨折。本型骨折治疗方法为：（1）严重者年龄过大，全身状况差，可用三角巾悬吊，任其自然愈合。（2）手法复位难以成功，可采用手术切开复位内固定治疗。（3）对青壮年严重粉碎骨折可采用尺骨鹰嘴外展位牵引，辅以手法复位，小夹板固定。牵引重量不宜过大，6~8周后去除牵引，继续用小夹板固定，并开始肩关节活动。本例患者年龄过大、身体状况差，尤其是本患者粉碎性骨折的是已"偏瘫"失用的肢体，即使各种复位、固定后骨折完美愈合，其功能仍是"偏瘫"失用状态，故采用三角巾悬吊。至于其他选项，A选项适合青壮年的严重粉碎性骨折，B选项适于外展型和内收型骨折；E选项是将病变的肩关节固定于功能位，以保留上肢的功能，对肱骨外科颈骨折无意义。

第三章　下肢骨折与脱位

1.【答案】A (19)

【解析】供应股骨头的旋股内、外侧动脉的分支是股骨头、颈的重要营养动脉。当股骨颈骨折时，很容易发生缺血性骨坏死。而股骨转子间骨折，是股骨颈基底到粗隆下平面区域内的骨折，血供受损不显著，故预后良好。

2.【答案】C (19)

【解析】股动脉分出股深动脉后，发出旋股内侧动脉和旋股外侧动脉。其中，旋股内侧动脉又分为骺外侧动脉、干骺端上侧动脉和干骺端下侧动脉（如下图）。其中骺外侧动脉供应股骨头 2/3 ~ 4/5 区域的血液循环，是股骨头最主要的供血来源。旋股内侧动脉损伤是导致股骨头缺血坏死的主要原因。

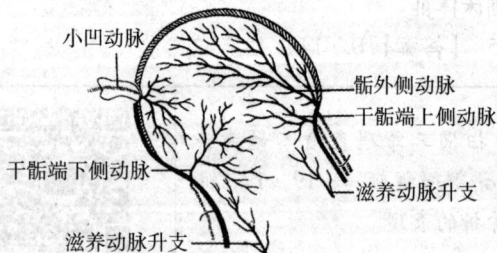

小凹动脉

骺外侧动脉
干骺端上侧动脉

干骺端下侧动脉
滋养动脉升支

滋养动脉升支

3.【答案】E (20)

【解析】股骨颈骨折时，骨折线（一般为斜线）与两侧髂嵴连线（为水平线）会形成一个夹角，称为 Pauwels 角。主要用来判断股骨颈骨折的稳定性：Pauwels 角越大，说明骨折面接触少，骨折端所受剪切力越大，容易再移位，属于不稳定性骨折；Pauwels 角越小，说明骨折面接触多，剪切力小，不容易再移位，属于稳定性骨折。

4.【答案】E (18、20)

【解析】胫骨平台骨折时由于内、外平台受力不均，后期常遗留骨关节炎或关节不稳（创伤性关节炎）。

5.【答案】B (18、20)

【解析】股骨干下 1/3 骨折由于股前、外、内的肌的牵拉合力，使近折端向前上移位，形成缩短畸形。远折端由于腓肠肌牵拉以及肢体重力作用而向后方移位。

中 1/3 骨折：远折端由于内收肌牵拉，使骨折向外成角。

上 1/3 骨折：由于髂腰肌、臀中肌、臀小肌和外旋肌的牵拉，使近折端呈现屈曲、外展及外旋畸形（向前、外及外旋方向移位），远折端则由于内收肌的牵拉而向上、向内、向后方移位。

6.【答案】C (20)

【解析】踝关节关节囊纤维层增厚形成韧带：主要有三组：

（1）内侧副韧带：又称三角韧带，是踝关节最坚强的韧带。主要功能是防止踝关节外翻。

（2）外侧副韧带：起自外踝分三束分别止于距骨前外侧、跟骨外侧和跟骨后方，是踝部最薄弱的韧带。

（3）下胫腓韧带：又称胫腓横韧带，有两条，分别于胫腓骨下端的前方和后方将胫骨、腓骨紧紧地连接在一起加深踝穴的前、后方，稳定踝关节。若内侧副韧带损伤将出现踝关节侧方不稳定；若外侧副韧带损伤，将出现踝关节各方向不稳定。

7.【答案】E (20)

【解析】股骨颈骨折好发人群（中、老年人）有摔倒受伤史。伤后感髋部疼痛，下肢活动受限，不能站立和行走，患肢外旋畸形45°～60°。可出现髋部肿胀及瘀斑，局部压痛及轴向叩击痛。肢体测量可发现患肢短缩。本例患者符合这一特点。髋关节后脱位表现为患肢内收内旋。关节前脱位也可表现为患肢外旋畸形，但往往是由于暴力外伤所致，摔伤一般不会出现。故不选。

8.【答案】A（20）

【解析】踝部受伤后无反常运动提示无骨折。急性损伤时应立即冷敷，以减少局部出血及肿胀程度。48小时后可局部理疗，促进组织愈合。极度内翻位（内侧副韧带损伤时）或外翻位（外侧副韧带损伤时）用石膏固定或用宽胶布、细带固定2～3周。韧带完全断裂合并踝关节不稳定者，或有小的撕脱骨折片，也可采用石膏固定46周。急性损伤时禁忌立即按摩，可加重损伤，故选项A为正确答案。

9.【答案】E（20）

【解析】髋关节结核患者应维持3年抗结核治疗，出现明显症状者应行手术治疗。本例患者出现右髋不能活动，右下肢短缩、屈曲、内收、内旋位，X线示右髋关节骨性强直，提示病情严重，故需要改善下肢功能，应行转子下截骨矫形术。该手术适合于明显髋关节屈曲、内收或外展畸形患者。病灶清除术属于清除病灶手术，并不能改善下肢功能。故不选A。

10.【答案】E（20）

【解析】骨折段通过复位，恢复了正常的解剖关系，对位（两骨折端的接触面）和对线（两骨折段在纵轴上的关系）完全良好时，称解剖复位。因踝关节处灵活度大，骨折愈合若有移位可能会影响患者关节活动，所以应争取解剖复位。其他选项则可以考虑功能复位。

11.【答案】E（19）

【解析】髋关节后脱位症状：髋部明显疼痛，髋关节不能自主活动。患肢缩短，髋关节呈屈曲、内收、内旋畸形。体征：可以在臀部摸到脱出的股骨头，大粗隆上移明显。髋关节外展外旋是髋关节前脱位的常见体征。

12.【答案】E（19）

【解析】缺血性肌挛缩是骨筋膜室综合征处理不当的严重后果，所以好发部位与骨筋膜室综合征相同（小腿和前臂）。而胫骨上1/3骨折，可致血管走行固定的胫后动脉损伤，造成小腿下段的严重缺血（骨筋膜室综合征）或坏死（E）。

本题易误选C，解释如下：缺血性骨坏死是由于骨折造成某一骨折端的血液供应破坏，而发生该骨折段缺血性坏死，好发于股骨头（股骨颈骨折）、腕部近折端（腕舟状骨骨折）（C）。

急性骨萎缩损伤所致关节附近的痛性骨质疏松，亦称反射性交感神经性营养不良，好发于手、足骨折后，典型症状是疼痛和血管舒缩紊乱（D）。损伤性骨化多见于肘关节（肱骨髁上骨折后反复暴力复位、牵拉），关节扭伤、脱位或关节附近骨折时，骨膜易剥离而形成骨膜下血肿，处理不当使血肿扩大，血肿机化并在关节附近软组织内广泛骨化，造成严重关节活动功能障碍（B）。创伤性关节炎多由于关节内骨折后未能准确复位，骨愈合后关节面不平整所致，多见于膝关节。

13.【答案】C（19）

【解析】本例患儿2岁，左大腿中段肿胀，异常活动。X线片示左股骨中段骨不连续，诊断为股骨干中段骨折，重叠2cm，向外成角5°，提示移位不明显，宜采用适于儿童的皮牵引。儿童骨骼再生能力强，随着生长发育可以逐渐代偿，所以功能复位标准为<2cm。3岁以下儿童则采用垂直悬吊皮肤牵引。具体措施为：先采取手法复位，小夹板固定后，再行皮肤牵引治疗。

14.【答案】E（13）

【解析】髋关节前脱位的典型表现：①有强大的暴力外伤史；②髋关节呈屈曲、外展、外旋畸形；③腹股沟处肿胀，可以摸到股骨头。关于下肢关节脱位与骨折的鉴别，如下表：

需鉴别的疾病	临床表现	治疗方法
髋关节后脱位	患肢缩短，髋关节屈曲、内收、内旋	Allis法
髋关节前脱位	髋关节屈曲、外展、外旋	Allis法
股骨颈骨折	患肢缩短、外旋45°～60°，纵轴叩击痛	皮牵引、闭合/开放复位内固定
股骨转子间骨折	患肢缩短、外旋90°	骨牵引、开放复位内固定

15.【答案】B（18）

【解析】急刹车受伤致髋关节剧痛，提示暴力外伤史；右髋关节活动受限，屈曲内收，内旋畸形，提示髋关节后脱位。髋关节后脱位时，股骨位置后移，挤压从坐骨大孔出入的坐骨神经。病人出现运动障碍：①膝关节不能屈曲；②踝关节与足趾运动功能完全丧失，呈足下垂；③由于股四头肌健全，膝关节呈伸直状态，行走时呈跨越步态。还可出现感觉障碍：小腿后外侧和足部感觉丧失，足部出现神经营养性改变。

闭孔神经在腰大肌内侧缘走出后，进入小骨盆；沿小骨盆侧壁前行，穿闭膜管出小骨盆至股部，分前、后两支，分别经短收肌前、后面进入大腿内收肌群。肌支支配闭孔外肌、大腿内收肌群。皮支分布于大腿内侧面的皮肤。此外，还发出分支，至髋关节和膝关节。闭孔神经损伤，出现大腿内收力弱，两下肢交叉困难，大腿旋外无力等症状；感觉症状不显著。

引起股神经损伤的原因以枪击伤、刀刺伤、医源性损伤等多见。临床表现为大腿前侧和小腿内侧感觉障碍。膝腱反射减弱或丧失。膝关节不能伸直，股四头肌萎缩。

本例患者只提示髋关节脱位症状，并未给出神经系统受损的指征，故还不能考虑并发周围神经受损。网上答案多选 E 的原因是被网上相关练习题答案所误导，网上练习题干提示：患者踝关节障碍，说明神经受损（提示：本题与网上练习题有差异）。

16.【答案】D（15）

【解析】股骨颈骨折的分类有三种：按照骨折线部位分类，本病例为经股骨颈骨折；按照骨折线方向分类，本病例"Pauwels 角为 60°"，大于 50°，属于内收骨折；按移位程度，本病例"完全移位"属于 Garden Ⅳ 型。对照 5 个备选项，故 D 为正确答案。

17.【答案】E（16）

【解析】股骨干下 1/3 骨折时，远折端会向后移位，在这一区域的血管与神经则易受到损伤。这些神经和血管是腘动脉和腘静脉、胫神经。而股动脉、股静脉、股神经和大隐静脉的解剖部位靠上、靠前或内，不可能受到损伤——学好外科，尤其是运动系统，解剖是基础，也是捷径，这就是网校会把系统解剖学当成福利或奖励给模范学员的原因所在。

18.【答案】C（16）

【解析】根据题干信息：伤侧髋部"弹性固定"，提示为脱位，故除外股骨颈骨折与股骨转子间骨折。然后是髋关节脱位类型的判断——"前外外、后内内"即可确定为髋关节后脱位。

19.【答案】D（16）

扫描二维码查看本题考点更多讲解微视频——19－14 股骨颈骨折的治疗。

【解析】根据题干信息，患者 >65 岁，且为内收型（Pauwels 角 >50°）、头下型股骨颈骨折，似乎应选择手术治疗。再仔细收集患者信息：高龄、心肺等基础病会增加手术风险；"一般状态差"会降低手术耐受性；糖尿病会增加术中术后感染机会，且影响手术后的愈合——故对于全身状态差、合并严重心肺肾肝等功能差的高龄患者，应以挽救生命、治疗并发症为主，骨折可不进行特殊治疗，穿防旋鞋，保持下肢中立位，行皮肤牵

引 6～8 周。选项 A、B、C、E 均为手术方法，故除外。

20.【答案】B（16）

【解析】患者为头下型股骨颈骨折，比经颈型、基底型更易发生股骨头坏死，是由于旋股内、外侧动脉发出的营养血管支损伤，中断股骨头的血液供应，仅有供血量很少的股骨头小凹动脉供血，致使股骨头严重缺血，发生股骨头缺血坏死的机会很大。其中旋股内侧动脉的分支——骺外侧动脉供应股骨头 2/3～4/5 区域的血液循环，是股骨头最主要的供血来源；而旋股外侧动脉的分支供应股骨头小部分血液循环。

21.【答案】A（16）

【解析】本题考查的是不同手术方法的适应证：①人工髋关节置换术，适于 65 岁以上（高龄）的股骨头下型骨折，以及合并股骨头缺血坏死或髋关节骨性关节炎者；②切开复位内固定（即 C、D、E 选项），适于青少年股骨颈骨折（达到解剖复位）、手法复位失败、固定不可靠或由于误诊、漏诊，或治疗方法不当导致的股骨颈陈旧骨折不愈合、影响功能的畸形愈合者。

22.【答案】A（14）

【解析】参见下表：

需鉴别的疾病	临床表现
髋关节后脱位	患肢缩短，髋关节屈曲、内收、内旋
髋关节前脱位	髋关节屈曲、外展、外旋
股骨颈骨折	患肢缩短、外旋 45°～60°，纵轴叩击痛
股骨转子间骨折	患肢缩短、外旋 90°

23.【答案】A（13）

【解析】从解剖上来看，胫骨的营养血管从胫骨干上、中 1/3 交界处进入骨内，在中、下 1/3 骨折时，会使营养动脉损伤，供应下 1/3 段胫骨的血循环显著减少；同时下 1/3 段胫骨几乎无肌肉附着，由胫骨远端获得的血循环很少，因此下 1/3 段骨折愈合较慢，容易发生延迟愈合或不愈合。

24.【答案】E（13）

【解析】在骨折的功能复位标准中，骨折部位的旋转移位、分离移位必须完全矫正，故 A、D 选项均不符合。B 选项属于缩短移位，标准是"成 1 儿 2"，不符合。C、E 选项均是成角移位：对于下肢轻微的向前或向后成角，与关节活动方向一致，日后可在骨痂改造期内根据 Wolff 定律自行矫正，故 E 选项是符合的；而向侧方成角移位，与关节活动方向垂直，日后不能自行矫正，必须完全复位，否则因关节内外侧负重不平衡，易引起创伤性关节炎，故 C 选项不符合标准。注意：本考

点近年的重复率比较高，但题型有变动。

25.【答案】E（13）

【解析】Pauwels 角：指远端骨折线与两侧髂嵴连线的夹角（见图）。Pauwels 角越大，说明骨折面接触少，容易再移位，属于不稳定性骨折；Pauwels 角越小，说明骨折面接触多，剪力小，不容易再移位，则属于稳定性骨折。①内收骨折：Pauwels 角大于 50°（该患者 Pauwels 角 60°，故为内收骨折），容易再移位，属于不稳定性骨折。②外展骨折：Pauwels 角小于 30°，属于稳定性骨折。若过度牵引、外旋、内收或过早负重等不当处理，也可发生移位，成为不稳定骨折。

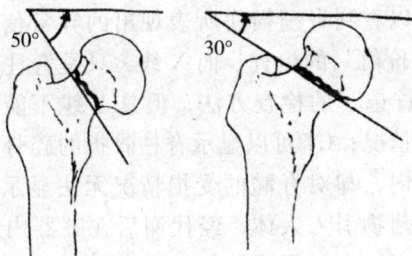

26.【答案】C（13）

【解析】首先，本例老年患者诊断为：股骨颈基底部骨折，Pauwels 角 25° 提示为外展型骨折（属稳定性骨折），有嵌插。其次，股骨颈骨折的治疗原则中：无明显移位的外展型或嵌入型等稳定性骨折，年龄过大，全身情况差，或合并有严重心、肺、肾、肝等功能障碍者，选择非手术方法治疗。治疗方法为：穿防旋鞋使下肢保持中立位，行下肢皮肤牵引，卧床 6～8 周，同时进行股四头肌等长收缩训练和踝、足趾的屈伸活动，避免静脉回流障碍或静脉血栓形成。该患者为老年女性，一般状态差，既往有高血压、肺心病、糖尿病病史、心功能Ⅳ级，故下肢中立位皮牵引 6～8 周为最佳治疗方案。

27.【答案】D（17）

28.【答案】B（17）

【解析】运动系统的英文很多，一是各种特异性的查体试验，如肩关节脱位的 Dugas 征阳性，肱骨外上髁炎的 Mills 征阳性，神经根型颈椎病的 Eaton 征和 Spurling 征阳性；二是治疗方法，如治疗肩关节前脱位的 Hippocrates 法（足蹬法），治疗髋关节脱位的 Allis 法（提拉法）。

第四章　脊柱和骨盆骨折

1.【答案】C（19）

【解析】患者车祸后出现骨盆分离和挤压试验（+），腹部瘀血、青肿压痛、肌紧张、反跳痛。考虑骨盆骨折并发内脏损伤，腹部超声检查，可作为腹部、盆腔损伤的筛查方法；X 线检查，可显示骨折类型及骨折块移位情况。监测脉搏和血压，血常规检查建立输液通道，均属于手术前的常规处理。而核素扫描用于骨肿瘤及转移的检查，与本病无关，故不选。

2.【答案】B（16）

扫描二维码查看本题考点更多讲解微视频——19－13 骨盆骨折的检查。

【解析】其他培训机构选 C，估计是考虑除外是否合并盆腔或腹腔脏器损伤的可能。但是仔细审题发现，是为了"明确诊断"——明确什么诊断？当然是"会阴部瘀斑""骨盆分离和挤压实验阳性"所提示的骨盆骨折，而不是什么"盆腔或腹腔脏器损伤"。很显然 B 超是无法确诊骨盆骨折的。骨盆作为由髂骨、耻骨和坐骨围成的环形结构，最常用的 X 线检查有时会难以明确骨折的具体情况；而 CT 由于其分辨率高、无重叠和图像后处理等优点，对脊柱、骨盆、髋关节、骶骨、骶髂关节等部位的骨折，可以提供更多的诊断信息。

3.【答案】D（16）

【解析】根据患者外伤史、截瘫症状以及 CT 表现，可以明确"脊髓受压"诊断——"脊髓受压"是脊髓损伤的一个类型，"CT 显示椎体爆裂骨折，椎管内可见骨折块"属于本病的手术指征。脊髓损伤的手术指征为：①脊柱骨折伴脱位有关节突交锁者；②脊柱骨折复位不满意，或仍有脊柱不稳定因素存在者；③影像学显示有碎骨片凸出至椎管内压迫脊髓者；④截瘫平面不断上升，提示椎管内有活动性出血者。

4.【答案】A（15）

【解析】题干中"X 线片示坐骨皮质连续性中断"提示本例患者为坐骨骨折，属于骨盆边缘撕脱骨折之一，其特有体征为会阴部瘀斑。注意：由于坐骨作为骨盆的一个组成部分，稳定性强，即使出现骨折，一般也不会表现为反常活动。

5.【答案】E（15）

【解析】神经分为感觉神经和运动神经，所以本题应检查双下肢感觉与运动，判断有无神经的损伤，故选 E。其余各项检查的目的是判断骨骼、肌肉和韧带的损伤。

6.【答案】E (15)

【解析】凡是疑有骨折者，均应常规进行 X 线检查，X 线检查对骨折的诊断与治疗非常重要。对于骨盆、脊柱等部位的骨折，常常需要结合 CT 和 MRI 检查，但是 X 线仍为常规和首选检查。

7.【答案】C (15)

【解析】与 X 线、CT 相比，MRI 对脊髓、神经等软组织受损的结构显示清晰。

8.【答案】D (14)

【解析】①骨盆分离试验与挤压试验阳性是骨盆（髂、耻、坐骨组成的髋骨连同骶尾骨）骨折的重要体征；②会阴部的瘀斑是耻骨和坐骨骨折的特有体征；③耻骨支骨折移位容易引起尿道损伤、会阴部撕裂，可造成直肠损伤或阴道壁撕裂，出现血尿；④由解剖关系可知，耻骨骨折不易出现坐骨神经损伤。参见下图：

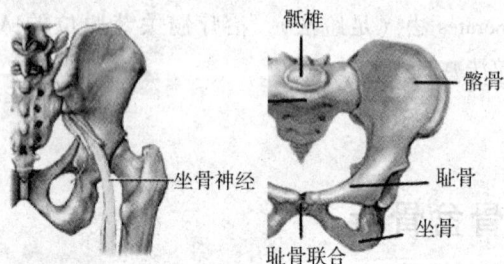

9.【答案】C (13)

【解析】骨盆骨折多有暴力外伤史，如车祸、高空坠落和工业意外。可发现骨盆分离和挤压试验阳性，会阴部淤血和肢体长度不对称，其中会阴部瘀斑是耻骨骨折和坐骨骨折的特有体征。

10.【答案】A (16)

扫描二维码查看本题考点更多讲解微视频——19－11 脊髓损伤的检查。

【解析】脊髓位于椎管内，属于软组织，只有 MRI 才可以看到脊髓损伤所表现出的异常信号，所以是"最有价值"的检查。而 X 线，只是脊柱骨折"最常用""首选"的检查方法，但是 X 线不能显示椎管内受压的情况；CT 可以显示脊柱骨折的碎骨片是否突出于椎管内，却对脊髓的受损情况无法显示；ECT 是将放射性药物引入人体，经代谢后在脏器内或病变部位和正常组织之间形成放射性浓度差异，主要用于甲状腺癌、骨骼等部位肿瘤的检查，尤其常用于骨转移性肿瘤的检测。

11.【答案】A (21)

【解析】平托法或滚动法是脊柱损伤唯一可行的搬运方法，其他选项法都是脊柱损伤后禁止的搬运方法。

第五章　手外伤及断肢（指）再植

1.【答案】C (20)

【解析】四肢术后 10～12 天拆除伤口缝线。

2.【答案】A (20)

【解析】手外伤处理原则，一般伤口在伤后 6～8 小时内处理，清创早，感染机会就越少，若创口污染严重，组织损伤广，且超过 12 小时以上可仅清创和闭合伤口，择期做二期修复。

3.【答案】A (17)

【解析】外伤后离断部分的保存：若近距离转送，用无菌敷料包扎即可；若远距离转送，则用"干燥冷藏法"保存（见下图）。"干燥冷藏法"的注意事项：①不能让断肢（指）与冰块直接接触，以防冻伤；②不能用任何液体浸泡断肢（指）；③到达医院后，立即检查断肢（指），用无菌敷料包好，放在无菌盘上，置入 4℃冰箱内。

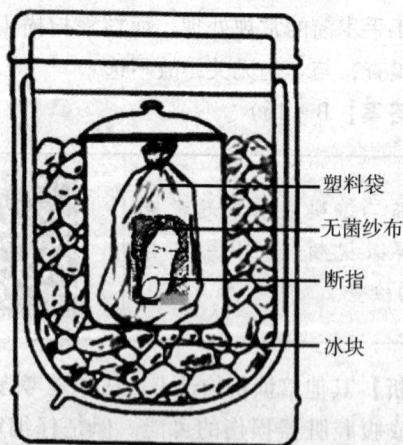

4.【答案】B (14)

【解析】过去采用的近心端止血带止血的方法是错误的。因为只阻止了静脉血回流，并不能完全阻止动脉血。

5.【答案】C（13）

【解析】手外伤治疗原则包括止血、创口包扎、局部固定和迅速转运。局部加压包扎是简便而有效的止血方法。（1）早期彻底清创：争取在伤后6~8小时内进行，按照从浅层到深层的顺序彻底清除异物，切除被污染和遭严重破坏失去活力的组织，使污染创口变成清洁创口，避免感染，达到一期愈合。（2）正确处理深部组织损伤：影响手部血循环的血管损伤应立即修复，骨折和脱位均必须立即复位固定，为软组织修复和功能恢复创造有利条件。重要组织如肌腱、神经应尽早修复（注意：是"尽早"修复，而不是"必须"一期修复），污染严重，损伤广泛且超过12小时，或者缺乏必要条件，可仅做清创后闭合创口，待创口愈合后再行二期修复。

张力过大的创口或有皮肤缺损，可采用自体游离皮肤移植修复。

扫描二维码查看本题考点更多讲解微视频——19－22手外伤的治疗。

6.【答案】E（15）

【解析】本题可以将5个备选项进行推理分类：A、B、C、D选项均属于手外伤的治疗方法，E选项才是治疗的目的。而且由于手的运动功能在日常生活中十分重要，第9版教材在"手部骨折与脱位治疗"明确指出：治疗的最终目的是恢复手的运动功能。

第六章　周围神经损伤

1.【答案】A（14、18）

【解析】腓总神经从腘窝开始，沿股二头肌内缘斜向外下，经腓骨长肌两头之间绕腓骨颈，分为深、浅两支，故易在腘窝部和腓骨小头处损伤。运动障碍表现：小腿前外侧伸肌麻痹，出现足背屈、外翻功能障碍，呈足内翻下垂畸形；伸趾功能丧失，呈屈曲状态。本例患者膝关节置换术后膝关节周围加压包扎，极易损伤腓总神经，右足不能背屈，符合其损伤特征。

扫描二维码查看本题考点更多讲解微视频——19－19腓总神经损伤。

2.【答案】A（20）

【解析】尺神经损伤：表现是所支配的肌肉麻痹所致，从而出现环、小指爪形手畸形；小指内收、外展障碍和Froment征，以及手部尺侧半和尺侧一个半手指感觉障碍，特别是小指感觉消失。

3.【答案】C（20）

【解析】肱骨干后方有桡神经沟，桡神经行经沟内，在肱骨中下1/3处，桡神经紧贴骨向前绕行，该处骨折易伤及桡神经。故选C。正中神经损伤多见于肱骨髁上骨折。

4.【答案】C（19）

【解析】腓总神经从腘窝开始，沿股二头肌内缘斜向外下，经腓骨长肌两头之间绕腓骨颈，分为深、浅两支。故易在腘窝部和腓骨小头处损伤。①运动障碍：小腿前外侧伸肌麻痹，出现足背屈、外翻功能障碍，呈足内翻下垂畸形；伸趾功能丧失，呈屈曲状态。感觉障碍：小腿前外侧和足背前内侧感觉障碍。胫神经损伤表现为足底感觉功能障碍，呈钩状足。

5.【答案】C（19）

【解析】尺神经在腕部损伤，表现为所支配的肌肉麻痹所致，从而出现环、小指爪形手畸形；小指内收、外展障碍和Froment征，以及手部尺侧半和尺侧一个半手指感觉障碍，特别是小指感觉消失。在肘上损伤时，除以上表现外，另有环指、小指末节功能障碍，一般仅表现为屈曲无力。

6.【答案】D（18）

7.【答案】B（18）

【解析】桡骨远端骨折时畸形表现为侧面呈"银叉样"、正面呈"枪刺样"（从正面观察和侧面观察的差异，如果没有临床经验，根本无从答题）。天鹅颈样畸形是手部关节畸形的一种，可见于类风湿关节炎、雅库关节炎。尺神经损伤最容易出现的畸形是爪形手，垂腕畸形见于桡神经损伤。

8.【答案】C（17）

扫描二维码查看本题考点更多讲解微视频——19－10尺神经损伤表现。

【解析】根据患者伤后出现感觉异常的部位，判断为

尺神经损伤；该患者受伤部位为肘上，会出现环指、小指屈曲无力，即题干所述"手指内收障碍"。详见下表。

尺神经损伤

损伤部位	运动障碍	感觉障碍
腕部	爪形手 + Froment 征	手尺侧 1.5 个手指 = 整个小指 + 半个环指
肘上	爪形手 + Froment 征 环指、小指屈曲无力	手尺侧 1.5 个手指 = 整个小指 + 半个环指

9.【答案】C（16）

【解析】骨折所致的周围神经损伤属于历年重复考点，只是 A1 型题、A2 型题或 B 型题的不同。只要是颐恒网校学员，一句"袁中迟早闹垂腕"就能妥妥地得分，在考试时很容易找到"很臭屁"的得意感。但是这个口诀不是死记硬背，而是建立在以解剖为基础的条分缕析之上，想忘都忘不掉。

10.【答案】C（16）

11.【答案】E（16）

【解析】骨折所致周围神经损伤的表现，除了"袁中迟早闹垂腕"的畸形外，还有运动障碍和感觉障碍的不同表现。上肢神经损伤的表现见下表。

	损伤部位	运动障碍	感觉障碍
正中神经	腕部	拇指对掌障碍	掌面的桡侧半 + 示、中指远节
	肘上	拇指对掌障碍 拇、示、中指屈曲障碍（扳机手）	掌面的桡侧半 + 示、中指远节
尺神经	腕部	爪形手 + Froment 征	手尺侧 1.5 个手指 = 整个小指 + 半个环指
	肘上	爪形手 + Froment 征 环指、小指屈曲无力	手尺侧 1.5 个手指 = 整个小指 + 半个环指
桡神经	肱骨中、下 1/3 交界处	伸腕、伸拇、伸指障碍 + 前臂旋后障碍 = 垂腕	手背桡侧 3.5 个手指 虎口处麻木
	桡骨头处	伸拇、伸指障碍	无

12.【答案】A（15）

【解析】尺神经损伤的特点是爪形手、Froment 征阳性（拇指、示指远侧指间关节不能屈曲，导致两者不能捏成一个"O"形）等。其他选项：拇指对掌功能受限、拇指感觉异常提示正中神经损伤，垂腕是桡神经损伤的典型畸形，而 Finkelstein 试验又称为握拳尺偏试验，主要见于桡骨茎突狭窄性腱鞘炎。

13.【答案】A（15）

【解析】垂腕是桡神经损伤的典型畸形，而且肱骨中下 1/3 骨折最常见的也是桡神经损伤。

14.【答案】E（13）

扫描二维码查看本题考点更多讲解微视频——19 - 20 肱骨髁上骨折损伤的神经。

【解析】按照肱骨的解剖关系，肱骨髁的内、前方有肱动脉、正中神经通过；内侧有尺神经，外侧有桡神经（见下图）。所以肱骨髁上骨折（伸直型）时，可并发血管损伤（压迫或刺破肱动脉）、骨筋膜室综合征、

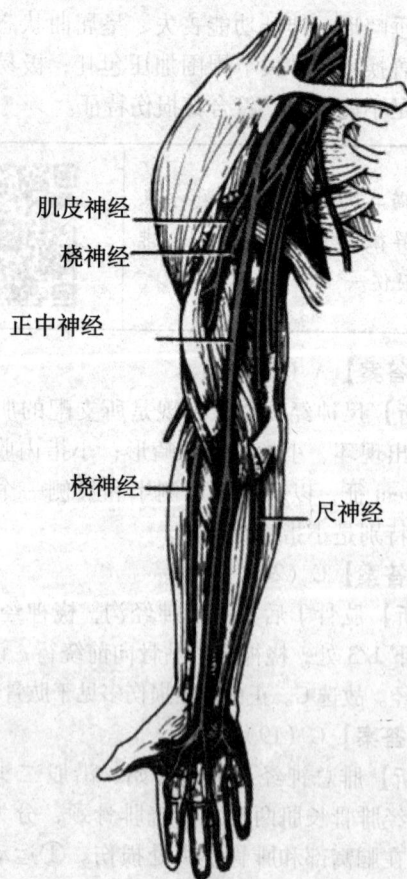

肌皮神经
桡神经
正中神经
桡神经
尺神经

缺血性肌挛缩等并发症，也可并发神经损伤（可损伤的是桡神经、尺神经和正中神经，故除外 A、D 选项）。

"手指不能内收、外展"考虑尺神经损伤（桡神经是垂腕，正中神经是拇、示、中指屈曲障碍），临床上常用"夹纸试验"来检查尺神经是否有损伤：检查者将一纸片放在病人手指间，让病人用力夹紧，如检查者能轻易地抽出纸片，即为阳性，提示尺神经麻痹。因为手指间夹持物品的力量来源于手内部的骨间肌，其神经支配为尺神经；尺神经麻痹，则骨间肌弛缓无力，所以夹持纸片很易抽出。

15. 【答案】B（13）

【解析】腓总神经分为深、浅两支。易在腘窝部及腓骨小头处损伤，导致小腿前外侧伸肌麻痹，出现踝背伸，外翻功能障碍，呈内翻下垂畸形，伸趾功能丧失，呈屈曲状态，小腿前外侧和足背前内侧感觉障碍。

第七章　运动系统慢性疾病

1. 【答案】E（20）

【解析】腰椎间盘突出症手术适应证是确诊后经严格非手术治疗无效的患者，或马尾神经受压（中央型突出）出现括约肌功能障碍者。本例患者目前还不具备手术指征。其他选项都是非手术治疗方案。

2. 【答案】A（20）

【解析】狭窄性腱鞘炎是指腱鞘因为机械性摩擦而引起的慢性无菌性炎症改变。好发于长期、快速、用力使用手指和腕部的中老年妇女、轻工业工人和管弦乐器演奏家等。初起为患指晨僵、指间关节疼痛，活动后消失；后期手指活动时出现弹响、疼痛，严重者手指屈曲、不敢活动。体检时可在远侧掌横纹处扪及黄豆大小的痛性结节，屈伸患指时该结节随屈肌腱上、下移动，或出现弹拨现象，并感到弹响即发生于此处。

腱鞘囊肿是发生于关节部腱鞘内的囊性肿物，是由于关节囊、韧带、腱鞘中的结缔组织退变所致的病症。多发于腕背和足背部。发病部位可见一圆形肿块，有轻微酸痛感，严重时会给患者造成一定的功能障碍。部分病例除局部肿物外，无自觉不适，有时有轻度压痛。多数病例有局部酸胀或不适，影响活动。不会出现僵硬伴晨僵，故不选。尺神经损伤往往是外伤所致。

3. 【答案】E（20）

【解析】患者腰部扭伤后疼痛伴右下肢麻木、直腿抬高试验阳性等系列阳性体征等，考虑腰椎间盘突出症。急性期的治疗首选保守治疗，即严格卧床休息，非甾体抗炎药对症治疗。A、B 选项为手术治疗，患者目前无适应证。C 项无必要；D 项会加重病情。

4. 【答案】D（15）

【解析】Mills 征又称为伸肌腱牵拉试验，阳性见于肱骨外上髁炎（网球肘）。肱骨外上髁是前臂伸腕肌群的起点，若是反复受到牵拉刺激，则易引起慢性损伤性炎症。故限制腕关节活动，尤其握拳、伸腕等牵涉相关肌群的动作，是治疗和预防复发的关键。

5. 【答案】C（20）

【解析】MRI 能清楚显示解剖结构的影像，对本病诊断帮助极大。如可全面地观察各腰椎间盘是否病变，了解髓核突出的程度和位置，并能鉴别是否存在椎管内其他占位性病变。CT 可显示骨性椎管形态，黄韧带是否增厚及椎间盘突出的大小、方向等，对本病有较大诊断价值。但准确性不如 MRI。故本题应选 C。单纯 X 线平片所见脊柱侧凸，椎体边缘增生及椎间隙变窄等均提示退行性改变，不能直接反映是否存在椎间盘突出。

6. 【答案】E（20）

【解析】根据患者工作性质和坐骨神经的放射疼痛特点，以及直腿抬高试验阳性可诊断腰椎间盘突出症。

7. 【答案】C（20）

【解析】腰腿痛症状严重，反复发作，或经非手术治疗半年以上无效，且症状加重者应手术治疗。

8. 【答案】E（19）

9. 【答案】B（19）

【解析】拾物试验阳性见于腰椎结核：病人在站立与行走时，往往用双手托住腰部，头及躯干向后倾，尽量减轻体重对病变椎体的压力，不能弯腰拾物，需挺腰屈膝屈髋下蹲，称拾物试验阳性。

抽屉试验用于判断膝关节损失时是否有交叉韧带损伤：膝关节屈曲 90°，小腿下垂；检查者用双手握住胫骨上段做拉前和推后动作，注意观察胫骨结节前后移动的幅度。前移增加，表示前交叉韧带断裂；后移增加，表示后交叉韧带断裂。

Mills 征见于肱骨外上髁炎；Hoffmann 征见于颈椎病脊髓型；直腿抬高试验见于腰椎间盘突出症。

10.【答案】D (19)

【解析】本患者典型关节表现为双手远端指间关节 Heberden 结节，双手近端指间关节骨性膨大，结合临床表现：晨僵数分钟，红细胞沉降率正常，ASO（-），RF（-），首先考虑的诊断为骨关节炎。对于骨性关节炎的治疗首选非甾体抗炎药，以缓解疼痛。

11.【答案】B (18)

【解析】髋关节创伤是股骨头坏死的常见原因，如股骨颈骨折、髋关节脱位、股骨头骨折都可以引起股骨头缺血性坏死。本例患者，中年女性，髋关节创伤史，一年来出现髋部活动受限，高度提示股骨头坏死。行走时加重可排除股骨颈再次骨折、髋关节感染、股骨颈骨折不愈合。

骨关节炎也可发生于髋关节，活动时疼痛加剧，休息后好转。但以中老年人多见，故不选。

12.【答案】D (17)

【解析】Thomas 征，又称髋关节屈曲挛缩试验。检查方法是：先让患者仰卧，将健侧髋膝关节尽量屈曲，大腿紧贴腹壁，使腰部接触床面，以消除腰前凸增加的代偿作用；再让其伸直患侧下肢，若患肢随之翘起而不能伸直平放于床面上，即为阳性；说明该患侧髋关节有屈曲挛缩畸形。见于髋关节结核。

13.【答案】D (17)

【解析】本题的关键是"Eaton 试验和 Spurling 试验阳性"：Eaton 试验，即上肢牵拉试验；Spurling 试验，即压头试验。两者阳性，常见于神经根型颈椎病。

14.【答案】C (16)

扫描二维码查看本题考点更多讲解微视频——19-12 腰椎间盘突出症的治疗。

【解析】题干明确提示"中央型腰椎间盘突出症"，且有马尾神经受压而产生的括约肌功能障碍——大小便障碍，故应按"急症手术"进行治疗。A、B、D、E 均是非手术疗法，故除外。至于腰椎间盘手术方法的选择，单纯椎间盘偏向一侧突出者，表现为压迫单侧神经根而单侧肢体麻木、疼痛等症状，手术方法选髓核摘除术。本例患者为单侧（右侧）压迫症状，故行髓核摘除术是合适的。

15.【答案】B (16)

【解析】腰椎间盘突出症的定位与相关神经系统受累表现几乎是每年必考的重点，且大纲主要是 L_5 与 S_1 神经根受累的表现（感觉异常、肌力下降、反射异常），有的考生甚至不用看题，直接在 $L_{4\sim5}$ 和 $L_5\sim S_1$ 中蒙一个答案，其命中率也是极高的。而对于颐恒网校的学员，在解剖的基础上掌握简单的口诀，这种题的命中率达 100%。

16.【答案】B (16)

【解析】低热提示结核中毒症状，尤其是特异性的 X 线表现，诊断腰椎结核不难，属于送分题。

17.【答案】A (15)

【解析】颈椎病神经根型的诊断要点为"颈痛、手麻、牵、压"，本题题干涉及三点，故选之。其他各型：交感型为头眼、心率、血压的兴奋或抑制症状；椎动脉型为眩晕、猝倒；脊髓型颈不痛、没劲、走不稳和瘫痪。

18.【答案】C (14)

【解析】X 线检查可将股骨头缺血分为四期：（1）1期（软骨下溶解期）：股骨头外形完整，关节间隙正常，但在股骨头持重区关节软骨下骨质中，可见 1～2cm 宽的弧形透明带，构成"新月征"，在诊断股骨头缺血坏死中有重要价值。（2）2期（股骨头修复期）：股骨头外形完整，关节间隙正常，但在股骨头持重区软骨下骨质密度增高，周围可见点状、斑片状密度减低区，周围常见一密度增高的硬化带。（3）3期（股骨头塌陷期）：股骨头持重区的软骨下骨质呈不同程度的变平、碎裂、塌陷，股骨头失去了圆而光滑的外形，软骨下骨质密度增高，关节间隙正常，Shenton 线连续（又称兴登线，是正常骨盆 X 线中耻骨下缘弧形线与股骨颈内侧弧形连成的弧度。髋关节脱位，半脱位时，此线完整性消失）。（4）4期（股骨头脱位期）：股骨头持重区（内上方）严重塌陷，股骨头变扁平，内下方骨质一般均无塌陷。股骨头外上方成为一较高的残存突起，股骨头向外上方移位，Shenton 线不连续。关节间隙可以变窄，髋臼外上缘常有骨刺形成。根据该患者的右髋病史以及目前 X 线显示的右股骨头负重区出现新月征，囊性变表现，考虑最可能的诊断为股骨头缺血性坏死。

19.【答案】A (14)

【解析】腰椎间盘突出症的神经系统表现如下表：

突出部位	腰 4～5	腰 5 骶 1
受累神经根	L_5	S_1
疼痛部位	骶髂部、大腿及小腿外侧	骶髂部、大腿及足跟外侧
压痛点	腰 4～5 棘旁	腰 5 骶 1 棘旁

续表

突出部位	腰 4～5	腰 5 骶 1
感觉异常	小腿前外侧及足背内侧	小腿后外侧及外踝足外侧
肌力降低	踝及趾背伸无力	趾及足跖屈无力
反射异常	无改变	踝反射减弱

【解题思路】本表为历年常考知识点。

20.【答案】A（13）

【解析】腰椎间盘突出症临床表现为：（1）腰痛：大多数患者最先出现的症状，有时可影响到臀部。（2）典型坐骨神经痛：从下腰部向臀部、大腿后方、小腿外侧直到足部的放射痛。咳嗽和喷嚏时可致疼痛加剧，早期为疼痛过敏，病重者则感觉迟钝或麻木。（3）马尾神经受压：可出现大、小便障碍，性功能障碍和鞍区感觉异常。（4）腰椎侧凸：减轻疼痛的姿势性代偿畸形。（5）腰部活动受限：前屈受限最明显。（6）压痛和骶棘肌痉挛。本例患者的症状和体征与之相符。

鉴别诊断：（1）椎管狭窄症：临床上以神经源性间歇性跛行为主要特点，可伴有下腰痛、马尾神经或腰神经根受压，两者主要鉴别依靠 X 线摄片、造影、CT、MRI 检查。（2）腰椎结核或肿瘤：疼痛与活动关系不大，常伴有夜间痛。（3）腰肌劳损和棘上、棘间韧带损伤：疼痛与劳累及体位有关，休息后好转，病变部位有压痛，但无放射痛，神经系统查体正常。

21.【答案】B（15）

【解析】早期诊断股骨头缺血性坏死，放射性核素扫描和 MRI 比 CT 更为敏感。MRI 最早可以发现脂肪细胞死亡之后（12～48 小时）的骨坏死信号。

22.【答案】D（13）

23.【答案】B（13）

【解析】神经根型颈椎病：发病率最高（50%～60%），由于颈椎间盘侧后方突出、钩椎关节（或 Luschka 关节或弓体关节、关节突关节）增生、肥大，刺激或压迫神经根所致。开始多为颈肩痛，短期内加重，并向上肢放射，手指麻木、动作不灵活，出现沿神经根分布的疼痛、麻木、感觉减退、肌力下降和腱反射减弱。

检查可见患侧颈部肌痉挛，上肢牵拉试验阳性，压头试验阳性，神经系统检查有较明确的定位体征。

脊髓型颈椎病：占颈椎病的 10%～15%。脊髓受压的原因主要是中央后突之髓核、椎体后缘骨赘、增生肥厚的黄韧带和钙化的后纵韧带等。受压早期，压迫物多来自脊髓前方，故以侧束和锥体束损害表现突出，颈痛不明显，以四肢麻木无力、僵硬、双足踩棉花感，足尖不能离地，触觉障碍、束胸感，双手精细动作欠佳，不能持筷子进餐，写字颤动，拿东西无力感，手持物经常掉落为最先出现的症状。随病情加重发生自下而上的上运动神经原性瘫痪，可出现：霍夫曼征阳性、巴宾斯基征阳性，下肢肌张力增高，腱反射亢进，踝阵挛、髌阵挛阳性，后期出现尿频或排尿、排便困难等。

各型颈椎病鉴别

	神经根型	脊髓型	交感神经型	椎动脉型
比例	50%～60%	10%～15%	—	—
临床表现	颈肩痛，向上肢放射，Eaton 征阳性	四肢乏力，行走、持物不稳，脊髓受压表现	①交感神经兴奋：头痛、恶心、呕吐、瞳孔扩大或缩小、心率加快；②交感神经抑制：头昏、流泪、心率减慢、血压下降	眩晕（主要症状），头痛、视觉障碍、猝倒、感觉障碍以及精神检查阴性

【解题思路】诸多考生对此类总结性表格有着特殊的兴趣，而实际上对记忆并无帮助，甚至还有干扰作用。记忆四类颈椎病的临床特点的类型，还是要掌握其发病机制。限于本书篇幅，请广大考生登录网校官方网站聆听颐恒老师的课堂讲解。

24.【答案】C（14）

25.【答案】A（14）

【解析】Mills 征——肱骨外上髁炎；Thomas 征——髋关节结核；Eaton 试验——神经根型颈椎病；Froment 试验——尺神经损伤；Dugas 征——肩关节脱位。

26.【答案】A（13）

【解析】肱骨外上髁炎——Mills 征；髋关节结核——"4"字试验阳性；肩关节脱位——Dugas 阳性；腰椎间盘突出——Lasegul 阳性；神经根型颈椎病——压头试验（Spurling 征）阳性。

27.【答案】E（18）

【解析】颈肩痛伴左上肢放射痛 1 周。查体：Eaton 试验（＋），提示神经根型颈椎病，该类颈椎病临床以非手术治疗为主，如颌枕带牵引、推拿按摩、理疗及药物治疗，无效时才考虑手术。故不选 B、C、D 三项。颈横肌锻炼对神经根型颈椎病并无效果。

28.【答案】B（17）

【解析】从症状上来说，腰椎管狭窄症的主要临床特点是间歇性跛行，也可伴有下腰痛、马尾神经或腰神经根受压。与腰间盘突出的鉴别需要影像学检查。

29.【答案】B（19）

【解析】脊髓型颈椎病主要是由中央后突之髓核、椎体后缘骨赘、增生肥厚的黄韧带和钙化的后纵韧带等压迫脊髓。临床表现为受压早期，压迫物多来自脊髓前方，故以侧束和锥体束损害表现突出，颈痛不明显，以四肢麻木无力、僵硬、双足踩棉花感，足尖不能离地、触觉障碍、束胸感，双手精细动作欠佳，不能持筷子进餐，写字颤动，拿东西无力感，手持物经常掉落为最先出现的症状。随病情加重发生自下而上的上运动神经元性瘫痪，可出现：霍夫曼征阳性、巴宾斯基征阳性，下肢肌张力增高，腱反射亢进，踝阵挛、髌阵挛阳性，后期出现尿频或排尿、排便困难等。颈肩痛，压头试验阳性为神经根型的主要特点。猝倒，视觉障碍是椎动脉型的特点。眩晕、头痛和恶心、呕吐均无特异性。

30.【答案】B（21）

【解析】糖皮质激素导致脂肪栓塞、血液处于高凝、引起血管炎、骨质疏松等骨小梁强度下降容易塌陷等原因造成股骨头坏死。

第八章　非化脓性关节炎（骨关节炎）

1.【答案】B（20）

【解析】骨性关节炎属非化脓性关节炎，故实验室检查常无特异性表现。临床表现以疼痛为主，主要累及负重关节，特点是活动后发生，休息可以缓解，随病程进展可以有关节肿胀的表现，多是由于局部骨质增生引起，故可以导致膝内翻、外翻等表现；其典型X线为受累关节间隙狭窄，边缘骨赘形成。类风湿性关节炎也会出现关节肿痛、关节间隙变窄等，但不出现活动时加重、休息时减轻，故不选。强直性脊柱炎和痛风不会发生在膝关节。

2.【答案】E（17）

【解析】X线对骨性关节炎（OA）的诊断非常重要：OA早期，X线常无明显变化；晚期关节间隙狭窄，关节边缘有骨赘形成，关节表面不平整，边缘骨质增生明显，软骨下骨硬化和囊腔形成，关节半脱位及关节游离体。

3.【答案】D（15）

【解析】根据题干信息：老年人、负重关节疼痛、关节骨摩擦音，以及特异的Heberden结节，考虑诊断为骨性关节炎。

4.【答案】B（15）

【解析】根据题干信息：老年女性、负重关节疼痛和功能障碍，以及最具诊断意义的关节间隙变窄、骨质增生、关节半脱位等X线表现，诊断为骨性关节炎。在治疗方面，药物治疗的目的为缓解疼痛，手术治疗的目的为矫正畸形和恢复运动功能。患者目前已出现畸形和严重功能障碍，故选择人工关节置换为宜。

5.【答案】E（14）

【解析】该例为老年患者，有膝关节疼痛史，目前症状加重伴活动受限，结合查体所示右膝关节内翻屈曲挛缩畸形，以及X线检查示右膝内侧关节间隙狭窄，考虑诊断为骨关节炎。因患者已有右膝关节内翻屈曲挛缩畸形，故首选人工关节置换术。

6.【答案】E（13）

【解析】对于初次就诊且症状不重的骨性关节炎病人，非药物治疗是首选的治疗方法。（1）对乙酰氨基酚为首选药物，主要用于缓解疼痛，但不能改变病程；最大剂量为4g/d，疼痛不严重者不一定连续用药。（2）如果对乙酰氨基酚无效，或炎症较明显，可选择其他非甾体抗炎药（如阿司匹林、布洛芬、塞来昔布等），原则是能外用则不口服、能小剂量则不用大剂量、能短期用则不长期用。（3）关节腔内注射糖皮质激素，适于严重的急性关节炎，但每年不超过4次。（4）口服氨基葡萄糖和关节腔内注射透明质酸钠是治疗骨性关节炎的特异性药物：这类药物不仅能缓解疼痛，而且可改善关节功能，但起效较慢、作用较弱。

7.【答案】A（18）

【解析】骨性关节炎（OA）好发于负重较大的关节，疼痛为主要症状，其受累关节的功能障碍也主要是因疼痛引起。本例患者膝关节疼痛、活动受限，X线片显示右膝内侧间隙明显狭窄，关节周边骨质增生，髌骨上下极骨赘形成，考虑OA晚期。治疗虽以非手术治疗为主，但对于出现严重功能障碍时，尤其晚期，多考虑人工关节置换术。关节镜清理术是一项新技术，但适于早中期患者，适应于膝关节痛、肿、积液、功能障碍，有绞锁或卡压感患者。

第九章 骨与关节感染性疾病

1.【答案】 B（18）

【解析】 急性血源性骨髓炎起病急骤，寒战、高热（39℃以上），患肢剧痛，呈半屈曲状而拒活动，肢体周围肌肉痉挛，局部皮温高，有局限性压痛，红肿不明显，WBC 计数增高，中性粒细胞占 90% 以上，本例具有其典型特点。其他选项均无高热、白细胞显著增高的征象。故不选。

2.【答案】 B（17）

【解析】 患者急性起病，有全身症状及右小腿局部症状，故考虑急性血源性骨髓炎。关键是其他选项的病位在关节，而本例患儿并无膝关节的肿痛等症状与活动受限。

3.【答案】 B（17）

【解析】 在急性骨髓炎的辅助检查中，局部分层穿刺和 MRI 均有早期诊断意义。但是，局部分层穿刺并进行细菌培养是早期确诊的首选方法。血常规的特异性差，X 线在发病 14 天内阴性（故不能用于急性骨髓炎的早期诊断）。

4.【答案】 A（17）

【解析】 急性骨髓炎的治疗目的，是中断由急性期向慢性阶段的演变。所以对疑有骨髓炎的病例，应立即经验性选择抗菌药物进行抗感染治疗。诊断明确后，更应给予足量抗生素以控制炎症。

5.【答案】 C（15）

【解析】 首先，本题为超纲题，这在每年的考试中都会出现，但是题数很少，不会出现决定性的影响；况且，经过我们网校的做题思维训练（特训营、优秀学员群等），有些可以按照医学思维推导。儿童化脓性骨髓炎多发于长骨的干骺端，由于骨骺板的抵抗感染能力强，脓肿不易通过其进入关节腔，所以经蔓延发生化脓性关节炎的可能较小；脓液易流入骨髓腔，最终可形成骨膜下脓肿。成人的骺板已融合而失去屏障作用，脓肿可直接进入关节腔而引起化脓性关节炎。

6.【答案】 A（15）

扫描二维码查看本题考点更多讲解微视频——19-15 化脓性骨髓炎的治疗。

【解析】 化脓性骨髓炎的好发部位为胫骨上段和股骨下段，本病例已经引流治疗且仍有窦道流脓，结合 X 线所见，考虑慢性骨髓炎，治疗以手术为主。患者目前为非急性发作期，且 X 线示有包壳形成，故无手术禁忌；手术治疗的目的有三个：①清除病灶，即死骨及炎性肉芽组织；②消灭死腔；③闭合伤口。其中清除病灶最为重要，故选 A。

7.【答案】 E（14）

【解析】 该患者为 10 岁男孩，起病急骤，有寒战、高热等症状，体温达 39.6℃，病变关节出现局部肿胀、疼痛。浮髌试验阳性表明膝部关节腔内有积液。实验室检查：白细胞增高，多量中性多核白细胞，红细胞沉降率增快。而 X 线未见明显异常。故首先考虑诊断为急性化脓性关节炎。浮髌试验阳性排除急性骨髓炎。

8.【答案】 C（14）

【解析】 窦道流脓、排出碎骨为慢性骨髓炎表现，连 2 日发热，红肿表现说明为急性期。慢性骨髓炎急性发作时不宜做病灶清除术，应以抗生素治疗为主，积脓时宜切开引流。

【解题思路】 A、B、D 选项均为慢性期治疗方法。

9.【答案】 D（15）

【解析】 运动系统常用的体格检查项目极多，并因其容易混淆而成为常考点，网校历来对此进行专题讲座，拿分效果非常显著，请登录 www.yiheng wangxiao.com 查询。就本题来说：抽屉试验——膝关节交叉韧带，直腿抬高试验——坐骨神经，"4 字"试验——骶髂关节，拾物试验——脊柱，研磨试验——膝关节副韧带和半月板。所以只有拾物试验与脊柱活动有关，脊柱结核时可见拾物试验阳性。

10.【答案】 B（14）

【解析】 脊柱结核的 X 线表现以骨质破坏和椎间隙狭窄为主。中心型的骨质破坏集中在椎体中央，侧位片比较清楚。很快出现椎体压缩成楔状，前窄后宽。边缘型的骨质破坏集中在椎体的上缘或下缘，表现为进行性椎间隙狭窄。

11.【答案】 D（13）

【解析】 根据题干信息，起病缓慢（2 个月）、低热（结核中毒症状）、腹股沟肿物，以及 X 线示椎体边缘骨质破坏和椎间隙狭窄（脊柱结核的 X 线特征），本患者考虑诊断为脊柱结核（脊柱结核占全身关节结核的首位，其中又以腰椎结核发生率最高）。其他选项：骨髓炎属于感染性疾病；转移性骨肿瘤多见于中老年，主要症状是疼痛，X线平片常表现为骨破坏累及椎弓根，椎间隙高度正常，一般无椎旁软组织块影。骨巨细胞瘤好发于股骨下端和胫骨上端，X线示骨质呈"肥皂泡"改变。

12.【答案】E（21）

【解析】（1）病因：化脓性骨髓炎是由金黄色葡萄球菌（约75%）、乙型溶血性链球菌（约10%）以及大肠埃希菌、流感嗜血杆菌等化脓性细菌感染所引起的骨膜、骨密质、骨松质及骨髓组织的炎症（B对）。

（2）感染途径：①血源性感染：致病菌先导致身体其他部位的化脓性病灶，比如上呼吸道感染、皮肤疖肿、毛囊炎、泌尿生殖系统感染等，感染部位中的细菌经血液循环播散至骨骼，形成血源性骨髓炎。②创伤后感染：多见于开放性骨折，或骨折手术后出现感染。③蔓延感染：如慢性小腿溃疡引起胫骨骨髓炎、脓性指头炎引起的指骨骨髓炎，是由邻近软组织感染直接蔓延至骨骼（D对）。

（3）诊断：分层穿刺和细菌培养，早期确诊的首选方法。MRI可早期发现局限于骨内的炎性病灶，并能观察到病灶的范围、水肿的程度和有无脓肿形成——具有早期诊断价值（A对）。

（4）根据抗菌治疗结果判断与选择后续治疗（C对）。

①X线改变出现前（未形成骨膜下脓肿），全身及局部症状消失——无须手术治疗。

②X线改变出现后（已形成骨膜下脓肿），全身及局部症状消失，提示脓肿已被控制，有被吸收的可能——无须手术治疗，但抗生素应连续使用3~6周。

③全身症状消退，但局部症状加剧——提示脓肿无法自行消失，有穿破骨质或皮肤可能——手术切开引流。

④全身及局部症状均不消退——提示致病菌耐药，有骨脓肿形成或产生迁徙性骨脓肿——手术切开引流。

（5）化脓性关节炎和急性骨髓炎均儿童好发。而慢性骨髓炎可见于成人和儿童。

第十章　骨肿瘤

1.【答案】C（20）

【解析】骨软骨瘤好发于青少年的长骨干骺端，X线表现为骺端向外的骨性突起，表面为软骨帽，不显影，厚薄不一，可见不规则钙化影。本例患者符合这一特点。骨巨细胞瘤X线表现为骨端偏心位、溶骨性、囊性破坏，而无骨膜反应，膨胀性生长，骨皮质变薄，呈"肥皂泡样"。骨肉瘤X线表现为规则骨破坏，Codman三角，或日光射线。尤文氏肉瘤X线表现为"葱皮"现象。

2.【答案】D（14、18、20）

【解析】恶性骨肿瘤表现为局部疼痛，进行性加重。夜间疼痛是恶性骨肿瘤的重要特征。X线表现为Codman三角，或者"日光射线"形态。本例符合这一特点。转移性骨肿瘤主要症状是疼痛、肿胀、病理性骨折和脊髓压迫；X线：骨质破坏可表现为溶骨性（甲状腺癌和肾癌）、成骨性（如前列腺癌）和混合性，以溶骨性为多见。本例不符合。骨囊肿常见于儿童和青少年，多数无明显症状，有时局部有隐痛或肢体局部肿胀。X线显示干骺端圆形或椭圆形、边界清楚的溶骨性病灶，骨皮质有不同程度的膨胀变薄，本例X线不符合。骨巨细胞瘤表现为肿胀、疼痛、关节活动受限，X线显示骨端偏心位、溶骨性、囊性破坏，而无骨膜反应，膨胀性生长，

骨皮质变薄，呈"肥皂泡样"。本例不符合。

3.【答案】B（19）

【解析】青年女性，右膝关节疼痛，活动轻度受限。X线片：右股骨远端外侧溶骨性破坏，呈肥皂泡样改变，符合骨巨细胞瘤的特点。

骨软骨瘤，X线表现为干骺端向外的骨性突起，表面为软骨帽，不显影，厚薄不一，可见不规则钙化影。骨囊肿X线表现为干骺端圆形或椭圆形、边界清楚的溶骨性病灶，骨皮质有不同程度的膨胀变薄，无硬化性边缘，单房或多房性。骨肉瘤X线表现为不规则骨破坏，Codman三角，日光射线。骨结核早期X线检查可无明显改变，6~8周后，可见骨质疏松、关节间隙变窄、骨质破坏和寒性脓肿。

4.【答案】B（18）

【解析】骨软骨瘤X线检查通常无骨膜反应（A错）；肿物与周围界线清，密度均匀（C错）；生长缓慢，不伴疼痛、无压痛（D错）；无肿块，皮肤无静脉怒张（E错）。

5.【答案】A（15）

【解析】MRI（磁共振成像）的特点是：对骨折的诊断的敏感性不如CT及X线平片，但对软组织结构显示清晰，所以对中枢神经系统、膀胱、直肠、子宫、阴

道、关节、肌肉等检查优于 CT。腰椎间盘突出时，MRI 可全面地观察各椎间盘是否病变，也可以在矢状面上了解髓核突出的程度与位置，并鉴别是否存在椎管内其他占位性病变。

6. 【答案】E (17)

【解析】根据题干信息，以局部肿痛为主要临床表现，且为青年女性，故除外 D 选项；无感染征象及窦道形成、死骨排出，除外 B 选项；骨结核多侵犯关节，题干无结核病史与低热、盗汗等结核中毒症状，除外 C。

根据 X 线表现的"界限不清的骨质破坏""放射状阴影"，考虑成为骨肉瘤。骨巨细胞瘤 X 线表现为膨胀性生长，骨皮质变薄，呈"肥皂泡样"，故除外。

7. 【答案】D (16)

【解析】根据题干信息：中年女性、乳腺癌病史、腰痛，考虑骨转移，即转移性骨肿瘤，是原发于骨外器官或组织的恶性肿瘤，经血行或淋巴转移到骨骼并继续生长，形成的子瘤。常发生骨转移的肿瘤依次为乳腺癌、前列腺癌、肺癌、肾癌等，其 X 线可见溶骨性（肾癌和甲状腺癌）、破骨性（前列腺癌）或混合性骨破坏。

但是，核素骨扫描才是检测转移性骨肿瘤的敏感方法，比 X 线检查发现的病灶要早（可达 3~6 个月），故与 X 线、CT 相比较而言更有价值。注意：骨密度检查是发现和诊断骨质疏松的主要检查。

8. 【答案】A (16)

【解析】本题易误选 D 选项——X 线，是因为不管是视频，还是很多病例题的解析，都提到了脊柱结核与脊柱肿瘤的 X 线鉴别：边缘型脊柱结核的 X 线表现为椎体的上缘或下缘骨质破坏，进行性椎间隙狭窄；而脊柱肿瘤的 X 线，其骨破坏则累及椎弓根，且椎间隙高度正常。请注意：虽然影像学检查对骨关节结核的诊断十分重要，但是"结核分枝杆菌培养阳性"才是结核病诊断的"金标准"，所以病变部位穿刺活检或手术后病理组织学和微生物学检查，才是"最有价值"的检查。

9. 【答案】A (16)

【解析】骨肿瘤的诊断信息除了好发人群、好发部位外，最直接的判断就是特异的 X 线表现，只是考查题型在 A2 型题和 B 型题的不同，好好地听 30 分钟视频，再用《执业 5400 题》或《助理 3600 题》熟练一下口诀运用，考试时就能轻松到手 1~2 分。

10. 【答案】E (16)

【解析】本题易误选 C。各选项中，除骨软骨瘤外，均可见溶骨性骨破坏；根据临床症状不明显、X 线无骨膜反应、无"Codman 三角""日光性射线"，除外骨肉瘤；题干中无恶性肿瘤病史，故除外转移性骨肿瘤。

骨巨细胞瘤和骨囊肿，均可在长管骨的干骺端出现溶骨性病变，骨皮质均可膨胀变薄，但骨巨细胞瘤呈"肥皂泡状"，骨囊肿则无硬化性边缘。

11. 【答案】D (15)

12. 【答案】C (15)

【解析】多数骨肿瘤的 X 线均有特征性改变，如骨巨细胞瘤为肥皂泡样改变，骨肉瘤可见 Codman 三角或"日光射线"形态，软骨肉瘤为云雾状改变，尤因肉瘤呈板层状或"葱皮样"改变，骨囊肿为干骺端边界清楚的圆形或椭圆形溶骨灶，恶性淋巴瘤呈"溶冰征"等。

13. 【答案】C (13)

【解析】病理学组织学检查（即活检），是骨肿瘤确诊的唯一可靠检查，可以通过穿刺或切开后取标本，所以有时选项可表述为"穿刺活检""切开活检"。

14. 【答案】D (13)

15. 【答案】E (13)

【解析】骨肉瘤是一种常见的典型的恶性骨肿瘤，应采取综合治疗，即化疗+手术保肢或截肢：术前先大剂量化疗，然后根据肿瘤浸润范围做根治性切除瘤段，灭活再植或置入假体的保肢手术或截肢术，术后继续给予大剂量化疗。近年来由于早期诊断和化疗的迅速发展，5 年存活率提高到 50% 以上。所以本题正确答案应为"化疗+保肢治疗"。

第二十二篇　风湿免疫性疾病答案与解析

第一章　风湿性疾病总论

1.【答案】E（20）

【解析】风湿性疾病的药物治疗主要包括三类：非甾体抗炎药、糖皮质激素、改善病情的抗风湿药。其中改善病情的抗风湿药主要包括环磷酰胺、硫唑嘌呤、甲氨蝶呤、环孢素、柳氮磺吡啶、来氟米特、羟氯喹、吗替麦考酚酯。

第二章　各论：系统性红斑狼疮、类风湿关节炎、脊柱关节炎、痛风、干燥综合征

1.【答案】B（20）

【解析】判断类风湿关节炎活动的指标包括：疲劳程度、晨僵持续时间、关节疼痛和肿胀的数目和程度以及炎性指标，如红细胞沉降率、C反应蛋白等。本题容易错选（B），关节畸形多见于类风湿关节炎晚期病人，与病情活动无关。

2.【答案】A（17、20）

【解析】改善病情抗风湿药可以减缓或者阻止关节破坏以及疾病的进展，首选甲氨蝶呤，同时将其作为联合用药的基本药物，可与来氟米特、柳氮磺吡啶、硫酸羟氯喹等联合使用。

3.【答案】B（17、20）

【解析】本患者饮酒后诱发关节疼痛，主要累及第一跖趾关节、踝或膝关节，首先考虑为痛风。痛风是一种由于嘌呤代谢障碍所导致的代谢性疾病，临床特征为血尿酸升高、反复发作的急性关节炎等。最常受累关节为单侧第一跖趾关节。因此本例最可能出现的结果为血尿酸水平升高。

扫描二维码查看本题考点更多讲解微视频——20-6痛风性关节炎。

4.【答案】C（20、21）

【解析】长期使用激素可能出现多种不良反应，如向心性肥胖、血糖升高、高血压、诱发感染、股骨头无菌性坏死和骨质疏松等。系统性红斑狼疮主要治疗方案为肾上腺皮质激素加免疫抑制。本SLE患者，规范治疗后，出现髋关节活动受限，短缩性跛行，首先考虑为股骨头坏死。

5.【答案】D（20）

【解析】本题可以通过排除法解答。首先从关节表现来看：风湿性关节炎（A）关节表现为游走性多关节炎，受累关节多为膝、踝、肩、肘、腕等大关节。系统性红斑狼疮（B）是多系统损害，关节表现可出现手指、腕、膝、踝等关节。骨关节炎（C）好发于中老年人，主要累及膝、脊柱等负重关节。类风湿关节炎（D）是以侵蚀性、对称性多关节炎为主要临床表现的慢性、全身性自身免疫性疾病，受累关节主要为腕、掌指、近端指间关节，呈对称性、持续性表现。结核菌感染引起的关节炎（E），常伴有结核感染的前驱表现，关节受累多表现为全身大关节，如膝、踝、肩、肘关节等。其次看类风湿因子，类风湿因子阳性见于类风湿关节炎、干燥综合征、系统性红斑狼疮、混合性结缔组织病、多发性肌炎、Graves病、病毒性肝炎、结核、亚急性感染性心内膜炎等以及正常人。最后看ANA抗核抗体谱，其为结缔组织病的筛查抗体。因此结合本题题意：四肢大小关节肿痛、RF阳性、ANA（-），首先考虑最可能的

诊断为类风湿关节炎。

6.【答案】A（20）

【解析】系统性红斑狼疮是一种以多系统损害和多种自身抗体阳性为主要特点的系统性自身免疫性疾病。累及肾脏时可出现蛋白尿、血尿、管型尿、水肿、高血压，甚至肾衰竭。同时 SLE 标记性抗体为抗 Sm 抗体。本题 ANA 抗体阳性首先考虑结缔组织病，抗 RNP 抗体阳性，抗 Sm 抗体阳性，尤其是抗 Sm 抗体阳性可进一步确诊为系统性红斑狼疮。强直性脊柱炎主要累及中轴关节，类风湿关节炎主要表现为全身多关节、对称性受累，标记性抗体为抗环瓜氨酸多肽抗体。肾小球肾炎典型表现为血尿、蛋白尿、高血压、水肿，不会出现以上抗体阳性表现。

7.【答案】C（19）

【解析】系统性硬化症（A）病理特点为受累组织广泛血管病变、胶原增殖、纤维化。ANCA 相关血管炎（B）病理特点为小血管全层炎症、坏死、伴或不伴肉芽肿形成。干燥综合征（C）是一种以侵犯泪腺、唾液腺等外分泌腺体，B 淋巴细胞异常增殖，组织淋巴细胞浸润为特征的弥漫性结缔组织病；病理特点以唾液腺和泪腺为代表，表现为腺体导管扩张、狭窄及腺体间质大量淋巴细胞浸润、小唾液腺上皮细胞破坏和萎缩。系统性红斑狼疮（D）主要病理改变为炎症反应和血管异常。类风湿关节炎（E）基本病理改变为滑膜炎。因此以唾液腺炎症为主要病理改变的疾病是干燥综合征。

8.【答案】B（19）

【解析】Evans 综合征（A）属于自身免疫性溶血性贫血（AIHA），以贫血、黄疸和脾大为特征，实验室检查多呈正细胞正色素性贫血，白细胞及血小板多正常。多继发于淋巴细胞增殖性疾病、自身免疫性疾病以及病毒感染等。过敏性紫癜（C）主要表现为发病前 1~3 周常有低热、咽痛、全身乏力或上呼吸道感染史；典型的四肢皮肤紫癜，伴有腹痛、关节肿痛及血尿；血小板计数及功能常正常。再生障碍性贫血（D）主要表现为骨髓造血功能低下、全血细胞减少及所致的贫血、出血、感染综合征，血常规检查：白细胞 $< 2 \times 10^9/L$，血小板计数 $< 20 \times 10^9/L$。急性白血病（E）是造血干细胞恶性克隆性疾病，表现为贫血、出血、感染及浸润等征象。结合本患者病史、临床表现及实验室检查以上选项均可排除，本患者 ANA（+）提示为结缔组织病可能，并且出现关节、皮肤黏膜以及血液系统等病变因此最可能的诊断为系统性红斑狼疮。系统性红斑狼疮是以多系统损害和多种自身抗体阳性为主要特点的自身免疫性疾病，临床表现多样。

9.【答案】B（19）

【解析】干燥综合征（A）以累及外分泌腺破坏外分泌功能为主要临床表现，但约80%患者有关节痛，且关节表现和类风湿关节炎非常相似。强直性脊柱炎（B）以非对称的下肢大关节受累最为常见，且 RF 阴性。系统性红斑狼疮（C）是多系统损害，关节表现可出现在手指、腕、膝、踝等关节。类风湿关节炎（D）关节表现为多关节、对称性、持续性疼痛，最常受累关节为腕关节、掌指关节、近端指间关节等。骨关节炎（E）是一种以关节软骨损害为主的疾病，好发于膝、髋、颈椎和腰椎等负重关节及远端指间关节、近端指间关节、第一腕掌关节和第一跖趾关节。RF 阳性可见于类风湿关节炎、干燥综合征、系统性红斑狼疮、系统性硬化病等，也可见于感染性疾病、肿瘤等以及 5% 正常人群。因此根据题目提供信息，最不可能的诊断为强直性脊柱炎。

10.【答案】B（19）

【解析】患者 ANA（+）1:1000 提示为结缔组织病，且出现全身多个系统病变，如关节、血液、肾脏、神经系统等，以及 C_3 下降，故首先考虑的疾病为系统性红斑狼疮。本病是一种以致病性自身抗体和免疫复合物形成并介导器官、组织损伤的自身免疫疾病，表现为多个系统受累，且血清中存在以抗核抗体为代表的多种自身免疫抗体。糖皮质激素是治疗 SLE 的主要药物，小剂量口服。

11.【答案】C（19）

12.【答案】E（19）

【解析】患者典型关节表现为对称性多关节病变，晨僵大于 1 个小时以上，结合双手 X 线近端指间关节表现首先考虑为类风湿关节炎。反应性关节炎主要累及膝及踝等下肢大关节，多为单侧。强直性脊柱炎主要累及下肢大关节，且为非对称性；骨关节炎主要累及膝、脊柱等负重关节；痛风关节炎主要累及单侧第一跖趾关节。

类风湿关节炎治疗的主要目的为减轻症状、延缓病情进展、防止和减少关节破坏、保护关节功能、提高患者的生活质量。药物治疗包括非甾体抗炎药、糖皮质激素、改变病情的抗风湿药，结合备选答案，该患者的治疗药物为来氟米特，本药属于改变病情的抗风湿药。

13.【答案】D（18）

【解析】类风湿关节炎（RA）是以侵蚀性、对称性多关节炎为主要临床表现的慢性、全身性自身免疫性疾病，基本病理改变为滑膜炎和血管炎。女性好发。主要临床表现为关节及关节外表现，其中关节表现为晨僵，关节肿、痛、畸形等，晨僵持续超过 1 小时意义较大，受累关节主要为腕、掌指、近端指间关节，呈对称性、持续性表现；关节外表现包括类风湿结节、类风湿血管炎，以及脏器如心、肾、肺、胃肠道、神经系统、血液系统等相应表现，其中眼受累多表现为虹膜炎，属于类风湿血管炎，但类风湿血管炎在 RA 中少见，因此排除 D 选项。实验室检查中抗 CCP 抗体对 RA 的诊断具有敏感性和特异性，类风湿因子对于 RA 无特异性，因为其他感染性或自身免疫性疾病，甚至正常人类风湿因子也可表现为阳性。治疗方面以药物治疗为主，主要包括五大类：①非甾体抗炎药，主要为改善关节症状，但不能控制病情；②改善病情的抗风湿药，首选药物为甲氨蝶呤；③糖皮质激素，发挥其强大的抗炎作用，迅速改善关节症状及全身炎症；④生物制剂靶向治疗；⑤植物药制剂。

14.【答案】A（18）

【解析】骨关节炎（A）好发于中老年人，主要累及膝、脊柱等负重关节，表现以软骨损害为主，多表现为关节疼痛、僵硬、肥大及活动受限；典型 X 线表现为受累关节软骨下骨质硬化、囊变、关节边缘骨赘形成，受累关节间隙狭窄。痛风关节炎（B），主要累及关节最常见为单侧第一跖趾关节，其次为趾、踝、膝、指、腕、肘关节，且伴有血尿酸的增高。化脓性关节炎（C），是由化脓性细菌引起的关节内感染，儿童较多见，一般为单关节发病，负重关节易受累，尤以髋、膝关节多见，其次为踝、肘、腕、肩关节，临床上主要表现为受累关节剧烈疼痛，关节活动明显受限，多呈半屈曲被动体位；X 线早期无明显改变，随着病情的进展，X 线表现为软骨下骨质疏松，近关节的骨质腐蚀，软骨破坏，关节间隙变窄，关节面的骨小梁增生。髋关节的关节腔扩张，软组织阴影增大。闭孔内肌征阳性更有助于诊断。骨关节结核（D），起病缓慢，常伴有结核中毒症状，如低热、盗汗等。风湿性关节炎（E），属变态反应性疾病，是风湿热的主要表现之一，多以急性发热及关节疼痛起病，典型表现为轻度或中度发热，游走性多关节炎，受累关节多为膝、踝、肩、肘、腕等大关节。本患者年龄较大，主要为膝关节等负重关节的严重疼痛和畸形表现，结合 X 现表现，首先考虑为骨关节炎。

15.【答案】E（18）

【解析】本患者为老年女性，出现晨僵约 1 小时，多关节肿痛，主要表现为对称性、小关节肿痛，结合双手 X 线表现，首先考虑诊断为类风湿关节炎。其药物治疗主要包括五大类：①非甾体抗炎药，主要为改善关节症状，但不能控制病情；②改善病情的抗风湿药，包括甲氨蝶呤、来氟米特、柳氮磺吡啶、羟氯喹或氯喹、其他（如金制剂）等，首选药物为甲氨蝶呤；③糖皮质激素，发挥其强大的抗炎作用，迅速改善关节症状及全身

炎症；④生物制剂靶向治疗；⑤植物药制剂。对于本题患者药物治疗不包括别嘌醇，别嘌醇为抑制尿酸生成的药物，主要用于痛风的治疗。

16.【答案】D（18）

【解析】本患者发病有明显诱因，短时间内出现单侧第一跖趾关节剧烈疼痛，且伴有血尿酸增高，因此初步诊断为急性痛风性关节炎伴高尿酸血症。对于急性痛风关节炎的药物治疗包括非甾体抗炎药、糖皮质激素、秋水仙碱（因其药物毒性现已少用）。急性发作期不进行降尿酸治疗，以免引起血尿酸波动，导致发作时间延长或再次发作。本题 A、B 均为降尿酸药物。目前最主要治疗药物为非甾体抗炎药，主要作用为抗炎镇痛，缓解症状。

17.【答案】E（18）

18.【答案】E（18）

【解析】强直性脊柱炎以中轴关节受累为主要表现，典型表现为炎性腰背痛，早期多表现为腰背痛伴晨僵，可出现单侧、双侧或交替性臀部、腹股沟向下肢放射性酸痛，常从骶髂关节开始，向上蔓延至脊柱，向下波及髋关节。症状于夜间休息或久坐时加重，活动后减轻。

结合本例患者临床表现及实验室检查"红细胞沉降率加快，HLA - B27（+）"，尤其 HLA - B27（+），对于强直性脊柱炎患者来说，约 90% 可出现阳性，因此本患者最可能的诊断为强直性脊柱炎。腰椎间盘突出症状常表现为腰痛、坐骨神经痛、马尾综合征，腰部侧突畸形，前屈活动受限，伴有不同程度腰神经感觉、反射异常，肌力下降等神经系统表现；腰椎肿瘤病人腰痛呈进行性加重表现；腰椎管狭窄症，以神经源性间歇性跛行为主要特点。以上疾病均会出现腰痛表现但各自特点不同，均可鉴别。而类风湿关节炎主要以小关节表现为主，且特异性抗体为抗 CCP 抗体，亦可鉴别。

强直性脊柱炎的治疗目的主要是缓解症状，控制病情进展。包括非药物治疗、药物治疗和手术治疗。药物治疗包括：①非甾体抗炎药，为疼痛和晨僵的 AS 患者的一线用药；②控制疾病抗风湿药；③糖皮质激素；④抗TNF 拮抗剂治疗等。手术治疗主要用于髋关节僵直和严重脊柱后凸畸形的晚期患者。对于本例患者最恰当的治疗是给予药物治疗，选择非甾体抗炎药，以缓解症状。

19.【答案】B（17）

【解析】强直性脊柱炎以中轴关节受累为主，首发症状常为下腰背痛伴晨僵；类风湿关节炎是对称性多关节炎和骨质破坏，好发于手、腕、足等小关节；痛风关节炎最常累及单侧第一跖趾关节；腰椎间盘突出症是椎间盘退行性改变的结果，可引起腰痛、坐骨神经

痛等。

20.【答案】E（17）

【解析】抗核抗体主要用于结缔组织病的筛查；抗Sm抗体是SLE标记性抗体，特异性可达99%；抗SSA抗体与SLE皮肤病变和光过敏现象有关；抗dsDNA抗体是诊断SLE的重要抗体，与疾病的活动性密切相关；抗磷脂抗体与动、静脉血栓或栓塞、病态妊娠、血小板减少有关。

21.【答案】D（17）

【解析】患者关节和肌肉表现为：关节疼痛，双手指遇冷变白、变紫即雷诺现象，下肢水肿。另外有全身的表现：口腔溃疡；血液系统血红蛋白、白细胞、血小板减少；肾脏病变：尿蛋白（＋＋），尿红细胞（＋＋）。因此首先应考虑为系统性红斑狼疮，SLE是一种以多系统损伤继而多种自身抗体阳性为主要特点的系统性自身免疫性疾病，临床表现多样。类风湿关节炎（A）是以对称性多关节炎症和骨质破坏为主要特征的系统性自身免疫性疾病，关节表现主要累及近端指间关节、掌指关节、腕关节等，表现为晨僵、疼痛、肿胀甚至畸形，血常规检查可出现轻中度贫血、血小板增高，很少累及肾脏，类风湿因子、抗CCP抗体阳性；肾结核（B）主要表现为膀胱刺激征、血尿、脓尿、腰痛以及全身的结核表现，如贫血、低热、盗汗、食欲减退、消瘦无力等；再生障碍性贫血（C）主要表现为骨髓造血功能低下，全血细胞减少，其中白细胞多 $< 2 \times 10^9/L$，血小板计数 $< 20 \times 10^9/L$；急性肾小球肾炎（E）特点为血尿、蛋白尿、水肿和高血压。

22.【答案】D（13）

扫描二维码查看本题考点更多讲解微视频——20-9痛风性关节炎。

23.【答案】C（17）

【解析】患者出现关节肿胀，晨僵大于1小时，并且累及双侧近端指间关节和掌指关节，结合实验室检查，血小板增高，红细胞沉降率加快，尤其是抗CCP抗体阳性，对类风湿关节炎的诊断有重要意义，特异性高达95%，因此诊断为类风湿关节炎。痛风关节炎（A）常累及第一跖趾关节，并伴有血尿酸增高；骨关节炎（B）多见于50岁以上人群，受累关节为骨性膨大，绝大多数患者红细胞沉降率正常，RF阴性；化脓性关节炎（D）是由化脓性细菌引起的关节内感染，儿童较多见，最常受累的部位为膝、髋关节，其次为肘、肩和踝关节；强直性脊柱炎（E）常累及中轴关节，大多数患

者HLA-B27阳性。

24.【答案】D（17）

25.【答案】E（17）

【解析】患者出现对称性近端指间关节、腕关节、踝关节肿痛，并且红细胞沉降率加快，RF阳性，抗环瓜氨酸肽抗体阳性，尤其是抗环瓜氨酸肽抗体是RA诊断的重要指标，其特异性高达95%以上，因此首先考虑的诊断为类风湿关节炎。骨关节炎、痛风关节炎为单侧，最常受累关节为第一跖趾关节，其次为膝、腕、指、肘关节等，并且出现血尿酸增高；脊柱关节炎常累及中轴关节，并且与HLA-B27密切相关；系统性红斑狼疮常表现为对称性多关节痛，如累及指、腕、膝、踝关节，常伴有关节外表现，以及同时出现抗dsDNA抗体、抗Sm抗体、抗核抗体等多种自身抗体阳性。骨关节炎主要表现为关节软骨损害。用于类风湿关节炎控制病情进展的药物首选甲氨蝶呤。

26.【答案】A（16）

【解析】类风湿关节炎的药物治疗包括非甾体抗炎药、改变病情抗风湿药、糖皮质激素、植物药和生物制剂等5大类。非甾体抗炎药主要发挥其镇痛抗炎作用，用于改善关节炎症状，但不能控制病情；改变病情的抗风湿药首选甲氨蝶呤，作为基本药物可与其他药物联合使用，其他改变病情抗风湿药还包括环磷酰胺、来氟米特、柳氮磺吡啶、硫酸羟氯喹等；糖皮质激素主要发挥其强大的抗炎作用，用于缓解关节肿胀症状和全身炎症。

27.【答案】B（16）

扫描二维码查看本题考点更多讲解微视频——20-7系统性红斑狼疮。

28.【答案】A（16）

【解析】患者既往病史：腹痛及左眼虹膜炎，目前出现了肌腱末端病，即左足跟、右膝关节肿胀、压痛，实验室检查HLA-B27（＋），因此综合分析初步诊断为脊柱关节炎。脊柱关节炎是一组累及脊柱和外周关节，或者关节及韧带和肌腱为主的慢性炎症性风湿病。主要包括强直性脊柱炎、银屑病关节炎、反应性关节炎、炎性肠病关节炎、急性前葡萄膜炎以及未分化脊柱关节炎。脊柱关节炎的共同特点是：①常累及中轴关节，影像学可显示不同程度的骶髂关节炎；②炎症性外周关节炎常累及下肢关节，非对称性；③类风湿因子阴性；④与HLA-B27存在不同程度的关联；⑤家族聚集倾向；⑥病理变化常表现为肌腱末端周围及韧带附着于

骨的部位炎症表现，如足跟痛、足底痛均为常见的肌腱末端病表现；⑦各种脊柱关节炎的临床表现相互重叠。需要鉴别白塞病（B），本病是以反复口腔和外阴溃疡、眼炎及皮肤损伤为临床特征，并累及多个系统的慢性疾病。感染性关节炎（E）是由于细菌、病毒等微生物入侵关节腔内导致的关节炎症表现。上述两种疾病不在大纲要求范围之内，在此简单介绍。痛风关节炎（D）是由于尿酸盐结晶沉积引起的关节炎症性反应，最常累及单侧第一跖趾关节。类风湿关节炎（C）最常累及腕关节、掌指关节及近端指间关节，表现为晨僵、关节痛、压痛、关节肿胀甚至畸形。

29.【答案】 D（16）

【解析】 目前患者出现血小板减少，胎死宫内，下肢深静脉血栓，抗心磷脂抗体（＋），与系统性红斑狼疮同时存在，可考虑合并抗磷脂抗体综合征。抗磷脂综合征是一种自身免疫性非炎症性疾病，以动静脉血栓形成、病态妊娠及抗磷脂抗体持续阳性为主要临床特征，可表现为组织缺血、反复流产或死胎、血小板减少等。

30.【答案】 E（16）

31.【答案】 B（16）

【解析】 根据题干示：青年男性、腰背疼痛、慢性病程，并且 Schober 试验（＋），双侧"4"字试验（＋），提示为中轴关节受累的"强直性脊柱炎"。而其他关节炎，均以周围关节受累为主：类风湿关节炎（A），主要侵犯外周关节，以多发性、对称性的手指近端和掌指关节受累为主，其诊断需要抗 CCP 阳性、RF 阳性、ESR 增快等化验指标；痛风性关节炎（B），是由于尿酸盐沉积在关节囊、滑囊、软骨、骨质和其他组织中而引起病损及炎性反应，多见于第一跖趾关节，其诊断需要血尿酸升高（＞420μmol/L）；风湿性关节炎（C），属变态反应性疾病，是链球菌感染后引起的风湿热的主要表现之一，多以急性发热及关节疼痛起病。反应性关节炎（D），是一种继发于身体其他部位感染后出现的急性非化脓性关节炎，典型的关节炎出现在尿道或肠道感染后 1～6 周，呈急性发病，多为单一或少关节炎，非对称性分布，呈现伴关节周围炎的腊肠样指（趾），主要累及膝及踝等下肢大关节。

强直性脊柱炎的辅助检查中，RF 阴性，故除外 E；虽然活动期可出现红细胞沉降率、C 反应蛋白等增快或升高，但仅提示炎症活动，特异性不强，故除外 A、C 选项；90% 患者 HLA － B27 阳性，但意义主要是探讨本病与遗传学的关系，对诊断、治疗意义不大，故除外 B 选项。影像学检查（如 X 线、CT、MRI）发现"骶髂关节炎"，才是诊断 AS 的关键，表现为骶髂关节骨质破坏及晚期脊柱呈"竹节样"改变。AS 的诊断包括临床标准和影像学标准。临床标准：①腰痛、晨僵 3 个月以上，活动后改善，休息后无改善；②腰椎额状面和矢状面活动受限；③胸廓活动度低于相应年龄、性别的正常人。影像学标准：双侧≥Ⅱ级或单侧Ⅲ～Ⅳ级骶髂关节炎。肯定的 AS：符合影像学标准和 1 项（及以上）的临床标准者；可能的 AS：符合 3 项临床标准，或符合影像学标准而不具备任何临床标准者。

32.【答案】 C（15）

【解析】 糖皮质激素是治疗 SEL 的主要用药，病情严重者通常需要激素和免疫抑制剂联合使用，而抗疟药则是 SLE 治疗的基础用药，常用药物为羟氯喹，对皮疹、关节痛等轻型患者有效。主要不良反应为皮疹和眼部损伤，但是发生率低。

33.【答案】 E（15）

【解析】 类风湿因子（RF）见于70%的类风湿关节炎患者，对诊断有一定帮助，但是 RF 的特异性较差，多种结缔组织病（如干燥综合征、系统性红斑狼疮、系统性硬化病）、一些感染性疾病、肿瘤，以及5%的正常人群血清中亦可检测到，因此 RF 阳性患者不一定是类风湿关节炎，阴性也不一定不是类风湿关节炎。

34.【答案】 C（15）

扫描二维码查看本题考点更多讲解微视频——20－8 强直性脊柱炎。

35.【答案】 E（15）

【解析】 类风湿关节炎（A）：青中年女性多见，主要以滑膜炎症和关节结构破坏为主，最常受累关节为四肢近端小关节，呈对称性，晨僵明显，血尿酸不高，类风湿因子阳性；感染性关节炎（B）：是由来源于滑膜或关节周围组织的细菌、真菌或病毒引起的炎症，血尿酸不高；银屑病关节炎（C）：可表现为急性痛风样发作，大趾受累和尿酸升高，对秋水仙碱治疗反应良好。本病与痛风的鉴别点是关节积液中无双折射性尿酸盐结晶。反应性关节炎（D）：典型特征是主要累及下肢的非对称性少关节炎，膝、踝、跖趾关节最常受累，血尿酸不高；痛风性关节炎（E）：关节液中有特异性尿酸盐结晶，偏振光显微镜下可见双折光的针形尿酸盐结晶。

36.【答案】 B（15）

37.【答案】 C（15）

【解析】 强直性脊柱炎（A）：主要表现为炎症性腰背痛，非对称性下肢大关节多受累，90% 患者 HLA － B27 阳性；类风湿关节炎（B）：最常受累关节为腕关节、掌指关节、近端指间关节，其次为跖趾关节及膝、踝、肘、肩等关节，主要以对称性多关节炎症及骨质破坏为主要特征。反应性关节炎（C）：典型特征是主要累及下肢的非对称性少关节炎，膝、踝、跖趾关节最常受累。骨关节炎（D）：见于 50 岁以上人群，受累关节表现为骨性膨大，绝大多数患者红细胞沉降率正常、RF 阴性，X 线表现为关节间隙狭窄、边缘骨质增生。痛风性关节炎（E）：多累及第一跖趾关节，并且高尿酸血症有助于鉴别。结合本题所提供信息本患者最可能诊断为类风湿关节炎。其病理特点为滑膜炎。而附着点炎为强直性脊柱炎的病理特点，血管炎为血管炎病的病理特点，痛风的病理特点为关节腔炎症，软骨变性为骨关节炎的病理特点。

38.【答案】B（14）

【解析】类风湿关节炎关节痛往往是最早的症状，最常出现的部位为腕、掌指、近端指间关节，其次是足趾、膝、踝、肘、肩等关节。多呈对称性、持续性，但时轻时重，疼痛的关节往往伴有压痛，受累关节的皮肤可出现褐色色素沉着。

39.【答案】B（14）

【解析】免疫复合物形成与沉积是引起 SLE 肾脏损害的主要机制。循环中抗 dsDNA 等抗体与相应抗原结合形成免疫复合物后，沉积于肾小球；或者循环中抗 dsDNA 抗体与 dsDNA 相结合后，介导核小体通过电荷吸引种植于肾小球，或循环中抗 dsDNA 抗体与肾小球内在抗原发生交叉反应形成原位免疫复合物。约 50% 以上 SLE 患者有肾损害的临床表现，肾活检显示肾脏受累几乎为 100%。肾衰竭是 SLE 患者死亡的常见原因。抗 RNP 抗体与雷诺现象有关；抗 ENA 抗体对风湿性疾病的鉴别诊断尤为重要，但与疾病的严重程度及活动无关。抗核抗体主要用于结缔组织病的筛查；抗 Sm 抗体是系统性红斑狼疮的标记性抗体，但与疾病的活动性无关。

40.【答案】D（14）

【解析】强直性脊柱炎是以中轴关节慢性炎症、骨质破坏及骨质增生为主要特点的风湿性疾病，也可累及外周关节和内脏器官。典型的影像学改变是骶髂关节骨质破坏以及晚期脊柱"竹节样"改变。90% 患者 HLA - B27 阳性；活动期可有红细胞沉降率、C 反应蛋白、免疫球蛋白升高。本例患者双侧"4"字试验阳性提示骶髂关节病变，且红细胞沉降率升高、HLA - B27 阳性，故而考虑诊断为强直性脊柱炎。

41.【答案】C（14）

【解析】银屑病关节炎：多有皮肤银屑病史，手指受累以远端指间关节最常见，分布多不对称，常伴该关节的附着点炎，可同时有骶髂关节炎，血清 RF 阴性。银屑病关节炎的特征是既有关节炎又有银屑病，而且多

数患者先有银屑病。本例患者银屑病史 10 年，近期有关节炎的表现，因此最可能的诊断为银屑病关节炎。本题容易错选 A 痛风性关节炎，痛风性关节炎亦可饮酒诱发，但最常累及单侧第一跖趾关节，表现为剧烈疼痛，数小时内出现受累关节红、肿、热、痛和功能障碍。结合本例病史及临床表现可鉴别。

42.【答案】A（14）

43.【答案】B（14）

【解析】本例患者有皮肤黏膜损害、面部充血性红斑，且有关节、肾脏各系统损伤；实验室检查抗双链 DNA（+），可诊断为 SLE。SLE 除抗 dsDNA 抗体、补体与病情活动相关外，仍有许多指标变化提示狼疮活动，包括临床症状反复，尤其是新近出现的症状，如新发皮疹、CSF 变化、尿蛋白增多等，另外炎症指标升高，如红细胞沉降速度增快、血清 C 反应蛋白升高、高 γ 球蛋白血症、类风湿因子阳性、血小板计数下降等也可提示疾病活动。SLE 病情活动主要表现为：中枢神经系统受累，肾脏受累，血管炎，关节炎，肌炎，皮肤黏膜表现，胸膜炎、心包炎，低补体血症，DNA 抗体滴度增高，血三系减少以及血沉加快等。抗 SSA 抗体与 SLE 中出现光过敏、血管炎、皮损、白细胞减低、新生儿狼疮等有关，与疾病活动无关。糖皮质激素是治疗 SLE 的主要药物，病情严重的通常需要激素和免疫抑制剂的联合治疗，免疫抑制剂常用药物包括：环磷酰胺、吗替麦考酚酯、硫唑嘌呤、环孢素等。

44.【答案】E（13）

【解析】系统性红斑狼疮的抗核抗体谱包括：①抗核抗体（ANA），用于结缔组织病的筛查。②抗双链 DNA 抗体（抗 dsDNA），与 SLE 疾病活动性相关。③抗 ENA 抗体谱，包括抗 Sm 抗体，是 SLE 标记性抗体，特异性达 99%，但与疾病活动无关；抗 RNP 抗体，与 SLE 的雷诺现象和肌炎有关；抗 SSA 抗体，与 SLE 的皮肤病变及光过敏有关；抗 SSB 抗体，与干燥综合征有关；抗 rRNP 抗体，提示 NP - SLE 或其他重要脏器损伤。因此确诊系统性红斑狼疮最有价值的自身抗体为抗 dsDNA 抗体

45.【答案】E（13）

【解析】患者出现的对称性近端指间关节肿痛、晨僵 1 小时，实验室检查红细胞沉降率加快，CRP 升高，以及双手 X 线片表现，综合分析，初步诊断为类风湿关节炎。对本病诊断最有意义的抗体为抗环瓜氨酸肽（抗 CCP）抗体，在 RA 的诊断中特异性在 95% 以上。

46.【答案】D（13）

【解析】本患者确诊为系统性红斑狼疮，D 是确定为感染性发热后病原菌的寻找，其他各项用于判断原发

病（SLE）相关的免疫异常，以及判断是否同时合并感染。

47.【答案】B（13）

48.【答案】E（13）

【解析】本题采用排除法解答。化脓性关节炎（A）是由化脓性细菌引起的关节内感染，儿童较多见，最常受累的部位为膝、髋关节，其次为肘、肩和踝关节。强直性脊柱炎（B）常累及中轴关节，大多数患者 HLA - B27 阳性。骨关节炎（C）多见于50岁以上人群，受累关节为骨性膨大，绝大多数患者红细胞沉降率正常，RF阴性。类风湿关节炎（D）最常受累部位为腕关节、掌指关节、近端指间关节，多呈对称性、持续性，RF 阳性，抗 CCP 抗体高表达。痛风关节炎（E）常累及第一跖趾关节，并伴有血尿酸的增高。因此，结合本患者临床表现和实验室检查，首选考虑的诊断为强直性脊柱炎。强直性脊柱炎的治疗中，非甾体抗炎药为一线用药，对外周关节控制症状常选用甲氨蝶呤、柳氮磺吡啶等。

第二十三篇 儿科学答案与解析

第一章 儿科基础

第一节 绪 论

1.【答案】A（20、21）

【解析】新生儿机体发育不完善，对外环境适应能力较差，患病率和死亡率高，尤其以早期新生儿最高。

2.【答案】B（16）

【解析】最初12周（胚胎期、妊娠早期）是器官原基分化的关键时期，易受外界不利因素影响胎儿的正常生长和发育，导致流产、畸形或宫内发育不良等，因此一定要加强孕期的保健。

3.【答案】A（15）

【解析】婴儿期指出生后到1周岁之前，包括新生儿期，即一出生即进入婴儿期。

4.【答案】A（13、14）

【解析】围生期（围产期）：指胎龄满28周（体重≥1000g）至出生后7足天。这一时期从妊娠的晚期经分娩过程至新生儿早期，经受了巨大的变化，是生命遭遇最大危险的时期。这一时期的死胎、死产和活产新生儿死亡率均较高。围生期的死亡率是衡量产科和新生儿科质量的重要标准，故必须抓好围生期的保健。

第二节 生长发育（生长发育的 规律、体格生长）

1.【答案】E（21）

【解析】本题为基础记忆性题：颅缝一般生后3～4个月闭合。后囟最晚约6～8周闭合；前囟最晚闭合的年龄是2岁。脊柱出现第3个生理弯曲的年龄是1岁，即：3个月——颈椎前凸（抬头），6个月——胸椎后凸（坐），1岁——腰椎前凸（走）。

2.【答案】A（20）

【解析】头围：出生时头围平均为33～34cm，第1年前3个月增长等于后9个月的增长（6cm）。

小儿运动发育特点：2个月抬头，4个月能握持玩具；5个月扶腋可站直，两手各握一玩具；6个月独坐，用手能摇玩具；7个月翻身，独坐很久，将玩具换手；8个月会爬，会拍手及扶栏杆站起；9个月试独站；10～11个月推车走几步，用拇指、食指对指拿东西，可独站片刻；1岁会走，弯腰取东西，会将圆圈套在木棍上；1.5岁后会蹲着玩，爬台阶，有目标扔皮球；2岁会双脚跳，会用勺子吃放，叠6～7块积木、会翻书。3岁会跑，骑三轮车等。本例小儿可独坐，并能用拇食指拿取小球，提示10～11个月。

3.【答案】D（13、20）

【解析】体重＝（月龄＋9）/2，本小儿9.5kg应为10个月；1周岁时约为75cm，生后第一年增长最快，约为25cm，前3个月增长值约等于后9个月增长值——前3个月增长50%，后9个月50%；1岁时头围约46cm；体重与运动系统发育相比较，运动发育指标更有参考价值。

4.【答案】D（20）

5.【答案】B（20）

【解析】3个月抬头时形成颈椎前凸，形成脊柱的第一个弯曲；6个月会坐形成胸椎后凸，形成脊柱的第二个弯曲；1岁会走，形成腰椎前凸，为脊柱的第三个弯曲。

6.【答案】B（19）

【解析】前囟出生时约1.0～2.0cm，1～2岁时闭合，乳牙多在出生后4～10个月开始萌出，结合运动语言发育情况，最可能的月龄是4个月。

大运动发育口诀：三抬四翻六会坐，七滚八爬周会走；2岁会用双脚跳，用勺吃饭会翻书。

语言的发育口诀：1哭2叫3咿呀，56单音78复，9月听懂10月仿。

7.【答案】A（19）

【解析】新生儿俯卧时能抬头1～2秒；3个月时抬头较稳；4个月时抬头稳定。

8.【答案】B（18）

【解析】小儿生长发育遵循由上到下、由近到远，由粗到细、由低级到高级、由简单到复杂的规律，是连续的、有阶段性的，存在个体差异，婴儿期和青春期是两个发育高峰期，各器官、系统发育不平衡。

9.【答案】A (18)

【解析】体重计算公式 = ［年龄（月）＋9］/2，本例幼儿根据体重计算，可得年龄为6个月及以上；前囟出生时约1～2cm，6月龄左右逐渐骨化而变小，最迟于2岁闭合，本例幼儿前囟1cm，说明其年龄在2岁（即24个月）以内；出生时头围约33～34cm，1岁时头围约为46cm，本例幼儿头围44cm，说明其年龄在1岁（即12个月）以内；而且该患儿能独坐，并能以拇、示指拿取小球。综合判断，故选A。

10.【答案】E (16)

【解析】小儿各系统的发育快慢不同，各有先后。如神经系统发育是先快后慢，生殖系统发育是先慢后快，体格发育是快、慢、快，淋巴系统发育在儿童期迅速，青春期达高峰，以后降至成人的水平。

11.【答案】C (16)

【解析】1～9岁腕部骨化中心的数目约为小儿的岁数加1，本题可判定年龄为6岁。骨龄在临床上有重要诊断价值，甲低、生长激素缺乏症患儿骨龄明显落后；真性性早熟、先天性肾上腺皮质增生症骨龄超前。体重20kg也可以判定为6岁［体重（kg）＝年龄×2＋8］。网上有选A者，只能说在挑战全国考生的智商。

12.【答案】C (15)

13.【答案】E (15)

【解析】独坐久，说明婴儿已经过6个月，能抓物、换手为7～8个月婴儿的发育特点。9～10个月婴儿已经能够坐稳，可扶着东西站立，手能抓住东西模仿。

14.【答案】C (14)

【解析】小儿12个月时，头围＝胸围＝46cm。

15.【答案】A (14)

【解析】小儿大运动表现为：2个月抬头，4个月能握持玩具，5个月扶腋可站直，6个月独坐，7个月翻身，8个月坐稳并会爬，9个月独站，1岁会走，2岁会双脚跳；记忆口诀："二抬四翻六会坐，七滚八爬周岁走"。

第三节　儿童保健

1.【答案】B (20)

【解析】速记口诀：乙肝016，急死，破五，麻疹8个月。增补：百白破和麻疹复种18～24个月。

2.【答案】C (20)

3.【答案】B (18)

【解析】《国家基本公共卫生服务规范（第三版）》：预防接种证、卡（簿）按照居住地实行属地化管理。儿童出生后1个月内，其监护人应当到儿童居住地的接种单位为其办理接种证。

4.【答案】C (16、18)

【解析】速记口诀：乙肝016，脊4破5麻8。我国卫生部规定的儿童计划免疫程序具体解释见下表。

年龄	接种疫苗
出生	卡介苗/乙肝疫苗
1个月	乙肝疫苗
2个月	脊髓灰质炎三价混合疫苗
3个月	脊髓灰质炎三价混合疫苗、百白破混合制剂
4个月	脊髓灰质炎三价混合疫苗、百白破混合制剂
5个月	百白破混合制剂
6个月	乙肝疫苗
8个月	麻疹疫苗
1.5～2岁	百白破混合制剂复种
4岁	脊髓灰质炎三价混合疫苗复种
6岁	麻疹疫苗复种、百白破混合制剂复种

5.【答案】B (17)

6.【答案】A (17)

【解析】疫苗接种时间记忆口诀：乙肝016，脊灰234，百白破345，麻疹是8月。

7.【答案】C (15)

8.【答案】B (15)

【解析】速记口诀："乙肝016，脊灰234，百白破345，麻疹是8月。"

9.【答案】E (14)

第四节　营养和营养障碍疾病（儿童营养基础、婴儿喂养、蛋白质－热能营养不良、营养性维生素D缺乏性佝偻病、维生素D缺乏性手足搐搦症、单纯性肥胖）

1.【答案】B (15、21)

【解析】因牛乳（钙磷比例不当）喂养患儿、未添加辅食，导致患儿维生素D缺乏而引起烦躁、夜间惊啼，颅骨软化，患儿处于维生素D缺乏性佝偻病活动期（激期）。此期患儿应长期大量补充维生素D，勿使患儿多坐多站，防止发生骨骼畸形。

维生素D缺乏性手足搐搦症应有抽搐的症状才能诊断。蛋白质－能量营养不良以消瘦或体重不增为特点，本例患儿体重6kg，符合正常体重。

2.【答案】C (17、21)

【解析】小儿应提倡母乳喂养，及时添加辅食，增加户外活动。多晒太阳是预防婴幼儿期佝偻病简便有效的措施。早产儿、低体重儿以及双胎多胎儿，生后即应开始补充维生素 D 800 ~ 1000IU/d，3 个月后改预防量 400IU/d。足月儿生后 2 周开始补充维生素 D 400IU/日，至 2 岁。

3.【答案】B（20）

【解析】在安排小儿饮食时尚应考虑主要供能营养素蛋白质、脂类和糖类之间的比例必须合宜，一般以总能量的 8% ~15% 来自蛋白质，45% ~50% 来自脂肪，55% ~65% 来自碳水化合物最为合适。年龄越小蛋白质供给量相对越多。

4.【答案】A（20）

【解析】（1）恢复期：经适当治疗后患儿临床症状减轻至消失，血清钙磷浓度数天内恢复正常，钙磷乘积亦渐正常，碱性磷酸酶 1 ~ 2 个月恢复正常。X 线表现于 2 ~ 3 周后即有改善，临时钙化带重新出现，逐渐致密并增宽，骨质密度增浓，逐步恢复正常。

（2）激期：骨骼 X 线表现干骺端临时钙化带模糊或消失，呈毛刷样，并有杯口状改变；骺软骨明显增宽，骨骺与干骺端距离加大；骨质普遍稀疏，骨皮质变薄，可有骨干弯曲或骨折。

（3）后遗症期：多见于 2 岁以后小儿，临床症状消失，血生化及骨骼 X 线检查正常，仅遗留不同程度的骨骼畸形，轻中度佝偻病治疗后很少留有骨骼改变。

5.【答案】D（20）

【解析】维生素 D 缺乏性手足搐搦症典型发作为无热惊厥、喉痉挛和手足搐搦，无其他神经系统体征。当血清钙低于 1.75mmol/L 时可做出正确诊断，用钙剂治疗后抽搐停止，手足痉挛消失。

本病需与低血糖症鉴别，低血糖（血糖 <2.6mmol/L）常发生于清晨空腹时，有进食不足或腹泻史，伴苍白、多汗及昏迷，口服或静注葡萄糖后可恢复。此婴儿除血糖低以外没有低血糖症的临床表现，故排除。

6.【答案】E（19）

【解析】隐匿型维生素 D 缺乏性手足搐搦征特有的阳性体征有：①面神经征：以指尖或叩诊锤轻叩颧骨和口唇间的面颊部，出现眼睑及口角抽动为阳性；②腓反射：以叩诊锤叩击膝下外侧腓骨小头处的腓神经，引起足向外侧收缩者为阳性；③陶瑟征：以血压计袖带包裹上臂，使血压持续在收缩压与舒张压之间，5 分钟内该手出现痉挛为阳性。

7.【答案】A（19）

【解析】1 岁以内婴儿平均每日每千克需要的热量为 95 ~ 100kcal。

8.【答案】E（19）

【解析】1 个月女婴出现血 Hb 偏低为生理性贫血表现。1 ~ 3 个月适合添加的辅食为汁状物。

1 ~ 3 个月	汁状食物，如果汁、青菜汁、鱼肝油和钙剂
4 ~ 6 个月	泥状物，如米汤、米糊、稀粥、蛋黄、菜泥、果泥
7 ~ 9 个月	末状食物，如粥、烂面、碎菜、蛋、鱼、豆腐、饼干等
10 ~ 12 个月	碎状食物，如粥，软饭、豆制品、带馅食物等

9.【答案】E（19）

【解析】男婴腹泻 2 个月后，出现体重下降（8 个月婴儿正常体重应为 7.7kg），且蛋白质含量降低，属于蛋白质 - 能量营养不良；蛋白质 - 能量营养不良分为水肿型、消瘦型、和混合型（消瘦 - 水肿型），我国以消瘦型营养不良最多见。当血清总蛋白浓度 <40g/L、白蛋白 <20g/L 时，可发生低蛋白性水肿，因此本患儿目前为蛋白质 - 能量营养不良（消瘦型）。皮下脂肪厚度是判断消瘦型营养不良的重要指标之一。

10.【答案】A（19）

【解析】足月出生，正常新生儿应尽早开奶，时间为产后 15 分钟至 2 小时内，并且按需哺乳。尽早开奶可减轻婴儿生理性黄疸，同时减轻生理性体重下降、低血糖的发生。

11.【答案】A（14、18）

【解析】不同程度营养不良的临床表现见下表。

不同程度营养不良的临床表现

营养不良程度	Ⅰ度（轻）	Ⅱ度（中）	Ⅲ度（重）
体重低于正常均值	15% ~25%	25% ~40%	40% 以上
腹部皮褶厚度	0.8 ~ 0.4cm	0.4cm 以下	消失
身长	尚正常	低于正常	明显低于正常
消瘦	不明显	明显	皮包骨样
皮肤	尚正常	稍苍白、松弛	苍白，干皱，弹性消失
肌张力	基本正常	弹性差、松弛	肌肉萎缩，肌张力低下
精神状态	稍不活泼	萎靡或烦躁不安	呆滞，反应低下，抑郁与烦躁交替

体重不增是最先出现的症状，继之体重下降，病久者身高也低于正常。皮下脂肪逐渐减少或消失，首先为腹部，其次为躯干、臀部、四肢，最后为面颊部。皮下脂肪层厚度是判断营养不良程度的重要指标之一。病久者皮肤干燥、苍白，失去弹性，肌张力减低，肌肉松弛，身高也低于正常。

12.【答案】E（18）

【解析】正确的诊断必须依据维生素 D 缺乏的病因、临床表现、血生化及骨骼 X 线检查，其中血清 25 - (OH) D₃ 最为准确可靠。

13.【答案】D（18）

【解析】患儿冬季出生，日照不足，混合喂养，未添加辅食，有枕秃，都表示患儿可能缺钙；查体体重及神经精神发育正常，排除 C 选项；癫痫一般有意识障碍；败血症前囟通常会紧张；低血糖惊厥一般有进食不足或腹泻史，与本例不符。

14.【答案】E（17）

【解析】能量主要来源于糖类、脂类和蛋白质三大产能营养素，可供能量分别为 4kcal/g、9kcal/g、4kcal/g。

15.【答案】A（17）

【解析】母乳特点：①营养丰富，易于消化吸收，蛋白质、脂肪和糖的比例适当。蛋白质总量虽较少，但其中白蛋白多而酪蛋白少，故在胃内形成凝块小，易被消化吸收；含优质蛋白质、必需氨基酸及乳糖较多，有利于婴儿脑的发育。②含不饱和脂肪酸的脂肪较多：供给丰富的必需脂肪酸，脂肪颗粒小，又含较多解脂酶，有利于消化吸收。③乳糖量多：可促进肠道乳酸杆菌生长。④含微量元素：如锌、铜、碘较多，铁含量虽与牛乳相同，但其吸收率却高于牛乳 5 倍，故母乳喂养者贫血发生率低；钙磷比例适宜（2:1），易于吸收，较少发生佝偻病；但维生素 D 和 K 含量较低，故鼓励户外活动，乳母适当补充维生素 K。⑤含较多的消化酶如淀粉酶、乳脂酶等，有助于消化。

16.【答案】A（17）

【解析】本例患儿双下肢呈 O 型，可见手足镯，骨骼 X 线检查示佝偻病，血磷低，尿磷增加，血碱性磷酸酶增高，为维生素 D 缺乏性佝偻病典型表现。

17.【答案】A（16）

【解析】维生素 D 缺乏性手足抽搐症是因维生素 D 缺乏致血清钙离子浓度降低，神经肌肉兴奋性增高引起，主要原因是甲状旁腺反应迟钝，甲状旁腺激素代偿不足。维生素 D 缺乏性佝偻病是因维生素 D 缺乏，造成肠道吸收钙、磷减少和低血钙症，以致甲状旁腺功能代偿性功能亢进，PTH 分泌增加以动员骨钙释出，使血清

钙浓度维持正常水平；但 PTH 同时也抑制肾小管重吸收磷，继发机体严重钙、磷代谢失调，特别是严重低血磷的结果。

18.【答案】D（16）

【解析】体格发育是小儿发育的一个方面，一般常用的形态指标有：体重、身高、坐高、头围、胸围、上臂围、皮下脂肪等。体重为身体各器官、组织和体液的总重量，是反映儿童体格发育和近期营养状况的灵敏指标。

19.【答案】D（16）

【解析】患儿体重不增，腹壁皮下脂肪消失可诊断为蛋白质 - 能量营养不良。其最严重的并发症为自发性低血糖，可突然发生，表现为面色灰白、神志不清、脉搏减慢、呼吸暂停、体温不升，但无抽搐，若不及时诊治，可致死亡。其他选项均与低血糖症状不符合。

20.【答案】B（16）

【解析】该男孩体重超过同性别、同身高体重均值的 30%，应控制饮食、监测体重、增加运动等使体重降至正常范围内，同时进行心理辅导缓解心理压力。药物治疗并无必要。

21.【答案】B（16）

【解析】维生素 D 缺乏性佝偻病主要表现为生长中的骨骼改变，并可表现为肌肉松弛和神经兴奋性症状，骨骼改变特点：6 月龄以内，颅骨软化；7 月龄至 1 岁，方头，手、足镯；1 岁左右，胸廓畸形、下肢畸形。本例患儿夜惊、未添加辅食，可诊断为本病。

22.【答案】B（16）

【解析】本题症状不够典型，诊断为维生素 D 缺乏性手足抽搐症的提示只有枕部指压有乒乓球样感（颅骨软化的表现）。气管异物时出现吸气性呼吸困难，但不会反复发作（A）。

23.【答案】B（16）

【解析】维生素 D 缺乏性手足抽搐症首选检查是血电解质，血清钙低于 1.75mmol/L，或离子钙低于 1.0mmol/L，可做出正确诊断。上一题正确作答，本题自然迎刃而解。

24.【答案】E（16）

【解析】治疗原则为立即控制惊厥，解除喉痉挛，补充钙剂。患者惊厥发作，呼吸困难，可用苯巴比妥、水合氯醛或地西泮迅速控制症状，对喉痉挛者应保持呼吸道通畅，避免出现呼吸困难。本题易误选 B（补充钙剂）。需要明确钙剂治疗也是必需的，但不是首选的急救措施。

25.【答案】E（15）

【解析】重度蛋白质 - 能量营养不良患儿常见并发

症有营养性贫血，各种维生素缺乏所致疾病，各类细菌、病毒、真菌的感染，自发性低血糖。其中，自发性低血糖可突然发生，表现为面色灰白、神志不清、脉搏减慢、呼吸暂停、体温不升但无抽搐，若不及时诊治，可致死亡。其他选项尽管也有面色、神志、脉搏、呼吸、体温等类似症状，但均有各自的显著特点，均不符合低血糖的特点——患儿在睡眠中突发。

26.【答案】B（15）

【解析】初乳指产后4~5天内的乳汁，质略稠呈淡黄色，碱性，含脂肪较少而球蛋白较多（B），微量元素锌、白细胞、SIgA等免疫物质及生长因子、牛磺酸等都比较多，对新生儿生长发育和抗感染十分重要。蛋白质含量较高（C），母乳虽然糖含量高，但并非初乳的主要特点（A）。脂肪含量最高是过渡乳的特点（D）。

27.【答案】C（15）

【解析】6个月婴儿，人工喂养，体重明显偏低（正常应为6kg以上），说明营养不良，皮下脂肪厚度＜0.8cm，符合轻度标准。题干未说明是否有水肿，故无法判断营养不良类型。

28.【答案】E（14）

【解析】后遗症期：多见于2岁以后小儿，临床症状消失，血生化及骨骼X线检查正常，仅遗留不同程度的骨骼畸形，轻中度佝偻病治疗后很少留有骨骼改变。

29.【答案】D（14）

【解析】维生素D缺乏性手足搐搦症治疗：原则为应立即控制惊厥，解除喉痉挛，补充钙剂。①急救处理：可用苯巴比妥、水合氯醛或地西泮迅速控制症状，对喉痉挛者应保持呼吸道通畅，必要时行气管插管，惊厥期应立即吸氧。②钙剂治疗：用10%葡萄糖酸钙5~10ml加入10%葡萄糖5~20ml中缓慢静脉注射（10分钟以上）或静脉滴注，钙剂注射不可过快，否则有引起心跳骤停的危险。惊厥反复发作者每日可重复使用钙剂2~3次，直至惊厥停止，以后改口服钙剂治疗。钙剂不宜与乳类同服，以免形成凝块影响其吸收。③维生素D治疗：应用钙剂后即可同时用维生素D治疗，用法同佝偻病治疗方法。

【解题思路】本题易混淆C选项，需要注意的是题干问的是除了给氧及保持呼吸道通畅外首选的治疗措施，那么显然是在问急救的处理，故可排除静注葡萄糖酸钙。此外了解治疗原则的含义亦可做对题目。原则为应立即控制惊厥，解除喉痉挛，补充钙剂。故补充钙剂在控制喉痉挛之后。

30.【答案】E（14）

【解析】奶量计算法（奶量摄入估计）：婴儿每日牛奶需要量个体差异较大，可根据具体情况增减。一般

按每日能量和水的需要计算：婴儿每日能量需要量为100kcal（418.4kJ）/kg，每日水需要量为150ml/kg。

31.【答案】A（14）

32.【答案】D（14）

33.【答案】C（14）

【解析】母乳成分的变化：按世界卫生组织规定如下。①初乳一般指产后4~5天内的乳汁，质略稠而带黄色，含脂肪少而蛋白质较多，微量元素锌、白细胞、SIgA等免疫物质及生长因子、牛磺酸等都比较多，对新生儿生长发育和抗感染十分重要；②过渡乳是指产后5~14天的乳汁，脂肪含量高，蛋白质与矿物质逐渐减少；③成熟乳为产后15天至9个月的乳汁；④晚乳汁指10个月以后的乳汁，量和营养成分都逐渐减少。每次哺乳时分泌的乳汁中成分也有差异，初分泌时蛋白质高而脂肪低，而最后分泌的乳汁则蛋白质低而脂肪高。

34.【答案】C（13）

35.【答案】D（13）

【解析】维生素D缺乏性手足搐搦症典型发作：血清钙低于1.75mmol/L时出现惊厥、喉痉挛和手足搐搦。①惊厥：多见于婴儿。突然发生，一般不伴发热，表现为双眼球上翻，面肌颤动，四肢抽动，意识丧失，持续时间为数秒钟到数分钟，数日1次或者1日数次甚至数十次不等。发作后活泼如常。②手足搐搦：多见于6个月以上的婴幼儿。发作时意识清楚，两手腕屈曲，手指伸直，大拇指紧贴掌心，足痉挛时双下肢伸直内收，足趾向下弯曲呈弓状。③喉痉挛：多见于婴儿。由于声门及喉部肌肉痉挛而引起吸气困难，吸气时发生喉鸣，严重时可发生窒息，甚至死亡。就诊过程中突然出现呼吸困难，口唇青紫表明伴发窒息，此时应迅速控制喉痉挛，可用苯巴比妥、水合氯醛或地西泮迅速控制症状，保持呼吸道通畅，必要时行气管插管，此时也可缓慢静脉注射葡萄糖酸钙，当症状控制并应用钙剂后，可按维生素D缺乏性佝偻病补充维生素D。故本题错误的处理是肌注维生素D。

【解题思路】本题中症状为维生素D缺乏性手足搐搦症典型发作，此外要注意到"母孕期有腿部抽筋病史"，表明其患儿母亲存在缺钙病史。

36.【答案】D（13）

【解析】营养性维生素D缺乏性佝偻病是自限性疾病，一旦婴幼儿有足够的时间户外活动，可以自愈。此外对于小儿要及时的添加辅食、给予母乳喂养。现认为确保儿童每日获得维生素D 400IU是治疗和预防本病的关键。早产儿低体重儿、双胎生后2周开始补充维生素D 800IU/d，3个月后改预防量；足月儿生后2周开始补充维生素D 400IU/d，补充至2岁。

第二章　新生儿疾病［新生儿的特点及护理、新生儿黄疸、新生儿溶血病、新生儿败血症、新生儿窒息、新生儿缺氧缺血性脑病（HIE）、新生儿呼吸窘迫综合征、新生儿坏死性小肠结肠炎］

1.【答案】E（21）

【解析】新生儿窒息患儿已依照复苏方案处理，应用正压给氧后症状再次加重，此时应立即气管插管加压给氧，同时按压心脏 30 秒；如仍无好转则应用肾上腺素。

2.【答案】D（21）

3.【答案】C（21）

【解析】新生儿足月顺产，母乳喂养，一般检查及体征较好，血清总胆红素 <221μmol/L，黄疸出现于生后第 5 天，符合生理性黄疸。首选的处理为蓝光照射疗法。

4.【答案】E（17、20）

【解析】新生儿发生窒息时，控制惊厥首选苯巴比妥钠。负荷量为 20mg/kg，15～30 分钟内静脉滴入。如惊厥未控制，可配合使用地西泮（安定），静脉直接推入。出现颅内高压症状者首选利尿剂呋塞米。严重者可用 20% 甘露醇，连用 3～5 天。一般不主张使用糖皮质激素。苯妥英钠适用于癫痫持续状态，当地西泮无效时使用。

5.【答案】D（20）

【解析】RDS 患婴多为早产儿，刚出生时可无症状。在出生后 1～3 小时开始或在 6 小时以内出现呼吸困难，逐渐加重伴呻吟。胸片表现较特异，是 RDS 诊断的最佳手段。特征有：①毛玻璃样改变；②支气管充气征；③白肺；及肺肝界、肺心界消失均见于严重 RDS。

6.【答案】A（19）

【解析】新生儿坏死性小肠结肠炎的诊断最有意义的辅助检查为腹部 X 线平片。早期表现为：①小肠轻、中度胀气，结肠可少气或胀气；②肠腔内可有小液平；③肠壁黏膜及肠间隙增厚；④肠管排列紊乱，外形僵硬，宫腔不规则或狭窄变细。进展期变化为：①肠腔胀气严重；②肠壁积气；③门静脉积气；④肠管固定；⑤腹腔积液。腹部超声检查对观察肠道血流状况，是否存在腹水、门静脉积气等比 X 线平片更有优势，可作为 X 线的补充检查。

7.【答案】A（19）

【解析】新生儿败血症较易并发脑膜炎，也可并发

骨髓炎、化脓性关节炎、深部脓肿。早期症状不典型。一般表现为精神食欲欠佳、哭声减弱、体温不稳定等，发展较快，迅速出现精神萎靡、嗜睡、少吃、少哭、少动、面色欠佳。体壮儿常有发热，体弱儿、早产儿则常体温不升。如出现以下较特殊的表现，常提示败血症：①病理性黄疸：如黄疸消退延迟或退而复现或突然加重；感染并发重症黄疸较易发生胆红素脑病；②肝脾大（出现较晚）；③出血倾向：如瘀点、瘀斑、DIC 症状；④休克征象：如皮肤呈大理石样花纹，脉细速、尿少、尿闭、血压下降；⑤其他：如中毒性肠麻痹。不吃，不哭，体温不升为化脓性脑膜炎的主要特点。故不选。

8.【答案】B（19）

【解析】新生儿缺氧缺血性脑病治疗的基本原则包括支持对症治疗和特殊神经保护措施两方面。支持对症治疗主要是为阻断缺氧缺血的原发事件和避免/减轻继发性脑损伤。支持疗法主要包括：①维持良好的通气，根据血气分析给予不同的氧疗；②维持脑和全身良好的血流灌注，避免脑灌注过低、过高或波动；③维持血糖在正常范围。

9.【答案】D（19）

【解析】足月顺产新生儿 1 分钟 Apgar 评分 4 分，为轻度窒息，因此需要立即复苏。复苏的基本原则为 A——保持呼吸道通畅；B——建立有效通气；C——保证循环功能；D——适当应用药物；E——评价复苏效果。首先采取的措施为清理呼吸道，保持呼吸道通畅。

10.【答案】A（19）

【解析】当新生儿出现以下情况时应考虑为病理性黄疸：①生后 24 小时内出现黄疸；②胆红素每日上升超过 85μmol/L（5mg/dl）或每小时 >0.5mg/dl；③黄疸持续时间长，足月儿 >2 周，早产儿 >4 周；④黄疸退而复现；⑤血清结合胆红素 >34μmol/L（2mg/dl）。

11.【答案】B（19）

【解析】早产儿出现呼吸困难，结合胸部 X 线示双肺透亮度降低，毛玻璃样改变，首先应考虑的诊断为新生儿呼吸窘迫综合征。早产儿一旦出现呼吸增快、呻吟，首先应无创通气（经鼻/双水平气道正压通气），使肺泡呼气末保持正压，防止肺泡萎陷。若无创呼吸支持

后出现反复呼吸暂停，$PaCO_2$升高，PaO_2降低，应改用机械通气（B）。

12.【答案】C（19）

【解析】患儿生后24小时内发生黄疸，血清胆红素指标升高，患儿血型为A型，母亲血型为O型。考虑新生儿溶血病，胆红素脑病（核黄疸）是新生儿溶血病最严重的并发症。当未结合胆红素超过临界值：足月儿 > $342\mu mol/L$（20mg/dl），早产儿 > $257\mu mol/L$（15mg/dl），即可通过血脑屏障与神经组织结合发生胆红素脑病。一般发生在出生后4～7天。

13.【答案】C（18）

【解析】新生儿Apgar评分标准包括以下5个指标：呼吸、心率、皮肤颜色、肌张力和弹足底或插鼻管反应，其中评估新生儿窒息复苏的三大指标为：呼吸、心率和皮肤颜色。

【颐恒课堂记忆口诀】慢百青屈动（5个指标1分的特点）。

14.【答案】B（18）

【解析】膝腱反射属于非条件反射，与生俱来，不会消失。腹壁反射属于浅反射，反射弧需要中枢神经参与，而刚出生的幼儿神经系统发育不成熟，所以出现的时间比较晚，其他选项都属于原始反射，四大原始反射包括：觅食反射、吸吮反射、握持反射以及拥抱反射。

15.【答案】C（18）

【解析】脑电图相对于其他选项的检查来说更简便、经济，而且无创。

16.【答案】B（18）

【解析】新生儿呼吸窘迫综合征是因肺表面活性物质缺乏所致，以生后不久出现呼吸窘迫并进行性加重为特征的临床综合征。由于该病在病理形态上有肺透明膜的形成，故又称之为肺透明膜病。多见于早产儿，其胎龄越小，发病率越高，其他选项早产儿不多见。

17.【答案】E（18）

【解析】低出生体重儿：指出生体重（BW）< 2500g的新生儿。其中 BW < 1500g 称为极低出生体重儿，BW < 1000g 称为超低出生体重儿。

18.【答案】C（18）

【解析】该患儿皮肤黄染，血清总胆红素升高，出现黄疸，查血呈贫血常规，查体肝肿大，排除其他选项后可选C；新生儿缺氧缺血性脑病有围生期缺氧病史；新生儿肝炎多伴有母亲肝炎病史或宫内感染史；新生儿败血症通常伴有发热；化脓性脑膜炎一般会有神经系统异常表现。

19.【答案】D（18）

【解析】10天新生儿，可见黄疸及脐部分泌物，查血白细胞升高，以中性粒为主，提示有感染，单纯脐炎不会有黄疸，肝炎脐部不会有分泌物，化脓性脑膜炎和颅内出血，前囟多半紧张。综合考虑，最可能的诊断为新生儿败血症。

20.【答案】A（17）

【解析】Apgar 评分是一种简易的临床评价刚出生婴儿窒息程度的方法。通过对呼吸、心率、皮肤颜色、肌张力、对刺激的反应等五项指标评分，以区别新生婴儿窒息程度。五项指标每项2分，共10分，8～10分为正常，4～7分为轻度窒息，0～3分为重度窒息。1分钟评分反映窒息严重程度，是复苏依据；5分钟评分反映了复苏的效果及有助于判断预后。

21.【答案】C（17）

【解析】①低出生体重儿：指出生1小时内的体重 < 2500g者，大多为早产儿；出生体重 < 1500g者为极低出生体重儿；出生体重 < 1000g者为超低出生体重儿；②正常出生体重儿：指出生体重 2500～4000g者；③巨大儿：指出生体重 > 4000g者。

22.【答案】E（17）

【解析】下列任一情况均应考虑为病理性黄疸：①出生24小时内出现黄疸；②黄疸持续过久（足月儿 > 2周，早产儿 > 4周）；③血清胆红素足月儿 > $221\mu mol/L$（12.9mg/dl），早产儿 > $257\mu mol/L$（15mg/dl），或每日升高超过 $85\mu mol/L$（5mg/dl）或每小时 > $0.85\mu mol/L$（0.5mg/dl）；④黄疸退而复现或进行性加重；⑤血清结合胆红素 > $34\mu mol/L$（2mg/dl）（E错）。

23.【答案】C（17）

【解析】新生儿 + 黄疸（血清总胆红素 $425\mu mol/L$）+ 贫血（Hb 90g/L）+ 肝大（肝肋下 2cm），考虑新生儿溶血病。血清胆红素足月儿 > $221\mu mol/L$（12.9mg/dl），即为病理性黄疸，不符合生理性黄疸。母乳性黄疸多为生理性黄疸。

24.【答案】E（17）

【解析】新生儿寒冷损伤综合征主要表现是低体温（< 35℃）和皮肤硬肿。本例小儿符合这一特点。新生儿肺炎等均没有这些特点。

25.【答案】A（17）

【解析】新生儿，出现体温不升伴拒奶、黄疸、肝大，C 反应蛋白≥15μg/ml，提示败血症，其在急性感染早期即可增加。且早期增加的指标中 CRP 反应最灵敏。本例患儿符合败血症的诊断。溶血病发生于母 O 子 A 或 B 型，本例不符。体温不高，排除肺炎。新生儿颅内出血是新生儿期常见的严重疾患。主要表现为硬脑膜下腔出血、蛛网膜下腔出血、脑室周围—脑室内出血、脑实质出血、小脑出血及混合性出血。本例患儿症状不符。

26.【答案】D（17）

27.【答案】A（17）

> 扫描二维码查看本题考点更多讲解微视频——21-6 胎龄儿标准（新增考点）。

28.【答案】A（16）

【解析】足月新生儿能引出的神经反射有：觅食反射、吸吮反射、握持反射，无腹壁反射。

29.【答案】E（16）

【解析】溶血三项试验，指生后 3~7 天内取患儿血清做特异性免疫抗体检查，包括：①改良直接抗人球蛋白试验（改良 Coombs 试验）；②抗体释放试验；③游离抗体试验。其中改良直接抗人球蛋白试验即测定患儿红细胞上结合的血型抗体，如阳性，则表明患儿红细胞已经致敏。血型为首选的检查。

30.【答案】C（16）

【解析】女婴，孕 38 周出生，体重 2400g，为足月小样儿；体温不升，双下肢外侧皮肤硬肿，肝肋下 3cm，脾肋下 1cm，为新生儿寒冷损伤综合征；皮肤、巩膜中度黄染，血 WBC 25×10^9/L，N 0.75，ALT 30U/L 符合新生儿败血症。

31.【答案】A（16）

【解析】胎龄小于 37 周为早产儿，出生体重低于 2500g，为低出生体重儿。

32.【答案】E（15）

【解析】本题为 2015 年助理考题，选入的原因就是想让执业考生和 2014 年那道化脓性脑膜炎的考题鉴别来看（详情参见《临床执业笔试辅导讲义》"化脓性脑膜炎"一节）。因为新生儿败血症可由脐部感染诱发，同时也进一步发展为化脑。并且，发生化脑后症状还很不典型，即不会发生脑膜刺激征，但会出现前囟紧张或隆起的体征。本题就属于脐部有少许脓性分泌物，但前囟平，说明还没有发生化脑。题干无血型指标提示不能选溶血病。

33.【答案】A（15）

【解析】血培养对明确败血症的诊断很重要，但阴性结果不能除外诊断。鉴别如下。

B 项：免疫功能测定，可应用乳胶凝集、对流免疫电泳等快速方法，以已知抗体检测血浆、浓缩尿、脑脊液等标本中的致病菌抗原，但阴性结果亦不能除外感染。

C 项：新生儿白细胞总数在生后数天内较高。白细胞总数 $<5 \times 10^9$/L 或 $>20 \times 10^9$/L、中性粒细胞中杆状核细胞所占比例 ≥20%、粒细胞内出现中毒颗粒或空泡、血小板计数 $<100 \times 10^9$/L 有诊断价值。但无特异性。

D 项：静脉血白细胞层涂片染色找细菌，阳性者表明细菌数量多、感染重。而不是采分泌物涂片革兰染色，如脐部的分泌物。

E 项：C 反应蛋白（CRP）≥15μg/ml 提示败血症，其在急性感染早期即可增加，且早期增加的指标中 CRP 反应最灵敏。但本项检查并无特异性。

34.【答案】A（15）

【解析】Apgar 评分是一种简易的临床评价刚出生婴儿窒息程度的方法。通过对呼吸、心率、皮肤颜色、肌张力、对刺激的反应等五项指标评分，以区别新生婴儿的窒息程度。拥抱反射属于正常生理反射。

35.【答案】B（15）

【解析】新生儿缺氧缺血性脑病多见于围生期窒息病史患儿，临床表现为窒息后不久出现的神经系统症状和体征，主要为意识、肌张力及新生儿反射的改变，可伴有前囟隆起，呼吸不规则，心率增快或减慢，瞳孔扩大或缩小，或有惊厥。本例症状符合。

【解题思路】各选项鉴别诊断：新生儿湿肺（E）多见于足月儿，为自限性疾病。见于生后数小时内出现呼吸增快（>60~80 次/分），但吃奶佳、哭声响亮及反应好，重者也可有发绀及呻吟等。听诊呼吸音减低，可闻及湿啰音。X 线检查以肺泡、间质、叶间胸膜积液为特征。新生儿肺透明膜病（C）多见于早产儿，因肺泡表面活性物质减少所致，表现为出生后 1~3 小时开始或在 6 小时以内出现呼吸困难，逐渐加重伴呻吟，呼吸不规则。胎粪吸入综合征（D）一般常于生后数小时出现呼吸急促（>60 次/分）、发绀、鼻翼翕动和吸气性三四征等呼吸窘迫表现。大多数新生儿低血糖（A）缺乏典型的临床症状，少数有症状者可表现为反应低下、多汗、苍白、陈发性发绀、喂养困难、嗜睡、呼吸暂停、青紫、哭声异常、颤抖、震颤甚至惊厥等。

36.【答案】E（15）

【解析】ABO 溶血好发于母 O 子 A 或 B 型血患者。本例患儿，母 O 型，父亲为 AB 型，孩子血型不是 A 型就是 B 型，故易发生 ABO 溶血。父母均为 Rh 阳性，不会出现 Rh 血型不合溶血病。

37.【答案】A（14）

【解析】硬肿由皮脂硬化和水肿所形成，表现为皮肤硬肿，有水肿者压之有轻度凹陷。硬肿范围可按：头颈部 20%、双上肢 18%、前胸及腹部 14%、背及腰骶部 14%、臀部 8%、双下肢 26% 计算。发生顺序为小腿

→大腿外侧→整个下肢→臀部→面颊→上肢→全身。

38.【答案】 C（14）

【解析】 败血症的实验室检查包括如下。

①血培养：对明确诊断很重要，但阴性结果不能除外诊断。抽血培养时必须严格无菌；胃肠穿孔、羊水发臭、感染性头颅血肿者宜作厌氧菌培养；凡用过青霉素、头孢菌素等作用于细胞壁的抗生素者应加作 L 型细菌培养。②直接涂片找细菌：静脉血白细胞层涂片染色找细菌，阳性者表明细菌数量多、感染重。产时感染者于生后 12 小时内可采取胃液、外耳道拭子涂片找细菌，阳性者应严密观察败血症发生的可能性。③检测细菌抗原：可应用乳胶凝集、对流免疫电泳等快速方法，以已知抗体检测血浆、浓缩尿、脑脊液等标本中的致病菌抗

原，但阴性结果亦不能除外感染。此外血常规没有特异性。

39.【答案】 B（14）

【解析】 Apgar 评分是一种简易的临床评价刚出生婴儿窒息程度的方法。通过对生后 1 分钟婴儿的呼吸、心率、皮肤颜色、肌张力及对刺激等反应等五项指标评分，以区别新生婴儿窒息程度。五项指标每项 2 分，共 10 分，评分越高，表明窒息程度越轻，4～7 分为轻度窒息，0～3 分为重度窒息。本例患儿 Apgar 评分为 3 分，说明是重度窒息。HIE 临床分度见下表。

【解题思路】 本例患儿生后 1 天（围生期内）有重度窒息病史，且符合 HIE 的临床表现，故最可能的诊断为：新生儿缺氧缺血性脑病。

HIE 临床表现	HIE 分度		
	轻	中	重
意识	激惹	嗜睡	昏迷
肌张力	正常	减低	松软
拥抱反射	活跃	减弱	消失
吸吮反射	正常	减弱	消失
惊厥	可有肌痉挛	常有	有，可呈持续状态
中枢性呼吸衰竭	无	有	明显
瞳孔改变	扩大	缩小	不等大，对光反射迟钝
EEG	正常	低电压，可有痫性放电	爆发抑制，等电位
病程及预后	症状在 72 小时消失，预后良	症状 14 天内消失，可能有后遗症	症状可持续数周，病死率高，存活者多有后遗症

40.【答案】 D（14）

扫描二维码查看本题考点更多讲解微视频——21－13 败血症鉴别。

41.【答案】 B（14）

42.【答案】 D（14）

43.【答案】 B（14）

【解析】 出生 3 天男婴，黄疸迅速加重 2 天，结合其父母血型分别为 AB 型 Rh 阳性、O 型 Rh 阳性，考虑 ABO 血型不合溶血病。首选血型检查，确诊抗体试验。ABO 溶血病：因患儿红细胞上的抗体结合较少，故抗人球蛋白试验常为阴性或弱阳性，用改良法可提高阳性率，阳性具确诊价值；抗体释放试验阳性亦可确诊。患儿血清游离抗体（抗 A 或抗 B IgG）阳性表明母血抗体已进入胎儿对诊断有参考意义。此时首先应采取光照疗法（是目前应用最多且安全有效的措施）：采用光照使未结合血清胆红素减少，防止胆红素脑病。

44.【答案】 E（13）

45.【答案】 B（13）

【解析】 厌氧菌感染首选甲硝唑治疗，而金葡菌首选万古霉素。

46.【答案】 C（13）

【解析】 缺氧缺血性脑病的辅助检查，包括：①颅脑超声检查：可发现脑室变窄或消失（提示有脑水肿），脑室周围尤其是侧脑室外角后方有高回声区（系脑室周围白质软化、水肿引起），在局灶或广泛的脑实质缺血区域可见局部或散在的高回声区，适宜在病程早期（72 小时）内进行。②头颅 CT 检查：有放射损伤，对脑水肿、脑梗死、颅内出血的类型及病灶部位等有确诊价值。③MRI 或 ¹HMRS 检查：无放射损伤，对超声或 CT 不能检查的某些部位的病变（如大脑皮层矢状旁区、丘脑、基底节梗死等）有助于诊断。弥散加权磁共振（DWI）对早期缺血脑组织更敏感。④脑电图：可见异常棘波，有助于临床确定脑病变严重程度，判断预后和惊厥的鉴别。应在生后 1 周内检查。⑤血生化检测：血清肌酸磷酸激酶脑型同工酶（CPK－BB）测定，对确定脑组织损伤的严重程度及预后判断有帮助。

【解题思路】本题最易混淆的是 B 超与头颅 MRI，由于 B 超不能探及丘脑、基底节的病变，故不能作为首选检查。CT 适宜检查时间为生后 2～5 天，本观点与 9 版《儿科学》4～7 天不一致。

47.【答案】A（13）

【解析】新生儿寒冷损伤综合征的治疗中供给充足热量是复温及维持正常体温的关键。开始热量按每日 50kcal/kg（210kJ/kg），迅速增至每日 100～120kcal/kg（419～502kJ/kg），经口喂养、部分或完全静脉营养。液量按 1ml/kcal 给予。重症患儿应严格限制输液量及速度。有明显心、肾功能减退时，输液量一般控制在每日 60～80ml/kg，速度不宜过快。

48.【答案】D（13）

【解析】肛温 >30℃者，将患儿置于中性温度的暖箱中，6～12 小时可恢复正常体温。重度患儿（肛温 <30℃者），应置于高于肛温 1～2℃的暖箱中，使患儿体温在 12～24 小时恢复正常。维持暖箱为中性温度。复温中应观察肛温及暖箱温度变化，监测呼吸、心率、血压及血气等。

49.【答案】A（13）

【解析】新生儿纠正低血糖应按 6～8mg/（kg·min）输注葡萄糖，使血糖 >3.3mmol/L（60mg/dl）。

50.【答案】B（13）

【解析】本例患儿发热、惊厥伴前囟饱满、白细胞增高，符合化脑的诊断。因为新生儿尤其是未成熟儿，患化脑时，多隐匿起病，常缺乏典型症状和体征。致病菌大多由上呼吸道侵入血流，新生儿的皮肤、胃肠道黏膜或脐部也常是感染的侵入门户。脐部脓性分泌物首先考虑肠道细菌，临床上 3 个月以下的小儿最常见的为大肠埃希菌、铜绿假单胞菌、金葡菌。

51.【答案】C（20）

【解析】新生儿皮肤苍白无青紫，0 分；四肢略屈曲，1 分；无呼吸，0 分；心率 80 次/分，1 分；插鼻有皱眉动作，1 分。4～7 分为轻度窒息，0～3 分为重度窒息。

【速记口诀】"慢百青屈动"

新生儿 Apgar 评分表

体征	评分标准		
	0 分	1 分	2 分
呼吸	无	慢/微弱，不规则	正常，哭声响
心率（次/分）	无	<100 次/分	≥100 次/分
皮肤颜色	青紫或苍白	身体红，四肢青紫	全身红
肌张力	松弛	四肢屈曲	四肢活动
弹足底或插鼻管反应	无反应	有些动作，如皱眉	哭、喷嚏

52.【答案】E（20）

【解析】新生儿坏死性小肠结肠炎多全身感染症状重，以腹胀、肠鸣音减弱、呕吐、腹泻、血便为主要临床表现，其中腹胀为主要症状。病理以回肠远端和结肠近端坏死为特点。腹部 X 线是诊断 NEC 的主要手段，以部分囊样积气为特征。早期 X 线征象多为非特异性的肠道动力改变，很难诊断 NEC，故应多次随访腹平片观察动态变化。正是因为 NEC 的 X 线征象变化导致了本题很容易误选，原因是每个选项都会出现，选项肠壁间隙增厚及选择性肠袢扩张是早期 NEC 的 X 线表现，而腹腔积液、气腹、肠壁积气为 NEC 进展期的 X 线变化，但最具特征性 X 线表现为：肠壁囊样积气，即肠壁黏膜下层出现密集的小泡沫样透亮区。

第三章 儿科疾病

第一节 智力低下：21－三体综合征、苯症、甲低

1.【答案】B（21）

【解析】当孕产妇年龄超过 35 岁时，染色体分离现象增多，因此均应行产前检查。若父母为染色体结构畸形携带者再现风险较高，易位型 21－三体综合征母亲携带者再现率 20%，父亲携带者再现率 5%。

2.【答案】E（13）

3.【答案】C（20）

4.【答案】B（20）

【解析】嵌合体型：46，XY（或 XX）/47，XY（或 XX），+21

标准型：47，XX（或 XY），+21

易位型：

（1）D/G 易位：以 14 号染色体为主，46，XX（或 XY），-14，+t（14q21q）

（2）G/G 易位：为 46，XX（或 XY），-22，+t（21q22q）。

5.【答案】B（19）

【解析】苯丙酮尿症患儿智力发育落后是神经系统最突出表现，智商常低于正常，因此一旦确诊应立即治疗，并且开始治疗的年龄越小，预后越好。其他选项都是一般处理。

6.【答案】A（19）

【解析】患儿为过期产，巨大儿，出现吃奶慢，便秘，生理性黄疸延长，哭声低，腹部膨隆，首先考虑为先天性甲状腺功能减退症。新生儿肝炎综合征是指1岁以内小儿出现黄疸、肝功能损害、脾脏肿大的一组症状。先天性巨结肠可有便秘、腹胀，但精神反应及哭声均正常，不会出现黄疸消退延迟。

7.【答案】A（19）

【解析】通贯手是21-三体综合征的特征性体征，结合患儿发育迟缓、智能低下，特殊面容，可初步诊断。确诊需行染色体核型分析。尿有机酸测定主要用于鉴别苯丙酮尿症。苯丙酮尿症患儿会出现智力发育落后，但出生时都正常，3~6个月开始出现症状，1岁时症状明显，外貌特征为出生后数月出现毛发、皮肤和虹膜色泽变浅，面部出现湿疹样皮疹。超声心动图可显示心脏解剖结构，了解心脏功能及血流情况，有助于先心病的诊断。本患儿胸骨左缘第3~4肋间闻及3/6级收缩期杂音，主要考虑室缺可能性大，并且唐氏综合征患儿最常见的伴发畸形为先天性心脏病。血清 T_3、T_4、TSH检测主要了解甲状腺情况，先天性甲减患儿6个月以后出现典型表现，可表现为身材矮小，眼距宽，鼻梁低，骨龄落后于年龄，但典型表现为黏液性水肿，皮肤粗糙、便秘、腹胀等，可出现生理功能低下，但一般不伴有先天畸形。

8.【答案】C（18）

【解析】苯丙酮尿症是一种常染色体隐性遗传疾病，因苯丙氨酸羟化酶基因突变导致酶活性降低，苯丙氨酸及其代谢产物在体内蓄积导致疾病。临床有智力发育落后，皮肤、毛发色素浅淡和鼠尿味。神经系统方面，智力发育落后最为突出，智商常低于正常。

9.【答案】B（18）

【解析】唐氏综合征，又称21-三体综合征，以前也称先天愚型，本病主要特征为智能落后、特殊面容和生长发育迟缓，并可伴有多种畸形。其中，本题中小男孩查体显示的特殊体征：眼外眦上斜和小指内弯，可与先天性甲状腺功能减退症鉴别，后者有颜面黏液性水肿、头发干燥、皮肤粗糙、喂养困难、便秘、腹胀等症状。对两者区别最有诊断意义的检查为染色体核型分析。所以应选B。而C和E选项为苯丙酮尿症患儿的检查指标，本题患儿并无皮肤、毛发色素浅淡和鼠尿臭体味。

10.【答案】D（18）

【解析】该患儿身材矮小，眼睑水肿，皮肤粗糙，有智能发育落后及生理功能低下的表现，最可能的诊断是先天性甲状腺功能低下，可通过甲状腺功能检查来确诊；染色体核型检查是为了确诊21-三体综合征，此类患者皮肤往往细腻，可排除；血苯丙氨酸检查是为了确诊苯丙酮尿症，此类患者往往有神经系统症状，可排除。

11.【答案】A（17）

【解析】先天性甲状腺功能减退症临床特点：智力低下+丑小粗黄低。21-三体综合征临床特点：智力低下+通贯手、小指向内弯曲、皮肤细腻。苯丙酮尿症的临床特点：智力低下+色素减少、癫痫发作+鼠尿味。

12.【答案】E（17）

【解析】小儿智力低下、惊厥、尿有异味，毛发棕黄（颜色变浅），符合苯丙酮尿症。故需要限制苯丙氨酸的摄入量。由于苯丙氨酸是合成蛋白质的必需氨基酸，缺乏时亦会导致神经系统损害，故应按照30~50mg/kg适量给予，以维持血中苯丙氨酸浓度在0.12~0.6mmol/L（2~10mg/dl）。饮食控制至少需持续到青春期以后。

13.【答案】E（17）

【解析】小儿智力低下，特殊面容，小指向内弯曲，通贯手，为21-三体综合征特点，如需要做染色体核型分析确定诊断。血氨基酸分析用于苯丙酮尿症的诊断，血 TSH 和 T_3、T_4 用于先天性甲低的诊断。

14.【答案】D（16）

【解析】先天性甲状腺功能减退症在新生儿期（常为过期产）最早的表现是生理性黄疸时间延长达2周以上，出生后即有腹胀、便秘，易误诊为先天性巨结肠。A、B、C、E项为典型表现。

15.【答案】A（16）

【解析】21-三体综合征患者的临床症状及体征与

甲低难以鉴别。尤其是本题中四肢肌张力低下的描述，极易误认为是生理功能低下，从而错选 D（甲低），恰

恰相反，甲低无此体征。两者的鉴别见下表。

		21－三体综合征	先天性甲状腺功能减低症
特殊面容	头颈	头小而圆，颈短而宽	头大，颈短
	眼	眼距宽，眼裂小，两眼外侧上斜，眼球震颤	眼距宽，眼睑浮肿，面部黏液性水肿
	鼻梁	低平	扁平
	唇舌	硬腭短小，张口伸舌、流涎	唇厚，舌肥大、常伸出口外
智能		落后，随年龄增长日益明显	低下
体能		发育迟缓，身材矮小	发育迟缓，身材矮小
四肢		张力低下，通贯纹，小指内弯，第二指骨常发育不良或缺如	四肢短小，躯干长
皮肤		细嫩	粗糙
特殊检查		染色体47，XX（或XY）＋21	TSH 明显增高，T_4 降低

16.【答案】A（15）

【解析】苯丙酮尿症患儿的治疗主要是饮食疗法，添加食品应以低蛋白、低苯丙氨酸为原则，其量和次数依据血苯丙氨酸浓度而定。浓度过高或过低都将影响生长发育。尿三氯化铁实验用于筛查，尿液有机酸分析用于本病的诊断。尿蝶呤分析用于鉴别三种非典型 PKU。

血酪氨酸在体内可由苯丙氨酸形成，降低见于苯丙酸血症。也可用于本症的辅助诊断。

17.【答案】D（15）

【解析】21－三体综合征（又称先天愚型或 Down 综合征）属常染色体畸变，是染色体病中最常见的一种，染色体核型分析可确诊。其他选项只是其典型症状之一。

18.【答案】C（15）

19.【答案】E（15）

【解析】苯丙酮尿症检查项目鉴别：①新生儿期筛查采用 Guthrie 细菌生长抑制试验。②较大婴儿和儿童的初筛：尿三氯化铁试验和2，4－二硝基苯肼试验。③血浆游离氨基酸分析和尿液有机酸分析，该实验不仅为本病提供生化诊断依据，同时可鉴别其他可能的氨基酸、有机酸代谢缺陷。④尿蝶呤分析可鉴别三种非典型 PKU。⑤血 TSH 测定用于甲低的初筛。

20.【答案】A（14）

【解析】5 岁男孩，生长和智力发育落后，矮小身材，头围小，眼距宽，鼻梁低，外耳小，通贯手，初步诊断该患儿为21－三体综合征。此类患儿多伴有先天性心脏病，故心脏听诊多闻及杂音。为明确诊断应采用染色体核型分析进行确诊。

21.【答案】A（14）

【解析】2 岁患儿智力发育落后，查体：身高 70cm，

皮肤粗糙，鼻梁低平，舌常伸出口外。此外常伴有便秘，考虑先天性甲减的可能，为确诊应首选血 T_3、T_4、TSH 检测。

22.【答案】C（14）

23.【答案】D（14）

【解析】苯丙酮尿症的诊断：①新生儿期筛查采用 Guthrie 细菌生长抑制试验可以半定量测定新生儿血液苯丙氨酸浓度。如苯丙氨酸含量 ＞0.24mmol/L（4mg/dl），应复查或采静脉血进行苯丙氨酸定量测定。患儿血浆苯丙氨酸通常可高达 1.2mmol/L（20mg/dl）以上。②较大婴儿和儿童的初筛：尿三氯化铁试验和2，4－二硝基苯肼试验。③血浆游离氨基酸分析和尿液有机酸分析。④尿蝶呤分析：应用高压液相层析测定尿液中新蝶呤和生物蝶呤的含量，可鉴别三种非典型 PKU。⑤DNA 分析：该实验不仅为本病提供生化诊断依据，同时可鉴别其他可能的氨基酸、有机酸代谢缺陷。

第二节 贫血/苍白乏力（小儿造血系统疾病）：小儿贫血概述、营养性缺铁性贫血、营养性巨幼红细胞性贫血

1.【答案】B（15、21）

【解析】小儿白细胞分类特点主要是中性粒细胞与淋巴细胞比例的变化。具体比例变化如下表。

	中性粒细胞	淋巴细胞
出生时	0.65	0.30
4~6 天	比例相等	
1~2 岁时	0.35	0.60

续表

	中性粒细胞	淋巴细胞
4~6岁	比例相等	
7岁后	接近成人	

2.【答案】C

【解析】患儿10个月未添加辅食，皮肤黏膜苍白，肝脾肿大。血红蛋白及红细胞计数降低，提示小儿存在贫血。外周血象提示红细胞大小不等，小细胞为主，中心淡染区扩大，进一步明确患儿为缺铁性贫血。应查找有无其他贫血原因，尽早口服补充铁剂纠正贫血。

3.【答案】B（13、20）

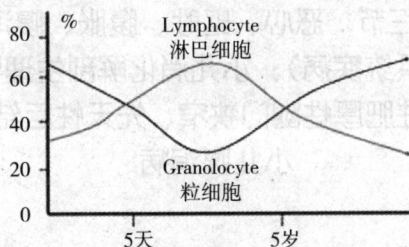

%
80
60
40
20
0

Lymphocyte
淋巴细胞

Granolocyte
粒细胞

5天　　　5岁

白细胞分类的两个交叉点

【解析】白细胞分类主要是中性粒细胞与淋巴细胞比例的变化。出生时中性粒细胞约占0.65，淋巴细胞约占0.30。随着白细胞总数的下降，中性粒细胞比例也相应下降，生后4~6天时两者比例约相等；之后淋巴细胞约占0.60，中性粒细胞约占0.35，至4~6岁时两者比例又相等；以后白细胞分类与成人相似。

4.【答案】D（19）

【解析】白细胞总数：出生时为（15~20）×10^9/L，然后逐渐下降，1周时平均为12×10^9/L，婴儿白细胞数维持在10×10^9/L左右，8岁以后接近成人水平。

5.【答案】B（19）

【解析】6个月以后婴儿容易发生小细胞低色素性贫血的最主要原因是铁的摄入不足。人乳、牛乳、谷物中含铁量均低，如不及时添加含铁丰富的辅食，容易发生缺铁性贫血。

6.【答案】B（19）

7.【答案】A（19）

8.【答案】B（19）

【解析】1岁3个月患儿，面色苍黄，Hb 88g/L属于中度贫血，母乳喂养未添加辅食，且患儿表情呆滞，四肢抖动，舌苔薄，呈地图状，因此初步诊断为营养性巨幼细胞性贫血。尤其是维生素B$_{12}$缺乏时患儿神经症状明显，可表现为表情呆滞，智力、动作发育落后，重症病例可出现全身不规则震颤。缺铁贫皮肤苍白，不会出现神经精神症状；苯丙酮尿症患儿突出表现为智能发育落后；维生素D缺乏性手足搐搦症可表现为全身惊厥、手足肌肉抽搐或喉痉挛。

为明确营养性巨幼贫的诊断，首选的检查为血清叶酸、维生素B$_{12}$测定。

有明显精神神经症状的营养性巨幼贫，首选的治疗是给予肌注维生素B$_{12}$。

9.【答案】E（18）

【解析】小儿生后随着自主呼吸的建立，血氧含量增加，红细胞生成素减少，骨髓造血功能暂时性降低，网织红细胞减少；胎儿红细胞寿命较短，且破坏较多（生理性溶血）；婴儿生长发育迅速，循环血量迅速增加，红细胞浓度被稀释，血红蛋白量降至100g/L，出现轻度贫血，称为"生理性贫血"，呈自限性，3个月以后，红细胞数和血红蛋白量又缓缓增加，于12岁时达到成人水平。

10.【答案】B（18）

【解析】该患儿有不当喂养史，动作发育滞后，有贫血貌及神经精神症状，符合营养性巨幼细胞性贫血的诊断；营养性维生素D缺乏性佝偻病患儿无贫血貌，多伴骨骼改变，与本例不符；缺铁性贫血患者无神经精神症状，可排除；蛋白质-能量营养不良患者主要表现为体重不增，可排除；脑性瘫痪主要表现为运动障碍及姿势异常，可排除。

11.【答案】C（18）

【解析】贫血的细胞形态分类见下表。

	MCV（fl）	MCH（pg）	MCHC（%）
正常值	80~94	28~32	32~38
大细胞性	>94	>32	32~38
正细胞性	80~94	28~32	32~38
单纯小细胞性	<80	<28	32~38
小细胞低色素性	<80	<28	<32

12.【答案】B（17）

【解析】羊乳叶酸含量低，牛乳制品如奶粉、蒸发乳经加热等处理，所含叶酸遭致破坏，故单纯用这类乳品喂养婴儿而不及时添加辅食，则易发生营养性巨幼细胞性贫血症。本例小儿色苍白，生后羊乳喂养，头发稀黄，考虑叶酸摄入过少所致营养性巨幼细胞性贫血症。

心尖部可闻及2/6级收缩期杂音，肝肋下2cm，脾肋下未触及，为贫血代偿征象。缺铁性贫血主要是铁摄入量不足导致。

13.【答案】E (16)

【解析】营养性巨幼红细胞性贫血面色表现多为苍黄。缺铁性贫血应与营养性巨幼红细胞性贫血相鉴别,肢体震颤为营养性巨幼红细胞性贫血的临床表现。

14.【答案】C (16)

【解析】面色渐苍黄,智力及动作发育倒退,MCV>94fl,中性粒细胞分叶过多等均符合营养性巨幼细胞贫血的特点。其他选项均与之不符。

15.【答案】A (15)

【解析】缺铁性贫血的实验室检查中,有关铁代谢的检查指标有:①血清铁蛋白(SF):可较敏感地反映体内贮存铁情况,是诊断缺铁性贫血铁减少期的敏感指标,降低时SF降低。②红细胞游离原卟啉(FEP):红细胞内缺铁时FEP增高。③血清铁(SI)、总铁结合力(TIBC)和转铁蛋白饱和度(TS):这三项检查反映血浆中的铁含量,缺铁性贫血时,SI和TS降低,TIBC升高。

16.【答案】D (15)

【解析】脂肪代谢过程中,维生素B_{12}能促使甲基丙二酸转变成琥珀酸而参与三羧酸循环,此作用与神经髓鞘中脂蛋白形成有关,因而能保持含有髓鞘的神经纤维的功能完整性;当维生素B_{12}缺乏时,可导致中枢和外周神经髓鞘受损,因而出现神经精神症状。故有明显神经精神症状的营养性巨幼细胞性贫血治疗首先应补充维生素B_{12}。如果一开始就补充叶酸,反而会加重神经精神症状。

扫描二维码查看本题考点更多讲解微视频——21-8巨幼贫的药物治疗。

17.【答案】D (15)

【解析】患儿面色苍白,未添加辅食,Hb 70g/L,MCV<80fl,为缺铁性贫血的典型征象。营养性巨幼细胞贫血时,MCV>94fl,故不选。红细胞、血小板等指标正常,不选A。生理性贫血多发生在2~3个月小儿。

18.【答案】C (13)

【解析】10个月男婴,面色黄,出现精神神经症状:少哭不笑,智力发育倒退。查体发现四肢及头部颤抖,腱反射亢进,踝阵挛阳性,符合巨幼细胞性贫血,属于大细胞性贫血。其血常规特点为:呈大细胞性贫血,MCV>94fl,MCH>32pg。红细胞数的减少比血红蛋白量的减少更为明显。血涂片可见红细胞大小不等,以胞体直径和厚度较正常为大和中央淡染区不明显的大红细胞多见;嗜多色性和嗜碱性点彩红细胞易见;可见

到巨幼变的有核红细胞。网织红细胞计数常减少,中性粒细胞数和血小板数常减低。中性粒细胞变大并有分叶过多现象,可见到5%以上的中性粒细胞有5个以上的核分叶。骨髓象显示:细胞核的发育落后(核幼浆老)。

19.【答案】E (20)

【解析】病因:缺乏维生素B_{12}所致,单纯母乳喂养的婴儿未及时添加辅食者,其乳汁中维生素B_{12}的含量极少,易导致婴儿发病。

缺乏叶酸所致:主要原因为摄入量不足。羊乳叶酸含量低,牛乳制品如奶粉、蒸发乳经加热等处理,所含叶酸遭致破坏,故单纯用这类乳品喂养婴儿而不及时添加辅食,则易发生本症。

第三节　恶心、呕吐、腹胀、腹泻（消化系统疾病）：小儿消化解剖生理特点、先天性肥厚性幽门狭窄、先天性巨结肠、小儿腹泻病

1.【答案】C (20)

【解析】前囟检查在儿科临床很重要,如发育不良:头围小、前囟小或早闭。甲状腺功能减退:前囟闭合延迟。颅内压增高:前囟饱满。脱水:前囟凹陷。

2.【答案】B (20)

【解析】患儿于喂奶后半小时之内呕吐不含胆汁奶凝块,食欲好但体重不增,首先应考虑先天性肥厚性幽门狭窄。先天性肥厚性幽门狭窄典型症状和体征为无胆汁喷射性呕吐,胃蠕动波和右上腹肿块。呕吐是该病的主要症状,右上腹肿块为本病特有体征。首选B超可确诊,确诊后应尽早进行幽门环肌切开术。

3.【答案】E (20)

【解析】患儿尿少,四肢凉,可判断为中度脱水。血钠<135 mmol/L,为低渗性脱水。BE负值增大,为代谢性酸中毒。

【考点速记】中度脱水:泪少尿少四肢凉;重度脱水:无泪无尿四肢冷。

4.【答案】C (20)

【解析】止泻剂有抑制胃肠道动力作用,从而增加细菌繁殖和毒素的吸收,引起严重的感染中毒症状。

5.【答案】B (20)

【解析】腹泻合并营养不良、佝偻病者或补液过程中突然出现惊厥,可能是低钙引起的。腹泻时间较长出现抽搐者亦有低镁血症的可能,且低钙与低镁常同时存在,故需要做血电解质检查来进一步确定。

6.【答案】B (19)

【解析】9个月女婴，腹泻每天10余次，出现皮肤稍干，弹性差，心音低钝说明脱水的同时伴有大量电解质丢失，故应迅速纠正水、电解质紊乱及酸碱失衡。因为脱水往往是急性腹泻死亡的主要原因，合理的液体疗法是降低病死率的关键。其他选项都是常规后续处理措施。

7.【答案】D（19）

【解析】生理性腹泻多见于6个月以内婴儿，外观虚胖，常有湿疹，生后不久即出现腹泻，除大便次数增多外，无其他症状，一般情况好，无感染中毒症状，食欲好，不影响生长发育，因此称生理性腹泻。本题符合这一特点。

失氯性腹泻是一种常染色体隐性遗传病，主要表现为新生儿期即开始出现持续性水样便，低氯、低钾、低钠和代谢性碱中毒。病毒性肠炎、真菌性肠炎、细菌性肠炎均有明显的脱水表现和大便变化。

8.【答案】E（19）

【解析】胃食管反流表现为非喷射性呕吐。肠套叠表现为健康婴幼儿突发阵发性腹痛或阵发性规律性哭闹、呕吐、便血和腹部扪及腊肠样肿块。先天性肥厚性幽门狭窄典型症状和体征为无胆汁的喷射性呕吐、胃蠕动波和右上腹肿块。

9.【答案】B（19）

10.【答案】A（19）

【解析】患者出生后即出现腹胀、便秘。腹部明显隆起，腹壁静脉显露明显，肠鸣音较活跃，肛门指检时排出恶臭气体及大便，腹部立位X线平片可见多个阶梯状液平，初步诊断为先天性巨结肠。坏死性小肠结肠炎多见于早产儿，围生期多有窒息、缺氧、感染、休克病史，且有便血，X线表现肠壁有气囊肿和/或门静脉积气。功能性便秘表现为排便次数少、排便费力、粪质较硬或呈球状、排便不尽感。胎粪塞综合征，可出现一过性低位肠梗阻，经灌肠后正常排便。

为明确诊断，首选的检查为钡剂灌肠，诊断率90%左右，可见痉挛段及其上方的扩张肠管，呈"漏斗状"，排钡功能差。直肠肌层活检、直肠黏膜活检均为有创检查，不作为首选，另外直肠黏膜活检新生儿诊断率较低。肛门直肠测压，患儿表现为压力升高，但不作为首选。

11.【答案】C（18）

【解析】该患儿生后间断呕吐奶液，查体见胃蠕动波，右上腹触及包块，最可能的诊断为先天性肥厚性幽门狭窄。幽门痉挛右上腹摸不到肿块；通过X线钡餐检查可鉴别胃扭转；先天性巨结肠呕吐量不多，且呕吐物含胆汁；胃食管反流无胃蠕动波，也无右上腹包块。

12.【答案】E（18）

【解析】脱水程度判断指标：尿量，眼泪，皮肤温度。该患儿尿少，四肢凉，可判断为中度脱水，血钠下降，为低渗性脱水，BE负值增大，说明是代谢性酸中毒，综合判断，选E。

【颐恒课堂记忆口诀】中度脱水：泪少尿少四肢凉；重度：无泪无尿四肢冷。

13.【答案】E（18）

【解析】轮状病毒肠炎是婴儿腹泻最常见的病原体，呈蛋花样；侵袭性大肠埃希菌大便呈黏液状，带脓血和腥臭味；白色念珠菌可见泡沫稀便，偶见豆腐渣样细块菌落；金黄色葡萄球菌肠炎大便为暗绿色，量多带黏液，少数为血便，都与本例患儿不符，综合考虑，最可能的病原体为轮状病毒。

14.【答案】B（18）

【解析】腹泻合并营养不良、佝偻病者或补液过程中突然出现惊厥，可能是低钙引起的。腹泻时间较长出现抽搐者亦有低镁血症的可能。且低钙与低镁常同时存在，故需要做血电解质检查来进一步确定。

15.【答案】A（17）

【解析】小儿先天性肥厚性幽门狭窄呕吐为主要症状，因梗阻部位位于十二指肠大乳头上方，故呕吐物为奶汁或奶块，不含胆汁。

16.【答案】C（17）

【解析】聚餐后出现发热、腹泻水样便，继而黏液脓血便，下腹痛等指征考虑急性细菌性痢疾。粪镜检大量白细胞和少量红细胞可证实。消化功能紊乱和急性胃肠炎不会出现粪镜检大量白细胞。轮状病毒肠炎大便为蛋花汤样。大便镜检偶有少量白细胞，无红细胞。产毒性大肠埃希菌肠炎时大便呈黄绿色或蛋花样稀便伴较多黏液，有发霉臭味；镜检有少量白细胞。

17.【答案】A（17）

【解析】本题因为题干提示大便有腥臭味，很多考生就认为应选金黄色葡萄球菌，但是，金黄色葡萄球菌肠炎时，大便镜检有大量脓细胞和成簇的革兰阳性球菌，与本例患者粪镜检偶见白细胞不符。只有产毒性大肠埃希菌肠炎大便呈黄绿色或蛋花样稀便伴较多黏液，有发霉臭味；镜检有少量白细胞。空肠弯曲菌肠炎时，症状与细菌性痢疾相似。黏液便或脓血便，有腥臭味。大便镜检有大量白细胞和少量红细胞。故不选。

18.【答案】A（17）

【解析】血钠134mmol/L，符合等渗脱水。无尿6小时符合重度脱水。口诀：泪少尿少四肢凉，无泪无尿四肢冷。

19.【答案】B（17）

【解析】重度脱水首应扩容，在30~60分钟内快速输入等张含钠液（生理盐水或2：1液），按20ml/kg输入。

20.【答案】A（17）

【解析】输液后出现腹胀，肠鸣音减弱，膝腱反射消失，出现低血钾，其原因是等渗脱水发生后，钾和水等比例丢失，不会发生低钾，但补液后钾离子被稀释，发生低钾血症。故见尿后应及时补钾，按每日3~4mmol/kg（相当于氯化钾200~300mg/kg）。

21.【答案】B（16）

【解析】先天性肥厚性幽门狭窄典型症状和体征为无胆汁喷射性呕吐、胃蠕动波和右上腹肿块。先天性巨结肠的表现是胎便排出延迟、顽固性便秘和腹胀、呕吐、营养不良、发育迟缓。两者要分清。

22.【答案】C（16）

【解析】患儿呕吐频繁，水样便，可考虑轮状病毒肠炎。真菌性肠炎为豆腐渣样便。侵袭性肠炎为黏冻状便。

23.【答案】C（16）

【解析】患儿呕吐、腹泻易并发低钾血症。

24.【答案】B（16）

【解析】无尿表明是重度脱水，首选应该扩容，故补充的液体是2：1的等张含钠液。

25.【答案】D（16）

【解析】患儿颜面苍白，皮肤弹性极差，眼窝凹陷，腹稍胀，腱反射未引出，四肢末梢微冷，为重度脱水的表现，第1天的补液总量应是150~180ml/kg。

26.【答案】B（16）

【解析】轮状病毒肠炎：大便黄色水样或蛋花汤样，无腥臭味。

致病性大肠埃希菌肠炎/产毒性大肠埃希菌肠炎：大便黄绿色或蛋花样稀便伴较多黏液，有发霉臭味；镜检有少量白细胞。

侵袭性大肠埃希菌肠炎：大便呈黏冻状，带脓血。

出血性大肠埃希菌肠炎：大便开始为黄色水样便，后转为血水便，有特殊臭味；大便镜检有大量红细胞，常无白细胞。

空肠弯曲菌肠炎：黏液便或脓血便，有腥臭味。大便镜检有大量白细胞和少量红细胞。

鼠伤寒沙门菌小肠结肠炎：大便稀糊状、带有黏液甚至脓血，性质多变，有特殊臭味；镜检有红、白细胞和脓细胞。

27.【答案】E（15）

【解析】先天性巨结肠是由于直肠或结肠远端的肠管持续痉挛，粪便瘀滞在近端结肠，使该肠管肥厚、扩张。典型表现为胎便排出延迟、顽固性便秘和腹胀、呕吐、营养不良、发育迟缓。先天性肥厚性幽门狭窄典型症状和体征为无胆汁喷射性呕吐、胃蠕动波和右上腹肿块。

28.【答案】C（15）

【解析】低渗脱水时，水在往体外丢失的同时，由于细胞内渗透压高于细胞外，水还从细胞外进入细胞内，导致血容量进一步减少，严重者可以发生血压下降，进展到休克。由于血压下降，肾血流量减少，尿量减少，出现氮质血症。肾小球滤过率降低，进入肾小管的钠离子减少，导致钠离子几乎全部被重吸收，尿中钠离子和氯离子极度减少，尿比重降低，若继续补充非电解质溶液，则可产生水中毒、脑水肿等严重后果。故临床表现比其他两种脱水明显和严重。除易发生休克征象外，还多有嗜睡等神经系统症状，甚至发生惊厥和昏迷。低钾血症并非发生在脱水当时，而是在补液后体液被稀释所致，故很少会发生危及生命的情况。

29.【答案】E（15）

30.【答案】C（15）

【解析】本例患儿腹泻出现的大便为水样便，白细胞（++），多因病毒或细菌混合感染引起，应避免使用止泻药，如洛哌丁醇。因其有抑制胃肠动力作用，增加细菌繁殖和毒素的吸收，对感染性腹泻有时很危险。其他治疗措施都是必需的常规处理用药。

31.【答案】D（15）

【解析】患儿哭无泪、四肢末梢凉为典型的重度脱水表现。血清钠指标在130~150mmol/L之间，符合等渗脱水。

32.【答案】E（14）

【解析】先天性肥厚性幽门狭窄典型症状和体征为无胆汁喷射性呕吐，胃蠕动波和右上腹肿块。其中右上腹肿块为其所特有的临床表现。

33.【答案】C（14）

【解析】本例患儿中度脱水，故当务之急应及时补液纠正水电解质紊乱。

34.【答案】B（14）

35.【答案】A（14）

36.【答案】D（14）

37.【答案】D（14）

38.【答案】C（14）

扫描二维码查看本题考点更多讲解微视频——21-14小儿腹泻与儿科补液。

39.【答案】E（13）

【解析】新生儿出生后几小时，肠道开始出现细菌（D错）。肠道菌群受食物成分的影响（E正确），母乳喂养者以双歧杆菌为主（B错）；人工喂养和混合喂养以大肠埃希菌、嗜酸杆菌、双歧杆菌及肠球菌比例几乎相等（A错）。肠道菌群对体内合成维生素K和其他B族维生素起重要作用（C错）。

40.【答案】E（13）

【解析】轮状病毒肠炎大便次数多，量多，水分多，常并发脱水、酸中毒及电解质紊乱。脱水可导致低钠血症。

41.【答案】B（13）

【解析】秋季发病，蛋花汤样粪便，无腥臭味，粪便常规偶见白细胞，轮状病毒感染可能性最大。腺病毒、柯萨奇病毒和冠状病毒为导致呼吸道感染的病毒。

诺沃克病毒肠炎同样感染后出现以呕吐、腹泻为主要症状，且以秋季发病多见，但大便为黄色稀水便，无脓血与黏液，生食海贝类及牡蛎等水生动物是该病毒感染的主要途径。

42.【答案】E（13）

43.【答案】E（13）

44.【答案】C（13）

【解析】小儿腹泻病是一组由多病原、多因素引起的以大便次数增多和大便性状改变为特点的儿科常见病。6个月至2岁婴幼儿发病率高，1岁以内约占半数，是造成小儿营养不良、生长发育障碍和死亡的主要原因之一。其他选项是腹泻的病因之一。

小儿脱水分度见下表。

小儿脱水分度

	轻度	中度	重度
精神状态	基本正常	烦躁或萎靡	昏睡或昏迷
失水占体重百分比	5%以下	5%~10%	10%以上
眼窝及前囟	略凹陷	明显凹陷	深陷
皮肤及黏膜	皮肤弹性稍差	皮肤弹性差	皮肤弹性极差
尿量	略减少	明显减少	少尿或无尿
眼泪	哭时有泪	哭时泪少	哭时无泪
周围循环衰竭	无	不明显	明显

本题中8个月女婴，水样便3天，尿量减少，体重8kg，眼窝凹陷，皮肤弹性差，四肢尚暖，参考上表判断为中度脱水，此外该患儿水样便3天，10余次/日，呕吐3~4次/日导致脱水，且血钠125mmol/L（低渗性脱水时血清钠低于130mmol/L；等渗性脱水时血清钠在130~150mmol/L；高渗性脱水时血清钠大于150mmol/L），故同时为低渗性脱水。第一天补液情况参见下表。

第一天补液方案总结

脱水程度	累计损失量		继续损失量		生理需要量		总量（ml/kg）
	液体量（ml/kg）	补液成分	液体量（ml/kg）	补液成分	液体量（ml/kg）	补液成分	
轻度	50	根据脱水性质，低渗用2/3张，等渗用1/2张，高渗用1/3张	10~40	1/3~1/2张	60~80	1/5张	90~120
中度	50~100						120~150
重度	100~120						150~180
	8~12小时内输完〔8~10ml/（kg·h）〕		12~16小时内输完〔5ml/（kg·h）〕				

45.【答案】B（13）

第四节 水肿：小儿泌尿系统特点、急性肾小球肾炎、肾病综合征

1.【答案】A（20）

【解析】（1）少尿：正常新生儿尿量1~3ml/（kg·h），每小时<1.0ml/kg；学龄儿童每日尿量<400ml；学龄前儿童每日尿量<300ml；婴幼儿每日尿量<200ml。

（2）无尿：正常新生儿每小时<0.5ml/kg为无尿；

婴幼儿、学龄儿童、学龄前儿童每日尿量＜于 50ml 为无尿。

2.【答案】B（19）

【解析】患儿白蛋白 10g/L，血胆固醇 9.56mmol/L，尿蛋白（＋＋），颜面水肿，首先考虑的诊断为肾病综合征。因此可排除 IgA 肾病（A），急性感染后肾炎合并肾功能不全（D）。纤维蛋白原和 D-二聚体升高明显，说明机体处于高凝状态，有深静脉血栓形成可能。红细胞满视野，畸形率约 50%，提示血尿为肾小球源性。另外肾病综合征的高凝状态容易诱发血栓形成，最多见的为肾静脉血栓，典型表现为腰痛、血尿甚至肉眼血尿、少尿，甚至发生肾衰竭。肾病综合征并肾小管功能障碍（C）可出现肾性糖尿或氨基酸尿。

3.【答案】A（19）

【解析】男孩，少尿、肉眼血尿 3 天，出现蛋白尿，考虑急性肾小球肾炎。本病常因 β 溶血链球菌"致肾炎菌株"（常见为 A 组 12 型等）感染所致，常见上呼吸道感染（常为扁桃体炎）、猩红热、皮肤感染（多见脓皮病）等链球菌感染后。我国北方以呼吸道感染为主，南方地区则由脓皮病引起者所占比例为高（见《诸福棠实用儿科学》P1723）。

【微生物补充知识】根据细胞壁多糖抗原的不同，将链球菌分为 A~H、K~V 共 20 个群。对人致病的溶血性链球菌多属于 A 群。根据在血琼脂平板培养基上生长繁殖后，溶血现象的不同，将其分为三类：①甲型溶血性链球菌，与菌落周围有 1~2mm 宽的草绿色溶血环，称 α 溶血，多为机会致病菌；②乙型溶血性链球菌，与菌落周围有 2~4mm 无色透明溶血环，呈 β 溶血，多为致病菌；③丙型链球菌，菌落周围无溶血环，一般为非致病菌，常存在于乳类和肠道内。肺炎链球菌在血琼脂平皿上形成 α-溶血环。而急性肾小球肾炎与 A 组 β-溶血性链球菌感染有关，故本题不选肺炎链球菌。

【答题思路延伸】本题属于基础与临床紧密结合的典型例题。诊断急性肾小球肾炎不难，链球菌感染也是绝大多数考生周知的考点，故很容易误选为肺炎链球菌肺炎感染。而与本病相关的急性上呼吸道感染中，细菌感染以溶血性链球菌最为多见（A 组 β-溶血性链球菌），其次为流感嗜血杆菌，肺炎球菌和葡萄球菌等，偶见革兰阴性杆菌。本题未列出，故只能选居第二位的脓皮病。

【临床体会】基层儿童，夏季时儿童脓皮病治疗多不及时，发展成肾小球肾炎的患儿屡见不鲜。

4.【答案】C（19）

【解析】6 岁患儿有前驱链球菌感染史，出现血尿、蛋白尿、高血压首先考虑为急性肾小球肾炎。急性肾小

球肾炎为自限性疾病，预后良好。治疗主要是注意休息和饮食，对症处理，保护肾功能。该病活动期的主要治疗措施为休息和控制感染。急性期要求卧床休息 2~3 周，水肿消退、血压正常和肉眼血尿消失后可下床轻微活动，红细胞沉降率正常可上学，尿沉渣计数正常后可参加体育活动。控制感染主要给予青霉素治疗。利尿、降压为对症治疗，当出现难治性循环充血时可行透析治疗。

5.【答案】D（18）

【解析】儿童血压计算公式：收缩压＝年龄×2＋80；舒张压＝2/3 收缩压；根据该公式，该患儿正常血压应为 94/62mmHg。经查体，该患儿有水肿、血尿、蛋白尿、高血压等典型急性肾小球肾炎表现，该患儿目前有气促、烦躁不安等循环充血症状，急需降压，用呋塞米利尿降压最适合；硝普钠为易错选项，一般用于恶性高血压，本例无此情况，可排除。

6.【答案】B（18）

【解析】该患儿查体有水肿，实验室检查发现大量蛋白尿，血清白蛋白降低，胆固醇升高，可确诊为肾病综合征。临床上再根据有无血尿、高血压、氮质血症和低补体血症，将原发性肾病综合征分为单纯性和肾炎性肾病综合征。本例患儿尿沉渣镜检每个高倍镜下红细胞数少于 10 个，为典型单纯型肾病综合征。颐恒老师课堂上口诀"高红补肾"即可分辨一清二楚。

7.【答案】C（18）

【解析】肾病综合征治疗原则以休息，限制水钠摄入，利尿，防治感染及尽早使用糖皮质激素为主，且该患儿并没有感染症状，不能预防性应用抗菌药物。

8.【答案】C（18）

【解析】肾病患儿极易罹患各种感染。常见为呼吸道、皮肤、泌尿道感染和原发性腹膜炎等，其中尤以上呼吸道感染最多见，占 50% 以上。

9.【答案】D（17）

【解析】肾小球肾炎为自限性疾病，无特殊治疗手段。非严重表现的患儿，只要保证卧床休息和限盐，即可临床治愈。但本例患儿出现明显水肿、少尿合并肝脏肿大（7 岁以上小儿应不能触及肝脏）、压痛（＋），符合体循环淤血（循环充血），目前最主要的治疗应纠正水钠潴留，恢复正常血容量，使用呋塞米利尿可迅速达到治疗目的。综上所述，出现严重表现，急性期需卧床休息 2~3 周、限盐及水为常规处理，不选 E、C。需要注意的是，用呋塞米利尿并非解决似乎紧要的问题——水肿，而是循环充血。对于降压，凡经休息、控制水盐摄入、利尿而血压仍高者均应给予降压药，首选硝苯地平。本例患儿血压并未达到高血压脑病水平，故目前并

不需要降压，不选 A。对于感染，只是预防肾小球肾炎的根本措施，患儿有感染灶时，选用青霉素 10～14 天，彻底清除残留细菌。目前临床是否使用青霉素抗感染，尚有争议。何况，3 周前皮肤脓疱疹，并不需要处理。不选 B。诸多考生认为，本例患儿目前最主要的问题是要控制水肿，只是因为还没有掌握小儿急性心力衰竭的诊断标准。（1）具备以下 4 点即考虑诊断心力衰竭：①呼吸急促：婴儿呼吸次数 >60 次/分；幼儿 >50 次/分；儿童 >40 次/分。②心动过速：婴儿心率 >160 次/分；幼儿 >140 次/分；儿童 >120 次/分。③心脏扩大（查体、X 线或超声心动图证实）。④烦躁、哺喂困难、体重增加、尿少、水肿、多汗、青紫、呛咳、阵发性呼吸困难（2 项以上）。（2）具备以上 4 项加以下 1 项，或以上 2 项加以下 2 项，即可确诊心力衰竭：①肝脏肿大：婴幼儿肋下 ≥3cm，儿童 ≥1cm，进行性肝大或触痛者更有意义。②肺水肿。③奔马律。（3）严重心力衰竭者可出现周围循环衰竭：本例患儿，出现心衰表现：肝脏肿大（≥1cm）、压痛（＋），更有诊断意义。

10.【答案】B（17）

【解析】全身高度水肿，呈凹陷性，血白蛋白 <30g/L，考虑肾病综合征。按临床分型，我国儿科将原发性肾病综合征分为单纯型（占 80%～85%）和肾炎型肾病两型，临床上根据血尿、高血压、氮质血症、低补体血症来鉴别。

11.【答案】B（17）

【解析】患儿高度水肿及大量蛋白尿，考虑肾病综合征，尿沉渣镜检 RBC 50 个/HP，分类归于肾炎型。单纯型肾病综合征，尿沉渣镜检 RBC 应 <10 个/HP。急性肾小球肾炎 C3 补体应下降，故不选。

12.【答案】A（17）

【解析】小儿肾病综合征以微小病变型多见，泼尼松为诱导肾病缓解的首选治疗，足量激素治疗 8 周后，方可进行判断：①激素敏感（完全效应）：足量泼尼松治疗 ≤8 周尿蛋白转阴；②激素耐药（无效应）：足量泼尼松治疗满 8 周尿蛋白仍阳性；③激素依赖：对激素敏感，但减量或停药 4 周内复发，恢复用量或再次用药又缓解，并重复 2 次以上者；④肾病复发（包括反复）：指尿蛋白由阴转阳，并持续 >2 周；⑤肾病频复发：指肾病病程中半年内复发 ≥2 次；或 1 年内复发 ≥3 次。本例患儿泼尼松 60mg/d 治疗 10 周，病情未缓解来诊，属于激素耐药。

13.【答案】A（17）

【解析】肾病综合征常见的并发症有感染、电解质紊乱和低血容量休克、血栓形成、急性肾衰竭、肾上腺危象。本例患儿感染后出现发热、腹痛、四肢冰凉、尿

少、血压下降、血钠降低，血钾升高，符合电解质紊乱和低血容量休克。其缘由是长期禁盐、纳差，有时腹泻、呕吐及过多应用利尿剂，患儿出现厌食、乏力、精神萎靡，甚至血压下降、休克、惊厥。另外，由于低蛋白血症、血浆胶体渗透压下降、显著水肿，常有血容量不足，尤其是低钠血症。5% 微小病变型肾病综合征可并发急性肾衰竭，肾病综合征患者发生急性肾衰竭的常见原因有血流动力学改变、肾间质水肿、血管收缩等。机制如下：

（1）血流动力学改变：肾病综合征患者常有低蛋白血症及血管病变，特别是老年患者多伴肾小动脉硬化，对血容量及血压下降非常敏感，因此当急性失血、呕吐、腹泻所致体液丢失、外科损伤、腹水、大量利尿及使用抗高血压药物后，都能使血压进一步下降，导致肾灌注骤然减少，进而使肾小球滤过率降低，并因急性缺血后肾小管上皮细胞肿胀、变性及坏死，导致急性肾衰竭。

（2）肾间质水肿：低蛋白血症可引起周围组织水肿，同样也会导致肾间质水肿，肾间质水肿压迫肾小管，使近端小管包曼囊静水压增高，GFR 下降。

（3）血管收缩：部分肾病综合征患者在低蛋白血症时见肾素浓度增高，肾素使肾小动脉收缩，GFR 下降。多见于老年人存在血管病变者。

14.【答案】C（16）

【解析】患儿，有上感病史，水肿、尿少等临床症状，并根据尿常规可诊断为急性链球菌感染后肾炎。肾病综合征需提供白蛋白小于 30g/L 的指标。急进性肾小球肾炎以无尿为主要症状。

15.【答案】C（16）

16.【答案】D（16）

17.【答案】E（16）

【解析】①激素敏感（完全效应）：足量泼尼松治疗 ≤8 周尿蛋白转阴；②激素耐药（无效应）：足量泼尼松治疗满 8 周尿蛋白仍阳性；③激素依赖：对激素敏感，但减量或停药 4 周内复发，恢复用量或再次用药又缓解，并重复 2 次以上者；④肾病复发（包括反复）：指尿蛋白由阴转阳，并持续 >2 周；⑤肾病频复发：指肾病病程中半年内复发 ≥2 次；或 1 年内复发 ≥3 次。

18.【答案】C（15）

19.【答案】A（15）

20.【答案】A（15）

21.【答案】B（15）

本题答案网上及同类参考书均选 C（加用免疫抑制剂治疗），理由是免疫抑制剂适用于频复发、激素依赖、激素耐药者及不能耐受激素的病例。然后，实际上临床当中，只要复发就加用免疫制剂。故选 C 并不妥当。而

B 选项当中，抗凝利尿治疗，属于常规治疗方案。但不必限盐是错误的。理由是：肾综的饮食要求为显著水肿和严重高血压时应短期限制水钠摄入，病情缓解后不必继续限盐。而本例患者已经发生水肿，故必须限盐，否则会加重病情。

┌─────────────────────────────────┐
│ 扫描二维码查看本题考点   │
│ 更多讲解微视频——21 - 9 肾综   │
│ 的鉴别诊断与治疗。   │
└─────────────────────────────────┘

22.【答案】A（14）

【解析】急性肾小球肾炎严重循环充血的治疗：①矫正水钠潴留，恢复正常血容量，可使用呋塞米注射。②表现有肺水肿者，除一般对症治疗外可加用硝普钠，5 ~ 20mg 加入 5% 葡萄糖液 100ml 中，以 $1\mu g/$（kg·min）速度静滴，用药时严密监测血压，随时调节药液滴速，每分钟不宜超过 $8\mu g/kg$，以防发生低血压。滴注时针筒、输液管等须用黑纸覆盖，以免药物遇光分解。③对难治病例可采用腹膜透析或血液滤过治疗。

【解题思路】本例患儿水肿，血尿，少尿，血压升高，尿常规：蛋白（++），RBC 70 ~ 80 个/HP，WBC 40 ~ 50 个/HP，可诊断为急性肾小球肾炎。此外，烦躁，颜面，双下肢明显水肿，双肺底可闻及少量湿啰音，肝大存在循环充血（已发展为右心衰指征），应首选呋塞米利尿治疗。

23.【答案】C（14）

24.【答案】D（14）

【解析】我国儿科将原发性肾病综合征分为单纯性和肾炎性肾病两型。单纯性肾病的临床表现是具备大量蛋白尿、低白蛋白血症、高脂血症、水肿四大特点，以大量蛋白尿和低白蛋白血症为必要条件。肾炎性肾病可出现肉眼血尿和不同程度高血压，病程多迁延反复。本题中该患儿血压 135/95mmHg，故应诊断为肾炎型肾病综合征。患者突然出现肉眼血尿伴腰部疼痛，考虑较常见的肾病综合征并发症肾静脉血栓。

25.【答案】A（13）

【解析】肾脏是一个重要的内分泌器官，它可以产生肾素、前列腺素、促红细胞生成素、1, 25 -（OH)$_2$ D$_3$、激肽释放酶、利钠激素等，对血压、水电解质平衡、红细胞生成和钙磷代谢起重要作用。新生儿血浆血管紧张素和醛固酮均高于成人，前列腺素合成速率较低。促红细胞生成素在胎儿期合成较多，生后随血氧分压的增高而合成减少。

26.【答案】E（13）

【解析】肾病综合征的并发症包括：①感染；②电解质紊乱；③血栓形成；④急性肾衰竭；⑤肾上腺危象。本例患儿在已经确诊肾病综合征的前提下出现腰痛、尿呈洗肉水样（血尿），故最可能的并发症为血栓形成。其机制是 NS 高凝状态易致各种动、静脉血栓形成，以肾静脉血栓形成常见，表现为突发腰痛、出现血尿或血尿加重，少尿甚至发生肾衰竭。

27.【答案】D（13）

【解析】本例患儿颜面及四肢凹陷性水肿、大量蛋白尿和白蛋白小于 30g/L，即可诊断为肾病综合征。RBC < 10 个/HP，进一步可确定为单纯型肾病综合征。2 岁小儿收缩压为 84mmHg，本例为正常范围，故排除 B。急进性肾小球肾炎以少尿无尿、新月体形成为主要表现，IgA 肾病以血尿为主要表现，均与本例不符。

28.【答案】A（13）

【解析】泼尼松诱导肾病缓解的首选治疗。治疗方案包括短程疗法和中、长程疗法。①泼尼松短程疗法：泼尼松 2mg/（kg·d），共 4 周；4 周后改为 1.5mg/kg，隔日晨顿服，共 4 周；全疗程共 8 周，骤然停药。短疗程病例易复发，适用于初治病例，国内少用。②泼尼松中、长程疗法：适用于初治及复治病例，国内提倡本方案。前 4 周与短程疗法相同。若开始治疗 4 周内蛋白尿转阴，则自尿蛋白转阴后至少巩固 2 周方开始减量，按上述剂量改成隔日晨顿服，继续用 4 周，以后每 2 ~ 4 周减量 1 次，直至停药；若开始治疗 4 周后蛋白尿未转阴，则继续足量用至尿蛋白转阴后巩固 2 周，一般不超过 8 周，以后按上述剂量改成隔日晨顿服，继续用 4 周，以后每 2 ~ 4 周减量 1 次，直至停药。总疗程达到 6 个月为中程疗法；达到 9 个月为长程疗法。

第五节　发热、惊厥：概述、小儿神经系统发育特点 、热性惊厥、中毒型细菌性痢疾、化脓性脑膜炎、结核性脑膜炎

1.【答案】B（20）

【解析】患儿有感染中毒症状，脑膜刺激征阳性，白细胞升高，且以中性粒细胞为主，符合化脓性脑膜炎。本病若在治疗中体温不退或热退数日后又复升；或好转后又复出现惊厥、呕吐、意识障碍、前囟饱满者；提示合并硬脑膜下积液。

2.【答案】A（19）

【解析】化脓性脑膜炎特征为：急性发热、反复惊厥、意识障碍、颅内压增高和脑膜刺激征阳性以及脑脊液化脓性改变。但年龄小于 3 个月的幼儿或新生儿化脑缺乏典型症状和体征。主要表现为隐匿起病；体温可

高、可低，或不发热；由于前囟尚未闭合，颅缝可以裂开，颅内压增高不明显；惊厥不典型；脑膜刺激征不明显。

3.【答案】 E （19）

【解析】 新生儿，高热，前囟饱满，脐部可见脓性分泌物，考虑新生儿败血症并发化脓性脑膜炎。对所有疑似化脑的病例均应做血培养，以帮助寻找致病菌，对明确诊断很重要，可以明确病原菌，但阴性结果不能除外诊断。脑脊液检查是确诊化脓性脑膜炎的重要依据。典型病例表现为压力增高，外观混浊似米汤样。白细胞总数显著增多。

血清降钙素原，是鉴别无菌性和细菌性脑膜炎的特异性和敏感的指标之一。血电解质可以反映病情严重程度及变化。

4.【答案】 B （19）

【解析】 患儿化脓性脑膜炎治疗后再次出现一系列症状首先考虑化脑的并发症和后遗症。化脑常见并发症和后遗症有：①硬脑膜下积液，临床特点为：化脑有效治疗48～72小时后脑脊液好转，但体温不退或下降后再升；或一般症状好转后又出现意识障碍、惊厥；病程中出现进行性前囟饱满或前囟隆起，骨缝分离，头围增大或颅内压增高等症状。硬脑膜下积液不会使脑室扩大。②脑室管膜炎，表现为患儿在有效抗生素治疗下发热不退，频繁惊厥，甚至呼吸衰竭，意识障碍不改善，进行性加重的颈项强直甚至角弓反张，无法正常抽取脑脊液，CT可见脑室管膜强化或脑室扩大。头皮静脉一般无变化。③脑囊肿，CT可见低密度灶，增强扫描灶周边强化，为脑室内局部扩大。④抗利尿激素异常分泌综合征，表现为低钠血症和血浆低渗透压，可出现低钠性惊厥、水肿、全身软弱无力、四肢肌张力减低、少尿等。不仅仅局限在头颅。⑤脑积水，患儿表现为烦躁不安、嗜睡、惊厥发作，头颅进行性增大，颅缝分离，前囟扩大饱满，头皮静脉扩张，CT显示脑室系统扩大。结合本患儿临床表现及CT检查，最可能的诊断为脑积水。

5.【答案】 C （19）

【解析】 患儿发热后出现惊厥，首先考虑的诊断为热性惊厥，本次热程中发作一次，发作后清醒，精神良好。本例患儿神经系统检查双侧巴氏征（+），似乎应考虑复杂型热性惊厥。但2岁以下小儿 Babinski（巴氏）征阳性属生理现象。加上本例患者症状发作未有持续性，发作时间短。故不考虑复杂发作。本题目涉及考点内容变动较大。单纯性与复杂性热性惊厥鉴别如下表：

鉴别要点	单纯型热性惊厥	复杂型热性惊厥
发作形式	全面性发作	局灶型或不对称性
持续时间	短暂发作，＜15分钟	长时间发作，≥15分钟
发作次数	一次热程中仅有1次发作	24小时内反复多次发作
持续状态	少有	较常见
神经系统异常	阴性	可阳性

6.【答案】 C （18）

【解析】 该患儿有发热，头痛，皮肤瘀点瘀斑，血压测不出，有休克及昏迷症状，急需各种对症处理，但其右侧瞳孔散大，对光反射消失，提示脑水肿导致脑疝。腰穿是禁忌，除此之外，其他选项均为对症处理，甘露醇可降颅内压，瘀点涂片检菌可分离出病原菌，急查 DIC 指标可判断休克程度。综合考虑，该患儿最可能诊断为流行性脑脊髓膜炎。

7.【答案】 E （18）

【解析】 患儿5个月，高热，突发惊厥，意识障碍，持续时间短，查体无异常；低钙惊厥和癫痫一般无发热；中毒性脑病通常有神经系统异常，化脓性脑膜炎会有颅内压增高等症状，排除其他选项，综合考虑，选热性惊厥较为妥当。

8.【答案】 B （18）

【解析】 该患儿有头痛、呕吐等颅内高压症状，病理反射及脑膜刺激征阳性，脑脊液检查白细胞增高，以淋巴为主，糖和氯都降低，蛋白增高，符合结核性脑膜炎的诊断，最适应用抗结核药物治疗。

9.【答案】 B （18）

【解析】 1岁幼儿，急性起病，发热，抽搐，有呕吐等颅内压增高表现，查体脑膜刺激征和病理反射阳性，提示有颅内感染可能。中毒型细菌性痢疾通常起病急骤，突然高热、反复惊厥，嗜睡、迅速发生休克、昏迷，与本例不符，可排除；手足搐搦症和热性惊厥通常不出现病理反射，可排除；脑发育不全无呕吐，抽搐，常伴智力低下，可排除。

10.【答案】 C （18）

【解析】 为了确诊是否有颅内感染，首先最应该进行腰椎穿刺检查脑脊液。B选项可鉴别手足搐搦症，D选项可鉴别中毒型细菌性痢疾。

11.【答案】 B （18）

【解析】 综合上述分析，本例最可能为化脓性脑膜炎患儿，假设经治疗好转后又出现高热及呕吐等颅内压增高症状，最可能是并发硬膜下积液，确诊有赖于硬膜下穿刺放出积液，同时也能达到治疗的目的；脑脓肿一般发生于脑外伤及术后；脑积水典型症状为头痛、呕吐、视力模糊，视神经乳头水肿，偶伴复视，眩晕及癫痛发作，与本例不符，可排除；脑室管膜炎主要发生在治疗被延误的婴儿；院内上呼吸道感染并不会出现呕吐惊厥等症状，可排除。

12.【答案】B（17）

【解析】小儿典型热性惊厥呈全身性－阵挛性发作。一次热程中仅有一次发作，持续时间小于 15 分钟，可伴有发作后短暂嗜睡。发作后一切恢复如常，不留任何神经系统体征。

13.【答案】B（17）

【解析】脑型（脑微循环障碍）表现为反复惊厥、意识障碍。意识障碍包括：烦躁、谵妄、昏睡、昏迷。颅内压增高，甚至脑疝形成。故治疗应首先使用脱水药物降低颅内压，首选 20% 甘露醇，或与利尿剂交替使用，严重病例可短期加用地塞米松静脉推注。在充分扩容的基础上应用血管活性药物可改善微循环，常用的药物有东莨菪碱、酚妥拉明、多巴胺和阿拉明等；为了迅速控制感染，应选用强有力的广谱抗菌药物。

14.【答案】B（17）

【解析】由于新生儿及幼婴（小于 3 个月）大脑发育未完善，其前囟尚未闭合，颅缝可以裂开，化脓性脑膜炎颅内压增高症状出现晚，少有脑膜刺激征，极易误诊。本例患儿符合这一特点：高热、惊厥、双眼凝视，前囟隆起，脑膜刺激征阴性。热性惊厥多见于 6 个月到

5 岁的小儿。结核性脑膜炎可有发热、惊厥等征象，但往往为低热。中毒性脑病多在肺炎的基础上发生。病毒性脑炎时，外周血白细胞计数正常或降低或轻度升高，淋巴细胞比例上升，常有异型淋巴细胞。也与本例患儿不符。

15.【答案】B（17）

【解析】本题发热、惊厥、脑膜刺激征阳性，诊断为脑膜炎不难，但最终确定为结核性脑膜炎的依据是右眼外展受限。因为结核性脑膜炎时，浆液纤维蛋白渗出物波及脑神经鞘，包围挤压颅神经引起颅神经损害，常见面神经、舌下神经、动眼神经和展神经等障碍。其他脑膜炎无此特点。PPD 试验（－）不能排除诊断，因为有假阴性结果可能。

16.【答案】B（17）

【解析】各型脑膜炎的诊断最可靠的依据是脑脊液检查。脑脊液中找到抗酸杆菌是诊断结核性脑膜炎最可靠的依据。

17.【答案】D（17）

【解析】结脑早期神经改变为性格和精神状态改变，中期为意识模糊逐渐进入昏迷，晚期为神志由半昏迷进入昏迷。

18.【答案】C（16）

【解析】单纯性与复杂性热性惊厥鉴别要点见下表。

鉴别项目	单纯性热性惊厥	复杂性热性惊厥
发病率	70%	30%
发作形式	全面性发病	局限性或不对称
持续时间	短暂发作，大多数 <15 分钟	长时间发作，≥15 分钟
发作次数	一次热程中仅有 1 次发作	24 小时内反复发作
神经系统异常	阴性	可阳性
惊厥持续状态	少有	较常见

19.【答案】C（16）

【解析】患儿诊断"化脓性脑膜炎"后，治疗中体温不退或热退数日后又复升，前囟饱满，并根据脑脊液检查结果，可诊断为化脓性脑膜炎并发硬脑膜下积液。

20.【答案】A（16）

【解析】根据患儿高热 40℃、抽搐 1 次、呕吐、血压下降、面色苍白、四肢湿冷、呼吸急促等休克临床症状可诊断为中毒性细菌性痢疾。高热和抽搐 1 次，似乎符合高热惊厥（D），但不会出现休克症状，故不选。脓毒症多为外科感染或者重症肺炎后发生，故不选。脑膜刺激征阴性不符合化脓性脑膜炎（C）。

21.【答案】A（16）

【解析】痢疾杆菌裂解后释放出大量内毒素进入血循环，其机制为内毒素直接作用或通过刺激网状内皮系统，使组氨酸脱羧酶活性增加，或通过溶酶体释放，导致大量血管扩张物质释放，使血浆外渗，血液浓缩；还可使血小板聚集，释放血小板因子Ⅲ，促进血管内凝血，加重微循环障碍，全身微循环障碍而出现休克。小儿神经系统发育不健全为热性惊厥的机制。

22.【答案】D（16）

【解析】怀疑中毒性痢疾，应做大便常规检查，可出现脓血黏液便，镜检有成堆脓细胞、红细胞和吞噬细胞。对疑似病例，同时也可用冷盐水灌肠，取便化验，分离出志贺菌属痢疾杆菌。

23.【答案】E（16）

24.【答案】D（16）

25.【答案】C（16）

【解析】结核性脑膜炎时，浆液纤维蛋白渗出物波及脑神经鞘，包围挤压颅神经引起颅神经损害，常见面神经、舌下神经、动眼神经和展神经等障碍。

26.【答案】D（15）

【解析】本题答案选D，有争议。因为患者大便常规病初时可正常，以后才出现脓血黏液便，镜检有成堆脓细胞、红细胞和吞噬细胞。故诊断本病时，大便常规检查结果阴性，并不能排除本病。对疑似病例应行大便培养，用冷盐水灌肠，取便化验，可分离出志贺菌属痢疾杆菌。故答案选D。需要注意的是，很多考生认为毒痢患者脑膜刺激征均应为阴性。但是，毒痢包括四型：休克型、脑型、肺型和混合型。其中脑型（脑微循环障碍）即呼吸衰竭型，表现为血压偏高，反复呕吐，剧烈头痛，病理反射亢进，还可能出现脑膜刺激征阳性表现。故不能认为毒痢不会出现脑膜刺激征阳性。故答案E也不能排除。

【特别说明】2014年实践技能就考到类似的病例分析题。详情请参见《临床执业/助理医师实践技能考试辅导讲义》，题中毒痢出现了典型的脑膜刺激征表现。

27.【答案】A（15）

【解析】发热伴惊厥、呕吐，白细胞增高，应高度怀疑化脓性脑膜炎，故检查患儿时应特别注意有无脑膜刺激征。但1岁内小儿神经系统发育未完善，脑膜刺激征不明显（排除B、D、E），往往表现为前囟隆起。Babinski征（＋）为神经系统病理束征。

28.【答案】A（14）

【解析】休克型中毒型细菌性痢疾本身就已经伴有脱水，故在抢救时不应脱水。脑型则应降颅压，脱水。

29.【答案】E（14）

【解析】结核性脑膜炎临床表现各期特点见下表。

结核性脑膜炎临床表现各期特点

	早期（前驱期）	中期（脑膜刺激期）	晚期（昏迷期）
病程	1~2周	1~2周	1~3周
神经改变	主要表现为小儿性格和精神状态改变	从意识模糊逐渐进入昏迷	神志由半昏迷进入昏迷
颅内压	已增高	增高明显	更明显
脑膜刺激征	不明显	明显	明显
惊厥	无头痛	有	频繁
面神经症	无	有	有
预后	良好	多数可恢复	差，多死亡

30.【答案】D（14）

扫描二维码查看本题考点更多讲解微视频——21-11化脑与败血症鉴别。

31.【答案】C（13）

【解析】重症肺炎除呼吸系统症状外，缺氧、二氧化碳潴留及病原体毒素作用可引起脑水肿，出现嗜睡、烦躁不安，或两者交替出现。重症者可出现抽搐、昏迷等中毒性脑病的表现。其他四项均为无热惊厥。

32.【答案】A（13）

【解析】中毒型细菌性痢疾起病急骤，突发高热、病情严重，迅速恶化并出现惊厥、昏迷和休克。多见于2~7岁儿童，临床上按主要表现分为三型：①休克型（皮肤、内脏微循环障碍）：主要表现为感染性休克。面色苍白，皮肤发花、发绀，四肢发凉，心音低弱，血压下降，心动过速，重者有吐咖啡样物或其他出血现象；②脑型（脑微循环障碍）：即呼吸衰竭型：表现为血压偏高，反复呕吐，剧烈头痛，病理反射亢进，继之呼吸节律不齐，深浅不匀、暂停、双吸气、叹息样呼吸、下颌运动等，瞳孔忽大忽小，两侧大小不等，对光反应迟钝或消失；③肺型（肺微循环障碍）：又称呼吸窘迫综合征，病死率高。本例患儿出现血压下降、四肢发凉等休克征象，属于休克型。热性惊厥无血压降低表现；急性风湿热无血压降低和惊厥表现。结核性脑膜炎无高热表现；流行性脑脊髓膜炎好发于冬春季节，故均不选。

第六节　呼吸困难：小儿循环系统解剖生理特点、先天性心脏病概论、房间隔缺损、室间隔缺损、动脉导管未闭、法洛四联症

1.【答案】D（20）

【解析】（2）房间隔缺损时，出现左向右分流，引起右心室排血量增多，造成右心室流出道（肺动脉瓣）相对狭窄所致。因此大多数房缺病例胸骨左缘第2~3肋间可闻及2~3级收缩期杂音。

2.【答案】B（20）

【解析】法洛四联症：最常见的并发症为脑血栓（系红细胞增多，血黏稠度增高，血流滞缓所致）、脑脓肿（细菌性血栓）及亚急性细菌性心内膜炎。阵发性的呼吸困难或晕厥表现为：婴幼儿期易发生缺氧症状，常在用力吃奶或剧哭时出现阵发性的呼吸困难。由于在肺动脉漏斗部狭窄的基础上，突然发生该肌部痉挛，引起一时性肺动脉梗阻，使脑缺氧加重，发生昏厥、抽搐。年长儿常诉头痛、头昏。

3.【答案】A（20）

4.【答案】A（20）

【解析】应用颐恒老师课堂上讲解的先心病口诀可快速得出答案"2、3是房缺"。临床部分房缺患者右心房、右心室肥大。原发性未闭者常有电轴左偏及左心室肥大。但房缺最典型的心电图改变是电轴右偏和不完全性右束支传导阻滞。

5.【答案】B（19）

6.【答案】C（19）

【解析】3岁女孩，胸骨左缘第3~4肋间闻及4/6级全收缩期杂音，传导广泛，伴震颤，P₂亢进，考虑先心病室间隔缺损。左心室的血流经过缺损的室间隔进入右心室，导致肺动脉压增高（B错），进而出现肺循环血量增加（C）。属于左向右分流型先心病（D错）。左心室的血流经过缺损的室间隔进入右心室，导致体循环血量减少（E错）。

7.【答案】D（19）

8.【答案】C（19）

9.【答案】B（19）

【解析】（1）患儿在左缘第2肋间闻及2/6级喷射性收缩期杂音，第二心音固定分裂，考虑房间隔缺损。室间隔缺损杂音发生在胸骨左缘第3~4肋间，可以听到响亮粗糙的全收缩期杂音，可出现P₂增强，但不会发生固定分裂。动脉导管未闭的杂音也发生于胸骨左缘第2肋间，但为粗糙响亮的连续性机器样杂音，占整个收缩期与舒张期。法洛四联症杂音在胸骨左缘第2~4

肋间可闻及，呈喷射性2~3级收缩期喷射性杂音。

（2）房间隔缺损时，由于右心室增大，大量的血流通过正常肺动脉瓣时（形成相对狭窄）在左第2肋间近胸骨旁可闻及2~3级喷射性收缩期杂音。呈喷射性，多较柔和，一般不伴有震颤。不选D（血流通过缺损处）的原因是，房间隔的结构特点（门帘结构），闭合不严造成，并非真正的缺损。故并非一个可以形成杂音的异常通道。

（3）房间隔缺损时，左心房的血流进入右心房，导致右心房、右心室血流增大，进而导致右心房、右心室增大。

10.【答案】B（16、18）

【解析】根据患者体征，胸骨左缘第4肋间听到4/6级响亮粗糙的全收缩期杂音，肺动脉瓣第二音稍增强，可诊断为室间隔缺损；胸骨左缘第2肋间可闻及粗糙响亮的连续机器样杂音，提示动脉导管未闭。房间隔缺损为胸骨左缘第2~3肋间有收缩期杂音。法洛四联症时青紫为最早也是最主要的表现。

【颐恒课堂记忆口诀】2，3是房缺；3，4是室缺；机器是未闭；法洛2~4。如果不记得口诀，还可以通过划郭老师的神龟图来推算。

11.【答案】E（18）

【解析】该患儿出现的青紫，蹲踞，杵状指（趾）及阵发性缺氧发作等为典型法洛四联症表现，它是由肺动脉狭窄、室间隔缺损、主动脉骑跨、右心室肥厚四种畸形组成。

12.【答案】D（18）

【解析】法洛四联症最典型的心电图改变为电轴右偏，右心室肥大。

13.【答案】A（18）

【解析】患儿晕厥的原因是由于在肺动脉漏斗部狭窄的基础上突然发生该处肌部痉挛，引起一时性肺动脉梗阻，使得脑缺氧加重，发生晕厥。

14.【答案】E（18）

【解析】该患儿已出现晕厥状况，情况危急，口服普萘洛尔起效慢。

15.【答案】A（17）

【解析】本题难度较大，需要扎实的病理生理基础和心脏血流动力学知识才能掌握。大型室间隔缺损，心影中度以上增大，呈二尖瓣型心，左、右室增大，以右室增大为主，肺动脉段突出明显，右心室及肺动脉有不同程度压力增高，肺血管影增粗、搏动强烈，肺野明显充血。晚期则发生右向左分流，出现青紫，形成永久性肺动脉高压时，患儿呈现持续青紫，即称艾森曼格综合征。心导管检查可见动脉血氧饱和度降低，肺动脉阻力

显著增高，呈现梗阻型肺动脉高压。

16.【答案】D（17）

【解析】法洛四联症由以下4种畸形组成：①肺动脉狭窄；②室间隔缺损；③主动脉骑跨；④右心室肥大。以上四种畸形中以肺动脉狭窄最重要，是决定患儿病生理改变及临床严重程度的主要因素。

17.【答案】B（17）

【解析】左向分流型先天性心脏病随着右心血流量增大，出现显著肺动脉高压时，右心室增大。包括房缺、室缺和动脉导管未闭结果相同。

18.【答案】C（17）

【解析】动脉导管未闭 X 线检查：心影正常或左心房、左心室增大，肺动脉段突出，肺野充血，肺门血管影增粗，搏动增强，可有肺门"舞蹈"。有肺动脉高压时，右室亦增大。主动脉弓增大（主动脉影增宽）（与室间隔缺损和房间隔缺损不同，有鉴别意义）。室间隔缺 X 线检查：小型缺损时，心肺无明显改变，肺野轻度充血。中型缺损时心外形中度以上增大，左、右心室增大，以左室增大为主，主动脉弓影较小，主动脉结影缩小，肺动脉段扩张，肺野充血。可有肺门"舞蹈"。大型缺损时，心影中度以上增大，呈二尖瓣型心，左、右室增大，以右室增大为主，肺动脉段突出明显，肺血管影增粗、搏动强烈，肺野明显充血。房间隔缺 X 线检查：心脏外形轻至中度扩大，以右心房、右心室扩大为主，心胸比 > 0.5。肺动脉段明显突出，肺血管影增粗，肺叶充血明显。可有肺门"舞蹈"征；主动脉影缩小。法洛四联症 X 线检查：心影正常或稍大，上纵隔增宽，心尖圆钝上翘，肺动脉段凹陷，构成"靴形"心影，肺门血管影减少，肺野清晰，如侧支循环丰富者两肺呈网状肺纹理。

19.【答案】E（16）

【解析】本题答案有争议。右室增大似乎有道理，但左室增大也不好排除。

20.【答案】B（16）

【解析】法洛四联症的四种畸形中以肺动脉狭窄最重要，导致肺动脉血流减少，从而出现肺动脉段凹陷，肺门血管影缩小。由于肺血管血流减少，肺野透亮度增加。

【提示】本题似乎选对答案不难，但掌握其发生机制，却不是每位考生都一清二楚的。

21.【答案】E（15）

【解析】蹲踞现象见于法洛四联症。因为患儿下蹲时下肢屈曲，使静脉回心血量减少，减轻心脏的负担，同时因下肢动脉受压，体循环阻力增加，使右向左分流减少，使缺氧症状暂时性缓解。而 A、B、C、D 四项都

是由于左向右分流，肺动脉血流增大所致。

扫描二维码查看本题考点更多讲解微视频。——21 - 7 先心病真的很难吗？乌龟图的故事！

22.【答案】D（15）

【解析】法洛四联症婴幼儿期易发生阵发性的呼吸困难或晕厥，常在用力吃奶或剧哭时出现阵发性的呼吸困难。由于在肺动脉漏斗部狭窄的基础上，突然发生该肌部痉挛，引起一时性肺动脉梗阻，使脑缺氧加重，发生昏厥、抽搐。脑血栓（系红细胞增多，血黏稠度增高，血流滞缓所致）、脑脓肿（细菌性血栓）为法洛四联症最常见的并发症。

23.【答案】C（15）

【解析】本例患儿胸骨左缘第3~4肋间闻及器质性杂音，左、右心室均大，以左心室为著，肺动脉段突出，主动脉结偏小，为典型室间隔缺损的特点。本例患儿无动脉导管未闭的表现：胸骨左缘第2肋间闻及器质性杂音，并且主动脉结可能正常也可能扩大，这也是区别于室缺的差异。房间隔缺损是在胸骨左缘第2~3肋间闻及器质性杂音，右房、右心室均大，肺动脉段突出，主动脉结缩小。

24.【答案】A（15）

【解析】胸骨左缘上方闻及粗糙响亮的收缩期杂音，并发肺炎，考虑先天性心脏病，毛细血管搏动征为动脉导管未闭的独有表现，其发生原因是舒张期主动脉血反流进入肺动脉。而其他选项均不会发生毛细血管搏动征。

25.【答案】D（15）

【解析】舒张期主动脉血反流进入肺动脉后，主动脉部分血液分流，血液对血管壁压力降低。

26.【答案】C（15）

【解析】支气管肺炎、感染性动脉炎、充血性心力衰竭、心内膜炎等是动脉导管未闭最常见的并发症。

27.【答案】E（14）

扫描二维码查看本题考点更多讲解微视频——21 - 10 房缺杂音产生机制。

28.【答案】C（14）

【解析】四种先心病鉴别见下表。

四种先心病鉴别

		房缺	室缺	动脉导管未闭	法洛四联症
分类		左向右分流			右向左分流
症状		发育落后、乏力、活动后心悸气短、咳嗽，可青紫	同房缺	同房缺	发育落后、乏力、青紫、喜蹲踞
心脏体征	杂音部位	2、3肋间	3、4肋间	2肋间	2~4肋间
	杂音性质	收缩期吹风样杂音	粗糙全收缩期杂音	连续机械样杂音	喷射样收缩期杂音
	P_2	亢进，固定分裂	亢进	亢进	减低
	震颤	无	有	有	可有
X线检查	房室增大	右房右室大	左右室大，左房可大	左房左室大	右室大，心尖上翘，靴形心
	肺动脉段	凸出	凸出	凸出	凹陷
	肺野	充血	充血	充血	清晰
	肺门舞蹈	有	有	有	无

【解题思路】本例患儿活动后气促、口唇青紫，于胸骨左缘第3肋间闻及3/6级喷射性收缩期杂音，胸部X线片示心影稍增大，心尖圆钝上翘，肺动脉段凹陷，符合法洛四联症的诊断。

29.【答案】A（14）

30.【答案】D（14）

31.【答案】E（14）

【解析】房间隔缺损的心电图表现为：典型表现为电轴右偏和不完全右束支传导阻滞，部分病人右心房、右心室肥大。原发孔未闭者，常有电轴左偏及左室肥大。

32.【答案】E（13）

【解析】心导管检查发现肺动脉血氧含量高于右心室提示有血液分流，说明肺动脉中掺杂了主动脉的血液，此时唯一的可能只有当动脉导管未闭将主动脉内的动脉血分流到了肺动脉内。

【解题思路】乌龟图一画即一目了然。

33.【答案】E（13）

【解析】对于症状明显动脉导管未闭的患儿，需预防心力衰竭，于生后1周内使用吲哚美辛治疗，但仍有10%患者需要手术。

34.【答案】D（13）

【解析】大型缺损出现体循环供血不足的表现，如生长发育落后、呼吸急促，多汗，吃奶费劲要间歇，消瘦、苍白、乏力，易患呼吸道感染甚至心力衰竭。有时出现声音嘶哑（系扩张的肺动脉压迫喉返神经），当剧烈哭吵、咳嗽或肺炎时，可出现暂时性青紫。缺损很大且伴有明显肺动脉高压者，右心室压力亦显著升高，此时左向右分流减少，甚至出现右向左分流，而出现青紫。形成永久性肺动脉高压时，患儿呈现持续青紫，即称艾森曼格综合征。动脉导管未闭出现艾森曼格综合征为差异性青紫（下半身青紫，左上肢有轻度青紫，右上肢正常）。

35.【答案】C（13）

【解析】小型室间隔缺损可无明显症状，生长发育不受影响，仅体检时发现胸骨左缘第3~4肋间听到响亮粗糙的全收缩期杂音，肺动脉瓣第二音稍增强（即所谓Roger病）。其他均有可能出现右心室肥大。

36.【答案】D（13）

37.【答案】B（13）

【解析】小儿卵圆孔解剖上关闭时间是生后5~7个月，小儿动脉导管80%在生后3个月达到解剖性关闭。

第七节 发热、咳嗽、咳痰：急性上呼吸道感染、支气管哮喘、肺炎、肺结核

1.【答案】E（15、21）

【解析】肺表面活性物质由Ⅱ型肺泡上皮产生（B），在胎龄28周时初现，35周后开始迅速增加（A）。湿肺并非肺部感染引起，而是胎儿肺内充满液体，出生时经产道挤压，约1/3肺液由口鼻排出，其余2/3由肺间质内毛细血管和淋巴管吸收，若吸收延迟则导致该症状发生（C）。足月儿生后第1小时内呼吸率可达60~80次/分，1小时后呼吸率降至40~50次/分，以后维持在40次/分左右（D）。

早产儿因呼吸中枢相对不成熟，呼吸常不规则，甚至有呼吸暂停。因此答案选E。

2.【答案】C（21）

【解析】本题最易混淆的是合胞病毒，同样是病毒感染的肺炎，同样白细胞计数大多正常，亦有发热合并心衰、呼衰，及肺部啰音。但腺病毒肺炎中毒症状重，热型多成稽留热或弛张热，多在高热3~7天后出现肺部啰音。衣原体肺炎多为无热性肺炎，本患儿高热应首先排除E。金黄色葡萄球菌感染白细胞明显增高，亦排除。

3. 【答案】B（21）

【解析】儿科肺炎鉴别见下表：

呼吸道合胞病毒	腺病毒	金葡菌	支原体	衣原体
<6个月 低中热 喘憋，三凹征	6个月~2岁 高热（稽留热或弛张热），中毒症状重，体征出现晚	高热，起病急，病情重，肺部体征出现早	咳嗽为突出症状，肺内体征不明显	无热性肺炎
X线小点片状、斑片阴影伴肺气肿	X线：大小不等片状影或融合成大病灶	X线小脓肿，肺大疱或胸腔积液	X线特点：薄、淡、云雾、均匀一致影	1. 沙眼衣原体：双侧间质性，双肺过度充气 2. 肺炎衣原体：多为单侧肺下叶浸润病灶

【考点速记】小荷包限大小，金葡有脓支雾薄。

4. 【答案】B（20）

疱疹性咽峡炎	柯萨奇A组病毒	夏季	1周	咽部2~4mm，大小疱疹，咽痛拒食等
咽-结合膜热	腺病毒3、7型	春夏	1~2周	发热，咽炎，结合膜炎，颈及耳后淋巴结增大

5. 【答案】E（19）

【解析】患儿发热、咳嗽、喘憋，呼吸增快，鼻翼翕动，三凹征阳性，双肺满布中小水泡音，首先应考虑的诊断为急性支气管肺炎。患儿心率加快P180次/分，R60次/分，精神烦躁，心律齐，心音低钝，肝脏肿大达肋下3.5cm，应考虑为重症肺炎合并心力衰竭。肺炎合并心力衰竭的表现为：①安静状态下呼吸突然加快>60次/分；②安静状态下心率突然加快>180次/分；③突然极度烦躁不安，明显发绀，面色苍白；④心音低钝，奔马律，颈静脉怒张；⑤肝脏迅速增大；⑥少尿或无尿，眼睑或双下肢水肿。支气管肺炎合并中毒性脑病表现为眼球上蹿，前囟隆起，昏睡，昏迷呼吸节律不整，脑膜刺激征阳性等表现。

6. 【答案】C（19）

7. 【答案】D（19）

8. 【答案】B（19）

【解析】扁桃体存在于咽部，分为咽扁桃体及腭扁桃体，咽扁桃体又叫腺样体，位于鼻咽顶部与后壁交界处，小儿咽部狭窄而垂直，腺样体肥大时引起鼻堵、张口呼吸的症状，尤以夜间加重，出现睡眠打鼾、睡眠不安，患儿常不时翻身，仰卧位更明显，严重时可出现阻塞性睡眠呼吸暂停综合征。当患儿发生呼吸道感染时，由于炎症下行，分泌物刺激呼吸道黏膜，常引起咽喉、气管及支气管炎，故患儿可出现咽部不适，声音改变、咳嗽、吐痰、气喘、低热等症状。

9. 【答案】A（18）

【解析】该患儿的二级亲属外祖父有哮喘史，本人查体呼吸急促，可见轻度三凹征，双肺满布哮鸣音，为咳嗽变异型哮喘急性发作期中度，吸入性速效β₂受体激动剂是缓解哮喘急性症状的首选药物，所以答案选A。

10. 【答案】E（18）

【解析】患儿以急性起病，高热，咽部充血，咽峡部黏膜小疱疹和浅表小溃疡为主要表现，符合疱疹性咽峡炎的诊断；咽结合膜热典型特征为发热、咽炎、结膜炎，可排除；疱疹性口腔炎常常累及齿龈和颊黏膜；化脓性扁桃体炎扁桃体明显肿大，可排除；流行性感冒一般不伴疱疹及溃疡。

11. 【答案】C（17）

【解析】结核菌素试验可测定受试者是否感染结核菌。小儿受结核感染4~8周后，做结核菌素试验即呈阳性反应。常用结核菌纯蛋白衍生物（PPD）。48~72小时观测结果，以局部硬结的毫米数表示，先写横径，后写纵径，取两者的平均直径判断反应强度。

12. 【答案】C（17）

【解析】咳嗽变异性哮喘的诊断标准为：①咳嗽持续>4周，常在夜间和/或清晨发作或加剧，以干咳为主；②临床上无感染征象，或经较长时间抗生素治疗无效；③抗哮喘药物诊断治疗有效；④排除其他原因引起的咳嗽；⑤支气管激发试验阳性和/或 PEF 每日变异率（连续监测 1～2 周）≥20%；⑥个人或一级、二级亲属有特应性疾病史，或变应原测试阳性。本例患儿符合①②⑥条。喘息性支气管炎进一步发展即为支气管哮喘，本病发病年龄较小，多见于 1～3 岁小儿。常继发于上呼吸道感染。多数低到中度发热。呼气时间延长、伴有哮鸣音及粗湿啰音，喘息无明显发作性。与本例不符。支气管肺炎主要症状为发热、咳嗽、气促。本例无发热，排除。急性支气管炎通常有鼻塞、流清涕、咽痛和声音嘶哑等，本例患儿不符。支气管异物以吸气性呼吸困难为主。

13.【答案】A（17）

【解析】肺炎支原体肺炎重要诊断依据为肺部 X 线改变。其特点为：①可呈支气管肺炎的改变，常为单侧性，以右肺中下肺野多见；②也可为间质性肺炎的改变，两肺呈弥漫性网状结节样阴影；③也可为均匀一致的片状阴影，与大叶性肺炎改变相似；④也可有肺门阴影增浓和胸腔积液。本例患儿符合这一特点。金黄色葡萄球菌肺炎 X 线特点为肺浸润、多发生肺脓肿、肺大疱和脓胸、脓气胸等。腺病毒肺炎 X 线特点为大小不等的片状阴影或融合成大病灶，肺气肿多见。小儿原发型肺结核 X 线特点中，典型哑铃"双极影"者少见。

14.【答案】B（17）

15.【答案】D（17）

16.【答案】A（17）

> 扫描二维码查看本题考点更多讲解微视频——21 - 2 肺炎的鉴别。

17.【答案】E（16）

【解析】糖皮质激素是哮喘长期控制的首选药物，也是目前最有效的抗炎药物。在哮喘持续状态时，支气管扩张剂效果不佳，必须及时早期全身应用大剂量糖皮质激素。而急性期使用支气管扩张剂 β_2 受体拮抗剂。其他选项均不适宜。

18.【答案】A（16）

【解析】原发型肺结核是原发性结核病中最常见者，为结核菌初次侵入肺部后发生的原发感染，是小儿肺结核的主要类型，占儿童各型肺结核总数的 85.3%。原发型肺结核包括原发综合征和支气管淋巴结结核。

19.【答案】D（15、16）

【解析】本题难度较大。考后网上提供的答案多为 E。其原因是参考的教材版本不同所致。本例患儿未接种过卡介苗，有结核病接触史，胸部 X 线未见异常，

PPD 试验（+），为药物预防性治疗的指征，须预防性应用抗结核治疗。药物预防方法有 INH 每日 10mg/kg（300mg/d），疗程 6～9 个月；或者 INH 每日 100mg/kg（300mg/d）联合 RFP 每日 10mg/kg（300mg/d），疗程 3 个月。

【考点拓展】药物预防性治疗的指征主要包括：①与开放性结核病患者接触者，不论年龄大小，也不论结核菌素试验是阴性还是阳性；②未接种卡介苗，而新近出现结核菌素试验呈阳性反应的 3 岁以下婴幼儿；③未接种卡介苗，而结核菌素试验由阴性反应转为阳性的小儿；④近期患过百日咳或者麻疹等传染病的小儿，结核菌素试验阳性者；⑤需长期应用肾上腺皮质激素或者免疫抑制剂治疗的结核菌素试验阳性小儿。相关内容请参阅《临床执业医师综合笔试辅导讲义》"儿科学"部分。

20.【答案】D（16）

【解析】患儿 2 岁半时 PPD 试验硬结直径 6mm，最近 PPD 试验硬结直径为 18mm，符合在两年以内由阴性转为阳性反应，或反应强度从原来 <10mm 增至 >10mm，且增加的幅度 >6mm，表示新近有感染的诊断条件，须预防性抗结核治疗。

【提示】本题为新增考点的典型代表。PPD 试验阳性反应的临床意义的一共 5 条（参见《临床执业医师综合笔试辅导讲义》"儿科学"相关章节），其中第③条常考：3 岁以下，尤其是 1 岁以下小儿，阳性反应多表示体内有新的结核病灶，年龄愈小，活动性结核可能性愈大。而当前考试命题要求每年必须增加 20% 未曾出现过的考点，从而向考生传达一个信息：只凭历年考题来把握考点，过关的把握性还是不能确定的。故建议考生同步练习《强化训练 5400 题》。

21.【答案】B（16）

【解析】患者有发热、咳嗽、呼吸困难，肺部中小水泡音，血 WBC 22×10^9/L，N 0.90，L 0.10，胸部 X 线片示双肺斑片影，肺大疱，中毒症状严重，符合金黄色葡萄球菌肺炎。A、C、E 选项的 WBC 均正常，故不选。

22.【答案】E（16）

【解析】治疗好转后加重，出现鼻翼及三凹征，面色苍白，唇周发绀；右上肺叩诊呈鼓音，右下肺叩诊浊音，可考虑脓气胸。

23.【答案】E（16）

【解析】治疗好转后症状又加重，说明抗生素效果不佳，此时有效的治疗措施是胸腔闭式引流。改用其他抗生素无效。

【考点提示】并发脓胸、脓气胸的处理：及时进行穿刺引流。下列情况则考虑胸腔闭式引流：①年龄小，

中毒症状重；②脓液黏稠，经反复穿刺排脓不畅者；③发生张力性气胸。肺大疱可随炎症控制而消失，无须特殊处理。

24.【答案】 B（15）

【解析】 小儿受结核分枝杆菌感染 4~8 周后结核菌素试验即呈阳性反应。常用结核菌纯蛋白衍生物（PPD）。48~72 小时观测结果，以局部硬结的毫米数表示，先写横径，后写纵径，取两者的平均直径判断反应强度。

25.【答案】 D（15）

【解析】 1 岁小儿，未接种过卡介苗，与结核患者有密切接触后出现 PPD 试验（+），尽管只有一个 + 号，但是 1 岁以下小儿，阳性反应多表示体内有新的结核病灶，故应预防性抗结核治疗。已经有 PPD 阳性反应，再接种已经失去意义。继续观察，暂不处理，会延误病情。隔离观察也无治疗意义。

26.【答案】 C（15）

【解析】 患儿发热后出现咽部充血，咽峡及软腭部可见直径 2~3mm 的疱疹及溃疡，符合疱疹性咽峡炎的诊断。其病原体为柯萨奇病毒。腺病毒为咽-结合膜热的病原体。这两种病毒是两类特殊的上呼吸道感染的常见病毒。

27.【答案】 C（15）

【解析】 本例患儿咳喘后支气管舒张试验阳性，可诊断为哮喘。出现呼吸困难，大汗淋漓，不能平卧，面色青灰，三凹征，双肺呼吸音低，无哮鸣音，心音较低钝，这是哮喘危重状态的表现。治疗措施包括氧疗、补液、纠正酸中毒，必须及时早期全身应用较大剂量糖皮质激素。使用支气管扩张剂，镇静剂，水合氯醛灌肠，辅助机械通气（本例患儿符合其指征）。患儿口服糖皮质激素都无缓解，使用吸入型糖皮质激素更无意义，故不符合治疗要求。

28.【答案】 D（15）

【解析】 金黄色葡萄球菌肺炎中毒症状重，高热、咳嗽、呼吸困难，皮肤常见猩红热样或荨麻疹样皮疹。白细胞显著增高，本例患儿符合这些特点。其他 4 项病毒、支原体、衣原体感染，白细胞不会增高。

29.【答案】 B（15）

【解析】 金黄色葡萄球菌肺炎并发脓胸、脓气胸时呼吸困难加剧，并有相应体征，即三凹征、肺呼吸音减低等。呼吸未超过 60 次/分，心率未超过 160 次/分，律齐，无奔马律，说明没有发生心衰。中毒性脑病和化脓性脑膜炎应有颅压增高的征象，如脑膜刺激征等。

30.【答案】 B（15）

【解析】 葡萄球菌肺炎比较顽固，甲氧西林敏感者首选苯唑西林钠或氯唑西林钠，耐药者选用万古霉素或联用利福平。并发脓胸、脓气胸者，应及时进行穿刺引流。

31.【答案】 B（14）

【解析】 咳嗽变异性哮喘的特点：①咳嗽持续或反复发作 >1 个月，有效抗生素治疗无效；②气管扩张剂可缓解咳嗽发作（基本诊断条件）；③过敏史或过敏性家族史；④气道呈高反应性，支气管激发试验阳性；⑤除外其他引起慢性咳嗽的疾病。

【解题思路】 该患儿反复咳嗽 3 个月，抗生素治疗无效；既往有湿疹史，查体除了双肺呼吸音粗未见异常，昼轻夜重。符合咳嗽变异性哮喘的诊断。

32.【答案】 B（14）

扫描二维码查看本题考点更多讲解微视频——21-2 肺炎的鉴别。

33.【答案】 C（13）

【解析】 疱疹性咽峡炎病原体为柯萨奇 A 组病毒。好发于夏秋季。起病急骤，临床表现为高热、咽痛、流涎、厌食、呕吐等。

34.【答案】 B（13）

【解析】 小儿肺炎的病因分类包括：①病毒性肺炎；②细菌性肺炎；③支原体肺炎；④衣原体肺炎；⑤原虫性肺炎；⑥真菌性肺炎；⑦非感染病因引起的肺炎：如吸入性肺炎、坠积性肺炎、嗜酸性粒细胞性肺炎（过敏性肺炎）等。按照病理分类，即解剖部位分为：支气管肺炎、大叶性肺炎、间质性肺炎、毛细支气管炎等。其中以支气管肺炎最常见。

35.【答案】 B（13）

【解析】 发热伴头痛及肌肉酸痛，咽充血，扁桃体Ⅰ度肿大，同学中有数人发病（有传染性），故最可能的诊断为流行性感冒。川崎病需要发热超过 5 天才能诊断。咽充血、扁桃体度肿大等症状易与疱疹性咽峡炎、急性上呼吸道感染混淆，后两者无传染性。

36.【答案】 A（13）

【解析】 一般类型上感和两种特殊类型上感鉴别，见下表。

	病原体	好发季节	病程	主要表现
一般类型	呼吸道合胞病毒	全年	3~4 天	发热，鼻塞，流涕，喷嚏，咽痛，咳嗽等
疱疹性咽峡炎	柯萨奇 A 组病毒	夏季	1 周	咽部 2~4mm 大小疱疹，咽痛，拒食等
咽结合膜热	腺病毒	春夏	1~2 周	发热，咽炎，结合膜炎，颈及耳后淋巴结增大

37. 【答案】B（13）

38. 【答案】B（20）

第八节　发热、皮疹（常见发疹性疾病）：麻疹、风疹、幼儿急疹、水痘、猩红热、手足口病、传染性单核细胞增多症

1. 【答案】D（21）

【解析】猩红热临床特征有发热、咽炎、草莓舌、全身弥漫性红色皮疹、疹退后片状脱皮。皮疹特征为：最先产生于皮肤皱褶处，全身弥漫性充血、广泛密集小丘疹，疹间无正常皮肤，口周苍白圈，帕氏线。

2. 【答案】E（20）

【解析】热退疹出为幼儿急疹的典型特点。

3. 【答案】A（20）

【解析】热退后出疹子，典型的幼儿急疹。

4. 【答案】E（20）

【解析】猩红热，可以导致淋巴结肿大。传染性单核细胞增多症，白细胞不会增高，故答案选 E。

5. 【答案】C（19）

【解析】幼儿急疹特征性表现为热退疹出。水痘特征为皮肤、黏膜相继出现和同时存在瘙痒性斑疹、丘疹、水疱疹和结痂等各类皮疹，全身症状轻微。猩红热临床表现为发热、咽炎、草莓舌，全身弥漫性充发红，均匀广泛密集红色细小丘疹，疹退后片状脱皮无色素沉着。麻疹临床表现为发热、上呼吸道炎、结膜炎、口腔麻疹黏膜斑和全身斑丘疹、疹退后糠麸样脱屑并遗留棕褐色色素沉着。根据本题患者发热、咽红及皮疹表现，最可能的诊断为猩红热。

6. 【答案】A（19）

7. 【答案】A（19）

8. 【答案】B（19）

【解析】风疹隔离至出疹后 5~7 天。麻疹一般患者隔离至出疹后 5 天，合并肺炎者延长至出疹后 10 天。

9. 【答案】C（18）

【解析】水痘最常见的并发症为皮肤继发感染，如脓疱疮、丹毒、蜂窝织炎，甚至由此导致脓毒症等；水痘肺炎主要发生在免疫缺陷儿和新生儿中，其他儿童很少见；神经系统可见水痘后脑炎；其他少数可发生心肌炎。

10. 【答案】A（17）

【解析】患者在热退后出疹，为典型的幼儿急疹。风疹特点为耳后淋巴结肿痛。麻疹的临床特点为上呼吸道炎症、麻疹黏膜斑（Koplik 斑）及全身斑丘疹、疹退后糠麸样脱屑并留有棕褐色色素沉着。水痘特点为皮肤黏膜相继出现和同时存在瘙痒性斑疹、丘疹、水疱疹和结痂等各类皮疹，而全身症状轻微。

11. 【答案】A（16）

【解析】手足口病是一种儿童传染病，又名发疹性水疱性口腔炎，是由肠道病毒引起的传染病。引发手足口病的肠道病毒有 20 多种（型），其中以柯萨奇病毒 A 组 16 型（CoxA16）和肠道病毒 71 型（EV71）最为常见。小儿常见的发疹性疾病的致病菌总结如下。麻疹——麻疹病毒；风疹——风疹病毒；幼儿急疹——人疱疹病毒 6 型；水痘——水痘 - 带状疱疹病毒；猩红热——A 组 β 溶血性链球菌。

12. 【答案】D（16）

【解析】根据患儿症状，发热后出疹，从面部开始，枕后、耳后淋巴结肿大，可诊断为风疹。①幼儿急疹：热退后全身出疹，无色素沉着、无脱屑；②猩红热：广泛存在密集而均匀的红色细小丘疹，手足可呈大片状脱皮，少数患儿病后 1~5 周可发生急性肾小球肾炎或风湿热；③手足口病：口腔黏膜、手掌或脚掌出现分散状疱疹，米粒大小，疼痛明显，轻症患者表现不痛、不痒、不结痂、不留瘢痕（"四不特征"）；④麻疹：临床上以发热、上呼吸道炎症、麻疹黏膜斑（Koplik 斑）及全身斑丘疹、疹退后糠麸样脱屑并留有棕褐色色素沉着为特征。"疹出热盛"，疹间皮肤正常，不伴痒感。疹退后，皮肤留有糠麸状脱屑及棕色色素沉着。

13. 【答案】A（15）

【解析】发热 3~4 天后出疹，皮疹从耳后开始，易并发肺炎是麻疹的典型特点。各型发疹性疾病的典型特点总结：①幼儿急疹：热退后出疹。②风疹：耳后淋巴结肿痛。③猩红热：磨砂样密集疹。④麻疹：疹从耳后开始，疹出热甚。⑤水痘：丘疹、新旧水疱和结痂同时存在。川崎病至少发热 5 天以上才能诊断。咽结合膜热表现为发热、咽炎、结合膜炎、颈及耳后淋巴结增大。

14. 【答案】A（15）

15. 【答案】E（15）

16.【答案】C（14）

【解析】麻疹恢复期：疹退后，皮肤留有糠麸状脱屑及棕色色素沉着；幼儿急疹恢复期：无色素沉着、无脱屑；风疹恢复期：出疹后脱皮极少。水痘恢复期：可见皮痂。

17.【答案】D（14）

【解析】麻疹出疹期：多在发热后 3~4 天后出现皮疹。体温可突然升高 40~40.5℃。出疹顺序：耳后→发际→额面→颈部→躯干→四肢（包括手足心）。为充血性斑丘疹，疹间皮肤正常。病情严重者皮疹常融合，皮肤水肿，面部水肿变形。皮疹发作时发热、全身不适及各种炎性症状也达极点。

第九节　发热、多系统症状（免疫与风湿性疾病）：风湿热、川崎病

1.【答案】E（13、20、21）

【解析】川崎病急性期应用丙种球蛋白可预防冠状动脉病变，故提倡发病早期给予应用，同时应用阿司匹林。糖皮质激素可促进血栓形成，易并发冠状动脉瘤并影响冠状动脉病变的修复，故一般不用，也不宜单独应用。对丙种球蛋白输注无效者应重复使用 1 次或选择使用糖皮质激素。（超纲题＋送分题——速记：阿丙）

2.【答案】A（18，20、21）

【解析】川崎病又称黏膜皮肤淋巴结综合征，是一种急性热性发疹性疾病，易累及冠状动脉（也是本病最严重的病理损害）。好发于 5 岁以下小儿，主要表现为发热、皮疹、球结合膜充血、口腔黏膜充血、手足红斑和硬性水肿以及颈部淋巴肿大。（草莓舌＝川崎病、猩红热：本题发热超过 5 天，属于川崎病。）

3.【答案】A（20）

【解析】超纲＋送分题：你还相信大纲已经删除川崎病吗？

静脉注射丙种球蛋白（IVIG）宜于发病早期（10 天以内）应用，可迅速退热，预防冠状动脉病变发生。应同时合并应用阿司匹林。

4.【答案】C（18）

【解析】风湿热是 A 组乙型溶血性链球菌咽峡炎后的晚期并发症。皮肤及其他部位 A 组乙型溶血性链球菌感染不会引起风湿热。

5.【答案】D（18）

【解析】IgG 是唯一能通过胎盘的 Ig，其转运过程为主动性转运。

6.【答案】C（18）

【解析】患儿皮肤有环形红斑，心脏炎，发热和关节肿痛表现，实验室检查红细胞沉降率增快，符合风湿

热的诊断，经治疗后康复。风湿热预后主要取决于心脏炎的严重程度，因为心脏炎者易于复发，预后较差，最好的预防方法是注射长效青霉素，预防注射期限至少 5 年，最好持续至 25 岁。

7.【答案】E（16）

【解析】川崎病的诊断标准：发热 5 天以上，伴下列 5 项表现中 4 项者，排除其他疾病后，即可诊断。①手足变化：急性期掌跖红斑、手足硬性水肿；恢复期指、趾端膜状脱皮。②多形性红斑。③眼结合膜充血，非化脓性。④口唇充血皲裂，口腔黏膜弥漫充血，舌乳头突起、充血呈草莓舌。⑤颈部淋巴结肿大。注：如 5 项表现中不足 4 项，但超声心动图有冠状动脉损害，亦即可诊断。无关节肿痛。

8.【答案】E（17）

【解析】小儿风湿热治疗为休息（至少 2 周）＋消除链球菌感染（大剂量青霉素）＋阿司匹林（无心脏炎）或者肾上腺皮质激素（心脏炎时应早期使用）。

9.【答案】C（17）

10.【答案】B（17）

【解析】风湿热的皮肤表现为皮下小结。蝶形红斑为系统性红斑狼疮的皮肤特点。川崎病的皮肤表现为多形性皮疹或猩红热样皮疹，可呈弥漫性红斑，常在第 1 周出现。肛周皮肤发红、脱皮。急性期掌跖红斑、手足硬性水肿，恢复期指、趾端自指、趾甲下和皮肤交界处出现膜状脱皮等也是川崎病的表现。

11.【答案】D（20）

12.【答案】B（20）

【解析】分泌型 IgA 是黏膜局部抗感染的重要因素，出生后 2 个月婴儿的眼泪和唾液中可测出 IgA。

13.【答案】B（16）

【解析】静脉注射丙种球蛋白（IVIG）宜于发病早期（10 天以内）应用，可迅速退热，预防冠状动脉病变发生。应同时合并应用阿司匹林，剂量和疗程同上。用过 IVIG 的患儿在 9 个月内不宜进行预防接种。此题易错选 C，想当然地选糖皮质激素。本题为冲刺课堂上重点强调的内容。

14.【答案】A（16）

【解析】风湿热时，ASO 可增高，但并不是判断风湿热活动性的指标。其余的 B、C、D、E 选项都是。

15.【答案】C（15）

【解析】确诊风湿热后，应长期使用抗菌药物预防链球菌咽峡炎。预防期限不得少于 5 年，有心脏炎者应延长至 10 年或青春期后，最好到 25 岁。有风湿性心脏病者，宜作终身药物预防。

16.【答案】D（15）

【解析】发热超过 5 天，皮疹，口唇鲜红、干裂、草莓舌，颈淋巴结肿痛，关节肿胀，符合川崎病的诊断。鉴别：咽结合膜热不会发生关节肿胀，也不会有双肺呼吸音粗的表现。猩红热为链球菌感染，也有草莓舌、白细胞增高、皮疹等表现，但不会并发指、趾端硬性肿胀等关节病变，抗生素治疗有效。

17.【答案】C（15）

【解析】静脉注射丙种球蛋白（发病 10 天以内应用，迅速退热，预防冠状动脉病变发生）和同时合并应用阿司匹林，为当前首选治疗方案。D 选项：肾上腺皮质激素有显著的抗炎作用，易并发冠状动脉瘤并影响冠脉病变的修复，故不宜单独应用；但可与阿司匹林和双嘧达莫（潘生丁）合并应用，用于丙种球蛋白耐药、合并全心炎或无法得到丙种球蛋白时。其他选项皆为非合理治疗方案。

18.【答案】C（15）

【解析】无冠状动脉病变患儿于出院后 1 个月、3 个月、6 个月及 1 ~ 2 年进行一次全面检查（包括体检、ECG 和超声心动图等），有冠状动脉瘤者更应长期密切随访，每 6 ~ 12 个月一次。行心脏彩超是最有效的手段。

19.【答案】E（14）

【解析】对于肾上腺皮质激素在风湿热中的应用为：心脏炎时应早期使用。泼尼松日用量 2mg/kg，分次口服。2 ~ 4 周后减量，总疗程 8 ~ 12 周。用于阿司匹林不能控制症状和有心脏损害者。极度严重的心脏炎伴心衰时可采用大剂量甲泼尼龙 10 ~ 30mg/kg。用药期间应低盐饮食，预防感染。

20.【答案】B（14）

【解析】小儿免疫状态与成人明显不同，导致儿童疾病的特殊性。传统认为小儿时期，特别是新生儿期免疫系统不成熟。实际上，出生时免疫器官和免疫细胞均已相当成熟，但免疫功能低下（尤其是婴幼儿，通常处于生理免疫低下状态），可能为未接触抗原，尚未建立免疫记忆之故。

21.【答案】D（14）

扫描二维码查看本题考点更多讲解微视频——21 - 12 川崎病与猩红热鉴别。

第二十四篇　传染病学与性传播疾病答案与解析

第一章　传染病总论

1.【答案】B（20）

【解析】病原菌随粪便排出，直接或经苍蝇、蟑螂间接传播污染食物、水、手、生活用品，经口进入消化道引起肠道感染。

2.【答案】E（18）

【解析】传染病在临床恢复后，患者已进入恢复期，体温已完全正常一段时间，体内潜伏的病原体再度繁殖至一定程度，使初发病的症状再度出现，称为复发。如患者已进入恢复期，体温尚未下降至正常时又出现发热，此称之为再燃。体温是否恢复正常为区分点。本例患者体温正常后再次出现寒战、高热、大汗，故属于复发。

3.【答案】E（17）

【解析】水平传播包括：呼吸道传播、消化道传播、接触传播、虫媒传播、血液和体液传播；母婴传播属于垂直传播；婴儿出生前已从母亲或父亲获得的感染称为先天性感染，如梅毒、弓形虫病。乙型肝炎可以通过血液、体液传播，也可以通过母婴传播，包括宫内感染、围生期传播、分娩后传播。

4.【答案】B（16）

【解析】本题易与D选项混淆，需注意区分传染病的流行过程和流行因素。影响传染病流行的因素包括：社会因素，自然因素，个人行为因素。

5.【答案】B（16）

【解析】显性感染指病原体侵入人体后引起机体免疫应答，但此时机体免疫功能不足而无法清除病原体，只能将病原体局限化潜伏于体内（注意此期病原体不排出体外）。如免疫功能一旦降低，即可导致组织损伤引起显性感染，而发病出现临床表现。

6.【答案】C（15）

【解析】传染病与其他疾病的主要区别在于其具有一些基本特征：有病原体、有传染性、有流行病学特征（有流行性，包括A、B、D、E 4项，有季节性，有地方

性）、有感染后免疫。而C选项是传染病感染过程的5种表现之一。

7.【答案】E（15）

【解析】病原学检查是传染病确诊的重要依据，主要包括：①通过显微镜或肉眼直接检出病原体。②用人工培养基分离培养细菌、螺旋体、真菌等，应用动物接种或组织培养立克次体及病毒分离。③特异性抗体的检测，其中IgM抗体出现早，主要用于早期特异性诊断；IgG只能用于回顾性诊断或流行病学调查。特异性抗原检测亦为病原体存在的直接证据。④利用生物素或放射性核素标记的探针，用斑点杂交或原位杂交法，检测血或组织中特异性病原体的核酸或毒素。

8.【答案】D（15）

【解析】病毒性传染病：传染性非典型肺炎、艾滋病、病毒性肝炎、脊髓灰质炎、人感染高致病性禽流感、麻疹、流行性出血热、狂犬病、流行性乙型脑炎、登革热；流行性感冒、流行性腮腺炎、风疹、急性出血性结膜炎、手足口病。

细菌性传染病：鼠疫、霍乱、炭疽、细菌性和阿米巴性痢疾、肺结核、伤寒和副伤寒、流行性脑脊髓膜炎、百日咳、白喉、新生儿破伤风、猩红热、布鲁菌病、淋病；麻风病。

立克次体病：流行性和地方性斑疹伤寒。

螺旋体病：梅毒、钩端螺旋体病。

原虫病：疟疾；黑热病。

蠕虫病：血吸虫病；包虫病、丝虫病。

法定传染病的病原体包括以上几种，不包括：弓形虫、真菌病和朊毒体等。

9.【答案】A（13）

【解析】EB病毒是引起呼吸道感染、肿瘤的一种常见病毒，最常引起的疾病为传染性单核细胞增多症，很少引起艾滋病机会性感染。

艾滋病常见机会性感染的临床表现及病原体如下：

（1）呼吸系统：卡氏肺孢子菌肺炎（PCP）占70%~80%，为艾滋病患者最常见的机会感染及主要的死亡原因（D选项可引起）。

（2）胃肠系统：白色念珠菌、疱疹病毒和巨细胞病毒（E）均可以引起口腔炎、食管炎及溃疡。

（3）神经系统：可出现头痛、癫痫、进行性痴呆等单纯神经系统受累表现，也可发生弓形虫（B）所致脑脓肿、巨细胞病毒脑炎、隐球菌性脑膜炎（C）、原发性脑淋巴瘤与卡氏肉瘤等。

（4）皮肤黏膜受损：表现为卡氏肉瘤、舌乳头状瘤的感染、外阴的疱疹病毒感染与尖锐湿疣。

（5）眼部受损：表现为巨细胞病毒视网膜炎、弓形虫视网膜炎；卡氏肉瘤也可波及眼的各个部位。

10.【答案】E（13）

【解析】免疫应答包括特异性和非特异性免疫应答两种。变态反应都是特异性免疫反应。

（1）非特异性免疫是生物个体生来就有、能遗传后代、不涉及抗原识别和二次免疫应答的增强，是机体对进入人体的异物的一种清除机制，又称先天性免疫或自然免疫。包括天然屏障作用、吞噬作用和体液因子。

（2）特异性免疫又称获得性免疫，是接触某种抗原后产生的仅针对此种抗原的免疫反应，对其他抗原无作用。包括细胞免疫和体液免疫。

11.【答案】E（13）

【解析】变异性指病原体可因遗传、外界因素如免疫力或药物而产生变异，与病原体数量无关。

12.【答案】B（17）

【解析】非特异性免疫是生物个体生来就有、能遗传后代、不涉及抗原识别和二次免疫应答的增强，是机体对进入人体的异物的一种清除机制，又称先天性免疫或自然免疫。包括天然屏障作用、吞噬作用和体液因子。单核－巨噬细胞系统通过吞噬作用清除抗原。

第二章 病毒感染（病毒性肝炎、肾综合征出血热、流行性乙型脑炎、获得性免疫缺陷综合征、生殖道病毒感染、尖锐湿疣）

1.【答案】C（21）

【解析】外阴小斑疹、瘙痒、灼痛是尖锐湿疣的临床表现，皮疹初为单个或多个散在或成群小颗粒，约针头大，后增大一般达米粒至红枣大小，可呈菜花状、鸡冠状、乳头状，疣表面粗糙。女性好发于大小阴唇、阴道口、尿道口等部位；男性好发于冠状沟、龟头、包皮等部位，同性恋患者多伴有肛周疣。醋酸白试验对指导尖锐湿疣的诊治有一定价值，结合典型临床表现和病理学检查（挖空细胞）以明确诊断。治疗的目的：去除疣体，改善症状，避免复发。临床多用电灼治疗。

2.【答案】C（21）

【解析】本题主要考查传染病临床表现及并发症。最易误选D，原因为审题不清或记忆混淆。流行性脑脊髓膜炎典型临床表现即为瘀点瘀斑，排除D。新冠肺炎重症患者临床表现为快速进展为急性呼吸窘迫综合征、出凝血功能障碍、多器官功能衰竭，可造成瘀点瘀斑，排除A。肾综合征出血热以发热、出血、肾损害为特征，在发热期2~3天即出现血管损伤、充血等临床表现，在休克期可并发DIC及急性肾衰竭等并发症，进一步说明本病会出现瘀点瘀斑的体征，排除B。痢疾杆菌裂解后释放出大量内毒素进入血循环，使血小板聚集，促进血管内凝血，加重全身微循环障碍，引起脑、肺等

器官循环障碍，从而形成皮肤瘀斑，排除E。

乙脑属于病毒感染，临床多以高热、意识障碍、抽搐、呼吸衰竭、脑膜刺激征为特征，无瘀点瘀斑临床表现。

3.【答案】B（21）

【解析】尖锐湿疣可根据病史、典型的临床表现诊断本病。若皮损不典型，可结合醋酸白试验及病理组织学检查见挖空细胞明确诊断。

4.【答案】A（21）

5.【答案】C（21）

【解析】丙肝筛查常用抗HCV，HCV是感染的标志。抗HCV IgM阳性提示现症感染，抗HCV IgG提示现症感染或既往感染。HCV－RNA阳性是病毒感染和复制的直接证据，确诊肝炎必须要有HCV－RNA阳性标志。HCV基因分型结果有助于判定治疗的难易程度及制订抗病毒治疗个性化方案。

6.【答案】B（19）

【解析】持续发热，出血点，面部潮红，球结膜充血水肿，尿蛋白（＋＋＋），符合肾综合征出血热的典型特点。其他选项均无蛋白尿和出血倾向等特点。

7.【答案】C（19）

【解析】在肝炎肝硬化的基础上，肝功能失代偿即

可诊断为慢性肝衰竭。（简记算术：肝硬化＋肝衰竭＝慢性肝衰竭，肝硬化＝白蛋白降低）

此题易误选 E，但亚急性肝衰竭多无腹水等肝功失代偿表现，本患者有食管、胃底静脉曲张破裂出血史、

肝掌、蜘蛛痣、腹水，此为失代偿性肝硬化表现，并有排除其他原因出血 PTA < 40%，可诊断为慢性肝衰竭。肝炎具体临床分型见下表：

肝炎临床经过分型

急性肝炎	急性无黄疸型肝炎	<6 个月	症状轻，肝功能轻中度异常
	急性黄疸型肝炎		症状重，尿色深，巩膜皮肤黄染，梗阻性黄疸表现
慢性肝炎	轻	急性肝炎 >6 个月，或 HBsAg 无症状携带者，出现同一病原肝炎症状	乏力、食欲缺乏、腹胀、肝掌、脾大等，（根据肝功损害程度分型）
	中		
	重		
重型肝炎	急性重型	<2 周	Ⅱ度肝脑，并有以下表现者 ①极度乏力，消化道及全身中毒症状 ②短期内黄疸进行性加深 ③出血倾向明显，PTA <40% ④肝脏进行性缩小
	亚急性重型	2 ~26 周	①极度乏力，消化道及全身中毒症状 ②黄疸进行性加深，TBil > 170μmol/L 或每日上升≥17.1μmol/L ③出血倾向明显，PTA <40% ④伴或不伴肝性脑病
	慢加（亚）急性重型	>6 月	短期内，急性/亚急性肝功失代偿 ①极度乏力，消化道及全身中毒症状 ②黄疸进行性加深，TBil > 170μmol/L 或每日上升≥17.1μmol/L ③出血倾向明显，PTA <40% ④伴或不伴肝性脑病 ⑤腹水
	慢性重型（肝衰竭）		肝硬化＋肝衰竭（肝功能进行性减退和失代偿）
淤胆型肝炎	急性黄疸 >3 周以上		肝内梗阻性黄疸，黄疸三分离特征：即消化道症状轻，ALT 上升幅度低，凝血酶原时间无延长或凝血酶原活动度下降不明显与黄疸重呈分离现象。
肝炎肝硬化	代偿性肝硬化		AST、ALT 异常，无明显肝功能失代偿表现
	失代偿性肝硬化		食管、胃底静脉曲张破裂出血，腹水、肝性脑病、明显肝功能失代偿：血清白蛋白 <35g/L，AST、ALT 升高，PTA <60%

（中间 PTA <40% 跨越重型肝炎三行）

8.【答案】B（19）

9.【答案】B（19）

【解析】（1）患者发热、腹泻、体重下降，有毒品静脉注射史，可初步考虑艾滋病。病例患者有静脉吸毒史，即可排除其他选项。（2）对于有不安全性生活史、静脉注射毒品史、输入未经抗 - HIV 检测的血液或其制品、HIV 抗体阳性者所生子女或职业暴露史的患者，出现临床表现，经确认证实的 HIV 抗体阳性，HIV - RNA 和 P24 抗原检测有助于诊断。无症状期患者，有流行病学史，实验室检查 HIV 抗体阳性即可诊断，或 HIV 抗体阳性亦可确诊。

10.【答案】E（18）

【解析】流行性乙型脑炎的病原体为乙脑病毒。尽管属于病毒感染，但血常规检查：外周白细胞总数一般在（10~20）×10^9/L，个别可高达 30×10^9/L，病初中性粒细胞增至 80%~90%，以后淋巴细胞占多数，可出现异型淋巴细胞。其他四项也为病毒感染，但白细胞一般不增高。

11.【答案】B（18）

【解析】甲型肝炎病后可获得稳固的免疫力，一般认为可维持终身。故病情恢复后不发生病原携带状态。

乙型肝炎和丙型肝炎一旦感染，极难恢复，病人多呈病原携带状态。细菌性痢疾和伤寒为杆菌感染，恢复即意味着细菌被杀灭，不存在病原携带状态之说。

12.【答案】A（18）

【解析】肾综合征出血热发热期主要表现为发热、全身中毒症状、血管损伤和肾损害等表现。以弛张热或稽留热型为多，伴全身中毒症状、疲乏无力、全身酸痛，以"三痛"（头痛、腰痛、眼眶痛）最为突出。热2~3日后出现小血管损伤引起的充血、出血和渗出水肿，颜面、颈及上胸部皮肤明显充血潮红（三红），重者呈酒醉貌；眼睑、球结膜、颜面水肿；出血点常见于软腭、腋下及胸背部，皮肤出血点常排列成条束状或抓痕状，发病早期即可出现蛋白尿，尿量减少，肾区有叩击痛。实验室检查：血白细胞增加并出现异型淋巴细胞，血小板减少，早期尿中有大量蛋白，本例患者符合这一典型特征。钩端螺旋体病的特有体征为腓肠肌压痛；地方性斑疹伤寒为莫氏立克次体感染，也有发热和皮疹表现，但不会发生肾损害，故不会出现蛋白尿；败血症和急性肾盂肾炎不属于传染病范畴。

13.【答案】B（18）

【解析】本例患者发热、乏力加重，尿色变黄，伴食欲不振，腹胀，HBsAg（+），胆红素升高（ALT 1008U/L，TBil 87μmol/L），提示黄疸型病毒性肝炎；抗HBc-IgM（+）提示乙型肝炎急性感染。抗HAV-IgG（+）提示曾感染过甲型肝炎，目前已经产生抗体。

14.【答案】E（18）

15.【答案】D（18）

16.【答案】B（18）

【答题技巧】最新医考趋势提示考题题干有加长趋势，故我们可遵循带着问题读题干，可较快的定位思考方向。本题恰巧可运用此方法，如第二问可得知患者感染病毒后肝脏损害而导致乏力、纳差、黄疸症状，发病<6个月，HBsAg、HBeAg及抗HBcIgM（+），提示现为乙型肝炎病毒感染急性期。实验室检查肝功及黄疸症状较重，但PTA 85%尚在正常范围内，故不能诊断为肝衰竭。

再看首问问诊病史，与肝病无关的病史：宠物接触史可谓一目了然。

急性肝炎抗病毒治疗的一般适应证包括：①HBeAg阳性者，HBV-DNA≥10^5拷贝/ml（相当于20000IU/ml）；HBeAg阴性者，HBV-DNA≥10^4拷贝/ml（相当于2000IU/ml）。②ALT≥2×ULN；如用IFN治疗，ALT应≤10×ULN，血清总胆红素应<2×ULN。③ALT<2×ULN，但肝组织学显示Knodell HAI≥4，或炎性坏死≥G_2，或纤维化≥S_2。本例患者符合第①项。

各种因素导致肝脏损伤，在炎症活动期要重视保肝抗炎治疗，在最短时间内控制炎症，避免肝脏纤维化的发生。故本例目前还不需要抗肝纤维化治疗。乙肝治疗必须以抗病毒治疗为主要手段。保肝治疗只是暂时地减轻肝脏炎症，使转氨酶恢复正常，对乙肝病毒并无抑制作用，对病毒引起的肝炎进展也并无实际作用。如果患者未达到抗病毒标准，出现了肝功能异常，可以采用保肝治疗，故本例患者目前也不需要采用保肝治疗。

17.【答案】D（18）

【解析】尖锐湿疣的治疗方法：位于外阴的较小病灶，可选用局部药物治疗，80%~90%三氯醋酸涂擦病灶局部；若病灶大且有蒂，可行物理及手术治疗，如激光、微波、冷冻、电灼等；巨大尖锐湿疣可直接行手术切除疣体，待愈合后再行局部药物治疗。红霉素主要对革兰阳性球菌有抑制作用，而尖锐湿疣是是人乳头瘤病毒（HPV）感染引起的。

18.【答案】A（17）

【解析】传染病中考查的可以母婴传播的有：梅毒——苍白密螺旋体；乙肝；肾综合征出血热——汉坦病毒；艾滋病——HIV；沙眼衣原体；巨细胞病毒。本题：孕早期感染巨细胞病毒易导致胎儿先天性感染，沙眼衣原体主要是经产道感染。

19.【答案】C（17）

【解析】①患者有东南亚泰国、越南艾滋病高发区流行病学史，虽数于数年前冶游史，但艾滋病潜伏期平均9个月，短至数月，长达15年；②腹泻次数多于3次/日，>1个月；③体重减轻、慢性病容、肛门周围有疱疹。根据以上表现最可能的是艾滋病。

20.【答案】A（17）

【解析】患者发热、头痛，脑膜刺激征明显，血WBC升高以中性粒细胞为主，皮肤未见瘀点，最可能的诊断是乙脑，且8月20日来诊，乙脑主要流行于夏季，7、8、9三个月份。乙脑白细胞总数一般在（10~20）×10^9/L，初期N高以后L高，可有异型淋巴。皮肤未见瘀点可排除流行性脑脊髓膜炎（C），因流行性脑脊髓膜炎多发生于冬、春季节，有发热、皮肤瘀点、瘀斑。

21.【答案】B（17）

【解析】血清特异性IgM抗体早期即出现，阳性可确诊为乙脑。

22.【答案】E（17）

【解析】高热、抽搐、呼吸衰竭是乙脑患者的三大危重症状，也是抢救治疗的关键问题。患者颅内高压、呕吐两天，现脑膜刺激征严重，应快速静脉点滴甘露醇首要治疗脑水肿。如有脑实质病变引起抽搐，则快速给予安定、苯巴比妥等镇静药治疗。

23.【答案】E（17）

【解析】患者HBsAg（+），HBeAg（+），抗HBc（+）为乙肝大三阳，HBV DNA 4.5×10^5copies/ml处于

肝炎活动期应进行抗病毒治疗，ALT 420U/L ≥ 10 × ULN，血 TBil 64μmol/L≥2 × ULN，不宜使用干扰素治疗（不选 D）。选用核苷类似物——恩替卡韦（选 E）。A、B、C 选项为改善或恢复肝功能的药物。

24.【答案】A（17）

【解析】化验结果正常后，病情稳定，每 3 个月检测一次病毒学指标。

25.【答案】B（17）

【解析】肾综合征出血热的传染源以往常考查，鼠为啮齿动物。

26.【答案】C（17）

【解析】乙脑的流行病学可以记"被蚊子叮成了猪脑子"：传染源为猪，传播途径为蚊虫叮咬。需要注意如果题目问：囊尾蚴的传染源，答案应该是 E，而不是 C，因为猪带绦虫患者是囊尾蚴唯一的传染源。

27.【答案】E（17）

28.【答案】C（17）

【解析】A 项淋病奈瑟菌引起以泌尿生殖系统化脓性感染为主要表现的性传播疾病，即淋病。B 项，苍白密螺旋体为梅毒的病原体，妊娠期感染可以引起先天梅毒。D 项，沙眼衣原体，成人主要经性交直接传播，胎儿多经产道感染。

29.【答案】D（16）

【解析】HIV 的传播途径包括：①性接触传播：HIV 存在于感染者及患者的血液、精液、阴道分泌物等体液中，性病和性传播疾病的流行可促进本病的传播。②注射途径传播：静脉吸毒或输入含有 HIV 的污染血液和血液制品。此为我国最常见的类型。③母婴传播：感染 HIV 的母亲可通过胎盘、分娩或产后哺乳传播给婴儿。④其他途径传播：如人工授精、器官移植及医务人员意外针刺等。一般社交及生活接触不会传播本病。

30.【答案】C（16）

【解析】艾滋病又称免疫缺陷病，顾名思义机体免疫力缺乏，所以艾滋病期主要的临床表现为 HIV 相关症状、各种机会性感染及肿瘤。题中 5 个选项所述均为常见的机会性感染，其中卡氏肺孢子菌肺炎（PCP）占 70% ~80%，为艾滋病患者最常见的机会感染及主要的死亡原因。

31.【答案】B（16、21）

扫描二维码查看本题考点更多讲解微视频——22 - 2 肾综合征出血热。

32.【答案】E（16、21）

【解析】蚊为乙脑的传播途径，脑膜刺激征阳性，血白细胞升高，中性粒细胞为主，提示病毒感染，最可能的就是乙脑。皮肤无皮疹排除流行性脑脊髓膜炎，不必做脑脊液检查。

33.【答案】C（16）

【解析】患者原有慢性乙型肝炎 20 年为慢性肝炎基础，排除 B、D 选项。有明显的消化道症状，腹水征可疑，即重型肝炎的临床表现，结合实验室检查：Alb 明显下降，TBil > 170μmol/L（> 正常值的 10 倍），正确答案应为 C 慢性重型肝炎；E 选项慢性肝炎，急性肝炎病史超过半年或原有肝炎或 HBsAg 携带者，本次又因同一病原再次发病可诊断慢性肝炎，常见的症状有明显或持续的肝炎症状，如乏力、食欲不振、腹胀、尿黄、便溏等，伴有肝病面容、肝掌、蜘蛛痣、脾大等，分为轻、中、重度（Alb≤32g/L，胆红素 >5 倍正常值，凝血酶原活动度 60% ~40%，胆碱酯酶 <4500IU/L），四项检测中有一项达上述程度者即可诊断为重度慢性肝炎，所以不选 E。

瘀胆型肝炎常以肝内瘀胆为主要表现，黄疸具有三分离特征，即消化道症状轻，ALT 上升幅度低，凝血酶原时间延长或下降不明显与黄疸重呈分离现象。临床常常出现皮肤瘙痒，大便颜色变浅或灰白，总胆红素明显增高，但 ALT、AST 升高不明显，故不选 A。

34.【答案】B（16）

【解析】凝血酶原活动度（PTA）是评价慢性肝炎和重型肝炎的常用指标：慢性肝炎轻度 PTA >70%、中度 PTA 70% ~76%、重度 PTA 60% ~40%，重型肝炎 PTA≤40%。

35.【答案】D（16）

【解析】重型肝炎的形成是肝细胞以不同速度发生大量坏死和凋亡而陷入肝衰竭的过程。肝衰竭能否逆转，决定因素是尚存活的肝细胞数量多寡。所以必须在尚有相当数量存活肝细胞早期或较早期抓紧监护和治疗，主要是支持治疗，人工肝支持疗法暂时疗效十分明显，因此可以选用（D）。其他选项均为一般性治疗措施。

36.【答案】B（16）

【解析】肝炎抗病毒治疗一般适应证包括：①HBeAg 阳性者，HBV - DNA ≥ 10^5 cp/ml（相当于 20000IU/ml）；HBeAg 阴性者，HBV - DNA ≥ 10^4 cp/ml（相当于 2000IU/ml）；②ALT≥2 × ULN；如用 IFN 治疗，ALT 应≤10 × ULN，血清总胆红素应 <2 × ULN；③ALT <2 × ULN，但肝组织学显示 Knodell HAI≥4，或炎性坏死≥G_2，或纤维化≥S_2。患者的实验室检查：HBV - DNA $6 × 10^7$ cp/ml >10^5 cp/ml，故应采取抗病毒治疗。

ALT 250U/L, AST 300U/L, TBil 300μmol/L, 且患者为重型乙型肝炎, 不采用 IFN 治疗 (E 选项排除)。

B 选项属于核苷 (酸) 类药物治疗, 用于治疗慢性乙型肝炎、重型乙型肝炎及乙型肝炎肝硬化患者, 该类药物还有: 拉米夫定、阿德福韦酯、替比夫定。

其余选项不属于抗病毒治疗, 不选。

37.【答案】D (14、16、21)

38.【答案】B (16)

【解析】单纯疱疹病毒——生殖器疱疹; 人免疫缺陷病毒——艾滋病; 淋病——G⁻双球菌; 梅毒——苍白密螺旋体。

39.【答案】B (15)

40.【答案】C (15)

扫描二维码查看本题考点更多讲解微视频——22-8 艾滋病诊断。

41.【答案】B (14、15、21)

扫描二维码查看本题考点更多讲解微视频——22-7 尖锐湿疣诊断。

42.【答案】C (15)

43.【答案】C (15)

44.【答案】C (15)

45.【答案】E (15)

【解析】患者有水肿、尿蛋白 (+++) 应首先考虑肾脏的损伤, 腋下有出血点则应考虑肾综合征出血热。

【解题思路】传染病的试题夹杂在各科目中, 一般题干中有季节、地点、传播途径等一些提示为传染病的题, 或者选项鉴别的就是传染病或其病原体, 这样一眼确定其为传染病试题后, 找出一些关键字 (各传染病的关键点请查看颐恒老师讲授的传染病学视频), 即可选出正确答案。

46.【答案】A (15)

47.【答案】B (15)

【解析】乙型肝炎病毒阳性指标见下表。

HBsAg	HBeAg	抗-HBs	抗-HBe	抗-HBc	结果
+	—	—	—	—	感染, 结合临床判断
+	+	—	—	—	急慢性肝炎或无症状携带
+	+	—	—	+	急慢性肝炎或无症状携带
—	—	+	+	+	乙肝恢复
—	—	+	+	—	乙肝恢复
—	—	—	—	+	感染过 HBV
—	—	+	—	—	接种过疫苗

48.【答案】B (15)

49.【答案】A (15)

【解析】各型肝炎特点见下表。

肝炎类型	传染源	潜伏期	传播途径	易感人群
甲型	急性期患者和亚临床感染者	2~6 周	粪-口传播	6 个月龄后普遍易感
戊型	同上	2~9 周	同上	显性多发生于成年人
乙型	急性肝炎患者	1~6 个月	血液和血制品、密切接触、母婴	普遍
丁型	病毒携带者	同上	同上	同上
丙型	慢性患者	2 周至 6 个月	主要经血液和血制品	普遍

50.【答案】A (14)

【解析】流行性乙型脑炎极期: 病程第 4~10 日。本期患者除全身中毒症状加重外, 突出表现为脑炎的症状, 高热、抽搐和呼吸衰竭是乙脑极期的三大严重症状。

【解题思路】乙脑极期表现: 热、抽、衰、意识障碍、脑膜刺激征。

51.【答案】A (14、21)

【解析】既往无肝炎病史, 突发恶心、呕吐, 黄疸, 肝大, ALT 升高, 血清胆红素 > 17.1μmol/L, 可作为临床急性肝炎的诊断。病原学 HBsAg (+) 及抗 HBcIgM (+) 均可确诊为乙型肝炎, 而抗 HBcIgM (+) 为急性乙型肝炎的特异性病原学指标。

52.【答案】D (14)

扫描二维码查看本题考点更多讲解微视频——22-8 艾滋病诊断。

53.【答案】D（14）

【解析】本题网上及同类参考书答案均选 A 慢性重型肝炎或 E 亚急性重型肝炎，理由是肝炎病史 5 年出现肝硬化指征（肝掌、蜘蛛痣等）、腹水征阳性、胆红素指标升高大于 10 倍。但是，要诊断慢性重型肝炎，忽略了一个诊断重型肝炎的必要条件：PTA＜40%，本题没有列出 PTA 指标，则不能给出重型肝炎的诊断（排除 ACE）。因为诊断慢性重型肝炎和慢性肝炎重度的 PTA 指标是由严格界限的：慢性重型肝炎诊断指标是 PTA＜40%，而慢性肝炎重度的 PTA 诊断指标是 40%~60%（参见《实用传染病学》第三版 P390）。故本例患者应诊断慢性肝炎，且符合重度诊断标准。不选 B 的原因是，慢性肝炎急性发作往往发生在 2 周内，且有明显的诱因，如喝酒诱发，与题干不符，故不选。

也有考生认为题干设计不严密，应考虑选 A 或 E。理由是出现了腹水。那是因为没有考虑到慢性肝炎重度出现肝硬化后，失代偿期是有腹水表现的，符合本题的表述。

本题可以算是早年陈旧考题，明显与临床（包括当前考试）脱节，病人出现如此严重症状，怎么会不去查 PTA 呢？

结论：对于陈年考题，不可较真，否则就会耽误宝贵复习时间。

54.【答案】C（14）

55.【答案】A（14）

【解析】乙型脑炎传染源为受感染的动物如猪，主要通过蚊虫叮咬而传播，可以通过灭蚊进行预防；肾综合征出血热传染源以黑线姬鼠、大林姬鼠及褐家鼠为主，传播途径主要是接触、呼吸、消化道等，故可通过灭鼠进行预防。

56.【答案】D（13、21）

【解析】本题考查传染病病原学检查，啮齿动物接触史，提示病原体为鼠、猪、犬等传染的病原体。D 选

项鼠疫更符合本病。

57.【答案】D（13）

58.【答案】B（13）

59.【答案】A（13）

【解析】（1）甲、戊型肝炎一般为自限性疾病，不形成慢性和病毒携带状态，以休息为主，无须抗病毒治疗。

（2）慢性肝炎的抗病毒治疗：慢性乙、丙、丁型肝炎、肝炎肝硬化及急性丙型肝炎需要抗病毒治疗，适应证为：①HBV、HCV 在活动性复制中；②肝炎处于活动期；③肝活检示慢性肝炎；④肝炎肝硬化患者。

（3）重型肝炎的治疗：①一般支持疗法；②核苷（酸）类似物抗 HBV；③抗肝细胞坏死、促进肝细胞再生；④对症治疗；⑤人工肝支持治疗。

（4）目前常用抗病毒药物有：①干扰素（IFN）：用于治疗慢性乙型肝炎及丙型肝炎。重度慢性肝炎、重型肝炎及失代偿性肝硬化的患者不适用干扰素治疗；②核苷（酸）类似物：用于治疗慢性乙型肝炎、重型乙型肝炎及乙型肝炎肝硬化患者。本例患者为慢性重型乙肝，用核苷酸类似物。

60.【答案】C（20）

【解析】艾滋病（AIDS）由人免疫缺陷病毒（HIV）感染人类后导致免疫受损或缺陷，引起一系列机会性感染及肿瘤，最后导致死亡。人免疫缺陷病毒为单链 RNA 病毒，由核心和包膜两部分组成，主要破坏 $CD4^+T$ 淋巴细胞。

61.【答案】C（19）

【解析】慢性肝衰竭是在肝硬化基础上，肝功能进行性减退和失代偿。而肝硬化的主要病因为乙肝。

62.【答案】A（19）

【解析】本例患者，HBsAg 阳性 10 年，出现黄疸，转氨酶和胆红素显著升高，HBV-DNA 6.2×10^6 拷贝/ml，符合慢性乙型肝炎的抗病毒治疗应用核苷（酸）类药物的指征。临床多用拉米夫定、阿德福韦酯、恩替卡韦、替比夫定等。替诺福韦酯和恩替卡韦，是目前多国乙肝治疗的一线用药。促肝细胞生长素、茵栀黄口服液均为辅助用药。

第三章　螺旋体感染（钩端螺旋体、梅毒）

1.【答案】A（20）

【解析】梅毒分三期，一期、二期属早期梅毒，三

期属晚期梅毒。主要表现：一期梅毒——硬下疳。二期梅毒——皮肤梅毒疹。三期梅毒——基本损害为慢性肉

芽肿，永久性皮肤黏膜损害，可侵犯多种组织器官危及生命。

【锦囊妙"记"】"一二三兄弟，敢争其锋芒"——一、二、三期梅毒临床表现分别为敢（硬下疳）、争（梅毒疹）、其（永久性皮肤黏膜损害侵及多器官）。

2.【答案】A（20）

3.【答案】B（20、21）

【解析】此题经流行病学和临床表现综合做出诊断，①流行病学特征：患者农民，所在地区为长江以南，钩端螺旋体高发地区，职业中易接触疫水；②典型临床表现：急性发热、白细胞增高等提示全身中毒，皮肤黄染、结膜充血，肝肿大，肝功异常均提示败血症表现；＋腓肠肌压痛（钩端螺旋体典型体征），即诊断为钩端螺旋体病——单纯型（又称为单纯败血症型）。

【考点速记】"断肠鼠在水中"——断（钩端螺旋体）肠（腓肠肌压痛）鼠（传染源）疫水（传播途径）。

4.【答案】B（19）

5.【答案】B（19）

【解析】早期梅毒首选青霉素疗法。若青霉素过敏，应改用红霉素或多西环素。

晚期梅毒首选青霉素疗法，若青霉素过敏，可用头孢类抗生素，如头孢类仍过敏，最好采用青霉素脱敏处理。

孕期梅毒，也应按照梅毒分期治疗。首选青霉素，禁用四环素和多西环素，青霉素过敏者选用红霉素。不选头孢曲松钠的原因：近年来证实头孢曲松为高效抗梅毒螺旋体药物，但禁止作为青霉素过敏者的优选药物。淋病（包括孕妇）治疗药物则首选第三代头孢菌素。

6.【答案】D（18）

【解析】腓肠肌压痛是钩端螺旋体病的独有体征，其他选项均不具备。汉坦病毒是肾综合征出血热的病原体；EB病毒是鼻咽癌的病原体；伯氏疏螺旋体是莱姆病的病原体；新布尼亚病毒是有蜱虫传播的一种新型病毒。

7.【答案】C（18）

【解析】患者出现腓肠肌压痛，符合钩端螺旋体病的特有体征。其他选项均不符合这一特征。肾综合征出血热有三痛三红的表现，蛋白尿等易与之混淆。病毒性肝炎急性黄疸型因为出现黄疸也与之易混淆。伤寒出现稽留高热，也可发生中毒性黄疸，故也可与本病混淆。但这几种疾病都不会出现腓肠肌压痛。

8.【答案】B（18）

9.【答案】E（18）

【解析】头孢曲松为三代头孢类药物，可用于淋病

的治疗。氧氟沙星为喹诺酮类药物，用于革兰阴性菌所致的感染。多西环素主要用于敏感的革兰阳性菌和革兰阴性杆菌所致的上呼吸道感染、扁桃体炎、胆道感染、淋巴结炎、蜂窝组织炎。梅毒是苍白密螺旋体引起，首选青霉素疗法；若青霉素过敏，应改用红霉素或多西环素。孕妇生殖道感染沙眼衣原体禁用多西环素及氧氟沙星，常用红霉素、阿奇霉素、克林霉素等。

10.【答案】D（17）

【解析】患者有不洁性交史，右侧大阴唇可见硬韧、无痛隆起物——硬下疳，最可能的诊断是梅毒（D）。

尖锐湿疣（A）典型表现是外阴瘙痒、灼痛或性交后疼痛不适。皮损特征：粉色或白色小乳头状疣，病灶增大后相互融合，呈鸡冠状、菜花状或桑葚状。

生殖器疱疹（B）：患部群集丘疹，很快形成水疱，疱疹破裂后形成糜烂和溃疡，伴疼痛，随后结痂自愈。

淋病（C）：尿道口溢脓。

巨细胞病毒（E）：全身感染性疾病，不同人群感染有不同临床表现无特异性。本病主要考查：猫头鹰细胞具有诊断价值。

11.【答案】C（16）

【解题思路】颐恒老师课堂上曾总结过，传染病中有几个病是有"题眼"的，这是现在考试中仅存的几道题，其中便有钩端螺旋体病，其"题眼"便是"腓肠肌压痛"。再结合患者8月25日正值洪水灾害，钩体病的暴发环节都具备了，而且已经有数十人发病，更能印证钩端螺旋体病的答案正确。

12.【答案】E（15）

13.【答案】D（15）

14.【答案】A（15）

【解析】淋病治疗首选第三代头孢菌素，淋病产妇分娩的新生儿应尽快使用红霉素眼膏预防淋病性眼炎；孕妇患梅毒时首选青霉素（"清白"：梅毒——苍白密螺旋体——青霉素）。

15.【答案】D（14）

【解析】细菌性痢疾根据病情轻重和病程长短可分为急性菌痢、慢性菌痢两种。急性菌痢又可分为普通型、轻型、中毒型；慢性菌痢是急性菌痢病程迁延或反复发作超过2个月不愈者，又可分为慢性迁延型、急性发作型和慢性隐匿。

16.【答案】C（13）

17.【答案】D（13）

【解题思路】本题看似文字描述多，以为难度就大，其实不然，在鉴别的五个选项中，腓肠肌压痛明显提示钩端螺旋体病，再结合患者是农民9月16日入院。不过需要注意的是，这样的考题，当前越来越少，有的培

训机构就是以这样考题举例来忽悠考生，导致诸多人上当。

第四章 细菌感染（伤寒、细菌性痢疾、霍乱、流行性脑脊髓膜炎、淋病）

1.【答案】D（20）

【解析】淋病由淋病奈瑟氏菌引起，属革兰阴性双球菌菌属（E）；是世界上，也是我国发病率最高的性传播疾病（C）。主要通过性接触传播，间接传播比例较小（B）。其特点是侵袭黏膜，以生殖泌尿系统黏膜的柱状上皮与移行上皮为主（A）。感染淋菌后女性最初引起子宫颈管炎、尿道炎、尿道旁腺炎、前庭大腺炎；男性早期有尿频、尿急、尿痛、尿道口红肿。

2.【答案】D（20、21）

【解析】患儿突起高热、头痛、呕吐、皮肤瘀斑为流行性脑脊髓膜炎的主要临床表现，流脑脑脊液呈化脓性改变，外观混浊，白细胞升高 $>1000 \times 10^6$/L，蛋白明显增高，糖和氯化物降低。皮肤瘀点或脑脊液涂片发现革兰阴性球菌，脑脊液或血培养阳性可确诊本病。

本题需注意与流行性乙型脑炎相鉴别，乙脑蛋白质稍增高，糖和氯化物正常，且无皮肤黏膜瘀点、瘀斑。

【考点速记】冬春季留斑—冬春季发病，留（流脑）斑（瘀点、瘀斑）。

3.【答案】B（20）

4.【答案】A（20）

【解析】伤寒确诊首选的检查是血培养；血培养在病程 1~2 周阳性率最高（80%以上）；骨髓培养较血培养阳性率高（90%以上），阳性持续时间较长，适用于已采用抗菌治疗或血培养阴性者；粪便培养在第 3~4 周阳性率高，约 70%。粪便培养出霍乱弧菌可确诊为霍乱。

5.【答案】B（19）

【解析】流脑病原体为脑膜炎球菌，奈瑟菌属，流行多数由 A、B、C 群引起。我国流行菌群以 A 群为主。脂寡糖（LOS）是其主要致病物质，为内毒素，作用于小血管和毛细血管，引起坏死、出血，导致皮肤瘀斑和微循环障碍，大量释放可致 DIC 及中毒性休克。

6.【答案】D（19）

【解析】发热伴腹痛、腹泻，大量白细胞，少量红细胞，符合急性细菌性痢疾的特点。溃疡性结肠炎也有腹痛腹泻的症状，大便有红细胞但无白细胞。霍乱以剧烈腹泻然后呕吐为主要症状，大便无白细胞和红细胞。急性阿米巴痢疾大便为果酱样。急性阑尾炎为右下腹疼痛。

7.【答案】A（19）

【解析】患者剧烈腹泻（10 余次），水样便，呕吐，血压下降，大便无白细胞，考虑霍乱。本病的诊断方法有：①有典型的症状或流行区人群，症状典型，依据细菌培养或血清学试验确定诊断。②流行期间有密切接触史的吐泻患者，症状典型，行动力试验或制动试验。其他检查无确定诊断价值。

8.【答案】B（19）

【解析】患儿冬春季发热、头痛、脑膜刺激征，皮肤多处瘀点瘀斑，属于典型的流行性脑膜炎。选项 A、C、D 均属于流脑的对症治疗。患儿双侧瞳孔扩大，对光反射迟钝，表明为暴发型脑膜脑炎型，现已出现脑疝应禁行腰穿脑脊液检查，治疗以减轻脑水肿改善脑组织微循环障碍为主。早期应用莨菪类药。脱水以甘露醇为主，静推或快速静滴直至呼吸、血压及颅内压症状好转为止。

瘀斑涂片染色可以确定病原菌。皮肤瘀点或脑脊液涂片发现革兰阴性球菌，脑脊液或血培养阳性可确诊。

9.【答案】E（19、21）

【解析】青年女性，不洁性交史，阴道脓性分泌物增多伴外阴瘙痒 1 周，分泌物涂片革兰染色阴性双球菌，诊断为淋病，由淋病奈瑟菌（淋球菌）引起。该菌属革兰阴性双球菌，存在于中性粒细胞内，呈肾形成对排列。其特点是侵袭黏膜，以生殖泌尿系统黏膜的柱状上皮与移行上皮为主。

10.【答案】A（19）

11.【答案】E（19）

【解析】①伤寒的特点：稽留高热、相对缓脉、神志淡漠、玫瑰疹和白细胞降低，本例患者具有稽留高热、玫瑰疹（淡红色斑丘疹）、白细胞降低三个特点，符合伤寒的诊断。肾综合征出血热同样有发热，但皮肤有瘀点。流行性斑疹伤寒临床特点为持续高热、头痛、瘀点样皮疹（或斑丘疹），神经系统症状表现为惊恐、兴奋、剧烈头痛，发病时可伴神志迟钝、谵妄。细菌性痢疾也有腹泻症状，但伴有腹痛，且不会出现稽留高热症状。急性无黄疸型肝炎无明显腹泻症状，故不选。②伤寒的确诊检查依赖伤寒杆菌培养。血培养在病程 1~2

周阳性率最高（80%以上）。外斐试验，也称变形杆菌OXK凝集反应，用于辅助诊断立克次体病。

12.【答案】B（18）

【解析】流行性脑脊髓膜炎的脑膜炎球菌为革兰染色阴性。奈瑟菌属，流行多数由A、B、C群引起。我国流行菌群以A群为主。

13.【答案】D（18）

【解析】女性淋病表现为阴道脓性分泌物增多、外阴痒，检查宫颈充血、水肿、触痛；取宫颈管或尿道口脓性分泌物涂片行革兰染色，急性期见中性粒细胞内有革兰阴性双球菌。本例符合这一特点，故诊断为淋病。治疗首选第三代头孢菌素。其他选项均不是头孢三代类药。

14.【答案】D（18）

【解析】霍乱多数以剧烈腹泻开始继以呕吐。多无腹痛，无里急后重，大便每日数次至十数次或无法计数。大便初为稀便，后为水样便，有鱼腥味，镜检无脓细胞。无热或有低热（儿童可有）。本例符合。急性细菌性痢疾也发生腹泻，但症状以下腹腹痛为特点，粪便常规检可见大量红细胞和白细胞。以黏液脓血便多见。

急性肠炎以腹泻为特点，但症状没有如此严重。阿米巴痢疾见于果酱样大便。胃肠型食物中毒除腹泻呕吐外，往往出现明显腹痛症状。

15.【答案】A（17）

【解析】颐恒老师课堂总结的霍乱表现：先泻后吐，不疼不急，无以计数，无脓不热。

16.【答案】A（17）

【解析】伤寒典型的临床表现有：持续高热、相对缓脉、表情淡漠、肝脾肿大、玫瑰疹、白细胞减少。

17.【答案】D（17）

扫描二维码查看本题考点更多讲解微视频——22-3伤寒鉴别诊断。

【解析】错误思路：本例患者表面看似乎为不典型猩红热，躯干部出现少许淡红色小斑丘疹，压之褪色。只有这一点与其他发疹性疾病不同而选择。实际上，本例患者为伤寒！典型伤寒初期病程第1周。多数起病缓慢，发热，体温呈现阶梯样上升，伴有全身不适、乏力、食欲不振，腹部不适等，病情逐渐加重。玫瑰疹在病程第6天胸腹部皮肤可见压之褪色的淡红色斑丘疹。直径2~4mm。一般10个以下，分批出现。

而猩红热起病12~48小时内出疹，皮疹最先于颈部、腋下和腹股沟处，通常24小时内布满全身。其特点为全身皮肤在弥漫性充血发红的基础上，广泛存在密集而均匀的红色细小丘疹，压之暂呈苍白（似乎像褪色），触之似砂纸感。面部潮红，不见皮疹，口唇周围发白，形成口周苍白圈。皮疹在腋窝、肘窝、腹股沟等皮肤皱褶易受摩擦部位更密集，可有皮下出血点形成紫红色线条，称帕氏（Pastia）线，排除E选项。

天花（A）主要表现为严重毒血症状（寒战、高热、乏力、头痛、四肢及腰背部酸痛，体温急剧升高时可出现惊厥、昏迷），皮肤成批依次出现斑疹、丘疹、疱疹、脓疱，最后结痂、脱痂，遗留痘疤。水痘主要表现为丘疹、新旧水疱和结痂同时存在，有痒感，排除B；麻疹主要表现为多在发热后3~4天后出现皮疹，排除C。伤寒表现为玫瑰疹。

18.【答案】B（16）

【解析】伤寒杆菌培养阳性可确诊，应根据病程的不同阶段选择相应的培养方法。①血培养在病程1~2周阳性率最高（80%以上），因方便快捷最常用，故答案选B；②骨髓培养较血培养阳性率高（90%以上），阳性持续时间较长，适用于已采用抗菌治疗或血培养阴性者，当血培养无意义时选用；③粪便培养在第3~4周阳性率高，约70%；④尿培养阳性率低。

19.【答案】E（16）

【解析】按病情轻重和临床表现分为轻型、普通型、暴发型和慢性败血症型4种类型。①普通型：约占全部病例的90%，病程可分为4期，包括上呼吸道感染期、败血症期、脑膜炎期、恢复期。前驱期：传染过程中的一个阶段，患者开始感觉不适。在此题中，上呼吸道感染实际可以称为前驱感染期。不包括发热期，故答案选E。②暴发型：包括休克型、脑膜脑炎型、混合型。③轻型。④慢性型。

20.【答案】B（16）

【解析】患者6月下旬发病，吐泻、腹痛的表现也不典型，然而动力实验（+）最终提示可能是霍乱。无发热可以排除D选项，因其常发热，体温可达38~40℃。细菌性疾病普通型每日大便10余次至数十次，伴里急后重；轻型（非典型）无发热或低热，全身毒血症状轻微；腹泻每日10次以内，稀便黏液无脓血，轻微腹痛。多诊断为肠炎，便培养出志贺菌确诊。少数亦可转为慢性，从临床表现上无法排除，动力试验可以排除；肠炎也是。

21.【答案】C（16）

22.【答案】D（15）

【解析】伤寒杆菌培养阳性是确诊伤寒最可靠的依据，骨髓培养阳性率可达90%以上，阳性持续时间较长，且适用于已采用抗菌治疗或血培养阴性者。而本题中血培养的阳性率最高，在病程第 1～2 周的阳性率达到 80%～90%，第 3 周约 50%；粪便培养出现阳性较晚，通常在第 3～4 周，阳性率较血培养低；胆汁培养需要做十二指肠引流，操作不便，患者不适，很少采用。

23.【答案】 C（15）

【解析】 分泌物淋菌培养为诊断淋病的"金标准"方法，标本取自女性宫颈分泌物或男性尿道分泌物。

24.【答案】 B（15）

【解析】 伤寒杆菌属沙门菌 D 组（C 正确），革兰染色阴性（A 正确），有鞭毛、能运动。在普通培养基上能生长，在含有胆汁的培养基上生长更好。含有菌体（O）抗原、鞭毛（H）抗原和表面（Vi）抗原（E 正确）。"O""H"抗体有助于临床诊断，"Vi"抗体主要用于调查伤寒带菌者（B 不正确）。其菌体裂解时释放内毒素（D 正确），在发病过程中起重要作用。

25.【答案】 E（15）

【解析】 患儿冬季发病，脑膜刺激征阳性，脑脊液压力增高，外观混浊，细胞数为 1200×10^6/L，糖、氯明显降低，蛋白质增高，最可能的诊断是流行性脑脊髓膜炎。本题主要鉴别 C、D 两项，乙型脑炎脑脊液外观清亮，无瘀点、瘀斑；结脑鉴别点是无瘀点、瘀斑，脑脊液呈毛玻璃样。本病结合儿科考查的结核性脑脊髓膜炎一起理解记忆，脑脊液检查口诀是"细菌糖氯都下降，病毒糖氯都正常"。

26.【答案】 A（14）

【解析】 霍乱为消化道传染病，可经污染的水源及食物、日常生活接触及苍蝇的媒介引起传播，水源与食物被污染常引起暴发流行。

27.【答案】 E（14）

【解析】（1）患者左下腹压痛、腹泻、里急后重伴发热半天，白细胞总数升高，粪便白细胞满视野，红细胞 20 个，最可能的诊断是急性细菌性痢疾。

（2）急性细菌性痢疾病变主要在直肠和乙状结肠故有直肠刺激症状——里急后重和左下腹压痛。

（3）志贺菌侵入肠黏膜释放毒素，使肠道发生严重的炎症反应，导致肠黏膜炎症、坏死及溃疡。由黏液、细胞碎屑、中性粒细胞、渗出液和血液形成黏液脓血便。

28.【答案】 B（14）

【解析】 此题为传染病与儿科疾病的鉴别诊断的考查。相似的临床表现下，实验室检查有助于诊断，粪镜检 WBC 30～40 个/HP，RBC 4～8 个/HP，吞噬细胞 1～2 个/HP 最可能的是急性细菌性痢疾。

29.【答案】 D（14）

30.【答案】 C（14）

【解析】 ①听过颐恒老师讲的传染病学可以很快得出此题正确答案，关键词"表情淡漠"——伤寒。这是现在执业医师少数可以看关键词的一个病。②明确伤寒最有价值的诊断是血培养。

31.【答案】 D（13）

【解析】 伤寒杆菌通过被病原菌污染的水或食物、日常生活接触、苍蝇和蟑螂等经消化道传播（D）。日常生活接触是散发流行的主要传播方式，水源污染往往造成暴发流行。丁肝因与乙型肝炎合并发作，故主要传播途径为体液传播（包括血液）（A）。接触疫水是钩端螺旋体主要的传播方式（B）。血吸虫病传播有三个必备条件，即虫卵随粪便入水，钉螺存在和人或动物接触疫水（C）。

32.【答案】 B（13）

【解析】 淋病是世界上也是我国发病率最高的性传播疾病。它由淋病奈瑟菌（淋球菌）引起。该菌属革兰阴性双球菌（B 正确），存在于中性粒细胞内，呈肾形成对排列。其特点是侵袭黏膜，以生殖泌尿系统黏膜的柱状上皮与移行上皮为主（E、C 错误）。皮肤为鳞状上皮，对淋菌有一定抵抗力。淋菌喜潮湿，怕干燥，离体后在完全干燥情况下 1～2 小时死亡（A 错误），在微湿衣裤、毛巾、被褥中可生存 10～17 小时，在厕所坐板可存活 18 小时。一般消毒剂或肥皂均能将其迅速灭活（D 错误）。

33.【答案】 C（13）

【解析】 患者 6 月下旬发病，吐泻腹痛的表现也不典型，然而动力实验（+）最终提示可能是霍乱。无发热可以排除 D 选项，因其常发热，体温可达 38～40℃。

细菌性疾病普通型每日大便 10 余次至数十次，伴里急后重；轻型（非典型）：无发热或低热，全身毒血症状轻微；腹泻每日 10 次以内，稀便黏液无脓血，轻微腹痛。多诊断为肠炎，便培养出志贺菌确诊。少数亦可转为慢性，从临床表现上无法排除，动力试验可排除；肠炎也是。

第五章　原虫感染（疟疾）、蠕虫感染（日本血吸虫病、囊尾蚴病）、衣原体感染（生殖道沙眼衣原体感染）

1.【答案】D（20）

【解析】本患者有疟疾流行地区居住史，后出现疟疾的典型临床表现：间歇性寒战、高热发作与贫血。疟疾患者血常规的特点是红细胞与血红蛋白减少，确诊：血涂片找到疟原虫，疑似疟疾而血涂片未查到疟原虫者，可用氯喹诊断性治疗。

2.【答案】A（20）

3.【答案】E（20）

【解析】该中年男性患者为渔民，疑疫水接触史，有发热、腹痛、腹泻的急性血吸虫病的全身感染症状；除出现以上症状外，急性血吸虫病还会出现肝大、荨麻疹等临床表现。白细胞多达 $10 \times 10^9/L$ 以上，嗜酸性粒细胞增高亦为急性血吸虫病的显著特点。故诊断本患者为急性血吸虫病，粪便中检出毛蚴或虫卵是确诊血吸虫病简便又直接的证据，适用于血吸虫病急性期。

下一步有待免疫学检查（包含环卵沉淀试验、循环抗原酶免疫法等），或直肠黏膜活体组织检查（适用于临床可疑而粪检阴性者）进一步确诊。

4.【答案】D（19）

【解析】湖北渔民提示患者居住环境易感血吸虫。腹胀、乏力、纳差、蜘蛛痣、腹膨隆、脾肋下平脐、腹水征（＋），基本可以确定为血吸虫感染。无病毒性肝炎史，排除丙肝肝硬化和乙肝肝硬化。

5.【答案】B（19）

【解析】患者为厨师，大便排出白色条片，伴躯干部数个皮下结节，考虑皮下肌肉囊尾蚴病。皮下结节病理活检找到囊尾蚴是最终确诊的依据。其他选项均不能确定诊断。

6.【答案】D（18）

【解析】日本血吸虫病的临床分型为急性、慢性、晚期（又分为巨脾性、腹水型、结肠增殖型和侏儒型）和异位寄生（又分为肺型寄生、脑型寄生、其他部位寄生）。血吸虫病可引起的肝硬化，但不属于分型。本题易误选C，原因是把晚期血吸虫病的血吸虫性肝硬化理解成肝硬化性血吸虫。

7.【答案】B（18）

8.【答案】E（18）

【解析】吡喹酮为广谱抗吸虫和绦虫药物，适用于各种血吸虫病、华支睾吸虫病、肺吸虫病、姜片虫病以及绦虫病和囊虫病。氯喹是控制疟疾临床发作最常用和最有效的药物，对红细胞内裂殖体有迅速的杀灭作用。

氯喹对各种红细胞内期裂殖体有较强杀灭作用，但对子孢子、休眠体和配子体无效。奎宁对红细胞内裂殖体有较强的杀灭作用，但弱于氯喹。伯氨喹用于杀灭肝细胞内期的间日疟和各种疟原虫的配子体，故有抗复发和防止其传播的作用。本题误选 B 的原因是粗心大意，或者通过百度来寻求考题的答案。

【知识补充】疟疾在人体内分为肝细胞内期（红细胞外期）和红细胞内期。肝细胞内期具有两种不同遗传性的子孢子：速发型（出初次临床发作有关）和迟发型（经 6～11 个月休眠，才开始并完成裂殖体增殖，并与复发有关）。其发病机制是：带疟疾的按蚊叮咬后，疟原虫在肝脏发育成熟，释放入红细胞，在红细胞内裂殖体增殖，红细胞破裂，疟色素及代谢产物释放入血，引起寒战、高热和大汗等疟疾临床表现。

9.【答案】D（17）

【解析】红细胞与血红蛋白在疟疾多次发作后就可下降。白细胞总数正常或降低。单核细胞相对增多。恶性疟者血小板常降低。

10.【答案】D（17）

【解析】易误选脑肿瘤，实际本题的关键点在于患者是厨师，猪带绦虫高危暴露，有视力障碍，结合囊尾蚴 CT 检查有诊断价值，表现为脑内多发性圆形低密度区，最可能的诊断是囊尾蚴病。

扫描二维码查看本题考点更多讲解微视频——22－9囊尾蚴。

11.【答案】E（16）

【解析】吡喹酮是目前治疗血吸虫病较为理想的药品，对血吸虫有很强的杀灭作用。预防以灭螺与查治患者、病畜为重点。

12.【答案】D（16）

【解析】本病以性传播为主，其次是手、眼或患者污染的衣物、器皿等为媒介物的间接感染。孕妇患病，胎儿或新生儿可通过宫内、产道及出生后感染，经产道感染是最主要的感染途径。

13.【答案】E（16）

【解析】此题为今年考题中的"易错题"，考生大都能根据患者的癫痫表现、上肢皮下可触及数个黄豆大小结节且无压痛判断出是囊尾蚴，回想见过类似的题，选择的是头颅MRI，便选了头颅CT，忽略了提问中重要的问题"明确病因诊断"，所以考生一定要在考场上保持冷静，仔细读题。

14.【答案】E（16）

| 扫描二维码查看本题考点更多讲解微视频——22－5疟疾。 | |

15.【答案】B（15）

【解析】在抗疟病原治疗时首先必须先应用一种杀灭红细胞内裂体增殖疟原虫的药物，如氯喹或青蒿素；再应用一种杀灭红细胞内疟原虫配子体和迟发型子孢子的药物，目前只有伯氨喹能防止复发或传播。乙胺嘧啶为预防药。

16.【答案】A（15）

【解析】患者喜食生肉，给感染脑囊尾蚴病提供了传播途径，头痛、视物模糊都是脑囊尾蚴病的表现。

17.【答案】A（14）

【解析】脑囊尾蚴病的临床表现轻重不一，以癫痫发作最为常见，占囊尾蚴总数的60%～90%。此题病例为脑囊尾蚴病的癫痫型是脑实质型，最常见，以反复发作的各种类型的癫痫为特征，可为唯一首发症状。亦可表现为失神、幻视、幻嗅、精神运动性兴奋或局限性抽搐、感觉异常等。曾经在大便中发现带状结片也是一个线索。

18.【答案】A（14）

【解析】脑囊尾蚴病的脑部计算机断层扫描（CT）或磁共振检查有诊断价值。

19.【答案】C（13）

【解析】日本血吸虫病（简称血吸虫病）属于人畜共患疾病，主要通过皮肤、黏膜接触含有血吸虫尾蚴的疫水而感染，其虫卵引起的肝与结肠的肉芽肿是本病主要的病理改变。

20.【答案】E（13）

【解析】囊尾蚴病包括：脑囊尾蚴病、眼囊尾蚴病和皮下肌肉囊尾蚴病，其中约2/3的囊尾蚴患者有皮下或肌肉囊尾蚴病。

21.【答案】B（13）

22.【答案】D（13）

【解析】上颐恒网校 www.yihengwangxiao.com 听颐恒老师亲自讲解的传染病学，一句话记住疟疾用药。

"安抚、预定、氯长效"。伯氨喹——复发；预防——乙胺嘧啶；治疗疟疾——氯喹。

23.【答案】E（13）

24.【答案】A（13）

【解析】"豆沙红"：沙眼衣原体——红霉素；"清白"苍白螺旋体——青霉素。

第二十五篇　外科总论与其他答案与解析

第一章　水、电解质代谢和酸碱平衡失调

1.【答案】D（19）

【解析】本例患者动脉血气分析：pH 7.29，提示失代偿性酸碱平衡失调，$PaCO_2$ 80mmHg，PaO_2 55mmHg，提示Ⅱ型呼吸衰竭，CO_2 潴留，呼吸性酸中毒。BE + 2.1mmol/L，指标在正常范围之内，提示无代谢性酸碱平衡失调。

2.【答案】D/C（19）

【解析】Ⅱ型呼吸衰竭是指各种原因引起的肺通气和/或换气功能严重障碍，导致低氧血症伴（或不伴）高碳酸血症的综合征。血气分析常用于判断机体是否存在酸碱平衡失调以及缺氧和缺氧程度等。本例患者肺炎后呼吸困难，$PaCO_2$ 65mmHg，PaO_2 55mmHg，提示 CO_2 潴留，Ⅱ型呼吸衰竭。BE − 3mmol/L，提示碱剩余为正常范围，没有发生代谢性酸碱平衡失调。pH 7.44 提示患者为呼吸性酸中毒，代偿期。故考虑Ⅱ型呼吸衰竭。本题答案有争议的原因是问血气分析结果，答呼吸性酸中毒更为准确。

3.【答案】C（19）

4.【答案】D（19）

【解析】①大量输注葡萄糖和胰岛素时，钾离子被带入细胞内导致低钾血症。②高钾血症时心电图可出现 T 波高尖，低钾血症时心电图可出现 U 波。

5.【答案】C（19）

【解析】血清钙浓度降低后神经肌肉兴奋性升高，病人可感到口周、指尖麻木或针刺样疼痛，手足抽搐，腱反射亢进及面神经叩击试验（Chvostek 征）阳性。病人也可能出现传导阻滞等心律失常，心电图典型表现为 Q−T 间期和 ST 段明显延长。持续的慢性低钙血症病人会出现骨质疏松相关的症状，皮肤干燥无弹性，毛发稀疏，指甲易脆等表现。高钙血症，早期可无明显症状，随后病人会出现神经精神症状（头痛、肌无力、腱反射减弱、步态不稳、定向力障碍，甚至行为异常），并可出现心血管症状（血压升高、心律失常，心电图 Q−T

间期缩短、ST−T 改变，房室传导阻滞等）。

6.【答案】D（19）

【解析】本例患者休克后发生代谢性酸中毒、Ⅰ型呼吸衰竭。如果快速补充 $NaHCO_3$ 液体，进入人体后分解为 Na^+ 和 HCO_3^-，HCO_3^- 和 H^+ 结合，形成 H_2CO_3，加重酸中毒，导致组织缺氧更进一步加重。

7.【答案】E（18）

【解析】本例患者呕吐宿食，吐出的是酸性胃液，易导致碱中毒，而碱中毒往往伴随低钾。碱中毒，HCO_3^- 离子升高，必伴随 Cl^- 降低。故选 E。

【速记口诀】氯离子和碳酸氢根离子为一对生死冤家。

8.【答案】A（18）

【解析】病人腹痛伴呕吐、乏力、少尿 6 小时，说明是急性脱水，而急性脱水多为等渗性脱水。低渗性缺水多为慢性脱水，如慢性肠梗阻。高渗性脱水多为进水不足。其他两个选项无相应证据做支持，如钠离子降低、钾离子增高等，故不选。

9.【答案】A（18）

10.【答案】E（18）

【解析】高钾血症的常见原因包括：①钾的入量增多（口服或静脉输入氯化钾、服用含钾药物及大量输入库存较久的血液）；②肾脏排泄功能减退（急性肾衰竭、应用保钾利尿剂如安体舒通、氨苯蝶啶）及盐皮质激素不足；③细胞内外的分布异常（酸中毒、溶血、组织损伤如挤压综合征等）钾移出细胞。

代谢性酸中毒的常见病因包括：①碱性物质丢失过多，如腹泻、胆瘘、肠瘘、胰瘘等；②肾小管吸收 HCl 障碍；③应用大量含 HCO_3^- 药物，如氯化铵、盐酸精氨酸或盐酸。④组织缺氧或循环衰竭，如感染、休克等，产生大量丙酮酸和乳酸；⑤酮体增多，饥饿性酮中毒、糖尿病酮症；⑥肾功能不全。

11.【答案】C（18）

【解析】患者可初步诊断为十二指肠溃疡穿孔并发弥漫性腹膜炎，A、B、D选项描述都没有异议，纠结的是选C还是E，C常常伴有代谢性碱中毒是幽门梗阻的表现，大量呕吐盐酸以后出现低钾低氯性碱中毒。E选项中，麻痹性肠梗阻多发生在腹腔手术后、腹部创伤或弥漫性腹膜炎病人，所以患者会出现麻痹性肠梗阻，表现为肠鸣音消失或减弱。而弥漫性腹膜炎容易并发代谢性酸中毒，故答案应选C。

12.【答案】C（17）

【解析】高钾的病因："入多、排少（障碍）、移到细胞外"。

应用祥利尿剂（C），排钾过多可导致低钾。

13.【答案】B（17）

【解析】患者由于大量呕吐导致脱水，多为等渗性脱水。出现休克，说明为重度脱水，失水量达到体重的6%~7%，本例患者体重70kg，故答案选B。

14.【答案】C（17）

【解析】等渗性缺水又称急性缺水或混合性缺水，是外科病人最常发生的水、钠代谢紊乱。常见于消化液的急性丧失，如肠外瘘、大量呕吐等，病人无口渴。本例患者恶心、呕吐、少尿6小时，呕吐量大，无口渴，符合等渗脱水。

低渗性缺水又称慢性缺水或继发性缺水。常见于消化道液体持续慢性丧失，如反复呕吐、胃肠道长期吸引或慢性肠梗阻、大创面慢性渗液等；高渗性缺水常见于摄入水不足（食管癌吞咽困难，濒危病人不能进食而又补充不足，经鼻胃管或空肠造瘘管给予高浓度肠内营养溶液等）以及水分丧失过多（高热、大汗、烧伤暴露疗法、糖尿病未控制致大量尿液排出等）。

15.【答案】A（16）

【解析】中毒性巨结肠为溃疡型结肠炎的严重并发症之一，可常在题干中能看到"肠鸣音消失，结肠袋扩张"等描述。诱发中毒性巨结肠的常见原因为：低钾（机制：低钾引起肠麻痹，蠕动减少，导致中毒性巨结肠）、钡剂灌肠、抗胆碱能药、阿片类药物。

16.【答案】A（21）

【解析】急性重症胰腺炎患者出现休克后发生酸碱平衡失调，提示产生乳酸过多导致代谢性酸酸中毒，机体产酸过多、机体缺氧，出现呼吸困难，$PaCO_2$降低，pH升高，碱中毒，初步考虑形成代谢性酸中毒合并呼吸性碱中毒。根据混合性酸碱平衡代偿公式验证如下：

（1）代偿公式：$\triangle PaCO_2 = \triangle HCO_3^- \times 1.2 \pm 2$；

（2）计算方法：$\triangle PaCO_2 = (24-17) \times 1.2 \pm 2 = 6.4 \sim 10.4mmHg$；

$PaCO_2$代偿区间为：$40 - (6.4 - 10.4) = 29.6 \sim$ 33.6mmHg；

本例患者目前$PaCO_2$：18mmHg，低于代偿范围，提示同时还发生呼吸性碱中毒。其他备选项：原发病为代酸，排除C、D、E；如果发生呼吸酸中毒合并代酸，pH值应低于7.35，排除B。

备注：$PaCO_2$代偿范围绝对还有另外一种计算方法：

$$PaCO_2 = HCO_3^- \times 1.5 + 8 \pm 2$$
$$= 17 \times 1.5 + 8 \pm 2$$
$$= 31.5 \sim 35.5$$

结论：患者目前$PaCO_2$18mmHg，低于代偿范围，提示同时还发生呼吸性碱中毒。

17.【答案】E（16）

【解析】体内HCO_3^-减少可引起代谢性酸中毒，是临床最常见的酸碱失调，HCO_3^-正常值为（24±3）mmol/L，降低提示酸中毒；升高提示碱中毒。

【速记口诀】酸多了，酸中毒；碱多了，碱中毒；酸少了，碱中毒；碱少了，酸中毒。

18.【答案】B（16）

【解析】体内H^+丢失或HCO_3^-增多可引起代谢性碱中毒。

【颐恒老师提示】2016年考题在酸碱平衡这一章出题实在太简单，即所谓"大、小年，风水轮流转"！

19.【答案】B（15）

【解析】长时间高温天气户外活动必导致脱水，口渴为高渗脱水的典型表现。低渗脱水和等渗脱水均不会发生口渴。稀释性低钠血症为入水过多导致钠离子浓度降低，与本题不符。

20.【答案】C（14）

【解析】高渗性脱水又称原发性缺水，水钠同时丢失，失水多于失钠，血清钠>145mmol/L，细胞外液呈高渗状态。明显口渴。重度缺水时出现躁狂、幻觉、谵妄，甚至昏迷。

21.【答案】B（14）

【解析】呕吐大量宿食后丢失大量酸性物质，故为代谢性碱中毒。需要注意的是，CO_2CP表示CO_2结合力，指在特定温度和压力下测定溶解至血浆或血清中二氧化碳的量，也就是指在隔绝空气的条件下，将病人血浆用正常人的肺泡气（pCO_2均为5.32kPa）平衡过，所测得血浆内CO_2的含量，减去已知的溶于血浆中的CO_2部分所得的值，反映体内的碱贮备量，主要用来了解血中碳酸氢钠的含量，判断有无酸碱平衡失调及其程度，测定肾脏调节酸碱平衡的功能。正常值：22~29mmol/L（平均值27mmol/L）。CO_2CP升高：呼酸或代碱；CO_2CP降低：呼碱或代酸。

22.【答案】B（14）

798 颐恒网校名师课堂丛书　临床执业医师历年考点解析

【解析】不口渴排除高渗脱水。等渗性缺水是外科病人最常发生的水、钠代谢紊乱。因水钠同时成比例丢失，病人出现恶心、厌食、乏力、少尿等失钠、失水的表现，但不口渴。低渗脱水虽然也不口渴，恶心、呕吐伴乏力、少尿的症状也相同，但以反复呕吐为主，病因也以慢性脱水，如慢性肠梗阻、大创面慢性渗液和应用排钠利尿剂为主，故排除低渗性缺水。稀释性低钠血症也多因补充等渗液过多导致。

23.【答案】B（13）

【解析】大量呕吐后造成胃酸丢失形成代谢性碱中毒，而代谢性碱中毒往往并发低钾。Cl^-、HCO_3^- 交换增加，代谢性碱中毒，即 HCO_3^- 增加，相应 Cl^- 减少，故形成低氯、低血钾、代谢性碱中毒。

【解题思路】注意听颐恒老师讲授这段课程的经典："Cl^- 和 HCO_3^- 是一对冤家，此消则彼长"。

24.【答案】C（13）

【解析】低钾血症临床表现多为负性症状。骨骼肌、平滑肌无力（恶心、呕吐和肠麻痹）、心肌传导阻滞和

节律异常；ECG 中 T 波低平、ST 压低，出现 U 波，反常性酸性尿。常伴低镁血症。

具体为：①骨骼肌的无力：最早出现，先从四肢肌，逐渐延及躯干和呼吸肌。表现软瘫、腱反射减弱或消失。②胃肠道症状：口苦、恶心、呕吐和肠麻痹等。③心血管症状：主要表现为传导和节律异常。④心电图改变：早期出现 T 波降低、变宽、双相或倒置；随后出现 ST 段降低、QT 间期延长和 U 波。⑤病人可合并低钾性碱中毒，反常性酸性尿。

25.【答案】A

【解析】慢性肠梗阻多为不完全梗阻，梗阻以上肠腔有扩张，并由于长期肠蠕动增强，肠壁呈代偿性肥厚，腹部视诊常可见扩大的肠型和肠蠕动波。此时，钠离子大量丢失，导致低渗性缺水。

26.【答案】D

27.【答案】D（20、21）

【解析】BE 参考值为 − 3～＋3，本例患者为 ＋10，提示代谢碱中毒；$PaCO_2$ 32mmHg 提示呼吸性碱中毒。

第二章　输　血

1.【答案】A（20）

【解析】冷沉淀是 FFP 在 4℃ 融解时不融的沉淀物，因故得名。每袋 20～30ml 内含纤维蛋白原（至少 150mg）和 FⅧ（80～120U 以上）及血管性假血友病因子（vW 因子）。可见冷沉淀富含纤维蛋白原、凝血因子Ⅷ和血管性血友病因子。主要用于血友病甲、先天或获得性纤维蛋白缺乏症等。洗涤红细胞适应证为输入全血或血浆后发生过敏反应（如荨麻疹、过敏性休克等）；高钾血症及肝肾功能障碍、自身免疫性溶血性贫血和阵发性睡眠性血红蛋白尿症患者。全血、白细胞、浓缩红细胞等制品目前临床已经少用。

2.【答案】A（20）

【解析】本例患者输血 50ml 就出现发热，畏寒，脉快，血压下降，腰痛，浓茶色尿，符合典型的急性溶血性反应。过敏反应出血症状也很块，但以皮疹和呼吸困难为主要表现。其他三项出现症状都发生较晚，故不选。

3.【答案】C（19）

【解析】本例患者脾破裂后出现血压下降，提示大出血，应迅速补充血容量，改善组织灌注。首选液体平衡盐液。临床输血的原则为能不输血则不输血，选项 A、B、D 项均为血液制品，故不选。羟乙基淀粉溶液为

血浆代用品，为高分子物质制成的胶体溶液，可以代替血浆以扩充血容量，效价比不如平衡盐溶液。

4.【答案】A（19）

【解析】全血采用的冷藏保存条件与红细胞相同，在保存过程中其他血液成分（如血小板、不稳定凝血因子等）活性将不同程度破坏，这就是全血并不"全"的原因。所谓"全血"，也只有红细胞（占主要成分）、白蛋白、免疫球蛋白和纤维蛋白等。

5.【答案】D（19）

【解析】输注含白细胞的血液发生不良反应的机率较高，如非溶血性发热性输血反应、病毒性感染等。常用的去除白细胞的血液成分有少白细胞的红细胞和少白细胞的血小板，其主要适应证为：①多次妊娠或反复输血已产生白细胞抗体引起发热反应的患者；②需长期反复输血的患者，如再障、重型地中海贫血；③准备做器官移植患者。本例患者 2 个月前在输血过程中出现体温升高，故应输去白细胞的红细胞。

洗涤红细胞适应证为输入全血或血浆后发生过敏反应（如荨麻疹、过敏性休克等）；高钾血症及肝肾功能障碍、自身免疫性溶血性贫血和阵发性睡眠性血红蛋白尿患者。

悬浮红细胞是目前最常用的血液成分。适应证有血

容量正常的慢性贫血需要输血者、外伤、手术、内出血等急性失血需要输血者和小儿、老人及妊娠期并发贫血需要输血者。冰冻红细胞和浓缩红细胞临床不常用。

6.【答案】A（19）

【解析】血液经过 γ 射线照射后，其中的淋巴细胞被灭活，而其他血液成分仍保留活性。辐照血液用于预防输血相关移植物抗宿主病（TA－GVHD），其主要适应证为 TA－GVHD 高危患者，如：①免疫功能低下的受血者；②欲输注的血液来自亲属，或是 HLA 配型的血小板。凡是具有淋巴细胞活性的血液成分，如红细胞、血小板和粒细胞，均需要辐照。淋巴细胞已经丧失活性的血液成分，如冰冻红细胞、FFP 与冷沉淀，不必辐照。

7.【答案】E（18）

【解析】申请输血由经治医师填写《临床输血申请单》，由主治医师核准签字，连同受血者血样送交输血科（血库）备血。①同一患者一天申请备血量在 800ml 内的，由具有中级以上专业技术职务任职资格的医师提出申请，上级医师核准签发后，方可备血；②同一患者一天申请备血量在 800~1600ml 的，由具有中级以上专业技术职务任职资格的医师提出申请，经上级医师审核，科主任核准签发后，方可备血；③同一患者一天申请备血量 1600ml 或以上的，由具有中级以上专业技术职务任职资格的医师提出申请，科主任核准签发后，报医务部门批准，方可备血。

8.【答案】E（18）

【解析】全血或悬浮红细胞经过离心后，将上层血浆或添加剂及白膜层去除，再以无菌等渗溶液洗涤 3 次，加入适量无菌等渗溶液或红细胞保存液混匀制成的血液制品称为洗涤红细胞，其特点是血浆蛋白含量很少。

白细胞生存期短，只能保存 3~5 天，多数情况下留存在血液中的白细胞已经失去功能，去掉这些无功能的白细胞后的血液制品称为去白细胞的红细胞。

9.【答案】E（18）

【解析】洗涤红细胞特点是血浆蛋白含量很少。适应证：输入全血或血浆后发生过敏反应（如荨麻疹、过敏性休克等）；高钾血症及肝肾功能障碍、自身免疫性溶血性贫血和阵发性睡眠性血红蛋白尿患者。速记口诀：吃了刚（肝）剩（肾）下的假（钾）酱油会过敏。

10.【答案】C（18）

【解析】急性溶血性输血反应常见于 ABO 血型不合，患者血浆中的抗体与输入的红细胞发生免疫反应导致其溶解。也可能是受血者体内存在红细胞自身抗体，或者是诸如机械因素等免疫因素（如数学加压泵或血液加温器故障、使用低渗溶液）导致溶血。有的患者输入

少量（5~10ml）的不相容血液即可出现反应，输入量越大，病情越重。本例患者输血 15 分钟后，就出现血压下降、酱油色尿属于典型的急性溶血反应。其他选项所发生的时间都不会如此迅速，症状也大不相同。

细菌污染反应时，轻者以发热为主，易误诊为非溶血性发热反应；重者可因严重败血症休克、急性肾衰竭和 DIC 而死亡。

过敏反应时，局部过敏反应仅皮肤黏膜表现，如荨麻疹（风疹）、麻疹样皮疹伴瘙痒、局限性血管神经性水肿，口唇及舌、悬雍垂肿大，眼眶瘙痒及红斑和水肿、结膜水肿。全身过敏反应累及呼吸和/或心血管系统。除皮肤黏膜表现外，还存在通气功能障碍（如呼吸困难、咳嗽、低氧血症）。

循环超负荷（TACO）时，临床表现为输血结束后<6 小时出现，同时具备以下五种表现中的任意四种证据即可诊断：①急性呼吸窘迫；②心动过速；③血压升高；④胸部正位 X 线片显示急性或加剧的肺水肿；⑤液体正平衡。

输血相关呼吸困难（TAD）时呼吸窘迫是最突出的临床表现，且以患者原有疾病和其他已知原因无法解释。

11.【答案】B（18）

【解析】去除白细胞的血液成分有少白细胞的红细胞和少白细胞的血小板，其主要适应证为：①多次妊娠或反复输血已产生白细胞抗体引起发热反应的患者；②需长期反复输血的患者，如再障、重型地中海贫血；③准备行器官移植患者。洗涤红细胞适应于发生过敏反应（如荨麻疹、过敏性休克等）的病人。悬浮红细胞适应于血容量正常的慢性贫血需要输血者、外伤、手术、内出血等急性失血需要输血者和小儿、老人及妊娠期并发贫血需要输血者。浓缩红细胞临床已不常用。冰冻红细胞多用于稀有血型的保存和应用。

12.【答案】C（17）

13.【答案】B（16）

【解析】少量输血后在半小时内出现寒战，高热，腹痛，头痛及心前区不适，面色潮红，呼吸困难，焦虑不安等症状，为典型的急性溶血性输血反应。过敏反应为全身皮疹，虽然发生时间再短但不会发热。输血相关呼吸困难发生时间在输血后 24 小时内。输血相关移植抗宿主病多为亲属间输血发生。

14.【答案】D（16）

【解析】输注含白细胞的血液发生不良反应的概率较高，如非溶血性发热性输血反应、病毒性感染等。常用的去除白细胞的血液成分有少白细胞的红细胞和少白细胞的血小板，其主要适应证为：①多次妊娠或反复输

血已产生白细胞抗体引起发热反应的患者；②需长期反复输血的患者，如再生障碍性贫血、重型地中海贫血；③准备做器官移植患者。该患者再生障碍性贫血，应选用最佳的血液成分是去除白细胞的红细胞。

15.【答案】E（16）

【解析】输注新鲜冰冻血浆 20 分钟后，患者出现皮肤瘙痒，荨麻疹为输血轻度过敏反应的表现，一般不会危及生命，处理措施为对症治疗，如给予抗组胺药或类固醇激素。

16.【答案】D（16）

【解析】此题历年多次考到。悬浮红细胞是目前最常用的血液成分，每输入 1 单位红细胞（200ml）可提高 5 个单位的血红蛋白数量（5g/L）。

17.【答案】D（15）

【解析】输血不良反应根据其出现时间分为急性反应（24 小时内出现）和迟发反应（24 小时后出现）。

18.【答案】D（15）

【解析】溶血性发热性反应一般 1～2 小时内出现。过敏反应出现在 30 分钟内。急性溶血性输血反应在少量输血和数分钟内可发生。抗宿主病为迟发性反应（24 小时之后）。循环超负荷无发热表现。

19.【答案】E（15）

【解析】不良反应发生在输血第 8 天，故选 E。选项 B、C、D 为急性不良反应，A 项不属于不良反应。

20.【答案】B（15）

【解析】Hb 低于 70g/L、一次性失血 >30% 或者血压减低有进行性出血症状才需要输血。本例患者不符合上述输血的指征。

21.【答案】C（14）

【解析】凡是具有淋巴细胞活性的血液成分，如红细胞、血小板和粒细胞，均需要辐照。淋巴细胞已经丧失活性的血液成分，如冰冻红细胞、FFP 与冷沉淀，不必辐照（排除选项 A、D、E）。单采血小板具有淋巴细胞活性的血液成分，需要辐照，故不能选择。

22.【答案】A（13）

【解析】悬浮红细胞是目前最常用的血液成分。适应证有血容量正常的慢性贫血需要输血者、外伤、手术、内出血等急性失血需要输血者和小儿、老人及妊娠期并发贫血需要输血者。患者术前 Hb 110g/L，术中失血较多，术后给予补充盐溶液，即补充了血容量，Hb 80g/L，提示为稀释性贫血，患者出现胸闷、气促，为贫血所致，故给予补充红细胞即可。浓缩血小板用于提高血小板水平、止血；全血用于红细胞及血容量均减少时；普通冰冻血浆用于补充血容量；新鲜冰冻血浆多用于补充凝血因子，纠正凝血异常。浓缩红细胞临床已经

很少应用。

诸多考生认为，根据 9 版《外科学》的观点，应选 C（浓缩红细胞），就此颐恒老师在《综合笔试辅导讲义》中特别强调："本节内容知识繁杂，分值为 4 分。从考试大纲来看，无论是在知识体系上，还是在学术观点上与现行本科教材有诸多差异，望考生勿以现行教材作为评判医考试题答案的正误的唯一依据。"就此，我们也再次强调："卫生行政部门从来没有发文或者宣布过 9 版教材是医考命题的依据。"换而言之，无论是谁，当然也包括一些参考书，散布这种言论是对考生的严重不负责任。

扫描二维码查看本题考点更多讲解微视频。谁告诉你 9 版教材是命题的唯一依据——23－10 血液制品和输血原则。

23.【答案】B（14）

【解析】对于输血前不存在急性肺损伤（ALI）的患者，如果出现 ALI 即可诊断输血相关急性肺损伤（TRALL），其表现为：①急性发作；②低氧血症，$PaO_2/FiO_2 < 300mmHg$，或者室内空气环境下血氧饱和度 <90%，或者其他低氧血症的证据；③X 线正位胸片显示双肺浸润影；④不存在左房压力升高（如循环超负荷）；⑤ALI 发生与其他风险因素不存在时间关系；⑥在输血期间或开始输血后 <6 小时内发生。本例患者 4 小时后发生胸闷、呼吸困难，胸部 X 线片可见弥散性阴影等符合 ALI。导致细菌性反应的最常见血液品种是血小板，故患者也可能为细菌性感染，但应以发热为主，也不会出现胸部 X 线片弥散性阴影，故可排除。循环超负荷（TACO）也是需要和本例患者鉴别的，因为同样发生在 6 小时内，表现为呼吸窘迫、胸部急性或加剧的肺水肿。但需要以下五种证据中的四种及以上才能诊断：①急性呼吸窘迫；②心动过速；③血压升高；④胸部正位 X 线片显示急性或加剧的肺水肿；⑤液体正平衡。或者 B 性钠尿肽（BNP）升高也可以支持 TACO 诊断。

24.【答案】D（14）

【解析】输血适应证包括血液携氧能力低下和止血功能异常两个方面。止血功能异常又包括：①血小板数量减少或功能障碍，输注血小板以改善止血功能；②凝血因子异常，以血友病为最多见，输注新鲜冰冻血浆和冷沉淀。

25.【答案】E（13）

【解析】本例患者符合贮存式自体输血适应证的第一条。A、B、C、D 四项均为自体输血方式，均可采用，

而选项 E（输注异体红细胞和新鲜冰冻血浆）为异体输血，故不宜首选。

【解题思路】解答本题需要掌握自体输血的三种方式：①预存式自体输血：术前一定时间采集患者自体的血液进行保存，在手术期间输用。只要患者身体一般情况好，造血功能正常，Hb > 110g/L 或 Hct > 0.33，行择期手术，患者签字同意，都适合预存式自体输血。

②稀释式自体输血：在麻醉后、手术开始前，抽取患者一定量自体血液，保存备用，同时输入等量的晶、胶液体以补充血容量，使血液稀释，Hct 降低。当手术出血较多时将自体血回输给患者。适用于患者身体一般情况好，Hb > 110g/L，Hct > 0.33，估计术中出血较多者。

③回收式自体输血：指用血液回收装置，将患者体腔积血、手术失血及术后引流血液进行回收、抗凝、滤过、洗涤等处理，然后回输给患者。血液回收必须采用合格的设备，回收处理的血必须达到一定的质量标准。如血液已污染者不能应用此方法。

26.【答案】B（13）

【解析】输血相关移植物抗宿主病（TAGVHD）是最严重的迟发性输血不良反应之一，因受血者输入含有免疫活性的淋巴细胞（主要是 T 淋巴细胞）的血液或血液成分后出现与骨髓移植引起的 GVHD 类似的临床综合征，是一种致死性免疫性输血不良反应，多发生在有免疫功能抑制的患者，死亡率高达 90% 以上，临床症状不典型，以发热、皮疹、肝损害、腹泻和全血细胞减少为特征的临床综合征。多发生在亲属间输血。急性溶血反应和严重过敏反应一般为输血过程中发生，故不选。

【解题思路】输血出现的不良反应根据症状一般分两类：要么发热，要么出现皮疹（过敏），如果二者都出现就是 TAGVHD，如果再有亲属间输血，答案就可确定无疑了。希望考生认真聆听老师们在课堂上讲授的答

题技巧。当然，考生们也千万别被这种所谓"答题技巧"忽悠了，如果将之作为过关的"法宝"，那就本末倒置了。很多考生就因此走入误区，实在可悲。

27.【答案】A（13）

【解析】由于输血相关移植物抗宿主病是由免疫活性的淋巴细胞引起的，所以凡是含有活的淋巴细胞的所有血液制剂都需要辐照，除冰冻血浆外，全血、各种红细胞制剂及浓缩血小板、单采血小板、粒细胞制剂等都需要进行辐照处理，以灭活淋巴细胞。

28.【答案】C（13）

【解析】新鲜冰冻血浆（FFP）是全血采集后 6 小时内分离并立即置于 −20 ~ −30℃ 保存的血浆。其中的稳定凝血因子、白蛋白和球蛋白的含量与正常人血浆相同，不稳定凝血因子（因子Ⅷ、V 等）的含量为正常人血浆的 70% 以上。适应证主要是：①单个或多种凝血因子缺乏的补充；②大量输血伴发的凝血功能障碍；③口服抗凝剂过量引起的出血。故临床输入 FFP 的主要目的是补充凝血因子，纠正止血功能。

29.【答案】D（13）

【解析】患者前置胎盘发生 DIC，急需补充凝血因子，而新鲜冰冻血浆富含凝血因子，是首选的输注血液制品（B）。血纤维蛋白原 1.6g/L，低于正常值（2 ~ 4g/L）冷沉淀（A）富含纤维蛋白原、凝血因子Ⅷ和血管性血友病因子，也可以选用。Hb < 70g/L 可以输注红细胞（E）；Plt 20 × 10^9/L，远低于正常值，可以输注浓缩血小板（C）。

【解题思路】采用排除法可得出答案。但分清新鲜冰冻血浆（FFP）和冰冻血浆（FP）两种血浆的主要区别才是解题的真正思路。二者的区别是，冰冻血浆（FP）中Ⅷ因子（FⅧ）和 V 因子（FV）及部分纤维蛋白原的含量较 FFP 低，而本例患者血纤维蛋白原低，故不宜选用冰冻血浆（FP）。

第三章　休　克

1.【答案】E（20）

【解析】烧伤休克的发生与烧伤严重程度关系密切，面积越大，深度越深者，休克发生越早越重。本例患儿大面积烧伤后出现口渴、血压明显下降，提示发生休克。而液体疗法是防治烧伤休克的主要措施。故答案选 E。口服补液（D）适应于轻度和中度脱水患者。本例患者目前应迅速补充血容量，补平衡盐液即可，输血治疗（C）无必要。已经发生严重脱水，再静脉注射呋塞

米利尿无疑会加重病情。

2.【答案】E（19）

【解析】患者车祸后出现心率增快，血压下降，提示患者处于休克前期（代偿期），急救方案第一步为止血同时补充血容量，首选平衡盐溶液扩容。葡萄糖溶液中无电解质（Na⁺），达不到扩容目的，不选 B 和 D。临床中输血原则是血液制品能不用尽量不用，不选 A 和 C。

3. 【答案】B（19）

【解析】维持稳定的组织器官灌注压在休克治疗中十分重要，但是，血压并不是反应休克程度最敏感的指标。尿量是反应肾血液灌注情况的有效指标，尿少通常是早期休克和休克复苏不完全的表现。尿量＜25ml/h、比重增加者表明仍存在肾血管收缩和供血量不足；血压正常但尿量仍少且比重偏低者，提示有急性肾衰竭可能。当尿量维持在30ml/h以上时，则休克已纠正。中心静脉压升高也可能是心衰导致，不能确定组织灌注改善。

4. 【答案】E（18）

【解析）尿量是反映肾血液灌注情况的有用指标。

尿少通常是早期休克和休克复苏不完全的表现。尿量＜25ml/h、比重增加者表明仍存在肾血管收缩和供血量不足；血压正常但尿量仍少且比重偏低者，提示有急性肾衰竭可能。当尿量维持在30ml/h以上时，则休克已被纠正。其他选项都属于休克的一般监测，远不及监测尿量的价值。

5. 【答案】A（18）

【解析】过敏性休克临床表现为接触外界某些致敏物质或进入机体（如沾染花粉、注射药物等），由于微血管迅速扩张而引发微循环障碍，导致致命性全身反应。患者在短期内发生面色苍白、情绪紧张、迅速神志不清或昏厥等。有明显休克表现，血压下降。本例患者符合这一特点。哮喘急性发作和急性呼吸窘迫综合征只是单纯的呼吸困难，不会迅速出现休克征象；感染性休克往往有前驱感染病灶；急性左心衰竭可以出现呼吸困难，也不会迅速出现休克。

6. 【答案】E（17）

【解析】本例患者车祸外伤出血，超过人体血容量的20%，出现面色苍白和心率加快，明显属于休克早期，其发生机制为：由于有效循环血容量显著减少，引起循环容量降低、动脉血压下降。此时机体通过一系列代偿机制调节和矫正，发生相应的病理变化。休克发生后，机体神经体液调节，刺激儿茶酚胺分泌增多（B），由于内脏小动、静脉血管平滑肌及毛细血管前括约肌发生强烈收缩，动静脉间短路开放，结果外周血管阻力和回心血量均有所增加（E）；毛细血管前括约肌收缩和后括约肌相对开放有助于组织液回收和血容量得到部分补偿。脑和心脏供血暂时得到补充。但微循环内因前括约肌收缩而致"只出不进"，血量减少，组织仍处于低灌注、缺氧状态。

本题难度远远超乎考生的想象，没有扎实的微循环理论基本功，答题则无从下手，颐恒老师课堂上讲授的休克发生机制（微循环理论）即可派上用场。否则，只能靠背答案，类似的考题，只能干瞪眼。用老师课堂上微循环理论就一句话：低血容量休克——肾上腺髓质系统（SAMS）兴奋——儿茶酚胺分泌增加——外周血管收缩，以保证心脏和大脑供血——外周血管阻力增加！

7. 【答案】C（17）

【解析】重症急性胰腺炎患者出现血压下降，主要因为有效血容量不足，缓激肽类物质分泌增多（相当于感染性休克），导致周围血管扩张所致。此时肾小球过滤率降低，尿量减少。给予快速补液后，有效循环血量得到补充，肾小球滤过率增加，尿量自然增加。

8. 【答案】B（17）

9. 【答案】A（17）

10. 【答案】B（17）

【解析】休克的监测包括一般监测和特殊监测两方面。一般监测有：精神状态、皮肤温度色泽、血压（通常认为收缩压＜90mmHg、脉压＜20mmHg是休克存在）、脉率、尿量（是反映肾血液灌注情况的有用指标）。特殊监测：①中心静脉压（CVP）；②肺毛细血管楔压（PCWP）；③心排出量（CO）和心脏指数（CI）；④动脉血气分析；⑤动脉血乳酸盐；⑥DIC的检测。其中，CVP代表了右心房或者胸腔段腔静脉内压力的变化，可反映全身血容量与右心功能之间的关系。

11. 【答案】D（17）

【解析】患者被重物砸伤下肢2小时，出现心率加快，脉压增大，为创伤性休克的前期表现。创伤性休克，尤其有大出血者，早期、快速、足量扩容是抢救休克成功的关键。

平衡盐溶液，因其电解质浓度渗透压、缓冲碱浓度及酸碱浓度均与血浆相似，且对H^+有缓冲作用，输入后能使血液稀释，降低血液黏稠度，增加血液流速，改善微循环预防和纠正酸中毒，以及预防发生不可逆性休克等。因此近年来，国内外均将平衡盐液作为抢救创伤性失血性休克的首选药物（D）。胶体溶液：常用的有全血、血浆、人体白蛋白、右旋糖酐及羟乙基淀粉等。全血：可以提供红细胞、白细胞、白蛋白及其他的血浆蛋白等有携氧能力，对严重创伤性休克输用全血是目前最好的胶体液。在紧急情况下，早期输给500ml价值胜似晚期几千毫升，在5分钟内加压输入全血200～300ml的效果较1小时内输入500ml更为明显。所以，患者明显失血时，应毫不犹豫地输血。本例目前还不适应。血浆：含有白蛋白、各种球蛋白和电解质，是扩充血容量的生理性体液，可以较长时间地保留在血管内，对治疗创伤性休克有重要作用。人体白蛋白：胶体渗透，为血浆的4～5倍，能保持血容量，提高血压。右旋糖酐、羟乙基淀粉等血浆代用品：扩容作用好，维持时间较长。但有相对严格入量要求，以免加重肾损伤。

使用升压药并不能替代补液，输无渗透压的葡萄糖溶液，为禁忌。故不选。

12.【答案】E（17）

【解析】本例患者车祸后出现血压下降，未排尿，脉搏细数，考虑低血容量性休克，四肢冰冷等符合重度休克。腹部膨隆，提示外伤导致腹腔内脏器大出血。

神经源性休克是动脉阻力调节功能严重障碍，血管张力丧失，引起血管扩张，导致周围血管阻力降低，有效血容量减少的休克。多见于严重创伤、剧烈疼痛（胸腔、腹腔或心包穿刺等）刺激，高位脊髓麻醉或损伤，起病急，及时诊断，治疗预后良好。疗效欠佳或病死者多数是未及时接受治疗者、病情危重或伴有合并症、并发症（如气胸、心包填塞等）。临床表现：①头晕、面色苍白、出汗；②疼痛、恶心、呕吐；③胸闷、心悸、呼吸困难；④脉搏增快、血压下降。

13.【答案】B（16）

【解析】休克是机体有效循环血量减少，组织灌注不足，细胞代谢紊乱和功能受损的病理过程，其本质就是氧供给不足和需求增加，故补充血容量是纠正休克所致组织低灌注和缺氧的关键。

14.【答案】C（16）

【解析】该患者CVP正常，BP低，处理原则：补液试验。如CVP升高，血压不变，提示心功能不全；如血压上升，CVP不变，则提示血容量不足。中心静脉压与补液的关系见表。

中心静脉压	血压	原因	处理原则
低	低	血容量严重不足	充分补液
低	正常	血容量不足	适当补液
高	低	心功能不全或血容量相对过多	给强心药物，纠正酸中毒，舒张血管
高	正常	容量血管过度收缩	舒张血管
正常	低	心功能不全或血容量不足	补液试验

15.【答案】E（16）

【解析】患者BP低，尿少，脉速，四肢冷，意识模糊提示休克；有腹部损伤史，出现腹膜刺激征，移动性浊音（＋）提示创伤性休克，引起血液或者血浆丧失，从而导致低血容量性休克。

16【答案】D（16）

【解析】患者CVP低，血压正常，出现休克早期临床表现，为血容量不足，故应先补充血容量，首选平衡盐溶液。快速输全血并无必要。

17.【答案】A（15）

【解析】失血性休克扩充血容量，首先可经静脉快速滴注平衡盐溶液和人工胶体液。其中，平衡盐溶液渗透压与血浆相近，可迅速补充血容量。快速输入胶体液的目的是更容易恢复血管内容量和维持血流动力学的稳定，同时能维持血浆渗透压，持续时间也较长。必要时进行成分输血，或用3%～7.5%高渗盐溶液加6%右旋糖酐或6%羟乙基淀粉联用行休克复苏治疗。右旋糖酐为胶体液，需要和晶体液一起输注。10%葡萄糖溶液虽然为高渗液，但进入血管后即被分解为无渗透压的液体。

【补充知识】右旋糖酐高分子右旋糖酐，平均分子量10万～20万；中分子右旋糖酐，平均分子量6万～8万；低分子右旋糖酐，平均分子量2万～4万；小分子右旋糖酐，平均分子量1万～2万。

右旋糖酐是目前最佳的血浆代用品之一。临床上常用的有中分子右旋糖酐，主要用作血浆代用品，用于出血性休克、创伤性休克及烧伤性休克等。低、小分子右旋糖酐能改善微循环，预防或消除血管内红细胞聚集和血栓形成等，亦有扩充血容量作用，但作用较中分子右旋糖酐短暂；用于各种休克所致的微循环障碍、弥散性血管内凝血、心绞痛、急性心肌梗死及其他周围血管疾病等。

18.【答案】A（15）

【解析】游玩时突然晕倒，出现休克征象（脉搏细速，BP 40/20mmHg，面色苍白，神志不清），高度怀疑为在公园内遇到花粉等过敏原导致的过敏性休克，治疗首先是脱离过敏原，同时迅速皮下注射肾上腺素1mg。

然后应用抗过敏药物：及早用地塞米松15～20mg静注或氢化可的松200～400mg静滴，至休克好转（B）。如果抢救时血压仍未能维持正常，可选用升压药如多巴胺等（D）。同时注意保护呼吸道通畅，给氧，严密监护生命体征（C）。

19.【答案】B（15）

【解析】参见以下表格，即可快速答题。

中心静脉压	血压	原因	处理原则
低	低	血容量严重不足	充分补液
低	正常	血容量不足	适当补液
高	低	心功能不全或血容量相对过多	给强心药物，纠正酸中毒，舒张血管

续表

中心静脉压	血压	原因	处理原则
高	正常	容量血管过度收缩	舒张血管
正常	低	心功能不全或血容量不足	补液试验

20. 【答案】E（14）

【解析】过敏性休克接触外界某些抗原性物质（如沾染花粉、注射药物等）或进入机体，引起强烈的致命性全身反应。患者在短期内发生面色苍白、情绪紧张、迅速神志不清或昏厥等。急性呼吸窘迫综合征多为创伤（如手术、重症肺炎）所致，本例患者为青霉素药物所致。

21. 【答案】E（14）

【解析】常用脉率/收缩压（mmHg）计算休克指数，帮助判定休克的有无及轻重。指数为 0.5 多提示无休克；>1.0~1.5 提示有休克；>2.0 为严重休克。

【考点提示】脉率的变化多出现在血压变化之前之后？看似简单，你能张口即来，并且准确无误吗？

22. 【答案】A（13）

【解析】患者口渴、尿少、体重下降，血 Na^+ 152mmol/L，诊断为高渗性脱水，血 K^+ 3.2mmol/L，诊断为低钾血症，HCO_3^- 18mmol/L，可诊断为代酸，BP 80/50mmHg，已经处于休克期。本着治病先救命的原则，因先控制休克，故答案选 A。

23. 【答案】A（13）

24. 【答案】C（13）

【解析】中心静脉压正常 5~10cmH_2O，高于 15cmH_2O 提示心功能不全、静脉血管过度收缩或肺循环阻力增高，高于 20cmH_2O 提示充血性心力衰竭。快速输血输液后，血压仍在低水平、心率高，中心静脉压高，提示心功能不全。

中心静脉压	血压	原因	处理原则
低	低	血容量严重不足	充分补液
低	正常	血容量不足	适当补液
高	低	心功能不全或血容量相对过多	给强心药物，纠正酸中毒，舒张血管
高	正常	容量血管过度收缩	舒张血管
正常	低	心功能不全或血容量不足	补液试验

25. 【答案】B（13）

【解析】外伤后感染 + 血压下降致休克，诊断为感染性休克，毫无疑义。感染性休克的治疗首选扩容补液：平衡盐溶液。"救伤先救命！"。休克纠正后着重控制感染。

第四章　围手术期处理

1. 【答案】C（19）

【解析】对于合并血压过高者（>180/100mmHg），术前应选用合适的降血压药物，使血压平稳在一定水平，但不要求降至正常后才再作手术。病人血压在 160/100mmHg 以下，可不必作特殊准备。血压 160/100mmHg，不在临界之下，故需要特殊准备。禁食病人需静脉输注葡萄糖加胰岛素维持血糖轻度升高状态（5.6~11.2mmol/L）较为适宜，空腹血糖 5.6mmol/L，在临界值范围内，故不需要特殊准备。

2. 【答案】E

【解析】切口裂开常发生在术后 1 周，多见于腹部及肢体相邻关节的部位。往往在病人腹部突然用力时，自觉切口疼痛，有淡红色液体自切口溢出。腹腔内感染及切口感染多有发热等症状（A、C 错误）；腹部切口疝多为晚期并发症，表现为腹部肿物，明显凸出于腹壁，但患者不会出现血性液体溢出（D 错）。胃肠吻合口瘘出现严重腹膜炎体征（B 错）。

3. 【答案】B（19）

【解析】患者头皮裂伤，伤后 10 小时，有血痂，无明显感染征象，头面部血运丰富，可延期到 24~48 小时行一期缝合（B）。清创后延期缝合多用于枪弹伤和电烧伤。额颞部有 3cm 长伤口，深及骨膜，不能直接包扎，故不选 C。

男，40 岁。患十二指肠球部溃疡穿孔，急症上腹正中切口行胃大部切除术，切口内置乳胶片引流。

4. 【答案】A（19）

【解析】乳胶片引流一般在术后 1~2 日拔除，烟卷式引流大多在 72 小时内拔除。T 管引流最少 14 天。

5. 【答案】C（19）

【解析】胸部、上腹部、背部、臀部手术 7~9 天拆线。

6. 【答案】E（18）

【解析】技能操作课程只要不走过场，本题不难作答。同时也提示考生，技能考过的内容依旧是笔试的考核重点。

7. 【答案】D（18）

【解析】手术拆线时间见下表：

部位	术后时间
头、面、颈部	4～5日
下腹部、会阴部	6～7日
胸部、上腹部、背部、臀部	7～9日
四肢	10～12日
减张缝线	14日
切口裂开再缝合	12～14日

8. 【答案】C（18）

【解析】创伤时机体对糖的利用率下降，容易发生高血糖、糖尿。蛋白质分解增加，尿氮排出增加，出现负氮平衡。糖异生过程活跃，脂肪分解明显增加。手术后，机体处于高代谢状态，机体静息能量消耗（REE）增加20%～30%不等（创伤感染时增加20%～30%，大面积烧伤增加50%～100%）。

9. 【答案】B（17）

【解析】手术病人胃肠道准备中要求术前12小时禁食，4小时禁水，以防因麻醉或手术过程中的呕吐而引起窒息或吸入性肺炎。必要时可用胃肠减压。

10. 【答案】B（16、17）

【解析】本题答案网上和相关参考书多选D、E，其理由为临床常用，而生理盐水纱条容易粘住伤口，更换时容易导致再出血。你赞同这一观点否？详细解析请关注视频课程讲解。

> 扫描二维码查看本题考点更多讲解微视频——23-6引流条选择。

11. 【答案】E（16）

【解析】因梗阻后胃壁水肿，故幽门梗阻术前准备重要的一个环节就是高渗盐水洗胃，利用高渗盐水的吸水能力，减轻胃壁水肿，降低术后缝合张力。

12. 【答案】D（16）

【解析】有心肌梗死者6个月内不施行择期手术。

13. 【答案】E（16）

【解析】有没有化脓，是区分乙级与丙级愈合鉴别点。参见《临床执业医师综合笔试辅导讲义》一书"外科总论——围手术期处理"的表15-4-4"手术室切开记录方式"。详述如下。

切口	伤口分类
Ⅰ类切口	清洁切口：缝合的无菌切口，如甲状腺大部切除术
Ⅱ类切口	可能污染切口：手术时可能带有污染的缝合切口，如胃大部切除术等。6小时内的伤口经过清创术缝合、新缝合的切口再度切开者，也属此类
Ⅲ类切口	污染切口：邻近感染区或组织直接暴露于污染或感染物的切口，如阑尾穿孔的阑尾切除术、肠梗阻坏死的手术等
甲级愈合	愈合优良，无不良反应
乙级愈合	愈合处有炎症反应，如红肿、硬结、血肿、积液等，但未化脓
丙级愈合	切口已化脓，需做切开引流

14. 【答案】B（16）

【解析】各类期限手术的选择参见《临床执业医师综合笔试辅导讲义》一书表格，详述如下。

	手术时机	适应证
急症手术	需在最短时间内进行必要的准备，即迅速实施手术和病情十分急迫的情况下，必须争分夺秒地进行紧急手术，抢救患者生命	外伤性肠破裂、胸腹腔内大血管破裂等
限期手术	手术时间有一定限度，应在尽可能短的时间内做好术前准备	各种恶性肿瘤根除术
择期手术	可在充分的术前准备后选择合适时机进行手术	良性肿瘤切除术、腹股沟疝修补术

15. 【答案】D（16）

【解析】手术后猝死的常见原因为肺栓塞（PE），

而术后死亡的病人中，约一半与术后肺炎相关。参见《临床执业医师综合笔试辅导讲义》"外科总论——围手术期处理"一节。

16.【答案】D（16）

【解析】切口血肿主要原因为术中止血不完善，其中以甲状腺术后血肿最危险。

17.【答案】E（16）

【解析】术后1周，病人突然用力，有淡红色溢出液，考虑为切口裂开，如切口张力较大，需要减张缝合。

18.【答案】E（16）

【解析】参见《临床执业医师综合笔试辅导讲义》"外总——围手术期处理"表15-4-3，关于手术拆线时间的总结详见下表。

部位	拆线时间
头、面、颈部	术后4~5日
下腹部、会阴部	术后6~7日
胸部、上腹部、背部、臀部	术后7~9日
四肢	术后10~12日
减张缝线	术后14日
切口裂开再缝合	术后12~14日

【速记口诀】头面颈4、5天；下腹会阴6、7天；胸腹背臀均8日；四肢均摊11天；切开再缝均13；减张缝合要2周。

19.【答案】D（15）

【解析】本题答案让很多考生无所适从，其原因是使用的教材版本不同所致。8年制《外科学》P828原话如下：导尿是解除尿潴留最直接和有效的方法。

20.【答案】D（15）

【解析】不同手术后的卧位见下表。

手术类型	体位
全麻未清醒	平卧，头偏向一侧
蛛网膜下腔麻醉	去枕平卧或头低卧位12小时，防止脑脊液外渗致头痛
颅脑手术，无休克或昏迷	15°~30°头高脚低，根据需要安置卧位
颈胸手术	高坡卧位，便于呼吸及有效引流
腹部手术	低半坐位，或斜坡卧位，以减少腹部张力，腹腔污染宜尽早改为半坐位或头高脚低位
脊柱、臀部手术	仰卧位，或俯卧位
休克病人	下肢抬高15°~20°，头和躯干抬高20°~30°的特殊体位；肥胖患者可取侧卧位，以利于呼吸和静脉回流

21.【答案】C（15）

扫描二维码查看本题考点更多讲解微视频——23-9外科手术后大出血急救处理。

22.【答案】B（14）

【解析】乳腺癌改良根治切除术为非感染伤口手术，不需要放置引流条。而其他四项均为感染伤口，均需要放置引流条。注：本题为早年考题，根据目前临床实践，乳腺癌改良根治术属于污染伤口。故答案选B并不不严谨。

23.【答案】E（14）

【解析】患者手术后出现右下肢肿胀，股三角区压痛，可诊断为下肢静脉血栓。治疗时如果应用止血药物，可加重血栓形成。其他四项为常规治疗措施。

24.【答案】C（13）

【解析】患者BP 160/110mmHg，可不做特殊准备。血糖维持轻度升高状态（5.6~11.2mmol/L）或者患者血糖为6.2~9.0mmol/L，不必术前降血糖。

25.【答案】C（17）

【解析】若摄入氮量与排出氮量相等称为总氮平衡；若摄入氮量多于排出氮量称为正氮平衡；若摄入氮量少于排出氮量称为负氮平衡。氮平衡实际上是反映了蛋白质不断合成与分解之间的动态平衡状态。用测定氮平衡的方法来反映蛋白质合成与分解之间的平衡状态。健康成人在一般情况下，都处于总氮平衡状态；儿童、孕妇及康复病人，由于机体生长发育、组织修复合成蛋白质、酶、激素的需要，摄入氮量多于排出氮量，呈正氮平衡；当饥饿或患病时，蛋白质的摄入量低，体内蛋白质合成减少或分解加剧，蛋白质消耗增加，排出氮量超过摄入氮量，出现负氮平衡。

26.【答案】B（16）

【解析】术前维持血糖轻度升高状态（5.6~11.2mmol/L），对机体的应激有好处，其余选项A、C、D、E都是糖尿病病人手术前的正确处理。

27.【答案】D（16）

【解析】根据掌握补钾的原则：多进多排，少进少排，不吃也排。该患者血K⁺ 3.0mmol/L，低于正常值，术前12小时内及术后需禁食，所以术前要补钾，否则影响手术预后。

第五章 外科营养

1.【答案】D（19）

【解析】机体发生创伤感染时，交感神经系统兴奋，胰岛素分泌减少，肾上腺素、去甲肾上腺素、胰高血糖素、促肾上腺皮质激素、肾上腺皮质激素及抗利尿激素分泌均增加。交感神经兴奋导致机体高代谢状态，使机体的静息能量消耗（REE）增加。正常成人的REE约为104.6kJ（25kcal）/（kg·d），创伤、感染时视其严重程度REE可增加20%～40%不等。本例患者，轻症急性胰腺炎，属于感染，机体的静息能量消耗（REE）为：25×60×（120%～140%）＝1800～2100 kcal，故答案选D。

2.【答案】E（19）

【解析】营养不良的病人常伴有低蛋白血症、贫血、血容量减少等，导致：①其耐受力降低；②术后伤口愈合受影响；③抵抗力低下，容易并发感染等。因此，术前应尽可能予以纠正。如果血浆白蛋白测定值在30～35g/L，应补充富含蛋白质的饮食予以纠正；如果低于30g/L，则需通过输入血浆、白蛋白制剂纠正低蛋白血症。

3.【答案】B（18）

【解析】肠外营养的技术性并发症：与中心静脉导管的放置或留置有关。包括穿刺致气胸、血管损伤、神经或胸导管损伤等。空气栓塞是最严重的并发症，一旦发生，后果严重，甚至导致死亡。

4.【答案】E（14、17）

5.【答案】C（17）

【解析】肠外营养的并发症可分为技术性、代谢性及感染性三类。其中，代谢性并发症从其发生原因可归纳为三方面：补充不足、糖代谢异常，以及PN本身所致。补充不足所致的并发症主要是：①血清电解质紊乱，低钾血症及低磷血症在临床上很常见。②微量元素缺乏：较多见的是锌缺乏，临床表现有口周及肢体皮疹、皮肤皱痕及神经炎等。铬缺乏可致难控制的高血糖发生。③必需脂肪酸缺乏：长期PN时若不补充脂肪乳剂，可发生必需脂肪酸缺乏症。临床表现有皮肤干燥、鳞状脱屑，脱发及伤口愈合迟缓等。只需每周补充脂肪乳剂一次，就可预防缺乏症的发生。

6.【答案】A（15）

【解析】营养状况的评估指标包括：①人体测量：体重低于标准体重的15%，提示存在营养不良。三头肌皮褶厚度是测定体脂贮备的指标，上臂周径测定可反映全身肌及脂肪的状况。②内脏蛋白测定：血清清蛋白（白蛋白）、转铁蛋白及前白蛋白浓度测定。③淋巴细胞计数。④氮平衡试验。无血小板测定这一项。

7.【答案】A（15）

【解析】胃肠道功能不良者，如消化道瘘、短肠综合征等所用的营养制剂以肽类为主。

8.【答案】A（15）

【解析】肠内营养出现腹胀、腹泻与输入速度及溶液浓度、渗透压有关。输注太快是引起症状的主要原因。小肠对脂肪耐受改变、营养液温度过低、营养液污染等也是导致腹泻的原因。由此可见与A项无关。

9.【答案】B（14）

【解析】正常成人的REE约为104.6kJ（25kcal）/（kg·d），创伤、感染时视其严重程度REE可增加20%～40%不等，只有大面积烧伤的REE才会增加50%～100%。通常的择期手术，REE的增幅不大，约10%左右。胆囊结石行胆囊切除术为择期手术，故答案选B。

10.【答案】D（13）

【解析】各选项错误和正确的理由如下：

A. 各种营养成分应单瓶输注——将各种营养素在体外先混合在3L塑料袋内（称全营养混合液）再输入的方法最合理

B. 以外周静脉输注为主——适合于不超过2周者，本例患者应从中心静脉输入

C. 在肠外营养时，可同时应用生长激素——肠外营养液中不能加入抗生素、生长激素等药物。基因重组的人生长激素具有明显的促合成代谢作用。对于特殊病人（烧伤、短肠综合征、肠瘘等）同时应用生长激素能增强肠外营养的效果，利于伤口愈合和促进康复

D. 加入谷氨酰胺以保护肠黏膜屏障——谷氨酰胺是小肠黏膜细胞的主要能源，促进合成代谢

E. 加入白蛋白作为肠外营养的氮源——肠外营养的氮源为氨基酸

11.【答案】E（13）

【解析】肠外营养的感染性并发症主要是导管性脓毒症。其发病与置管技术、导管使用及导管护理有密切关系。临床表现为突发的寒战、高热，重者可致感染性休克。在找不到其他感染灶可解释其寒战、高热时，应考虑导管性脓毒症已经存在。发生上述症状后，先做输

液袋内液体的细菌培养及血培养，丢弃输液袋及输液管，更换新的输液。观察8小时，若发热仍不退，则需拔除中心静脉导管，并做导管头培养。一般拔管后不必

用药，发热可自退。若24小时后发热仍不退，则应选用抗生素。故本题答案不是首选抗生素（A项或D项），也不是控制发热症状（B项）。

第六章　外科感染

1.【答案】E（20）

【解析】痈好发于项背部，临床表现为初起为小片皮肤硬肿、色暗红，可有数个凸出点或脓点，疼痛较轻，有畏寒、发热等全身不适。本例患者符合痈的诊断。疖也有局部皮肤有红、肿、痛的小硬结，但直径 < 2cm。丹毒好发于面部和下肢，表现为片状皮肤红疹、微隆起、色鲜红、中间稍淡、边界清楚，但无脓点。急性蜂窝织炎也有局部红肿热痛，也无脓点。气性坏疽由外伤引起，伤口中有大量浆液性或浆液血性渗出物。

2.【答案】C（20）

【解析】伤口感染常发生在术后3~5天。伤口局部红、肿、热、疼痛和压痛，有分泌物（浅表伤口感染），伴有或不伴有发热和白细胞增加。术后出血的原因是创面渗血未完全控制，往往表现为覆盖切口的敷料被血渗湿。切口裂开常发生在术后1周，往往在病人腹部突然用力时，自觉切口疼痛，有淡红色液体自切口溢出。

3.【答案】D（18、20）

【解析】本例患者外伤后出现左下肢明显肿胀，见大量恶臭浆液血性渗出物，皮下可触及捻发音。提示发生气性坏疽。其处理措施中，最关键的治疗措施是病变区应作广泛、多处切开；应用抗生素：首选大量青霉素（大于1000万 U/天），大环内酯类及硝咪唑类（如甲硝唑、替硝唑）也有一定疗效。卡那霉素和庆大霉素等氨基糖苷类抗生素无效。故 D 选项是错误的。

4.【答案】D（20）

【解析】本例患者符合痈的诊断，切开引流时，切口边缘应超出病变边缘皮肤，清除脓液及失活组织；其他选项均正确。

5.【答案】A（20）

【解析】大面积烧伤休克的原因主要是和烧伤以后的病理变化有关。除烧伤部位，能看到的有烧伤的部位渗透性增强，大量血浆样液体外渗以外，达到一定面积以后，尤其是大面积烧伤，没有烧伤的部位同样会有血管渗透性增加，会有大量血浆样液体外渗，这就导致在大面积烧伤以后容易发生休克。有的烧伤会合并有吸入性损伤等合并伤，有吸入性损伤的情况下，肺部同样也会有渗透性增加表现。所以大面积烧伤以后，患者会有

休克发生，这和烧伤自身的病理变化有关。所以大面积烧伤以后，要进行抗休克补液治疗，即液体复苏。

6.【答案】A（19）

【解析】患者外伤后肌肉痉挛、苦笑面容，提示破伤风感染，故答案选 A。

艰难梭菌是人类肠道正常菌群，不规范使用抗生素时，可导致肠道菌群失调。耐药的艰难梭菌大量生长繁殖，导致抗生素相关性腹泻和伪膜性肠炎等疾病。金黄色葡萄球菌、产气荚膜梭菌、大肠埃希菌感染后均不会出现苦笑面容，故不选。

7.【答案】B（19）

【解析】丹毒为乙型溶血性链球菌侵袭所致，是皮肤淋巴管网的急性感染。好发于下肢与面部。病人先有皮肤或黏膜的某种病损，如损伤、足癣、口腔溃疡、鼻窦炎等。

8.【答案】A（19）

【解析】二重感染又称重复感染，是指长期使用广谱抗生素，可使敏感菌群受到抑制，而一些不敏感菌（如真菌等）趁机生长繁殖，产生新的感染的现象。抗菌药物的使用可致菌群改变，使耐该种抗菌药物的微生物引发新的感染。引起新感染的细菌可以是在正常情况下对身体无害的寄生菌，由于菌群改变，其他能抑制该菌生长的无害菌为药物所抑杀后转变为致病性菌，或者也可以是原发感染菌的耐药菌株。使用广谱抗生素时较易发生的二重感染有：难辨梭状芽胞杆菌肠炎、霉菌性肠炎、口腔霉菌感染、白色念珠菌阴道炎等。多见于老、幼、体弱、抵抗力低的患者。

9.【答案】B（19）

【解析】本例患者足底被铁钉刺伤后出血发热、咳嗽、咀嚼无力、局部肌肉紧张，继而频繁四肢抽搐，提示发生破伤风。抽搐间歇期长短不一，发作频繁者，提示病情严重。持续的呼吸肌和膈肌痉挛，可造成呼吸骤停。故控制和解除痉挛是目前最重要的处理措施。一般镇静药治疗无效，应做气管切开，比较安全。其他选项都是常规处理措施。

10.【答案】A（19）

【解析】患者右鼻翼皮肤红肿、疼痛，中心有脓头，

考虑疖，鼻部为危险三角区，自行挑破、挤压、排脓。容易发生化脓性海绵状静脉窦炎，患者1天后局部肿胀加重伴寒战、高热、头痛，逐渐神志不清，提示已经发生了本病。其他选项不会出现如此严重的症状，故不选。

11.【答案】A（17、18）

【解析】本题答案网上及同类参考书多选破伤风抗毒素（脱敏注射），理由是：TAT（破伤风抗毒素）皮试阳性则应首先考虑脱敏注射。人体破伤风免疫球蛋白因为价格较贵，故非首选。我们并不赞成这一观点，详细讲解请扫二维码听老师讲解。

> 扫描二维码查看本题考点更多讲解微视频——23-8破伤风处理。

12.【答案】D（18）

【解析】气性坏疽的预防：对容易发生气性坏疽感染的创伤应特别注意。关键是尽早彻底清创，包括清除失活、缺血的组织，去除异物、伤口充分敞开引流（避免死腔存在）。

治疗：急诊清创，术前缩短准备时间。最关键的治疗措施是病变区应做广泛、多处切开，包括水肿或皮下气肿区，彻底清除变色、不收缩、不出血的肌肉。因细菌的扩散范围常超过肉眼范围，所以应整块切除肌肉，包括肌肉的起始点。感染如限于某一筋膜腔，应切除该筋膜腔的肌群。如整个肢体已广泛感染，应果断进行截肢。

快速补液和输血、高压氧治疗和应用大剂量青霉素都是在彻底清除的基础上进行的后续常规措施。注射破伤风抗毒素对气性坏疽治疗无效。

13.【答案】A（21）

【解析】破伤风是由破伤风杆菌引起的一种特异性感染。多发于外伤、不洁条件下分娩的产妇和新生儿。创伤时，破伤风杆菌可污染深部组织，在缺氧环境中，破伤风杆菌发育为增殖体，迅速繁殖并产生大量外毒素（痉挛毒素），进入血循环可造成随意肌紧张与痉挛，产生一系列临床症状和体征。本例患者被镰刀割伤，而镰刀往往生锈，极容易诱发破伤风。破伤风梭菌引起破伤风，产气荚膜杆菌引起气性坏疽。

14.【答案】B（18）

15.【答案】D（18）

【解析】脓毒症是指因病原菌因素引起的全身性炎症反应，体温、循环、呼吸、神志有明显的改变者，用以区别一般非侵入性的局部感染。菌血症是脓毒症中的

一种，即血培养检出病原菌者。但其不限于以往多偏向于一过性菌血症的概念，如拔牙、内镜检查时，血液在短时间出现细菌，目前多指临床有明显感染症状的菌血症。本例患者出现全身性炎症反应，符合脓毒症。细菌血培养阴性，排除菌血症。

治疗方面，关键是处理原发感染灶。明确感染的原发灶，做及时、彻底的处理，包括清除坏死组织和异物、消灭死腔、脓肿引流等，还要解除相关的病因，如血流障碍、梗阻等因素。同时，应用抗菌药物，多联合应用抗生素，对症支持治疗（包括补充血容量、控制高热、纠正电解质紊乱和维持酸碱平衡等）。当出现感染性休克时，可在早期、短时间（维持不超过2天）、大剂量应用抗生素。本例患者尚未发生休克，故选项D是不恰当的治疗措施。

16.【答案】E（17）

【解析】全身性感染应用综合性治疗，关键是处理原发感染灶。首要的是明确感染的原发灶，做及时、彻底的处理，包括清除坏死组织和异物、消灭死腔、脓肿引流等等，还要解除相关的病因，如血流障碍、梗阻等因素。如一时找不到原发灶，应进行全面的检查，特别应注意一些潜在的感染源和感染途径，并予以解决。如静脉导管感染时，拔除导管应属首要措施。危重病人疑为肠源性感染时，应及时纠正休克，尽快恢复肠黏膜的血流灌注；通过早期肠道营养促使肠黏膜的尽快修复；口服肠道生态制剂以维护肠道正常菌群等。其他选项都属于常规措施。

17.【答案】E（17）

【解析】破伤风患者的典型症状：肌肉紧张致强直性收缩伴阵发性痉挛，开始是咀嚼肌，临床常见因为吃饭、喝汤张口困难而就诊（E正确），随后依次为面肌、颈、背、腹、四肢肌，最后为膈肌。表现张口困难、"苦笑"面容、颈部强直、头后仰；当背、腹肌同时收缩，因背部肌群较为有力，形成"角弓反张"。患者多不发热，也不会发生坏疽（A、D）；破伤风患者光、声、接触、饮水等可诱发痉挛和抽搐发作，恐水为狂犬病的特点（B）；患者发作时神志清楚，恢复期间还可出现一些精神症状，如幻觉、言语、行动错乱等，但多能自行恢复（C）。

18.【答案】E（17）

【解析】丹毒起病急，表现为片状皮肤红疹、微隆起、色鲜红、中间稍淡、边界清楚（E），可有畏寒、发热、头痛、全身不适等。局部烧灼样疼痛，可起水疱，附近淋巴结肿大、有触痛。病情加重时全身性脓毒症加重。此外，下肢丹毒反复发作导致淋巴水肿，局部皮肤粗厚，可发展成"象皮肿"。不会出现脓栓。

19.【答案】E（17）

【解析】本例患者区别疖和痈，关键在于颈后部红肿，范围约 5cm，边界不清，中央多个脓点。而疖表现为皮肤有红、肿、痛的小硬结（直径 <2cm）。其他选项明显不符。

20.【答案】E（17）

【解析】行切开引流术时，切口边缘应超出病变边缘皮肤，清除脓液及失活组织。

21.【答案】E（16）

【解析】特异性感染为感染病情与感染菌有一一对应的关系，常见：真菌感染、破伤风感染、结核感染、气性坏疽。速记口诀：真伤和（核）气。

22.【答案】A（16）

【解析】烧伤后出现"三低"（低体温，低血压，低白细胞）表现，为 G⁻杆菌感染的特点。

23.【答案】D（16）

【解析】丹毒为乙型溶血性链球菌侵袭所致，典型临床表现为片状皮肤红疹、微隆起、色鲜红、中间稍淡、边界清楚（D）；痈的致病菌以金葡菌为主，表现为皮肤肿痛，病变部位中心可化脓破溃，疮中呈蜂窝状，全身症状重，唇痈易引起颅内化脓性海绵状静脉窦炎（A）；气性坏疽是厌氧菌梭状芽胞杆菌所致的肌坏死或肌炎。临床表现为伤肢感如胀裂，病情发展迅速，伤口有大量血性渗出物，有恶臭，皮下可触及捻发音（B）；疖的致病菌以金葡菌为主，局部皮肤有红、肿、热、痛的小硬结，"危险三角区"的疖易引起化脓性海绵状静脉窦炎（C）；急性蜂窝织炎的致病菌多为溶血性链球菌、金葡菌及大肠埃希菌等，临床表现为皮肤红肿、边界不清伴疼痛，可起水疱或破溃出脓（E）。

24.【答案】D（16）

【解析】引流区淋巴管炎的治疗为抬高患肢，局部硫酸镁热敷，全身应用抗生素。

25.【答案】A（15）

【解析】外科感染中革兰阴性杆菌感染已超过革兰阳性球菌，常见为大肠埃希菌、铜绿假单胞菌、变形杆菌、克雷伯菌、肠杆菌等。革兰阴性杆菌所致的脓毒症一般比较严重，可出现"三低"现象（低温、低白细胞、低血压），发生感染性休克者也较多。本例患者为刺伤，而刺伤多由金葡菌引起感染，导致感染性休克。

其发生机制是金黄色葡萄球菌感染易出现多重耐药性的菌株。这类菌株还倾向于血液播散，可在体内形成转移性脓肿。有些菌株局部感染也可引起高热、皮疹，甚至休克。

26.【答案】C（15）

【解析】气性坏疽发生时，创伤后早期彻底清创，

改善局部循环，是预防破伤风发生的关键（C）。最关键的治疗措施是病变区应做广泛、多处切开，包括水肿或皮下气肿区，彻底清除变色、不收缩、不出血的肌肉（B）。注意预防和治疗二者的差异。

27.【答案】A（15）

【解析】腹部手术后切口化脓性感染，如果切开引流冲洗后立即缝合，不仅无法愈合，还可能导致感染。其他选项的处理措施都是正确的。

28.【答案】B（15）

【解析】腹膜后血肿为腹腰部损伤的常见并发症，多系高处坠落、挤压、车祸等所致腹膜后脏器（胰、肾、十二指肠）损伤，骨盆或下段脊柱骨折和腹膜后血管损伤引起的。腹膜后腔出血可以突然发生，如动脉出血，可以形成血肿以致压迫后腹膜组织，在肠系膜间弥散，进入骨盆后腹膜间隙或进入腹膜腔。由于血液含有营养物质，感染的危险很大。纠正水电平衡紊乱等措施均为术后一般处理。

29.【答案】D（15）

【解析】患者左手示指末节皮下感染 5 天，伴剧烈跳痛，肿胀明显，提示发生脓性指头炎，应当及时切开引流，手术切口选手指末节侧面做纵切口，远侧不超过甲沟的 1/2，近侧不超过指节横纹。脓腔较大则宜做对口引流，放置橡皮片引流。不应做成鱼形切口，以免术后瘢痕形成影响手指触觉。掌侧横行切口有可能损伤指神经。掌侧纵行切口易造成指腹疼痛性瘢痕，捏物时指腹疼痛。

30.【答案】D（14）

【解析】患者外伤后出现，颈部强直，牙关紧闭，口唇青紫，可诊断为破伤风。该病可致强直性收缩伴阵发性痉挛，开始是咀嚼肌，随后依次为面肌、颈、背、腹、四肢肌，最后为膈肌。持续的呼吸肌和膈肌痉挛，可造成呼吸骤停。

31.【答案】E（15）

【解析】患者撞伤后局部肿胀，并出现寒战，高热，心率、呼吸加快等全身症状，说明并发全身感染，出现典型脓毒症的临床表现。确定致病菌时，因伤已经达 12 天，在发生脓毒症前多数病人已经抗菌药物治疗，以致血液培养常得不到阳性结果，故应多次，最好在发生寒战、发热时抽血做细菌培养。其他选项均无法明确病原菌。

32.【答案】D（15）

【解析】患者出现血压下降，局部波动感，说明已经发生脓毒症性休克的早期征象，故关键是处理原发感染灶：清除坏死组织和异物，消灭死腔，脓肿引流。联合静脉内应用抗生素、积极补液等都是穿刺引流等措施

后的处理。患者目前 BP 90/50mmHg，还不属于先抗休克的指征。

33.【答案】C（14）

【解析】痈指邻近的多个毛囊及其周围组织的急性化脓性感染，也可由多个疖融合而成。初起为小片皮肤硬肿、色暗红，可有数个凸出点或脓点，疼痛较轻，但有畏寒、发热等全身不适。随后硬肿范围增大，呈现浸润性水肿，局部疼痛加剧，全身症状加重。病变部位脓点增大、增多，中心处可破溃出脓、坏死脱落，疮口呈蜂窝状。其间皮肤可因组织坏死呈紫褐色。本例患者，糖尿病病史 10 年，本身就易罹患感染，如疖、痈可反复发生，甚至引起脓毒血症。伤口化脓感染不会引起全身感染症状。故排除。中央有多个脓点可排除一般性皮下蜂窝织炎症。

34.【答案】B（14）

【解析】痈出现表面紫褐色或已破溃流脓时需要及时切开引流。做"+""++"形切口切开引流，切口边缘应超出病变边缘皮肤，清除脓液及失活组织；然后填塞生理盐水纱条，外加干纱布绷带包扎。术后注意创面渗血情况，必要时更换填塞敷料重新包扎。较大的创面在肉芽组织长出后，可行植皮术。唇痈不宜切开。

35.【答案】A（14）

【解析】患者外伤所致食指指甲旁红肿，白细胞增高，符合脓性指头炎，致病菌为金黄色葡萄球菌。

36.【答案】C（14）

【解析】脓毒症是指因病原菌因素引起的全身性炎症反应，体温、循环、呼吸、神志有明显的改变者，用以区别一般非侵入性的局部感染。菌血症是脓毒症中的一种，即血培养检出病原菌者。但其不限于以往多偏向于一过性菌血症的概念，如拔牙、内镜检查时，血液在短时间出现细菌，目前多指临床有明显感染症状的菌血症。当前国际通用的是脓毒症和菌血症，不再沿用以往的"败血症"一词。脓毒症主要表现为骤起寒战，继以高热可达 40～41℃，或低温，起病急，病情重，发展迅速。

37.【答案】A（14）

【解析】脓毒症是指因病原菌因素引起的全身性炎症反应，体温、循环、呼吸、神志有明显的改变者，用以区别一般非侵入性的局部感染。菌血症是脓毒症中的一种，即血培养检出病原菌者。但其不限于以往多偏向于一过性菌血症的概念，如拔牙、内镜检查时，血液在短时间出现细菌，目前多指临床有明显感染症状的菌血症。本例患者出现全身性炎症反应，符合脓毒症。细菌血培养阴性，排除菌血症。

38.【答案】C（14）

【解析】①葡萄球菌脓液无臭，多是耐甲氧西林菌株，万古霉素是治疗首选。②链球菌：一般不发生转移性脓肿，脓液稀薄，对青霉素 G 敏感。③大肠杆菌：腹腔内感染的主要致病菌，脓液有典型的粪臭味。其内毒素易致休克。④铜绿假单胞菌（绿脓杆菌）：其脓液呈蓝绿色，有甜臭味，是慢性溃疡、烧伤创面的主要致病菌。⑤变形杆菌：革兰阴性菌，存在于肠道、下尿道，脓液有特殊的恶臭味。

39.【答案】A（14）

【解析】丹毒好发于下肢与面部。起病急，表现为片状皮肤红疹、微隆起、色鲜红、中间稍淡、边界清楚，可有畏寒、发热、头痛、全身不适等。局部烧灼样疼痛，可起水疱，附近淋巴结肿大、有触痛。病情加重时全身性脓毒症加重。此外，下肢丹毒反复发作导致淋巴水肿，局部皮肤粗厚，可发展成"象皮肿"。致病菌为乙型溶血性链球菌。

40.【答案】E（13）

【解析】鼻、上唇及周围所谓"危险三角区"的疖或痈，病情较重，病情加剧或被挤压时，病原菌可经内眦静脉、眼静脉进入颅内海绵状静脉窦，引起化脓性海绵状静脉窦炎，出现颜面部进行性肿胀，可有寒战、高热、头痛、呕吐、昏迷等症状。本例患者符合化脓性海绵状静脉窦炎。

41.【答案】B（13）

【解题思路】本节主要致病菌属于常考知识点，除丹毒和蜂窝织炎为溶血性链球菌外，其他均为金葡菌。

42.【答案】E（13）

43.【答案】E（13）

【解析】开放性损伤，简单创口缝合后使得伤口具有无氧环境，2 天后出现患肢肿胀明显，缝合处血性液体渗出多，恶臭，诊断为气性坏疽。伤口化脓感染常表现为局部红肿、疼痛、波动感，一般不会导致显著肿胀，2 天内的脓液也不会有恶臭，故排除。导致气性坏疽的原因往往是因为具备厌氧环境，本例患者恰恰是因为第一次清创不彻底导致厌氧菌具备生长环境。而 2 天后感伤部包扎过紧，是患肢肿胀导致的结果，故答案不能选 A。

44.【答案】E（13）

45.【答案】A（13）

【解析】患者外伤史，未彻底清创（自行包扎），出现咀嚼肌无力、苦笑、四肢抽搐，张口困难等症状，诊断为破伤风，毫无悬念。但是，早期典型症状应该是张口困难，而不是咀嚼无力。理由：破伤风导致强直性收缩伴阵发性痉挛，开始是咀嚼肌，随后依次为面肌、颈、背、腹、四肢肌，最后为膈肌。临床中常见到病人因为吃饭、喝汤张口困难而就诊。膈肌受影响后，发作时面唇青紫，通气困难，可出现呼吸暂停。持续的呼吸肌和膈肌痉挛，可造成呼吸骤停。病人死亡原因依次为窒息、心力衰竭或肺部并发症。故本例患者最重要的治疗是预防窒息。

第七章 创伤和火器伤

1.【答案】A（18、20）

【解析】止血带不必缚扎过紧，以能止住出血为度；应每隔1小时放松1~2分钟（B错），且使用时间一般不应超过4小时。止血带的位置应靠近伤口的最近端（E错）。止血带中以局部充气式止血带最好，其副作用小。在紧急情况下，也可使用橡皮管、三角巾或绷带等代替，但应在止血带下放好衬垫物。禁用细绳索或电线等充当止血带（C错）。松开止血带时，伤口处应加压，以免发生再次大出血（D错）。

2.【答案】A（20）

【解析】止血带应每隔1小时放松1~2分钟，且使用时间一般不应超过4小时。

3.【答案】A（20）

【解析】面部由于血运丰富，开放性损伤时如果如严重感染，清创缝合可以延长到24~48小时内。刚被手术缝针刺伤的伤口无须清创缝合。C、D、E项则提示已经发生感染，不能直接清创缝合，应延期缝合。

4.【答案】D（16、19）

【解析】患者挤压伤后出现心率加快，血压下降，神情淡漠，面色苍白，提示患者目前处于休克代偿期，机体儿茶酚胺分泌增多，血管收缩加快，此时如果松开止血带，会导致大出血，加重休克。故放开止血带是错误的。同类参考书有观点认为：止血带应每隔1小时放松，目前才应用30分钟，不需要放松止血带，属于逻辑错误。即原因和结果之间没有逻辑性关系。

5.【答案】A（18）

【解析】清创要求在6~8小时内完成方可行一期缝合。B、C、D、E四项均已经发生感染或感染不可避免，不能行一期缝合。

6.【答案】D（18）

【解析】临床实践题，考题越来越与临床紧密接轨是当前考试命题的趋势。

7.【答案】B（18）

【解析】头面部、颈部创伤后即使有轻度感染，因为头颈部血流丰富，仍可清创后一期缝合。伤口内留置盐水纱条引流。感染可能性较大者延期缝合。

8.【答案】C（17）

【解析】本例患者外伤位于右侧颊部，皮肤裂口仅1cm，紧急情况下可用指压法止血。止血带法一般用于四肢损伤的大出血，加压包扎止血无效的情况。指压法：用手指压迫动脉经过骨骼表面的部位，以达到止血的目的，如头颈部大出血。填塞法用于肌肉、骨端等出血。

9.【答案】C（17）

【解析】损伤按照按伤后皮肤完整性分类：皮肤保持完整无开放性伤口者称闭合伤，如挫伤、挤压伤、扭伤、震荡伤、关节脱位和半脱位、闭合性骨折和闭合性内脏伤等。有皮肤破损者称开放伤，如擦伤、撕裂伤、切割伤、砍伤和刺伤等。本例患者皮肤损坏、肿胀，符合开放伤。

按伤情轻重分类一般分为轻、中、重伤。轻伤主要是局部软组织伤，暂时失去作业力，但仍可坚持工作，无生命危险，或只需小手术者；中等伤主要是广泛软组织伤，上下肢骨折、肢体挤压伤、机械性呼吸道阻塞、创伤性截肢及一般的腹腔脏器伤等，丧失作业能力和生活能力，需手术，但一般无生命危险；重伤指危及生命或治愈后有严重残疾者。本例患者上肢骨折，符合中等伤。

10.【答案】E（15）

【解析】电流通过人体有"入口""出口"，入口处较出口处重（B错）。入口处常炭化，形成裂口或洞穴，烧伤常深达肌肉、肌腱、骨周，损伤范围常外小内大（E正确）；浅层组织尚可，但深部组织可夹心坏死，没有明显的坏死层面（A错）；局部渗出较一般烧伤重（D错），包括筋膜腔内水肿；由于邻近血管的损害，经常出现进行性坏死，伤后坏死范围可扩大数倍（C错）。在电流通过的途径中，肘、腋或膝、股等屈面可出现"跳跃式"伤口，易并发感染，发生湿性、气性坏疽或脓毒症。

11.【答案】A（15）

【解析】创伤按伤情轻重一般分为轻、中、重伤。轻伤主要是局部软组织伤，暂时失去作业力，但仍可坚持工作，无生命危险，或只需小手术；中等伤主要是广泛软组织伤、上下肢骨折、肢体挤压伤、机械性呼吸道阻塞、创伤性截肢及一般的腹腔脏器伤等，丧失作业能力和生活能力，需手术，但一般无生命危险；重伤指危及生命或治愈后有严重残疾者。股骨干骨折合并肺脂肪栓塞可导致死亡，故属于重伤。

12.【答案】B（15）

【解析】止血带法止血一般用于四肢损伤的大出血和加压包扎止血无效的情况。本例患者已加压包扎但伤口敷料鲜血渗透，说明包扎止血无效。在紧急情况下，也可使用橡皮管、三角巾或绷带等代替，但应在止血带下放好衬垫物。禁用细绳索或电线等充当止血带。指压法止血是应急措施，因四肢动脉有侧支循环，故其效果有限，且难以持久。

13.【答案】E（15）

【解析】技能考核内容，笔试同样考到。故提醒考生，千万不要以为技能已经考过了，笔试就不再考了。

14.【答案】D（14）

【解析】患者外伤后出现血压下降，BP 72/43mmHg符合低血容量休克诊断标准，故首先建立静脉通道，补充血容量。本题为多年前考题改编，提示医考命题范围越来越广，把早年考题拿出来改编一下，又成为了一道新题。

15.【答案】A（14）

【解析】火器伤早期清创应争取在伤后6~8小时内实施清创术。战时火器伤常因不能及时得到处理而发生感染，一般不再做彻底清创，可切开深筋膜减压，以保持引流通畅。初期清创时，挫伤区和震荡区参差交错，不易判断。因此，只能在开放伤口引流3~5天后，再根据伤部情况进行延期缝合，故严禁初期缝合。

16.【答案】C（13）

【解析】软组织挫伤和扭伤多用物理疗法，初期冷敷以减少毛细血管出血，12小时后再做热敷以促进血液循环。

17.【答案】B（13）

【解析】外伤急救的目的是挽救生命，在处理复杂伤情时，应优先解除危及伤员生命的情况，使伤情得到初步控制，然后再进行后续处理，并尽可能稳定伤情，为转送和后续治疗创造条件。需优先抢救的急症：主要包括心跳、呼吸骤停、窒息、大出血、张力性气胸和休克等。急救原则：救伤先救命！

第八章 烧 伤

1.【答案】D（20）
【解析】烧伤严重程度分度：

分度	Ⅱ°面积	Ⅲ°面积	总面积
轻度	<10%		
中度	11%~30%	<10%	
重度		11%~20%	31%~50%
特重度		>20%	>50%

面积未达到百分比，但发生休克，较重复合伤或吸入伤计入重度；严重并发症计入特重度。

2.【答案】D（20）

【解析】女性臀占6%，会阴占1%，双大腿占21%，烧伤面积合计28%。创面疼痛钝痛，有水疱，红白相间，为深Ⅱ°的表现。浅Ⅱ°表现为局部红肿明显，大小不一的水疱形成，内含淡黄色澄清液体，水疱皮如剥脱，创面红润、潮湿、疼痛明显。

3.【答案】A（18）

【解析】双侧臀部、双侧大小腿及足部皮肤烧伤，烧伤面积为6+13+21+6=46%。创面无水疱，呈蜡白

色，痛觉消失，提示Ⅲ°烧伤。体重60kg，第一天烧伤补液量为：60×46×1.5+2000=6140ml。其中，晶体液（平衡盐溶液）2760ml，胶体液（血浆）1380ml，生理需要量（5%葡萄糖溶液）2000ml。烧伤病人不需要补全血，故不选B。本题答案有争议，痛觉消失应为深Ⅲ°烧伤，且伴有休克，应按特重度烧伤计算，晶胶比1:1更合适。而本题备选答案是按照常规晶胶比2:1来计算的。

4.【答案】B（17）

【解析】根据第一天烧伤补液计算总量后，前8个小时应不到总量的一半。否则为补液量不足。

5.【答案】C（19）

【解析】烧伤后出现皮肤明显红肿，疼痛较剧，伤处布满大小水疱，内含黄色液体，去疱皮见创面红润、潮湿。为浅Ⅱ°烧伤的特点。深Ⅱ°烧伤为疼痛迟钝，伤处小水疱，故不选深Ⅱ°。烧伤面积：双侧臀部，女性（占6%）、双下肢（不包括双足）为21%+13%=34%，6%+34%=40%。

6.【答案】A（19）

【解析】40%面积浅Ⅱ°烧伤，属于中度烧伤，广泛

大面积烧伤一般采用暴露疗法。

7.【答案】E（18）

8.【答案】E（18）

【解析】右手及前臂沸水烫伤，面积计算（5＋6）/2＝5.5% 右手及前臂红肿明显，有水疱，创面红白相间，疼痛迟钝，提示深Ⅱ°，面积小于10%，为轻度烧伤。

9.【答案】E（17）

【解析】红肿明显，大量水疱，基底发红，疼痛明显，符合浅Ⅱ°烧伤。而深Ⅱ°烧伤表现为可有水疱，但去水疱皮后，创面微湿，红白相间，痛觉较迟钝。烧伤面积为后背13%＋上臂7%＝20%，符合中度烧伤。

10.【答案】D（17）

【解析】烧伤现场急救要求首先保护创面，浅Ⅱ°烧伤水疱完整者水疱皮应予保留；水疱大者，可用消毒空针抽去水疱液。创面不可包扎。70%酒精消毒创面为错误做法。

11.【答案】B（16）

【解析】患者已经出现休克征象，液体疗法是防治烧伤休克的主要措施。烧伤休克期能否平稳度过，对预后至关重要。其他选项都是后续处理措施。

【颐恒老师提示】课堂上一直反复强调过一句话："救伤先救命，治病先救急"，用到这道题上，再合适不过。

12.【答案】C（16）

【解析】抗休克期应严密观察，根据病人的情况调整输液成分及速度，有价值的指标首选是尿量，成人不少于20ml/h，以30～50ml/h为宜。其他指标还有是否烦躁不安、有无明显口渴、脉搏心跳、收缩压（是否在90mmHg以上）和脉压（20mmHg以上）、呼吸是否平稳。同时注意保持呼吸道通畅。

【颐恒老师提示】尿量是最重要的指标，真题解析中的其他指标也是出题的好地方！体现"冲刺课"水平

的，不是看往年考过哪些内容，而是能否看出有哪些内容是将来可能要考到的。

13.【答案】D（15）

【解析】小儿下半身面积估算公式：46 -（12 - 年龄）。故本例3岁小儿烧伤面积为37%，成人补液系数为1.5，小儿为2.0，本例小儿补晶体液和胶体液为16×37×2＝1184ml，其中晶体和胶体比例为1:1，计算为1184×1/2＝592ml。

14.【答案】C（14）

【解析】右上肢肩关节烧伤，相当于单侧上臂，即（5＋6＋7）/2＝9%。右下肢膝关节以下烧伤，相当于单侧小腿，即13/2＝6.5%。右足部烧伤，即7/2＝3.5%，几项相加为19%。

15.【答案】A（14）

【解析】体重 60kg × 面积 19% × 1.5 ＋ 2000 ＝ 3710ml，故答案选 A。

16.【答案】C（13）

【解析】本例患者烧伤面积约8%，属于轻度烧伤。

其处理主要为创面处理，包括剃净创面周围毛发，清洁健康皮肤，创面可用1:1000苯扎溴铵或1:2000氯己定清洗、移除异物，浅Ⅱ°烧伤水疱完整者水疱皮应予保留，水疱大者，可用消毒空针抽去水疱液。深度烧伤的水疱皮应予清除。如果用包扎疗法，内层用油质纱布，外层用吸水敷料均匀包扎，包扎范围应超过创周5cm。

头面、颈与会阴部烧伤不适合包扎处，则予暴露。创面一般可不用抗生素，故只有C项正确。

17.【答案】C（13）

【解析】Ⅰ°烧伤，仅伤及表皮浅层，生发层健在；浅Ⅱ°烧伤，伤及表皮的生发层、真皮乳头层；深Ⅱ°烧伤，伤及皮肤的真皮层，介于浅Ⅱ°和Ⅲ°之间；Ⅲ°烧伤是皮肤全层烧伤甚至达到皮下、肌肉或骨骼。

第九章　乳房疾病

1.【答案】D（20）

【解析】本题贴近临床，没有临床体会只死抠书本者，只能乱蒙答案。

乳腺癌患者最常见的转移方式就是淋巴转移，而最常发生的转移部位就是腋窝的淋巴结，也称作腋下的淋巴结。如果出现腋窝淋巴结转移，病人会有明显的腋下的包块，伴有疼痛。孤立的淋巴结活动度良好，表面光

滑，界限清晰，有轻度的触痛。而对于进展期的乳腺癌的患者，转移的腋窝的淋巴结会出现融合成团的改变，并且病人局部疼痛明显。而融合的淋巴结也会压迫到腋窝的血管和神经，而表现为上肢静脉血液回流的障碍出现肿胀，甚至还会表现为肢体的麻木以及活动受限。乳腺癌的病人手术治疗在切除乳房组织的同时，还需要进行清扫腋窝的淋巴结，主要是为了预防手术以后出现的

复发和转移。本例乳腺癌患者同侧腋窝及胸骨旁有淋巴结转移，乳腺癌扩大根治术是在乳腺癌根治术基础上行胸廓内动、静脉及其周围淋巴结（即胸骨旁淋巴结）清除术，是比较合适的手术方式。

2.【答案】E（20）

【解析】乳房纤维腺瘤好发于青年女性，临床表现为乳房外上象限、单发的、圆形、有弹性的肿块，表面光滑，活动度大。月经周期对肿块大小无明显影响。乳腺超声显示肿块形态规整，边界清晰，边缘光滑整齐，内部回声均质，如有钙化斑多为较大颗粒状或弧形，血流信号检出率低。

乳腺囊性增生病：主要为乳房胀痛和肿块，疼痛特点具有周期性，常与月经周期相关。

乳腺癌：同样为无痛性肿块，早期可无淋巴肿大，但肿块多质硬不光滑，与周围组织界限不清，活动度差。乳腺B超常表现为边界不清的低回声团块，后方回声衰减周边可见明显血流信号。

乳管内乳头状瘤：主要变现为乳头溢液、由于瘤体小，多数情况下临床查体摸不到肿块。

3.【答案】D（19）

【解析】乳腺癌中预后最差的是浸润性非特殊癌，包括浸润性小叶癌、浸润性导管癌、硬癌、单纯癌。黏液癌、小管癌属于浸润性特殊癌，预后尚好；导管内癌、乳头湿疹样乳腺癌属于非浸润癌，预后较好。

4.【答案】C（18）

【解析】保留乳房的乳腺癌切除术适于Ⅰ、Ⅱ期患者，单发病灶，无乳头溢液且乳房有一定体积者，术后能保持外观效果者，切除范围为肿块周围1~2cm的组织及胸大肌筋膜，确保切缘阴性；术后必须辅以放、化疗。

5.【答案】E（18）

6.【答案】A（18）

【解析】乳房无痛性肿块，腋窝淋巴结转移，乳头内陷，提示乳腺癌，确诊方法为病理活检。多采用空心针穿刺活检。为避免转移，一般不采用肿物切除活检。

本例患者有5.5cm×4cm包块，腋窝可触及成团融合并固定的淋巴结，提示为$T_3N_2M_0$，即Ⅲ期乳腺癌，针对晚期乳腺患者，临床多采用新辅助化疗，即术前化疗，目的在于缩小肿瘤，提高手术成功机会，同时可探测肿瘤对药物的敏感性。故本题应选A。本题网上答案大多误选D，原因是没有看到本例患者属于Ⅲ期乳腺癌，想当然就认为乳腺癌患者首选手术治疗。

7.【答案】D（17）

【解析】本题难度大，需要掌握各种乳腺癌分别属于哪种病理类型，再结合备选答案，属于乳腺癌的特殊类型的是小管癌。

8.【答案】C（17）

【解析】（1）导管内原位癌病理特点：①粉刺癌：一半以上位于乳腺中央部位，切面可见扩张的导管内含灰黄色软膏样坏死物，状如皮肤粉刺。镜下癌细胞体积较大，胞质嗜酸，分化不等，大小不一，核仁明显，癌细胞呈实性排列，中央有坏死，是其特征性改变。导管周围见间质纤维组织增生和慢性炎细胞浸润。②非粉刺导管内癌：细胞呈不同程度异型，体积较小，形态较规则，一般无坏死或仅有轻微坏死。癌细胞在导管内可排列成实性、乳头状或筛状等多种形式。导管周围间质纤维组织增生亦不如粉刺癌明显。

（2）小叶原位癌病理特点：扩张的乳腺小叶末梢导管和腺泡内充满呈实体排列的癌细胞，癌细胞体积较导管内癌小，形状较一致，核圆形或卵圆形，核分裂象罕见。未突破基底膜。一般无癌细胞坏死，亦无间质炎症反应和纤维组织增生。

（3）浸润性小叶癌病理特点：由小叶原位癌突破小管或末梢导管基底膜向间质浸润所致。癌细胞体积小，细胞形态一致，核分裂象少见，排列呈单行串珠状或细条索状浸润于纤维间质之间，或环形排列在正常导管周围。

（4）髓样癌：实质多，间质少，间质内无明显淋巴细胞浸润。

（5）浸润性导管癌：是乳腺癌中最常见的类型，约占乳腺癌的70%。导管内癌的癌细胞突破导管基底膜进入间质，即为浸润性导管癌。癌细胞排列呈巢状、条索状，或伴有少量腺样结构；癌细胞大小形态各异，核分裂象多见，常见瘤细胞坏死。肿瘤间质有致密的纤维组织增生，癌细胞在纤维间质内浸润生长。

【考点提示】本题实则是乳腺病理考题，一道题，把乳腺癌的病理分型和特点全部考到，并且与临床相结合，可见考题趋势与难度。

9.【答案】A（17）

【解析】乳腺癌中预后最好的是非浸润性癌，由于癌细胞未突破基底膜，属早期，预后较好。非浸润性癌包括：导管内癌（导管原位癌）、小叶原位癌、乳头湿疹样乳腺癌。

硬癌、单纯癌属于浸润性非特殊癌，由于癌细胞分化较低，预后差。髓样癌、黏液腺癌属于浸润性特殊癌，癌细胞分化高，预后尚好。

10.【答案】A（17）

【解析】本题为2011年临床助理医师真题，早年观点为：外科手术时应采取多种措施提高病人的抵抗力，预防感染。如：及时处理龋齿或已发现的感染灶；病人在手术前不与罹患感染者接触。严格遵循无菌操作原则，手术操作轻柔，减少组织损伤等，是防止感染的重要环节。患者目前属于Ⅱ期乳腺癌（T_2N_1期），行保留胸大肌的乳腺癌改良根治术，属于清洁手术，放置术后引流对控制感染有积极意义，但不是最根本/重要的措施，故答案应选 B。

但经过近年的临床实践表明，乳腺癌改良根治术被认为是"清洁手术"的观点需要改进。据最新《2015乳腺癌防治指南》统计，术后切开、引流管感染率为 1.7%～30%，高于临床期望感染水平。切口或引流置管部位感染，不仅影响癌细胞控制效果，还会引发皮瓣坏死，增加患者痛苦。术后应合理选择引流方式，积极预防感染。故本题答案选 A 是最恰当的。施行机考后，考题根据临床实践的结果，答案更新屡见不鲜，希望引起考生们注意。医考不仅考课本上的理论，还考临床实践的知识，当然，要考核的这些临床实践知识一定是已经达成共识的。

11.【答案】B（17）

【解析】乳腺癌最常见的远处转移依次为肺、骨、肝。本例患者的症状符合骨转移，行同位素骨扫描是检测转移性骨肿瘤敏感的方法。PET－CT 用于肿瘤早期诊断。CA15－3 是乳腺癌的最重要特异性标志物。30%～50%的乳腺癌患者的 CA15－3 明显升高，其含量的变化与治疗效果密切相关，是乳腺癌患者诊断和监测术后复发、观察疗效的最佳指标。CA15－3 动态测定有助于Ⅱ期和Ⅲ期乳腺癌病人治疗后复发的早期发现；当 CA15－3 大于 100U/ml 时，可认为有转移性病变。而本题是对于骨转移瘤的诊断。

12.【答案】B（16）

【解析】急性乳腺炎的病因是乳汁瘀积和细菌侵入，主要致病菌是金黄色葡萄球菌，其次为链球菌。注意：医考命题关于"主要/第一位/首要/特征"的考点越来越少，这一点颐恒老师在讲授临床思维课堂上反复强调：病人是一个整体，要全面考查。

13.【答案】D（16）

【解析】本题网上和相关参考书答案多选 B，其原因在于没有考虑到晚期乳腺癌患者往往要先行新辅助化疗。先看课堂上讲授的关于乳腺癌分期的口诀："T 看 2－5，N 看无动连，不管 M 不 M。N_{23}是Ⅲ，其他都是Ⅱ、T_3N_1是三期"。本例病人肿块 6cm×5cm，属于T_3，病人淋巴结已有融合，为N_2，未提及远处转移，$T_3N_2M_0$，属于Ⅲ期。课本中关于手术的描述是：保乳手术适应于Ⅰ、Ⅱ期，且术后必须化疗（A 错），放疗为术后辅助手段（C 错），靶向治疗对 HER2 过度表达的有效果（E 错），乳腺改良根治术适应于Ⅰ、Ⅱ的肿瘤，

及部分Ⅲ期但淋巴结转移不多者（B 错）。术前化疗称为新辅助化疗，多用于晚期病例，如Ⅲ期，目的在于缩小肿瘤，提高手术成功概率（D 对）。

14.【答案】C（16）

【解析】乳腺癌是否需要内分泌治疗首先需检测激素受体，即 ER、PR，阳性是进行内分泌治疗的重要依据。可选择抗雌激素药物他莫昔芬、三苯氧胺。

15.【答案】A（15）

【解析】本例患者乳房皮肤炎症样改变，未触及肿块，但是出现了右侧腋窝淋巴结转移，说明病情发展迅速，病变恶性度高，符合炎性乳腺癌诊断。炎性乳腺癌虽少见，但其发展迅速，恶性度高，预后差，其早期表现为皮肤炎症样改变，迅速发展至乳房大部分，整个乳房表现为增大，皮肤红、肿、发热，一般无疼痛，乳房内无明显肿块，常累及对侧，因此本题最可能诊断为炎性乳腺癌。根据备选答案需与乳头湿疹样乳腺癌（Paget 病）相鉴别：乳头湿疹样乳腺癌恶性度低，进展缓慢，早期表现为乳头瘙痒、有脱屑，之后乳头皮肤呈湿疹样改变，逐渐形成溃疡，上覆盖褐色鳞屑样痂皮，部分患者乳房后可触及肿块，多为单侧发病。

16.【答案】B（15）

【解析】对于炎性乳腺癌的治疗，由于 ER 和 PR 阳性，HER2 阴性，对内分泌治疗敏感，因此首先使用内分泌治疗。ER（雌激素受体）、PR（孕激素受体）是与乳腺癌密切相关的两种激素受体，HER2（表皮生长因子受体 2）为乳腺癌原癌基因，ER 和 PR 阳性，HER2 阴性的乳腺癌来自乳腺的导管上皮，一般分化较好，对激素治疗敏感，预后较好。当 ER 和 PR 阴性时，首先考虑化疗。

很多考生本题还有一个疑问：炎性乳腺癌禁忌手术，那为何选项中还有手术治疗？故解答本题需要准确理解题意，考题问的是"最佳综合治疗顺序"，其核心表达的意思是治疗的优先次序，而不是具体治疗方案。

17.【答案】B（14）

【解析】乳腺 B 型超声：无损伤、可重复、经济等优点，可鉴别肿块的囊、实性，其特点是可了解肿块周边血流状况，对判断性质有帮助。钼靶 X 线摄片可清楚分辨包块的状况和位置，可反映有无钙化灶及其状况；CT 可用于腋窝、颈部、纵隔淋巴结的评估及脑、肺、肝等部位转移的检查；PET－CT（正电子发射计算机断层显像）将 PET 与 CT 完美融为一体，由 PET 提供病灶详尽的功能与代谢等分子信息，而 CT 提供病灶的精确解剖定位，一次显像可获得全身各方位的断层图像，具有灵敏、准确、特异及定位精确等特点，可一目了然地了解全身整体状况，达到早期发现病灶和诊断疾病的目

的。MRI 具有较高敏感度，可以发现乳腺内较小的病变，对包块定性检查，对新辅化疗后疗效评价，对术式选择均可提供重要参考价值。

18.【答案】B（13）

【解析】"酒窝征"是肿瘤侵犯了 Cooper 韧带，"桔皮样改变"是癌细胞阻塞了局部皮下淋巴管。

19.【答案】E（13）

【解析】乳房皮肤炎症样改变，未触及肿块，抗生素治疗未见好转，但是出现了左侧腋窝淋巴结转移，说明病情发展迅速，病变恶性度高，符合炎性乳腺癌诊断。炎性乳腺癌虽少见，但其发展迅速，恶性度高，预后差，其早期表现为皮肤炎症样改变，迅速发展至乳房

大部分，整个乳房表现为增大，皮肤红、肿、发热，一般无疼痛，乳房内无明显肿块，常累及对侧，因此本题最可能诊断为炎性乳腺癌。本病主要需和急性乳腺炎相鉴别。急性乳腺炎早期表现为局部的红、肿、热、痛，发热，逐渐进展为全身炎症表现加重，可有患侧腋窝淋巴结肿大，压痛，白细胞计数明显升高，而本患者有腋窝淋巴结无触痛，白细胞计数正常，可排除。乳腺囊性增生症典型特点是月经前疼痛加重，月经来潮后症状减轻或消失。

20.【答案】E（13）

【解析】炎性乳腺癌肿瘤生长迅速，发展快，恶性度高，预后差，治疗主要用化疗和放疗，禁忌手术。

第十章　中毒、中暑

1.【答案】C（20）

【解析】CO 经呼吸道进入血液后，与红细胞内血红蛋白结合形成稳定的碳氧血红蛋白（COHb），不是高铁血红蛋白；且 CO 与血红蛋白的亲和力比 O_2 与血红蛋白的亲和办大 200～300 倍，同时 COHb 的解离较氧合血红蛋白的解离速度慢 3600 倍，因而，可造成碳氧血红蛋白在体内的蓄积。COHb 不具备携氧能力，且影响氧合

血红蛋白的解离，阻碍氧的释放和传递，导致组织缺氧。CO 可与肌球蛋白结合，影响细胞内氧弥散，损害线粒体功能。CO 还可抑制细胞色素氧化酶的活性，影响细胞呼吸。

2.【答案】B（19）

【解析】CO 中毒临床表现中无腹痛一项；中毒程度不同，表现不同，见下表：

中毒程度	CO 浓度	临床特点
轻度	10%～20%	不同程度头痛、头晕、恶心、呕吐、心悸和四肢无力
中度	20%～40%	胸闷、气短、呼吸困难、幻觉、视物不清、判断力降低、运动失调、嗜睡、意识模糊或浅昏迷，口唇樱桃红色
重度	40%～60%	迅速出现昏迷、呼吸抑制、肺水肿、心律失常或心力衰竭，可呈去皮质综合征状态

3.【答案】C（19）

【解析】有机磷农药中毒的中间型综合征多发生在重度中毒，中毒后 24～48 小时和复能药物用量不足的患者，本例患者阿托品治疗未达到阿托品化及停用，违背早期足量联合原则，故出现相关症状。

4.【答案】B（19）

【解析】患者既往体检，由于和家人发生矛盾，发现时出现意识不清，呼吸浅慢，查体为浅昏迷，瞳孔缩小，口中有白色粉末残留，神经检查阳性。综合分析首先考虑的是镇静催眠药物中毒。因此为明确诊断首先应留取残余物并检测。

5.【答案】C（18）

【解析】本例病人在高温环境剧烈活动后突发意识不清伴痉挛、抽搐、高热，考虑热射病。中暑后体温升高程度及持续时间与病死率直接相关。对于重症高热患者，降温速度决定预后，应在 1 小时内使直肠温度降至 37.8～38.9℃。方法有体外降温、体内降温、药物降温。其他选项都是针对昏迷、颅压增高、低血压、癫痫发作等并发症的治疗措施。

6.【答案】B（18）

【解析】急性 CO 中毒分级见下表：

中毒程度	COHb 浓度	临床表现
轻度	10% ~20%	不同程度头痛、头晕、心悸、口唇黏膜呈樱桃红色、四肢无力、恶心、呕吐，脱离环境吸入新鲜空气或氧疗，症状很快消失
中度	30% ~40%	呼吸困难、意识丧失、昏迷，对疼痛刺激可有反应，瞳孔对光反射和角膜反射迟钝，腱反射减弱，呼吸、血压和脉搏可有改变。经吸氧治疗可以恢复正常且无明显并发症
重度	40% ~60%	迅速出现昏迷、呼吸抑制、肺水肿、心律失常或心衰，可呈去皮质综合征状态

因此 CO 重度中毒，血 COHb 浓度至少应达到 40%。

7.【答案】A（18）

【解析】本例患者有机磷农药中毒经过治疗后 24 小时再次发生呼吸困难、瞳孔针尖样，双肺可闻及啰音，心率慢等严重症状，考虑中间综合征，发病机制与胆碱酯酶受到长期抑制，影响神经 – 肌肉接头处突触后功能有关。治疗措施为立即人工机械通气治疗，同时给予解磷定，每次 1.0g 肌内注射，连用 2~3 天。

B、C 选项，立即解毒治疗，违背了基本急救程序：优先解决呼吸道通畅问题。D 选项，虽然立即解毒治疗符合规范，但强心、利尿治疗是解毒后的对症治疗措施。E 选项立即给予呼吸兴奋剂，显然违背了基本用药机制，呼吸兴奋剂改善呼吸的机制为：提高呼吸中枢对二氧化碳的敏感性，当呼吸中枢处于抑制状态时兴奋作用尤为明显。

8.【答案】C（17）

【解析】有机磷杀虫药中毒表现为瞳孔缩小。治疗常用阿托品，当出现中毒症状时，表现瞳孔扩大、神志模糊、烦躁不安、抽搐、昏迷和尿潴留等。急性吗啡中毒后主要表现为昏迷、呼吸深度抑制、瞳孔极度缩小（两侧对称）或呈针尖样、血压下降、皮肤发绀、尿量减少、体温下降、皮肤湿冷、肌无力。氯丙嗪，一次大量服用后引起嗜睡、恶心、呕吐、呼吸困难、体温降低、瞳孔缩小、流涎、血压下降、四肢张力减低、反射消失、震颤以及阵发性全身抽搐、昏迷等。阿片类药物包括阿片、吗啡、可待因、复方樟脑酊和罂粟碱等，以吗啡为代表（阿片含 10% 的吗啡），中毒时表现为恶心、呕吐，失去时间和空间感觉，肢体无力、呼吸深慢、沉睡、瞳孔缩小、对光反应存在。阿托品中毒表现为瞳孔扩大、神志模糊、烦躁不安、抽搐、昏迷和尿潴留等。可见，A、B、D、E 选项，中毒表现的共同点是瞳孔缩小，阿托品中毒表现为瞳孔放大。

9.【答案】C（17）

【解析】用煤炉取暖、昏迷不醒、双侧瞳孔等圆等大等表现符合 CO 中毒。查 COHb 可明确诊断，有助于分型和评估预后。血液 COHb 浓度 10% ~20% 为轻度中毒；30% ~40% 为中度中毒；40% ~60% 为重度中毒。全血胆碱酯酶活力为诊断有机磷农药中毒的指标。头部

CT 可发现有无脑水肿，以判定病情严重程度，不属于定性诊断。B、D 选项与 CO 中毒诊断无关。

10.【答案】E（17）

【解析】身边有空瓶，瓶内有刺激性气味，呼吸有蒜臭味，瞳孔针尖大小，符合有机磷杀虫药中毒的表现。糖尿病酮症酸中毒表现为恶心、呕吐、腹痛、深大呼吸、呼气中有烂苹果味。乙醇（酒精）中毒表现为共济失调和昏睡。一氧化碳中毒表现为头痛、头晕、心悸、口唇黏膜呈樱桃红色、四肢无力、恶心、呕吐、呼吸困难、意识丧失、昏迷，对疼痛刺激反应降低，瞳孔对光反射和角膜反射迟钝，腱反射减弱，呼吸、血压和脉搏可有改变等。镇静催眠药中毒，分为巴比妥类中毒、苯二氮䓬类中毒和吩噻嗪类中毒，其中巴比妥类中毒最常见，表现为嗜睡、情绪不稳定、注意力不集中、记忆力减退、共济失调、发音含糊不清、步态不稳和眼球震颤。呼吸抑制由呼吸浅而慢到呼吸停止。可发生低血压或休克。常见体温下降，肌张力下降，腱反射消失等。

11.【答案】A（16）

【解析】易误选 B 或 E。但问的是首要措施，应该是终止 CO 吸入，迅速撤离现场，将患者转移到空气新鲜的地方。其余选项均为撤离现场后的处理。本题属于典型的易错题，有关提分高招建议参考《颐恒网校名师课堂丛书——易错题精选与精析》。

12.【答案】B（16）

【解析】可以看到考后网上发布的答案多选 A，其原因是没有看到热痉挛和热衰竭的区别：没有体温升高为热痉挛（A），有体温升高无中枢神经损伤为热衰竭（B），高热及中枢神经损伤为热射病（D）。

【提示】本题是医家命题要求每年新增考点的典型代表，冲刺课堂上反复强调过：当前考题每年要新增 15% ~20% 的考点，由于这类题必须是历年从来没有涉及过的考点，正确率往往不高，连培训机构的老师都答案出错，何况考生？从而也说明，单纯依赖历年真题的复习方法，是有偏差的。何况，2012 年之前的真题（占总量的 50%）已经被淘汰。

13.【答案】A/E（15）

【解析】本题答案有争议。显然命题专家设计的考

点是危重急性中毒患者的急救处理原则：对于危重患者应首先解除毒性作用（如静脉注射阿托品），稳定病情，减轻损害，并为清除毒物（如洗胃）的顺利进行创造条件。故答案选 E 更妥当。但同时课本上在中毒总论中也有原话：急性中毒的治疗原则为：①立即终止毒物接触；②迅速清除体内已被吸收或者尚未吸收的毒物；③如有可能，及时使用特效解毒剂或拮抗剂；④积极对症治疗。故答案选 A，也不能说有误。

14.【答案】D（15）

【解析】根据患者临床表现初步诊断为急性有机磷中毒，其治疗药物选用的是阿托品和氯磷定等胆碱酯酶复活剂。其中阿托品治疗需达到"阿托品化"，即出现瞳孔扩大、口干、皮肤干燥、颜面潮红、肺部湿啰音消失、心率增快。以达到毒蕈碱样症状得以明显改善，因此尚未达到"阿托品化"说明治疗效果不满意。

15.【答案】B（14、15）

【解析】根据患者所处环境及临床表现诊断一氧化碳中毒不难，但本病需与其他原因引起的中毒相鉴别。阿托品中毒（A）表现为：瞳孔扩大、神志模糊、烦躁不安、抽搐、昏迷、尿潴留等；乙醇中毒（C）症状与饮酒量和血中乙醇浓度以及个人耐受性有关，会出现兴奋、共济失调及戒断症状等；有机磷杀虫药中毒（D）有确切的毒物接触史，出现特殊的大蒜气味，及典型的毒蕈碱样、烟碱样症状；镇静催眠药中毒（E），急性中毒表现为有服用大量镇静催眠药物史，出现意识障碍和呼吸抑制及血压下降，胃液、血液、尿液中可检测出药物或其代谢物，慢性中毒则会出现轻度共济失调和精神症状，严重者出现戒断综合征。

16.【答案】B（21）

【解析】本例患者诊断 CO 中毒不难，其主要引起组织缺氧。CO 进入人体后，易与血液中 Hb 结合，形成 COHb，COHb 不能携带氧，且不易解离，从而导致组织缺氧。CO 与 Hb 的结合力是 O_2 和 Hb 结合力的 240 倍。胆碱酯酶活性受抑制为有机磷农药中毒的机制。

17.【答案】B（14）

【解析】血胆碱酯酶活力是诊断有机磷中毒的特异性实验指标，对判断中毒程度、疗效和预后极为重要。以正常人血胆碱酯酶活力值作为 100%，急性有机磷中毒时，胆碱酯酶活力值在 50%～70% 为轻度中毒，30%～50% 为中度中毒；30% 以下为重度中毒。

18.【答案】D（14）

【解析】患者冬季采用炉灶取暖，有一氧化碳接触史，结合一氧化碳中毒的特征性症状，皮肤、黏膜、口唇呈樱桃红色时，可初步诊断为一氧化碳中毒。

19.【答案】E（14、17）

【解析】本例患者服用敌百虫后昏迷，呼吸困难，故首先应气管插管以保持气道通畅（不选 B、C），同时应减少药物的吸收和加强药物的排出。敌百虫能够溶于水和有机溶剂，性质比较稳定，但是遇碱就会水解成敌敌畏，它的毒性会有明显增加（D 错），因此其中毒时紧急处理措施为保持呼吸道通畅后用温水洗胃＋导泻，促进毒物排出，禁用 2% 碳酸氢钠洗胃，故不选 D。硫酸铜为重金属且安全范围小，易引起重金属中毒，因此亦禁用，故不选 A。

20.【答案】D（13）

【解析】本患者有机磷农药中毒诊断明确，并且应用阿托品、氯解磷定，对症支持等治疗后意识恢复，症状好转，但 3 天后出现意识障碍，呼吸困难，肌力减弱，首先考虑为中间型综合征。本例最主要需和急性有机磷中毒迟发型脑病相鉴别。急性有机磷中毒迟发型脑病：个别患者在急性中毒症状消失后 2～3 周发生迟发性神经损害，出现感觉、运动型多发性神经病变的症状和体征，病变主要累及肢体末梢。少数病例在急性中毒症状缓解后和迟发性神经病变发生前，在急性中毒后 24～96 小时突然死亡，称"中间型综合征"，其发生与胆碱酯酶受到长期抑制，影响神经－肌肉接头处突触后的功能有关。

21.【答案】A/C（13）

【解析】本题症状典型，诊断为 CO 中毒毋庸置疑，而要准确解答本题的关键在于明确 CO 中毒的急救程序：

第一步，痛风、保暖、吸氧（面罩吸氧、鼻导管吸氧，即无创通气）；

第二步，高压氧舱治疗；

第三步，药物治疗（利尿剂、激素、促进脑细胞代谢药物等）。

故该患者被送往医院后应立即行无创通气（注意是"立即"，无创通气就是面罩吸氧、鼻导管吸氧），再尽快转入高压氧舱治疗，以迅速纠正组织缺氧，缩短昏迷时间和病程，预防 CO 中毒引起的迟发性脑病。不无道理吧？

至于误选 B、D 选项则是对急救程序的混淆，急救应本着救伤先救命的原则，在吸氧后高压氧舱治疗纠正患者的缺氧状态，而不应该跳过关键环节就进行药物治疗。本题误选 E 选项的原因是未明确机械通气的适应证；

但是必须要解释：从命题角度说，本题的考核目的，显然是要考核高压氧舱治疗（C）。因为 CO 中毒，必须要求考生掌握高压氧舱治疗是最有效的措施。至于无创通气，属于常规处理，不是考核重点。纠结"立即"二字，纯粹就是钻命题专家的漏洞而已。故本题自

2013 年后，没有再重复出现过。

22.【答案】E（21）

【解析】CO 中毒防治脑水肿的措施为：积极纠正缺氧的同时给予脱水治疗，常用 20% 甘露醇静脉快速点滴（10ml/min）或注射呋塞米。机械通气、吸氧、高压氧舱治疗，目的是预防 CO 中毒引起的迟发性脑病。磷酸腺苷、辅酶 A、细胞色素 C 和大量维生素 C 等可促进脑细胞代谢

23.【答案】A（21）

【解析】巴比妥类中毒无特效解毒药。氟马西尼是苯二氮草类中毒的特效解毒药。老鼠药氟乙酰胺的特效解毒剂是乙酰胺（解氟灵）。维生素 K_1 是老鼠药溴鼠隆

特效解毒剂。亚甲蓝是亚硝酸盐中毒的特效解毒剂。

24.【答案】C（21）

【解析】乳腺囊性增生病是一种既非炎症亦非肿瘤的增生性疾病，基本病理改变是乳腺实质的良性增生，也可为腺管内上皮的乳头样增生，伴乳管囊性扩张或腺管周围囊肿形成。其病因：一是内分泌紊乱，尤其是雌、孕激素比例失调，使乳腺实质增生过度和复旧不全。二是部分乳腺组织中雌、孕激素受体的表达异常，致使乳腺增生过度或修复不全。

25.【答案】E（21）

【解析】乳腺纤维腺瘤可见于各个年龄段女性，其病因为小叶内纤维细胞对雌激素的敏感性异常增高。

第二十六篇　实践综合概述答案与解析

1.【答案】E（15）

【解析】肝细胞性黄疸患者血清总胆红素升高，以直接胆红素升高为主。直接胆红素可能会高于间接胆红素。但尿中胆红素阳性是确定无疑的，故答案选E。

2.【答案】E（20）

【解析】心包积液可见于渗出性心包炎及其他非炎症性心包病变（漏出液）。肺癌、结核性积液、心脏损伤引、化脓性积液属于渗出性心包炎所致心包积液。心力衰竭属于漏出液。

3.【答案】A（20）

【解析】梨形心又称二尖瓣型心。肺动脉段凸出及心尖上翘，主动脉结节缩小或正常，状如梨形。多见于右心负荷或以其为主的心腔变化。常见疾病有二尖瓣病变、房间隔缺损、肺动脉瓣狭窄、肺动脉高压和肺心病等，发生机制：左心房显著增大时，胸骨左缘第3肋间心浊音界扩大，使心腰消失。当左心房与肺动脉段均扩大时，胸骨左缘第2、3肋间心浊音界向外扩大，心腰部更为饱满或膨出，使心浊音界呈梨形。二尖瓣狭窄时，舒张期血液由左房进入左室受阻，血液在左心房内潴留，使心房内压力和负荷异常增高，左房发生代偿性扩大与肥厚，肺动脉高压及扩张，右心室肥厚及扩大，使得主动脉弓缩小，肺动脉主干突出，左心房增大，右心室增大，心脏呈梨形。

4.【答案】E（19）

【解析】大量心包积液导致心衰，右心静脉血回流受阻，导致颈静脉过度充盈，并于深吸气时更明显。

5.【答案】E（19）

【解析】递增型杂音见于二尖瓣狭窄；递减型杂音见于主动脉瓣关闭不全；连续性杂音见于动脉导管未闭；一贯型见于二尖瓣关闭不全；递增递减型，即开始较弱，逐渐增强，又逐渐较弱，见于主动脉瓣狭窄。

6.【答案】E（15）

【解析】本题易误选B或D。患者咳嗽咳痰30年可能是COPD，双下肢水肿、尿少，考虑肺心病伴右心衰，X线表现为肺动脉高压，肺动脉段凸出，中央动脉扩张，右心增大征、圆锥部显著突出（心缘上翘或圆隆）或高度≥7mm。劳力性呼吸困难为左心衰的表现。双心

室增大、心浊音界向两侧扩大，且左界向下扩大，称普大型心，常见于扩张型心肌病、克山病、重症心肌炎、全心衰竭。靴形心表现为左心室肥大。烧瓶心为双侧心室增大圆隆，下大上小类似烧瓶，这是心包积液的特征性表现。

7.【答案】C（13）

【解析】心脏杂音的疾病判断，需要掌握心脏的瓣膜解剖以及血流动力学，其实就是郭老师的"神龟图"逻辑推导。二尖瓣病变杂音的听诊部位在心尖，故除外A、B、D选项；在心脏的收缩期二尖瓣是关闭的，所以其关闭不全的杂音出现在"收缩期"，故选C。

8.【答案】D（12）

【解析】心前区震颤，是指用手触诊时感觉到的一种细小振动，此振动与猫在安逸时产生的呼吸震颤相似，故又称猫喘。震颤是器质性心血管病的特征之一，常见于某些产生高速分流的先天性心脏病，如室间隔缺损、动脉导管未闭以及心脏瓣膜狭窄（如二尖瓣狭窄、主动脉瓣狭窄、肺动脉瓣狭窄等），系血流经狭窄的瓣膜口或关闭不全或异常通道流至较宽广的部位时产生漩涡，使瓣膜、心壁或血管壁产生振动传至胸膜所致。所以不同瓣膜狭窄的最佳触诊部位，与该瓣膜的解剖位置对血流动力学的影响相关。主动脉瓣狭窄时，其产生的收缩期震颤触诊最佳处是主动脉瓣第1听诊区——胸骨右缘第2肋间。其他疾病的震颤触诊区详见下表。

心前区震颤的常见疾病

常见病变	震颤触诊部位	震颤出现时相
二尖瓣狭窄	心尖区	舒张期
主动脉瓣狭窄	胸骨右缘第2肋间	收缩期
肺动脉瓣狭窄	胸骨左缘第2肋间	收缩期
动脉导管未闭	胸骨左缘第2肋间	连续性
室间隔缺损	胸骨左缘第3、4肋间	收缩期
重度二尖瓣关闭不全	心尖区	收缩期

9.【答案】D（12）

【解析】通常情况下，只能听到第一、第二心音，第三心音可在部分青少年中闻及；但第四心音，一般听

不到，一旦听到即为病理性心音。①第一心音：主要是由二尖瓣和三尖瓣关闭产生的声音；与心尖搏动同时出现且在心尖部最响，音调低钝，强度较响，持续较长（约0.1秒）。②第二心音：主要是血流在主动脉与肺动脉内突然减速和半月瓣突然关闭引起瓣膜震动所致；不与心尖搏动同步，在心底部最响，音调较高而脆，强度弱于S_1，历时较短（约0.08秒）。③第三心音：出现在心室舒张早期、快速充盈期之末，由于心室快速充盈的血流自心房冲击心室壁，使心室壁、腱索和乳头肌突然紧张、震动所致；音调轻而低，持续时间短（约0.04秒），局限于心尖部或其内上方，仰卧位、呼气时较清楚。④第四心音：出现在心室舒张末期，收缩期前，由于心房收缩使房室瓣及其相关结构（瓣膜、瓣环、腱索、乳头肌）突然紧张、震动所致；心尖部及其内侧较明显，低调、沉浊而弱，属于病理性。

10.【答案】B（12）

【解析】奔马律是出现在第二心音后的附加心音，与原有的第一、第二心音组合而成的韵律酷似马奔跑时马蹄触地发出的声音。根据出现时间的不同分为舒张早期奔马律、舒张晚期奔马律和重叠性奔马律。

（1）舒张早期奔马律：最常见；由于舒张期心室负荷过重，心肌张力降低，心室壁顺应性减退，当血液自心房快速注入心室时，可使过度充盈的心室壁产生振动，形成额外心音，故也称为室性奔马律；反映左心室功能低下，舒张期容量负荷过重，心肌功能严重障碍，所以是心肌严重受损的重要体征之一。经治疗后，随心功能的好转，奔马律可消失。其听诊特点：①音调较低；②强度较弱；③额外心音出现在舒张早期，即第二心音后；④奔马律多起源于左心室，听诊最清晰的部位在心尖部，而右心室奔马律在胸骨下端左缘最清楚；⑤左心室奔马律呼气末明显，吸气时减弱，右心室奔马律则吸气时明显，呼气时减弱。

（2）舒张晚期奔马律：发生较晚，出现在收缩期开始之前，即第一心音前0.1秒，故也称为收缩期前奔马律。其产生机制是舒张末期左心室压力增高和顺应性降低，左心房为克服增大的心室充盈阻力而加强收缩所致，因而也称为房性奔马律，是由病理S_4与S_1、S_2组成；舒张晚期奔马律的出现反映心室收缩期后负荷过重，室壁顺应性降低，多见于后负荷过重引起心室肥厚的心脏病，如高血压性心脏病、肥厚型心肌病、主动脉瓣狭窄、肺动脉瓣狭窄等。其听诊特点：①音调较低；②强度弱；③额外心音距第二心音较远，距第一心音近；④心尖部稍内侧听诊最清楚。该奔马律易与第一心音分裂相混淆。第一心音分裂的两个成分声音性质大致相同，而收缩期前奔马律的额外心音性质较钝，并在心

跳加速时较易听到。

（3）重叠性奔马律：其实就是舒张早期和舒张晚期奔马律同时存在，常见于心肌病、左心或右心衰竭伴心动过速患者；听诊呈"ke－len－da－la"4个音响，如同火车头行驶中机轮发出的声响，称为四音律，又称"火车头"奔马律；当心率加快（＞120次/分）时，舒张早期和舒张晚期奔马律的额外心音重叠在一起，称为重叠性奔马律（三音律）；当心率减慢时，又恢复成四音律。

11.【答案】E（12）

【解析】心尖搏动位置的改变可受多种生理性和病理性因素的影响。当有心脏本身因素（如心脏增大）或心脏以外的因素（如纵隔、横膈位置改变）等病理性因素存在时，心尖搏动的位置、强度与范围会发生不同的改变。从心脏本身因素来说：（1）左心室增大时，心尖搏动向左下移位，如主动脉关闭不全、严重贫血等；（2）右心室增大时，心尖搏动向左侧移位，如二尖瓣狭窄等；（3）左右心室均增大时，心尖搏动向左下移位，并伴心浊音界向两侧扩大，如扩张性心肌病；（4）心包积液时，由于心脏与前胸壁距离增加使心尖搏动减弱，而不会出现移位；（5）左右心房增大，由于解剖因素，一般不引起心尖搏动的移位。

12.【答案】D（20）

【解析】脑膜刺激征为脑膜受激惹的表现，脑膜病变导致脊髓膜受到刺激并影响到脊神经根，当牵拉刺激时引起相应肌群反射性痉挛的一种病理反射。见于脑膜炎、蛛网膜下腔出血和颅内压增高等。脑膜刺激征主要表现为不同程度的颈强直，尤其是伸肌。颈强直也可见于颈椎疾病和颈部炎症，引起一系列症状，如头痛、呕吐、颈强直、Kernig征等。其病因可分为感染性因素、非感染性因素两种。感染性因素主要是细菌、病毒、螺旋体真菌、寄生虫等病原体引起的脑炎和脑膜炎。非感染性因素主要是蛛网膜下腔出血、脑肿瘤、风湿病、白血病及某些病外疾病对脑膜的影响。常见疾病有：脑炎、脑膜炎、颈椎疾病、蛛网膜下腔出血、脑肿瘤、风湿病、白血病等。高血压脑病可导致脑水肿和颅内压增高，甚至脑疝的形成，但不会发生脑膜刺激征。脑出血、脑梗死、硬膜外出血也不会出现脑膜刺激征。

13.【答案】A（20）

【解析】当胃腔内有大量液体及气体存留时，触动胃部可听到气体和液体撞击的声音，即振水音。本例患者出现腹部不适，呕吐物有酸臭味，提示幽门梗阻，当胃内出现积液时，可出现振水音。液波震颤和移动性浊音为腹部出现大量积液的体征。肠型和肠蠕动减少多提示肠梗阻。

14. 【答案】C（20）

15. 【答案】D（20）

16. 【答案】B（19）

【解析】心脏浊音界向左下扩大为左心室扩大的体征。而肺心病表现为右心室扩大。

17. 【答案】E（15）

扫描二维码查看本题考点更多讲解微视频——24-1语音震颤与语音共振的产生机制及临床意义

18. 【答案】E（15）

【解析】①吸气性呼吸困难主要是由于呼吸肌极度用力，胸腔负压增加所致。常见于喉部、气管、大支气管的狭窄与阻塞。如急性喉炎、喉头水肿、喉癌、喉与气管异物、气管肿瘤、气管外压性狭窄等。②呼气性呼吸困难：主要是由于肺泡弹性减弱和/或小支气管的痉挛或炎症导致狭窄。体检可见呼气相延长和哮鸣音。

常见于慢性支气管炎（喘息型）、COPD、支气管哮喘、弥漫性泛细支气管炎等。③混合性呼吸困难：主要是由于肺或胸膜腔病变使肺呼吸面积减少导致换气功能

障碍所致。常见于肺实变（如重症肺炎、重症肺结核、肺不张、ARDS 等）、肺血管病变（如大面积肺栓塞、特发性肺动脉高压）、肺间质病变（弥漫性肺间质疾病、尘肺）以及胸膜病变（大量胸腔积液、气胸、广泛性胸膜增厚等）。

19. 【答案】A（15）

【解析】语颤减弱或消失：见于病变部位传导性减弱的情况，如肺泡含气过多（慢性阻塞性肺疾病）；支气管阻塞（阻塞性肺不张）；大量胸腔积液或积气；胸膜高度增厚粘连；胸壁水肿或皮下气肿。语颤增强见于病变部位传导性增强的情况，如肺炎球菌肺炎实变期、大片肺梗死；空洞性肺结核、肺脓肿。本例患者听诊呈鼓音，语颤减弱为气胸的典型表现。

20. 【答案】A（13）

【解析】胸部异常叩诊音，肺气肿呈过清音，气胸呈鼓音，比较容易除外。难点是：肺炎、胸膜粘连、胸腔积液的病变部位的叩诊，均可呈浊音到实音。但是符合题干"最常见"要求，应选择发病率最高的肺炎为宜。

21. 【答案】A（15）